社区全科医生临床诊疗与卫生服务手册

主编　吕清泉　吕明

U0249835

编委会

主　审　陆家韬　程芳梅
顾　问　王争艳
主　编　吕清泉　吕　明
副主编　谢　凡　胡红平　胡成华
　　　　邹武松　陈启谷　孙永昌
参　编　（按姓氏笔画排序）
　　　　王诗奇　兰为群　尹国红　左湘川　艾艳萍
　　　　叶　菲　叶亚林　冯世波　孙　坚　江　娜
　　　　林　杰　张　宁　李青林　张元元　周　戊
　　　　周　晶　罗　敏　罗俊辉　金　萍　金汉生
　　　　胡红涛　胡淑芳　胡家顺　荣太梓　徐　莹
　　　　常　乐　彭　涛　程　奎　曾会云　曾为红
　　　　蔡志芳　魏　琦　魏海棠

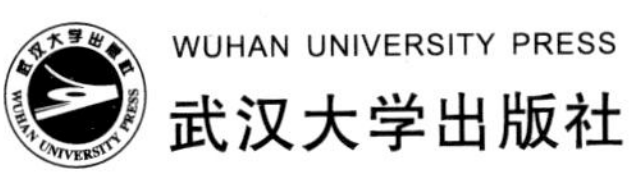

WUHAN UNIVERSITY PRESS
武汉大学出版社

图书在版编目(CIP)数据

社区全科医生临床诊疗与卫生服务手册/吕清泉,吕明主编.—武汉:武汉大学出版社,2017.9

ISBN 978-7-307-19722-0

Ⅰ.社…　Ⅱ.①吕…　②吕…　Ⅲ.①临床医学—手册　②社区服务—卫生服务—手册　Ⅳ.①R4-62　②R197.1-62

中国版本图书馆 CIP 数据核字(2017)第 233936 号

责任编辑:林莉　辛凯　沈继侠　　责任校对:李孟潇　汪欣怡　　版式设计:韩闻锦

出版发行:**武汉大学出版社**　(430072　武昌　珞珈山)

(电子邮件:cbs22@whu.edu.cn 网址:www.wdp.com.cn)

印刷:虎彩印艺股份有限公司

开本:787×1092　1/16　印张:67.75　字数:1604 千字　插页:1

版次:2017 年 9 月第 1 版　2017 年 9 月第 1 次印刷

ISBN 978-7-307-19722-0　定价:198.00 元

序

党的“十八大”以来，医改如火如荼地深入发展，如取消药品加成、药价下降、药品比下降、大型检查费下调、专家诊疗费服务费提高、大医院门诊量下降、门诊输液取消、简易门诊（开药）取消。医联体纷纷建成，专家下沉，分级诊疗逐步形成，中国医师协会下的全科医师协会成立了全科医生教育培训专家委员会，负责全科住培（5+3）、助理全科医生培训（3+2）、转岗培训、农村订单定向免费培养及全科医学继续教育培训。

但是，实际情况仍是基层全科医生数量绝对不足，尤其有执业资格的成熟医生和高职称医生严重不足，提供给居民的公共卫生和医疗服务的能力不足，影响到家庭医生签约的吸引力不够，健康档案和慢病档案的管理质量不高、管理能力不强，而且不管是5+3还是3+2，全科人才培养的周期太长，远水解不了近渴。

要做到分级诊疗，让大医院“放得下”、基层“接得住”，必须“强基层”，这是从顶层设计到基层实施时大家的共识。基层强否关乎分级诊疗的成败，所以转岗培训和在岗继续教育就显得尤为重要和更加急迫，所以我们出了这本书。

武汉市汉口医院金桥社区卫生服务中心是武汉市社区（全科）医师协会的主委单位，为促进全市社区全科医学的发展，帮助基层医疗卫生服务人员达到全科医生的岗位要求，组织江汉区前进街社区卫生服务中心、武昌区中华路社区卫生服务中心和硚口区常青花园社区卫生服务中心等多家基层卫生服务中心，组织编写了《社区全科医生临床诊疗与卫生服务手册》。它既是一本社区全科医生在岗培训的好教材，又是一本自学、致用的参考书。

本书针对社区医疗机构的功能定位和全科医师临床工作特点，精心编排，独具匠心。简要介绍了全科医学、全科医生与社区卫生服务的关系；又介绍了健康档案、预防接种以及慢性病管理等社区公共卫生服务；在临床技能方面，本书介绍了社区全科医生需要掌握的基本技能，包括医患沟通交流及问诊技巧，常见症状体征的判断和处理，常规体格检查以及病历书写规范等；介绍了社区基本操作技术的操作方法及注意事项；在疾病诊疗方面，本书以全科思维的方式，按内、外、妇、儿、五官科分别阐述了各科常见疾病的病因机制、临床表现、诊断和诊疗，分述了各种疾病的健康教育，探索提出了基层医院的上转建议；针对社区常见急重症，如心脏骤停、休克、急性过敏反应、急性胸痛以及窒息等，本书介绍了如何及时正确判断、现场急救办法以及向上级专科医院转诊的注意事项。

社区康复是社区卫生服务中心和基层医院的重要工作内容，本书还特别介绍了社区康复的基本概念、康复功能评估、康复治疗方法和常见病的康复治疗。并根据全科医生的工作特点，介绍在社区层面如何开展康复医疗服务。

社区医疗卫生服务活动既要遵循法律法规，又充满人文精神，本书特别编排了有关基层医疗卫生机构如何自律和维权的内容。总之，本书对全科医生的临床工作和卫生服务有很大的帮助，是全科医生、尤其是基层社区医护人员不可或缺的工具书。

国家急需能胜任“首诊负责”的全科医生、能管理居民健康的“守门人”，人民群众渴望合格的签约医生和慢病管理者。“工欲善其事，必先利其器”，我们社区医生（全科医生）必须学好和用好这本工具书，以适应岗位职责要求，提高为人民服务的本领，努力在基层社区、在改革的历史画卷中写下动人的精彩篇章。

王争艳

2017 年 6 月

前　言

随着国家深化医药卫生体制改革和分级诊疗制度逐步推进，社区卫生服务中心等基层医疗卫生服务机构的功能进一步明确，即为辖区内的居民提供公共卫生服务和基本医疗服务。

加强基层卫生人才队伍建设，提升基层医疗卫生人员的全科医疗服务能力和水平，是落实分级诊疗制度的关键。目前，有全科住院医生规范化培训、助理全科医生培训、转岗培训、农村订单定向免费培养等多种全科医生培养方式。当然，全科医师的在岗培训也极其重要。广大社区医疗卫生机构的工作人员，都希望有一部实用的工具书，既能帮助熟悉社区全科医疗的工作方式，又能帮助提高基本医疗和公共卫生服务能力。有鉴于此，武汉市汉口医院组织本院多名专家，并邀请了武汉医师协会社区（全科）分会的部分社区医疗和管理专家，共同编写了本书。

本书针对社区医疗机构的功能定位和全科医师临床工作特点，内容涵盖了社区医疗常见的临床症状、临床技能、临床沟通技巧等内容；在疾病诊疗方面，本书按内科、外科、妇科、儿科、五官科分别阐述了各科常见疾病的病因机制、临床表现、诊断和治疗，分述了各种疾病的健康教育，探索提出了基层医院的上转建议；本书还特别介绍了社区康复的基本概念、康复功能评估、康复治疗方法和常见病的康复治疗；本书特别编排介绍了健康档案、预防接种以及慢性病管理等社区公共卫生服务内容，以及有关基层医疗卫生机构如何自律和维权的内容。

本书在编写、审定过程中，得到了武汉市汉口医院、武汉医师协会社区（全科）分会的大力支持；得到了全国道德模范、第七届中国医师奖获得者王争艳同志的悉心指导；武汉市汉口医院、金桥社区服务中心、前进街社区卫生服务中心、中华路社区卫生服务中心和常青花园社区卫生服务中心的专家们付出了辛勤劳动，在此致以衷心的感谢。

由于任务紧迫，编写时间较短，参编的各位专家风格不一，以及限于水平，内容难免有重复和疏漏之处，恳请广大读者批评指正。

编　者

2017 年 5 月

目　录

第一编　全科医学与社区卫生服务

第二编　社区常见症状及常见急重症的院前急救

第三编 社区医疗的基本技能与操作技术

第五编　社区常见外科疾病的诊疗与转诊

第七编　社区康复

第八编　社区卫生服务的自律与维权

第一编　全科医学与社区卫生服务

第一章 全科医学

第一节 全科医学的产生与发展概述

全科医学（General Practice，GP）又称家庭医学（Family Medicine），诞生于20世纪60年代，迄今世界上对该学科的命名仍然有两种称谓：一是以英联邦国家为代表称其为全科医学；二是以北美等国家为代表称其为家庭医学，本手册中我们一般统称为“全科医学”。全科医学在整个医疗体系中尤其是西方已成为重要的临床医学基础平台，它拥有自己独特的学术领域、临床思维、态度及其照顾方式，与其他专科医学相比，全科医学在疾病预防、保健、康复、健教，提升服务质量，降低医疗成本，满足群众医疗卫生需求等多方面有巨大的优势，已越来越引起各国政府及医学界的重视，而不能被其他类医学专科所取代。

关于全科医学的定义目前世界各地有着不同的界定。我国结合了西方各国家的定义，将全科医学定义为：全科医学是一个面向个人、社区与家庭、整合临床医学、预防医学、康复医学以及人文社会学科相关内容于一体的综合性医学专业专科学科，它是一个临床二级学科；其范围涵盖了各类年龄、性别、各个器官系统以及各类疾病。其主旨是强调以人为中心，以家庭为单位，以重点人群为主要对象。以整体健康维护与促进为方向，强调首诊与跟进的长期负责式照顾，并将个体与群体健康照顾有机融为一体。

全科医学的产生与人口的迅速增长、老龄化、疾病谱、死因谱的变化、医学模式的转变、医疗费用的高涨与卫生资源的不合理分配、医疗保健机构功能分化等紧密联系，导致医疗服务提供方面产生了巨大的变革。

纵观医学几千年的历史，医学经历了从综合到分化，再在新的水平上由分化到综合的过程，这是医疗保健发展的必然趋势，全科医学的产生发展就是这一过程的充分体现。

在古代，医生基本上是不分科的，那时的医生在中国被称为“郎中”，在西方被称为“医治者”，根据对病人的大体了解和观察，自己的经验及书本上的理论与个案记载，对病情作出猜测判断，用药物、针灸、按摩、放血等治疗手段，刺激病人体内的自主调节系统，使之发生有利于健康的调整，其目的是协助病人“自愈”。为此医治者往往要在病人家里和床边守护很长时间，病人和家属则通过叙述病史、体验症状、参与实施协助自愈的照顾。

随着现代医学的高度普及和发展，人们逐渐意识到古代医学方法与应用上的局限，于是便有了将古代医学精华重现与现今的一种“螺旋上升”的成功实践。

全科医学的建立源于西方的通科医疗。19世纪以前，当时有正式职业的医生中80%左右是通科医生，他们常常在居民居住的社区中开展治疗活动，为患者和家庭提供医疗服务和咨询，以及细致周到的健康照顾，深受社区居民欢迎，在社会上备受尊崇。而通科医生诞生于18世纪的美洲，命名于19世纪的英国。也就是说，20世纪以前是通科医生的时代。

19世纪末至20世纪以来，随着专科医学崛起，医学专科化的进程推动了临床医学和基础科学的结合和先进实验技术的应用，促使医学院校的课程进一步细分，形成了以医院为中心，以专科医生为主导、以消灭生物学疾病为目标的临床思维模式，医学也完成了由经验医学向医学科学转化的过程。应诊场所由社区患者家里转到设备完善的医院，然专科医生要在一定时间内接诊很多患者，无法花长时间来守护患者，甚至无法对患者作认真地观察和细致的询问诊治，更谈不上访视与跟进，而更多的是依赖于定位精确、手段完备的化验和检查，医患关系必然紧张。

到20世纪60年代末至今，随着公共卫生条件改善，社会经济的快速发展，基层保健的重要性日益凸显，建立一个较为完善的医疗保健体系已势在必行。1972年，世界全科医生（WOWCA）家庭医生学会，在墨尔本举行的第一届国际会议上正式成立，专科和全科医学进入了协调发展的时代。

社区医学作为一个边缘学科，它与全科医学有着共同的着眼点和目标——立足于社区，但它们的着眼点重点不同，全科医学以个人为重心、家庭为单位、社区为范围；而社区医学则以人群为重心，较少涉及家庭和个人。

第二节 全科医学在我国的发展与展望

全科医学一词最早是在20世纪80年代后期从中国香港引进的。1993年11月，中华医学会全科医学分会成立，标志着我国全科医学学科的诞生，意味着一个新型的临床二级学科的建立。全科医学分会成立后，几年间，国内努力发展全科医学事业，多次组织全国性全科医学教育、医疗服务与管理等方面的学术会议。另外，积极开展全科医学国际交流，得到了WOWCA的直接支持，此外，还得到了来自美国、英国、澳大利亚、中国香港、中国台湾等多个国家和地区全科医学专家的技术支持，通过国内和国际间的学术交流与合作，全科医学的理论在我国开始推广，学术界开始认识并研究全科医学的相关理论。1995年8月10日，中华医学会全科医学分会正式成为世界家庭医生组织成员。1994年，上海医科大学附属中山医院成立了全科医学科，1996年，首都医科大学成立了全科医学教研室，并于2000年挂牌成立卫生部全科医学培训中心，建立了全国培训网络，开展了大量全科医学师资培训和全科医生骨干培训工作。2006年成立了北京市全科医学培训中心，对全科医学的服务模式进行了探讨，目前不少省市都建立了全科医学分会，开展了中国特色的全科医学教育的尝试，推动了我国全科医学事业的发展。

由于我国与发达国家在理念、服务与教育机制、付费机制、师资和基层卫生人力的方面存在着许多差别，1997年以前，中国全科医学的发展是比较缓慢的，尽管如此，1997年以后，我国政府陆续出台了一系列的政策和文件，使全科医学得以不断的发展。1997年1月，中共中央、国务院明确提出“加快发展全科医学、培养全科医生”政策出台，创造了新的发展契机。1999年12月，卫生部召开了“全国全科医学教育工作会议”标志着全科医学教育工作正式启动，开始逐步进入规范式发展阶段。卫生部于1999年同时颁布了四年制的全科医学住院医生培训大纲和620学时全科医生岗位培训大纲。北京、上海、浙江等地开始尝试四年制毕业后全科医生规范化培训项目。为城市社区卫生服务深入开展，全科医疗人才培养工作带来了新的机遇和挑战。我国在意见中明确要求教育部门负责全科医生医学学习教育，将培训社区卫生服务技能作为医学教育的重要内容。

随着我国社会经济水平的逐步提高，以及医改进程深入推进，以“保基本、强基层、建机制”的基本路径、政策出台，建立全科医生制度已成为一项重要而紧迫的历史任务。2011年7月，国务院出台了《关于建立全科医生制度的指导意见》（国发〔2011〕23号），到2020年在我国初步建立起充满生机和活力的全科医生制度，基本实现城乡每万名居民有2~3名合格的全科医生，且服务关系较稳定，基本形成一个有统一规范的全科医生培养模式和首诊在基层的服务模式。努力提升全科医生的服务水平，适应人民群众基本医疗卫生服务的需求。

当前，全科医生的培养总体设计：一是大力开展基层在岗医生的转岗培训，或骨干培训；二是强化全科医生的定向培养，可为“5+3”模式，前5年是临床医学（含中医学）的本科教育，后3年是全科医生规范化培养，或“3+2”模式。三是像北京、上海、浙江等地一样招收三年的硕士、博士全科医学专业研究生教育，统一培养方法和内容，统一执业准入条件，统一学位授予标准的“三统一”原则。

通过引入市场竞争机制，调整医疗机构布局，优化基层卫生人力结构，规范全科医生职称系列与任职资格考试制度等，我国全科医生队伍的发展将会逐步实现其“守门人”的地位和作用。

第三节　全科医疗

全科医疗又称家庭医疗，是经过全科医生培训合格并注册为全科医学专业的全科医生所从事的医疗实践活动。它与一般的医疗差别较明显。现阶段全科医疗一般认为是以社区为定向的医疗服务。通过开展全科医疗服务，可以维护居民健康，提高居民的生活质量。

一、全科医疗的基本概念及特征

全科医疗是由全科医生将全科医学的基本理论应用于个人、家庭和社区而提供的一种连续性、综合性医疗保健服务，是以解决社区常见健康问题为主的一种基层医疗服务，它整合了生物医学、临床医学和行为科学等众多学科领域，涵盖了所有年龄、性别、每一种器官系统以及各类疾病实体。

全科医疗作为一种独特的社区基层医疗模式，它具有以下基本特征：

（1）它是一种基层的医疗服务。由于基层医疗覆盖面大，能够解决社区居民80%以上的健康问题，故而基层医生在卫生人力资源配置中比例应较大。在基层医疗中，全科医疗是一种以门诊为主体的第一线医疗照顾，是公众解决健康问题寻求医疗卫生服务时最先接触、最常利用的医疗保健部门，也称为首诊服务。它是全民医疗保健系统的基础与门户。

（2）它是以门诊为主体的服务。

（3）它是一种为社区所有人提供的一种连续性、综合协调性、个性和人性化、长期负责照顾的专科医疗保健服务。

二、全科医疗的服务对象与范围

全科医疗的服务内容贯穿了人的生命周期，生命周期的每个阶段都有其特定的生理、心理与社会方面的健康危险因素与疾患，因此，可以说全科医疗服务对象是社区内所有的人，包括个体、群体、患者和亚健康、健康人，就诊和未就诊的人，重点是儿童、妇女、老年人、慢性病患者和残疾人。主要有三个部分：一是个体健康问题；二是家庭健康问题；三是社区健康问题。

全科医疗的服务范围集中在三个方面，即基本医疗、基本公共卫生和健康管理。

三、全科医疗与专科医疗的区别与联系（见表1-1，二者关系是互补与互助）

表1-1　**全科医疗与专科医疗的区别与联系**

内容	全科医疗	专科医疗
服务人口	较少而固定稳定	大范围流动性强
照顾范围	宽（兼顾生物、心理，社会三个方面）	窄（局限于某系统或器官）
服务模式	以人为中心合作型服务模式	以疾病为中心的权威型诊疗模式
服务场所	依托中心、站、诊所、辐射至家庭	局限于医院诊治
疾病种类	社区常见病、多发病等基本健康问题	急、疑、难、危、重症，杂症
服务内容	防治保康健教计，临终关怀一体化	以诊疗疾病的医疗为主
服务定位	金字塔底，解决大部分医疗问题	金字塔顶，应对专科问题
服务关系	长期稳定的朋友关系	就病论病的医患关系
技术费用	基本技术、费用低	高新技术、费用贵
责任时段	连续性、全方位健康管理	间断性、仅限于患者在院的疾病诊疗救治

第四节　全科医生

一、全科医生的基本定义

全科医生在国外又称家庭医生（Family Doctor），即毕业后接受了全科医学教育或全科医学培训并经注册在基层为社区居民提供全科医疗服务的一种新型的、独特的、高素质的、功能完善的专科医生。

世界家庭医生组织（WOWCA）定义，不同国家，组织对全科医生的意义不尽完全相同，但共同点都是对个人，家庭和社区提供优质、方便、经济有效的、一体化的基层医疗保健服务，进行生命、健康与疾病全过程、全方位式管理的医生。

二、全科医生的素质要求与能力

全科医生须具备扎实的业务功底，良好的人文素养和出色的管理能力，才能按照全科医学的基本原则，为居民提供连续综合的全科医疗服务。

（一）素质要求

（1）强烈的人文情感。必须有对人类和社会生活的热爱与长久兴趣，与人同心共情，爱岗敬业，乐于助人。

（2）出色的管理意识。全科医生工作任务、环境背景与其他专科医生有着很多不同，必须融入维护带好团队，协同合作，敢于担当，能干、能控、能容。

（3）执着的科学精神。工作中须有严谨的科学态度，有时代烙印和与时俱进的精神，并遵循循证医学的理念为居民诊治、教育、咨询。

（4）健康的身体与良好的职业操守。

（二）能力要求

一般来讲，全科医生应达到首诊医生的能力；有以人为中心照顾的能力；着眼于健康维护、疾病防控能力；良好的组织协调，交流沟通能力；信息收集利用与管理能力；基本的教学与协作科研能力。

三、国际上通行的家庭医生制度特征

家庭医生受到很多国家的重视，国际上通行的家庭医生制度具有以下五大特征：

（1）建立与居民稳定的服务关系。比如，英国规定居民必须要找一名家庭医生注册，一般一名家庭医生负责2000~2500名居民。

（2）实行严格的首诊制度。比如，英国、加拿大、美国等都要求居民遇到诊疗需求时，第一步都要先到家庭医生处就诊，综合性医疗机构不接受未通过家庭医生转诊的居民（急诊除外）。

（3）实行按人头预付的卫生服务经费管理模式。家庭医生不仅管健康，而且也帮助服务对象合理使用卫生经费，政府或保险机构按照家庭医生服务的居民数量，将卫生经费拨付给家庭医生，由家庭医生负责管理与使用。

（4）严格规范家庭医生资质。对家庭医生从培养到培训、使用、考核等一系列过程都有严格的要求。

（5）家庭医生在整个医疗卫生服务体系中处于核心地位。拥有卫生资源的调配权和卫生经费的管理权，家庭医生在西方国家是很有地位的，在美国家庭医生地位的社会认同度位列前十名以内，高于律师。

四、全科医生的工作任务与角色

（一）全科医生应诊中的四项主要任务

生物-心理-社会医学模式贯穿在全科医生照顾病人的整个过程中。Stott和Davis（1979年）把全科医生的主要任务归纳为四个方面：①确认并处理现存问题；②对连续性问题进行管理；③根据时机提供预防性照顾；④改善病人的就医遵医行为。

(二) 服务中的角色

(1) 对病人与家庭。全科医生承担着以下几种角色：①临床医生的角色；②首诊医生与健康“守门人”的角色；③咨询与教育者的角色；④朋友的角色；⑤有效地协调与管理者的角色。

(2) 对社会。全科医生承担团队管理与教育者的角色。

(3) 对医疗保健体系。全科医生承担着医疗保险体系的“门户”。

五、全科医生与其他专科医生的区别 (见表 1-2)

表 1-2 **全科医生与其他专科医生的区别**

项目	全科医生	其他专科医生
所受训练	全科医学专业训练	医院病房的专科教学训练
服务模式	以生物-心理-社会医学模式为基础	以生物医学模式为基础
服务对象	病人、健康人	病人
服务内容	综合全面的照顾	注重疾病治疗
照顾重点	病人	病人诊疗
服务主动性	主动为社区居民服务	在医院被动坐诊等病人
处理问题	早期未分化疾病为主	以处理高度分化疾病为主
诊疗手段	简单，以物理学检查为主	依赖高精密仪器
医患关系	紧密连续	疏远间断

全科医生可以工作在综合医院的全科医学科，也可在社区中心或站，养老院或诊所，可以个人为中心，可以家庭为单位，以社区人群的健康需求为导向进行工作。

全科医生在进行社区卫生服务工作时，要为社区提供良好的卫生健康服务，首先应有完整的社区诊断，就是要发现问题、分析问题、解决问题。它的步骤是：①确定社区诊断的目标，可以是诊断社区的卫生需要或需求，也可以是较特异的目标；②界定目标社区或社区的某个人群；③收集目标社区的资料；④确定所要解决的社区卫生问题的优先顺序；⑤考虑干预的可行性。

全科医生在实施服务时，要充分发挥循证医学的作用，并按照循证医学的原则指导并实施服务工作，循证医学作为一种新的实践模式和一门学科诞生与20世纪90年代，它是认真地、明确地、审慎地应用现有最佳证据作出关于个体病人的诊治方案。它的基本原则是以病人为中心的全方位、全过程的照顾。因此，首先，以病人为中心是循证全科医疗实践首要的基本原则；其次，是尽可能以病人为导向的证据（POEM）的原则；最后，循证全科诊疗实践应坚持以问题为基础的原则。循证医学是一个循证的医学实践过程，还具备三个基本特点：①强调临床诊疗决策应根据现有、可获得的、最佳的临床证据；②以临床医生的临床经验和专业技能为基础；③尊重病人的价值观、期望和喜好。

六、全科医生在临床预防服务中三级预防策略

健康问题的出现，是从接触健康危险因素、机体内从生理代偿到病理变化且病理变化由小变大，最终导致临床疾病发生和发展的过程。

(1) 一级预防，又称病因预防，第一级预防是最积极最有效的根本性预防措施，目的是控制和消除疾病的危险因素，防治疾病的发生，提高健康水平。全科医生的第一级预防服务包括增进健康的自我保健和特殊保护的预防服务。

(2) 二级预防，又称临床前期预防，第二级预防是在疾病的临床前期进行社区人群的筛查或单位人群的体检，做到早期发现、早去诊断、早期治疗的“三早”预防工作，以控制疾病的发展和恶化。

(3) 三级预防，又称临床期预防和临床后期预防，第三级预防是对疾病后期阶段的预防措施，此时机体对疾病已失去调节代偿能力，将出现伤残或死亡的结局。我们应该及时采取有效的治疗措施，防止病情进一步恶化，预防疾病的并发症和伤残出现。

七、全科医生在社区医疗机构双向转诊要求

(一) 应遵循的原则

①因社区卫生服务机构技术、设备条件限制无法诊断或者诊断不明（连接三次门诊不能明确诊断）需要到上一级医院进一步检查的躯体疾病和精神心理问题；

②病情复杂、危重的病人及疑难病例；

③诊断明确但门诊治疗和干预条件有限的疾病和问题；

④经社区医生诊治后，病情无好转有进一步加重趋势，需到上级医院诊治者；

⑤有手术指征的危重病人；

⑥严重或较重的损伤、中毒、伤亡事故或者突发临床实践，处置能力受限的病例；

⑦社区医生发现甲类及参照甲类传染病管理的乙类传染病或疑似病人，应立即报告有关单位，迅速转诊到定点收治医院，发现其他乙类传染病及丙类传染病病人，社区医生按有关法律规定，报告有关单位，对需要在定点收治医院进一步诊治的病人转诊到相应医院；

⑧由上级支援医院与受援社区卫生服务中心（站）共同商定的其他转诊病人；

⑨其他原因（如医生水平有限）不能诊断、处理的病例；

⑩超出医疗机构核准诊疗登记科目的，超越社区卫生服务中心诊疗范围的病例；

⑪病人强烈要求转诊的病例；

⑫精神障碍疾病的急性发作期病例；

⑬恶性肿瘤的确诊、系统化疗、介入治疗、手术及其他复杂治疗者；

⑭各种原因致大出血、咯血者；

⑮新生儿、婴儿期（1岁以下）的病例；

⑯按政府法律、法规及管理条例需定向转诊到相应专门防治/防保机构进行管理的病人；

⑰新发慢性病病人上级医院确诊及评估。

因慢性病具有病因复杂，发病与多个行为因素有关；潜伏期较长，没有明确的得病时间；病程长，随着疾病的发展，表现为功能进行性受损或失能，对健康损伤严重；很难彻底治愈，表现为不可逆性。故上转病人和下转病人时需注意。

（二）上转病人的运作流程

①与上级双诊医院双向转诊办公室联系（或者与转诊的科室联系）；

②提供转诊病人的情况；

③告诉病人要转诊的医院以及要转诊的科室，甚至是医生；

④病人同意转诊后，由有关人员或者社区医生亲自护送到上级转诊医院。

（三）下转运作流程包括

①与下级双转机构双向转诊办公室联系（或与转诊的科室联系）；

②提供转诊病人的情况；

③告诉病人要转诊的社区机构以及要转诊的科室，甚至是医生；

④病人同意转诊后，由有关人员或者医院医生亲自护送到下级转诊社区机构。

八、全科医生在应诊过程中应注意的语言沟通技巧

交流与沟通是两个人之间或多个人之间面对面的语言交流、表达意思或非语言的信息传递和情感交流。我国著名呼吸内科专家钟南山院士曾经说过：在众多的医疗纠纷中半数以上是因为缺乏交流与沟通引起，没有沟通、不会沟通、沟通不恰当都在不同程度上加剧了医患之间的紧张对立情绪。一名优秀的全科医生除了有责任感，具有对病人的关爱之心外，更重要的是要学会与人交流与沟通。

没有良好的交流与沟通就无从建立信任，没有信任一切矛盾由此而产生。正确的交流与沟通可以提高工作效率，达到预想的目的。

交流沟通中一定要真诚，要有爱心，让别人觉得与你交往值得，同时维护好别人的自尊心，医生举止心中没有歧见，发自内心的诚恳态度，表里一致，医生看病人，病人见医生，病人也是专家，我们有一双眼睛，沟通时要用眼睛去留意对方，尤其是配合非语言的提示，让我们更了解对方说话的含义，每个人都拥有一双眼睛，两只耳朵和一张嘴，提醒我们多看、多聆听、少说话，必须同心、同步、同行，只有灵活的使用掌握好方法与技巧，才能创造出一种自由平等的交流氛围。故而应该做到：①理解对象，语言个性化；②开放式提问；③避免不同观点的直接交锋；④语言通俗易懂；⑤必要的重复；⑥及时的表扬与鼓励；⑦善于倾听和及时的反馈；⑧及时的打断和引导；⑨支持和消除顾虑；⑩诊疗总结。

（一）基本方法

①倾听，是发展良好关系最重要的一步，也是最基本的一种方法。

②接受，是指无条件地接受居民，要努力营造一种自在和安全的气氛，让其享有充分的发言权。

③肯定，是指肯定居民感受的真实性，切不可妄加否定，不要与之争论。

④澄清，就是弄清楚事实的实际经过，以及事件整个过程中病人的情感体验和情绪反应。应该报事实本身跟描述者的主观评价尽可能剥离开来。

⑤提问，语气应平和友好，避免连珠炮式的“审问”方式。

⑥重构，把居民说的话用不同的措辞和句子加以复述，但不改变其说话的意图和目的，为进一步的交谈开辟途径。

⑦代述，这种方法往往可以大大促进沟通。这要求工作人员有足够的敏感（所谓善解人意），准确揣摩出弦外之音。

⑧鼓励，用多种不同的方法让居民自由表达真实的感受。

⑨对焦，是一个互相交流、商讨的过程。工作人员应该选择居民心里某个问题作为“焦点”，并围绕其感兴趣的主题深入探讨，直至问题获得解答。

（二）交流与沟通影响因素、注意事项与语言艺术

影响因素：

（1）就医的环境，如多个医生、多个病人，多组的交谈噪声，身体的隐私性，交谈内容的隐私性，位置的设置；

（2）异性病人或性相关问题，要职业化、中性化；

（3）抵御死亡和痛苦的心理屏障，根据医生职业的要求，与病人保持恰当的距离；

（4）医生缺乏自信，不要惧怕病人提问，暴露出聪明外表下的弱点。

注意事项与语言艺术：

（1）仪表、言谈、行为规范。着装得体、衣帽整洁，多使用礼貌性用语，注重语调，主动问候，微笑服务。如

①问询性语言：哪儿不舒服？

②诊断性语言：别紧张，你患的是慢性咽喉炎；

③指令性语言：请记住，抽血前不能吃饭；

④交际性语言：你的朋友真多！

⑤宽慰性语言：不用怕，过几天就会好；

⑥说明性语言：介绍疾病知识、治疗方案；

同时，注重道德性规范、交际性规范、职业性规范。

（2）最初与病人接触的神情。最初的第一印象，决定性的 7 秒钟是最初接触的那一刻：

①目光语，目光注视的方式要专注，目光注视的内涵要庄重、友善、亲切；

②面部表情要微笑；

③手势语；

④体态语，坐姿：社交坐姿；立姿：站相；步姿：稳健、沉静；

一定要记住病人的名字，名字是最甜蜜最重要的声音。

（3）积极聆听、适度微笑。很多病人有这样抱怨，上医院看病难，检查要几小时，看病就两三分钟，积极耐心聆听病人的述说，对病人心理上来说是一种释放和安慰，微笑是仁爱的象征，亲近别人的媒介。

（4）具体的告知和耐心的解释。医患沟通是互动和双向的。

（5）避免不该说的话。不讲文明的生冷话：说话生、冷、硬、顶等；不着边际的外行话：不懂装懂、夸夸其谈；不顾后果的刺激话：不顾及病人的感受，噎人惹人；不负责

任的议论话：议论其他医务人员的医疗行为；不留余地的过头话：说话不留余地，不话说绝。

（6）座位的摆放。与对方直角对坐，与病人同一高度，同样的座位，与病人保持舒适的距离，需要时可以触摸病人的手。

舒适的距离要求：

0.5m 以内	亲密的距离	Intimate space
0.5~1.2m	个人的空间（朋友的距离）	Personal space
3.5~7m	公共的空间	Public space

只有拥有良好的交流与沟通能力，才能成就一名合格的全科医生，才能是一位让社区居民满意的医生，才能是一位有成就感的全科医生。

九、基层医生在应诊过程中的会谈

会谈是医生最基本的职业技能，也是基层医生接诊过程中医患沟通最主要的过程和方式，它分为三个阶段：

（1）开始阶段，包括打招呼与自我介绍，营造一个轻松和谐的会谈氛围，让病人有被尊重的感觉，然后再切入主题，了解病人来就诊的目的与需求。

（2）中间阶段，主要是资料的收集，包括病史等主观资料，理化检查等客观资料以及病人心理与社会因素等情况——会谈最重要的部分，质量直接影响诊断与处理。

（3）结束阶段，包括与病人讨论病情，提出治疗方法，给予具体建议或健教指导等。

十、应诊中的技巧（Lesson Assembly Program，LAP）

（一）LAP 问题

医生在诊治病人过程中的不同阶段，需要思考三组问题：

1. 在初步询问病例（采集病史）之后

在这个阶段你初步的诊断包括哪几种可能性？

你为何树立这样的诊断？

你准备进行何种体格检查？原因何在？

2. 在体格（物理）检查之后

通过检查你有什么发现？

这些检查的结果，对你的诊断有何影响？

3. 在病人离开之后

试问自己，为何选择这样的诊疗计划？

这一系列的问题，基于激励反复思考的教育方法，奠定今后对临床情况及诊治行为的基础。

（二）LAP 内容

1. 向病人自我介绍，语言个体化

策略：对不同对象讲好第一句话，确保让病人知道你是谁，你在这里担当的角色。

2. 让病人放松下来，理解对象

策略：招呼病人，用眼神交流，请病人坐下。

3. 让病人畅所欲言，充分表达自己的问题，适时地打断和引导

策略：以开放式提问开始，比如，“我可以怎样帮助你，告诉我你的想法”“你哪儿不舒服？你感觉怎样？说说你咳嗽的情况”适当时，给予提示，必要的重复或提示可引起病人的注意。一般不要打断病人的叙述，为获取更多的信息，交流越深，信任度就越大。如候诊病人较多，时间紧张，医生应巧妙地控制就看病人的话题，采用封闭式的提问，礼貌性地拉近主题。

4. 专心聆听，及时地表扬与鼓励

策略：向病人展示你在聆听，例如，目光的接触、微笑点头。哦，是吧！

了解病人想表达的信息，避免不同观点的直接交锋，医患观点不同常见，冲突一旦出现交流很难进行；不要以下一个问题来取代细细聆听，表扬与鼓励可增加病人表达自己愿望和需求的信心和勇气。

5. 弄清楚病人用语的意思，留意病人的用语用词

策略：如果不明白病人要表达的意思，则可要求他作进一步的解释；不要期盼病人会理解医生所用的医学或技术性的词汇。

6. 简单清晰的提问

策略：不要使用专用术语，语言要通俗易懂。避免使用引导性的问题，或双重提问。把问题调整到病人能理解的水平；确保病人能听到你说的，比如，对有听力障碍的病人说话声音要大一些。

7. 适当的时候保持沉默，支持和消除顾虑

策略：尝试容忍片刻沉静所造成的不安，例如，当病人有困难讲述他的情况，或陷入悲伤痛苦中，情绪不稳定，给予病人一点时间让他平静下来。适时地运用支持性的语言设法消除病人顾虑。

8. 留意病人言语的表现，说话表达的意思、含义

策略：留意，关注，病人前后不一致或不相配的语言或行为。例如，病人也许会说一件事，但是他们的肢体语言或许会表达另一方面的意思。又如，一个不常来看病的病人，为了一点琐碎的事来就诊。

9. 留意病人非言语的表现

策略：一定要留意病人的行为和情绪，例如，开心或难过，紧张或放松，生气或尴尬。比如，面部表情也是医生了解病人内心活动的镜子。

10. 明确病人来就诊的原因

策略：为什么来求诊？哪里出问题了？

11. 从生理、心理、社会三个方面的因素作出恰当的考虑

策略：心中永远铭记三维诊断理念。明确了生理上的疾病的同时，一定要考虑到其对病人社会和心理方面的影响。考虑到病人家庭及工作上的其他心理社会因素怎样影响病人。

12. 从病人记录中找出相关和特殊的资料，帮助作出各种诊断

策略：认真阅读病人的记录，找出之前的疾病行为、个人和家庭环境的情况，重点关

注其医学病史。

13. 能熟练地做好体格检查，正确地找出身体征象，适当地进行检查

策略：检查前征求病人的同意，检查敏感部位要特别考虑病人的感受。

14. 以熟练方式开具必需的检查

策略：阐述必要性。如检查项目和检查目的的关系，开具该检查解决什么问题等。

15. 小结、根据诊断结果设计一套管理计划

策略：认可一致性，简明扼要。相互参与，尝试对问题达成共识，然后决定如何去做。针对病人应该担负的责任以及他们应该或能够做的事。

16. 病人管理与预防保健

策略：建立健康档案，做好慢病人群的健康管理和随访，为亚健康人群做好健康教育宣教。

十一、全科医生与困难病人的会谈技巧

1. 与儿童病人的会谈

好奇、好玩是儿童天性，害怕打针，因此在候诊室准备一些玩具、儿童图书供他们使用，墙上贴些卡通画等，可以减少儿童的不安，使其对诊室有好感。儿童就诊一般都有父母陪伴，医护人员应使用儿童能够了解的字眼进行沟通，询问采用诱导的方式，结合父母提供的观察信息，并用一些小礼物或称赞的话，鼓励儿童的表现，有助于良好的沟通。

2. 与青少年病人的会谈

青少年多愿意自主，不愿父母在旁代其发言，也不喜欢被当做儿童来对待。因此与青少年会谈时，应让他们尽量发挥，并征询是否愿意父母陪伴。避免说教式的长篇大论，适度认同青少年的思想，青少年常有成长过程中的身心问题，如逆反的心理，因此，除非其同意，否则均应予保密。

3. 与老年人的会谈

老年人大都有多重的疾病，心理失落、不受尊重及经济困难等。害怕孤独，渴望亲情。会谈时，医生要有充足的同情心及耐心，倾听病人的心声，鼓励其生活的信心。老年人认知感官能力降低，故医生在会谈中应主动地将要点重复化及条理化。

4. 与预后不良病人的会谈

预后不良病人（如严重残疾、癌症、多种慢性病等）会谈时，医生应充分表达同情心及正向的态度，以中性的立场为病人谋求最佳的处置方案。医生所要做的是减轻病人身体的痛苦以及给予心理上的支持。如“既然你很爱你的家人，你现在就不应该那么颓丧，因为这样，家人一定比你还难过”。医生不应给予病人不实的保证，以免病人以后因失望而更绝望，但可保证医生将持续帮助他们。

5. 与有疑病倾向的病人会谈

这种病人有疑病的心理倾向。过分关心自己的身体状况，总担心身体某部分有病，心理上往往既缺乏安全感又特别希望别人关心。常对检查结果不太放心，往往令医生感到疲惫不堪也无成就感，医生除了认真排除其是否真有身体疾病外，应给予病人适度的支持与关心，指导其如何调试。

6. 与多重抱怨的病人会谈

这类病人可以说从头到脚都不舒适，但这些症状通常都很含糊，即所谓的社会紧张综合征。抱怨医生治疗无效且症状不断，这常使医生感到无从下手，因此医生在与其会谈时需了解真正问题，应从生活压力事件或资源不足找原因，从这些方面着手治疗。

7. 与充满愤怒的病人会谈

这类病人说话愤世嫉俗，不遵医嘱，有抗拒心理。医生应以坦诚的态度表达积极协助的意愿，找出病人挫折及压力的来源，加以疏解。

8. 与依赖性强的病人会谈

这类病人都依托医生来解决，常缠住医生，医生疲于应付，医生应告知病人自身的权责范围，鼓励他们主动地解决自己的问题。

9. 与自大的病人会谈

这类病人常认为自己很内行，自大，常常向医生提出过多或过分的要求。会谈时医生应避免争吵，利用他们这种自大的态度，适当地引导，如“像你这么经验丰富，应该知道预防低血糖的具体办法，出于我的工作职责，麻烦你听听我的建议”。

10. 与临终病人的会谈

医务人员要对临终病人显示出同情心、爱心、责任心、热忱、支持及尊敬的态度。帮助其树立科学的死亡观，满足精神需求。

第二章　社区卫生服务

社区卫生服务（Community Health Services）在国外由来已久，诞生于20世纪40年代，国内社区卫生服务的开展是20世纪80年代开始。发展社区卫生服务是我国医疗卫生服务体系改革的重要方面，是实现人人享有初级卫生保健的基础环节，它的任务是提高人群的健康水平，创建健康社区，提供健康保证。

第一节　社区卫生服务的概述

社区卫生服务在社区开展，我国著名社会学家费孝通先生给社区下的定义为：社区是若干个社会群体（家族、氏族）或社会组织（机关、团体）聚集在某一地域里形成一个生活上相互关联的大集体。

构成社区的五个要素：①必须有以一定的社会关系为基础，组织起来共同生活的一定数量的人群；②一定的地域条件；③一定的生活服务设施，构成社区存在的物质基础；④一定的相同文化背景和生活方式；⑤一定的社区管理机构。

在我国，社区卫生服务是城市社区建设的重要组成部分，是在政府领导、社区参与、上级卫生机构指导下，以基层卫生机构为主体，全科医生为骨干，合理使用社区资源和适宜技术，以人的健康为中心，家庭为单位、社区为范围、需求为导向，以妇女、儿童、老年人、慢性病人、残疾人等为重点，以解决社区主要卫生问题，满足基本卫生服务需求为目的，并以“健教、预防、保健、康复、医疗、计生指导”等为一体，有效、经济、方便、连续、综合、协调、系统、长期负责的基层卫生服务。

社区卫生服务机构提供公共卫生服务和基层基本医疗服务，具有公益性质，不以营利为目的。目的是让居民在社区可以享受疾病防控等公共卫生服务和一般常见病、多发病的基本医疗服务。

基本医疗服务构成包括八项工作：一般常见病、多发病的诊疗、护理和诊断明确慢性病的治疗；社区现场应急救护；转诊服务；提供家庭出诊、家庭护理、家庭病床等上门服务；提供疾病恢复期的康复医疗服务；提供体检服务；提供中医药服务；政府卫生行政部门批准的其他适宜医疗服务。

公共卫生服务主要立足于2009年国家九大类服务项目拓展，包括城乡居民健康档案管理、健康教育、预防接种、0~6岁儿童健康管理、孕产妇健康管理、老年人健康管理、高血压患者健康管理、Ⅱ型糖尿病患者健康管理、重性精神疾患患者管理、传染病及突发公共卫生事件报告和处理、卫生监督协管服务规范、中医药的健康管理，共十二项。

如果说政策是大脑，社区卫生服务机构是躯干的话，那么，基本医疗和公共卫生则是躯干的延伸手和脚，它们是构成一个人完整躯体必不可少的一部分，基本医疗和公共卫生二者必须并重，切不可顾此失彼。

一是社区卫生服务机构主要工作内容国家有过科学定位，且在国家关于发展社区卫生服务的指导意见中，就明确指出：要坚持基本医疗和公共卫生并重，中西医并重，防治结合。

二是基本医疗和公共卫生虽相对独立，但也是互相结合的。“防”是让居民少“病”，而“治”是解决“病”，“防”与“治”的最终目的都是为保障社区居民健康，可以说，“医疗”是基础、是根本，“公卫”是导向、是目标。公共卫生服务贯穿基本医疗的全过程。更何况《国家基本公共卫生服务规范》十二大类中，对高血压、糖尿病、重性精神病、传染病、老年人、孕产妇的管理既是属于基本医疗的范畴，更是公共卫生的主要内容。基本医疗与公共卫生同等重要，相辅相成，协同并进。

三是根据公共卫生定义不难理解，公共卫生也是一种基本医疗行为，在医改的四大亮点七大创新中，理念创新就是把基本医疗作为一种公共产品对待，基本医疗无疑是全科医生的根本任务，也是社区工作的基石，但并不意味着将预防抛之脑后，相反，有成效的公共卫生工作，离不开全科医生的指导和参与，社区 80%以上的常见病和慢性病的防治工作，其根本途径还是靠“防治结合、预防为主”，如果不进行干预，治疗做得最好，或者是进行了干预不进行治疗，那么二者缺一就达不到预期效果。

社区卫生服务的大本营在门诊，社区卫生服务机构之所以冠以“社区”二字，就是要改变原来单一“坐堂行医”模式，变主动“送医进社区”。那么，如何找到基本医疗和公共卫生的契合点，更大程度地发挥社区卫生服务作用，则成为深化医疗卫生改革，提升社区卫生服务能力工作的重中之重。家庭医生团队是可以将基本医疗和公共卫生衔接，发挥二者的作用，并得到 1+1 大于 2 的协同效果作用。

利用家庭医生团队大医院直管的优势，与社区居民签订家庭医生服务协议，将“防”与“治”集中到指定范围人群，大大提高了社区卫生服务质量与效率。只有防治结合，“手脚并用”，医疗与公卫一同发展，组建家庭医生团队，共同发力，才能打开社区卫生服务新局面，才能最大程度地保卫人民健康。

社区卫生服务是一个系统工程，应具备“六位一体”的功能，服务对象的多样性决定了其服务内容的广泛性，其工作特点是以全科医生为骨干，以全科医学为理论指导，以全科医疗为核心的践行者。社区卫生服务主要提供方式可为到中心（站）接受服务时、电话或入户调查服务、上门服务、健康体检、疾病筛查等，以团队为基础开展服务。健康是最基本的人权，需体现公平性，经济性，低投入高产出等。

第二节　社区卫生服务与我国的发展

英国是现代社区卫生服务的发源地，1997 年底，我国在济南召开了社区卫生服务工作会议，由此全面拉开了我国社区卫生服务的序幕，总体上可分四个阶段：

第一阶段：酝酿及试点阶段（1997—2000 年）

1997 年 1 月，《中共中央、国务院关于卫生改革和发展的决定》，第一次在中央文件中提出要改变城市卫生服务体系，积极发展社区卫生服务。

1999 年 7 月，十部委《关于发展城市社区卫生服务的若干意见》是我国第一个发展社区卫生服务的基本政策指导性文件。上海、北京、天津、深圳等城市对社区卫生服务中心转变结构和功能，积极先行先试开展试点工作。

第二阶段：框架体系建设阶段（2000—2005 年）

这一步主要是框架体系建设，细化政策，确立初步发展目标，进一步明确发展方向，加快建设步伐。

2000 年 12 月，卫生部印发《城市社区卫生服务机构设置原则》和《城市社区卫生服务中心（站）设置指导标准》。

2001 年 10 月，卫生部印发《城市社区卫生服务基本工作内容（试行）》。

2001 年 12 月，卫生部印发《2005 年城市社区卫生服务发展目标的意见》。

2002 年 8 月，卫生部等十一部委印发《关于加快发展城市社区卫生服务的意见》。

2003 年，卫生部、国家中医药管理局印发《社区卫生服务中心中医药服务管理基本规范》。

从 2005 年创建全国社区卫生服务示范区，2011 年创建全国社区卫生服务示范中心，2016 年创建全国优秀社区卫生服务中心等有力地促进推动了全国社区卫生服务的可持续发展。

第三阶段：全面成长阶段（2006—2009 年）

这一阶段时期，主要是进一步完善体系建设阶段。

自 2006 年 2 月以来，中央相继出台《国务院关于发展城市社区卫生服务的指导意见》和《国务院关于加强和改进社区卫生服务工作的意见》及九个配套文件，从提出到 2010 年，全国地级以上城市和有条件的县级市要建立比较完善的城市社区卫生服务体系。至此，社区卫生服务在全国范围开展有了一系列规范，使发展城市社区卫生服务的政策措施更加具体明确。

2007 年 8 月，全国社区卫生服务体系建设重点联系城市工作启动会议在北京召开，积极探索，开展试点，寻求破解社区卫生服务发展中的难点、关键，为社区卫生服务的可持续发展提供可借鉴的经验。

第四阶段：新的机遇发展阶段（2009 年至今）

2009 年 3 月，《中共中央、国务院关于深化医药卫生体制改革的意见》出台，新一轮医改为社区卫生服务迎来了新的发展机遇，社区卫生服务体系基本建成。

2011 年 7 月，《国务院关于建立全科医生制度的指导意见》出台，全科医生在医疗卫生体系中的基础性作用日益凸显，社区卫生服务“网底”功能得以强化。

第三节　社区卫生服务与全科医疗

社区卫生服务工作不同于医院的专科医疗服务，它体现的是一种个性化、连续性、综合性、可及性的服务。除完成全科医疗外，还要承担很多其他工作。全科医疗是基层医疗保健的最佳模式，是临床医学中的一个独特专科，是专科医疗中的其中一种。

社区卫生服务与全科医疗的区别和联系如下：

社区卫生服务以基层医疗机构为主体，全科医生为骨干，全科医疗为核心，以人的健康为中心，家庭为单位，社区为范围，需求为导向，以妇女、儿童、老年人、慢性病患者、低收入居民、残疾人等为重点，以解决社区卫生问题，满足基本保健为目的的长期负责式、个性化、公平的医疗卫生服务。

而全科医疗是以社区为定向的协作式医疗服务，是全科医生所从事的医学实践活动，是社区卫生服务中主要医疗形式。它是社区卫生服务的一部分，它整合了生物医学、行为科学和社会科学的最新研究，整合了内、外、妇、儿等各临床专科，是一种以病人为中心为主的连续、协调、综合、整体、个体与人性化及一体化的医疗服务。

无论是社区卫生服务还是全科医疗，其主要责任是维护居民的健康，二者概念、范畴有所不同，可以共同促进，互补渐进。

第四节　社区卫生服务与全科医生

社区卫生服务是社区服务中最基本、最主要的形式，它以全科医生为主体，须坚持预防为主的原则。

全科医生又称家庭医生，经过全科医学专门培训，遵照全科医学的基本原则，按照全科医学的服务方式，为辖区居民提供全科医疗服务和基本公共卫生服务的临床医生。

在社区卫生服务中面对不同的对象和具体任务时，全科医生扮演着不同的角色，由于全科医生了解、熟悉社区居民个体健康状况，常常接触社区居民，关系密切，因此全科医生首先是社区居民的健康“守门人”，同时，他还承担个人与家庭健教、咨询、协调、朋友及健康管理者等角色责任。

社区卫生服务工作中全科医生是服务于人的工作，尤其是对病人必须富有高度的责任感与同情同理心，与此同时，全科医生也是现代科学的产物，更需要坚持严谨的科学态度，紧跟医学发展的步伐，自我学习和发展。

值得一提的是社区卫生服务中的全科医生与乡村医生（Village Doctor），起初称“赤脚医生”（Barefoot Doctor）诞生于20世纪50年代，不同的是，当时将农村中具有初中等较高文化水平的人员经过短时间的医学培训，尚未取得执业医生资格或执业助理医生资格，注册在村医疗卫生机构从事预防、保健和一般医疗服务统称为乡村医生。

第三章　家庭医生签约服务

当今世界，无论是发达国家，还是发展中国家，都面临如何在社区卫生服务中提供的医疗服务体现公平和效率，如何保预防保健，保基本医疗、保农村等问题。

当前在社区卫生服务中转变基层医疗卫生服务模式，实行家庭医生签约服务，强化基层医疗机构卫生服务网络功能，是深化医药卫生体制改革的重要任务，也是新形势下更好维护人民群众健康的重要途径，必要途径与举措。

2012 年，国家发改委、卫生部、人社部、财政部、国家中医药管理局《关于印发全科（家庭）医生执业方式和服务模式改革试点工作的通知》（发政社会〔2012〕287 号），湖北省武汉市成为全国十个改革试点城市之一。根据深化医药卫生体制改革的总体部署和要求，围绕推进健康中国建设，实现人人享有基本医疗卫生服务的目标，武汉、北京、上海、浙江等各地部进行了积极的探索，现综述如下：

一、总体做法

先行试点探索；再以点带面全市推广；再团队示范引领，规范服务；落脚进一步完善签约服务模式，努力提升管理服务质量。

二、保障措施

一是开展学习，完善家庭医生收入分配机制（如签约服务费不纳入绩效工资总额）及综合激励政策；二是落实政策统一社区宣传；三是提升社区卫生签约的知晓率与信任度；四是多措并举推进居民签约；五是精细化管理，保障签约服务质量；六是强化监管，实行对区政府、对社区卫生服务机构及卫计委职能部门与服务人员的三级绩效考核；七是持续改进，强化政策协同，落实职责，保障服务连续性，不断提升居民体验。

三、团队组建

1994 年，美国著名管理学家斯蒂芬、罗宾斯首次提出“团队”概念——为实现某一目标而有相互协作的个体组成的正式群体，如图 1-1 所示。

团队种类可分为梦之队：1+1 大于 2；常规队：1+1 等于 2；地域队：1+1 小于 2。

现阶段家庭医生主要包括基层医疗卫生机构注册的中西类别的全科医生（含助理全科医生）以及具备能力的乡镇卫生院医生和乡村医生等，形成以全科医生为主体的签约服务队伍（落实谁来签），明确家庭医生为签约服务第一责任人。故而团队组建通常以社区居委会为单位来进行组建，一般一个团队可以分为核心团队和外围团队，核心团队由全科医生、公卫医生、社区护士组成；外围团队由团队顾问、社区卫生专干、义工或社工、心理师、咨询师、营养师、健康管理师等组成。如图 1-2 所示。

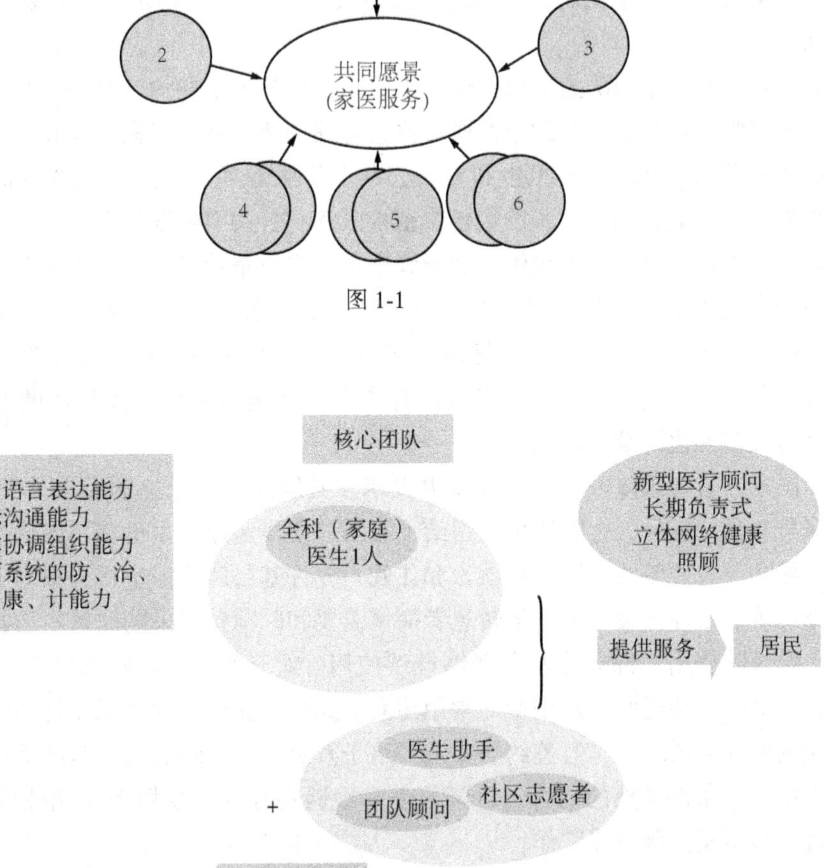

图 1-1

图 1-2

组建后的团队按一个团队 1∶1500～3000 人口不等进行签约，本着方便就近实行团队签约服务的原则，居民自愿可选择签约一个团队，也可实施组合式签约，加强医院与基层医疗卫生机构对接，引导居民或家庭在与家庭医生团队签约的同时，自愿选择与基层医疗卫生机构建立合作关系的一所二级医院或一所三级医院，建立“1+1+1”或“1+1”的组合签约服务模式。在组合之内的机构就医，可享受优先预约挂号、优先住院等服务，并逐步过渡到基层首诊；在组合之外就诊则应通过家庭医生按有关程序转诊。探索流动人口签约服务模式，促进卫生计生公共卫生服务均等化。签约周期时间原则以一年为限，期满居民可续签或选择其他家庭医生团队签约，也可跨区域签约，建立有序竞争机制，按年收费，由公卫项目、医保统筹基金项目加居民三方补贴。

四、签约对象、内容及流程

明确以优先覆盖孕产妇、儿童、老年人、残疾人、慢性病和严重精神障碍患者为签约服务重点对象（寻求签谁问题），覆盖基本医疗、公共卫生和约定的健康管理服务（解决签什么问题）。

国家规定家庭医生团队为居民提供基本医疗、公共卫生和约定的健康管理服务。基本医疗服务涵盖常见病和多发病的中西医诊治、合理用药、就医路径指导和转诊预约等。公共卫生服务涵盖国家基本公共卫生和重大公共卫生服务项目以及规定的其他公共卫生服务。应当根据服务能力和需求，设定包含基本医疗和公共卫生服务在内的基础性签约服务内容，向所有签约居民或家庭提供。健康管理服务主要是针对居民健康状况和需求，制定不同类型的个性化签约服务内容，可包括健康评估、康复指导、家庭病床服务、家庭护理、中医药“治未病”服务、远程健康监测等。首先从重点人群和重点疾病入手，确定服务内容，并逐步拓展服务范围。充分发挥中医药在基本医疗和预防保健方面的重要作用，满足居民多元化的健康需求。

按照国家、省市医改办，七个部委办要求，县级及城市公立医院要将不低于20%的医院专家号、预约挂号、住院床位预留给下级对口协作医疗卫生机构，该比例视工作进展情况逐年提高，方便签约居民优先就诊和住院。允许基层医疗卫生机构根据二级以上医院疾病诊断明确、治疗方案确定的下转患者病情需要和医嘱备案采购非基本药物，保证下转病人在上级医院使用的部分非基药能够继续使用。对于签约、疾病诊断明确的慢性病患者，可开具最长不超过两个月用量的常用药品。此外，充分发挥医保支付的引导作用，实行差异化的医保支付政策，对签约居民适当给予减免，或签约居民在基层就诊得到更高比例的医保报销。条件成熟的地方，可学习上海经验在社区卫生服务机构住院采取据实结算，以进一步落实分级诊疗工作。

建立“就诊预约、定向分诊、诊前服务、诊疗服务”为特色的家庭医生服务全科诊疗流程。

五、签约目标与如何考评

团队医生实行中心、站点、工作室、家庭四站式服务，按国医政办发〔2016〕1号文件要求，2016年在200个公立医院综合改革试点城市开展家庭医生签约务基础上，力争到2017年，家庭医生签约覆盖率达到30%以上，重点人群签约服务率达60%以上。到2020年，将签约服务扩大到全人群，形成长期稳定的契约服务关系，基本实现家庭医生签约服务制度的全覆盖，让家家享有家庭医生，户户享有基本医疗。

关于服务监管，强化绩效考核的“合理”与“有效”，应将家庭医生服务模式纳入对政府和卫计部门年度绩效考核，标化工作量，将有效签约率、宣传覆盖率、续签率、健教率、转诊率、居民认知度、基层就诊率等纳入考核指标，发挥信息化的引领支撑作用。建立定期考核机制，拟定评价考核方案，鼓励完善综合激励政策，在编制、人员聘用、职称晋升、在职培训、评奖推优等方面重点向全科医生倾斜，同时完善家庭医生收入分配制度，学习上海、浙江等地经验，设置团队津贴，将签约服务费不纳入绩效工资总量，考核结果及时向社会公开，建立相应的惩处机制。

六、签约工作面临问题与思考

（1）家庭医生队伍基础薄弱，需加快全科医生的培养。按照国家要求每万名常住人口配备2~3名全科医生，全科医生总量不足，缺口大，是目前推行家庭医生签约服务模式的首要瓶颈问题。

（2）各地工作基础和进展不平衡，签约服务需提质扩面。一些地方签约流于形式，形成了孤岛死合同。

（3）基层卫生人员队伍建设亟待加强，需持续提升基层主体服务能力。家庭医生能力不够强，现有的社区家庭医生大多以临床诊疗为主，健康管理、营养咨询、心理服务等相关知识技能欠缺，距离全科医生“八位一体”的全科医学知识，个性化的医疗保健服务要求尚有较大距离。

（4）配套政策不完善，外围配套政策应尽早落地，研究完善落实相关配套政策。目前，社区首诊、分级诊疗、双向转诊虽顶层有政策，但落实起来难度较大，管理者、执行者意识、观念较为淡薄，如何引导群众合理就医政策较少，医保政策亟待调整和完善，缺乏相应的补偿政策。

（5）签约服务宣传需进一步进位，加大社会宣传引导力度。家庭医生服务模式改变了过去坐堂行医的做法，由被动服务转变为主动服务、上门服务，这是基层卫生服务发展的方向，但是居民目前还不能完全接受，还停留在有病“看医生”传统就医观念上，所以当全科医生与他们签约时表现出不理解、不信任、不接受，应建立部门协作机制，充分发挥社区卫生服务重要载体，街道居委会的桥梁纽带作用，建立起“社区组织、卫生实施”的服务模式，以求形成强大的社会效应。

（6）长效机制需不断完善，力争有诺必践，规范履约服务。家庭医生待遇较低，基层医疗机构绩效工资实行总额控制，未建立动态的增长机制，加之家庭医生签约服务绩效考核机制不完善，工作积极性无法很好地调动和发挥。应加大公共卫生服务等经费的投入，充分发挥政府主导作用，建立家庭医生签约服务专项资金保障机制，为家庭医生签约服务提供人力资源保障，建立健全签约服务激励机制，科学制定家庭医生签约服务的工作内容和操作流程，为家庭医生签约服务出台政策，提供必要的条件和配套保障。

（7）信息化建设较滞后，医疗资源共享难以实现，信息化建设需提速。信息化孤岛现象依然严重存在，面向居民的医疗信息交互平台处于种子期，尚未生根、尚未发芽。

总之，部门支持是关键，以点带面是策略，能力提升是基础，强化宣传是保障，政策落实是根本。只要公众都能认识社区服务，接受社区卫生服务新模式，建立起维护健康的合作伙伴关系，社区卫生服务的品牌就一定能建成。家庭医生签约服务任重道远，让我们共同努力，共享生命价值，创造美好生活！（见附件）

附件1：武汉市全科（家庭）医生团队签约服务协议书

编号 4201□□-□□-□□-□□□□□

武汉市家庭医生团队签约服务协议书

方正小标宋简体 一号 黑色

黑体 小二号 黑色 编号顺序依次为：区、中心、团队、居民签约号

6cm

5cm

黑体 三号 黑色

甲方：家庭医生团队

全科医生 ________________ 联系电话 ________________

公卫医生 ________________ 联系电话 ________________

注册护士 ________________ 联系电话 ________________

乙方：社区居民

姓　　名 ________________ 联系电话 ________________

医保卡号 ________________ 身份证号 ________________

家庭地址 ____

服务机构：××街××社区卫生服务中心　　服务电话：

监管机构：××区卫生和计划生育委员会　　监督电话：

方正小标宋简体
小二号 黑色

武汉市家庭医生团队签约服务协议书

楷体_GB2312
小三号 黑色

为进一步深化医改，转变医疗卫生服务模式和服务理念，构建新型和谐医患关系，充分发挥社区卫生服务在医疗卫生体系中的网底功能和“健康守门人”作用，促进基层首诊和分级诊疗，逐步实现“户户拥有家庭医生，人人享有卫生服务”的目标，全面提高社区居民的健康水平，乙方自愿请甲方作为家庭医生。经双方协商，签订如下协议：

一、甲方职责和义务：

（一）建立居民健康档案，并及时更新、维护。

（二）根据需要提供健康知识教育；免费发放健康教育资料。

（三）提供健康管理服务，每年提供生活方式和健康状况评估、体格检查和健康指导，制定个性化健康管理方案。

（四）免费提供健康咨询、家庭用药指导、转诊咨询指导。

（五）提供基本医疗卫生服务，根据合理要求提供预约服务。

（六）慢性病患者社区用药可享受“长处方”服务和延续上级医院处方服务。

（七）对高龄老人、长期卧床、疾病康复期等患者提供有偿上门服务。

（八）优先享受上级医联体汉口医院专家门诊和转诊绿色通道，优先安排预约挂号、优先住院、远程会诊、检验检查结果互认。

二、乙方权利和义务：

（一）自愿聘请甲方为家庭医生，成为甲方的服务对象，配合甲方的工作，服从甲方的健康管理。

（二）乙方原则上只能和一个团队签约，若签约团队成员因故不能提供服务，应在友好协商的前提下由其他团队成员临时提供服务。

三、家庭医生团队所属社区卫生服务中心应加强对甲方的管理，监督甲方按协议书的要求做好工作，在甲方提供家庭医生服务时给予支持和后勤保障。乙方对甲方不满意，可向社区卫生服务中心或者区卫计委反映。

四、根据国家有关法律法规，甲方必须保护乙方个人和家庭隐私。

五、乙方在其他医疗机构接受的医疗行为由其他医疗机构负责。

六、本协议自签订之日起生效，协议书与附件具有同等法律效力，有效期一年。

七、本协议一式两份，甲、乙双方各执一份。

甲方： 乙方：

××街××社区卫生服务中心（盖章） （居民签名）

年 月 日 年 月 日

附件 2

武汉市全科（家庭）医生基本医疗卫生签约服务项目包

类	项目	项目内容	单位	签约人群优惠幅度
一、基本医疗服务				
综合医疗服务	挂号	含门诊、急诊及其为患者提供候诊就诊设施条件、病历档案袋、诊断书、收费清单；不含计算机预约挂号服务、初诊建病历、病历手册。	次	100%
	普通门诊诊查	指技术人员提供（技术劳务）的诊疗服务	次	100%
	门诊注射	指肌肉注射和静脉输液	次/组	100%
	住院诊查	指医务人员技术劳务性服务	日	100%
	护理	指 1、2、3 级护理	日	100%
	清创缝合		次	20%
	换药		次	20%
辅助检查	X 线检查		次	20%
	X 线摄影		片数	20%
	B 超检查		次	20%
	心电图检查		次	20%
实验室检查	血常规		次	30%
	尿常规		次	30%
	粪便常规		次	30%
	粪便隐血实验		次	30%
实验室检查	肝功能	血清丙氨酸转氨酶测定	次	30%
		血清天门冬氨酸转氨酶测定	次	30%
		血清总胆红素测定	次	30%
	肾功能	血清肌酐	次	30%
		血尿素氮	次	30%
		尿肌酐	次	30%
		尿微量白蛋白	次	20%
	空腹血糖	葡萄糖测定，血清标本	次	20%
	血脂	血清总胆固醇测定	次	20%
		血清甘油三酯测定	次	20%
		血清低密度脂蛋白胆固醇	次	20%
		血清高密度脂蛋白胆固醇	次	20%

续表

中医诊疗	针刺治疗		次	20%
	灸法		次	20%
	拔罐疗法		次	20%
	煎药机煎药		次	30%
二、基本公共卫生服务				
全人群	健康档案	建立纸质和电子健康档案，并及时更新、维护		
	健康教育	根据需要提供健康知识教育		
重点人群	老年人管理	每年为65岁以上老年人提供1次健康管理服务，包括生活方式和健康状况评估、体格检查、辅助检查和健康指导。		
疾病人群	高血压管理	对原发性高血压患者，每年提供至少4次面对面的随访评估，进行分类干预。		
	糖尿病管理	对确诊的2型糖尿病患者，每年提供4次免费空腹血糖检测，至少进行4次面对面随访，进行分类干预。		
	重性精神病管理	对确诊的重性精神病患者每年至少随访4次，每次随访进行危险性评估。		
三、健康管理服务				
健康咨询管理	健康咨询		次	100%
	家庭药箱指导			100%
	转诊咨询指导			100%

第四章　社区卫生服务情景再现案例模拟

案例一：

刘某，男性，78 岁，某区离休老干部（副厅级）。平素自感硬朗，喜欢打门球、舞太极拳之类的运动；饮食、睡眠均感正常。2007 年在例行干部健康体检中，他被发现血脂偏高，血压 180/110mmhg。他立即在大医院干部门诊找专家诊治，专家使用的全部是进口降压药品。刘某服用后，血压仍在 210~180/120~110mmhg 上下波动，导致全家恐慌，后继续在大医院请多位知名专家应诊。诊治专家方案各异。调换降压药和辅助药品十余种，加上老干部情绪波动比较大，虽不断调整用药，但血压仍控制不好。2007 年，某社区中心家庭医生入户建档登记，遭到老干部百般阻拦，甚至不允许进他家的门，表露出完全看不起社区医生水平的态度，声称："我有保健门诊，不用你们建档。"

因为此老干部系区属前任领导，在他不理解的状况下，我们亦不敢继续坚持。后来，在对其老伴的了解过程中，终于得知让老领导心烦之事。某社区家庭医生几次上门，主动帮助测血压。在初步得到老领导的信任后，没有为其开出一粒药物，只是满口夸赞大医院专家水平高，给他用的都是进口好药，降压不理想的原因是由于老领导降压心切，四处投医，但没有按疗程、按剂量持续用药，等等。在社区医生的劝说下，老领导坚持服用大医院开的药物，半个月之后，血压保持在 150/90mmhg 以下。几年下来，如今刘某已 80 多岁，身心健康。

讨论：

1. 为什么老干部不信任社区医院？

答题要点：(1) 老干部的社会地位高；

(2) 老干部对社区卫生服务还不了解；

(3) 社区医务人员的主体能力不具备，缺乏解释说服的沟通技能。

2. 是什么原因打开了老干部的心扉，愿意接受社区医生的管理？

答题要点：家庭医生运用了交流沟通技巧，通过曲线掌握细节，从疾病危险因素入手，真心换真情，责任换诚信。

3. 社区机构自我宣传推广的要素是什么？

答题要点：社区机构自我宣传推广的要素是：

(1) 以人为本，以健康为中心，自我宣传，自我推广；

(2) 让群众认识社区卫生服务，让群众接受社区卫生服务新模式；

(3) 建立及维护健康的合作伙伴关系；

(4) 建立社区卫生服务品牌。

案例二：

某社区卫生服务中心，由一家市立三甲医院直接举办，中心地处经济开发区，毗邻某著名高校，辖区人口 4.5 万。一条公路将中心所辖区域分成东西两片，东片是旧城区，以下岗职工和退休职工家庭为主；西片是新建住宅群，还有部分别墅楼盘也在其中。中心业务用房面积 1050 平方米，有各类基层卫生服务人员 30 多人，2009 年开设普通门诊和提供中医服务，实施国家基本公共卫生服务项目。多年来，中心主任非常重视社区公共卫生服务工作，给社区医生配备了自行车，挨家挨户地建立健康档案，每建档一份给 5 元经费补助。但是很多社区医生怨声载道，一致认为他们在工作中的话难听、口难开、门难进。为此，要面子的主人非常苦恼和心烦。经过几番周折，成立了以年轻大学生为主的社区家庭医生团队，下社区为居民建立健康档案和开展慢性病管理。2011 年，完成了上级要求纸质居民健康档案建档率 80%，电子档案建档率 50% 的任务。单位的主要问题是冷冷清清，特别是实行基药以后，看病的人就更少了。

讨论：

1. 请你给这个主任诊断下，他们中心的主要问题有哪些？

答题要点：问题有：

（1）主任自身：这位主任虽然很重视，也有雄心，虽然也有工作目标，但缺乏目标执行的技能与方法；

（2）职工本身：职工尚未转变观念，思想还是停留在市立三甲医院陈旧理念；

（3）资源本身：没有很好地利用社区资源优势，既毗邻高校，又地处经济开发区，中心所辖区东片是以下岗职工和退休职工家庭为主的旧城区，西片是拥有高档别墅楼盘的新建住宅群，中心没有融入社会，没有计划，没有针对性地满足不同人群不断变化的健康需求；

（4）中心自身：缺乏有效的激励机制，同时宣传推广力度不够。

2. 如何进一步让社区职工满意他们的社区卫生服务？

答题要点：

（1）当务之急要转变社区卫生服务人员观念和行为，改变服务模式。让职工认识、理解社区卫生服务之所以冠以“社区”二字，这就要求将以往“坐等病人上门”的就诊模式，转变为“送医上门”、“送健康进社区”的模式，这样工作才能有创新、有提高。

（2）全员转换角色。有了一定认识，加之观念转变，才会适应新的角色，才能有良好的功能定位，只有苦中有甜，工作才会持久。

（3）对内加强素质建设，对外加强宣传推广。加强中心人员培训以及硬、软件建设，提高社区卫生服务人员专业素养；同时做好与街道、社区居委会的联动，做好中心各项工作的针对性宣传，扩大社区卫生服务的社会影响，让老百姓认识接触社区卫生服务；只有内外兼修，才能建立起长期的良好社区健康管理秩序。

（4）组建家庭医生团队，开展特色服务。

（5）集思广益，深入调研。发挥仁者见仁智者见智作用，制定针对性措施与实施方案。

（6）调整分配方案，建立激励机制。

（7）深化人事制度改革。实行购买岗位、竞争上岗、合同管理、奖优罚劣。

3. 2012 年要上省级示范社区卫生服务中心，请给主任支个招。

答题要点：创省示范社区卫生服务中心，给主任的建议：

（1）先要抓好管理者一班人，带好队伍；

（2）要深化认识，争取支持，加强协作；

（3）明确指标体系，强化责任，落实分工，坚持调度；

（4）抓好服务者——医务人员与接触者——老百姓之间的协调工作，注意在合理要求下按照老百姓需求去做，引导老百姓需求，攻心为上；

（5）抓好社区卫生服务品牌建设，统一标志；

（6）采取创建工作的激励奖励措施。

案例三：

一位83岁男性高血压及糖尿病患者，来到社区服务站。

病人：我患高血压、糖尿病和冠心病20多年了，到你们这里就是量量血压，血糖都不用你们量，因为怕你们量不准。

护士：那我先给您建份病历吧？

病人：我不建，我不在你们这里看病。（护士转身进屋了）

医生：想量血压没问题，但需要先休息一会，您坐下来好吗？

病人：我家离你们这里很近，3~5min就到了。一点都不累，不用休息！

医生：因为您刚刚活动后，测量的结果会不太准。所以您要坐5min，行吗？

（病人坐下，医生乘机详细询问了他的家庭情况、顺手记录在档案里）

医生（看表）：好，5min到了，现在给您测量血压吧！（帮病人挽起袖子测量血压，紧接着进行了心肺听诊等检查，之后又搬了一个凳子过来）

医生：请把鞋子脱了，我要查一下您的足背动脉。

病人：什么“足背动脉”？

医生（表情惊讶）：您得了糖尿病20多年了，还不知道什么是足背动脉吗？

病人：20多年，我一直在大医院找专家看病，可没有人说过这事啊！

医生（诚恳地）：糖尿病时间久了会影响您的动脉血管，造成脚部溃烂，您到大街上看看，三个截肢的就有一个是因为糖尿病引起的！您不想发展到这一步吧？那就得学会检查自己的足背动脉！

（病人顺从地脱下鞋袜，接受了检查。医生嘱咐他今天晚上睡前自己练习触摸足背动脉，病人担心记不住正确位置，医生让护士用龙胆紫在病人足背动脉位置上作出了标记。）

（第二天上午，病人又来了，告诉医生他在昨晚洗脚时已经学会了触摸足背动脉。）

医生：那您的洗脚水烫吗？是谁给您倒的？

病人：是保姆给倒的，不烫，挺合适的。

医生：她是怎么给您兑水的？用什么方法试的温度？

病人：她先倒热水，再倒凉水，用手去试的，不烫就好了。

医生：这里就有两个错误：第一，应该先倒凉水，后倒热水，免得万一忘了第二个步骤，就烫伤了自己；第二，应该先用胳膊肘试，而不是用手试，因为人体对温度的感觉，手与肘之间相差两度呢！胳膊肘对热更敏感些。

病人：是吗？我还真没听说过。

（当第三天病人来时，告诉医生，他学会了兑洗脚水。）

医生：那您洗完脚擦脚嘛？用什么样的毛巾，擦什么部位？

病人：要擦脚，用淘汰掉的洗脸毛巾，脚的上下左右都擦到呀！

医生：您这里又出错啦，糖尿病人的擦脚可有学问啦，一定要用新的、软的毛巾，不要太硬，还不能有机器扎过的边，免得碰破脚的皮肤。我可以送您一条毛巾，以后您就照这样的买（取出一条事先准备好的样品，大约一元钱一条）。也不能光擦脚的表面，脚趾缝间和趾甲也要擦干，不然残留的水就可能造成脚的感染，因为您的血液里糖分偏高，细菌容易繁殖。

病人：太好啦，大夫，我一定听您的话。以后我就在您这里看病了，您连脚的问题都说得这么清楚，那别的方面您一定有学问啦。我到哪个大医院能得到这样细致的服务啊？

这样，仅仅三次接触就让患者信任了社区全科医生的诊疗能力和水平，从而愿意利用社区站的基本医疗服务。

讨论：

1. 病人一进门的“开场白”说明了什么？该怎么评价护士的应对？

答题要点：病人的“开场白”说明他不了解、不相信社区卫生服务机构，对社区卫生服务机构还存在一定的误解。病人所担心的不是费用问题，而是技术问题，而慢病管理作为我们公共卫生工作中的一项重要内容，一方面，是重在社区预防说明他从未正规接受过社区卫生服务；另一方面，说明我们日常宣传与推广及服务做得不够。

护士的应对过于机械简单，缺乏全科护士的素质与人文关怀素养，没有长期负责式照顾的意识，缺乏与病人交流与沟通的技巧，该护士应认真学习全科护士的岗位职责，在学的基础上，勤于思考、活学活用，正面引导，以情、以理、以诚，感化患者自觉参与到健康维护之中，而不是只追求过程、不看结果，遇到困难贵在坚持。

2. 从医生的查体过程和足背动脉检查中你体会到了什么？

答题要点：从医生的查体过程和足背动脉检查中体会到：

（1）该医生具备全科医生素养，具有良好的交流沟通与实践技巧，抓住了患者心理，取得了患者的信任，消除了护士给患者带来的不愉悦，并规范测量了血压；

（2）基于病人的信任，利用技巧，对病人完成了健康档案建档并进行了建档的查体；

（3）履行了社区医务工作者职能，告诉了患者应当知道的一些医学常识，让患者认识到了大医院不做的事情，社区却能做的非常仔细与贴心，增强自我保健意识，同时，也了解了患者在以往就医中所获得的服务水平；

（4）用龙胆紫做标记，易清洗，也易保留，易辨认，无污染，无伤害，更能让患者记住社区医生。

3. 给糖尿病人送擦脚毛巾，可以起到什么作用？

答题要点：给患者送擦脚毛巾，抓住了细节，针对性强，可以打动患者，产生更好的效应，让患者再次感受到社区站与大医院服务的区别，领略社区的就医价值。

4. 病人为什么每天都到站上来？试分析医生—病人博弈过程。

答题要点：病人每天都到站上来，经历了从不信任到信任；医务工作者从例行工作到与病人交朋友；病人从图方便到健康养生；医患互动并有开放式对话；一步步循序渐进，每次的健康教育患者都能有收获和感动，教会病人自我健康保护的基本技巧，从而启发病人的自我健康管理意识。

5. 如何发现、总结、推广这位医生的有效服务与营销？

答题要点：综合发现，仅仅三次接触就让患者信任了全科医生，这说明：

（1）这位医生的社区慢病管理专业知识较为扎实；

（2）敬岗爱业、医者仁心、人文关怀、用心服务，最终感动患者；

（3）他关心生活细节，其服务贴心细致，利于社区与大医院形成鲜明对照；

（4）循序渐进交给了患者自我健康管理的技能，更好地宣传推广了社区工作。

案例四：

患者李先生，男，45 岁，集团经理，已婚；太太为家庭主妇，女儿 15 岁，中学学生。李先生为乙型肝炎携带者，胃口差，右上腹疼痛，体重连续下降 4 个月；检查结果：AST176，ALT240，AFP78，B 超：右肝实质性包块 4. 2cm×5. 3cm。

1. 请问患者知晓这一消息的心理过程是什么？

2. 如何将这一消息告知患者？

答题要点：

1. 无疑这是个坏消息，患者对坏消息的心理过程有以下几个阶段：①否认阶段，否认疾病，体现了不安、恐惧、间断服药、生活混乱；②生气阶段，表现生气具有攻击性，拒绝治疗，中断服药；③谈判阶段，拼命请求；④抑郁阶段，接受事实，消沉封闭；⑤接受阶段，正面面对，积极配合。

2. 处于否认阶段的患者最重要的是观察患者的“表现”，不是进行评价，而是对患者的心理状态和内心活动认真观察，着眼于患者产生这些言行语的原因。对待生气状态的患者，为他们提供安全的场所，使其在安全的人面前，自由释放自己的感情，要善于应用沉默，沉默是一种超语言的沟通方式，无声的安慰，表示对病人的同情和理解，缓解了病人的紧张情绪。在疾病接受阶段，精神上支持非常必要，如对他们进行表扬，“你真的做得很好”！这样会强化他们的行动模式。

3. 告知时要建立一个适当的情景，提供一个保护病人隐私而舒适的场所，不受干扰的时间；明确病情的进展和现状；探询病人对自己病情的了解、担心和期望，比方说，“告诉我，你知不知道我们为什么要做这些检查”？引导病人来询问有关病情的细节，暗示结果可能不理想，给病人以心理准备；渐进式地提供知识与资讯给病人，避免使用医学上的专业用词，如“检查结果出来了，可能不太乐观”。

4. 处理上尽量给予正面的讯息，但要避免不正确的保证；了解病人对病情最坏的可能性的接受程度，让病人有心理准备；要显示同理心，表示会支持；将所有的资讯综合，与病人一起达成一个治疗和复诊的方案。

案例五：

张先生，男，71 岁，退休公务员，长期复诊糖尿病、高血压。比预约就诊时间迟到了 2 个小时，原因：太太在家中摔倒，送太太去急诊室，刚刚搭乘出租车来复诊，急于回医院照顾太太。第一次测量血压为 195/100mmHg，护士建议休息 15 分钟后再次测量血压。在等待过程中，另一位病人先获得医生诊治，因为病情复杂，诊治时间超过 30 分钟，张先生非常不满，认为医生是在故意拖延时间。

请问如何应对这类愤怒的病人？

答题要点：

1. 正面面对和接受，指出病人的情绪，“您看上去很生气，也许生气这个词用错了，是不是对有些事情感到不满”？

2. 如果的确有医疗错误和失误，则要勇于承担。

3. 找出病人愤怒的原因，注意沟通，允许病人发泄情绪和不满。

4. 显示出同理心，比方说，“如果我遇到这种情况，则会很不开心”。

5. 解释和道歉尽量用坦白直率的语句，如“对不起，刚才让您等了这么久，前一位病人病情很复杂，我应该让护士早通知您一声，很抱歉”。

6. 提供解决问题的方法，“下次我会安排早一些的时间，安排您来复诊”。

第五章 全科医生与社区公共卫生服务

第一节 城乡居民健康档案管理服务规范

一、服务对象

辖区内常住居民，包括居住半年以上的户籍及非户籍居民。以0~6岁儿童、孕产妇、老年人、慢性病患者和重性精神疾病患者等人群为重点。

二、服务内容

（一）居民健康档案的内容

居民健康档案内容包括个人基本信息、健康体检、重点人群健康管理记录和其他医疗卫生服务记录。

（1）个人基本情况包括姓名、性别等基础信息和既往史、家族史等基本健康信息。

（2）健康体检包括一般健康检查、生活方式、健康状况及其疾病用药情况、健康评价等。

（3）重点人群健康管理记录包括国家基本公共卫生服务项目要求的0~6岁儿童、孕产妇、老年人、慢性病和重性精神疾病患者等各类重点人群的健康管理记录。

（4）其他医疗卫生服务记录包括上述记录之外的其他接诊、转诊、会诊记录等。

（二）居民健康档案的建立

（1）辖区居民到乡镇卫生院、村卫生室、社区卫生服务中心（站）接受服务时，由医务人员负责为其建立居民健康档案，并根据其主要健康问题和服务提供情况填写相应记录。同时为服务对象填写并发放居民健康档案信息卡。

（2）通过入户服务（调查）、疾病筛查、健康体检等多种方式，由乡镇卫生院、村卫生室、社区卫生服务中心（站）组织医务人员为居民建立健康档案，并根据其主要健康问题和服务提供情况填写相应记录。

（3）已建立居民电子健康档案信息系统的地区应由乡镇卫生院、村卫生室、社区卫生服务中心（站）通过上述方式为个人建立居民电子健康档案，并发放国家统一标准的医疗保健卡。

（4）将医疗卫生服务过程中填写的健康档案相关记录表单，装入居民健康档案袋统一存放。农村地区可以家庭为单位集中存放保管。居民电子健康档案的数据存放在电子健康档案数据中心。

（三）居民健康档案的使用

（1）已建档居民到乡镇卫生院、村卫生室、社区卫生服务中心（站）复诊时，应持居民健康档案信息卡（或医疗保健卡），在调取其健康档案后，由接诊医生根据复诊情况，及时更新、补充相应记录内容。

（2）入户开展医疗卫生服务时，应事先查阅服务对象的健康档案并携带相应表单，在服务过程中记录、补充相应内容。已建立电子健康档案信息系统的机构应同时更新电子健康档案。

（3）对于需要转诊、会诊的服务对象，由接诊医生填写转诊、会诊记录。

（4）所有的服务记录由责任医务人员或档案管理人员统一汇总、及时归档。

三、服务流程

（一）确定建档对象流程图

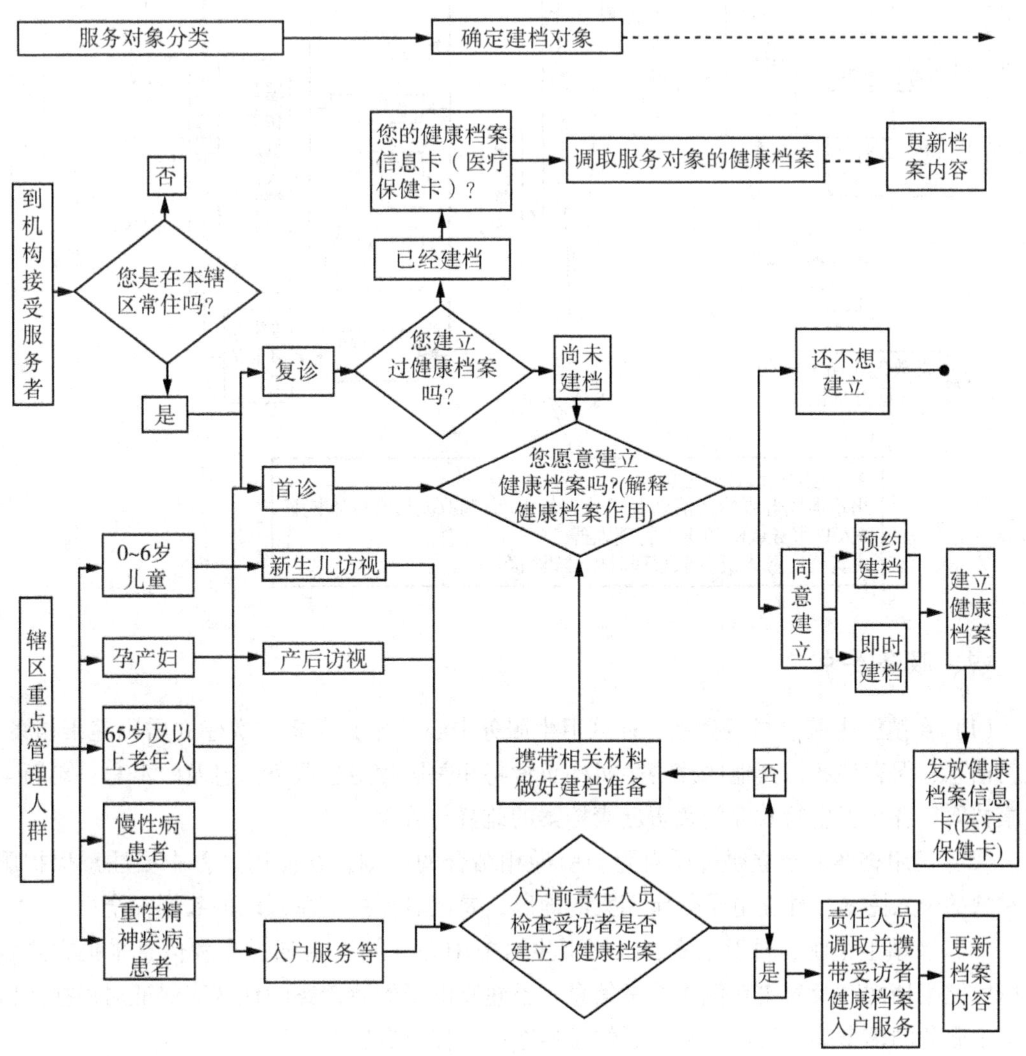

（二）居民健康档案管理流程图

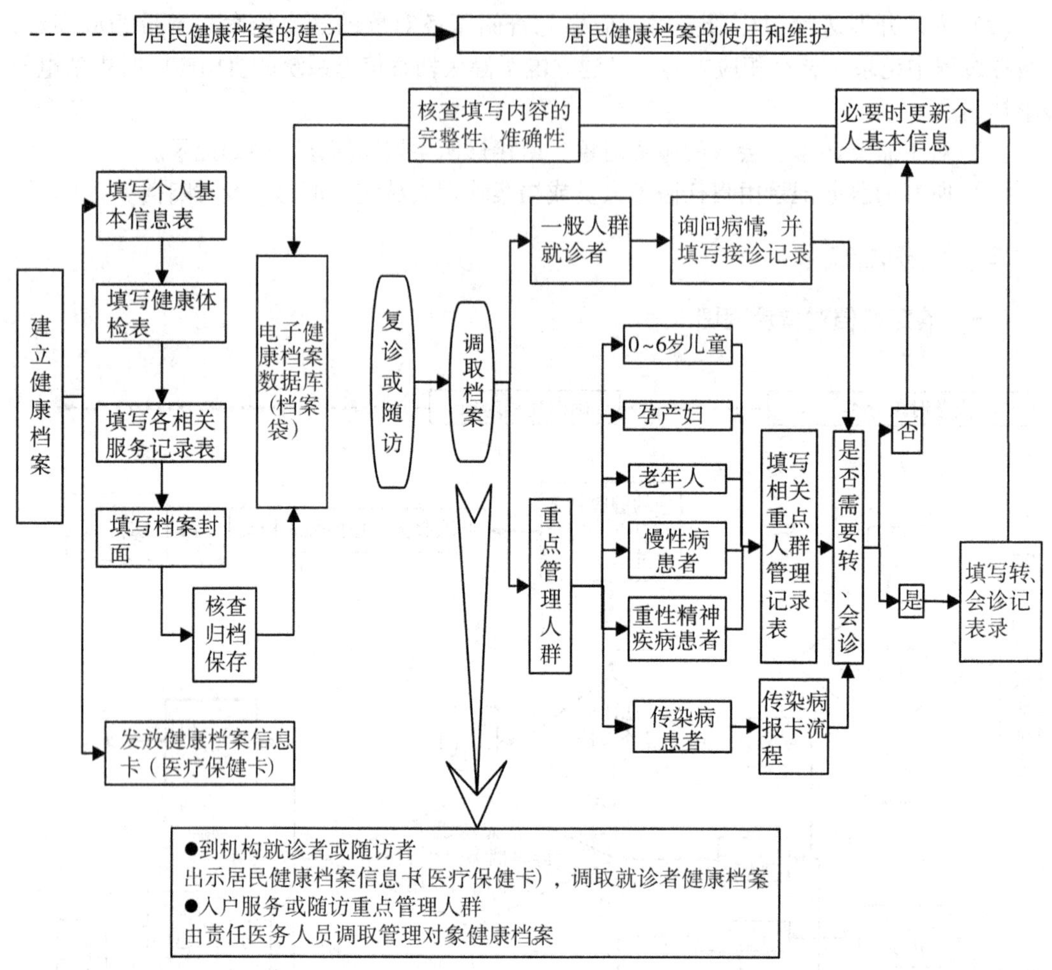

四、服务要求

（1）乡镇卫生院、村卫生室、社区卫生服务中心（站）负责首次建立居民健康档案、更新信息、保存档案；其他医疗卫生机构负责将相关医疗卫生服务信息及时汇总、更新至健康档案；各级卫生行政部门负责健康档案的监督与管理。

（2）健康档案的建立要遵循自愿与引导相结合的原则，在使用过程中要注意保护服务对象的个人隐私，建立电子健康档案的地区，要注意保护信息系统的数据安全。

（3）乡镇卫生院、村卫生室、社区卫生服务中心（站）应通过多种信息采集方式建立居民健康档案，及时更新健康档案信息。已建立电子健康档案的地区应保证居民接受医疗卫生服务的信息能自动汇总到电子健康档案中，保持资料的连续性。

（4）统一为居民健康档案进行编码，采用17位编码制，以国家统一的行政区划编码为基础，以村（居）委会为单位，编制居民健康档案唯一编码。同时将建档居民的身份证号作为身份识别码，为在信息平台上实现资源共享奠定基础。

（5）按照国家有关专项服务规范要求记录相关内容，记录内容应齐全完整、真实准确、书写规范、基础内容无缺失。各类检查报告单据和转、会诊的相关记录应粘贴留存归档。

（6）健康档案管理要具有必需的档案保管设施设备，按照防盗、防晒、防高温、防火、防潮、防尘、防鼠、防虫等要求妥善保管健康档案，指定专（兼）职人员负责健康档案管理工作，保证健康档案完整、安全。电子健康档案应有专（兼）职人员维护。

（7）积极应用中医药方法为城乡居民提供中医健康服务，记录相关信息纳入健康档案管理。健康体检表的中医体质辨识内容由基层医疗卫生机构的中医医务人员或经过培训的其他医务人员填写。

（8）电子健康档案在建立完善、信息系统开发、信息传输全过程中应遵循国家统一的相关数据标准与规范。电子健康档案信息系统应与新农合、城镇基本医疗保险等医疗保障系统相衔接，逐步实现各医疗卫生机构间数据互联互通，实现居民跨机构、跨地域就医行为的信息共享。

五、考核指标

（1）健康档案建档率=建档人数/辖区内常住居民数×100%。

（2）电子健康档案建档率=建立电子健康档案人数/辖区内常住居民数×100%。

（3）健康档案合格率=抽查填写合格的档案份数/抽查档案总份数×100%。

（4）健康档案使用率=抽查档案中有动态记录的档案份数/抽查档案总份数×100%。

注：有动态记录的档案是指 1 年内有符合各项服务规范要求的相关服务记录的健康档案。

六、附件

（1）居民健康档案表单目录

（2）居民健康档案封面

（3）个人基本信息表

（4）健康体检表

（5）接诊记录表

（6）会诊记录表

（7）双向转诊单

（8）居民健康档案信息卡

（9）填表基本要求

附件 1

居民健康档案表单目录

1. 居民健康档案封面
2. 个人基本信息表
3. 健康体检表
4. 重点人群健康管理记录表（卡）（见各专项服务规范相关表单）
   4.1 0~6 岁儿童健康管理记录表
      4.1.1 新生儿家庭访视记录表
      4.1.2 1 岁以内儿童健康检查记录表
      4.1.3 1~2 岁儿童健康检查记录表
      4.1.4 3~6 岁儿童健康检查记录表
   4.2 孕产妇健康管理记录表
      4.2.1 第 1 次产前随访服务记录表
      4.2.2 第 2~5 次产前随访服务记录表
      4.2.3 产后访视记录表
      4.2.4 产后 42 天健康检查记录表
   4.3 预防接种卡
   4.4 高血压患者随访服务记录表
   4.5 2 型糖尿病患者随访服务记录表
   4.6 重性精神疾病患者管理记录表
      4.6.1 重性精神疾病患者个人信息补充表
      4.6.2 重性精神疾病患者随访服务记录表
5. 其他医疗卫生服务记录表
   5.1 接诊记录表
   5.2 会诊记录表
6. 居民健康档案信息卡

附件 2

居民健康档案封面

编号□□□□□□-□□□-□□□-□□□□□

居民健康档案

姓　　名：________________________
现 住 址 ：________________________
户籍地址：________________________
联系电话：________________________
乡镇（街道）名称：____________________
村（居）委会名称：____________________

建档单位：________________
建 档 人 ：________________
责任医生：________________
建档日期：________年____月____日

附件 3

个人基本信息表

姓名：　　　　　　　　　　　　　　　　　　　　　　　　　　　编号□□□-□□□□□

<table>
<tr><td colspan="2">性　别</td><td colspan="3">0 未知的性别　1 男　2 女　3 未说明的性别　□</td><td>出生日期</td><td>□□□□ □□ □□</td></tr>
<tr><td colspan="2">身份证号</td><td colspan="2"></td><td>工作单位</td><td colspan="2"></td></tr>
<tr><td colspan="2">本人电话</td><td></td><td>联系人姓名</td><td></td><td>联系人电话</td><td></td></tr>
<tr><td colspan="2">常住类型</td><td colspan="2">1 户籍　2 非户籍　□</td><td>民　族</td><td colspan="2">1 汉族　2 少数民族____　□</td></tr>
<tr><td colspan="2">血　型</td><td colspan="5">1 A 型　2 B 型　3 O 型　4 AB 型　5 不详 / RH 阴性：1 否　2 是　3 不详　□/□</td></tr>
<tr><td colspan="2">文化程度</td><td colspan="5">1 文盲及半文盲　2 小学　3 初中　4 高中/技校/中专　5 大学专科及以上　6 不详　□</td></tr>
<tr><td colspan="2">职　业</td><td colspan="5">1 国家机关、党群组织、企业、事业单位负责人　2 专业技术人员　3 办事人员和有关人员　4 商业、服务业人员　5 农、林、牧、渔、水利业生产人员　6 生产、运输设备操作人员及有关人员　7 军人　8 不便分类的其他从业人员　□</td></tr>
<tr><td colspan="2">婚姻状况</td><td colspan="5">1 未婚　2 已婚　3 丧偶　4 离婚　5 未说明的婚姻状况　□</td></tr>
<tr><td colspan="2">医疗费用支付方式</td><td colspan="5">1 城镇职工基本医疗保险　2 城镇居民基本医疗保险　3 新型农村合作医疗
4 贫困救助　5 商业医疗保险　6 全公费　7 全自费　8 其他__________　□/□/□</td></tr>
<tr><td colspan="2">药物过敏史</td><td colspan="5">1 无　有：2 青霉素　3 磺胺　4 链霉素　5 其他__________　□/□/□/□</td></tr>
<tr><td colspan="2">暴露史</td><td colspan="5">1 无　有：2 化学品　3 毒物　4 射线　□/□/□</td></tr>
<tr><td rowspan="4">既往史</td><td>疾病</td><td colspan="5">1 无　2 高血压　3 糖尿病　4 冠心病　5 慢性阻塞性肺疾病　6 恶性肿瘤______　7 脑卒中　8 重性精神疾病　9 结核病　10 肝炎　11 其他法定传染病　12 职业病______
13 其他_______
□ 确诊时间　年　月/ □ 确诊时间　年　月/ □ 确诊时间　年　月
□ 确诊时间　年　月/ □ 确诊时间　年　月/ □ 确诊时间　年　月</td></tr>
<tr><td>手术</td><td colspan="5">1 无　2 有：名称 1_________ 时间_______ / 名称 2_________ 时间_________　□</td></tr>
<tr><td>外伤</td><td colspan="5">1 无　2 有：名称 1_________ 时间_______ / 名称 2_________ 时间_________　□</td></tr>
<tr><td>输血</td><td colspan="5">1 无　2 有：原因 1_________ 时间_______ / 原因 2_________ 时间_________　□</td></tr>
<tr><td rowspan="3">家族史</td><td>父　亲</td><td colspan="2">□/□/□/□/□/□_____</td><td>母　亲</td><td colspan="2">□/□/□/□/□/□___</td></tr>
<tr><td>兄弟姐妹</td><td colspan="2">□/□/□/□/□/□_____</td><td>子　女</td><td colspan="2">□/□/□/□/□/□___</td></tr>
<tr><td colspan="6">1 无　2 高血压　3 糖尿病　4 冠心病　5 慢性阻塞性肺疾病　6 恶性肿瘤　7 脑卒中
8 重性精神疾病　9 结核病　10 肝炎　11 先天畸形　12 其他</td></tr>
<tr><td colspan="2">遗传病史</td><td colspan="5">1 无 2 有：疾病名称_______________　□</td></tr>
<tr><td colspan="2">残疾情况</td><td colspan="5">1 无残疾　2 视力残疾　3 听力残疾　4 言语残疾　5 肢体残疾
6 智力残疾　7 精神残疾　8 其他残疾__________　□/□/□/□/□/□</td></tr>
</table>

续表

生活环境*	厨房排风设施	1 无 2 油烟机 3 换气扇 4 烟囱	□
	燃料类型	1 液化气 2 煤 3 天然气 4 沼气 5 柴火 6 其他	□
	饮水	1 自来水 2 经净化过滤的水 3 井水 4 河湖水 5 塘水 6 其他	□
	厕所	1 卫生厕所 2 一格或二格粪池式 3 马桶 4 露天粪坑 5 简易棚厕	□
	禽畜栏	1 单设 2 室内 3 室外	□

填表说明

(1) 本表用于居民首次建立健康档案时填写。如果居民的个人信息有所变动，可在原条目处修改，并注明修改时间。

(2) 性别：按照国标分为未知的性别、男、女及未说明的性别。

(3) 出生日期：根据居民身份证的出生日期，按照年（4 位）、月（2 位）、日（2 位）顺序填写，如 19490101。

(4) 工作单位：应填写目前所在工作单位的全称。离退休者填写最后工作单位的全称；下岗待业或无工作经历者须具体注明。

(5) 联系人姓名：填写与建档对象关系紧密的亲友姓名。

(6) 民族：少数民族应填写全称，如彝族、回族等。

(7) 血型：在前一个“□”内填写与 ABO 血型对应编号的数字；在后一个“□”内填写是否为“RH 阴性”对应编号的数字。

(8) 文化程度：指截至建档时间，本人接受国内外教育所取得的最高学历或现有水平所相当的学历。

(9) 药物过敏史：表中药物过敏主要列出青霉素、磺胺或者链霉素过敏，如有其他药物过敏，请在其他栏中写明名称，可以多选。

(10) 既往史：包括疾病史、手术史、外伤史和输血史。

①疾病。填写现在和过去曾经患过的某种疾病，包括建档时还未治愈的慢性病或某些反复发作的疾病，并写明确诊时间，如有恶性肿瘤，请写明具体的部位或疾病名称，如有职业病，请填写具体名称。对于经医疗单位明确诊断的疾病都应以一级及以上医院的正式诊断为依据，有病史卡的以卡上的疾病名称为准，没有病史卡的应有证据证明是经过医院明确诊断的。可以多选。

②手术。填写曾经接受过的手术治疗。如有，应填写具体手术名称和手术时间。

③外伤。填写曾经发生的后果比较严重的外伤经历。如有，应填写具体外伤名称和发生时间。

④输血。填写曾经接受过的输血情况。如有，应填写具体输血原因和发生时间。

(11) 家族史：指直系亲属（父亲、母亲、兄弟姐妹、子女）中是否患过所列出的具有遗传性或遗传倾向的疾病或症状。有则选择具体疾病名称对应编号的数字，没有列出的请在“______”上写明。可以多选。

(12) 生活环境：农村地区在建立居民健康档案时需根据实际情况选择填写此项。

附件 4

健 康 体 检 表

姓名：　　　　　　　　　　　　　　　　　　　　　　　　编号□□□-□□□□□

<table>
<tr><td colspan="2">体检日期</td><td colspan="2">年　　月　　日</td><td>责任医生</td><td colspan="2"></td></tr>
<tr><td>内 容</td><td colspan="6">检 查 项 目</td></tr>
<tr><td>症状</td><td colspan="6">1 无症状　2 头痛　3 头晕　4 心悸　5 胸闷　6 胸痛　7 慢性咳嗽　8 咳痰　9 呼吸困难　10 多饮
11 多尿　12 体重下降　13 乏力　14 关节肿痛　15 视力模糊　16 手脚麻木　17 尿急　18 尿痛
19 便秘　20 腹泻　21 恶心呕吐　22 眼花　23 耳鸣　24 乳房胀痛　25 其他________
□/□/□/□/□/□/□/□/□/□</td></tr>
<tr><td rowspan="9">一般状况</td><td colspan="2">体　温</td><td>℃</td><td>脉　率</td><td colspan="2">次/分钟</td></tr>
<tr><td colspan="2" rowspan="2">呼吸频率</td><td rowspan="2">次/分钟</td><td rowspan="2">血　压</td><td>左 侧</td><td>/　mmHg</td></tr>
<tr><td>右 侧</td><td>/　mmHg</td></tr>
<tr><td colspan="2">身　高</td><td>cm</td><td>体　重</td><td colspan="2">kg</td></tr>
<tr><td colspan="2">腰　围</td><td>cm</td><td>体质指数(BMI)</td><td colspan="2">Kg/m²</td></tr>
<tr><td colspan="2">老年人健康状态自我评估*</td><td colspan="4">1 满意　2 基本满意　3 说不清楚　4 不太满意　5 不满意　□</td></tr>
<tr><td colspan="2">老年人生活自理能力自我评估*</td><td colspan="4">1 可自理（0~3 分）　2 轻度依赖（4~8 分）
3 中度依赖（9~18 分）　4 不能自理（≥19 分）　□</td></tr>
<tr><td colspan="2">老年人认知功能*</td><td colspan="4">1 粗筛阴性
2 粗筛阳性，简易智力状态检查，总分________　□</td></tr>
<tr><td colspan="2">老年人情感状态*</td><td colspan="4">1 粗筛阴性
2 粗筛阳性，老年人抑郁评分检查，总分________　□</td></tr>
<tr><td rowspan="12">生活方式</td><td rowspan="3">体育锻炼</td><td>锻炼频率</td><td colspan="4">1 每天　2 每周一次以上　3 偶尔　4 不锻炼　□</td></tr>
<tr><td>每次锻炼时间</td><td>分钟</td><td>坚持锻炼时间</td><td colspan="2">年</td></tr>
<tr><td>锻炼方式</td><td colspan="4"></td></tr>
<tr><td>饮食习惯</td><td colspan="5">1 荤素均衡　2 荤食为主　3 素食为主　4 嗜盐　5 嗜油　6 嗜糖　□/□/□</td></tr>
<tr><td rowspan="2">吸烟情况</td><td>吸烟状况</td><td colspan="4">1 从不吸烟　2 已戒烟　3 吸烟　□</td></tr>
<tr><td>日吸烟量</td><td colspan="4">平均　　支</td></tr>
<tr><td rowspan="6">饮酒情况</td><td>开始吸烟年龄</td><td>岁</td><td>戒烟年龄</td><td colspan="2">岁</td></tr>
<tr><td>饮酒频率</td><td colspan="4">1 从不　2 偶尔　3 经常　4 每天　□</td></tr>
<tr><td>日饮酒量</td><td colspan="4">平均　　两</td></tr>
<tr><td>是否戒酒</td><td colspan="4">1 未戒酒　2 已戒酒，戒酒年龄：______岁　□</td></tr>
<tr><td>开始饮酒年龄</td><td>岁</td><td>近一年内是否曾醉酒</td><td colspan="2">1 是 2 否　□</td></tr>
<tr><td>饮酒种类</td><td colspan="4">1 白酒　2 啤酒　3 红酒　4 黄酒　5 其他______　□/□/□/□</td></tr>
</table>

续表

<table>
<tr><td rowspan="1">生活方法</td><td colspan="2">职业病危害因素接触史</td><td>1 无 2 有（工种_____从业时间____年）□
毒物种类　粉尘____________ 防护措施 1 无 2 有____ □
放射物质__________ 防护措施 1 无 2 有____ □
物理因素__________ 防护措施 1 无 2 有____ □
化学物质__________ 防护措施 1 无 2 有____ □
其他____________ 防护措施 1 无 2 有____ □</td></tr>
<tr><td rowspan="4">脏器功能</td><td colspan="2">口　腔</td><td>口唇　1 红润　2 苍白　3 发绀　4 皲裂　5 疱疹 □
齿列　1 正常　2 缺齿　3 龋齿　4 义齿（假牙）□
咽部　1 无充血　2 充血　3 淋巴滤泡增生 □</td></tr>
<tr><td colspan="2">视　力</td><td>左眼_____右眼 _____（矫正视力：左眼 ________右眼 ________）</td></tr>
<tr><td colspan="2">听　力</td><td>1 听见　2 听不清或无法听见 □</td></tr>
<tr><td colspan="2">运动功能</td><td>1 可顺利完成　2 无法独立完成其中任何一个动作 □</td></tr>
<tr><td rowspan="21">查体</td><td colspan="2">眼　底*</td><td>1 正常　2 异常________________ □</td></tr>
<tr><td colspan="2">皮　肤</td><td>1 正常　2 潮红　3 苍白　4 发绀　5 黄染　6 色素沉着　7 其他______ □</td></tr>
<tr><td colspan="2">巩　膜</td><td>1 正常　2 黄染　3 充血　4 其他______ □</td></tr>
<tr><td colspan="2">淋巴结</td><td>1 未触及　2 锁骨上　3 腋窝　4 其他______ □</td></tr>
<tr><td colspan="2" rowspan="3">肺</td><td>桶状胸：1 否　2 是 □</td></tr>
<tr><td>呼吸音：1 正常　2 异常________ □</td></tr>
<tr><td>罗　音：1 无　2 干罗音　3 湿罗音　4 其他______ □</td></tr>
<tr><td colspan="2">心　脏</td><td>心率_______次/分钟　心律：1 齐　2 不齐　3 绝对不齐 □
杂音：1 无　2 有__________ □</td></tr>
<tr><td colspan="2">腹　部</td><td>压痛：1 无　2 有____ □
包块：1 无　2 有____ □
肝大：1 无　2 有____ □
脾大：1 无　2 有____ □
移动性浊音：1 无　2 有______ □</td></tr>
<tr><td colspan="2">下肢水肿</td><td>1 无　2 单侧　3 双侧不对称　4 双侧对称 □</td></tr>
<tr><td colspan="2">足背动脉搏动</td><td>1 未触及　2 触及双侧对称　3 触及左侧弱或消失　4 触及右侧弱或消失 □</td></tr>
<tr><td colspan="2">肛门指诊*</td><td>1 未及异常　2 触痛　3 包块　4 前列腺异常　5 其他____ □</td></tr>
<tr><td colspan="2">乳　腺*</td><td>1 未见异常　2 乳房切除　3 异常泌乳　4 乳腺包块　5 其他______ □/□/□/□</td></tr>
<tr><td rowspan="5">妇科*</td><td>外阴</td><td>1 未见异常　2 异常__________________________ □</td></tr>
<tr><td>阴道</td><td>1 未见异常　2 异常__________________________ □</td></tr>
<tr><td>宫颈</td><td>1 未见异常　2 异常__________________________ □</td></tr>
<tr><td>宫体</td><td>1 未见异常　2 异常__________________________ □</td></tr>
<tr><td>附件</td><td>1 未见异常　2 异常__________________________ □</td></tr>
<tr><td colspan="2">其　他*</td><td></td></tr>
</table>

续表

辅助检查	血常规*	血红蛋白__________g/L 白细胞______×10^9/L 血小板______×10^9/L 其他______________________________
	尿常规*	尿蛋白__________尿糖__________尿酮体________尿潜血__________ 其他______________________________
	空腹血糖*	______________mmol/L 或__________________mg/dL
	心电图*	1 正常　2 异常____________________________________ □
	尿微量白蛋白*	________________________mg/dL
	大便潜血*	1 阴性　2 阳性 □
	糖化血红蛋白*	____________%
	乙型肝炎表面抗原*	1 阴性　2 阳性 □
	肝功能*	血清谷丙转氨酶________U/L　血清谷草转氨酶________U/L 白蛋白______________g/L　总胆红素____________μmol/L 结合胆红素_________μmol/L
	肾功能*	血清肌酐_______μmol/L　血尿素氮_______mmol/L 血钾浓度_______mmol/L　血钠浓度_______mmol/L
	血　脂*	总胆固醇_____mmol/L　甘油三酯_____mmol/L 血清低密度脂蛋白胆固醇_________mmol/L 血清高密度脂蛋白胆固醇_________mmol/L
	胸部 X 线片*	1 正常　2 异常______________ □
	B　超*	1 正常　2 异常______________ □
	宫颈涂片*	1 正常　2 异常______________ □
	其　他*	
中医体质辨识*	平和质	1 是　2 基本是 □
	气虚质	1 是　2 倾向是 □
	阳虚质	1 是　2 倾向是 □
	阴虚质	1 是　2 倾向是 □
	痰湿质	1 是　2 倾向是 □
	湿热质	1 是　2 倾向是 □
	血瘀质	1 是　2 倾向是 □
	气郁质	1 是　2 倾向是 □
	特秉质	1 是　2 倾向是 □

续表

现存主要健康问题	脑血管疾病	1 未发现 2 缺血性卒中 3 脑出血 4 蛛网膜下腔出血 5 短暂性脑缺血发作 6 其他________ □/□/□/□/□
	肾脏疾病	1 未发现 2 糖尿病肾病 3 肾功能衰竭 4 急性肾炎 5 慢性肾炎 6 其他________ □/□/□/□/□
	心脏疾病	1 未发现 2 心肌梗死 3 心绞痛 4 冠状动脉血运重建 5 充血性心力衰竭 6 心前区疼痛 7 其他________ □/□/□/□/□
	血管疾病	1 未发现 2 夹层动脉瘤 3 动脉闭塞性疾病 4 其他____ □/□/□
	眼部疾病	1 未发现 2 视网膜出血或渗出 3 视乳头水肿 4 白内障 5 其他________ □/□/□
	神经系统疾病	1 未发现 2 有________________ □
	其他系统疾病	1 未发现 2 有________________ □

住院治疗情况	住院史	入/出院日期	原 因	医疗机构名称	病案号
		/			
		/			
	家 庭 病床史	建/撤床日期	原 因	医疗机构名称	病案号
		/			
		/			

主要用药情况	药物名称	用法	用量	用药时间	服药依从性 1 规律 2 间断 3 不服药
	1				
	2				
	3				
	4				
	5				
	6				

非免疫规划预防接种史	名称	接种日期	接种机构
	1		
	2		
	3		

续表

健康评价	1 体检无异常 2 有异常 异常 1 异常 2 异常 3 异常 4	□
健康指导	1 纳入慢性病患者健康管理 2 建议复查 3 建议转诊 □/□/□/□	危险因素控制： □/□/□/□/□/□ 1 戒烟 2 健康饮酒 3 饮食 4 锻炼 5 减体重（目标 ____________） 6 建议接种疫苗 7 其他

填表说明

1. 本表用于居民首次建立健康档案以及老年人、高血压、2 型糖尿病和重性精神疾病患者等的年度健康检查

2. 表中带有 * 号的项目，在为一般居民建立健康档案时不作为免费检查项目，不同重点人群的免费检查项目按照各专项服务规范的要求执行。

3. 一般状况

体质指数 = 体重（kg）/身高的平方（m^2）。

老年人生活自理能力评估：65 岁及以上老年人需填写此项，详见老年人健康管理服务规范附表。

老年人认知功能粗筛方法：告诉被检查者“我将要说三件物品的名称（如铅笔、卡车、书），请您立刻重复”。过 1 分钟后请其再次重复。如被检查者无法立即重复或 1 分钟后无法完整回忆三件物品名称为粗筛阳性，需进一步行“简易智力状态检查量表”检查。

老年人情感状态粗筛方法：询问被检查者“你经常感到伤心或抑郁吗”或“你的情绪怎么样”。如回答“是”或“我想不是十分好”，为粗筛阳性，需进一步行“老年抑郁量表”检查。

4. 生活方式

体育锻炼：指主动锻炼，即有意识地为强体健身而进行的活动。不包括因工作或其他需要而必须进行的活动，如为上班骑自行车、做强体力工作等。锻炼方式填写最常采用的具体锻炼方式。

吸烟情况：“从不吸烟者”不必填写“日吸烟量”、“开始吸烟年龄”、“戒烟年龄”等。

饮酒情况：“从不饮酒者”不必填写其他有关饮酒情况项目。“日饮酒量”应折合相当于白酒“××两”。白酒 1 两折合葡萄酒 4 两、黄酒半斤、啤酒 1 瓶、果酒 4 两。

职业暴露情况：指因患者职业原因造成的化学品、毒物或射线接触情况。如有，需填写具体化学品、毒物、射线名或填不详。

职业病危险因素接触史：指因患者职业原因造成的粉尘、放射物质、物理因素、化学物质的接触情况。如有，需填写具体粉尘、放射物质、物理因素、化学物质的名称或填不详

5. 脏器功能

视力：填写采用对数视力表测量后的具体数值，对佩戴眼镜者，可戴其平时所用眼镜测量矫正视力。

听力：在被检查者耳旁轻声耳语“你叫什么名字”（注意检查时检查者的脸应在被检查者视线之外），判断被检查者听力状况。

运动功能：请被检查者完成以下动作：“两手触枕后部”、“捡起这支笔”、“从椅子上站起，行走几步，转身，坐下。”判断被检查者运动功能。

6. 查体

如有异常请在横线上具体说明，如可触及的淋巴结部位、个数；心脏杂音描述；肝脾肋下触诊大小等。建议有条件的地区开展眼底检查，特别是针对高血压或糖尿病患者。

眼底：如果有异常，具体描述异常结果。

足背动脉搏动：糖尿病患者必须进行此项检查。

乳腺：检查外观有无异常，有无异常泌乳及包块。

妇科：外阴：记录发育情况及婚产式（未婚、已婚未产或经产式），如有异常情况请具体描述。

阴道：记录是否通畅，黏膜情况，分泌物量、色、性状以及有无异味等。

宫颈：记录大小、质地、有无糜烂、撕裂、息肉、腺囊肿；有无接触性出血、举痛等。

宫体：记录位置、大小、质地、活动度；有无压痛等。

附件：记录有无块物、增厚或压痛；若扪及块物，记录其位置、大小、质地；表面光滑与否、活动度、有无压痛以及与子宫及盆壁关系。左右两侧分别记录。

7. 辅助检查

该项目根据各地实际情况及不同人群情况，有选择地开展。老年人，高血压、2 型糖尿病和重性精神疾病患者的免费辅助检查项目按照各专项规范要求执行。

尿常规中的“尿蛋白、尿糖、尿酮体、尿潜血”可以填写定性检查结果，阴性填“-”，阳性根据检查结果填写“+”、“++”、“+++”或“++++”，也可以填写定量检查结果，定量结果需写明计量单位。

大便潜血、肝功能、肾功能、胸部 X 线片、B 超检查结果若有异常，请具体描述异常结果。其中 B 超写明检查的部位。

其他：表中列出的检查项目以外的辅助检查结果填写在“其他”一栏。

8. 中医体质辨识

该项由有条件的地区基层医疗卫生机构中医医务人员或经过培训的其他医务人员填写。根据不同的体质辨识，提供相应的健康指导。

体质辨识方法：采用量表的方法，依据中华中医药学会颁布的《中医体质分类与判定标准》进行测评。

9. 现存主要健康问题

指曾经出现或一直存在，并影响目前身体健康状况的疾病。可以多选。(本栏内容老年人健康管理年度体检时不需填写)

10. 住院治疗情况

指最近1年内的住院治疗情况。应逐项填写。日期填写年月，年份必须写4位。如因慢性病急性发作或加重而住院/家庭病床，请特别说明。医疗机构名称应写全称。

11. 主要用药情况（老年人健康管理年度体检时不需填写“服药依从性”一栏）

对长期服药的慢性病患者了解其最近1年内的主要用药情况，西药填写化学名（通用名）而非商品名，中药填写药品名称或中药汤剂，用法、用量按医生医嘱填写。用药时间指在此时间段内一共服用此药的时间，单位为年、月或天。服药依从性是指对此药的依从情况，“规律”为按医嘱服药，“间断”为未按医嘱服药，频次或数量不足，“不服药”即为医生开了处方，但患者未使用此药。

12. 非免疫规划预防接种史

填写最近1年内接种的疫苗的名称、接种日期和接种机构。疫苗名称填写应完整准确。

附件5

接诊记录表

姓名：　　　　　　　　　　　　　　　　　　　　　　　　　编号□□□-□□□□□

就诊者的主观资料：

续表

<table>
<tr><td>就诊者的客观资料：

评估：

处置计划：

医生签字：
接诊日期：_____年___月___日</td></tr>
</table>

填表说明

（1）本表供居民由于急性或短期健康问题接受咨询或医疗卫生服务时使用，应以能够如实反映居民接受服务的全过程为目的、根据居民接受服务的具体情况填写。

（2）就诊者的主观资料：包括主诉、咨询问题和卫生服务要求等。

（3）就诊者的客观资料：包括查体、实验室检查、影像检查等结果。

（4）评估：根据就诊者的主、客观资料作出的初步印象、疾病诊断或健康问题评估。

（5）处置计划：指在评估基础上制定的处置计划，包括诊断计划、治疗计划、病人指导计划等。

附件 6

会诊记录表

姓名：　　　　　　　　　　　　　　　　　　　　　　　　　编号□□□-□□□□□

会诊原因：

会诊意见：

会诊医生及其所在医疗卫生机构：

医疗卫生机构名称	会诊医生签字		
________________	________	________	________
________________	________	________	________
________________	________	________	________
________________	________	________	________
________________	________	________	________

责任医生：______

会诊日期：______年____月____日

填表说明

（1）本表供居民接受会诊服务时使用。

（2）会诊原因：责任医生填写患者需会诊的主要情况。

（3）会诊意见：责任医生填写会诊医生的主要处置、指导意见。

（4）会诊医生及其所在医疗卫生机构：填写会诊医生所在医疗卫生机构名称并签署会诊医生姓名。来自同一医疗卫生机构的会诊医生可以只填写一次机构名称，然后在同一行依次签署姓名。

附件 7

双向转诊单

存　根

患者姓名__________性别__________年龄______档案编号__________
家庭住址________________________________联系电话________
于______年____月____日因病情需要，转入______________________单位
______________________科室____________________接诊医生。

转诊医生（签字）：

年　　月　　日

双向转诊（转出）单

__________________（机构名称）：

现有患者______________性别________年龄________因病情需要，需转入贵单位，请予以接诊。

初步印象：

主要现病史（转出原因）：

主要既往史：

治疗经过：

转诊医生（签字）：

联系电话：

______________________（机构名称）

年　月　日

填表说明

（1）本表供居民双向转诊转出时使用，由转诊医生填写。
（2）初步印象：转诊医生根据患者病情作出的初步判断。
（3）主要现病史：患者转诊时存在的主要临床问题。
（4）主要既往史：患者既往存在的主要疾病史。
（5）治疗经过：经治医生对患者实施的主要诊治措施。

存　根

患者姓名________性别________年龄_____病案号____________

家庭住址______________________________联系电话_______

于_____年___月___日因病情需要，转回________________单位

____________________接诊医生。

转诊医生（签字）：

年　月　日

双向转诊（回转）单

_____________（机构名称）：

现有患者___________因病情需要，现转回贵单位，请予以接诊。

诊断结果________________住院病案号______________________

主要检查结果：

治疗经过、下一步治疗方案及康复建议：

转诊医生（签字）：

联系电话：

_________________（机构名称）

年　月　日

填表说明

（1）本表供居民双向转诊回转时使用，由转诊医生填写。

（2）主要检查结果：填写患者接受检查的主要结果。

（3）治疗经过：经治医生对患者实施的主要诊治措施。

（4）康复建议：填写经治医生对患者转出后需要进一步治疗及康复提出的指导建议。

附件 8

居民健康档案信息卡

（正面）

<table>
<tr><td>姓名</td><td></td><td>性别</td><td></td><td>出生日期</td><td>年　月　日</td></tr>
<tr><td colspan="4">健康档案编号</td><td colspan="2">□□-□□□□□□</td></tr>
<tr><td>ABO 血型</td><td colspan="3">□A □B □O □AB</td><td>RH 血型</td><td>□Rh 阴性 □Rh 阳性 □不详</td></tr>
<tr><td colspan="6">慢性病患病情况：
□无　□高血压　□糖尿病　□脑卒中　□冠心病　□哮喘
□职业病　□其他疾病________________</td></tr>
<tr><td colspan="6">过敏史：</td></tr>
</table>

（反面）

<table>
<tr><td>家庭住址</td><td></td><td>家庭电话</td><td></td></tr>
<tr><td>紧急情况联系人</td><td></td><td>联系人电话</td><td></td></tr>
<tr><td>建档机构名称</td><td></td><td>联系电话</td><td></td></tr>
<tr><td>责任医生或护士</td><td></td><td>联系电话</td><td></td></tr>
<tr><td colspan="4">其他说明：</td></tr>
</table>

填表说明

（1）居民健康档案信息卡为正反两面，根据居民信息如实填写，应与健康档案对应项目的填写内容一致。

（2）过敏史：过敏主要指青霉素、磺胺、链霉素过敏，如有其他药物或食物等其他物质（如花粉、酒精、油漆等）过敏，请写明过敏物质名称。

附件 9

填表基本要求

一、基本要求

（1）档案填写一律用钢笔或圆珠笔，不得用铅笔或红色笔书写。字迹要清楚，书写要工整。数字或代码一律用阿拉伯数字书写。数字和编码不要填出格外，如果数字填错，用双横线将整笔数码划去，并在原数码上方工整填写正确的数码，切勿在原数码上涂改。

（2）在居民健康档案的各种记录表中，凡有备选答案的项目，应在该项目栏的“□”内填写与相应答案选项编号对应的数字，如性别为男，应在性别栏“□”内填写与“1 男”对应的数字 1。对于选择备选答案中“其他”或者是“异常”这一选项者，应在该选项留出的空白处用文字填写相应内容，并在项目栏的“□”内填写与“其他”或者是“异常”选项编号对应的数字，如填写“个人基本信息表”中的既往疾病史时，若该居民曾患有“腰椎间盘突出症”，则在该项目中应选择“其他”，既要在“其他”选项后写明“腰椎间盘突出症”，同时在项目栏“□”内填写数字 13。对各类表单中没有备选答案的项目用文字或数据在相应的横线上或方框内据情填写。

（3）在为居民提供诊疗服务过程中，涉及疾病诊断名称时，疾病名称应遵循国际疾病分类标准 ICD-10 填写，涉及疾病中医诊断病名及辨证分型时，应遵循《中医病证分类与代码》（GB/T15657-1995，TCD）。

二、居民健康档案编码

统一为居民健康档案进行编码，采用 17 位编码制，以国家统一的行政区划编码为基础，以乡镇（街道）为范围，村（居）委会为单位，编制居民健康档案唯一编码。同时将建档居民的身份证号作为统一的身份识别码，为在信息平台下实现资源共享奠定基础。

第一段为 6 位数字，表示县及县以上的行政区划，统一使用《中华人民共和国行政区划代码》（GB2260）；

第二段为 3 位数字，表示乡镇（街道）级行政区划，按照国家标准《县以下行政区划代码编码规则》（GB/T10114—2003）编制；

第三段为 3 位数字，表示村（居）民委员会等，具体划分为：001—099 表示居委会，101—199 表示村委会，901—999 表示其他组织；

第四段为 5 位数字，表示居民个人序号，由建档机构根据建档顺序编制。

在填写健康档案的其他表格时，必须填写居民健康档案编号，但只需填写后 8 位编码。

三、各类检查报告单据及转诊记录粘贴

服务对象在健康体检、就诊、会诊时所做的各种化验及检查的报告单据，都应该粘贴留存归档。可以有序地粘贴在相应健康体检表、接诊记录表、会诊记录表的后面。

双向转诊（转出）单存根与双向转诊（回转）单可另页粘贴，附在相应位置上与本人健康档案一并归档。

四、其他

各类表单中涉及的日期类项目，如体检日期、访视日期、会诊日期等，按照年（4位）、月（2位）、日（2位）顺序填写。

第二节　健康教育服务规范

一、服务对象

辖区内居民。

二、服务内容

（一）健康教育内容

（1）宣传普及《中国公民健康素养——基本知识与技能（试行）》。配合有关部门开展公民健康素养促进行动。

（2）对青少年、妇女、老年人、残疾人、0~6岁儿童家长、农民工等人群进行健康教育。

（3）开展合理膳食、控制体重、适当运动、心理平衡、改善睡眠、限盐、控烟、限酒、控制药物依赖、戒毒等健康生活方式和可干预危险因素的健康教育。

（4）开展高血压、糖尿病、冠心病、哮喘、乳腺癌和宫颈癌、结核病、肝炎、艾滋病、流感、手足口病和狂犬病、布病等重点疾病健康教育。

（5）开展食品安全、职业卫生、放射卫生、环境卫生、饮水卫生、计划生育、学校卫生等公共卫生问题健康教育。

（6）开展应对突发公共卫生事件应急处置、防灾减灾、家庭急救等健康教育。

（7）宣传普及医疗卫生法律法规及相关政策。

（二）服务形式及要求

1. 提供健康教育资料

（1）发放印刷资料

印刷资料包括健康教育折页、健康教育处方和健康手册等。放置在乡镇卫生院、村卫生室、社区卫生服务中心（站）的候诊区、诊室、咨询台等处。每个机构每年提供不少于12种内容的印刷资料，并及时更新补充，保障使用。

（2）播放音像资料

音像资料包括录像带、VCD、DVD等视听传播资料，机构正常应诊的时间内，在乡镇卫生院、社区卫生服务中心门诊候诊区、观察室、健教室等场所或宣传活动现场播放。每个机构每年播放音像资料不少于6种。

2. 设置健康教育宣传栏

乡镇卫生院和社区卫生服务中心宣传栏不少于 2 个，村卫生室和社区卫生服务站宣传栏不少于 1 个，每个宣传栏的面积不少于 2 平方米。宣传栏一般设置在机构的户外、健康教育室、候诊室、输液室或收费大厅的明显位置，宣传栏中心位置距地面 1.5~1.6 米高。每个机构每 2 个月最少更换 1 次健康教育宣传栏内容。

3. 开展公众健康咨询活动

利用各种健康主题日或针对辖区重点健康问题，开展健康咨询活动并发放宣传资料。每个乡镇卫生院、社区卫生服务中心每年至少开展 9 次公众健康咨询活动。

4. 举办健康知识讲座

定期举办健康知识讲座，引导居民学习、掌握健康知识及必要的健康技能，促进辖区内居民的身心健康。每个乡镇卫生院和社区卫生服务中心每月至少举办 1 次健康知识讲座，村卫生室和社区卫生服务站每两个月至少举办 1 次健康知识讲座。

5. 开展个体化健康教育

乡镇卫生院、村卫生室和社区卫生服务中心（站）的医务人员在提供门诊医疗、上门访视等医疗卫生服务时，要开展有针对性的个体化健康知识和健康技能的教育。

三、服务流程（略）

四、服务要求

（1）乡镇卫生院和社区卫生服务中心应配备专（兼）职人员开展健康教育工作，每年接受健康教育专业知识和技能培训不少于 8 学时。树立全员提供健康教育服务的观念，将健康教育与日常提供的医疗卫生服务结合起来。

（2）具备开展健康教育的场地、设施、设备，并保证设施设备完好，正常使用。

（3）制定健康教育年度工作计划，保证其可操作性和可实施性。健康教育内容要通俗易懂，并确保其科学性、时效性。健康教育材料可委托专业机构统一设计、制作，有条件的地区，可利用互联网、手机短信等新媒体开展健康教育。

（4）有完整的健康教育活动记录和资料，包括文字、图片、影音文件等，并存档保存。每年做好年度健康教育工作的总结评价。

（5）加强与乡镇政府、街道办事处、村（居）委会、社会团体等辖区其他单位的沟通和协作，共同做好健康教育工作。

（6）充分发挥健康教育专业机构的作用，接受健康教育专业机构的技术指导和考核评估。

（7）运用中医理论知识，在饮食起居、情志调摄、食疗药膳、运动锻炼等方面，对城乡居民开展养生保健知识宣教等中医健康教育，在健康教育印刷资料、音像资料的种类、数量、宣传栏更新次数以及讲座、咨询活动次数等方面，应有一定比例的中医药内容。

五、考核指标

（1）发放健康教育印刷资料的种类和数量。

（2）播放健康教育音像资料的种类、次数和时间。
（3）健康教育宣传栏设置和内容更新情况。
（4）举办健康教育讲座和健康教育咨询活动的次数和参加人数。

六、附件

健康教育活动记录表

附件

健康教育活动记录表

<table>
<tr><td>活动时间：</td><td>活动地点：</td></tr>
<tr><td colspan="2">活动形式：</td></tr>
<tr><td colspan="2">活动主题：</td></tr>
<tr><td colspan="2">组织者：</td></tr>
<tr><td>接受健康教育人员类别：</td><td>接受健康教育人数：</td></tr>
<tr><td colspan="2">健康教育资料发放种类及数量：</td></tr>
<tr><td colspan="2">活动内容：</td></tr>
<tr><td colspan="2">活动总结评价：</td></tr>
<tr><td colspan="2">存档材料请附后
□书面材料　□图片材料　□印刷材料　□影音材料　□签到表
□其他材料</td></tr>
</table>

填表人（签字）：　　　　　　　　负责人（签字）：

填表时间：　　　年　　月　　日

第三节　预防接种服务规范

一、服务对象

辖区内 0~6 岁儿童和其他重点人群。

二、服务内容

（一）预防接种管理

（1）及时为辖区内所有居住满 3 个月的 0~6 岁儿童建立预防接种证和预防接种卡等儿童预防接种档案。

（2）采取预约、通知单、电话、手机短信、网络、广播通知等适宜方式，通知儿童监护人，告知接种疫苗的种类、时间、地点和相关要求。在边远山区、海岛、牧区等交通不便的地区，可采取入户巡回的方式进行预防接种。

（3）每半年对责任区内儿童的预防接种卡进行 1 次核查和整理。

（二）预防接种

根据国家免疫规划疫苗免疫程序，对适龄儿童进行常规接种。在部分省份对重点人群接种出血热疫苗。在重点地区对高危人群实施炭疽疫苗、钩体疫苗应急接种。根据传染病控制需要，开展乙肝、麻疹、脊灰等疫苗强化免疫、群体性接种工作和应急接种工作。

1. 接种前的工作

接种工作人员在对儿童接种前应查验儿童预防接种证（卡、簿）或电子档案，核对受种者姓名、性别、出生日期及接种记录，确定本次受种对象、接种疫苗的品种。询问受种者的健康状况以及是否有接种禁忌等，告知受种者或者其监护人所接种疫苗的品种、作用、禁忌、不良反应以及注意事项，可采用书面或（和）口头告知的形式，并如实记录告知和询问的情况。

2. 接种时的工作

接种工作人员在接种操作时再次查验核对受种者姓名、预防接种证、接种凭证和本次接种的疫苗品种，核对无误后严格按照《预防接种工作规范》规定的接种月（年）龄、接种部位、接种途径、安全注射等要求予以接种。

3. 接种后的工作

告知儿童监护人，受种者在接种后应在留观室观察 30 分钟。接种后及时在预防接种证、卡（簿）上记录，与儿童监护人预约下次接种疫苗的种类、时间和地点。有条件的地区录入计算机并进行网络报告。

（三）疑似预防接种异常反应处理

如发现疑似预防接种异常反应，接种人员应按照《全国疑似预防接种异常反应监测方案》的要求进行处理和报告。

三、服务流程（略）

四、服务要求

（1）接种单位必须为区县级卫生行政部门指定的预防接种单位，并具备有《疫苗储存和运输管理规范》规定的冷藏设施、设备和冷链管理制度并按照要求进行疫苗的领发和冷链管理，保证疫苗质量。

（2）承担预防接种的人员应当具备执业医生、执业助理医生、执业护士或者乡村医生资格，并经过县级或以上卫生行政部门组织的预防接种专业培训，考核合格后持证方可上岗。

（3）基层医疗卫生机构应积极通过公安、乡镇（街道）、村（居）委会等多种渠道，利用提供其他医疗服务、发放宣传资料、入户排查等方式，向预防接种服务对象或监护人传播相关信息，主动做好辖区内服务对象的发现和管理。

（4）根据预防接种需要，合理安排接种门诊开放频率、开放时间和预约服务的时间，提供便利的接种服务。

（5）应按照《疫苗流通和预防接种管理条例》、《预防接种工作规范》、《全国疑似预防接种异常反应监测方案》等相关规定做好预防接种服务工作。

五、考核指标

（1）建证率＝年度辖区内建立预防接种证人数/年度辖区内应建立预防接种证人数×100%。

（2）某种疫苗接种率＝年度辖区内某种疫苗年度实际接种人数/某种疫苗年度应接种人数×100%。

六、附件

1. 疫苗免疫程序
2. 预防接种卡

附件 1

疫苗免疫程序

疫　苗	接种对象月(年)龄	接种剂次	接种部位	接种途径	接种剂量/剂次	备　注
乙肝疫苗	0、1、6 月龄	3	上臂三角肌	肌内注射	酵母苗 5μg/0.5ml，CHO 苗 10μg/1ml、20μg/1ml	出生后 24 小时内接种第 1 剂次，第 1、2 剂次间隔≥28 天

续表

疫　苗	接种对象月(年)龄	接种剂次	接种部位	接种途径	接种剂量/剂次	备　注
卡介苗	出生时	1	上臂三角肌中部略下处	皮内注射	0.1ml	
脊灰疫苗	2、3、4 月龄，4 周岁	4		口服	1 粒	第 1、2 剂次，第 2、3 剂次间隔均≥28 天
百白破疫苗	3、4、5 月龄，18~24 月龄	4	上臂外侧三角肌	肌内注射	0.5ml	第 1、2 剂次，第 2、3 剂次间隔均≥28 天
白破疫苗	6 周岁	1	上臂三角肌	肌内注射	0.5ml	
麻风疫苗（麻疹疫苗）	8 月龄	1	上臂外侧三角肌下缘附着处	皮下注射	0.5ml	
麻腮风疫苗(麻腮疫苗、麻疹疫苗)	18~24 月龄	1	上臂外侧三角肌下缘附着处	皮下注射	0.5ml	
乙脑（减毒）	8 月龄，2 周岁	2	上臂外侧三角肌下缘附着处	皮下注射	0.5ml	
流脑 A	6~18 月龄	2	上臂外侧三角肌附着处	皮下注射	30μg/0.5ml	第 1、2 剂次间隔 3 个月
流脑 A+C	3 周岁，6 周岁	2	上臂外侧三角肌附着处	皮下注射	100μg/0.5ml	2 剂次间隔≥3 年；第 1 剂次与 A 群流脑疫苗第 2 剂次间隔≥12 个月
甲肝（减毒）	18 月龄	1	上臂外侧三角肌附着处	皮下注射	1ml	
出血热疫苗（双价）	16~60 周岁	3	上臂外侧三角肌	肌内注射	1ml	接种第 1 剂次后 14 天接种第 2 剂次，第 3 剂次在第 1 剂次接种后 6 个月接种

续表

疫　苗	接种对象月(年)龄	接种剂次	接种部位	接种途径	接种剂量/剂次	备　注
炭疽疫苗	炭疽疫情发生时，病例或病畜间接接触者及疫点周围高危人群	1	上臂外侧三角肌附着处	皮上划痕	0.05ml(2滴)	病例或病畜的直接接触者不能接种
钩体疫苗	流行地区可能接触疫水的7~60岁高危人群	2	上臂外侧三角肌附着处	皮下注射	成人第1剂0.5ml，第2剂1.0ml 7~13岁剂量减半，必要时7岁以下儿童依据年龄、体重酌量注射，不超过成人剂量1/4	接种第1剂次后7~10天接种第2剂次
乙脑灭活疫苗	8月龄(2剂次)， 2周岁，6周岁	4	上臂外侧三角肌下缘附着处	皮下注射	0.5ml	第1、2剂次间隔7~10天
甲肝灭活疫苗	18月龄， 24~30月龄	2	上臂三角肌附着处	肌内注射	0.5ml	2剂次间隔≥6个月

注：1. CHO疫苗用于新生儿母婴阻断的剂量为20μg/ml。
2. 未收入药典的疫苗，其接种部位、途径和剂量参见疫苗使用说明书。

附件2

预防接种卡

姓名　　　　　　　　　　　　　　　　　　编号□□□-□□□□□

性别：______　出生日期：____年____月____日

监护人姓名：________________与儿童关系：__________联系电话：________

家庭现住址：______县(区)______乡镇(街道)

户籍地址：1 同家庭地址　2____省____市____县(区)____乡镇(街道)

迁入时间：____年__月__日　迁出时间：____年__月__日　迁出原因：______

疫苗异常反应史：____

接种禁忌：____

传染病史：____

建卡日期：__________年____月____日　　　　建卡人：____________________

<table>
<tr><th colspan="2">疫苗与剂次</th><th>接种
日期</th><th>接种
部位</th><th>疫苗
批号</th><th>接种
医生</th><th>备注</th></tr>
<tr><td rowspan="3">乙肝疫苗</td><td>1</td><td></td><td></td><td></td><td></td><td></td></tr>
<tr><td>2</td><td></td><td></td><td></td><td></td><td></td></tr>
<tr><td>3</td><td></td><td></td><td></td><td></td><td></td></tr>
<tr><td colspan="2">卡介苗</td><td></td><td></td><td></td><td></td><td></td></tr>
<tr><td rowspan="4">脊灰疫苗</td><td>1</td><td></td><td></td><td></td><td></td><td></td></tr>
<tr><td>2</td><td></td><td></td><td></td><td></td><td></td></tr>
<tr><td>3</td><td></td><td></td><td></td><td></td><td></td></tr>
<tr><td>4</td><td></td><td></td><td></td><td></td><td></td></tr>
<tr><td rowspan="4">百白破疫苗</td><td>1</td><td></td><td></td><td></td><td></td><td></td></tr>
<tr><td>2</td><td></td><td></td><td></td><td></td><td></td></tr>
<tr><td>3</td><td></td><td></td><td></td><td></td><td></td></tr>
<tr><td>4</td><td></td><td></td><td></td><td></td><td></td></tr>
<tr><td colspan="2">白破疫苗</td><td></td><td></td><td></td><td></td><td></td></tr>
<tr><td colspan="2">麻风疫苗</td><td></td><td></td><td></td><td></td><td></td></tr>
<tr><td rowspan="2">麻腮风疫苗</td><td>1</td><td></td><td></td><td></td><td></td><td></td></tr>
<tr><td>2</td><td></td><td></td><td></td><td></td><td></td></tr>
<tr><td colspan="2">麻腮疫苗</td><td></td><td></td><td></td><td></td><td></td></tr>
<tr><td rowspan="2">麻疹疫苗</td><td>1</td><td></td><td></td><td></td><td></td><td></td></tr>
<tr><td>2</td><td></td><td></td><td></td><td></td><td></td></tr>
<tr><td rowspan="2">A 群流脑
疫苗</td><td>1</td><td></td><td></td><td></td><td></td><td></td></tr>
<tr><td>2</td><td></td><td></td><td></td><td></td><td></td></tr>
<tr><td rowspan="2">A+C 群流脑
疫苗</td><td>1</td><td></td><td></td><td></td><td></td><td></td></tr>
<tr><td>2</td><td></td><td></td><td></td><td></td><td></td></tr>
<tr><td rowspan="2">乙脑(减毒)
活疫苗</td><td>1</td><td></td><td></td><td></td><td></td><td></td></tr>
<tr><td>2</td><td></td><td></td><td></td><td></td><td></td></tr>
<tr><td rowspan="4">乙脑灭活
疫苗</td><td>1</td><td></td><td></td><td></td><td></td><td></td></tr>
<tr><td>2</td><td></td><td></td><td></td><td></td><td></td></tr>
<tr><td>3</td><td></td><td></td><td></td><td></td><td></td></tr>
<tr><td>4</td><td></td><td></td><td></td><td></td><td></td></tr>
<tr><td colspan="2">甲肝减毒活疫苗</td><td></td><td></td><td></td><td></td><td></td></tr>
</table>

续表

疫苗与剂次		接种日期	接种部位	疫苗批号	接种医生	备注
甲肝灭活疫苗	1					
	2					
其他疫苗						

填表说明

(1)姓名：根据儿童居民身份证的姓名填写。可暂缺，儿童取名后应及时补充记录。

(2)出生日期：按照年(4位)、月(2位)、日(2位)顺序填写，如19490101。

(3)监护人姓名：只填写一个，并在“与儿童关系”中注明母亲、父亲或其他关系。

(4)家庭现住址：只填写至乡级。

(5)户籍住址：若同家庭现住址，则在“同家庭现住址”前数字1上打“✓”，若不同，请具体填写只填写至乡级。

(6)异常反应史、接种禁忌和传染病史：在每次接种前询问后填写。

(7)每次完成接种后，接种医生应将接种日期、接种部位、疫苗批号、生产企业、接种单位等内容登记到预防接种证中，并及时签名；同时将接种日期、接种部位、疫苗批号、接种医生等内容登记到儿童预防接种卡中。其中，“接种部位”只填写注射用疫苗的接种部位：左侧用1表示，右侧用2表示；“有效日期”指有效截止日期。

(8)“备注”栏用于记录某疫苗某剂次接种的其他重要信息，例如：接种乙肝疫苗的种类(酵母苗/CHO苗)、接种百白破疫苗的种类(全细胞苗/无细胞苗)、特殊情况下的不同接种剂量等等。

(9)接种其他疫苗时，按上述内容进行登记。

第四节　0~6岁儿童健康管理服务规范

一、服务对象

辖区内居住的0~6岁儿童。

二、服务内容

(一)新生儿家庭访视

新生儿出院后1周内，医务人员到新生儿家中进行，同时进行产后访视。了解出生时情况、预防接种情况，在开展新生儿疾病筛查的地区了解新生儿疾病筛查情况等。观察家居环境，重点询问和观察喂养、睡眠、大小便、黄疸、脐部情况、口腔发育等。为新生儿测量体温、记录出生时体重、身长，进行体格检查，同时建立《0~6岁儿童保健手册》。根据新生儿的具体情况，有针对性地对家长进行母乳喂养、护理和常见疾病预防指导。如果发现新生儿未接种卡介苗和第1剂乙肝疫苗，提醒家长尽快补种。如果发现新生儿未接受新生儿疾病筛查，告知家长到具备筛查条件的医疗保健机构补筛。对于低出生体重、早产、双多胎或有出生缺陷的新生儿根据实际情况增加访视次数。

(二)新生儿满月健康管理

新生儿满28天后，结合接种乙肝疫苗第二针，在乡镇卫生院、社区卫生服务中心进行随访。重点询问和观察新生儿的喂养、睡眠、大小便、黄疸等情况，对其进行体重、身长测量、体格检查和发育评估。

(三)婴幼儿健康管理

满月后的随访服务均应在乡镇卫生院、社区卫生服务中心进行，偏远地区可在村卫生室、社区卫生服务站进行，时间分别在3、6、8、12、18、24、30、36月龄时，共8次。有条件的地区，建议结合儿童预防接种时间增加随访次数。服务内容包括询问上次随访到本次随访之间的婴幼儿喂养、患病等情况，进行体格检查，做生长发育和心理行为发育评估，进行母乳喂养、辅食添加、心理行为发育、意外伤害预防、口腔保健、中医保健、常见疾病防治等健康指导。在婴幼儿6~8、18、30月龄时分别进行1次血常规检测。在6、12、24、36月龄时使用听性行为观察法分别进行1次听力筛查。在每次进行预防接种前均要检查有无禁忌证，若无，则体检结束后接受疫苗接种。

(四)学龄前儿童健康管理

为4~6岁儿童每年提供一次健康管理服务。散居儿童的健康管理服务应在乡镇卫生院、社区卫生服务中心进行，集体儿童可在托幼机构进行。服务内容包括询问上次随访到本次随访之间的膳食、患病等情况，进行体格检查，生长发育和心理行为发育评估，血常规检测和视力筛查，进行合理膳食、心理行为发育、意外伤害预防、口腔保健、中医保健、常见疾病防治等健康指导。在每次进行预防接种前均要检查有无禁忌证，若无，则体检结束后接受疫苗接种。

(五)健康问题处理

对健康管理中发现的有营养不良、贫血、单纯性肥胖等情况的儿童应当分析其原因，给出指导或转诊的建议。对口腔发育异常(唇腭裂、高腭弓、诞生牙)、龋齿、视力低常或听力异常儿童应及时转诊。

三、服务流程

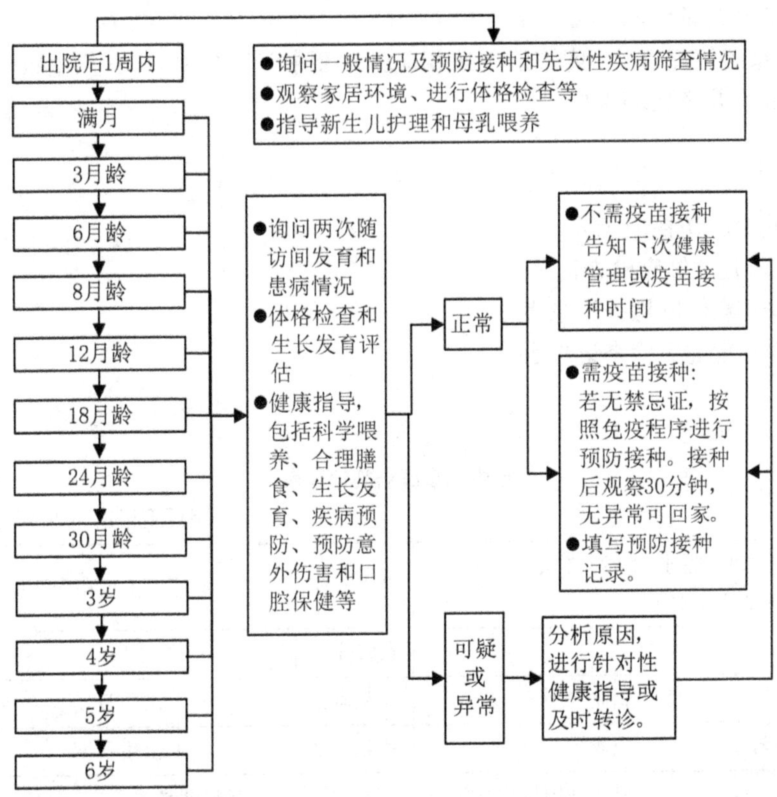

四、服务要求

(1)开展儿童健康管理的乡镇卫生院、村卫生室和社区卫生服务中心(站)应当具备所需的基本设备和条件。

(2)从事儿童健康管理工作的人员(含乡村医生)应取得相应的执业资格，并接受过儿童保健专业技术培训，按照国家儿童保健有关规范的要求进行儿童健康管理。

(3)乡镇卫生院、村卫生室和社区卫生服务中心(站)应通过妇幼卫生网络、预防接种系统以及日常医疗卫生服务等多种途径掌握辖区中的适龄儿童数，并加强与托幼机构的联系，取得配合，做好儿童的健康管理。

(4)加强宣传，向儿童监护人告知服务内容，使更多的儿童家长愿意接受服务。

(5)儿童健康管理服务在时间上应与预防接种时间相结合。鼓励在儿童每次接受免疫规划范围内的预防接种时，对其进行体重、身长(高)测量，并提供健康指导服务。

(6)每次服务后及时记录相关信息，纳入儿童健康档案。

(7)积极应用中医药方法，为儿童提供生长发育与疾病预防等健康指导。

五、考核指标

(1)新生儿访视率=年度辖区内接受1次及以上访视的新生儿人数/年度辖区内活产

数×100%。

(2)儿童健康管理率=年度辖区内接受1次及以上随访的0~6岁儿童数/年度辖区内应管理的0~6岁儿童数×100%。

(3)儿童系统管理率=年度辖区中按相应频次要求管理的0~6岁儿童数/年度辖区内应管理的0~6岁儿童数×100%。

六、附件

1. 新生儿家庭访视记录表
2. 1岁以内儿童健康检查记录表
3. 1~2岁儿童健康检查记录表
4. 3~6岁儿童健康检查记录表

附件1

新生儿家庭访视记录表

姓名：　　　　　　　　　　　　　　　　　　　　编号□□□-□□□□□

<table>
<tr><td>性　别</td><td colspan="2">0未知的性别　1男　2女
3未说明的性别　□</td><td>出生日期</td><td colspan="2">□□□□ □□ □□</td></tr>
<tr><td>身份证号</td><td colspan="2"></td><td>家庭住址</td><td colspan="2"></td></tr>
<tr><td>父　亲</td><td>姓名</td><td>职业</td><td>联系电话</td><td colspan="2">出生日期</td></tr>
<tr><td>母　亲</td><td>姓名</td><td>职业</td><td>联系电话</td><td colspan="2">出生日期</td></tr>
<tr><td colspan="2">出生孕周____周</td><td colspan="4">母亲妊娠期患病情况　1糖尿病　2妊娠期高血压　3其他____　□</td></tr>
<tr><td colspan="2">助产机构名称____</td><td colspan="4">出生情况　1顺产　2胎头吸引　3产钳　4剖宫　5双多胎　6臀位
7其他____　□/□</td></tr>
<tr><td colspan="3">新生儿窒息　1无　2有
(Apgar评分：1分钟　5分钟　不详)　□</td><td colspan="3">是否有畸型　1无　2有____　□</td></tr>
<tr><td colspan="6">新生儿听力筛查　1通过　2未通过　3未筛查　4不详　□</td></tr>
<tr><td colspan="6">新生儿疾病筛查：1甲低　2苯丙酮尿症　3其他遗传代谢病____　□</td></tr>
<tr><td colspan="2">新生儿出生体重____kg</td><td colspan="2">目前体重____kg</td><td colspan="2">出生身长____cm</td></tr>
<tr><td colspan="2">喂养方式1纯母乳2混合3人工□</td><td colspan="2">*吃奶量____ml/次</td><td colspan="2">*吃奶次数____次/日</td></tr>
<tr><td colspan="2">*呕吐　1无　2有　□</td><td colspan="2">*大便　1糊状　2稀　□</td><td colspan="2">*大便次数____次/日</td></tr>
<tr><td colspan="2">体温____℃</td><td colspan="2">脉率____次/分钟</td><td colspan="2">呼吸频率____次/分钟</td></tr>
<tr><td colspan="3">面色1红润　2黄染　3其他____</td><td colspan="3">黄疸部位　1面部　2躯干　3四肢　4手足　□</td></tr>
<tr><td colspan="6">前囟　____cm×____cm　1正常　2膨隆　3凹陷　4其他____　□</td></tr>
<tr><td colspan="3">眼外观　1未见异常　2异常____　□</td><td colspan="3">四肢活动度　1未见异常　2异常____　□</td></tr>
<tr><td colspan="3">耳外观　1未见异常　2异常____　□</td><td colspan="3">颈部包块　1无　2有____　□</td></tr>
</table>

续表

鼻 1未见异常 2异常________ □	皮肤 1未见异常 2湿疹 3糜烂 4其他____ □
口 腔 1未见异常 2异常________ □	肛门 1未见异常 2异常________ □
心肺听诊 1未见异常 2异常________ □	外生殖器 1未见异常 2异常________ □
腹部触诊 1未见异常 2异常________ □	脊柱 1未见异常 2异常________ □
脐带 1未脱 2脱落 3脐部有渗出 4其他__________ □	
转诊建议 1无 2有 原因：__________ 机构及科室：__________ □	
指导 1喂养指导 2发育指导 3防病指导 4预防伤害指导 5口腔保健指导 □/□/□/□/□	
本次访视日期 年 月 日	下次随访地点
下次随访日期 年 月 日	随访医生签名

填表说明

(1)姓名：填写新生儿的姓名。如没有取名则填写母亲姓名+之男或之女。

(2)出生日期：按照年(4位)、月(2位)、日(2位)顺序填写，如19490101。

(3)身份证号：填写新生儿身份证号，若无，可暂时空缺，待户口登记后再补填。

(4)父亲、母亲情况：分别填写新生儿父母的姓名、职业、联系电话、出生日期。

(5)出生孕周：指新生儿出生时母亲怀孕周数。

(6)新生儿听力筛查：询问是否做过新生儿听力筛查，将询问结果相应在“通过”、“未通过”、“未筛查”上打“✓”。若不清楚在“不详”上打“✓”。

(7)新生儿疾病筛查：询问是否做过新生儿甲低、新生儿苯丙酮尿症及其他遗传代谢病的筛查，筛查过的在相应疾病上面打“✓”；若是其他遗传代谢病，将筛查的疾病名称填入。

(8)喂养方式：

母乳喂养：指婴儿只吃母乳，不加任何其他食品，但允许在有医学指征的情况下，加喂药物、维生素和矿物质。

混合喂养：指婴儿在喂母乳同时，喂其他乳类及乳制品。

人工喂养：指无母乳，完全喂其他乳类和代乳品。将询问结果在相应方式上打“✓”。

(9)“*”为低出生体重、双胎或早产儿需询问项目。

(10)查体

眼外观：婴儿有目光接触，眼球能随移动的物体移动，结膜无充血、溢泪、溢脓时，判断为未见异常，否则为异常。

耳外观：当外耳无畸形、外耳道无异常分泌物，无外耳湿疹，判断为未见异常，否则为异常。

鼻：当外观正常且双鼻孔通气良好时，判断为未见异常，否则为异常。

口腔：当无唇腭裂、高腭弓、诞生牙、口腔炎症(口炎或鹅口疮)及其他口腔异常时，判断为未见异常，否则为异常。

心肺：当未闻及心脏杂音，心率和肺部呼吸音无异常时，判断为未见异常，否则为异常。

腹部：肝脾触诊无异常时，判断为未见异常，否则为异常。

四肢活动度：上下肢活动良好且对称，判断为未见异常，否则为异常。

颈部包块：触摸颈部是否有包块，根据触摸结果，在“有”或“无”上打“√”。

皮肤：当无色素异常，无黄疸、发绀、苍白、皮疹、包块、硬肿、红肿等，腋下、颈部、腹股沟部、臀部等皮肤皱褶处无潮红或糜烂时，判断为未见异常，否则为其他相应异常。

肛门：当肛门完整无畸形时，判断为未见异常，否则为异常。

外生殖器：当男孩无阴囊水肿、鞘膜积液、隐睾，女孩无阴唇粘连，外阴颜色正常时，判断为未见异常，否则为异常。

(11)指导：做了哪些指导请在对应的选项上打“√”，可以多选，未列出的其他指导请具体填写。

(12)下次随访日期：根据儿童情况确定下次随访的日期，并告知家长。

附件 2

1 岁以内儿童健康检查记录表

姓名：　　　　　　　　　　　　　　　　　　　　　　　　　编号□□□-□□□□□

月龄		满月	3 月龄	6 月龄	8 月龄
随访日期					
体重(kg)		____上 中 下	____上 中 下	____上 中 下	____上 中 下
身长(cm)		____上 中 下	____上 中 下	____上 中 下	____上 中 下
头围(cm)					
体格检查	面 色	1 红润 2 黄染 3 其他	1 红润 2 黄染 3 其他	1 红润　2 其他	1 红润　2 其他
	皮 肤	1 未见异常　2 异常	1 未见异常　2 异常	1 未见异常　2 异常	1 未见异常　2 异常
	前 囟	1 闭合　2 未闭 ____cm×____cm	1 闭合　2 未闭 ____cm×____cm	1 闭合　2 未闭 ____cm×____cm	1 闭合　2 未闭 ____cm×____cm
	颈部包块	1 有　2 无	1 有　2 无	1 有　2 无	______
	眼外观	1 未见异常 2 异常	1 未见异常 2 异常	1 未见异常 2 异常	1 未见异常 2 异常
	耳外观	1 未见异常 2 异常	1 未见异常 2 异常	1 未见异常 2 异常	1 未见异常 2 异常
	听 力	______	______	1 通过 2 未通过	______
	口 腔	1 未见异常 2 异常	1 未见异常 2 异常	出牙数(颗)____	出牙数(颗)____
	心 肺	1 未见异常 2 异常	1 未见异常 2 异常	1 未见异常 2 异常	1 未见异常 2 异常
	腹 部	1 未见异常 2 异常	1 未见异常 2 异常	1 未见异常 2 异常	1 未见异常 2 异常

续表

体格检查	脐部	1 未脱　2 脱落 3 脐部有渗出 4 其他	1 未见异常 2 异常	________	________
	四肢	1 未见异常 2 异常	1 未见异常 2 异常	1 未见异常 2 异常	1 未见异常 2 异常
	可疑佝偻病症状	________	1 无　2 夜惊 3 多汗　4 烦躁	1 无　2 夜惊 3 多汗　4 烦躁	1 无　2 夜惊 3 多汗　4 烦躁
	可疑佝偻病体征	1 无 2 颅骨软化 3 方颅 4 枕秃	1 无 2 颅骨软化 3 方颅 4 枕秃	1 肋串珠 2 肋外翻 3 肋软骨沟 4 鸡胸 5 手镯征	1 肋串珠 2 肋外翻 3 肋软骨沟 4 鸡胸 5 手镯征
	肛门/外生殖器	1 未见异常 2 异常	1 未见异常 2 异常	1 未见异常 2 异常	1 未见异常 2 异常
	血红蛋白值	______g/L	______g/L	______g/L	______g/L
户外活动		____小时/日	____小时/日	____小时/日	____小时/日
服用维生素 D		____IU/日	____IU/日	____IU/日	____IU/日
发育评估		1 通过　2 未过	1 通过　2 未过	1 通过　2 未过	1 通过　2 未过
两次随访间患病情况		1 未患病　2 患病	1 未患病　2 患病	1 未患病　2 患病	1 未患病　2 患病
其　他					
转诊建议		1 无 2 有 原因：________ 机构及科室：____	1 无 2 有 原因：________ 机构及科室：____	1 无 2 有 原因：________ 机构及科室：____	1 无 2 有 原因：________ 机构及科室：____
指　导		1 科学喂养 2 生长发育 3 疾病预防 4 预防意外伤害 5 口腔保健	1 科学喂养 2 生长发育 3 疾病预防 4 预防意外伤害 5 口腔保健	1 科学喂养 2 生长发育 3 疾病预防 4 预防意外伤害 5 口腔保健	1 科学喂养 2 生长发育 3 疾病预防 4 预防意外伤害 5 口腔保健
下次随访日期					
随访医生签名					

填表说明

(1)填表时，按照项目栏的文字表述，将在对应的选项上打“✓”。若有其他异常，请具体描述。“________”表示本次随访时该项目不用检查。

(2)体重、身长：指检查时实测的具体数值。并根据卫生部选用的儿童生长发育参照标准，判断儿童体格发育情况，在相应的“上”、“中”、“下”上打“✓”。

(3)体格检查。

①满月：皮肤、颈部包块、眼外观、耳外观、心肺、腹部、脐部、四肢、肛门/外生

殖器的未见异常判定标准同新生儿家庭访视。满月及3月龄时，当无口腔炎症(口炎或鹅口疮)及其他口腔异常时，判断为未见异常，否则为异常。

②3、6、8月龄：

皮肤：当无皮疹、湿疹、增大的体表淋巴结等，判断为未见异常，否则为异常。

眼外观：结膜无充血、溢泪、溢脓判断为未见异常，否则为异常。

耳外观：当外耳无湿疹、畸形、外耳道无异常分泌物时，判断为未见异常，否则为异常。

听力：6月龄时使用行为测听的方法进行听力筛查。检查时应避开婴儿视线，分别从不同的方向给予不同强度的声音，观察孩子的反应，大致地估测听力正常与否。

口腔：3月龄时，当无口腔炎症(口炎或鹅口疮)及其他口腔异常时，判断为未见异常，否则为异常，6和8月龄时按实际出牙数填写。

心肺：当未闻及心脏杂音，肺部呼吸音也无异常时，判断为未见异常，否则为异常。

腹部：肝脾触诊无异常，判断为未见异常，否则为异常。

脐部：无脐疝，判断为未见异常，否则为异常。

四肢：上下肢活动良好且对称，判断为未见异常，否则为异常。

可疑佝偻病症状：根据症状的有无在对应选项上打“✓”。

可疑佝偻病体征：根据体征的有无在对应选项上打“✓”。

肛门/外生殖器：男孩无阴囊水肿，无睾丸下降不全；女孩无阴唇粘连，肛门完整无畸形，判断为未见异常，否则为异常。

(4)户外活动：询问家长儿童在户外活动的平均时间后填写。

(5)服用维生素D：填写具体的维生素D名称、每日剂量，按实际补充量填写，未补充，填写“0”。

(6)发育评估：按照“儿童生长发育监测图”的运动发育指标进行评估每项发育指标至箭头右侧月龄通过的，为通过。否则为不通过。

(7)两次随访间患病情况：填写上次随访(访视)到本次随访间儿童所患疾病情况，若有，填写具体疾病名称。

(8)指导：做了哪些指导请在对应的选项上打“✓”，可以多选，未列出的其他指导请具体填写。

(9)下次随访日期：根据儿童情况确定下次随访日期，并告知家长。

附件3

1~2岁儿童健康检查记录表

姓名：　　　　　　　　　　　　　　　　　　　　　　编号□□□-□□□□□

月(年)龄	12月龄	18月龄	24月龄	30月龄
随访日期				
体重(kg)	_____上 中 下	_____上 中 下	_____上 中 下	_____上 中 下
身长(cm)	_____上 中 下	_____上 中 下	_____上 中 下	_____上 中 下

续表

体格检查	面色	1 红润　　2 其他	1 红润　　2 其他	1 红润　　2 其他	1 红润　　2 其他
	皮肤	1 未见异常　2 异常	1 未见异常　2 异常	1 未见异常　2 异常	1 未见异常　2 异常
	前囟	1 闭合　2 未闭 ______cm×____cm	1 闭合　2 未闭 ______cm×____cm	1 闭合　2 未闭 ______cm×____cm	————
	眼外观	1 未见异常　2 异常	1 未见异常　2 异常	1 未见异常　2 异常	1 未见异常　2 异常
	耳外观	1 未见异常　2 异常	1 未见异常　2 异常	1 未见异常　2 异常	1 未见异常　2 异常
	听力	1 通过　2 未通过	————	1 通过　2 未通过	————
	出牙/龋齿数(颗)	/	/	/	/
	心肺	1 未见异常　2 异常	1 未见异常　2 异常	1 未见异常　2 异常	1 未见异常　2 异常
	腹部	1 未见异常　2 异常	1 未见异常　2 异常	1 未见异常　2 异常	1 未见异常　2 异常
	四肢	1 未见异常　2 异常	1 未见异常　2 异常	1 未见异常　2 异常	1 未见异常　2 异常
	步态	————	1 未见异常　2 异常	1 未见异常　2 异常	1 未见异常　2 异常
	可疑佝偻病体征	1"O"形腿 2"X"形腿	1"O"形腿 2"X"形腿	1"O"形腿 2"X"形腿	————
	血红蛋白值	————	________g/L	————	________g/L
户外活动		________小时/日	________小时/日	________小时/日	________小时/日
服用维生素 D		______IU/日	______IU/日	______IU/日	————
发育评估		1 通过　　2 未过	1 通过　　2 未过	1 通过　　2 未过	————
两次随访间患病情况		1 未患病　2 患病	1 未患病　2 患病	1 未患病　2 患病	1 未患病　2 患病
其　他					
转诊建议		1 无　　2 有 原因：__________ 机构及科室：______ __________	1 无　　2 有 原因：__________ 机构及科室：______ __________	1 无　　2 有 原因：__________ 机构及科室：______ __________	1 无　　2 有 原因：__________ 机构及科室：____ __________
指　导		1 科学喂养 2 生长发育 3 疾病预防 4 预防意外伤害 5 口腔保健 __________	1 科学喂养 2 生长发育 3 疾病预防 4 预防意外伤害 5 口腔保健 __________	1 合理膳食 2 生长发育 3 疾病预防 4 预防意外伤害 5 口腔保健 __________	1 合理膳食 2 生长发育 3 疾病预防 4 预防意外伤害 5 口腔保健 __________
下次随访日期					
随访医生签名					

填表说明：

(1)填表时，按照项目栏的文字表述，根据查体结果在对应的序号上打“√”。“——————”表示本次随访时该项目不用检查。

(2)体重、身长：指检查时实测的具体数值。并根据卫生部选用的儿童生长发育参照标准，判断儿童体格发育情况，在相应的“上”、“中”、“下”上打“√”。

(3)体格检查。

皮肤：当无皮疹、湿疹、增大的体表淋巴结等，判断为未见异常，否则为异常。

前囟：如果未闭，请填写具体的数值。

眼外观：结膜无充血、无溢泪、无流脓判断为未见异常，否则为异常。

耳外观：外耳无湿疹、畸形、外耳道无异常分泌物，判断为未见异常，否则为异常。

听力：使用行为测听的方法进行听力筛查。检查时应避开小儿的视线，分别从不同的方向给予不同强度的声音，观察孩子的反应，根据所给声音的大小，大致地估测听力正常与否。

出牙数/龋齿数(颗)：填入出牙颗数和龋齿颗数。出现褐色或黑褐色斑点或斑块，表面粗糙，甚至出现明显的牙体结构破坏为龋齿。

心肺：当未闻及心脏杂音，肺部呼吸音也无异常时，判断为未见异常，否则为异常。

腹部：肝脾触诊无异常，判断为未见异常，否则为异常。

四肢：上下肢活动良好且对称，判断为未见异常，否则为异常。

步态：无跛行，判断为未见异常，否则为异常。

佝偻病体征：根据体征的有无在对应选项上打“√”。

(4)户外活动：询问家长儿童在户外活动的平均时间后填写。

(5)服用维生素 D：填写具体的维生素 D 名称、每日剂量，按实际补充量填写，未补充，填写“0”。

(6)发育评估：按照“儿童生长发育监测图”的运动发育指标进行评估(见服务规范指南)。每项发育指标至箭头右侧月龄通过的，为通过。否则为不通过。

(7)两次随访间患病情况：填写上次随访到本次随访间儿童所患疾病情况，若有，填写具体疾病名称。

(8)其他：将需要记录又不在标目限制范围之内的内容时记录在此。

(9)转诊建议：转诊无、有在相应数字上打“√”。并将转诊原因及接诊机构名称填入。

(10)指导：做了哪些指导请在对应的选项上打“√”，可以多选，未列出的其他指导请具体填写。

(11)下次随访日期：根据儿童情况确定下次随访的日期，并告知家长。

附件 4

3~6 岁儿童健康检查记录表

姓名：　　　　　　　　　　　　　　　　　　　　编号□□□-□□□□□

月龄		3 岁	4 岁	5 岁	6 岁
随访日期					
体重(kg)		______上 中 下	______上 中 下	______上 中 下	______上 中 下
身长(cm)		______上 中 下	______上 中 下	______上 中 下	______上 中 下
体格发育评价		1 正常 2 低体重 3 消瘦 4 发育迟缓 5 超重	1 正常 2 低体重 3 消瘦 4 发育迟缓 5 超重	1 正常 2 低体重 3 消瘦 4 发育迟缓 5 超重	1 正常 2 低体重 3 消瘦 4 发育迟缓 5 超重
体格检查	视力	————			
	听力	1 通过　2 未过	————	————	————
	牙数(颗)/龋齿数	/	/	/	/
	心肺	1 未见异常 2 异常	1 未见异常 2 异常	1 未见异常 2 异常	1 未见异常 2 异常
	腹部	1 未见异常 2 异常	1 未见异常 2 异常	1 未见异常 2 异常	1 未见异常 2 异常
	血红蛋白值	________g/L	________g/L	________g/L	________g/L
	其他				
两次随访间患病情况		1 无 2 肺炎______次 3 腹泻______次 4 外伤______次 5 其他______	1 无 2 肺炎______次 3 腹泻______次 4 外伤______次 5 其他______	1 无 2 肺炎______次 3 腹泻______次 4 外伤______次 5 其他______	1 无 2 肺炎______次 3 腹泻______次 4 外伤______次 5 其他______
转诊建议		1 无 2 有 原因：________ 机构及科室： __________	1 无 2 有 原因：________ 机构及科室： __________	1 无 2 有 原因：________ 机构及科室： __________	1 无 2 有 原因：________ 机构及科室： __________
指导		1 合理膳食 2 生长发育 3 疾病预防 4 预防意外伤害 5 口腔保健 __________	1 合理膳食 2 生长发育 3 疾病预防 4 预防意外伤害 5 口腔保健 __________	1 合理膳食 2 生长发育 3 疾病预防 4 预防意外伤害 5 口腔保健 __________	1 合理膳食 2 生长发育 3 疾病预防 4 预防意外伤害 5 口腔保健 __________
下次随访日期					
随访医生签名					

填表说明

(1)填表时，按照项目栏的文字表述，在对应的选项前打“✓”。若有其他异常，请具体描述。“————”表示本次随访时该项目不用检查。

(2)体重、身长：指检查时实测的具体数值。并根据卫生部选用的儿童生长发育参照标准，判断儿童体格发育情况，在相应的“上”、“中”、“下”上打“✓”，并作出体格发育评价。

(3)体格检查。

①视力检查：填写具体数据，使用国际视力表或对数视力表均可。

② 听力检查：3 岁时使用行为测听的方法进行听力筛查，将结果在相应数字上打“✓”。

③牙齿数与龋齿数：据实填写牙齿数和龋齿数。出现褐色或黑褐色斑点或斑块，表面粗糙，甚至出现明显的牙体结构破坏为龋齿。

④心肺：当未闻及心脏杂音，肺部呼吸音也无异常时，判断为未见异常，否则为异常。

⑤腹部：肝脾触诊无异常，判断为未见异常，否则为异常。

⑥血红蛋白值：填写实际测查数据。

⑦其他：将体格检查中需要记录又不在标目限制范围之内的内容时记录在此。

(4)两次随访间患病情况：在所患疾病后填写住院次数。

(5)其他：当有表格上未列入事宜，但须记录时，在“其他”栏目上填写。

(6)指导：做了哪些指导请在对应的选项上打“✓”，可以多选，未列出的其他指导请具体填写。

(7)下次随访日期：根据儿童情况确定下次随访的日期，并告知家长。

第五节　孕产妇健康管理服务规范

一、服务对象

辖区内居住的孕产妇。

二、服务内容

(一)孕早期健康管理

孕 12 周前为孕妇建立《孕产妇保健手册》，并进行第 1 次产前随访。

(1)孕 12 周前由孕妇居住地的乡镇卫生院、社区卫生服务中心建立《孕产妇保健手册》。

(2)孕妇健康状况评估：询问既往史、家族史、个人史等，观察体态、精神等，并进行一般体检、妇科检查和血常规、尿常规、血型、肝功能、肾功能、乙型肝炎检查，有条件的地区建议进行血糖、阴道分泌物、梅毒血清学试验、HIV 抗体检测等实验室检查。

(3)开展孕早期个人卫生、心理和营养保健指导，特别要强调避免致畸因素和疾病对胚胎的不良影响，同时进行产前筛查和产前诊断的宣传告知。

(4)根据检查结果填写第1次产前随访服务记录表，对具有妊娠危险因素和可能有妊娠禁忌证或严重并发症的孕妇，及时转诊到上级医疗卫生机构，并在2周内随访转诊结果。

(二)孕中期健康管理

孕16~20周、21~24周各进行1次随访，对孕妇的健康状况和胎儿的生长发育情况进行评估和指导。

(1)孕妇健康状况评估：通过询问、观察、一般体格检查、产科检查、实验室检查对孕妇健康和胎儿的生长发育状况进行评估，识别需要做产前诊断和需要转诊的高危重点孕妇。

(2)对未发现异常的孕妇，除了进行孕期的个人卫生、心理、运动和营养指导外，还应进行预防出生缺陷的产前筛查和产前诊断的宣传告知。

(3)对发现有异常的孕妇，要及时转至上级医疗卫生机构。出现危急征象的孕妇，要立即转上级医疗卫生机构。

(三)孕晚期健康管理

(1)督促孕产妇在孕28~36周、37~40周去有助产资质的医疗卫生机构各进行1次随访。

(2)开展孕产妇自我监护方法、促进自然分娩、母乳喂养以及孕期并发症、合并症防治指导。

(3)对随访中发现的高危孕妇应根据就诊医疗卫生机构的建议督促其酌情增加随访次数。随访中若发现有意外情况，建议其及时转诊。

(四)产后访视

乡镇卫生院、村卫生室和社区卫生服务中心(站)在收到分娩医院转来的产妇分娩信息后，应于3~7天内到产妇家中进行产后访视，进行产褥期健康管理，加强母乳喂养和新生儿护理指导，同时进行新生儿访视。

(1)通过观察、询问和检查，了解产妇一般情况、乳房、子宫、恶露、会阴或腹部伤口恢复等情况。

(2)对产妇进行产褥期保健指导，对母乳喂养困难、产后便秘、痔疮、会阴或腹部伤口等问题进行处理。

(3)发现有产褥感染、产后出血、子宫复旧不佳、妊娠合并症未恢复者以及产后抑郁等问题的产妇，应及时转至上级医疗卫生机构进一步检查、诊断和治疗。

(4)通过观察、询问和检查了解新生儿的基本情况。

(五)产后42天健康检查

(1)乡镇卫生院、社区卫生服务中心为正常产妇做产后健康检查，异常产妇到原分娩医疗卫生机构检查。

(2)通过询问、观察、一般体检和妇科检查，必要时进行辅助检查对产妇恢复情况进行评估。

(3)对产妇应进行性保健、避孕、预防生殖道感染、纯母乳喂养6个月、婴幼营养等方面的指导。

三、服务流程

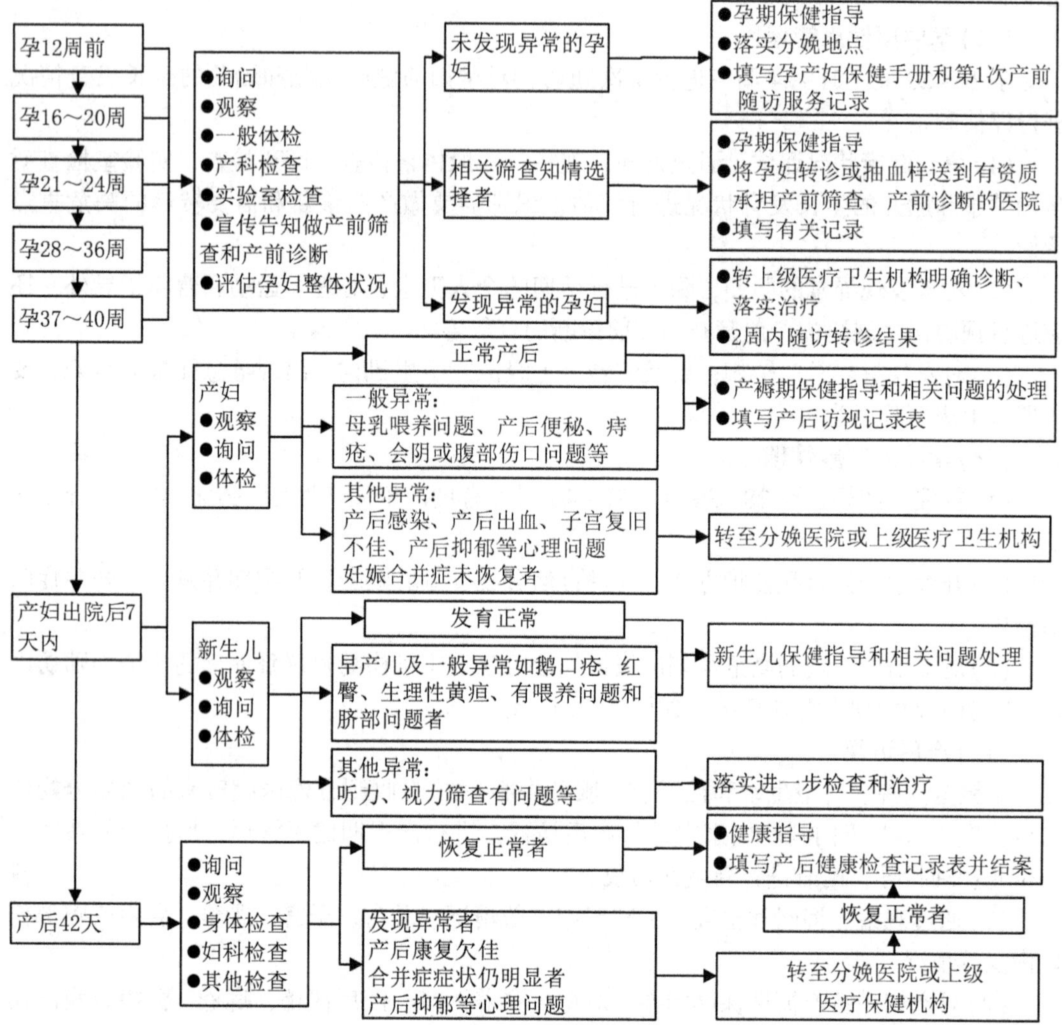

四、服务要求

(1)开展孕产妇健康管理的乡镇卫生院和社区卫生服务中心应当具备服务所需的基本设备和条件。

(2)从事孕产妇健康管理服务工作的人员应取得相应的执业资格，并接受过孕产妇保健专业技术培训，按照国家孕产妇保健有关规范要求，进行孕产妇全程追踪与管理工作。

(3)加强与村(居)委会、妇联、计生等相关部门的联系，掌握辖区内孕产妇人口信息。

(4)加强宣传，在基层医疗卫生机构公示免费服务内容，使更多的育龄妇女愿意接受服务，提高早孕建册率。

(5)将每次保健服务的信息及检查结果准确、完整地记录在《孕产妇保健手册》和检查或随访记录上，并纳入健康档案管理。

(6)积极运用中医药方法(如饮食起居、情志调摄、食疗药膳、产后康复等)，开展孕期、产褥期、哺乳期保健服务。

五、考核指标

(1)早孕建册率=辖区内孕12周之前建册的人数/该地该时间段内活产数×100%。

(2)孕妇健康管理率=辖区内按照规范要求在孕期接受5次及以上产前随访服务的人数/该地该时间内活产数×100%。

(3)产后访视率=辖区内产后28天内的接受过产后访视的产妇人数/该地该时间内活产数×100%。

六、附件

1. 第1次产前随访服务记录表
2. 第2~5次产前随访服务记录表
3. 产后访视记录表
4. 产后42天健康检查记录表

附件1

第1次产前随访服务记录表

姓名：　　　　　　　　　　　　　　　　编号□□□-□□□□□

填表日期	年　月　日		填表孕周	周	
孕妇年龄					
丈夫姓名		丈夫年龄		丈夫电话	
孕　次		产　次	阴道分娩___次　剖宫产___次		
末次月经	年　月　日　或不详	预产期	年　月　日		
既往史	1无　2心脏病　3肾脏疾病　4肝脏疾病　5高血压　6贫血　7糖尿病　8其他___ □/□/□/□/□/□/□				
家族史	1遗传性疾病史　2精神疾病史　3其他___				□/□/□
个人史	1吸烟　2饮酒　3服用药物　4接触有毒有害物质　5接触放射线　6其他___				□/□/□/□/□
妇科手术史	1无　2有___ □				
孕产史	1流产___2死胎___3死产___4新生儿死亡___5出生缺陷儿___				
身　高	cm		体　重	Kg	
体质指数			血　压	/　mmHg	

续表

<table>
<tr><td>听　　诊</td><td colspan="3">心脏：1 未见异常 2 异常_____□</td><td>肺部：1 未见异常 2 异常　□</td></tr>
<tr><td rowspan="3">妇科检查</td><td colspan="3">外阴：1 未见异常 2 异常_____□</td><td>阴道：1 未见异常 2 异常_____　□</td></tr>
<tr><td colspan="3">宫颈：1 未见异常 2 异常_____□</td><td>子宫：1 未见异常 2 异常_____　□</td></tr>
<tr><td colspan="4">附件：1 未见异常 2 异常_____　□</td></tr>
<tr><td rowspan="13">辅助检查</td><td colspan="2">血常规</td><td colspan="2">血红蛋白值_______g/L　白细胞计数值_______/L
血小板计数值_______/L　其他_______</td></tr>
<tr><td colspan="2">尿常规</td><td colspan="2">尿蛋白_____尿糖_____尿酮体_____尿潜血_____其他_____</td></tr>
<tr><td rowspan="2">血型</td><td>ABO</td><td colspan="2"></td></tr>
<tr><td>Rh*</td><td colspan="2"></td></tr>
<tr><td colspan="2">血糖*</td><td colspan="2">_____mmol/L</td></tr>
<tr><td colspan="2">肝功能</td><td colspan="2">血清谷丙转氨酶___U/L 血清谷草转氨酶 ___U/L
白蛋白_____g/L 总胆红素 ___μmol/L 结合胆红素 ___μmol/L</td></tr>
<tr><td colspan="2">肾功能</td><td colspan="2">血清肌酐_____μmol/L　　血尿素氮_____mmol/L</td></tr>
<tr><td colspan="2" rowspan="2">阴道分泌物*</td><td colspan="2">1 未见异常 2 滴虫 3 假丝酵母菌 4 其他__________　□/□/□</td></tr>
<tr><td colspan="2">阴道清洁度：1 Ⅰ度 2 Ⅱ度 3 Ⅲ度 4 Ⅳ度　□</td></tr>
<tr><td colspan="2">乙型肝炎五项</td><td colspan="2">乙型肝炎表面抗原___　乙型肝炎表面抗体___
乙型肝炎 e 抗原___　乙型肝炎 e 抗体___
乙型肝炎核心抗体___</td></tr>
<tr><td colspan="2">梅毒血清学试验*</td><td colspan="2">1 阴性 2 阳性　□</td></tr>
<tr><td colspan="2">HIV 抗体检测*</td><td colspan="2">1 阴性 2 阳性　□</td></tr>
<tr><td colspan="2">B 超*</td><td colspan="2"></td></tr>
<tr><td>总体评估</td><td colspan="4">1 未见异常 2 异常__________________　□</td></tr>
<tr><td>保健指导</td><td colspan="4">1 个人卫生 2 心理 3 营养 4 避免致畸因素和疾病对胚胎的不良影响
5 产前筛查宣传告知 6 其他_______　□/□/□/□/□</td></tr>
<tr><td colspan="5">转诊　1 无　2 有　□
原因：__________________机构及科室：__________________</td></tr>
<tr><td>下次随访日期</td><td colspan="2">年　　月　　日</td><td>随访医生签名</td><td></td></tr>
</table>

填表说明

(1)本表由医生在第一次接诊孕妇(尽量在孕 12 周前)时填写。若未建立居民健康档案，需同时建立。随访时填写各项目对应情况的数字。

(2)填表孕周：为填写此表时孕妇的怀孕周数。

(3)孕次：怀孕的次数，包括本次妊娠。

(4)产次：指此次怀孕前，孕期超过 28 周的分娩次数。

(5)末次月经：此怀孕前最后一次月经的第一天。

(6)预产期：可按照末次月经推算，为末次月经日期的月份加9或减3，为预产期月份数；天数加7，为预产期日。

(7)既往史：孕妇曾经患过的疾病，可以多选。

(8)家族史：填写孕妇父亲、母亲、丈夫、兄弟姐妹或其他子女中是否曾患遗传性疾病或精神疾病，若有，请具体说明。

(9)个人史：可以多选。

(10)孕产史：根据具体情况填写，若有，填写次数，若无，填写“0”。

(11)体质指数=体重(kg)/身高的平方(m^2)。

(12)体格检查、妇科检查及辅助检查：进行相应检查，并填写检查结果。

(13)总体评估：根据孕妇总体情况进行评估，若发现异常，具体描述异常情况。

(14)保健指导：填写相应的保健指导内容，可以多选。

(15)转诊：若有需转诊的情况，具体填写。

(16)下次随访日期：根据孕妇情况确定下次随访查日期，并告知孕妇。

(17)随访医生签名：随访完毕，核查无误后随访医生签署其姓名。

附件2

第2~5次产前随访服务记录表

姓名：　　　　　　　　　　　　　　　　　　　　　　　　　　编号□□□-□□□□□

项　目		第2次	第3次	第4次*	第5次*
随访日期					
孕周(周)					
主　诉					
体重(kg)					
产科检查	宫底高度(cm)				
	腹围(cm)				
	胎位				
	胎心率(次/分钟)				
血压(mmHg)		/	/	/	/
血红蛋白(g/L)					

续表

尿蛋白				
其他辅助检查*				
分　类	1 未见异常　□ 2 异常________	1 未见异常　□ 2 异常________	1 未见异常　□ 2 异常________	1 未见异常　□ 2 异常________
指　导	1 个人卫生 2 膳食 3 心理 4 运动 5 其他____	1 个人卫生 2 膳食 3 心理 4 运动 5 自我监护 6 母乳喂养 7 其他____	1 个人卫生 2 膳食 3 心理 4 运动 5 自我监测 6 分娩准备 7 母乳喂养 8 其他____	1 个人卫生 2 膳食 3 心理 4 运动 5 自我监测 6 分娩准备 7 母乳喂养 8 其他____
转　诊	1 无 2 有　□ 原因：________ 机构及科室： ____________	1 无 2 有　□ 原因：________ 机构及科室： ____________	1 无 2 有　□ 原因：________ 机构及科室： ____________	1 无 2 有　□ 原因：________ 机构及科室： ____________
下次随访日期				
随访医生签名				

填表说明

(1)孕周：为此次随访时的妊娠周数。

(2)主诉：填写孕妇自述的主要症状和不适。

(3)体重：填写此次测量的体重。

(4)产科检查：按照要求进行产科检查，填写具体数值。

(5)血红蛋白、尿蛋白：填写血红蛋白、尿蛋白检测结果。

(6)其他检查：若有其他辅助检查，填写此处。

(7)分类：根据此次随访的情况，对孕妇进行分类，若发现异常，写明具体情况。

(8)指导：可以多选，未列出的其他指导请具体填写。

(9)转诊：若有需转诊的情况，具体填写。

(10)下次随访日期：根据孕妇情况确定下次随访日期，并告知孕妇。

(11)随访医生签名：随访完毕，核查无误后医生签名。

(12)第 4 次和第 5 次产前随访服务，应该在确定好的分娩医疗卫生机构或有助产资质的医疗卫生机构进行相应的检查，由乡镇卫生院和社区卫生服务中心提供健康管理服务和记录。

附件 3

产后访视记录表

姓名：　　　　　　　　　　　　　　　　　　　　　　　编号□□□-□□□□□

随访日期	年　　月　　日
体温	℃
一般健康情况	
一般心理状况	
血压	/　　　　mmHg
乳　房	1 未见异常　2 异常＿＿＿＿＿＿＿＿ □
恶　露	1 未见异常　2 异常＿＿＿＿＿＿＿＿ □
子　宫	1 未见异常　2 异常＿＿＿＿＿＿＿＿ □
伤　口	1 未见异常　2 异常＿＿＿＿＿＿＿＿ □
其　他	
分　类	1 未见异常　2 异常＿＿＿＿＿＿＿＿ □
指　导	1 个人卫生 2 心理 3 营养 4 母乳喂养 5 新生儿护理与喂养 6 其他＿＿＿＿＿＿ □/□/□/□/□
转　诊	1 无　2 有 □ 原因：＿＿＿＿＿＿＿＿ 机构及科室：＿＿＿＿＿＿＿＿
下次随访日期	
随访医生签名	

填表说明

(1)本表为产妇出院后 3~7 天内由医务人员到产妇家中进行产后检查时填写，产妇情况填写此表，新生儿情况填写“新生儿家庭访视表”。

(2)一般健康状况：对产妇一般情况进行检查，具体描述并填写。

(3)血压：测量产妇血压，填写具体数值。

(4)乳房、恶露、子宫、伤口：对产妇进行检查，若有异常，具体描述。

(5)分类：根据此次随访情况，对产妇进行分类，若为其他异常，具体写明情况。

(6)指导：可以多选，未列出的其他指导请具体填写。

(7)转诊：若有需转诊的情况，具体填写。

(8)随访医生签名：随访完毕，核查无误后随访医生签名。

附件 4

产后 42 天健康检查记录表

姓名：　　　　　　　　　　　　　　　　　　　　　　　　编号□□□-□□□□□

随访日期	年　　月　　日
一般健康情况	
一般心理状况	
血　压	/mmHg
乳　房	1 未见异常　2 异常________ □
恶　露	1 未见异常　2 异常________ □
子　宫	1 未见异常　2 异常________ □
伤　口	1 未见异常　2 异常________ □
其　他	
分　类	1 已恢复　2 未恢复________ □
指　导	1 性保健 2 避孕 3 婴儿喂养及营养 4 其他________ □/□/□/□/□
处　理	1 结案 2 转诊 原因：________ 机构及科室：________ □
随访医生签名	

填表说明

(1)一般健康状况：对产妇一般情况进行检查，具体描述并填写。

(2)血压：如有必要，测量产妇血压，填写具体数值。

(3)乳房、恶露、子宫、伤口：对产妇进行检查，若有异常，具体描述。

(4)分类：根据此次随访情况，对产妇进行分类，若为未恢复，具体写明情况。

(5)指导：可以多选，未列出的其他指导请具体填写。

(6)处理：若产妇已恢复正常，则结案。若有需转诊的情况，具体填写。

(7)随访医生签名：检查完毕，核查无误后检查医生签名。

第六节　老年人健康管理服务规范

一、服务对象

辖区内65岁及以上常住居民。

二、服务内容

每年为老年人提供1次健康管理服务，包括生活方式和健康状况评估、体格检查、辅助检查和健康指导。

(一)生活方式和健康状况评估

通过问诊及老年人健康状态自评了解其基本健康状况、体育锻炼、饮食、吸烟、饮酒、慢性疾病常见症状、既往所患疾病、治疗及目前用药和生活自理能力等情况。

(二)体格检查

包括体温、脉搏、呼吸、血压、身高、体重、腰围、皮肤、浅表淋巴结、心脏、肺部、腹部等常规体格检查，并对口腔、视力、听力和运动功能等进行粗测判断。

(三)辅助检查

包括血常规、尿常规、肝功能(血清谷草转氨酶、血清谷丙转氨酶和总胆红素)、肾功能(血清肌酐和血尿素氮)、空腹血糖、血脂和心电图检测。

(四)健康指导

告知健康体检结果并进行相应健康指导。

(1)对发现已确诊的原发性高血压和2型糖尿病等患者纳入相应的慢性病患者健康管理。

(2)对体检中发现有异常的老年人建议定期复查。

(3)进行健康生活方式以及疫苗接种、骨质疏松预防、防跌倒措施、意外伤害预防和自救等健康指导。

(4)告知或预约下一次健康管理服务的时间。

三、服务流程

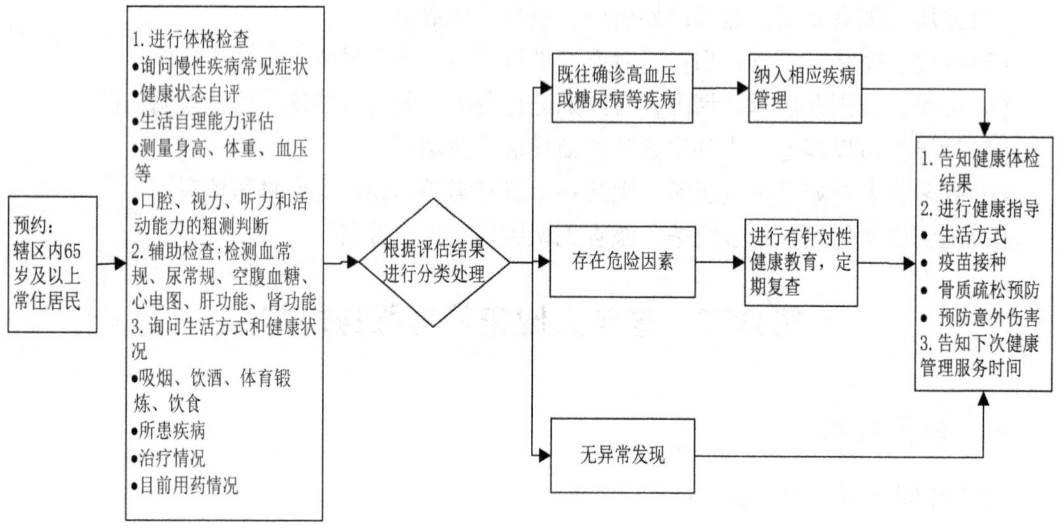

四、服务要求

(1)开展老年人健康管理服务的乡镇卫生院和社区卫生服务中心应当具备服务内容所需的基本设备和条件。

(2)加强与村(居)委会、派出所等相关部门的联系，掌握辖区内老年人口信息变化。加强宣传，告知服务内容，使更多的老年人愿意接受服务。

(3)每次健康检查后及时将相关信息记入健康档案。具体内容详见《城乡居民健康档案管理服务规范》健康体检表。对于已纳入相应慢病健康管理的老年人，本次健康管理服务可作为一次随访服务。

(4)积极应用中医药方法为老年人提供养生保健、疾病防治等健康指导。

五、考核指标

(1)老年人健康管理率=接受健康管理人数/年内辖区内65岁及以上常住居民数×100%。

(2)健康体检表完整率=抽查填写完整的健康体检表数/抽查的健康体检表数×100%。

六、附件

老年人生活自理能力评估表。

附件

老年人生活自理能力评估表

该表为自评表，根据下表中5个方面进行评估，将各方面判断评分汇总后，0~3分者为可自理；4~8分者为轻度依赖；9~18分者为中度依赖；≥19分者为不能自理。

评估事项、内容与评分	程度等级				
	可自理	轻度依赖	中度依赖	不能自理	判断评分
(1)进餐：使用餐具将饭菜送入口、咀嚼、吞咽等活动	独立完成	—	需要协助，如切碎、搅拌食物等	完全需要帮助	
评分	0	0	3	5	
(2)梳洗：梳头、洗脸、刷牙、剃须洗澡等活动	独立完成	能独立地洗头、梳头、洗脸、刷牙、剃须等；洗澡需要协助	在协助下和适当的时间内，能完成部分梳洗活动	完全需要帮助	
评分	0	1	3	7	
(3)穿衣：穿衣裤、袜子、鞋子等活动	独立完成	—	需要协助，在适当的时间内完成部分穿衣	完全需要帮助	
评分	0	0	3	5	
(4)如厕：小便、大便等活动及自控	不需协助，可自控	偶尔失禁，但基本上能如厕或使用便具	经常失禁，在很多提示和协助下尚能如厕或使用便具	完全失禁，完全需要帮助	
评分	0	1	5	10	
(5)活动：站立、室内行走、上下楼梯、户外活动	独立完成所有活动	借助较小的外力或辅助装置能完成站立、行走、上下楼梯等	借助较大的外力才能完成站立、行走，不能上下楼梯	卧床不起，活动完全需要帮助	
评分	0	1	5	10	
总评分					

第七节　高血压患者健康管理服务

一、服务对象

辖区内35岁及以上原发性高血压患者。

二、服务内容

（一）筛查

（1）对辖区内 35 岁及以上常住居民，每年在其第一次到乡镇卫生院、村卫生室、社区卫生服务中心（站）就诊时为其测量血压。

（2）对第一次发现收缩压≥140mmHg 和（或）舒张压≥90mmHg 的居民在去除可能引起血压升高的因素后预约其复查，非同日 3 次血压高于正常，可初步诊断为高血压。如有必要，建议转诊到上级医院确诊，2 周内随访转诊结果，对已确诊的原发性高血压患者纳入高血压患者健康管理。对可疑继发性高血压患者，及时转诊。

（3）建议高危人群每半年至少测量 1 次血压，并接受医务人员的生活方式指导。

（二）随访评估

对原发性高血压患者，每年要提供至少 4 次面对面的随访。

（1）测量血压并评估是否存在危急情况，如出现收缩压≥180mmHg 和（或）舒张压≥110mmHg；意识改变、剧烈头痛或头晕、恶心呕吐、视力模糊、眼痛、心悸、胸闷、喘憋不能平卧及处于妊娠期或哺乳期同时血压高于正常等危急情况之一，或存在不能处理的其他疾病时，须在处理后紧急转诊。对于紧急转诊者，乡镇卫生院、村卫生室、社区卫生服务中心（站）应在 2 周内主动随访转诊情况。

（2）若不需紧急转诊，询问上次随访到此次随访期间的症状。

（3）测量体重、心率，计算体质指数（BMI）。

（4）询问患者疾病情况和生活方式，包括心脑血管疾病、糖尿病、吸烟、饮酒、运动、摄盐情况等。

（5）了解患者服药情况。

（三）分类干预

（1）对血压控制满意（收缩压<140mmHg 且舒张压<90mmHg）、无药物不良反应、无新发并发症或原有并发症无加重的患者，预约进行下一次随访时间。

（2）对第一次出现血压控制不满意，即收缩压≥140mmHg 和（或）舒张压≥90mmHg，或出现药物不良反应的患者，结合其服药依从性，必要时增加现用药物剂量、更换或增加不同类的降压药物，2 周内随访。

（3）对连续两次出现血压控制不满意或药物不良反应难以控制以及出现新的并发症或原有并发症加重的患者，建议其转诊到上级医院，2 周内主动随访转诊情况。

（4）对所有的患者进行有针对性的健康教育，与患者一起制定生活方式改进目标并在下一次随访时评估进展。告诉患者出现哪些异常时应立即就诊。

（四）健康体检

对原发性高血压患者，每年进行 1 次较全面的健康检查，可与随访相结合。内容包括体温、脉搏、呼吸、血压、身高、体重、腰围、皮肤、浅表淋巴结、心脏、肺部、腹部等常规体格检查，并对口腔、视力、听力和运动功能等进行粗测判断。具体内容参照《城乡居民健康健康档案管理服务规范》健康体检表。

三、服务流程

（一）高血压筛查流程图

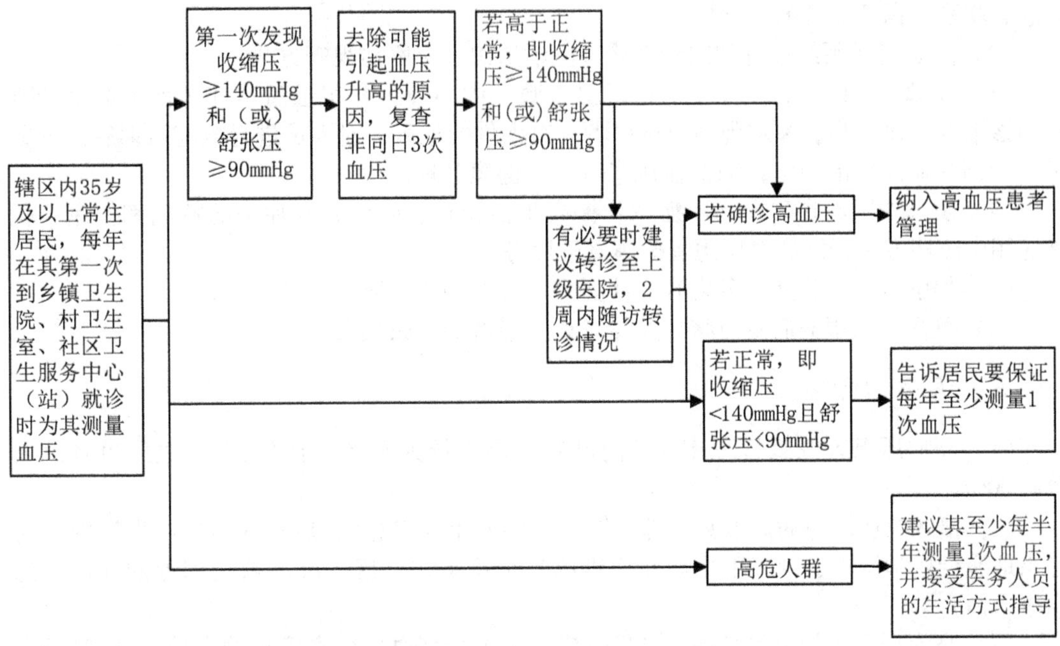

（二）高血压患者随访流程图

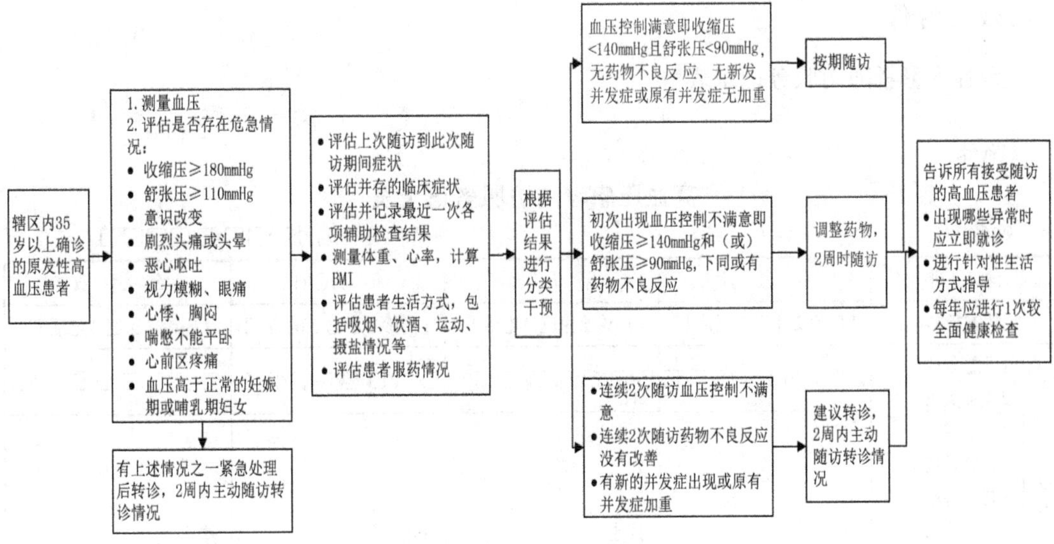

四、服务要求

（1）高血压患者的健康管理由医生负责，应与门诊服务相结合，对未能按照管理要求接受随访的患者，乡镇卫生院、村卫生室、社区卫生服务中心（站）医务人员应主动与患者联系，保证管理的连续性。

（2）随访包括预约患者到门诊就诊、电话追踪和家庭访视等方式。

（3）乡镇卫生院、村卫生室、社区卫生服务中心（站）可通过本地区社区卫生诊断和门诊服务等途径筛查和发现高血压患者。有条件的地区，对人员进行规范培训后，可参考《中国高血压防治指南》对高血压患者进行健康管理。

（4）发挥中医药在改善临床症状、提高生活质量、防治并发症中的特色和作用，积极应用中医药方法开展高血压患者健康管理服务。

（5）加强宣传，告知服务内容，使更多的患者和居民愿意接受服务。

（6）每次提供服务后及时将相关信息记入患者的健康档案。

五、考核指标

（1）高血压患者健康管理率=年内已管理高血压人数/年内辖区内高血压患者总人数×100%。

注：辖区高血压患病总人数估算：辖区常住成年人口总数×成年人高血压患病率（通过当地流行病学调查、社区卫生诊断获得或是选用本省（区、市）或全国近期高血压患病率指标）。

（2）高血压患者规范管理率=按照规范要求进行高血压患者管理的人数/年内管理高血压患者人数×100%。

（3）管理人群血压控制率=最近一次随访血压达标人数/已管理的高血压人数×100%。

六、附件

高血压患者随访服务记录表

附件

高血压患者随访服务记录表

姓名：　　　　　　　　　　　　　　　　　　　　　　　　编号□□□-□□□□□

随访日期		年　月　日	年　月　日	年　月　日	年　月　日
随访方式		1门诊 2家庭 3电话 □	1门诊 2家庭 3电话 □	1门诊 2家庭 3电话 □	1门诊 2家庭 3电话 □
症状	1 无症状 2 头痛头晕 3 恶心呕吐 4 眼花耳鸣 5 呼吸困难 6 心悸胸闷 7 鼻衄出血不止 8 四肢发麻 9 下肢水肿	□/□/□/□/□/□/□/□	□/□/□/□/□/□/□/□	□/□/□/□/□/□/□/□	□/□/□/□/□/□/□/□
		其他：	其他：	其他：	其他：

续表

体征	血压(mmHg)				
	体重(kg)	/	/	/	/
	体质指数	/	/	/	/
	心　率				
	其　他				
生活方式指导	日吸烟量(支)	/	/	/	/
	日饮酒量(两)	/	/	/	/
	运　动	次/周　分钟/次 次/周　分钟/次	次/周　分钟/次 次/周　分钟/次	次/周　分钟/次 次/周　分钟/次	次/周　分钟/次 次/周　分钟/次
	摄盐情况(咸淡)	轻/中/重　/轻/中/重	轻/中/重　/轻/中/重	轻/中/重　/轻/中/重	轻/中/重　/轻/中/重
	心理调整	1 良好　2 一般　3 差　□	1 良好　2 一般　3 差　□	1 良好　2 一般　3 差　□	1 良好　2 一般　3 差　□
	遵医行为	1 良好　2 一般　3 差　□	1 良好　2 一般　3 差　□	1 良好　2 一般　3 差　□	1 良好　2 一般　3 差　□
辅助检查 *					
服药依从性		1 规律 2 间断 3 不服药□	1 规律 2 间断 3 不服药□	1 规律 2 间断 3 不服药□	1 规律 2 间断 3 不服药□
药物不良反应		1 无 2 有________□	1 无 2 有________□	1 无 2 有________□	1 无 2 有________□
此次随访分类		1 控制满意 2 控制不满意 3 不良反应 4 并发症　□	1 控制满意 2 控制不满意 3 不良反应 4 并发症　□	1 控制满意 2 控制不满意 3 不良反应 4 并发症　□	1 控制满意 2 控制不满意 3 不良反应 4 并发症　□
用药情况	药物名称 1				
	用法用量	每日　次　每次　mg	每日　次　每次　mg	每日　次　每次　mg	每日　次　每次　mg
	药物名称 2				
	用法用量	每日　次　每次　mg	每日　次　每次　mg	每日　次　每次　mg	每日　次　每次　mg
	药物名称 3				
	用法用量	每日　次　每次　mg	每日　次　每次　mg	每日　次　每次　mg	每日　次　每次　mg
	其他药物				
	用法用量	每日　次　每次　mg	每日　次　每次　mg	每日　次　每次　mg	每日　次　每次　mg
转诊	原　因				
	机构及科别				
下次随访日期					
随访医生签名					

填表说明

（1）本表为高血压患者在接受随访服务时由医生填写。每年的健康体检后填写城乡居民健康档案管理服务规范的健康体检表。

（2）体征：体质指数=体重（kg）/身高的平方（m^2），体重和体质指数斜线前填写目前情况，斜线后下填写下次随访时应调整到的目标。如果是超重或是肥胖的高血压患者，要求每次随访时测量体重并指导患者控制体重；正常体重人群可每年测量一次体重及体质指数。如有其他阳性体征，请填写在“其他”一栏。

(3) 生活方式指导：在询问患者生活方式时，同时对患者进行生活方式指导，与患者共同制定下次随访目标。

日吸烟量：斜线前填写目前吸烟量，不吸烟填“0”，吸烟者写出每天的吸烟量“××支”，斜线后填写吸烟者下次随访目标吸烟量“××支”。

日饮酒量：斜线前填写目前饮酒量，不饮酒填“0”，饮酒者写出每天的饮酒量相当于白酒“××两”，斜线后填写饮酒者下次随访目标饮酒量相当于白酒“××两”。白酒1两相当于葡萄酒4两，黄酒半斤，啤酒1瓶，果酒4两。

运动：填写每周几次，每次多少分钟。即“××次/周，××分钟/次”。横线上填写目前情况，横线下填写下次随访时应达到的目标。

摄盐情况：斜线前填写目前摄盐的咸淡情况。根据患者饮食的摄盐情况，按咸淡程度在列出的“轻、中、重”之一上打“✓”分类，斜线后填写患者下次随访目标摄盐情况。

心理调整：根据医生印象选择对应的选项。

遵医行为：指患者是否遵照医生的指导去改善生活方式。

(4) 辅助检查：记录患者在上次随访到这次随访之间到各医疗机构进行的辅助检查结果。

(5) 服药依从性：“规律”为按医嘱服药，“间断”为未按医嘱服药，频次或数量不足，“不服药”即为医生开了处方，但患者未使用此药。

(6) 药物不良反应：如果患者服用的降压药物有明显的药物不良反应，具体描述哪种药物，何种不良反应。

(7) 此次随访分类：根据此次随访时的分类结果，由随访医生在4种分类结果中选择一项在“□”中填上相应的数字。“控制满意”意为血压控制满意，无其他异常、“控制不满意”意为血压控制不满意，无其他异常、“不良反应”意为存在药物不良反应、“并发症”意为出现新的并发症或并发症出现异常。如果患者同时并存几种情况，填写最严重的一种情况，同时结合上次随访情况确定患者下次随访时间，并告知患者。

(8) 用药情况：根据患者整体情况，为患者开具处方，并填写在表格中，写明用法、用量。

(9) 转诊：如果转诊要写明转诊的医疗机构及科室类别，如××市人民医院心内科，并在原因一栏写明转诊原因。

(10) 下次随访日期：根据患者此次随访分类，确定下次随访日期，并告知患者。

(11) 随访医生签名：随访完毕，核查无误后随访医生签署其姓名。

第八节　2型糖尿病患者健康管理服务规范

一、服务对象

辖区内35岁及以上2型糖尿病患者。

二、服务内容

（一）筛查

对工作中发现的2型糖尿病高危人群进行有针对性的健康教育，建议其每年至少测量1次空腹血糖，并接受医务人员的健康指导。

（二）随访评估

对确诊的2型糖尿病患者，每年提供4次免费空腹血糖检测，至少进行4次面对面随访。

（1）测量空腹血糖和血压，并评估是否存在危急情况，如出现血糖≥16.7mmol/L或血糖≤3.9mmol/L；收缩压≥180mmHg和/或舒张压≥110mmHg；有意识或行为改变、呼气有烂苹果样丙酮味、心悸、出汗、食欲减退、恶心、呕吐、多饮、多尿、腹痛、有深大呼吸、皮肤潮红；持续性心动过速（心率超过100次/分钟）；体温超过39摄氏度或有其他的突发异常情况，如视力突然骤降、妊娠期及哺乳期血糖高于正常等危险情况之一，或存在不能处理的其他疾病时，须在处理后紧急转诊。对于紧急转诊者，乡镇卫生院、村卫生室、社区卫生服务中心（站）应在2周内主动随访转诊情况。

（2）若不需紧急转诊，询问上次随访到此次随访期间的症状。

（3）测量体重，计算体质指数（BMI），检查足背动脉搏动。

（4）询问患者疾病情况和生活方式，包括心脑血管疾病、吸烟、饮酒、运动、主食摄入情况等。

（5）了解患者服药情况。

（三）分类干预

（1）对血糖控制满意（空腹血糖值<7.0mmol/L），无药物不良反应、无新发并发症或原有并发症无加重的患者，预约进行下一次随访。

（2）对第一次出现空腹血糖控制不满意（空腹血糖值≥7.0mmol/L）或药物不良反应的患者，结合其服药依从情况进行指导，必要时增加现有药物剂量、更换或增加不同类的降糖药物，2周内随访。

（3）对连续两次出现空腹血糖控制不满意或药物不良反应难以控制以及出现新的并发症或原有并发症加重的患者，建议其转诊到上级医院，2周内主动随访转诊情况。

（4）对所有的患者进行针对性的健康教育，与患者一起制定生活方式改进目标并在下一次随访时评估进展。告诉患者出现哪些异常时应立即就诊。

（四）健康体检

对确诊的2型糖尿病患者，每年进行1次较全面的健康体检，体检可与随访相结合。内容包括体温、脉搏、呼吸、血压、身高、体重、腰围、皮肤、浅表淋巴结、心脏、肺部、腹部等常规体格检查，并对口腔、视力、听力和运动功能等进行粗测判断。具体内容参照《城乡居民健康档案管理服务规范》健康体检表。

三、服务流程

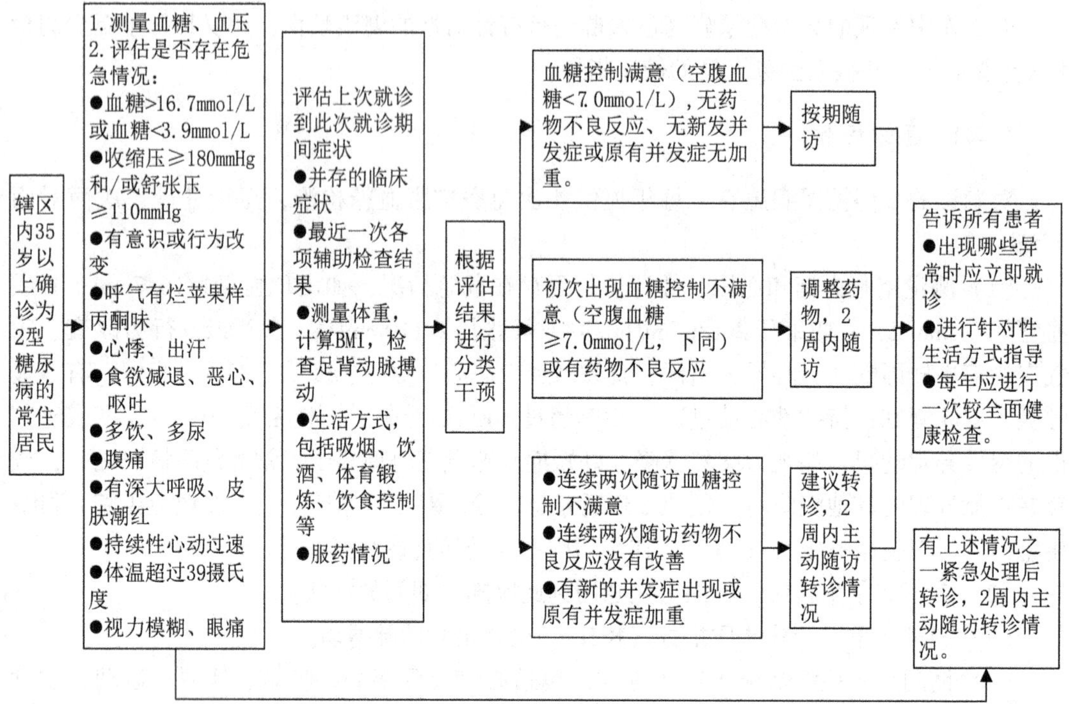

四、服务要求

（1）2型糖尿病患者的健康管理由医生负责，应与门诊服务相结合，对未能按照健康管理要求接受随访的患者，乡镇卫生院、村卫生室、社区卫生服务中心（站）应主动与患者联系，保证管理的连续性。

（2）随访包括预约患者到门诊就诊、电话追踪和家庭访视等方式。

（3）乡镇卫生院、村卫生室、社区卫生服务中心（站）要通过本地区社区卫生诊断和门诊服务等途径筛查和发现2型糖尿病患者，掌握辖区内居民2型糖尿病的患病情况。

（4）发挥中医药在改善临床症状、提高生活质量、防治并发症中的特色和作用，积极应用中医药方法开展糖尿病患者健康管理服务。

（5）加强宣传，告知服务内容，使更多的患者愿意接受服务。

（6）每次提供服务后及时将相关信息记入患者的健康档案。

五、考核指标

（1）糖尿病患者健康管理率=年内已管理糖尿病患者人数/年内辖区内糖尿病患者总人数×100%。

注：辖区内糖尿病患者总人数估算：辖区常住成年人口总数×成年人糖尿病患病率

(通过当地流行病学调查、社区卫生诊断获得或是选用本省（区、市）或全国近期2型糖尿病患病率指标)。

（2）糖尿病患者规范健康管理率=按照要求进行糖尿病患者健康管理的人数/年内管理糖尿病患者人数×100%。

（3）管理人群血糖控制率=最近一次随访空腹血糖达标人数/已管理的糖尿病患者人数×100%。

六、附件

2型糖尿病患者随访服务记录表

附件

2型糖尿病患者随访服务记录表

姓名：　　　　　　　　　　　　　　　　　　　　编号□□□-□□□□□

随访日期					
随访方式		1门诊 2家庭 3电话 □	1门诊 2家庭 3电话 □	1门诊 2家庭 3电话 □	1门诊 2家庭 3电话 □
症状	1 无症状 2 多饮 3 多食 4 多尿 5 视力模糊 6 感染 7 手脚麻木 8 下肢浮肿 9 体重明显下降	□/□/□/□/□/□/□/□ 其他	□/□/□/□/□/□/□/□ 其他	□/□/□/□/□/□/□/□ 其他	□/□/□/□/□/□/□/□ 其他
体征	血压(mmHg)				
	体重(kg)	/	/	/	/
	体质指数	/	/	/	/
	足背动脉搏动	1未触及 2触及 □	1未触及 2触及 □	1未触及 2触及 □	1未触及 2触及 □
	其　他				
生活方式指导	日吸烟量	/ 支	/ 支	/ 支	/ 支
	日饮酒量	/ 两	/ 两	/ 两	/ 两
	运　动	次/周　分钟/次 次/周　分钟/次	次/周　分钟/次 次/周　分钟/次	次/周　分钟/次 次/周　分钟/次	次/周　分钟/次 次/周　分钟/次
	主食(克/天)	/	/	/	/
	心理调整	1良好 2一般 3差 □	1良好 2一般 3差 □	1良好 2一般 3差 □	1良好 2一般 3差 □
	遵医行为	1良好 2一般 3差 □	1良好 2一般 3差 □	1良好 2一般 3差 □	1良好 2一般 3差 □

续表

辅助检查	空腹血糖值	____mmol/L	____mmol/L	____mmol/L	____mmol/L
	其他检查*	糖化血红蛋白____% 检查日期：___月___日 __________ __________ __________	糖化血红蛋白____% 检查日期：___月___日 __________ __________ __________	糖化血红蛋白____% 检查日期：___月___日 __________ __________ __________	糖化血红蛋白____% 检查日期：___月___日 __________ __________ __________
服药依从性		1规律 2间断 3不服药□	1规律 2间断 3不服药□	1规律 2间断 3不服药□	1规律 2间断 3不服药□
药物不良反应		1无 2有　□	1无 2有　□	1无 2有　□	1无 2有　□
低血糖反应		1无 2偶尔 3频繁　□	1无 2偶尔 3频繁　□	1无 2偶尔 3频繁　□	1无 2偶尔 3频繁　□
此次随访分类		1控制满意 2控制不满意 3不良反应 4并发症　□	1控制满意 2控制不满意 3不良反应 4并发症　□	1控制满意 2控制不满意 3不良反应 4并发症　□	1控制满意 2控制不满意 3不良反应 4并发症　□
用药情况	药物名称1				
	用法用量	每日　次　每次　mg	每日　次　每次　mg	每日　次　每次　mg	每日　次　每次　mg
	药物名称2				
	用法用量	每日　次　每次　mg	每日　次　每次　mg	每日　次　每次　mg	每日　次　每次　mg
	药物名称3				
	用法用量	每日　次　每次　mg	每日　次　每次　mg	每日　次　每次　mg	每日　次　每次　mg
	胰岛素	种类： 用法和用量：	种类： 用法和用量：	种类： 用法和用量：	种类： 用法和用量：
转诊	原　因				
	机构及科别				
下次随访日期					
随访医生签名					

填表说明

（1）本表为2型糖尿病患者在接受随访服务时由医生填写。每年的健康体检填写居民健康档案的健康体检表。

（2）体征：体质指数=体重（kg）/身高的平方（m^2），体重和体质指数斜线前填写目前情况，斜线后填写下次随访时应调整到的目标。如果是超重或是肥胖的患者，要求每次随访时测量体重并指导患者控制体重；正常体重人群可每年测量一次体重及体质指数。如有其他阳性体征，请填写在“其他”一栏。

（3）生活方式指导：在询问患者生活方式时，同时对患者进行生活方式指导，与患者共同制定下次随访目标。

日吸烟量：斜线前填写目前吸烟量，不吸烟填“0”，吸烟者写出每天的吸烟量“××支”，斜线后填写吸烟者下次随访目标吸烟量“××支”。

日饮酒量：斜线前填写目前饮酒量，不饮酒填“0”，饮酒者写出每天的饮酒量相当于白酒“××两”，斜线后填写饮酒者下次随访目标饮酒量相当于白酒“××两”。白酒1两相当于葡萄酒4两，黄酒半斤，啤酒1瓶，果酒4两。

运动：填写每周几次，每次多少分钟。即“××次/周，××分钟/次”。横线上填写目前情况，横线下填写下次随访时应达到的目标。

主食：根据患者的实际情况估算主食（米饭、面食、饼干等淀粉类食物）的摄入量。为每天各餐的合计量。

心理调整：根据医生印象选择对应的选项。

遵医行为：指患者是否遵照医生的指导去改善生活方式。

（4）辅助检查：为患者进行空腹血糖检查，记录检查结果。若患者在上次随访到此次随访之间到各医疗机构进行过糖化血红蛋白或其他辅助检查，应如实记录。

（5）服药依从性：“规律”为按医嘱服药，“间断”为未按医嘱服药，频次或数量不足，“不服药”即为医生开了处方，但患者未使用此药。

（6）药物不良反应：如果患者服用的降糖药物有明显的药物不良反应，具体描述哪种药物，何种不良反应。

（7）低血糖反应：根据上次随访到此次随访之间患者出现的低血糖反应情况。

（8）此次随访分类：根据此次随访时的分类结果，由责任医生在4种分类结果中选择一项在“□”中填上相应的数字。“控制满意”意为血糖控制满意，无其他异常、“控制不满意”意为血糖控制不满意，无其他异常、“不良反应”意为存在药物不良反应、“并发症”意为出现新的并发症或并发症出现异常。如果患者同时并存几种情况，填写最严重的一种情况，同时结合上次随访情况确定患者下次随访时间，并告知患者。

（9）用药情况：根据患者整体情况，为患者开具处方，并填写在表格中，写明用法、用量。

（10）转诊：如果转诊要写明转诊的医疗机构及科室类别，如××市人民医院心内科，并在原因一栏写明转诊原因。

（11）下次随访日期：根据患者此次随访分类，确定下次随访日期，并告知患者。

（12）随访医生签名：随访完毕，核查无误后随访医生签署其姓名。

第九节　重性精神疾病患者管理服务规范

一、服务对象

辖区内诊断明确、在家居住的重性精神疾病患者。重性精神疾病是指临床表现有幻觉、妄想、严重思维障碍、行为紊乱等精神病性症状，且患者社会生活能力严重受损的一组精神疾病。主要包括精神分裂症、分裂情感性障碍、偏执性精神病、双相障碍、癫痫所致精神障碍、精神发育迟滞伴发精神障碍。

二、服务内容

（一）患者信息管理

在将重性精神疾病患者纳入管理时，需由家属提供或直接转自原承担治疗任务的专业医疗卫生机构的疾病诊疗相关信息，同时为患者进行一次全面评估，为其建立一般居民健康档案，并按照要求填写重性精神疾病患者个人信息补充表。

（二）随访评估

对应管理的重性精神疾病患者每年至少随访 4 次，每次随访应对患者进行危险性评估；检查患者的精神状况，包括感觉、知觉、思维、情感和意志行为、自知力等；询问患者的躯体疾病、社会功能情况、服药情况及各项实验室检查结果等。其中，危险性评估分为6 级（0 级：无符合以下 1~5 级中的任何行为；1 级：口头威胁，喊叫，但没有打砸行为；2 级：打砸行为，局限在家里，针对财物。能被劝说制止；3 级：明显打砸行为，不分场合，针对财物；不能接受劝说而停止；4 级：持续的打砸行为，不分场合，针对财物或人，不能接受劝说而停止。包括自伤、自杀；5 级：持管制性危险武器的针对人的任何暴力行为，或者纵火、爆炸等行为，无论在家里还是公共场合）。

（三）分类干预

根据患者的危险性分级、精神症状是否消失、自知力是否完全恢复，工作、社会功能是否恢复，以及患者是否存在药物不良反应或躯体疾病情况对患者进行分类干预。

（1）病情不稳定患者。若危险性为 3~5 级或精神病症状明显、自知力缺乏、有急性药物不良反应或严重躯体疾病，对症处理后立即转诊到上级医院。必要时报告当地公安部门，协助送院治疗。对于未住院的患者，在精神专科医生、居委会人员、民警的共同协助下，2 周内随访。

（2）病情基本稳定患者。若危险性为 1~2 级，或精神症状、自知力、社会功能状况至少有一方面较差，首先应判断是病情波动或药物疗效不佳，还是伴有药物不良反应或躯体症状恶化。分别采取在规定剂量范围内调整现用药物剂量和查找原因对症治疗的措施，必要时与患者原主管医生取得联系，或在精神专科医生指导下治疗，经初步处理后观察 2 周，若情况趋于稳定，可维持目前治疗方案，3 个月时随访，若初步处理无效，则建议转诊到上级医院，2 周内随访转诊情况。

（3）病情稳定患者。若危险性为 0 级，且精神症状基本消失，自知力基本恢复，社会功能处于一般或良好，无严重药物不良反应，躯体疾病稳定，无其他异常，继续执行上级医院制定的治疗方案，3 个月时随访。

（4）每次随访根据患者病情的控制情况，对患者及其家属进行有针对性的健康教育和生活技能训练等方面的康复指导，对家属提供心理支持和帮助。

（四）健康体检

在患者病情许可的情况下，征得监护人与患者本人同意后，每年进行 1 次健康检查，可与随访相结合。内容包括一般体格检查、血压、体重、血常规（含白细胞分类）、转氨酶、血糖、心电图。

三、服务流程

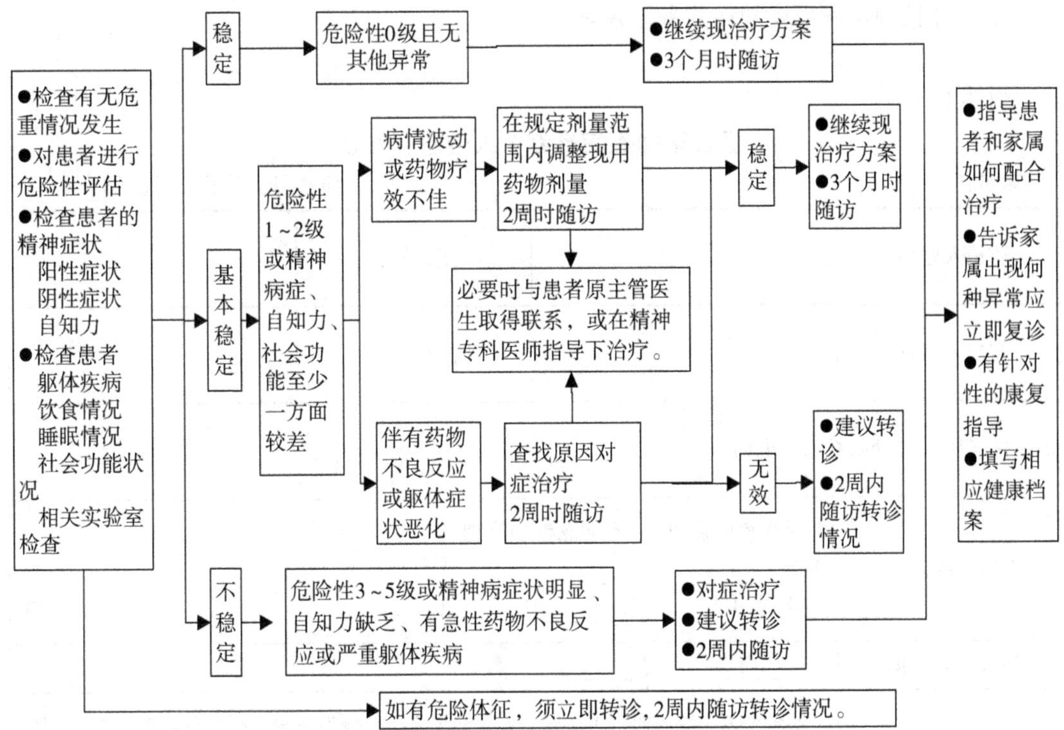

四、服务要求

（1）配备接受过重性精神疾病管理相关培训的专（兼）职人员，开展相关健康管理工作。

（2）与相关部门加强联系，及时为辖区内新发现的重性精神疾病患者建立健康档案并按时更新。

（3）随访包括预约患者到门诊就诊、电话追踪和家庭访视等方式。

（4）加强宣传，鼓励和帮助病人进行生活功能康复训练，指导患者参与社会活动，接受职业训练。

五、考核指标

（1）重性精神疾病患者管理率＝所有登记在册的确诊重性精神疾病患者数/（辖区内15岁及以上人口总数×患病率）×100%。

（2）重性精神疾病患者规范管理率＝每年按照规范要求进行管理的确诊重性精神疾病患者数/所有登记在册的确诊重性精神疾病患者数×100%。

（3）重性精神疾病患者稳定率＝最近一次随访时分类为病情稳定的患者数/所有登记在册的确诊重性精神疾病患者数×100%。

六、附件

1. 重性精神疾病患者个人信息补充表
2. 重性精神疾病患者随访服务记录表

附件1

重性精神疾病患者个人信息补充表

姓名：　　　　　　　　　　　　　　　　　　　　　　　　　　　　　编号□□□-□□□□□

监护人姓名		与患者关系	
监护人住址		监护人电话	
辖区村（居）委会联系人、电话			
知情同意	1 同意参加管理　0 不同意参加管理 签字：__________ 签字时间______年_____月_____日　□		
初次发病时间	_____年_____月_____日		
既往主要症状	1 幻觉　2 交流困难　3 猜疑　4 喜怒无常　5 行为怪异　6 兴奋话多　7 伤人毁物　8 悲观厌世　9 无故外走　10 自语自笑　11 孤僻懒散　12 其他______ □/□/□/□/□/□/□/□/□/□/□/□		
既往治疗情况	门诊	1 未治　2 间断门诊治疗　3 连续门诊治疗　□ 首次抗精神病药治疗时间______年___月___日	
	住院	曾住精神专科医院/综合医院精神专科_____次	
目前诊断情况	诊断__________确诊医院__________确诊日期__________		
最近一次治疗效果	1 痊愈　2 好转　3 无变化　4 加重　□		
患病对家庭社会的影响	1 轻度滋事______次　2 肇事______次　3 肇祸______次 4 自伤______次　5 自杀未遂______次　6 无		
关锁情况	1 无关锁　2 关锁　3 关锁已解除　□		
经济状况	1 贫困，在当地贫困线标准以下　2 非贫困　3 不详　□		

续表

专科医生的意见 （如果有请记录）			
填表日期	年　月　日	医 生 签 字	

填表说明

（1）对于重性精神疾病患者，在建立居民健康档案时，除填写个人基本信息表外，还应填写此表。在随访中发现个人信息有所变更时，要及时变更。

（2）监护人姓名：法律规定的、目前行使监护职责的人。

（3）监护人住址及监护人电话：填写患者监护人目前的居住地址及可以随时联系的电话。

（4）初次发病时间：患者首次出现精神症状的时间，尽可能精确，可只填写到年份。

（5）既往主要症状：根据患者从第一次发病到填写此表之时的情况，填写患者曾出现过的主要症状。

（6）既往治疗情况：根据患者接受的门诊和住院治疗情况填写。首次抗精神病药治疗时间，尽可能精确，可只填写到年份。若未住过精神专科医院或综合医院精神科，填写“0”，住过院的填写次数。

（7）目前诊断情况：填写患者目前所患精神疾病的诊断名称，并填写确诊医院名称和日期。

（8）患病对家庭社会的影响：根据患者从第一次发病到填写此表之时的情况，若未发生过，填写“0”；若发生过，填写相应的次数。

轻度滋事：是指公安机关出警但仅作一般教育等处理的案情，例如患者打、骂他人或者扰乱秩序，但没有造成生命财产损害的，属于此类。

肇事：是指患者的行为触犯了我国《治安管理处罚法》但未触犯《刑法》，例如患者有行凶伤人毁物等，但未导致被害人轻、重伤的。

肇祸：是指患者的行为触犯了《刑法》，属于犯罪行为的。

（9）关锁情况：关锁指出于非医疗目的，使用某种工具（如绳索、铁链、铁笼等）限制患者的行动自由。

（10）经济状况：指患者经济状况。贫困指低保户。

（11）专科医生意见：是指建档时由家属提供或患者原治疗医疗机构提供的精神专科医生的意见。如没有相关信息则填写“无”。

附件 2

重性精神疾病患者随访服务记录表

姓名：　　　　　　　　　　　　　　　　　　　　　编号□□□-□□□□□

<table>
<tr><td>随访日期</td><td colspan="3">______年______月____日</td></tr>
<tr><td>危险性</td><td colspan="3">0（0 级）　1（1 级）　2（2 级）　3（3 级）　4（4 级）　5（5 级）　□</td></tr>
<tr><td>目前症状</td><td colspan="3">1 幻觉　2 交流困难　3 猜疑　4 喜怒无常　5 行为怪异　6 兴奋话多　7 伤人毁物　8 悲观厌世　9 无故外走　10 自语自笑　11 孤僻懒散　12 其他__________
□/□/□/□/□/□/□/□/□/□/□/□</td></tr>
<tr><td>自知力</td><td colspan="3">1 自知力完全　2 自知力不全　3 自知力缺失　□</td></tr>
<tr><td>睡眠情况</td><td colspan="3">1 良好　2 一般　3 较差　□</td></tr>
<tr><td>饮食情况</td><td colspan="3">1 良好　2 一般　3 较差　□</td></tr>
<tr><td rowspan="5">社会
功能
情况</td><td>个人生活料理</td><td colspan="2">1 良好　2 一般　3 较差　□</td></tr>
<tr><td>家务劳动</td><td colspan="2">1 良好　2 一般　3 较差　□</td></tr>
<tr><td>生产劳动及工作</td><td colspan="2">1 良好　2 一般　3 较差　9 此项不适用　□</td></tr>
<tr><td>学习能力</td><td colspan="2">1 良好　2 一般　3 较差　□</td></tr>
<tr><td>社会人际交往</td><td colspan="2">1 良好　2 一般　3 较差　□</td></tr>
<tr><td>患病对家庭社会的影响</td><td colspan="3">1 轻度滋事________次　2 肇事________次　3 肇祸________次
4 自伤________次　5 自杀未遂________次　6 无</td></tr>
<tr><td>关锁情况</td><td colspan="3">1 无关锁　2 关锁　3 关锁已解除　□</td></tr>
<tr><td>住院情况</td><td colspan="3">0 从未住院　1 目前正在住院　2 既往住院，现未住院
末次出院时间________年____月____日　□</td></tr>
<tr><td>实验室检查</td><td colspan="3">1 无　2 有________________　□</td></tr>
<tr><td>服药依从性</td><td colspan="3">1 规律　2 间断　3 不服药　□</td></tr>
<tr><td>药物不良反应</td><td colspan="3">1 无　2 有________________　□</td></tr>
<tr><td>治疗效果</td><td colspan="3">1 痊愈　2 好转　3 无变化　4 加重　□</td></tr>
<tr><td>是否转诊</td><td colspan="3">1 否　2 是
转诊原因：________________________
转诊至机构及科室：________________________　□</td></tr>
<tr><td rowspan="3">用药情况</td><td>药物 1：</td><td>用法：每日（月）　次</td><td>每次剂量　mg</td></tr>
<tr><td>药物 2：</td><td>用法：每日（月）　次</td><td>每次剂量　mg</td></tr>
<tr><td>药物 3：</td><td>用法：每日（月）　次</td><td>每次剂量　mg</td></tr>
<tr><td>康复措施</td><td colspan="3">1 生活劳动能力　2 职业训练　3 学习能力　4 社会交往　5 其他__________
□/□/□/□</td></tr>
</table>

续表

本次随访分类	1 不稳定　2 基本稳定　3 稳定　0 未访到		□
下次随访日期	＿＿年＿月＿＿日	随访医生签名	

填表说明

（1）目前症状：填写从上次随访到本次随访期间发生的情况。

（2）自知力：是患者对其自身精神状态的认识能力。

自知力完全：患者精神症状消失，真正认识到自己有病，能透彻认识到哪些是病态表现，并认为需要治疗。

自知力不全：患者承认有病，但缺乏正确认识和分析自己病态表现的能力。

自知力缺失：患者否认自己有病。

（3）患病对家庭社会的影响：填写从上次随访到本次随访期间发生的情况。若未发生过，填写“0”；若发生过，填写相应的次数。

（4）实验室检查：记录从上次随访到此次随访期间的实验室检查结果，包括在上级医院或其他医院的检查。

（5）服药依从性：“规律”为按医嘱服药，“间断”为未按医嘱服药，服药频次或数量不足，“不服药”即为医生开了处方，但患者未使用此药。

（6）药物不良反应：如果患者服用的药物有明显的药物不良反应，应具体描述哪种药物，以及何种不良反应。

（7）此次随访分类：根据从上次随访到此次随访期间患者的总体情况进行选择。未访到指本次随访阶段因各种情况未能直接或间接访问到患者。

（8）是否转诊：根据患者此次随访的情况，确定是否要转诊，若给出患者转诊建议，填写转诊医院的具体名称。

（9）用药情况：根据患者的总体情况，填写患者即将服用的抗精神病药物名称，并写明用法。

（10）康复措施：根据患者此次随访的情况，给出应采取的康复措施，可以多选。

（11）下次随访日期：根据患者的情况确定下次随访时间，并告知患者和家属。

第十节　传染病及突发公共卫生事件报告和处理服务规范

一、服务对象

辖区内服务人口。

二、服务内容

（一）传染病疫情和突发公共卫生事件风险管理

在疾病预防控制机构和其他专业机构指导下，乡镇卫生院、村卫生室和社区卫生服务中心（站）协助开展传染病疫情和突发公共卫生事件风险排查、收集和提供风险信息，参与风险评估和应急预案制（修）订。突发公共卫生事件是指突然发生，造成或者可能造成社会公众健康严重损害的重大传染病疫情、群体性不明原因疾病、重大食物和职业中毒以及其他严重影响公众健康的事件。

（二）传染病和突发公共卫生事件的发现、登记

乡镇卫生院、村卫生室和社区卫生服务中心（站）应规范填写门诊日志、入/出院登记本、X 线检查和实验室检测结果登记本。首诊医生在诊疗过程中发现传染病病人及疑似病人后，按要求填写《中华人民共和国传染病报告卡》；如发现或怀疑为突发公共卫生事件时，按要求填写《突发公共卫生事件相关信息报告卡》。

（三）传染病和突发公共卫生事件相关信息报告

（1）报告程序与方式。具备网络直报条件的机构，在规定时间内进行传染病和/或突发公共卫生事件相关信息的网络直报；不具备网络直报条件的，按相关要求通过电话、传真等方式进行报告，同时向辖区县级疾病预防控制机构报送《传染病报告卡》和/或《突发公共卫生事件相关信息报告卡》。

（2）报告时限。发现甲类传染病和乙类传染病中的肺炭疽、传染性非典型肺炎、脊髓灰质炎、人感染高致病性禽流感病人或疑似病人，或发现其他传染病、不明原因疾病暴发和突发公共卫生事件相关信息时，应按有关要求于 2 小时内报告。发现其他乙、丙类传染病病人、疑似病人和规定报告的传染病病原携带者，应于 24 小时内报告。

（3）订正报告和补报。发现报告错误，或报告病例转归或诊断情况发生变化时，应及时对《传染病报告卡》和/或《突发公共卫生事件相关信息报告卡》等进行订正；对漏报的传染病病例和突发公共卫生事件，应及时进行补报。

（四）传染病和突发公共卫生事件的处理

（1）病人医疗救治和管理。按照有关规范要求，对传染病病人、疑似病人采取隔离、医学观察等措施，对突发公共卫生事件伤者进行急救，及时转诊，书写医学记录及其他有关资料并妥善保管。

（2）传染病密切接触者和健康危害暴露人员的管理。协助开展传染病接触者或其他健康危害暴露人员的追踪、查找，对集中或居家医学观察者提供必要的基本医疗和预防服务。

（3）流行病学调查。协助对本辖区病人、疑似病人和突发公共卫生事件开展流行病学调查，收集和提供病人、密切接触者、其他健康危害暴露人员的相关信息。

（4）疫点疫区处理。做好医疗机构内现场控制、消毒隔离、个人防护、医疗垃圾和污水的处理工作。协助对被污染的场所进行卫生处理，开展杀虫、灭鼠等工作。

（5）应急接种和预防性服药。协助开展应急接种、预防性服药、应急药品和防护用品分发等工作，并提供指导。

（6）宣传教育。根据辖区传染病和突发公共卫生事件的性质和特点，开展相关知识技能和法律法规的宣传教育。

（五）协助上级专业防治机构做好结核病和艾滋病患者的宣传、指导服务以及非住院病人的治疗管理工作，相关技术要求参照有关规定

三、服务流程

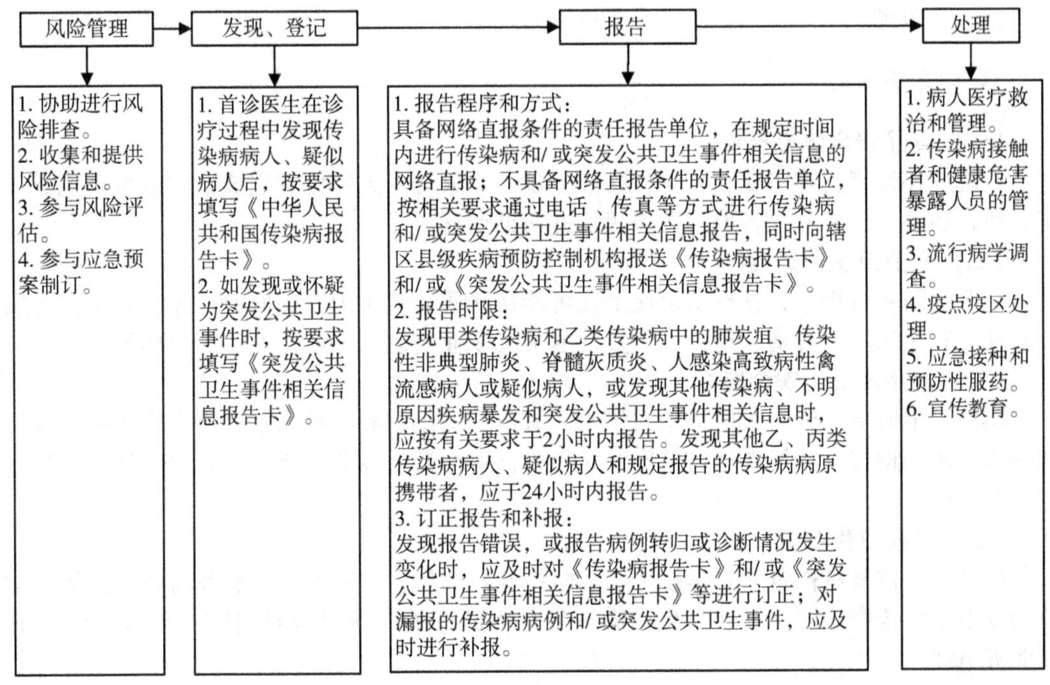
风险管理
发现、登记
报告
处理
1. 协助进行风险排查。
2. 收集和提供风险信息。
3. 参与风险评估。
4. 参与应急预案制订。
1. 首诊医生在诊疗过程中发现传染病病人、疑似病人后，按要求填写《中华人民共和国传染病报告卡》。
2. 如发现或怀疑为突发公共卫生事件时，按要求填写《突发公共卫生事件相关信息报告卡》。
1. 报告程序和方式：
具备网络直报条件的责任报告单位，在规定时间内进行传染病和/或突发公共卫生事件相关信息的网络直报；不具备网络直报条件的责任报告单位，按相关要求通过电话、传真等方式进行传染病和/或突发公共卫生事件相关信息报告，同时向辖区县级疾病预防控制机构报送《传染病报告卡》和/或《突发公共卫生事件相关信息报告卡》。
2. 报告时限：
发现甲类传染病和乙类传染病中的肺炭疽、传染性非典型肺炎、脊髓灰质炎、人感染高致病性禽流感病人或疑似病人，或发现其他传染病、不明原因疾病暴发和突发公共卫生事件相关信息时，应按有关要求于2小时内报告。发现其他乙、丙类传染病病人、疑似病人和规定报告的传染病病原携带者，应于24小时内报告。
3. 订正报告和补报：
发现报告错误，或报告病例转归或诊断情况发生变化时，应及时对《传染病报告卡》和/或《突发公共卫生事件相关信息报告卡》等进行订正；对漏报的传染病病例和/或突发公共卫生事件，应及时进行补报。
1. 病人医疗救治和管理。
2. 传染病接触者和健康危害暴露人员的管理。
3. 流行病学调查。
4. 疫点疫区处理。
5. 应急接种和预防性服药。
6. 宣传教育。

四、服务要求

（1）乡镇卫生院、村卫生室和社区卫生服务中心（站）应按照《中华人民共和国传染病防治法》、《突发公共卫生事件应急条例》、《国家突发公共卫生事件应急预案》等法律法规要求，建立健全传染病和突发公共卫生事件报告管理制度，协助开展传染病和突发公共卫生事件的报告和处置。

（2）乡镇卫生院、村卫生室和社区卫生服务中心（站）要配备专（兼）职人员负责传染病疫情及突发公共卫生报告管理工作，定期对工作人员进行相关知识和技能的培训。

（3）乡镇卫生院、村卫生室和社区卫生服务中心（站）要做好相关服务记录，《传染病报告卡》和《突发公共卫生事件相关信息报告卡》应至少保留3年。

五、考核指标

（1）传染病疫情报告率=报告卡片数/登记传染病病例数×100%。

（2）传染病疫情报告及时率=报告及时的病例数/报告传染病病例数×100%。

（3）突发公共卫生事件相关信息报告率=及时报告的突发公共卫生事件相关信息数/应报告突发公共卫生事件相关信息数×100%。

第十一节　卫生监督协管服务规范

一、服务对象

辖区内居民。

二、服务内容

（一）食品安全信息报告

发现或怀疑有食物中毒、食源性疾病、食品污染等对人体健康造成危害或可能造成危害的线索和事件，及时报告卫生监督机构并协助调查。

（二）职业卫生咨询指导

在医疗服务过程中，发现从事接触或可能接触职业危害因素的服务对象，并对其开展针对性的职业病防治咨询、指导，对发现的可疑职业病患者向职业病诊断机构报告。

（三）饮用水卫生安全巡查

协助卫生监督机构对农村集中式供水、城市二次供水和学校供水进行巡查，协助开展饮用水水质抽检服务，发现异常情况及时报告；协助有关专业机构对供水单位从业人员开展业务培训。

（四）学校卫生服务

协助卫生监督机构定期对学校传染病防控开展巡访，发现问题隐患及时报告；指导学校设立卫生宣传栏，协助开展学生健康教育。协助有关专业机构对校医（保健教师）开展业务培训。

（五）非法行医和非法采供血信息报告

定期对辖区内非法行医、非法采供血开展巡访，发现相关信息及时向卫生监督机构报告。

三、服务流程

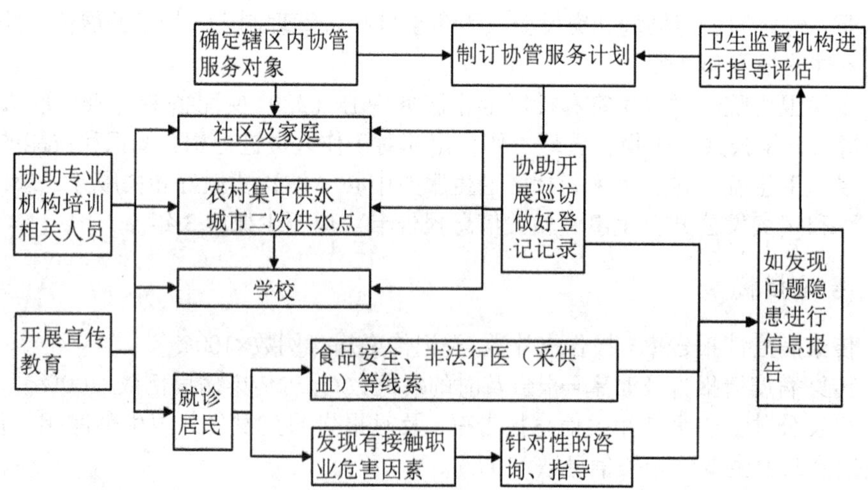

四、服务要求

(1) 县（区）级卫生行政部门要建立健全各项协管工作制度和管理规定，为基层医疗卫生机构开展卫生监督协管工作创造良好的条件。

(2) 县（区）卫生监督机构要采用在乡镇、社区设派出机构或派出人员等多种方式，加强对基层医疗卫生机构开展卫生监督协管的指导、培训并参与考核评估。

(3) 乡镇卫生院、社区卫生服务中心要建立健全卫生监督协管服务有关工作制度，配备专（兼）人员负责卫生监督协管服务工作，明确责任分工。有条件的地区可以实行零报告制度。

(4) 要按照国家法律、法规及有关管理规范的要求提供卫生监督协管服务，及时做好相关工作记录，记录内容应齐全完整、真实准确、书写规范。

五、考核指标

(1) 卫生监督协管信息报告率＝报告的事件或线索次数/发现的事件或线索次数×100%。

注：报告事件或线索包括食品安全、饮用水卫生安全、学校卫生、非法行医和非法采供血。

(2) 协助开展的饮用水卫生安全、学校卫生、非法行医和非法采供血实地巡查次数。

六、附件

(1) 卫生监督协管信息登记报告表

(2) 卫生监督协管巡查登记表

附件 1

卫生监督协管信息报告登记表

机构名称：

序号	发现时间	信息类别	信息内容	报告时间	报告人

注：(1) 信息类别：食品安全、饮用水卫生、职业病危害、学校卫生、非法行医（采供血）。

(2) 信息内容：注明发现问题（隐患）的地点、内容等有关情况简单描述。

附表 2

卫生监督协管巡查登记表

机构名称　　　　　　　　　　　　　　　　　　　　　　　　　　　年度

序号	巡查地点与内容	发现的主要问题	巡查日期	巡查人	备注

注：对饮用水卫生安全、学校卫生、非法行医（采供血）开展巡查，填写本表。备注栏填写发现问题后的处置方式（如报告卫生监督机构或帮助整改等内容）。

第二编　社区常见症状及常见急重症的院前急救

第一章　社区常见症状的判断、处理和转诊

第一节　发　　热

发热是人体对于致病因子的一种全身性反应。正常人在体温调节中枢调控下，机体的产热和散热过程保持相对平衡，当机体在致热原的作用下或体温调节中枢的功能发生障碍时，产热增加或散热减少，导致体温升高超过正常范围，称为发热。

正常人体温为36℃~38℃，一天之内略有波动，通常下午体温较早晨略高，但24小时内波动范围≤1℃。只要患者体温超过正常范围，即可认定为发热。

按体温的高低，发热分为：低热（37.3℃~38℃）、中热（38.1℃~39℃）、高热（39℃~41℃）和超高热（41℃以上）。

【病因分析】

发热的病因，临床上常分为感染性发热和非感染性发热两大类。

一、感染性发热

感染性疾病是引起发热的最常见原因。细菌、病毒、真菌、支原体等病原微生物及寄生虫感染均可引起发热。

（1）病毒性疾病，如流行性感冒、其他上呼吸道感染、流行性乙型脑炎、麻疹、流行性腮腺炎、水痘等。值得注意的是，近几年发生的由病毒引起的疾病，如传染性非典型肺炎、手足口病、人感染高致病性禽流感、甲型H1N1流感等发热通常是最早、最主要的症状。

（2）细菌性疾病，如肺炎球菌性肺炎、急性细菌性痢疾、尿道炎、肾盂肾炎、胆囊炎、鼻窦炎、丹毒、伤寒、结核病、细菌性心内膜炎、败血症等。这类疾病往往具有比较明确的“定位”症状和体征。如呼吸道感染会伴有咳嗽、咳痰、咽痛、胸痛、呼吸困难等症状，以及咽部充血、扁桃体肿大、呼吸音异常、干湿性罗音等体征；消化道感染会伴有恶心、呕吐、腹痛、腹泻等症状，以及肠鸣音亢进、腹部压痛等体征；泌尿系感染会伴有尿急、尿频、尿痛、尿不尽感、尿液混浊、肉眼血尿等症状，以及腰部压痛、叩击痛、输尿管走行区压痛、尿道口溢脓等体征；胆道系统感染常有右上腹绞痛、恶心、呕吐、黄疸等症状，以及右上腹压痛、墨非（Murphy）征阳性等体征；鼻窦感染可有头痛、鼻塞、流黄色脓涕等症状，以及鼻窦压痛等体征。

（3）支原体感染性疾病，如支原体肺炎等。

（4）立克次体感染性疾病，如斑疹伤寒等。

（5）螺旋体感染性疾病，如钩端螺旋体、回归热等。

（6）真菌感染性疾病，如念珠菌病、隐球菌病、放线菌病等。

（7）寄生虫感染性疾病，如疟疾、急性血吸虫病、阿米巴病肝等。

二、非感染性发热

除了感染性疾病因素外，下列原因也可以引起发热，通常称为非感染性发热，临床上应注意鉴别。

（1）无菌坏死物质的吸收：①机械性、物理或化学性损害，如大面积烧伤、外科大手术后、软组织损伤、内出血、大血肿等。②因血管栓塞或血栓形成而引起的心肌、肺、脾等内脏梗死或肢体坏死；③组织坏死与细胞破坏如癌、白血病、淋巴瘤、溶血反应等。一般为中等程度的发热，持续3~5天后自行消退。

（2）抗原-抗体反应，如风湿热、血清病、药物热、结缔组织病等。

（3）内分泌与代谢疾病，如甲状腺功能亢进、重度脱水等。

（4）皮肤散热减少，如广泛性皮炎、鱼鳞病等，一般为低热。

（5）体温调节中枢功能失常：①物理性，如中暑、日射病；②化学性，如重度安眠药中毒；③机械性，如脑出血、脑震荡、颅骨骨折等。高热无汗是这类发热的特点。

（6）自主神经功能紊乱多为低热，常伴有自主神经功能紊乱的其他表现。

【处理原则】

一、病因处理

针对发热的病因进行积极的处理，是解决发热的根本办法。例如，感染性发热，根据感染源不同选择有效抗生素进行治疗；脱水的患者积极进行补液；发生药物反应时立即停用药物并进行抗过敏治疗等。

二、降温处理

对于感染性发热而言，发热本身是机体免疫系统清除感染源的表现之一，除非高热以及患者严重不适、强烈要求外，通常不急于使用退热药物，但一定要告知患者，并取得患者的理解。常用降温方法有如下几种：

（1）物理降温：①使用冰袋，将冰袋置于头部、腋窝及腹股沟部，冰袋要用干毛巾包裹后使用。②酒精擦浴，用35%~50%乙醇溶液擦浴。擦拭过程中，如有寒战、面色苍白或脉搏、呼吸不正常，应立即停止操作。

（2）药物降温。高热患者可以使用的药物有：阿司匹林，0.3~0.6g，口服，必要时每4小时一次；双氯芬酸钠栓，25~50mg，肛塞；安痛定注射液2ml，肌肉注射；高热不退的，还可考虑使用糖皮质激素如地塞米松等，注意老年人及婴幼儿用量酌减，避免大量出汗后虚脱。

（3）休息。患者需卧床休息，多饮水，给予清淡、易消化饮食。

【转诊指导】

（1）高热持续不退。

（2）病情危重，伴有神志不清、休克、心力衰竭、严重心律失常、呼吸衰竭、黄疸等严重并发症者。

（3）部分非感染性疾病引起的发热，如风湿性疾病、血液病、心肌梗塞、恶性肿瘤等，需要到上级医院或专科医院做进一步诊治。

（4）原因不明的发热，需要到上级综合医院进一步检查。

第二节　头　　痛

头痛是指额、顶、颞及枕部的疼痛。可见于多种疾病，大部分无特殊意义，如全身感染发热性疾病往往伴有头痛。精神紧张、过度疲劳也可有头痛。但反复发作或持续的头痛，可能是某些器质性疾病的信号。遇到头痛的患者，可根据头痛的性质、部位、程度和伴随症状，分析引起头痛的真正原因，及时正确处理。

【病因分析】

一、全身系统疾病所致头痛，如急性感染性疾病，往往伴有发热

（1）头痛伴有发热、咳嗽、咳痰、胸痛等呼吸系统症状，应考虑上呼吸道感染、流行性感冒、支气管炎、肺炎等可能，可行胸部X线等检查。

（2）头痛伴有发热、食欲减退、右上腹疼痛等消化系统症状，应考虑急性肝炎、胆道感染等可能，应行肝胆B超等检查。

二、颅脑病变所致头痛，往往伴有呕吐

（1）头痛剧烈，伴放射性呕吐，颈项强直、抽搐甚至昏迷，应考虑脑膜炎、脑炎、脑膜脑炎可能，应行颅脑CT、脑脊液检查。

（2）头痛，先有其他部位化脓性病灶，如中耳炎，随后出现头痛、发热、呕吐等症状，应考虑脑脓肿可能，应行颅脑CT检查。

（3）剧烈头痛，伴有呕吐、颈项强直、克尼格（Kernig）征阳性，应考虑蛛网膜下腔出血可能，应行颅脑CT检查。

（4）头痛，伴有呕吐，病理征阳性，尤其是由高血压病史的中老年人，应考虑脑出血、脑血栓形成、脑栓塞等脑血管病可能，应及时行颅脑CT检查。

（5）头痛，逐渐加重，伴有呕吐、视力减退或脑神经损害等局部定位症状、眼底视乳头水肿，应想到脑肿瘤、颅内转移瘤、颅内包虫病等占位性病变可能，应行颅脑CT检查。

三、五官疾病所致头痛

（1）前额部疼痛，晨起时为重，流脓鼻涕，鼻窦区有压痛，可为鼻窦炎所致，应行鼻窦X线或CT检查，有助于诊断。

（2）头痛主要位于颞部，有外耳道流脓史，伴有发热、乳突区疼痛及压痛，应考虑化脓性中耳炎或耳源性脑脓肿。

（3）单侧剧烈头痛，伴视力锐减、眼球胀痛、结膜高度充血、角膜混浊者，应想到急性青光眼的可能。

（4）牙髓炎所致头痛，常为持久的搏动性痛，病齿往往有叩痛，诊断不难。

（5）头痛，伴有相应的鼻、咽、喉部症状、体征，可考虑相应的急性咽炎、扁桃体炎、急性鼻炎、肿瘤等疾病。进一步检查可明确诊断。

四、外伤后头痛

（1）头部外伤后短时间昏迷，清醒后头痛，检查无神经损害局灶体征，可能为脑震荡。

（2）伤后头痛，逐渐加重，甚至出现昏迷，可为颅内血肿或脑挫裂伤所致，应行颅脑 CT 检查。

（3）头部外伤后遗留长时间头痛、头晕，可能系脑外伤后综合征。

五、其他常见病因所致头痛

（1）头痛、头晕，伴血压增高者，常为高血压症。

（2）长期头痛、焦虑、失眠、记忆力减退及情绪易激动者，检查又无异常体征发现，可能为神经衰弱。

（3）发作性中重度、搏动性头痛，多位于偏侧，可伴有恶心、呕吐，光、声刺激后发作，持续 4~72 小时，睡眠后可缓解，应考虑为偏头痛。

（4）急起发作一侧头痛或面部疼痛，呈闪电式或刀割样疼痛，发作数秒至数分钟而停止，常因说话、进食、洗脸等动作而引起反复发作，检查无面部感觉障碍，多为三叉神经痛。

（5）一氧化碳中毒、食物中毒、铅中毒等所引起的头痛，往往伴随其他中毒症状。

（6）头痛、头晕，伴皮肤黏膜苍白、乏力者，可能系贫血所致，血常规检验可确诊。

【处理原则】

（1）对反复发作的血管性头痛、神经性头痛，应明确病因，指导患者尽可能避免诱发因素。

（2）对于病因明确的继发性头痛，除积极地进行病因治疗外，可使用解热镇痛药物，常用的有阿司匹林、对乙酰氨基酚（如百服宁、泰诺等）等。

（3）对诊断明确的严重的、剧烈的头痛，在常用镇痛药物无效的情况下，可以使用哌替啶、曲马多、吗啡等，但应注意防止其成瘾，不应反复使用，更不能推荐患者自己服用。

（4）对于各种类型的偏头痛，可以使用 5 羟色胺受体兴奋药，如舒马普坦、佐米曲普坦。

【转诊指导】

（1）凡病因不明的头痛或已经明确病因，但受条件限制不能完成治疗的患者，如颅内压增高、颅内感染、创伤、肿瘤、严重脑血管病等均应尽早转诊，以免延误治疗时机。

（2）怀疑脑血管病所致的头痛患者，应遵循就近转诊的原则，并告知患者和家属这类疾病病情变化快，转诊过程中病情可能恶化。

（3）对合并高热、精神症状、眩晕、脑膜刺激征、神经系统定位体征的患者，应注意不让患者盲目转诊，请具有一定急救资格的医疗机构负责转诊。

（4）在对颅脑外伤患者转运时，要注意平托患者，专人固定患者的颈部、头部、下颌部，使患者枕部、下颌部、颈部与身体的纵轴保持一致，以免因搬运不当造成脊柱损伤。

第三节　眩　晕

眩晕是人体对位向（空间定向感觉）的主观体会错误，是一种运动幻觉或错觉。眩晕发作时，患者感觉外界或自身在沿着一定的方向旋转、移动或摇动，对它的描述多种多样：头晕眼花、天旋地转、晃晃悠悠、脚步不稳、如坐轮船、向一边歪斜等。典型的眩晕多由前庭系统功能障碍引起，也称做真性眩晕。

多数主诉头晕的患者并没有明确的旋转感，只是头重脚轻、头昏、欲失去平衡的感觉、晕厥前的感觉、走路不稳感等，称为假性眩晕。这些症状可为躯体疾病或情感障碍而引起，如感冒、贫血、高血压、低血压、中毒、感染、疲劳、焦虑、抑郁、睡眠障碍等，症状持续时间较长，对抗眩晕的药物反应不好，治疗原发疾病或改变生活模式或用抗焦虑抑郁的药或镇静药可以使症状减轻。

有时患者分辨不清自己是眩晕还是头晕，需要医生帮助正确的判断，指导进一步的检查和治疗。

【病因分析】

一、生理性眩晕

许多人在乘船、乘车、乘飞机、乘电梯时或其他从高处快速落下时会发生一过性眩晕、恶心、呕吐，休息后可很快缓解，提前服用乘晕宁等药物可避免发生或减轻眩晕的程度。

二、前庭周围性眩晕

又称耳源性眩晕。可由外耳道耵聍、急性中耳炎、鼓膜内陷、耳硬化症、迷路炎等引起。

（1）梅尼埃病、良性发作性位置性眩晕，是迷路动脉供血不足等引起。主要表现为反复发作的眩晕、耳鸣、听力波动性减退。常急性发病，发作时患者自觉周围物体旋转或自身摇动，不敢睁眼，走路向一侧偏斜或倾倒，伴有恶心、呕吐、出汗、面色苍白、血压改变等迷走神经兴奋的表现，检查可见眼球呈水平性震颤。

（2）迷路炎。多继发于慢性中耳炎后，除伴有恶心、呕吐、眼球震颤外，尚有平衡失调、听力丧失，外耳检查可见鼓膜穿孔。

（3）前庭神经元炎。多继发于病毒感染之后，表现为眩晕、恶心、呕吐，无耳鸣及听力减退，病程常持续6周左右，自限性。

（4）内耳药物中毒。多因氨基甙类抗生素、利尿药物、水杨酸类药物、乙醇等引起，呈持续性或进行时发作，多在用药2~4周开始出现眩晕，伴有平衡失调。

三、前庭中枢性眩晕

（1）椎-基动脉供血不足。多发生于50岁以上，有高血压及动脉粥样硬化的患者，眩晕突然发生，头部转动时加重，持续时间短暂，呈反复发作，可伴有恶心、呕吐、复视、共济失调、肢体运动障碍等。

（2）听神经瘤。可出现单侧耳鸣、耳聋、面瘫、眩晕，病程进展缓慢，颅脑CT或磁共振有助于发现本病。

（3）其他。桥小脑角肿瘤，小脑或脑干的出血、梗塞、炎症、肿瘤、多发性硬化等也可以引起眩晕。

【处理原则】

（1）休息。安静卧床休息，避免声、光等各种刺激，减少头部晃动和体位变动，以免引起眩晕加重。

（2）稳定情绪。做好病情解释工作，消除患者紧张、焦虑、恐惧情绪，有条件时可予吸氧，适当使用镇静药物，使患者得到充分放松，同时对前庭兴奋给抑制。常用方法：地西泮，2.5~5mg，每天3次，口服。

（3）抗眩晕治疗。多选用地芬尼多、组胺药如倍他司汀、抗组胺药如苯海拉明等。常用方法：地芬尼多，20mg，每天3次，口服，眩晕停止后停药。

（4）恶心、呕吐严重的可给予维生素B_6、甲氧氯普胺等处理。

（5）脱水治疗。诊断有迷路水肿的，可给予脱水治疗。

（6）病因明确者，可给予针对性治疗，如梅尼埃病、前庭神经元炎、良性发作性位置性眩晕等可给予改善微循环药、扩血管药等。

【转诊指导】

（1）凡原因不明的眩晕，或病因明确，但条件有限不能很好处理的均应积极转诊。

（2）对疑为梅尼埃病、前庭神经元炎的患者，应先转往耳鼻喉科诊治；对疑为脑血管病或其他脑部疾病的中枢性眩晕，应先转往神经内科诊治。

（3）对怀疑脑血管病所致的眩晕患者应遵循就近转诊的原则，并尽量安排具有急救资质的机构负责转运。

第四节　晕　　厥

晕厥，是指突然发生的、时间短暂的知觉丧失，发生原理为脑部暂时缺血、缺氧，发作时患者肌张力消失，不能保持正常姿势而倒地，发作后迅速恢复正常，一般无后遗症。它和昏迷不同，昏迷是较持久的知觉丧失。

【病因分析】

晕厥的已知病因有血管舒缩障碍、心源性、神经血管性和血液成分异常等四大类。绝大多数晕厥发生是由血管舒缩功能障碍引起的。

一、血管舒张障碍

1. 血管迷走性晕厥

它是最常见的晕厥类型，约占晕厥的50%，多见于情绪不稳定、年轻体弱的女性。常因疼痛、突然的情绪冲击等引起，易发生在高温、饥饿乏力、妊娠及各种慢性病情况下。常发生在直立时，有头晕、面色苍白、恶心、冷汗、心悸、无力等前驱症状，此时如果及时躺下则可以缓解。没有及时处理则往往易昏倒，意识丧失，持续数秒到几分钟，伴有心率减慢、血压下降、脉压缩小、面色苍白、瞳孔散大、尿失禁等。醒后可留有无力、头晕、冷汗，严重者可出现遗忘、恍惚、头痛，持续1~2h。

2. 直立性低血压

它是指直立位时血压过度下降（> 20/10mmHg）。发生机制可能是当自主神经血液循环调节反射弧受疾病或药物影响，心肌收缩力及血管反应性降低；或患者存在血容量不足及对激素的反应缺失，体内的平衡机制可能不足以使身体站立时，血液淤积于下肢静脉所引起的回心血量减少，所以血压下降，脑部供血不足。表现为在体位骤然改变，主要由卧位突然站立时发生晕厥。

3. 颈动脉窦性晕厥

由于颈动脉窦附近病变，如局部动脉硬化、动脉炎、颈动脉窦周围肿大淋巴结、肿瘤或瘢痕压迫颈动脉窦，迷走神经兴奋，心率减慢，心排血量减少，血压下降，脑供血不足，引发晕厥。发作时多无先兆症状，常在突然转头、衣领过紧和过硬时诱发。颈动脉窦压迫试验有助于诊断。

4. 体位性晕厥

晕厥与日常活动（咳嗽、排便、排尿和吞咽）有关，统称为体位性晕厥。其发生机制相似，分别通过胸腔内压力感受器、胃肠道、泌尿生殖道机械感受器和第Ⅴ、Ⅶ、Ⅷ脑神经传入中枢，致神经张力增高，心动过缓和低血压，引起晕厥。排尿性晕厥多见于中年男性，可见于老年人，多在夜间起床排尿时或刚排完尿后突然发生，多无先兆。发作时突然意识丧失、晕倒，持续1~2min后自行苏醒。发作后检查可有心动过缓或心律失常，血压无明显改变。

二、心源性晕厥

突出表现为劳累性晕厥，无论解剖结构还是节律异常都使心搏量不能满足运动或劳力需要而发生晕厥。

三、神经源性晕厥

1. 脑部血管发生痉挛、微栓塞、炎症、硬化

导致一过性广泛脑供血不足而引发晕厥。由于损坏血管和程度不同而临床表现呈现多样化，可表现为偏瘫、感觉异常、语言障碍等多种症候群。

2. 偏头痛

12%~18%偏头痛患者会有晕厥样感觉，可能机制是多巴胺受体过度反应，抑制血管

舒缩中枢，引起血管迷走反应。

3. 癫痫

松弛性癫痫和倒下发作性癫痫无抽搐者，多见于颞叶癫痫或复杂性局部癫痫，伴短暂意识丧失。

四、血液成分异常

1. 低血糖综合征

由于血糖减低影响脑能量代谢而引发。晕厥前有出汗、饥饿、耳鸣、眩晕等表现。

2. 换气过度综合征

由于情绪紧张或癔症发作，呼吸深度和频率通常明显增加，导致呼吸性碱中毒、血乳酸盐和丙酮酸盐水平增加和离子钙下降。表现为头晕、头痛、抽搐、口周肢端麻木和晕厥。

3. 重症贫血

由于血氧低下，在运动或应激条件下发生晕厥。

【处理原则】

（1）当发作时，立即取平卧位，解开衣领；对于抽动的患者，应避免按压肢体，防止受伤。考虑血管迷走性晕厥时，对恢复慢者可皮下注射肾上腺素 0.25~0.5mg 或麻黄碱 25mg，也可静脉注射 50%葡萄糖注射液 40~60ml。心率慢且持续时间长者，可肌注阿托品 1~2mg，卧位时间最好超过 30min，以免站起后再发。

（2）保持呼吸道通畅，防止误吸导致窒息。

（3）有低血压的患者立即静脉补液。

（4）心源性晕厥的患者在心肺复苏的同时进行转诊。

（5）脑血管病所致的晕厥，给予改善脑血流的同时进行转诊。

（6）晕厥具有反复发作倾向，所以对有发作史的患者，应加强健康教育，防止再发或发作时的危险。

【转诊指导】

（1）心源性晕厥、脑血管病所致的晕厥。

（2）病因不明的晕厥。

（3）晕厥经治疗后仍反复发作，需要进一步评估和诊治时。

第五节　意识障碍与昏迷

意识是中枢神经系统对内、外环境中的刺激具有的有意义的应答能力，这种应答能力的减退或消失就是不同程度的意识障碍，严重的称为昏迷。由此可见，意识障碍是一个谱，而不是一个点。意识障碍的主要临床表现如下：

（1）嗜睡是最轻的意识障碍，是一种病理性倦睡，患者陷入持续的睡眠状态，可被唤醒，并能正确回答和做出各种反应，但当刺激去除后很快又再入睡。

（2）意识模糊是意识水平轻度下降，较嗜睡为深的一种意识障碍。患者能保持简单的精神活动，但对时间、地点、人物的定向能力发生障碍。

（3）昏睡是接近于不省人事的意识状态。患者处于熟睡状态，不易唤醒。在强烈刺激下（如压迫眶上神经、摇动患者身体等）可被唤醒，但很快又再入睡，醒时答话含糊或答非所问。

（4）昏迷是严重的意识障碍，表现为意识持续的中断或完全丧失。按其程度可区分为三阶段。

①轻度昏迷。意识大部分丧失，无自主运动，对声、光刺激无反应，对疼痛刺激尚可出现痛苦的表情或肢体退缩等防御反应。角膜反射、瞳孔对光反射、眼球运动、吞咽反射等可存在。

②中度昏迷。对周围事物及各种刺激均无反应，对于剧烈刺激或可出现防御反射。角膜反射减弱，瞳孔对光反射迟钝，眼球无转动。

③深度昏迷。全身肌肉松弛，对各种刺激全无反应。深、浅反射均消失。

（5）谵妄是一种以兴奋性增高为主的高级神经中枢急性活动失调状态，表现为意识模糊、定向力丧失、感觉错乱（幻觉、错觉）、躁动不安、言语杂乱，谵妄可发生于急性感染的发热期间，也可见于某些药物中毒（如颠茄类药物中毒、急性酒精中毒）、代谢障碍（如肝性脑病）、循环障碍或中枢神经疾患等。由于病因不同，有些患者可以康复，有些患者可发展为昏迷状态。

【病因分析】

一、急性重症感染

常见于败血症、肺炎、伤寒、副伤寒、中毒性痢疾等。具有寒战、高热及原发感染病灶所致的症状和体征，血常规检查可见白细胞计数显著升高，中性粒细胞明显增多。

二、颅内疾病

常见于颅内感染、颅脑肿瘤、急性脑血管病、癫痫、颅脑外伤等。

1. 急性脑血管病

分为缺血性和出血性两大类。急性脑血管病常同时伴有中枢神经定位症状和体征，如偏瘫、失语、感觉障碍等。

2. 高血压脑病

见于严重的高血压患者，发作时出现严重的头痛、烦躁、恶心、呕吐，重者有神志改变，如意识模糊、抽搐，甚至昏迷。

3. 颅脑外伤

有明确的头部外伤史。

4. 颅脑肿瘤

病情进展缓慢，呈进行性加重，可有头痛、头晕、中枢神经系统定位体征，逐渐出现颅内压增高、意识障碍，严重时出现抽搐、昏迷。

5. 颅内感染

常有明显的季节性，表现为高热、头痛、恶心、呕吐、抽搐、意识障碍，甚至昏迷。

脑脊液检查可协助诊断。

6. 癫痫意识障碍

常见于全面强直阵挛性发作、失神小发作及精神运动性发作。

三、内分泌代谢障碍

常见于尿毒症、肝性脑病、甲状腺危象、肾上腺危象、垂体危象、高血糖昏迷、低血糖昏迷等。

四、心血管系统疾病

常见于休克、心律失常、阿-斯综合征等。

五、水、电解质、酸碱失衡

常见于稀释性低钠血症、低钾低氯性碱中毒。

六、外源性中毒

常见于镇静催眠药、乙醇、一氧化碳、吗啡、有机磷、氰化物中毒等。

七、物理性或缺氧性损害

常见于触电、高原病、肺性脑病、溺水等。

【处理原则】

一、保持呼吸道通畅

(1) 对昏迷患者应迅速松解领口，将一侧肩部稍垫高，头偏向一侧，清理口腔内容物。

(2) 有舌后坠时应抬起患者颈部，使头充分后仰，下颌抬高。

(3) 有条件立即给予氧气吸入。

二、维持循环功能

尽快建立静脉输液通路，补充血容量，保持患者血压平稳。

三、控制出血和保护脊髓

如为脑外伤引起昏迷，应迅速控制出血；疑似合并有脊柱损伤时应减少不必要的搬动，避免引起脊髓损伤。

四、控制脑水肿，保护脑功能

五、控制抽搐

持续抽搐会造成患者呼吸暂停，加重脑缺氧，应立即处理。

【转诊指导】

原则上，对意识障碍的患者均应及时转诊，但基层医生需要对患者先进行紧急处理，待生命体征相对平稳后再行转诊。转诊时注意事项：

（1）遵循急救原则，尽可能转往最近的上级医院，有条件事先进行电话联系，告知上级医院患者的基本情况，以便做好抢救准备。

（2）应由具有急救资质的医疗机构负责转运。

（3）将患者的情况告知家属，履行告知义务。

（4）对外伤患者的转运要注意平托患者，由专人固定患者的头部、颈部、下颌部，使患者的枕部、下颌部、身体的纵轴保持一致，以免搬运不当导致患者脊柱损伤。

（5）脑出血患者转运途中尽可能避免颠簸，以免导致病情恶化。

第六节 抽搐与惊厥

抽搐与惊厥是神经科常见的临床症状之一，均属于不随意运动。抽搐是指全身或局部骨骼肌群非自主地抽动或强烈收缩，常可引起关节的运动和强直。当肌群收缩表现为强直性和阵挛性时，称为惊厥。惊厥表现的抽搐一般为全身性、对称性，伴有或不伴有意识丧失。

惊厥的概念与癫痫有相同点也有不相同点。癫痫大发作与惊厥的概念相同，而癫痫小发作则不应称为惊厥。

【病因分析】

抽搐与惊厥的病因可分为特发性与症状性，特发性常由于先天性脑部不稳定状态所致。症状性病因有：

一、脑部疾病

1. 感染

临床上有发热、头痛、偏瘫、抽搐、意识障碍、颈项强直等颅内感染的症状和体征，有明确的感染原因，如脑炎、脑膜炎、脑脓肿等。

2. 肿瘤

起病缓慢，病情呈进行性加重，有头痛、喷射性呕吐、视神经乳头水肿等颅内压增高的表现，以及偏瘫、失语、感觉障碍等中枢神经系统受压的表现，如原发性肿瘤、脑转移瘤等。

3. 脑血管病

出血性脑血管病如脑出血、蛛网膜下腔出血等；缺血性脑血管病如脑栓塞、脑血栓形成、高血压脑病、脑缺氧等。

4. 寄生虫病

多有疫区生活史或接触史，如脑型疟疾、脑血吸虫病、脑包虫病、脑囊虫病等。

5. 其他

先天性脑发育障碍；原因未明的大脑变性，如结节性硬化、播散性硬化、核黄疸等。

二、全身性疾病

1. 破伤风

破伤风是由破伤风杆菌侵入人体伤口，生长繁殖并产生毒素引起的一种急性特异性感染。患者有以下表现应考虑破伤风：①患者有开放性损伤感染史，或新生儿脐带消毒不严，产后感染；②前驱期表现乏力、头痛、舌根发硬、吞咽困难及头颈转动不自如等；③典型表现为肌肉持续性、强直性收缩及阵发性抽搐，最初出现咀嚼不便，咀嚼肌紧张，随后出现张口困难，苦笑面容，吞咽困难，颈项强直，角弓反张，呼吸困难，甚至窒息；④轻微的刺激如强光、风吹、声响及震动等，均可诱发抽搐发作。局部型破伤风肌肉的强直性收缩仅限于创伤附近或伤肢，一般潜伏期较长，症状较轻，预后较好。

2. 狂犬病

患者有以下表现应考虑狂犬病：①有被狗、猫、家畜等咬伤史，经过 30~90 天的潜伏期；②前驱期可出现喉部紧迫感，并伴有吞咽困难；③狂躁期：患者想饮水时，便引起咽部的剧烈痉挛，呼吸也困难，每当看到水或听到水声，甚至想到水，都可引起反射性发作，随着阵发性痉挛加剧，患者时时出现狂躁行为；④麻痹期：患者逐渐转为安静，痉挛逐渐停止，反应迟钝，还可少量进食，一般家属常以为病情好转，实际上很快出现脑神经与四肢神经麻痹，终因呼吸循环衰竭而死亡。

3. 高热惊厥

它是儿科的一种常见病，小儿惊厥的发生是因为大脑发育不完善，对刺激的分析鉴别能力差，弱的刺激就可使大脑运动神经元异常放电，引起惊厥。

4. 中毒性惊厥

（1）尿毒症，具有急、慢性肾病病史。惊厥与血尿素氮含量并不具有绝对的关系，低钠血症、高钾血症、低钙血症、水中毒都可以引起惊厥。患者往往先有情绪不稳、性格改变，渐渐出现散发性肌阵挛或震颤、癫痫大发作或癫痫部分性发作，然后逐渐进入昏睡或昏迷状态。

（2）肝性脑病，见于慢性肝病的晚期，典型表现为惊厥、震颤等症状，常同时具有黄疸、腹水、脾大、性格和行为异常、肝臭，严重时出现昏迷、死亡。

（3）乙醇、苯、砷、氯喹、阿托品、有机磷、樟脑等中毒，有明确的毒物接触史，典型的临床表现，呕吐物排泄物中可检测到毒物。

5. 心血管疾病

（1）高血压脑病，起病急骤，病情发展非常迅速。严重血压患者，发作时血压进一步升高，以舒张压为主。临床主要有如下表现：①颅内压增高：剧烈头痛，喷射性呕吐，视盘水肿，视网膜动脉痉挛、火焰状出血与渗出；②意识障碍：可表现为嗜睡、昏迷；③癫痫发作：严重时出现癫痫持续状态。

（2）Adams-Stokes 综合征，表现为突然的意识丧失，双眼上翻、瞳孔散大、面色青紫、四肢强直性抽搐、角弓反张。发作可持续 10 秒左右，心电图显示心室颤动或心脏骤停，严重时出现呼吸、心跳停止。

6. 代谢障碍性惊厥

（1）低血糖状态，常发生于胰岛素瘤、糖尿病患者使用胰岛素治疗者，主要表现有心悸不安、软弱、多汗，严重时出现惊厥、昏迷，血糖测定常低于 2.8～3.9mmol/L（成人血糖低于 2.8mmol/L，糖尿病患者低于 3.9mmol/L）。

（2）低钙血症，多见于婴幼儿及佝偻病患者，哺乳期妇女也可出现，也可见于甲状旁腺功能减退症、甲状腺切除术后及肾功能衰竭患者。表现为典型的手足搐搦症。

三、神经症

常见的分离性抽搐和惊厥，其特点为：①多见于青年女性，临床症状复杂多变，可有精神、感觉、运动、自主神经等症状，全身惊厥发作最常见；②发作时常突然倒在床上、椅上或地上，双目紧闭，呼之不应，但非真正的意识丧失，四肢或单肢不规则抽动，有时呈角弓反张、肢体僵直、屏气或过度换气，一次发作可持续 10～20 秒或 1～2 小时，一天可发作多次；③症状常呈戏剧性变化或具有表演性质，可因暗示加重或终止；④脑电图无癫痫性放电。

【处理原则】

根据不同病因，治疗原发病，并采取相应处理方式。

（一）高热惊厥

（1）禁止给患儿不必要的刺激。

（2）保持呼吸道通畅、吸氧。将患儿放平，头偏向一侧，及时清理口腔内的分泌物、呕吐物，以免吸入气管，引起窒息或吸入性肺炎。惊厥严重出现发绀时，应立即吸氧，以减少缺氧性脑损伤。

（3）降温解痉。尽快将体温控制在 38℃以下，首选药物降温，同时，给予物理降温，并给予苯妥英钠镇静止痉。

（二）低血糖性惊厥

（1）卧床休息。

（2）静脉推注葡萄糖注射液。以 10ml/min 的速度静脉注射 50%葡萄糖注射液 50ml，大多数低血糖患者静脉注射葡萄糖注射液后 5～10min 内可以转醒。患者清醒以后，尽早食用果汁及食物。

（三）低钙血症

应静脉注射 10%葡萄糖酸钙注射液或 5%氯化钙注射液 10～20ml，加以纠正，同时可辅以苯巴比妥等镇静剂，病情缓解后可改为口服钙剂。

（四）分离性抽搐

1. 心理治疗

关心和安慰患者。

2. 暗示治疗

如注射 0.9%氯化钠注射液或 10%葡萄糖注射液，但要强调并告诉患者是特效药。

3. 药物治疗

10%葡萄糖酸钙注射液 10ml 加等量的 50%葡萄糖注射液静脉注射。

4. 控制抽搐

抽搐严重时可用地西泮注射液 10ml，缓慢静脉注射。

【转诊指导】

（1）不明原因的抽搐、频繁发作的抽搐，均应及早转诊。

（2）怀疑颅内病变、肝性脑病、尿毒症、心血管因素、狂犬病、破伤风等引起的抽搐和痉挛，均应及早转诊。

（3）癫痫持续状态，应及早转诊。

第七节　心　　悸

心悸，是指患者自觉心脏跳动不适或心慌感。当心跳过快、过慢、心跳增强或心律失常时，均可引起心悸。患者常描述为心乱、心里扑通、心跳要停、心慌、心脏快要从嗓子里跳出来等。

【病因分析】

一、生理性心悸

剧烈的运动、劳累、情绪激动、饮酒、饮浓茶和浓咖啡，以及应用肾上腺素、阿托品、山莨菪碱（654-2）等，都可以引起心率加快、心脏搏动增强而出现心悸，这种心悸称为生理性心悸。仔细询问病史即可诊断，没有临床意义。

二、病理性心悸

1. 器质性心脏病

见于高血压性心脏病、风湿性心脏病、冠心病、心肌病等。血压测定、心脏听诊、心电图检查、超声心动图和 B 超检查可帮助确诊。

2. 内分泌系统疾病

常见于甲状腺功能亢进症，表现为心悸、多食、善饥、消瘦；体格检查可见甲状腺肿大、眼球突出；甲状腺激素检测有助诊断。

3. 心脏神经症

多发生于体力活动过少的青年及中年女性。心悸是最常见的症状，伴随症状有心前区针刺样疼痛，多位于左前胸乳部，患者常自觉空气不足、呼吸急促、全身乏力，常在晨起时显著。体格检查时可见：精神抑郁，颜面苍白，手足冷汗，手指、舌、眼睑震颤，心率和呼吸加速，面热足冷、手背凉、手掌热等，而没有器质性心脏病。心脏神经症的症状十分复杂，常和失眠、久痛、遗精以及神经症同时存在。

4. 贫血

患者有心悸、心慌气短、面色苍白、疲乏无力等症状；检查见心率增快、心尖部第一心音增强，血常规检查见红细胞、血红蛋白、血细胞比容均减少。

5. 低血糖

多见于糖尿病使用胰岛素治疗的患者，以及胰岛素瘤患者。心悸常在饥饿和运动后出现，多在清晨空腹或下半夜发生，发病时可有心悸、饥饿、软弱、手足颤抖、皮肤苍白、出汗、心率增快、血压轻度升高等。因脑细胞能量供应不足出现神经精神症状，表现为：注意力不集中、头晕、嗜睡、烦躁、肌肉震颤，甚至出现抽搐、昏迷、死亡。静脉注射葡萄糖注射液可以迅速缓解。

【处理原则】

（一）生理性心悸

多数患者在消除病因后，症状即可缓解，不需治疗。如症状明显，可给予对症处理。

（1）心动过速者给予美托洛尔以减慢心率。

（2）对于精神紧张、情绪激动、焦虑不安者，适当给予地西泮等镇静剂。

（二）病理性心悸

应进一步明确病因，针对不同的病因，进行针对性治疗。

（1）对低血糖的患者口服糖果或静脉注射葡萄糖注射液。

（2）对贫血的患者应注意休息，积极进行抗贫血治疗，必要时输血。

（3）对发热的患者进行抗感染和降温处理。

（4）对甲状腺功能亢进症患者应给予抗甲状腺药物或其他治疗。

【转诊指导】

1. 疑为甲状腺功能亢进症时，应及时转诊。
2. 对于重度器质性心脏病引起的心悸应对症处理后及时转诊。
3. 原因不明的心悸，应及时到上级医院明确诊断。

第八节　胸　　痛

胸痛，是较为常见的症状，可由胸壁皮肤、肌肉、肋软骨、肋骨病变引起，也可由肋间神经、胸腔内器官、膈肌及膈肌下器官病变引起。因痛阈的个体差异大，故胸痛的程度与原发疾病的病情轻重并不完全一致。

【病因分析】

一、胸壁疾病

1. 肋间神经痛

表现为沿肋骨走行的表浅部位疼痛，从胸椎到前胸，可累及一个或多个肋间，沿肋间神经分布，界线分明，可向肩背部放射，可由炎症、肿瘤、代谢异常、外伤等引起。常见病因有带状疱疹和肋间神经炎。

2. 肋软骨炎

病变常位于前胸部，呈持续性酸胀感，病程长，时轻时重，有反复发作的趋势，体格检查可见梭形肿胀，在肋骨与肋软骨交界处有压痛，局部皮肤无红肿。

3. 肋骨骨折

疼痛、压痛均限于肋骨本身，有外伤史。

4. 其他

当强直性脊柱炎累及胸肋关节、胸锁关节、脊肋关节时，可致胸痛；当发颈椎病时，可致心前痛，称“颈源性心绞痛”。急性白血病、多发性骨髓瘤、颈椎病等也可引起胸痛。

二、心血管疾病（最需要重点鉴别的胸痛原因）

1. 急性心肌梗死

胸痛为压榨性疼痛，多位于胸前区和胸骨后，常向左肩、左臂前内侧放射，少数向颈部、背部、上腹部放射。疼痛持续时间较长，多在20分钟以上，可达数小时至数天，含化硝酸甘油不能缓解。可伴有血压下降、心力衰竭、心律失常。心电图检查、心肌酶检测可协助诊断。

2. 心绞痛

疼痛部位、放射部位、疼痛性质同心肌梗死，但疼痛的时间短、程度轻，含化硝酸甘油后常迅速缓解。有特征性心肌缺血的心电图改变，心肌酶检测不升高。

3. 胸主动脉瘤

常见的原因心动脉硬化、细菌感染、梅毒等，主要临床表现就是胸痛，主动脉破裂时可出现胸痛、休克、心包压塞等并发症，并很快死亡。CT、MRI、胸主动脉造影可以确诊。

4. 主动脉夹层

多发生于高血压动脉粥样硬化的患者，常在运动后突然发生，常见表现为胸骨后或心前区突发撕裂样疼痛，并向头、颈、腰、背、上腹等部位放射，常难以忍受。超声心动图、CT、MRI可协助诊断。

5. 其他

如心肌炎、急性心包炎、二尖瓣或主动脉瓣病变、肺动脉高压、梗阻性肥厚型心肌病和心血管神经症等均可引起胸痛。

三、呼吸系统疾病

肺栓塞常表现为急性胸痛。胸膜炎、胸膜肿瘤、自发性气胸、血胸、血气胸、肺炎、急性气管—支气管炎、肺癌等亦可引起胸痛。

1. 自发性气胸

自发性气胸可以发生于有慢性支气管炎、肺气肿的患者，也可以发生于没有基础疾病的青年人，多在剧烈咳嗽或用力提起重物时突然发生，有不同程度的呼吸困难，并有胸腔积气的体征：患侧胸部膨隆、语颤减弱、叩诊呈鼓音、听诊呼吸音明显减弱或消失。胸部X线检查显示肺脏压缩带，压缩带以外没有肺纹理。

2. 肺栓塞

肺栓塞多见于高龄患者，50~65岁发病率最高，心脏疾病是最重要的因素，多见于心房颤动合并心力衰竭的患者。多有长期卧床、深静脉血栓、原因不明的肺动脉高压和右心室肥大病史。常见不能解释的胸痛、呼吸困难、咯血、晕厥等症状。胸部X线检查显示圆形或楔形阴影。

四、纵隔疾病

1. 胃食管反流病

患者有胃灼热、吞咽困难、胸部不适及胸骨后压榨感，也可有恶心、呕吐、唾液分泌增多等症状，口服抑制胃酸分泌药物有效。

2. 食管炎

有吞咽困难、吞咽痛或胃食管反流症状，胸痛往往突然出现，抗酸药物治疗无效。

3. 食管痉挛

表现为胸骨中段后方的一种间歇性钝痛，可向颈部、背部或胸部放射。

4. 其他

纵隔炎、纵隔气肿、纵隔肿瘤、食管裂孔疝、食管癌等亦可引起胸痛。

五、其他

如膈下脓肿、肝脓肿、脾梗塞、肝癌等，也可引起胸痛。

【处理原则】

对一些危及生命的急性胸痛，基层医生需要立即作出处理。

（一）气胸

应卧床休息，予镇静、镇咳、止痛、吸氧治疗，呼吸困难严重者，应做胸腔穿刺排气，减轻呼吸困难，并尽早联系转诊。

（二）急性心肌梗死

应绝对卧床休息，给予吗啡或哌替啶止痛、吸氧、舌下含化硝酸甘油等治疗。尽早联系转诊。

（三）心绞痛

注意休息，给予含化硝酸甘油、吸氧治疗。联系转诊。

（四）主动脉夹层

1. 镇静止痛

吗啡 5~10mg 皮下注射，或哌替啶 50~100mg 肌肉注射。

2. 降压治疗

3. 抑制心肌收缩

可应用阿替洛尔、美托洛尔等选择性 β-受体阻断药。

4. 尽早联系转诊

（五）肺栓塞

（1）在有条件时，高浓度吸氧是很重要的抢救手段。

（2）抗休克治疗。建立静脉输液通路，给予多巴胺 20~60mg 或间羟胺 10~20mg 静脉滴注。

（3）纠正急性右心衰竭。静脉使用毛花苷丙、氨茶碱、硝普钠等。

【转诊指导】

基层医生遇到严重或持续性胸痛，在大多数情况下，需要到上级医院明确诊断，尤其是：

（1）怀疑有恶性肿瘤引起的胸痛，及早转诊。

（2）有生命危险的急性胸痛，及早转诊，以便早期诊断、早期治疗。

（3）不明原因的急性胸痛、怀疑自发性气胸、肺栓塞、急性心肌梗死、心绞痛、胸主动脉瘤、主动脉夹层所致的胸痛，前述初步处理后及早转诊。

（4）稳定性心绞痛突然加重，含化硝酸甘油不缓解者。

（5）突然发生的胸痛，一侧呼吸音消失者。

（6）既往有高血压，突然发生胸痛，疼痛剧烈，注射镇痛药物无效者。

（7）伴有气短、呼吸困难、咯血、晕厥的胸痛患者。

第九节　呼 吸 困 难

呼吸困难是指患者感到空气不足、呼吸费力；客观表现为呼吸运动用力，重者鼻翼翕动、张口耸肩，甚至出现发绀，呼吸辅助肌也参与活动，或伴有呼吸频率、深度（如呼吸快而浅、慢而深）与节律的异常。

【病因分析】

一、肺源性呼吸困难

由于呼吸道、肺、胸廓、胸膜、膈肌及神经肌肉病变引起的呼吸困难称为肺源性呼吸困难。根据呼吸困难出现的时相不同，将肺源性呼吸困难分为三种类型：吸气性呼吸困难、呼气性呼吸困难、混合性呼吸困难。不同病因所致的呼吸困难的表现、预后、处理方法各有不同，需仔细鉴别。

1. 气管异物

多见于儿童，为突然发生的吸气性呼吸困难。特点是吸气费力、显著困难，重者因吸气肌极度用力，胸腔负压增大，吸气时胸骨上窝、锁骨上窝与各肋间隙明显凹陷，出现“三凹征”，伴刺激性干咳和高调吸气性喉鸣。喉痉挛、喉水肿有类似表现。

2. 急性咽喉炎

多继发于急性上呼吸道感染，为吸气性呼吸困难，伴有发热、咽痛、声音嘶哑等。检查可见咽部充血、会厌肿胀如球、声带红肿等。

3. 支气管哮喘

春秋季好发，表现为反复发作性的呼气性呼吸困难伴咳嗽、咳痰，严重时出现大汗淋漓、发绀。查体可见双肺布满哮鸣音。常发生于吸入花粉、粉尘、刺激性气体，呼吸道感染或食用某些食物（鱼、虾、蟹）和某些药物之后。

4. 慢性阻塞性肺疾病

多见于中老年人，病程长，呈慢性过程，有明显的季节性（冬季加重，夏季减轻）。为呼气性呼吸困难，伴有咳嫩、咳痰。检查可见桶状胸、叩诊呈过清音、肺泡呼吸音减弱，可闻及干湿罗音、心音遥远。肺功能检查可协助诊断。

5. 肺癌

多见于中老年人，常有长期大量吸烟史。表现为进行性呼吸困难，刺激性咳嗽、带有高调金属音，咯血，胸痛，杵状指（趾）等。胸部 X 线检查可见肺内肿块，CT、MRI 有助于诊断。

6. 肺炎

除有混合性呼吸困难外，常伴有发热、咳嗽、咳痰、胸痛等，体格检查可见肺实变体征（叩诊呈浊音，听诊肺泡呼吸音减弱，肺内有细小的湿罗音及异常支气管呼吸音或支气管肺泡呼吸音），胸部 X 线检查可见实变阴影。

7. 胸腔积液

表现为混合性呼吸困难，伴有胸痛、刺激性干咳等。查体：气管向健侧移位，患侧胸廓饱满，语颤减弱，叩诊呈实音，听诊呼吸音减弱或消失。胸部 X 线检查可协助诊断。

8. 气胸

表现为突然发生的混合性呼吸困难，常伴胸痛、刺激性干咳等。查体：气管移向健侧，患侧胸廓饱满，叩诊呈鼓音，听诊呼吸音消失。胸部 X 线检查可明确诊断。

9. 肺动脉栓塞

多见于慢性疾病或手术后长期卧床的患者。表现为突然发生的混合性呼吸困难，伴有咳嗽、咯血、胸痛、发绀等。查体可见呼吸增快，肺部可闻及湿罗音。

二、心源性呼吸困难

由于心血管系统疾病引起的呼吸困难称为心源性呼吸困难，常见的原因是左心衰竭和心包积液。心源性呼吸困难具有三个特点：

1. 劳力性呼吸困难

与体力活动有关，活动后加重，休息后减轻。

2. 端坐呼吸

即呼吸困难与体位有关，卧位时加重，坐位时减轻，患者为了减轻呼吸困难不得不采取端坐位或半卧位。

3. 夜间阵发性呼吸困难

常在夜间睡眠时发生，熟睡中突感胸闷、气短而惊醒，被迫坐起，惊恐不安，伴有咳嗽。轻者数分钟至十几分钟后症状逐渐缓解；重者可出现喘息、面色发绀、大汗，咳浆液性粉红色泡沫痰。

三、中毒性呼吸困难

1. 代谢性酸中毒

见于糖尿病酮症酸中毒、尿毒症等。表现为呼吸深长、面色潮红、精神烦躁等。

2. 脓毒血症

由急性细菌感染所致，表现为高热、呼吸增快及局部感染症状。

3. 药物中毒

多由吗啡类、巴比妥类中毒引起，主要表现为呼吸浅慢、潮式呼吸、间停呼吸，并伴有意识障碍、瞳孔缩小如针柄。详细询问病史，可有上述药物接触史。

4. 化学毒物中毒

（1）一氧化碳（CO）中毒：除呼吸困难外，常伴有头痛、头晕、恶心、呕吐，严重者表现为嗜睡、昏迷、抽搐，皮肤、口唇呈樱桃红色，有 CO 吸入史可帮助确诊。

（2）氰化物中毒：患者皮肤呈鲜红色，多数发生猝死。轻、中度中毒时，患者有胸闷、头痛、恶心、呕吐、抽搐、昏迷、休克等。详细询问病史对诊断尤为重要。

四、血源性呼吸困难

由于各种原因引起的贫血，使血液的携氧能力下降而导致的呼吸困难，称为血源性呼吸困难。

五、神经精神性呼吸困难

1. 重度颅脑外伤、肿瘤、感染、脑血管意外

呼吸中枢受颅内压增高和缺血而抑制。

2. 癔症性呼吸困难

多见于年轻女性，特点是呼吸浅快，因过度换气而出现呼吸性碱中毒，表现为手足麻木、抽搐等。症状带有明显的情绪色彩和表演色彩，检查无引起器质性呼吸困难的疾病。

【处理原则】

（一）一般措施

卧床休息，选择合适的体位，祛除积痰，保持呼吸道通畅，控制感染，维持水、电解质和酸碱平衡。

（二）吸氧

（1）急性发作性呼吸困难，在多数情况下，只有缺氧，没有二氧化碳潴留，在有条件时，给予高流量鼻导管吸氧，氧气流量可在 5L/min 以上。

（2）慢性呼吸困难，往往同时具有缺氧和二氧化碳潴留，应给予低浓度、低流量鼻导管持续吸氧，氧气流量应小于 2L/min。

（三）病因治疗

原则上应根据不同病因，进行针对性治疗。

（1）支气管哮喘发作。①迅速吸入 β_2-受体兴奋药如 0.5%沙丁胺醇或特布他林，每次 1~2 喷，每天 3~4 次，通常 5~10min 即可见效，可维持 4~6h，待病情稳定后转入上级医院诊治。②教会患者识别哮喘的诱因和气雾剂的使用方法，鼓励患者加强锻炼，坚持做呼吸操，改善呼吸功能。

（2）呼吸道感染。给予镇咳、祛痰、平喘、控制感染。

（3）胸腔积液或积气。应尽快进行胸腔穿刺排液、排气，并积极治疗原发病。张力性气胸所致呼吸困难必须立即穿刺抽气，最好用专用气胸针，紧急情况下可用粗注射器针头连接无菌密闭输液器导管，尾端置入输液瓶水面下 2~3cm，即可进行胸腔穿刺。

（4）慢性支气管炎、肺气肿、慢性阻塞性肺疾病。劝其戒烟，防治上呼吸道感染；加强营养，适当体育锻炼，增强机体的抗病能力；坚持做呼吸操，保护心肺功能。

（5）心源性呼吸困难。①强心。西地兰 0.4mg，静脉推注，根据情况 4h 后重复 0.2~

0.4mg，24h总量不得超过1.2mg；②利尿。氢氯噻嗪25mg，口服，每天1次，根据疗效逐渐增加剂量，同时补充钾盐，严重的慢性心力衰竭或急性左心衰竭时，可选用呋噻米20～40mg，口服或肌注；③扩血管。硝酸异山梨酯10～20mg，每天3～4次口服。

【转诊指导】

（1）任何呼吸困难导致的急、慢性呼吸衰竭，通常需要综合处理，基层医生缺乏必要的设备如呼吸机等支持，均应及早转诊。

（2）重症感染、怀疑肿瘤、肺动脉栓塞、急性左心衰竭、中毒性呼吸困难、器质性神经性呼吸困难、血源性呼吸困难均应及早转诊。

（3）疑为气管异物时，应及早转诊。

第十节　咳嗽与咳痰

咳嗽是一种保护性反射动作，通过咳嗽反射能有效清除呼吸道内的分泌物或进入气道内的异物。如长期、频繁、剧烈咳嗽影响工作、休息，引起喉痛、音哑和呼吸肌疼痛，则属病理现象。

咳痰则是通过咳嗽动作将呼吸道内病理性分泌物排出口腔外的病态现象。

临床上根据咳嗽是否伴有痰液排出，将咳嗽分为干性咳嗽和湿性咳嗽，另按延续时间将咳嗽分为三类：急性咳嗽，时间小于3周；亚急性咳嗽，时间3～8周；慢性咳嗽，时间大于8周。

【病因分析】

呼吸道疾病，从鼻咽部到小支气管整个呼吸道黏膜受刺激时，均可引起咳嗽；胸膜疾病或胸膜受刺激，如胸膜炎、自发性或外伤性气胸、血胸、胸腔穿刺，可引发咳嗽；心血管疾病，如二尖瓣狭窄或左心衰竭引起肺动脉高压、肺瘀血、肺水肿及肺栓塞，也可引发咳嗽。

正常支气管黏膜分泌少量黏液，使呼吸道黏膜保持湿润。当咽、喉、气管、支气管和肺因各种原因（生物性、物理性、化学性、过敏性）使黏膜或肺泡充血、水肿，漏出物、渗出物（含白细胞、红细胞、吞噬细胞、纤维蛋白等）及黏液、浆液、吸入的尘埃与组织破坏产物，一起混合成痰。此外，在肺瘀血和肺水肿时，因毛细血管通透性增高，肺泡和小支气管内有不同程度的浆液漏出，也会引起咳痰。

一、急性咳嗽

主要见于呼吸系统的急性炎症。

（1）咳嗽，伴发热、鼻塞、喷嚏、咽痛等症状，主要为上呼吸道感染。

（2）咳嗽、咳黏液痰，伴发热，多为急性支气管炎。

（3）咳嗽，伴畏寒、发热、胸痛、气促、咳铁锈色痰或血痰，检查肺部有实变体征，血常规检查白细胞计数增加，则可能为大叶性肺炎，胸部X线检查有助于诊断。

（4）起病急骤、畏寒、发热、咳嗽逐渐加重，咳大量脓痰并带有恶臭味，应考虑急性肺脓肿，胸部X线检查有助于诊断。

（5）干咳，伴有明显胸痛，深呼吸及用力咳嗽时胸痛加剧，检查有胸膜摩擦音，为急性干性胸膜炎，以后胸痛逐渐减轻，继而出现呼吸困难，检查肺部有胸腔积液体征，则为渗出性胸膜炎。

（6）咳嗽，伴声音嘶哑，但患者一般情况较好，应考虑急性喉炎的诊断。

（7）小儿患者，冬春季发病，阵发性、痉挛性咳嗽，全身中毒症状明显，伴呕吐、痉挛性咳嗽后继之出现鸡鸣样咳声，并有明显呼吸困难者，应考虑百日咳。

（8）咳嗽，平时有心悸、气促等病史，突然出现剧烈咳嗽、发绀、咳粉红色泡沫痰、端坐呼吸，并有心脏病体征，双肺大量湿罗音，则为急性肺水肿。

（9）刺激性干咳，胸部 X 线检查显示纵隔增宽，应考虑纵隔肿瘤和纵隔淋巴结肿大。

（10）咳嗽，出现于吸入刺激性气味后，通过询问病史可确定咳嗽原因。

二、慢性咳嗽

主要见于呼吸系统慢性疾病和心脏、纵隔病变。

（1）慢性咳嗽、咳痰连续 2 年，每年 3 个月以上，应考虑为慢性支气管炎。

（2）咳嗽，伴反复咳脓痰或咯血，一般情况尚好，肺部有固定性湿罗音，可能为支气管扩张，胸部 X 线、CT 检查有助于诊断。

（3）咳嗽，伴大量咳脓痰或臭痰，并持续存在，或反复咯血，一般情况较差，或有贫血及杵状指，应想到慢性肺脓肿的可能，胸部 X 线或 CT 检查有助于诊断。

（4）干咳，或咳少量黏液痰，或反复不等量咯血，伴低热等结核中毒症状，应想到肺结核的可能，胸部 X 线有助于诊断。

（5）中年以上患者，当刺激性咳嗽或持续性痰中带血丝或伴胸痛时，应想到肺癌的可能，胸部 X 线或 CT 检查有助于诊断。

（6）有些干咳，可能与药物反应有关，如长期口服卡托普利，停药后咳嗽好转。

【处理原则】

在一般情况下，轻度而不频繁的咳嗽，只要将痰液或异物排出，咳嗽会自行缓解。如果咳嗽频繁、剧烈，或同时伴有发热、咳脓性痰、呼吸困难，咯血等其他症状时，就应该给予恰当的治疗。

（一）咳嗽伴发热、咳脓性痰

应考虑呼吸道感染所致，应给予抗菌药物控制感染，同时，加用镇咳、祛痰药物。

（二）刺激性干咳

反复发作或长时间不能缓解，应积极寻找病因，排除肿瘤性疾病。对症处理，应适当地给予镇咳药。

（1）肺间质疾病。激素治疗可能有效。

（2）胃食管反流性咳嗽。疑有胃食管反流性咳嗽，应转专科医院进行确诊。也可试用雷尼替丁、多潘立酮治疗，如咳嗽明显减轻或消失，可帮助诊断。

（3）因药物不良反应引起的咳嗽。停用 ACE 抑制药，改用血管紧张素受体Ⅱ阻断药（氯沙坦、缬沙坦、替米沙坦）。

【转诊指导】

(1) 咳嗽症状经治疗不能缓解者。

(2) 疑由结核、肺部肿瘤引起，需进一步检查者。

(3) 疑为心脏、血管原因引起的咳嗽，经初步处理后立即转诊。

(4) 病因不明，需进一步确诊者。

(5) 咳嗽并发大量咳血、气胸、呼吸困难等严重症状者。

第十一节　咯　　血

喉及喉部以下的呼吸道或肺组织出血，通过咳嗽的方式经口腔排出，称为咯血。咳血须与口腔、鼻、咽部出血或上消化道出血引起的咯血鉴别。咯血可表现为痰中带血、满口鲜血到致命性的大咯血，在量上有很大的差别。24 小时咯血量小于 100ml，称为少量咯血；24 小时咯血量在 100~500ml 之间，称为中量咯血；24 小时咯血量大于 500ml 或一次咯血量大于 100ml，称为大量咯血。大量咯血不仅可引起失血性休克，而且常引起患者窒息，导致患者死亡。

【病因分析】

一、呼吸系统疾病

1. 肺结核

为咯血最常见的原因之一，除咯血外常有如下特点：①肺结核接触史；②咳嗽、咳痰、胸痛等呼吸道症状及午后低热、盗汗、食欲减退、消瘦、乏力等结核中毒症状；③结核菌素试验呈阳性或强阳性；④胸部 X 线检查可见结核病灶；⑤痰结核分枝杆菌检查阳性。

2. 支气管扩张症

多见于 30 岁以下的青少年，主要表现为咳嗽、咳大量脓性痰、反复咯血，病程可长达几年到几十年。可闻及位置固定的湿罗音，病程长者可有杵状指（趾）。胸部 X 线检查可见肺内有卷发状或蜂窝状阴影。

3. 肺癌

多见于 40 岁以上的中老年人，有吸烟史或接触致癌物职业史。主要表现为咯血伴刺激性干咳，咳嗽带有高调金属音。

4. 肺炎

除咯血外，同时伴有咳嗽、咳痰、胸痛、体温升高等症状。

5. 肺脓肿

多为中小量咳血，很少有大量咯血；除咳血外，尚有咳嗽、咳大量脓性痰、畏寒、寒战、高热等症状。

二、血液病

见于白血病、再生障碍性贫血、血小板减少性紫癜、血友病等。其共同的特点：①除咯血外，常伴有皮肤黏膜出血，颅内、消化道及其他脏器出血；②血常规检查、骨髓象检查、凝血功能检查可协助诊断。

三、急性传染病

1. 流行性出血热

有疫区居住逗留史、与鼠类等宿主动物及其污染物接触史。早期表现有三红：颜面、颈部、胸部潮红，状如醉酒。除咯血外，常有高热、皮肤黏膜出血等，特别是软腭出血点最有意义。

2. 钩端螺旋体病

多见于夏秋季发病，有疫水接触史。主要表现为高热、全身疼痛、乏力，尤其是腓肠肌疼痛、压痛最明显，结膜充血，淋巴结肿大，触痛明显。血、尿标本中可检测到钩端螺旋体。

四、子宫内膜异位症

表现为咯血与月经周期一致，妊娠、自然闭经、药物停经可使咯血不再发生。

五、循环系统疾病

原发性肺动脉高压、房间隔缺损、重度二尖瓣狭窄等均可引起咯血，体格检查可闻及心脏杂音。

【处理原则】

（一）小量咯血

由慢性支气管炎、肺炎、支气管扩张症等引起的小量咯血，无须做特殊处理，积极治疗原发病即可。如患者仅为痰中带血或咯数口鲜红色血，劝告患者不要紧张，注意休息，适当口服镇咳药、止血药。

（二）大量咯血

大咯血患者应立即卧床休息，避免与患者交谈和搬动，协助患者采取左侧卧位或平卧位，头偏向一侧。叮嘱患者不要屏气，尽可能将出血咯出，咯血后立即漱口，清除口腔异味。在无禁忌证的情况下，给予垂体后叶素 5～10U 加于 10% 葡萄糖注射液中 20～40ml，15～25 分钟内缓慢静脉推注。抓住时机及早转诊。

（三）大咯血窒息

（1）取头低足高位，轻拍背部，以利于血块咯出。

（2）及时清理口、咽、鼻内凝血块，吸出气管内积血，保持呼吸道通畅。

（3）呼吸不好者，进行人工呼吸，有条件者给高流量吸氧，给予呼吸中枢兴奋药如尼可刹米、洛贝林等。

（四）合并失血性休克

（1）卧床休息，取中凹位。

（2）迅速建立静脉通路，补充血容量。

（3）给予血管活性药物。如果药容量补足后，休克仍未纠正，则及时给予多巴胺

200mg 加于 5%葡萄糖注射液 250ml 中静脉滴注，根据血压变化调节滴速。

（4）纠正酸中毒。出血性休克常伴有酸中毒，可静脉滴注 5%碳酸氢钠溶液 250ml。

【转诊指导】

（1）疑似肺癌、肺梗死、肺脓肿、血液病、心脏病、急性感染性疾病者，应及早转诊。

（2）疑似肺结核患者，应及早转诊至定点专科医院。

（3）当大咯血窒息以及合并失血性休克时，经过急救处理后及早转诊，应由具有急救资质的医疗机构负责转运。

第十二节 鼻 出 血

鼻出血又称鼻衄，是临床常见症状之一，多因鼻腔病变引起，也可由全身疾病所引起，偶有因鼻腔邻近病变出血经鼻腔流出者。

鼻出血多为单侧，亦可为双侧；可间歇反复出血，亦可持续出血；出血量多少不一，轻者仅鼻涕中带血，重者可引起失血性休克；反复出血则可导致贫血，多数出血可制止。

【病因分析】

（一）局部原因

1. 外伤

鼻骨、鼻中隔、鼻窦骨骨折；鼻窦气压骤变损伤鼻部血管和黏膜；鼻或鼻窦手术、鼻插管损伤鼻黏膜和血管；用手挖鼻、用力擤鼻、剧烈喷嚏、鼻腔异物等损伤鼻黏膜和血管。详细询问病史，仔细的鼻腔检查即可确诊。

2. 炎症

急慢性鼻炎、鼻窦炎，临床上除鼻出血外，常同时伴有鼻塞、嗅觉暂时性减退或丧失和大量脓涕，难以擤尽，以及不同程度的头痛，检查可见病变鼻窦压痛、叩击痛，鼻腔黏膜充血，鼻甲肥大，有大量的黏脓性鼻涕，鼻窦的 X 线检查可见鼻窦黏膜增厚，窦腔密度增高，上颌窦炎时可见液平。

3. 鼻中隔疾病

（1）鼻中隔偏曲。主要表现有鼻塞，多为单侧，也可为双侧，鼻出血，头痛，常可导致继发性鼻炎，患者易于感冒。鼻腔检查可见鼻中隔扭曲呈 C 形或 S 形，在偏曲之凸面可见骨嵴或骨棘，此处黏膜常因受气流冲击，导致干燥、糜烂、出血。

（2）鼻中隔穿孔

主要表现为鼻腔干燥、脓痂形成、头痛、鼻出血，呼吸时常伴有哨音，检查可见鼻中隔穿孔，穿孔处结痂，边缘糜烂出血。

4. 鼻腔肿瘤、血管瘤、鼻咽纤维瘤或鼻咽癌等

早期多表现为反复少量出血，晚期因肿瘤破坏大血管可导致大量出血。鼻腔检查取病理可助确诊。

（二）全身原因

（1）血液病，如出血性紫癜、维生素 K 或 C 缺乏及再生障碍性贫血、白血病、血友病等。出血不仅表现为鼻出血，而且常有全身皮肤黏膜出血，甚至内脏和颅内出血。

（2）心血管疾病，如高血压、动脉硬化等。

（3）肝肾功能损害导致凝血功能障碍等。

【处理原则】

无论是由哪一类原因引起的鼻出血，处理的原则是：止血，矫正鼻出血引起的全身性变化，积极寻找并处理鼻出血的原因。

（一）稳定患者

安慰患者和家属，消除紧张情绪，必要时使用镇静剂。

（一）止血

迅速寻找出血部位，选择适当止血方法，进行有效止血。

（1）指压止血法。当鼻中隔易出血区出血时，可紧压两侧鼻翼于鼻中隔上 5 分钟。可达到临时止血效果。

（2）棉片压迫法。用棉片浸血管收缩药物或止血药如麻黄碱、止血粉等塞入鼻腔，以达到暂时压迫止血目的。

（3）烧灼法。用 10%硝酸银溶液或 50%三氧醋酸溶液局部烧灼，注意烧灼范围不宜过大。此方法适用于因鼻中隔糜烂出血或小血管出血。

（4）填塞法。适用于出血较重，部位较深，范围较广者。一般先使用前鼻腔填塞法，如不能止住，可以考虑加用后鼻腔填塞法。

（三）防止再出血

在止血的基础上，根据病史和检查结果找出出血原因，消除致病因素，防止再出血。

（四）抗休克

当有休克表现时，首先进行抗休克治疗，如给予补液，必要时输血。

【转诊指导】

（1）出血量大，有出血性休克或经治疗出血不止的应及时转诊。

（2）怀疑由全身性疾病引起的，在经过局部止血的基础上及时转诊。

（3）一段时间内反复发作的鼻出血，应告知患者及时转上级医院明确病因。

第十三节　腹　　痛

腹痛是临床极其常见的症状，多数由腹部脏器疾病所引起，但腹腔外疾病及全身性疾病也可引起。病变的性质可为器质性，也可能是功能性。由于发病原因复杂，引起腹痛机制各异，必须引起高度重视。临床上一般可将腹痛按起病缓急、病程长短分为急性与慢性腹痛。临床上将需紧急施行外科手术治疗的急性腹痛称为急腹症。

【病因分析】

一、急性腹痛

（一）腹腔器官急性炎症

1. 急性胃肠炎

腹痛发生于上腹部，腹痛性质为持续性胀痛、隐痛或烧灼痛，常同时伴有恶心、呕吐、腹痛、腹泻，多为水样便，有饮食不洁史和同餐者集体发病史。

2. 胆囊炎、胆石症

多表现为右上腹阵发性胀痛或绞痛，并向右肩部放射，合并胆管炎时，可出现寒战、高热、黄疸，常在油腻性饮食后诱发，可反复发作。体格检查可见右上腹有压痛、墨菲征阳性。B 超检查可协助诊断。

3. 急性胰腺炎

多在饮酒或暴饮、暴食后发生，表现为上腹部持续性剧烈腹痛伴阵发性加剧，并向腰背部呈束带状放射，常伴有恶心、反复呕吐、腹胀，严重时可引起休克、抽搐、多器官衰竭。体格检查轻者上腹部压痛，严重时全腹弥漫性压痛、反跳痛、肌紧张。血尿淀粉酶增高。

4. 急性阑尾炎

主要表现为转移性右下腹痛，即腹痛起始于上腹部或脐周，最后固定在右下腹。常伴有恶心、呕吐、发热等症状，右下腹麦氏点压痛、反跳痛、肌紧张，结肠充气试验阳性。血常规示白细胞计数和中性粒细胞百分比升高。

5. 急性肠系膜淋巴结炎

儿童多见，随呼吸道感染发病。主要表现为脐周或右下腹旁中线持续性钝痛，不转移。体格检查示脐周或右下腹压痛，无肌紧张，伴有高热，呕吐少见。血常规白细胞计数明显升高。腹痛经抗感染治疗后迅速减轻。

（二）空腔脏器阻塞或扩张

如肠梗阻、胆道结石、胆道蛔虫症、泌尿系结石梗阻等。

1. 肠梗阻

主要表现为腹痛、腹胀、呕吐、肛门排气消失。体格检查见肠型、肠蠕动波，绞窄性肠梗阻局部可有压痛、反跳痛、肌紧张；机械性肠梗阻肠鸣音亢进；麻痹性肠梗阻肠鸣音减弱或消失。

2. 胆道蛔虫症

多见于儿童、青少年，有排或吐蛔虫史，临床表现为上腹部钻顶样、阵发性疼痛，伴恶心、呕吐，有时呕吐出蛔虫，胆道阻塞时可出现黄疸，继发感染时可出现发热、白细胞计数升高。

3. 上尿路结石

即肾、输尿管结石，临床表现为一侧腰腹部突发性绞痛，阵发性加剧，并向下腹部、外生殖器、大腿内侧放射，常伴有不同程度的血尿。X 线或 B 超检查可见结石。

（三）脏器扭转或破裂

如肠扭转、肠绞窄、肠系膜或大网膜扭转、卵巢扭转、肝破裂、脾破裂、异位妊娠破裂等。

1. 异位妊娠

临床表现为突然发生的急性腹痛，伴阴道出血。有停经史，体格检查示全腹弥漫性压痛、反跳痛、肌紧张，阴道检查示宫颈有抬举痛，妊娠试验阳性、穹隆穿刺或者腹腔穿刺有不凝固血液可以确诊。

2. 卵巢滤泡、黄体破裂

多在两次月经中期前后发生，主要表现为下腹部低位突然发生剧烈疼痛，继而减轻成钝痛。体格检查示腹部腹股沟区深压痛，无肌紧张，多无恶心、呕吐、发热等，白细胞计数正常成略高。

3. 卵巢囊肿扭转

多为下腹一侧突然发作的阵发性剧烈绞痛，体格检查示下腹有压痛和肌紧张，可扪及压痛肿块。伴有恶心、呕吐，一般不发热，白细胞计数升高。

（四）腹膜炎症

多由胃肠穿孔引起，少部分为自发性腹膜炎。

1. 急性腹膜炎

常由空腔脏器穿孔引起，多见于消化性溃疡、急性阑尾炎，急性胆囊炎穿孔。临床表现为突然发作的剧烈腹痛，从原发部位向全腹蔓延，可伴有恶心、呕吐，甚至休克。体格检查示全腹弥漫性压痛、反跳痛、板状腹。血常规示白细胞计数升高，中性粒细胞比例显著升高。

2. 消化性溃疡穿孔

多在慢性溃疡病基础上，饱食后突发上腹部刀割样剧痛，很快波及全腹。主要表现为腹肌板样强直，伴有明显的压痛、反跳痛，以上腹部最明显。X 线检查可见膈下有游离气体，腹腔穿刺可得到黄色混浊液体。

（五）腹腔内血管阻塞

如缺血性肠病、夹层腹主动脉瘤等。肠系膜动脉栓塞多见于中老年患者，有动脉硬化或心瓣膜病、心房颤动病史。主要表现为突发腹中部剧烈、持续性疼痛，伴阵发性加剧。体格检查示早期有压痛、拒按，晚期有腹膜刺激征。伴频繁呕吐，可出现休克。

（六）腹壁疾病

如腹壁挫伤、脓肿及腹壁带状疱疹。

（七）胸腔疾病所致的腹部牵涉性痛

如肺炎、肺梗塞、心绞痛、心肌梗塞、急性心包炎、胸膜炎、食管裂孔病。

（八）全身性疾病所致的腹痛

如腹型过敏性紫癜、尿毒症、铅中毒等。

二、慢性腹痛

1. 腹腔脏器的慢性炎症

如反流性食管炎、慢性胃炎等，上腹隐痛，伴消化不良，缺乏特异性表现。

2. 空腔脏器的张力变化

如胃肠痉挛或胃肠、胆道运动障碍等。

3. 胃、十二指肠溃疡

多见于20~50岁，表现为上腹部慢性、周期性、节律性疼痛，与饮食、季节转换和精神紧张等因素密切相关。胃溃疡疼痛发生在餐后1h，持续1~2h后缓解，又称为餐后痛。十二指肠溃疡多发生在饥饿时，进餐后可以缓解，常伴有夜间痛。胃镜检查可以确诊。

4. 胃癌

多见于中老年人，疼痛似胃溃疡但没有节律性和周期性，或原有节律性消失，可伴有腹胀、食欲减退、消瘦、乏力、贫血等。胃镜检查加病理活检可以协助诊断。

5. 慢性胰腺炎

与进餐有关的反复发作性上腹部疼痛，可放射至背部、前胸和肩胛处，急性发作时可伴有发热、恶心、呕吐等表现。缓解期以消化不良、脂肪泻为主要表现，重者可有糖尿病的症状和体征，血、尿淀粉酶异常。

6. 慢性胆囊炎、胆石症、胆囊息肉

右上腹痛为最主要的症状，可向右肩胛区放射，伴有腹胀、食欲减退、嗳气和恶心等，B超检查可明确诊断。

7. 慢性膀胱炎

反复发作的下腹部疼痛，伴有尿频、尿急、尿痛，腰骶部疼痛，细菌学和膀胱镜检查可帮助诊断。

8. 脏器包膜的牵张

实质性器官因病变肿胀，导致包膜张力增加而发生的腹痛，如肝瘀血、肝炎、肝脓肿、肝癌等。

9. 中毒与代谢障碍

如铅中毒、尿毒症等。

10. 肿瘤压迫及浸润

以恶性肿瘤居多、可能与肿瘤不断长大，压迫与浸润感觉神经有关。

11. 功能性消化不良

起病缓慢，饮食因素、精神因素可以诱发，主要表现为上腹部疼痛、饱胀、纳差、嗳气、恶心、呕吐，伴有失眠、头痛、焦虑、抑郁等，病情迁延，反复发作，各项辅助检查都正常，一般药物治疗效果不佳。

12. 胃肠神经功能紊乱

如胃肠神经症。

【处理原则】

（1）在已经明确腹痛的病因时，可针对病因进行治疗，必要时可以使用阿托品、山莨菪碱，哌替啶等缓解腹痛的药物，同时，抗感染、防止休克、维持水电解质和酸碱平衡。

（2）病因未明确的腹痛，应严密观察病情变化，包括观察症状的变化，定时复查体征，观察其变化和发展趋势、生命体征的变化等。不宜盲目止痛，尤其不能使用哌替啶等中枢性镇痛药物，对老年人更不能使用。

（3）基层医生应及早发现需紧急手术的急腹症患者，尽早转诊，以免延误诊疗时机。

【转诊指导】

（1）急腹症必须立即转诊。

（2）慢性腹痛原因不明者，应及早转诊。

（3）腹痛经一般对症治疗 6h 无明显缓解应及时转诊。

第十四节 黄 疸

黄疸是常见症状与体征，其发生是由于胆红素代谢障碍导致血清内胆红素浓度升高，引起巩膜、黏膜及全身皮肤发黄的症状和体征。正常人胆红素最高不超过 17. 1μmol/L，胆红素在 17. 1~34. 2μmol/L 时，临床不易察觉，称为隐性黄疸，超过 34. 2μmol/L 时可出现肉眼可见的黄疸。

【病因分析】

黄疸按病因学分为四类：①溶血性黄疸；②肝细胞性黄疸；③胆汁淤积性黄疸（即过去所称的阻塞性黄疸）；④先天性非溶血性黄疸。以前三类最为多见，而第四类较罕见。

一、溶血性黄疸

凡能引起溶血的疾病都可产生溶血性黄疸。

二、肝细胞性黄疸

1. 病毒性肝炎

在起病时，常有中度发热或低热，伴食欲减退、恶心、呕吐、乏力，上腹部持续性隐痛或腹胀等表现，一周左右热退后出现黄疸，检查可见皮肤巩膜黄疸，肝肿大并有压痛，肝功能检查异常，肝炎病毒检查可确诊。

2. 肝癌

中年以上患者，黄疸伴肝区持续性疼痛、进行性加重，B 超检查和血清甲胎蛋白（AFP）检查有助于诊断。

3. 中毒性肝炎

近期内有服用对肝脏有损害药物史，如氯丙嗪、甲基硫氧嘧啶、利福平等，并出现食欲减退、恶心，黄疸，应考虑中毒性肝炎的可能。

三、胆汁淤积性黄疸

1. 肝内胆汁淤积

分肝内阻塞性胆汁淤积和肝内胆汁淤积。前者见于肝内泥沙样结石、癌栓、寄生虫病，后者见于毛细胆管型病毒性肝炎、原发性胆汁性肝硬化、妊娠期复发性黄疸等。

2. 肝外性胆汁淤积

可由胆总管结石、狭窄、炎性水肿、肿瘤及蛔虫等阻塞所引起。

（1）右上腹阵发性绞痛，并向右肩背部放射，伴发热、恶心、呕吐，检查右上腹胆囊区明显压痛，应考虑为胆囊炎或胆石症，B超检查有助于诊断。

（2）右上腹或剑突下阵发性绞痛，或有“钻顶”样痛，伴恶心、呕吐，或呕出蛔虫，体检无明显肌紧张，剑突下有压痛，发作间期无腹痛者，应考虑胆道蛔虫病，B超检查有助于诊断。

（3）黄疸进行性加深，大便颜色呈灰白色，无明显上腹痛和压痛，或上腹钝痛并向腰背部放射，肝肿大而无明显压痛者，应考虑胆管癌、胰头癌等壶腹部周围癌。

【处理原则】

（1）黄疸的治疗原则是在明确原发病的基础上针对病因治疗、对症治疗，只有当病因消除后，黄疸才能减轻或消退。

（2）若考虑黄疸系溶血所致，则应积极消除引起溶血的病因。溶血严重者可适当输血治疗。

（3）若黄疸系肝细胞变性、坏死所致，应积极进行护肝治疗，但由于多种护肝药的疗效并不确切，故只需选用1~2种，而不应使用过多的护肝药。

（4）若已明确为肝外梗阻性黄疸系因胆道结石、狭窄、肿瘤等所致，则应及时行手术治疗。

【转诊指导】

黄疸一旦明确诊断，应尽早转诊，以免延误诊治。

第十五节　恶心与呕吐

恶心、呕吐是临床常见的症状。恶心为上腹部不适、紧迫欲吐的感觉并伴有迷走神经兴奋的症状，如皮肤苍白、出汗、流涎、血压降低及心动过缓等，常为呕吐的前奏。

呕吐是胃或部分小肠的内容物，经食管、口腔而排出体外的现象。

【病因分析】

引起恶心与呕吐的病因很多，按发病机制可归纳为下列几类：

一、反射性呕吐

1. 咽部受到刺激

如吸烟、剧咳、鼻咽部炎症等。

2. 胃十二指肠疾病

急慢性胃肠炎往往有不洁饮食史，伴有腹痛、腹泻；消化性溃疡、急性胃扩张或幽门梗阻、十二指肠塞滞等，往往晚上或夜间呕吐，呕吐物带有发酵酸腐败味。

3. 肠道疾病

急性阑尾炎典型表现为恶心呕吐伴转移性右下腹痛；各型肠梗阻呕吐伴腹痛、腹胀、无肛门排便排气。

4. 肝胆胰疾病

伴右上腹痛、发热、寒战、黄疸，应考虑胆囊炎、胆石症；有进油腻食物诱因，伴持续剧烈上腹痛，应考虑急性胰腺炎；其他如急性肝炎、肝硬化、肝瘀血等也可引发恶心呕吐。

5. 腹膜及肠系膜疾病

如急性腹膜炎。

6. 其他全身性疾病

如肾输尿管结石、急性肾盂肾炎、急性盆腔炎、异位妊娠破裂等。心肌梗塞、心力衰竭、内耳迷路病变、青光眼、屈光不正等亦可出现恶心呕吐。

二、中枢性呕吐

（1）颅内感染，各种脑炎、脑膜炎，除喷射状呕吐外，伴有头痛、发热等表现。

（2）脑血管疾病，如脑出血、脑栓塞、脑血栓形成等，伴有头痛及其他神经定位体征。

（3）颅脑损伤、脑挫裂伤或颅内血肿，有外伤史，伴有头痛、意识障碍及其他神经定位症状与体征。

（4）癫痫，特别是持续状态。

（5）全身疾病，可能因尿毒症、肝昏迷、糖尿病酮症酸中毒或低血糖引起脑水肿、颅内压升高等而致呕吐。

（6）某些药物（如抗生素、抗癌药、洋地黄、吗啡等）可因中枢兴奋而致呕吐。

三、神经性呕吐

如胃肠神经官能症、神经性厌食等。

四、其他

如已婚育龄妇女，停经伴晨起呕吐提示早孕。

【处理原则】

（1）由于引起恶心、呕吐的疾病很多，恶心、呕吐仅是疾病的症状之一，因此，在未明确病因之前不应盲目使用作用于呕吐中枢的强镇吐药物，否则会贻误病情。

（2）在明确了导致呕吐的病因之后，在积极治疗病因的基础上，才能行必要的对症治疗。

（3）轻症恶心呕吐应清淡饮食，有脱水症状注意补液，维持水电解质平衡。

【转诊指导】

（1）恶心呕吐经一般治疗无明显缓解者，应及时转诊。

（2）恶心呕吐原因不明者，应及早转诊。

（3）恶心呕吐伴脱水、水电解质酸碱平衡紊乱等严重并发症者，应及时转诊。

第十六节　吞咽困难

吞咽困难是指食物从口腔至胃、贲门运送过程中受阻而产生咽部、胸骨后或食管部位的梗阻停滞感觉。吞咽困难是食管癌最常见症状，对任何有吞咽困难者，必须与假性吞咽困难相区别，及早明确是否为癌所致。

【病因分析】

引起吞咽困难的疾病大致可以分为机械性和动力性两类：任何原因导致的食管直径变小都有可能引起吞咽困难，称机械性吞咽困难；正常的吞咽是依靠一套神经和肌肉的配合来完成的，如果控制吞咽的神经或者肌肉出现了问题，则称之为动力性吞咽困难。

1. 吞咽困难伴声嘶

多见于食管癌纵隔浸润、主动脉瘤、淋巴结肿大及肿瘤压迫喉返神经。

2. 吞咽困难伴呛咳

见于脑神经疾病、食管憩室和食管贲门失弛缓症致潴留食物反流，此外，也可因食管癌致食管支气管瘘及重症肌无力致咀嚼肌、咽喉肌和舌肌无力，继而出现咀嚼及吞咽困难，饮水呛咳。吞咽困难随进食时间延长而渐进加重。

3. 吞咽困难伴呃逆

一般病变位于食管下端，见于贲门失弛缓症、膈疝等。

4. 吞咽疼痛

见于口咽炎或溃疡，如急性扁桃体炎、咽后壁脓肿、急性咽炎、白喉、口腔炎和口腔溃疡等。进食后食管性吞咽困难伴疼痛，若疼痛部位在胸前、胸后、胸骨上凹及颈部，则多见于食管炎、食管溃疡、食管异物、晚期食管癌、纵隔炎等。若进食过冷、过热食物诱发疼痛，则常为弥漫性食管痉挛。

5. 胸骨后疼痛和（或）反酸、灼热

常提示胃食管反流病，是反流性食管炎、食管消化性溃疡和食管良性狭窄的主要临床表现。

6. 吞咽困难伴哮喘和呼吸困难

见于纵隔肿物、大量心包积液压迫食管及大气管。如果饭后咳嗽，则多见于反流物误吸，见于延髓性麻痹、贲门失弛缓症、反流性食管炎等。

7. 吞咽困难伴反流

进食流质食物立即反流至鼻腔并有呛咳，病因可能为咽部神经肌肉功能失常。进食后较长时间发生反流提示食管梗阻近段有扩张或食管憩室内有潴留。若反流量较多，并含有宿食，有发酵臭味，则常提示可能为食管贲门失弛缓症，常于夜间平卧时出现，常因呛咳而惊醒。若反流物为血性黏液，则多见于晚期食管癌。

8. 有物体阻塞感

在不进食时，也感到在咽部或胸骨上凹部位有上下移动的物体堵塞，常提示癔球症。多见于年轻女性，病程迁延，症状时轻时重。

【处理原则】

（1）口咽部疾病多数经五官科治疗后，吞咽梗阻感能得到改善或解除。

（2）良性食管病变，若反流性食管炎，则可应用多潘立酮、莫沙必利等促胃肠动力剂及硫糖铝等胃黏膜保护剂，也可选用奥美拉唑等质子泵抑制剂。

（3）进行性吞咽困难，高度怀疑食管癌，应立即转诊。

【转诊指导】

（1）吞咽困难经一般治疗无明显缓解者，应及时转诊。

（2）吞咽困难原因不明者，应及早转诊。

（3）吞咽困难伴脱水、水电解质酸碱平衡紊乱等严重并发症者，应及时转诊。

（4）疑为肿瘤、脑血管病、重症肌无力等，应及早转诊。

第十七节　呕血与黑便

呕血与黑便，是消化道出血的表现，上消化道疾病（指屈氏韧带以上的消化器官，包括食管、胃十二指肠、肝胆胰疾病）或全身性疾病所致的急性上消化道出血，血液经口腔呕出，称呕血，应与鼻腔、口腔、咽喉等部位出血或呼吸道疾病引起的咯血，仔细加以区别。

每日出血量在50~100ml时可出现黑便，当胃内潴留血量达250~300ml时，可引起呕血。

【病因分析】

一、食管疾病

1. 食管胃底静脉曲张破裂出血

主要表现为出血量大、速度快，呕出血液呈鲜红色，甚至喷射状。多有肝炎、肝硬化、肝癌病史，体格检查可见黄疸、肝掌、蜘蛛痣、脾大、腹水、腹壁静脉曲张等体征。肝功能异常、肝胆B超、胃镜检查可协助确诊。

2. 其他

如食管炎、食管憩室炎、食管癌、食管异物、食管贲门黏膜撕裂、食管裂孔疝等。

二、胃及十二指肠疾病

1. 消化性溃疡

患者有长期上腹节律性疼痛（十二指肠溃疡疼痛—进食—缓解，或胃溃疡进食—疼痛—缓解）。多因受冷、劳累、饮酒等因素诱发，出血前上腹部疼痛加重，出血后疼痛反而减轻，胃镜检查可明确诊断。

2. 慢性胃炎

多为少量出血，表现为黑便和粪便隐血试验阳性，常有长期上腹部非节律性钝痛或隐痛。

3. 急性糜烂性出血性胃炎

多有服用非甾体消炎镇痛药（蚓哚美辛、阿司匹林）、急性应激（严重外伤、大面积烧伤、急性心脑血管疾病）、大量饮酒、进食辛辣刺激性食物史。一般多以突然发生呕血、继而黑便的上消化道出血症状而就诊。胃镜检查见胃黏膜弥漫分布的多发性糜烂灶、出血灶、浅表溃疡等可以确诊。

4. 胃癌

多数呈慢性、隐匿性、临床上没有症状的持续性粪便隐血试验阳性，少数可表现为呕血、黑便，出血持续时间长，但出血量一般不大，早期无症状，进展期可有进行性的腹部隐痛、胀痛、餐后痛，伴有乏力、纳差、早饱、消瘦、贫血等。晚期上腹部可触及坚硬而不规则的包块，左侧锁骨上窝可触及肿大淋巴结。胃镜检查是最可靠的诊断方法。

三、肝、胆道疾病

肝硬化门静脉高压可引起食管和胃底静脉曲张破裂出血；肝恶性肿瘤（如肝癌）、肝脓肿或肝动脉瘤破裂出血，胆囊、胆道结石，胆道寄生虫（常见为蛔虫）、胆囊癌、胆管癌及壶腹癌均可引起出血。大量血液流入十二指肠，造成呕血或便血。

四、胰腺疾病

急性胰腺炎合并脓肿或囊肿、胰腺癌破裂出血。

五、血液疾病

血小板减少性紫癜、过敏性紫癜、白血病、血友病、霍奇金病、弥散性血管内凝血及其他凝血机制障碍（如应用抗凝药过量）等。

六、急性传染病

流行性出血热、钩端螺旋体病、登革热、暴发型肝炎等。

七、其他

尿毒症、呼吸功能衰竭、肝功能衰竭等。

【处理原则】

（1）患者应卧床休息，暂禁饮食。告知患者不要紧张，保持安静，呕血时不可强忍，以防血液吸入气管导致窒息，必要时吸氧。

（2）严密观察生命体征变化、尿量及神志的变化，观察呕血及黑便的情况，估计出血量。

（3）大出血要积极补充血容量，先输平衡盐溶液，当出现下列情况之一时，基层医生要明白需要及时转诊输血。

①当体位改变时，出现头晕、心悸、血压下降；

②当失血性休克时；

③当血红蛋白低于 70g/L 或血细胞比容低于 25%时。

（4）采取适当的措施止血

①常用的全身止血药均可酌情使用，如云南白药、酚磺乙胺、血凝酶等。

②消化性溃疡、急慢性胃炎导致的出血，可给予奥美拉唑、西咪替丁等静脉滴注。

③食管胃底静脉曲张破裂出血，可给予奥曲肽静脉滴注并及时转诊。

【转诊指导】

（1）怀疑消化性肿瘤、食管胃底静脉曲张破裂、血液病、急性传染病及理化损伤所致的出血时，均应积极转诊。

（2）所有上消化道大出血患者，都应及时转诊。

（3）呕血患者转诊途中应给予抗休克治疗，并由有抢急救资质的医疗机构负责转运。

第十八节　腹　　泻

腹泻，是消化系统常见的症状之一，正常人一般每天排便1次，个别人每2~3天排大便1次或每天排2~3次，粪便成形。由于各种原因导致的排便次数明显增多（通常超过3次），粪质稀薄，或带有黏液、脓血、未消化的食物，称为腹泻。腹泻分为急性腹泻和慢性腹泻，病程超过2个月均称为慢性腹泻。

【病因分析】

一、急性腹泻

1. 肠道疾病

包括由病毒、细菌、真菌、原虫、蠕虫等感染所引起的肠炎及急性出血性坏死性肠炎。

急性胃肠炎多在夏秋季节发生，有饮食不洁史，于进餐后2~24小时发病，有同餐者集体发病现象。临床上主要表现为腹痛、腹泻（水样便）、恶心、呕吐、发热等症状。

病毒性胃肠炎又称病毒感染性腹泻，多数由轮状病毒感染引起，多见于小儿，秋季好发，常见发热、恶心、呕吐、腹泻（稀水样便）等。

急性细菌性痢疾多见于儿童，由痢疾杆菌感染所致，多有饮食不洁史，可有发热、腹痛、腹泻、里急后重，粪便呈黏液脓血便。

霍乱由霍乱弧菌感染所致，可见发热、严重的呕吐、腹泻，粪便呈“米泔水”样，极易发生脱水和电解质紊乱。

2. 急性中毒

服食毒草、河豚、鱼胆及化学药物如砷、磷、铅、汞等引起的腹泻。

3. 全身性感染

如败血症、伤寒或副伤寒、钩端螺旋体病等。

二、慢性腹泻

1. 消化系统疾病

（1）胃部疾病，如慢性萎缩性胃炎、胃萎缩及胃大部切除后胃酸缺乏等。

（2）肠道感染，如肠结核、慢性细菌性痢疾、慢性阿米巴性痢疾、血吸虫病等。

（3）肠道非感染性病变，如克罗恩病表现为腹痛、腹泻、发热，腹痛以脐周和右下腹多见，粪便多为糊状，不含黏液和脓血，右下腹与脐周可扪及肿块，肛门周围常见脓肿和瘘管。

（4）肠道肿瘤，结肠绒毛状腺瘤及小肠、结肠恶性肿瘤，恶性淋巴瘤等。多见于40岁以上的中老年人，有腹痛、腹泻、腹部肿块、消瘦、贫血等症状，粪便隐血试验持续阳性。

（5）胰腺疾病，多见于慢性胰腺炎、胰腺癌，对高脂肪饮食不能耐受，每天排便3～5次，粪便中含有较多的脂肪颗粒，可伴有糖尿病。

2. 内分泌及代谢障碍疾病

（1）甲状腺功能亢进。表现为排便次数增多，粪便呈糊状，不含黏液和脓球，有时因脂肪吸收不良可出现脂肪泻。有喜冷、怕热、多汗、食欲亢进、消瘦、易激动、心悸、甲状腺肿大、眼球突出等症状。

（2）糖尿病性肠病。表现为顽固性腹泻、水样便，无黏液脓性，可伴有膀胱功能失调、严重营养不良、胃排空障碍和脱水。

3. 神经功能紊乱

肠易激综合征好发于中青年，主要表现为慢性腹泻、便秘，或两者交替出现，可有里急后重，病程漫长。粪便呈黏液稀便，无脓血，细菌培养阴性。

【处理原则】

（一）对症处理

（1）在考虑感染性腹泻时，一般不用止泻药物，对伴有发热者，不仅不止泻，而且还要用泻药，主要是促进毒物排出。

（2）在考虑非感染性腹泻时，可酌情使用止泻药物，常用地芬诺酯、洛哌丁胺等。

（3）伴有腹痛者，可酌情用山莨菪碱5～10mg。

（二）急性胃肠炎

（1）注意休息，多饮水，进食清淡、易消化的流质和半流质食物，呕吐严重的应静脉补充水、电解质和营养。

（2）口服抗菌药物控制感染，可选用庆大霉素、喹诺酮类、磺胺类等。

（3）发热严重的给予降温处理，腹痛严重的给予解痉镇痛药物。

（4）如果发现患者数量多，且在同一集体食堂进餐时，则应留取呕吐物、粪便以备检查，同时，报告疾控部门。

【转诊指导】

（1）腹泻严重、脱水、酸中毒、休克、多器官衰竭的患者，应及时转诊。

（2）诊断困难的患者，应及时转诊。

（3）疑为溃疡性结肠炎、克罗恩病，须转上级医院进行确诊。

（4）疑为肿瘤引起的腹泻患者，应及时转诊。

（5）疑为传染病，应转至传染病医院进行诊治。

第十九节　便　　血

便血是指消化道出血，血液由肛门排出。便血颜色可呈鲜红、暗红或黑色，少量出血不造成粪便颜色改变，须经隐血试验才能确定者，称为隐血。

便血颜色因出血部位不同、出血量的多少，以及血液在肠腔内停留时间的长短而异。下消化道出血，如出血量多则呈鲜红，若停留时间较长，则可为暗红色。出血部位越靠近肛门，血便就越接近鲜红色。

【病因分析】

一、上消化道疾病

上消化道或小肠出血，在肠内停留时间较长，则因红细胞破坏后，血红蛋白在肠道内与硫化物结合形成硫化亚铁，故粪便呈黑色，又由于附有黏液而发亮，类似柏油，故又称柏油便（食用动物血、猪肝等也可使粪便呈黑色，应加以注意鉴别）。另外，服用秘剂、铁剂、炭粉及中药等药物也可使粪便变黑，但一般为灰黑色无光泽，且隐血试验阴性，可资鉴别。

二、小肠疾病

肠结核有肺结核病史，临床表现为结核中毒症状（午后低热、盗汗、消瘦、乏力等）、腹胀、腹痛及排便习惯的改变（腹泻与便秘交替出现）；急性出血性坏死性肠炎，常有不洁饮食史，临床表现为突发中上腹部疼痛、恶心、呕吐、腹泻，呈血水样有恶臭的大便；肠套叠多见于2岁以下的幼儿，临床表现为突发性鲜血便、腹痛伴呕吐，可触及腹部包块、有压痛，钡剂灌肠可见环状或螺旋状阴影。

其他，如肠伤寒、钩虫病、Crohn病、小肠肿瘤、小肠血管瘤、空肠憩室炎或溃疡、Meckel憩室炎或溃疡、肠套叠等。

三、结肠疾病

细菌性痢疾有不洁饮食史，临床表现为排黏液脓血便，每天数次至数十次，伴有发热、腹痛、里急后重等症状，血常规示白细胞计数升高，便常规见大量白细胞、脓细胞。

其他，如阿米巴痢疾、血吸虫病、溃疡性结肠炎、结肠憩室炎、结肠癌、结肠息肉病、缺血性结肠炎等。

四、直肠肛管疾病

直肠癌，多见于中老年人，除鲜血便外，常有腹痛、腹部肿块、消瘦、贫血、排便习惯改变等，粪便呈变细，肛门指检可触及直肠肿块，结肠镜及活检可确诊。

痔，肛门有异物感或疼痛，排便时或便后滴血、喷射出血，血色鲜红不与粪便混合，仅粘附于粪便表面，肛门检查可见痔核和出血点。

肛裂，患者多有严重的便秘，明显的排便痛，血液附着在粪便的外表面或便纸上有血渍。肛门检查可见黏膜撕裂。

五、全身性疾病

白血病、血小板减少性紫癜、血友病、维生素 C 及维生素 K 缺乏症等。

【处理原则】

（1）一般治疗措施。有失血性休克者，应卧床休息，去枕平卧，给予吸氧。严密观察神志、呼吸及脉搏、血压等生命体征，观察便血的量及色泽，记录尿量。

（2）补充血容量。便血量大、贫血明显或已发生休克者，应积极补充血容量。

（3）应用止血药物。无论便血的病因明确与否，均可酌情使用止血药，如酚磺乙胺、血凝酶、云南白药等。

（4）积极明确出血部位或病因。

【转诊原则】

（1）凡是怀疑肠道肿瘤、肠结核、肠坏死、肠套叠、血液病的患者，均应及时转诊，以明确诊断。

（2）病因不明、出血难以控制以及需手术治疗的患者，均应转诊。

第二十节　便　　秘

便秘，是指大便干燥，排便频率减少，7 天内排便次数少于 2~3 次，且排便困难。正常人排便习惯不一，有人习惯于隔数天排便一次而无异常，故不能以每天排便一次作为正常的排便标准。

【病因分析】

一、功能性便秘

其发生原因有：

（1）进食量少或食物缺乏纤维素，对结肠运动的刺激减少，直肠内容物水分吸收过多，导致便秘。

（2）习惯性便秘。由各种原因（如时间、地点、生活条件改变、精神因素等）造成排便习惯受干扰或抑制。

（3）药物依赖。长期滥用泻药造成对泻药的依赖，停止使用则不易排便。

（4）体力不足，如老年体弱、活动过少或慢性消耗性疾病，结肠运动功能减弱，直肠内容物存留时间过长，导致便秘。

（5）药物副作用，由于其他疾病需要应用吗啡类药、抗胆碱能药、钙通道阻滞剂、神经阻滞药、镇静剂、抗抑郁药、含钙、铝的制酸剂等，都使肠肌松弛引起便秘。

（6）结肠冗长。肠内容存留时间长，水分吸收多，导致便秘，还容易导致肠扭转。

二、器质性便秘

其发生原因有：

（1）痔疮、肛裂、肛周脓肿和直肠炎等可引起肛门括约肌痉挛，排便疼痛造成惧怕排便，导致便秘。

（2）结肠良性或恶性肿瘤。排便习惯改变，导致便秘或便秘与腹泻交替出现。

（3）腹腔或盆腔内肿瘤的压迫（如子宫肌瘤），导致肠内容物通过困难，出现便秘。

（4）全身性疾病使肠肌松弛，排便无力，如尿毒症、糖尿病、甲状腺功能低下，此外，铅中毒也引起肠肌痉挛，可导致便秘。

【处理原则】

（1）急性便秘者，多数因肠道发生梗阻所致，因此主要是针对病因治疗。若患者有腹胀、腹部隐痛等症状，则可采用温水灌肠治疗；若为病理性梗阻时，则应及时手术治疗。

（2）便秘如因肛门、直肠附近病变所致，如肛裂、肛瘘、肛门周围脓肿、巨大内痔合并感染等引起的急性便秘，应积极治疗这些疾病，并同时采取软化大便或从肛门内给药的方法，以利于大便的排出。

（3）如果急性便秘是由于服用了某些有便秘副作用的药物所致时，则应减量或停服这类药物。必要时，可加服对肠道刺激性小的缓泻剂。

（4）习惯性便秘要注意调整饮食结构，多食含纤维的蔬菜水果，加强运动和锻炼，养成良好的排便习惯。

（5）某些由器质性病变导致的慢性便秘，当病因明确之后，即应针对病因进行治疗。

（6）遇便秘时间较长，甚至超过 1 年以上，或反复间断性发生便秘（或便秘与腹泻交替发作），应考虑结直肠肿瘤可能，尽早转诊，以便进一步检查。

【转诊指导】

（1）功能性便秘治疗无效，可转上级医院进一步诊治。

（2）凡器质性原因引起的便秘，保守治疗无效，应转上级医院进一步诊治。

（3）凡是怀疑肿瘤或全身性疾病导致的便秘，应尽早转诊，以免延误诊治。

第二十一节　腹部肿块

腹部肿块，包括腹壁与腹腔内肿块，多见于肿瘤、炎症、外伤血肿、空腔脏器梗阻等。有时充盈的膀胱、妊娠子宫、结肠内的干结粪块及痉挛的肠袢也表现为腹部肿块，应仔细鉴别，切勿采用手术治疗。注意不少患者将前突的腰椎当成肿块就诊，需仔细鉴别。

【病因分析】

一、功能性肿块

（1）充盈膀胱。老年男性，伴排尿困难，下腹正中肿块，有囊状感，压痛，肛门指诊前列腺增大，可考虑为前列腺增生致尿潴留，导尿后肿块消失。

（2）妊娠子宫。生育期女性，有停经史，应考虑妊娠子宫，B 超检查有助于诊断。

（3）干结粪块。腹壁薄弱、长期卧床、伴便秘者，左下腹扪及大小不等肿块，应想到干结粪块的可能。

（4）腹部肿块，时有时无，肿块出现前先有腹痛，肿块消失后，腹痛也随之消失，可为痉挛性肠袢。

二、肿瘤

（1）胃癌。上腹部扪及肿块，伴上腹不适、消化不良、消瘦者，应考虑胃癌的可能，胃镜有助于诊断。

（2）肝癌。右上腹扪及肿块、表面结节、质硬，或肝区疼痛，或程度不等的黄疸，应考虑肝癌，肝脏 B 超检查、血清甲胎蛋白试验有助于诊断。

（3）胰腺癌。上腹部扪及肿块，位置较深，伴食欲减退、消瘦、黄疸者，应考虑胰腺癌的可能，B 超检查有助于诊断。

（4）大肠癌。腹部肿块，伴脓血便、消瘦，应考虑大肠癌的可能，结肠镜检查有助于诊断。

（5）肾肿瘤、卵巢囊肿、子宫肿瘤等，均可有相应的临床表现，B 超检查有助于诊断。

三、炎症

（1）阑尾周围脓肿。转移性右下腹疼痛，数天后局部出现肿块、边界不清、压痛、伴全身发热，应考虑为阑尾周围脓肿。

（2）胆囊肿大。右上腹疼痛，扪及触痛性肿块，伴发热、寒战、黄疸者，应考虑急性化脓性胆管炎、胆石症等，B 超检查有助于诊断。

四、梗阻

（1）肠梗阻。腹痛、腹胀、恶心、呕吐，停止排便排气，腹部可扪及肿块者，应考虑绞窄性肠梗阻，腹部 X 线检查有助于诊断。

（2）胆管肿瘤。老年患者，皮肤黏膜黄疸，右上腹部扪及压痛性肿块者，应考虑壶腹周围癌阻塞胆总管的可能，B 超及 CT 检有查助于诊断。

五、外伤

外伤后，腹壁弥漫性肿块、压痛，应考虑腹壁血肿，腹部 B 超检查有助于诊断。

【处理原则】

腹部肿块是临床上常见的症状与体征，可由多种疾病而引起，因此，当临床上遇到腹部肿块患者时，应积极寻找引起包块的原发病，只有针对原发病治疗，包块才能缩小或消退。

（1）功能性包块一般予以对症处理后即可缓解。

（2）炎性包块，若阑尾脓肿、腹腔内结核性包块、肿大的淋巴结等，则应积极抗感染治疗。

（3）凡怀疑为肿瘤性包块者，若有可能，则应做包块细针穿刺术，行细胞学检查，一旦确诊为肿瘤时，只要有手术治疗的适应证，均应及时手术治疗。

（4）对于各种疾病所致的腹腔内实质性包块，只要诊断基本明确，有手术指征或包块已导致肠梗阻时，均应手术治疗或行手术探查。

【转诊指导】

（1）炎性包块经抗炎治疗不能缓解者。

（2）疑由肿瘤、梗阻引起，需进一步诊治者，应尽快转诊。

（3）病因不明，需进一步确诊者。

第二十二节　乳房肿块

乳房肿瘤、炎症、增生性疾病等都可出现肿块，临床发现一般比较早，但有些患者无疼痛，因而没有在意，就诊较晚，致使疾病延误诊断和治疗。

【病因分析】

1. 乳腺纤维瘤

青春期发病率最高，75%为单发，少数为多发，肿块大小不等，通常患者在0.5~3cm时就诊，肿块自觉不痛、无压痛、活动、表面光滑，月经周期对肿块大小无影响。

2. 乳管内乳头状瘤

多见于40~50岁者，75%病例发生在大乳管近乳头的膨大部分，瘤体一般很小，因而不易触及肿物，主要临床特点是挤压乳头排出血性液体，有时可有轻度疼痛。

3. 乳腺癌

多见于中、老年者，早期表现为乳房内无痛性肿块，质硬，表面不光滑，与周围组织分界不清，有的侵及皮肤可出现皮肤凹陷，后期腋窝可出现无痛性淋巴结肿大。

4. 化脓性乳腺炎

几乎均为哺乳期产妇，尤其初产妇更多见，初为乳房胀痛，皮肤表面红肿、压痛，逐渐出现波动，可有全身发热、乏力等。血常规检查显示白细胞计数升高，中性粒细胞比例增加。

5. 乳房囊性增生病

乳房胀痛，疼痛具有周期性，多于月经前加重，可见于单侧，也可见于双侧，肿块虽结节状，大小不一，质韧而不硬，与周围组织分界不清，与皮肤和深部组织无粘连。

6. 乳房血肿

多有乳房外伤，局部肿胀、疼痛、压痛，继发感染可出现炎症表现。

7. 脂肪坏死

多有乳房外伤史，但患者往往不注意，乳房扪及结节，质较硬，边界不清，轻度压痛。

8. 积乳囊肿

多数在哺乳期或停止哺乳后发病，半数病前可有乳腺炎、乳房外伤史，乳房扪及囊性肿块，1~3cm大小，圆形成椭圆形，界限清楚，边缘光滑，穿刺可抽出乳汁。

【处理原则】

（1）纤维囊状变化。基于压痛为常见之症状，病人应避免穿着紧身的衣服或胸罩；

症状严重者有可能需要药物治疗，甚至手术治疗。

（2）纤维腺瘤。理想的治疗是手术切除。

（3）乳腺癌。常用的治疗包括手术、化疗、放疗及内分泌治疗。

（4）乳房发炎。对于单纯性的发炎，通常抗生素治疗应可达到有效的控制；若较严重的乳房脓肿，则可能需要手术引流。另外，不能忽略炎性乳癌的可能性。

【转诊指导】

（1）经一般治疗，症状不能缓解者。

（2）需要手术治疗者。

（3）疑为乳腺癌或炎性乳癌者。

第二十三节　发　　绀

发绀亦称紫绀，是指血液中脱氧血红蛋白超过50g/L，或异常血红蛋白衍生物增多，高铁血红蛋白超过30g/L，或硫化血红蛋白超过50g/L，致使皮肤、黏膜呈青紫现象。发绀在皮肤较薄、色素较少和毛细血管丰富的部位，如口唇、鼻尖、脸颊与甲床等处较为明显。

【病因分析】

血液中脱氧血红蛋白增多主要因心肺疾病所致；血液中存在异常血红蛋白衍化物有两类：①高铁血红蛋白血症，有先天性、特发性和药物或化学物质中毒所致三种，后者常见，如伯氨喹啉、亚硝酸盐、氯酸钾、次硝酸铋、磺胺类、苯丙砜、硝基苯和苯胺等，②硫化血红蛋白血症。

一、急性发绀

（1）急性发绀，但无呼吸困难，多考滤肠源性发绀，若有吃腌渍时间不够的酸菜或服用特殊药物者，则为中毒所致。

（2）急性发绀、突发呼吸困难，咳大量粉红色泡沫痰，有心脏病体征，双肺可闻及大量湿罗音，应考虑急性肺水肿。

（3）急性发绀，伴剧烈咳嗽、胸痛、呼吸困难，检查气管向健侧移位，患侧胸部有气胸体征，应考虑自发性气胸，胸部X线检查可确诊。

（4）急性发绀、发热、胸痛、咳嗽伴咳铁锈色痰，肺部有实变体征者，应考虑大叶性肺炎，胸部X线检查有助于诊断。

（5）小儿突然呛咳，随即出现呼吸困难、发绀应想到气管异物的可能。

（6）急性发绀、四肢厥冷、血压降低者，应考虑为休克引起的发绀。

二、慢性发绀

（1）慢性发绀，自幼开始，伴杵状指及心脏杂音，则考虑为先天性心脏病。

（2）慢性发绀，仅为头颈部及上肢发绀，伴颈静脉及胸壁静脉怒张，应考虑胸腔肿瘤压迫上腔静脉所致，胸部X线检查有助于诊断。

（3）慢性发绀，有反复发作的阵发性呼气性呼吸困难，发作时发甜，双肺有哮鸣音，应考虑支气管哮喘。

（4）慢性发绀，有严重肺部疾病史，若严重肺结核、慢性气管炎，或有明显肺气肿体征，则考虑肺功能不全所致。

（5）慢性发绀，有心脏病史，并有颈静脉充盈、心脏病体征、双肺底湿罗音、肝肿大及下肢水肿等体征，则考虑心力衰竭。

【处理原则】

（1）积极治疗相关的病因。

（2）吸氧。

（3）治疗缺氧导致的并发症。

【转诊指导】

原则上，对急性发绀的患者均应及时转诊，但基层医生需要对患者先进行紧急处理，待生命体征相对平稳后再行转诊。转诊时注意事项：

（1）遵循急救原则，尽可能转往最近的上级医院，有条件事先进行电话联系，告知上级医院患者的基本情况，以便做好抢救准备。

（2）应由具有急救资质的医疗机构负责转运。

（3）将患者的情况告知家属，履行告知义务。

第二十四节　水　肿

水肿，是指人体组织间隙过多液体潴留，使组织肿胀，称为水肿。水肿分为全身性水肿和局部性水肿。一般来说，水肿这一术语不包括内脏器官的局部水肿，如脑水肿、肺水肿、眼底水肿等。

【病因分析】

一、全身水肿

1. 心源性水肿

主要是右心衰竭的表现。一般从下肢开始水肿，逐步遍及全身，水肿为凹陷性，常伴有胸闷、呼吸困难、不能平卧、颈静脉充盈、肝肿大等表现，体格检查心脏有病理体征。胸部X线检查及心电图检查有助于诊断。

2. 肾源性水肿

可见于各型肾炎和肾病。一般自面部开始水肿，表现为晨起眼睑和颜面水肿，以后逐渐延及全身。往往伴有腰痛、头痛、高血压等症状，尿检验有蛋白、红细胞、白细胞及管型，慢性肾炎常有贫血及不同程度的肾功能减退。

3. 肝源性水肿

见于失代偿期肝硬化。有长期慢性肝炎病史，伴食欲不佳、上腹饱胀、消瘦等，常有腹水，皮肤可见蜘蛛痣、腹壁浅静脉曲张，脾脏肿大，肝功能检查异常。晚期肝癌也可出现水肿、腹水，可有明显疼痛。

4. 营养不良性水肿

多为全身弥漫性、凹陷性水肿，往往有长期慢性腹泻史，如慢性肠炎、慢性结肠炎等，还可见于慢性消耗性疾病，瘫痪长期卧床、大面积烧伤、晚期癌症等。

5. 经前期紧张综合征

特点为月经前 7～14 天出现眼睑、踝部及手部轻度水肿，可伴乳房胀痛、盆腔沉重感，月经后水肿逐渐消退。

6. 药物性水肿

肾上腺皮质激素、雄激素、雌激素、胰岛素、萝芙木制剂、甘草制剂、扩血管药物特别是钙拮抗剂可引起水肿，认为与水钠潴留有关。

7. 特发性水肿

几乎只发生于妇女。原因未明，可能与内分泌功能失调导致毛细血管通性增加以及直立体位的反应异常有关。临床特点为周期性水肿，主要见于身体下垂部位，体重昼夜变化很大。可达数磅之多，天气炎热或月经前变化更为明显。

8. 黏液性水肿

见于甲状腺功能减退者。特点为非凹陷性水肿（因组织液中蛋白含量较高），好发于下肢胫骨前区域，也可出现于眼眶周围。

9. 其他

见于妊娠中毒症、硬皮病、皮肌炎、血清病等。

二、局部水肿

1. 局部炎症

多见于局部感染，往往有皮肤充血、肿胀、压痛，中心部位明显，延向周围肿胀逐渐减轻。

2. 面部、上肢和上胸部水肿

水肿局限于面部、上肢和上胸部，并有颈静脉及上胸壁静脉怒张，为上腔静脉受压的表现，中年以上患者应考虑肺癌侵犯压迫，年轻者应考虑纵隔淋巴瘤压迫所致，胸部 X 线、CT、MRI 检查有助于诊断。

3. 一侧肢体局限性水肿

应考虑深部静栓塞或深脉炎。当深静脉炎时，常有患肢运动功能障碍及疼痛。丝虫病所致淋巴管阻塞常有皮下组织增生、有弹性，称为象皮肿。

4. 变态反应

接触某种物质或应用某些药物后，可产生变态反应，表现为局部水肿。

【处理原则】

（1）水肿治疗的根本原则都是治疗病因、消除水肿、维持生命体征稳定。

（2）心源性水肿一旦诊断明确，应该治疗心衰（利尿、扩血管、强心等），心衰控制好后，水肿自然消退。

（3）肝源性水肿，若为肝硬化引起，则大部分是因为低蛋白血症导致的水肿，这时候需要抗肝硬化治疗，如乙肝抗病毒治疗（若为乙肝引起）、护肝、营养支持、治疗腹水等。

（4）肾源性水肿原因也较多，主要还是对因治疗，若为肾病，则可用糖皮质激素、免疫抑制剂等治疗，肾病被控制后，水肿自然消退。

（5）其余病因所导致的水肿，都遵循治疗原发疾病、维持生命体征的基本原则。

（6）利尿消水肿治疗要注意定期查肾功能和电解质，及时纠正水、电解质紊乱。

【转诊指导】

（1）水肿经一般治疗无明显缓解者，应及时转诊。

（2）水肿原因不明者，应及早转诊。

（3）水肿为心源性疾病、肾源性疾病、肝源性疾病等全身性疾病严重并发症表现者，应及时转诊，以免延误诊治。

第二十五节 皮肤黏膜出血

皮肤、黏膜出血是指由于机体止血与凝血功能障碍，血液由毛细血管内进入皮肤或黏膜下组织，常为自发性或轻微外伤后出血。皮肤出血的特点是不高出皮肤，压之不褪色。

【病因分析】

皮肤黏膜出血的基本病因包括：①血管壁缺陷；②血小板数量或功能异常；③凝血因子缺乏或活性降低；④血液中抗凝物质增多；⑤纤维蛋白溶解亢进。

1. 出血点

它又称瘀点，是指直径不超过2mm的皮肤、黏膜出血，大多如针头大小，可见于全身各部位，尤以四肢和躯干下部为多见。出血点通常不高出皮面，按压不褪色，早期呈暗红色，约一周左右可被完全吸收。小的出血点常需与小红痣相鉴别，两者按压均不褪色，但后者色泽较鲜亮，略高于皮面。出血点常见于血小板减少和功能异常。

2. 紫癜

它为直径3~5mm的皮下出血，特点与出血点基本相同，常见于血小板减少、血小板功能异常和血管壁缺陷。

3. 瘀斑

它为直径5mm以上的皮下片状出血，常见于肢体易摩擦和磕碰的部位和针刺处，一般不高出皮面，按压不褪色，初期呈暗红色或紫色，逐渐转为黄褐色、黄色或黄绿色，约两周左右可被完全吸收。瘀斑常提示血管壁缺陷和凝血障碍，大片瘀斑见于严重凝血障碍性疾病、纤维蛋白溶解亢进以及严重血小板减少和功能异常。

4. 皮下血肿

表现为大片皮下出血伴皮肤明显隆起。常见于严重凝血障碍性疾病，如血友病。

5. 血疱

为暗黑色或紫红色水疱状出血，大小不等，多见于口腔和舌等部位。常见于严重血小板减少。

6. 鼻出血

又称鼻衄，在大多数情况下，出血量较少，偶尔因大量出血而急诊就医。鼻出血的原因除了鼻黏膜损伤和炎症外，鼻黏膜局部血管异常（如遗传性毛细血管扩张症）、血小板减少和功能障碍及凝血功能异常均为其常见原因。

7. 牙龈出血

多由牙龈炎症及损伤引起，也见于血小板减少、严重凝血障碍和维生素缺乏等。

【处理原则】

（1）出血倾向严重的急性期病人应卧床休息，避免外伤，避免服用阿司匹林等抑制血小板药物。

（2）依据不同病因选用针对性较强的止血药物。

（3）补充凝血因子和血小板。

（4）局部处理，肌肉、关节腔明显出血可用弹力绷带压迫止血，必要时作关节固定以限制活动。

【转诊指导】

皮肤黏膜出血一旦明确诊断，应尽早转诊，以免延误诊治。

第二十六节　尿频、尿急、尿痛

正常人白天平均排尿3~5次，夜间排尿不超过1次，每次尿量200~400ml。如果排尿次数超过正常，则称为尿频。尿急是指患者一有尿意即需立即排尿，常常由于无法控制而出现尿失禁。尿痛是指排尿时由于病变部位受到刺激而产生的尿道及会阴部不适感，主要为刺痛或灼痛。

尿频、尿急和尿痛常同时出现，又称为尿路刺激征。

【病因分析】

一、尿频

（1）当饮水过多、某些饮料、精神紧张时，均可出现尿频，属于生理性尿频。

（2）排尿次数增多，但每次尿量正常，伴其他原发病症状，见于糖尿病，尿崩症、急性肾衰竭多尿期等，进行相应检查可鉴别。

（3）排尿次数增多，而每次尿减少，可见于尿道炎、膀胱结核、膀胱结石等，还可见于膀胱受压如妊娠、子宫肌瘤等，B超检查有助于诊断。

（4）当下尿路梗阻时，也可出现尿频，见于前列腺增生等。

（5）老年人尿频，伴进行性排尿困难，多见于前列腺增生，肛门直肠指诊或前列腺B超检查有助于诊断。前列腺癌病情进展迅速，查体发现前列腺质表面凹凸不平，质硬。

二、尿频、尿急、尿痛

1. 急性肾盂肾炎

常常表现为高热、畏寒、肾区叩击痛，可伴或不伴尿频、尿急和尿痛症状。急性膀胱炎和尿道炎为黏膜表面感染，无菌血症等全身症状，一般仅表现为尿路刺激征。

2. 肾结核

早期含结核杆菌的脓尿对膀胱黏膜的刺激，可以出现尿频、尿急和尿痛，晚期合并膀胱结核，出现膀胱挛缩，膀胱容量减少，尿频症状更为严重，常同时伴有乏力、低热和盗汗等结核感染的全身症状。

3. 尿道感染

有不洁性交史，伴尿道口脓性分泌物及红肿，多见于淋球菌、沙眼衣原体感染等性传播疾病。

4. 急性前列腺炎

起病急，可伴有感染中毒症状，直肠指检发现前列腺肿大，有明显触痛。慢性前列腺炎会阴部酸胀、肛门下坠、耻骨上隐痛并向腹股沟放射、性功能障碍（如阳痿、早泄、遗精等）及头昏、失眠、乏力等全身症状，指诊前列腺质韧，有轻压痛。

【处理原则】

（1）生理性尿频注意改善生活方式，保持良好心情，适当运动，规律生活即可。

（2）根据不同病因采取针对性治疗。

（3）前列腺增生可口服药物，必要时手术。

（4）泌尿系感染抗感染和对症治疗即可。

（5）怀疑泌尿系结核和肿瘤，需尽早转上级医院进一步诊治。

【转诊指导】

（1）疑为泌尿系结核和肿瘤，需尽早转诊。

（2）前列腺增生、泌尿系结石需手术转上级医院进一步诊治。

（3）病情反复、治疗效果不好者。

第二十七节　血　　尿

血尿是泌尿系疾病的常见症状。正常人尿中可有少量红细胞，镜检每高倍视野下红细胞≥3个，称为血尿。血尿轻症者尿色正常，仅显微镜下红细胞增多，称为镜下血尿；出血量多者尿色常呈洗肉水样、浓茶色或红色，称为肉眼血尿。血尿首先需排除月经、阴道或直肠出血污染尿液所引起的假性血尿。

血尿依其排尿先后可分为初血尿、终末血尿和全程血尿，做尿三杯试验可区分这三种情况，即排尿时将尿分别盛于三个量杯内。如血尿出现于排尿之初始阶段（初10～15ml）称初血尿；如排尿之终末阶段（终末10～30ml）出现血尿称终末血尿；如排尿全程均有血尿称全程血尿。不同原因的血尿会出现相应的临床症状。

【病因分析】

一、初血尿

病变多在前尿道。

（1）尿道结石。常因结石嵌顿而出现疼痛、排尿困难，甚至急性尿潴留。

（2）尿道炎。有尿道灼痛，尤以排尿时为剧，尿道口分泌物，尿液镜检有红细胞、白细胞和脓球。

（3）尿道损伤。伤后尿道口滴血，排尿时灼痛，或出现尿潴留。

二、终末血尿

病变多在后尿道或膀胱三角区。

（1）膀胱炎。伴有尿频、尿急、尿痛，可有发热，尿镜检有红细胞、白细胞及脓球。

（2）膀胱结石。可有排尿疼痛、排尿困难、排尿中断，X 线或 B 超检查可发现结石阴影。

（3）前列腺炎。可有轻度尿频、尿痛、排尿不适与终末滴尿，指诊前列腺有压痛，前列腺液检查有红细胞、白细胞。

三、全程血尿

病变在肾、输尿管、膀胱或全身性疾病所致。

（1）伴腰部或腹部阵发性绞痛，有时出现放射性疼痛，应考虑肾或输尿管结石，尿液镜检可发现红细胞，B 超及腹部 X 线摄片检查有助于诊断。

（2）急起发病，畏寒、发热、腰痛、尿频、尿急，肾区有叩痛，尿液镜检有红细胞、白细胞及脓细胞，为急性肾盂肾炎。

（3）肾结核。起病缓慢，病史较长，伴有尿频、尿急、尿痛等表现，有结核中毒表现，按一般抗炎抬疗无效，静脉肾盂造影有助于诊断。

（4）肾小球疾病。伴高血压、水肿，尿液镜检有蛋白、红细胞、白细胞及管型，应考虑肾小球肾炎。

（5）肾癌。对中年以上无痛性、间歇性血尿患者，应警惕肾脏肿瘤，B 超、CT 检查有助于诊断。

（6）有腰部外伤史者，应想到肾外伤所致血尿。

【处理原则】

（1）急性肾小球肾炎。以休息和对症治疗为主；有链球菌感染灶的，使用抗菌药物治疗；给予低盐、清淡、易消化、富含维生素的饮食。

（2）泌尿系感染。休息，多饮水，给予有效抗菌药物治疗。

（3）泌尿系损伤。绝对卧床休息，避免引起继发损害，同时，应用抗菌药物预防感染。

（4）药物及运动后血尿。均不需要特殊治疗，药物性血尿应及时停药。

【转诊指导】

（1）疑有尿路结石、肿瘤的患者应及时转诊。

（2）疑有前列腺炎、前列腺肿瘤的患者，应及时转至专科医院诊治。

（3）原因不明的血尿，全身性疾病所致的血尿、生命体征不稳定的血尿患者，以及经反复治疗又反复发作的血尿患者均应转诊。

（4）在急性肾小球肾炎治疗过程中出现肾功能损害时，应及时转诊。

（5）当泌尿系感染反复不愈时，应及时转诊。

（6）当疑有泌尿系损伤时，应及时转诊评估损伤情况；在转诊过程中，应避免过多活动。

第二十八节　颈　肩　痛

颈肩痛是指由颈椎骨、关节、韧带、肌肉、筋膜及肩关节软组织病变或内脏疾病引起的综合征，又称颈臂痛。表现为颈、肩、肩胛等处疼痛。由于颈肩部解剖结构复杂，神经血管间关系密切，故引起颈肩痛的因素很多。颈部疾患中以退行性病变引起的为多见，其次为急性颈部软组织损伤、慢性软组织劳损、颈椎本身病变（如结核、炎症和肿瘤等）。要注意仔细鉴别。

【病因分析】

（一）颈椎病

颈椎病是指颈椎间盘退行性变以及继发性椎间关节退行性变所致脊髓、神经和血管损害而表现的相应症状和体征。

1. 神经根型颈椎病

颈肩痛，短期内加重，并向单侧上肢放射，发作与颈部活动有关，为上肢放电样剧痛伴麻木无力，手指活动不灵。检查见患侧颈部肌肉痉挛，活动受限，上肢感觉异常，肌力减退，头喜偏向患侧，且肩部上耸。臂丛神经牵拉试验阳性。

2. 脊髓型颈椎病

颈肩痛较轻，甚至不明显，主要表现为四肢乏力，行走、持物不稳。

3. 交感神经型颈椎病

颈肩痛不明显，主要表现为交感神经兴奋或抑制症状，头痛、头晕在头转动时加重；视物模期、视力下降，心跳加速、心律不齐；头昏眼花；流泪、鼻塞等。

4. 椎动脉型颈椎病

主要表现为头痛、眩晕、视觉障碍、猝倒等。

（二）肩周炎

肩周炎又称为粘连性肩关节囊炎。多发生于40岁以上中老年人，女性多见，左侧多于右侧，肩部疼痛和运动、姿势有明显关系。肩关节活动受限，强行增大活动范围可诱发剧烈锐痛。在严重时，患肢不能梳头、洗脸。检查可见三角肌轻度萎缩，肩部多处可触及明显压痛，肩关节外展、外旋、后伸明显受限，上肢无感觉异常，一般1~2年自愈。

（三）落枕

落枕好发于青壮年，以冬春季多见，患者入睡前并无任何症状，晨起突感颈后部、上背部疼痛不适，以一侧为多，或有两侧俱痛，或一侧重，一侧轻。多数患者可回想到昨夜睡眠位置欠佳，或有受凉等因素，由于疼痛，使颈项活动受限，不能自由旋转，严重者俯仰也有困难，甚至头部强直于异常位置，使头偏向病侧。在检查时，颈部肌肉有触痛，浅层肌肉有痉挛、僵硬，摸起来有“条索感”。

（四）胸廓出口综合征

胸廓出口综合征是指在第1肋间所包围的胸廓出口处，臂丛神经和锁骨下血管受压引起的一系列症状。神经受压时可出现颈肩部疼痛，上肢无力、麻木；血管受压时患肢有发凉感，举高患肢时患手发白，桡动脉搏动减弱或消失。

（五）肩部肿瘤

疼痛呈进行性加重，不能用固定患肢的方法缓解，可有纵向叩击痛。

【处理原则】

（一）颈椎病的处理

1. 牵引

诊断明确的颈椎病除脊髓型外，均宜进行颌枕带牵引，坐、卧位均可，可解除肌痉挛、增大椎间隙、减少椎间盘压力，从而减轻对神经根的压力和对椎动脉的刺激，也是基层医生方便采取的措施。

2. 理疗、推拿

对颈椎病，理疗、推拿也有一定的效果。但是对颈部推拿应注意手法宜轻柔，不宜次数过多，避免产生颈椎脱位致四肢瘫痪。

3. 卧床休息、颈托和围领制动

卧床休息可以减轻颈椎负荷，使椎间关节的创伤性炎症减轻消退，一般需卧床 2～4 周；颈托和围领制动以限制颈椎活动，减少对神经或血管的刺激，一般也需 2~4 周。

4. 药物治疗

当颈椎病疼痛较重，严重影响生活和睡眠时，可以口服或外用非甾体消炎镇痛药物、骨骼肌松弛药、中药制剂等；当痛点局限时，可痛点注射皮质类固醇制剂进行封闭治疗，因需要绝对无菌操作，不建议基层医生直接进行。

（二）肩周炎的处理

应早期给予理疗、针灸、适度的推拿，应告知患者，无论病程长短，均应每天进行肩关节的主动活动，活动时以不引起剧痛为限。

（三）落枕的处理

患者的治疗主要是缓解颈部肌肉的痉挛，采取针灸、推拿、热敷等均有良好的效果，严重者可以适当使用非甾体消炎镇痛药物。1 周以内多能痊愈，及时治疗可缩短病程。

【转诊指导】

（1）不明原因的颈肩痛，经常规治疗无效，患者要求查明原因。

（2）原因明确的颈肩痛，疼痛剧烈，治疗效果欠佳者。

（3）肩部疼痛呈进行性加重，疑为肩部肿瘤引起的。

第二十九节　腰　腿　痛

腰腿痛是一组临床常见的症状，是指下腰、腰骶、骶髂、臀部等处的疼痛，有时可伴有一侧或双侧下肢痛及马尾神经症状。

【病因分析】

一、腰部本身疾患引起

腰部本身的许多疾病均可引起腰腿痛，包括创伤、炎症、肿瘤、先天性疾患等。

1. 急性腰扭伤

多有明显的腰部闪转扭伤史，伤后立刻出现腰痛，活动受限，腰部有明显压痛点，体位不能自如转换，疼痛性质为痉挛性疼痛，X 线检查无异常。

2. 腰肌劳损

多为无明显诱因的慢性腰痛，性质为酸痛或胀痛，疲劳状态下发病，与气候变化有关，休息后可以缓解，过度休息也可加重，适当活动又可使疼痛减轻，X 线检查可无异常发现。

3. 腰椎间盘突出症

腰部多有损伤史，腰痛伴下肢放射性疼痛，症状时轻时重，活动受限，咳嗽、喷嚏、弯腰可加重症状，休息后疼痛缓解；棘突间或脊旁有明现压痛，直腿抬高试验阳性，并有相应的神经根支配区域感觉及运动障碍；X 线检查或腰椎 CT 可协助确诊。

4. 腰椎管狭窄症

腰痛反复发作，下肢麻木，行走无力，间歇性跛行；X 线检查或腰椎 CT 可见椎间隙变窄、椎管内径变窄。

5. 第 3 腰椎横突综合征

多有扭伤或劳损史；主要症状为腰痛，很少有坐骨神经痛；第 3 腰椎横突处明显压痛，并向下腰及臀部放射；第 3 腰椎横突附近可触及条索状或结节状物。X 线检查或腰椎 CT 可见第 3 腰椎横突明显长于相邻的第 2 腰椎和第 4 腰椎，呈水平位伸出，无腰椎退行性改变。

6. 梨状肌综合征

它是坐骨神经在臀部受到卡压所致，主要表现为坐骨神经痛，一般无腰部症状，休息或局部温热时可缓解；多有臀部急慢性损伤的病史；检查时在坐骨大孔区的梨状肌部位，可触及明显的压痛点。

7. 原发性骨质疏松症

疼痛呈慢性，腰痛伴有背痛，疼痛沿脊柱向两侧扩散，仰卧或坐位时疼痛减轻，久站或久坐时疼痛加剧，日间疼痛较轻，夜间和清晨醒来时加重，弯腰、咳嗽、大便用力时加重。

8. 其他

如腰椎骨关节炎、黄韧带肥厚，棘上、棘间韧带损伤，脊柱结核、强直性脊柱炎、类风湿关节炎、肌筋膜性纤维组织炎、神经根炎、脊柱肿瘤等。

二、内脏疾患等引起

（1）消化系统疾患。如消化性溃疡、胰腺癌、直肠癌等。

（2）泌尿系统疾患。如肾盂肾炎、肾周围脓肿、泌尿系结石、结核等。

（3）妇科疾患。如子宫体炎、附件炎、盆腔肿瘤、子宫脱垂等。

【处理原则】

（1）急性腰腿痛。治疗主要是缓解肌肉痉挛，患者宜卧床休息，局部热敷、按摩、口服非甾体消炎镇痛药物。

（2）慢性腰腿痛。主要针对病因进行治疗和缓解症状，以理疗、针灸、推拿等为主，配合使用消炎镇痛、活血化瘀药物。

（3）骨盆牵引。骨盆牵引对腰椎间盘突出症、腰椎骨质增生等有确切的疗效，方法简单，费用低廉，应多采用。

（4）卧硬板床休息，佩戴腰围。对腰椎间盘突出症的患者，应严格卧硬板床休息，可以减轻体重对椎间盘的压力，减轻突出的髓核对神经根的刺激，初次发作时尤其应该严格卧床休息，包括进餐及排便均应卧床进行，至少 3 周，可取得满意疗效，疼痛基本缓解后，可戴腰围下床活动，腰围佩戴不应超过 2 个月，并在 3~6 个月内避免弯腰负重。

【转诊原则】

（1）急性腰腿痛患者经卧床休息，局部热敷、按摩、口服非甾体消炎镇痛药物等方法效果不明显，及时转诊。

（2）不明原因的腰腿痛，经常规对症治疗无效，转上级医院进一步诊治。

（3）需要痛点封闭以及手术治疗时。

第三十节　腰　背　痛

腰背痛是腰背疾病最重要和常见的临床表现，尤其在从事体力劳动者中更常见，常伴随脊柱功能障碍，如腰、颈、胸活动受限，甚至四肢活动，呼吸幅度也受到限制，是劳动力丧失的一个重要原因。

一般讲哪个部位受影响则该部位痛最明显，其他部位通常痛较轻。这种痛可以是自主感觉痛，也可以是无自觉痛只是按压或叩击痛，这往往提示病变可能较轻。病变重者则二者兼有。

【病因分析】

导致腰背痛的原因众多。既可以是腰背组织的直接病变所致，也可是邻近组织器官病变引起；既可以是各种先天性疾患和外伤，也可以是炎症或是骨关节疾病；还可以由代谢性疾病原发或转移的肿瘤所致。

1. 腰背痛伴全身症状

如精神萎靡，食欲、体重下降，发热，贫血等。这往往是全身性疾病的表现，如感染性疾病结核，风湿性疾病，如强直性脊柱炎、类风湿关节炎。

2. 腰背痛伴其他关节痛

多种关节炎性疾病都可累及脊柱，造成腰背痛，同时伴有其他关节的疼痛，如四肢大小关节的疼痛、肿胀等，这些表现往往能提示腰背痛和其他疾病的关系。

3. 腰背痛伴晨僵

全身关节炎性疾病如类风湿关节炎、强直性脊柱炎会引起晨僵。晨僵的出现对临床判断疾病性质有很大的帮助。

4. 与活动的关系

急性腰肌劳损、腰椎骨关节炎活动后加重。而另一些疾病则活动后减轻，如血清阴性脊柱关节病。

5. 放射痛

腰椎间盘突出，由于压迫了同部位的神经根，会出现受压侧下肢的麻木，疾病经久不缓解还会引起同侧下肢的肌萎缩。

【处理原则】

（1）由急慢性损伤引起的腰背痛，要针对病因进行治疗和缓解症状，可以进行理疗、针灸、推拿等，配合使用消炎镇痛、活血化瘀药物。

（2）感染性疾病结核、风湿性疾病等要针对病因行相应治疗。

【转诊指导】

（1）腰背痛患者经卧床休息，理疗、口服非甾体消炎镇痛药物等方法效果不明显，及时转诊。

（2）不明原因的腰背痛，经常规对症治疗无效，转上级医院进一步诊治。

（3）需要痛点封闭以及手术治疗时。

第三十一节 关 节 痛

关节痛是指患者自述关节部位的疼痛感觉，是临床上极为常见的一个症状。轻者不影响任何活动，重者则生活不能自理。关节痛分急性和慢性两类，急性关节痛常常伴有发热和关节局部红、肿、热、痛的急性炎症表现；慢性关节痛起病缓慢，疼痛常可迁延数月、数年，甚至几十年，多伴有不同程度的关节畸形和关节功能障碍。

【病因分析】

一、急性化脓性关节炎

多见于儿童，以髋关节和膝关节为多，起病急骤，关节灼热、肿胀、疼痛剧烈、活动障碍；检查发现关节压痛明显，浮髌试验阳性；伴有寒战、高热、肌肉酸痛等全身感染中毒症状。

二、病毒性关节炎

易发生在成年女性，多累及肢体小关节，常和皮疹同时出现，关节炎症多在2周内消退，不遗留任何关节损害。

三、风湿性关节炎

多有上呼吸道链球菌感染史，关节局部红、肿、热、痛，关节炎症2~3周内消退，主要累及肘、腕等大关节，并呈多发性和游走性。

四、类风湿关节炎

女性多见，常以隐匿的方式起病，多侵犯多个小关节，呈对称性，以关节肿痛、晨僵、功能受限为主要特征，伴有乏力、食欲减退、低热、全身不适等，晚期出现关节畸形和功能障碍。

五、创伤性关节炎

又称为创伤性滑膜炎，是指关节损伤后引起的滑膜非感染性炎症反应，多有关节及其周围明显的损伤史，以膝关节多见，外伤后关节肿胀、疼痛、活动受限，关节腔内出现积液，预后良好。

六、痛风性关节炎

由于尿酸生成增多或尿酸排泄减少等原因导致尿酸盐沉积在软骨、滑膜、肌腱和软组织而引起关节炎症。常因劳累、受寒、暴食、酗酒后夜间发生，足的跖趾关节常为首发，局部疼痛剧烈，皮肤略红，皮温升高，常反复发作。

七、骨关节炎

也称为骨性关节炎、退行性关节病、骨质增生、骨关节痛等，多见于老年人，起病缓慢，以膝、髋等负重关节疼痛、肿胀为主，和活动有关，休息时缓解，活动时加重，有轻度晨僵和关节黏着感，一般不超过半小时，晚期可出现关节活动受限，X 线检查有助于诊断。

【处理原则】

(1) 关节炎无论何种性质，急性期均以肢体休息为主，受累关节不宜过度活动，缓解期可做关节功能锻炼，维持肌肉张力，防止肌肉萎缩。

(2) 急性化脓性关节炎需积极给予抗菌药物。

(3) 痛风性关节炎应按痛风处理，忌酒，多饮水，避免摄入高嘌呤食物。

(4) 骨关节炎患者应控制体重，减少下肢关节负重，鼓励合理饮食，适当活动。

【转诊指导】

(1) 疑为风湿性关节炎、类风湿关节炎、系统性红斑狼疮性关节炎时，基层医生不具备确诊的条件，及早转诊。

(2) 急性化脓性关节炎因病程进展快，治疗不及时可导致关节功能障碍，虽然基层医生也有条件进行治疗，还是建议及早转诊。

(3) 不明原因的关节炎，及早转诊。

(4) 创伤性关节炎，疑有关节内损伤及骨折时，及早转诊。

第三十二节 红 眼

眼部发红是眼科门诊最常遇到的症状，可占基层医院眼科门诊病人的一半以上。临床上有许多疾病都能引起眼部发红，在大多数情况下，这种疾病是良性的，预后较好。但在基层有时作出正确的诊断存在困难，致使一些可能威胁患者视力甚至生命的疾病被误诊。

【病因】

一、结膜下出血

结膜下出血是由结膜下血管破裂或血管渗透性增加所引起。依据患者单眼发红、边界清楚局限、附近结膜没有炎症表现、没有分泌物等特征就可作出诊断。患者无眼痛，视力无影响。

二、结膜炎

结膜炎是眼科门诊遇到的、有红眼表现的最常见疾病，表现为浅表的结膜血管扩张，导致结膜充血发红、水肿，同时有分泌物，但多数患者的视力通常不受影响。

1. 细菌性结膜炎

典型的细菌性结膜炎起病急骤，最初单眼发病，多在48小时内累及对侧眼。患者有流泪及眼部刺激症状，1~2天内出现黏液脓性或脓性分泌物，由于分泌物多，晨起时，常使上下睑睫毛粘在一起。检查可发现睑结膜和球结膜弥漫性充血，通常没有淋巴滤泡增生。

2. 超急性细菌性结膜炎

由淋球菌感染所致，起病急，病情发展快。其自身或性伙伴有淋球菌感染，结膜高度充血水肿，睑结膜表面可见炎性假膜，脓性分泌物多，擦掉后很快又出现，故有“脓漏眼”之称。耳前淋巴结肿大较常见，眼睑高度肿胀，在触诊时，有疼痛感。

3. 病毒性结膜炎

其特征为球结膜水肿、充血，有水样分泌物，偶尔有小的出血，刺激症状明显，眼睑也可受累而肿胀。多先累及一眼，数日后另一眼也受累。耳前淋巴结肿大为许多病毒性结膜炎的重要表现。

4. 衣原体性结膜炎

衣原体感染导致沙眼和包涵体性结膜炎。沙眼是中华人民共和国成立前首要的致盲原因。沙眼主要表现为眼部有刺激症状、结膜充血、睑结膜乳头增生、上下穹隆有许多滤泡，并可有血管翳。

包涵体性结膜炎病人有眼部发红，并有轻度刺激症状，有黏液脓性或脓性分泌物，晨起眼睑常粘在一起。患眼同侧淋巴结肿大较常见，下睑穹隆多有滤泡形成，通过裂隙灯能清楚显示。通常由性传播。

5. 过敏性结膜炎

季节性过敏性结膜炎是对植物花粉、动物皮毛及灰尘等物质发生的I型过敏反应，是眼部最常见的过敏反应。最主要的表现为瘙痒，常伴有流泪及鼻黏膜充血。检查双眼有结膜血管扩张、不同程度的水肿及黏液性分泌物。

三、睑缘炎和其他眼睑异常

睑缘炎是由感染、过敏、皮肤疾病等多种原因导致的一种急性或慢性眼睑炎症，常伴有结膜炎。眼部出现异物感、刺激感，伴有睑缘充血和肿胀、结膜充血等。睑内翻和倒睫通过刺激和摩擦，亦可引起眼红。

四、急性闭角型青光眼

急性闭角型青光眼常发生在傍晚，有眼部发红和中至重度疼痛，眼部充血在角巩膜缘处最明显，疼痛的确切部位不易描述，视力明显下降。

五、其他

急性前部葡萄膜炎、角膜炎等也可引起眼红。

【处理原则】

（1）对结膜下出血早期可局部冷敷，两天后热敷，没有必要进行其他特殊的治疗，出血将在2~3周内逐渐吸收消散。可对病人进行检查，寻找导致出血可能的原因，并进行处理。

（2）细菌性结膜炎治疗方法主要为滴用广谱抗生素，这种经验性方法疗效肯定，并发的副作用很少，但对那些严重的病例和最初治疗没有反应者，以及大规模流行时，需行病原学鉴定及药物敏感性试验。

（3）超急性细菌性结膜炎需行积极的治疗，除局部冲洗及滴用有效的抗生素眼药外，更强调全身使用足量有效的治疗淋球菌的抗生素，以尽快控制感染，防止角膜穿孔。

（4）衣原体性结膜炎的治疗为使用抗生素眼药水，睡前使用眼膏，同时，口服四环素0.25g/次，4次/天；或红霉素0.25g/次，4次/天；或强力霉素0.1g/次，2次/天。治疗至少持续3~4周，以期彻底治愈。对包涵体性结膜炎，局部使用抗生素可以暂时缓解眼部症状，但对存在或潜伏的生殖道感染没有作用，故应对其性伙伴进行治疗，以防止感染复发。四环素孕妇和儿童禁用。

（5）对过敏性结膜炎，最简单有效的治疗方法是去除可能的过敏原，以及滴用人工泪液来稀释过敏原。

（6）急性闭角型青光眼是一种眼科急病，在疾病发生的数小时内，就能使视神经发生不可逆，应立即转诊。

【转诊指导】

（1）单眼突然出现的眼部发红伴有头痛、呕吐，应考虑有急性闭角型青光眼，应立即转诊。

（2）病毒性结膜炎、衣原体结膜炎有高度的传染性，建议转眼科专科就诊。

（3）任何有角膜浑浊、前房积脓、严重的眼部疼痛和伴有明显视力下降的患者，应尽快转眼科专科诊治。

第二章　社区常见急重症的院前急救与转诊

第一节　心 脏 骤 停

心脏骤停是指心脏射血功能突然终止。导致心脏骤停的病理生理机制最常见为快速性室性心律失常（室颤和室速），其次为缓慢性心律失常或心脏停搏，较少见的为无脉性电活动。心脏骤停发生后，由于脑血流突然中断，10s 左右患者即可出现意识丧失，经及时救治可存活，否则将发生生物学死亡。心脏骤停是心脏性猝死的直接原因，尽早的心肺复苏是抢救的关键。基层医疗机构给予心肺复苏同时立即转诊。

【病因和发病机制】

心脏骤停患者绝大多数有心脏结构异常（器质性心脏病），成年心脏骤停患者中心脏结构异常主要包括冠心病、心脏瓣膜病、心肌病、非粥样硬化性冠状动脉异常、浸润性病变和心内异常通道。器质性心脏病是室性快速心律失常的发生基础，而大多数心脏骤停是室性快速心律失常所致。还有其他原因如自主神经系统不稳定、电解质紊乱、过度劳累、情绪压抑及服用致室性心律失常的药物等，都可触发心脏骤停。

心脏骤停导致全身血流中断，相关靶器官因缺血缺氧而受到损伤，其中脑是人体中最易受损的重要器官，其次受损器官分别为心脏、肾脏、胃肠道。心脏停搏 5min 后，脑神经细胞开始发生不可逆的缺血缺氧损伤，心脏停搏 10min 内未进行有效的心肺复苏，神经功能很少能恢复到发病前水平，所以及时有效的心肺复苏是心脏骤停患者转诊的前提，对患者后期预后意义重大。

【临床表现】

心脏骤停的临床过程可分为 4 个时期，即前驱期、终末事件期（发病期）、心脏骤停期、生物学死亡。

前驱期　发生心脏骤停前数天至数月，有些患者可出现胸痛、气促、疲乏、心悸等非特异性症状。也有无前驱期表现，瞬间发生心脏骤停。

终末事件期（发病期）　心血管状态出现急剧变化到心脏骤停期，典型表现为严重胸痛、急性呼吸困难，突发心悸或眩晕等。

心脏骤停期　心脏骤停后脑血流急剧减少，可导致意识突然丧失，伴有局部或者全身性抽搐。心脏骤停刚发生时脑中尚存少量含氧血液，可短暂刺激呼吸中枢，出现呼吸断续，呈叹息样或短促痉挛性呼吸，随后呼吸停止。皮肤发绀或者苍白，瞳孔散大，大小便失禁。意识完全丧失是该期特征。

生物学死亡　从心脏骤停至生物学死亡时间长短取决于心脏骤停心电活动类型和心肺复苏的及时性。

【处理原则】

心脏骤停者的处理主要是立即进行心肺复苏。

识别心脏骤停。判断应该迅速（不超过10s），以一手轻拍患者，耳朵两边呼喊患者以判断意识，另一手同时扪及颈总动脉有无搏动，两者均消失，可诊断心脏骤停，立即实施心肺复苏。医务人员检查脉搏的时间不应超过10s，以不延误胸外按压。理想的是，检查脉搏的同时检查有无呼吸及叹气样呼吸，以缩短检查心脏骤停时间，尽快开始心肺复苏（CPR），民众急救者不检查脉搏。2015年版《心肺复苏及心血管急救指南更新》继续强调简化后的通用成人基础生命支持（BLS）流程。

一、呼救

在不延缓心肺复苏的同时，设法（打电话或呼叫他人打电话）通知并启动急救医疗系统，有条件的社区中心可启用自动体外除颤仪（AED），并联系120转上级医院。

二、基础心肺复苏

首先使患者仰卧在坚硬的平面上，头部不应该高于心脏水平，在患者一侧做心肺复苏，主要包括人工胸外按压（circulation，C）、开放气道（airway，A）和人工呼吸（breathing，B）。强调按压的重要性，目前顺序简称为CAB。

1. 胸外按压和早期除颤

胸外按压施救者跪在患者胸旁或站在床边，将患者置于平整硬板上以利于胸外按压，但不应因此延误开始胸外按压的时机。施救者一手掌根放于患者胸廓正胸骨下段，双乳头之间，另一手掌平行重叠压在手背上，保证手掌根部横轴与胸骨长轴方向一致，不要按压剑突。按压时肘关节伸直，依靠肩部和背部的力量垂直向下压，按压深度成人5cm以上，但不应超过6cm，儿童和婴儿至少为胸廓前后径的1/3，按压频率为每分钟100~120次。在每次按压后放松，以使胸廓完全回弹，掌根不离开按压部位，但不能倚靠在胸廓上，以免影响胸廓回弹和回心血量。尽可能减少按压的中断，若中断也应该将中断控制在10s内。具备AED的社区卫生服务中心如AED到场，马上行心脏体外电除颤。联合应用CPR和AED复苏成功率更高。

2. 开放气道

可采用仰额抬颏法开放气道（如果怀疑患者有颈椎损伤，需使用托下颌法开放气道），仰额抬颏法：术者将一手置于患者前额用力加压，使头后仰，另一手的食、中两指抬起下颏，使下颌尖、耳垂的连线与地面垂直状态，以通畅气道。应清除患者口中的异物和呕吐物，义齿有松动也应取出。

3. 人工呼吸

在给予30次胸外按压后，保持开放气道后给予2次人工呼吸，每次人工呼吸持续1s以上，吹入适量气体（500~600ml），至可见明显胸廓起伏。注意避免过度通气。无论是否有胸廓起伏，两次人工通气后应该立刻胸外按压，中断不超过10s。成人单人和双人的心肺复苏术时，按压通气比均为30次按压和2次人工呼吸的比率。连续进行5个30：2循环后更换按压者继续心肺复苏，以保证按压质量。

4. CPR 质量

①重压（5～6cm），快压（100～120 次/min），胸廓完全反弹；②减少按压中断；③避免过度通气；④每 2min 轮换按压者，如疲劳立即换人；⑤如无高级气道，30：2 按压—通气；⑥测动脉压，如松弛期舒张压小于 20mmHg，改进 CPR 质量（见表 2-1）。

表 2-1 **BLS 中成人高质量心肺复苏的注意事项**

施救者应该	施救者不应该
以 100 至 120 次每分钟的速率实施胸外按压	以少于 100 次每分钟或大于 120 次每分钟的速率按压
按压深度至少达到 2 英寸（5cm）	按压深度小于 2 英寸（5cm）或大于 2.4 英寸（6cm）
每次按压后让胸部完全回弹	在按压间隙倚靠在患者胸部
尽可能减少按压中的停顿	按压中断时间大于 10s
给予患者足够的通气（30 次按压后 2 次人工呼吸，每次呼吸超过 1s，每次须使胸部隆起）	给予过量通气（即呼吸次数太多，或呼吸用力过度

三、高级复苏

高级心肺复苏即高级生命支持，应用辅助设备、特殊技术等进一步维持有效的通气和换气，转复心律达血流动力学稳定。主要措施包括气管插管建立通气、除颤复律、建立静脉通路给予药物治疗。社区基层卫生机构因设备原因不能进行气管插管、呼吸机可给予面罩吸氧或简易球囊维持通气。

当心脏骤停时，最常见的心律失常是室颤，及时的胸外按压和人工呼吸极少能将室颤转为正常心律，而迅速恢复有效的心律是复苏的关键，终止室颤最有效的方法是电除颤，每延迟除颤 1min，复苏成功率下降 7%～10%，尽早除颤可显著提高复苏成功率。社区医院根据自身情况可配置自动体外除颤仪（AED），容易操作，能自动识别心电图并提示进行除颤。

药物治疗。心脏骤停患者在进行心肺复苏时候应尽早开通静脉通道，方便静脉给药以及后续治疗。目前心肺复苏的五个主要用药为肾上腺素、血管加压素、阿托品、胺碘酮、利多卡因。肾上腺素是 CPR 的首选用药，可用于电击无效的室颤及无脉室颤、心脏停搏或无脉性电生理活动，严重的低血压可给予去甲肾上腺素、多巴胺等。用法：①肾上腺素 1mg 静注，可每隔 3～5min 重复，或血管加压素 40IU 静注；②胺碘酮 300mg 静推，如需要可再用 150mg 静推；③利多卡因 1.0～1.5mg/kg 静推，5～10min 后 0.75mg/kg 静推，最大量 3mg/kg；④阿托品 0.5mg 静推，每 3～5min 重复，最大剂量 3mg。

在进行上述治疗的同时，应积极寻找可能存在的可逆性病因，如低血容量、低氧血症、心脏压塞、高钾血症等，给予相应的治疗，为转诊后病因诊断、治疗节约时间（见

表 2-2）。

表 2-2　**BLS 人员进行高质量 CPR 的要点总结**

内容	成人和青少年	儿童（1 岁至青春期）	婴儿（不足 1 岁） 除新生儿以外
现场安全	确保现场对施救者和患者均是安全的		
识别心脏骤停	检查患者有无反应 无呼吸或仅是喘息（即呼吸不正常） 不能在 10s 内明确感觉到脉搏 （10s 内可同时检查呼吸和脉搏）		
启动应急反应系统	如果您是独自一人且没有手机，则离开患者启动应急反应系统并取得 AED，然后开始心肺复苏 或者请其他人去，自己则立即开始心肺复苏；在 AED 可用后尽快使用	有人目击的猝倒 对于成人和青少年，遵照左侧的步骤 无人目击的猝倒 给予 2min 的心肺复苏 离开患者去启动应急反应系统并获取 AED 回到该儿童身边并继续心肺复苏；在 AED 可用后尽快使用	
没有高级气道的按压—通气比	1 或 2 名施救者 30∶2	1 名施救者 30∶2 2 名以上施救者 15∶2	
有高级气道的按压—通气比	以 100 至 120 次每分钟的速率持续按压 每 6s 给予 1 次呼吸（每分钟 10 次呼吸）		
按压速率	100~120 次每分钟		
按压深度	至少 2 英寸（5cm）*	至少为胸部前后径的 1/3 大约 2 英寸（5cm）	至少为胸部前后径的 1/3 大约 1½英寸（4cm）
手的位置	将双手放在胸骨的下半部	将双手或一只手（对于很小的儿童可用）放在胸骨的下半部	1 名施救者 将 2 根手指放在婴儿胸部中央，乳线正下方 2 名以上施救者 将双手拇指环绕放在婴儿胸部中央，乳线正下方
胸廓回弹	每次按压后使胸廓充分回弹；不可在每次按压后倚靠在患者胸上		
尽量减少中断	中断时间限制在 10s 以内		

＊对于成人的按压深度不应超过 2.4 英寸（6cm）。

缩写：AED，自动体外除颤器；CPR，心肺复苏。

【转诊指导】

（1）心脏骤停的患者，应无条件立即转诊。

（2）转诊等待时间或转诊中不间断无缝隙对患者实施心肺复苏。

（3）院前心肺复苏成功的患者也应转诊至上级医疗机构，行全面的心血管系统及相关因素评价，仔细寻找引起心脏骤停的原因，以及复苏后的处理。

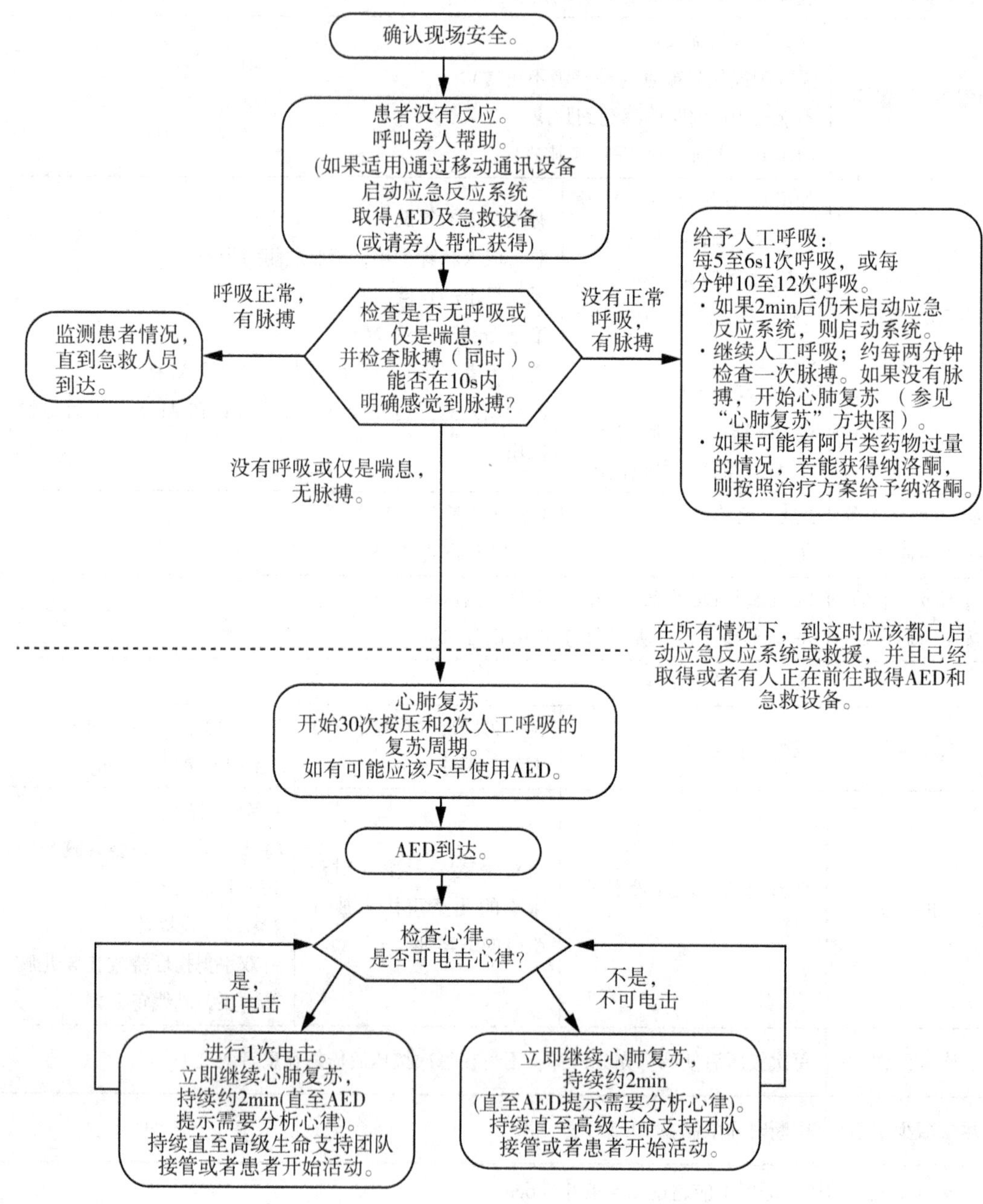

图 2-1　BLS 医务人员成人心脏骤停流程图

第二节　休　　克

休克是指由于失血、细菌感染等多种原因引起的急性循环系统功能障碍，是机体有效循环血容量减少、组织灌注不足，细胞代谢紊乱和功能受损的病理过程。休克是急性循环衰竭的临床表现，常常导致多器官功能衰竭，并具有较高的病死率。

【休克病因分析】

导致休克的原因众多，各类型休克病因不一。体克有多种分类方法，为了便于患者的急诊救治，目前常按照血流动力学将其分为：

（1）分布性体克。包括感染性、过敏性、神经源性休克、中毒、酮症酸中毒、甲减危象。

（2）低血容量性体克。主要包括创伤、烧伤、出血、失液等原因引起的休克。

（3）心源性体克。由于急性心肌梗死、急性心肌炎、各种心律失常、心脏瓣膜病和心肌病等引起，在前负荷正常状态下心脏泵血功能减弱或者衰竭引起的心排血量减少。

（4）梗阻性休克。由于腔静脉梗阻、心脏压塞、张力性气胸、急性肺动脉栓塞等引起心脏内外流出道的梗阻，进而引起心排血量的减少。

在各类休克中，分布性休克占66%（其中脓毒性休克占62%），低血容量性休克占16%，心源性休克占17%，梗阻性休克占2%。急诊严重脓毒症的发病率为6.4%，其中约31%的患者发生休克；伴有颅脑伤的多发伤患者，其休克发生率高达26%~68%；心肌梗塞患者发生心源性休克的比例约为7.5%（见表2-3）。

表2-3　**急性循环衰竭（休克）的病因诊断**

分类	病因	临床表现	辅助检查
分布性	严重感染	感染病史，发热，寒颤	白细胞、CRP、PCT增高
	过敏原接触 神经源性	过敏原接触病史，皮疹，低血压有强烈的神经刺激（如创伤、剧烈疼痛），头晕，面色苍白，胸闷，心悸，呼吸困难，肌力下降	—
	中毒	毒素接触史，瞳孔改变，呼吸有特殊气味	毒理检测结果显示毒素水平增加
	酮症酸中毒	糖尿病症状加重和胃肠道症状，酸中毒，深大呼吸和酮臭味	血糖大幅升高，血尿酮体阳性，pH<7.35，HCO^{3-}<22mmol/L
	甲减危象	甲减病史，黏液性水肿，昏迷，低体温	血清T3、T4降低及/或TSH明显增高

续表

分类	病因	临床表现	辅助检查
低血容量性	创伤或出血	创伤病史，腹痛，面色苍白，活动性失血	超声/CT见肝脾破裂或腹腔积液，腹穿抽出血性液体
	热射病	头晕，乏力，恶心，呕吐，严重者出现高热，昏迷，抽搐	—
	急性胃肠炎、肿瘤化疗、消化道梗阻	严重呕吐、腹泻	血电解质异常
心源性	急性心梗	心前区压榨性疼痛，濒死感，心律失常	ECG：新出现Q波及ST段抬高和ST-T动态演变；心肌坏死标志物升高
	恶性心律失常	心悸，气促，胸闷	ECG相应改变
	心肌病变	胸闷，气短，心慌	ECG、心脏超声相应改变
	瓣膜病	活动后出现心悸，心跳加快，心脏杂音	ECG、心脏超声相应改变
梗阻性	张力性气胸	极度呼吸困难，端坐呼吸，发绀，可有皮下气肿，气胸体征	胸部X线：胸腔大量积气，肺可完全塌陷，气管和心影偏移至健侧
	肺栓塞	呼吸困难，胸痛，咳血，惊恐，咳嗽	D二聚体升高，ECG：V1～V2导联T波倒置和ST段压低，CTA，肺通气血流比
	心包填塞	胸痛，呼吸困难，晕厥，奇脉	ECG：低电压；心脏超声：心包积液

【临床表现】

休克典型的组织灌注不足的临床表现包括：①意识改变：包括烦躁、淡漠、谵妄、昏迷，是反映脑灌注的敏感指标。②尿量减少：充分补液尿量仍然<0.5ml/（kg·h），提示肾脏血流减少、循环容量不足。③皮肤湿冷、发绀、苍白、花斑等临床表现；毛细血管充盈时间>2s，这些均反映了外周组织的低灌注。

按照休克的发病过程可分为休克代偿期和休克抑制期，或称休克早期或休克期。

1. 休克代偿期

由于机体对有效循环血容量减少的早期有相应的代偿能力，病人的中枢神经系统兴奋性提高，交感肾上腺轴兴奋。表现为精神紧张、兴奋或烦躁不安、皮肤苍白、四肢厥冷、心率加快、脉压小、呼吸加快、尿量减少等。此时，若处理及时、得当，则休克可较快得到纠正。否则，病情继续发展，进入休克抑制期。

2. 休克抑制期

病人神情淡漠、反应迟钝，甚至可出现意识模糊或昏迷；出冷汗、口唇肢端发绀；脉搏细速、血压进行性下降。在严重时，全身皮肤、黏膜明显发绀，四肢厥冷，脉搏摸不清、血压测不出，尿少甚至无尿。

若皮肤、黏膜出现瘀斑或消化道出血，则提示病情已发展至弥散性血管内凝血阶段。若出现进行性呼吸困难、脉速、烦躁、发绀，一般吸氧不能改善呼吸状态，则应考虑并发急性呼吸窘迫综合征。

【诊断】

诊断休克的关键是早期发现，早期诊断，以便于早期得到及时处理。即“一看二问三摸四听”：

一看，即观察患者的皮肤颜色和表情。

二问，即询问病史，根据患者回答问题情况，了解神志是否清晰。

三摸，即触摸患者脉搏的强度、快慢和节律是否规则，并触摸患者皮肤的温度和干湿情况。

四听，即听患者的心音和测量血压。尽管休克常常合并低血压（定义为收缩压<90mmHg，脉压<20mmHg，或原有高血压者收缩压自基线下降≥40mmHg），但低血压并非休克诊断的必要条件。

不同原因引起休克的病理生理过程不同，早期临床表现也有所不同，所以识别应个体化。诊断主要基于病因、血压、血乳酸水平和组织低灌注临床表现，诊断中还应包括预后评估等，详细流程见图 2-2。

【处理原则】

对于休克患者应该迅速给予救治，避免为了诊断而进行过多的特殊检查。休克治疗最终是为了改善氧利用障碍及微循环，恢复内环境稳定。治疗治疗休克重点是恢复灌注和对组织提供足够的氧。休克患者应第一时间给予氧疗，改善通气，建立有效的静脉通道，进行液体复苏。血管活性药物的应用一般应建立在充分液体复苏治疗的基础上。

治疗措施包括病因治疗、摆放休克体位及保暖、重症监护、镇静镇痛、补充血容量、纠正酸碱失衡等内环境紊乱、抗凝治疗、血管活性药物使用、抗炎治疗及器官功能保护等。

（一）病因治疗

积极处理引起休克的原发病因是休克治疗的基础。如创伤制动、大出血止血、呼吸道通畅等。采取头和躯干抬高 20°~30°、下肢抬高 15°~20°体位，以增加回心血量。及早建立静脉通路，并用药维持血压。早期予以鼻管或面罩吸氧及保温。各病因的具体治疗措施各异，见表 2-4。

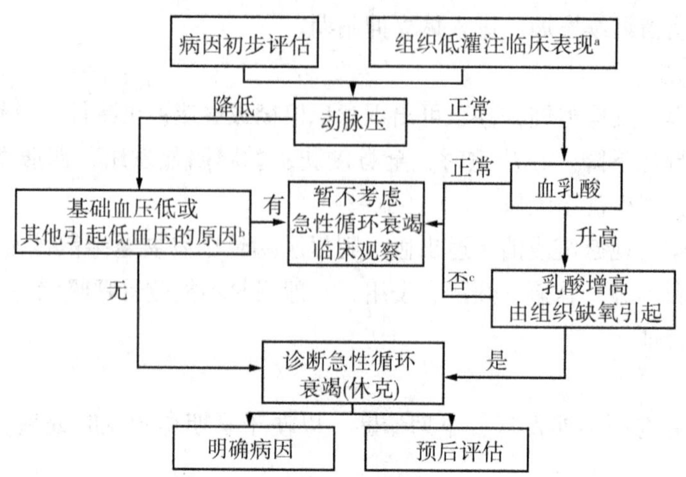

a. 组织低灌注临床表现：意识改变、尿量减少、皮肤温度色泽改变或毛细血管充盈时间>2s；b. 其他引起低血压的原因：药物（如利尿剂、β-受体阻滞剂等降压药）、体位改变等；c. 非组织缺氧引起乳酸增高的原因：淋巴瘤、癌症、重度急性肝功能衰竭、激素治疗等。

图 2-2

表 2-4 **休克病因治疗措施**

分类	病因	治疗要点
分布性	严重感染 过敏原接触 神经源性 中毒 酮症酸中毒 甲减危象	清除感染灶、抗生素、外科手术 祛除过敏原、肾上腺素 祛除致病因素、立即平卧、激素、肾上腺素 清除未吸收毒素、解毒剂、CRRT 怯除诱发因素，小剂量静脉滴注胰岛素 甲状腺激素替代治疗，糖皮质激素
低血容量性	创伤或出血 热射病 急性胃肠炎、肿瘤化疗、消化道梗阻	清创，充分止血，输血 物理降温，药物降温 纠正内环境紊乱
心源性	急性心梗 恶性心律失常 心肌病变 瓣膜病	介入溶栓治疗，抗心律失常治疗，硝酸甘油扩冠脉 复律 适当限制其活动，相应抗心律失常，抗凝治疗 限制体力活动，介入性治疗，外科手术
梗阻性	张力性气胸 肺栓塞 心包填塞	积气最高部位，放置胸膜腔引流管 溶栓治疗 心包穿刺引流

（二）指标监测

1. 一般临床监测

包括生命体征、皮肤温度与色泽、尿量和精神状态等指标。①意识状态可反映脑组织血液灌注状况，表情淡漠、烦躁不安、嗜睡或者昏迷，提示大脑因循环不良而发生障碍；②周身皮肤的温度和色泽可反映体表血液灌注情况，四肢温暖、皮肤干燥红润、毛细血管充盈时间缩短，表明末梢循环恢复，休克好转；③血压和脉率的监测在休克的治疗中十分重要，但是血压并不是反映休克程度的敏感指标，应该定时测量、动态比较，血压回升、脉压增大是休克好转的迹象，病情恶化或者好转时脉率的变化常出现在血压变化之前。常用脉率/收缩压（mmHg）计算休克指数，正常值为0.5，表示血容量正常；>1.0~1.5，表示存在休克；>2.0为严重休克。④尿量是监测毛细血管灌流简单而有用的指标，可留置导尿管记录每小时尿量、尿比重。

2. 血流动力学监测

有条件的医院，应在第一时间将休克患者收入重症加强监护病房，并进行血流动力学监测。包括无创、微创和有创血流动力学监测。无创血流动力学监测措施：血压、心率、脉搏、指氧饱和度心脏超声监测心搏量（SV）、心输出量（CO）、心脏指数（CI）、左室舒张末期容积（LVEDV）、左室收缩末期容积（LVESV）、射血分数（EF）及E/A峰比值等。

3. 乳酸及乳酸清除率监测

持续动态的动脉血乳酸以及乳酸清除率监测对休克的早期诊断、指导治疗及预后评估具有重要意义。每隔2~4h动态监测血乳酸水平不仅可以排除一过性的血乳酸增高，而且还可判定液体复苏疗效及组织缺氧改善情况。

（三）补充血容量

补充血容量是纠正休克引起的组织低灌注和缺氧的关键。应在连续监测动脉血压、尿量的基础上，结合病人皮肤温度、末梢循环、脉搏幅度及毛细血管充盈时间等微循环情况，判断补充血容量的效果。

液体类型选择：晶体液仍然是容量复苏时的首选，也有用3%~7.5%高渗盐溶液行休克复苏治疗。大量液体复苏时可联合应用人工胶体液。补液顺序先晶体后胶体。

液体输注速度：液体应快速输注以观察机体对输注液体的反应，但要避免过快而导致肺水肿，一般采用300~500ml液体在20~30min内输入，先快后慢，心源性休克患者除外。

（四）血管活性药物的应用

在充分容量复苏的前提下需应用血管活性药物，以维持脏器灌注压，首选去甲肾上腺素。

1. 血管收缩剂

常用去甲肾上腺素、多巴胺和间羟胺等。①去甲肾上腺素能兴奋心肌，收缩血管，升高血压及增加冠状动脉血流量，作用时间短。常用0.5~2mg加入5%葡萄糖溶液100ml内静脉静滴。②多巴胺兼具兴奋α、β_1和多巴胺受体作用，药理作用跟剂量相关。小剂量［<10μg/（min·kg）］时主要是β_1和多巴胺受体作用，可增强心肌收缩力和扩张内脏血管；大剂量［>15μg/（min·kg）］是则为α受体作用，增加外周血管阻力。在抗休克时，取其强心和扩张内脏血管的作用，故采用小剂量。为提升血压可将小剂量多巴胺和其他缩血管药物合用。③间羟胺（阿拉明）间接兴奋α、β受体，对心脏和血管的作用同去甲肾上腺素，但作用弱，维持时间30分钟。常用量2~10mg肌注或2~5mg静脉注射。

2. 血管扩张剂

分为α受体阻滞剂和抗胆碱能药两类。前者包括酚妥拉明、酚苄明等，能解除去甲肾上腺素所引起的小血管收缩和微循环淤滞并增强左室收缩力。酚妥拉明作用快持续时间短，剂量0.1~0.5mg/kg加入100ml静脉输液中。抗胆碱能药物包括阿托品、山莨菪碱和东莨菪碱。临床上较多用于休克治疗的是山莨菪碱，可对抗乙酰胆碱所致平滑肌痉挛使血管舒张，从而改善微循环。还可通过抑制花生四烯酸代谢，降低白三烯、前列腺素的释放而保护细胞，是良好的细胞稳定剂。用法每次10mg，每15min一次，静脉注射。

3. 强心药

包括多巴胺和多巴酚丁胺以及毛花苷丙（西地兰），当在中心静脉压监测下，输液量已经充分但动脉压仍低而中心静脉压显示达到15cm水柱以上时，可静脉注射毛花苷丙行快速洋地黄化（0.8mg/d），首次剂量0.4mg缓慢静脉注射。

当休克时，血管活性药物的选择应结合当时的主要病情，如休克早期主要病情与毛细血管痉挛有关；后期则与微静脉和小静脉痉挛有关。因此，应采用血管扩张剂配合扩容指疗。在扩容尚未完成时，如果有必要，则可适量使用血管收缩剂，但剂量不宜太大、时间不能太长，应抓紧时间扩容。为兼顾各重要脏器的灌注水平，常将血管收缩剂与扩张剂联合应用，常用去甲肾上腺0.1~0.5μg/（kg·min）和硝普钠1.0~10μg/（kg·min）联合静脉滴注。

（五）纠正酸碱平衡失调

酸性内环境对心肌、血管平滑肌和肾功能均有抑制作用。在休、克早期，又可能因过度换气，引起低碳酸血症、呼吸性碱中毒。按照血红蛋白氧合解离曲线的规律，碱中毒使血红蛋白氧离曲线左移，氧不易从血红蛋白释出，可使组织缺氧加重。故不主张早期使用碱性药物。而酸性环境有利于氧与血红蛋白解离，从而增加组织供氧。根本措施是改善组织灌注，并适时和适量地给予碱性药物。目前对酸碱平衡的处理多主张宁酸勿碱，酸性环境能增加氧与血红蛋白的解离从而增加向组织释氧，对复苏有利。另外，使用碱性药物须首先保证呼吸功能完整，否则会导致二氧化碳潴留和继发呼吸性酸中毒。

（六）调控全身性炎症反应

虽然休克的发病机制有所不同，但过度炎症反应导致的毛细血管渗漏，微循环障碍普遍存在，这在器官功能障碍的发展过程中起着关键作用。液体复苏治疗旨在恢复循环量和组织灌注，但不能有效阻止炎症反应的发生。因此，应尽早开始抗炎治疗，阻断炎症级联反应，保护内皮细胞，降低血管通透性，改善微循环。故抗炎治疗可作为休克的治疗选择之一，可选用乌司他丁、糖皮质激素等。糖皮质激素在考虑患者可能存在肾上腺皮质功能不全时使用。

（七）常见类型休克治疗要点

1. 分布性休克、脓毒性休克

脓毒性休克需在进行初始复苏的最初6h内达到：①中心静脉压8~12cmH_2O；②平均

动脉压（MAP）≥65mmHg；③尿量≥0.5ml/（kg·h）；④上腔静脉血氧饱和度≥0.7 或混合静脉血氧饱和度≥0.65。治疗起始 1h 内开始广谱抗生素治疗，抗生素使用前留取生物标本（血、痰、分泌物等），及时引流感染灶并清除坏死组织。中毒性休克：祛除残余毒物（通过洗胃、导泻、清洗皮肤等措施），并使用解毒剂治疗。吸毒患者有疑似生命危险、或与阿片类药物相关的紧急情况，应给予纳洛酮。过敏性休克：祛除过敏原，使用肾上腺素静脉注射治疗。神经源性休克：祛除致病因素，维持呼吸循环功能，使用肾上腺素、糖皮质激素静脉注射治疗。

2. 低血容量性休克、创伤性休克

坚持早期发现、及时转送的原则。尽可能缩短受伤与接受手术的时间间隔，能够改善预后，提高存活率。创伤性休克采取允许性低血压策略，即无颅脑损伤的严重创伤患者目标收缩压设定为 80~90mmHg，直至大出血停止；有颅脑损伤且合并出血性休克的严重创伤患者平均动脉压维持在≥80mmHg。乳酸升高和碱剩余负值增大是评估出血情况的敏感指标，红细胞压积在 4h 时内下降 10%也提示有活动性出血。未明确出血部位的患者应尽早超声、CT 检查明确出血部位；出血部位明确的患者及时手术、介入治疗充分止血。有活动性出血患者采用限制性液体复苏治疗，可首选平衡液，晶体液与胶体液按 2∶1 比例输注。急性失血患者当中心静脉压、平均动脉压达标，而中心静脉血氧饱和度仍低于 70%或混合静脉血氧饱和度仍低于 65%，可考虑输入红细胞。输全血或红细胞应以红细胞压积≥30 为目标。早期积极和连续地纠正伤员的低温（<35℃），维持其正常体温。此外，还应注意监测并预防凝血功能障碍。

3. 心源性休克

按基础疾病进行相应治疗。心肌梗死、冠心病患者应紧急进行血运重建治疗，如溶栓、经皮冠脉介入、冠状动脉旁路移植术或主动脉内球囊反搏；Ⅱ~Ⅲ度房室传导阻滞安装起搏器；室速、室颤使用电复律或抗心律失常药物治疗；慢性心脏疾病（如心肌病）则使用内科保守治疗；左心系统衰竭、全心衰竭需控制补液量，右心系统衰竭可能需加大补液量。心源性休克期间应使用正性肌力药或血管加压药使平均动脉压达到≥65mmHg，并强烈推荐使用去甲肾上腺素恢复灌注压。肾上腺素可以作为多巴胺和去甲肾上腺素的替代选择，但是可能会增加心律失常、心动过速和高乳酸血症的风险。多巴胺主要用于处理低心输出量的情况。磷酸二酯酶抑制剂或钙增敏剂不能作为一线治疗方案。

4. 梗阻性休克

肺栓塞可使用抗凝治疗、肺动脉血栓摘除术、腔静脉滤器植入术、溶栓治疗。

【转诊指导】

（1）休克属于急危重症，明确诊断后立即给予抢救。

（2）院前环境下应给予吸氧，开通静脉通路并快速补液，应及时转运至有重症加强监护病房的医疗机构。

（3）外科疾病引起的休克，多存在需手术处理的原发病变，如内脏大出血的控制、坏死肠袢切除、消化道穿孔修补和脓液引流等，应在尽快恢复有效循环血量同时及时转诊上级医疗机构。

第三节 急性过敏反应

过敏反应是指已免疫的机体在再次接受相同物质的刺激时所发生的反应，其反应的特点是发作迅速、反应强烈、消退较快，有明显的遗传倾向和个体差异。

急性过敏反应主要是指由 IgE 介导的速发型免疫反应。主要表现为：荨麻疹、血管性水肿、鼻炎、结膜炎、支气管痉挛、胃肠道的症状（恶心、呕吐、腹泻、腹痛）、过敏性休克。欧洲变态反应与临床免疫学会（EAACI）将“严重的、危急生命的全身性系统的过敏性反应”定义为严重过敏反应。临床特点是快速出现且危及生命的呼吸、循环系统的问题，不总是伴有相关的皮肤黏膜的改变。

【发病机制】

严重过敏反应的危险因素包括患者个人体质和环境因素。但是每个风险因素与患者的相关性没有准确的数据来衡量。

急性过敏反应的发生包括 4 个步骤：过敏反应的触及、细胞释放化学介质、化学介质发挥作用和全身过敏反应。过敏反应的触发可产生有 IgE 介导的过敏反应或由非免疫球蛋白介导的过敏反应。过敏反应的严重程度与血浆组胺浓度相平行。肥大细胞和嗜碱性粒细胞为产生过敏反应的关键细胞，其作用分为三类：①炎性活化因子：包括组胺、血小板活化因子、前列腺素 E_2、缓激肽和一氧化氮等。②致痉挛因子：包括组胺、前列腺素 F_2，白三烯 C_4、D_4、E_4等。它们能使非血管平滑肌包括支气管平滑肌和小肠平滑肌发生痉挛，并促使黏膜水肿和分泌黏液。气道阻塞是急性过敏反应的一个重要表现。③趋化因子：可以进一步释放化学介质，恶化循环。

【严重过敏反应临床表现和诊断】

严重过敏反应的临床表现取决于受影响的器官和系统。在严重过敏反应的一系列出现生命危险的病例中，食物过敏、昆虫毒液过敏以及注射用药过敏从症状出现到发生严重过敏反应的中位时间分别为 30、15 和 5min。

符合以下 3 条中的任何 1 条，即可诊断严重过敏反应：

（1）急性起病（几分钟到数小时），累及皮肤和（或）黏膜组织（如全身性荨麻疹、全身瘙痒、潮红，口唇舌及悬雍垂水肿），以及下述至少 1 项：①呼吸系统受累（如呼吸困难、喘息、气道痉挛、喘鸣、峰流速下降低氧血症）。②血压降低或末梢器官功能障碍（如肌张力下降、晕厥、失禁）。

（2）接触可疑变应原或其他激发因素后（几分钟到数小时）出现下述至少 2 项症状：①皮肤黏膜受累（如全身性荨麻疹、全身瘙痒、潮红，口唇舌及悬雍垂水肿）。②呼吸系统受累（如呼吸困难、喘息、气道痉挛、喘鸣、峰流速下降、低氧血症）。③血压降低或末梢器官功能障碍（如肌张力下降、晕厥、失禁）。④持续性胃肠道症状（如痉挛性腹痛、呕吐）。

（3）暴露于已知变应原后（几分钟到数小时），出现低血压：①婴幼儿：低收缩压［依年龄各异，1~12 个月为 70mmHg；>1~10 岁为 70mmHg+（2×年龄）；>10~17 岁低于 90mmHg］或收缩压下降>30%。②成人：收缩压低于 90mmHg 或较基线水平下降 30%。

【治疗】

过敏反应发生后需要立即评估呼吸、循环功能障碍及暴露的环境，及时进行救治。给予迅速有效的治疗来缓解症状，并要立即停用致敏药物。保持气道通畅和供氧，当患者有明显喉头水肿、支气管痉挛、呼吸困难时，应立即开放气道，包括气管插管、气管切开、机械通气等，同时给予监护生命体征。一旦呼吸停止、心脏骤停，应立即进行心肺复苏术。

一线治疗：肾上腺素，一旦发生急性过敏反应，可立即大腿中外侧肌肉注射肾上腺素 0. 5~1mg，必要时静脉注射，如症状不缓解，每 30min 可以重复一次。肌注效果不明显，需要持续输注的患者，建议在有经验的医生及有心电监护的医疗中心、急诊室或危重症监护室开展。

二线治疗：远离引起过敏的诱发因素，同时评估患者状态，严重过敏反应发生伴有循环系统功能异常，应给予抬高下肢仰卧位；如果呼吸窘迫，则须端坐位；如果意识不清，则须侧卧位；如发生过敏性休克，患者循环血容量不足，开放静脉通路，给予补液扩容，一般以 10~20ml/kg 快速补给；吸入短效 β_2 受体激动剂，缓解支气管收缩。

三线治疗：口服 H_1或 H_2受体阻断剂，可能缓解皮肤相关症状，全身给予糖皮质激素可能降低迟发相呼吸道疾病风险；大剂量雾化吸入激素可能对上气道的梗阻有益。

为预防复发呼吸系统损伤应至少监护 6~8h；循环系统不稳定需要监测 12~24h。在撤掉监护前，应该对未来发生过敏反应的风险进行评估，并给予肾上腺素自动注射器。

【预防】

过敏反应症状的严重程度与过敏原进入的途径和发作速度有关，非经口途径进入的过敏原，常会带来严重后果，50%死于过敏的患者在第一小时内死亡，其中 25%死于过敏休克，75%死于支气管痉挛和水肿所致的窒息。

首先，医护人员要了解患者详细的过敏史，并通过皮肤点刺试验或体外试验证实相关过敏原。其次，避免接触过敏原和应用变应原的免疫治疗。最后，给予患者教育，患者自我治疗可以防止过敏反应复发，并处理相关的并发症。通过营养学专家来帮助确认患者如何避免食物的过敏原。患者应该被详细告知存在的隐性过敏原及其他过敏原之间交叉反应。

【转诊指导】

（1）当患者出现明显喉头水肿、支气管痉挛、呼吸困难时，应立即开放气道，并立即转诊。

（2）监测患者生命体征，给予上述一、二、三线药物治疗的同时积极转诊上级医疗机构就诊。出现过敏性休克时给予治疗同时积极转诊。

第四节 急性胸痛

胸痛是指位于胸前区的不适感，包括闷痛、针刺痛、烧灼、紧缩、压榨感等，有时可放射至面颊及下颌部、咽颈部、肩部、后背部、上肢或上腹部，表现为酸胀、麻木或沉重感等。

急性胸痛是成人急诊就诊的最常见原因之一。急性胸痛病因构成复杂，病情千变万化，疾病谱危险程度跨度巨大，不仅包括急性冠脉综合征、急性主动脉夹层、急性肺栓塞及张力性气胸等致命性高危疾病，而且也包括胃食管反流、肋间神经痛、神经官能症等相对良性的低危疾病。在临床实践中，应强调“早期诊断、危险分层、正确分流、科学救治”。

【病因分析】

胸痛的病因涵盖多个系统，有多种分类方法，其中从急诊处理和临床实用角度，可将胸痛分为致命性胸痛和非致命性胸痛两大类（见表 2-5）。

表 2-5　**胸痛的分类与常见病因**

分类	病　因
致命性胸痛 心源性	急性冠状动脉综合征，主动脉夹层，心脏压塞，心脏挤压伤（冲击伤）
非心源性	急性肺栓塞，张力性气胸
非致命性胸痛 心源性	稳定性心绞痛、急性心包炎、心肌炎、肥厚性梗阻型心肌病、应激性心肌病、主动脉疾病、二尖瓣脱垂等
非心源性 胸壁疾病	肋软骨炎、肋间神经炎、带状疱疹、急性皮炎、皮下蜂窝组织炎、肌炎、肋骨骨折、血液系统疾病所致骨痛（急性白血病、多发性骨髓瘤）等
呼吸系统疾病	肺动脉高压、胸膜炎、自发性气胸、肺炎、急性气管—支气管炎、胸膜肿瘤、肺癌等
消化系统疾病 心理精神原性	胃食管反流病（包括反流性食管炎）、食管痉挛、食管裂孔疝、食管癌、急性胰腺炎、胆囊炎、消化性溃疡和穿孔等 抑郁症、焦虑症、惊恐障碍等
其他	过度通气综合征、痛风、颈椎病等

【临床表现与危险性评估】

面对主诉胸痛就诊的患者，首要任务是快速地查看患者生命体征，简要收集临床病史，判别是否存在危险性或者具有潜在的危险性，以决策是否需要立即对患者实施抢救。胸痛的分类与常见病因（见图 2-3）。

对于生命体征异常的胸痛患者，包括：神志模糊和（或）意识丧失、面色苍白、大汗及四肢厥冷、低血压［血压<90/60mmHg（1mmHg = 0. 133kPa）］、呼吸急促或困难、低氧血症（SpO_2<90%），提示为高危患者，需马上紧急处理。在抢救的同时，积极明确病因。对于无上述高危临床特征的胸痛患者，需警惕可能潜在的危险性。

胸痛患者应着重以下几点基本检查，为诊断以及后续治疗、转诊打基础。

（1）生命体征。比较左右、上下肢血压和脉搏是否对称，呼吸是否窘迫。

（2）一般情况。确定患者一般情况是否良好，多数患者有焦虑。

（3）皮肤黏膜。是否有发绀，胸壁皮肤有无束带状皮疹。
（4）颈部。气管是否居中，评价颈静脉压和 Kussmaul 征。
（5）胸部。有无触痛、皮下气体。双肺呼吸音是否对称，有无干湿罗音。
（6）心脏。听诊心率、心脏节律、杂音或病理性心音。
（7）腹部。检查有无肌紧张、触痛，有无肿块，肠鸣音如何。
（8）神经系统。注意寻找有无局灶神经系统体征。

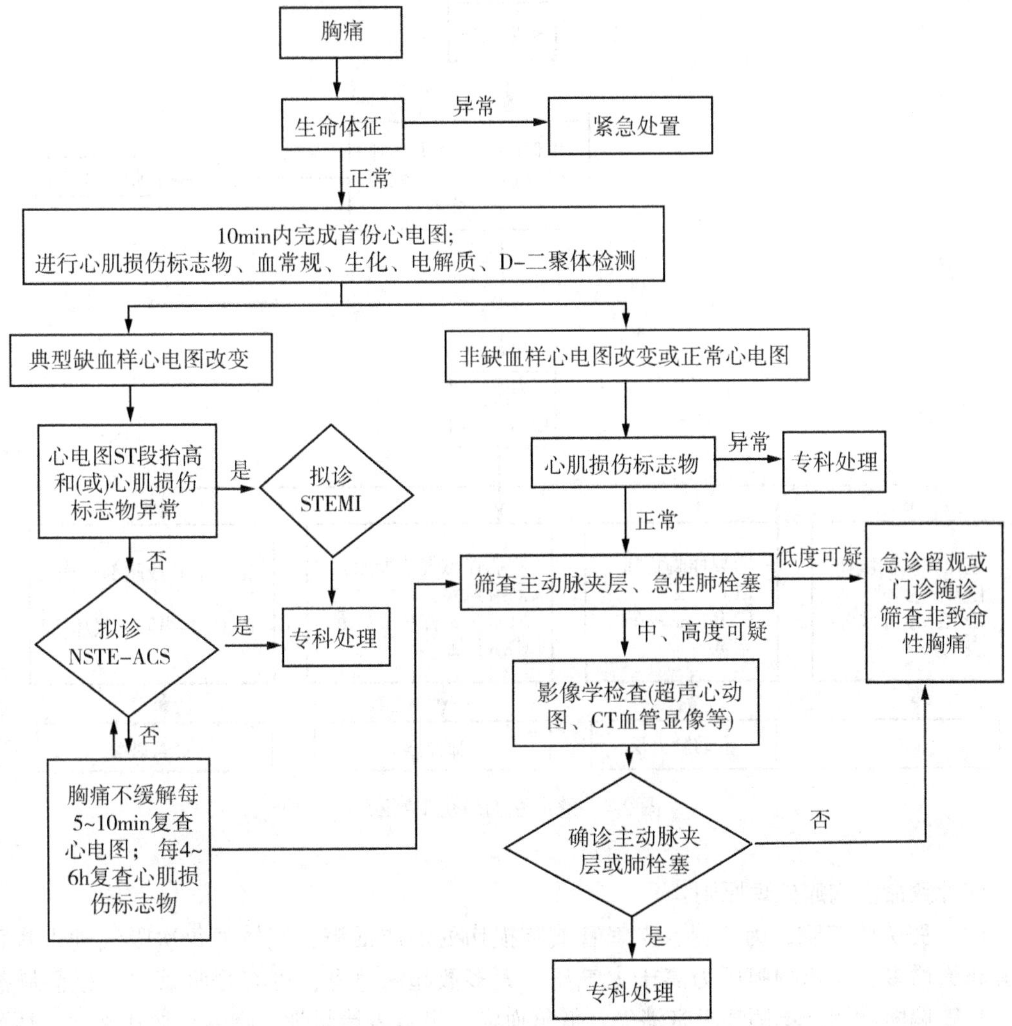

STEMI：ST 段抬高型心肌梗死，NSTE-ACS：非 ST 段抬高型急性冠状动脉综合征

图 2-3　胸痛临床评估与诊断流程

【处理原则】

急性胸痛患者应立即检查生命体征，所有胸痛患者都应查心电图、心肌酶、胸部 X 片，不能明确病因时要考虑查胸部增强 CT、D-二聚体。

急诊就诊的胸痛患者中大部分为非致命性胸痛，包括各种心原性胸痛和非心原性胸痛。同时，伴随着社会发展，生活节奏加快，普通群众对健康的需求意识增强，也导致心理-精神原性胸痛的发生比率显著升高，需要临床医生注意鉴别诊断。

对生命体征稳定的胸痛患者，详细的病史询问是病因诊断的基石。在大多数情况下，结合临床病史、体格检查以及特定的辅助检查，可以准确判断患者胸痛原因。需要强调的是，临床医生面对每一例胸痛患者，均需优先排查致命性胸痛（见图 2-4）。

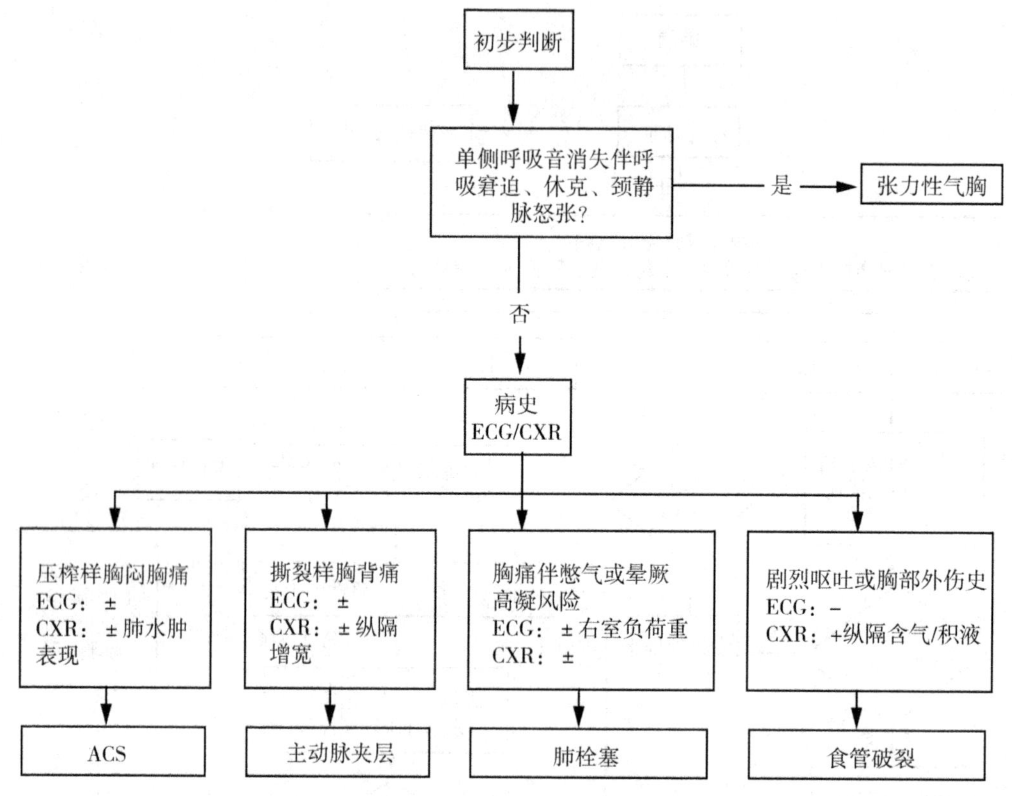

图 2-4　致命性胸痛初步判断

四种致命性胸痛处理原则：

（1）张力性气胸，为气管、支气管或肺损伤处形成活瓣，气体随每次吸气进入胸膜腔并积累增多，导致胸膜压力高于大气压。大多数起病急骤，可有呼吸窘迫、颈静脉怒张、气管偏向健侧、单侧呼吸音消失及低氧血症。患者表情紧张、胸闷、挣扎坐立、烦躁不安、发绀、冷汗、脉速、虚脱、心律失常，甚至发生意识不清、呼吸衰竭。多发于青壮年，疼痛部位位于患侧胸部，呈撕裂样疼痛，因咳嗽或呼吸而加剧。

处理：张力性气胸是可迅速致死的危重重症，抢救要快，不能等取胸片回报而耽误治疗。急救人员需迅速使用粗针头穿刺胸膜腔减压，并外接单向活瓣装置；紧急时可在针柄部外接剪有小口的柔软塑料袋、气球或避孕套等，使胸腔内高压气体易于排出，而外界空气不能进入胸腔。进一步处理可安置闭式胸腔引流，使用抗生素预防感染。

（2）急性冠脉综合征，是一组由急性心肌缺血病引起的临床综合征，包括急性心肌梗死及不稳定型心绞痛。急性心肌梗死是在冠状动脉病变的基础上，冠状动脉的血流急剧减少或中断使相应的心肌出现严重而持久的急性缺血，最终导致心肌的缺血性坏死。胸痛部位为胸骨后或心前区呈绞榨疼，常出现烦躁不安，出汗、恐惧或有濒死感，部分患者疼痛位于上腹部，部分患者疼痛放射至下颌、颈部、背部上方。有发热、心动过速、恶心、呕吐等伴随症状。

处理：如果怀疑是急性冠脉综合征，则予鼻导管吸氧、舌下含服硝酸甘油（注意收缩压<100mmHg 时停用），其他治疗包括如无禁忌证给予阿司匹林 300mg 嚼服；美托洛尔 5mg 静脉注射（COPD、哮喘和心力衰竭者慎用）；吗啡 5mg 肌注。

（3）主动脉夹层。临床表现：主动脉内膜和中层弹力膜发生撕裂，血液进入主动脉中层，顺行和（或）逆行剥离形成壁间假腔，并通过一个或者数个破口与主动脉真腔相交通。患者有前胸、后背或腹部突发性剧烈疼痛，疼痛沿大动脉走行方向传导和转移，多有烦躁不安，大汗淋漓。

处理：给予镇静、止痛、持续监护和支持治疗。应注意控制血压，使收缩压在 100~120mmHg，防止夹层继续扩展和主动脉破裂，即刻转诊上级医院。

（4）肺栓塞。它是以各种栓子阻塞肺动脉或其分支为其发病原因的一组疾病或临床综合征的总称。常有胸痛，疼痛为胸膜炎或心绞痛样疼痛；不明原因的呼吸困难及气促，活动后明显，此为肺栓塞最多见症状；晕厥，可为肺栓塞唯一或者首发症状；烦躁不安、惊恐甚至濒死感；咯血，常为小量咯血；咳嗽、心悸等。

处理：①一般处理：对高度疑诊或确诊肺血栓栓塞症的患者，应进行严密监护，监测呼吸、心率、血压、心电图及血气的变化。卧床休息，保持大便通畅，避免用力，以免促进深静脉血栓脱落；可适当使用镇静、止痛、镇咳等相应的对症治疗。采用经鼻导管或面罩吸氧，以纠正低氧血症。②抗凝治疗为肺栓塞基本治疗方法，可以有效地防止血栓再形成和复发，为机体发挥自身的纤维机制溶解血栓创造条件。抗凝药物主要有普通肝素、低分子肝素钠、华法林等。③有条件的医疗机构可以行溶栓治疗，常用溶栓药物有尿激酶、链激酶和重组组织型纤溶酶原激活剂。

【转诊指导】

（1）急性胸痛属于急危重症，抓紧时间诊断和评估病人情况，给予吸氧，开通静脉通路，致命性胸痛均必须即刻转诊。

（2）张力性气胸须立刻行人工排气后转诊。

第五节　窒　　息

人体的呼吸过程由于某种原因受阻或异常，产生的全身各器官组织缺氧，二氧化碳潴留而引起的组织细胞代谢障碍、功能紊乱和形态结构损伤的病理状态称为窒息。

【病因及分类】

（1）机械性窒息，因机械作用引起呼吸障碍，如溢、绞、扼颈部、压迫胸腹部以及急性喉头水肿或异物吸入气道等气道阻塞及受压造成窒息。

（2）中毒性窒息，如一氧化碳中毒，大量的一氧化碳由吸入肺，进入血液，与血红蛋白结合成碳氧血红蛋白，阻碍了氧与血红蛋白的结合与解离，导致组织缺氧造成的窒息。

（3）病理性窒息，如溺水和肺炎等引起的呼吸面积的丧失；脑循环障碍引起的中枢性呼吸停止；新生儿窒息及空气中缺氧的窒息。其症状主要表现为二氧化碳或其他酸性代谢产物蓄积引起的刺激症状和缺氧引起的中枢神经麻痹症状交织在一起。

窒息的高危人群包括儿童（特别是婴幼儿）、成人口含物品作业者、重症或昏迷病人。社区医疗机构院前急救常见的是气道异物梗阻、CO 中毒和溺水引起的窒息。气道异物来源有内源性和外源性两者，前者为呼吸道内的伪膜、干痂、血凝块、干酪样物质等堵塞；后者为外界物质误吸入气管、支气管所致。本章节重点是气道异物梗阻和溺水引起窒息的急诊处理。

【临床表现】

气道异物引起的梗阻常表现：①表情痛苦；②多有剧烈咳嗽，有典型的喘鸣音。阻塞严重气体交换不足时，呼吸困难、明显气急、咳嗽无力，或有鸡鸣、犬吠样的喘鸣音；③口唇和面色紫绀或苍白；④出现三凹征即指吸气时胸骨上窝、锁骨上窝、肋间隙出现明显凹陷；⑤神志丧失、出现昏迷，甚至出现心跳骤停。

【窒息的院前急救】

解除造成窒息的原因，确保通气与氧合，同时初步评估气道情况。保证患者生命安全为首要目标。

一、气道异物所致窒息

首先对高度怀疑气道异物梗阻的患者，立即启动急救服务系统，做好转诊准备。检查患者口腔，察看异物进入的深度，咽以上异物可用指清除法；如不能清除时应立即应用海姆利克氏（Heimlich）冲击手法。“海姆利克氏手法”是美国学者海姆里斯发明的一种简便易行、人人都能掌握的急救法。利用冲击腹部—膈肌下软组织，被突然的冲击，产生向上的压力，压迫两肺下部，从而驱使肺部残留空气形成一股气流。具体操作为：施救者站于患者身后，双臂合拢环抱患者腰部，使患者弯腰稍向前倾。一手握拳，使拇指掌关节突出点顶住病人腹部脐上两横指部位，另一只手从前方握住前手手腕，连续快速向内、向上推压冲击 5 次。(见图 2-5)。

窒息昏迷者施救方法：仰头平卧位躺在平整而坚实的地面或床板上，抢救者面对病人，骑跨病人的两大腿外侧，一手掌根放在肚脐上两横指处，一手放在定位手的手背上，两手掌根重叠，用施救者的身体重量，快速冲击压迫病人的腹部。

幼儿海姆利克手法：使患儿平卧、面向上，躺在坚硬的地面或床板上，抢救者跪或立在其足侧，用两手的中指和食指，放在患儿胸廓下和脐上的腹部，快速向内、向上压迫，动作轻柔，冲击腹部 5 次，直到异物排出。婴儿：先将婴儿趴在施救者前壁，依靠在施救者的大腿上，头部稍向下前倾，在其背部两肩胛间拍背 5 次。再将婴儿翻正，在婴儿胸骨下半段，用食指和中指压胸 5 次，重复上述动作直到异物排出。

对孕妇或肥胖患者施救方法：站在患者身后，把上肢放在患者腋下将胸部环绕起来。

海姆利克氏急救法：

1. 抢救者站在病人背后，用双手臂环绕病人的腰部。

2. 一手握拳，将拳头的拇指一侧放在病人胸廓和脐上的腹部。

3. 用另一手抓住拳头、快速向上重击压迫病人的腹部。

4. 重复以上手法直到异物排出。

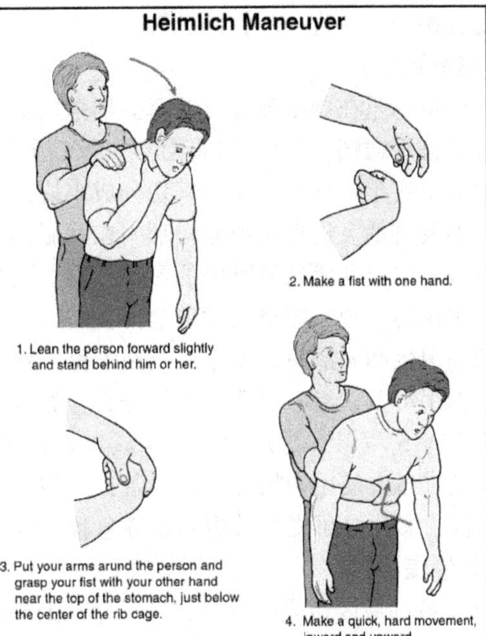

图 2-5　海姆利克氏急救法

一只拳的拇指则放在胸骨中线，应注意避开剑突和肋骨下缘，另一只手抓住拳头，向后冲击，把异物冲击出来。

海姆利克自救法：在无人的情况下，成人稍稍弯下腰去，靠在一固定的水平物体上(如桌子边缘、椅背等)，以物体边缘压迫上腹部，快速向上冲击。重复之，直至异物排出。

同时，对于自主呼吸节律尚稳定的患者，可以经鼻导管或面罩进行氧疗；若自主呼吸不稳定或通气氧合情况仍不正常，则需给予球囊面罩通气。所有通气均应注意气道开放，避免二氧化碳潴留。当以上方法不能纠正低氧血症时，可判断为紧急气道。

二、溺水

溺水后尽早开始基础生命支持，恢复有效呼吸循环是成功复苏、降低死亡率和严重神经系统后遗症的最有效方法。

溺水者最初和最重要的治疗是立即给予通气，迅速开始人工呼吸能增加生存的几率。通常对于意识不清的患者要在浅水或岸上开始去除口鼻异物，清除呼吸道内的水给予人工呼吸。大多数溺水者仅呛入少量的水，并很快吸入中心循环，并不会在气管内形成阻塞，有些溺水者无任何吸入物，却出现气道阻塞，这是因为发生喉痉挛或屏气所致，因此，不需要清除气道中呛入的水。在抢救的同时，溺水者可能会呕吐，约 2/3 接受人工呼吸的溺水者和 86%需要胸部按压和通气的溺水者都会发生呕吐。如果发生呕吐，则将患者的头偏向一侧，用手指或布除去呕吐物。还要做好保暖护理。复苏苏醒后需要在监护下转送至医院作进一步评估，给予高级生命支持。现场初步心肺复苏的同时，应拨打120急救电话呼叫急救系统，做进一步救助及转运。

【窒息预防】

预防窒息重在健康教育。儿童要加强监护，昏迷或醉酒者卧位应将头部偏向一侧，注意呼吸道是否通畅，及时清理呕吐物。气道异物预防：不要给孩子玩纽扣、硬币、玻璃球。果冻不要整块吞食，应将其切分成小块，儿童饮食时不要逗乐。老年人进食时取半坐卧位，不要讲话。进食时细嚼慢咽。在吞服药片药丸时，要多喝几口温开水。在睡觉时，必须将假牙取出养成右侧卧位的习惯。吞咽困难者，可将食物加工至糊状。

溺水预防。绝不能将儿童单独留在浴缸、浴盆里，或呆在开放的水源边，不能把儿童独自留在卫生间和浴室；无论儿童在家里、室外或其他地点的水中或水旁，家长与儿童的距离要伸手可及，专心看管，不能分心，如打电话、聊天、做家务；儿童一定要由成人监管，不能将5岁以下的儿童交给未成年人看护；在儿童乘船、嬉水、学习游泳时，家长应为儿童准备并使用合格的漂浮设备，如救生衣等；带儿童在设有专职救生员的公共游泳场所游泳，救生员可提供救援和复苏急救，也可减少游泳儿童发生溺水的危险行为。

【转诊指导】

（1）各种原因造成的窒息，经过急诊处理后，都应及时转到上级医院进一步诊治。

（2）如窒息出现心脏骤停，要立刻实施心肺复苏术，及时转诊。

（3）如有基础疾病（如肺部疾病等）引起窒息，解决气道梗阻症状后及时转诊。

第六节　惊　　厥

惊厥是指肌群收缩表现为强制性和阵挛性。抽搐是指全身或局部成群骨骼肌非自主的抽动或强烈收缩，常可引起关节运动和强直。惊厥与抽搐均属于不随意运动，惊厥变成的抽搐一般为全身性、对称性、伴有或不伴有意识丧失。惊厥的概念与癫痫有相同点也有不同点，癫痫大发作与惊厥的概念相同，而癫痫小发作则不应该称为惊厥。儿童及成人惊厥性癫痫持续状态（CSE）即每次惊厥发作持续5min以上，或2次以上发作，发作间期意识未能完全恢复。惊厥性癫痫持续状态在所有癫痫持续状态发作类型中CSE最急、最重，表现为持续的肢体强直、阵挛或强直—阵挛，并伴有意识障碍。

【病因分析】

惊厥的病因可分为特发性与症状性。

一、特发性

常与先天性脑部不稳定状态所致，儿科常见的小儿惊厥，又称高热惊厥部分属于特发性。小儿惊厥的发生是因为大脑发育不完善，对刺激的分析鉴别能力差，弱的刺激就可使大脑运动神经元异常放电，引起惊厥。小儿惊厥临床表现可分为简单型和复杂型两种。

1. 简单型

①年龄：多发生在6个月至3岁之间，5岁以后少见；②发热：一般是由于感染引起的急性发热，在体温骤升达到38.5℃～39.5℃时发生；③发作形式：意识丧失，全身性、

对称性、强直性、阵发性痉挛，还可表现为双眼凝视、斜视、上翻；④持续时间：持续数秒钟或数分钟，一般不超过15min，24h内无复发，发作后意识恢复正常较快；⑤预后良好，对智力、学习、行为均无影响。

2. 复杂型

①年龄大于6岁；②惊厥发作体温小于38.5℃；③发作形式为局限性；④抽搐可持续15min以上，24h内有重复发作；⑤体温正常2周后脑电图仍异常者，预后较差，1%~2%可转为癫痫。

二、症状性

(一) 全身性疾病

1. 感染

如急性胃肠炎、中毒型菌痢、链球菌败血症、中耳炎、百日咳、狂犬病、破伤风等。破伤风杆菌不能侵入正常的皮肤和黏膜，故破伤风都发生在伤后，一切开放性损伤都有发生破伤风可能。典型变现为肌肉持续性、强直性收缩及阵发性抽搐，开始出现咀嚼不便，咀嚼肌紧张，随后出现张口困难，苦笑面容，吞咽困难，颈项强直，角弓反张，呼吸困难，甚至窒息。

2. 中毒性惊厥

内源性：尿毒症、肝性脑病；外源性：化学物品如酒精、苯、铅、阿托品、有机磷农药等。内源性中毒惊厥具有相关病史，如急、慢性肾病病史，慢性肝病晚期；外源性的有明确的毒物接触史。

3. 心血管疾病

(1) 高血压脑病：起病急骤，病情发展迅速，严重高血压患者，发作时血压进一步升高，以舒张压为主，临床主要有如下表现：颅内压增高表现；意识障碍：可表现为嗜睡、昏迷。癫痫发作：严重时出现癫痫持续状态。(2) Adams-Stokes综合征：现为突然的意识丧失，双眼上翻、瞳孔散大、面色青紫、四肢强直性抽搐、角弓反张。发作可持续10s左右，心电图显示心室颤动或心脏骤停，严重时出现呼吸、心跳停止。

4. 代谢障碍

如低血糖、低钙及低镁血症、维生素B6缺乏等。(1) 低血糖状态：常发生于胰岛素瘤、糖尿病患者使用胰岛素制剂或磺酰脲类及非磺酰脲治疗者，主要表现有心悸不安、软弱、多汗，严重时出现惊厥、昏迷，血糖测定常低于2.8mmol/L。(2) 低钙血症：多见于婴幼儿及佝偻病患者，哺乳期妇女也可出现，也可见于甲状旁腺功能减退症、甲状腺切除术后及肾衰竭患者。典型表现手足搐搦，严重时全身肌肉呈痉挛状态，可发生喉痉挛、支气管痉挛，引起哮喘、呼吸暂停甚至窒息。婴幼儿多表现为全身惊厥，似癫痫发作。(3) 低镁血症：见于慢性腹泻引起的营养不良综合征、佝偻病、甲状旁腺功能减退症、糖尿病母亲的婴儿。患者有惊厥、手足搐搦短暂的神经肌肉激惹。(4) 维生素B6缺乏症：婴儿缺乏维生素B6可导致全身惊厥，维生素B6治疗有效，但如果长期服用维生素

B6，就会对其产生依赖，一旦停药也会产生惊厥。另外，母亲妊娠时服用大量的维生素B6，婴儿出生后也会产生维生素依赖。

5. 电解质紊乱

如热痉挛因高温环境人体大量出汗后只补充水分所导致低氯低钠。

6. 风湿病

如系统红斑狼疮、脑血管炎等。

7. 其他

如突然撤退安眠药、抗癫痫药，还有热射病、溺水、窒息、触电等。

（二）脑部疾病

1. 感染

如脑膜炎、脑炎、脑脓肿、脑结核瘤、脑灰质炎等，临床上常有发热、头疼、偏瘫、意识障碍、颈强直等颅内感染的症状和体征。

2. 外伤

颅脑外伤、产伤。

3. 肿瘤

起病缓慢，病情呈进行性加重，伴有头痛、喷射性呕吐、视乳头水肿等颅内压增高变现，以及失语、感觉障碍等中枢神经系统压迫的表现。

4. 脑血管疾病

脑出血、蛛网膜下腔出血、高血压脑病、脑栓塞、脑血栓形成等。出血性脑血管病：多见于有高血压的中老年人，体力活动和情绪激动是重要的诱因。在发作时，突然出现意识障碍，剧烈头痛、喷射性呕吐、颈强直，少数患者可出现全身性或部分性痉挛性癫痫发作，出血早期血压多突然升高。另外，可伴有偏瘫、失语、感觉异常、脑膜刺激征等中枢神经系统受损的症状和体征；缺血性脑血管病：多见于有高血压、糖尿病病的中老年患者，多在休息和睡眠时发病。常伴有头痛、偏瘫、失语等神经系统症状，在严重时，出现惊厥、昏迷。

5. 寄生虫病

脑囊虫病、脑血吸虫病、脑棘球蚴病，脑型疟疾等。

6. 其他

（1）先天性脑发育障碍；（2）原因未明的大脑变性，如结节性硬化、播散性硬化、核黄疸等。

（三）神经官能症

如癔症性抽搐和惊厥，常见为分离性惊厥，特点为：青年女性多见，临床症状复杂多变，全身惊厥最常见。发作时患者突然倒下，双目紧闭，呼之不应，但非真正的意识丧失，四肢或单肢不规则抽动，有时呈角弓反张，肢体僵直、屏气或过度换气，一次发作可持续10~20s或1~2h，一天发作多次。症状常呈戏剧性变化或具有表演性质，可因暗示加重或终止。脑电图无癫痫性放电。

【处理原则】

（一）急救治疗

1. 一般治疗

将患者置于安全处，解开衣扣，让患者头转向一侧，以利于口腔分泌物流出及清理，防止误吸；保持呼吸道通畅，必要时吸氧；患者张口状态下，可在上下牙齿垫一软物或放置牙坠；抽搐时轻按四肢以防误伤及脱臼；监护生命体征：呼吸、血压、脉搏、体温血氧饱和度，注意生命体征变化；建立静脉输液通路；对症治疗：退热药退热，物理降温，维持内环境稳定等。

2. 终止发作

惊厥持续 5 分钟以上进行止惊药物治疗。

（1）苯二氮卓类：为一线药物。地西泮 0.2~0.5mg/kg 缓慢静脉推注，最大剂量不超过 10mg。

（2）水合氯醛：10%水合氯醛 0.2~0.5ml/kg 保留灌肠。

（3）苯巴比妥钠：惊厥未能控制或再次发作，负荷量 15~20mg/kg。

3. 临床常见几种惊厥处理原则

高热惊厥：（1）避免刺激患儿。（2）让患儿头转向一侧，以利于口腔分泌物流出及清理，防止误吸。惊厥严重出现发绀时，给予吸氧。（3）降温解痉，尽快将体温控制 38℃以下，首选物理降温，并给予苯妥英钠镇静止痉。（4）诊断为复杂型的患儿，一定要按时长期服药，可口服苯巴比妥 3~5mg/（kg·d），服药期限从最后一次惊厥发作之日算起满 3 年。

热痉挛：诊断明确后给予 0.9%氯化钠注射液 500 毫升静脉滴注，在严重时，给予 10%葡萄糖酸钙注射液 10~20ml 静推。

低血糖性惊厥：静脉注射 50%葡萄糖注射液 50ml，如果低血糖严重，持续时间长，则神经功能很长时间也不能完全恢复，患者清醒后尽早食用食物及果汁。

低钙血症性惊厥：静脉注射 10%葡萄糖酸钙注射液 10~20ml，同时可用苯巴比妥镇静，病情缓解后可改用口服钙剂。

低镁血症性惊厥：肌肉注射 50%硫酸镁注射液 0.1~0.2g/kg。

分离性抽搐、惊厥：（1）心理治疗，关心和安慰患者。（2）暗示治疗，安慰剂例如注射 0.9%氯化钠注射液或 5%葡萄糖注射液，并告诉患者这是特效药。（3）药物治疗，10%葡萄糖酸钙注射液 10ml 加等量的 50%葡萄糖注射液静脉注射；配合刺激合谷、人中、涌泉等穴位。（4）控制抽搐及惊厥，可用地西泮注射液 10mg，缓慢静脉注射。

（二）预防治疗：适用于高危患者

（1）高危因素：复杂热性惊厥，癫痫阳性家族史，发育迟缓，已存在神经系统疾病。

（2）长期抗癫痫药物预防治疗：丙戊酸钠等。

【转诊指导】

（1）不明原因惊厥应及早转诊。

（2）怀疑颅脑病变、肝性脑病、尿毒症、心血管疾病、狂犬病、破伤风等引起的抽搐和惊厥及时转诊。

（3）癫痫持续状态也应一边治疗一边及时联系转诊。

第七节　急性创伤

创伤是指机械性因素作用于人体所造成的组织结构完整性的破坏或功能障碍。创伤常发生于生活和工作的场所，每年有数以百万的人因创伤导致暂时性或永久性残疾，对家庭、社区和社会造成严重负担。将伤员转送到合适的医疗机构进行治疗，将直接影响后续的并发症和死亡率。院前急救和院内救治是否及时和正确直接关系到伤员的生命安全和功能恢复。

【急性创伤评估】

创伤评分是对创伤严重程度、结局与救治质量进行评估，指导创伤患者分类救治的客观手段之一。创伤患者的损伤严重程度应采用创伤评分进行规范评估。在院前急救中应采用格拉斯哥昏迷评分（GCS）、院前指数（PHI）、创伤指数（TI）等对患者伤情进行快速评估。这些指数的意义：强调进行必要的基本检查，对可能立即危及生命的情况给予最简单有效的处置，旨在保证伤员的基本生命安全。这些指数的特点：易于观察，迅速评估伤情，病员分类；及时发现并紧急处理危及生命的创伤；使开放性创面免受再污染，减少感染，防止损伤进一步加重；对重度和特重度颅脑伤的严重程度表达比较充分。

（1）格拉斯哥昏迷评分，是广泛应用于颅脑创伤后评估意识水平的方法（见表 2-6）。由患者最佳的肢体运动、语言反应和睁眼反应得分相加而得。首次评估应保护颈、胸椎，并在 5~10min 内完成。所有明显关闭合性颅脑损伤患者（GCS<14）均应该进行头部 CT 检查。

表 2-6　**格拉斯哥昏迷评分（GCS）**

分值	睁眼	语言	运动
1	无睁眼	无发音	无反应
2	疼痛刺激睁眼	只能发音	异常伸展（去脑状态）
3	语言吩咐睁眼	只能说出（不适当）单词	异常屈曲反（去皮层状态）
4	自发睁眼	言语错乱	对疼痛刺激屈曲反应
0	0	正常交流	对疼痛刺激定位反应
0	0	0	按吩咐动作

GCS 总分：13~14 分为轻度昏迷，9~12 分为中度昏迷，3~8 分为重度昏迷。

（2）院前指数（PHI）根据收缩期血压、脉搏、呼吸和意识 4 项生理指标作为参数进行评分，各项分值相加为 PHI 评分（见表 2-7）。

表 2-7　　**院前指数评分（PHI）**

记分	收缩压（mmHg）	脉搏（次/min）	呼吸	意识
0	>100	51~119	正常	正常
1	86~100			
2	75~85			
3		≥120	费力或浅	模糊或烦躁
5	0~74	≤50	<10 次/min 或需插管	言语不能理解

PHI 评分：0~3 分为轻伤，PHI 评分 4~7 分为中度伤，PHI 评分大于 7 分为重伤。

（3）创伤指数（TI）（见表 2-8）。

表 2-8　　**创伤指数（TI）**

项目	记分			
	1	3	5	6
部位	四肢	躯干背部	胸腹部	头颈部
创伤类型	撕裂伤	刺伤	钝挫伤	弹道伤
循环	正常	BP<13. 6kPa P>100 次/min	BP<10. 6kPa P>140 次/min	BP、脉搏测不到
意识	倦怠	嗜睡	浅昏迷	深昏迷
呼吸	胸痛	呼吸困难	发绀	无呼吸

TI 总分越高，伤情越重：总分≤9 分为轻损伤，可门诊治疗；10~16 分为中度伤；≥17 分为重度伤，应住院治疗。

【创伤诊断】

创伤作为独立的诊断，包括三个方面：（1）损伤诊断："损伤部位+损伤性质"；（2）损伤并发症诊断：包括失血性休克、感染、间室综合征、水电解质酸碱平衡紊乱和器官功能障碍等；（3）并存疾病诊断：包括心血管系统疾病、肺部疾病、代谢疾病和药物依赖等。

1. 损伤部位按 6 个部位罗列

（1）头颈部：包括头皮、脑、颅骨和颈椎；

（2）面部：包括五官和面部骨骼；

（3）胸部：包括胸腔脏器、胸椎、膈肌和胸廓等；

（4）腹部：包括腹腔及盆腔脏器、腰椎；

（5）四肢：包括四肢、骨盆及肩胛骨；

（6）体表：包括机械损伤、烧伤、冷伤和电击损伤等导致的皮肤损伤。

2. 损伤性质包括 10 类

（1）浅表损伤：包括擦伤、水疱、挫伤（包括血肿）、浅表异物和无毒昆虫咬伤；

（2）开放性伤口：包括动物咬伤、切割伤、撕裂伤、穿刺伤（伴或不伴异物存留）；

（3）骨折：包括各种闭合性、脱位的、移位的和开放性骨折；

（4）脱位、扭伤和劳损：包括关节囊和韧带的撕脱、撕裂、扭伤、劳损伤，以及创伤性关节积血、破裂、不全脱位和撕裂等；

（5）神经和脊髓损伤：创伤性神经切断、短暂性麻痹、截瘫和四肢瘫等；

（6）血管损伤：包括血管的撕脱、切割、撕裂伤，以及创伤性动脉瘤或瘘、动脉血肿和破裂等；

（7）肌肉和肌腱损伤：包括肌肉和肌腱的撕脱、切割、撕裂和创伤性破裂损伤等；

（8）挤压伤：指肌肉丰富的肢体或躯干在受到外部重物（如倒塌的工事或房屋）一定时间以上的挤压而造成的以肌肉伤为主的软组织损伤等；

（9）创伤性切断；

（10）内部脏器损伤：包括各种脏器的冲击伤、青肿、震荡伤、挤压伤、撕裂伤，以及创伤性血肿、穿刺、破裂和撕裂等，根据壁层胸膜、腹膜有无破裂将胸部和腹部分为穿透伤和钝性伤。

损伤诊断排列遵循：

（1）由上而下：所有诊断按“头颈—面—胸—腹—四肢—体表”的顺序排列。

（2）从内向外：某一部位损伤按“内脏—骨骼—皮肤”的顺序排列。如钝性胸部伤：①双侧肺挫伤；②右侧血气胸；③右侧肋骨骨折；④右胸部皮下气肿。

（3）先重后轻：同一部位同一层次时，先写重伤，后写轻伤。如钝性腹部伤：①肝破裂；②回肠挫伤；③第3腰椎横突骨折。

（4）左右前后：同时有左右对称器官受伤时，先左后右。

【急性创伤的处理】

创伤急救的目的是挽救生命和稳定伤情。

在处理复杂伤情时，应优先解除危及生命的情况，使伤情得到初步控制，然后再进行后续处理，并尽可能稳定伤情，为转送和后续确定性治疗创造条件。必须优先抢救的急症主要包括心跳、呼吸骤停，窒息、大出血、张力性气胸和休克。因此，首先要注重生命体征的判断，即神志与瞳孔的改变；观察血压与脉搏的变化；若有心跳呼吸停止的征兆，则应立即进行心肺复苏。其次是出血情况的判断，即受损部位创面渗血，动脉、静脉出血及失血量的估计。同时，注意胸腹部重要器官有无损伤及损伤情况的估计。掌握一般情况，简要询问病史、发病原因（如涉及刑事案件应立即报告有关部门），伤口状态、反应、疼痛的性质、部位、程度，是否有恶心、呕吐，憋尿感、呕血、便血。

常用的急救技术主要有复苏、通气、止血、包扎、固定和搬运等。复苏、通气见心脏骤停、窒息等章节。

一、止血

出血是创伤后的主要并发症之一，大出血可使伤员迅速陷入休克，甚至致死，须及时止血。了解出血的性质有助于出血的处理。动脉出血呈鲜红色，速度快，呈间歇性喷射状；静脉出血多为暗红色，持续涌出；毛血管损伤多为渗血，呈鲜红色，自伤口缓慢流出。常用的止血方法有指压法、加压包扎法、填塞法和止血带法等。

1. 指压法

它是指压止血法是一种临时止血方法，用手指压迫动脉经过骨骼表面的部位，达到止血目的。全身主要动脉压迫点：①颞浅动脉压迫止血法：在耳前对准下颌关节上方，用于头顶及颞部出血。②耳后动脉压迫止血法：压住耳后凸起下面稍外的耳后动脉。用于头皮后部出血。③额外动脉压迫止血法：用拇指压迫下颌角与颏结节之间的动脉。用于止颜面部出血。④锁骨下动脉压迫止血法：在锁骨上凹，用拇指将锁骨下动脉向内下压于第一肋骨上。用于腋窝、肩、上肢出血。⑤肱动脉压迫止血法：在上臂内侧中点，将肱动脉压于肱骨上。用于上臂至手部的出血。⑥股动脉压迫止血法：用两手拇指重叠放置于腹股沟韧带中点下方 1cm 处，将股动脉向后压于耻骨上，用于大腿、小腿和足部的出血。指压止血法要领：熟悉血行路，单记压迫点，手压近心端，压力向骨面。指压法止血是应急措施，因四肢动脉有侧支循环，故其效果有限，且难以持久，尽快换他法，不要延迟。

2. 加压包扎法

该法最为常用，一般小动脉、静脉损伤以及毛细血管的创面出血均可用此法止血。方法是先将灭菌纱布或敷料填塞或置于伤口，外加纱布垫压，再以绷带加压包扎。包扎的压力要均匀，范围应够大。包扎后将伤肢抬高，以增加静脉回流和减少出血。

3. 填塞法

该法用于肌肉、骨端等渗血。先用 1～2 层的无菌纱布铺盖伤口，以纱布条或绷带充填其中，再加压包扎。此法止血不够彻底，且可能增加感染机会。另外，在清创去除填塞物时，可能由于凝血块随同填塞物同时被取出，又可能出现大出血。

4. 止血带法

该法一般用于四肢伤大出血，且加压包扎无法止血的情况。

(1) 结扎止血带的位置。上肢在上臂中、上 1/3 交界处，下肢在大腿中部 1/2 处。上臂中、下 1/3 部扎止血带容易损伤桡神经，视为禁区。

(2) 止血带的材料。止血带以局部充气式止血带最好，副作用小。在紧急情况下，也可以使用橡皮管、三角巾或绷带代替，应在止血带下放好衬垫物。无上述物品场可选用领带、布条状衬衫等材料代替，切忌细绳、电线类，以免伤及皮肤和内层组织。

(3) 常用几种止血带方法：①气囊止血带：如血压计袖带，其压迫面积大，对压迫组织损伤较小，并容易控制压力，放松方便。使用充气止血带，成人上肢需要维持在 300mmHg，下肢以 500mmHg 为宜。②橡皮止血带方法：掌心向上，止血带一端由虎口拿住，一手拉紧，绕肢体两圈，中、示两指将止血带的末端夹住，顺着肢体用力拉下，压住“余头”，以免滑脱。③绞紧止血法：把三角巾折成带形，打一个活结，取一根小棒穿在带子外侧绞紧，将绞紧后的小棒插在活结小圈内固定。④使用止血带注意事项：缠止血带松紧度要适宜，以刚能止血为度。应每隔 1h 放松 1～2min，且使用时间一般不应超过 4h。上止血带的伤员必须有显著标志，并标明使用止血带时间，优先转运。

二、包扎

包扎的目的是保护伤口、减少污染、压迫止血、固定骨折、关节和敷料并止痛。最常用的材料是绷带、三角巾和四头带。在无上述物品时，可就地取材用干净毛巾、手绢、衣服等替代。绷带有环形包扎、螺旋反折包扎、8 字形包扎和帽式包扎等。包扎的要求：①动作轻、快、准、牢。②最好用无菌敷料先盖伤口，再包扎。③由远及近逆循环包扎。④松紧适当，露出指（趾）端，便于观察血运。⑤打结不能在伤部、颈后关节或骨突处、受压部、肢体内侧、摩擦处。⑥包扎敷料应超出伤口边缘 5~10cm。

三、固定

骨折固定的目的是为了防止骨折移位而损伤血管、神经，同时，可以减轻伤员的疼痛，便于搬运。较重的软组织损伤，也应局部固定制动。固定前应尽可能牵引伤肢和矫正畸形，然后将伤肢放在适当位置，固定于夹板或其他支持物上。固定范围一般包括骨折处远和近端的两个关节，既要牢靠不移，又不可过紧。骨折临时固定的要领：①固定物不应直接接触皮肤，用棉布、毛巾垫于夹板和肢体间，尤其夹板两端和有间隙的地方，避免皮肤损伤。②有出血时先止血、消毒，后包扎伤口，固定骨折，同时抢救休克。③大腿、小腿、脊柱骨折，一般就地固定，不移动。④四肢要露出指、趾，如发现白、紫、麻、冷等，及时松懈。⑤上肢固定时，肢体要弯着绑即屈肘状。下肢固定时，肢体要伸直绑，保持功能位。⑥开放性骨折禁用水冲，不涂药物，保持伤口清洁。外露的断骨严禁送回伤口内，只作原位包扎固定，避免增加污染和刺伤血管神经。⑦如病人出现心跳呼吸停止的征兆，应先进行心、肺复苏抢救。

四、搬运

伤员经过初步处理后，需要转送到综合医院进一步检查和治疗。正确的搬运可减少伤员痛苦，避免继发损伤。多采用担架或徒手搬运。对骨折伤员，特别是脊柱损伤的伤员，搬运需采用硬板作为搬运工具，并采用滚动或平移的方法把伤员安置在平板上，切勿弯曲或扭动，以免加重损伤。在搬运昏迷伤员时，应将头偏向一侧，或采用半卧位或侧卧位以保持呼吸道通畅。

【转诊指导】

（1）急性创伤急救的基本原则是先救命，后治伤。

（2）应优先解除危及生命的情况，使伤情得到初步控制，然后再进行后续处理，并尽可能稳定伤情，为转诊和后续确定性治疗创造条件。

（3）闭合性颅脑损伤患者（GCS<14）不能开展头部 CT 检查也应转到上级医疗机构诊治。TI>10、成人年龄>55 岁、儿童年龄<15 岁的伤患应送往创伤中心或大型综合医院。妊娠>20 周，首先确定伤员受伤的性质和严重性，提供（简单普通的）治疗，并决定最合适的目标医院。

第八节 中　暑

中暑是人体因体温调节中枢功能障碍、汗腺功能衰竭和水、电解质丧失过多而出现相关临床表现的疾病。中暑是一种威胁生命的急症，若不给予迅速有效的治疗，则可引起抽搐、造成永久性脑损害或肾衰竭，甚至死亡。

核心体温可提示病情的严重程度，当达到41℃时，预示病情危重，若体温再略微升高，则即可致死。

【病因分析】

中暑发病与3个环境因素密切相关：高温、高湿、无风环境。在暑热天气、湿度大及无风环境中，人体获取外界热量过多或产热增加，加之散热受阻，如不及时采取措施，就会中暑。

中暑的气象阈值：日平均气温>30℃或相对湿度>73%。当气温和湿度条件同时存在时，中暑发生率明显增加；日最高气温≥37℃时中暑人数急剧增加。

中暑原因很多，其他可能的影响因素包括年龄、肥胖、发热、脱水、心脏病、精神病、血液循环不良、晒伤、处方药及饮酒等。此外，睡眠不足、过度劳累、精神紧张也是中暑的常见诱因。老年人、婴幼儿、儿童、精神疾病患者及慢性病患者最易中暑。同时应注意，在高温天气里进行重体力劳动或剧烈的体育运动，即使是健康的年轻人也可能发生高温中暑，甚至死亡。

【临床表现】

根据临床表现，中暑可分为先兆中暑、轻症中暑、重症中暑。其中，重症中暑又分为热痉挛、热衰竭、热射病和日射病。

1. 先兆中暑

在高温环境中，出现头疼、头晕、口渴、多汗、四肢酸软、注意力不集中、动作不协调等症状。体温正常或略有升高。如及时转移到阴凉通风处，补充水及盐分，短时间内可恢复。

2. 轻度中暑

体温在38℃以上，除口渴、头晕外，还有面色潮红、大量出汗、皮肤灼热等表现，或出现四肢湿冷、面色苍白、血压下降、脉搏增快等表现，对症处理，数小时可恢复。

3. 重症中暑

病情危重，如不及时处理会危机生命。根据发病机制不同可分为热痉挛、热衰竭、热射病和日射病四种类型。重症中暑可以表现为这几种类型的混合型。

（1）热痉挛。多发生于大量出汗及口渴，饮水多而盐分补充不足致血中氯化钠浓度急速明显降低，肌肉会突然出现阵发性的痉挛性疼痛。实验室检查发现血钠、氯降低，尿肌酸升高。

（2）热衰竭。多见于老年人、儿童和慢性病患者，严重热应激时，体液和体钠丢失过多引起循环容量不足所致。表现为多汗、疲乏、无力、头晕、头疼、心慌、口渴、恶心、呕吐、皮肤湿冷、血压下降、晕厥或神志不清。此时的体温正常或稍偏高。血细胞比容增高，高钠血症和肝功能异常。

（3）热射病。人体在高温环境中从事体力劳动的时间较长，身体产热过多，而散热不足，导致体温急剧升高。发病早期有大量冷汗，继而无汗、呼吸浅快、脉搏细速、躁动不安、神志模糊、血压下降，逐渐向昏迷伴四肢抽搐发展。

（4）日射病。因为直接在烈日的曝晒下，引起颅内温度升高（可达41℃～42℃），引起脑组织的充血、水肿。表现为头痛、头晕、恶心、呕吐、烦躁不安，意识障碍，严重可发生抽搐昏迷，体温可轻度升高。

【处理原则】

（一）降温

快速降温是治疗的基础，迅速降温决定患者预后。

1. 体外降温

将患者移至阴凉通风的地方，使其平卧，脱去衣服，同时，进行皮肤肌肉按摩，促进散热。无虚脱者，现在迅速降温的金标准是冷水浸浴，将患者身体（除头外）尽可能浸入1.7℃～14.0℃冷水中，并且不停地搅动水，在头顶部周围放置湿毛巾包裹的冰块。虚脱患者采用蒸发散热降温，如15℃冷水反复擦拭皮肤。当体温降至39℃时，停止降温。

2. 体内降温

体外降温无效者，用冰盐水进行胃或者直肠灌洗。

3. 药物降温

氯丙嗪有调节体温中枢、扩张血管、松弛肌肉和降低氧耗的作用，25mg～50mg加入500ml液体中静脉滴注，并监测血压。解热镇痛药水杨酸盐治疗无效，而且有害，不宜使用。

（二）对症处理

如轻度中暑者神志清醒，并无恶心、呕吐可饮用含盐的清凉饮料、茶水等。如出现血压降低、应及时建立静脉通路，静脉补液，如生理盐水或乳酸格林液500～1000ml静脉滴注。保持呼吸道通畅，给予吸氧；积极纠正水、电解质紊乱，维持酸碱平衡；补液速度不宜过快，以免发生心衰。保护肝肾功能以及心肌的治疗；应用升压药物抗休克，给予异丙肾上腺素静滴，勿用血管收缩药，以免影响散热；甘露醇脱水预防脑水肿；应用H_2受体拮抗剂或质子泵抑制药物预防应激性溃疡。

【预防及健康教育】

（1）穿宽松浅色透气衣服，在阳光下活动时，戴宽边遮阳帽，使用防晒霜。

（2）炎热天气尽量减少户外活动，避免在11：00～15：00时暴露太阳下太久。

（3）改善年老体弱、慢性病患者及产褥期妇女居住环境。

（4）在高温下作业无法避免时，需改善劳动条件，尽可能补充丢失盐分和水分。

（5）中暑患者恢复后，数周内避免阳光下剧烈活动。

【转诊指导】

（1）患者体温>40℃。患者行降温措施（抬到阴凉地方、洒水、扇风等持续15min）后体温仍>40℃。

（2）患者意识障碍无改善。

（3）重症中暑患者，尤其是老年人合并高血压、冠心病、糖尿病、脑血管疾病的患者，或者是诊断不明确尚需排除其他疾病的中暑患者，应及时转诊上级医院就诊。

（4）转诊过程中应监测患者体征，积极降温（患者头部戴冰帽，颈两侧、腋下腹股沟大动脉附近放冰袋），补液以及对症处理。

第九节　电　击　伤

电击伤俗称触电，指一定量电流通过人体引起不同程度组织损伤或器官功能障碍或猝死。电击伤时电压与人体组织损伤成正向关系，40V 以上的电压即有可能引起组织损伤，220V 及以上电压可引起心室颤动，1000V 可使呼吸中枢麻痹。当电击伤时，电能可以转变成热能，引起灼烧。电流引起损伤除了与电压有关，还与电流性质跟频率（交流电危害大）、触电部位电阻、电流强度、电流作用时间、电流通过人体途径（如电流由一手进入，另一手通过，可致心室颤动或心脏骤停）等相关。

【临床表现】

1. 局部表现

电击部位释放电能最大，局部皮肤组织损伤最严重。电击部位皮肤表现为灼伤、焦化或炭化或坏死成洞。电流途经通过的组织和器官可发生隐匿性损伤。当高压电击上肢时，常发生前臂腔隙综合征，表现为肌肉组织损伤、水肿和坏死。肌肉筋膜下组织压力增加，可出现神经和血管受压特征，表现为脉搏减弱，感觉及痛觉消失。由于触电后大肌群强直性收缩，可发生脊椎压缩性骨折或肩关节脱位。

2. 全身表现

轻度电击伤者，表现为心悸、头晕、头痛、痛性肌肉收缩和面色苍白。高压电击特别是雷击时，可发生意识丧失、心脏和呼吸骤停，幸存者遗留定向力损伤和痫性发作。部分患者有心肌和心脏传导系统损伤。大面积体表烧伤或组织损伤处体液丢失过多时，可导致低血容量休克。

3. 并发症和后遗症

电击后 24~48h 常出现并发症和后遗症：如心肌损伤、严重心律失常和心功能障碍；吸入性肺炎和肺水肿；消化道穿孔和出血、麻痹性肠梗阻；急性肾功能衰竭；骨折、骨关节脱位或无菌性骨坏死；鼓膜破裂、听力丧失；凝血机制障碍。

【治疗原则】

（1）评估现场环境安全，保证救护者自身安全才能进行急救。

（2）脱离电源。最安全的方法是立即将电源电闸关闭，切断电源。可用干木棒、干竹竿、塑料棒等不导电的物体将电线或电器扒开，要注意避开可疑导电水域。救助者勿以手直接推患者，以保自身安全。

（3）心肺复苏。患者脱离电源后立即检查心肺情况，如患者已呼吸心跳停止，立即进行 CPR（详见心脏骤停章节），挽救患者生命。对所有电击患者，应连续进行 48h 心电监测，以便发现电击后迟发性心律失常。

（4）保护重要脏器功能。如发生急性肾功能衰竭，静脉输注乳酸钠林格液，恢复循环容量，同时静脉输注5%碳酸氢钠（50mmol/L）碱化尿液，使血液pH值维持在7.45以上，预防急性肾衰竭。热灼伤者，常伴有严重血容量不足，恢复有效循环容量前，避免静脉输注甘露醇。

（5）外科问题处理。对于广泛组织烧伤、肢体坏死者，应进行相应处置。坏死组织行清创术，预防性注射破伤风抗毒素。对腔隙综合征、骨折患者，简单固定、包扎后转上级医疗单位手术治疗。

【预防及健康教育】

（1）加强宣传安全用电知识，掌握触电现场抢救方法。严格遵守技术操作规程，定期对所用电器和线路进行检查和检修。

（2）雷雨天气，应关好门窗，留在室内，不宜使用无防雷措施的电器设备。雷雨天时从事室外工作者，应穿戴无破损的涉水鞋，保持身体干燥；切勿站在高处或空旷地方走动或在树下避雨；不能接触天线、水管或金属装置。

（3）高压电周围应配置防护栏，并有明显警示标志。

（4）遇到火灾或台风袭击时应切断电源。

【转诊指导】

（1）轻度电击伤、电灼烧患者给予对症处理后，密切观察病情变化，给予心电监护，预防并发症，病情加重及时转诊。

（2）重型、危重型电击伤、严重电热灼伤、闪电伤患者要及时转诊。有广泛烧伤的患者应尽早完成气管插管。

（3）心脏骤停患者给予心肺复苏后及时转诊。

（4）休克病人给予补液；电烧伤严重者给予止血包扎；骨折患者给予固定后均应及时转诊，如果有头颈损伤的，那么在搬运过程中应固定脊柱。

第十节　犬　咬　伤

犬咬伤最大的危害是感染狂犬病病毒。被患病动物咬、抓伤后，患病动物唾液中携有的致病病毒，可以引发狂犬病。99%的人类感染来源是犬狂犬病。一旦发生临床症状，狂犬病几乎100%死亡。

【病因及发病机制】

明确存在被犬咬伤或抓伤的病史及由此所致开放性损伤，对其他原因造成皮肤黏膜的破损伤口，被犬舔舐也应按犬咬伤处理。黏膜也是病毒的重要侵入门户，如眼结合膜被病兽唾液沾污，肛门黏膜被狗触舔等，均可引起发病。病毒经由末梢神经将病毒运输到中枢神经系统。达到脑组织，迅速复制和传播，再次经由神经系统到达许多不同组织，包括唾液腺等。当临床症状发生时，病毒已经在机体广泛分布，此前，通常不能检测到免疫反应。感染后，狂犬病病毒隐藏于定位的神经细胞内而无法免疫监测到，在病程第2周之前，在血清和脑脊液中通常不能检出抗体反应。人狂犬病临床症状发作前，目前还没有检测方法可诊断。如果没有狂犬病特征性的恐水和恐风症状，则临床诊断是困难的。

【临床表现】

自狂犬咬伤后到发病可有 10 天到数月的潜伏期，一般为 30~60 天。但也可短于 1 周或长达 1 年以上。潜伏期的长短取决于多种因素，如接触病毒的数量、病毒进入部位神经分布的程度，以及被咬伤组织附近中枢神经系统的分布程度等。

发病初期时伤口周围麻木、疼痛，渐渐扩散到整个肢体，继之出现乏力、发热、多汗、心率快。当病毒在中枢神经系统中蔓延扩散时，进展成致命的脑脊髓炎，呈特征性出现活动亢进和意识变化，表现出烦躁、易兴奋、吞咽困难，恐水、怕风是本病的特殊症状。典型患者见水、闻流水声、饮水或仅提及饮水时，均可引起严重的咽喉肌痉挛。患者虽渴极而不敢饮，即使饮后也无法下咽，常伴流涎、声嘶及脱水。亮光、噪声、触动或气流也可能引发痉挛，在严重发作时，尚可出现全身疼痛性抽搐。最后出现肌瘫痪、昏迷、循环衰竭而死亡。

对于狂犬病暴露者而言，除了罹患狂犬病的风险外，动物咬伤还可以导致各种复杂的外科伤口、可能的严重并发症以及继发的细菌感染。手、足部位的咬伤伤口感染率明显较其他部位要高。

【处理原则】

狂犬病一旦发作，目前尚无特殊治疗措施，病死率 100%。在医学界称为只可预防，不可治疗的疾病。犬在携带和传播狂犬病过程中起主要作用，一旦被犬咬伤应及时清创，对伤口进行彻底的清洗和消毒，注射狂犬疫苗以及狂犬病免疫球蛋白。

（1）清洗伤口。及时、彻底、充分，是预防犬咬伤后狂犬病发病最简单、有效的方法。以最快的速度脱下或撕开伤处衣服，先用纱布、棉球或刷子蘸 20%肥皂水反复刷洗伤口，再用流动水冲洗 30min。充分清洗后，以 2. 5%碘酊和 75%乙醇分别常规消毒伤口 3 次，然后用 3%过氧化氢溶液浸泡伤口。伤口应该开放引流，不宜作一期缝合，但对于重度撕裂伤者，用锐器修复无活性组织的边缘，再做疏松缝合，结扎活动性出血，放置引流条，在伤口周围注射狂犬病免疫球蛋白。

（2）注射破伤风抗毒素 1500u，清创术前并给抗生素预防感染。

（3）疫苗接种。及时、全程注射狂犬疫苗，是预防狂犬病有效手段之一。暴露后根据疑似动物类型确定的暴露后预防使用：

暴露级别：Ⅰ级：接触或者喂养动物，舔未破损皮肤（未暴露）。Ⅱ级：裸露皮肤被轻咬或者无出血的轻微抓伤或擦伤。Ⅲ级：单处或多处皮肤被咬伤或抓伤，黏膜唾液被舔污染，破损皮肤被舔。

对于Ⅰ级接触无须预防。Ⅱ级接触推荐立即接种，Ⅲ级接触，建议立即接种疫苗，同时，接种狂犬病免疫球蛋白。对于艾滋病病人等免疫力低下人群，WHO 专家建议即使是Ⅱ级暴露也应联合使用被动免疫制剂。

我国批准上市的狂犬病疫苗的暴露后免疫程序包括“5 针法”、“2-1-1”程序两种，各疫苗的免疫程序以国家食品药品监督管理总局批准的疫苗使用说明书为准。采用狂犬病疫苗主动免疫“5 针法”在伤后第 1、3、7、14、28 日各注射一剂，共 5 剂。但对潜伏期较短的病例疫苗几乎起不到保护作用，可与狂犬病免疫球蛋白联合治疗。

（4）狂犬病免疫球蛋白。能在第一时间内中和病毒或阻断病毒进入神经系统，其作用是疫苗无法替代的。伤口在头颈部、或手指严重咬伤时，除用疫苗外，还需用狂犬病免疫血清在伤口周围行局部浸润注射，每次 20IU/kg。将被动制剂尽可能多的在咬伤局部浸润注射，剩余部分肌肉注射。对注射动物源性狂犬病免疫球蛋白前应作过敏试验；试验阳性，应在注射肾上腺素后给予狂犬病免疫球蛋白。若人源制剂的狂犬病免疫球蛋白，则不必使用抗过敏药物。

（5）免疫接种期间注意事项。告知被犬咬伤者免疫接种期间禁止使用糖皮质激素类药物和其他免疫抑制剂，以免影响抗体产生。按时全程接种疫苗，不要减少疫苗次数和改变用药方法。对于使用免疫抑制药物的患者，狂犬病疫苗接种后应监测患者是否具有适当的病毒中和抗体应答。妊娠妇女几乎均能对狂犬病疫苗产生正常的免疫应答，且对胎儿不会造成不良影响。对接受器官移植的儿童进行肌内接种免疫反应良好。

【预防及健康教育】

（1）加强动物管理，控制传染源。大力宣传养狗的危害，并进行登记和疫苗接种。

（2）尽量不要去激怒狗，监护好幼童，使其远离狗。

（3）犬咬伤后应尽早清洗伤口以及免疫治疗。

【转诊指导】

对犬咬伤患者应尽早清洗、清创伤口，重症患者无条件行狂犬病免疫球蛋白治疗并及时转至上级医疗机构。在转诊过程中，要安慰患者，对重症患者应加强监护。

第三编　社区医疗的基本技能与操作技术

第一章 问 诊

第一节 问诊内容

一、一般项目

包括：姓名、性别、年龄、籍贯、出生地、民族、婚姻、住址、电话号码、工作单位、职业、入院日期、记录日期、病史陈述者及可靠程度等。若病史陈述者不是本人，则应注明与患者的关系。在记录年龄时，应填写实足年龄，不可用“儿”或“成”代替。

二、主诉

它为患者感受最主要的痛苦或最明显的症状或体征，也就是本次就诊最主要的原因及其持续时间。确切的主诉常可初步反映病情轻重与缓急，并提供对某系统疾患的诊断线索。主诉应用一二句话加以概括，并同时注明主诉自发生到就诊的时间，如“咽痛、高热2天”，“畏寒、发热、右胸痛、咳嗽3天”，“活动后心慌气短2年，下肢水肿2周”。记录主诉要简明，应尽可能用病人自己描述的症状，而不是医生对患者的诊断用语，如“患糖尿病1年”或“心脏病2年”而应记录“多饮、多食、多尿、消瘦1年”或“心悸、气短2年”等。病程长、病情比较复杂的病例，由于症状、体征较多，临诊时的主诉可能并非现症的主要表现，因此还需要结合整个病史综合分析以归纳出更贴切的主诉。有时对病情没有连续性的情况，可以灵活掌握、如“20年前发现心脏杂音，1个月来心悸、气短”。对当前无症状，诊断资料和入院目的又十分明确的患者，也可以用以下方式记录主诉。如“患白血病3年，经检验复发10天”，“2周前超声检查发现胆囊结石”。

三、现病史

它是病史中的主体部分，它记述患者患病后的全过程，即发生、发展、演变和诊治经过。可按以下的内容和程序询问：

1. 起病情况与患病的时间

每种疾病的起病或发作都有各自的特点，详细询问起病的情况对诊断疾病具有重要的鉴别作用。有的疾病起病急骤，如脑栓塞、心绞痛、动脉瘤破裂和急性胃肠穿孔等；有的疾病则起病缓慢，如肺结核、肿瘤、风湿性心瓣膜病等。疾病的起病常与某些因素有关，如脑血栓形成常发生于睡眠时；脑出血、高血压危象常发生于激动或紧张状态时。患病时间是指起病到就诊或入院的时间。如先后出现几个症状则需追问到首发症状的时间，并按时间顺序询问整个病史后分别记录，如心悸3个月，反复夜间呼吸困难2周，下肢水肿3天。从以上症状及其发生的时间顺序可以看出是心脏病患者逐渐出现心力衰竭的发展过程。时间长短可按数年、数月、数日计算，发病急骤者可按小时、分钟为计时单位。

2. 主要症状的特点

包括主要症状出现的部位、性质、持续时间和程度，缓解或加剧的因素，了解这些特点对判断疾病所在的系统或器官以及病变的部位、范围和性质很有帮助。如上腹部痛多为胃、十二指肠或胰腺的疾病；右下腹急性腹痛则多为阑尾炎症，若为妇女，则还应考虑到卵巢或输卵管疾病；若全腹痛，则提示病变广泛或腹膜受累。对症状的性质也应作有鉴别意义的询问，如灼痛、绞痛、胀痛、隐痛以及症状为持续性或阵发性，发作及缓解的时间等。以消化性溃疡为例，其主要症状的特点为上腹部疼痛，可持续数日或数周，在几年之中可以表现为时而发作时而缓解，呈周期性发作或有一定季节性发病等特点。

3. 病因与诱因

尽可能了解与本次发病有关的病因（如外伤、中毒、感染等）和诱因（如气候变化、环境改变、情绪、起居饮食失调等），有助于明确诊断与拟定治疗措施。患者对直接或近期的病因容易提出，当病因比较复杂或病程较长时，患者往往难于言明，并可能提出一些似是而非或自以为是的因素，这时医生应进行科学的归纳和分析，不可不假思索地记入病历。

4. 病情的发展与演变

包括患病过程中主要症状的变化或新症状的出现。如肺结核合并肺气肿的患者，在衰弱、乏力、轻度呼吸困难的基础上，突然感到剧烈的胸痛和严重的呼吸困难，应考虑自发性气胸的可能。当有心绞痛史的患者本次发作疼痛加重而且持续时间较长时，应考虑到急性心肌梗塞的可能。若肝硬化患者出现表情、情绪和行为异常等新症状，则可能是早期肝性脑病的表现。

5. 伴随症状

在主要症状的基础上又同时出现一系列的其他症状，这些伴随症状常常是鉴别诊断的依据，或提示出现了并发症。如腹泻可能为多种病因的共同症状，单凭这一症状还不能诊断某病，若问明伴随的症状，则诊断的方向会比较明朗。若腹泻伴呕吐，则可能为饮食不洁或误食毒物引起的有肠炎，腹泻伴里急后重，结合季节更容易考虑到痢疾。又如，急性上腹痛，原因可以很多，若患者同时伴有恶心、呕吐、发热，特别是又出现了黄疸和休克，就应该考虑到急性胰腺炎或急性胆道感染的可能。反之，按一般规律在某一疾病应该出现的伴随症状而实际上没有出现时，也应将其记述于现病史中以备进一步观察，因为这种阴性表现往往具有重要的鉴别诊断意义。

6. 诊治经过

若患者于本次就诊前已经接受过其他医疗单位诊治时，应询问已经接受过什么诊断措施及其结果；若已进行治疗则应问明使用过的药物名称、剂量、时间和疗效，则为本次诊治疾病提供参考，但不可以用既往的诊断代替自己的诊断。

7. 病程中的一般情况

在现病史的最后应记述患者患病后的精神、体力状态，食欲及食量的改变，睡眠与大小便的情况等。

四、既往史

既往史包括患者既往的健康状况和过去曾经患过的疾病（包括各种传染病）、外伤手术、预防注射、过敏，特别是与现病有密切关系的疾病。例如，对慢性冠状动脉粥样硬化性心脏病和脑血管意外的患者应询问过去是否有过高血压病。在记述既往史时应注意不要和现病史发生混淆，若现患肺炎，则不应把数年前也患过肺炎的情况写入现病史。此外，对居住或生活地区的主要传染病和地方病史，亦应记录于既往史中。记录顺序一般按年月的先后排列。

五、系统回顾

以帮助医生在短时间内扼要地了解患者除现在所患疾病以外的其他各系统是否发生目前尚存在或已痊愈的疾病，以及这些疾病与本次疾病之间是否存在着因果关系。主要情况应分别记录在现病史或既往史中。系统回顾涉及的临床疾病很多，实际应用时，可在每个系统询问 2~4 个症状，如有阳性结果，再全面深入地询问该系统的症状；如为阴性，一般来说，可以过渡到下个系统。在针对具体患者时，可以根据情况变通调整一些内容。

1. 呼吸系统

咳嗽的性质、程度、频率，与气候变化及体位改变的关系。咳痰的颜色、粘稠度和气味等。咳血的性状、颜色和量。呼吸困难的性质、程度和出现的时间。胸痛的部位、性质以及与呼吸、咳嗽、体位的关系。有无发冷、发热、盗汗，食欲下降等。

2. 循环系统

心悸发生的时间与诱因，心前区疼痛的性质、程度以及出现和持续的时间，有无放射、放射的部位，引起疼痛发作的诱因和缓解方法。呼吸困难出现的诱因和程度，发作时与体力活动和体位的关系。有无咳嗽、咯血等。水肿出现的部位和时间；尿量多少，昼夜间的改变；有无腹水、肝区疼痛、头痛、头晕、晕厥等。有无风湿热、心脏疾病、高血压、动脉硬化等病史。女性患者应询问妊娠、分娩时有无高血压和心功能不全的情况。

3. 消化系统

有无腹痛、腹泻、食欲改变、嗳气、反酸、腹胀、口腔疾病，及其出现的缓急、程度、持续的时间及进展的情况。上述症状与食物种类、性质的关系及有无精神因素的影响。呕吐的诱因、次数；呕吐物的内容、量、颜色及气味。呕血的量及颜色。腹痛的部位、程度、性质和持续时间，有无规律性，是否向其他部位放射，与饮食、气候及精神因素的关系，按压时疼痛减轻或加重。排便次数，粪便颜色、性状、量和气味。排便时有无腹痛和里急后重，有无发热与皮肤巩膜黄染。体力、体重的改变。

4. 泌尿生殖系统

有无尿痛、尿急、尿频和排尿困难；尿量和夜尿量多少，尿的颜色（洗肉水样或酱油色）、清浊度，有无尿潴留及尿失禁等。有无腹痛，疼痛的部位，有无放射痛。有无咽炎、高血压、水肿、出血等。尿道口或阴道口有无异常分泌物，外生殖器有无溃疡等。

5. 造血系统

皮肤黏膜有无苍白、黄染、出血点、瘀斑、血肿及淋巴结、肝、脾肿大，骨骼痛等。

有无乏力、头晕、眼花、耳鸣、烦躁、记忆力减退、心悸、舌痛、吞咽困难、恶心。营养、消化和吸收情况。

6. 内分泌系统及代谢

有无怕热、多汗、乏力、畏寒、头痛、视力障碍、心悸、食欲异常、烦渴、多尿、水肿等。有无肌肉震颤及痉挛。性格、智力、体格、性器官的发育，骨骼、甲状腺、体重、皮肤、毛发的改变。有无产后大出血。

7. 肌肉与骨骼系统

有无肢体肌肉麻木、疼痛、痉挛、萎缩、瘫痪等。有无关节肿痛、运动障碍、外伤、骨折、关节脱位、先天畸形等。

8. 头颅五官

有无视力障碍、耳聋、耳鸣、眩晕、鼻出血、牙痛、牙龈出血及声嘶等。

9. 神经系统

有无头痛、失眠、嗜睡、记忆力减退、意识障碍、晕厥、痉挛、瘫痪、视力障碍、感觉及运动异常。

10. 精神状态

有无情绪改变、焦虑、抑郁、幻觉、妄想、定向力障碍等，有时还应了解其思维过程、智力、自知力等。

六、个人史

（1）社会经历，包括出生地、居住地区和居留时间（尤其是疫源地和地方病流行区）、受教育程度、经济生活和业余爱好等。不同传染病有不同潜伏期，应根据所考虑的疾病，询问过去某段时间是否去过疫源地。

（2）职业及工作条件包括工种、劳动环境、对工业毒物的接触情况及时间。

（3）习惯与嗜好。起居与卫生习惯、饮食的规律与质量。烟酒嗜好时间与摄入量，以及其他异嗜物和麻醉药品、毒品等。

（4）性生活史。有无不洁性交，是否患过淋病性尿道炎、下疳、尖锐湿疣等。

七、月经史

月经史包括：月经初潮的年龄、月经周期和经期天数，经血的量和颜色，经期症状，有无痛经与白带，末次月经日期（LMP），闭经时间、绝经年龄。

八、婚姻史

婚姻史包括未婚或已婚，结婚年龄，配偶健康状况、性生活情况、夫妻关系等。

九、生育史

生育史包括妊娠与生育次数，人工或自然流产的次数，有无死产、手术产、围生期感染及计划生育状况等。对男性患者应询问是否患过影响生育的疾病。

十、家族史

家族史应询问双亲与兄弟、姐妹及子女的健康与疾病情况，特别应询问是否有与患者同样的疾病，有无与遗传有关的疾病，如血友病、白化病、遗传性球形红细胞增多症、遗传性出血性毛细血管扩张症、家族性甲状腺功能减退症、糖尿病、精神病等。对已死亡的直系亲属要问明死因与年龄。某些遗传性疾病还涉及父母双方亲属，也应了解。若在几个成员或几代人中皆有同样疾病发生，则可绘出家系图显示详细情况。

第二节 问诊的方法与技巧

问诊技巧与获取病史资料的数量和质量有密切的关系，涉及一般交流技能、医患关系、医学知识、仪表礼节，以及提供咨询和教育病人等多个方面。

（1）问诊开始，由于对医疗环境的生疏和对疾病的恐惧等，患者常有临诊前的紧张情绪。医生应主动创造一种宽松和谐的环境以解除患者的不安心情。注意保护病人隐私，最好不要当着陌生人开始问诊。如果病人要求家属在场，则医生可以同意。一般从礼节性的交谈开始，可先作自我介绍（佩戴胸牌是自我介绍的一种好方式），讲明自己的职责。使用恰当的言语或体语表示愿意为解除患者的病痛和满足他的要求尽自己所能，这样的举措会很快缩短医患之间的距离，改善互相不了解的生疏局面，使病史采集能顺利地进行下去。

（2）尽可能让患者充分地陈述和强调他认为重要的情况和感受，只有在患者的陈述离病情太远时，才需要根据陈述的主要线索灵活地把话题转回，切不可生硬地打断患者的叙述，甚至用医生自己主观的推测去取代患者的亲身感受。只有患者的亲身感受和病情变化的实际过程才能为诊断提供客观的依据。

（3）追溯首发症状开始的确切时间，直至目前的演变过程。若有几个症状同时出现，则必须确定其先后顺序。虽然在收集资料时，不必严格地按症状出现先后提问，但所获得的资料应足以按时间顺序口述或写出主诉和现病史。例如，一名 56 岁男性病人，间断性胸骨后疼痛 2 年，复发并加重 2 小时就诊。2 年前，病人首次活动后发生胸痛，于几分钟后消失。1 年前，胸痛发作频繁，诊断为心绞痛，口服尼群地平 10mg，每日 3 次，治疗后疼痛消失。病人继续服药至今。2 小时前，病人胸骨后疼痛再发，1 小时前，病人伴出汗、头晕和心悸，胸痛放射至左肩部。如此收集的资料能准确反映疾病的发展过程。

（4）在问诊的两个项目之间使用过渡语言，即向病人说明将要讨论的新话题及其理由，使病人不会困惑你为什么要改变话题以及为什么要询问这些情况。如过渡到家族史之前可说明有些疾病有遗传倾向或在一个家庭中更容易患病，因此我们需要了解这些情况。过渡到系统回顾前，说明除已经谈到的内容外，还需了解全身各系统情况，然后开始系统回顾。

（5）根据具体情况采用不同类型的提问。一般性提问，常用于问诊开始，可获得某一方面的大量资料，让病人像讲故事一样叙述他的病情。这种提问应该在现病史、过去史、个人史等每一部分开始时。如“您今天来，有哪里不舒服？”待获得一些信息后，再着重追问一些重点问题。

直接提问，用于收集一些特定的有关细节。如“扁桃体切除时你几岁?”“您何时开始腹痛的呢?”获得的信息更有针对性。另一种直接选择提问，要求病人回答“是”或“不是”，或者对提供的选择作出回答，如“你曾有过严重的头痛吗?”“你的疼痛是锐痛还是钝痛?”为了系统有效地获得准确的资料，询问者应遵循从一般提问到直接提问的原则。

不正确的提问可能得到错误的信息或遗漏有关的资料。以下各种提问应予避免。诱导性提问或暗示性提问，在措词上已暗示了期望的答案，使病人易于默认或附和医生的诱问，如“你的胸痛放射至左手，对吗?”“用这种药物后病情好多了吧?”

责难性提问，常使病人产生防御心理，如“你为什么吃那样脏的食物呢?”另一种不恰当的是连续提问，连续提出一系列问题，可能造成病人对要回答的问题混淆不清，如“饭后痛得怎么样? 和饭前不同吗? 是锐痛，还是钝痛?”

(6) 提问时要注意系统性和目的性。杂乱无章的重复提问会降低患者对医生的信心和期望。例如，在收集现病史时已获悉病人的一个姐姐和一个弟弟也有类似的头痛，若再问病人有无兄弟姐妹，则表明询问者未注意倾听。有时为了核实资料，同样的问题需多问几次，但应说明，如“你已告诉我，你大便有血，这是很重要的资料，请再给我详细讲一下你大便的情况。”有时用反问及解释等技巧，可以避免不必要的重复提问。

(7) 询问病史的每一部分结束时进行归纳小结，达到以下目的：①唤起医生自己的记忆和理顺思路，以免忘记要问的问题；②让病人知道医生如何理解他的病史；③提供机会核实病人所述病情。对现病史进行小结常常显得特别重要。在小结家族史时，只需要简短的概括，特别是阴性或不复杂的阳性家族史。小结系统回顾时，最好只小结阳性发现。

(8) 避免医学术语。在选择问诊的用语和判断病人的叙述时应注意，不同文化背景的病人对各种医学词汇的理解有较大的差异。与病人交谈，必须用常人易懂的词语代替难懂的医学术语。不要因为病人有时用了 1~2 个医学术语，就以为他有较高的医学知识水平。例如，有的病人因耳疾而熟悉“中耳炎”这个词，医生就认为用医学术语提问不成问题，但病人很可能并不懂“心悸”的含义。由于病人不愿承认他不懂这一提问，使用术语就可能引起误解。有时，询问者应对难懂的术语作适当的解释后再使用，如“你是否有过血尿，换句话说有没有尿色变红的情况?”

(9) 为了收集到尽可能准确的病史，有时医生要引证核实病人提供的信息。若病人用了诊断术语，则医生应通过询问当时的症状和检查等以核实资料是否可靠。例如，病人：“5 年前我患了肺结核。”医生：“当时做过胸部 X 光检查吗?”病人：“做过。”医生：“经过抗结核治疗吗?”病人：“是，服药治疗。”医生：“知道药名吗?”又如，病人说：“我对青霉素过敏，”则应追问“你怎么知道你过敏?”或问“是青霉素皮试阳性或当你用青霉素时，有什么反应?”经常需要核实的资料还有呕血量、体重变化情况、大便和小便量，重要药物如抗结核药物和精神药物用药史，饮酒史、吸烟史，以及过敏史等。

(10) 仪表、礼节和友善的举止，有助于发展与病人的和谐关系，使病人感到温暖亲切，能获得病人的信任以致谈出原想隐瞒的敏感事情。适当的时候应微笑或赞许地点头示意。问诊时记录要尽量简单、快速，不要只埋头记录，不顾与病人必要的视线接触。交谈时采取前倾姿势以表示正注意倾听。另外，当病人谈及他的性生活等敏感问题时，询问者可用两臂、两腿交叉的姿势，表示能接受和理解他的问题。其他友好的举止还包括语音、语调、面部表情和不偏不倚的言语，以及一些鼓励病人继续谈话的短语，如“我明白”、“接着讲”、“说得更详细些”。

(11) 恰当地运用一些评价、赞扬与鼓励语言，可促使病人与医生的合作，使病人受到鼓舞而积极提供信息，如“可以理解”，“那你一定很不容易”。一些通俗的赞扬语，如“你已经戒烟了？有毅力”或“你能每月做一次乳房的自我检查，这很好”。对有精神障碍的病人，不可随便用赞扬或鼓励的语言。

(12) 询问病人的经济情况，关心患者有无来自家庭和工作单位精神上的支持。医生针对不同情况作恰当的解释可使病人增加对医生的信任。有时，应鼓励病人设法寻找经济和精神上的支持和帮助，以及介绍一些能帮助病人的个人或团体。

(13) 医生应明白病人的期望，了解病人就诊的确切目的和要求。有时，当病人被询问病情时，一直处于被动的局面，实际上，他可能还有其他目的，如咨询某些医学问题、因需要长期用药需要与医生建立长期关系等。在某些情况下，咨询和教育病人是治疗成功的关键，甚至本身就是治疗的目标，医生应判断病人最感兴感的、想要知道的及每一次可理解的信息量，从而为他提供适当的信息或指导。

(14) 在许多情况下，病人答非所问或依从性差，其实是因为病人没有理解医生的意思。可用巧妙而仔细的各种方法检查病人的理解程度。询问者可要求病人重复所讲的内容，或提出一种假设的情况，看病人能否做出适当的反应。如病人没有完全理解或理解有误，应予及时纠正。

(15) 在问诊结束时，应谢谢病人的合作、说明下一步对病人的要求、接下来做什么、下次就诊时间或随访计划等。

第三节 特殊情况的问诊技巧

一、缄默与忧伤

可能由于疾病使患者的情绪难以控制，或医生所提的问题触及到患者的敏感方面而使其伤心；也可能由于问题未切中要害或批评性的提问使患者沉默或不悦；或因医生用过多、过快的直接提问，使患者惶惑而被动，对这些都应及时察觉，予以避免。如患者因生病而伤心或哭泣，情绪低落，医生应予安抚、理解并适当等待、减慢问诊速度，使患者镇定后继续叙述病史。

二、焦虑与抑郁

应鼓励焦虑患者讲出其感受，注意其语言的和非语言的各种异常的线索，确定问题的性质。给予宽慰和保证应注意分寸，在说“不用担心，一切都会好起来的”这一类话时，首先应了解患者的主要问题，确定表述的方式，以免适得其反，使患者产生抵触情绪，交流更加困难。抑郁是最常见的临床问题之一，且易于忽略，应予特别重视。如询问患者通常的情绪如何，对未来、对生活的看法，若疑及抑郁症，则应按精神科要求采集病史和进行精神检查。

三、多话与唠叨

病人不停地讲，医生不易插话及提问，一个问题引出一长串答案。由于时间的限制及患者的回答未得要领，常使采集病史不顺利。对此，应注意以下技巧：一是提问应限定在主要问题上；二是根据初步判断，在病人提供不相关的内容时，巧妙地打断；三是让患者稍休息，同时，仔细观察患者有无思维奔逸或混乱的情况，若有，则应按精神科要求采集病史和作精神检查；四是分次进行问诊、告诉患者问诊的内容及时间限制等，但均应有礼貌、诚恳表述，切勿表现得不耐心而失去患者的信任。

四、愤怒与敌意

患病和缺乏安全感的人可能表现出愤怒和不满，而且有时病人也难以说他们为什么愤怒和愤怒的具体对象，可能指向医生，仅就因为医生在他面前或提醒他想到了自己的不适感觉，或者他们向医生，尤其是年轻医生比向更年老的医生表示愤怒更感到安全。如果病人认为医务人员举止粗鲁、态度生硬或语言冲撞，则更可能使病人愤怒或怀有敌意。不管对以上哪种情况，医生一定不能发怒，也不要认为自己受到侮辱而耿耿于怀，应采取坦然、理解、不卑不亢的态度，尽量发现患者发怒的原因予以说明，注意切勿使其迁怒他人或医院其他部门。提问应该缓慢而清晰，内容主要限于现病史为好，对个人史及家族史或其他可能比较敏感的问题，询问要十分谨慎，或分次进行，以免触怒病人。

五、多种症状并存

有的患者多种症状并存，似乎医生问及的所有症状都有，尤其是在慢性过程又无侧重时，应注意在其描述的大量症状中抓住关键、把握实质；另外，在注意排除器质性疾病的同时，亦考虑其可能由精神因素引起，一经核实，不必深究，必要时可建议其作精神检查。但初学者在判断功能性问题时应特别谨慎。

六、说谎和对医生不信任

患者有意说谎是少见的，但患者对所患疾病的看法和他的医学知识会影响他对病史的叙述，如病人的叔父死于胃癌，那他可能将各种胃病都视为一种致命性疾病，而把病情叙述得很重。有的患者求医心切可能夸大某些症状或害怕面对可能的疾病而淡化，甚至隐瞒某些病史。医生应判断和理解这些情况，给予恰当的解释，避免记录下不可靠不准确的病史资料。

对某些症状和诊断，病人对各种有创性检查疾病的后果或将来许多难以预料的情况常感到恐惧。恐惧会改变人的行为，一些病人对过去信任的环境也变得不信任。有时医生能感觉到病人对医生的不信任和说谎。医生不能强行纠正，但若据观察、询问了解有说谎可能，则应认识到它，待病人情绪稳定后再询问病史资料。若有人没病装病或怀有其他非医学上的目的有意说谎，医生应根据医学知识综合判断，予以鉴别。

七、文化程度低下和语言障碍

文化程度低下一般不妨碍其提供适当的病史，但患者理解力及医学知识贫乏可能影响回答问题及遵从医嘱。在问诊时，语言应通俗易懂，减慢提问的速度，注意必要的重复及核实。患者通常对症状耐受力较强，不易主动陈诉；对医生的尊重及环境生疏，使患者通常表现得过分顺从，有时对问题回答“是”不过是一种礼貌和理解的表示，实际上可能他并不理解，也不一定是同意或肯定的回答，对此应特别注意。

语言不通者，最好是找到翻译，并请如实翻译，勿带倾向性，更不应只是解释或总结。有时体语、手势加上不熟练的语言交流也可抓住主要问题。反复的核实很重要。

八、重危和晚期患者

重危患者需要高度浓缩的病史及体格检查，并可同时进行。病情重危者反应变慢，甚至迟钝，不应催促患者，应予理解。经初步处理，病情稳定后，可赢得时间详细询问病史。

重症晚期患者每因治疗无望有拒绝、孤独、违拗、懊丧、抑郁等情绪，应特别关心，引导其做出反应。对诊断、预后等回答应恰当和力求中肯，避免造成伤害，更不要与其他医生的回答发生矛盾。若不清楚、不理解，则应妥善交代或作出适当许诺，待以后详细说明。亲切的语言，真诚的关心，表示愿意在床旁多呆些时间，对患者都是极大的安慰和鼓励，而有利于获取准确而全面的信息。

九、残疾患者残疾

患者在接触和提供病史上较其他人更为困难；除了需要更多的同情、关心和耐心之外，需要花更多时间收集病史。以下技巧有助获得病史资料。

对聋哑人，相互理解常有困难，可用简单明了的手势或其他体语；谈话清楚、大声、态度和蔼、友善；请患者亲属、朋友解释或代叙，同时注意患者表情。必要时作书面提问，书面交流。

对盲人，应更多安抚，先向患者自我介绍及介绍现场情况，搀扶患者就座，尽量保证患者舒适，这些有利于获得患者的信任和进行问诊。告诉患者其他现场人员和室内家具或装置，仔细聆听病史叙述并及时作出语言的应答，更能使患者放心与合作。

十、老年人

年龄一般不妨碍提供足够病史，但因体力、视力、听力的减退，部分病人还有反应缓慢或思维障碍，可能对问诊有一定的影响，应注意以下技巧：先用简单清楚、通俗易懂的一般性问题提问，减慢问诊进度，使之有足够时间思索、回忆，必要时，适当的重复；注意患者的反应，如是否听懂，有无思维障碍、精神失常，必要时向家属和朋友收集补充病史；耐心仔细进行系统回顾，以便发现重要线索；仔细询问过去史及用药史，个人史中重点询问个人嗜好、生活习惯改变；注意精神状态、外貌言行、与家庭及子女的关系等。

第四节　问诊示范与问诊记录举例

一、系统问诊示范

在之前章节中学习了问诊的内容与技巧，下面将通过问诊的示范来展示一个完整的问诊过程，并介绍一些交流技巧。穿着整洁的医生到病房看望新入院的患者，医生与患者的交流和问诊的内容如下：

（新人院患者王××，男性，46 岁，肥胖，躺在床上看电视。）

医生：（微笑，伸出双手）您好，是王先生吧？我是张医生（胸前有印有医生全名、职称和医院名称的胸牌），是你的主管医生。现在我想了解一下你的病情。

患者：您好，张医生。护士告诉我你要来看我（坐起，伸出双手紧握医生双手）。

医生：我们先关掉电视，好吗？

患者：好。

医生：你哪里不好？

患者：胸痛（手指心前区）。

医生：有多久了？

患者：过去 6 个月来，一直都痛。

医生：在这之前，有过这种感觉吗？

患者：有，那我还是从头说起吧！大约 5 年以前，胸部开始有一种特殊的感觉，好像是一种疼痛。一会儿就过去了，我没太注意，仍然在工作，还可以打羽毛球……我也没告诉我家里人，我不愿意打搅他们。直到 4 年前的一个夏天，也就是 1999 年 7 月份，我在打球时，突然发生剧烈的胸痛。这是第一次，我以前从没有过这样的感觉。我倒在了地上，只记得胸口的剧痛……当醒来时，我躺在医院病床上。（停顿）后来，他们告诉我，我当时心脏病发作，失去知觉，是救护车送我到医院的。

医生：后来怎样？

患者：我在医院住了 2 周。

医生：出院的时候，情况怎样？

患者：感觉很好，没有胸痛。医生给了我一些药，并说我没什么问题了。

医生：后来呢？

患者：出院 3 周后，我开始上班了。

医生：你做什么工作？

患者：我是一名教师。

医生：刚才，你说 4 年前是你的第一次心脏病发作，后来还有吗？

患者：很不幸，还有。

医生：请告诉我。

患者：出院 6 个月后，我又第二次发作。

医生：当时你在做什么？

患者：打羽毛球……我只记得剧烈胸痛躺在地上，其他都不记得，醒来时躺在医院重症监护病房。他们说我又是心脏病发作，使我昏倒。住院 3 周后，又出院了。

医生：住院时做过哪些检查呢？

患者：做过心电图。

医生：什么结果？

患者：医生说是心肌梗死和心律不齐。

医生：还做过什么检查？

患者：不……（停顿，手捂住嘴），医生给了我些药增强心脏力量和治疗心律失常（沉默）。

医生：你好像有话要告诉我。

患者：我当时应该听他的话（似自言自语）。

医生：听谁的话？

患者：医生的话。第一次我心脏病发作后，医生告诉我应该做心导管。当时我对医生说我恢复得很好，不需要……甚至第二次发作后，我也没听他的话……现在，但愿还不是太迟？

医生：太迟？

患者：这就是我为什么这次来医院。我希望能做心导管……过去半年，我什么都没做（停顿）。……

医生：关于心导管，医生是怎样告诉你的？

患者：医生说我有心肌梗死，希望能够通过检查弄清病变范围并可能要做手术。我还能完全恢复吗？

医生：（停顿）那要做了检查后，才能确定。告诉我，你近来疼痛的情况。

患者：近半年来，好像我的病情加重了。

医生：你怎么有这种想法呢？

患者：胸痛的时间更多，几乎每半个月就要发生一次。上楼也比较困难。

医生：疼痛像什么样？

患者：剧烈，（手指胸前）就在这儿。

医生：其他还有哪里痛吗？

患者：是，好像这疼痛窜到我的背和左手臂……左手感到很重。

医生：什么时候疼痛容易发生呢？

患者：活动、激动和吃得过饱的时候。我刚才来这儿时，还痛过。我休息了一会儿才来的。

医生：发作时，你如何才能使疼痛减轻呢？

患者：我立即休息，还含服硝酸甘油片，一般在 5 分钟内可以好转。

医生：你觉得呼吸顺畅吗？

患者：当我疼痛发作时，我感到呼吸困难。

医生：现在你能够平静地走多远而不感觉明显呼吸困难？

患者：大约 200m。

医生：6 个月前你能走多远呢？

患者：大约 500m。

医生：看过医生了吗？

患者：看过。

医生：给你用过药吗？

患者：他给我开了倍他乐克，一天 2 次，每次 1 片。还有消心痛（硝酸异山梨酯），一天 4 次，每次 1 片。

医生：这些药有效吗？

患者：我想有些好处，但还是没有完全控制病情。

医生：你患病这几年来，体重有改变吗？

患者：基本上没有变化。

医生：大小便正常吗？

患者：都正常。

医生：睡眠怎样？

患者：还可以。

医生：我现在归纳一下你的病情，你看对不对。你 5 年前开始在紧张和活动时感到心前区不适。4 年前，一次突然感到胸前闷痛难忍，并失去知觉，住院 2 周。6 个月以后，你又出现了第二次心脏病发作。第一次心脏病发作后，医生曾告诉你应该做心导管，但你没有同意。6 个月前，你开始出现较频繁的胸痛，并有气紧，尽管用了倍他乐克和消心痛，仍感胸痛，而且这种疼痛还放射到左上臂。胸痛常常是运动、紧张时诱发。发作时，含服硝酸甘油，大多能在 5 分钟内缓解。由于感到病情在逐渐加重，你妻子也要求你来院检查。这次入院主要是为了做心导管，明确诊断和进一步治疗。是这样吗？

患者：完全正确。

医生：我了解了你这次的病情，现在我问问你过去的身体情况好吗？

患者：好。

医生：你小时候身体怎样？

患者：我想我身体还可以，就偶尔咽喉痛。

医生：患过风湿热吗？

患者：没有。

医生：除心脏病外，你还曾住过院吗？

患者：15 岁时患急性阑尾炎，做过阑尾切除术。

医生：在哪个医院？

患者：我们当地的县医院。

医生：有没有对什么过敏？

患者：没有。

医生：你曾患过传染病吗？例如，脊髓灰质炎、百日咳、腮腺炎？

患者：没有。

医生：用过什么药吗？

患者：前面说的倍他乐克和消心痛。

医生：还有其他药吗？

患者：硝酸甘油。还有在第二次住院时，用过治疗心律失常的药。

医生：什么药知道吗？

患者：我不记得药名了。

医生：检查过血脂吗？

患者：没有。

医生：你曾有过高血压吗？

患者：原来有过。医生给我开了些药。我用完后，就没有再看医生了。

医生：你知道你血压多少吗？

患者：不知道。

医生：你有糖尿病吗？

患者：没有。但我父亲有糖尿病。

医生：为了弄清楚你患病的原因和考虑今后如何控制你病情发展，有必要了解你的一些生活情况，好吗？

患者：好。

医生：你吸烟吗？

患者：第一次心脏病发作后，就停止吸烟了。

医生：能下决心戒烟，这很好。请问你原来吸多少？

患者：每天大约 1 包。

医生：吸了多少年？

患者：（停顿）我看，从 21 岁开始吸……

医生：你现在的年龄？

患者：47 岁。就是吸了 26 年。

医生：你饮酒吗？

患者：不。

医生：你有没有长期用什么保健药或精神方面的药物？

患者：没有。

医生：你做什么工作？压力大吗？

患者：教师，常感到工作紧张。

医生：为了弄清楚你患病的原因，还有必要了解你家里的一些情况。

患者：好。

医生：刚才你说你父亲有糖尿病，请再具体一点。

患者：我父亲有糖尿病，最近还很重，眼睛也出了问题……他有很多问题……经常要去看糖尿病专家……前年，他走路时大腿骨折断了，还住了几周医院……他现在走路情况还可以。

医生：（打断患者的话）你父亲的骨折能恢复真不简单。你家里还有其他人有糖尿病吗？

患者：没有。

医生：家中谁有心脏病吗？

患者：我想我外祖父可能是死于心脏病。

医生：他去世时多少岁？

患者：76岁。

医生：你母亲目前怎样？

患者：她69岁时去世了……就在我第一次心脏病发作后不久。她患胃癌去世的……

医生：你有兄弟姐妹吗？、

患者：有一个姐姐，身体好。

医生：你有子女吗？

患者：一个15岁的儿子。

医生：你儿子健康怎样？

患者：有点肥胖，其他正常。

医生：你家里有人患高血压吗？

患者：没有……

医生：哮喘？

患者：没有。

医生：结核病？

患者：没有。

医生：你还有其他问题吗？

患者：没有。你问得很仔细。

医生：在我开始给你体格检查前，我再确认一下你的情况。你曾发现过高血压，用过药，后来自己停药，而血压情况不详。你吸烟20多年，患心脏病以来，就没有再吸过了。你父亲有糖尿病，你外祖父可能死于心脏病。因为近半年来，你胸痛加重，活动后气紧，来我院希望做心导管检查和治疗。对吗？

患者：对。

医生：在我给你做检查之前，你还有啥问题吗？

患者：没有。

医生：好，现在我准备给你做体格检查。

二、系统问诊记录举例

在对患者进行问诊时，有时医生会对一些重要数据等进行笔录。问诊和随后的体格检查结束后，应及时进行整理、归纳，写出具有医学价值的病史资料，即问诊的记录，这是病历重要的组成部分。如对以上举例的“系统问诊示范”，可以将病史记录如下（部分举例）。

一般资料：（省略）。

主诉：反复胸痛5年，“心脏病”发作2次，胸痛频发伴气紧6个月。

现病史：5年前，患者开始在紧张和活动时感到心前区不适。4年前，在一次打球时，突然感到胸前闷痛难忍，并失去知觉。被救护车送往当地县医院，诊断“心脏病”住院2周。出院休息3周后，他开始工作。6个月以后，在一次剧烈活动时，出现了第2次心脏病发作，他被送往当地同一县医院，医生告诉他是“心肌梗死并发心律不齐”，并用过心律失常药物。医生曾告诉患者应该做心导管检查，但患者感到恢复得很好，不愿检查这个。

入院前6个月，患者开始出现较频繁的胸痛，约半个月发生一次，并伴有气紧，软弱无力。尽管用了倍他乐克一天2次，每次1片，硝酸异山梨酯一天4次，每次1片，仍感胸痛，并放射到左上臂。胸痛常常是运动、紧张和饱食后诱发。发作时，患者含服硝酸甘油，大多能在5分钟内缓解。逐渐地，步行200多米就感“气紧”，6个月前，他能步行500m。由于感到病情在逐渐加重，患者和其家人要求做心导管和进一步治疗而入院。

患病以来，体重无改变，大小便正常，睡眠尚可。

过去史：自幼身体健康。未患过风湿热。15岁时患急性阑尾炎，行阑尾切除术。没有药物过敏史，无传染病史。曾发现过高血压，血压不详，用过药，但没有随访，也未坚持用药。无药物过敏史。无糖尿病史。血脂不详。

个人史：吸烟21年，约每天1包。4年前第一次“心脏病”发作后戒烟。不饮酒。无长期用药史，无精神药物史。

家族史：父亲有糖尿病，控制不好。外祖父76岁时死于心脏病；母亲69岁时患胃癌去世。有一个姐姐，体健。一个15岁的儿子。家中无高血压患者。无其他传染病史。

三、门诊问诊示范

(门诊诊断室上有医生名字的标牌。医生就座于诊断室。患者，李××，男，38岁，步入诊断室。)

医生：请问，你哪里不好？

患者：上腹疼痛（手指上腹部）。

医生：疼痛像什么样？

患者：烧灼样疼痛，有时是钝痛。

医生：还有哪里痛？

患者：有时候，还有背心也在痛。

医生：腹痛何时开始的？

患者：4年前。

医生：以后腹痛发生的情况如何？

患者：大约每年要痛3~4次，每次大约2周。

医生：一般在每天的什么时候痛？

患者：大多在饭后或睡觉前，但最近3个月来饭后还胀痛。

医生：哪些原因容易使腹痛加重呢？

患者：劳累，饮食混乱，精神紧张等。

医生：哪些原因可以使腹痛减轻呢？

患者：休息、饮食调整、工作轻松的时候。

医生：其他还有啥不好？

患者：有时腹痛的时候，还要冒酸水。另外，1年前还出现过黑大便，3个月前加班熬夜劳累后又出现过。

医生：看过医生了吗？

患者：在市医院看的，诊断消化道出血，输液3天治疗后黑大便就逐渐消失了。

医生：其他还有啥不好？

患者：最近几年感到体质较弱，比较消瘦，其他没有什么。

医生：过去患过其他病吗？

患者：除这个病，我一向很健康。

医生：对什么药物过敏吗？

患者：没有。

医生：吸烟、饮酒吗？

患者：吸烟，每天10支，大约有10年了。不饮酒。

医生：根据你的情况，要考虑消化性溃疡，需要做胃镜检查。另外，以后最好把烟戒掉。

患者：好，谢谢你。

四、门诊问诊记录举例

患者，李××，男，38岁，四川人，就诊日期：2009年3月16日上午10点。

反复上腹疼痛4年，加重伴黑便3个月。

患者4年前因饮食不节、工作劳累出现上腹疼痛，为烧灼样疼痛或钝痛，伴反酸，疼痛牵扯至后背，多于餐后或夜间发生，进食后减轻，发作持续半个月左右好转。每年有类似的发作3~4次，经休息、饮食节制后好转。3个月前，因加班熬夜，腹痛再发，以胀痛为主，伴黑便，住市医院输液治疗，黑便逐渐消失。过去体健，无药物过敏史。

第二章　体格检查

第一节　体格检查的定义及注意事项

体格检查是指医生运用自己的感官和借助于传统或简便的检查工具，来客观地了解和评估身体状况的一系列最基本的检查方法。许多疾病通过体格检查再结合病史就可以作出临床诊断。医生对病人进行全面体格检查后对其健康状况和疾病提出的临床判断称为临床诊断。

体格检查的方法有五种：视诊、触诊、叩诊、听诊和嗅诊。要熟练地进行全面、有序、重点、规范和正确的体格检查。

体格检查的过程中医生除运用自己的感官外，常常需借助简便的检查工具（见下表）。

体格检查的常用工具表

必要的	选择性的	必要的	选择性的
体温计	近视力表	直尺、卷尺	鹅颈灯
血压计	检眼镜	音叉	纱布
压舌板	检耳镜	棉签	胶布
手电筒	检鼻镜	大头针	手套
叩诊锤	裂隙灯	记号笔	润滑油

根据体格检查时的临床情景和目的的不同，大致可分为全身体格检查和重点体格检查。前者为对住院患者所要求的全面系统的体格检查，检查结果记入住院病历之中。后者主要应用于急诊、门诊和专科疾病的检查。

进行体格检查时应注意：

（1）以患者为中心，关心、爱护患者，体现高度的责任感和良好的医德修养。

（2）检查前应有礼貌地向患者介绍自己的身份及进行体格检查的原因、目的和要求，以便取得患者的密切配合。

（3）应避免交叉感染，对某些传染病如肺结核、肝炎、获得性免疫缺陷综合征（AIDS）患者，在进行体格检查时，可穿隔离衣，戴口罩和手套，并做好消毒、隔离工作；一般患者检查前后也应洗手。

（4）医生应站在患者右侧，穿着整洁、仪表端庄、态度和蔼、举止大方。

（5）检查患者时光线应适当，室内应温暖，环境应安静。被检查部位应充分暴露。

（6）全身体格检查时应力求全面、系统，避免遗漏和重复，同时应注意重点突出。

（7）遵循规范的检查顺序。通常首先进行生命体征和一般检查，然后按头、颈、胸、腹、脊柱、四肢和神经系统的顺序进行检查，必要时进行生殖器、肛门和直肠检查，避免不必要的体位变动。根据病情轻重等因素，也可调整检查内容和顺序，利于及时抢救和处理患者。

（8）检查手法应规范，注意左、右及相邻部位等的对比检查。

（9）体格检查结果应如实记录，准确判断，并应根据病情变化进行复查，以利补充和修正诊断。

（10）体检结束后，应与患者简短交流，说明体检发现，但初学者应注意资料的准确性，掌握沟通的分寸。

第二节　体格检查的基本方法

一、视诊

视诊是医生用眼睛观察患者全身或局部表现的一种诊断方法。通过敏锐的视诊，结合渊博的医学知识，可大致判断有无疾病、可能的疾病类型和性质，以及疾病的严重程度。视诊包括全身视诊和局部视诊。

全身视诊可用于全身一般状态和许多体征的检查，如年龄、发育、营养、体型、意识、面容、表情、体位、姿势、步态等。局部视诊可了解患者身体各部分的改变，如皮肤、眼、耳、鼻、头颈、胸廓、腹形、骨骼、关节外形等。

不同部位的视诊其内容和方法不同，但视诊简单易行，适用范围广，常能提供重要的诊断资料和线索，有时仅用视诊就可明确一些疾病的诊断。

二、触诊

触诊是医生通过手接触被检查部位时的感觉进行判断的一种方法。它可以进一步检查视诊发现的异常征象，也可以明确视诊所不能明确的体征，如体温、震颤、波动、压痛、摩擦感以及包块的位置、大小、表面性质、硬度、移动度等。触诊的适用范围很广，尤以腹部检查更为重要。

（一）触诊方法

在触诊时，由于目的不同而施加的压力有轻有重，因而可分为浅部触诊法和深部触诊法。

1. 浅部触诊法

适用于体表浅在病变（关节、软组织、浅部动脉、静脉、神经、阴囊、精索等）的检查和评估。浅部触诊法可触及的深度为 1~2cm。触诊时，将一手放在被检查部位，用掌指关节和腕关节的协同动作以旋转或滑动方式轻压触摸。浅部触诊一般不引起病人痛苦或痛苦较轻，也多不引起肌肉紧张，因此有利于检查腹部有无压痛、抵抗感、搏动、包块和某些肿大脏器等。

2. 深部触诊法

在检查时，可用单手或两手重叠，由浅入深，逐渐加压以达到深部触诊的目的。腹部深部触诊法触及的深度可达4~5cm，主要用于检查和评估腹腔病变和脏器情况。根据检查目的和手法不同可分为以下几种：

（1）深部滑行触诊法：检查时嘱病人张口平静呼吸，或与病人谈话以转移其注意力，尽量使腹肌松弛。医生用右手并拢的二、三、四指平放在腹壁上，以手指末端逐渐触向腹腔的脏器或包块，在被触及的包块上作上下左右滑动触摸，如为肠管或索条状包块，应与包块长轴相垂直的方向进行滑动触诊。这种触诊方法常用于腹腔深部包块和胃肠病变的检查。

（2）双手触诊法：将左手掌置于被检查脏器或包块的背后部，并向右手方向托起，使被检查的脏器或包块位于双手之间，并更接近体表，有利于右手触诊检查，用于肝、脾、肾和腹腔肿物的检查。

（3）深压触诊法：用一个或两个并拢的手指逐渐深压腹壁被检查部位，用于探测腹腔深在病变的部位或确定腹腔压痛点，如阑尾压痛点、胆囊压痛点、输尿管压痛点等。在检查反跳痛时，在手指深压的基础上迅速将手抬起，并询问病人是否感觉疼痛加重或察看面部是否出现痛苦表情。

（二）触诊注意事项

（1）检查前医生要向病人讲清触诊的目的，消除病人的紧张情绪，获得病人的密切配合。

（2）医生手应温暖，操作应轻柔，以免引起肌肉紧张，影响检查效果。在检查过程中应随时观察病人表情。

（3）病人应采取适当体位，才能获得满意检查效果。通常取仰卧位，双手置于体侧，双腿稍弯曲，腹肌尽可能放松。检查肝、脾、肾时也可嘱病人取侧卧位。

（4）触诊下腹部时，应嘱病人排尿，以免将充盈的膀胱误认为腹腔包块，有时也须排便后检查。

（5）触诊时医生应手脑并用，边检查边思索。应注意病变的部位、特点、毗邻关系，以明确病变的性质和来源。

三、叩诊

叩诊是用手指叩击身体表面某一部位，使之震动而产生音响，根据震动和声响的特点来判断被检查部位的脏器状态有无异常的一种方法。叩诊在胸、腹部检查尤为重要。另外，用手或叩诊锤直接叩击被检查部位，诊察反射情况和有无疼痛反应也属叩诊范畴，如用手直接叩击肝区、脾区、肾区，用叩锤叩击腱、脊椎棘突等。

（一）根据检查目的与手法的不同可分为间接叩诊法和直接叩诊法

1. 间接叩诊法

将左手中指第二指节紧贴于叩诊部位，其他手指稍微抬起，勿与体表接触，右手指自然弯曲，用中指指端叩击左手中指末端指关节处或第二节指骨的远端。叩击方向应与叩诊部位的体表垂直。该法为临床应用最多的叩诊方法。

在检查患者肝区或肾区有无叩击痛时，医生可将左手手掌平置于被检查部位，右手握成拳状，并用其尺侧叩击左手手背，询问或观察患者有无疼痛感。

2. 直接叩诊法

将右手中间三指并拢，用其掌面直接拍击被检查部位，借助于拍击的反响和指下的震动感来判断病变情况。该法适用于胸部和腹部范围较广泛的病变，如胸膜粘连或增厚、大量胸水或腹水及气胸等。

（二）叩诊音

叩诊时被叩击部位产生的反响称为叩诊音。叩诊音的不同取决于被叩击部位组织或器官的致密度、弹性、含气量及与体表的间距。在临床上分为清音、浊音、鼓音、实音、过清音五种。

1. 清音

它是正常肺部的叩诊音。它是一种频率为100~128次/秒，振动持续时间较长，音响不甚一致的非乐性音。提示肺组织的弹性、含气量、致密度正常。

2. 浊音

它是一种音调较高，音响较弱，振动持续时间较短的非乐性叩诊音。除音响外，板指所感到的震动也较弱。当叩击被少量含气组织覆盖的实质脏器时产生，如叩击心或肝被肺段边缘所覆盖的部分，或在病理状态下，如肺炎（肺组织含气量减少）的叩诊音。

3. 鼓音

如同击鼓声，是一种和谐的乐音，音响比清音更强，振动持续时间也较长，在叩击含有大量气体的空腔脏器时出现。在正常情况下，可见于胃泡区和腹部，病理情况下可见于肺内空洞、气胸、气腹等。

4. 实音

它是一种音调较浊音更高，音响更弱，振动持续时间更短的一种非乐音，如叩击心和肝等实质脏器所产生的音响。在病理状态下可见于大量胸腔积液或肺实变等。

5. 过清音

它介于鼓音与清音之间，是属于鼓音范畴的一种变音，音调较清音低，音响较清音强，为一种类乐性音，正常成人是不会出现的一种病态叩击音。在临床上常见于肺组织含气量增多、弹性减弱时，如肺气肿。正常儿童可叩出相对过清音。

（三）叩诊注意事项

（1）环境应安静，以免影响叩诊音的判断。

（2）叩诊的部位不同，患者所采取的体位亦异。如叩诊胸部时，可取坐位或卧位；叩诊腹部时常取仰卧位；确定有无腹水或腹水量很少时，可嘱患者取肘膝位。因此，根据叩诊部位不同，患者应采取适当体位。

（3）叩诊应自上至下，从一侧至另一侧，并注意对称部位的比较与鉴别。

（4）不仅要注意叩诊音响的变化，而且还要注意不同病灶的震动感差异，两者应相互配合。

（5）操作应规范，叩击力量要均匀适当。应视不同的检查部位、病变性质、范围大小、位置深浅等具体情况来确定叩击力量。被检查部位的病变或脏器范围小、位置表浅，宜采取轻（弱）叩诊，如确定心脏、肝脏相对浊音界及叩诊脾界；当被检查部位的病变或脏器范围比较大、位置比较深时，需要用中度力量叩诊，如确定心脏、肝脏绝对浊音界，若病灶位置距体表达7cm左右，则需用重（强）叩诊。

四、听诊

听诊是医生根据病人身体各部分发出的声音判断正常与否的一种诊断方法。

（一）听诊方法

听诊可分为直接听诊和间接听诊两种方法。

直接听诊法：医生将耳直接贴附于被检查者的体壁上进行听诊，这是听诊器出现之前所采用的听诊方法，目前也只有在某些特殊和紧急情况下才会采用。

间接听诊法：这是用听诊器进行听诊的一种检查方法。此法方便、可以在任何体位时应用，听诊效果好，因听诊器对器官活动的声音有一定的放大作用，且能阻断环境中的噪音。

（二）听诊注意事项

（1）听诊环境要安静，避免干扰；要温暖、避风以免病人由于肌束颤动而出现的附加音。

（2）切忌隔着衣服听诊，听诊器体件直接接触皮肤以获取确切的听诊结果。

（3）应根据病情和听诊的需要，嘱病人采取适当的体位。

（4）要正确使用听诊器。听诊器体件有钟型和膜型两种类型，钟型体件适用于听取低调声音，如二尖瓣狭窄的隆隆样舒张期杂音，在使用时，应轻触体表被检查部位，但应注意避免体件与皮肤摩擦而产生的附加音；膜型体件适用于听取高调声音，如主动脉瓣关闭不全的杂音及呼吸音、肠鸣音等，在使用时，应紧触体表被检查部位。

（5）在听诊时，注意力要集中，听肺部时要摒除心音的干扰，在听心音时，要摒除呼吸音的干扰；在必要时，嘱病人控制呼吸配合听诊。

五、嗅诊

嗅诊是通过嗅觉来判断发自病人的异常气味与疾病之间关系的一种方法。来自病人皮肤、黏膜、呼吸道、胃肠道、呕吐物、排泄物、分泌物、脓液和血液等的气味，根据疾病的不同，其特点和性质也不一样。正常汗液无特殊强烈刺激气味，酸性汗液见于风湿热和长期服用水杨酸、阿司匹林等解热镇痛药物的患者。特殊的狐臭味见于腋臭等患者。正常痰液无特殊气味，若呈恶臭味，则提示厌氧菌感染，见于支气管扩张症或肺脓肿；恶臭的脓液可见于气性坏疽。呕吐物出现粪便味可见于长期剧烈呕吐或肠梗阻患者；呕吐物杂有脓液并有令人恶心的烂苹果味，可见于胃坏疽。粪便具有腐败性臭味见于消化不良或胰腺功能不良者；腥臭味粪便见于细菌性痢疾；肝腥味粪便见于阿米巴性痢疾。尿呈浓烈氨味见于膀胱炎；在临床工作中，嗅诊可迅速提供具有重要意义的诊断线索，但必须要结合其他检查才能作出正确的诊断。

第三节　一 般 检 查

一般检查对于了解病人的全身状况、评价病情的严重程度以及正确诊断疾病具有重要意义。检查内容有性别、年龄、生命征、发育与体型、营养、意识状态、语调与语态、面容与表情、体位、姿势、步态、皮肤和淋巴结等。

生命体征是评估生命活动质量的重要征象，是及时了解病人病情变化的重要指标之一。包括体温、脉搏、呼吸和血压。

一、体温

体温测量与正常范围。测量体温方法要规范，结果应正确。常用的方法有三种：

(1) 口测法：测量前10分钟内禁饮热、开水和冰水。将消毒过的体温计汞柱端置于舌下，紧闭口唇，用鼻呼吸，以免冷空气进入口腔影响口腔内温度，放置5分钟后取出并读数，正常值为36.3℃~37.2℃。口测法温度虽较可靠，但对婴幼儿及神志不清者不能使用。

(2) 肛测法：病人取侧卧位，将肛门体温计汞柱端涂以润滑剂，徐徐插入肛门，达体温计长度的一半为止，放置5分钟后取出并读数。正常值为36.5℃~37℃。肛测法温度一般较口测法高0.3℃~0.51℃。多用于小儿、神志不清及某些特殊情况者。

(3) 腋测法：将腋窝擦干，检查并清除影响体温测试的各种因素。把体温计汞柱端放在一侧腋窝中央顶部，用上臂将其夹紧，放置10分钟后取出并读数。正常值为36℃~37℃，腋窝体温较口温约低0.2℃~0.5℃。本法安全、方便，又不易发生交叉感染，应用较多。

体温检测结果出现误差的常见原因。在临床工作中，若发现体温检测结果与病人全身状态不符，则应注意分析并寻找原因。发生误差的常见原因有：

(1) 检查前体温计汞柱未能甩到36℃以下，使检测结果高于病人的实际体温。

(2) 在应用腋测法检测时，由于病人未能将体温计夹紧，如消瘦、病情严重、意识障碍以及检测方法不规范等，可使检测结果低于病人的实际体温。

(3) 未能避免或消除影响体温检测的其他因素，如体温计附近有影响局部体温的冷热源存在，检测前饮用冷热水或用其漱口以及用冷热毛巾擦拭腋部等。

二、脉搏

通常以触诊法检查桡动脉搏动情况，应注意其频率、节律、强弱以及呼吸对它的影响等。也可以检查颞动脉、颈动脉、肱动脉、股动脉和足背动脉等。

检查方法：检查者将一手示、中、环指并拢，并将其指腹平放于桡动脉近手腕处，以适当压力触摸桡动脉搏动，至少30秒，并计算出每分钟搏动次数。脉率可因年龄、性别、活动、情绪状态等不同而有所波动，正常成人脉率为60~100次/分，平均72次/分；儿童较快，约90次/分，婴幼儿可达130次/分；老年人较少，55~60次/分；女性较快，夜间睡眠时较慢；餐后活动和情绪激动等情况下脉率较快。

三、呼吸

应注意呼吸类型、频率、深度、节律以及有无其他异常等现象。由于呼吸易受主观因素的影响，因此在检查呼吸时切勿对患者有任何暗示。

检查方法：医生在检查脉搏结束后，手指仍应放在桡动脉处，但应观察病人胸廓或腹部随呼吸而出现的活动情况，在一般情况下，应计数1分钟。

四、血压

血压是指动脉血压，是重要的生命征。

1. 方法

血压测量有两种方法即直接测量法和间接测量法。

(1) 直接测量法：将特制导管经穿刺周围动脉送入主动脉，经换能器外接监护仪，自动显示血压数值。此法需要专用设备，仅适用于某些特殊情况。

(2) 间接测量法：此法无创伤、简便易行、不需要特殊设备和适用于任何病人。它是临床通用的测量方法。

血压计有汞柱式、弹簧式和电子血压计，以汞柱式血压计最为常用。血压计测量血压的方法：①检测血压前30分钟内禁止患者吸烟和饮用咖啡等兴奋或刺激物，排空膀胱，在安静环境下休息5~10分钟；②医生将血压计汞柱开关打开，汞柱凸面水平应在零位；③患者可取坐位或仰卧位，肘部和血压计应与心脏同一水平（坐位时应平第四肋软骨，仰卧位时平腋中线），被测上肢（通常为右上肢）裸露、伸开并外展45°；④将血压计袖带紧贴皮肤缚于上臂，袖带气囊中部应位于肱动脉表面，袖带松紧以恰能放进一个手指为宜，袖带下缘应距肘窝横纹以上2~3cm；⑤将听诊器膜型体件置于肘窝部、肱二头肌肌腱内侧的肱动脉搏动处，轻压之（体件不应塞于袖带与上臂之间）；⑥旋紧与气囊相连的气球充气旋钮，并开始充气，气囊充气过程中应同时听诊肱动脉搏动音，观察汞柱上升高度。待肱动脉搏动音消失后，汞柱再升高20~30mmHg；⑦松开气球上的充气旋钮使气囊缓慢放气，同时医生应水平注视缓慢下降的汞柱凸面水平，下降速度以2~4mmHg/s为宜，心率缓慢者下降速度应慢；⑧确定血压数值：按柯氏（Korotkoff）分期法，汞柱下降过程中，当听到第一次肱动脉搏动声响时汞柱凸面所示数值为收缩压（第一期），随着汞柱下降，搏动声音逐渐加强（第二期），继而出现吹风样杂音（第三期），然后声音突然减弱而低沉（第四期），最终声音消失（第五期）。声音消失时汞柱所示数值为舒张压。用同样的方法测血压至少两次，间隔1~2分钟，如收缩压或舒张压两次读数相差5mmHg以上，应再次测量，取平均值作为血压值测量结果并记录。血压检测完毕，将气囊排气，卷好袖带并平整地放入血压计中。然后使玻璃管中汞柱完全进入水银槽后，关闭汞柱开关和血压计。

测量下肢血压：下肢血压的测量方法与上肢基本相同，但患者需采取俯卧位，选用较宽的袖带，袖带缚于腘窝上方3~4cm处，听诊器膜型体件置于腘动脉上。判定收缩压和舒张压的方法同上肢血压。

目前，电子血压计越来越普及，应关注其测量值准确性。

2. 测量血压的注意事项

（1）血压可随季节、昼夜、环境、情绪等影响而有较大波动，有时相差甚大，因此连续观察血压升高幅度、波动范围、变化趋势才有较大临床意义。

（2）小于12岁的儿童（特别是3~6岁以内）、妊娠妇女、严重贫血、甲状腺功能亢进、主动脉瓣关闭不全及Korotkoff音不消失者以第四期（声音突然变小而低沉）的汞柱数值较接近舒张压值。

（3）血压测量时Korotkoff音第二期有时为先声，称为“听音间隙”，这种现象可导致高估舒张压或低估收缩压的错误。主要见于重度高血压或主动脉瓣狭窄等。因此，需注意在向袖带内充气时，当肱动脉搏动声消失后，再升高30mmHg，一般能防止此误差。

（4）重复测量血压时应将袖带完全放气2~3分钟后再测或放气后嘱被检者高举上臂以减轻静脉充血，这样可避免“听音间隙”所导致的错误。

（5）Korotkoff音第四期约持续5~10mmHg，在大于20mmHg时，可将变音时和声音消失时的汞柱数值分别记录之，如160/90/60mmHg。若仅有变音而无声音消失时，则应记录为110/75~mmHg。

（6）血压计袖带气囊的宽度应为被测肢体周径的40%（测上肢血压时成人用气囊宽度一般为12~14cm）；气囊长度约为被测肢体周径的80%（60%~100%）。袖带气囊太短或太窄易致血压读数偏高；反之，结果会偏低。因此，为保证测量准确，须使用适当大小的袖带。

（7）在某些情况下（如多发性大动脉炎等），应对照检查双侧上肢血压；当主动脉缩窄时，应测下肢血压；当疑有体位性低血压时，在患者情况允许的条件下，可测量其卧位、坐位和站立位时的血压值，但应在体位变动2分钟后测血压；血压计仍应与心脏在同一水平。

3. 血压参考值

流行病学研究证实，健康人的血压随性别、种族、职业、生理情况和环境条件的不同而稍有差异。新生儿的血压平均为50~60/30~40mmHg；成人的血压平均为90~130/60~80mmHg，脉压为30~40mmHg。收缩压随着年龄的增长呈线性升高，舒张压较平缓地升高，55岁后进入平台期，在70岁左右缓慢下降，同时，脉压逐渐增大。在成年人中，男性血压较女性稍高，但老年人血压的性别差异很小。健康人两上肢的血压可有5~10mmHg的差别；当上下肢血压以袖带测量法测量时，下肢血压比上肢高20~40mmHg。健康人卧位所测得的血压较坐位时稍低；活动、进食、饮茶、吸烟、饮酒、情绪激动或精神紧张时，血压可稍上升，且以收缩压上升为主，对舒张压影响较小。由于影响血压的因素较多，因此不能轻率地依据一次测量血压的结果判定其正常与否，应该根据不同的场合下多次血压测量的结果加以判断。

第四节　头部检查

头部及其器官是人体最重要的外形特征之一，是检查者最先和最容易见到的部分，应进行全面的视诊、触诊。

一、头发与头皮

检查头发要注意颜色、疏密度、脱发的类型与特点。头皮的检查需分开头发观察头皮颜色、头皮屑，有无头癣、疖痈、外伤、血肿及瘢痕等。

二、头颅

头颅的视诊应注意大小、外形变化和有无异常活动。触诊是用双手仔细触摸头颅的每一个部位，了解其外形，有无压痛和异常隆起。头颅的大小以头围来衡量，测量时以软尺自眉间绕到颅后通过枕骨粗隆。

三、眼

眼的检查包括四部分：视功能、外眼、眼前节和内眼。视功能包括视力、视野、色觉和立体视等检查；外眼包括：眼睑、泪器、结膜、眼球位置和眼压检查；眼前节包括：角膜、巩膜、前房、虹膜、瞳孔和晶状体；内眼，即眼球后部，包括玻璃体和眼底，需用检眼镜在暗室内进行。

四、耳

耳是听觉和平衡器官，分外耳、中耳和内耳三个部分。

(1) 外耳。注意耳廓的外形、大小、位置和对称性，是否有发育畸形、外伤瘢痕、红肿、瘘口、低垂耳等。注意外耳道皮肤是否正常，有无溢液。

(2) 中耳。观察鼓膜是否穿孔、有无溢脓。

(3) 乳突。耳廓后方皮肤有无红肿和瘘管，乳突有无压痛。

(4) 听力。体格检查时可先用粗略的方法了解被检查者的听力，检测方法为：在静室内嘱被检查者闭目坐于椅子上，并用手指堵塞一侧耳道，医生持手表或以拇指与示指互相摩擦，自1m以外逐渐移近被检查者耳部，直到被检查者听到声音为止，测量距离，同样方法检查另一耳。比较两耳的测试结果并与检查者（正常人）的听力进行对照。正常人一般在1m处可闻机械表声或捻指声。精测方法是使用规定频率的音叉或电测听设备所进行的一系列较精确的测试方法，对明确诊断更有价值。

五、鼻

1. 检查

鼻的外形、鼻翼扇动、鼻中隔、鼻出血、鼻腔黏膜、鼻腔分泌物等。

2. 鼻窦压痛

鼻窦为鼻腔周围含气的骨质空腔，共四对，都有窦口与鼻腔相通，当引流不畅时容易发生炎症。鼻窦炎时出现鼻塞、流涕、头痛和鼻窦压病。

各鼻窦区压痛检查法如下：

(1) 上颌窦：医生双手固定于患者的两侧耳后，将拇指分别置于左右颧部向后按压，询问有无压痛，并比较两侧压痛有无区别。也可用右手中指指腹叩击颧部，并询问有无叩击痛。

（2）额窦：一手扶持患者枕部，用另一手拇指或示指置于眼眶上缘内侧用力向后向上按压。或以两手固定头部，双手拇指置于眼眶上缘内侧向后、向上按压，询问有无压痛，两侧有无差异。也可用中指叩击该区，询问有无叩击痛。

（3）筛窦：双手固定患者两侧耳后，双侧拇指分别置于鼻根部与眼内眦之间向后方按压，询问有无压痛。

（4）蝶窦：因解剖位置较深，不能在体表进行检查。

六、口

口的检查包括口唇（颜色、黏膜）、口腔内器官和组织（牙齿、牙龈、舌等）以及口腔气味等。

咽的检查。咽部的检查方法：被检查者取坐位，头略后仰，口张大并发“啊”音，此时医生用压舌板在舌的前2/3与后1/3交界处迅速下压，此时软腭上抬，在照明的配合下即可见软腭、腭垂、软腭弓、扁桃体、咽后壁等。

在检查时，若发现咽部黏膜充血、红肿、黏膜腺分泌增多，则多见于急性咽炎。若咽部黏膜充血、表面粗糙，并可见淋巴滤泡呈簇状增殖，则见于慢性咽炎。扁桃体发炎时，腺体红肿、增大，在扁桃体隐窝内有黄白色分泌物，或渗出物形成的苔片状假膜，很易剥离，这点与咽白喉在扁桃体上所形成的假膜不同，白喉假膜不易剥离，若强行剥离，则易引起出血。

扁桃体增大一般分为三度：不超过咽腭弓者为Ⅰ度；超过咽腭弓者为Ⅱ度；达到或超过咽后壁中线者为Ⅲ度。

七、腮腺

腮腺位于耳屏、下颌角、颧弓所构成的三角区内，正常腮腺体薄而软，触诊时摸不出腺体轮廓。当腮腺肿大时，可见到以耳垂为中心的隆起，并可触及边缘不明显的包块。腮腺导管开口相当于上颌第二磨牙对面的颊黏膜上。检查时注意导管口有无分泌物。

腮腺肿大见于以下几种：

（1）急性流行性腮腺炎。腮腺迅速胀大，先为单侧，继而可累及对侧，在检查时，有压痛，急性期可能累及胰腺、睾丸或卵巢。

（2）急性化脓性腮腺炎。发生于抵抗力低下的重症患者，多为单侧性，检查时在导管口处加压后有脓性分泌物流出，多见于胃肠道术后及口腔卫生不良者。

（3）腮腺肿瘤。多形性腺瘤质韧呈结节状，边界清楚，可有移动性；恶性肿瘤质硬、有痛感，发展迅速，与周围组织有粘连，可伴有面瘫。

第五节　颈部检查

颈部的检查应在平静、自然的状态下进行，被检查者最好取舒适坐位，解开内衣，暴露颈部和肩部。如患者卧位，也应尽量充分暴露。在检查时，手法应轻柔，当怀疑颈椎有疾患时，更应注意。

一、颈部皮肤

在检查时，注意有无蜘蛛痣、感染（疖、痈、结核）及其他局限性或广泛性病变，如瘢痕、瘘管、神经性皮炎、银屑病等。

二、颈部包块

在检查时，应注意其部位、数目、大小、质地、活动度、与邻近器官的关系和有无压痛等特点。若为淋巴结肿大，质地不硬，有轻度压痛，则可能为非特异性淋巴结炎；质地较硬，且伴有纵隔、胸腔或腹腔病变的症状或体征，则应考虑到恶性肿瘤的淋巴结转移；若为全身性、无痛性淋巴结肿大，则多见于血液系统疾病。

三、颈部血管

在正常人平卧去枕时，颈静脉是充盈的，但在坐位或半坐位（即上身与水平面呈45°）时，颈静脉是塌陷的。在坐位或半坐位时，如颈静脉明显充盈、怒张或搏动，均为异常征象。当右心衰竭引起肝淤血肿大时，压迫右上腹部可观察到颈静脉怒张或怒张加重，称为肝颈静脉回流征阳性。

听诊颈部血管，一般让患者取坐位，用钟型听诊器听诊，如发现异常杂音，应注意其部位、强度、性质、音调、传播方向和出现时间，以及患者姿势改变和呼吸等对杂音的影响。

四、甲状腺

腺位于甲状软骨下方和两侧，表面光滑，柔软不易触及。

甲状腺检查法如下：

1. 视诊

观察甲状腺的大小和对称性。正常人甲状腺外观不突出，女性在青春发育期可略增大。在检查时，嘱被检查者做吞咽动作，可见甲状腺随吞咽动作而向上移动，当不易辨认时，再嘱被检查者两手放于枕后，头向后仰，再进行观察即较明显。

2. 触诊

触诊比视诊更能明确甲状腺的轮廓及病变的性质。触诊包括甲状腺峡部和甲状腺侧叶的检查。

（1）甲状腺峡部。甲状腺峡部位于环状软骨下方第二至第四气管环前面。站于受检者前面用拇指或站于受检者后面用示指从胸骨上切迹向上触摸，可感到气管前软组织，判断有无增厚，请受检者吞咽，可感到此软组织在手指下滑动，判断有无肿大和肿块。

（2）甲状腺侧叶、前面触诊：一手拇指施压于一侧甲状软骨，将气管推向对侧，另一手示、中指在对侧胸锁乳突肌后缘向前推挤甲状腺侧叶，拇指在胸锁乳突肌前缘触诊，配合吞咽动作，重复检查，可触及被推挤的甲状腺。用同样方法检查另一侧甲状腺。后面触诊：类似前面触诊。一手示、中指施压于一侧甲状软骨，将气管推向对侧，另一手拇指在对侧胸锁乳突肌后缘向前推挤甲状腺，示、中指在其前缘触诊甲状腺。配合吞咽动作，重复检查。用同样方法检查另一侧甲状腺。

3. 听诊

当触到甲状腺肿大时，用钟型听诊器直接放在肿大的甲状腺上，如听到低调的连续性静脉“嗡鸣”音，对诊断甲状腺功能亢进症很有帮助。

甲状腺肿大可分三度：不能看出肿大，但能触及者为Ⅰ度；能看到肿大又能触及，但在胸锁乳突肌以内者为Ⅱ度；超过胸锁乳突肌外缘者为Ⅲ度。

五、气管

正常人气管位于颈前正中部。在检查时，让患者取舒适坐位或仰卧位，使颈部处于自然直立状态，医生将示指与环指分别置于两侧胸锁关节上，然后将中指置于气管之上，观察中指是否在示指与环指中间，或以中指置于气管与两侧胸锁乳突肌之间的间隙，根据两侧间隙是否等宽来判断气管有无偏移。根据气管的偏移方向可以判断病变的性质。如大量胸腔积液、积气、纵隔肿瘤及单侧甲状腺肿大可将气管推向健侧，而肺不张、肺硬化、胸膜粘连可将气管拉向患侧。

第六节　胸部检查

胸部是指颈部以下和腹部以上的区域，由胸骨、肋骨和脊柱共同组成骨性支架，并与皮肤、肌肉和胸膜共同构成胸廓。胸腔内容心包、心脏、出入心脏的大血管、气管、食管、胸导管、胸腺以及神经、淋巴管和淋巴结等。

胸部检查的目的是判断胸腔脏器的生理和病理状态。胸壁、胸廓和乳房检查主要经视诊和触诊来完成，心肺检查则需按视诊、触诊、叩诊和听诊的顺序进行。

一、胸壁、胸廓和乳房

1. 胸壁

在检查胸壁时，除了注意营养状态、皮肤颜色和肿胀以及淋巴结等情况外，还要注意下列各征象：胸壁静脉有无扩张、有无皮下气肿、胸壁压痛及肋间隙有无狭窄或饱满等。

2. 胸廓

正常胸廓两侧大致对称，呈椭圆形。双肩基本在同一水平上。锁骨稍突出，锁骨上下稍凹陷。惯用右手的人右侧胸大肌常较左胸发达，惯用左手者则相反。注意有无、扁平胸、桶状胸、佝偻病胸、漏斗胸等形态异常。

3. 乳房

正常儿童和男性的乳房多不明显。女性乳房在青春期后逐渐长大，呈半球形，乳头也长大呈圆柱状。成年女性乳房位于第 2 肋骨至第 6 肋骨之间，内侧至胸骨线旁，外侧可达腋中线。妊娠和哺乳期乳腺增生，乳房明显增大，乳晕扩大，颜色加深。停止哺乳后乳腺萎缩，老年妇女乳房萎缩更加明显。

乳房检查主要进行视诊和触诊。为便于记录病变部位，常以乳头为中心分别做一条水平线和一条垂直线，这样将乳头分成4个象限，即外上、外下、内上、内下象限。当男医生检查女患者乳房时，要有患者的家属或女医护人员在场。

（1）视诊。患者取坐位，面对亮光，两肩等高，脱去上衣充分暴露颈部、前胸和两上臂。

①对称性和大小。正常女性在坐位时，两侧乳房基本对称，但亦有轻度不对称者，此系两侧乳房发育程度不同的结果。一侧乳房明显增大见于先天畸形、囊肿形成、炎症或肿瘤等。一侧乳房明显缩小则多为发育不全。

②乳房皮肤。局部皮肤发红应考虑乳房炎症或乳腺癌。单纯炎症常伴局部肿胀、疼痛和发热。肿瘤所致者皮肤常显暗红色，不伴热痛。

③乳头。正常乳头呈圆柱形，两侧大小相等，颜色相似，表面有皱褶。乳头回缩自幼即发生，为发育异常；若为近期发生，则可能为癌变或炎症。乳头血性分泌物常见于乳腺癌。清亮的黄色分泌物常见于慢性囊性乳腺炎。

④乳晕。它是指围绕在乳头周围色素沉着的部分。它的颜色可由粉红色到咖啡色。范围大小也有较大的差异。乳晕的表面可以看到少许或许多突起的皮脂腺，故外表略显粗糙。应观察其大小、形状、对称性、颜色和表面特征。颜色变深可见于服用避孕药或怀孕，若呈深褐色可见于肾上腺皮质功能减退。孕妇及哺乳期妇女乳房明显增大，向前突出或下垂，乳晕扩大，色素加深，腋下丰满，可见浅表静脉扩张。

⑤在检查乳房后，应观察腋窝和锁骨上窝有无红肿、包块、溃疡、瘘管和瘢痕。

（2）触诊。在触诊乳房时，被检查者通常坐位或仰卧位。在仰卧位时，应置一小枕头于受检侧的肩胛骨下，并嘱受检者将手臂置于枕后，有助于乳房对称地分布于胸前。检查者应将示指、中指和环指并拢，用指腹进行触诊。受检者若取坐位，则应双臂下垂，必要时双手高举或双手叉腰。乳房较小者，检查者可用一手托住乳房，另一手将乳房组织向胸壁挤压进行触诊；当乳房下垂时，检查者可用双手进行触诊，即检查者用一手自下面托住乳房，另一手由上向下加压进行触诊。

触诊先由健侧乳房开始，后检查患侧。触诊由外上象限开始，左侧按顺时针方向，右侧按逆时针方向，由浅入深进行触诊，直至四个象限检查完毕。然后，触诊乳头乳晕处，每侧乳头均应以轻柔的力量挤压，注意有无肿块或分泌物。最后，检查有压痛或肿块处，先轻触诊，然后深触诊检查。此外，还应触诊腋下及锁骨上有无肿大淋巴结。

正常乳房呈模糊的颗粒感和柔韧感。皮下脂肪组织的多寡，可影响乳房触诊的感觉。青年人的乳房柔软，质地均匀一致，而老年人则多呈纤维和结节感。乳房是由腺体组织的小叶所组成，当触及小叶时，切勿误诊为肿块。月经期乳房小叶充血，乳房有紧张感，月经后充血迅即消退。妊娠期乳房增大并有柔韧感，而哺乳期则呈结节感。触诊乳房时必须注意硬度和弹性、压痛、包块物理征象。

如触及乳房包块，应注意以下特征：部位、大小、数目、外形、硬度、压痛和活动度等。

急性乳腺炎乳房红、肿、热、痛，常局限于一侧乳房的某一象限。触诊有硬结包块，伴寒战、发热及出汗等全身中毒症状，常见于哺乳期妇女，但亦见于青年女性和男子。

乳腺肿瘤应区别良性或恶性，乳腺癌多为单发并与皮下组织粘连，质地硬，局部皮肤呈橘皮样，乳头常回缩。多见于中年以上的妇女，晚期伴有腋窝淋巴结转移。良性肿瘤则质地较软，边缘光滑，形态规整并有一定的活动度，常见于乳腺囊性增生、乳腺纤维瘤等。

二、肺和胸膜

检查环境要温暖，受检者一般取仰卧位或坐位，充分暴露胸部。肺和胸膜的检查一般包括视诊、触诊、叩诊和听诊四个部分。

1. 视诊

（1）呼吸运动。腹式呼吸和胸式呼吸。正常成年男性和儿童的呼吸以横膈运动为主，因此吸气时上腹部隆起较明显，以腹式呼吸为主。女性的呼吸则以肋间肌的运动为主，故呼吸时胸廓扩张较明显，以胸式呼吸为主。在生理状态下，一般人两种呼吸共存，程度不同而已。胸式呼吸减弱而腹式呼吸增强，可见于广泛肺炎、肺水肿、重症肺结核、大量胸水和气胸、肋间神经痛和肋骨骨折等。腹式呼吸减弱而胸式呼吸增强，可见于腹膜炎、大量腹水、肝脾极度肿大、腹腔内巨大肿瘤及妊娠晚期。

要注意有无胸腹矛盾呼吸和呼吸困难。

（2）呼吸频率。呼吸频率一般要求测量 1 分钟，至少 30 秒，观察时间过短将使误差变大。检查呼吸频率时，不要让患者发现正在测量他的呼吸次数，以免受检者的呼吸频率发生改变。

新生儿呼吸约 44 次/分，随着年龄增长而逐渐减慢。正常成人在静息状态下，呼吸为 12~20 次/分，呼吸与脉搏之比为 1：40。呼吸频率超过 24 次/分称为呼吸过速。见于发热、疼痛、贫血、甲状腺功能亢进及心力衰竭。一般体温每升高 1℃，呼吸大约增加 4 次/分。呼吸频率低于 12 次/分称为呼吸过缓。见于麻醉剂或镇静剂过量和颅内压增高等。

（3）呼吸深度。呼吸变浅见于呼吸中枢抑制或呼吸肌无力，如麻醉剂或镇静剂过量、严重鼓肠、腹水和吉兰—巴雷综合征等，作为代偿，常常有呼吸频率加快。呼吸变深常见于剧烈运动、情绪激动或过度紧张的时候。在糖尿病酮症酸中毒和尿毒症酸中毒时，常见到呼吸加深，称为 Kussmaul 呼吸。

（4）呼吸节律和幅度。正常人静息状态下呼吸节律整齐，幅度均匀。病理状态下，可出现呼吸节律和幅度改变，如潮式呼吸、间停呼吸和叹息样呼吸等。

2. 触诊

触诊既能对视诊的异常发现作进一步的评估，也可弥补视诊所不能发现的异常体征。除了触诊皮肤温度、湿度、压痛及肿块外，重点检查胸廓扩张度、两侧对称性、语音震颤及胸膜摩擦感。

（1）胸廓扩张度。测量受检者在平静呼吸时及深呼吸时两侧胸廓动度是否对称。常在胸廓前下部及背部检查。当触诊前胸时，双拇指分别沿两侧肋缘指向剑突，拇指尖在正中线两侧对称部位，指间留一块松弛的皮褶，指间距约 2cm，手掌和其余伸展的手指置于前侧胸壁。在触诊背部时，双拇指在第 10 肋水平，对称地放于受检者后正中线两侧数厘米处，同样使拇指之间留出松弛的皮褶，其余手指对称地置于胸廓两侧。嘱受检者做深呼吸，观察拇指随胸廓扩张而分离的距离，并感觉呼吸运动的范围和对称性。正常人平静呼吸或深呼吸时，两侧拇指随胸廓活动而对称性的离合，两侧胸廓呈对称性的张缩。

胸廓扩张度增强或减弱常提示胸壁、肺部或胸膜病变。

（2）语音震颤。语音震颤是受检者发出声音，声波沿气管、支气管及肺泡传到胸壁所引起的震动，并由检查者的手触及，故又称触觉震颤。语音震颤的强弱与气道是否通畅以及胸壁传导性有关，能反映胸内病变的性质。

检者方法：检查者以两手掌或两手掌尺侧缘轻轻平放于受检者胸壁两侧的对称部位，令患者反复说“一、二、三”，或发长声“衣”，小儿应趁其啼哭时触诊。此时，检查者手掌可有震动感。若此种震动感较对侧相应部位或正常人增强，则为语音震颤增强。在检查时，应反复比较两侧对称部位，并根据需要，嘱受检者提高声音或降低声调。

（3）胸膜摩擦感。正常时胸膜脏层和壁层之间滑润，呼吸运动时不产生摩擦感。当各种原因引起胸膜炎症时，胸膜表面粗糙，呼吸时两层胸膜互相摩擦，可触到摩擦感。似皮革相互摩擦的感觉。该征于呼吸动度较大的前下胸侧部或腋中线第 5、第 6 肋间最易触及。通常于呼吸两相均可触及，以吸气末与呼气初比较明显；若屏住呼吸，则此感觉消失。胸膜摩擦感常提示胸膜疾病。

检查方法：受检者取仰卧位，令受检者反复做深慢呼吸运动，检查者用手掌轻贴患者胸壁，并感觉有无两层胸膜相互摩擦的感觉。

3. 叩诊

胸部叩诊是用外力叩击胸壁使胸壁及胸壁下组织振动并发出声音，离胸壁 5~7cm 深的病变仍可通过叩诊发现，更深部的病变则无法叩出。

叩诊方法。受检者取坐位或卧位，放松肌肉，两臂下垂，呼吸均匀。检查顺序从上到下，从前胸到侧胸，最后为背部。在叩诊前胸时，受检者胸部稍前挺。叩侧胸时，检查侧手臂高举，放在头上。在叩诊背部时，受检者稍低头，上身稍前倾。在叩诊肩胛间区时，双臂交叉，两手放在对侧的肩上，使肩脚骨移向外侧方。检查者以左手中指为板指，过度伸展并紧贴被叩部位，手的其他部分不得接触该部位。一般放在肋间隙，与肋骨平行。但在叩肩胛间区时，板指可与脊柱平行。在叩诊时应进行上下左右对照。

肺部叩诊内容包括肺界和肺下界移动度，注意异常胸部叩诊音。其异常提示胸壁、肺或胸膜疾病。

4. 听诊

在肺部听诊时，受检者取坐位、半卧位或卧位。如坐在凳子上，身体不要歪斜，双手自然下垂或置于膝上，全身肌肉松弛。如坐在床上，两腿不应伸直。充分暴露胸部，以免衣服与听诊器摩擦产生杂音。冷天要注意检查室内和听诊器体件的温暖，避免寒冷引起肌肉收缩产生杂音。在仰卧位时，背部听诊不便，仅适用于病重体弱者。在侧卧位时，下肺扩张度减少，会影响检查结果。检查幼儿背部可由家人抱着，并让其胸部靠在家人肩前部。一般要求患者做均匀而平静的呼吸。微张口，以免气流通过口唇发出声音。必要时做深长吸气、深呼气、屏气或咳嗽。小儿啼哭时也呈深呼吸动作，哭声在呼气期内，而吸气期并无哭声，可照样听诊。

听诊顺序一般由肺尖开始，自上而下，由前胸到侧胸（由腋窝向下），最后检查背部，并要两侧对称部位进行对照比较。听诊的部位：前胸部为锁骨上窝，锁骨中线上、中、下部，腋前线上、下部和腋中线上、下部，左右两侧，共 16 个听诊部位。背部听诊为腋后线上、下部，肩胛间区上、下部，肩胛下区内、外部，左右两侧共 12 个部位。根据需要在某一部位可多听几个点。

听到的声音称为肺部呼吸音，包括正常呼吸音、异常呼吸音和附加音如罗音和胸膜摩擦音。在听诊时，要注意呼吸音和附加音的部位、响度、音调、性质，以及与呼吸时相的关系。提示肺或胸膜病变。

5. 常见呼吸系统疾病体征

胸腔积液、气胸、肺不张、肺气肿和肺实变等病变可以通过体检发现。在发现这些异常综合体征后，一般应进行 X 线、CT、B 超等影像学检查确定，并根据病史、伴随症状和体征分析可能的病因，考虑进一步检查或治疗。

（1）肺炎。①视诊胸廓对称、病侧呼吸运动减弱。②触诊气管居中，病侧语音震颤增强。③叩诊病变部位叩诊呈浊音。④听诊病变部位可闻及支气管呼吸音和响亮的湿罗音，语音共振增强，累及胸膜者可闻及胸膜摩擦音。

（2）肺气肿。①视诊桶状胸、胸廓饱满、呼吸运动减弱、肋间隙增宽。②触诊气管居中、双侧语音震颤减弱。③叩诊两肺过清音，肺下界降低、肺下界移动度减少、心浊音界缩小、肝浊音界下移。④听诊肺泡呼吸音减弱、呼气延长、语音共振减弱，心音遥远。

（3）肺不张。①视诊桶状胸、胸廓饱满、呼吸运动减弱、肋间隙增宽。②触诊气管居中、双侧语音震颤减弱。③叩诊两肺过清音，肺下界降低、肺下界移动度减少、心浊音界缩小、肝浊音界下移。④听诊肺泡呼吸音减弱、呼气延长、语音共振减弱，心音遥远。

（4）胸腔积液。①视诊喜患侧卧位，患侧胸廓饱满、肋间隙增宽、呼吸运动受限，心尖搏动向健侧移位。②触诊气管移向健侧，患侧呼吸运动减弱，语音震颤减弱或消失。③叩诊积液区为浊音或实音，左侧胸腔积液时心界叩不出、右侧胸腔积液时，心界向左侧移位。④听诊积液区呼吸音减弱或消失，语音共振减弱或消失。积液上方可闻及减弱的肺泡或支气管呼吸音。

（5）气胸。①视诊患侧胸廓饱满，肋间隙增宽，呼吸运动减弱。②触诊气管向健侧移位，语音震颤消失。③叩诊患侧呈鼓音。右侧气胸时肝浊音界下移。左侧气胸时，心浊音区变小或叩不出。④听诊患侧呼吸音消失，语音共振减弱或消失。

三、心脏检查

心脏检查是心血管疾病诊断的基本功，即使在现代医学高度发展、许多新的诊断手段不断出现的今天，心脏检查结果也对进一步正确地选择仪器检查提供了有意义的参考；同时，仪器的检查结果往往需结合病史和体检，进行综合考虑，才能对疾病得出正确的诊断。另外，某些物理检查所见，如心音的改变、心杂音、奔马律、交替脉等重要的体征，是目前常规仪器检查所不能发现的。

在进行心脏检查时，需有一个安静、光线充足的环境，患者多取卧位，医生多位于患者右侧。门诊条件下也可取坐位，但必要时仍需取多个体位（平卧位、左侧卧位及坐位）进行反复检查。心脏检查时，一方面，注意采取视诊、触诊、叩诊、听诊依次进行，以全面地了解心脏情况；另一方面，在确定某一异常体征时，也可反复交替应用视、触、叩、听诊的检查方法加以判断。

1. 视诊

除一般观察胸廓轮廓外，必要时检查者也可将视线与胸廓同高，以便更好地了解心前区有无隆起和异常搏动等。

心尖搏动主要由于心室收缩时心脏摆动，心尖向前冲击前胸壁相应部位而形成。正常成人心尖搏动位于第 5 肋间，左锁骨中线内侧 0.5~1.0cm，搏动范围以直径计算为 2.0~2.5cm。体胖者或女性乳房垂悬时心尖搏动不易看见。心尖搏动位置的改变可受多种生理性和病理性因素的影响。

2. 触诊

心脏触诊除可进一步确定视诊检查发现的心尖搏动位置以及心前区的异常搏动外，尚可发现心脏疾病特有的震颤及心包摩擦感，与视诊同时进行，能起互补效果。

触诊方法：检查者先用右手全手掌开始检查，置于心前区，然后逐渐缩小到用手掌尺侧（小鱼际）或示指及中指指腹并拢同时触诊，必要时也可单指指腹触诊。例如，示指和中指并拢，用指腹可以确定心尖搏动的准确位置、范围，是否弥散，有无抬举性搏动。必要时用手掌尺侧（小鱼际）在心底部、胸骨左缘第 3、4 肋间或心尖部触诊，可以确定有无震颤、震颤的具体位置，以及判定震颤处于收缩期还是舒张期。触诊检查时，注意按压在胸壁上的力量不宜过大，因用力按压可降低手掌触觉的敏感度，以致触不到震颤或心包摩擦感。应适当地调整按压的力量，以求得到最佳的效果。

3. 叩诊

叩诊可确定心界，判定心脏和大血管的大小、形状及其在胸腔内的位置。心脏不含气，不被肺掩盖的部分叩诊呈实音（绝对浊音），其边界为绝对浊音界；心脏两侧被肺脏遮盖的部分叩诊呈浊音（相对浊音）。心界是指心脏相对浊音界，反映心脏的实际大小。

叩诊方法：叩诊采用间接叩诊法，受检者一般取平卧位，以左手中指作为叩诊板指，板指与肋间平行放置，当由于某种原因受检者取坐位时，板指可与肋间垂直。在必要时，分别进行坐、卧位叩诊，并注意两种体位心浊音界的不同改变。叩诊时，板指平置于心前区拟叩诊的部位，右手中指通过右腕关节活动均匀地叩击板指，并且由外向内逐渐移动板指，以听到声音由清变浊来确定心浊音界。

叩诊顺序：心脏叩诊先叩左界，从心尖搏动最强点外 2~3cm 处开始，沿肋间由外向内，叩诊音由清变浊时翻转板指，在板指中点相应的胸壁处用标记笔做一标记。如此自下而上，叩至第 2 肋间，分别标记。在叩诊心脏右界时，需先叩出肝上界，沿右锁骨中线，自上而下叩诊，当叩诊音由清变浊时为肝上界。然后，从肝上界的上一肋间（一般为第 4 肋间）开始，由外向内叩诊，再逐渐向上移动一个肋间，直至叩出心脏的右界，并做标记。最后，标出胸骨中线和左锁骨中线，用直尺测量左锁骨中线至胸骨中线间的垂直距离，以及左右两侧相对浊音界各标记点距胸骨中线的垂直距离。

正常人心脏左界在第 2 肋间几乎与胸骨左缘一致，第 3 肋间以下心界逐渐形成一个向外凸起的弧形，在第 5 肋间处距前正中线最远。右界除第 4 肋间处稍偏离胸骨右缘外，其余各肋间几乎与胸骨右缘一致。心浊音界大小、形态和位置可因心脏本身病变或心外因素的影响而发生变化。

4. 听诊

仔细的心脏听诊常可获得极其重要的临床信息，并作为诊断的依据。听诊需注意心率、心律、心音、心脏杂音和额外心音等特征，进而对心脏的病理生理状况进行分析。当听诊心脏时，被检者可采取坐位或仰卧位，在必要时，可使被检者改变体位，或嘱被检者在深呼气末屏住呼吸，有助于听清和辨别心音或杂音。

心脏瓣膜听诊区，通常有5个听诊区，它们分别为：①二尖瓣区：位于心尖搏动最强点，又称心尖区；②肺动脉瓣区：在胸骨左缘第2肋间；③主动脉瓣区：位于胸骨右缘第2肋间；④主动脉瓣第二听诊区：在胸骨左缘第3肋间，又称Erb区；⑤三尖瓣区：在胸骨下端左或右缘。

听诊顺序可以从心尖区开始，逆时针方向依次听诊：先听心尖区再听肺动脉瓣区，然后为主动脉瓣区、主动脉瓣第二听诊区，最后是三尖瓣区。

听诊内容包括心率、心律、心音、额外心音、心脏杂音和心包摩擦音。

心率指每分钟心跳的次数。一般在心尖部听取第一心音，计数1分钟。正常成人在安静、清醒的情况下心率范围为60~100次/分，多数为70~80次/分，女性稍快，儿童偏快（3岁以下儿童的心率多在100次/分以上），老年人多偏慢。成年人心率超过100次/分，婴幼儿心率超过150次/分，称为心动过速。成人心率低于60次/分，称为心动过缓。

心律指心脏搏动的节律。正常人心律基本规则，部分青少年可出现随呼吸而改变的心律，吸气时心率增快，呼气时减慢，称窦性心律不齐一般无临床意义。听诊所能发现的心律失常最常见的有期前收缩（简称早搏）和心房颤动（简称房颤）。

期前收缩是指在规则心律基础上，突然提前出现一次心跳，其后有一较长间歇。如果期前收缩规律出现，可形成联律，如连续每一次窦性搏动后出现一次期前收缩，称二联律，每两次窦性搏动后出现一次期前收缩则称为三联律，以此类推。

心房颤动的听诊特点为：①心律绝对不齐；②第一心音强弱不等；③脉率低于心率，这种脉搏脱漏现象称为脉搏短绌或短绌脉。

心脏杂音是指在心音与额外心音之外，在心脏收缩或舒张过程中的异常声音，杂音性质的判断对于心脏病的诊断具有重要的参考价值。杂音的听诊有一定难度，应根据以下要点进行仔细分辨并分析：最响部位和传导方向、心动周期中的时期、性质、分级与形态、体位呼吸及运动对杂音的影响等。

5. 常见心血管系统疾病体征

（1）心脏增大（扩大、肥厚）。

左心室增大：①视诊心尖搏动向左下移位。②触诊心尖搏动弥散或呈抬举性，向左下移位。③叩诊心浊音界向左下扩大。④听诊有原发心脏疾病的特征性体征（如杂音）。心力衰竭患者可闻及舒张期奔马律，两肺底湿罗音。心功能代偿期可闻及第一心音增强。

右心室增大：①视诊心尖搏动向左移位，可见剑突下搏动。②触诊心尖搏动弥散，向左移位；可触及剑突下搏动，呼气末更明显。③叩诊心浊音界向左扩大。④听诊除原发心脏病的体征外，当右心室显著扩大致三尖瓣关闭不全时，在胸骨下部可闻及收缩期吹风样杂音，吸气时增强。

（2）二尖瓣狭窄。

①视诊：a. 可有两颧绀红色呈二尖瓣面容，口唇轻度发绀；b. 若儿童期即有二尖瓣狭窄，因右心室肥大，心前区可有隆起；c. 心尖搏动左移及剑突下搏动，提示右心室大。

②触诊：心尖部可触及舒张期震颤。当右心室肥大时，心尖搏动左移，并且胸骨左下缘或剑突下可触及右心室收缩期抬举样搏动。

③叩诊：轻度二尖瓣狭窄者的心浊音界可以无异常。中度以上狭窄造成肺动脉段、左房增大，胸骨左缘第 2、第 3 肋间心浊音界向左扩大，正常心腰消失，心浊音界可呈梨形。

⑤听诊：a. 特征性改变为心尖部听到较局限的低调、隆隆样舒张中晚期递增型杂音，左侧卧位时更清楚。在窦性心律时，由于舒张晚期心房收缩促使血流加速，杂音于此期加强；当心房颤动时，舒张晚期杂音可不明显。b. 心尖区可听到第一心音亢进。c. 由于肺动脉高压，同时主动脉压力低于正常，两瓣不能同步关闭，所致 P2 亢进和分裂。d. 如果肺动脉扩张，肺动脉瓣区可听到 Graham-Steel 杂音，呈递减型、吹风样或叹气样舒张期早中期杂音，平卧及吸气时增强，伴右心室大时可传至心尖部。e. 如在第二心音后听到高调、短促、清脆的开瓣音，则提示二尖瓣的弹性及活动性尚好。开瓣音在 S_2后发生越早，提示左房压高和狭窄严重。若瓣叶钙化僵硬，则 S_1减弱和（或）开瓣音消失。f. 右心室扩大时，在三尖瓣区可听到收缩期吹风样杂音，吸气时增强，为相对性三尖瓣关闭不全所致。g. 晚期患者可出现心房颤动，心音强弱不等，心律绝对不规则，有脉搏短绌。

（3）二尖瓣关闭不全。

①视诊：心尖搏动向左下移位，心尖搏动强，发生心力衰竭后减弱。

②触诊：心尖搏动有力，可呈抬举性，重度关闭不全患者可触及收缩期震颤。

③叩诊：心浊音界向左下扩大，后期可向两侧扩大，提示左右心室均扩大。

④听诊：a. 最主要的体征是二尖瓣区可闻及吹风样一贯型收缩期杂音，可为全收缩期杂音，性质粗糙、高调，强度在 3/6 级或 3/6 级以上，向左腋下或左肩胛下区传导。以后叶损害为主时，杂音可传向胸骨左缘和心底部。b. 第一心音减低，可能听到 P_2亢进伴分裂，吸气时更明显。严重反流时心尖区可闻及 S_3，以及紧随 S_3后的短促舒张期隆隆样杂音。

（4）主动脉瓣狭窄。

①视诊：心尖搏动增强，位置正常或向左下移位。

②触诊：a. 心尖搏动比较局限可呈抬举性；b. 胸骨右缘第 2 肋间可触及收缩期震颤；c. 脉搏细弱。

③叩诊：心界可正常，或向左下扩大。

④听诊：a. 特征性体征是胸骨右缘第 2 肋间粗糙而响亮的 3/6 级以上的收缩期喷射性杂音，呈递增递减型，杂音向颈部传导。b. A_2减弱，甚至消失。可在呼气时闻及 S_2逆分裂。c. 由于左室射血时间延长，同时因左心室显著肥厚致舒张功能减退，顺应性下降而使心房为增强排血而收缩加强，因此心尖区有时可闻及 S_4。

（5）主动脉瓣关闭不全。

①视诊：动向左下移位，搏动范围较广。部分重度关闭不全者颈动脉搏动明显，并可有随心搏出现的点头运动。

②视诊：部搏动弥散，向左下移位，可呈抬举性。

③叩诊：心浊音界向左下扩大，心腰凹陷，心浊音区呈靴形。

④听诊：a. 主要体征为主动脉瓣第二听诊区递减型叹气样舒张期杂音，沿胸骨左缘下传，可达心尖部，坐位前倾及呼气末屏住呼吸时更清楚。b. 主动脉瓣关闭不全时回流血液限制二尖瓣开放，同时重度反流者左心室增大，有相对性二尖瓣狭窄。心尖部可闻及柔和、低调、递减型、舒张中、晚期隆隆样杂音，为 Austin-Flint 杂音。c. 心尖部第一心音及 A_2弱。

此外，脉压增大可出现周围血管征阳性，如颈动脉搏动、点头运动、水冲脉、毛细血管搏动征、枪击音等。

（6）心包积液。

①视诊：患者有呼吸困难，多取坐位，躯体前倾，心尖搏动不明显或消失。大量心包积液可致心前区饱满。

②触诊：心尖搏动弱而不易触到，若能明确触及，则在心相对浊音界之内侧。

③叩诊：心浊音界向两侧扩大，并随体位改变而变化。在卧位时，心底部浊音界增宽；在坐位时，心尖部增宽。

④听诊：炎症渗出初期可听到心包摩擦音，当渗出液增多，心包摩擦音消失，心音弱而遥远。

此外，当存在大量心包积液时，可出现：a. 颈静脉怒张，深吸气时更明显（Kussmaul 征）；b. 脉压小，奇脉；c. 左肺下叶可因心包积液的挤压出现肺不张的表现，如左肩脚下区语音震颤增强，叩诊为浊音，听诊闻及支气管呼吸音，称为 Ewart 征；d. 肝脏明显肿大，并可伴有腹水、下肢压陷性水肿；e. 肝颈回流征阳性。

（7）左心衰竭。

①视诊：有不同程度的呼吸急促、轻微发绀、高枕卧位或端坐体位。急性肺水肿时可出现自口、鼻涌出大量粉红色泡沫，呼吸窘迫，并大汗淋漓。

②触诊：心尖搏动弥散、减弱；严重者可出现交替脉。

③叩诊：除原发性心脏病体征外，通常无特殊发现。

④听诊：心率增快，心尖区及其内侧可闻及舒张期奔马律，P_2亢进。根据心力衰竭程度的轻重，单侧或双侧肺由肺底往上有不同程度的细小湿罗音，也可伴少量哮鸣音；当急性肺水肿时，则双肺满布湿罗音和哮鸣音。

除以上所列体征外，尚有原发性心脏病变和心力衰竭诱因的症状与体征。

（8）右心衰竭。

①视诊：颈静脉充盈或怒张，为右心衰竭的早期征象，其程度与体静脉压升高的程度呈正相关。如出现颈静脉搏动，提示右心室增大所致相对性三尖瓣关闭不全。另外，可有周围性发绀，水肿。

②触诊：心尖搏动向左移位，可触及剑突下搏动。肝肿大、质地韧，压痛明显，以及肝颈回流征阳性。长期右心衰竭，肝细胞缺血坏死、纤维化，可发展为心源性肝硬化。此时，肝肿大程度轻、质地硬，压痛和肝颈静脉回流征不明显。右心衰竭晚期出现水肿，首先在身体下垂部位，如踝部和下肢，为对称性。经常卧床者在腰骶部可出现压陷性水肿。

起先晚间出现水肿，休息后消失，颜面不肿；以后逐渐加重呈持续性，水肿部位向上延伸；病程晚期可出现胸水、腹水，乃至全身性水肿。

③叩诊：可发现腹部移动性浊音阳性，提示腹水达1000ml以上。右心衰竭所致胸水多为双侧，如为单侧则多位于右侧，胸部叩诊呈实音。

④听诊：胸骨左缘第4，第5肋间闻及舒张期奔马律（右心奔马律）。右心室显著扩大致三尖瓣关闭不全时，三尖瓣区可闻及收缩期吹风样杂音，吸气时增强。

除以上所列体征外，尚有原发性心脏病变和心力衰竭诱因的症状与体征。

第七节 腹部检查

腹腔脏器繁多，与消化、泌尿、内分泌、血液、心血管各系统均有关联。由于各个脏器互相交错重叠，正常脏器与异常肿块容易混淆，良性与恶性病变难以区分，因此需要仔细检查加以辨别。

腹部检查包括视、触、叩、听多种方法，检查顺序为视、听、叩、触，而记录时为了格式的统一，仍按视、触、叩、听顺序。检查顺序的改变主要是因为听诊心脏之后再听诊腹部十分方便，同时，也可避免触诊的各种手法对胃肠蠕动的影响，使肠鸣发生变化。

腹部体检中以触诊最为重要。目前尽管已有X线、超声、内镜、核素显影、CT、磁共振等现代化的辅助检查手段，但腹部体检仍然是诊断疾病基本的和首要的方法。

一、视诊

进行腹部视诊时应注意保暖，被检查者应排空膀胱、取低枕仰卧位，双手自然置于身体两侧。

腹部视诊的主要内容有腹部外形、腹壁皮肤、腹壁静脉、腹股沟、呼吸运动、胃肠型及蠕动波，以及疝等。腹部外形注意有无膨隆或凹陷。腹壁情况注意皮疹、色素、腹纹、瘢痕、腹股沟、疝及腹壁静脉有无曲张等。

二、听诊

在腹部听诊时，应将听诊器膜型体件置于腹壁上，全面地听诊各区，尤其注意上腹部、脐部。腹部听诊内容主要有：肠鸣音、血管杂音、摩擦音和搔弹音等。妊娠5个月以上的妇女还可在脐下方听到胎心音。

肠蠕动时，肠管内气体和液体随之流动，产生一种断续的咕噜声或气过水声，称为肠鸣音。听诊肠鸣音时，将听诊器膜型体件置于脐旁，无须频繁移动。正常情况下，肠鸣音大约每分钟4~5次，其频率、声响和音调变异较大，餐后频繁而明显，休息时稀疏而微弱，只有靠检查者的经验来判定是否正常。

当肠蠕动增强时，肠鸣音达每分钟10次以上，但音调并不特别高亢，称肠鸣音活跃，见于急性胃肠炎、服泻药后或胃肠道大出血时；如次数多且肠鸣音响亮、高亢，甚至呈叮当声或金属调，称肠鸣音亢进，见于机械性肠梗阻。此类患者肠腔扩大，积气增多，活跃的肠鸣音可产生较强的共鸣，因而在腹部可听到高亢的金属性音调。

各种原因的肠壁肌肉劳损，肠蠕动减弱时，肠鸣音亦减弱、减少，或数分钟才听到一次，称肠鸣音减弱，见于老年性便秘、腹膜炎、电解质紊乱（低血钾），胃肠动力低下等。若持续听诊3~5分钟未听到肠鸣音，则称为肠鸣音消失，见于急性腹膜炎或麻痹性肠梗阻。此时，可用手指轻叩或搔弹腹部以诱发肠鸣音。

腹部听诊有时可闻及血管杂音。血管杂音有动脉性和静脉性杂音。动脉性杂音常在腹中部或腹部一侧。腹中部的主动脉收缩期杂音（喷射性杂音）常提示腹主动脉瘤或腹主动脉狭窄。静脉性杂音为连续的嗡鸣声，无收缩期与舒张期性质，常出现于脐周或上腹部，尤其是腹壁静脉曲张严重时，常提示门静脉高压伴侧支循环形成。

三、叩诊

在正常情况下，腹部叩诊大部分区域均为鼓音，只有肝脾所在部位、增大的膀胱和子宫占据的部位以及两侧腹部近腰肌处叩诊为浊音。当肝脾或其他脏器极度肿大、腹腔内肿瘤或大量腹水时，鼓音范围缩小，病变部位可出现浊音或实音。当胃肠高度胀气和胃肠穿孔致气腹时，则鼓音明显，范围增大或出现于肝浊音界内。在腹部叩诊时，首先是普遍叩诊，可从左下象限开始，逆时针方向至右下象限，再至脐部结束。

移动性浊音。当腹腔内有较多的液体存留时，因重力关系，液体储积于腹腔的低处，故在此处叩诊呈浊音。检查时先让患者仰卧，腹中部由于肠管内有气体而在液面浮起，叩诊呈鼓音，两侧腹部因腹水积聚则呈浊音。检查者自腹中部脐平面开始向患者左侧叩诊，发现浊音时，板指固定不动，嘱患者右侧卧，再度叩诊，如呈鼓音，表明浊音移动。同样方法向右侧叩诊，叩得浊音后嘱患者左侧卧，以核实浊音是否移动。这种因体位改变而出现浊音区移动的现象，称移动性浊音，是确定腹腔有无游离积液的重要检查方法，当腹腔内游离腹水在1000ml以上时，即可查出。在仰卧位与侧卧位叩出由鼓音变浊音的平面之后，分别画线，两线之间的距离可反映浊音移动的范围，由此可估计腹腔积液的程度。

四、触诊

触诊是腹部检查的主要方法，对腹部体征的识别和疾病的诊断具有十分重要的作用。有些体征如腹膜刺激征、腹部肿块、脏器肿大等主要靠触诊发现。在腹部触诊时，前述各种触诊方法都能用到。

为达到满意的腹部触诊，应让被检查者仰卧于床上，不宜坐位触诊。头垫低枕，两手自然置于躯干两侧，两腿屈曲并稍分开，以使腹肌尽量松弛。嘱被检查者微微张口做平静腹式呼吸，吸气时横隔向下而腹部上抬，呼气时腹部自然下陷，从而可使隔下脏器随呼吸上下移动。在检查肝脏、脾脏时，还可分别向左、向右侧卧。检查肾脏时可配合坐位或立位。检查腹部肿瘤或腹水时还可用肘膝位。

医生应站立于被检查者右侧，面对被检查者，前臂应与腹部表面尽量在同一水平，检查时手要温暖，剪短指甲，先以整个手掌平放于腹壁，使患者适应片刻，并感受腹肌紧张度。然后，以轻柔动作按顺序触诊各部。有时患者感觉过敏，因触诊而腹肌紧张，或忍不住发笑，难以配合检查。此时，可直接行深部触诊或将患者的手贴于检查者手指上依次检查，可消除顾虑和减轻不适。

触诊的顺序一般与叩诊相同，自左下腹开始逆时针方向依次检查全腹各区，即左下→左上→上腹→右上→右下→下腹→脐。检查的原则是先触诊未诉病痛的部位，逐渐移向病痛部位，以免造成患者的痛苦和抵触。边触诊边观察被检查者的反应与表情，边触诊边与患者简单交流。对精神紧张或有痛苦者应不断予以安慰和解释，转移其注意力而减少腹肌紧张，以确保检查顺利完成。

触诊的内容包括：

1. 腹壁紧张度

腹壁紧张度增加（简称腹肌紧张）可分为几种情况。

由于腹腔内容物增加如肠胀气或气腹，腹腔内大量腹水（多为漏出液或血性漏出液）者，触诊腹部张力可增大，但无肌痉挛，压痛可有可无。

如因急性胃肠穿孔或脏器破裂所致急性弥漫性腹膜炎，腹膜刺激而引起腹肌痉挛、腹壁明显紧张，甚至强直，硬如木板，称板状腹。

当结核性炎症或其他慢性病变时，由于发展较慢，对腹膜刺激缓慢，且可有腹膜增厚和肠管、肠系膜的粘连，故形成腹壁柔韧而具抵抗力，不易压陷，称揉面感或柔韧感，此征亦可见于癌性腹膜炎。

局部腹壁紧张常因其下的脏器炎症波及腹膜而引起，如上腹或左上腹肌紧张常见于急性胰腺炎，右上腹肌紧张常见于急性胆囊炎，右下腹肌紧张常见于急性阑尾炎，但也可见于胃穿孔。此系胃穿孔时胃内容物顺肠系膜右侧流至右下腹，引起该部的肌紧张和压痛。在年老体弱、大量腹水或过度肥胖的患者腹膜虽有炎症，但腹壁紧张可不明显，盆腔脏器炎症也不引起明显腹壁紧张。

2. 压痛及反跳痛

当正常腹部触诊时，不引起疼痛；当深压时，仅有一种压迫不适感。真正的压痛多来自腹壁或腹腔内的病变。浅表的腹壁病变触诊局部或抬头屈颈使腹肌紧张时触痛明显，有别于腹腔内病变引起者。

腹腔内的病变如脏器的炎症、淤血、肿瘤、破裂、扭转，以及腹膜的刺激（炎症、出血等）等均可引起腹部压痛，根据压痛部位可推测受累脏器。阑尾炎早期局部可无压痛，以后才有阑尾点（麦氏点）压痛。胰体和胰尾的炎症和肿瘤，可有左腰部压痛，胆囊的病变常有右肩胛部压痛。此外，胸部病变如下叶肺炎、胸膜炎、心肌梗死等也常在上腹部或季肋部出现压痛，盆腔疾病如膀胱、子宫及附件的疾病可在下腹部出现压痛。一些位置较固定的压痛点常反映特定的疾病，如位于右锁骨中线与肋缘交界处的胆囊点压痛标志胆囊的病变；位于脐与右髂前上棘连线中、外 1/3 交界处的麦氏点压痛标志阑尾的病变等。

当医生用手触诊腹部出现深压痛后，示、中和环指三指可于原处稍停片刻，使压痛感觉趋于稳定，然后迅速将手抬起，如此时患者感觉腹痛骤然加重，并常伴有痛苦表情或呻吟，称为反跳痛。

反跳痛是腹膜壁层已受炎症累及的征象，当突然抬手时腹膜被激惹而引起，为腹内脏器病变累及邻近腹膜的标志，疼痛也可发生在远离受试的部位，提示局部或弥漫性腹膜炎。当患者查有腹肌紧张、压痛与反跳痛，称腹膜刺激，亦称腹膜炎三联征。腹膜激惹的患者在行走、坐起、咳嗽时疼痛亦加重，并伴以肠鸣音减弱或消失。当腹内脏器炎症尚未累及壁层腹膜时，可仅有压痛而无反跳痛。

3. 脏器触诊

腹腔内重要脏器较多，如肝、脾、肾、胆囊、胰腺、膀胱及胃肠等，在其发生病变时，常可触到脏器肿大或局限性肿块，对诊断有重要意义。

（1）肝脏触诊。单手触诊法较为常用，检查者将右手四指并拢，掌指关节伸直，与肋缘大致平行地放在右侧腹部，估计肝下缘的下方或叩诊肝浊音界的下方，在随患者呼气时，手指压向腹壁深部触诊肝脏边缘；在吸气时，手指缓慢抬起，朝肋缘方向迎触下移的肝缘。如此反复进行，配合患者较深的腹式呼吸，手指逐步向肋缘移动，直到触及肝缘或肋缘为止。需在右锁骨中线上及前正中线上，分别触诊肝缘，并在平静呼吸时分别测量其与肋缘和剑突根部的距离，以厘米表示。

当触及肝脏时，应描述大小、质地、边缘和表面状态、压痛、搏动、肝区摩擦感、肝颈静脉回流、肝震颤等内容。

（2）脾脏触诊。在正常情况下，脾脏不能触及。一旦触及，即提示脾肿大至正常 2～3 倍。此外，内脏下垂或左侧胸腔积液、积气时膈下降，可使脾向下移位而被触及。当脾脏明显肿大而位置又较表浅时，用右手单手触诊即可查到。临床上以双手触诊法应用居多。患者仰卧，两腿稍屈曲，医生左手绕过患者腹前方，手掌置于其左胸下第 9～11 肋处，将后胸向前推动并与拇指共同限制胸廓运动。右手掌平放于脐部，自脐平面开始触诊，与左肋弓大致成垂直方向，如同触诊肝脏一样，配合呼吸，逐步向上，迎触脾尖，直至左肋缘。在脾脏轻度肿大而仰卧位不易触到时，应嘱患者取右侧卧位，双下肢屈曲，再用双手触诊容易触及。

脾肿大的测量与记录法：

第Ⅰ线指左锁骨中线与左肋缘交点至脾下缘的距离，以厘米（cm）表示（下同）。脾脏轻中度肿大时只作第Ⅰ线测量。

第Ⅱ线指左锁骨中线与左肋缘交点至脾脏最远点的距离，一般应大于第Ⅰ线。

第Ⅲ线指脾右缘与前正中线的距离。超过正中线，则测量脾右缘至正中线的最大距离以“+”表示；未超过正中线则测量脾右缘与正中线的最短距离以“－”表示。

在临床记录中，常将脾肿大分为轻、中、高三度。脾缘不超过肋下 2cm 为轻度肿大；超过 2cm，在脐水平线以上，为中度肿大；超过脐水平线或前正中线则为高度肿大，即巨脾。脾脏明显肿大时应加测第Ⅱ线和第Ⅲ线，并作图示。

（3）胆囊触诊。在正常时，胆囊隐没于肝脏之下，不能触及。当胆囊肿大时，方超过肝缘及肋缘，此时，可在右肋缘下腹直肌外缘处触及。可用单手滑行触诊法或钩指触诊法进行。肿大的胆囊一般呈梨形或卵圆形囊样感，表面光滑，张力较高，常有触痛，随呼吸上下移动。如其伴有明显压痛，常见于急性胆囊炎；如胆囊肿大而无压痛，见于壶腹周围癌；胆囊肿大，有实性感者，可见于胆囊结石或胆囊癌。

Murphy 征。检查方法是医生以左手掌平放于患者右胸下部，以拇指指腹勾压于右肋下胆囊点处，然后，嘱患者缓慢深吸气。在吸气过程中，发炎的胆囊下移时撞及用力按压的拇指，即可引起疼痛，此为胆囊触痛，当深吸气时，患者感觉疼痛并中止吸气，称

Murphy 征阳性。提示胆囊炎症。

（4）肾脏触诊。检查肾脏一般用双手触诊法。可采取平卧位或立位。卧位触诊右肾时，嘱患者两腿屈曲并做深呼吸。医生立于患者右侧，以左手掌从后面托起右腰部。右手掌平放在右腰部，手指尺侧大致平行于右肋缘向右上腹方向进行深部触诊。在患者吸气时，双手配合夹触肾脏。如触到光滑钝圆的脏器，可能为肾脏下极。若能在双手之间夹持肾脏，则能感知其蚕豆状外形，此时，患者常有酸楚不适或有恶心感。在触诊左肾时，左手越过患者前方从后面托住左腰部，右手掌横置于患者左腰部，依前法双手触诊。当患者腹壁较厚或配合动作不协调，以致右手难以压向后腹壁时，可采用下法触诊，即当患者吸气时，用左手向前托起后腰部，当肾脏下移至两手之间时，右手有被推顶的感觉；与此相反，也可用右手指向左手方向做挤压动作，当肾脏下移时，左手也可有同样的感觉而触及肾脏。若卧位未触及肾脏，则还可让患者站立于床旁，医生在患者侧面用两手前后配合触诊肾脏。当肾下垂或为游走肾时，立位较易触及肾脏。

正常人肾脏一般不易触及，有时可触到右肾下极。身材瘦长者，在肾下垂、游走肾或肾脏代偿性增大时，肾脏较易触到。在深吸气时，能触到 1/2 以上的肾脏即为肾下垂。

当肾脏和尿路有炎症或其他疾病时，可在相应部位出现压痛点：①季肋点（前肾点）：第 10 肋骨前端，右侧位置稍低。此相当于肾盂位置；②上输尿管点：在脐水平线上腹直肌外缘；③中输尿管点：在髂前上棘水平腹直肌外缘，相当于输尿管第 2 狭窄处；④肋脊点：背部第 12 肋骨与脊柱的交角（肋脊角）的顶点；⑤肋腰点：第 12 肋骨与腰肌外缘的交角（肋腰角）顶点。

肋脊点和肋腰点是肾脏一些炎症性疾患，如肾盂肾炎、肾脓肿和肾结核等常出现的压痛部位。如炎症深隐于肾实质内，可无压痛而仅有叩击痛。季肋点压痛对肾脏病变亦有提示意义。上输尿管点或中输尿管点出现压痛，提示输尿管结石、结核或化脓性炎症。

（5）膀胱触诊。正常膀胱空虚时隐于盆腔内，不易触到。只有当膀胱充盈胀大时，才超出耻骨上缘而在下腹中部触到。膀胱触诊一般采用单手滑行法。在仰卧屈膝情况下，医生以右手自脐开始向耻骨方向触摸。膀胱胀大最多见于尿道梗阻（如前列腺肥大或癌）、脊髓病（如截瘫）所致的尿储留。也见于昏迷、腰椎骶椎麻醉后、手术后局部疼痛患者。

4. 腹部肿块

腹部触诊除以上脏器外，腹部还可能触及肿块。包括肿大或异位的脏器，炎症性肿块、囊肿、肿大淋巴结，良、恶性肿瘤，胃内结石、肠内粪块等，因此应注意鉴别。首先应将正常脏器与病理性肿块区别开来。

正常腹部可触及的结构有：剑突、腹直肌肌腹及腱划、腰椎椎体及骶骨岬、结肠及粪块、腹主动脉、右肾下极等。

当腹部触诊时，若触及上述内容以外的肿块，则应视为异常，多有病理意义。在触到这些肿块时，需注意下列几点：

（1）部位。各个部位的肿块常来源于该部的脏器，如上腹中部触到肿块常为胃或胰腺的肿瘤、囊肿或胃内结石；右肋下肿块常与肝和胆有关；两侧腹部的肿块常为结肠的肿瘤；脐周或右下腹不规则、有压痛的肿块常为结核性腹膜炎所致肠粘连；下腹两侧类圆形、可活动，有压痛的肿块可能系腹腔淋巴结肿大，如有较深、坚硬不规则的肿块则可能系腹膜后肿瘤；卵巢囊肿多有蒂，故可在腹腔内游走；腹股沟韧带上方的肿块可能来自卵巢及其他盆腔器官。

（2）大小。凡触及的肿块均应测量其上下（纵长）、左右（横宽）和前后径（深厚），前后径难以测出时，可大概估计，明确大小以便于动态观察。为了形象化，也可以用公认大小的实物作比喻，如拳头、鸡蛋、核桃、蚕豆等。

（3）形态。触及肿块应注意其形状、轮廓、边缘和表面情况。规则圆形且表面光滑的肿块多为良性，以囊肿或淋巴结居多；不规则、表面凹凸不平且坚硬者，应多考虑恶性肿瘤、炎性肿物或结核性肿块；条索状或管状肿物，短时间内形态多变者，多为蛔虫团或肠套叠。右上腹触到边缘光滑的卵圆形肿物，应疑为胆囊积液。左上腹肿块有明显切迹多为脾脏。

（4）质地。肿块若为实质性的，则其质地可能柔韧、中等硬或坚硬，见于肿瘤、炎性或结核浸润块，如胃癌、肝癌、回盲部结核等。肿块若为囊性，则其质地柔软，见于囊肿、脓肿，如卵巢囊肿、多囊肾等。

（5）压痛。炎性肿块有明显压痛。如位于右下腹的肿块压痛明显，常为阑尾脓肿、肠结核或克罗恩病等。与脏器有关的肿瘤压痛可轻可重。

（6）移动度。如果肿块随呼吸而上下移动，多为肝、脾、胃、肾或其肿物，胆囊因附在肝下，横结肠因借胃结肠韧带与胃相连，故其肿物亦随呼吸而上下。肝脏和胆囊的移动度大，不易用手固定。如果肿块能用手推动者，则可能来自胃、肠或肠系膜。移动度大的多为带蒂的肿物或游走的脏器。局部炎性肿块或脓肿及腹腔后壁的肿瘤，一般不能移动。

（7）搏动。消瘦者可以在腹部见到或触到动脉的搏动。若在腹中线附近触到明显的膨大伴以扩张性搏动，则应考虑腹主动脉或其分支的动脉瘤，有时尚可触及震颤。

第八节　神经系统检查

神经系统检查内容包括精神状态、脑神经、感觉功能、运动功能、神经反射等。本书只简述神经发射检查。

一、浅反射

刺激皮肤或黏膜引起反应称为浅反射。

1. 腹壁反射

检查时嘱患者仰卧，两下肢稍屈以使腹壁放松，然后用火柴杆或钝头竹签按上、中、下三个部位轻划腹壁皮肤。正常在受刺激的部位可见腹壁肌收缩。上部反射消失见于胸髓7~8节病损，中部反射消失见于胸髓9~10节病损，下部反射消失见于胸髓11~12节病损。双侧上、中、下三部反射均消失见于昏迷或急腹症患者。肥胖者、老年人及经产妇由于腹壁过于松弛，也会出现腹壁反射的减弱或消失。

2. 提睾反射

用钝头竹签由上向下轻划股内侧上方皮肤，可引起同侧提睾肌收缩，使睾丸上提。双侧反射消失见于腰髓1~2节病损。一侧反射减弱或消失见于锥体束损害。此外还可见于老年人或局部病变，如腹股沟疝、阴囊水肿、精索静脉曲张、睾丸炎、附睾炎等。

3. 跖反射（骶1~2）

嘱患者仰卧，髋及膝关节伸直，医生以手持患者踝部，用钝头竹签由后向前划足底外侧至小趾掌关节处再转向踇趾侧，正常表现为足跖向跖面屈曲，即巴宾斯基征阴性。

4. 肛门反射

用钝头竹签轻划肛门一侧皮肤，引起肛门外括约肌收缩。

二、深反射

1. 肱二头肌反射（颈5~6）

医生以左手托扶患者屈曲的肘部，并将拇指置于肱二头肌肌腱上，然后以叩诊锤叩击拇指，正常反应为肱二头肌收缩，前臂快速屈曲。

2. 肱三头肌反射（颈6~8）

医生以左手托扶患者的肘部，嘱患者肘部屈曲，然后以叩诊锤直接叩击鹰嘴直上方的肱三头肌肌腱，反应为肱三头肌收缩，前臂稍伸展。

3. 桡反射（颈5~6）

医生以左手轻托患者的前臂于半旋前位，并使腕关节自然下垂，然后以叩诊锤轻叩桡骨茎突，便发生前臂屈曲和旋后的运动。

4. 膝反射（腰2~4）

在坐位检查时，小腿完全松弛，自然悬垂。在卧位时，医生用左手在腘窝处托起两下肢，使髋、膝关节稍屈，然后，用右手持叩诊锤叩击髌骨下方的股四头肌腱。正常反应为小腿伸展。

5. 跟腱反射（骶1~2）

亦称踝反射。患者仰卧，髋及膝关节稍屈曲，下肢取外旋外展位，医生用左手托患者足掌，使足呈过伸位，然后以叩诊锤叩击跟腱。正常反应为腓肠肌收缩，足向跖面屈曲。

深反射的减弱或消失多系器质性病变，如末梢神经炎、神经根炎、脊髓前角灰质炎等致使反射弧遭受损害。深反射易受精神紧张所影响。若出现可疑性减弱或消失，则应在转移其注意力之后重新测试。此外，骨关节病和肌营养不良症也可使深反射减弱或消失。

深反射亢进常为上运动神经元瘫痪之表现。异常亢进的健反射常同时合并持久性的阵挛。即用一持续力量使被检查的肌肉处于紧张状态，则该深反射涉及的肌肉就会发生节律性收缩。

三、病理反射

1. 巴宾斯基征（Babinski’s 征）

嘱患者仰卧，髋及膝关节伸直，医生以手持患者踝部，用钝头竹签由后向前划足底外侧至小趾掌关节处再转向踇趾侧。巴宾斯基征阳性表现为踇趾缓缓背伸，其他四趾呈扇形展开，见于锥体束损害。

2. 奥本汉姆征（Oppenheim's 征）

医生用拇指及示指沿患者胫骨前缘用力由上向下滑压，阳性表现同巴宾斯基征。

以上两种测试，方法虽然不同，但阳性结果都表现一致，临床意义相同，提示锥体束疾患。

四、脑膜刺激征

此征见于各种脑膜炎、蛛网膜下腔出血、脑脊液压力增高等。常见的脑膜刺激征如下。

1. 颈项强直

嘱患者仰卧，以手托扶患者枕部做被动屈颈动作，以测试颈肌抵抗力。颈项强直表现为被动屈颈时抵抗力增强，此为伸肌在患病时最易受刺激所致。除见于上述颅内疾患外，当患有颈椎病、颈椎关节炎、颈椎结核、骨折、脱位、肌肉损伤等也可以出现颈项强直。

2. 凯尔尼格征（Kernig's 征）

嘱患者仰卧，先将一侧髋关节屈成直角，再用手抬高小腿，正常人可将膝关节伸达135°以上。阳性表现为伸膝受限，并伴有疼痛与屈肌痉挛。

3. 布鲁津斯基征（Brudzinski's 征）

嘱患者仰卧，下肢自然伸直，医生一手托患者枕部，一手置于患者胸前，然后使头部前屈，阳性表现为两侧膝关节和髋关节屈曲。

第三章　病历和有关医疗文件的书写要求

第一节　病历书写基本规范（2010年版）

第一章　基本要求

第一条　病历是指医务人员在医疗活动过程中形成的文字、符号、图表、影像、切片等资料的总和，包括门（急）诊病历和住院病历。

第二条　病历书写是指医务人员通过问诊、查体、辅助检查、诊断、治疗、护理等医疗活动获得有关资料，并进行归纳、分析、整理形成医疗活动记录的行为。

第三条　病历书写应当客观、真实、准确、及时、完整、规范。

第四条　病历书写应当使用蓝黑墨水、碳素墨水，需复写的病历资料可以使用蓝或黑色油水的圆珠笔。计算机打印的病历应当符合病历保存的要求。

第五条　病历书写应当使用中文，通用的外文缩写和无正式中文译名的症状、体征、疾病名称等可以使用外文。

第六条　病历书写应规范使用医学术语，文字工整，字迹清晰，表述准确，语句通顺，标点正确。

第七条　当病历书写过程中出现错字时，应当用双线画在错字上，保留原记录清楚、可辨，并注明修改时间，修改人签名。不得采用刮、粘、涂等方法掩盖或去除原来的字迹。

上级医务人员有审查修改下级医务人员书写的病历的责任。

第八条　病历应当按照规定的内容书写，并由相应医务人员签名。

实习医务人员、试用期医务人员书写的病历，应当经过本医疗机构注册的医务人员审阅、修改并签名。

进修医务人员由医疗机构根据其胜任本专业工作实际情况认定后书写病历。

第九条　病历书写一律使用阿拉伯数字书写日期和时间，采用24小时制记录。

第十条　对需取得患者书面同意方可进行的医疗活动，应当由患者本人签署知情同意书。患者不具备完全民事行为能力时，应当由其法定代理人签字；患者因病无法签字时，应当由其授权的人员签字；为抢救患者，在法定代理人或被授权人无法及时签字的情况下，可由医疗机构负责人或者授权的负责人签字。

因实施保护性医疗措施不宜向患者说明情况的，应当将有关情况告知患者近亲属，由患者近亲属签署知情同意书，并及时记录。患者无近亲属的或者患者近亲属无法签署同意书的，由患者的法定代理人或者关系人签署同意书。

第二章　门（急）诊病历书写内容及要求

第十一条　门（急）诊病历内容包括门（急）诊病历首页（门（急）诊手册封面）、病历记录、化验单（检验报告）、医学影像检查资料等。

第十二条　门（急）诊病历首页内容应当包括患者姓名、性别、出生年月日、民族、婚姻状况、职业、工作单位、住址、药物过敏史等项目。

门诊手册封面内容应当包括患者姓名、性别、年龄、工作单位或住址、药物过敏史等项目。

第十三条　门（急）诊病历记录分为初诊病历记录和复诊病历记录。

初诊病历记录书写内容应当包括就诊时间、科别、主诉、现病史、既往史，阳性体征、必要的阴性体征和辅助检查结果，诊断及治疗意见和医生签名等。

复诊病历记录书写内容应当包括就诊时间、科别、主诉、病史、必要的体格检查和辅助检查结果、诊断、治疗处理意见和医生签名等。

急诊病历书写就诊时间应当具体到分钟。

第十四条　门（急）诊病历记录应当由接诊医生在患者就诊时及时完成。

第十五条　急诊留观记录是急诊患者因病情需要留院观察期间的记录，重点记录观察期间病情变化和诊疗措施，记录简明扼要，并注明患者去向。抢救危重患者时，应当书写抢救记录。门（急）诊抢救记录书写内容及要求按照住院病历抢救记录书写内容及要求执行。

第三章　住院病历书写内容及要求

第十六条　住院病历内容包括住院病案首页、入院记录、病程记录、手术同意书、麻醉同意书、输血治疗知情同意书、特殊检查（特殊治疗）同意书、病危（重）通知书、医嘱单、辅助检查报告单、体温单、医学影像检查资料、病理资料等。

第十七条　入院记录是指患者入院后，由经治医生通过问诊、查体、辅助检查获得有关资料，并对这些资料归纳分析书写而成的记录。可分为入院记录、再次或多次入院记录、24 小时内入出院记录、24 小时内入院死亡记录。

入院记录、再次或多次入院记录应当于患者入院后 24 小时内完成；24 小时内入出院记录应当于患者出院后 24 小时内完成，24 小时内入院死亡记录应当于患者死亡后 24 小时内完成。

第十八条　入院记录的要求及内容。

（一）患者一般情况包括姓名、性别、年龄、民族、婚姻状况、出生地、职业、入院时间、记录时间、病史陈述者。

（二）主诉是指促使患者就诊的主要症状（或体征）及持续时间。

（三）现病史是指患者本次疾病的发生、演变、诊疗等方面的详细情况，应当按时间顺序书写。内容包括发病情况、主要症状特点及其发展变化情况、伴随症状、发病后诊疗经过及结果、睡眠和饮食等一般情况的变化，以及与鉴别诊断有关的阳性或阴性资料等。

1. 发病情况：记录发病的时间、地点、起病缓急、前驱症状、可能的原因或诱因。

2. 主要症状特点及其发展变化情况：按发生的先后顺序描述主要症状的部位、性质、持续时间、程度、缓解或加剧因素，以及演变发展情况。

3. 伴随症状：记录伴随症状，描述伴随症状与主要症状之间的相互关系。

4. 发病以来诊治经过及结果：记录患者发病后到入院前，在院内、外接受检查与治疗的详细经过及效果。对患者提供的药名、诊断和手术名称需加引号（“”）以示区别。

5. 发病以来一般情况：简要记录患者发病后的精神状态、睡眠、食欲、大小便、体重等情况。

与本次疾病虽无紧密关系、但仍需治疗的其他疾病情况，可在现病史后另起一段予以记录。

（四）既往史是指患者过去的健康和疾病情况。内容包括既往一般健康状况、疾病史、传染病史、预防接种史、手术外伤史、输血史、食物或药物过敏史等。

（五）个人史，婚育史、月经史，家族史。

1. 个人史：记录出生地及长期居留地，生活习惯及有无烟、酒、药物等嗜好，职业与工作条件及有无工业毒物、粉尘、放射性物质接触史，有无冶游史。

2. 婚育史、月经史：婚姻状况、结婚年龄、配偶健康状况、有无子女等。女性患者记录初潮年龄、行经期天数、间隔天数、末次月经时间（或闭经年龄），月经量、痛经及生育等情况。

3. 家族史：父母、兄弟、姐妹健康状况，有无与患者类似疾病，有无家族遗传倾向的疾病。

（六）体格检查应当按照系统循序进行书写。内容包括体温、脉搏、呼吸、血压，一般情况，皮肤、黏膜，全身浅表淋巴结，头部及其器官，颈部，胸部（胸廓、肺部、心脏、血管），腹部（肝、脾等），直肠肛门，外生殖器，脊柱，四肢，神经系统等。

（七）专科情况应当根据专科需要记录专科特殊情况。

（八）辅助检查指入院前所作的与本次疾病相关的主要检查及其结果。应分类按检查时间顺序记录检查结果，如系在其他医疗机构所作检查，应当写明该机构名称及检查号。

（九）初步诊断是指经治医生根据患者入院时情况，综合分析所作出的诊断。当初步诊断为多项时，应当主次分明。对待查病例应列出可能性较大的诊断。

（十）书写入院记录的医生签名。

第十九条　再次或多次入院记录，是指患者因同一种疾病再次或多次住入同一医疗机构时书写的记录。要求及内容基本同入院记录。主诉是记录患者本次入院的主要症状（或体征）及持续时间；现病史中要求首先对本次住院前历次有关住院诊疗经过进行小结，然后再书写本次入院的现病史。

第二十条　患者入院不足 24 小时出院的，可以书写 24 小时内入出院记录。内容包括患者姓名、性别、年龄、职业、入院时间、出院时间、主诉、入院情况、入院诊断、诊疗经过、出院情况、出院诊断、出院医嘱，医生签名等。

第二十一条　患者入院不足 24 小时死亡的，可以书写 24 小时内入院死亡记录。内容包括患者姓名、性别、年龄、职业、入院时间、死亡时间、主诉、入院情况、入院诊断、诊疗经过（抢救经过）、死亡原因、死亡诊断，医生签名等。

第二十二条　病程记录是指继入院记录之后，对患者病情和诊疗过程所进行的连续性记录。内容包括患者的病情变化情况、重要的辅助检查结果及临床意义、上级医生查房意见、会诊意见、医生分析讨论意见、所采取的诊疗措施及效果、医嘱更改及理由、向患者及其近亲属告知的重要事项等。

病程记录的要求及内容：

（一）首次病程记录是指患者入院后由经治医生或值班医生书写的第一次病程记录，应当在患者入院 8 小时内完成。首次病程记录的内容包括病例特点、拟诊讨论（诊断依据及鉴别诊断）、诊疗计划等。

1. 病例特点：应当在对病史、体格检查和辅助检查进行全面分析、归纳和整理后写出本病例特征，包括阳性发现和具有鉴别诊断意义的阴性症状和体征等。

2. 拟诊讨论（诊断依据及鉴别诊断）：根据病例特点，提出初步诊断和诊断依据；对诊断不明的写出鉴别诊断并进行分析；并对下一步诊治措施进行分析。

3. 诊疗计划：提出具体的检查及治疗措施安排。

（二）日常病程记录是指对患者住院期间诊疗过程的经常性、连续性记录。由经治医生书写，也可以由实习医务人员或试用期医务人员书写，但应有经治医生签名。在书写日常病程记录时，首先标明记录时间，另起一行记录具体内容。对病危患者应当根据病情变化随时书写病程记录，每天至少 1 次，记录时间应当具体到分钟。对病重患者，至少 2 天记录一次病程记录。对病情稳定的患者，至少 3 天记录一次病程记录。

（三）上级医生查房记录是指上级医生查房时对患者病情、诊断、鉴别诊断、当前治疗措施疗效的分析及下一步诊疗意见等的记录。

主治医生首次查房记录应当于患者入院 48 小时内完成。内容包括查房医生的姓名、专业技术职务、补充的病史和体征、诊断依据与鉴别诊断的分析及诊疗计划等。

主治医生日常查房记录间隔时间视病情和诊疗情况确定，内容包括查房医生的姓名、专业技术职务、对病情的分析和诊疗意见等。

科主任或具有副主任医生以上专业技术职务任职资格医生查房的记录，内容包括查房医生的姓名、专业技术职务、对病情的分析和诊疗意见等。

（四）疑难病例讨论记录是指由科主任或具有副主任医生以上专业技术任职资格的医生主持、召集有关医务人员对确诊困难或疗效不确切病例讨论的记录。内容包括讨论日期、主持人、参加人员姓名及专业技术职务、具体讨论意见及主持人小结意见等。

（五）交（接）班记录是指患者经治医生发生变更之际，交班医生和接班医生分别对患者病情及诊疗情况进行简要总结的记录。交班记录应当在交班前由交班医生书写完成；接班记录应当由接班医生于接班后 24 小时内完成。交（接）班记录的内容包括入院日期、交班或接班日期、患者姓名、性别、年龄、主诉、入院情况、入院诊断、诊疗经过、目前情况、目前诊断、交班注意事项或接班诊疗计划、医生签名等。

（六）转科记录是指患者住院期间需要转科时，经转入科室医生会诊并同意接收后，由转出科室和转入科室医生分别书写的记录。包括转出记录和转入记录。转出记录由转出科室医生在患者转出科室前书写完成（紧急情况除外）；转入记录由转入科室医生于患者转入后 24 小时内完成。转科记录内容包括入院日期、转出或转入日期，转出、转入科室，患者姓名、性别、年龄、主诉、入院情况、入院诊断、诊疗经过、目前情况、目前诊断、转科目的及注意事项或转入诊疗计划、医生签名等。

（七）阶段小结是指患者住院时间较长，由经治医生每月所作病情及诊疗情况总结。阶段小结的内容包括入院日期、小结日期，患者姓名、性别、年龄、主诉、入院情况、入院诊断、诊疗经过、目前情况、目前诊断、诊疗计划、医生签名等。

交（接）班记录、转科记录可代替阶段小结。

（八）抢救记录是指患者病情危重，采取抢救措施时作的记录。因抢救急危患者，未能及时书写病历的，有关医务人员应当在抢救结束后6小时内据实补记，并加以注明。内容包括病情变化情况、抢救时间及措施、参加抢救的医务人员姓名及专业技术职称等。记录抢救时间应当具体到分钟。

（九）有创诊疗操作记录是指在临床诊疗活动过程中进行的各种诊断、治疗性操作（如胸腔穿刺、腹腔穿刺等）的记录。应当在操作完成后即刻书写。内容包括操作名称、操作时间、操作步骤、结果及患者一般情况，记录过程是否顺利、有无不良反应，术后注意事项及是否向患者说明，操作医生签名。

（十）会诊记录（含会诊意见）是指患者在住院期间需要其他科室或者其他医疗机构协助诊疗时，分别由申请医生和会诊医生书写的记录。会诊记录应另页书写。内容包括申请会诊记录和会诊意见记录。申请会诊记录应当简要载明患者病情及诊疗情况、申请会诊的理由和目的，申请会诊医生签名等。常规会诊意见记录应当由会诊医生在会诊申请发出后48小时内完成，急会诊时会诊医生应当在会诊申请发出后10分钟内到场，并在会诊结束后即刻完成会诊记录。会诊记录内容包括会诊意见、会诊医生所在的科别或者医疗机构名称、会诊时间及会诊医生签名等。申请会诊医生应在病程记录中记录会诊意见执行情况。

（十一）术前小结是指在患者手术前，由经治医生对患者病情所作的总结。内容包括简要病情、术前诊断、手术指征、拟施手术名称和方式、拟施麻醉方式、注意事项，并记录手术者术前查看患者相关情况等。

（十二）术前讨论记录是指因患者病情较重或手术难度较大，手术前在上级医生主持下，对拟实施手术方式和术中可能出现的问题及应对措施所作的讨论。讨论内容包括术前准备情况、手术指征、手术方案、可能出现的意外及防范措施、参加讨论者的姓名及专业技术职务、具体讨论意见及主持人小结意见、讨论日期、记录者的签名等。

（十三）麻醉术前访视记录是指在麻醉实施前，由麻醉医生对患者拟施麻醉进行风险评估的记录。麻醉术前访视可另立单页，也可在病程中记录。内容包括姓名、性别、年龄、科别、病案号，患者一般情况、简要病史、与麻醉相关的辅助检查结果、拟行手术方式、拟行麻醉方式、麻醉适应证及麻醉中需注意的问题、术前麻醉医嘱、麻醉医生签字并填写日期。

（十四）麻醉记录是指麻醉医生在麻醉实施中书写的麻醉经过及处理措施的记录。麻醉记录应当另页书写，内容包括患者一般情况、术前特殊情况、麻醉前用药、术前诊断、术中诊断、手术方式及日期、麻醉方式、麻醉诱导及各项操作开始及结束时间、麻醉期间用药名称、方式及剂量、麻醉期间特殊或突发情况及处理、手术起止时间、麻醉医生签名等。

（十五）手术记录是指手术者书写的反映手术一般情况、手术经过、术中发现及处理等情况的特殊记录，应当在术后24小时内完成。特殊情况下由第一助手书写时，应有手术者签名。手术记录应当另页书写，内容包括一般项目（患者姓名、性别、科别、病房、床位号、住院病历号或病案号）、手术日期、术前诊断、术中诊断、手术名称、手术者及助手姓名、麻醉方法、手术经过、术中出现的情况及处理等。

（十六）手术安全核查记录是指由手术医生、麻醉医生和巡回护士三方，在麻醉实施前、手术开始前和病人离室前，共同对病人身份、手术部位、手术方式、麻醉及手术风险、手术使用物品清点等内容进行核对的记录，输血的病人还应对血型、用血量进行核对。应有手术医生、麻醉医生和巡回护士三方核对、确认并签字。

（十七）手术清点记录是指巡回护士对手术患者术中所用血液、器械、敷料等的记录，应当在手术结束后即时完成。手术清点记录应当另页书写，内容包括患者姓名、住院病历号（或病案号）、手术日期、手术名称、术中所用各种器械和敷料数量的清点核对、巡回护士和手术器械护士签名等。

（十八）术后首次病程记录是指参加手术的医生在患者术后即时完成的病程记录。内容包括手术时间、术中诊断、麻醉方式、手术方式、手术简要经过、术后处理措施、术后应当特别注意观察的事项等。

（十九）麻醉术后访视记录是指麻醉实施后，由麻醉医生对术后患者麻醉恢复情况进行访视的记录。麻醉术后访视可另立单页，也可在病程中记录。内容包括姓名、性别、年龄、科别、病案号，患者一般情况、麻醉恢复情况、清醒时间、术后医嘱、是否拔除气管插管等，如有特殊情况应详细记录，麻醉医生签字并填写日期。

（二十）出院记录是指经治医生对患者此次住院期间诊疗情况的总结，应当在患者出院后24小时内完成。内容主要包括入院日期、出院日期、入院情况、入院诊断、诊疗经过、出院诊断、出院情况、出院医嘱、医生签名等。

（二十一）死亡记录是指经治医生对死亡患者住院期间诊疗和抢救经过的记录，应当在患者死亡后24小时内完成。内容包括入院日期、死亡时间、入院情况、入院诊断、诊疗经过（重点记录病情演变、抢救经过）、死亡原因、死亡诊断等。记录死亡时间应当具体到分钟。

（二十二）死亡病例讨论记录是指在患者死亡一周内，由科主任或具有副主任医生以上专业技术职务任职资格的医生主持，对死亡病例进行讨论、分析的记录。内容包括讨论日期、主持人及参加人员姓名、专业技术职务、具体讨论意见及主持人小结意见、记录者的签名等。

（二十三）病重（病危）患者护理记录是指护士根据医嘱和病情对病重（病危）患者住院期间护理过程的客观记录。病重（病危）患者护理记录应当根据相应专科的护理特点书写。内容包括患者姓名、科别、住院病历号（或病案号）、床位号、页码、记录日期和时间、出入液量、体温、脉搏、呼吸、血压等病情观察、护理措施和效果、护士签名等。记录时间应当具体到分钟。

第二十三条 手术同意书是指手术前，经治医生向患者告知拟施手术的相关情况，并由患者签署是否同意手术的医学文书。内容包括术前诊断、手术名称、术中或术后可能出现的并发症、手术风险、患者签署意见并签名、经治医生和术者签名等。

第二十四条 麻醉同意书是指麻醉前，麻醉医生向患者告知拟施麻醉的相关情况，并由患者签署是否同意麻醉意见的医学文书。内容包括患者姓名、性别、年龄、病案号、科别、术前诊断、拟行手术方式、拟行麻醉方式，患者基础疾病及可能对麻醉产生影响的特殊情况，麻醉中拟行的有创操作和监测，麻醉风险、可能发生的并发症及意外情况，患者签署意见并签名、麻醉医生签名并填写日期。

第二十五条 输血治疗知情同意书是指输血前，经治医生向患者告知输血的相关情况，并由患者签署是否同意输血的医学文书。输血治疗知情同意书内容包括患者姓名、性别、年龄、科别、病案号、诊断、输血指征、拟输血成份、输血前有关检查结果、输血风险及可能产生的不良后果、患者签署意见并签名、医生签名并填写日期。

第二十六条 特殊检查、特殊治疗同意书是指在实施特殊检查、特殊治疗前，经治医生向患者告知特殊检查、特殊治疗的相关情况，并由患者签署是否同意检查、治疗的医学文书。内容包括特殊检查、特殊治疗项目名称、目的、可能出现的并发症及风险、患者签名、医生签名等。

第二十七条 病危（重）通知书是指因患者病情危重时，由经治医生或值班医生向患者家属告知病情，并由患方签名的医疗文书。内容包括患者姓名、性别、年龄、科别，目前诊断及病情危重情况，患方签名、医生签名并填写日期。一式两份，一份交患方保存，另一份归病历中保存。

第二十八条 医嘱是指医生在医疗活动中下达的医学指令。医嘱单分为长期医嘱单和临时医嘱单。

长期医嘱单内容包括患者姓名、科别、住院病历号（或病案号）、页码、起始日期和时间、长期医嘱内容、停止日期和时间、医生签名、执行时间、执行护士签名。临时医嘱单内容包括医嘱时间、临时医嘱内容、医生签名、执行时间、执行护士签名等。

医嘱内容及起始、停止时间应当由医生书写。医嘱内容应当准确、清楚，每项医嘱应当只包含一个内容，并注明下达时间，应当具体到分钟。医嘱不得涂改。需要取消时，应当使用红色墨水标注“取消”字样并签名。

在一般情况下，医生不得下达口头医嘱。因抢救急危患者需要下达口头医嘱时，护士应当复诵一遍。抢救结束后，医生应当即刻据实补记医嘱。

第二十九条 辅助检查报告单是指患者住院期间所做各项检验、检查结果的记录。内容包括患者姓名、性别、年龄、住院病历号（或病案号）、检查项目、检查结果、报告日期、报告人员签名或者印章等。

第三十条 体温单为表格式，以护士填写为主。内容包括患者姓名、科室、床号、入院日期、住院病历号（或病案号）、日期、手术后天数、体温、脉博、呼吸、血压、大便次数、出入液量、体重、住院周数等。

第四章 打印病历内容及要求

第三十一条 打印病历是指应用字处理软件编辑生成并打印的病历（如 Word 文档、

WPS 文档等）。打印病历应当按照本规定的内容录入并及时打印，由相应医务人员手写签名。

第三十二条　医疗机构打印病历应当统一纸张、字体、字号及排版格式。打印字迹应清楚易认，符合病历保存期限和复印的要求。

第三十三条　打印病历编辑过程中应当按照权限要求进行修改，已完成录入打印并签名的病历不得修改。

第五章　其他

第三十四条　住院病案首页按照《卫生部关于修订下发住院病案首页的通知》（卫医发〔2001〕286 号）的规定书写。

第三十五条　特殊检查、特殊治疗按照《医疗机构管理条例实施细则》（1994 年卫生部令第 35 号）有关规定执行。

第三十六条　中医病历书写基本规范由国家中医药管理局另行制定。

第三十七条　电子病历基本规范由卫生部另行制定。

第三十八条　本规范自 2010 年 3 月 1 日起施行。我部于 2002 年颁布的《病历书写基本规范（试行）》（卫医发〔2002〕190 号）同时废止。

第二节　病历书写举例

一、住院病历

住院病历是最完整的病历模式，因此每个医学生、实习生、住院医生必须掌握，一般由实习生或住院医生书写，要求在患者入院后 24 小时内完成。

（一）住院病历格式与内容

住院病历

1. 一般项目

包括姓名，性别，年龄，婚姻，出生地（写明省、市、县），民族，职业，工作单位，住址，病史叙述者（应注明与患者的关系），可靠程度，入院日期（急危重症患者应注明时、分），记录日期。需逐项填写，不可空缺。

2. 主诉

患者就诊最主要的原因，包括症状、体征及其持续时间。主诉多于一项则按发生的先后次序列出，并记录每个症状的持续时间。主诉要简明精练，一般在 1~2 句，20 字左右。在一些特殊情况下，疾病已明确诊断，住院目的是为进行某项特殊治疗（手术，化疗）者可用病名，如白血病人院定期化疗。一些无症状（体征）的实验室检查异常也可直接描述，如发现血糖升高 1 个月。

3. 现病史

现病史是住院病历书写的重点内容，应结合问诊内容，经整理分析后，围绕主诉进行描写，主要内容应包括：

（1）起病情况：患病时间、发病缓急、前驱症状、可能的病因和诱因。

（2）主要症状的特点：应包括主要症状的部位、性质、持续时间及程度。

（3）病情的发展与演变：包括起病后病情是持续性还是间歇性发作，是进行性加重还是逐渐好转，缓解或加重的因素等。

（4）伴随症状：各种伴随症状出现的时间、特点及其演变过程，各伴随症状之间，特别是与主要症状之间的相互关系。

（5）记载与鉴别诊断有关的阴性资料。

（6）诊疗经过：何时、何处就诊，做过何种检查，诊断何病，经过何种治疗，药物名称、剂量及效果等。

（7）病后一般情况变化：简要记录患者发病后的精神、睡眠、食欲、大小便、体力、体重等变化情况。

书写现病史时应注意：①凡与现病直接有关的病史，虽年代久远亦应包括在内；②当患者存在两个以上不相关的未愈疾病时，现病史可分段叙述或综合记录；③现病史书写应注意详尽准确、层次清晰，尽可能反映疾病的发展和演变。对意外事件或可能涉及法律责任的伤害事故，应详细客观记录，不得主观臆测；④现病史描写的内容要与主诉保持一致性。

4. 既往史

（1）预防接种及传染病史。

（2）药物及其他过敏史。

（3）手术、外伤史及输血史。

（4）过去健康状况及疾病的系统回顾。

5. 系统回顾

（1）呼吸系统：有无咳嗽、咳痰、咯血、呼吸困难、胸痛、盗汗等。

（2）循环系统：有无心悸、活动后气促、下肢水肿、心前区痛、血压增高、晕厥等。

（3）消化系统：有无食欲减退、反酸、嗳气、恶心、呕吐、腹胀、腹痛、便秘、腹泻、呕血、黑便、便血、黄疸等。

（4）泌尿生殖系统：有无腰痛、尿频、尿急、尿痛、排尿困难、血尿、尿量异常、夜尿增多、水肿、阴部瘙痒、阴部溃烂等。

（5）造血系统：有无乏力、头晕、眼花、牙龈出血、鼻出血、皮下出血、骨痛等。

（6）内分泌与代谢系统：有无食欲亢进、食欲减退、怕热、多汗、畏寒、多饮、多尿、双手震颤、性 格改变、显著肥胖、明显消瘦、毛发增多、毛发脱落、色素沉着、性功能改变、闭经等。

（7）肌肉骨骼系统：有无游走性关节痛、关节痛、关节红肿、关节变形、肌肉痛、肌肉萎缩等。

（8）头颅五官：有无视力障碍、耳聋、耳鸣、眩晕、鼻出血、牙痛、牙龈出血及声嘶等。

（9）神经系统：有无头晕、头痛、眩晕、晕厥、记忆力减退、视力障碍、失眠、意识障碍、颤动、抽搐、瘫痪、感觉异常等。

（10）精神状态：有无情绪改变、焦虑、抑郁、幻觉、妄想、定向力障碍等；有时还应了解其思维过程、智力、自知力等。

6. 个人史

（1）社会经历：包括出生地及居留地，是否到过其他地方病或传染病流行地区及其接触情况，如有无血吸虫病疫水接触史。

（2）生活习惯及嗜好：有无嗜好（烟、酒等），常用药品、是否使用麻醉药品与毒品及其用量和年限等。

（3）职业和工作条件：有无工业毒物、粉尘、放射性物质接触史。

（4）性生活史：有无婚外性行为、不洁性交史，有无患过下疳、淋病、梅毒等。

7. 月经史

女性患者记录初潮年龄、行经期天数、间隔天数、末次月经时间（或闭经年龄），月经量、痛经及生育等情况。

8. 婚姻史

记录未婚或已婚，结婚年龄、配偶健康状况与疾病、性生活情况。

9. 生育史

生育情况按下列顺序写明：足月分娩数、早产数、流产或人流数、存活数。并记录计划生育措施。

10. 家族史

（1）父母、兄弟、姐妹及子女的健康情况，有无患有与患者同样的疾病；如已死亡，应记录死亡原因及年龄。

（2）家族中有无结核、肝炎、性病等传染性疾病。

（3）有无家族性遗传性疾病，如糖尿病、血友病等。

体格检查

1. 体温℃　脉搏次/分　呼吸次/分　血压/mmHg。

2. 一般状况发育（正常、异常），营养（良好、中等、不良），身高、体重，体型（消瘦、肥胖），神志（清晰、淡漠、模糊、昏睡、谵妄、昏迷），体位（自主、被动、强迫），面容与表情（安静、忧虑、烦躁、痛苦，急、慢性病容或特殊面容），检查能否合作。

3. 皮肤、黏膜颜色（正常、潮红、苍白、发绀、黄染、色素沉着），温度，湿度，弹性，有无水肿、皮疹、瘀点、紫癜、皮下结节、肿块、蜘蛛痣、肝掌、溃疡和瘢痕，毛发的生长及分布。

4. 淋巴结

全身或局部淋巴结有无肿大（部位、大小、数目、硬度、活动度或粘连情况，局部皮肤 有无红肿、波动、压痛、瘘管、瘢痕等）。

5. 头部及其器官

头颅：大小、形状，有无肿块、压痛、瘢痕，头发（疏密、色泽、分布）。

眼：眉毛（脱落、稀疏），睫毛（倒睫），眼睑（水肿、运动、下垂、挛缩），眼球（凸出、下陷、运动、震颤、斜视、），结膜（充血、水肿、苍白、出血、滤泡），巩膜黄染，角膜（云翳、白斑、软化、溃疡、瘢痕、反射、色素环），瞳孔（大小、形态、对称或不对称、对光反射及集合反射）。

耳：耳廓有无畸形、分泌物、乳突压痛，听力。

鼻：有无畸形、鼻翼扇动、分泌物、出血、阻塞，有无鼻中隔偏曲或穿孔和鼻窦压痛等。

口腔：气味，有无张口呼吸，唇（畸形、颜色、疱疹、皲裂、溃疡、色素沉着），牙（龋牙、缺牙、义齿、残根，注明位置，斑釉牙），牙龈（色泽、肿胀、溃疡、溢脓、出血、铅线），舌（形态、舌质、舌苔、溃疡、运动、震颤、偏斜），黏膜（发疹、出血点、溃疡、色素沉着），咽（色泽、分泌物、反射、腭垂位置），扁桃体（大小、充血、分泌物、假膜），喉（发音清晰、嘶哑、喘鸣、失音）。

6. 颈部

对称性，抵抗感，有无强直，有无颈静脉怒张、肝颈静脉回流征、颈动脉异常搏动，气管位置，甲状腺（大小、硬度、压痛、结节、震颤、血管杂音）。

7. 胸部

胸廓（对称、畸形，有无局部隆起或塌陷、压痛），呼吸（频率、节律、深度），乳房（大小，对称性、乳头情况，有无包块、红肿和压痛），胸壁有无静脉曲张、皮下气肿等。

8. 肺和胸膜

视诊：呼吸运动（两侧对比），呼吸类型，有无肋间隙增宽或变窄。

触诊：胸廓扩张度、语颤（两侧对比），有无胸膜摩擦感、皮下捻发感等。

叩诊：叩诊音（清音、过清音、浊音、实音、鼓音及其部位），肺下界及肺下界移动度。

听诊：呼吸音（性质、强弱，异常呼吸音及其部位），有无干、湿性罗音和胸膜摩擦音；语音共振（增强、减弱、消失）等。

9. 心脏

视诊：心前区隆起，心尖搏动或心脏搏动位置，范围和强度。

触诊：心尖搏动的性质及位置，有无震颤（部位、期间）和摩擦感。

叩诊：心脏左、右浊音界。可用左、右第 2、第 3、第 4、第 5 肋间距正中线的距离（cm）表示。须注明左锁骨中线距前正中线的距离（cm）。

听诊：心率，心律，心音的强弱，A_2和 P_2强度的比较，有无心音分裂、额外心音、杂音（部位、性质、收缩期或舒张期或连续性、强度、传导方向以及与运动、体位和呼吸的关系）、心包摩檫音等。

10. 桡动脉

脉搏频率，节律（规则、不规则、脉搏短绌），有无奇脉等，搏动强度，动脉壁弹性，紧张度（注意左右对比）。

11. 周围血管征

有无毛细血管搏动、射枪音、水冲脉和动脉异常搏动。

12. 腹部

腹围（腹水或腹部包块等疾病时测量）。

视诊：形状（对称、平坦、膨隆、凹陷），呼吸运动，胃肠蠕动波，上腹部波动，有无皮疹、色素、条纹、瘢痕、腹壁静脉曲张（及其血流方向），疝和局部隆起（器官或包块）的部位、大小、轮廓，腹部体毛。

触诊：腹壁紧张度，有无压痛、反跳痛、液波震颤、振水声、肿块（部位、大小、形状、硬度、压痛、移动度、表面情况、搏动）。

肝脏：大小（右叶以右锁骨中线肋下缘，左叶以前正中线剑突下至肝下缘厘米数表示），质地（Ⅰ度：软；Ⅱ度：韧；Ⅲ度：硬），表面（光滑度），边缘，有无结节、压痛和搏动等。

胆囊：大小、形态，有无压痛、Murphy 征。

脾脏：大小、质地、表面、边缘、移动度，有无压痛摩擦感，脾脏明显肿大时以三线测量法表示。

肾脏：大小、形状、硬度、移动度，有无压痛。

膀胱：膨胀、肾及输尿管压痛点。

叩诊：肝上界在第几肋间，肝浊音界（缩小、消失），肝区叩击痛，有无移动性浊音、高度、鼓音、肾区叩击痛等。

听诊：肠鸣音（正常、增强、减弱、消失、金属音），有无振水音和血管杂音等。

13. 肛门、直肠视病情需要检查

有无肛裂、肛瘘、痔、脱肛等。直肠指诊（括约肌紧张度，有无狭窄、肿块、触痛、指套染血等；前列腺大小、硬度，有无结节及压痛等）。

14. 外生殖器根据病情需要进行相应检查

男性：包皮，阴囊，睾丸，附睾，精索，有无发育畸形、鞘膜积液。

女性：在检查时，必须有女医护人员在场；在必要时，请妇科医生检查。包括外生殖器（阴毛、大小阴唇、阴蒂、阴阜）和内生殖器（阴道、子宫、输卵管、卵巢）。

15. 肌肉骨骼系统

脊柱：活动度，有无畸形（侧凸、前凸、后凸）、压痛和叩击痛等。

四肢：有无畸形，杵状指（趾），静脉曲张，水肿，骨折。

关节：红肿、疼痛、压痛、积液、脱臼、活动度受限、畸形、强直、水肿。

肌肉：萎缩，肢体瘫痪或肌张力增强/减弱。

16. 神经系统

酌情进行脑神经、感觉、运动和神经反射检查。

生理反射：浅反射（角膜反射、腹壁反射、提睾反射）。

深反射（肱二头肌、肱三头肌及膝腱、跟腱反射）。

病理反射：巴宾斯基征、奥本汉姆征、戈登征、查多克征、霍夫曼征。

脑膜刺激征：颈项强直、凯尔尼格征，布鲁津斯基征。

17. 专科情况按各专科要求内容记录

如外科情况，妇科（妇科/产科）情况，眼科、耳鼻咽喉科、口腔科、神经科、精神科情况等。

辅助检查

应记录与诊断有关的实验室及其他检查结果，包括患者入院后24小时内应完成的血、尿、粪便常规及其他有关检查，如X线、心电图、超声波、肺功能、内镜、CT、血管造影、放射性核素等特殊检查结果。如系入院前所进行的检查，应注明检查医疗基构名称、日期及检查号。

病历摘要

将病史、体格检查、实验室检查及器械检查的主要资料摘要综合，主要内容包括对提示诊断的重要阳性和具重要鉴别意义的阴性结果。使其他医生或会诊医生通过摘要内容能了解基本的病情。

初步诊断

医生签名或盖章

（二）诊断有关要求

诊断名称应确切，分清主次，顺序排列，主要疾病在前，次要疾病在后，并发症列于有关主病之后，伴发病排列在最后。诊断应尽可能地包括病因诊断、病理解剖部位和功能诊断。对一时难以肯定诊断的疾病，可在病名后加“？”。一时既查不清病因也难以判定在形态和功能方面改变的疾病，可暂以某症状待诊或待查，并应在其下注明一两个可能性较大或待排除疾病的病名，如“左侧胸腔积液原因待查，结核？肿瘤？”。

1. 初步诊断

入院时的诊断一律写“初步诊断”。初步诊断写在住院病历或人院记录末页中线右侧。

2. 入院诊断

住院后主治医生第一次查房所确定的诊断为“入院诊断”。入院诊断写在初步诊断的下方，并注明日期；如住院病历或入院记录系主治医生书写，则可直接写“入院诊断”，而不写“初步诊断”。入院诊断与初步诊断相同时，上级医生只需在病历上签名，则初步诊断即被视为入院诊断，不需重复书写入院诊断。

3. 修正诊断（包含入院时遗漏的补充诊断）

凡以症状待诊的诊断以及初步诊断、入院诊断不完善或不符合，上级医生应作出“修正诊断”，修正诊断写在住院病历或入院记录末页中线左侧，并注明日期，修正医生签名。

（三）住院病历举例（供参考）

住院病历

姓名：张××	出生地：上海市
性别：女	民族：汉
年龄：40岁	入院日期：2008年8月6日
婚姻：已婚	记录日期：2008年8月6日
职业：家庭妇女	病史陈述者：患者本人
现住址：长春市供电局宿舍	可靠程度：可靠
工作单位：无	电话：0431-××××××××

病　史

主诉　劳累后心悸、气促7年，下肢水肿4天。

现病史　患者于7年前开始每于过劳或爬楼时即有心悸、气短，休息后可减轻。当时曾在重庆某医院透视发现“心脏扩大”，因症状并不严重故未治疗。5年前来长春，因天气寒冷经常“感冒”，咳嗽较剧，休息时亦心悸、气促，夜间喜睡高枕，曾因发热入市一医院，经注射“青霉素”、“葡萄糖”，卧床休息两周治疗，症状消失。近两年来自觉腹部逐渐胀大，但从无下肢水肿。1个月前，因劳累和受凉，感咽痛、咳嗽、痰中带血，心悸、气促，不能平卧，在本单位卫生所治疗，经服“止咳剂”并注射“青霉素”，无效。近3~4天，下肢出现水肿，尿少色深，大便每日1次，成形，食欲下降，有恶心感。在病程中，从未用过“洋地黄”。精神差，有时失眠。

既往史　患者一向体质较弱，自幼经常有咽痛发作。11年前，曾患“疟疾”，隔日发冷、发热、头痛。服“奎宁”1周后，症状消失，以后不久，又复发1次，经同样治疗痊愈，无游走性关节痛史。无药物和食物过敏史，无输血史，无外伤及手术史。

系统回顾

头颅五官：无视力障碍、耳聋、耳鸣、眩晕、鼻出血、牙痛、牙龈出血及声音嘶哑史。

呼吸系统：除上述咽痛、咳嗽、咳痰、咯血、呼吸困难、发热病史外，无胸痛、盗汗。

循环系统：见现病史，余无血压增高、晕厥史。

消化系统：无嗳气、反酸、吞咽困难、腹胀、腹痛、腹泻、呕吐、黄疸、呕血和黑便史。

泌尿生殖系统：无尿频、尿急、尿痛、腰痛、血尿、排尿困难、尿量异常、颜面水肿、外生殖器溃疡史。

内分泌系统与代谢：无畏寒、怕热、多汗、乏力、头痛、心悸、食欲异常、烦渴、多尿、水肿、肥胖史。

造血系统：无皮肤苍白、头晕、眼花、皮肤出血点瘀斑、淋巴结、肝脾肿大、骨骼痛病史。

神经系统：无头痛、晕厥、记忆力减退、皮肤感觉异常感或抽搐、语言障碍、意识障碍病史。

肌肉与骨关节系统：3 年前，在天冷或气候变化时，两膝关节发作痛，无游走性，局部无红肿及活动障碍，无肌肉萎缩及肢体乏力史。

精神状态：无幻觉、妄想、定向力障碍、情绪异常史。

个人史　原籍上海，5 年前来长春。此外，未到过其他地方，文化程度初中，毕业后未再升学，婚后理家，喜读文学小说，个性较沉静，无烟酒嗜好，无不洁性交史，无结核病患者密切接触史。

月经史　初潮年龄 15 岁，行经期日数 4~5 天，月经周期日数 28~30 天，末次月经日期（LMP）7 月 26 日，无血块及痛经史，白带量不多，无异味。

婚姻史　结婚已 9 年，爱人现年 39 岁，体健，夫妻关系和睦。否认爱人有性病史。

生育史　婚后从未怀孕。

家族史　父母均健在，有 2 姐及 2 弟，除大姐有膝关节痛外，其余均健康，家族中无同样患者。

体格检查

体温 38℃，脉搏 70 次/分，呼吸 30 次/分，血压 100/70mmHg。

一般状况　发育正常，营养不良，体型瘦长，呈慢性病容，神智清楚，但表情淡漠，懒于答言，半坐位，呼吸短促。

皮肤、黏膜　温度较高，稍干燥，两臂部及后背有脱屑，未见皮疹或出血点。

淋巴结　两颌下均可触及一个直径约 1.5cm 淋巴结，质软、活动可，轻度压痛。其他部位浅表淋巴结无肿大。

头部　头形如常，头发色黑，有光泽，分布均匀，头部无瘢痕，双颊潮红。

眼：眼睑无水肿，睑结合膜未见出血点，轻度充血，巩膜轻度黄染，角膜透明，瞳孔等大等圆对光反射存在，集合反射存在。

耳：听力尚佳，无流脓，乳突无压痛。

鼻：通畅，中隔无弯曲，无流涕，鼻窦区无压痛。

口腔：唇色发绀，牙齿排列整齐，无龋齿，牙龈无红肿溢脓。两侧扁桃体Ⅱ度肿大，轻度充血，小窝清晰可见，右侧可见 3~4 个针尖大小白色渗出物。咽喉部稍发红，声音无嘶哑。

颈部　无抵抗，两侧对称，颈静脉怒张并可见颈动脉搏动，肝颈静脉回流征阳性，气管居中，甲状腺不肿大。

胸部

胸廓对称，胸式呼吸为主，呼吸较浅促，节律规整，乳房扁平、松弛，无硬结。

肺脏

视诊：呼吸运动两侧相等。

触诊：两侧呼吸动度均等，双侧语音震颤无明显差别，无胸膜摩擦感。

叩诊：呈清音，肺下缘位于右侧锁骨中线上第5肋间，肩胛下角线第9肋间，左侧肩胛线第10肋间，移动度约4cm。

听诊：双肺有散在干性罗音，两肺底部可听到湿性罗音，以右侧为著，无病理性呼吸音。

心脏

视诊：心尖搏动弥散，以左侧第5肋间锁骨中线外3cm处最明显。

触诊：心尖搏动位置同上，未触及震颤。

叩诊：心脏相对浊音界如下：

心脏相对浊音界

右侧（cm）	肋间	左侧（cm）
2	Ⅱ	5
4	Ⅲ	7.5
5	Ⅳ	9.5
	Ⅴ	11

注：左锁骨中线距前正中线8.5cm。

心界向两侧扩大。

听诊：心率100次/分，与脉搏不一致，心律绝对不齐，肺动脉瓣区第二心音亢进，心尖部可听到收缩期5/6级吹风样及舒张中期隆隆样杂音，向左腋下传导。

周围血管征 脉搏短绌，无毛细血管搏动、枪击音、水冲脉及动脉异常搏动。

腹部

视诊：稍隆起，腹壁静脉怒张，血流上行，未见肠型或蠕动波。

触诊：腹软，无压痛，肝脏在右侧锁骨中线肋缘下5cm可触及，质较硬，边缘清楚，表面光滑，轻度压痛。脾未触及。

叩诊：腹中部呈鼓音，两侧叩诊呈浊音，移动性浊音及液波震颤均阳性。

听诊：肠鸣音可听到，但较弱。

外生殖器及肛门 阴毛分布正常，外阴发育正常，无瘢痕及溃疡，无脱肛及痔核。

脊柱 弯度正常，未见畸形，活动度正常，无压痛或叩痛。

四肢 指端轻度发甜，双下肢中度凹陷性水肿。未见杵状指（趾）、肌肉萎缩及静脉曲张，关节无红肿、压痛及畸形，运动功能正常，关节活动不受限。

神经系统 腹壁反射存在，二头肌、膝腱及跟腱反射正常。Hoffmann征、Babinski征(-)、Oppenheim征(-)、Kemig征、Brudzinski征(-)。

实验室检查

血象：红细胞3.9×10^{12}/L，血红蛋白110g/L，白细胞14.0×10^{9}/L，中性分叶核粒细

胞 82%，嗜酸性粒细胞 1%，淋巴细胞 16%，单核细胞 1%。

尿常规：深黄色，微浊，酸性，比重 1.019，蛋白（+），糖（-）。沉渣，白细胞 3~5 个/高倍。透明管型（+）/低倍。

摘　要

患者张××，女，40 岁。家庭主妇，因劳累后心棒气促 7 年，近 1 个月来，症状加重，咳痰带血，夜间不能平卧，近3~4 天来，下肢水肿、尿少而于1997 年 8 月 6 日入院。在病程中，从未用过“洋地黄”治疗。

体检：T38℃，P70 次/分，R30 次/分，BP100/70mmHg。一般状况较差，半坐位，呼吸短促，巩膜轻度黄染，口唇发绀，指端轻度发绀，颈静脉怒张，肝颈静脉回流征阳性，心向双侧扩大，心尖部闻及 5/6 级吹风样收缩期杂音及中度隆隆样舒张中期杂音，肺动脉瓣区第二音亢进，心率快速，心律绝对不整，有短绌脉，双肺散在干性罗音，肺底部可闻及湿性罗音，肝肿大肋下 5cm、轻压痛，移动性浊音阳性，双下肢凹陷性水肿。

门诊检查：红细胞 3.9×10^{12}/L，血红蛋白 110g/L，白细胞 14.0×10^{9}/L，中性分叶核粒细胞 82%。尿常规除蛋白质（+），沉渣中可见少量白细胞及透明管型外余无异常。

初步诊断：

1. 风湿性心瓣膜病
   二尖瓣狭窄和关闭不全
   心房颤动
   心功能Ⅲ级
2. 慢性扁桃体炎急性发

医生签名：郑欣

（四）入院记录举例

入院记录

一般项目同住院病历逐项记录。

主诉　劳累后心悸、气促 7 年，下肢水肿 4 天。

现病史　患者于 7 年前开始，每当过劳或爬楼时，即有心悸、气促，休息后，可减轻，未治疗。5 年来，天气寒冷经常“感冒”，咳嗽较剧，休息时亦心悸、气短，夜间喜睡高枕，曾因发热入市医院，经注射“青霉素”及卧床休息两周症状消失。近 2 年来，自觉腹部逐渐胀大，但从无下肢水肿。1 个月前，因劳累、受凉，感咽痛、咳嗽、痰中带血，心悸、气促，不能平卧，在本单位卫生所治疗无效。近 3~4 天来，下肢出现水肿，尿少色深，食欲下降，有恶心感。病程中从未用过洋地黄。精神差，有时失眠。

既往史　自幼体弱，经常有咽痛发作。11 年前，曾 2 次患“疟疾”，服“奎宁”后痊愈，无游走性关节痛史。无药物和食物过敏史，无输血史，无外伤及手术史。

个人史　原籍上海，5 年前来长春。无烟酒嗜好，无不洁性交史，无结核病病史及与结核患者密切接触史。

月经史　初潮年龄 15 岁，行经期日数 4~5 天，月经周期日数 28~30 天，末次月经日期（LMP）7 月 26 日，无血块及痛经史，白带量不多，无异味。

婚育史　结婚已 9 年，爱人体健，婚后从未怀孕。否认爱人有性病史。

家族史　父母均健在，有 2 姐及 2 弟，除大姐有膝关节痛外，其余均健康，家族中无同样患者。

体格检查

体温 38℃，脉搏 70 次/min，呼吸 30 次/min，血压 100/70mmHg。

一般状况较差，半坐位，呼吸短促，皮肤温度较高，稍干燥，两臂部及后背有脱屑，未见皮疹或出 血点。两颌下均可触及一个直径约 1.5cm 淋巴结，质软、活动可，轻度压痛。口唇发绀，指端轻度发绀，巩膜轻度黄染。眼睑无水肿，睑结合膜未见出血点，颈无抵抗，颈静脉怒张并可见颈动脉搏动，肝颈静脉回流征阳性，气管居中，甲状腺不肿大。胸廓对称，呼吸较浅促，节律规整，呼吸运动两侧相等，双侧语音震颤正常，无胸膜摩擦感。双肺叩诊呈清音，听诊有散在干性罗音，两肺底部可听到湿性罗音，以右侧为著。心尖搏动弥散，以左侧第 5 肋间锁骨中线外 3cm 处最明显。心界向双侧扩大，未触到震颤，心率 100 次/min，与脉搏不一致，心律绝对不齐，肺动脉瓣区第二音亢进，有脉搏短绌，心尖部闻及 5/6 级吹风样收缩期杂音及中度隆隆样舒张中期杂音，向左腋下传导。肺动脉瓣区第二音亢进。腹软，稍隆起，肝脏在右侧锁骨中线肋缘下 5cm 可触及，质较硬，边缘清楚，表面光滑，轻度压痛，脾未触及。移动性浊音阳性。肛门及外生殖器正常。双下肢中度凹陷性水肿，关节无红肿，活动不受限。膝反射正常。Kemig 征及 Babinski 征为阴性。

实验室及器械检查：红细胞 3.9×10^{12}/L，血红蛋白 110g/L，白细胞 14.0×10^{9}/L，中性分叶核粒细胞 82%。尿常规检查除蛋白质（+），沉渣中可见少量白细胞及透明管型外余无异常。

初步诊断：
1. 风湿性心瓣膜病
   二尖瓣狭窄和关闭不全
   心房颤动
   心功能Ⅱ级
2. 慢性扁桃体炎急性发作

医生签名：黄少琴

（五）门诊病历书写要求及举例

1. 门诊病历书写要求

门诊病历要求简明扼要，重点突出。

门诊病历封面应设有姓名、性别、出生年月、民族、婚姻、职业、住址、工作单位，药物过敏史、门诊病历编号及重要检查项目号（如X线片、心电图、CT号等）等栏目并认真填写完整；每次就诊均应填写就诊日期（年、月、日）和就诊科别。急危重患者应注明就诊时间（年、月、日、时、分），时刻按24小时计。

在使用通用门诊病历时，就诊医院应在紧接上一次门诊记录下空白处盖“××年××月××日××医院××科门诊”蓝色章，章内空白处由接诊医生填写。

儿科患者、意识障碍患者、创伤患者及精神病患者就诊须写明陪伴者姓名及与患者的关系，必要时写明陪伴者工作单位、住址和联系电话。

患者在其他医院所做检查，应注明该医院名称及检查日期。

急危重患者必须记录患者体温、脉搏、呼吸、血压、意识状态、诊断和抢救措施等。对收入急诊观察室的患者，应书写观察病历。抢救无效的死亡病例，要记录抢救经过，参加抢救人员姓名、职称或职务，死亡日期及时间，死亡诊断等。

门诊诊断可在初诊或复诊时作出。如一时难以确诊者，可暂作症状待诊，以待进一步确诊，如“发热待查”或“腹痛待查”等，在症状待诊后应提出一个或几个可疑的诊断。如经1~2次复诊仍不能确诊时，应请求会诊或收入院检查确诊。

门诊病历无论初诊或复诊，皆应有医生签全名或盖章。医生签名写于病历右下方。若需上级医生审核签名，则签在署名医生左侧并画斜线相隔，如×××/×××。医生应签全名，字迹应清楚易认，处理措施写在病历左半侧。

法定传染病，应注明疫情报告情况。

2. 门诊病历书写内容

（1）初诊病历：

①主诉。主要症状（或体征）及持续的时间。

②病史。现病史、与本次疾病有关的过去史、个人史和家族史等。

③体检。根据病情需要，重点选择阳性体征及有助于鉴别诊断的阴性体征。急诊患者要常规测 量体温、脉搏、呼吸、血压。

④实验室检查和特殊检查。

⑤初步诊断（写在右下角）。

⑥处理意见（包括进一步检查、给药种类及时间、建议、休假时间及疫情报告等）。

⑦医生签全名。

（2）复诊病历：

①重点记录初诊后病情变化和治疗效果或反应，也要记录必要的病史概要或补充修正的病史、体征及各项检查结果。如果需要，则可进一步辅助检查。

②体检（着重记录原来阳性体征的变化和新的阳性发现）。

③补充的实验室或其他特殊检查。

④诊断（补充或修正诊断）。

⑤处理内容要求同初诊。

⑥医生签全名。

持通用门诊病历变更就诊医院、就诊科别或与前次不同病种的复诊患者，应视作初诊患者并按初诊病历要求书写病历。

3. 门诊病历举例

初诊记录：

2008. 09. 15

反复上腹部隐痛 3 年，加重 3 个月。

自 2005 年 9 月开始，常于饭前感上腹部隐痛，多因饮食不节诱致。伴反酸、嗳气，饭后可缓解。无发热、黄疸、呕血及黑便史。近 3 个月，发作较频繁，疼痛加重无规律性，进食后不缓解。

既往健康，无肝病及胃病史。

体检：P75 次/min，BP120/80mmHg。巩膜无黄染，锁骨上淋巴结未触及。心、肺未见异常。腹部平坦，柔软，上腹正中轻压痛，肝、脾未触及，莫菲征阳性，未触及包块，无移动性浊音，肠鸣音正常。

初步诊断
上腹痛待查
1. 慢性胃炎？
2. 消化性溃疡？
3. 慢性胆囊炎？

处理：
1. 大便隐血
2. 胃镜检查
3. 胆囊超声波检查
4. 雷尼替丁 0. 15g bid×7d

医生签名：[signature]

复诊记录：

2008. 09. 22.

病史同前。服药后症状减轻，食欲稍增加，反酸、嗳气减轻，精力比前好。体检巩膜不黄，腹软，平坦，上腹轻压痛。

大便隐血阴性，胃镜示慢性浅表性胃窦炎症，胆囊超声波检查在正常范围。

诊断　慢性胃炎

处理：
雷尼替丁 0. 15g bid×14d
甲氧氯普胺 10mg tid×14d

医生签名：[signature]

急诊记录：

2008.07.08.09：40

发热、咳嗽1天。

前晚受凉后，昨日凌晨开始畏寒、发热，伴头痛，咳少许白色黏痰，今晨症状加重，体温39.4℃。曾服“阿司匹林”，出汗较多，咳嗽加重，白色痰，无胸痛。今晨起感左胸疼痛，他人发现其神志淡漠，即送来我院。昨日起尿量少。平素健康。

体检　T37.1℃，P102次/min，R28次/min，BP70/50mmHg。神志清楚，表情淡漠，皮肤苍白，肢体湿冷，无发绀，无瘀点。颈无抵抗，心率102次/min，律齐，无杂音。左下胸叩诊浊音，呼吸音低，可闻及少许湿罗音。腹平坦，柔软，无压痛及反跳痛，肝、脾未触及。

WBC 21.2×1 0^9/L　N 94%　L 6%

初步诊断　细菌性肺炎
感染性休克

处理：

1. 留急诊抢救室观察
2. 流质饮食
3. 测T、P、R、BPq1h
4. 吸氧
5. 记24小时尿量
6. 即查血气分析
7. 床边胸部X线片
8. 血细菌培养、菌落计数及药敏试验
9. 低分子右旋糖酐500ml静脉滴注
10. 5%碳酸氢钠250ml静脉滴注
11. 5%葡萄糖液500ml+青霉素G 480万U静脉滴注

医生签名：徐丹红

2008.07.08.10：45

胸片示左下肺大片均匀致密阴影，CO_2-CP 24 vol%，已进液体约1000ml，仍无尿，肢体仍凉。

BP 90/60mmHg，R 25次/min，P100次/min。

处理：

5%葡萄糖盐水500ml+多巴胺40mg静脉滴注，40滴/min

医生签名：徐丹红

第三节　电子病历概述

一、电子病历概念

电子病历（EMR）是指将传统的纸病历完全电子化，并超越纸病历的管理模式，是借助计算机软件和硬件设备，将患者的所有诊疗信息录入的病历，具有数据采集、记录、加工、存储、管理和传送等功能，是医疗机构对门诊、住院患者（或保健对象）临床诊疗和指导干预的数字化医疗服务工作记录。电子病历也是居民个人在医疗机构历次就诊过程中产生和被记录的完整、详细的临床信息资源。电子病历不仅指静态病历信息，还包括提供相关服务。“医院信息系统”是医疗机构日常工作开展所依赖使用的综合性业务应用系统，其信息管理功能涉及临床诊疗、药品管理、物资管理、经济管理、医院统计和综合管理等各类业务活动。电子病历不等同于“医院信息系统”，它是重点针对个人在医疗机构接受各类医疗服务的过程中产生的临床诊疗和指导干预信息的数据集成系统，是“医院信息系统”的有机组成部分。它是信息技术和网络技术在医疗领域应用的必然产物，是医院计算机网络化管理的必然趋势。引入电子病历概念后，目前正在使用的纸质病历被称作传统病历。

二、电子病历的基本内容

根据电子病历的基本概念和体系架构，主要内容包括：病历概要、门（急）诊病历记录、住院病历记录、健康体检记录、转诊记录、法定医学证明及报告、医疗机构信息七个业务领域的基本医疗服务活动记录构成。

1. 病历概要

主要记录内容包括：

（1）患者基本信息：包括人口学、社会经济学、亲属/联系人、社会保障和个体生物学标识等。

（2）基本健康信息：包括现病史、既往史、个人史、月经生育史、家族史、危险因素、暴露史等。

（3）卫生事件摘要：指在医疗机构历次就诊所发生的医疗卫生事件名称、类别、时间、地点、结局等信息。

（4）医疗费用记录。

2. 门（急）诊病历记录

主要包括：（1）门（急）诊病历、急诊留观病历；（2）处方（西药和中药）；（3）治疗处置记录：治疗、手术、麻醉、输血记录等；（4）护理记录：一般护理记录、特殊护理记录、手术护理记录、体温记录、出入量记录、注射输液巡视记录等；（5）检查检验记录；（6）知情告知信息等。

3. 住院期间病历除书写住院病历外，还需记录以下内容

主要包括：（1）住院病案首页；（2）住院志（包括入院记录、24h 内入出院记录、

24小时内入院死亡记录等)；(3) 住院病程记录；(4) 住院医嘱 (长期和临时医嘱)；(5) 住院治疗处置记录 (包括一般治疗处置和助产记录)；(6) 住院护理记录；(7) 检查检验记录；(8) 出院记录；(9) 转院记录；(10) 知情告知信息这十项基本内容。

4. 健康体检记录

它是指医疗机构开展的，以健康监测、预防保健为主要目的 (非因病就诊) 的一般常规健康体检记录。

5. 转诊记录

它是指医疗机构之间进行患者转诊 (转入或转出) 的主要工作记录。

6. 法定医学证明及报告

主要包括：出生医学证明、死亡医学证明、传染病报告、出生缺陷儿登记等。

7. 医疗机构信息

这主要是指负责创建、使用和保存电子病历的医疗机构法人信息。

对以上部分内容及要求举例如下：

1. 电子病历

包括患者历次门诊、住院和体检等全部健康档案。

2. 体温单

护士能在电脑上输入患者的体温数据，电脑能自动生成体温、脉搏、呼吸等曲线图及体温单相关的数据表格。

3. 医嘱单

医生能用电脑快捷输入长期、临时等医嘱处方内容，其中包括药品、检查、诊断、治疗处置、卫生材料、手术、收入院、转科、转院和出院等诊疗活动，能自动审核录入医嘱的完整性，记录医生姓名及时间，一经确认不得更改，同时提供医嘱的停用和取消功能，并提供医嘱处方的自动监测和咨询功能：药品剂量、药品相互作用、配伍禁忌、适应证等。输入医嘱处方内容时必须是编码格式，能自动生成收费信息、药房摆发药信息及护理执行单信息，支持医院的各种统计查询。

4. 住院病历和入院记录

医生能通过调用模板用电脑快捷地输入住院病历和入院记录内容，且能调用各种历史病历和提供医院、科室、医生常用临床项目字典及相应编辑功能，加快医生的输入速度。同时，按医疗规范的规定，上级医生能修改下级医生的病历，但所有修改应留有痕迹。

5. 住院病程记录

包括首次病程记录、日常病程记录：包括上级医生查房记录、疑难病例讨论记录、交接班记录、转科记录、阶段小结、抢救记录、会诊记录、术前讨论记录、麻醉记录、手术记录、术后首次病程记录、出院记录、死亡医学记录和死亡病例讨论记录等。医生能调用按实施需要而设计好的病程记录各项模板，用电脑快捷输入病程记录内容，并能调用住院病历、历史病程记录和提供医院、科室、医生常用临床项目字典及相应编辑功能，加快医生的输入速度。按医疗规范的规定，上级医生能修改下级医生的病程记录，但所有修改应留有痕迹，还应有三级查房病程记录的处理功能。

举例：①术前讨论记录、手术记录：医生能用电脑快捷地输入术前讨论记录、手术记录内容，通过调用模板和提供医院、科室、医生常用临床项目字典及相应编辑功能，加快医生的输入速度；②麻醉记录单：通过监护设备的接口，电子病历系统能自动记录患者的生命征数据，同时，麻醉医生能输入麻醉药品、数量、注入时间等相关内容，自动形成麻醉记录单。

6. 知情告知信息

它是指医疗机构需主动告知患者和（或）其亲属、授权委托人，或需要患者（或患者亲属、授权委托人）签署的各种知情同意书（包括手术同意书、特殊检查及治疗同意书、特殊药品及材料使用同意书、输血同意书、病危（重）通知书等）。电子病历系统应有医生输入和打印的功能，打印出的各类同意书，患者签字后生效。

7. 会诊单

电子病历系统应有医生输入申请会诊和填写会诊结果的功能。

8. 实验室检查报告单

电子病历系统应有通过与检验、影像、监护等各种医疗设备的接口，自动采集各种符合当时国际标准的医疗数据、医学图形、静态医学影像和动态影像等功能，操作人员能运用临床项目字典及相应编辑功能，快速生成图文并茂的报告单。医院、科室、医生能通过各种模板调用各种报告单。

9. 有关护理记录和护理病历

电子病历系统应能处理各种护理记录和全部护理病历，通过各种模板的调用，加快护理记录和护理病历内容的输入速度。

10. 住院病案首页

电子病历系统必须有住院病案首页的处理功能，所有住院病案首页的输入内容必须符合病案管理的要求，有标准的必须采用标准编码，不能自行编码。

11. 住院证

电子病历系统应有门诊医生输入住院证的功能和住院医生查阅住院证的功能。

三、电子病历系统运行基本要求

1. 法律有效性

（1）电子病历必须符合《医疗机构病历管理规定》、《医疗机构管理条例》、《医疗事故处理条例》、《病历书写规范》、《中医、中西医结合病历书写基本规范（试行）》、《医院信息系统基本功能规范》等国家、地方相关法律、法规、规章制度的要求。

（2）内容客观性：全部信息必须由医务人员本人输入电脑，医务人员进入电子病历系统或保存电子病历数据时要有电子签名，系统不应该限制医生的决策行为。

（3）数据完整性：所有信息的修改和删除必须留下痕迹，并且全部医疗过程的记录要符合电子交易条例。

2. 数据准确性

能保证计算机记录的内容，能正确反映录入者的真实意图，数据在网上流通时能保证与原始录入内容的一致性。

3. 数据存储时限

能保证电子病历数据存储符合病历存储的规范要求。

4. 数据可利用性

（1）电子病历系统要有查阅前次住院、门诊或急诊电子病历的功能。

（2）电子病历系统有支持所有医嘱、申请单、病历、报告单和各种病历内容的打印功能，符合有关医疗文件的格式要求。

（3）电子病历系统能支持医院的各种统计查询分析，能自动生成各种统计报表。

（4）电子病历数据能够供第三方系统利用。外院诊疗资料：电子病历的数据应有通用的标准出口，本院的病历信息能被第三方调阅，同时，第三方的病历数据也能被本院所调阅。

（5）电子病历系统是一套开放的系统，能与社保、商业保险、办公自动化等各种系统相联，能形成一个整体的医院信息系统。

5. 系统运行速度

电子病历系统应是一套快速高效的系统。

6. 系统流程

电子病历系统的流程必须符合医疗规范的要求，所有的治疗、用药等医疗行为必须符合“三查七对”等医疗规范。

7. 系统可靠性

（1）系统须保证“7 天 24 小时”安全运行，并有设冗余备份。

（2）系统能提供电子病历数据冗余备份和异地备份，并具备数据快速恢复功能。

8. 电子病历的数据字典信息分类编码

应符合我国法律、法规、规章及有关规定，对已有的国标、行业标准及部标的数据字典，应采用相应的有关标准，不得自定义。允许用户扩充的标准，应严格按照该标准的编码原则扩充。在标准出台后应立即改用标准编码，如果技术限制导致已经使用的系统不能更换字典，必须建立自定义字典与标准编码字典的对照表，并开发相应的检索和数据转换程序。

9. 系统保密安全防范措施

（1）系统必须有严格的权限设置功能。为方便用户，此设置应尽可能灵活。

（2）重要数据资料要遵守国家有关保密制度的规定。从数据输入、处理、存储、输出严格审查和管理，不允许通过电子病历系统非法扩散。

（3）重要保密数据，要对数据进行加密处理后再存入机内，对存储磁性介质的文件和数据，系统必须提供相关的保护措施。

四、电子病历的优点和不足

1. 电子病历的优点

（1）信息集成：支持多媒体表现形式，信息内容完整、含量丰富。

（2）信息共享与交互：参与或影响特定医疗行为的多方，均可异地同时获取自己所需的信息，并指导自己的行为和判断。

（3）信息智能化：规范化的数据存储结构的基本特点，就是支持信息的分析与检索，还可以根据自身掌握的信息和知识，主动进行判断，在个体健康状态需要调整时，作出及时、准确的提示，并给出最优方案和实施计划。

（4）信息关联：内部关联，即病历框架内各个部分内容之间的逻辑关系及约束，如首程记录与诊疗计划、病程记录与医嘱等；外部关联，即病历中某些结构与其相关的外部信息源之间的关联。

（5）节约资源：无纸化、易于保存。

2. 现行的电子病历存在的不足

（1）标准化问题：虽然我国已经制定和颁布了很多与医疗信息有关的标准，但基本上是针对某一目的开发的，并不能完全覆盖医疗活动的所有范围。要实现电子病历的资源共享，标准化问题（如在模板设计方面）一时尚难解决。

（2）法律问题：在手写病历时代，医生的手写笔迹和签名极具特征性，责任十分明确，在发生医疗纠纷或法律诉讼时可提供原始的法律证据。应用电子病历之后明确的责任人如何界定是个问题。

（3）安全性问题：病历是患者疾病的档案，涉及个人隐私，也是医学科学和医院建设的宝贵资料，在遇到医疗纠纷时，也是重要的法律依据，因此病历的保管和保密问题显得非常重要。如何防止不经许可的用户接触、复制、更改、删除、歪曲病历记录也是需要解决的问题。计算机系统的稳定性也是关系到信息资料是否能安全保存的重要环节，如计算机系统外部环境的影响，医院内的各种医疗设备对计算机系统的危害，工作人员操作不当导致计算机病毒的入侵，都会影响病历的安全性。

第四章　常见检验项目及意义

第一节　血常规检查

传统的血液常规检测只包括红细胞计数、血红蛋白测定、白细胞计数及其分类。近年来由于血液学分析仪器的广泛应用，血液常规检测的项目增多包括血红蛋白测定、红细胞计数、红细胞平均值测定和红细胞形态检测；白细胞计数及分类；血小板计数、血小板平均值测定和血小板形态检测。

一、红细胞的检测和血红蛋白的测定

通过红细胞计数和血红蛋白测定，发现其变化而借以诊断有关疾病。

【参考值】

健康人群血红蛋白和红细胞数参考值见下表。

健康人群血红蛋白和红细胞数参考值

人群	参考值	
	血红蛋白（g/L）	红细胞（$\times10^{12}$/L）
成年男性	120～160	4.0～5.5
成年女性	110～150	3.5～5.0
新生儿	170～200	6.0～7.0

【临床意义】

（一）红细胞及血红蛋白增多

它是指单位容积血液中红细胞数及血红蛋白量高于参考值高限。一般经多次检查成年男性红细胞>6.0×10^{12}/L，血红蛋白>170g/L；成年女性红细胞>5.5×10^{12}/L，血红蛋白>160g/L时即认为增多。可分为相对性增多和绝对性增多两类：

1. 相对性增多

这是因血浆容量减少，血浆中水分丢失，血液浓缩，使红细胞容量相对增加。见于严重呕吐、腹泻、大量出汗、大面积烧伤、慢性肾上腺皮质功能减退、尿崩症、甲状腺功能亢进症危象、糖尿病酮症酸中毒。

2. 绝对性增多

临床上称为红细胞增多症，可由多种原因所引起。按发病原因可分为继发性和原发性两类，后者即真性红细胞增多症。

生理性红细胞生成素代偿性增加见于胎儿及新生儿、高原地区居民；病理性增加则见于严重的慢性心、肺疾患如阻塞性肺气肿、肺源性心脏病、紫绀型先天性心脏病，以及携氧能力低的异常血红蛋白病等。由于血氧饱和度减低，组织缺氧所引起。

还有些病人无血氧饱和度减低，组织无缺氧，红细胞生成素增加，与某些肿瘤或肾脏疾患有关，如肾癌、肝细胞癌、卵巢癌、肾胚胎瘤、肾上腺皮质腺瘤、子宫肌瘤以及肾盂积水、多囊肾等。

真性红细胞增多症是一种原因未明的以红细胞增多为主的骨髓增殖性疾病，目前认为是多能造血干细胞受累所致。其特点为红细胞持续性显著增多，可高达（7~10）$\times 10^{12}$/L，血红蛋白达180~240g/L，全身总血容量也增加，白细胞和血小板也不同程度增多。本病属慢性和良性增生，但具有潜在恶性趋向，部分病人可转变为白血病。

（二）红细胞及血红蛋白减少

单位容积循环血液中红细胞数、血红蛋白量及血细胞比容（Hct）低于参考值低限，通常称为贫血。以血红蛋白为标准，成年男性血红蛋白<120g/L，成年女性<110g/L，即可认为有贫血。引起红细胞及血红蛋白减少的原因可概括为两类：

1. 生理性减少

婴儿从出生3月起至15岁以前的儿童，因身体生长发育迅速而红细胞生成相对不足，红细胞及血红蛋白可较正常成人低10%~20%。妊娠中、后期的孕妇血浆容量增加，使血液稀释；老年人骨髓造血容量逐渐减少，使造血功能减低，均可导致红细胞及血红蛋白减少，统称为生理性贫血。

2. 病理性减少

见于各种贫血。按照病因和发病机制不同，可将贫血分为红细胞生成减少、红细胞破坏增多、红细胞丢失过多。

二、白细胞检测

（一）白细胞计数

【参考值】

成人（4~10）$\times 10^9$/L；新生儿（15~20）$\times 10^9$/L

6个月~2岁（11~12）$\times 10^9$/L

【临床意义】

通常白细胞数高于10×10^9/L称白细胞增多，低于4×10^9/L称白细胞减少。白细胞数在生理或病理情况下均可有变异。由于外周血中白细胞的组成主要是中性粒细胞和淋巴细胞，尤其以中性粒细胞为主。故在大多情况下，白细胞的增多或减少，主要受中性粒细胞的影响。因此，白细胞增多或减少通常就与中性粒细胞的增多或减少有着密切关系和相同意义。各种类型白细胞变异的临床意义分述如下。

（二）白细胞分类计数

1. 中性粒细胞

（1）中性粒细胞增多。在生理情况下，外周血中白细胞数可有个体的差异。一日之间也可有波动，下午较早晨为高。饱餐、情绪激动、剧烈运动、高温或严寒等均能使白细胞（主要是中性粒细胞）暂时性升高。新生儿、月经期、妊娠5个月及分娩时，也可使其暂时性升高。病理性增多见于：①急性感染：为引起中性粒细胞增多最常见的原因。尤其是化脓性球菌引起的局部炎症或全身性感染最为明显，但在某些极重度感染时，白细胞总数不但不高，反而减低。②广泛的组织损伤或坏死：如严重外伤、手术创伤、大面积烧伤、冻伤以及血管栓塞（如心肌梗塞、肺梗塞）及严重的血管内溶血，在12~36小时内常见白细胞总数及中性粒细胞增多。③急性失血：在急性大出血时，白细胞总数常在1~2小时内迅速增高。④急性中毒：可由于外源性的化学物质或化学药物中毒或生物毒素中毒所致。⑤白血病、骨髓增生性疾病及恶性肿瘤。

（2）中性粒细胞减少。常见原因见于：①感染，病毒感染是感染引起粒细胞减少的常见原因，细菌性感染特别是革兰氏阴性杆菌感染如伤寒杆菌感染也是引起粒细胞减少的常见原因。②血液系统疾病常见于再生障碍性贫血、粒细胞减少症、非白血性白血病等。③物理、化学因素损伤如放射线、放射性核素、化学物品及化学药物均可引起粒细胞减少。④其他如脾功能亢进、某些恶性肿瘤、某些自身免疫性疾病、过敏性休克等。

2. 嗜酸性粒细胞

（1）嗜酸性粒细胞增多可见于：①变态反应性疾病如支气管哮喘、药物过敏反应、荨麻疹等，外周血嗜酸性粒细胞呈轻度或中等度增高。②寄生虫病：如血吸虫、中华分支睾吸虫、肺吸虫、丝虫等。③皮肤病：如湿疹、剥脱性皮炎、天疱疮、银屑病等可有嗜酸性粒细胞呈轻度或中度增高。④血液病：如慢性粒细胞白血病、恶性淋巴瘤等。⑤某些恶性肿瘤：尤其是肿瘤转移或有坏死灶的恶性肿瘤，嗜酸性粒细胞可有中度增高。⑥某些传染病：在传染病感染期时，嗜酸性粒细胞常减少，在恢复期时，则可见暂时性增高，唯有在猩红热的急性期时，嗜酸性粒细胞可增高。

（2）嗜酸性粒细胞减少其临床意义较小。可见于长期应用肾上腺皮质激素后。在某些急性传染病如伤寒的极期，大手术、烧伤等应激状态。

3. 淋巴细胞

（1）淋巴细胞增多。儿童期淋巴细胞较高，婴儿出生时淋巴细胞约占35%，粒细胞占65%。4~6天后，淋巴细胞可达50%，两种细胞比例大致相等。至4~6岁时，淋巴细胞比例逐渐减低，粒细胞比例增加，逐渐达正常成人水平。此为儿童期的淋巴细胞生理性增多。病理性淋巴细胞增多见于：①感染性疾病：主要为病毒感染，也可见于百日咳杆菌、结核杆菌、布氏杆菌、梅毒螺旋体、弓形体等的感染。②肿瘤性疾病：急性和慢性淋巴细胞白血病、淋巴瘤。③急性传染病的恢复期。④移植排斥反应。

（2）淋巴细胞减少。主要见于应用肾上腺皮质激素、烷化剂、抗淋巴细胞球蛋白等的治疗以及接触放射线、免疫缺陷性疾病、丙种球蛋白缺乏症等。

4. 单核细胞

（1）单核细胞增多。正常儿童单核细胞可较成人稍高，为生理性增多。病理性增多见于：①某些感染：如疟疾、黑热病、结核病、感染性心内膜炎等。②血液病：如单核细胞白血病等。③急性传染病或急性感染的恢复期。

（2）单核细胞减少。一般无重要临床意义。

三、血小板的检测

（一）血小板计数（PLT）

【参考值】（100~300）$\times 10^9$/L

1. 血小板减少

PLT 低于 100×10^9/L 称为血小板减少，可见于：

（1）血小板的生成障碍。见于再生障碍性贫血、放射性损伤、急性白血病、巨幼细胞贫血，骨髓纤维化晚期等。

（2）血小板破坏或消耗增多。见于原发性血小板减少性紫癜、恶性淋巴瘤、上呼吸道感染、风疹、新生儿血小板减少症、输血后血小板减少症、DIC 等。

（3）血小板分布异常。如脾肿大（肝硬化、Banti 综合征）、血液被稀释（输入大量库存血或大量血浆）等。

2. 血小板增多

PLT 超过 300×10^9/L 称为血小板增多。

（1）原发性增多。见于骨髓增生性疾病，如真性红细胞增多症和原发性血小板增多症、骨髓纤维化早期及慢性粒细胞白血病等。

（2）反应性增多。见于急性感染、急性溶血、某些癌症患者，这种增多是轻度的，多在 500×10^9/L 以下。脾切除术后早期血小板亦增加。

第二节　尿液检验

尿液检验也称尿液分析，基本内容是化学分析和尿沉渣镜检。价廉、简便、能反映许多疾病，是评估肾脏疾病最常用的不可取代的首选检查。

一、尿液标本的收集与保存

尿液标本的正确收集、留取、保存和尿量的准确记录，对保证检验结果的可靠性十分重要。成年女性在留尿时，应避开月经期，防止阴道分泌物混入。标本应在半小时内送检，2 小时内检查完毕。

1. 晨尿

它是指清晨起床、未进行早餐和做运动之前第一次排出的尿液。尿常规检查、化学检验以清晨首次尿（即过夜尿）为好。新鲜尿液最好半小时内及时送检，搁置过久易致成分降解，影响尿沉渣检查结果。

2. 随机尿

门诊病人的临时检查，用于门诊和急诊患者的临时检验。

3. 24 小时尿

用于肌酐、尿糖、尿蛋白、尿酸、尿 17-羟皮质类固醇、尿 17-酮皮质类固醇、电解质等定置检查以及记录 24h 尿量。留尿方法：早晨排空膀胱并计时，以后尿液全部留下直至次日晨同一时间，最后一次排空膀胱，留下尿液，准确收集所有尿液并记录尿量，混匀后取 50ml 送检。在留尿时，适当加防腐剂，尤其在气温高的季节与地方。

4. 餐后尿

通常在午餐后 2 小时收集尿标本、此标本对病理性糖尿、蛋白尿检测较敏感。

二、一般性状检测

1. 尿量

【参考值】

正常人尿量为 1000 ~ 2000ml/24h，平均 1500m。儿童按体重计算尿量，比成年人多 3 ~ 4 倍。24h 尿量少于 400ml 或每小时尿量持续少于 17ml 称少尿；24h 尿量少于 100ml 或 12h 无尿液排出称为无尿；多于 2500ml/24h，称多尿。

【临床意义】

（1）少尿或无尿。常见原因有①肾前性：为各种原因所致的休克、创伤、严重脱水、心力衰竭、肾病综合征等液体分布异常致有效循环血容量减少；②肾性肾衰竭：见于急性重型肾小球肾炎等肾小球疾病及各种休克、感染、创伤、中毒致急性肾损伤、急性过敏性间质性肾炎、慢性肾衰竭终末期等；③肾后性：各种原因所致的尿路梗阻，如肿瘤、结石、尿路狭窄等；④假性少尿：膀胱尿潴留，如前列腺肥大或神经源性膀胱等。

（2）多尿。暂时性多尿可见于饮水过多或应用利尿剂后或输注生理盐水、葡萄糖液过多及用某些药物如咖啡因等；病理性多尿见于：①内分泌疾病：如糖尿病、尿崩症等；②肾脏疾病：如慢性肾盂肾炎、慢性间质性肾炎、慢性肾衰竭早期、急性肾衰竭多尿期、失钾性肾病等；③精神性多尿，常伴尿频。

2. 尿液外观

新鲜正常尿多无色澄清至淡黄色或琥珀色。尿颜色受食物、尿色素、药物和尿量的影响。新鲜尿发生混浊，应注意鉴别尿酸盐沉淀或磷酸盐和碳酸盐沉淀。

病理性尿色改变常见的有：①血尿（见第二编《社区常见症状及常见急重症的院前急救》有关章节）。②血红蛋白尿及肌红蛋白尿，尿液呈浓茶色或酱油色，隐血试验阳性。血红蛋白尿见于阵发性睡眠性血红蛋白尿、蚕豆病、血型不合的输血反应等溶血性疾病。③脓尿和菌尿，尿色混浊。菌尿呈云雾状，静置后不下沉；脓尿放置可有白色云絮状沉淀。此两种尿液不论加热或加酸，其混浊均不消失。脓尿、菌尿见于泌尿系统感染。④乳糜尿和脂肪尿，乳糜尿外观呈不同程度的乳白色，作尿乳糜试验可阳性，如含有较多的血液则称为乳糜血尿，见于丝虫病及肾周围淋巴管梗阻。尿中出现脂肪小滴称为脂肪尿，见于脂肪挤压损伤、骨折和肾病综合征等。⑤胆红素尿，尿内含有大量结合胆红素，振荡后泡沫呈黄色，见于阻塞性黄疸及肝细胞性黄疸。

3. 气味

气味来自尿内的挥发性酸和酯类。尿长时间放置后尿素分解可出现氨臭味。若新鲜尿即有氨味，则见于慢性膀胱炎及慢性尿潴留等；苹果样气味见于糖尿病酮症酸中毒；有机磷中毒患者尿常带蒜臭味。苯丙酮尿症者尿有鼠臭味。

4. pH 值

【参考值】

正常新鲜尿液多呈弱酸性，尿 pH 约 6.5，波动在 4.5~8.0 之间。

【临床意义】

（1）尿 pH 降低。见于酸中毒、发热或服用氯化铵等药物时，其他如糖尿病、痛风、低钾性碱中毒、白血病、食入大量肉类。

（2）尿 pH 增高。见于呕吐、碱中毒，肾小管酸中毒、膀胱炎、应用利尿剂等。

5. 尿液比密（尿比重）

【参考值】正常成年人在普通膳食下尿比重为 1.015~1.025 之间，晨尿最高，一般大于 1.020 左右；婴幼儿尿比重偏低。

【临床意义】

（1）比重增高。见于：①高热、脱水、出汗过多、周围循环衰竭等致血容量不足的肾前性少尿，尿少而比重高；②糖尿病；③急性肾小球肾炎、肾病综合征蛋白尿、放射性造影剂均可使尿比重增高。

（2）比重降低。大量饮水，急性肾小管坏死、急性肾衰竭少尿期及多尿期、慢性肾衰竭、肾小管间质疾病、尿崩症等。

三、化学检测

1. 尿蛋白

【参考值】定性：阴性；定量：0~80mg/24h。

当尿蛋白定性试验阳性或尿蛋白定量大于 100mg/L 或大于 150mg/24h 时，称蛋白尿。

【临床意义】

（1）生理性蛋白尿。它是指泌尿系统无器质性病变，尿内暂时出现蛋白质，程度较轻，持续时间短，诱因解除后消失。如机体在剧烈运动、发热、寒冷、精神紧张、交感神经兴奋及血管活性剂等刺激下所致血流动力学改变，肾血管痉挛、充血，导致肾小球毛细血管壁通透性增加而出现的蛋白尿。

（2）病理性蛋白尿。因各种肾脏及肾外疾病所致的蛋白尿，多为持续性蛋白尿。见于：①肾小球性蛋白尿：这是最常见的一种蛋白尿，是由于肾小球滤过膜因炎症、免疫、代谢等因素损伤所致。可见于各类原发性肾小球肾炎、急进性肾炎、慢性肾炎等原发性肾小球损害性疾病；也可见高血压、糖尿病、狼疮性肾炎等继发性肾小球损害性疾病。②肾小管性蛋白尿：在感染、中毒所致肾小管损害或继发于肾小球疾病时出现。常见于肾盂肾炎、间质性肾炎、肾小管性酸中毒、重金属（汞、镉、铀、砷和铋等）中毒、有机溶剂（苯、四氯化碳）以及药物（卡那霉素、庆大霉素、多粘菌素等）、肾移植后。③混合性蛋白尿：肾小球和肾小管同时受损所致的蛋白尿。④假性蛋白尿：由于尿内混有大量血、脓、黏液等成分而导致蛋白定性试验阳性，一般并不伴有肾本身的损害，治疗后很快恢复正常。

2. 尿糖

【参考值】

定性：阴性；定量：0.56~5.0mmol/24h。

【临床意义】

（1）血糖增高性糖尿。多见于内分泌疾病：①糖尿病，最为常见。重症患者几乎每次检查均有糖尿，且排糖量与病情轻重相平行，尿糖的检测是判断病情和疗效观察指标之一。②其他内分泌疾病，甲状腺功能亢进、垂体前叶功能亢进如肢端肥大症、嗜铬细胞瘤等均可出现糖尿，又称为继发性高血糖性糖尿。③其他：肝硬化、胰腺炎、胰腺癌等。

（2）血糖正常性糖尿。这是因为肾小管对葡萄糖重吸收功能减退，肾阈值降低所致的糖尿，又称肾性糖尿。见于家族性糖尿、慢性肾炎、间质性肾炎、肾病综合征等。

（3）暂时性糖尿。见于下列情况：①超过"肾阈值"的生理性糖尿，如大量进食碳水化合物，或静脉注射大量葡萄糖后可一时性血糖上升，尿糖阳性；②应激性糖尿，在颅脑外伤、脑出血、急性心肌梗塞时，肾上腺素或胰高血糖素分泌过多或延脑血糖中枢受到刺激，可出现暂时性高血糖和糖尿。

（4）其他糖尿。乳糖、半乳糖、果糖、甘露糖及一些戊糖等，在进食过多或体内代谢失调使血中浓度升高时，可出现相应的糖尿。

（5）假性糖尿。尿中不少物质具有还原性，如维生素C，尿酸、葡萄糖醛酸或随尿排出的药物，如异烟肼、链霉素、水杨酸、阿司匹林等，可使班氏定性试验出现假阳性反应。

3. 酮体

【参考值】阴性

【临床意义】

（1）糖尿病性酮尿。糖尿病患者一旦有酮尿出现，即应考虑到酮症酸中毒，并为发生糖尿病性昏迷的前兆，此时，多伴有高糖血症和糖尿。

（2）非糖尿病性酮尿。在婴儿或儿童可因发热、严重呕吐、腹泻、未能进食等出现酮体，在妊娠妇女可因严重妊娠反应、剧烈呕吐、重症子痫不能进食、消化吸收障碍等出现尿酮体阳性。酒精性肝炎、肝硬化等，因糖代谢障碍出现酮尿。

4. 胆红素与尿胆原

【参考值】

正常人尿胆红素定性为阴性，定量为≤2mg/L；尿胆原定性为阴性或弱阳性，定量为≤10rng/U。

【临床意义】

（1）尿胆红素阳性或增高见于：①急性黄疸性肝炎、阻塞性黄疸；②门脉周围炎、纤维化及药物所致的胆汁淤滞；③先天性高胆红素血症 Dubin-Johnson 综合征和 Rotor 综合征。

（2）尿胆原阳性或增高见于肝细胞性黄疸和溶血性黄疸。

5. 尿亚硝酸盐

亚硝酸盐试验可用来筛选尿路感染。正常人尿液中存在亚硝酸盐，肠杆菌科细菌能将硝酸盐还原为亚硝酸盐。尿路感染多为大肠杆菌、肠杆菌科细菌引起，可呈阳性反应；变形杆菌有时呈弱阳性；其他如粪链球菌、淋病双球菌、葡萄球菌、结核分支杆菌则为阴性反应。

6. 尿隐血

用尿拭纸条法检测尿隐血，对少量红细胞（1~3 个/HP），就可显示阳性。

四、显微镜检查

尿沉渣检查是对尿液离心沉淀物中有形成分的鉴定。传统的尿沉渣检测包括用显微镜对尿沉渣进行定性、定量检查以及各种有形成分的计数检测。现在可用尿沉渣自动分析仪，对尿中某些有形成分（红细胞、白细胞、管型、结晶等）进行自动检测。

第三节　粪便检测

粪便是食物在体内经消化的最终产物。粪便检查对了解消化道及与消化道相通的肝、胆、胰等器官有无炎症、出血、寄生虫感染等疾患，了解胰腺及肝胆系统的消化与吸收功能状况有重要价值。

一、标本采集

粪便标本通常采用自然排出法，应注意以下事项：

1. 常规检查标本

（1）粪便标本务必新鲜，不可混入尿液或其他物质，盛器应洁净干燥，如作粪便细菌学检查应采集于加盖无菌的容器内立即送检。

（2）在粪便标本有脓血时，应用干净竹签挑取粪便含有黏液或脓血部分，外观无异常的粪便应从粪便的表面不同部位、深处及粪端多处取材。

（3）在无粪便而又必须检查时，可经肛门指诊采集粪便，灌肠或服油类泻剂的粪便因过稀或混有油滴而不适合作检查标本。

2. 寄生虫检查标本

（1）对某些寄生虫及虫卵的初筛检测，应采取三送三检，因为许多肠道原虫和某些蠕虫卵有周期性排出现象。

（2）检查痢疾阿米巴滋养体应于排便后立即送检，从脓血和稀软部分取材，寒冷季节 标本送验及检查时均需保温。

3. 隐血试验

做化学法隐血试验时，应于前三日禁食肉类及含有动物血的食物，并禁服铁剂及维生素 C，否则易出现假阳性。

二、一般性状检测

医生在开送粪便检查时，应亲自肉眼观察粪便标本，通常根据大便性状即可作出初步诊断。

1. 量

正常人大多每天排便一次，量为 100~300g，随进食量、食物种类及消化器官功能状态而异。摄食细粮及以肉食为主者，粪便细腻而量少，进食粗粮及多食蔬菜者，因纤维素多使粪便量增加。胃、肠、胰腺有炎症或功能紊乱时，因炎症渗出、分泌增多、肠蠕动亢进及消化吸收不良使粪便量增加。

2. 颜色与性状

正常成人的粪便排出时为黄褐色圆柱形软便，婴儿粪便呈黄色或金黄色糊状便。久置后，由于粪便中胆色素原被氧化可致颜色加深，病理情况可见如下改变：

(1) 稀糊状或水样便。见于各种感染性和非感染性腹泻，尤其是急性肠炎、服导泻药及甲状腺功能亢进症等。小儿肠炎时由于肠蠕动加快，粪便呈绿色稀糊状。副溶血性弧菌食物中毒，排出洗肉水样便。出血坏死性肠炎排出红豆汤样便。

(2) 黏液便。正常粪便中的少量黏液因与粪便均匀混合不易察觉。小肠炎症时增多的黏液均匀的混于粪便之中；大肠病变时因粪便已逐渐形成，黏液不易与粪便混合；来自直肠的黏液则附着于粪便的表面。单纯黏液便的黏液无色透明，稍粘稠，脓性黏液便则呈黄白色不透明，见于各类肠炎、细菌性痢疾，阿米巴痢疾等。

(3) 脓性及脓血便。当肠道下段有病变，如痢疾、溃疡性结肠炎、局限性肠炎、结肠或直肠癌常表现为脓性及脓血便。阿米巴痢疾以血为主，血中带脓，呈暗红色稀果酱样，细菌性痢疾则以黏液及脓为主，脓中带血。

(4) 冻状便。肠易激综合征患者常在腹部绞痛后排出黏冻状、膜状或纽带状物，某些慢性菌痢病人也可排出冻状便。

(5) 鲜血便。直肠息肉、直肠癌、肛裂及痔疮等均可见鲜血便。在患痔疮时，常在排便之后有鲜血滴落，而其他疾患则鲜血附着于粪便表面。

(6) 黑便及柏油样便。成形的黑色便称黑便，稀薄、粘稠、漆黑、发亮的粪便，形似柏油称柏油样便，见于消化道出血。

(7) 白陶土样便。见于各种原因引起的胆管阻塞。行钡餐胃肠造影术后，可因排出硫酸钡使粪便呈白色或黄白色。

(8) 米泔样便。粪便呈白色淘米水样，内含有黏液片块，量大、稀水样，见于重症霍乱、副霍乱患者。

(9) 细条状便。排出细条状或扁片状粪便，提示直肠狭窄，多见于直肠癌。

(10) 羊粪样便。常因习惯性便秘，粪便在结肠内停留过久，水分被过度吸收所致。多见于老年人及经产妇排便无力者。

(11) 乳凝块。乳儿粪便中见有黄白色乳凝块，亦可见蛋花汤样便，常见于婴儿消化不良、婴儿腹泻。

3. 气味

正常粪便因含蛋白质分解产物，如吲哚、粪臭素、硫醇、硫化氢等而有臭味，肉食者味重，素食者味轻。患慢性肠炎、胰腺疾病、结肠或直肠癌溃烂时有恶臭。阿米巴肠炎粪便呈血腥臭味。脂肪及糖类消化或吸收不良时粪便呈酸臭味。

4. 寄生虫体

蛔虫、绦虫等较大虫体或其片段肉眼即可分辨，钩虫虫体须将粪便冲洗过筛方可见到。服驱虫剂后应查粪便中有无虫体，驱绦虫后应仔细寻找其头节。

5. 结石

粪便中可见到胆石、胰石、胃石、粪石等，最重要且最常见的是胆石，常见于应用排石药物或碎石术后。

三、显微镜检测

在显微镜下观察粪便中的有形成分，仔细寻找细胞、寄生虫卵、细菌、原虫，并观察各种食物残渣以了解消化吸收功能。

四、化学检测

1. 隐血试验

粪便隐血试验对消化道出血有重要诊断价值。消化性溃疡的阳性率为40%~70%，呈间隙阳性；消化道恶性肿瘤，如胃癌、结肠癌，阳性率可达95%，呈持续性阳性；其他，如急性胃黏膜病变、肠结核、Cohn病、溃疡性结肠炎、钩虫病及流行性出血热等，均常为阳性。

2. 细菌学检测

有助于查出肠道致病菌。

第四节　肾功能检测

一、血清肌酐测定

【参考值】全血肌酐为88.4~176μmol/L；血清或血浆肌酐，男性53~106μmol/L；女性44~97μmol/L。

【临床意义】

1. 血肌酐增高见于各种原因引起的肾小球滤过功能减退

①急性肾衰竭，血肌酐明显的进行性的升高为器质性损害的指标，可伴少尿或无少尿；②慢性肾衰竭：血肌酐升高程度与病变严重性一致，肾衰竭代偿期，血肌酐<178μmmol/L；肾衰竭失代偿期，血肌酐 >178μmmol/L；肾衰竭期，血肌酐明显升高>445 μmmol/L。

2. 鉴别肾前性和肾实质性少尿

①器质性肾衰竭血肌酐常超过200μmmol/L；②肾前性少尿如心力衰竭、脱水、肝肾综合征、肾病综合征等，血肌酐浓度上升多不超过200μmmol/L。

3. 老年人、肌肉消瘦者肌酐可能偏低

因此，一旦血Cr上升，就要警惕肾功能减退，应进行进一步的内生肌酐清除率检测。

二、血尿素氮测定

【参考值】

成人3.2~7.1mmol/L，婴儿、儿童1.8~6.5mmol/L。

【临床意义】

血中尿素氮增高见于：

1. 器质性肾功能损害

如各种原发性肾小球肾炎、肾盂肾炎、间质性肾炎、肾肿瘤、多囊肾等所致的慢性肾衰竭。

2. 肾前性少尿

严重脱水、大量腹水、心脏循环功能衰竭、肝肾综合征等导致血容量不足导致少尿，此时，BUN 升高，但 Cr 升高不明显，称为肾前性氮质血症。经扩容尿量多能增加，BUN 可自行下降。

3. 蛋白质分解或摄入过多

急性传染病、高热、上消化道大出血、大面积烧伤、严重创伤、大手术和甲状腺功能亢进、高蛋白饮食等，但血 Cr 一般不升高。以上情况纠正后，血 BUN 可以下降。

三、血尿酸测定

【参考值】

男性 150~416μmmol/L，女性 89~357μmmol/L。

【临床意义】

严格禁食含嘌呤丰富食物 3 天，排除外源性尿酸干扰再采血，血尿酸水平改变较有意义。血中尿酸增高见于：

1. 原发性高尿酸血症

主要见于原发性痛风，由先天性酶缺乏或功能失调引起。

2. 继发性高尿酸血症

①多种慢性肾脏疾病及肾衰竭、多囊肾、止痛剂肾病等疾病在肾小球滤过率正常时即可出现，发展至肾功能不全失代偿期，血尿酸随血肌酐的升高而升高，两者呈正相关；②白血病和肿瘤：白血病和其他恶性肿瘤细胞分裂旺盛，核酸分解加强，内源性尿酸增加；③应用噻嗪类利尿剂等药后，也可使血尿酸增高；④长期禁食和糖尿病，可使血尿酸增高；⑤子痫病人血中尿酸增高。

血尿酸浓度降低见于各种原因致肾小管重吸收尿酸功能损害，尿中大量损失，以及肝功能严重损害尿酸生成减少。如急性重症肝炎、肝豆状核变性、慢性镉中毒、使用磺胺及大剂量糖皮质激素等。

第五节 肝功能测定

一、血清蛋白测定

【参考值】

正常成人血清总蛋白 60~80g/L，清蛋白 40~55g/L，球蛋白 20~30g/L，A/G 为 1. 5~2. 5：1。

【临床意义】

血清总蛋白降低与清蛋白减少相平行，总蛋白升高的同时有球蛋白的升高。由于肝功能有很大代偿能力及清蛋白半衰期较长，因此，肝脏病变往往达到一定程度和一定病程后才能出现血清总蛋白和清蛋白量的改变，在急性或局灶性肝损伤时，STP、A、G 及 A/G 多为正常。因此，它用于检测慢性肝损害，并可反映肝实质细胞储备功能。

1. 血清总蛋白及清蛋白增高

主要由于血清水分减少，使单位容积总蛋白浓度增加而全身总蛋白量并未增加，如急性失水、肾上腺皮质功能减退等。

2. 血清总蛋白及清蛋白降低

见于：①肝细胞损害影响总蛋白与清蛋白合成：常见肝脏疾病有亚急性重症肝炎，慢性中度以上持续性肝炎、肝硬化、肝癌等。清蛋白减少常伴有 γ 球蛋白增加，清蛋白持续下降，提示肝细胞坏死进行性加重，预后不良，治疗后清蛋白上升，提示肝细胞再生，治疗有效。血清总蛋白<60g/L 或清蛋白<25g/L 称为低蛋白血症，临床上常出现严重浮肿及胸、腹水。②营养不良：如蛋白质摄入不足或消化吸收不良。③蛋白丢失过多：如肾病综合征（大量肾小球性蛋白尿）、蛋白丢失性肠病、严重烧伤、急性大失血等。④消耗增加：见于慢性消耗性疾病如结核、甲状腺功能亢进及恶性肿瘤等。

3. 血清总蛋白及球蛋白增高

当血清总蛋白>80g/L 或球蛋白>35g/L，称为高蛋白血症或高球蛋白血症。总蛋白增高主要是球蛋白增高，其中，又以 γ 球蛋白增高为主，常见原因有：①慢性肝脏疾病：包括自身免疫性慢性肝炎、慢性活动性肝炎、肝硬化、慢性酒精性肝病、原发性胆汁性肝硬化等。球蛋白增高程度与肝脏病严重性相关。②慢性炎症与慢性感染：如结核病、疟疾、黑热病、麻风病及慢性血吸虫病等。③自身免疫性疾病：如系统性红斑狼疮、风湿热、类风湿关节炎等。

4. 血清球蛋白浓度降低

主要是合成减少，见于：①生理性减少：小于 3 岁的婴幼儿。②免疫功能抑制：如长期应用肾上腺皮质激素或免疫抑制剂。

5. A/G 倒置

可以是清蛋白降低亦可因球蛋白增高引起，见于严重肝功能损伤及 M 蛋白血症，如慢性中度以上持续性肝炎、肝硬化、原发性肝癌、多发性骨髓瘤等。

二、血清酶检查

1. 血清氨基转移酶（转氨酶）

用于肝功能检查的主要是丙氨酸氨基转移酶（ALT）和天门冬氨酸氨基转移酶（AST）。

【参考值范围】

	终点法（赖氏法）	速率法（37℃）
ALT	5~25 卡门氏单位	5~40U/L
AST	8~28 卡门氏单位	8~40U/L
DeRitis 比值（AST/ALT）		1.15

【临床意义】

（1）急性病毒性肝炎。ALT 与 AST 均显著升高，可达正常上限的 20~50 倍，甚至 100 倍，但 ALT 升高更明显，通常 ALT>300U/L，AST/ALT>1；是诊断病毒性肝炎重要检测手段。在肝炎病毒感染后 1~2 周，转氨酶达高峰，在第 3 周到第 5 周逐新下降，AST/ALT 比值逐渐恢复正常。在急性肝炎恢复期，如转氨酶活性不能降至正常或再上升、AST/ALT 比值有升高倾向提示急性病毒性肝炎转为慢性。在急性重症肝炎时，病程初期转氨酶升高，以 AST 升高显著，如在症状恶化时，黄疸进行性加深，酶活性反而降低，即出现“胆酶分离”现象，提示肝细胞严重坏死，预后不佳。

（2）酒精性肝病、药物性肝炎、脂肪肝、肝癌等非病毒性肝病，转氨酶轻度升高或正常，且 AST/ALT>1。酒精性肝病 AST 显著升高，ALT 几近正常。

（3）肝硬化。转氨酶活性取决于肝细胞进行性坏死程度，终末期肝硬化转氨酶活性正常或降低。

（4）肝内、外胆汁淤积。转氨酶活性通常正常或轻度上升。

（5）急性心肌梗死后 6~8 小时，AST 增高，18~24 小时达高峰，其值可达参考值上限的 4~10 倍，与心肌坏死范围和程度有关，4~5 天后恢复，若再次增高，则提示梗死范围扩大或新的梗塞发生。

（6）其他疾病　如骨骼肌疾病（皮肌炎、进行性肌萎缩）、肺梗死、肾梗死、胰腺炎、休克及传染性单核细胞增多症，转氨酶轻度升高（50~200U）。

2. 碱性磷酸酶（ALP）

【参考值范围】

磷酸对硝基苯酚速率法（37℃）

男性：1~12 岁<500u/L，12~15 岁<75u/L，25 岁以上 40~150u/L；

女性：1~12 岁<500u/L，25 岁以上 40~150u/L。

【临床意义】

（1）肝胆系统疾病。各种肝内、外胆管阻塞性疾病，如胰头癌、胆道结石引起的胆管阻塞、原发性胆汁性肝硬化、肝内胆汁淤积等，ALP 明显升高，且与血清胆红素升高相平行，累及肝实质细胞的肝胆疾病（如肝炎、肝硬化），ALP 仅轻度升高。

（2）黄疸的鉴别诊断。ALP 和血清胆红素、转氨酶同时测定有助于黄疸鉴别诊断：①胆汁淤积性黄疸，ALP 和血清胆红素明显升高，转氨酶仅轻度增加；②肝细胞性黄疸，血清胆红素中等度增加，转氨酶活性很高，ALP 正常或稍高；③肝内局限性胆道阻塞（如原发性肝癌、转移性肝癌、肝脓肿等），ALP 明显增高，ALT 无明显增高，血清胆红素大多正常。

（3）骨骼疾病。如佝偻病、成骨细胞瘤及骨折愈合期、血清 ALP 升高。

（4）生长中儿童、妊娠中晚期血清 ALP 生理性增加。

3. γ-谷氨酰转移酶（γ-GT）

【参考值】

γ-谷氨酰-3-梭基-对硝基苯胺法（37℃）：

男性：I1~50u/ L；女性：7~32u/L。

【临床意义】

（1）胆道阻塞性疾病。肝癌、原发性胆汁性肝硬化、硬化性胆管炎等所致的胆汁淤积，可使 GGT 明显升高。

（2）急、慢性病毒性肝炎、肝硬化。在急性肝炎时，GGT 呈中等度升高，慢性肝炎、肝硬化的非活动期，酶活性正常，若 GGT 持续升高，则提示病变活动或病情恶化。

（3）急、慢性酒精性肝炎、药物性肝炎。GGT 可呈明显或中度以上升高（300～1000u/L），ALT 和 AST 仅轻度增高，甚至正常。酗酒者当其戒酒后 GGT 可随之下降。

（4）其他。脂肪肝、胰腺炎、胰腺肿瘤、前列腺肿瘤等 GGT 亦可轻度增加。

三、胆红素代谢检查

1. 血清总胆红素（STB）测定

【参考值范围】	成人		3. 4～17. 1μmol/L
	新生儿	0～1 天	4～103μmol/L
		1～2 天	103～171μmol/L
		3～5 天	8～137μmol/L

【临床意义】

（1）判断有无黄疸、黄疸程度及演变过程。当 STB>17. 1μmol/L，但<34. 2μmol/L 为隐性黄疸或亚临床黄疸，34. 2～171Mmol/L 为轻度黄疸，171～342μmol/L 为中度黄疸，>342μmol/L 为高度黄疸。在病程中，检测可以判断疗效和指导治疗。

（2）根据黄疸程度推断黄疸病因。溶血性黄疸通常<85. 5μmol/L，肝细胞黄疸为 17. 1～171μmol/L，不完全性梗阻性黄疸为 171～265μmol/L，完全性梗阻性黄疸通常>342μmol/L。

（3）总胆红素，结合及非结合胆红素升高程度判断黄疸类型。若 STB 增高伴非结合胆红素明显增高提示为溶血性黄疸，总胆红素增高伴结合胆红素明显升高为胆汁淤积性黄疸，三者均增高为肝细胞性黄疸。

2. 血清结合胆红素（CB）与非结合胆红素（UCB）测定

【参考值范围】

结合胆红素	0～6. 8μmol/L
非结合胆红素	1. 7～10. 2μmol/L

【临床意义】

根据结合胆红素与总胆红素比值，可协助鉴别黄疸类型，如 CB/STB< 20%提示为溶血性黄疸，20%～50%常为肝细胞性黄疸，比值>50%为胆计淤积性黄疸。结合胆红素测定可能有助于某些肝胆疾病的早期诊断，肝炎的黄疸前期、无黄疸型肝炎、失代偿期肝硬化、肝癌等，30%～50%患者表现为 CB 增加，而 STB 正常。

四、胆汁酸测定

胆汁酸（BA）它对肝胆系统疾病诊断的灵敏度和特异性高于其他指标。可作空腹或餐后 2 小时胆汁酸测定，后者更灵敏。

【参考值范围】

总胆汁酸（酶法）　0~10μmol/L

胆酸（气-液相色谱法）　0. 08~0. 91μmol/L

鹅脱氧胆酸（气-液相色谱法）0~1. 61μmol/L

甘氨胆酸（气-液相色谱法）　0. 05~1. 0μmol/L

脱氧胆酸（气-液相色谱法）　0. 23~0. 89μmol/L

【临床意义】

胆汁酸增高见于：①肝细胞损害，如急性肝炎、慢性活动性肝炎、肝硬化、肝癌、酒精肝及中毒性肝病等；②胆道阻塞，如肝内、肝外的胆管梗阻；③门脉分流，肠道中次级胆汁酸经分流的门脉系统直接进入体循环；④进食后血清胆汁酸可一过性增高，此为生理现象。

第六节　血清脂质和脂蛋白检测

血清脂质包括胆固醇、三酰甘油、磷脂和游离脂肪酸。血清脂质除了可作为脂质代谢紊乱及有关疾病的诊断指标外，还可协助诊断原发性胆汁性肝硬化、肾病综合征、肝炎肝硬化及吸收不良综合征等。

一、总胆固醇（CHO）测定

CHO 检测的适应证有：①早期识别动脉粥样硬化的危险性。②使用降脂药物治疗后的监测。

【参考值】

合适水平<5. 20mmol/L；边缘水平 5. 23~5. 60mmol/L；

升高>5. 72mmol/L。

【临床意义】

血清总胆固醇（TC）水平受年龄、家族、性别、遗传、饮食、精神等多种因素影响，且男性高于女性，脑力劳动者高于体力劳动者。因此，很难制定统一的参考值。根据 CHO 水平高低及其引起心、脑血管疾病的危险性，将 CHO 分为合适水平、边缘水平和升高（或减低）即危险水平。作为诊断指标，TC 既不特异，也不灵敏，只能作为某些疾病，特别是动脉粥样硬化的一种危险因素。因此，TC 常作为动脉粥样硬化的预防发病预测、疗效观察的参考指标。TC 变化的临床意义见下表。

TC 变化的临床意义表

状态	临床意义
增高	①动脉粥样硬化所致的心脑血管疾病 ②各种高脂蛋白血症、胆汁淤积性黄疸、甲状腺功能减退症、类脂性肾病、肾病综合征、糖尿病等 ③长期吸烟、饮酒、精神紧张和血液浓缩等 ④应用某些药物、如环孢素、糖皮质激素、阿司匹林、口服避孕药、β-肾上腺素能阻滞剂等

续表

状态	临床意义
减低	①甲状腺功能亢进症 ②严重的肝脏疾病、如肝硬化和急性重型肝炎 ③贫血、营养不良和恶性肿瘤等 ④应用某些药物，如雌激素、甲状腺激素、钙拮抗剂等

二、三酰甘油测定

三酰甘油又称甘油三酯（TG）。也是动脉粥样硬化的危险因素之一。TG 检测的适应证有：①早期识别动脉粥样硬化的危险性和高脂血症的分类。②对低脂饮食和药物治疗的监测。

【参考值】

0.56~1.70mmol/L。

【临床意义】

血清 TG 受生活习惯、饮食和年龄等的影响，在个体内及个体间的波动较大。由于 TG 的半衰期短（5~15 分钟），进食高脂、高糖和高热量饮食后，外源性 TG 可明显增高，且以乳糜微粒的形式存在。由于乳糜微粒的分子较大，能使光线散射而使血浆浑浊，甚至呈乳糜样，称为饮食性脂血。因此，必须在空腹 12~16 小时后静脉采集标本测定 TG，以排除和减少饮食的影响。

（1）TG 增高见于：①冠心病。②原发性高脂血症、动脉粥样硬化症、肥胖症、糖尿病、痛风、甲状旁腺功能减退症、肾病综合征、高脂饮食和胆汁淤积性黄疸等。

（2）TG 减低见于：①低 β-脂蛋白血症和无 β-脂蛋白血症。②严重的肝脏疾病、吸收不良、甲状腺功能亢进症、肾上腺皮质功能减退症等。

第五章　常见心电图表现及意义

心电图（ECG）是利用心电图机从体表记录心脏每一心动周期所产生电活动变化的曲线图形。

第一节　心电图测量和正常数据

一、心电图测量

心电图多描记在特殊的记录纸上（见图 3-1）。心电图记录纸由纵线和横线划分成各为 $1mm^2$ 的小方格。当走纸速度为 25mm/s 时，每两条纵线间（1mm）表示 0.04 秒（即 40ms），当标准电压 1mV＝10mm 时，两条横线间（1mm）表示 0.1mV。

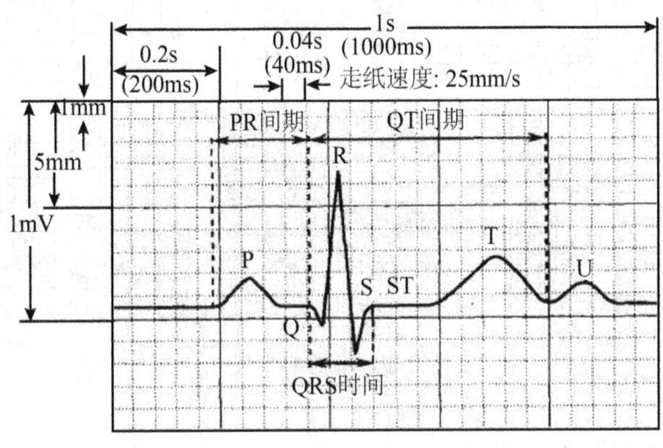

图 3-1　心电图各波段的测量

（一）心率的测量

在测量心率时，只需测量一个 RR（或 PP）间期的秒数，然后被 60 除即可求出。例如，RR 间距为 0.8 秒，则心率为 60/0.8 ＝ 75 次/分。还可采用查表法或使用专门的心率尺直接读出相应的心率数。当心律明显不齐时，一般采取数个心动周期的平均值来进行测算。

（二）各波段振幅的测量

P 波振幅测量的参考水平应以 P 波起始前的水平线为准。测量 QRS 波群、J 点、ST 段、T 波和 u 波振幅，统一采用 QRS 起始部水平线作为参考水平。如果 QRS 起始部为一斜段（如受心房复极波影响，预激综合征等情况），则应以 QRS 波起点作为测量参考点。当测量正向波形的高度时，应以参考水平线上缘垂直地测量到波的顶端；当测量负向波形的深度时，应以参考水平线下缘垂直地测量到波的底端。

（三）各波段时间的测量

近年来，已开始广泛使用12导联同步心电图仪记录心电图，各波、段时间测量定义已有新的规定：测量P波和QRS波时间，应分别从12导联同步记录中最早的P波起点测量至最晚的P波终点，以及从最早QRS波起点测量至最晚的QRS波终点；PR间期应从12导联同步心电图中最早的P波起点测量至最早的QRS波起点；QT间期应是12导联同步心电图中最早的QRS波起点至最晚的T波终点的间距。如果采用单导联心电图仪记录，则仍应采用既往的测量方法：P波及QRS波时间应选择12个导联中最宽的P波及QRS波进行测量；PR间期应选择12个导联中P波宽大且有Q波的导联进行测量；QT间期测量应取12个导联中最长的QT间期。一般规定，测量各波时间应自波形起点的内缘测至波形终点的内缘。

二、正常心电图波形特点和正常值

正常12导联心电图波形特点（见图3-2）。

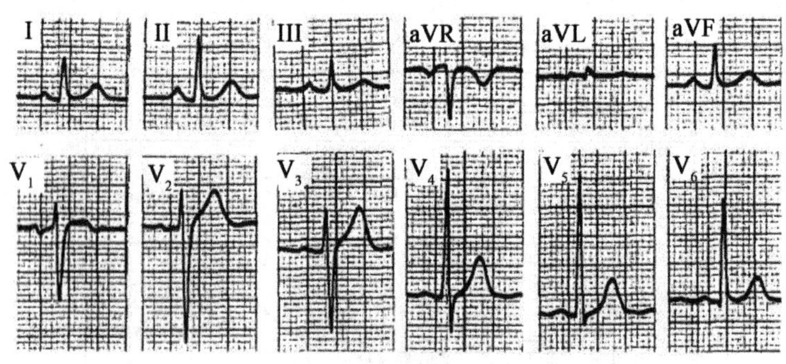

图3-2　正常心电图

1. P波代表心房肌除极的电位变化

（1）形态：P波的形态在大部分导联上一般呈钝圆形，有时可能有轻度切迹。心脏激动起源于窦房结，因此心房除极的综合向量是指向左、前、下的，所以P波方向在I、II、aVF、V_4~V_6导联向上，aVR导联向下，其余导联呈双向、倒置或低平均可。

（2）时间：正常人P波时间一般小于0.12秒。

（3）振幅：P波振幅在肢体导联一般小于0.25mV，胸导联一般小于0.2mV。

2. PR间期

从P波的起点至QRS波群的起点，代表心房开始除极至心室开始除极的时间。心率在正常范围时，PR间期为0.12~0.20秒。在幼儿及心动过速的情况下，PR间期相应缩短。在老年人及心动过缓的情况下，PR间期可略延长，但一般不超过0.22秒。

3. QRS波群

代表心室肌除极的电位变化。

（1）时间：正常人QRS时间一般不超过0.11秒，多数在0.06~0.10秒。

（2）形态和振幅：在胸导联，正常人 V_1、V_2导联多呈 rS 型，V_1的 R 波一般不超过 1.0mV。V_5、V_6导联 QRS 波群可呈 qR、qRs、Rs 或 R 型，且 R 波一般不超过 2.5mV。正常人胸导联的 R 波自 V_1~V_6逐渐增高，S 波逐渐变小，V_1的 R/S<1，V_5的 R/S>1。在 V_3或 V_4导联，R 波和 S 波的振幅大体相等。在肢体导联，I、II 导联的 QRS 波群主波一般向上，Ⅲ导联的 QRS 波群主波方向多变。aVR 导联的 QRS 波群主波向下，可呈 QS，rS，rSr 或 Qr 型。aVL 与 aVF 导联的 QRS 波群可呈 qR，Rs 或 R 型，也可呈 rS 型。正常人 aVR 导联的 R 波一般小于 0.5mV，I 导联的 R 波小于 1.5mV，aVL 导联的 R 波小于 1.2mV，aVF 导联的 R 波小于 2.0mV。

6 个肢体导联的 QRS 波群振幅（正向波与负向波振幅的绝对值相加）一般不应都小于 0.5mV，6 个胸导联的 QRS 波群振幅（正向波与负向波振幅的绝对值相加）一般不应都小于 0.8mV，否则称为低电压。

（3）Q 波：正常人的 Q 波时限一般不超过 0.03 秒（除Ⅲ和 aVR 导联外）。aVR 导联出现较宽的 Q 波或呈 QS 波均属正常。有时Ⅲ导联 Q 波的宽度可达 0.04 秒，但极少超过 0.05 秒。在正常情况下，Q 波深度不超过同导联 R 波振幅的 1/4。正常人 V_1、V_2导联不应出现 Q 波，但偶尔可呈 QS 波。

4. ST 段

自 QRS 波群的终点至 T 波起点间的线段，代表心室缓慢复极过程。正常的 ST 段大多为一等电位线，有时亦可有轻微的偏移，但在任一导联，ST 段下移一般不超过 0.05mV。成人 ST 段抬高在 V_2和 V_3导联较明显，可达 0.2mV 或更高，且男性抬高程度一般大于女性。在 V_4~V_6导联及肢体导联，ST' 段抬高的程度很少超过 0.1mV。

5. T 波

代表心室快速复极时的电位变化。

（1）形态：正常 T 波形态两肢不对称，前半部斜度较平缓，而后半部斜度较陡。T 波的方向大多与 QRS 主波的方向一致。T 波方向在 I、II、V_4~V_6导联向上，aVR 导联向下，III、aVL、aVF、V_1~V_3导联可以向上、双向或向下。若 V_1的 T 波方向向上，则 V_2~V_6导联就不应再向下。

（2）振幅：除 III、aVL、aVF、V_1~V_3导联外，其他导联 T 波振幅一般不应低于同导联 R 波的 1/10。T 波在胸导联有时可高达 1.2~1.5mV 尚属正常。

6. QT 间期

它是指 QRS 波群的起点至 T 波终点的间距，代表心室肌除极和复极全过程所需的时间。QT 间期长短与心率的快慢密切相关，心率越快，QT 间期越短，反之则越长。心率在 60~100 次/分时，QT 间期的正常范围为 0.32~0.44 秒。

第二节　心房肥大和心室肥厚

一、心房肥大

心房肥大多表现为心房的扩大而较少表现为心房肌肥厚。心电图上主要表现为 P 波振幅、除极时间及形态改变。

1. 右心房肥大

心电图主要表现为心房除极波振幅增高（见图 3-3）。

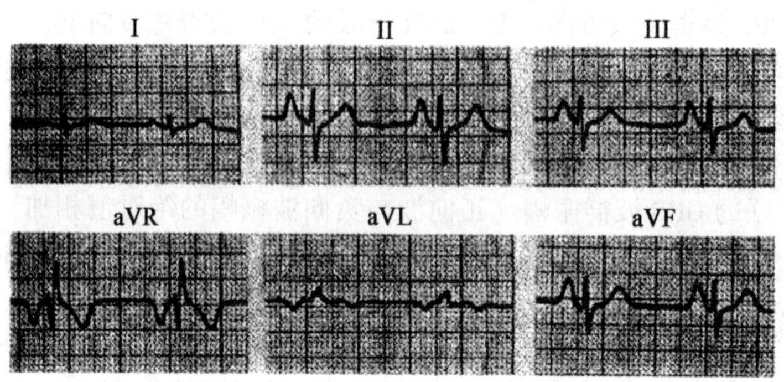

图 3-3　右心房肥大

（1）P 波尖而高耸，其振幅≥0. 25mV，以Ⅱ、Ⅲ、aVF 导联表现最为突出，又称“肺型 P 波”。

（2）当 V_1导联 P 波直立时，振幅≥0. 15mV，当 P 波呈双向时，其振幅的算术和≥0. 20mV（见图 3-4）。

（3）P 波电轴右移超过 75°。

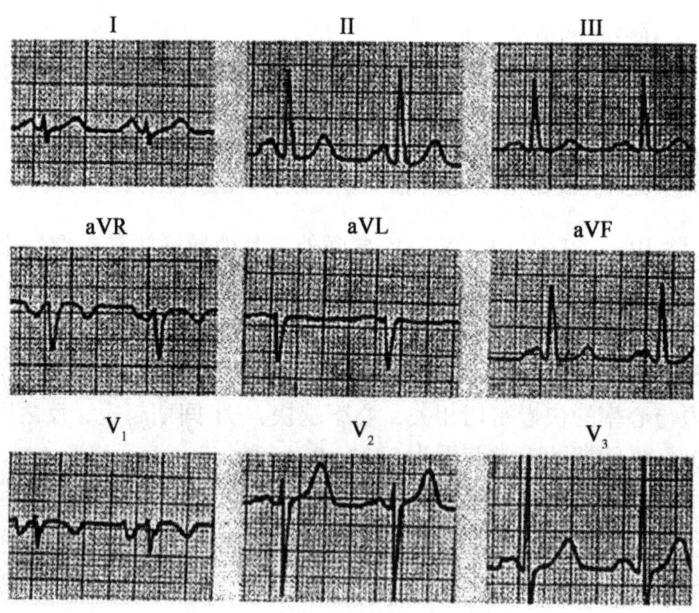

图 3-4　左心房肥大

2. 左心房肥大

心电图主要表现为心房除极时间延长（见图 3-4）：

（1）P 波增宽，其时限≥0. 12 秒，P 波常呈双峰形，两峰间距≥0. 04 秒，以 I、II、aVL 导联明显，又称“二尖瓣型 P 波”。

（2）PR 段缩短，P 波时间与 PR 段时间之比>1. 60。

（3）V_1导联上 P 波常呈先正而后出现深宽的负向波。将 V_1负向 P 波的时间乘以负向 P 波振幅，称为 P 波终末电势。当左心房肥大时，其绝对值≥0. 04mm · s。

3. 双心房肥大

双心房肥大的心电图表现如下：

（1）P 波增宽≥0. 12 秒，其振幅≥0. 25mV。

（2）V_1导联 P 波高大双相，上下振幅均超过正常范围。

二、心室肥厚

心室肥厚系由心室舒张期和（或）收缩期负荷过重所引起，是器质性心脏病的常见后果，当心室肥厚达到一定程度时，可引起心电图发生变化。

1. 左心室肥厚

当左心室肥厚时，心电图上可出现如下改变（见图 3-5）：

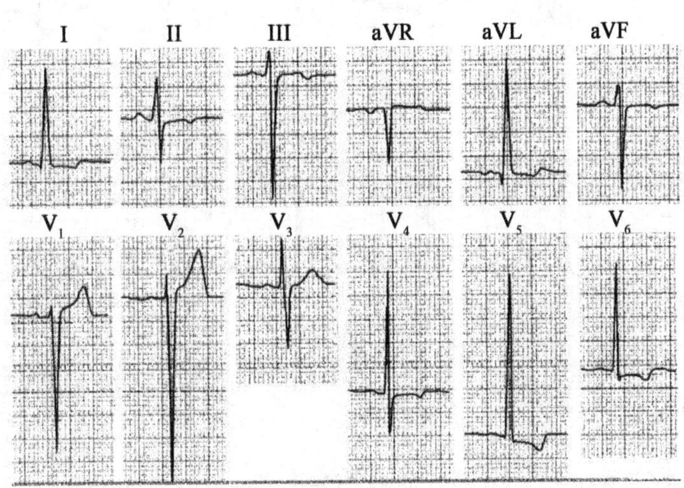

图 3-5　左心室肥厚

（1）QRS 波群电压增高，常用的左心室肥厚电压标准如下：

胸导联：Rv_5或 Rv6>2. 5mV；Rv_5+Sv_1>4. 0mV（男性）或>3. 5mV（女性）。

肢体导联：R_{I} > 1. 5mV；RavL>1. 2mV；Ra_{VF}>2. 0mV；$R_{I}+S_{III}$>2. 5mV。

（2）可出现额面 QRS 心电轴左偏。

（3）QRS 波群时间延长到 0. 10~0. 11 秒。

（4）在 R 波为主的导联（如 V_5、V_6导联）上，其 ST 段可呈下斜型压低达 0. 05mV 以上，T 波低平、双向或倒置。在以 S 波为主的导联（如 V_1导联）上则反而可见直立的 T 波。此类 ST-T 改变多为继发性改变，亦可能同时伴有心肌缺血。

在符合一项或几项 QRS 电压增高标准的基础上，结合其他阳性指标之一，一般支持左心室肥厚的诊断。符合条件越多，诊断的可靠性越大。如仅有 QRS 电压增高，而无其他任何阳性指标者，诊断左心室肥厚应慎重。

2. 右心室肥厚

当右心室肥厚时，心电图上可出现如下改变（见图 3-6）。

（1）V_1导联 R/S ≥1，呈 R 型或 Rs 型，重度右心室肥厚可使 V_1导联呈 qR 型（除外心肌梗死）；V_5导联 R/S ≤1 或 S 波比正常加深；aVR 导联以 R 波为主，R/q 或 R/S≥1。

（2）Rv_1+S_{V5}>1. 0SmV（重症>1. 2mV）；Rav_R>0. 5mV。

（3）心电轴右偏≥+90°（重症可>+110°）。

（4）常同时伴有右胸导联（V_1、V_2）ST 段压低及 T 波倒置，属继发性 ST-T 改变。

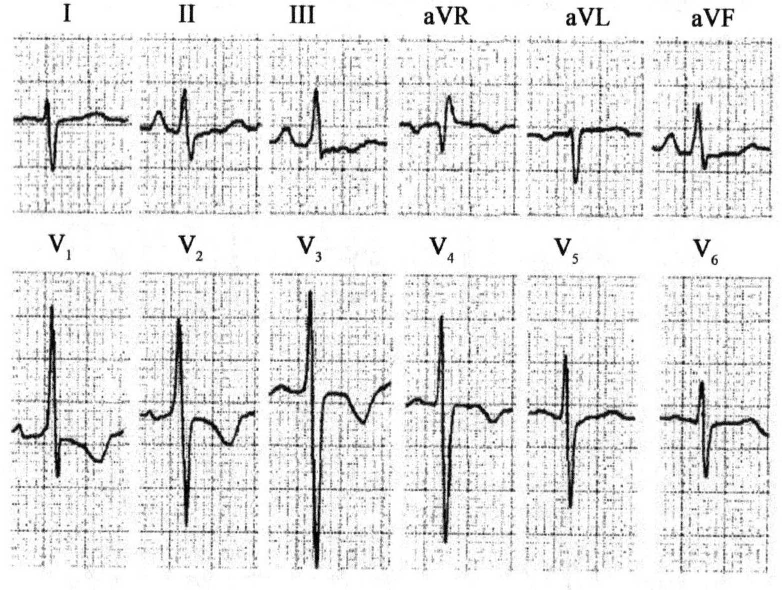

图 3-6　右心室肥厚

第三节　心肌缺血与 ST-T 改变

心肌缺血通常发生在冠状动脉粥样硬化基础上。当心肌某一部分缺血时，将影响到心室复极的正常进行，并可使缺血区相关导联发生 ST-T 异常改变。心肌缺血的心电图改变类型取决于缺血的严重程度、持续时间和缺血发生部位。

心肌缺血的心电图可仅仅表现为ST段改变或者T波改变，也可同时出现ST-T改变。临床上可发现约一半的冠心病患者未发作心绞痛时，心电图可以正常，而仅于心绞痛发作时记录到ST-T动态改变。约10%的冠心病患者在心肌缺血发作时心电图可以正常或仅有轻度ST-T变化。

当典型的心肌缺血发作时，面向缺血部位的导联常显示缺血型ST段压低（水平型或下斜型下移≥0.1mV）和（或）T波倒置（见图3-7）。有些冠心病患者心电图可呈持续性ST改变（水平型或下斜型下移≥0.05mV）和（或）T波低平、负正双向和倒置，而于心绞痛发作时出现ST-T改变加重或伪性改善。冠心病患者心电图上出现倒置深尖、双肢对称的T波（称之为冠状T波），反映心外膜下心肌缺血或有透壁性心肌缺血，这种T波改变亦见于心肌梗死患者。变异型心绞痛（冠状动脉痉挛为主要因素）多引起暂时性ST段抬高并常伴有高耸T波和对应导联的ST段下移，这是急性严重心肌缺血表现，如ST段持续的抬高，提示可能发生心肌梗死。

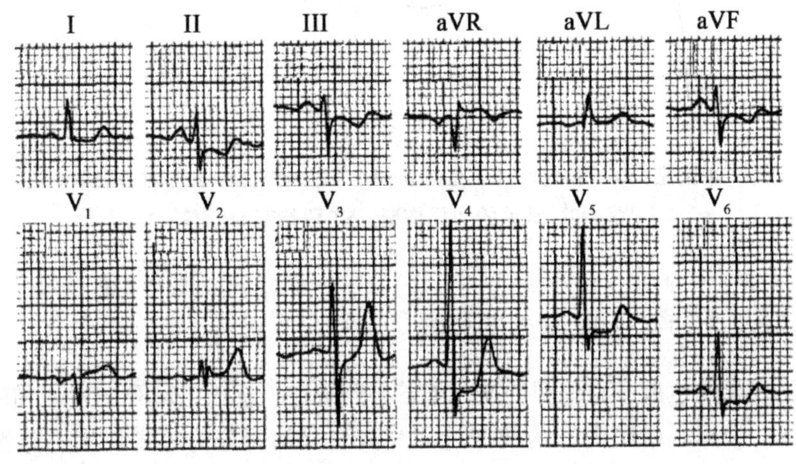

患者心绞痛发作，II、III、aVF导联及V_4~V_6导联ST段水平或下料型压低>0.1mV

图3-7　心肌缺血

第四节　心肌梗死

绝大多数心肌梗死除了出现临床症状及心肌坏死标志物升高外，心电图的特征性改变及其演变规律对确定心肌梗死的诊断以及判断病情和预后有重要作用。

一、基本图形及机制

冠状动脉发生闭塞后，随着时间的推移在心电图上可先后出现缺血、损伤和坏死3种类型的图形（见图3-8）。

1．“缺血型”改变

冠状动脉急性闭塞后，最早出现的变化是缺血性 T 波改变。通常缺血最早出现在心内膜下肌层，使对向缺血区的导联出现高而直立的 T 波。若缺血发生在心外膜下肌层，则面向缺血区的导联出现 T 波倒置。

2．“损伤型”改变

随着缺血时间延长，缺血程度进一步加重，就会出现“损伤型”图形改变，主要表现为面向损伤心肌的导联出现 ST 段抬高。常见的“损伤型”ST 段抬高的形态变化如下：

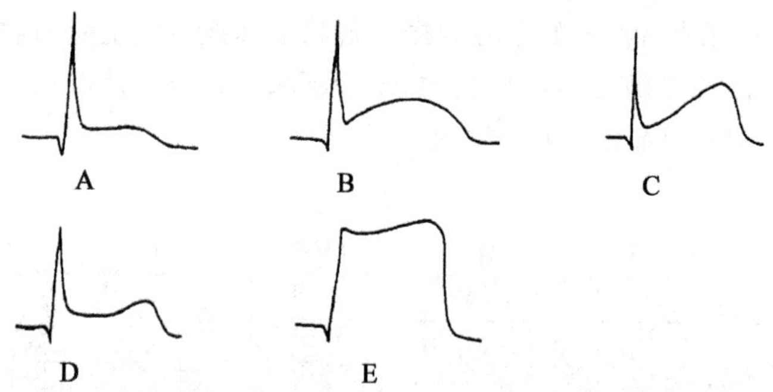

A. 平抬型；B. 弓背型；C. 上斜型；D. 凹面向上型；E. 单向曲线型

图 3-8　常见的“损伤型”ST 段抬高的形态

二、心肌梗死的心电图演变及分期

急性心肌梗死发生后，心电图的变化随着心肌缺血、损伤、坏死的发展和恢复而呈现一定演变规律。根据心电图图形的演变过程和演变时间可分为超急性期、急性期、近期（亚急性期）和陈旧期（见图 3-9）。

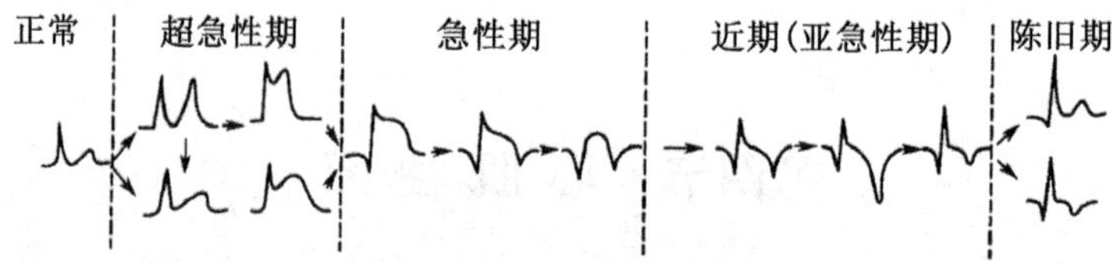

图 3-9　典型的急性心肌梗死的图形演变过程及分期

1. 超急性期（亦称超急性损伤期）

急性心肌梗死发病数分钟后，首先出现短暂的心内膜下心肌缺血，心电图上产生高大的 T 波，以后迅速出现 ST 段上斜型或弓背向上型抬高，与高耸直立 T 波相连。由于急性损伤性阻滞，可见 QRS 振幅增高，并轻度增宽，但尚未出现异常 Q 波。这些表现一般仅持续数小时，此期若能及时进行干预和治疗，可避免发展为心肌梗死或使已发生梗死的范围趋于缩小。

2. 急性期

此期开始于梗死后数小时或数日，可持续到数周，心电图呈现一个动态演变过程。ST 段呈弓背向上抬高，抬高显著者可形成单向曲线，继而逐渐下降；心肌坏死导致面向坏死区导联的 R 波振幅降低或丢失，出现异常 Q 波或 QS 波；T 波由直立开始倒置，并逐渐加深。坏死型的 Q 波、损伤型的 ST 段抬高和缺血型的 T 波倒置在此期内可同时并存。

3. 近期（亚急性期）

出现于梗死后数周至数月，此期以坏死及缺血图形为主要特征。抬高的 ST 段恢复至基线，缺血型 T 波由倒置较深逐渐变浅，坏死型 Q 波持续存在。

4. 陈旧期（愈合期）

常出现在急性心肌梗死 3～6 个月之后或更久，ST 段和 T 波恢复正常或 T 波持续倒置、低平，趋于恒定不变，残留下坏死型的 Q 波。理论上异常 Q 波将持续存在终生，但随着瘢痕组织的缩小和周围心肌的代偿性肥大，其范围在数年后有可能明显缩小。小范围梗死的图形改变有可能变得很不典型，异常 Q 波甚至消失。

三、心肌梗死的定位诊断及梗死相关血管的判断

冠状动脉的闭塞引起冠状动脉所分布区域的心肌供血中断并导致缺血死，即心肌梗死。心肌梗死的范围基本上与冠状动脉的分布一致。心肌梗死的部位主要根据心电图坏死型图形（异常 Q 波或 QS 波，见图 3-10、图 3-11、图 3-12）出现于哪些导联而作出判断。

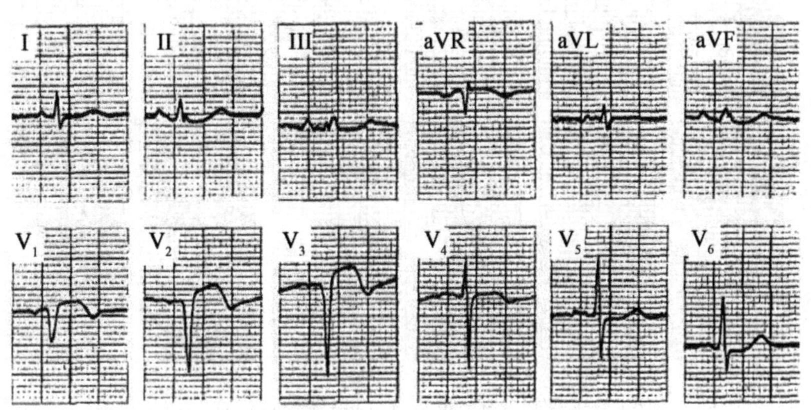

前间壁梗死时，异常 Q 波或 QS 波主要出现在 V_1～V_3 导联

图 3-10 急性前间壁心肌梗死

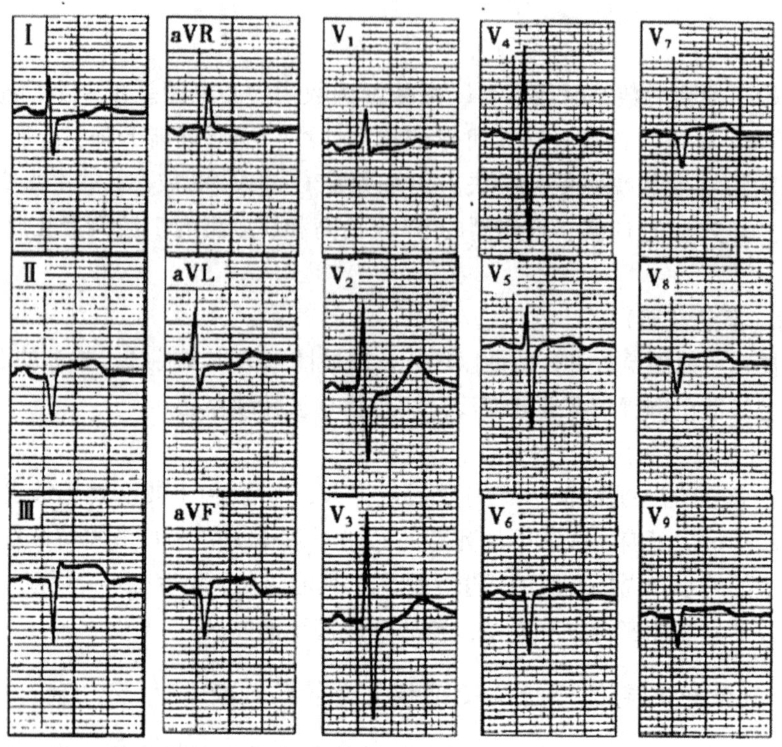

当下壁心肌梗死时，在Ⅱ、Ⅲ、aVF导联出现异常Q波或QS波

图3-11　急性下壁及后壁心肌梗死

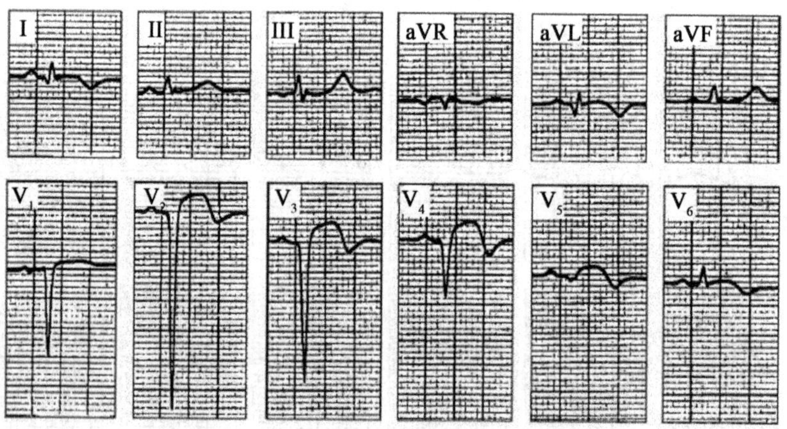

大部分胸导联（$V_1 \sim V_5$）都出现异常Q波或QS波

图3-12　急性广泛前壁心肌梗死

第五节　心 律 失 常

一、窦性心律及窦性心律失常

凡起源于窦房结的心律，称为窦性心律。窦性心律属于正常节律。

1. 窦性心动过速

传统上规定成人窦性心律的频率>100 次/min，称为窦性心动过速（见图 3-13）。

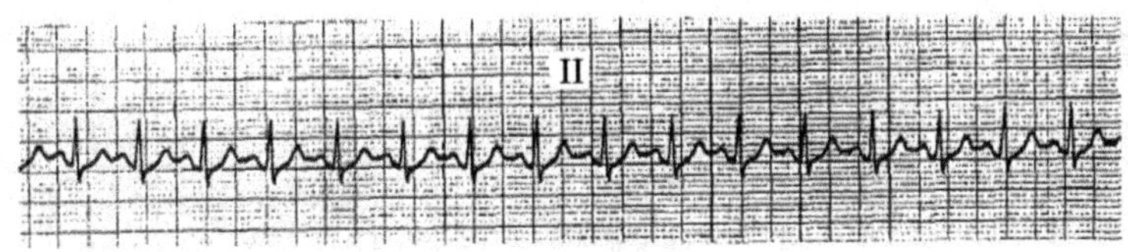

图 3-13　窦性心动过速

2. 窦性心动过缓。

传统上规定窦性心律的频率< 60 次/min 时，称为窦性心动过缓。

3. 窦性心律不齐

它是指窦性心律的起源未变，但节律不整，在同一导联上 PP 间期差异>0. 12 秒。窦性心律不齐常与窦性心动过缓同时存在（见图 3-14）。

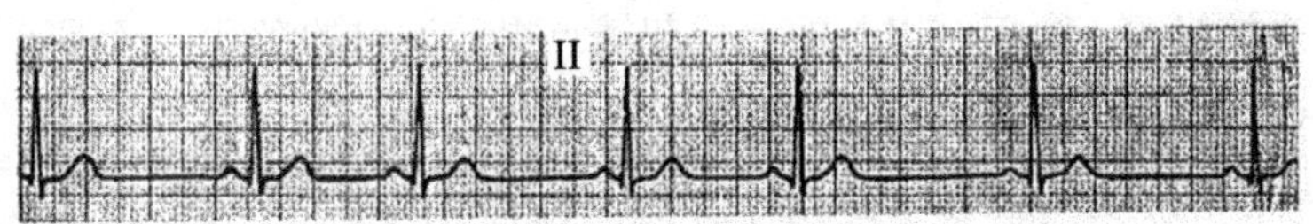

图 3-14　窦性行动过缓及不齐

4. 窦性停搏

它是指在规律的窦性心律中，有时因迷走神经张力增大或窦房结功能障碍，在一段时间内窦房结停止发放激动，心电图上见规则的 PP 间距中突然出现 P 波脱落，形成长 PP 间距，且长 PP 间距与正常 PP 间距不成倍数关系。窦性停搏后常出现逸搏或逸搏心律（见图 3-15）。

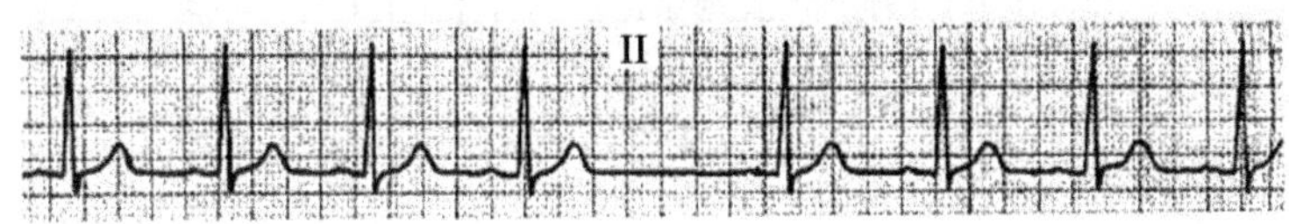

图 3-15　窦性停搏

5. 病态窦房结综合征

起搏传导系统退行性病变以及冠心病、心肌炎（尤其是病毒性心肌炎）、心肌病等疾患，可累及窦房结及其周围组织而产生一系列缓慢型心律失常，并引起头昏、黑蒙、晕厥等临床表现，称为病态窦房结综合征。其主要的心电图表现有：（1）持续的窦性心动过缓，心率<50 次/min，且不易用阿托品等药物纠正；（2）窦性停搏或窦房阻滞；在显著窦性心动过缓基础上，常出现室上性快速心律失常（房速、房扑、房颤等），又称为慢—快综合征；（3）若病变同时累及房室交界区，可出现房室传导障碍，或发生窦性停搏时，长时间不出现交界性逸搏，此即称为双结病变（见图 3-16）。

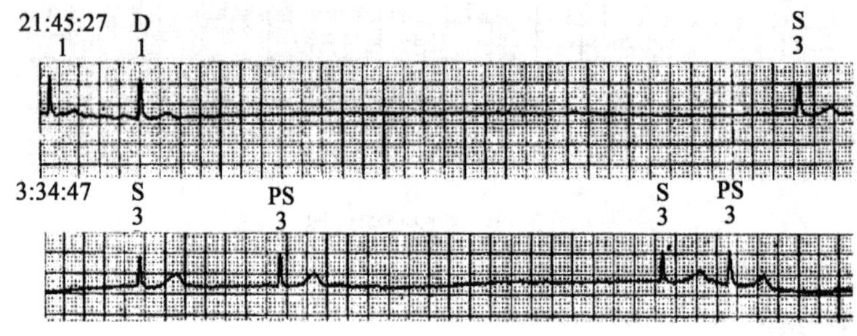

图 3-16　病态窦房结综合征

动态心电图监侧中夜间出现的窦性停搏。

二、期前收缩

期前收缩是指起源于窦房结以外的异位起搏点提前发出的激动，又称过早搏动，是临床上最常见的心律失常。

1. 室性期前收缩（室性早搏）

心电图表现为：（1）期前出现的 QRS-T 波前无 P 波或无相关的 P 波；（2）期前出现的 QRS 形态宽大畸形，时限通常>0. 12s，T 波方向多与 QRS 的主波方向相反；（3）往往为完全性代偿间歇，即期前收缩前后的两个窦性 P 波间距等于正常 PP 间距的两倍（见图 3-17）。

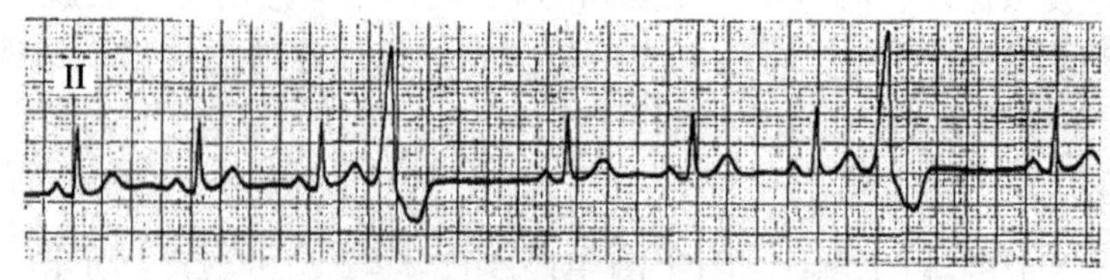

图 3-17　室性期前收缩

2. 房性期前收缩（房性早搏）

心电图表现为：（1）期前出现的异位 P′波，其形态与窦性 P 波不同；（2）P′R 间期

>0.12s；(3) 大多为不完全性代偿间歇，即期前收缩前后两个窦性 P 波的间距小于正常 PP 间距的两倍（见图 3-18）。

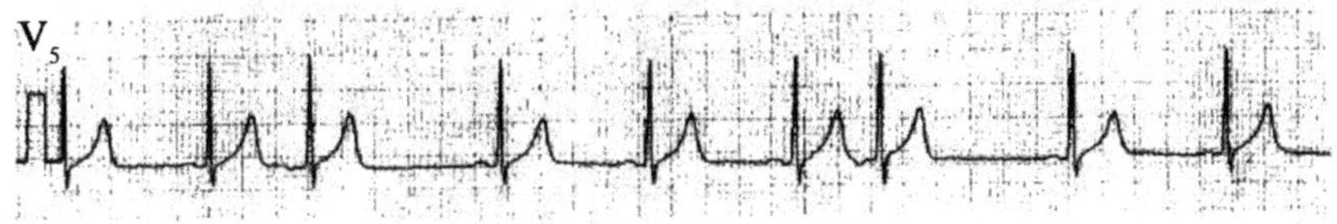

图 3-18　房性期前收缩

3. 交界性期前收缩

心电图表现为：(1) 期前出现的 QRS-T 波，其前无窦性 P 波，QRS-T 形态与窦性下传者基本相同；(2) 出现逆行 P′波（P 波在 Ⅱ、Ⅲ、aVF 导联倒置，aVR 导联直立），可发生于 QRS 波群之前（P′R 间期<0.12s 或 QRS 波群之后（R P′间期<0.20s），或者与 QRS 相重叠；(3) 大多为完全性代偿间歇（见图 3-19）。

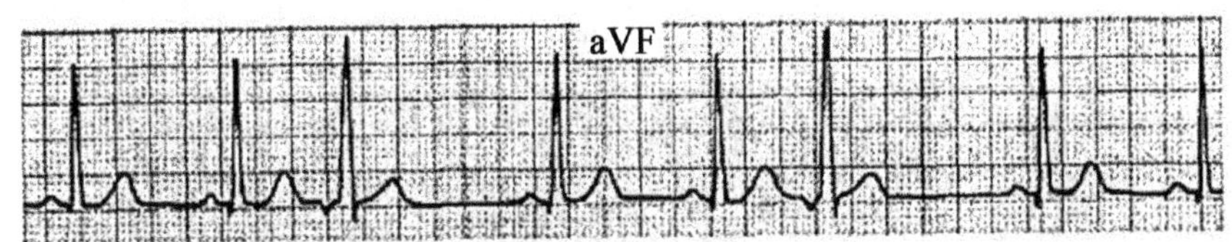

图 3-19　交界性期前收缩

三、异位性心动过速

异位性心动过速是指异位节律点兴奋性增高或折返激动引起的快速异位心律（期前收缩连续出现 3 次或 3 次以上）。根据异位节律点发生的部位，可分为房性、交界性及室性心动过速。

1. 阵发性室上性心动过速

理应分为房性以及与房室交界区相关的心动过速，但常因 P′不易辨别，故统称为室上性心动过速（室上速）。该类心动过速发作时有突发、突止的特点，频率一般在 160~250 次/min，节律快而规则，QRS 形态一般正常（伴有束支阻滞或室内差异性传导时，可呈宽 QRS 波心动过速，见图 3-20）。临床上最常见的室上速类型为预激旁路引发的房室折返性心动过速（AVRT）以及房室结双径路引发的房室结折返性心动过速（AVNRT）。心动过速通常可由一个房性期前收缩诱发。

2. 室性心动过速

室性心动过速属于宽 QRS 波心动过速类型，心电图表现为：(1) 频率多在 140~200 次/min，节律可稍不齐；(2) QRS 波群形态宽大畸形，时限通常>0.12s；(3) 若能发现 P 波，并且 P 波频率慢于 QRS 波频率，PR 无固定关系（房室分离），则可明确诊断；(4)

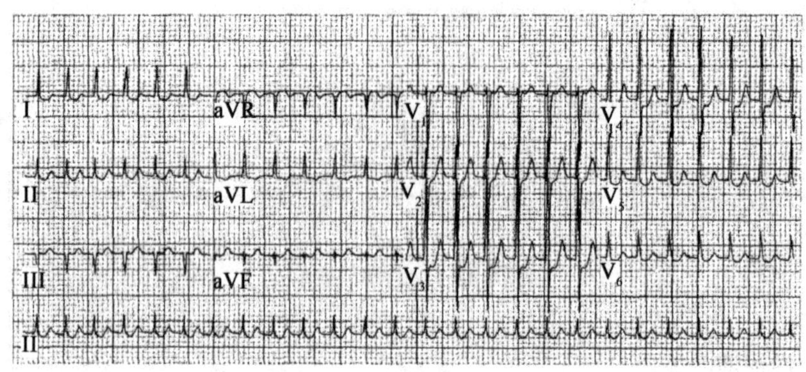

电生理证实为房室结折返性心动过速

图 3-20 室上性心动过速

偶尔心房激动夺获心室或发生室性融合波，也支持室性心动过速的诊断（见图3-21）。

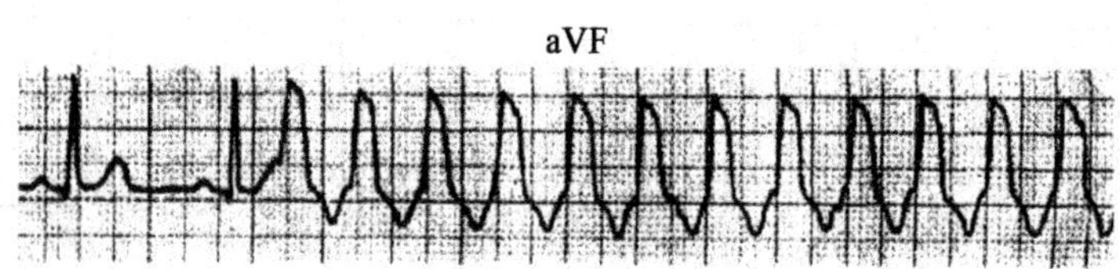

图 3-21 阵发性室性心动过速

3. 扭转型室性心动过速（TDP）

此类心动过速是一种严重的室性心律失常。发作时可见一系列增宽变形的 QRS 波群，以每 3~10 个心搏围绕基线不断扭转其主波的正负方向，每次发作持续数秒到数十秒而自行终止，但极易复发或转为心室颤动（见图 3-22）。临床上表现为反复发作心源性晕厥或称为阿—斯综合征。

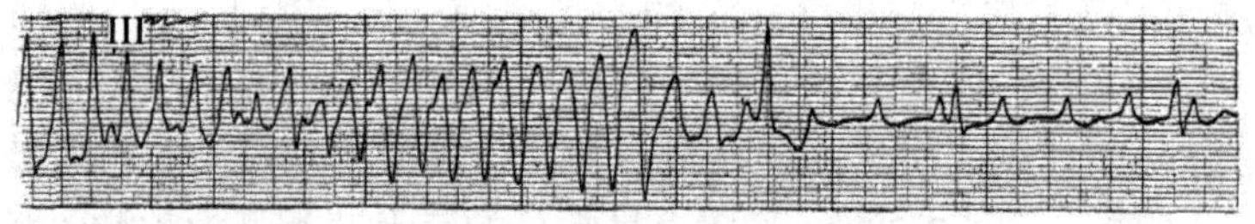

图 3-22 扭转型室性心动过速

四、扑动与颤动

扑动、颤动可出现于心房或心室。主要的电生理基础为心肌的兴奋性增高，不应期缩短，同时伴有一定的传导障碍，形成环形激动及多发微折返。

1. 心房扑动

心房扑动大多为短阵发性，少数可呈持续性。心电图特点为：正常 P 波消失，代之连续的锯齿状扑动波（F 波），多数在Ⅱ、Ⅲ、aVF 导联上清晰可见；F 波间无等电位线，波幅大小一致，间隔规则，频率为 240～350 次/min，大多不能全部下传，常以固定房室比例（2∶1 或 4∶1）下传，故心室律规则（见图 3-23）。如果房室传导比例不恒定或伴有文氏传导现象，则心室律可以不规则。心房扑动时 QRS 波时间一般不增宽。心房扑动如伴 1∶1 房室传导可引起严重的血流动力学改变，应及时处理。

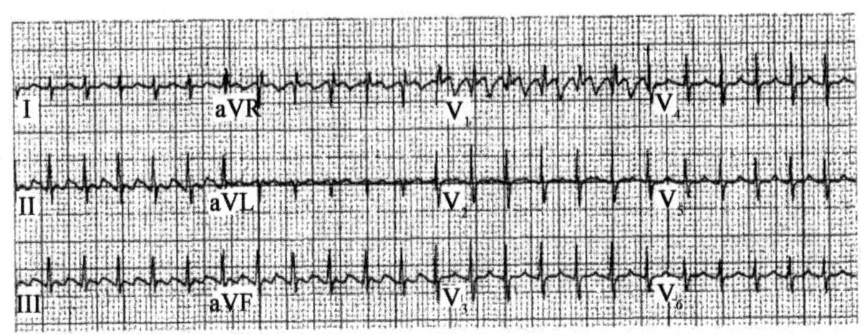

呈 2∶1 传导，Ⅱ、Ⅲ、aVF 扑动波呈锯齿状

图 3-23　心房扑动

2. 心房颤动

它是临床上很常见的心律失常。心房颤动可以是阵发性或持续性，大多发生在器质性心脏病基础上，多与心房扩大、心肌受损、心力衰竭等有关。但也有少部分房颤患者无明显器质性心脏病。

心房颤动的心电图特点为：正常 P 波消失，代以大小不等、形状各异的颤动波（f 波），通常以 V_1 导联最明显；心房颤动波可较粗大，亦可较细小；房颤波的频率为 350～600 次/min；RR 绝对不齐，QRS 波一般不增宽（见图 3-24）。

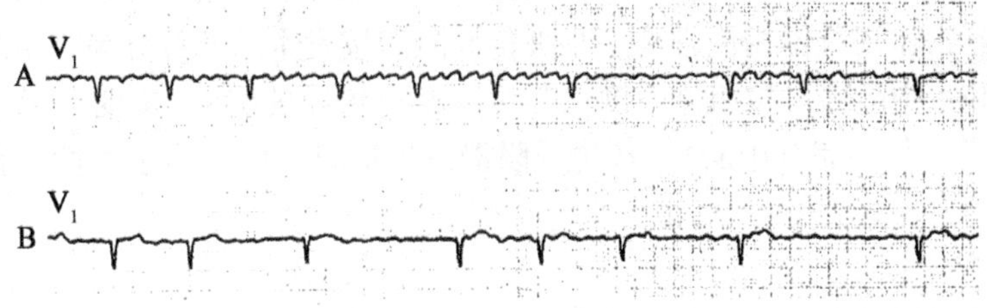

A：颤动波较粗大；B：颤动波较细小

图 3-24　心房颤动

3. 心室扑动与心室颤动

多数人认为心室扑动是心室肌产生环形激动的结果，心电图特点是无正常 QRS-T 波，

代之以连续快速而相对规则的大振幅波动，频率达 200~250 次/min，心脏失去排血功能（见图 3-25）。心室扑动常不能持久，不是很快恢复便会转为心室颤动而导致死亡。

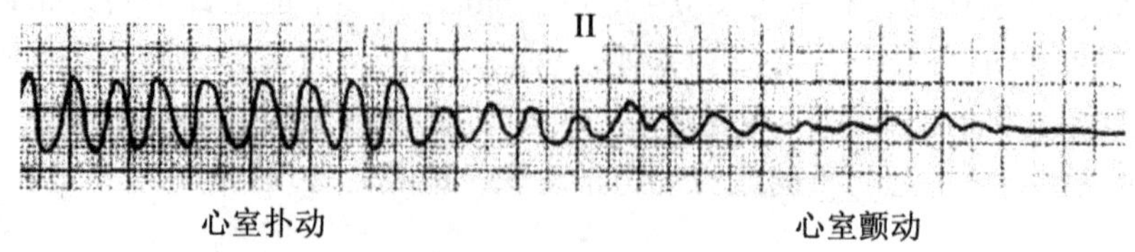

图 3-25　心室扑动与心室颤动

心室颤动往往是心脏停搏前的短暂征象，也可以因急性心肌缺血或心电紊乱而发生。由于心脏出现多灶性局部兴奋，以致完全失去排血功能。心电图上 QRS-T 波完全消失，出现大小不等、极不匀齐的低小波，频率 200~500 次/min（见图 3-26）。

心室扑动和心室颤动均是极严重的致死性心律失常。

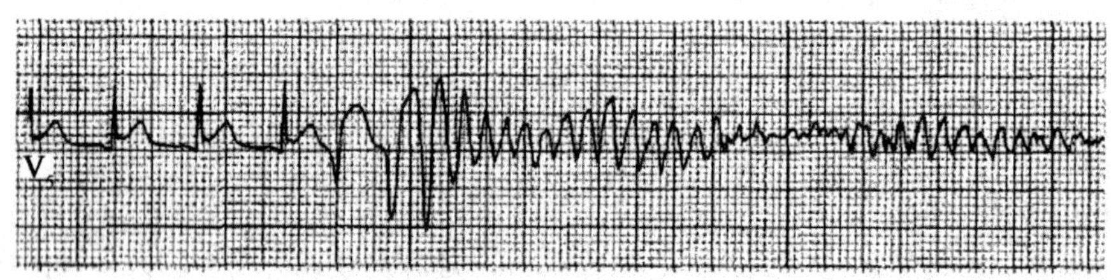

图 3-26　心室颤动

急性冠脉综合征患者，发生室性心动过速并迅速演变为心室颤动，电除颤成功。

五、传导阻滞

传导阻滞的病因可以是传导系统的器质性损害，也可能是迷走神经张力增高引起的功能性抑制或是药物作用及位相性影响。心脏传导阻滞按发生的部位分为窦房阻滞、房内阻滞、房室阻滞和室内阻滞。按阻滞程度可分为一度（传导延缓）、二度（部分激动传导发生中断）和三度（传导完全中断）。按传导阻滞发生情况，可分为永久性、暂时性、交替性及渐进性。

1. 窦房阻滞

常规心电图不能直接描记出窦房结电位，故一度窦房阻滞不能观察到。三度窦房阻滞难与窦性停搏相鉴别。只有二度窦房阻滞出现心房和心室漏搏（P-QRS-T 均脱漏）时才能诊断。窦房传导逐渐延长，直至一次窦性激动不能传入心房，心电图表现为 PP 间距逐渐缩短，于出现漏搏后 PP 间距又突然延长呈文氏现象，称为二度 I 型窦房阻滞，此应与窦性心律不齐相鉴别（见图 3-27）。在规律的窦性 PP 间距中突然出现一个长间歇，这一长间歇恰等于正常窦性 PP 间距的倍数，此称二度 II 型窦房阻滞（见图 3-28）。

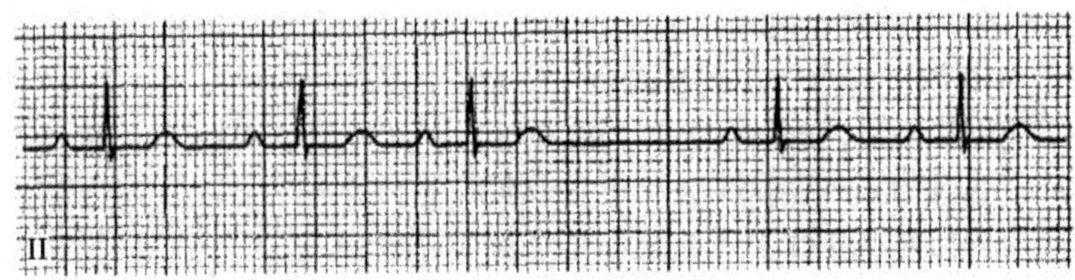

图 3-27　二度Ⅰ型窦房阻滞

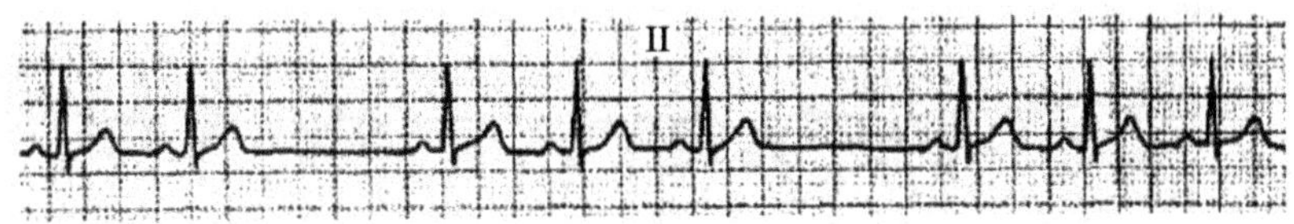

图 3-28　二度Ⅱ型窦房阻滞

2. 房内阻滞

房内阻滞一般不产生心律不齐，以不完全性房内阻滞多见，主要是上房间束传导障碍。心电图表现为 P 波增宽>0. 12s，出现双峰，切迹间距>0. 04s，与左心房肥大的心电图表现相类似。完全性房内传导阻滞少见，其产生原因是局部心房肌周围形成传入、传出阻滞，引起心房分离。心电图表现为：在正常窦性 P 波之外，还可见与其无关的异位 P′波或心房颤动波或心房扑动波，自成节律。

3. 房室阻滞

它是临床上常见的一种心脏传导阻滞。通常分析 P 与 QRS 波的关系可以了解房室传导情况。

（1）一度房室阻滞。心电图主要表现为 PR 间期延长。在成人若 PR 间期>0. 20s（老年人 PR 间期>0. 22s），或对两次检测结果进行比较，心率没有明显改变而 PR 间期延长超过 0. 04s，可诊断为一度房室阻滞（见图 3-29）。PR 间期可随年龄、心率而变化，故诊断标准需相适应。

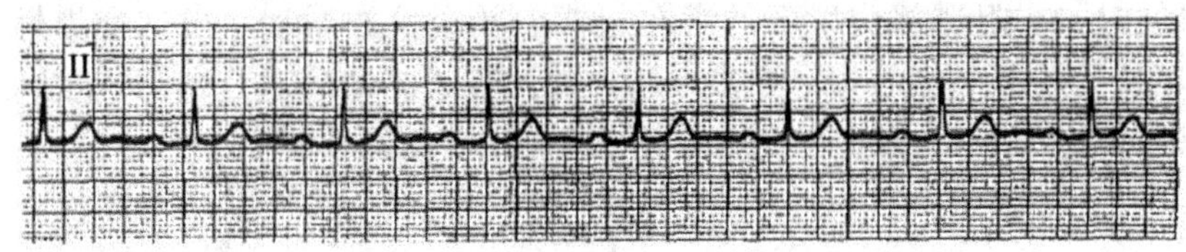

PR 间期 0. 30s

图 3-29　一度房室阻滞

（2）二度房室阻滞。心电图主要表现为部分 P 波后 QRS 波脱漏，分两种类型：①二度Ⅰ型房室 阻滞（Morbiz Ⅰ型）：表现为 P 波规律地出现，PR 间期逐渐延长（通常每次延长的绝对增加值多呈递减），直到 1 个 P 波后脱漏 1 个 QRS 波群，漏搏后房室阻滞得到一定改善，PR间期又趋缩短，之后又复逐渐延长，如此周而复始地出现，称为文氏现象。通常以P波数与P波下传数的比例来表示房室阻滞的程度，例如，4∶3传导表示4个P波中有3个P波下传心室，而只有1个P波不能下传（见图3-30）。②二度II型房室阻滞（Morbiz II型）：表现为PR间期恒定（正常或延长），部分P波后无QRS波群。一般认为，绝对不应期延长为二度II型房室阻滞的主要电生理改变，且发生阻滞部位偏低。凡连续出现2次或2次以上的QRS波群脱漏者（如呈3∶1、4∶1传导的房室阻滞，见图3-31），常称为高度房室阻滞。

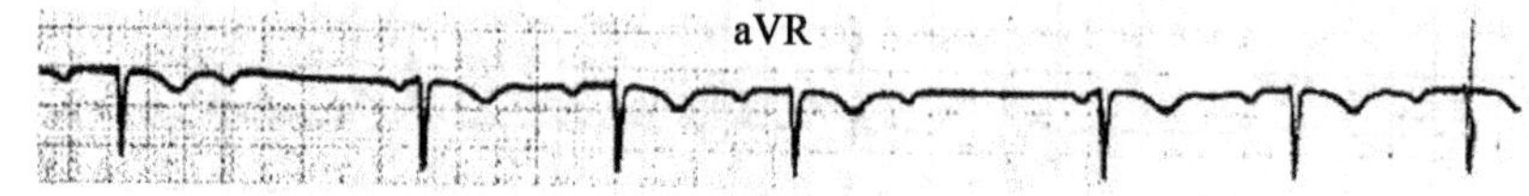

图3-30 二度I型房室阻滞（4∶3传导）

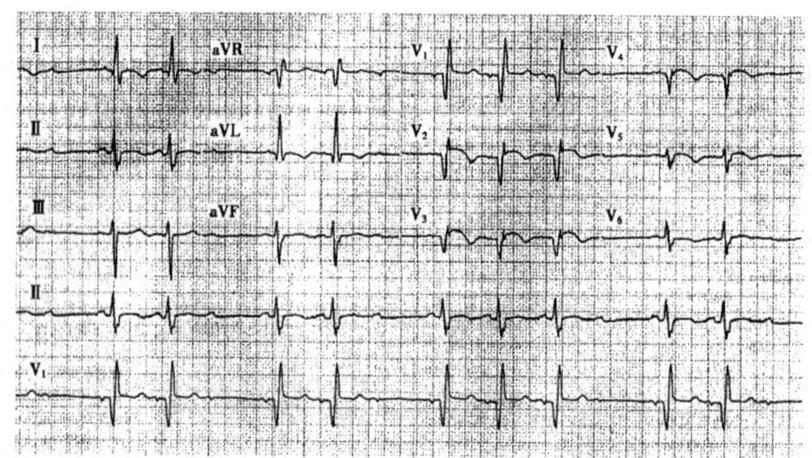

图3-31 急性前壁心肌梗死、右束支阻滞、二度Ⅱ型房室阻滞（3∶2，4∶3传导）

（3）三度房室阻滞，又称完全性房室阻滞。当来自房室交界区以上的激动完全不能通过阻滞部位时，在阻滞部位以下的潜在起搏点就会发放激动，出现交界性逸搏心律（QRS形态正常，频率一般为40~60次/min）或室性逸搏心律（QRS形态宽大畸形，频率一般为20~40次/min），以交界性逸搏心律为多见（见图3-32）。

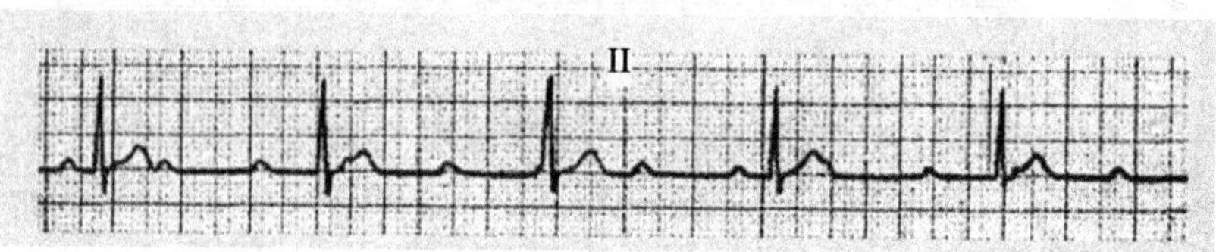

图3-32 三度房室阻滞，交界性逸搏心律

第六章　社区常用基本操作技术

第一节　常用注射法及静脉输液

一、皮内注射法

【目的】 用于过敏试验、预防接种及局部麻醉的前驱步骤。

【物品准备】

基础消毒盘、1ml 注射器 1 支、4~5 号针头，按医嘱备好药液放无菌盘内。

【操作方法】

（1）核对医嘱，洗手、戴口罩。

（2）携物品至病床旁，核对床号、姓名，向病人解释。

（3）做过敏试验者询问有无过敏史。

（4）选择部位。预防接种在上臂三角肌下缘，过敏试验在前臂掌侧下 1/3 处。

（5）以 75%乙醇消毒皮肤，待干。核对药物，驱尽注射器内气体。

（6）左手绷紧注射部位皮肤，右手持注射器，针头斜面向上与皮肤成 5°角刺入皮内。待针尖斜面全部进入皮内后以左手拇指固定针栓，右手推注药液 0.1ml 可见圆形隆起的皮丘，并显露毛孔。

（7）注射完毕拔出针头，切勿按压。

（8）向病人解释注意事项，清理用物。

（9）记录时间，按规定时间观察结果。

【注意事项】

（1）勿用碘酊消毒皮肤，嘱患者勿揉擦、覆盖注射部位，以免影响结果的观察。

（2）药液要现用现配，剂量要准确。

（3）做皮试前必须询问有无过敏史，有过敏史者不可做试验。

（4）必要时药敏试验需作对照。即在另一前臂相同部位，注入 0.1ml 生理盐水，20min 后，对照观察结果。

二、皮下注射法

【目的】

（1）需迅速达到药效和不能或不宜经口服给药时采用。

（2）预防接种。

【物品准备】

基础消毒盘、1~2ml 注射器、5~6 号针头，按医嘱备好药液放无菌盘内。

【操作方法】

(1) 核对医嘱，洗手、戴口罩。

(2) 携物品至病床旁，核对床号、姓名，向病人解释。

(3) 选择注射部位（上臂三角肌下缘，上臂外侧，大腿前侧外侧，下腹部组织及肩胛下方），常规消毒皮肤。

(4) 核对药物，驱尽注射器内气体。

(5) 一手绷紧皮肤，一手持注射器，以示指固定针栓使针头与皮肤成30°~40°角（过瘦者可捏起注射部位皮肤，同时角度可减小）迅速刺入针头的2/3或1/2，固定针栓，抽吸活塞，无回血即可推药。

(6) 注射毕，快速拔针以干棉球轻压针刺处，勿按揉。

(7) 安置病人于舒适体位，清理用品。

【注意事项】

(1) 经常注射者应每次更换注射部位。

(2) 注射少于lml药液时必须使用lml注射器，保证药液剂量准确。

(3) 持针时，一手示指固定针栓，但不可接触针梗，以免污染。

(4) 针头刺入角度不宜超过45°，以免刺入肌层。

(5) 尽量避免应用刺激性较强的药物作皮下注射。

三、肌内注射法

【目的】

(1) 需迅速发挥药效或不能经口服用药的药物。

(2) 不宜或不能做静脉注射的药物，又要求比皮下注射更迅速发生药效。

(3) 注射刺激较强或药量较大的药物。

【物品准备】

基础消毒盘、2~5ml注射器、6½~7号针头，按医嘱备好药液放无菌盘内。

【操作方法】

(1) 核对医嘱，洗手、戴口罩。

(2) 携物品至病床旁，核对床号、姓名，向病人解释。

(3) 选择注射部位（臀大肌、臀中肌、臀小肌、股外侧肌、上臂三角肌）。

(4) 帮助病人取适当体位，常规消毒皮肤，消毒范围直径应在5cm以上。

(5) 核对药物，驱尽注射器内空气。

(6) 一手拇指、示指绷紧皮肤，另一手持针以中指固定针栓，将针头迅速垂直刺入肌内2.5~3cm（针梗的2/3，消瘦者及小儿酌减）。抽动活塞，无回血，缓慢注入药物。

(7) 注射毕，快速拔针，用棉签按压针眼处片刻。

(8) 协助病人整理衣物，清理用物。

【注意事项】

(1) 选择合适的注射部位，避免刺伤神经和血管，不能在有炎症、硬结、瘢痕等部位注射。

（2）在需要2种以上药液同时注射时，应注意配伍禁忌。

（3）在同时注射多种药液时，应先注射刺激性较弱的药液，后注射刺激性较强的药液。

（4）注射时做到二快一慢（进针、拔针快，推药慢）。

（5）切勿将针梗全部刺入，以防针梗从根部折断。

（6）2岁以下婴幼儿不宜选臀大肌注射，避免损伤坐骨神经，应选用臀中肌、臀小肌注射。

（7）长期注射的病人，轮流交替注射部位。

四、静脉注射法

【目的】

（1）当药物不宜口服及皮下、肌内注射时，需要迅速发挥药效。

（2）诊断性检查，如造影。

（3）用于静脉营养治疗。

【物品准备】

基础消毒盘、无菌注射器（根据药液量选择不同规格）、7~9号针头，止血带、治疗巾，按医嘱备好药液放无菌盘内。

【操作方法】

（1）核对医嘱，洗手、戴口罩。

（2）携物品至病床旁，核对床号、姓名，向病人解释。

（3）选择合适静脉，注射部位下置静脉垫，铺治疗巾，在穿刺部位上方约6cm处系紧止血带，常规消毒皮肤。

（4）驱尽注射器内气体，左手拇指绷紧静脉下端皮肤，右手持注射器，针头斜面向上，与皮肤成20°角进针，刺入静脉，见回血可再沿静脉进针少许。

（5）松开止血带，固定针头缓慢注入药液。

（6）注射完毕，迅速拔出针头，以干棉签按压局部片刻，勿按揉。如无出血取下棉签，安置好病人。

（7）清理用物。

【注意事项】

（1）若一次穿刺失败，则重新穿刺需更换部位。

（2）若需长期静脉给药者，则应保护血管，由远心端至近心端选择血管穿刺。

（3）根据病情及药物性质，掌握推注药物的速度并观察注射局部及病人反应。

（4）在紧急情况下，可行股静脉穿刺给药，结束时注意加压止血。对有出血倾向的病人慎用。

（5）对组织刺激性较强的药物，应另备吸有生理盐水的注射器和头皮针，先做穿刺，并推注少量生理盐水，证实针头确在血管内后，调换有药液的注射器进行推注，以防止药物外溢至组织而发生坏死。

五、静脉输液

【目的】

（1）维持水和电解质、酸碱平衡，补充能量和水分。

（2）增加血容量，维持血压。

（3）治疗疾病等。

【物品准备】

基础消毒盘、一次性无菌输液器及输液针头，垫巾、止血带、胶布、瓶套、输液架，按医嘱备好药液放无菌盘内，必要时备夹板及绷带。

【操作方法】

（1）洗手，戴口罩。

（2）检查输液器完整性、有效期等。

（3）核对医嘱，检查药名、浓度、剂量和有效期等，瓶口有无松动，瓶身有无裂痕；将瓶倒置，检查药液是否浑浊、沉淀或有絮状物。套上瓶套，开启药瓶中心部分，常规消毒瓶口，根据医嘱加药并在溶液瓶或袋上注明。

（4）取出输液器，持输液管及排气管针头插入瓶塞至针头根部，关紧水止，固定针栓和护针帽。双人核对。

（5）携用物至病床旁，核对床号、姓名，向病人解释，以取得合作。协助病人排尿，并取适当体位。将药瓶挂在输液架上排气，使输液管内充满液体，茂菲滴管内有1/3~1/2液体，将带有护针帽的针头套，固定于输液架上。

（6）穿刺部位下铺垫巾，扎止血带，选择静脉，松开止血带，用2%碘酊消毒皮肤，待干；备胶条，扎紧止血带，以75%乙醇脱碘。

（7）再次检查茂菲滴管下端有无气泡，取下针头护针帽进行穿刺，见回血将针头再沿静脉进针少许，松开止血带，打开水止，以胶布固定针头，取下止血带和治疗巾，将输液肢体放置舒适，必要时，用夹板固定。

（8）调节输液速度，一般成人40~60滴/min，儿童20~40滴/min。

（9）整理床单位，放置信号灯开关于病人可及处。

（10）清理用物。洗手后做记录、签名等。

（11）加强巡视，观察病人情况和输液反应。

（12）当需更换输液时，消毒瓶塞后，拔出第1瓶内排气针头、输液管，插入第2瓶内，待滴液通畅，方可离去。

（13）输液毕，关紧输液导管，除去胶布，用消毒棉球按压穿刺点上方，拔除针头，按压片刻至无出血。

（14）清理用物，一次性输液器剪开毁形，浸泡消毒后针头放入锐器盒内。

【注意事项】

（1）严格执行无菌操作及查对制度，加入其他药液时在瓶签上注明药名、剂量。对长期输液病人，选用静脉自远心端开始，注意保护、交替使用静脉。

（2）对昏迷、小儿等不合作病人应选用易固定部位静脉，并以夹板固定肢体。

（3）输入强刺激性特殊药物，应在确定针头已刺入静脉内时再加药，给药后加快流速，片刻后调回原流速。

（4）严防空气进入静脉，在加药、更换液体及结束输液时，均需保持输液导管内充满液体。

（5）在大量输液时，根据医嘱安排输液计划，并注意配伍禁忌。

（6）连续输液应 24h 更换输液器 1 次。

（7）加强巡视，随时观察输液是否通畅、滴速及病人对药物的反应，如发现异常立即处理，在必要时，停止输液。

六、静脉留置针法

【目的】

（1）减轻病人痛苦，保护血管。

（2）合理用药，提高疗效。

（3）保持静脉通道的通畅，便于抢救。

【用物准备】

同“静脉输液法”，另备不同规格的留置针、肝素帽、透明贴膜。

【操作方法】

（1）同本章“静脉输液法”程序 1~5。

（2）选择静脉，确定留置针的规格。置垫巾于穿刺部位下面，扎止血带，2.5% 碘酊消毒皮肤，范围为 6~8cm，松止血带待干。备胶布，连接管道，扎止血带，75%乙醇脱碘。

（3）松动留置针外套管，左手绷紧皮肤，右手拇指与示指握紧留置针回血腔两侧，与皮肤成 15°~30°角进针，直刺静脉。见到回血后，压低角度，将穿刺针送入少许。

（4）一手固定针芯，一手拇指与示指将外套管全部送入血管。

（5）松开止血带，并压住导管前端处的静脉，抽出针芯。

（6）连接肝素帽，固定。

（7）将输液器的针头刺入肝素帽。

（8）同本章“静脉输液法”。

（9）如使用头皮静脉留置针，需在碘酊消毒皮肤待干时，直接连接好输液管、头皮针、肝素帽及头皮套管针穿刺。注明穿刺时间。

（10）封管时备消毒肝素帽，将抽取 5~10ml 肝素盐水或生理盐水的注射器针头刺入肝素帽，使用边退针、边推注的正压封管方法。

（11）若使用可来福接头替代肝素帽，则可不用封管。

（12）当再次输液时，消毒肝素帽，将输液针头刺入，打开调节器。

【注意事项】

（1）严格无菌操作。

（2）留置针保留时间一般参照使用说明，注意保持穿刺部位清洁干燥。

（3）每日肝素封管，并正确使用正压封管法。

（4）注意保护使用留置针的肢体，在不输液时，也尽量避免肢体下垂姿势，以免由于重力作用造成回血堵塞导管。

（5）对病人进行健康教育。

（6）注意观察穿刺部位变化及病人主诉，若穿刺部位有红肿、疼痛等异常情况，则应及时拔除导管，给予处理。

（7）更换穿刺点应选对侧手臂或不同的静脉。

（8）及时做好记录。

第二节　皮肤过敏试验

皮肤过敏试验（简称皮试）按所采用的试剂可分为四类：①药物过敏试验，如青霉素、链霉素、头孢菌素、普鲁卡因、碘制剂等；②血清过敏试验，如破伤风抗毒素（TAT）；③病原体提取物，如结核菌素试验；④病理组织提取物，如结节病的 Kvem 试验等。临床应用最广泛的是青霉素皮试和结核菌素试验。

一、青霉素皮肤过敏试验

过敏反应是青霉素最常见的不良反应，其发生率为3%~6%，严重者会危及生命。按药典规定，凡三天内未用过青霉素、而拟用青霉素进行治疗者。用前均须进行皮试；对正在使用过程中拟改用不同批号制剂者，亦须用相同批号的青霉素重试。由于青霉素类不同品种间存在交叉过敏反应，在使用其他种类如氨苄西林、哌拉西林等之前时，均应作青霉素皮试。

【物品准备】

基础消毒盘、1ml 注射器 1 支、4~5 号针头，按医嘱备好药液放无菌盘内。

【操作方法】

（1）试敏液配制：①向含青霉素 G 钠 80 万 u 的安瓶内注入生理盐水 4. 0ml，溶解，使成每毫升含青霉素 20 万 u 药液；②用 1. 0ml 注射器抽取 0. 1ml 药液，加生理盐水至 1. 0ml，则每毫升含药 2 万 u；③弃去 0. 9ml，余 0. 1ml 仍加生理盐水至 1. 0ml，则每毫升含药 2000u；④再弃去 0. 9ml，将余 0. 1ml 再加生理盐水至 1. 0ml，则成每毫升含 200u 的皮试药液。

（2）取上述皮试液 0. 1ml（含 20u）于前臂下 1/3 屈侧；经 75%酒精消毒后，皮内注射，使成 5mm 直径大小皮丘。勿挤压，20 分钟后于自然光线明亮处判读结果。

（3）阴性：皮丘无改变，周围不肿，无红晕，且无自觉症状。

阳性：局部皮丘增大，出现红晕，直径>10mm，周有伪足，局部痒感；若出现水泡，或有头晕、胸闷、心慌、气短、冷汗、恶心、烦躁，则为强阳性，重者可发生过敏性休克。

【注意事项】

（1）试前应仔细询问病史，若有青霉素过敏史，则不应再试；有过敏性鼻炎、过敏性哮喘或其他药物或食品有过敏反应的高敏体质者，皮试亦应慎重。

(2) 皮试阳性，不仅应记录在案，而且应告知病人或其家属，今后不宜使用同类药物。

(3) 对已发生过敏性休克或有此可疑迹象者，应立即抢救。让病人立即平卧，迅速皮下注射 0.1%肾上腺素 0.5~1.0ml，吸氧，必要时可直接静脉推注地塞米松 10ml。

(4) 皮试阴性者，在用药过程中个别也还有出现过敏反应的可能，故于注射药物后，仍应观察 20 分钟为宜。

二、链霉素皮肤过敏试验

链霉素的主要不良反应是对位听神经的损害，其过敏反应发生率较青霉素低得多，但死亡率却很高。

【物品准备】

基础消毒盘、1ml 注射器 1 支、4~5 号针头，按医嘱备好药液放无菌盘内。

【操作方法】

(1) 试敏液配制：①取硫酸链霉素粉剂 1.0g（100 万 u），注入生理盐水 3.5ml，溶解后溶液体积变为 4.0ml，则每毫升含药 250mg（25 万 u）；②用 1.0ml 注射器抽取上液 0.1ml，加生理盐水至 1.0ml，则每毫升含 2 5mg（2.5 万 u）；③弃去 0.9ml，余 0.1ml，再加生理盆水至 1.0ml，则每毫升含 2.5mg（250Ou）的皮试药液。

(2) 取上述皮试液 0.1ml（含 250u）进行皮内注射，方法与结果判读同青霉素皮试。

【注意事项】

(1) 如需同时进行青、链霉素皮试，一般左前臂注青霉素、右前臂注链霉素，并于局部作上标记，便于识别。

(2) 一旦发生过敏性休克、处理方法同青霉素过敏性休克，因链霉素可与钙离子络合，故于抢救时可静注 10%葡萄糖酸钙 10~20ml。

(3) 链霉素皮试不但阳性率低，且与临床上注射后发生过敏反应的符合率也不高，故对其皮试结果应加分析，不应过于信赖。

三、头孢菌素皮肤过敏试验

头孢菌素与青霉素之间存在不完全交叉过敏反应，一般对青霉素过敏者中 10%~30%对头孢菌素也过敏。但过敏反应程度较轻；相反，对头孢菌素过敏者中绝大多数对青霉素均过敏。一般此种皮试仅用于对青霉素过敏或有过敏体质表现拟用头孢菌素者。

皮试药液浓度配制成 300μg/ml，取 0.1ml（含 30μg），方法和结果判读同青霉素皮试。

四、破伤风抗毒血清（TAT）皮肤过敏试验

TAT 为用破伤风毒素免疫马血清制品，主要用于有发生破伤风潜在危险的有创外伤患者的预防和破伤风患者的救治。TAT 为一异种蛋白，具抗原性，用后可引起过敏反应，偶见过敏性休克，用前须进行皮试。

【物品准备】

基础消毒盘、1ml 注射器 1 支、4~5 号针头，按医嘱备好药液放无菌盘内。

【操作方法】

（1）配制皮试液。用 1.0ml 注射器自 TAT（每支含 1500u/ml）中抽取 0.1ml，加生理盐水稀释至 1.0ml 即可。

（2）取上述皮试液 0.1ml（含 15u），于前臂屈侧皮肤局部消毒后作皮内注射，20 分钟后判断结果。

（3）阳性。皮丘红肿、硬肿直径>15mm，或红晕范围直径>40mm，有伪足、痒感；若伴鼻痒、喷嚏、荨麻疹等全身症状为强阳性。

【注意事项】

（1）阴性结果，预防性用药则皮下或肌内注射 1500~3000u。

（2）若为阳性结果，而根据病情又必须注射 TAT 时，则需行脱敏注射法。按下表所列，每隔 20 分钟皮下注射一次，若无异常反应，则按计划至完成总量（1500u）。

表 3-1 **破伤风抗毒素脱敏注射法**

次数	TAT 量（ml）	加入生理盐水（ml）
1	0.1	0.9
2	0.2	0.8
3	0.3	0.7
4	余量	稀释至 1.0

第三节 酒精擦浴法

【目的】降温。

【物品准备】

治疗盘内放治疗碗（内盛 25%~35%乙醇 100~200ml，温度 27℃~37℃）、小毛巾 2 块、大毛巾、冰袋（套布套）、热水袋（套布套）。

【操作方法】

（1）核对医嘱，备齐用物。

（2）将用物携至床旁，向病人解释，以取得合作。用屏风遮挡，松开被，按需给予便器。

（3）置冰袋于病人头部、热水袋于病人足底部。

（4）协助病人脱去近侧衣袖，松开腰带，露出一上肢，下垫大毛巾，将浸有酒精的小毛巾拧至半干呈手套式缠在手上，以离心方向进行拍拭，两块小毛巾交替使用。

（5）拍拭顺序为自颈部侧面沿上臂外侧拍拭至手背，再自侧胸经腋窝沿上臂内侧经肘窝至手掌心。擦拭毕，用大毛巾拭干皮肤。同法拍拭对侧，每侧各拍拭 3min。

(6) 嘱病人侧卧，露出背部，下垫大毛巾。用同样手法自颈下至背、臀部拍拭。再用大毛巾拭干，更换上衣。

(7) 协助病人脱去近侧裤子，露出一侧下肢，下垫大毛巾。拍拭顺序为自髂前上棘沿大腿外侧拍拭至足背；自腹股沟沿大腿内侧拍拭至内踝；自腰经大腿后侧，再经腘窝至足跟。

(8) 拍拭毕，用大毛巾拭干皮肤，盖好盖被。同法拍拭对侧，每侧下肢各拍拭 3min，更换裤子，取下热水袋。

(9) 撤去屏风，整理床单位及用物。

【注意事项】

(1) 乙醇温度应接近体温，避免过冷刺激。

(2) 在擦浴时，以拍拭方式进行，不用摩擦方式。擦拭腋窝、肘窝、腹股沟、腘窝等血管丰富处，应适当延长时间，以利增加散热。

(3) 禁擦拭后项、胸前区、腹部和足底等处，以免引起不良反应。

(4) 擦浴过程中，应随时观察病人情况，若出现寒战、面色苍白、脉搏及呼吸异常时，则应立即停止，并及时与医生联系。

(5) 拭浴后 30min 测量体温并记录，若体温降至 39℃以下，则可取下头部冰袋。

第四节　冷 湿 敷 法

【目的】降温、止血、止痛、消炎。

【物品准备】

面盆（内放冰块和冷水）、小毛巾 2 块、弯盘、血管钳 2 把、小橡胶单和治疗巾各一块。

【操作方法】

(1) 了解病情，备齐用物。

(2) 将用物携至床旁，向病人解释，以取得合作。

(3) 暴露患部，将治疗巾、橡胶单垫在患部下。

(4) 将敷布浸于冰水中，用血管钳夹住敷布的两端拧至不滴水为止，敷于患处。高热病人敷于前额，每 3~5min 更换一次敷布，持续时间 15~20min。

(5) 在冷敷过程中，应观察局部皮肤情况及病人的反应，观察有无敷布移动及脱落。

(6) 冷湿敷结束用纱布擦净局部，整理用物。

(7) 记录冷敷部位、时间、效果及反应。

【注意事项】

(1) 在冷敷时，应防止局部皮肤冻伤。

(2) 局部皮肤青紫、血运不良时不宜冷敷。

第五节　冰枕、冰帽使用法

【目的】用于头部降温，防止脑水肿，并可降低脑细胞的代谢，减少其需氧量，提高脑细胞对缺氧的耐受性。

【物品准备】

冰帽或冰枕及布套、冰块和盆、木槌、冰槽、不脱脂棉、肛表、凡士林油纱布。

【操作方法】

（1）了解病情，检查冰帽、冰枕有无破损。

（2）将打碎的冰块放入盆中，用水冲去棱角后装入冰帽或冰槽内约 2/3 满，排净空气，夹紧帽口，擦干倒提检查无漏水，然后套上布套。

（3）将用物携至床旁，向病人解释，以取得合作。将棉球塞于外耳道，油纱布遮盖双眼，冰帽戴在病人头部。观察局部皮肤情况，严格执行交接班制度。

（4）使用结束，撤去塞耳棉球、遮眼油纱布。

（5）将水倒净，清洁后倒挂，晾干后吹气，系紧带子备用。

【注意事项】

（1）注意随时观察冰枕、冰帽有无漏水，布套湿后，应立即更换。冰融化后，应及时更换。

（2）若病人局部皮肤苍白、青紫或有麻木感，则须立即停止使用。

（3）若用以降温，则冰帽使用后 30min 需测体温，并做好记录。若为防止脑水肿，则应对体温进行监测，体温维持在 33℃，不能低于 30℃。

第六节　冰袋、冰囊使用法

【目的】降温、局部消肿、减轻充血和出血，限制炎症扩散，减轻疼痛。

【物品准备】

冰袋或冰囊及布套、冰块和盆。

【操作方法】

（1）了解病情，检查冰袋、冰囊有无破损。

（2）将打碎的冰块放入盆中，用水冲去棱角后装入冰袋或冰囊内约 2/3 满，排净空气，夹紧袋口，擦干倒提检查有无漏水，然后套上布套。

（3）将用物携至床旁，向病人解释，以取得合作。将冰袋置于所需部位。高热降温时，冰袋置于前额、头顶部或体表大血管处如颈部、腋下、腹股沟等。观察局部皮肤情况，严格执行交接班制度。

（4）冰袋、冰囊使用结束，将水倒净，清洁后倒挂，晾干后吹气，旋紧塞子备用。

【注意事项】

（1）注意随时观察冰袋、冰囊有无漏水，布套湿后，应立即更换。冰融化后，应及时更换。

（2）若病人局部皮肤苍白、青紫或有麻木感，则须立即停止使用。

（3）使用时间一般为 10~30min。

（4）冰袋压力不宜过大，以免影响血液循环。

（5）若用以降温，则冰袋使用后 30min 需测体温，并做好记录。

（6）禁用部位为枕后、耳郭、心前区、腹部、阴囊及足底处。

第七节　热湿敷法

【目的】 促进浅表炎症消散和局限，解痉，镇痛。

【物品准备】

按医嘱备治疗药物。治疗盘内置小盆内盛药物、敷布 2 块、敷钳 2 把、凡士林、棉签、纱布、棉垫、塑料纸，另备小橡胶单、治疗巾、大毛巾、热水袋、水温计，在必要时，备热源。

【操作方法】

（1）备齐用物，携至病人床旁，核对并解释操作目的，在必要时，用屏风遮挡。

（2）敷布放于药物盆内，水温一般为 50℃～60℃。

（3）暴露治疗部位，将橡胶单、治疗巾垫于热敷部位下面，局部涂凡士林，盖单层纱布，以保护皮肤，用敷钳拧干敷布至不滴水为止。抖开敷布以手腕部掌侧试温，若不烫手，则将敷布折叠敷于局部，上置塑料纸，盖上棉垫，以维持温度。

（4）每 3～5mm 更换一次敷布，可用热源维持水温或及时更换盆内热水。一般热敷时间为 15～20min。

（5）若患部不忌压，则可将热水袋放背在敷布上以保温，再盖一大毛巾进行热湿敷。

（6）热敷毕，揭开纱布擦去凡士林。

（7）记录热敷部位、时间、效果、反应。

（8）清理用物。

【注意事项】

（1）注意观察局部皮肤的颜色，防止烫伤。

（2）若对伤口部位做湿热敷，应先按无菌原则进行操作，热敷结束后，按换药法处理伤口。

（3）热湿敷者，敷后 30min 方能外出，以防感冒。

第八节　吸　氧　术

【目的】 提高血氧含量及动脉血氧饱和度，纠正机体缺氧。

【物品准备】

（1）中心供氧吸氧物品：氧气装置 1 套（流量表、湿化瓶、橡胶管），一次性吸氧管，鼻导管，胶布，棉签，接管，安全别针，用氧记录单，根据不同用氧方法增加鼻塞、漏斗、面罩、氧气枕、氧气袋等。

（2）氧气瓶吸氧物品：扳手，其余同上。

【操作方法】

1. 中心供氧吸氧法

（1）携用物至病人床前，核对床号及姓名，做好解释工作。

（2）将流量表及湿化瓶安装在墙壁氧气装置上，连接橡胶管道。

（3）用湿棉签清洁鼻孔。

（4）打开流量表开关，调节氧流量，连接鼻导管，确定氧气流出通畅。

（5）自一侧鼻孔轻轻插入鼻导管至鼻咽部（长度为鼻尖到耳垂的2/3），固定。

（6）记录用氧时间及流量。

（7）停止用氧时，拔除鼻导管，擦净鼻部。关流量表，取下湿化瓶及流量表。

（8）整理用物。

2. 氧气瓶吸氧法

（1）在氧气瓶上安装氧气流量表。

（2）接湿化瓶及橡胶管道。

（3）核对床号及姓名，做好解释工作。

（4）湿棉签清洁鼻孔。

（5）打开总开关，再打开流量表，调节氧流量，连接鼻导管，确定氧气流出通畅。

（6）自一侧鼻孔轻轻插入鼻导管至鼻咽部（长度为鼻尖到耳垂的2/3），固定。

（7）记录用氧时间及流量。

（8）当停用氧时，先取下鼻导管，关闭流量表开关，然后关总开关，再开流量表开关放余气，关流量表开关。记录停氧时间。

（9）整理用物。

【注意事项】

（1）严格遵守操作规程，氧气筒放置阴凉处。切实做好防火、防油、防热、防震，注意用氧安全。

（2）持续吸氧病人鼻导管每日更换2次，双侧鼻孔交替插管，以减少对鼻黏膜的刺激和压迫。及时清理鼻腔分泌物，保证用氧效果。

（3）在使用氧气时，应先调节流量后应用；在停用时，应先拔除鼻导管，再关闭氧气开 关，以免操作错误，大量氧气突然冲入呼吸道而损伤肺部组织。

（4）氧气筒内氧气切勿用空，至少保留 $5kg/cm^2$ 压强，以防外界空气及杂质进入筒内，再灌入氧气时引起爆炸。

（5）对已用完的氧气筒，应悬挂“空”的标志。并避免急救时搬错而影响使用。

（6）在用氧过程中，准确评估病人生命体征，判断用氧效果，做到安全用氧。

第九节　导　尿　术

【目的】

用于尿潴留、留尿作细菌培养、准确记录尿量、了解少尿或无尿原因，测定残余尿量、膀胱容量以及膀胱测压、注入造影剂、膀胱冲洗、探测尿道有无狭窄及盆腔器官术前准备等。

【物品准备】

（1）治疗盘内置一次性无菌导尿包，内有弯盘、导尿管、血管钳（镊子）2把、小药杯、棉球、孔巾、消毒液、液体石蜡、标本瓶或试管、无菌手套等。

（2）清洗外阴用物。

（3）橡胶单、垫单。

【操作方法】

（1）患者仰卧，两腿屈膝外展，臀下垫油布或中单。患者先用肥皂液清洗外阴，男患者翻开包皮清洗。在病人两腿之间打开导尿包，按无菌技术操作打开内层治疗巾，倒消毒液。

（2）以蘸2%红汞或0.1%苯扎溴铵（新洁尔灭）或0.1%氯己定（洗必泰）的棉球，女性由内向外、自上而下消毒外阴，每个棉球只用一次。然后，外阴部盖无菌洞巾。男性则用消毒巾裹住阴茎，露出尿道口。

（3）术者戴无菌手套站于患者右侧，以左手拇、示二指夹持阴茎，女性则分开小阴唇露出尿道口，再次用苯扎溴铵棉球，自上而下消毒尿道口与小阴唇；男性自尿道口向外环形擦拭消毒数次，并将阴茎提起与腹壁成钝角。右手将涂有无菌润滑油之导尿管缓慢插入尿道，导尿管外端用止血钳夹闭，将其开口置于消毒弯盘中。男性进入15~20cm，女性进入6~8cm，松开止血钳，尿液即可流出。

（4）需作细菌培养者，留取中段尿于无菌试管中送检。

（5）术后将导尿管夹闭后再徐徐拔出，以免管内尿液流出污染衣物。如需留置导尿时，则以胶布固定尿管或气囊内注入生理盐水10ml，以防脱出；外端以止血钳夹闭，管口以无菌纱布包好，以防尿液逸出和污染；或接上留尿无菌塑料袋，挂于床侧。

【注意事项】

（1）严格无菌操作，预防尿路感染。

（2）插入尿管动作要轻柔，以免损伤尿道黏膜，若在插入时有阻挡感，则可更换方向再插，见有尿液流出时再深入2cm，勿过深或过浅，尤忌反复抽动尿管。

（3）选择导尿管的粗细要适宜，对小儿或疑有尿道狭窄者，尿管宜细。

（4）对膀胱过度充盈者，排尿宜缓慢，且首次放尿不宜超过500ml，以免骤然减压引起出血或晕厥。

（5）测定残余尿时，嘱患者先自行排尿，然后导尿。残余尿量一般为5~10ml，若超过100ml，则提示有尿潴留。

（6）在留置导尿时，应经常检查尿管固定情况，有否脱出、必要时以无菌药液每日冲洗膀胱一次；每隔5~7天更换尿管一次，再次插入前应让尿道松弛数小时，再重新插入。

第十节　直肠肛管检查

【目的】

（1）用于低位直肠病变和肛门疾病的检查，能了解低位直肠癌、痔、肛瘘等疾病的情况。

（2）用于了解盆腔内炎症、脓肿、肿瘤等情况。

【物品准备】

治疗盘内置无菌手套、液体石蜡和肛门镜无菌包。

【操作方法】

1. 直肠指诊

（1）常用体位有左侧卧位、膝胸位或截石位。

（2）右手戴手套涂以润滑液，首先进行肛门周围指诊，肛管有无肿块、压痛，皮肤有无疣状物，有无外痔等。

（3）测试肛管括约肌的松紧度，正常时直肠仅能伸入一指并感到肛门环缩在肛管后方可触到肛管直肠环。

（4）检查肛管直肠壁有无触痛、波动感、肿块及狭窄，触及肿块时要确定大小、形状、位置、硬度及能否推动。

（5）直肠前壁距肛缘 4～5cm，男性可扪及直肠壁外的前列腺，女性可扪及子宫颈，不要误诊为病理性肿块。

（6）根据检查的具体要求，在必要时，进行双合诊检查。

（7）在抽出手指后，观察指套有无血迹或黏液，若有血迹而未触及病变，应行结肠镜检查。

2. 肛门镜检查

（1）肛门镜检查时多选膝胸位或其他体位。

（2）右手持肛门镜，拇指顶住芯子，肛门镜尖端涂以润滑剂。左手分开臀沟，用肛门镜头轻压肛门片刻再缓慢推入。

（3）先朝脐孔方向，通过肛管后改向骶凹，将肛门镜全部推进后拔出芯子。拔出芯子后要注意芯子有无血迹。

（4）调好灯光，缓慢退出，边退边观察，观察黏膜颜色，有无溃疡、出血、息肉、肿瘤及异物等。在齿状线处注意有无内痔、肛瘘内口、肛乳头，肛隐窝有无炎症等。

3. 肛门周围病变的记录方法

视诊、直肠指诊和肛门镜检查发现的病变部位，一般用时钟定位记录，并表明体位。若在检查时取膝胸位，则以肛门后方中点为 12 点，前方中点为 6 点；若取截石位，则记录方法相反。

【注意事项】

（1）在进行直肠指诊前，要求做好解释，不应在病人没有思想准备的情况下贸然进行。

（2）若在有肛裂、妇女月经期或指诊时，病人已感到剧烈疼痛，则应暂缓直肠指诊或肛门镜检查。

第十一节　肛管排气法

【目的】排除肠腔积气，减轻腹胀。

【物品准备】

治疗盘内放弯盘、肛管（24～26号）、玻璃接管、橡胶管、小口瓶子（内盛水）、润滑剂、棉签、胶布、别针。

【操作方法及程序】

（1）携用物至病人床旁，向病人做好解释，以取得合作。用屏风遮挡病人，协助病人侧卧位或平卧位。

（2）将盛水瓶系于床沿，橡胶管一端连接玻璃接管和肛管，另一端插入瓶中水面以下。

（3）润滑肛管前端，自肛门插入15～18cm，胶布固定肛管于一侧肛门旁，别针固定橡胶管于大单上。

（4）观察排气情况。如排气不畅，可在病人腹部按结肠的解剖位置做离心按摩或帮助病人转换体位，以助气体排出。

（5）保留肛管约20min。腹胀减轻，拔出肛管，清洁肛门，做好记录。

【注意事项】

观察排气情况，保留肛管时间不宜超过20min。在必要时，可隔几个小时后重复插管排气。

第十二节　灌　肠　术

一、大量不保留灌肠法

【目的】

（1）刺激肠蠕动，软化粪便，解除便秘，排除肠内积气，减轻腹胀。

（2）手术、检查或分娩前保持肠道清洁。

（3）稀释和清除肠道内有害物质，减轻中毒。

（4）为高热病人降温。

【物品准备】

（1）治疗盘内放灌肠筒或一次性灌肠器，肛管（24～26号）置于弯盘中，另备量筒、水温计、凡士林油、血管钳、棉签、卫生纸、尿垫、治疗巾。

（2）便盆，输液架，屏风。

（3）常用灌肠液为生理盐水或0.2%～0.5%肥皂水500～1000ml，温度39℃～41℃，在降温时，用32℃温水或4℃冰盐水。

【操作方法】

（1）备齐用物携至床边，向病人说明治疗目的，以取得配合并嘱病人排尿。关闭门窗，用屏风遮挡。

（2）协助病人取侧卧位，脱裤至膝部，移臀部靠近床沿，将尿垫垫于臀下，弯盘置臀旁。

（3）灌肠筒挂于输液架上，液面距肛门40～60cm。润滑肛管前端，排尽管内气体，夹紧橡胶管。常用灌肠液为生理盐水或0.2%～0.5%肥皂水500～1000ml，温度39℃～41℃，降温时用32℃温水或4℃冰盐水。

（4）分开病人臀部，暴露肛门，将肛管轻轻插入直肠内7～10cm后固定肛管。

（5）松开血管钳，使溶液缓慢流入，并观察反应。若溶液流入受阻，则可移动或挤压肛管，检查有无粪块阻塞。如病人有便意，嘱其做深呼吸，同时，适当调低灌肠筒，减慢流速。

（6）待溶液将要灌完时，夹紧橡胶管，拔出肛管放入弯盘内。擦净肛门，嘱病人平卧，尽可能忍耐10min后再排便，以利粪便软化。对不能下床者，应给予协助。

（7）清理用物，肛管按消毒原则处理，做好记录。

【注意事项】

（1）注意病人保暖，防止受凉。

（2）掌握好灌肠溶液的量、温度、浓度、流速和压力。

（3）禁忌证为急腹症、妊娠早期、消化道出血。肝性脑病病人禁用肥皂水灌肠，以减少氨的产生和吸收；伤寒病人灌肠溶液量不得超过500ml，液面距肛门不得超过30cm。

（4）降温灌肠后保留30min再排便，排便后30min测体温并记录。

二、小量不保留灌肠法

【目的】

（1）排除肠道积气，减轻腹胀。

（2）为腹部或盆腔手术后病人及老、幼病人解除腹胀和便秘。

【物品准备】

（1）治疗盘内置注洗器或小容量灌肠筒，肛管（20～22号）置于弯盘内，另备量杯、温开水5～10ml、卫生纸、尿垫，润滑油、血管钳、棉签、水温计、便盆、屏风。

（2）常用灌肠液有“1、2、3”溶液（50%硫酸镁30ml、甘油60ml、温开水90ml，温度39℃）和油剂（甘油与温开水各60～90ml）。

【操作方法】

（1）备齐用物携至床边，向病人说明治疗目的，以取得配合。关闭门窗，用屏风遮挡。

（2）协助病人取侧卧位，脱裤至膝部，移臀部靠近床沿，将尿垫垫于臀下，弯盘置臀旁。

（3）润滑肛管前端，注洗器吸取溶液连接肛管排气后，以血管钳夹紧肛管。常用灌肠液有“1、2、3”溶液（50%硫酸镁30ml、甘油60ml、温开水90ml，温度39℃）和油剂（甘油与温开水各60～90ml）。

（4）分开病人臀部，暴露肛门，将肛管轻轻插入直肠内7～10cm，松开血管钳，注入溶液，注液完毕，抬高肛管末端，使溶液全部注入后，反折肛管，用卫生纸包裹肛管前端，轻轻拔出置于弯盘内。嘱病人忍耐10～20min以利粪便软化。不能自理者协助排便。

【注意事项】

（1）注意病人保暖，防止受凉。

（2）掌握好灌肠溶液的量、温度、浓度、流速和压力。

（3）禁忌证为急腹症、妊娠早期、消化道出血。肝性脑病病人禁用肥皂水灌肠，以减少氨的产生和吸收；伤寒病人灌肠溶液量不得超过 500ml，液面距肛门不得超过 30cm。

（4）降温灌肠后保留 30min 再排便，排便后 30min 测体温并记录。

三、保留灌肠法

【目的】

（1）将药物自肛门灌入，保留在肠道内，通过肠黏膜吸收，达到治疗目的。

（2）用于镇静、催眠及治疗肠道感染。

【物品准备】

（1）治疗盘内置注洗器或小容量灌肠筒，肛管（14 号或 16 号）、量杯、温开水 5～10ml，弯盘、卫生纸、尿垫、润滑油、棉签、血管钳，另备便盆、屏风。

（2）常用溶液为 2%小檗碱、0.5%～1%新霉素、10%水合氯醛及其他抗生素，药液量不超过 200ml，温度 39℃～41℃。

【操作方法】

（1）备齐用物携至病人床旁，做好解释以取得配合。嘱病人先排便，以利于药物吸收。

（2）根据病情协助病人取合适卧位（慢性菌痢病人宜取左侧卧位，阿米巴痢疾病人宜取右侧卧位），抬高臀部 10cm，有利于药物吸收。

（3）润滑肛管，自肛门插入肛管 15～20cm，液面距肛门<30cm，缓慢注入药液，便于药物保留。常用溶液为 2%小檗碱、0.5%～1%新霉素、10%水合氯醛及其他抗生素，药液量不超过 200ml，温度 39℃～41℃。

（4）药液注入完毕后，反折肛管，用卫生纸包裹肛管前端，拔出肛管。用卫生纸在肛门处轻轻按揉，嘱病人尽可能忍耐，使药液保留 1h 以上，便于药物吸收。

（5）整理用物，用物按消毒原则处理，做好记录。

【注意事项】

（1）根据灌肠目的和病变部位，采取合适的卧位。

（2）肠道疾患病人在晚间睡眠前灌入药液为宜；肛门、直肠、结肠手术后及大便失禁者不宜做保留灌肠。

（3）灌肠前应将药液摇匀。

第十三节　留置胃管术

【目的】

（1）急性胃扩张。

（2）上消化道穿孔或胃肠道有梗阻。

（3）急腹症有明显胀气者或较大的腹部手术前等。

（4）昏迷病人或不能经口进食者，如口腔疾患、口腔和咽喉手术后的病人。

（5）不能张口的病人，如破伤风病人。

（6）早产儿和病情危重的病人以及拒绝进食的病人。

（7）服毒自杀或误食中毒需洗胃患者。

【物品准备】

治疗盘内置治疗碗、胃管、镊子、50ml 注射器、纱布、液体石蜡及棉签，另备治疗巾、弯盘。

【操作方法】

（1）协助病人取舒适卧位，颌下铺治疗巾，清洁鼻腔。

（2）测量插管长度（成人为 45～55cm，婴幼儿为 14～18cm），即从鼻尖到耳垂从耳垂到剑突的距离，做好标记，用液状石蜡润滑胃管前端。

（3）左手持纱布托住胃管，右手持镊子夹住胃管前端沿一侧鼻孔轻轻插入，到咽喉部（插入 14～15cm）时，嘱病人做吞咽动作，随后，迅速将胃管插入。在插管时，出现恶心不适应休息片刻，嘱病人深呼吸，随后再插入。

（4）在插入不畅时，应检查胃管是否盘在口中。在插管过程中，若发现呛咳、呼吸困难、发绀等情况，则表示误入气管，应立即拔出，休息后重插。

（5）证实胃管在胃内后，用胶布固定于一侧鼻翼及颊部。

（6）鉴别胃管是否在胃内的方法：①胃管末端接注射器抽吸，有胃液抽出；②置听诊器于胃部，用注射器从胃管注入 10ml 空气，听到气过水声；③当病人呼气时，将胃管末端置于水杯液体中，无气泡逸出。

（7）以一手折起胃管末端加以固定，另一手以灌食注射器或注射器抽吸 50～60ml 流质食物，接于管口上，缓缓将液体推入，注食完毕后再注入 20～50ml 的温开水，冲净胃管。在用营养泵持续滴入时，将流质饮食放在专用容器内，滴注端接胃管。可连续滴注。

（8）注食毕将胃管末端反折，用纱布包好，夹子夹紧，用别针固定于病人枕旁或衣服上。

（9）协助病人取舒适卧位，整理用物，所有用物每日消毒 1 次。

（10）整理用物。

【注意事项】

（1）插管动作轻稳，通过食管 3 个狭窄处（环状软骨水平处、平气管分叉处、食管通过膈肌处）时尤需注意，避免损伤食管黏膜。

（2）昏迷病人因吞咽和咳嗽反射消失，不能合作，为提高插管的成功率，在插管前将病人头后仰，当插至 15cm（会厌部）时，以左手将病人头部托起，使下颌靠近胸骨柄以增大观喉部通道的弧度，便于胃管顺利通过会厌部。

（3）每次灌食前应先检查胃管是否在胃内，确实无误，方可灌食。每次灌注量不超过 200ml，间隔时间不少于 2h。

（4）长期鼻饲者，胃管应每周更换一次（晚上最后一次灌食后拔出，次日再由另一鼻孔插入）。

第十四节　洗　胃　术

一、注射器洗胃法

【目的】 清除毒物，为某些检查和手术做准备，减轻胃黏膜水肿。

【物品准备】

（1）治疗盘内置治疗碗、胃管、镊子、50ml 注射器、纱布、液体石蜡及棉签，另备治疗巾、弯盘。

（2）常用洗胃溶液包括生理盐水、温开水、2%～4%碳酸氢钠溶液、1∶5000 高锰酸钾溶液等，温度为 25℃～38℃，按需准备灌洗液于量桶中。

（3）污水桶。

【操作方法】

（1）备齐用物，携至病人床旁，核对床号、姓名等，向病人解释。

（2）病人取坐位或半坐位，围橡皮单、治疗巾于胸前。

（3）将胃管前端用液状石蜡润滑后自鼻腔或口腔插入，插管长度为 45～55cm。

（4）证实胃管在胃内后，用注洗器吸尽胃内容物，注入洗胃液约 200ml 后抽出弃去，反复冲洗，直到洗净为止。常用洗胃溶液包括生理盐水、温开水、2%～4%碳酸氢钠溶液、1∶5000 高锰酸钾溶液等，温度为 25℃～38℃，按需准备灌洗液于量桶中。

（5）冲洗完毕，反折胃管拔出，协助病人漱口，整理床单位，清理用物。

（6）做好记录。

二、自动洗胃机洗胃法

【目的】 清除毒物。

【物品准备】

（1）治疗盘内置治疗碗、胃管、镊子、纱布、弯盘、液体石蜡、棉签、橡皮单、治疗巾、胶布，在必要时，备压舌板，开口器，按需要准备灌洗溶液。

（2）常用洗胃溶液包括生理盐水、温开水、2%～4%碳酸氢钠溶液、1：5000 高锰酸钾溶液等，温度为 25℃～38℃，按需准备灌洗液于量桶中。

（3）自动洗胃机及附件。

【操作方法】

（1）常用洗胃溶液包括生理盐水、温开水、2%～4%碳酸氢钠溶液、1∶5000 高锰酸钾溶液等，温度为 25℃～38C。

（2）加药液于洗胃机内，试运转洗胃机，将配好的胃灌洗液放入塑料桶内。将三根橡皮管分别和机器的药管、胃管和污水管口连接，将药管另一端放入灌洗液桶内（管口需在液面下），污水管的另一端放入污物桶内，将洗胃管与机器的胃管连接，调节药液流速，备用。

（3）备齐用物，携至病人床旁，核对床号、姓名等。神志清楚者向其解释。如为服毒病人拒绝治疗时可给予必要的约束。

（4）病人取坐位或半坐位，中毒较重者取左侧卧位，昏迷者去枕平卧位，头转向一侧。将橡皮单、治疗巾围在领下，有活动义齿者代为取下，置弯盘及纱布于口角旁。

（5）胃管前端涂以液状石蜡，自鼻腔插入，当胃管插入 10~15cm 时，嘱病人做吞咽动作，将胃管推进至 45~55cm 处（约自前额发际至剑突水平），病人神志不清时，一手将病人头抬起使下颁靠近胸骨柄，以加大咽喉部通道，徐徐送入胃管，不可勉强用力。

（6）证实胃管确在胃内，胶布固定，接通电源。按“手吸”键，吸出胃内容物，再按“自动”键，机器即开始对胃进行自动冲洗。反复冲洗至吸出液体澄清为止。

（7）洗毕，拔出胃管，帮助病人漱口，洗脸，整理用物。记录灌洗液种类、液量及洗出液情况。

（8）将药管、胃管和污水管同时放入清水中，按“清洗”键，机器自动清洗各部管腔，待清理完毕，将药管、胃管和污水管同时提出水面，当机器内的水完全排净后，按“停机”键，关机。

【注意事项】

（1）当中毒物质不明时，应抽取胃内容物送检，洗胃溶液可暂用温开水或等渗盐水，待毒物性质明确后再采用对抗剂洗胃。急性中毒病例，病人能配合者，应迅速采用“口服催吐法”，必要时进行洗胃，以减少毒物吸收。

（2）在洗胃过程中，密切观察病人生命体征及有无异常情况，如病人出现腹痛、流出血性液体或有虚脱表现，应立即停止操作，并通知医生进行处理。幽门梗阻病人洗胃宜在饭后 4~6h 或空腹时进行，需记录胃内潴留量，以了解梗阻情况，供补液参考（潴留量=洗出量-灌洗量）。

（3）每次灌入量不得超过 500ml，注意记录灌注液名称、液量、洗出液的数量、颜色、气味等。

（4）吞服强酸强碱类腐蚀性药物病人切忌洗胃；消化道溃疡、食管梗阻、食管静脉曲张、胃癌等一般不做洗胃；急性心肌梗死、重症心力衰竭、严重心律失常和极度衰竭者不宜洗胃；昏迷者洗胃应谨慎。

（5）若用自动洗胃机洗胃，则使用前应检查机器各管道衔接是否正确、紧密，运转是否正常。勿使水流至按键开关内，以免损坏机器，用毕要及时清洗，避免污物堵塞管道。

第十五节　腹膜腔穿刺术

【目的】

检查腹腔积液的性质，协助确定病因，或行腹腔内给药，当有大量腹水致呼吸困难或腹部胀痛时，可穿刺放液减轻症状。

【物品准备】

（1）基础治疗盘 1 套、腹腔穿刺包、无菌手套、注射器（5ml、20ml、50ml）、输液器、无菌培养瓶、试管、量杯、胶布、腹带等。

（2）2%利多卡因等药品。

【操作方法】

（1）术前须排尿以防穿刺损伤膀胱。

（2）嘱患者坐在靠背椅上，衰弱者可取其他适当体位如半坐位、平卧位或侧卧位。

（3）选择适宜的穿刺点：①左下腹脐与髂前上棘连线中、外1/3交点，此处不易损伤腹壁动脉；②脐与耻骨联合连线中点上方1.0cm，偏左或偏右1.5cm处，此处无重要器官且易愈合；③侧卧位，在脐水平线与腋前线或腋中线之延长线相交处，此处常用于诊断性穿刺；④少量积液，尤其在有包裹性分隔时，须在B超指导下定位穿刺。

（4）常规消毒，戴无菌手套，盖消毒洞巾，自皮肤至壁层腹膜以2%利多卡因作局部麻醉。

（5）术者左手固定穿刺部皮肤。右手持针经麻醉处垂直刺入腹壁，待针锋抵抗感突然消失时，示针尖已穿过壁层腹膜，即可抽取腹水，并留样送检。诊断性穿刺，可直接用20ml或50ml注射器及适当针头进行。大量放液时，可用8号或9号针头，并于针座接一橡皮管，助手用消毒血管钳固定针头，并夹持胶管，以输液夹子调整速度，将腹水引入容器中记量并送检。

（6）在放液后，拔出穿刺针，覆盖消毒纱布，以手指压迫数分钟，再用胶布固定。大量放液后，需束以多头腹带，以防腹压骤降、内脏血管扩张引起血压下降或休克。

【注意事项】

（1）术中应密切观察患者，如有头晕、心悸、恶心、气短、脉搏增快及面色苍白等，应立即停止操作，并作适当处理。

（2）放液不宜过快、过多，肝硬化患者一次放液一般不超3000ml，过多放液可诱发肝性脑病和电解质紊乱；但在维持大量输入白蛋白基础上，也可大量放液。如为血性腹水，仅留取标本送检，不宜放液。

（3）放腹水时若流出不畅，可将穿刺针稍作移动或稍变换体位。

（4）术后嘱患者平卧，并使穿刺针孔位于上方以免腹水漏出；对腹水量较多者，为防止漏出，在穿刺时，即应注意勿使自皮到壁层腹膜的针眼位于一条直线上，方法是当针尖通过皮肤到达皮下后，即在另手协助下，稍向周围移动一下穿刺针头，然后再向腹腔刺入。若有漏出，则可用蝶形胶布或火棉胶粘贴。

第十六节　胸膜腔穿刺术

【目的】检查胸腔积液的性质、抽液减压或通过穿刺给药等。

【物品准备】

（1）基础治疗盘1套、胸腔穿刺包、无菌手套、注射器（5ml、20ml、50ml）、无菌培养瓶、试管、量杯、胶布、靠背椅等。

（2）2%利多卡因等药品。

【操作方法】

（1）嘱患者取坐位面向椅背，两前臂置于椅背上，前额伏于前臂上。不能起床者可取半坐位，患侧前臂上举抱于枕部。

（2）穿刺点选在胸部叩诊实音最明显部位进行，胸液较多时一般常取肩胛线或腋后线第7~8肋间；有时也选腋中线第6~7肋间或腋前线第5肋间为穿刺点。包裹性积液可结合X线或超声检查确定，穿刺点用蘸甲紫（龙胆紫）的棉签在皮肤上标记。

（3）常规消毒皮肤，戴无菌手套，铺消毒洞巾。

（4）用2%利多卡因在下一肋骨上缘的穿刺点自皮至胸膜壁层进行局部浸润麻醉。

（5）术者以左手示指与中指固定穿刺部位的皮肤，右手将穿刺针的三通活栓转到与胸腔关闭处，再将穿刺针在麻醉处缓缓刺入，当针锋抵抗感突然消失时，转动三通活栓使其与胸腔相通，进行抽液。助手用止血钳协助固定穿刺针，以防刺入过深损伤肺组织。当注射器抽满后，转动三通活栓使其与外界相通，排出液体。

在用较粗的长穿刺针代替胸腔穿刺针时，应先将针座后连接的胶皮管用血管钳夹住，然后进行穿刺，进入胸腔后再接上注射器，松开止血钳，抽吸胸腔内积液，抽满后再次用血管钳夹闭胶管，然后，取下注射器，将液体注入弯盘，记量或送检。

（6）抽液结束拔出穿刺针，覆盖无菌纱布，稍用力压迫片刻，用胶布固定后嘱患者静卧。

【注意事项】

（1）在操作前，应向患者说明穿刺目的，消除顾虑，对精神紧张者。

（2）在操作中，应密切观察患者的反应，如有头晕、面色苍白、出汗、心悸、胸部压迫感或剧痛、昏厥等胸膜过敏反应；或出现连续性咳嗽、气短、咳泡沫痰等现象时。立即停止抽液，并皮下注射0.1%肾上腺素0.3~0.5ml，或进行其他对症处理。

（3）一次抽液不应过多、过快，诊断性抽液，50~100ml即可；减压抽液，首次不超过500ml，以后每次不超过1000ml；如为脓胸，每次尽量抽尽。疑为化脓性感染时，助手用无菌试管留取标本，行涂片革兰氏染色镜检、细菌培养及药敏试验。检查癌细胞，至少需100ml，并应立即送检，以免细胞自溶。

（4）严格无菌操作，操作中要防止空气进入胸腔，始终保持胸腔负压。

（5）应避免在第9肋间以下穿刺，以免穿透隔肌损伤腹腔脏器。

（6）恶性胸腔积液，可注射抗肿瘤药或硬化剂诱发化学性胸膜炎，促使脏层与壁层胸膜粘连，闭合胸腔，防止胸液重新积聚。

第十七节 清创缝合术

清创术是对新鲜开放性污染伤口进行清洗去污、清除血块和异物、切除失去生机的组织、缝合伤口，使之尽量减少污染，甚至变成清洁伤口，达到一期愈合，有利受伤部位的功能和形态的恢复。

清创术是一种外科基本手术操作。伤口初期处理的好坏，对伤口愈合、受伤部位组织的功能和形态的恢复起决定性作用，应予以重视。

【术前准备】

（1）清创前须对伤员进行全面进行，若有休克，则应先抢救，待休克好转后争取时间进行清创。

（2）若颅脑、胸、腹部有严重损伤，则应先予处理。若四肢有开放性损伤，则应注意是否同时合并骨折，摄X线片协助诊断。

（3）应用止痛和术前镇痛药物。

（4）如伤口较大，污染严重，应预防性应用抗生素，在术前1h，手术中毕分别用一定量的抗生素。

（5）注射破伤风抗毒素轻者用1500u，重者用3000u。

【物品准备】

（1）清创缝合包（消毒钳、持针器、有齿镊、无齿镊、缝针、缝合线、剪刀、无菌孔巾及治疗巾等）、一次性注射器（1ml）、弯盘、口罩、帽子、无菌手套、纱布、棉垫、无菌纱布、胶布、消毒棉球等。

（2）生理盐水、氯化钠注射液、75%乙醇、3%过氧化氢溶液、局部麻醉药（2%利多卡因）等。

【麻醉】

上肢清创可用臂丛神经或腕部神经阻滞麻醉；下肢可用硬膜外麻醉。较小较浅的伤口可使用局麻；较大复杂严重的则可选用全麻。

【手术步骤】

1. 清洗去污

分清洗皮肤和清洗伤口两步。

（1）清洗皮肤：用无菌纱布覆盖伤口，再用汽油或乙醚擦去伤口周围皮肤的油污。术者按常规方法洗手、戴手套，更换覆盖伤口的纱布，用软毛刷蘸消毒皂水刷洗皮肤，并用冷开水冲净。然后，换另一只毛刷再刷洗一遍，用消毒纱布擦干皮肤。两遍刷洗共约10min。

（2）清洗伤口：去掉覆盖伤口的纱布，以生理盐水冲洗伤口，用消毒镊子或小纱布球轻轻除去伤口内的污物、血凝块和异物。

2. 清理伤口

施行麻醉，擦干皮肤，用碘酊、酒精消毒皮肤，铺盖消毒手术巾准备手术。术者重新用酒精或新洁尔灭液泡手，穿手术衣，戴手套后即可清理伤口。

对浅层伤口，可将伤口周围不整皮肤缘切除0.2~0.5cm，切面止血，消除血凝块和异物，切除失活组织和明显挫伤的创缘组织（包括皮肤和皮下组织等），并随时用无菌盐水冲洗。

对深层伤口，应彻底切除失活的筋膜和肌肉（肌肉切面不出血，或用镊子夹镊不收缩者，表示已坏死），但不应将有活力的肌肉切除，以免切除过多影响功能。为了处理较深部伤口，有时可适当扩大伤口和切开筋膜，清理伤口，直至比较清洁和显露血循环较好的组织。

3. 修复伤口

清创后再次用生理盐水清洗伤口。再根据污染程度、伤口大小和深度等具体情况，决定伤口是开放还是缝合，是一期还是延期缝合。

4. 伤口覆盖

无菌纱布或棉垫，以胶布固定。

【注意事项】

（1）清创前须对伤员进行全面进行，如有休克，应先抢救，待休克好转后争取时间进行清创。若颅脑、胸、腹部有严重损伤，则应先予处理。

（2）伤口清洗是清创术的重要步骤，必须反复用大量生理盐水冲洗，务必使伤口清洁后再作清创术。选用局麻者，只能在清洗伤口后麻醉。

（3）在清创时，既要彻底切除已失去活力的组织，又要尽量爱护和保留存活的组织，这样才能避免伤口感染，促进愈合，保存功能。

（4）组织缝合必须避免张力太大，以免造成缺血或坏死。

（5）合理应用抗生素，防止伤口感染，促使炎症消退。

（6）注射破伤风抗毒素；若伤口深，污染重，则应同时肌肉注射气性坏疽抗毒血清。

第十八节　换　药　术

换药又称更换敷料，包括检查伤口、除去脓液和分泌物、清洁伤口及覆盖敷料。它是预防和控制创面感染，消除妨碍伤口愈合因素，促进伤口愈合的一项重要外科操作。

【物品准备】

（1）换药包（无菌换药碗、有齿镊、无齿镊）、弯盘、口罩、帽子、无菌手套、纱布、棉垫、无菌纱布、胶布、消毒棉球等。

（2）生理盐水、消毒液（碘伏）、75%乙醇、3%过氧化氢溶液等。

【操作方法】

（1）换药前应事先了解伤口情况，以便按伤口情况准备应用的器械、敷料及药品等，避免浪费和临时忙乱。换药者穿戴好衣、帽和口罩，洗手后准备换药物品。

（2）暴露伤口。用手拿掉伤口上的所有敷料放在弯盘里。洗手擦干后，双手各持镊子一把，一把镊子接触伤口，一把镊子接触无菌物品。若伤口有粘住最里层敷料，则先用盐水湿润后再用镊子揭去。

（3）消毒、清洁伤口。先用酒精棉球清洁伤口周围皮肤（污染伤口由里向外，感染伤口由外向里）；再用盐水棉球轻沾伤口，较大的创面由里向外沾去分泌物，或用剪刀剪去坏死组织。分泌物较多且创面较深时，用0.9%氯化钠注射液冲洗，如坏死组织较多，可先用过氧化氢或其他消毒液冲洗。

（4）盖上敷料。根据伤口情况应用外用药，（凡士林）纱布外敷，棉垫，胶布固定或绷带包扎。

（5）换药完毕，清理用物，协助病人盖好被子等。并按规定丢弃污物，洗手。

【注意事项】

（1）严格遵守无菌操作原则，养成良好的无菌操作习惯。

（2）手术后无菌的伤口如无特殊反应，3~5天后第一次换药，感染伤口分泌物较多，应每天更换1次药。

（3）为多个病人换药，应先处理无菌伤口，然后处理感染伤口，恶性肿瘤的伤口和需消毒隔离的伤口（如厌氧菌感染伤口）应放在最后换药。

（4）在为高度传染性疾病（破伤风和气性坏疽感染等）的伤口换药时，应有专人负责处理，必须严格遵守隔离处理的原则。

（5）换药时态度要和蔼，动作要轻柔、迅速，关心体贴病人，避免不必要的暴露病人的身体，避免过久暴露创面，冬季应注意病人的保暖，尽量减少病人在换药中的痛苦。

第十九节　拆　线　术

【物品准备】

拆线包（无菌换药碗、有齿镊、无齿镊、拆线剪）、弯盘、口罩、帽子、无菌纱布、胶布、消毒棉球等。

【操作步骤】

（1）洗手，戴帽子、口罩，携用物至患者床旁，取下切口上的敷料，用碘伏由切口处向外周消毒皮肤一遍。

（2）用镊子将线头提起，将埋在皮内的线段，拉出针眼之外少许，在其紧贴皮肤处剪断缝线，向短线方向将缝线拉出，不可反方向拉。

（3）拆线后用碘伏消毒皮肤一遍后覆盖纱布，胶布固定。

【注意事项】

（1）拆线时间面颈部4～5天；腹部、会阴部6～7天；胸部、上腹部、背部、臀部7～9天；四肢10～12天，近关节处可延长一些，减张缝线14天方可拆线。

（2）术后伤口有红、肿、热、痛等明显感染者，应提前拆线。

（3）遇有严重贫血、消瘦、恶病质者；严重脱水、电解质紊乱尚未纠正、老年患者、张力大的伤口应延迟拆线。

第二十节　小夹板固定术

【适应证】

（1）四肢闭合性管状骨折手法复位后固定，也可用于四肢开放骨折经处理后创面已愈合者。

（2）搬运前、手术后等为了保证顺利恢复，需适当予以固定、制动者。

【物品准备】

夹板、药膏、薄棉垫、布带、绷带、剪刀等。

【操作方法】

（1）操作前准备　闭合性骨折者应使局部皮肤清洁，手术后需固定、制动者应将刀口处包扎稳妥，敷料平整。备好形状、型号、大小适当的夹板及薄棉垫、外用绷带等物品。在选择夹板大小时，应根据所需固定的范围确定，一般应包括一个关节。

（2）先在需固定的部位包一层薄棉垫，外用绷带适当缠绕，将选择好的加压垫准确地放置在肢体的适当部位，先用胶布固定在肢体上，然后根据固定部位具体要求，依次妥当地安放好合适的夹板，由助手双手托扶固定，再用四条布带捆绑夹板，先捆中间两道，再捆近端一道，最后捆远程一道，检查布带的松紧度，以布带可横向移动 1cm 为标准，如为前臂夹板固定，还应将固定肢体悬吊于胸前。

（3）若为骨折复位，则可进行 X 线透视或摄片检查，若对位不理想，则应重新进行复位、固定。

【注意事项】

（1）抬高患肢，尽早进行肌肉活动，促进局部血液循环。根据需要确定解除夹板固定时间。

（2）密切观察肢体颜色、温度、疼痛、肿胀等变化，若肢体颜色发紫、变凉、肿胀严重、剧烈疼痛，说明固定过紧，则应及时调整绑扎夹板的松紧度；若调整绑扎夹板松紧度后仍未缓解，则注意有无骨筋膜室综合征的发生。

（3）在复位固定后的前 3~4 天肢体可能会继续肿胀，每天应放松布带 1 次，但仍需保持 1cm 的活动度。此后肢体肿胀逐渐消退，每天亦应将布带扎紧 1 次，直到 2 周后肿胀消褪为止。若为骨折，则固定后 1~2 周内，每周应进行透视或摄片检查 1~2 次，在发现骨折移位时，应及时进行纠正。3 周后，如果骨折对位良好，则可减少复查次数。

（4）早期可练习手指、足趾活动，肢体肿胀消退后可练习邻近关节活动，骨折愈合后去除夹板，即可逐渐进行整个肢体的功能锻炼。

第二十一节　石膏固定术

【适应证】

（1）骨折手法复位或关节脱位手法复位后的固定。

（2）骨折切开复位内固定术后的外固定。

（3）骨折患者需长途转运时的临时固定。

（4）某些手术后特殊位置的固定。

【物品准备】

适当大小石膏绷带卷、温热水（约 40℃左右）、石膏刀、薄棉垫、剪刀、绷带等。

【操作方法】

（1）备好石膏绷带、薄棉垫、普通绷带等物品。

（2）清洗患侧肢体皮肤，有伤口者应妥善包扎，不要用薄带环形缠绕，以免肢体肿胀，引起循环障碍。

（3）制作石膏条根据固定肢体长度和宽度，把石膏绷带折叠成一定长度，并重叠 10~15 层，制成石膏条备用。

（4）将已制作好的石膏条或石膏绷带平放于盛有 40℃左右的温水盆或桶内浸泡，吸水后放出气泡，2~3min 后不再冒泡，说明石膏已完全被水浸透。

（5）石膏固定根据固定需要，可采用石膏管型固定，也可采用石膏夹板或石膏托固定。在石膏固定前，被固定的肢体先缠裹上适当的薄棉垫，以保护肢体皮肤。

①石膏管型固定：先取出石膏条，挤出多余水分，展开贴附于肢体上，暂时使成为石

膏夹板或石膏托；再取出石膏绷带，挤出多余水分，由肢体近心端向远心端环形或螺旋形缠绕，后层盖住前一层 1/3~2/3，随时以手掌抹平，以免形成皱褶，由于肢体粗细不等，缠绕绷带时要提起绷带的松弛部分向肢体的后方折叠，注意不可翻转绷带。整个石青层的厚度，以不致使石膏断裂为原则，一般为 6~8 层，在关节部位及石膏上下边缘处可适当加厚，最后石膏表面用石膏糊或湿纱布反复涂抹。

②石膏夹板或石膏托固定：把浸泡后的石膏条挤干水分、涂抹平整，置于所要固定的肢体上，使其完全符合肢体外形，然后用普通绷带包扎即可。

【注意事项】

（1）等待 15~30min 石膏硬化后，再搬动肢体或修整石膏毛糙部分，用色笔在石膏上标明包扎石膏的年月日及骨折部位和类型。

（2）适当抬高患肢，保持石膏干燥，石膏未干燥前避免挤压、触碰。石膏硬化后，应对石膏边缘予以修整。

（3）注意肢体远程有无肿胀、青紫、麻木、疼痛等，若出现上述情况，则应及时找出原因。因石膏太紧所致者，需把石膏管型前正中全长剪开，包括衬垫也应彻底剪开，直到能看到皮肤为止，在必要时，重新石膏固定；石膏夹板或石膏托固定者可适当松解结扎带。石膏固定 2~3 周后肢体消肿，石膏可能相对松动，应及时更换石膏。

（4）骨突起部位如有疼痛或石膏中有伤口需要换药，可在石膏局部开窗，换药后石膏窗口可用棉垫或其他衬垫填塞，外面可把开窗的石膏放回原处，外用绷带缠绕，以防局部软组织肿胀。

第四编　社区常见内科疾病的诊疗与转诊

第一章　呼吸系统疾病

第一节　急性上呼吸道感染

急性上呼吸道感染是指鼻腔、咽或喉部急性炎症的概称。简称上感。

【病因】

多发于冬春季节，多为散发，偶可小规模流行。主要通过空气、接触传播。主要病原体是病毒，少数是细菌。主要有流感病毒（甲型、乙型、丙型）、副流感病毒、呼吸道合胞病毒、腺病毒、鼻病毒、柯萨奇病毒等。

细菌感染可单纯发生或继发于病毒感染之后发生，主要是溶血性链球菌、流感嗜血杆菌、肺炎链球菌和葡萄球菌等，偶见革兰氏阴性杆菌。接触病原体后是否发病，取决于传播途径和人群易感性。淋雨、受凉、气候突变、过度劳累等可降低呼吸道局部防御功能，致使原存的病毒或细菌迅速繁殖，或者直接接触含有病原体的患者喷嚏、空气以及污染的手和用具诱发本病。老幼体弱，免疫功能低下或有慢性呼吸道疾病如鼻窦炎、扁桃体炎者更易发。

【临床表现】

临床表现有以下类型：

1. 普通感冒

为病毒感染引起，俗称“伤风”，以鼻咽部卡他症状为主要表现。起病急，初期有咽干、咽痒或烧灼感，可有喷嚏、鼻塞、流清水样鼻涕，2~3 天后变稠，有时由于咽鼓管炎使听力减退，也可出现流泪、味觉迟钝、呼吸不畅、声嘶、少量咳嗽等。一般无发热及全身症状，或仅有低热。检查可见鼻腔黏膜充血、水肿、有分泌物，咽部轻度充血。一般经 5~7 天痊愈，伴并发症者可致病程迁延。

2. 急性病毒性咽炎和喉炎

急性咽炎多由鼻病毒、腺病毒、流感病毒等引起。临床表现为咽痒和灼热感，咽痛不明显。咳嗽少见。急性喉炎多由流感病毒、副流感病毒及腺病毒等引起。临床表现为声嘶、讲话困难，常有发热或咳嗽。体检可见喉部充血、水肿，局部淋巴结轻度肿大和触痛，有时可闻及喉部的喘鸣音。

3. 急性疱疹性咽峡炎

多由柯萨奇病毒 A 引起，表现为明显发热、咽痛，查体可见咽充血，咽峡部及扁桃体表面有灰白色疱疹及浅表溃疡，伴有红晕。多发于夏季，多见于儿童，偶见于成人。病程约为一周。

4. 急性咽结膜炎

主要由腺病毒、柯萨奇病毒等引起。临床表现为发热、咽痛、畏光、流泪、咽及结膜明显充血。病程 4~6 天，多发于夏季，由游泳传播，儿童多见。

5. 急性咽扁桃体炎

主要由细菌感染引起。病原体多为溶血性链球菌，其次为流感嗜血杆菌、肺炎链球菌、葡萄球菌等。临床表现为起病急，有明显咽痛、发热、畏寒，体温可达 39℃以上。查体可见咽部明显充血，扁桃体黄色脓性分泌物。有时伴有颌下淋巴结肿大、压痛，而肺部查体无异常体征。

【辅助检查】

1. 血液检查

病毒感染者白细胞计数常正常或偏低，伴淋巴细胞比例升高。细菌感染者可有白细胞计数与中性粒细胞增多和核左移现象。

2. 病原学检查

因明确病毒类型对治疗无明显帮助，一般无须明确病原学检查。需要时可用血清学诊断或病毒分离鉴定等方法确定病毒的类型。细菌感染可做细菌培养判断细菌类型并做药物敏感试验以指导临床用药。

【诊断与鉴别诊断】

根据病史、症状、体征、流行病学特点结合周围血象和阴性胸部 X 线检查可作出临床诊断。一般无须病原学诊断，但须与初期表现为感冒样症状的其他疾病鉴别：

1. 过敏性鼻炎

起病急骤、鼻塞、鼻痒、喷嚏频繁，鼻涕呈清水样，每天晨间发作，多由过敏因素诱发，脱离过敏原后经过数分钟至 1~2h 症状消失。检查鼻腔黏膜苍白、水肿，鼻腔分泌物涂片见嗜酸粒细胞增多。皮肤针刺过敏试验可明确过敏原。

2. 急性气管—支气管炎

表现为咳嗽咳痰，鼻部症状较轻，血白细胞可升高，X 线胸片常可见肺纹理增强。

3. 急性传染病前驱症状

很多病毒感染性疾病前期表现类似，如麻疹、脊髓灰质炎、脑炎、肝炎、心肌炎等病。患病初期可有上呼吸道感染类似症状，应予重视。在上呼吸道症状一周内，呼吸道症状减轻但出现新的症状，尤其是在流行季节或流行区应密切观察，进行必要的实验室检查，以免误诊。

【治疗】

上呼吸道感染以对症处理、休息、多饮水、防治继发细菌感染等治疗为主。

1. 对症治疗

对有急性咳嗽、鼻后滴流和咽干的患者应给予伪麻黄碱治疗以减轻鼻部充血，亦可局部滴鼻应用。在必要时，适当加用解热镇痛类药物、抗组胺药、镇咳药物或中成药等。如对乙酰氨基酚、马来酸氯苯那敏、可待因、连花清瘟胶囊等。儿童忌用阿司匹林或含阿司匹林药物以及其他水杨酸制剂。

2. 抗菌药物治疗

病毒引起的上呼吸道感染无须使用抗菌药物。除非有白细胞升高、咽部化脓性病变、咳黄脓痰和流脓涕等细菌感染证据，可选口服青霉素、第一代头孢菌素、大环内酯类或喹诺酮类。可依据病原菌及药敏选用敏感抗生素。

3. 抗病毒药物治疗

可选用利巴韦林、金刚烷胺、金刚乙胺、奥司他韦等药治疗。

【转诊指导】

（1）一般预后良好，无须转诊。

（2）若并发心内膜炎、心肌炎、风湿热、肾小球肾炎、急性呼吸窘迫或其他严重并发症，则超出基层医疗机构诊疗水平的应转诊至上级医疗机构。

（3）若怀疑或确诊为急性传染病前驱症状，则应按照国家传染病防治法要求转诊。

【健康教育】

（1）上呼吸道感染全年皆可发病，冬春季节多发，故冬春季节尤应注意预防。

（2）本病可通过含有病毒的飞沫或被污染的用具传播，且常在气候突变时流行。应注意与患病者或病毒携带者保持距离，避免飞沫或接触传播。

（3）由于病毒的类型较多，人体对各种病毒感染后产生的免疫力较弱且短暂，并且无交叉免疫，同时在健康人群中有病毒携带者，故患者一年内可有多次发病。

（4）加强运动，锻炼体质，避免受凉、淋雨和过度劳累等。

（5）上呼吸道感染流行时应戴口罩，避免在人多的公共场合出入。

第二节 流行性感冒

流行性感冒（简称流感）是由流行性流感病毒引起的急性呼吸道传染病。起病急，高热、头痛、乏力、眼结膜炎和全身肌肉酸痛等中毒症状明显，而呼吸道卡他症状轻微。主要通过接触及空气飞沫传播。发病有季节性，北方常在冬季，而南方多在冬夏两季，由于变异率高，人群普遍易感。发病率高，在全世界包括中国已引起多次暴发流行，严重危害人类生命安全。

【病因】

流行性感冒是由流行性流感病毒引起，根据核蛋白抗原性不同，可将流感病毒分为甲、乙、丙三型，再根据血凝素和神经氨酸酶抗原性的差异甲型流感病毒又可分为不同亚型。甲型流感病毒极易发生变异，甲型流感病毒 H 有 15 种，N 有 9 种。乙型流感病毒也易发生变异，丙型流感病毒一般不发生变异。

甲型流感病毒常引起大流行，病情较重；乙型和丙型引起流行和散发，病情相对较轻。由于流感病毒抗原性变化较快，人类无法获得持久的免疫力。流感大流行时无明显季节性，散发流行以冬春季较多。患者以小儿与青年较多见。

【临床表现】

潜伏期 1~3 日，最短数小时。起病多急骤，症状变化很多，主要以全身中毒症状为主，呼吸道症状轻微或不明显。临床表现和轻重程度可以分为以下类型：

1. 单纯型

最为常见，先有畏寒或寒战，发热，继之全身不适，腰背发酸、四肢疼痛，头昏、头痛。部分患者可出现食欲不振、恶心、便秘等消化道症状。发热可高达 39℃~40℃，一般持续2~3天渐降。大部分患者有轻重不同的喷嚏、鼻塞、流涕、咽痛、干咳或伴有少量黏液痰，有时有胸骨后烧灼感、紧压感或疼痛。年老体弱的患者，症状消失后体力恢复慢，常感软弱无力、多汗，咳嗽可持续1~2周或更长。体格检查：患者可呈重病容，衰弱无力，面部潮红，皮肤上偶有类似麻疹、猩红热、荨麻疹样皮疹，软腭上有时有点状红斑，鼻咽部充血水肿。

2. 肺炎型

本型常发生在2岁以下的小儿，或原有慢性基础疾患，如二尖瓣狭窄、肺心病、免疫力低下，以及孕妇、年老体弱者。其特点是：在发病后24h内可出现高热、烦躁、呼吸困难、咳血痰和明显发绀。全肺可有呼吸音减弱、湿罗音或哮鸣音，但无肺实变体征。X线胸片可见双肺广泛小结节性浸润，近肺门较多，肺周围较少。上述症状可进行性加重，抗菌药物无效。病程1周至1月余，大部分患者可逐渐恢复，也可因呼吸循环衰竭在5~10天内死亡。

3. 中毒型

较少见。肺部体征不明显，具有全身血管系统和神经系统损害，有时可有脑炎或脑膜炎表现。临床表现为高热不退，神志不清，成人常有谵妄，儿童可发生抽搐。

4. 胃肠型

主要表现为恶心、呕吐和严重腹泻，病程2~3天，恢复迅速。

【辅助检查】

血白细胞总数不高或减低，淋巴细胞相对增加。病毒分离：鼻咽分泌物或口腔含漱液分离出流感病毒。血清学检查：疾病初期和恢复期双份血清抗流感病毒抗体滴度有4倍或以上升高，有助于回顾性诊断。

【诊断和鉴别诊断】

流感诊断需要结合症状、疾病流行情况进行判断，快速血清病毒PCR检查有助于其早期诊断。

【治疗】

流行性感冒的治疗要点包括：

（1）隔离。对疑似和确诊患者应进行隔离。

（2）对症治疗。可应用解热药、缓解鼻黏膜充血药、止咳祛痰药等。

（3）抗病毒治疗。应在发病48h内使用。奥司他韦（达菲），成人剂量每次75mg，每天2次，连服5天，研究表明对流感病毒和禽流感病毒H5N1和H9N2有抑制作用。扎那米韦，每次5mg，每天两次，连用5天，本品可用于成年患者和12岁以上的青少年患者。另外，金刚烷胺和金刚乙胺可抑制禽流感病毒株的复制，早期应用可阻止病情发展、减轻病情、改善预后。金刚烷胺成人剂量每日100~200mg，分2次口服，疗程5天。但其副作用较多，包括中枢神经系统和胃肠道副作用，肾功能受损者酌减剂量，有癫痫病史者忌用。

（4）有继发细菌感染时及时使用抗生素。

（5）支持治疗和预防并发症。注意休息、多饮水、增加营养，给易于消化的饮食。维持水电解质平衡。密切观察、监测并预防并发症。

【转诊指导】

(1) 单纯型及胃肠型一般症状较轻，预后良好，无须转诊。基层医院治疗效果欠佳者可转诊。

(2) 若肺炎型患者病情进展迅速，出现呼吸衰竭，则应立即转诊至上级医院。

(3) 中毒性患者有全身毒血症表现，当高热不退，神志不清，休克，DIC，呼吸循环衰竭时，应及转诊。

(4) 若出现流感病例或出现爆发流行趋势，则应按照国家传染病相关管理规定上报。

【健康教育】

(1) 本病发病有季节性，在本病高发季节应提高警惕，加强监测，避免漏诊延误诊治时机。

(2) 疫苗接种，在流感流行高峰前1~2个月接种流感疫苗能更有效发挥疫苗的保护作用。接种时间为每年9月至11月。

(3) 建立良好的个人卫生习惯，勤洗手，开窗通风，避免在流行时出入公共场所和人群密集场所。应加强户外体育锻炼，以增强抵抗力，同时多休息、避免过度劳累。

(4) 患流感病人应多饮水，每日摄入液体2500~3000ml。多吃蔬菜水果，注意摄入充足维生素，多食含维生素C、E的食物。

(5) 当禽流感爆发时，不要与活禽亲密接触，做好个人防护。市民应尽量不跟候鸟、活禽接触，体弱者、老人、儿童尤其应避免与活禽接触。

第三节 急性气管—支气管炎

急性气管—支气管炎是由病毒、细菌、其他病原体、物理、化学刺激或过敏等因素引起的急性气管—支气管黏膜炎症。多为散发，无流行倾向，年老体弱者易感。常发生于寒冷季节或气候突变时。也可由急性上呼吸道感染迁延不愈所致。

【病因】

1. 微生物

病原体多为病毒或细菌感染，少数为肺炎支原体、肺炎衣原体感染所致。其中成人多为腺病毒和流感病毒引起，儿童则以呼吸道合胞病毒或副流感病毒多见。常见的致病菌有肺炎链球菌、流感嗜血杆菌、金黄色葡萄球菌、卡他莫拉氏菌以及百日咳杆菌等。

2. 物理、化学因素

冷空气、粉尘、刺激性气体或烟雾等。

3. 过敏反应

常见的吸入致敏原包括花粉、有机粉尘、真菌孢子、动物毛皮；或对细菌蛋白质过敏；钩虫，蛔虫的幼虫在肺内的移行均可引起气管—支气管急性炎症反应。

【临床表现】

1. 症状

起病往往先有上呼吸道感染的症状，如鼻塞、流涕、咽痛、声音嘶哑。全身症状有发热、轻度畏寒、头痛、全身酸痛等，后出现咳嗽、咳痰，先为干咳或少量黏液性痰，随后转为黏液脓性，痰量增多，咳嗽加剧，偶有痰中带血。伴有支气管痉挛时可有气促、胸骨后发紧感。可有发热与全身不适等症状。

2. 体征

主要为呼吸音增粗，可在两肺听到散在干、湿罗音，部位不固定，常于咳痰后发生变化。支气管痉挛时可闻及哮鸣音，部分患者亦可无明显体征。

【辅助检查】

（1）血液检查。一般白细胞计数正常或偏低，细菌性感染较重时白细胞总数升高或中性粒细胞增多。病毒感染时血白细胞计数可降低。

（2）痰涂片或培养可发现致病菌。

（3）X 线胸片检查大多正常或肺纹理增粗。

【诊断和鉴别诊断】

根据临床表现，结合血象和 X 线胸片往往可得到明确的临床诊断，进行相关的实验室检查则可进一步作出病原学诊断。需与下列疾病相鉴别：

（1）流行性感冒。流行性感冒可引起咳嗽，但全身症状重，发热、头痛和全身酸痛明显，血白细胞数量减少。根据流行病史、补体结合试验和病毒分离可鉴别。

（2）急性上呼吸道感染。鼻咽部症状明显，咳嗽轻微，一般无痰，肺部无异常体征。胸部 X 线正常。

（3）其他。如支气管肺炎、肺结核、支气管扩张、肺癌、肺脓肿等，胸部影像学检查可发现各自特征性的影像学改变。患者气道高反应出现哮鸣音或干罗音时还应与支气管哮喘相鉴别。

【治疗】

（1）对症治疗。干咳无痰者可选用右美沙芬 15～30mg，每天 3 次；或可待因，15～30mg，每天 3 次；或用含中枢性镇咳药的合剂，如复方甲氧那明，1～2 粒，每天 3 次；其他中成药如咳特灵、克咳胶囊等均可选用。痰多不易咳出者可选用祛痰药，如溴己新，16mg，每天 3 次；或用盐酸氨溴索，30mg，每天 3 次；也可雾化吸入药物帮助祛痰。有支气管痉挛或气道反应性高的患者可选用茶碱类药物，如氨茶碱，0.1g，每天 3 次；或长效茶碱舒氟美、多索茶碱 0.2g，每天 2 次。有发热、头痛等其他全身症状时可加用解热镇痛药。

（2）抗病毒治疗。可选用利巴韦林、金刚烷胺、奥司他韦等药治疗。

（3）有细菌感染时选用合适的抗生素。常用青霉素类、β-内酰胺类、喹诺酮类、大环内脂类等。痰培养阳性，按致病菌及药敏试验选用抗菌药。

【转诊指导】

（1）一般无须转诊。基层医院治疗效果欠佳者可转诊。

（2）若出现咳血量大，或出现窒息、呼吸衰竭、休克等危及生命情况，则应立即对症、支持治疗，注意保持有利体位，呼叫专业急救人员转运至上级医疗机构救治，并做好气管插管准备。

【健康教育】

（1）本病为常见呼吸道疾病，以咳嗽、咳痰症状为主，常继发于病毒性或细菌性上呼吸道感染。

（2）以冬季或气候突变时节多发，有自限性，多数患者预后良好，少数体质弱者可迁延不愈，应引起足够重视。

（3）注意保暖，预防着凉；增加营养，增强体质，避免劳累，防止感冒；改善生活卫生环境，防止空气污染；清除鼻、咽、喉等部位的病灶。

（4）若为理化因素引起，则应注意避免冷空气、粉尘、刺激性气体或烟雾等。若为过敏反应，应避免花粉等过敏原的吸入。

（5）痰液量大或粘稠者需鼓励排痰，排痰困难的，可轻拍患者背部或指导患者变换体位，以引起咳嗽，协助排痰。

（6）戒除吸烟习惯，指导患者作腹式呼吸锻炼，有利于改善通气功能。

（7）咳血患者需注意体位，避免窒息。

第四节 慢性支气管炎

慢性支气管炎是由于感染或非感染因素引起气管、支气管黏膜及其周组织的慢性非特异性气道炎症。临床上以咳嗽、咳痰为主要症状，每年发病持续3个月，连续2年或2年以上。且应除外具有咳嗽、咳痰、喘息症状的其他疾病（如肺结核、尘肺、肺脓肿、心脏病、心功能不全、支气管扩张、支气管哮喘、慢性鼻咽炎、食管返流综合征等）。

【病因】

本病与感染因素（病毒、支原体、细菌等感染）、有害气体和有害颗粒（香烟、烟雾、粉尘等）、刺激性气体（二氧化硫、二氧化氮、氯气、臭氧等）及其他因素（免疫、年龄、气候等）有关。

【临床表现】

1. 症状

主要症状为反复发作的咳嗽、咳痰，或伴有喘息。咳嗽以晨起咳嗽为主，睡眠时有阵咳。痰液一般为白色黏液和浆液泡沫性，偶可带血。清晨咳痰较多，起床后或体位变动可刺激排痰。

2. 体征

早期多无异常体征。急性发作期可在背部或双肺底听到干、湿罗音，咳嗽后可减少或消失。如合并哮喘可闻及广泛哮鸣音并伴呼气期延长。长期反复发作者可有肺气肿体征。

【辅助检查】

1. X线检查

早期可无异常。反复发作可见肺纹理增粗、紊乱，呈网状或条索状、斑点状阴影，以双下肺野明显。

2. 血常规检查

细菌感染时偶可出现白细胞计数和/或中性粒细胞增高。

3. 痰液检查

为病原学依据，可培养出致病菌。或涂片可发现革兰氏阳性菌或革兰氏阴性菌。

4. 呼吸功能检查

早期无异常，当有小气道阻塞时，最大呼气流速—容量曲线在75%和50%肺容量时，流量明显降低。

【诊断和鉴别诊断】

依据咳嗽、咳痰，或伴有喘息，每年发病持续3个月，并连续2年或2年以上，并排除其他慢性气道疾病，可诊断。

急性加重系指咳嗽、咳痰、喘息等症状突然加重。多由急性呼吸道感染引起，咳痰性质及量发生明显变化。喘息或气急喘息明显者常称为喘息性支气管炎，在症状加剧或继发感染时，常有哮喘样发作，气急不能平卧。

鉴别诊断：

1. 咳嗽变异型哮喘

以刺激性咳嗽为主要特征，咳嗽夜间明显。接触花粉、油烟、冷空气等容易诱发，常有家族或个人过敏史。对抗生素治疗无效，支气管激发试验阳性可鉴别。

2. 支气管扩张症

典型者表现为反复咳嗽，咳大量脓痰，或反复咯血。X线胸部拍片常见肺野纹理粗乱或呈卷发状，CT检查有助诊断。

3. 肺结核

常有结核慢性中毒症状。痰找抗酸杆菌及胸部X线检查、结核菌素试验等可以鉴别。

4. 支气管肺癌

多数有长期吸烟史，多表现刺激性咳嗽，咳痰不多，常有痰中带血。痰脱落细胞学、胸部CT及纤维支气管镜等检查可帮助鉴别。

【治疗】

（一）急性加重期的治疗

1. 控制感染

抗菌药物治疗可选用β-内酰胺类、喹诺酮类、大环类酯类或磺胺类口服，病情严重时静脉给药。若考虑革兰氏阳性球菌感染，则可选择大剂量青霉素400万u/次，每8h一次静滴；或头孢呋辛静滴。革兰氏阴性杆菌感染，可使用头孢曲松静滴，或头孢哌酮舒巴坦2.0g/次，一天2次静滴；或阿米卡星每次0.4g，一天1次静滴。疗程5~7天。临床症状改善3天后可改用口服抗菌药物序贯治疗。也可选用喹诺酮类左氧氟沙星片剂或针剂每天1次，每次0.4g口服或静脉注射；大环内酯类罗红霉素每次0.15g，每天2次等。如能培养出致病菌，按照药敏试验选用抗生素。

2. 镇咳祛痰

复方甘草合剂10ml，每天3次；或复方氯化铵合剂10ml，每天3次；可加用祛痰药溴已新8~16mg，每天3次；或盐酸氨溴索30mg，每天3次。干咳为主者可用镇咳药物，如右美沙芬、可待因、喷托维林、那可丁或其合剂等。

3. 平喘

若有喘息症状者，则可加用解痉平喘药，如氨茶碱0.1，每天3次；或沙丁胺醇，每次剂量100~200μg（每喷100μg），24h内不超过8~12喷；或特布他林每次0.25~

0.50mg，口服或雾化吸入，一天2次。

（二）缓解期治疗

包括：①戒烟，避免接触有害气体和其他有害颗粒的吸入；②增强机体免疫力，预防感冒；③反复呼吸道感染者，可试用免疫调节剂或中医中药，如细菌溶解产物、卡介菌多糖核酸、胸腺肽等。

【转诊指导】

（1）诊断不明确或需进一步完善其他相关检查者。

（2）症状显著加剧并使用常规治疗措施不能缓解者；或出现新的体征，如发绀、外周水肿或并发重症肺部感染者。

（3）使用基层配备的抗生素不能有效控制感染。

（4）有严重的伴随疾病，如糖尿病、冠心病、心律失常、消化道出血等。

（5）经氧疗不能改善缺氧，需使用呼吸机辅助通气者。

【健康教育】

（1）本病缓慢起病，病程长，反复急性发作而病情加重，并可出现肺气肿，进展为慢性阻塞性肺疾病、慢性肺源性心脏病等，远期预后欠佳。

（2）主要是避免急性加重的诱发因素，戒烟是最重要也是最简单易行的措施。

（3）增强机体免疫力，避免接触污染的环境，减少有害气体或有害颗粒的吸入。当空气质量差时（如雾霾天）避免室外活动；避免室内燃煤取暖、烹饪造成的污染；避免接触油漆等。

（4）积极防治感冒和其他呼吸系统感染，进行呼吸操训练。

（5）加强体育锻炼，增强体质、提高机体免疫力；接种肺炎球菌疫苗、流感疫苗，对反复发生呼吸道感染而导致慢性支气管炎急性发作有一定预防作用。

（6）应监测慢性支气管炎的肺功能变化，以便及时选择有效的治疗方案，控制病情的发展。稳定期的患者也应遵医嘱坚持规范化的治疗。

第五节　慢性阻塞性肺疾病

慢性阻塞性肺疾病（简称COPD）是一种具有气流受限特征的疾病。COPD主要累及肺部，但也可以引起肺外各器官的损害。COPD是呼吸系统疾病中的常见病和多发病，患病率和病死率均居高不下。因肺功能进行性减退，严重影响患者的劳动力和生活质量。

【病因】

确切的病因不清楚，但目前普遍认为与以下因素有关；①吸烟，为重要的发病因素，吸烟者慢性支气管炎的患病率比不吸烟者高2~8倍，烟龄越长，吸烟量越大，COPD患病率越高；②职业粉尘和化学物质，接触职业粉尘及化学物质，当烟雾、变应原、工业废气及室内空气污染等，浓度过高或时间过长时，均可能产生与吸烟类似的COPD；③空气污染，大气中的有害气体如二氧化硫、二氧化氮、氯气等可损伤气道黏膜上皮，使纤毛消除功能下降，黏液分泌增加，为细菌感染增加条件；④感染因素，感染亦是COPD发生发展的重要因素之一；⑤蛋白酶-抗蛋白酶失衡；⑥氧化应激，有许多研究表明COPD患者的氧化应激增加；⑦炎症机制，气道、肺实质及肺血管的慢性炎症是 COPD 的特征性改变；⑧其他如自主神经功能失调、营养不良、气温变化等都有可能参与 COPD 的发生、发展。

【临床表现】

1. 症状

慢性咳嗽，常为首发症状，咳嗽晨起明显，夜间有阵咳或排痰，慢性咳嗽随病程发展可终身不愈。咳痰，一般为白色黏液或浆液性泡沫性痰，偶可带血丝，清晨排痰较多，急性发作期痰量增多，可有脓性痰。早期为劳力性呼吸困难，后逐渐加重，严重时休息也感到气短，是 COPD 的标志性症状。部分患者特别是重度患者或急性加重时可出现喘息和胸闷。晚期患者有体重下降，食欲减退，肌肉萎缩等。

2. 体征

早期体征可无异常，随疾病进展出现以下体征：视诊胸廓前后径增大，肋间隙增宽，剑突下胸骨下角增宽，称为桶状胸；部分患者呼吸变浅，频率增快，严重者可有缩唇呼吸等；触诊双侧语颤减弱；叩诊肺部过清音，心浊音界缩小，肺下界和肝浊音界下降；听诊两肺呼吸音减弱，呼气延长，部分患者可闻及湿性罗音和（或）干性罗音。

【辅助检查】

1. 肺功能检查

它是判断气流受限的主要客观指标。第一秒用力呼气容积占用力肺活量百分比（FEV_1/FVC）是评价气流受限的指标。第一秒用力呼气容积占预计值百分比（FEV_1% 预计值），是评估 COPD 严重程度的良好指标。吸入支气管舒张药后 $FEV_1/FVC<70\%$ 及 $FEV_1<80\%$ 预计值者，可确定为不完全可逆的气流受限。

2. 胸部 X 线检查

COPD 早期胸片可无变化，以后可出现肺纹理增粗、紊乱等非特异性改变，也可出现肺气肿改变。

3. 血气检查

有助于确定发生低氧血症、高碳酸血症、酸碱平衡紊乱以及判断呼吸衰竭的类型，适用于 COPD 合并呼吸衰竭患者。

4. 胸部 CT 检查

CT 检查不作为 COPD 的常规检查，但对预计肺大疱切除或外科减容手术等的效果有一定价值。

5. 其他

当 COPD 合并细菌感染时，外周血白细胞增高，核左移。痰培养可能查出病原菌。

【诊断和鉴别诊断】

1. 诊断

根据吸烟等高危因素史、临床症状、体征及肺功能检查等综合分析确定。尤其以吸入支气管舒张药后 $FEV_1/FVC<70\%$ 及 $FEV_1<80\%$ 预计值可诊断。有少数患者并无咳嗽、咳痰症状，仅在肺功能检查时 $FEV_1/FVC<70\%$，而 $FEV_1\geq80\%$ 预计值，在除外其他疾病后，亦可诊断为 COPD。

2. 病程分期

急性加重期（慢性阻塞性肺疾病急性加重）指在疾病过程中，短期内咳嗽、咳痰、气短和（或）喘息加重，痰量增多，呈脓性或黏液脓性，可伴发热等症状，2015 年 GOLD 指南对 COPD 急性加重的定义为呼吸症状加重，变化超过正常的每日变异率，需要调整药物治疗的急性发作。稳定期则指患者咳嗽、咳痰、气短等症状稳定或症状较轻。

【鉴别诊断】（见表 4-1）

表 4-1　**慢性阻塞性肺疾病的鉴别诊断**

诊断	鉴别诊断要点
支气管哮喘	早年发病（通常在儿童期）；每日症状变化快；夜间和清晨症状明显；也可有过敏性鼻炎和（或）湿疹史；哮喘家族史；气流受限大多可逆
充血性心力衰竭	听诊肺基底部可闻细湿罗音；胸部 X 线片示心脏扩大、肺水肿；肺功能测定示限制性通气障碍（而非气流受限）
支气管扩张症	大量脓痰；常伴有细菌感染；粗湿罗音、杵状指；X 线胸片或 CT 示支气管扩张、管壁增厚
结核病	所有年龄均可发病；X 线胸片示肺浸润性病灶或结节状空洞样改变；细菌学检查可确诊
闭塞性细支气管炎	发病年龄较轻，且不吸烟；可能有类风湿关节炎病史或烟雾接触史、CT 片示在呼气相显示低密度影
弥漫性泛细支气管炎	大多数为男性非吸烟者；几乎所有患者均有慢性鼻窦炎；X 线胸片和高分辨率 CT 显示

【并发症】

1. 慢性呼吸衰竭

常在 COPD 急性加重时发生，可具有缺氧和二氧化碳潴留的临床表现。

2. 自发性气胸

如有突然加重的呼吸困难，并伴有明显的发绀，患侧肺部叩诊为鼓音，听诊呼吸音减弱或消失，应考虑并发自发性气胸，通过 X 线检查可以确诊。

3. 慢性肺源性心脏病

由于 COPD 肺病变引起肺血管床减少及缺氧致肺动脉痉挛、血管重塑，导致肺动脉高压、右心室肥厚扩大，最终发生右心功能不全。

【治疗】

（一）稳定期治疗

教育和劝导患者戒烟；因职业或环境粉尘、刺激性气体所致者，应脱离污染环境。

1. 支气管舒张药

它是 COPD 患者症状管理的核心，包括短期按需应用以暂时缓解症状，及长期规则应用以减轻症状。优先推荐吸入制剂，与增加某一种支气管舒张剂的剂量相比，联合使用不同的支气管舒张剂可以提高药效和减少相应的副作用。

（1）β_2肾上腺素受体激动剂。主要有沙丁胺醇气雾剂，每次 100~200μg（1~2 喷），每 24h 不超过 8~12 喷。特布他林气雾剂亦有同样作用，可缓解症状。沙美特罗、福莫特罗等长效制剂，每日仅需吸入 2 次。

（2）抗胆碱能药。主要品种为异丙托溴铵气雾剂，定量吸入，起效较沙丁胺醇慢，持续 6~8h，每次 40~80μg，每天 3~4 次。长效抗胆碱药有噻托溴铵，每次吸入 18μg，每天 1 次。

2. 茶碱类

茶碱缓释或控释片，0. 2g，每 12h 1 次；氨茶碱 0. 1g，每天 3 次。

3. 祛痰药

对痰不易咳出者可应用。常用药物有盐酸氨溴索 30mg，每天 3 次；N-乙酰半胱氨酸 0. 3g，每天 2~3 次。

4. 糖皮质激素

对于 FEV_1 小于 60%预计值的 COPD 患者而言，规律使用吸入糖皮质激素可以改善症状、提高肺功能和生活质量，并减少急性发作的次数。目前常用剂型有沙美特罗氟替卡松吸入剂、布地奈德福莫特罗吸入剂。不推荐长期口服糖皮质激素维持治疗。

5. 联合用药

联合使用吸入糖皮质激素和长效 β_2 受体激动剂治疗在改善患者肺功能和生活状态，减少急性发作等方面均优于联合制剂中的单一药物成分。

6. 其他

①疫苗：流感疫苗可以减少 COPD 患者出现严重疾病和死亡的几率。推荐使用减毒活疫苗并且每年接种一次。对于年龄大于 65 岁，以及年龄小于 65 岁但是 $FEV_1<40\%$ 预计值的的 COPD 患者，使用肺炎链球菌多聚糖疫苗可以减少社区获得性肺炎的发生率。②α-1 抗胰蛋白酶增加疗法：对于无 α-1 抗胰蛋白酶缺乏的 COPD 患者不推荐。

7. 长期家庭氧疗

适用于 COPD 合并慢性呼吸衰竭者。长期家庭氧疗指征：①$PaO_2 \leq 55$mmHg 或 $SaO_2 \leq 88\%$，有或没有高碳酸血症；②PaO_2 55~60mmHg，或 $SaO_2<89\%$，并有肺动脉高压、心力衰竭水肿或红细胞增多症（血细胞比容>0. 55）。一般用鼻导管吸氧，氧流量为 1. 0~2. 0L/min，吸氧时间 10~15h/天。

（二）急性加重期治疗

根据病情严重程度决定门诊或住院治疗。

1. 抗感染治疗

急性加重最常见的原因是细菌或病毒感染，根据常见病原菌类型选用抗生素治疗。如 β 内酰胺类/β 内酰胺酶抑制剂；第二代头孢菌素、大环内酯类或喹喏酮类。对于耐药菌可给予碳青霉烯类、糖肽类抗生素。如果找到确切的病原菌，则根据药敏结果选用抗生素。

2. 支气管舒张药

药物同稳定期。有严重喘息症状者可给予较大剂量雾化吸入治疗，如应用沙丁胺醇 500μg 或异丙托溴铵 500μg，或沙丁胺醇 1000μg 加异丙托溴铵 250~500μg 通过小型雾化器给患者吸入治疗以缓解症状。

3. 低流量吸氧

4. 糖皮质激素

对需住院治疗的急性加重期患者，可考虑口服泼尼松龙 30~40mg/天，也可静脉给予甲泼尼龙 40~80mg 每天 1 次，连续 10~14 天。

5. 其他治疗

维持液体平衡，特别注意利尿剂的使用、抗凝、治疗合并症、改善营养状况等。

在需使用呼吸机时，应遵照呼吸机适应证选择呼吸机辅助通气。如患者有呼吸衰竭、肺源性心脏病、心力衰竭，具体治疗方法可参阅有关章节治疗内容。

【转诊指导】

1. 上转至二级及以上医院的标准

（1）初次筛查疑诊慢阻肺患者。

（2）随访期间发现慢阻肺患者症状控制不满意，或出现药物不良反应，或其他不能耐受治疗的情况。

（3）出现慢阻肺合并症，需要进一步评估和诊治。

（4）诊断明确、病情平稳的慢阻肺患者每年应由专科医生进行了一次全面评估，对治疗方案进行必要的调整。

（5）随访期间发现出现急性加重，需要改变治疗方案：

①呼吸困难加重，喘息，胸闷，咳嗽加剧，痰量增加，痰液颜色和（或）黏度改变，发热等。

②出现全身不适、失眠、嗜睡、疲乏、抑郁、意识不清等症状。

③出现口唇紫绀、外周水肿体征。

④出现严重并发症如心律失常，尽力衰竭，呼吸衰竭。

（6）医生判断患者出现需上级医院处理的其他情况或疾病。

（7）对具有中医药治疗需求的慢阻肺患者，出现以下情况之一的，应当转诊：

①当基层医疗卫生机构不能提供慢阻肺中医辩证治疗服务时。

②经中医辩证治疗临床症状控制不佳或出现急性加重者。

2. 下转至基层医疗卫生机构的标准

（1）初次疑诊慢阻肺，已明确诊断，确定治疗方案。

（2）慢阻肺急性加重治疗后病情稳定。

（3）慢阻肺合并症已确诊，制定了治疗方案，评估了疗效，且病情已得到稳定控制。

（4）诊断明确，已确定中医辩证治疗方案，病情稳定的患者。

【健康教育】

与慢性支气管炎的健康教育类似。

（1）戒烟是慢阻肺患者防范发作的必然选择。

（2）稳定期的患者也应遵医嘱坚持规范化的治疗，切不可自行调整药物剂量或自行停药。

（3）坚持运动。患者可根据自己的体质状况选择合适的锻炼项目，如散步、慢跑、打太极拳、健身操，身体状况较好的也可爬山、游泳，但要循序渐进，持之以恒，运动后以自我感到舒适为度。

（4）改变不良生活方式，做到生活规律，劳逸结合，保证睡眠。

（5）慢阻肺患者一年四季，特别是冬天和早春，要注意防止受凉，寒冷天气更要防寒保暖。在雨雪或多雾的天气，不要外出，可在室内活动。在冬春呼吸道传染病流行时，不要到人多拥挤的公共场所去，减少感染机会。室内要保持一定温湿度，这样有利于保持。

（6）要让患者坚持做呼吸操。①缩唇呼吸法：用鼻吸气，缩唇做吹口哨样缓慢呼气，在不感到费力的情况下，自动调节呼吸频率、呼吸深度和缩唇程度，以能使距离口唇30cm处与唇等高点水平的蜡烛火焰随气流倾斜又不致熄灭为宜。每天3次，每次30min。②腹式呼吸锻炼：患者取立位，体弱者也可取坐位或仰卧位，上身肌群放松做深呼吸，一手放于腹部一手放于胸前，吸气时尽力挺腹，也可用手加压腹部，呼气时腹部内陷，尽量将气呼出，一般吸气2s，呼气4~6s。吸气与呼气时间比为1∶2或1∶3。用鼻吸气，用口呼气要求缓呼深吸，不可用力，每分钟呼吸速度保持在7~8次，开始每天2次，每次10~15min，熟练后可增加次数和时间，使之成为自然的呼吸习惯。③控制性呼吸法：取坐位、平卧位或侧卧位，全身肌肉放松，缓慢深吸气至最大肺容量后屏气，开始为2~5s，渐增至10s，然后缓慢呼气，连续做10~20次，早晚各1次，坚持6个月。

（7）坚持氧疗。夜间持续低流量给氧湿化痰液，刺激并协助有效咳嗽辅助排痰，如无禁忌鼓励患者多喝水或雾化吸入等，教育患者不能长时间高流量吸氧。

（8）强调营养支持，提供高热量、高蛋白、丰富维生素易消化食物，少食多餐，避免辛辣刺激食物。

（9）因职业或环境粉尘、刺激性气体所致者，应脱离污染的环境。

第六节　慢性肺源性心脏病

慢性肺源性心脏病，简称肺心病，是由肺组织、肺血管或胸廓的慢性病变引起肺组织结构和（或）功能异常，产生肺血管阻力增加，肺动脉压力增高，使右心室扩张或（和）肥厚，伴或不伴右心功能衰竭的心脏病，并排除先天性心脏病和左心病变引起者。

【病因】

按原发病的不同部位，可分为三类：

1. 支气管、肺疾病

以慢性阻塞性肺疾病最为多见，其次为支气管哮喘、支气管扩张、重症肺结核、肺尘埃沉着症、结节病、间质性肺炎、过敏性肺泡炎、嗜酸性肉芽肿、药物相关性肺疾病等。

2. 胸廓运动障碍性疾病

严重的脊椎后凸、侧凸、脊椎结核、类风湿关节炎、胸膜广泛粘连及胸廓成形术后造成的严重胸廓或脊椎畸形，以及神经肌肉疾患如脊髓灰质炎，均可引起胸廓活动受限、肺受压、支气管扭曲或变形，导致肺功能受损。气道引流不畅，肺部反复感染，并发肺气肿或纤维化。

3. 肺血管疾病

慢性血栓栓塞性肺动脉高压、肺小动脉炎、累及肺动脉的过敏性肉芽肿病，以及原因不明的原发性肺动脉高压，均可使肺动脉狭窄、阻塞，引起肺血管阻力增加、肺动脉高压和右心室负荷加重，发展成慢性肺心病。

4. 其他

原发性肺泡通气不足及先天性上呼吸道畸形、睡眠呼吸暂停低通气综合征等导致肺动脉高压，发展成慢性肺心病。

【临床表现】

本病发展缓慢，临床上除原有肺、胸疾病的各种症状和体征外，主要是出现进行性加重的肺、心功能衰竭以及其他器官损害的征象。按其功能的代偿期与失代偿期进行分述。

（一）肺、心功能代偿期

1. 症状

咳嗽、咳痰、气促，活动后可有心悸、呼吸困难、乏力和活动耐量下降。急性感染可使上述症状加重并可出现发热。少有胸痛或咯血。

2. 体征

可有不同程度的发绀和肺气肿体征。双肺听诊呼吸音减弱，偶有干、湿性罗音，心音遥远，P2>A2，三尖瓣区可出现收缩期杂音或剑突下心脏搏动增强。部分患者可有颈静脉充盈，肝界下移。

（二）肺、心功能失代偿期

1. 呼吸衰竭

（1）症状。呼吸困难加重，夜间为甚，常有头痛、失眠、食欲下降，但白天嗜睡，甚至出现肺性脑病的表现，如表情淡漠、神志恍惚、谵妄等。

（2）体征。明显，有球结膜充血、水肿，在严重时，可有视网膜血管扩张、视乳头水肿等颅内压升高的表现。腱反射减弱或消失，出现病理反射。因高碳酸血症可出现周围血管扩张的表现，如皮肤潮红、多汗。

2. 右心衰竭

（1）症状。气促更明显，心悸、食欲不振、腹胀、恶心等。

（2）体征。发绀更明显，颈静脉怒张，心率增快，可出现心律失常，剑突下可闻及收缩期杂音。肝大且有压痛，肝颈静脉回流征阳性，下肢水肿，重者可有腹水。少数患者可出现肺水肿及全心衰竭的体征。

【常见并发症】

1. 肺性脑病

它是由于呼吸功能衰竭所致缺氧、二氧化碳潴留而引起精神障碍、神经系统症状的一种综合征。但必须除外脑动脉硬化、严重电解质紊乱、单纯性碱中毒、感染中毒性脑病等。肺性脑病是慢性肺心病死亡的首要原因，应积极防治。

2. 酸碱失衡及电解质紊乱

慢性肺心病出现呼吸衰竭时，由于缺氧和二氧化碳潴留，当机体发挥最大限度代偿能力仍不能保持体内平衡时，可发生各种不同类型的酸碱失衡及电解质紊乱，使呼吸衰竭、心力衰竭、心律失常的病情更为恶化，对患者的预后有重要影响。应进行严密监测，并认真判断酸碱失衡及电解质紊乱的具体类别及时采取处理措施。

3. 心律失常

多表现为房性期前收缩及阵发性室上性心动过速，其中以紊乱性房性心动过速最具特征性。也可有心房扑动及心房颤动。少数病例由于急性严重心肌缺氧，可出现心室颤动以至心脏骤停。应注意与洋地黄中毒等引起的心律失常相鉴别。

4. 休克

慢性肺心病休克并不多见，一旦发生，预后不良。

5. 其他

消化道出血、弥散性血管内凝血等。

【辅助检查】

1. X 线检查

除肺、胸基础疾病及急性肺部感染的特征外，尚有右下肺动脉干扩张，右心室增大征。个别患者心力衰竭控制后可见心影有所缩小。

2. 心电图检查

主要表现有右心室肥大改变，可作为诊断慢性肺心病的参考条件。

3. 超声心动图检查

通过测定右心室流出道内径、右心室内径、右心室前壁的厚度等指标，可诊断慢性肺心病。

4. 血气分析

慢性肺心病肺功能代偿期可出现低氧血症或合并高碳酸血症。

5. 血液检查

红细胞及血红蛋白可升高，合并感染时白细胞总数增高，中性粒细胞增加。部分患者血清学检查可有肾功能或肝功能改变。

6. 其他

肺功能检查对早期或缓解期慢性肺心病患者有意义。痰细菌学检查对急性加重期慢性肺心病可以指导抗生素的选用。

【诊断和鉴别诊断】

根据患者有慢性支气管炎、肺气肿、其他胸肺疾病或肺血管病变，并已引起肺动脉高压、右心室增大或右心功能不全等症状及 $P_2>A_2$、颈静脉怒张、肝大压痛、肝颈静脉反流征阳性、下肢水肿及体静脉压升高等体征，结合心电图、X 线胸片、超声心动图等，可以作出诊断。

本病须与下列疾病相鉴别：

1. 冠状动脉粥样硬化性心脏病（冠心病）

慢性肺心病与冠心病均多见于老年人，常有两病共存。冠心病有典型的心绞痛、心肌梗死病史或心电图表现，体检、X 线、心电图、超声心动图检查呈左心室肥厚为主的征象，可资鉴别。

2. 风湿性心脏病

风湿性心脏病的三尖瓣疾患，应与慢性肺心病的相对三尖瓣关闭不全相鉴别。前者往往有风湿性关节炎和心肌炎病史，其他瓣膜如二尖瓣、主动脉瓣常有病变，X 线、心电图、超声心动图有特殊表现。

3. 原发性心肌病

本病多为全心增大，无慢性呼吸道疾病史，无肺动脉高压的 X 线表现等。

【治疗】

（一）急性加重期

积极控制感染；畅通呼吸道，纠正缺氧和二氧化碳潴留；改善呼吸功能；控制呼吸和心力衰竭；积极处理并发症。

1. 控制感染

根据感染的环境及痰涂片革兰氏染色选用抗生素。社区获得性感染以革兰氏阳性菌占多数，医院感染则以革兰氏阴性菌为主。或选用二者兼顾的抗生素。常用的有青霉素类、头孢菌类、氨基糖苷类及喹诺酮类抗感染药物，且需警惕可能继发真菌感染。留取痰液标本者参考痰培养及药敏试验选择抗生素。

2. 氧疗

纠正缺氧和二氧化碳潴留，可用鼻导管吸氧或面罩给氧，通常选择低流量吸氧。

3. 舒张气管

可选用茶碱、β_2-受体激动剂、胆碱能阻断剂等单用或合用。短期应用糖皮质激素（3~5 天）。

4. 控制心力衰竭

慢性肺心病患者一般在积极控制感染、改善呼吸功能后心力衰竭便能得到改善，患者尿量增多，水肿消退，不需加用利尿药。但对治疗无效的重症患者，可适当选用利尿药、正性肌力药或扩血管药物。

（1）利尿药。原则上宜选用作用轻的利尿药，小剂量使用。如氢氯噻嗪 25mg，1~3 次/天，一般不超过 4 天；尿量多时需加用 10%氯化钾 10ml，3 次/天。或用保钾利尿药，如氨苯蝶啶 50~100mg，1~3 次/天。重度而急需行利尿的患者可用呋塞米 20mg，肌注或口服。利尿药应用后可出现低钾、低氯性碱中毒，痰液黏稠不易排痰和血液浓缩，应注意预防。

（2）正性肌力药。慢性肺心病患者由于慢性缺氧及感染，对洋地黄类药物的耐受性很低，疗效较差，且易发生心律失常。正性肌力药的剂量宜小，一般约为常规剂量的 1/2 或 2/3 量，同时选用作用快、排泄快的洋地黄类药物，如毒毛花苷 K0. 125~0. 25mg，或毛花苷丙 0. 2~0. 4mg 加于 10%葡萄糖液内静脉缓慢注射。用药前应注意纠正缺氧，防治低钾血症，以免发生药物毒性反应。

（3）血管扩张药。血管扩张药对部分顽固性心力衰竭有一定效果，但并不像治疗其他心脏病那样效果明显。钙拮抗剂、一氧化氮（NO）、川芎嗪等有一定的降低肺动脉压效果。

5. 控制心律失常

一般经过治疗慢性肺心病的感染、缺氧后，心律失常可自行消失。如果持续存在，则可根据心律失常的类型选用药物。

6. 抗凝治疗

应用普通肝素或低分子肝素防止肺微小动脉原位血栓形成。

（二）缓解期

原则上采用中西医结合综合治疗措施，目的是增强患者的免疫功能，去除诱发因素，减少或避免急性加重期的发生，希望使肺、心功能得到部分或全部恢复，如长期家庭氧疗、调整免疫功能等。

【转诊指导】

（1）患者出现呼吸衰竭需使用呼吸机辅助通气、气管插管、气管切开，应立即转上级医疗机构进一步诊治。

（2）病情加重或出现并发症，如肺性脑病、严重酸碱失衡及电解质紊乱、休克、恶性心律失常、严重心力衰竭、消化道出血、弥散性血管内凝血（DIC）等，应立即转上级医疗机构进一步诊治。

【健康教育】

（1）肺心病常反复急性加重，随肺功能的损害病情逐渐加重，多数预后不良经积极治疗可以延长寿命，提高患者生活质量。

（2）主要是防治引起本病的支气管、肺和肺血管等基础疾病。

（3）积极采取各种措施，广泛宣传提倡戒烟，积极防治原发病的诱发因素。

（4）积极防治原发病的诱发因素，如呼吸道感染，避免各种变应原、有害气体、粉尘吸入等。

（5）加强体育锻炼，增强体质、提高机体免疫力，接种肺炎疫苗、流感疫苗。

（6）可试用免疫调节剂治疗。

（7）积极预防和治疗并发症。

第七节　支气管扩张症

支气管扩张症是一种常见的慢性支气管化脓性疾病。大多继发于急、慢性呼吸道感染和支气管阻塞后，反复发生支气管炎症、致使支气管壁结构破坏，引起支气管异常和持久性扩张。多见于儿童和青年。

【病因】

分先天性和继发性两种，以继发性支气管扩张多见。支气管扩张的主要因素是支气管—肺组织的感染和支气管的阻塞。支气管扩张也可能是先天发育障碍及遗传因素引起，但较少见。另有约30%支气管扩张患者病因未明。

局灶性支气管扩张可源自未进行治疗的肺炎或阻塞，如异物或肿瘤，外源性压迫或肺叶切除后解剖移位。

【临床表现】

1. 症状

反复咳嗽、咳痰，痰液常为脓性，晨起明显。慢性咳嗽、大量脓痰与体位改变有关。

其严重度可用痰量估计：轻度，<10ml/天；中度，10～150ml/天；重度，>150ml/天。当急性感染发作时，黄绿色脓痰量每天可达数百毫升。感染时痰液收集于玻璃瓶中静置后出现分层的特征：上层为泡沫，下悬脓性成分，中层为混浊黏液，下层为坏死组织沉淀物，并有异味和臭味。可伴有发热、乏力、食欲减退等，儿童可影响发育。

反复咯血，大多数患者出现程度不等的咯血，咯血量与病情严重程度不一致。部分病人仅以反复咯血为唯一症状，而无咳嗽、咳痰称为“干性支气管扩张”。

2. 体征

早期或轻微支气管扩张无明显体征，病情严重或继发感染时病侧背下部可闻及持续存在的湿罗音。病程长者可有杵状指（趾）。

【辅助检查】

1. 胸部X线检查

在病变轻时，影像学检查可正常。囊状支气管扩张的气道表现为显著的囊腔，在感染时，阴影内可存在气液平面。支气管扩张的其他表现为气道壁增厚。

2. 纤维支气管镜检查

可见支气管黏膜充血，分泌物多，管口呈喇叭样变形。

3. 胸部薄层CT

可在横断面上清楚地显示扩张的支气管。由于其无创、易重复、易被患者接受，现已成为支气管扩张的主要诊断方法。

4. 支气管碘油造影

支气管造影是确诊支气管扩张的主要依据。可确定支气管扩张的部位、性质和范围及病变的程度，为外科决定手术切除范围提供依据。

5. 痰液检查

常显示含有丰富的中性粒细胞以及定植或感染的多种微生物。痰涂片染色以及痰细菌培养结果可指导抗生素治疗。

6. 肺功能测定

可以证实由弥漫性支气管扩张或相关的阻塞性肺病导致的气流受限。

【诊断和鉴别诊断】

结合病史，反复发作的咳嗽、咳痰、咳血及影像学改变可诊断。

本病需与以下疾病相鉴别：

1. 慢性支气管炎

症状和体征与支气管扩张相仿，一般咳脓痰者较少，亦无反复咯血史。

2. 肺脓肿

有急性起病过程，畏寒、高热，当咳出大量脓痰后体温下降，全身毒血症状减轻。X线可见大片致密炎症阴影，其间有空腔及液平面，急性期经有效抗生素治疗后，可完全消退。

3. 肺结核

低热、盗汗、乏力等全身结核中毒症状。咳嗽、咯血症状与干性支气管扩张相仿，肺部罗音多位于肺上部。胸片上病变部位多在两肺上叶，尤以上叶尖后段为甚，痰结核菌检查可能阳性。

【治疗】

治疗的原则是：去除病原、促进痰液排除、控制感染、必要时手术切除。

1. 病原治疗

尽可能积极地解除诱发因素，对合并慢性鼻窦炎，慢性牙龈炎，慢性扁桃体炎者应积极根治。对活动性肺结核伴支气管扩张应积极抗结核治疗，低免疫球蛋白血症可用免疫球蛋白替代治疗。

2. 保持气管通畅，改善气流受限

体位引流可以排除积痰，减少继发感染，减轻全身中毒症状。对痰液多而引流不畅者，其作用甚至强于抗生素治疗。引流时根据病变部位采取不同体位。每天 2~4 次，每次 15min 左右。痰液黏稠时可配合祛痰剂使用，如溴己新 8~16mg 或盐酸氨溴索 30mg，每天 3 次，N-乙酰半胱氨酸 0. 6mg，每天 2~3 次。亦可用盐酸氨溴索静脉滴注，或用生理盐水超声雾化吸入使痰液稀释，以提高体位引流的效果。支气管舒张剂可帮助清除分泌物。如患者痰液聚积，引流不畅，可用纤支镜吸痰。

3. 控制感染

当支气管扩张急性感染时，病原体常为混合感染。可参考痰液药物敏感试验选择抗生素。初期抗生素多选择联合用药，轻症常用青霉素类，或一、二代头孢菌素、喹诺酮类药物、磺胺类抗生素。严重感染时需联合抗革兰氏阳性菌、革兰氏阴性菌及厌氧菌的抗生素静脉滴注。若考虑有铜绿假单孢菌感染时可选用头孢他啶、头孢哌酮舒巴坦、哌拉西林他唑巴坦、亚胺培南等静脉滴注。抗生素持续应用至体温降至正常、痰量明显减少后 1 周左右可考虑停药。缓解期一般不需抗生素治疗。

4. 手术治疗

适应证：反复大咯血，且出血部位明确。经药物治疗不能控制，病变范围局限于一叶或一侧肺组织，并有反复感染。尤其是年龄 40 岁以下，全身情况良好，可根据病变范围做肺段或肺叶切除术。

5. 咯血的处理

病人需绝对卧床安静休息。消除紧张情绪，在必要时，给予地西泮等镇静剂。

可使用酚磺乙胺、卡巴克洛、维生素 K、云南白药等常规止血药物止血。如咯血经上述处理仍不止者可给予脑垂体后叶素注射，通常用 6IU 加入 50%葡萄糖溶液 40ml 缓慢静脉注射，亦可将 12IU 加入 5%葡萄糖溶液 500ml 静脉滴注（高血压、冠心病、肺心病、心力衰竭、孕妇禁用）。

咯血过多或反复不止，有输血指征时可输血。对大量咯血不止者，可经纤维支气管镜确定出血部位后，用肾上腺素、蛇毒血凝酶或导管气囊压迫止血。对不能耐受纤维支气管镜的大咯血患者，可行支气管动脉栓塞治疗。

若有窒息征象，则应立即取头低脚高体位，尽快挖出或吸出口、咽、喉、鼻部血块，必要时行气管插管或气管切开。

应用上述方法仍无效者，可考虑做肺叶、肺段切除术。

【转诊指导】

（1）气管因异物堵塞反复感染，需行支气管镜取出异物者。

（2）肿瘤阻塞导致支气管扩张，需治疗原发病者。

（3）支气管扩张症并发化脓菌感染而引起肺炎、肺脓肿、肺坏疽、脓胸、脓气胸、呼吸衰竭、痰（血）液堵塞等。

（4）持续咳血经常规治疗不能停止需支气管镜下止血、支气管动脉栓塞止血或手术治疗者。

【健康教育】

（1）提高人群免疫水平，预防疾病，有组织地完善如麻疹、百日咳、卡介苗等疫苗的预防接种。

（2）增进健康、注意合理营养和膳食，经常进行体格锻炼。

（3）应进行定期健康检查，早期发现和诊断。

（4）对已患病患者，应防止或减少呼吸道感染的发生，保持呼吸道通畅和痰液引流，合理使用抗生素，防治疾病的复发或转为慢性。

（5）免疫调节剂对减少反复感染可能有一定作用。

（6）消除诱发因素，治疗慢性鼻窦炎，慢性牙龈炎，慢性扁桃体炎，注意防止异物吸入气管。

第八节　肺　　炎

肺炎是指终末气道、肺泡和肺间质的炎症，可由病原微生物、理化因素、免疫损伤、过敏及药物所致。肺炎可由多种病原体引起，如细菌、军团菌、支原体、衣原体、病毒、真菌、立克次体、弓形体、原虫、寄生虫等，其他如放射线、化学物质、过敏因素亦能引起肺炎。细菌性肺炎是最常见的肺炎，也是最常见的感染性疾病之一。

【病因】

（一）按病因分类共分为五种

1. 细菌性肺炎

如肺炎链球菌、金黄色葡萄球菌、甲型溶血性链球菌、肺炎克雷伯杆菌、流感嗜血杆菌、铜绿假单胞菌肺炎等。

2. 非典型病原体所致肺炎

如军团菌、支原体和衣原体等。

3. 病毒性肺炎

如冠状病毒、腺病毒、呼吸道合胞病毒、流感病毒、麻疹病毒、巨细胞病毒、单纯疱疹病毒等。

4. 肺真菌病

如白念珠菌、曲霉菌、隐球菌、肺孢子菌等。

5. 其他病原体所致肺炎

如立克次体（如Q热立克次体）、弓形虫（如鼠弓形虫）、寄生虫（如肺包虫、肺吸虫、肺血吸虫）等。

6. 理化因素所致的肺炎

如放射性损伤引起的放射性肺炎，胃酸吸入引起的化学性肺炎，或对吸入或内源性脂类物质产生炎症反应的类脂性肺炎等。

（二）按患病环境分类分为两大类

社区获得性肺炎（CAP）和医院获得性肺炎（HAP）。社区获得性肺炎是指在医院外患的肺炎，包括具有明确潜伏期的病原体感染而在入院后平均潜伏期内发病的肺炎。

本节重点描述社区获得性肺炎（细菌性）的诊断、治疗，不按照病因分类具体描述。

【诊断】

（一）诊断依据

①新近出现的咳嗽、咳痰或原有呼吸道疾病症状加重，出现脓性痰，伴或不伴胸痛；②发热；③肺实变体征和（或）湿性罗音；④WBC>10×10^9/L 或<4×10^9/L，伴或不伴核左移；⑤胸部 X 线显示片状、斑片状浸润性阴影或间质性改变，伴或不伴胸腔积液。

以上 1~4 项中任何一项加第 5 项，并除外肺结核、肺部肿瘤、非感染性肺间质疾病、肺水肿、肺不张、肺栓塞、肺嗜酸性粒细胞浸润症、肺血管炎等可建立诊断。常见病原体为肺炎链球菌、支原体、衣原体、流感嗜血杆菌和呼吸道病毒（甲、乙型流感病毒，腺病毒、呼吸合胞病毒和副流感病毒）等。

（二）当满足下列标准之一，尤其是两种或两种以上条件并存时，建议住院治疗

（1）年龄>65 岁。

（2）存在基础疾病或相关因素：①慢性阻塞性肺疾病；②糖尿病；③慢性心、肾功能不全；④吸入或易致吸入因素；⑤近 1 年内，因 CAP 住院史；⑥精神状态改变；⑦脾切除术后；⑧慢性酗酒或营养不良。

（3）体征异常：①呼吸频率>30 次/min；②脉搏≥120 次/min；③血压<90/60mmHg（1mmHg=0. 133kPa）；④体温≥40℃或<35℃；⑤意识障碍；⑥存在肺外感染病灶如败血症、脑膜炎。

（4）实验室和影像学异常：①WBC >20×10^9/L，或<4×10^9/L，或中性粒细胞计数<1×10^9/L；②呼吸空气时 PaO_2<60mmHg、PaO_2/FiO_2<300，或 $PaCO_2$>50mmHg；③血肌酐（Scr）>106μmol/L 或血尿素氮（BUN）>7. 1mmol/L；④Hb<90g/L 或红细胞压积（HCT）<30%；⑤血浆白蛋白<2. 5g/L；⑥败血症或弥漫性血管内凝血（DIC）的证据，如血培养阳性、代谢性酸中毒、凝血酶原时间（PT）和部分凝血活酶时间（PTT）延长、血小板减少；⑦X 线胸片病变累及一个肺叶以上、出现空洞、病灶迅速扩散或出现胸腔积液。

（三）病情评估

中华医学会呼吸病学分会公布的 CAP 诊断和治疗指南中将下列症征列为重症肺炎的表现：①意识障碍；②呼吸频率>30 次/min；③PaO_2<60mmHg，氧合指数（PaO_2/FiO_2）<300，需行机械通气治疗；④血压<90/60mmHg；⑤胸片显示双侧或多肺叶受累，或入院 48h 内病变扩大≥50%；⑥少尿：尿量<20ml/h，或<80ml/4h，或急性肾功能衰竭需要透析治疗。

【鉴别诊断】

社区获得性肺炎常须与下列疾病鉴别：

1. 肺结核

肺结核多有全身中毒症状，如午后低热、盗汗、疲乏无力、体重减轻等。X 线胸片见病变多在肺尖或锁骨上下。痰中可找到结核分枝杆菌。一般抗菌治疗无效。

2. 肺癌

多无急性感染中毒症状，有时痰中带血丝。若痰中发现癌细胞，则可以确诊。肺癌可伴发阻塞性肺炎，经抗菌药物治疗后炎症消退，肿瘤阴影渐趋明显，或可见肺门淋巴结肿大。必要时进一步作 CT、MRI、纤维支气管镜和痰脱落细胞等检查，并密切随访，以免贻误诊断。

3. 急性肺脓肿

早期临床表现与肺炎链球菌肺炎相似。但随病程进展，咳出大量脓臭痰为肺脓肿的特征。X 线显示脓腔及气液平，易与肺炎鉴别。

4. 非感染性肺部浸润还需排除非感染性肺部疾病

如肺间质纤维化、肺水肿、肺不张、肺嗜酸性粒细胞增多症和肺血管炎等。

【治疗】

（1）CAP 感染特定病原体的危险因素与初始经验性抗感染治疗评估：

易感染某些特定病原体的危险因素。患者在合并一些危险因素（见表 4-2）或存在某些合并症（见表 4-3），感染某种特定病原体的可能性增加。

表 4-2　　**增加特定细菌感染风险的危险因素**

特定细菌	危险因素
耐药的肺炎链球菌	年龄大于 65 岁 近 3 个月内应用过 β-内酰胺类抗生素治疗 酗酒 多种临床合并症 免疫抑制性疾病（包括应用皮质激素治疗） 接触日托中心的儿童
军团菌属	吸烟 细胞免疫缺陷：如移植患者 肾或肝衰竭 糖尿病 恶性肿瘤
革兰氏阴性肠杆菌	居住在护理单元 心、肺血管基础病 多种临床合并症 最近应用过抗生素治疗
铜绿假单胞菌	结构性肺疾病（如：支气管扩张） 皮质激素应用（强的松>10mg/天） 过去 1 月中广谱抗生素应用>7 天 营养不良 机械通气

表 4-3　**易感染某种特定病原体的患者状态及合并症**

状态或合并症	易感染的特定病原体
酗酒	肺炎链球菌（包括耐药的肺炎链球菌）、厌氧菌、革兰氏阴性杆菌、军团菌属
COPD/吸烟者	肺炎链球菌、流感嗜血杆菌、卡他莫拉菌、军团菌属
居住在护理单元	肺炎链球菌、革兰氏阴性杆菌、流感嗜血杆菌、金黄色葡萄球菌、厌氧菌、肺炎衣原体、结核杆菌
患流感	金黄色葡萄球菌、肺炎链球菌、流感嗜血杆菌
接触鸟类	鹦鹉热衣原体、新型隐球菌
疑有吸入因素	厌氧菌、化学性肺炎、阻塞性肺炎
结构性肺病（支气管扩张、囊性肺纤维化等）	绿脓假单胞菌、洋葱假单胞菌、金黄色葡萄球菌
近期应用抗生素	耐药的肺炎链球菌、革兰氏阴性杆菌、铜绿假单胞菌

（2）抗感染治疗。细菌性肺炎的治疗包括经验性治疗和针对病原体治疗。

青壮年和无基础疾病的社区获得性肺炎患者，常用青霉素类、第一代头孢菌素等，由于我国肺炎链球菌对大环内酯类抗菌药物耐药率高，故对该菌所致的肺炎不单独使用大环内酯类抗菌药物治疗，对耐药肺炎链球菌可使用对呼吸系感染有特效的氟喹诺酮类（莫西沙星、吉米沙星和左氧氟沙星）。老年人、有基础疾病或需要住院的社区获得性肺炎，常用氟喹诺酮类、第二、三代头孢菌素、β-内酰胺类/β-内酰胺酶抑制剂，或厄他培南，可联合大环内酯类。医院获得性肺炎常用第二、三代头孢菌素、β-内酰胺类/β-内酰胺酶抑制剂、氟喹诺酮类或碳青霉烯类。

重症肺炎的治疗首先应选择广谱的强力抗菌药物，并应足量、联合用药。

既往健康的轻症感染患者尽量推荐口服抗感染药物治疗。在怀疑为肺炎链球菌所致CAP 时，不宜单独应用大环内酯类。但大环内酯类对非典型致病原仍有良好疗效。

支气管扩张症并发肺炎，铜绿假单胞菌是常见病原体，除上述推荐药物外，建议联合喹诺酮类或大环内酯类。

疑有吸入因素时应优先选择氨苄西林/舒巴坦钠、阿莫西林/克拉维酸等有抗厌氧菌作用的药物，或联合应用甲硝唑、克林霉素等，也可选用莫西沙星等对厌氧菌有效的呼吸喹诺酮类药物。

对怀疑感染流感病毒的患者一般并不推荐联合应用经验性抗病毒治疗，只有对于有典型流感症状、发病小于 2 天的高危患者及处于流感流行期时，才考虑联合应用抗病毒治疗。

呼吸道或肺组织标本的培养和药物敏感试验结果出来后，选择体外试验敏感的抗菌药物。

咳嗽明显者可加用止咳药物等，痰液明显者可加用化痰药物，发热、头痛、胸痛者可加用解热镇痛药物。

（3）疗效评估。肺炎的抗菌药物治疗应尽早进行，一旦怀疑为肺炎即马上给予首剂抗菌药物。病情稳定后可从静脉途径转为口服治疗。肺炎抗菌药物疗程至少 5 天，大多数患者需要 7～10 天或更长疗程，如体温正常 48～72h，无肺炎任何一项临床不稳定征象可停用抗菌药物。肺炎临床稳定标准为：①T≤37.8℃；②心率≤100 次/min；③呼吸频率≤24 次/min；④血压：收缩压≥90mmHg；⑤呼吸室内空气条件下动脉血氧饱和度≥90%或 PaO_2≥60mmHg；⑥能够口服进食；⑦精神状态正常。

抗菌药物治疗后 48～72h 应对病情进行评价，治疗有效表现体温下降、症状改善、临床状态稳定、白细胞逐渐降低或恢复正常，而 X 线胸片病灶吸收较迟。如 72h 后症状无改善，其原因可能有：①药物未能覆盖致病菌，或细菌耐药；②特殊病原体感染如结核分枝杆菌、真菌、病毒等；③出现并发症或存在影响疗效的宿主因素（如免疫抑制）；④非感染性疾病误诊为肺炎；⑤药物热。需仔细分析，作必要的检查，进行相应处理。

【转诊指导】

（1）重症肺炎患者，尤其是发生严重败血症或毒血症患者发生感染性休克，表现为血压降低、四肢厥冷、多汗、发绀、心动过速、心律失常等，而高热、胸痛、咳嗽等症状并不突出应立即在抗休克基础上紧急转院。

（2）抗感染效果欠佳，怀疑病毒感染、多重耐药菌感染者应转诊至上级医疗机构诊治。

（3）进展为急性呼吸窘迫综合征，或出现呼吸衰竭、循环衰竭、消化道出血等合并症时应立即转院。

（4）出现神经精神症状，表现为神志模糊、烦躁、呼吸困难、嗜睡、谵妄、昏迷等。累及脑膜时有颈抵抗及出现病理性反射时应立即转院。

（5）怀疑传染性非典型肺炎、高致病性人禽流感病毒肺炎等应立即联系疾控中心确诊并采用专用转运车转至定点医疗机构诊治。

【健康教育】

（1）加强运动，锻炼体质，避免受凉、淋雨和过度劳累等。

（2）减少危险因素如吸烟、酗酒，积极治疗上呼吸道感染。

（3）上呼吸道感染流行时应戴口罩，避免在人多的公共场合出入。

（4）年龄大于 65 岁者可注射流感疫苗。对年龄大于 65 岁或不足 65 岁，但有心血管、肺疾病、糖尿病、酗酒、肝硬化和免疫抑制者（如 HIV 感染、肾功能衰竭、器官移植受者等）可注射肺炎疫苗。

（5）强调营养支持，提供高热量、高蛋白、丰富维生素易消化食物，少食多餐，避免辛辣刺激。

（6）因职业或环境粉尘、刺激性气体所致者，应脱离污染的环境。

第九节　肺　脓　肿

肺脓肿是由多种病原菌引起的肺部化脓性感染。多发生于壮年男性患者及体弱有基础疾病的老年人。根据发病时间可分为急性肺脓肿和慢性肺脓肿。根据感染途径分为吸入性肺脓肿、继发性肺脓肿、血源性肺脓肿。

【病因】

1. 吸入性肺脓肿

病因多为经口、鼻咽腔吸入病原体，也有少数病人未发现明显诱因，或在深睡时吸入口腔污染的分泌物而发病，致病菌大多为厌氧菌。

2. 继发性肺脓肿

继发于原有细菌性肺炎、支气管扩张、肺癌、肺结核空洞等感染的肺脓肿；肺部邻近器官化脓性病变，如膈下脓肿、肾周围脓肿、脊柱脓肿、食管穿孔等穿破致肺亦可形成继发性肺脓肿。阿米巴肝脓肿好发于右肝顶部，易穿破膈肌至右肺下叶，形成阿米巴肺脓肿。

3. 血源性肺脓肿

因皮肤外伤感染、疖、痈、中耳炎或骨髓炎等所致的菌血症，菌栓经血行播散到肺，形成肺脓肿。静脉吸毒者常为两肺外野的多发性脓肿。常见于金黄色葡萄球菌、革兰氏阴性杆菌及脆弱类杆菌和厌氧性球菌感染。

【临床表现】

1. 症状

吸入性肺脓肿患者多有齿、口、咽喉的感染灶，或手术、醉酒、劳累、受凉和脑血管病等病史。急性起病，畏寒、高热，体温达39℃~40℃，伴有咳嗽、咳黏液痰或黏液脓性痰。炎症累及壁层胸膜可引起胸痛，且与呼吸有关。病变范围大时可出现气促。此外还有精神不振、全身乏力、食欲减退等全身中毒症状。如感染不能及时控制，可于发病的10~14天，突然咳出大量脓臭痰及坏死组织，每天可达300~500ml。一般在咳出大量脓痰后，体温明显下降，全身毒性症状随之减轻。肺脓肿破溃到胸膜腔，可出现突发性胸痛、气急，出现脓气胸。

血源性肺脓肿多先有原发病灶引起的畏寒、高热等全身脓毒症的表现。经数日或数周后才出现咳嗽、咳痰，痰量不多，极少咯血。慢性肺脓肿患者常有咳嗽、咳脓痰、反复发热和咯血，持续数周到数月，可有贫血、消瘦等慢性中毒症状。

2. 体征

与脓肿形成的部位及大小有关。初始或病变范围较小、位于肺脏深部可无阳性体征。病变范围大，患侧叩诊呈浊音或实音，可闻及支气管呼吸音，有时可出现湿罗音、胸膜摩擦音或胸腔积液体征。血源性肺脓肿大多无阳性体征。慢性肺脓肿常有杵状指（趾）。

【辅助检查】

（1）血白细胞总数和中性粒细胞计数明显增高。慢性患者的血白细胞可稍升高或正常，可有贫血。

（2）痰涂片革兰氏染色，痰、胸腔积液和血培养包括需氧和厌氧培养，以及抗菌药物敏感试验，有助于确定病原体和选择有效的抗菌药物。

（3）影像学检查。早期的炎症在X线表现为大片浓密模糊浸润阴影，边缘不清，或为团片状浓密阴影，分布在一个或数个肺段。当脓肿形成后，脓液经支气管排出，脓腔出现圆形透亮区及气液平面。并发脓胸时，患侧胸部呈大片浓密阴影。若伴发气胸可见气液平面。结合侧位 X 线检查可明确肺脓肿的部位及范围大小。

胸部 CT 则能更准确定位及区别肺脓肿和有气液平的局限性脓胸，发现体积较小的脓肿，并有助于作体位引流和外科手术治疗。

【诊断和鉴别诊断】

依据有昏迷呕吐、异物吸入，口咽部疾病或手术，有皮肤创伤感染、疖、痈等化脓性病灶，或静脉吸毒者患心内膜炎，结合临床表现、血白细胞升高、胸部 X 线有空洞、液平等表现可诊断。

鉴别诊断：

（1）细菌性肺炎。临床表现与肺脓肿相似，但 X 线胸片可见肺叶或肺段密度均匀的阴影，无明显空洞、液平。

（2）肺结核。胸部 X 线可见空洞，但一般壁较厚其内不伴液平。且结核病常有午后低热、盗汗、乏力、咳血等不适。痰中易找到结核菌，用抗生素治疗后病灶不消散。

（3）支气管肺癌。肿瘤引起阻塞性肺炎导致肺部远端反复感染，病程缓慢进展。可借助胸部 CT、纤维支气管镜检查帮助诊断。

【治疗】

（1）体位引流。有利于排痰，促进愈合，可以辅助以祛痰药、雾化吸入和支气管镜吸引。具体药物可参考慢性支气管炎相关内容。

（2）抗菌药物治疗。吸入性肺脓肿多为厌氧菌感染，一般均对青霉素敏感，仅脆弱拟杆菌对青霉素不敏感，但对林可霉素、克林霉素和甲硝唑敏感。体温一般在治疗 3~10 天内降至正常，然后可改为肌注。如青霉素疗效不佳，可用林可霉素 1.8~3.0g/天分次静脉滴注，或克林霉素 0.6~1.8g/天，或甲硝唑 0.4g，每天 3 次口服或静脉滴注。

血源性肺脓肿多为葡萄球菌和链球菌感染，可选用耐 β-内酰胺酶的青霉素或头孢菌素。若为耐甲氧西林的葡萄球菌，则应选用万古霉素或替考拉宁。

若为革兰氏阴性杆菌，则可选用第二代或第三代头孢菌素、氟喹诺酮类，可联用氨基糖苷类抗菌药物。若为金葡菌，特别是耐甲氧西林金葡菌（MRSA），则宜选用万古霉素和利奈唑胺。

若为阿米巴原虫感染，则用甲硝唑治疗。

抗生素疗程一般为 8~12 周，或制止症状完全消失，胸片提示脓腔消散。

（3）肺脓肿伴发脓胸在应用抗菌药物基础上，应做局部胸腔抽脓或切开引流排脓，可于脓腔中注入抗生素。

（4）外科手术切除。适应证为：①肺脓肿病程超过 3 个月，经内科治疗脓腔不缩小，或脓腔过大（5cm 以上）估计不易闭合者。②大咯血经内科治疗无效或危及生命。③伴有支气管胸膜瘘或脓胸经抽吸、引流和冲洗疗效不佳者。④支气管阻塞限制了气道引流，如肺癌。对病情重不能耐受手术者，可经胸壁插入导管到脓腔进行引流。

【转诊指导】

（1）诊断不明确或需进一步完善其他相关检查者。

（2）症状显著加剧，使用常规抗生素不能有效控制感染或病原菌为多重耐药者。

（3）咳痰无力或痰液黏稠，需支气管镜吸痰，或咯血可能产生窒息、休克者。

（4）有严重的伴随疾病，如心功能不全、糖尿病、肺结核等。

（5）脓肿破入胸腔，形成液气胸、脓胸者。

（6）经氧疗不能改善缺氧，需使用呼吸机辅助通气者。

【健康教育】

（1）预防本病的关键在于去除和治疗口腔、上呼吸道的慢性感染性病变。尤其注意避免误吸，年老、卧床、昏迷或全身麻醉患者，应加强护理，预防肺部感染。

（2）避免过量使用镇静、催眠、麻醉药及酗酒。

（3）早期治疗和加强痰液引流是根治肺脓肿的原则和关键。

（4）治疗应早期使用强有力的抗生素，避免病情迁延不愈，进展为慢性肺脓肿。

第十节　胸腔积液

胸腔积液是指当任何病理原因导致液体产生增多或（和）吸收减少时，导致胸膜腔液体积聚。其液体可以是水、血、乳糜或脓液等。

【病因】

根据积液性质大致可分为漏出液和渗出液两大类。导致漏出液的疾病有充血性心力衰竭、上腔静脉阻塞综合征，缩窄性心包炎、肝硬化、肾病综合征、营养不良所致的低蛋白血症、腹膜透析、药物过敏和放射反应、黏液性水肿、结节病等。

导致渗出液的病因包括：①感染性疾病，包括细菌（以结核杆菌最多见）、真菌、寄生虫、支原体和病毒等所致的感染；②恶性肿瘤，包括胸膜本身的肿瘤（如胸膜间皮瘤）和其他部位恶性肿瘤的胸膜转移（如肺癌和乳腺癌）；③风湿性疾病，如系统性红斑狼疮和类风湿性关节炎等；④其他，如胸部外伤、手术、食管瘘、胸导管阻塞或破裂、膈下病变、肺梗死或变态反应性疾病等均可导致胸腔积液。

【临床表现】

1. 症状

症状轻重取决于积液量的多少和增长速度，积液量少于 300～500ml 时症状多不明显。早期可无任何症状，部分可出现针刺样胸痛、咳嗽或深呼吸时加重。出现大量胸腔积液时患者可出现气促、胸闷。呼吸困难是最常见的症状，多伴有胸痛和咳嗽。

2. 体征

早期常无异常或仅闻及胸膜摩擦音。典型胸腔积液体征表现为气管及心界向健侧移位，患侧胸廓饱满，呼吸运动受限，触觉语颤减弱，叩诊呈实音，听诊呼吸音减弱或消失。

【辅助检查】

1. X 线检查

胸部透视和胸片是诊断胸腔积液的有效手段，极小量的游离性胸腔积液，正位胸片肋膈角变钝；积液量更多时中下肺野呈均匀一致的密度增高阴影，上界呈外高内低的弧形边缘。液气胸时有气液平面。包裹性积液、叶间积液和肺底积液在临床上容易漏诊或误诊，在必要时，还可做 CT 检查，对寻找肺内原发灶或了解纵隔淋巴结等情况有帮助。

2. 超声检查

胸部超声检查可判断少量胸腔积液的存在，确定包裹性积液或分隔性积液的位置；也可用于估计胸腔积液量的多少，并可测量胸腔积液距离体表的深度和范围，指导胸腔侵入性操作如胸腔穿刺抽液、闭式插管引流和胸膜针刺活组织检查（活检）等。

3. 胸腔积液穿刺检查

凡是胸腔积液患者都应争取行胸膜腔穿刺抽取胸腔积液进行有关实验室或特殊检查。

（1）一般检查。漏出液外观清澈透明，无色或浅黄色，不凝固；渗出液外观颜色深，呈透明或混浊的草黄或棕黄色，或血性，可自行凝固。漏出液比重小于 1.018，黏蛋白定性试验阴性，蛋白质含量小于 30g/L；渗出液比重超过 1.018，黏蛋白定性试验阳性，蛋白质含量超过 30g /L。漏出液细胞数常少于 100×10^6/L，以淋巴细胞与间皮细胞为主。渗出液的白细胞常超过 500×10^6/L。在脓胸时，白细胞多达 10000×10^6/L 以上。当胸水中红细胞超过 5×10^9/L 时，可呈淡红色，多由见于外伤、肺梗死或恶性肿瘤所致的血胸。

（2）酶学检查。对良、恶性胸腔积液的鉴别有一定意义，常用的有乳酸脱氧酶（LDH）、腺苷脱氨酶（ADA）、溶菌酶（LZM）和血管紧张素转化酶（ACE）等。

（3）肿瘤标志物。癌胚抗原（CEA）在恶性胸腔积液中早期及可升高，且比血清更显著。若胸水 CEA>20μg/L 或胸水/血清 CEA>1，则常提示为恶性胸水，其敏感性 40%~60%，特异性 70%~88%。胸腔积液端粒酶测定诊断恶性胸腔积液的敏感性和特异性均大于 90%。

（4）病原学检查。渗出液离心沉淀物涂片可做革兰氏或抗酸染色找致病菌。脓性者做厌氧菌和需氧菌培养。在必要时，还应做结核菌或真菌培养。巧克力色脓液要查阿米巴滋养体。

（5）脱落细胞检查。部分癌性胸腔积液可找到肿瘤细胞，连续检查 6 次标本有助于提高阳性率。

（6）其他。乳糜胸外观呈乳状，无味，胸腔积液中含甘油三酯较多，但胆固醇含量不高，见于胸导管破裂。

4. 胸膜活检

经皮胸膜活组织检查对于鉴别有无肿瘤以及判定胸膜结核很有帮助。拟诊结核病时，活检标本还应做结核菌培养。

5. 纤维支气管镜检查

对伴咯血或胸片异常的原因不明的胸腔积液患者应做纤维支气管镜检查，以协助诊断。

6. 胸腔镜检查

可在直视下观察病变部位及其范围，并可取活组织送细菌学、病理学检查，阳性率可达 70%~100%。

7. 诊断性治疗

临床上高度怀疑结核性胸腔积液者予正规诊断性抗结核治疗（6~8 周以上），有效者亦支持诊断。

8. 开胸探查

经以上方法仍不能确诊者可考虑开胸探查，但对那些无手术根治指征的病例则不宜开胸探查。

【诊断和鉴别诊断】

胸腔积液的诊断和鉴别诊断分三个步骤：

1. 确定有无胸腔积液

中量以上的胸腔积液诊断不难，症状和体征均较明显。少量积液（300ml）仅表现肋膈角变钝，有时易与胸膜粘连混淆，可行患侧卧位胸片，液体可散开于肺外带。B 超、CT 等检查可确定有无胸腔积液。

2. 区别漏出液和渗出液

诊断性胸腔穿刺可区别积液的性质。

3. 寻找胸腔积液的病因

漏出液常见病因是充血性心力衰竭，多为双侧胸腔积液，积液量右侧多于左侧。强烈利尿可引起假性渗出液。肝硬化胸腔积液多伴有腹水。肾病综合征胸腔积液多为双侧，可表现为肺底积液。低蛋白血症的胸腔积液多伴有全身水肿。

在我国渗出液最常见的病因为结核性胸膜炎，多见于青壮年，胸痛（积液增多后胸痛减轻或消失，但出现气急），并常伴有干咳、潮热、盗汗、消瘦等结核中毒症状，胸水沉渣找结核杆菌或培养可呈阳性，但阳性率仅约 20%。胸膜活检阳性率达 60%～80%，PPD 皮试强阳性。老年患者可无发热，结核菌素试验亦常阴性，应予注意。

类肺炎性胸腔积液系指肺炎、肺脓肿和支气管扩张感染引起的胸腔积液，如积液呈脓性则称脓胸。

恶性肿瘤侵犯胸膜引起恶性胸腔积液，常由肺癌、乳腺癌和淋巴瘤直接侵犯或转移至胸膜所致，其他部位肿瘤包括胃肠道和泌尿生殖系统。胸水多呈血性、量大、增长迅速，CEA>20μg/L，LDH>500u/L，胸水脱落细胞检查、胸膜活检、胸部影像学、纤维支气管镜及胸腔镜等检查，有助于进一步诊断和鉴别。

【治疗】

胸腔积液表现为漏出液者，主要针对原发病进行治疗。若积液量很大，则可以适当胸腔穿刺抽液，以缓解症状，促进其吸收。可以采取下列治疗措施：

（1）一般治疗。吸氧、卧床休息，剧烈胸痛可辅以镇痛剂，咳嗽剧烈者用止咳药如磷酸可待因、右美沙芬口服等。

（2）胸腔穿刺抽液。少量积液无须特殊处理，当胸腔积液量大时，一般每周抽液 2～3 次，首次抽液量不要超过 700ml，此后每次抽液量不超过 1000ml，防止抽液过快过多而引起复张性肺水肿。

（3）积极治疗原发病。根据原发疾病的不同，选择相应的治疗措施（详见有关章节）。

（4）手术治疗。适用于慢性脓胸、乳糜胸及严重血胸或血气胸患者，经内科保守治疗无效时可考虑。

【转诊指导】

（1）若为少量炎性胸水，在抗感染治疗基础上动态复查，则可不转诊，经治疗胸水仍增加者应转诊。

（2）胸水原因不明者，大量胸腔积液、脓胸、液气胸者。

（3）呼吸困难、生命体征不稳者应及时转诊。

（4）对怀疑为结核性胸膜炎者应按《中华人民共和国传染病防治法》，做到及时、准确、完整地报告疫情。同时，要做好转诊工作，应将可疑症状者推荐到结核病防治机构进行诊查。

【健康教育】

（1）增强体质，提高抗病能力。积极参加各种适宜的体育锻炼，如太极拳、太极剑、气功等，以增强体质，提高抗病能力。

（2）注意饮食，避免劳累。

（3）避免受凉预防呼吸道感染，戒烟，避免原发病的发生。

（4）注意多食富含粗纤维、高热量、高蛋白饮食。

（5）一旦出现胸痛、呼吸困难立即到医院救治，做到早发现、早治疗。

第十一节　自发性气胸

气胸可分成自发性、外伤性和医源性三类。自发性气胸又可分成原发性和继发性，前者发生在无基础肺疾病的健康人，后者常发生在有基础肺疾病的患者，如慢性阻塞性肺疾病（COPD）。自发性气胸是指在无外伤及人为因素情况下，脏层胸膜破裂，肺或支气管内的空气进入胸膜腔引起的胸膜腔积气。外伤性气胸系胸壁的直接或间接损伤引起，医源性气胸由诊断和治疗操作所致。本节主要叙述自发性气胸。

【病因】

原发性自发性气胸多见于瘦高体型的男性青壮年。继发性自发性气胸多见于有基础肺部病变者。具体原因如下：①胸膜下肺小泡或较大的肺大泡破裂；②肺气肿性大泡破裂；③肺结核所致以明显减少，但在儿童中肺结核仍是自发性气胸常见病因；④肺部感染，其是金黄色葡萄球菌性肺炎是儿童气胸最常见的原因之一，其他感染性因素有肺脓肿、卡氏肺囊虫肺炎、艾滋病、肺包虫病和肺部真菌感染等；⑤肺部恶性肿瘤，支气管肺癌和淋巴瘤等；⑥其他，包括一些少见的肺部疾病如囊性肺纤维化、结节病、先天性肺囊肿等；还包括食管等邻近器官穿孔等。当航空、潜水作业而无适当防护措施时，从高压环境突然进入低压环境，以及当机械通气压力过高时，均可发生气胸。

抬举重物用力过猛，剧咳，屏气，甚至大笑等，可能是促使气胸发生的诱因。脏层胸膜破裂或胸膜粘连带撕裂，如其中的血管破裂可形成自发性血气胸。

【临床表现】

根据病理生理变化气胸可分为三种类型：

（1）合性（单纯性）气胸。胸膜破口小，随肺萎缩而闭合，不再有空气漏入胸膜腔。抽气后压力不再上升。

（2）通性（开放性）气胸。胸膜破口较大，或因胸膜粘连带妨碍肺脏回缩使裂口常开，气体经裂口自由进出。抽气后胸膜腔内压力很快回复抽气前水平。

（3）张力性（高压性）气胸。破口形成单向活瓣，吸气时胸廓扩大，胸膜腔内压变小，空气进入胸膜腔；呼气时胸膜腔内压升高，压迫活瓣使之关闭，致使胸膜腔内空气越积越多，内压持续升高，使肺脏受压，纵隔向健侧移位，影响心脏血液回流。使胸膜腔内压明显增高。此型气胸对机体呼吸循环功能的影响最大，必须紧急抢救处理。

（1）症状。胸痛，常为突然发生的尖锐或刀割样痛，呼吸或咳嗽时加重，可伴放射痛。呼吸困难与气胸发生的快慢、肺萎缩的程度、气胸类型和基础疾病等情况密切相关。轻者可无明显呼吸困难，少数患者可发生双侧气胸，以呼吸困难为突出表现。重者甚至不能平卧，呈端坐呼吸，如侧卧，则被迫健侧卧位。张力性气胸时，患者迅速出现严重的呼吸循环障碍，主要表现为胸闷、烦躁不安、发绀、冷汗、脉速、虚脱、心律失常，甚至神志不清、呼吸衰竭。

常有刺激性咳嗽，常为干咳，偶有少量血丝痰。

（2）体征。少量气胸体征不明显。当大量气胸时，气管向健侧移位，患侧胸廓饱满，呼吸运动和触觉语颤减弱，叩诊呈鼓音，心或肝浊音界缩小或消失，听诊呼吸音减弱或消失。血气胸可使血压下降，甚至发生失血性休克。

【辅助检查】

（1）胸部X线检查。为诊断气胸最可靠的方法。可显示肺萎缩的程度、有无胸膜粘连、纵隔移位和胸膜腔内有无液体等。

（2）胸部CT检查。可了解肺大泡等情况。

（3）动脉血气分析。严重呼吸困难者可考虑此项检查，有助于判断病情程度和指导治疗。

（4）胸腔穿刺测压。多在胸腔穿刺排气时进行，可确定气胸类型。

（5）胸腔镜检查。

【诊断和鉴别诊断】

根据临床症状、体征及影像学表现，气胸的诊断通常并不困难。自发性气胸尤其是老年人和原有心、肺慢性疾病基础者，临床表现酷似其他心、肺急症，必须认真鉴别。

（1）支气管哮喘与阻塞性肺气肿。当哮喘及肺气肿患者突发严重呼吸困难、冷汗、烦躁、支气管舒张剂及抗感染药物效果不好且症状加剧时，应考虑气胸可能。胸片有助于诊断。

（2）急性心肌梗死。突发胸痛、呼吸困难或休克可误诊为急性心肌梗死。两者不能区别时应及时行床边心电图、胸片、血清酶学检查有助于诊断。

（3）急性肺梗死。病人也可出现突发呼吸困难和胸痛，但多有长期卧床、下肢或盆腔血栓性静脉炎、骨折、手术后、脑卒中、心房颤动等病史等病史，体检、胸部X线等检查有助于鉴别。

（4）肺大泡。局限性气胸可与肺大泡混淆，但肺大泡多缓慢起病，气急通常不十分明显，胸片上呈圆形或椭圆形，内可见细小条纹影，在肺尖或肋膈角可看到肺组织。

（5）其他疾病。如干性胸膜炎、消化性溃疡穿孔、主动脉夹层等可因突起胸痛、腹痛或呼吸困难与自发性气胸相混淆，应予鉴别。

【治疗】

1. 一般治疗

严格卧床休息，必要时给予吸氧、止痛和镇咳治疗，防治便秘。当开放性、张力性气胸或有继发感染时，适当应用抗生素治疗。

2. 排气治疗

（1）胸腔穿刺抽气。适用于小量气胸，呼吸困难较轻，心肺功能尚好的闭合性气胸患者。肺压缩<20%且无呼吸困难表现者，胸膜腔内气体可在 2~3 周内自行吸收。经保守治疗一周肺无明显膨胀者，或肺压缩>20%，或症状明显者，宜抽气治疗，每次抽气不宜超过 1L，大量气胸可每日或隔日抽气 1 次，直至肺大部分复张。

（2）胸腔闭式引流。抽气效果不良时采用胸腔闭式引流排气。

（3）张力性气胸须立即采取排气措施。在紧急情况下，可将消毒粗针头尾部扎一橡皮指套，末端剪一小口形成单向活瓣，甚至连此也可暂省去，直接插入胸膜腔做临时简易减压排气，以缓解症状。有条件时宜立即行胸腔闭式引流，在必要时，也可加用负压持续吸引。

3. 手术治疗

目前认为胸腔镜对寻找气胸病因、指导治疗最为理想。开胸手术主要适用于：持续性或复发性气胸者；由于胸膜粘连带使胸膜破口长期不能愈合；张力性气胸引流失败者；血气胸；双侧气胸；胸膜增厚致肺膨胀不全或多发性肺大泡者；支气管—胸膜瘘伴胸膜增厚者。

4. 并发症及其处理

脓气胸、血气胸多数需要手术治疗，单纯皮下气肿可暂不处理，但应密切观察病情变化。纵隔气肿时，吸入较高浓度的氧有利于气体吸收，严重者可做锁骨上窝穿刺或切开排气。

【转诊指导】

一旦怀疑或确诊为气胸，均应立即转诊。

【健康教育】

（1）患者应尽量避免从事负重或剧烈的体育活动，如举重、潜水、激烈对抗赛等。

（2）在日常生活中，如突然感到胸闷、气促、呼吸困难、脉搏增快、面色苍白、出冷汗等，应及时求医，以免贻误病情，导致严重后果。

（3）积极治疗各种呼吸道疾病，避免吸入对呼吸道有刺激性的气体如苯、甲醛等，以免造成呼吸道炎症和剧烈的咳嗽。

（4）注意锻炼身体，增强体质，营养补充，以增强机体抵抗力；保持良好的生活习惯，戒烟限酒。

（5）手术只能减小自发性气胸的复发率，而不能根治，手术后一定要加强预防保护。在一般手术后，应卧床静养，避免用力、剧烈咳嗽或憋气，保持大便通畅，防止再次诱发。

（6）在从事航空、潜水等工作时，避免快速减压。

（7）积极治疗原发病。

第十二节　支气管哮喘

支气管哮喘（简称哮喘）是由多种细胞（如嗜酸性粒细胞、肥大细胞、T 淋巴细胞等）和细胞组分参与的气道慢性炎症性疾病。这种慢性炎症与气道高反应性相关，通常出现广泛多变的可逆性气流受限，并引起反复发作性的喘息、气急、胸闷或咳嗽等症状，常在夜间和（或）清晨发作、加剧，多数患者可自行缓解或经治疗缓解。

【病因】

哮喘的病因还不十分清楚，患者个体过敏素质及外界环境的影响是发病的危险因素。哮喘患者亲属患病率高于群体患病率。

环境因素中主要包括某些激发因素，如尘螨、花粉、真菌等各种特异和非特异性吸入物；感染，如细菌、病毒、原虫、寄生虫等，食物，如鱼、虾等；药物，如普萘洛尔（心得安）、阿司匹林等；气候变化、运动、妊娠等都可能是哮喘的激发因素。

【临床表现】

1. 症状

为发作性伴有哮鸣音的呼气性呼吸困难或发作性胸闷和咳嗽。严重者被迫采取坐位或呈端坐呼吸，干咳或咳大量白色泡沫痰，甚至出现发绀等，有时咳嗽可为唯一的症状（咳嗽变异型哮喘）。哮喘症状可在数分钟内发作，经数小时至数天，用支气管舒张药或自行缓解。在夜间及凌晨发作和加重常是哮喘的特征之一。有些青少年，其哮喘症状表现为运动时出现胸闷、咳嗽和呼吸困难。

2. 体征

发作时胸部呈过度充气状态，有广泛的哮鸣音，呼气音延长。但在轻度哮喘或非常严重哮喘发作，哮鸣音可不出现。非发作期体检可无异常。

【辅助检查】

（1）痰液检查。涂片在显微镜下可见较多嗜酸性粒细胞。

（2）胸部 X 线检查。早期在哮喘发作时可见两肺透亮度增加，呈过度通气状态；在缓解期多无明显异常。如并发呼吸道感染，可见肺纹理增加及炎性浸润阴影。

（3）动脉血气分析。当哮喘严重发作时，可有缺氧，PaO_2降低，由于过度通气可使$PaCO_2$下降，pH 上升，表现呼吸性碱中毒。

（4）呼吸功能检查：①通气功能检测；②支气管激发试验；③支气管舒张试验；④呼气峰流速（PEF）及其变异率测定；⑤测定变应性指标。

【诊断】

（1）诊断标准：①反复发作喘息、气急、胸闷或咳嗽，多与接触变应原、冷空气、物理、化学性刺激、病毒性上呼吸道感染、运动等有关；②发作时在双肺可闻及散在或弥漫性，以呼气相为主的哮鸣音，呼气相延长；③上述症状可经治疗缓解或自行缓解；④除外其他疾病所引起的喘息、气急、胸闷和咳嗽；临床表现不典型者（如无明显喘息或体征）应有下列三项中至少一项阳性：支气管激发试验或运动试验阳性；支气管舒张试验阳性；昼夜 PEF 变异率≥20%。

符合1~4条或4、5条者，可以诊断为支气管哮喘。

（2）支气管哮喘的分期及病期严重程度分级支气管哮喘可分为急性发作期、非急性发作期。

①急性发作期：是指气促、咳嗽、胸闷等症状突然发生或症状加重，常有呼吸困难，以呼气流量降低为其特征，常因接触变应原等刺激物或治疗不当所致。程度轻重不一，病情加重可在数小时或数天内出现，偶尔可在数分钟内即危及生命，故应对病情作出正确评估。急性发作时严重程度可分为轻度、中度、重度和危重4级。

②非急性发作期（亦称慢性持续期）：许多哮喘患者即使没有急性发作，但在相当长的时间内仍有不同频度和（或）不同程度地出现症状（喘息、咳嗽、胸闷等），肺通气功能下降。目前认为长期评估哮喘的控制水平是更为可靠和有用的严重性评估方法，对哮喘的评估和治疗的指导意义更大。哮喘控制水平分为控制、部分控制和未控制三个等级。

【鉴别诊断】

（1）左心衰竭引起的喘息样呼吸困难。为避免混淆，目前已不再使用“心源性哮喘”一词。患者多有高血压、冠状动脉粥样硬化性心脏病、风湿性心脏病和二尖瓣狭窄等病史和体征。阵发性咳嗽，常咳出粉红色泡沫痰，两肺可闻及广泛的湿罗音和哮鸣音，左心界扩大，心率增快，心尖部可闻及奔马律。胸部X线检查可见心脏增大，肺淤血征，有助于鉴别。若一时难以鉴别，可雾化吸入β_2肾上腺素受体激动剂或静脉注射氨茶碱缓解症状后，进一步检查，忌用肾上腺素或吗啡，以免造成危险。

（2）慢性阻塞性肺疾病（COPD）。临床上严格将COPD和哮喘区分有时十分困难，用支气管舒张剂和口服或吸入激素进行治疗性试验可能有所帮助。COPD也可与哮喘合并同时存在。

（3）上气道阻塞。可见于中央型支气管肺癌、气管支气管结核、复发性多软骨炎等气道疾病或异物气管吸入，导致支气管狭窄或伴发感染时，可出现喘鸣或类似哮喘样呼吸困难、肺部可闻及哮鸣音。

【治疗】

目前，尚无特效的治疗方法，但长期规范化治疗可使哮喘症状能得到控制，减少复发乃至不发作。

（一）脱离变应原

部分患者能找到引起哮喘发作的变应原或其他非特异刺激因素，立即使患者脱离变应原的接触是防治哮喘最有效的方法。

（二）药物治疗

治疗哮喘药物主要分为两类：

1. 缓解哮喘发作

此类药物主要作用为舒张支气管，故也称支气管舒张药。

（1）β_2肾上腺素受体激动剂（简称β_2激动剂）。β_2激动剂是控制哮喘急性发作的首选药物。常用的短效β受体激动剂有沙丁胺醇、特布他林和非诺特罗，作用时间为4~6h。长效β_2受体激动剂有福莫特罗、沙美特罗及丙卡特罗，作用时间为10~12h。

用药方法可采用吸入，包括定量气雾剂（MDI）吸入、干粉吸入、持续雾化吸入等、也可采用口服或静脉注射，首选吸入法。常用剂量为沙丁胺醇或特布他林 MDI，每喷 100μg，每天 3~4 次，每次 1~2 喷，通常 5~10min 即可见效，可维持 4~6h。长效 β_2受体激动剂如福莫特罗 4.5μg，每天 2 次，每次一喷，可维持 12h。持续雾化吸入多用于重症和儿童患者，使用方法简单易于配合。如沙丁胺醇 5mg 稀释在 5~20ml 溶液中雾化吸入。沙丁胺醇或特布他林一般口服用法为 2.4~2.5mg，每日三次，15~30min 起效，但心悸、骨骼肌震颤等不良反应较多。注射用药，用于严重哮喘，一般每次用量为沙丁胺醇 0.5mg，滴速 2~4μg/min，易引起心悸，只在其他疗法无效时使用。

（2）抗胆碱药。吸入抗胆碱药与 β_2受体激动剂联合吸入有协同作用，尤其适用于夜间哮喘及多痰的患者。可用 MDI，每天 3 次，每次 25~75μg 或用 100~150μg/ml 的溶液持续雾化吸入。约 10min 起效，维持 4~6h。

（3）茶碱类。茶碱类是目前治疗哮喘的有效药物。茶碱与糖皮质激素合用具有协同作用。口服给药：包括氨茶碱和控（缓）释茶碱，静脉注射氨茶碱首次剂量为 4~6 mg/kg，注射速度不宜超过 0.25mg/（kg · min），静脉滴注维持量为 0.6~0.8mg/（kg · h），日注射量一般不超过 1.0g。静脉给药主要应用于重、危症哮喘。最好在用药中监测血浆氨茶碱浓度。

2. 控制或预防哮喘发作

此类药物主要治疗哮喘的气道炎症，亦称抗炎药。

（1）糖皮质激素。由于哮喘的病理基础是慢性非特异性炎症，糖皮质激素是当前控制哮喘发作最有效的药物。可分为吸入、口服和静脉用药。

吸入治疗是目前推荐长期抗炎治疗哮喘的最常用方法。常用吸入药物有倍氯米松（BDP）、布地奈德、氟替卡松、莫米松等。通常需规律吸入 1~2 周以上方能生效。根据哮喘病情，吸入剂量（BDP 或等效量其他皮质激素）如下：轻度持续者一般 200~500μg/天，中度持续者一般 500~1000μg/天，重度持续者一般>1000μg/天（不宜超过 2000μg/天）（氟替卡松剂量减半）。

口服剂：有泼尼松（强的松）、泼尼松龙（强的松龙）。用于吸入糖皮质激素无效或需要短期加强的患者。起始 30~60mg/天，症状缓解后逐渐减量至≤10mg/天。然后停用，或改用吸入剂。

静脉用药：重度或严重哮喘发作时应及早应用琥珀酸氢化可的松，注射后 4~6h 起作用，常用量 100~400mg/天。或甲泼尼龙（甲基强的松龙，80~160mg/天）起效时间更短（2~4h）。地塞米松因在体内半衰期较长、不良反应较多，宜慎用，一般 10~30mg/天。症状缓解后逐渐减量，然后改口服和吸入制剂维持。

（2）LT 调节剂。可以作为轻度哮喘的一种控制药物的选择。常用半胱氨酰 LT 受体拮抗剂，如孟鲁司特 10mg、每天 1 次。或扎鲁司特 20mg、每天 2 次。

（3）其他药物。酮替酚和新一代组胺 H_1受体拮抗剂阿司咪唑、曲尼斯特、氯雷他定对轻症哮喘和季节性哮喘有一定效果，也可与 β_2受体激动剂联合用药。

（三）急性发作期的治疗

急性发作的治疗目的是尽快缓解气道阻塞，纠正低氧血症，恢复肺功能，预防进一步恶化或再次发作，防止并发症。一般根据病情的分度进行综合性治疗。

（1）轻度。每天定时吸入糖皮质激素（200～500μgBDP）；出现症状时吸入短效 β_2受体激动剂，可间断吸入。效果不佳时可加用口服 β_2受体激动剂控释片或小量茶碱控释片（200mg/天），或加用抗胆碱药如异丙托溴胺气雾剂吸入。

（2）中度。吸入剂量一般为每日 500～1000μgBDP；规则吸入 β_2激动剂或联合抗胆碱药吸入或口服长效 β_2受体激动剂。亦可加用口服 LT 拮抗剂，若不能缓解，则可持续雾化吸入 β_2受体激动剂（或联合用抗胆碱药吸入），或口服糖皮质激素（<60mg/天）。在必要时，可用氨茶碱静脉注射。

（3）重度至危重度。持续雾化吸入 β_2受体激动剂，或合并抗胆碱药；或静脉滴注氨茶碱或沙丁胺醇，加用口服 LT 拮抗剂。静脉滴注糖皮质激素如琥珀酸氢化可的松或甲泼尼龙或地塞米松（剂量见前）。待病情得到控制和缓解后（一般 3～5 天），改为口服给药。注意维持水、电解质平衡，纠正酸碱失衡，当 pH 值<7. 20 时，且合并代谢性酸中毒时，应适当补碱；可给予氧疗，如病情恶化缺氧不能纠正时，进行无创通气或插管机械通气。若并发气胸，则在胸腔引流气体下仍可机械通气。此外，应预防下呼吸道感染等。

（四）哮喘非急性发作期的治疗

根据哮喘的控制水平选择合适的治疗方案。由于哮喘的复发性以及多变性，需不断评估哮喘的控制水平，治疗方法则依据控制水平进行调整。

（五）免疫疗法

分为特异性和非特异性两种，前者又称脱敏疗法（或称减敏疗法）。由于有 60%的哮喘发病与特异性变应原有关，采用特异性变应原作定期反复皮下注射，以产生免疫耐受性，使患者脱（减）敏。脱敏治疗需要在有抢救措施的医院进行。

非特异性疗法，如注射卡介苗、转移因子、疫苗等生物品抑制变应原反应的过程，有一定辅助的疗效。

【转诊指导】

（1）轻中度患者急性发作期常规治疗控制欠佳。

（2）重度或危重度患者发作时应立即转诊。

（3）并发气胸、纵隔气肿、肺不张、间质性肺炎、肺纤维化和严重肺源性心脏病者。

【健康教育】

哮喘患者的教育与管理是提高疗效，减少复发，提高患者生活质量的重要措施。在医生指导下患者要学会自我管理、学会控制病情。应使患者了解或掌握以下内容：

①相信通过长期、适当、充分的治疗，完全可以有效地控制哮喘发作。

②了解哮喘的激发因素，结合每个人具体情况，找出各自的促激发因素，以及避免诱因的方法。

③简单了解哮喘的本质和发病机制。

④熟悉哮喘发作先兆表现及相应处理办法。

⑤学会在家中自行监测病情变化，并进行评定，重点掌握峰流速仪的使用方法，有条件的应记录哮喘日记。

⑥学会哮喘发作时进行简单的紧急自我处理方法。

⑦了解常用平喘药物的作用、正确用量、用法、不良反应。

⑧掌握正确的吸入技术（MDI 或 Spacer 用法）。

⑨知道什么情况下应去医院就诊。

⑩与医生共同制定出防止复发，保持长期稳定的方案。

第十三节　肺　栓　塞

肺栓塞（PE）是以各种栓子阻塞肺动脉系统为其发病原因的一组疾病或临床综合征的总称，包括肺血栓栓塞症（PTE）、脂肪栓塞综合征、羊水栓塞、空气栓塞等。PTE 为 PE 最常见的类型，占 PE 中的绝大多数，通常所称的 PE 即指 PTE。

引起 PTE 的血栓主要来源于深静脉血栓形成（DVT）。DVT 与 PTE 实质上为一种疾病过程在不同部位、不同阶段的表现，两者合称为静脉血栓栓塞症（VTE）。

【病因】

DVT 和 PTE 具有共同的危险因素，即 VTE 的危险因素，包括任何可以导致静脉血液淤滞、静脉系统内皮损伤和血液高凝状态的因素。危险因素包括原发性和继发性两类，原发性危险因素由遗传变异引起。

继发性危险因素是指后天获得的易发生 DVT 和 PTE 的多种病理和病理生理改变。包括年龄、骨折、创伤、手术、恶性肿瘤、化疗、慢性心脏或呼吸衰竭、瘫痪、妊娠或产后、卧床休息、久坐、肥胖、静脉曲张和口服避孕药等

【临床表现】

1. 症状

PTE 的症状多种多样，但均缺乏特异性。症状的严重程度亦有很大差别，可以从无症状、隐匿，到血流动力学不稳定，甚或发生猝死。

常见症状有：①不明原因的呼吸困难及气促，尤以活动后明显，为 PTE 最多见的症状；②胸痛，包括胸膜炎性胸痛或心绞痛样疼痛；③晕厥，可为 PTE 的唯一或首发症状；④烦躁不安、惊恐甚至濒死感；⑤咯血，常为小量咯血，大咯血少见；⑥咳嗽、心悸等。晕厥是肺栓塞的一个极为罕见但非常重要的表现。大多数重症患者可能存在休克和动脉压过低。各病例可出现以上症状的不同组合。临床上有时出现所谓“三联征”，即同时出现呼吸困难、胸痛及咯血。

2. 体征

呼吸系统体征呼吸急促最常见；发绀；肺部有时可闻及哮鸣音和（或）细湿罗音，肺野偶可闻及血管杂音；当合并肺不张和胸腔积液时，出现相应的体征。

循环系统体征，心动过速；血压变化，在严重时，可出现血压下降甚至休克；颈静脉充盈或异常搏动；肺动脉瓣区第二心音（P_2）亢进或分裂，三尖瓣区收缩期杂音。

可伴发热，多为低热，少数患者有 38℃以上的发热。

3. DVT 的症状与体征

在考虑 PTE 诊断的同时，必须注意是否存在 DVT，特别是下肢 DVT。其主要表现为患肢肿胀、周径增粗、疼痛或压痛、皮肤色素沉着，行走后患肢易疲劳或肿胀加重。

【诊断】

PTE 的临床表现多样，有时隐匿，缺乏特异性，确诊需特殊检查。检出 PTE 的关键是提高诊断意识，对有疑似表现、特别是高危人群中出现疑似表现者，应及时安排相应检查。诊断程序一般包括疑诊、确诊、求因三个步骤。

1. 根据临床情况疑诊 PTE（疑诊）

如患者出现上述临床症状、体征，特别是存在前述危险因素的病例出现不明原因的呼吸困难、胸痛、晕厥、休克，或伴有单侧或双侧不对称性下肢肿胀、疼痛等，应进行如下检查：①血浆 D-二聚体，敏感性高而特异性差；②X 线胸片，可显示肺动脉阻塞征、肺动脉高压征及右心扩大征等；③心电图，大多数病例表现有非特异性的心电图异常；④动脉血气分析常表现为低氧血症、低碳酸血症；⑤下肢深静脉超声检查；⑥超声心动图。

2. 对疑诊病例进一步明确诊断（确诊）

在临床表现和初步检查提示 PTE 的情况下，应安排 PTE 的确诊检查，包括以下 4 项，其中 1 项阳性即可明确诊断：①螺旋 CT 是目前最常用的 PTE 确诊手段。采用特殊操作技术进行 CT 肺动脉造影（CTPA），能够准确发现段以上肺动脉内的血栓；②放射性核素肺通气/血流灌注扫描；③肺动脉造影；④磁共振显像（MRI）和 MRI 肺动脉造影（MRPA）对段以上肺动脉内血栓的诊断敏感性和特异性均较高。另可用于对碘造影剂过敏的患者。

3. 寻找 PTE 的成因和危险因素（求因）

（1）明确有无 DVT。对某一病例只要疑诊 PTE，无论其是否有 DVT 症状，均应进行体检，并行深静脉超声、放射性核素或 X 线静脉造影、CT 静脉造影（CTV）、MRI 静脉造影（MRV）、肢体阻抗容积图（IPG）等检查，以帮助明确是否存在 DVT 及栓子的来源。

（2）寻找发生 DVT 和 PTE 的诱发因素如制动、创伤、肿瘤、长期口服避孕药等。对不明原因的 PTE 患者，应对隐源性肿瘤进行筛查。

【鉴别诊断】

由于 PTE 的临床表现缺乏特异性，易与冠心病、肺炎、主动脉夹层等其他疾病相混淆，以至临床上漏诊与误诊率极高。做好 PTE 的鉴别诊断，对及时检出、诊断 PTE 有重要意义。

【治疗】

（一）一般处理

包括①重症监护，检测呼吸、心率、血压、静脉压、心电图及血气的变化；②防止栓子再次脱落，绝对卧床，保持大便通畅，避免用力；③适当使用镇静药物缓解焦虑和惊恐症；④胸痛者予以止痛。

（二）呼吸循环支持治疗

1. 呼吸支持

经鼻导管或面罩吸氧，严重呼衰者，可经面罩无创机械通气或经气管插管机械通气。避免做气管切开以免溶栓或抗凝过程中局部大出血。

2. 循环支持

右心功能不全患者会出现心排血量降低，根据血压情况给予处理。血压正常者，可予具有一定肺血管扩张作用和正性肌力作用的多巴酚丁胺和多巴胺；血压下降者，可使用其他血管加压药物，如间羟胺或肾上腺素；扩容治疗会加重右室扩大，减低心排出量，不建议使用，液体负荷量控制在500ml内。

（三）溶栓治疗

主要适用于大面积PTE病例（有明显呼吸困难、胸痛、低氧血症等），对于次大面积PTE，若无禁忌证可考虑溶栓，但存在争议；对于血压和右心室运动功能均正常的病例，不宜溶栓。急性肺栓塞发病48h内开始溶栓治疗效果最好。对于有症状的急性肺栓塞患者6~14天内溶栓治疗仍有一定作用。溶栓治疗的主要并发症为出血，最严重的是颅内出血。

（四）抗凝治疗

为PTE和DVT的基本治疗方法，可以有效地防止血栓再形成和复发，为机体发挥自身的纤溶机制溶解血栓创造条件。抗凝血药物主要有普通肝素、低分子肝素和华法林。

（五）介入或手术治疗

如肺动脉血栓摘除术、肺动脉导管碎解和抽吸血栓、放置腔静脉滤器等。

【转诊指导】

因发病率较高，病死率亦高。且发病过程隐匿，症状缺乏特异性，确诊需特殊的检查技术，临床上存在较严重的漏诊和误诊现象，故对疑似急性肺栓塞者均应立即转诊。

【健康教育】

（1）对存在发生深静脉血栓危险因素的人，告知其避免长时间保持坐位，特别是架腿而坐、穿束膝长筒袜、长时间站立不活动等。长途旅行者应定时起来活动下肢，不要久坐；在坐长途飞机或其他交通工具时，解开鞋带或穿拖鞋，可减少对脚踝局部血管的压迫，减轻下肢水肿。

（2）预防便秘，保持大便通畅，以免因腹腔压力突然增高使深静脉血栓脱落。

（3）鼓励手术后或卧床患者进行床上肢体活动，不能自主活动的患者需进行被动关节活动，病情允许时需协助早期下地活动和走路。不能活动的患者，将腿抬高至心脏以上水平，可促进下肢静脉血液回流。家属应每日做肢体肌肉按摩，自下而上从小腿远端开始循序进行，对预防下肢深静脉血栓形成很有效。

（4）机械预防措施，包括加压弹力袜、下肢间歇序贯加压充气泵和腔静脉滤器。

（5）降低血液凝固度，防止血液浓缩，有高血脂症、糖尿病等导致高血液凝固性病史的患者应积极治疗原发病。

（6）血栓形成危险性明显的患者，应指导患者按医嘱使用抗凝剂，防止血栓形成。

（7）长时间卧床的患者，出现一侧肢体疼痛、肿胀，应注意深静脉血栓发生的可能，应及时就诊。

第十四节　呼吸衰竭

呼吸衰竭是指各种原因引起的肺通气和（或）换气功能严重障碍，以致在静息状态下亦不能维持足够的气体交换，导致低氧血症［PaO_2低于8.0kPa（60mmHg）］伴或不伴有高碳酸血症［$PaCO_2$高于6.7kPa（50mmHg）］，进而引起一系列病理生理改变和相应临床表现的综合征。

明确诊断有赖于动脉血气分析：在海平面、静息状态、呼吸空气条件下，动脉血氧分压（PaO_2）<60mmHg，伴或不伴二氧化碳分压（$PaCO_2$）>50mmHg，并排除心内解剖分流和原发于心排出量降低等因素，可诊为呼吸衰竭。

【病因】

呼吸的全过程很复杂，气道病变、肺组织病变、肺血管病变、胸廓与胸膜病变及神经肌肉疾病等可引起呼吸功能衰竭。

【分类】

呼吸衰竭按照动脉血气分析分类：Ⅰ型呼吸衰竭，即缺氧性呼吸衰竭，血气分析特点是PaO_2<8.0kPa（60mmHg），$PaCO_2$降低或正常，主要见于肺换气障碍疾病，如严重肺部感染性疾病、间质性肺疾病、急性肺栓塞等；Ⅱ型呼吸衰竭，即高碳酸性呼吸衰竭，血气分析特点是PaO_2<8.0kPa（60mmHg），$PaCO_2$>6.7kPa（50mmHg）。

按照发病急缓分为急性和慢性呼吸衰竭。

一、急性呼吸衰竭

急性呼吸衰竭是指呼吸功能原来正常，由于某些突发的致病因素引起肺通气和（或）换气功能迅速出现严重障碍，在短期内引起的呼吸衰竭。

【病因】

以下各种原因均可造成急性呼吸衰竭：

严重呼吸系统感染、急性呼吸道阻塞性病变、重度或危重哮喘、各种原因引起的急性肺水肿、肺血管疾病、胸廓外伤或手术损伤、自发性气胸和急剧增加的胸腔积液，导致肺通气或（和）换气障碍；急性颅内感染、颅脑外伤、脑血管病变（脑出血、脑梗死）等直接或间接抑制呼吸中枢；脊髓灰质炎、重症肌无力、有机磷中毒及颈椎外伤等可损伤神经—肌肉传导系统，引起通气不足。

【临床表现】

急性呼吸衰竭的临床表现主要是低氧血症所致的呼吸困难和多器官功能障碍。

（1）呼吸困难，是呼吸衰竭最早出现的症状。多数患者有明显的呼吸困难，可表现为频率、节律和幅度的改变。较早表现为呼吸频率增快，病情加重时出现呼吸困难，辅助呼吸肌活动加强，如三凹征。中枢性疾病或中枢神经抑制性药物所致的呼吸衰竭，表现为呼吸节律改变，如潮式呼吸、比奥呼吸等。

（2）发绀，是缺氧的典型表现。当动脉血氧饱和度低于90%时，可在口唇、指甲出现发绀。

（3）精神神经症状。急性缺氧可出现精神错乱、躁狂、昏迷、抽搐等症状。如合并急性二氧化碳潴留，可出现嗜睡、淡漠、扑翼样震颤，以致呼吸骤停。

（4）循环系统表现。多数患者有心动过速；严重低氧血症、酸中毒可引起心肌损害，亦可引起周围循环衰竭、血压下降、心律失常、心搏停止。

（5）消化和泌尿系统表现。严重呼吸衰竭对肝、肾功能都有影响，部分病例可出现丙氨酸氨基转移酶与血浆尿素氮升高；因胃肠道黏膜屏障功能损伤，导致糜烂渗血或应激性溃疡，引起上消化道出血。

【诊断】

有上述病因和临床表现，经血气分析检查有缺氧（PaO_2低于8kPa）伴或不伴二氧化碳潴留（$PaCO_2$高于6.7kPa）者即可诊断。如病人在吸氧条件下行血气分析，低氧血症可不明显，而肺功能、胸部影像学和纤维支气管镜等检查对于明确呼吸衰竭的原因至为重要。

【治疗】

（一）病因治疗

治疗造成呼吸功能衰竭的原发病至关重要。必须充分重视治疗和去除诱发急性呼吸衰竭的基础病因，如重症肺炎时抗生素的应用，哮喘持续状态时支气管解痉剂和肾上腺皮质激素的合理使用，均各具特殊性。上呼吸道阻塞、严重气胸、大量胸腔积液、药物中毒等所引起的呼吸衰竭，只要上述原因解除，呼吸衰竭就有可能自行缓解。对于原因不明了的急性呼吸衰竭，也应积极寻找病因，针对病因进行治疗。

（二）呼吸支持疗法

1. 保持呼吸道通

病人突发呼吸衰竭应立即设法消除口咽部分泌物、呕吐物或异物，置于仰卧位，头向后倾斜，下颌前伸。必要时应建立人工气道。人工气道的建立一般有三种方法，即简便人工气道（口咽通气道、鼻咽通气道和喉罩）、气管插管及气管切开，后二者属气管内导管。气管内导管是重建呼吸通道最可靠的方法。

2. 氧疗

一开始可给以高浓度甚至纯氧，待PaO_2高于8kPa（60mmHg）后逐渐减低氧浓度至50%以下维持量。对于伴有高碳酸血症的急性呼吸衰竭，往往需要低浓度给氧。如吸氧后不能使PaO_2上升（或呼吸骤停时）即应行机械通气，而不可长期应用高浓度吸氧，以防中毒。

3. 机械通气

当机体出现严重的通气功能和（或）换气功能障碍时，需用人工辅助装置（呼吸机）来改善通气和（或）换气功能。

4. 呼吸兴奋剂

使用原则：必须保持气道通畅，否则会促发呼吸肌疲劳，并进而加重CO_2潴留；脑缺氧、水肿未纠正而出现频繁抽搐者慎用；患者的呼吸肌功能基本正常；不可突然停药。主要适用于以中枢抑制为主、通气量不足引起的呼吸衰竭，对以肺换气功能障碍为主所导致的呼吸衰竭患者，不宜使用。

（三）控制感染

严重感染、败血症、感染性休克以及急性呼吸道感染等往往是引起呼吸功能衰竭的主要原因，因此，控制感染是急性呼吸衰竭治疗的重要方面。

（四）激素治疗

“早期、中小剂量、延长时间逐渐减量”应用糖皮质激素治疗急性肺损伤。

（五）一般支持治疗

增加营养，应注意给以高蛋白、高脂肪、低碳水化合物及适量多种维生素和微量元素的流质饮食，必要时鼻饲，必要时予静脉高营养，纠正水、电解质和酸碱失衡及其他并发症。

（六）监测病情变化

对重症患者需转入重症监护病房（ICU），集中人力物力积极抢救。

（七）防治并发症

预防和治疗肺动脉高压、肺源性心脏病、肺性脑病、肾功能不全、消化道功能障碍和弥散性血管内凝血（DIC）等。特别要注意防治多器官功能障碍综合征（MODS）。

二、慢性呼吸衰竭

有慢性肺、胸部疾病患者，如COPD、肺结核、间质性肺疾病、神经肌肉病变等，其中以COPD最常见。其呼吸功能逐渐损害，经过较长时间发展为呼吸衰竭。虽有缺氧，或伴有二氧化碳潴留，但通过机体代偿适应，仍保持一定的生活活动能力，称为代偿性慢性呼吸衰竭。一旦合并呼吸道感染等情况，病情急性加重，在短时间内出现PaO_2显著下降和（或）$PaCO_2$显著升高，称为慢性呼吸衰竭急性加重。

【临床表现】

除引起慢性呼吸衰竭的原发疾病症状外，慢性呼吸衰竭的临床表现与急性呼吸衰竭大致相似。但缺氧和二氧化碳潴留所致的多脏器功能紊乱的表现更明显。

（1）缺氧的典型表现。为判断能力障碍及动作不稳，重者烦躁不安、神志恍惚、谵妄、昏迷而死亡。呼吸困难常见，可见发绀、心动过速、血压升高。亦可有心动过缓、血压下降甚至休克。

（2）高碳酸血症。可致中枢神经系统紊乱。可见，全身血管收缩和CO_2所致的局部血管扩张（如脑、皮肤）混合存在。还可有心动过速、出汗、血压升降不定、头痛、嗜睡、肌肉震颤、粗大的阵挛性抽搐动作和扑翼样震颤等。

（3）肺性脑病。表现为神志淡漠、肌肉震颤或扑翼样震颤、间歇抽搐、昏睡，甚至昏迷等。亦可出现腱反射减弱或消失，锥体束征阳性等。

（4）循环系统表现。外周体表静脉充盈、皮肤充血、温暖多汗、血压升高、心排出量增多而致脉搏宏大；多数患者有心率加快；因脑血管扩张产生搏动性头痛。

【诊断与鉴别诊断】

根据患者呼吸系统慢性疾病，有缺氧和二氧化碳潴留的临床表现，结合有关体征，诊断并不困难。明确诊断有赖于血气分析。

应鉴别脑动脉硬化、梗死以及低钾、低钠、低渗透症等引起的神经精神症状。

【治疗】

（1）给氧。在开始时，应给以低流量氧（1～3L/min），以防$PaCO_2$进一步升高，$PaCO_2$达到6.67～8.0kPa（50～60mmHg）即可。定期行血气分析监测而调整给氧量。长期夜间氧疗（1～2L/min，每天15h以上）。

（2）机械通气。在经上述给氧疗效不佳而$PaCO_2$过高引起的酸血症明显时，应给予人工机械通气治疗。

（3）抗感染。慢性呼吸衰竭时常伴有呼吸道感染，可根据痰培养和药物敏感试验或革兰氏染色确定细菌种类或按经验选用适当的抗生素，此外，还应防止二重感染，特别是白色念珠菌感染。

（4）促使呼吸道分泌物排出。一般祛痰药可试用，但效果不确切。可鼓励饮水或增加输液量以保证体液充足（但不能过量而增加心脏负担）。也可拍击背部助痰排出，酸中毒时禁用氯化铵制剂。

（5）支气管扩张剂的应用。大多数 COPD 患者呼吸衰竭时都可能伴有气道阻力升高，故皆应试用支气管扩张药物，如茶碱类、β_2受体激动剂，重者还应用肾上腺皮质激素。

（6）其他药物治疗：①补充足够的营养和热量；②抗自由基药物：维生素 E、辅酶 Q10，10mg/天、维生素 C、④过氧化物歧化酶（SOD）、中药类（丹参、川芎嗪、参麦注射液等。

（7）纠正水、电解质紊乱和酸碱平衡失调。

（8）右心衰的治疗。

（9）呼吸兴奋剂的应用，镇静剂慎用。

（10）其他治疗：抗膈肌疲劳药，参麦注射液 40ml 稀释为 250ml，每天静脉滴注，2h 内滴完，或氨茶碱 0. 25g/d，稀释为 100ml 静脉滴注。此二者有较肯定的增强呼吸肌的作用。

（11）呼吸肌的锻炼。常用的方法是腹式呼吸。膈肌是呼吸运动的主要力量来源，承担约 70%的呼吸功，腹式呼吸主要是帮助提高膈肌的功能。每天锻炼 3~5 次，持续时间因人而异，以不产生疲劳为宜。此外，全身运动，如步行、登楼梯、体操等均可增强全身肌肉力量，提高通气储备。

【转诊】

一旦怀疑或确诊呼吸衰竭应在维持生命体征的情况下，应尽快转诊。

【健康教育】

（1）主要是原发疾病的防治。

（2）长期家庭氧疗（LTOT）对 COPD 慢性呼吸衰竭者可提高生活质量和生存率。一般用鼻导管吸氧，氧流量为 1. 0~2. 0L/min，吸氧时间 10~15h/天。

第十五节　原发性支气管肺癌

原发性支气管癌，简称肺癌，为起源于支气管黏膜或腺体的恶性肿瘤。肺癌发病率为男性肿瘤的首位，并由于早期诊断不足致使预后差。目前随着诊断方法进步、新药以及靶向治疗药物出现，规范有序的诊断、分期，以及根据肺癌临床行为进行多学科治疗的进步，生存期已经有所延长。然而，要想大幅度的延长生存期，仍有赖于早期诊断和早期规范治疗。

【病因和发病机制】

虽然病因和发病机制尚未明确，但通常认为与下列因素有关：

（一）吸烟

大量研究表明，吸烟是肺癌死亡率进行性增加的首要原因。烟雾中的苯并芘、尼古丁、亚硝胺和少量放射性元素钋等均有致癌作用，尤其易致鳞状上皮细胞癌和未分化小细胞癌。与不吸烟者比较，吸烟者发生肺癌的危险性平均高 4~10 倍，重度吸烟者可达 10~25 倍。吸烟量与肺癌之间存在着明显的量—效关系，开始吸烟的年龄越小，吸烟时间越长，吸烟量越大，肺癌的发病率越高。

被动吸烟或环境吸烟也是肺癌的病因之一。被动吸烟或环境吸烟也是肺癌的病因之一。在丈夫吸烟的非吸烟妻子中，发生肺癌的危险性为夫妻均不吸烟家庭中妻子的 2 倍，而且其危险性随丈夫的吸烟量而升高。戒烟后肺癌发病危险性逐年减少，戒烟 1~5 年后可减半。美国的研究结果表明，戒烟后 2~15 年期间肺癌发生的危险性进行性减少，此后的发病率相当于终生不吸烟者。

（二）职业致癌因子

已被确认的致人类肺癌的职业因素包括石棉、砷、铬、镍、铍、煤焦油、芥子气、三氯甲醚、氯甲甲醚、烟草的加热产物，以及、镭等放射性物质衰变时产生的氡和氡子气，电离辐射和微波辐射等。其中，石棉是公认的致癌物质，接触者肺癌、胸膜和腹膜间皮瘤的发病率明显增高，潜伏期可达 20 年或更久。接触石棉的吸烟者的肺癌死亡率为非接触吸烟者的 8 倍。此外，铀暴露和肺癌发生之间也有很密切的关系，特别是小细胞肺癌。

（三）空气污染

空气污染包括室内小环境和室外大环境污染，室内被动吸烟、燃料燃烧和烹调过程中均可能产生致癌物。有资料表明，室内用煤、接触煤烟或其不完全燃烧物为肺癌的危险因素，特别是对女性腺癌的影响较大。烹调时加热所释放出的油烟雾也是不可忽视的致癌因素。在重工业城市大气中，存在着 3，4 苯并芘、氧化亚砷、放射性物质、镍、铬化合物，以及不燃的脂肪族碳氢化合物等致癌物质。污染严重的大城市居民每日吸入空气含有的苯并芘量可超过 20 支纸烟的含量，并增加纸烟的致癌作用。

（四）电离辐射

大剂量电离辐射可引起肺痛，不同射线产生的效应也不同，如在日本广岛原子弹释放的是中子和 α 射线，长崎则仅有 α 射线，前者患肺癌的危险性高于后者。

（五）饮食与营养

一些研究已表明，较少食用含β胡萝卜素的蔬菜和水果，肺癌发生的危险性升高。较多地食用含β胡萝卜素的绿色、黄色和橘黄色的蔬菜和水果及含维生素 A 的食物，可减少肺癌发生的危险性，这一保护作用对于正在吸烟的人或既往吸烟者特别明显。

（六）其他诱发因素

美国癌症学会将结核列为肺癌的发病因素之一。有结核病者患肺癌的危险性是正常人群的 10 倍。其主要组织学类型是腺癌。此外，病毒感染、真菌毒素（黄曲霉）等，对肺癌的发生也可能起一定作用。

（七）遗传和基因改变

上述的外因可诱发细胞的恶性转化和不可逆的基因改变，包括原癌基因的活化、抑癌基因的失活、自反馈分泌环的活化和细胞凋亡的抑制，从而导致细胞生长的失控。

【病理和分类】

（一）按解剖学部位分类

（1）中央型肺癌发生在段支气管至主支气管的肺癌称为中央型肺癌，约占3/4，较多见鳞状上皮细胞癌和小细胞肺癌。

（2）周围型肺癌发生在段支气管以下的肺癌称为周围型肺癌，约占1/4，多见腺癌。

（二）按组织病理学分类

肺癌的组织病理学分类现分为两大类：

1. 非小细胞肺癌（NSCLC）

（1）鳞状上皮细胞癌（简称鳞癌）。包括乳头状型、透明细胞型、小细胞型和基底细胞样型。

（2）腺癌。包括腺泡状腺癌、乳头状腺癌、细支气管—肺泡细胞癌、实体癌黏液形成。

（3）大细胞癌。包括大细胞神经内分泌癌、复合性大细胞神经内分泌癌、基底细胞样癌、淋巴上皮瘤样癌、透明细胞癌、伴横纹肌样表型的大细胞癌。

（4）其他。腺鳞癌、类癌、肉瘤样癌、唾液腺型癌（腺样囊性癌、黏液表皮样癌）等。

2. 小细胞肺癌（SCLC）

包括燕麦细胞型、中间细胞型、复合燕麦细胞型。

【临床表现】

与肿瘤大小、类型、发展阶段、所在部位、有无并发症或转移有密切关系。有5%～15%的患者无症状，仅在常规体检、胸部影像学检查时发现。其余的患者可表现或多或少与肺癌有关的症状与体征，按部位可分为原发肿瘤、肺外胸内扩展、胸外转移和胸外表现四类。

（一）原发肿瘤引起的症状和体征

1. 咳嗽

为早期症状，常为无痰或少痰的刺激性干咳，当肿瘤引起支气管狭窄后可加重咳嗽，多为持续性，呈高调金属音性咳嗽或刺激性呛咳。肺泡细胞癌可有大量黏液痰。在伴有继发感染时，痰量增加，且呈黏液脓性。

2. 血痰或咯血

多见于中央型肺癌。肿瘤向管腔内生长者可有间歇或持续性痰中带血，如果表面糜烂严重侵蚀大血管，则可引起大咯血。

3. 气短或喘鸣

肿瘤向支气管内生长，或转移到肺门淋巴结致使肿大的淋巴结压迫主支气管或隆突，或引起部分气道阻塞时，可有呼吸困难、气短、喘息，偶尔表现为喘鸣，在听诊时，可发现局限或单侧哮鸣音。

4. 发热

肿瘤组织坏死可引起发热，多数发热的原因是由于肿瘤引起的阻塞性肺炎所致，抗生素治疗效果不佳。

5. 体重下降

消瘦为恶性肿瘤的常见症状之一。肿瘤发展到晚期，由于肿瘤毒素和消耗的原因，并有感染、疼痛所致的食欲减退，可表现为消瘦或恶病质。

（二）肺外胸内扩展引起的症状和体征

1. 胸痛

近半数患者可有模糊或难以描述的胸痛或钝痛，可由于肿瘤细胞侵犯所致，也可由于阻塞性炎症波及部分胸膜或胸壁引起。若肿瘤位于胸膜附近，则产生不规则的钝痛或隐痛，疼痛于呼吸、咳嗽时加重。肋骨、脊柱受侵犯时可有压痛点，而与呼吸、咳嗽无关。肿瘤压迫肋间神经，胸痛可累及其分布区。

2. 声音嘶哑

癌肿直接压迫或转移致纵隔淋巴结压迫喉返神经（多见左侧），可发生声音嘶哑。

3. 咽下困难

癌肿侵犯或压迫食管，可引起咽下困难，尚可引起气管—食管瘘，导致肺部感染。

4. 胸水

约10%的患者有不同程度的胸水，通常提示肿瘤转移累及胸膜或肺淋巴回流受阻。

5. 上腔静脉阻塞综合征

它是由于上腔静脉被附近肿大的转移性淋巴结压迫或右上肺的原发性肺癌侵犯，以及腔静脉内癌栓阻塞静脉回流引起。表现为头面部和上半身淤血水肿，颈部肿胀，颈静脉扩张，患者常主诉领口进行性变紧，可在前胸壁见到扩张的静脉侧支循环。

6. Horner综合征

Horner肺尖部肺癌又称肺上沟瘤（Pancoast瘤），易压迫颈部交感神经，引起病侧眼睑下垂、瞳孔缩小、眼球内陷，同侧额部与胸壁少汗或无汗。也常有肿瘤压迫臂丛神经造成以腋下为主、向上肢内侧放射的火灼样疼痛，在夜间尤甚。

（三）胸外转移引起的症状和体征

胸腔外转移的症状、体征可见于3%～10%的患者。以小细胞肺癌居多，其次为未分化大细胞肺癌、腺癌、鳞癌。

1. 转移至中枢神经系统

可引起颅内压增高，如头疼，恶心，呕吐，精神状态异常。少见的症状为癫痫发作，偏瘫，小脑功能障碍，定向力和语言障碍。此外还可有脑病，小脑皮质变性，外周神经病变，肌无力及精神症状。

2. 转移至骨骼

可引起骨痛和病理性骨折。大多为溶骨性病变，少数为成骨性。肿瘤转移至脊柱后可压迫椎管引起局部压迫和受阻症状。此外，也常见股骨、肱骨和关节转移，甚至引起关节腔积液。

3. 转移至腹部

部分小细胞肺癌可转移到胰腺，表现为胰腺炎症状或阻塞性黄疸。其他细胞类型的肺癌也可转移到胃肠道、肾上腺和腹膜后淋巴结，多无临床症状，依靠 CT、MRI 或 PET 作出诊断。

4. 转移至淋巴结

锁骨上淋巴结是肺癌转移的常见部位，可毫无症状。典型者多位于前斜角肌区，固定且坚硬，逐渐增大、增多，可以融合，多无痛感。

（四）胸外表现

它是指肺癌非转移性胸外表现或称为副癌综合征，主要有以下几个方面的表现：

1. 肥大性肺性骨关节病

常见于肺癌，也见于局限性胸膜间皮瘤和肺转移癌（胸腺、子宫、前列腺转移）。多侵犯上、下肢长骨远端，发生杵状指（趾）和肥大性骨关节病。

2. 异位促性腺激素

合并异位促性腺激素的肺癌不多，大部分是大细胞肺癌，主要为男性轻度乳房发育和增生性骨关节病。

3. 分泌促肾上腺皮质激素样物

小细胞肺癌或支气管类癌是引起库兴综合征的最常见细胞类型，很多患者在瘤组织中，甚至在血中可测到促肾上腺皮质激素增高。

4. 分泌抗利尿激素

不适当的抗利尿激素分泌可引起厌食，恶心，呕吐等水中毒症状，还可伴有逐渐加重的神经并发症。其特征是低钠（血清钠 $<$135mmol/L），低渗（血浆渗透压 $<$280mOsm/kg）。

5. 神经肌肉综合征

包括小脑皮质变性、脊髓小脑变性、周围神经病变、重症肌无力和肌病等。发生原因不明确。这些症状与肿瘤的部位和有无转移无关。它可以发生于肿瘤出现前数年，也可与肿瘤同时发生；在手术切除后尚可发生，或原有的症状无改变。可发生于各型肺癌，但多见于小细胞未分化癌。

6. 高钙血症

可由骨转移或肿瘤分泌过多甲状旁腺素相关蛋白引起，常见于鳞癌。患者表现为嗜睡，厌食，恶心，呕吐和体重减轻及精神变化。切除肿瘤后血钙水平可恢复正常。

7. 类癌综合征

类癌综合征的典型特征是皮肤、心血管、胃肠道和呼吸功能异常。主要表现为面部、上肢躯干的潮红或水肿，胃肠蠕动增强，腹泻，心动过速，喘息，瘙痒和感觉异常。这些阵发性症状和体症与肿瘤释放不同的血管活性物质有关，除了 5-羟色胺外，还包括缓激肽，血管舒缓素和儿茶酚胺。

此外，还可有黑色棘皮症及皮肌炎、掌跖皮肤过度角化症、硬皮症，以及栓塞性静脉炎、非细菌性栓塞性心内膜炎、血小板减少性紫癜、毛细血管病性渗血性贫血等肺外表现。

【诊断】

肺癌的临床诊断主要依据临床表现和各种影像学结果进行综合分析，但最后的确诊必须取得细胞学（痰细胞学除外）或病理组织学的证据。任何没有细胞学或病理组织学的证据的诊断，都不能视为最后的诊断。在综合选择各种诊断手段时，应依据先简单后复杂、先无创后有创的原则进行。

1. 肺癌的基本诊断措施

肺癌的基本诊断措施包括病史和体检、胸部正侧位片、全血细胞检查和生化检查。

（1）年龄>45 岁、吸烟指数>400 的男性，为肺癌的高危人群。

（2）咳嗽伴血丝痰的患者，应高度怀疑肺癌的可能。咳嗽（70%）、血痰（58%）、胸痛（39%）、发热（32%）、气促（13%）乃常见的五大症状，其中最常见的症状为咳嗽，最具有诊断意义的症状为血痰。

（3）肺癌的症状学没有特异性，凡是超过 2 周经治不愈的呼吸道症状尤其是血痰、咳嗽，或原有的呼吸道症状发生改变，或反复发作的阻塞性肺炎，要高度警惕肺癌存在的可能性。

（4）年度体检发现胸片异常，如肺结核痊愈后的瘢痕病灶，应每年追踪检查，如病灶增大应进一步排除肺瘢痕癌的可能。

（5）肺癌出现声音嘶哑、头面部水肿提示局部晚期的可能。5%～10%的肺癌患者以上腔静脉阻塞综合征为首发症状。其他肺癌局部外侵的症状包括 Horner 综合征，还有累及喉返神经的声嘶。

（6）肺癌患者近期出现的头痛、恶心或其他的神经系统症状和体征应考虑脑转移的可能。骨痛、血液碱性磷酸酶或血钙升高应考虑骨转移的可能。右上腹疼痛、肝大、碱性磷酸酶、谷草转氨酶、乳酸脱氢酶或胆红素升高应考虑肝转移的可能，皮下转移时可在皮下触及结节；血行转移到其他器官可见相应转移器官的症状。

2. 胸部影像学检查

临床初诊不排除肺癌的患者，应常规进行胸部正、侧位片检查。胸部正、侧位片和 CT 检查是发现、诊断肺癌和提供治疗参考的基本方法。有 5%～15%的肺癌患者可无任何症状，单凭 X 线检查发现肺部病灶。

（1）中央型肺癌向管腔内生长可引起支气管阻塞征象。阻塞不完全时呈现段、叶局限性气肿。在完全阻塞时，表现为段、叶不张。当肺不张伴有肺门淋巴结肿大时，下缘可表现为倒 S 状影像，是中央型肺癌，特别是右上叶中央型肺癌的典型征象。阻塞性肺炎常呈段、叶分布，近肺门部阴影较浓。抗生素治疗后吸收多不完全，易多次复发。若肿瘤向管腔外生长，则可产生单侧性、不规则的肺门肿块。肿块亦可能由支气管肺癌与转移性肺门或纵隔淋巴结融合而成。CT 可明显提高分辨率，CT 支气管三维重建技术还可发现段支气管以上管腔内的肿瘤或狭窄。

（2）周围型肺癌早期多呈局限性小斑片状阴影，边缘不清，密度较淡，易误诊为炎症或结核。随着肿瘤增大，阴影渐增大，密度增高，呈圆形或类圆形，边缘常呈分叶状，伴有脐凹或细毛刺。高分辨 CT 可清晰地显示肿瘤的分叶、边缘的毛刺、胸膜凹陷征，支气管充气征和空泡征，甚至钙质分布类型。

若肿瘤向肺门淋巴结蔓延，则可见其间引流淋巴管增粗形成条索状阴影伴肺门淋巴结增大。癌组织坏死与支气管相通后，表现为厚壁，偏心，内缘凸凹不平的癌性空洞。在继发感染时，洞内可出现液平。腺癌经支气管播散后，可表现为类似支气管肺炎的斑片状浸润阴影。易侵犯胸膜，引起胸腔积液。也易侵犯肋骨，引起骨质破坏。

（3）细支气管肺泡细胞癌有结节型与弥漫型两种表现。结节型与周围型肺癌的圆形病灶的影像学表现不易区别。弥漫型为两肺大小不等的结节状播散病灶，边界清楚，密度较高，随病情发展逐渐增多，增大，甚至融合成肺炎样片状阴影。病灶间常有增深的网状阴影，有时可见支气管充气征。

3. 痰细胞学检查

临床怀疑肺癌病例，常规进行痰细胞学检查。痰细胞学检查是目前诊断肺癌简单方便的非创伤性诊断方法之一。痰细胞学检查阳性、影像学和支气管镜检查未发现病变的肺癌称为隐形肺癌。

4. 支气管镜检查

临床怀疑肺癌的病例，应常规进行支气管检查，这是肺癌诊断中最重要的手段。可在直视下钳取、擦刷以获取病理组织学或细胞学的诊断。经支气管镜肺活检（TBLB）可提高周围型肺癌的诊断率。对于直径大于4cm的病变，诊断率可达到50%～80%。但对于直径小于2cm的病变，诊断率仅20%左右。对位于支气管镜不能窥视到周边病变，可在X线透视或超声波引导下行活检或刷检，还可利用冲洗的方法获得支气管肺泡灌洗液进行细胞学检查或其他检查。对纵隔或支气管黏膜下的病变，可采用经支气管镜针吸引活检术（经典方法、CT引导下、超声实时引导下等）来获取组织或细胞标本。还可通过血卟啉激光肺癌定位技术、荧光支气管镜来诊断肉眼未能观察到的原位癌或隐性肺癌。

5. 经皮肺活检病理学检查

对于肺部的病变，经常规的痰细胞学或支气管镜等非创伤性检查仍不能确诊的病例，可考虑行经胸针吸细胞学或组织学检查（TTNA）。TTNA可在CT或B超引导下进行，所用的穿刺工具可为细针或为特别的穿刺活检枪。

6. 术中快速冷冻切片检查

肺部孤立的结节性病变且高度怀疑肺癌、其他方法未能确诊者，如果没有手术禁忌证，应选择胸腔镜下楔形切除术或剖胸探查术+术中快速冷冻切片检查，诊断与治疗同步进行。直径<3cm、位于肺外周的结节性病变称为孤立性肺结节（SPN）。研究显示，当患者年龄>45岁时，60%以上的SPN为恶性，当结节的直径>1cm时，80%以上的SPN为恶性。

7. 其他细胞或病理检查

如胸腔积液细胞学检查、胸膜、淋巴结、肝或骨髓活检。

8. 磁共振显像（MRI）

与CT相比，在明确肿瘤与大血管之间的关系上有优越性，而在发现小病灶（<5mm）方面则不如CT敏感。

9. 正电子发射计算机体层显像（PET）

与正常细胞相比，肺癌细胞的代谢及增殖加快，对葡萄糖的摄取增加，注入体内的

18-氟-2-脱氧D-葡萄糖（FDG）可相应地在肿瘤细胞内大量积聚，其相对摄入量可以反映肿瘤细胞的侵袭性及生长速度，故可用于肺癌及淋巴结转移的定性诊断。PET扫描对肺癌的敏感性可达95%，特异性可达90%，对发现转移病灶也很敏感，但对肺泡细胞癌的敏感性较差，评价时应予考虑。

10. 胸腔镜及纵隔镜检查

胸腔镜主要用于确定胸腔积液或胸膜肿块的性质。纵隔镜检查是一种对纵隔转移淋巴结进行评价和取活检的创伤性检查手段。它有利于肿瘤的诊断及TNM分期。

11. 肿瘤标志物检查

肺癌的标志物很多，其中包括蛋白质、内分泌物质、肽类和各种抗原物质如癌胚抗原（CEA）及可溶性膜抗原如CA-50、CA-125、CA-199，某些酶如神经特异性烯醇酶（NSE）、cyfra21-1等虽然对肺癌的诊断有一定帮助，但缺乏特异性。对某些肺癌的病情监测有一定参考价值。

【分期】

国际抗癌联盟最新版肺癌TNM分期标准计划于2017年1月颁布实施。

T分期：

TX：未发现原发肿瘤，或者通过痰细胞学或支气管灌洗发现癌细胞，但影像学及支气管镜无法发现。T0：无原发肿瘤的证据。Tis：原位癌。

T1：肿瘤最大径≤3cm，周围包绕肺组织及脏层胸膜，支气管镜见肿瘤侵及叶支气管，未侵及主支气管。T1a：肿瘤最大径≤1cm，T1b：肿瘤最大径>1cm，≤2cmT1c：肿瘤最大径>2cm，≤3cm；

T2：肿瘤最大径>3cm，≤5cm；侵犯主支气管（不常见的表浅扩散型肿瘤，不论体积大小，侵犯限于支气管壁时，虽可能侵犯主支气管，仍为T1），但未侵及隆突；侵及脏胸膜；有阻塞性肺炎或者部分肺不张。符合以上任何一个条件即归为T2。

T2a：肿瘤最大径>3cm，≤4cm，T2b：肿瘤最大径>4cm，≤5cm。

T3：肿瘤最大径>5cm，≤7cm。直接侵犯以下任何一个器官，包括：胸壁（包含肺上沟瘤）、膈神经、心包；全肺肺不张肺炎；同一肺叶出现孤立性癌结节。符合以上任何一个条件即归为T3。

T4：肿瘤最大径>7cm；无论大小，侵及以下任何一个器官，包括：纵隔、心脏、大血管、隆突、喉返神经、主气管、食管、椎体、膈肌；同侧不同肺叶内孤立癌结节。

N分期：

NX：区域淋巴结无法评估。

N0：无区域淋巴结转移。

N1：同侧支气管周围及（或）同侧肺门淋巴结以及肺内淋巴结有转移，包括直接侵犯而累及的。

N2：同侧纵隔内及（或）隆突下淋巴结转移。

N3：对侧纵隔、对侧肺门、同侧或对侧前斜角肌及锁骨上淋巴结转移。

M分期：

MX：远处转移不能被判定。

M0：没有远处转移。

M1：远处转移。

【鉴别诊断】

肺癌常与某些肺部疾病共存，或其影像学形态表现与某些疾病相类似，故常易误诊或漏诊，必须及时进行鉴别，以利早期诊断。痰脱落细胞检查、纤支镜或其他组织病理学检查有助于鉴别诊断，但应与下列疾病鉴别：

（一）肺结核

1. 肺结核球

多见于年轻患者，病灶多见于结核好发部位，如肺上叶尖后段和下叶背段。一般无症状，病灶边界清楚，密度高，可有包膜。有时含钙化点，周围有纤维结节状病灶，多年不变。

2. 肺门淋巴结结核

易与中央型肺癌相混淆，多见于儿童、青年，多有发热，盗汗等结核中毒症状。结核菌素试验常阳性，抗结核治疗有效。肺癌多见于中年以上成人，病灶发展快，呼吸道症状比较明显，抗结核药物治疗有效。

3. 急性粟粒性肺结核

应与弥漫型细支气管肺泡癌相鉴别。通常粟粒型肺结核患者年龄较轻，有发热，盗汗等全身中毒症状，呼吸道症状不明显。X 线表现为细小、分布均匀、密度较淡的粟粒样结节病灶。而细支气管—肺泡细胞癌两肺多有大小不等的结节状播散病灶，边界清楚、密度较高，进行性发展和增大，且有进行性呼吸困难。

（二）肺炎

当无毒性症状，抗生素治疗后肺部阴影吸收缓慢，或同一部位反复发生肺炎时，应考虑到肺癌可能。肺部慢性炎症机化，形成团块状的炎性假瘤，也易与肺癌相混淆。但炎性假瘤往往形态不整，边缘不齐，核心密度较高，易伴有胸膜增厚，病灶长期无明显变化。

（三）肺脓肿

起病急，中毒症状严重，多有寒战、高热、咳嗽、咳大量脓臭痰等症状。肺部 X 线表现为均匀的大片状炎性阴影，空洞内常见较深液平。血常规检查可发现白细胞和中性粒细胞增多。癌性空洞继发感染，常为刺激性咳嗽、反复血痰，随后出现感染、咳嗽加剧。胸片可见癌肿块影有偏心空洞，壁厚，内壁凹凸不平。结合纤支镜检查和痰脱落细胞检查可以鉴别。

（四）纵隔淋巴瘤

颇似中央型肺癌，常为双侧性，可有发热等全身症状，但支气管刺激症状不明显，痰脱落细胞检查阴性。

（五）肺部良性肿瘤

许多良性肿瘤在影像学上与恶性肿瘤相似。其中，尤以支气管腺瘤、错构瘤等更难鉴别。

（六）结核性渗出性胸膜炎

应与癌性胸水相鉴别。

【治疗】

肺癌的治疗应“根据患者的身心状况、肿瘤的具体部位、病理类型、侵犯范围（病期）和发展趋向，结合细胞分子生物学的改变，有计划地、合理地应用现有的多学科各种有效治疗手段，以最适当的经济费用取得最好的治疗效果，同时最大限度地改善患者的生活质量”。

治疗方案主要根据肿瘤的组织学决定。通常 SCLC 发现时已转移，难以通过外科手术根治，主要依赖化疗或放化疗综合治疗。相反，NSCLC 可为局限性，外科手术或放疗可根治，但对化疗的反应较 SCLC 差。

【转诊指导】

对于疑似肺癌的患者均应及早转诊至具备相关诊治条件的医疗机构就诊。

【健康教育】

（1）接触与肺癌发病有关的因素，如吸烟和大气污染，加强职业接触中的劳动保护。

（2）尚无有效的肺癌化学预防措施，但目前研究已经证明戒烟能明显降低肺癌的发生率，且戒烟越早肺癌发病率降低越明显。因此，戒烟是预防肺癌最有效的途径。肺癌的预后取决于早发现、早诊断、早治疗。

（3）有序的诊断、分期、以及根据肺癌临床行为制定多学科治疗（综合治疗）方案，可为患者提供可能治愈或有效缓解的最好的治疗方法。

（4）病者应注意劳逸结合，逐渐增加活动量，并适当做力所能及的家务劳动，为重新投入工作和社会生活做积极的准备。

（5）坚持恢复肺功能及肺活量的练习：深吸气、吹气球、有效咳嗽及咳痰。

（6）室内空气新鲜，每天定时通风，尽量避免去人员密集的公共场所，以防感冒。

（7）注意定期复查。

第十六节 肺 结 核

肺结核是结核分枝杆菌侵入人体引发的肺部慢性感染性疾病，其中，痰内排结核分枝杆菌者为传染性结核病。当人体抵抗力强，侵入结核分枝杆菌量少时，在大多数情况下，仅在局部形成轻微病灶，不引起临床发病，但机体也产生获得性免疫，同时引起特异的变态反应，称为感染。本病在我国目前仍是常见病。

【病因】

结核病的病原菌为结核分枝杆菌。结核分枝杆菌在分类上属于放线菌目、分枝杆菌科、分枝杆菌属。包括人型、牛型、非洲型和鼠型四类。人肺结核的致病菌 90%以上为人型结核分枝杆菌，少数为牛型和非洲型分枝杆菌。结核病的传染源主要是继发性肺结核的患者。通过咳嗽、喷嚏、大笑、大声谈话等方式把含有结核分枝杆菌的微滴排到空气中而传播。也可经消化道和皮肤等其他途径传播。痰里查出结核分枝杆菌的患者才有传染性，才是传染源。直接涂片法检查阴性而仅培养出结核分枝杆菌者属于微量排菌。结核病传染源中危害最严重的是那些未被发现和未给予治疗管理或治疗不合理的涂片阳性患者。

影响机体对结核分枝杆菌自然抵抗力的因素除遗传因素外，还包括生活贫困、居住拥挤、营养不良等社会因素。婴幼儿细胞免疫系统不完善，老年人、HIV 感染者、免疫抑制剂使用者、慢性疾病患者等免疫力低下，都是结核病的易感人群。

【临床表现】

（一）症状

咳嗽、咳痰≥2 周，或咯血为肺结核可疑症状。

多数起病缓慢，部分患者早期可无明显症状，随着病变进展，患者可表现咳嗽、咳痰、咳血痰或咯血，盗汗，疲乏，间断或持续午后低热，背部酸痛，食欲不振，体重减轻，女性患者可伴有月经失调或闭经，儿童还可表现发育迟缓等。

少数患者起病急剧，特别是在急性血行播散性肺结核、干酪性肺炎以及结核性胸膜炎时，多伴有中、高度发热，胸痛和不同程度的呼吸困难等。还有少部分患者即使肺内已形成空洞也无自觉症状，仅靠胸部影像学检查时发现。

当肺结核合并肺外结核时，还可表现肺外器官相应症状。当肺结核合并其他病原菌感染时，多有中、高度发热，咳痰性状将会有相应变化，如咳黄、绿色痰等。

（二）体征

早期肺部体征不明显，当病变为大叶性干酪性肺炎时，局部叩诊呈浊音，听诊可闻及管状呼吸音，有空洞合并感染或合并支气管扩张时，可闻及干或湿性的罗音。当病情严重时，患者除呼吸系统体征外，还可表现面色萎黄，结膜、甲床和皮肤苍白以及消瘦等相应部位体征。

【辅助检查】

1. 胸部 X 线拍片

它是诊断肺结核的重要方法，诊断最常用的摄影方法是正、侧位胸片，可以发现早期轻微的结核病变，确定病变范围、部位、形态、密度、与周围组织的关系、病变阴影的伴随影像；判断病变性质、有无活动性、有无空洞、空洞大小和洞壁特点等。

2. CT

能发现隐蔽的病变而减少微小病变的漏诊；比普通胸片更早期显示微小的粟粒结节；能清晰显示各型肺结核病变特点和性质。常用于对肺结核的诊断以及与其他胸部疾病的鉴别诊断，也可用于引导穿刺、引流和介入性治疗等。

3. 痰结核分枝杆菌检查

它是确诊肺结核病的主要方法，也是制定化疗方案和考核治疗效果的主要依据。每一个有肺结核可疑症状或肺部有异常阴影的患者都必须查痰。

4. 纤维支气管镜

纤维支气管镜检查常应用于支气管结核和淋巴结支气管瘘的诊断。对于肺内结核病灶，可以采集分泌物或冲洗液标本进行病原体检查，也可以经支气管肺活检获取标本检查。

5. 结核菌素试验

广泛应用于检出结核分枝杆菌的感染，而非检出结核病。结核菌素试验对儿童、少年和青年的结核病诊断有参考意义。

【肺结核分类及诊断】

一、按照2008年卫生部颁布的肺结核诊断标准，结核病分为以下五类

1. 原发性肺结核（简写为Ⅰ）

含原发综合征及胸内淋巴结结核。多见于少年儿童，无症状或症状轻微，多有结核病家庭接触史，结核菌素试验多为强阳性，X线胸片表现为哑铃型阴影，即原发病灶、引流淋巴管炎和肿大的肺门淋巴结，形成典型的原发综合征。

2. 血行播散性肺结核（简写为Ⅱ）

含急性血行播散型肺结核（急性粟粒型肺结核）及亚急性、慢性血行播散型肺结核。急性粟粒型肺结核多见于婴幼儿和青少年，特别是营养不良、患传染病和长期应用免疫抑制剂导致抵抗力明显下降的小儿，多同时伴有原发型肺结核。成人也可发生急性粟粒型肺结核。起病急，持续高热，中毒症状严重，约一半以上的小儿和成人合并结核性脑膜炎。虽然病变侵及两肺，但极少有呼吸困难。部分患者结核菌素试验阴性，随病情好转可转为阳性。X线胸片和CT检查开始为肺纹理重，在症状出现两周左右可发现由肺尖至肺底呈大小、密度和分布三均匀的粟粒状结节阴影，结节直径2mm左右。亚急性、慢性血行播散型肺结核起病较缓，症状较轻。慢性血行播散型肺结核多无明显中毒症状。

3. 继发型肺结核（简写为Ⅲ）

含浸润性肺结核、纤维空洞性肺结核和干酪样肺炎等。临床特点如下：①浸润性肺结核：浸润渗出性结核病变和纤维干酪增殖病变多发生在肺尖和锁骨下，影像学检查表现为小片状或斑点状阴影，可融合和形成空洞。渗出性病变易吸收，而纤维干酪增殖病变吸收很慢，可长期无改变。②空洞性肺结核：空洞性肺结核多有支气管播散病变，临床症状较多，发热，咳嗽，咳痰和咯血等。空洞性肺结核患者痰中经常排菌。应用有效的化学治疗后，出现空洞不闭合，但长期多次查痰阴性，空洞壁由纤维组织或上皮细胞覆盖，诊断为“净化空洞”。但有些患者空洞还残留一些干酪组织，长期多次查痰阴性，临床上诊断为“开放菌阴综合征”，仍须随访。③结核球：多由干酪样病变吸收和周边纤维膜包裹或干酪空洞阻塞性愈合而形成。结核球内有钙化灶或液化坏死形成空洞，同时80%以上结核球有卫星灶，可作为诊断和鉴别诊断的参考。④干酪样肺炎：多发生在机体免疫力和体质衰弱，又受到大量结核分枝杆菌感染的患者，或有淋巴结支气管瘘，淋巴结中的大量干酪样物质经支气管进入肺内而发生。⑤纤维空洞性肺结核：纤维空洞性肺结核的特点是病程长，反复进展恶化，肺组织破坏重，肺功能严重受损。

4. 结核性胸膜炎（简写为Ⅳ）

含结核性干性胸膜炎、结核性渗出性胸膜炎、结核性脓胸。

5. 肺外结核（简写为Ⅴ）

按部位和脏器命名，如骨关节结核、肾结核、肠结核等。

二、按照新修订的肺结核诊断标准，肺结核分确诊病例、临床诊断病例和疑似病例

1. 确诊病例

包括涂阳肺结核、仅培阳肺结核和肺部病变标本病理学诊断为结核病变者三类。

（1）涂阳肺结核：凡符合下列三项之一者为涂阳肺结核病例：①2 份痰标本直接涂片抗酸杆菌镜检阳性；②1 份痰标本直接涂片抗酸杆菌镜检阳性加肺部影像学检查符合活动性肺结核影像学表现；③1 份痰标本直接涂片抗酸杆菌镜检阳性加 1 份痰标本结核分枝杆菌培养阳性。

（2）仅培阳肺结核：同时符合下列两项者为仅培阳肺结核病例：①痰涂片阴性；②肺部影像学检查符合活动性肺结核影像学表现加 1 份痰标本结核分枝杆菌培养阳性。

（3）肺部病变标本病理学诊断为结核病变者。

2. 临床诊断病例

凡符合下列条件之一者为临床诊断病例（涂阴肺结核）。

（1）三次痰涂片阴性，胸部影像学检查显示与活动性肺结核相符的病变且伴有咳嗽、咳痰、咯血等肺结核可疑症状。

（2）三次痰涂片阴性，胸部影像学检查显示与活动性肺结核相符的病变且结核菌素试验强阳性。

（3）三次痰涂片阴性，胸部影像学检查显示与活动性肺结核相符的病变且抗结核抗体检查阳性。

（4）三次痰涂片阴性，胸部影像学检查显示与活动性肺结核相符的病变且肺外组织病理检查证实为结核病变者。

（5）三次痰涂片阴性的疑似肺结核病例经诊断性治疗或随访观察可排除其他肺部疾病者。

符合临床诊断病例的标准，但确因无痰而未做痰菌检查的未痰检肺结核按涂阴肺结核的治疗管理方式采取治疗和管理。

3. 疑似病例

凡符合下列条件之一者为疑似病例。

（1）5 岁以下儿童：有肺结核可疑症状同时有与涂阳肺结核患者密切接触史，或结核菌素试验强阳性。

（2）仅胸部影像学检查显示与活动性肺结核相符的病变。

【结核病的化学治疗】

肺结核化学治疗的原则是早期、规律、全程、适量、联合。

（1）早期对所有检出和确诊患者均应立即给予化学治疗。早期化学治疗有利于迅速发挥早期杀菌作用，促使病变吸收和减少传染性。

（2）规律严格遵照医嘱要求规律用药，不漏服，不停药，以避免耐药性的产生。

（3）全程保证完成规定的治疗期是提高治愈率和减少复发率的重要措施。

（4）适量严格遵照适当的药物剂量用药，药物剂量过低不能达到有效的血浓度，影

响疗效和易产生耐药性，剂量过大易发生药物毒副反应。

（5）联合联合用药系指同时采用多种抗结核药物治疗，可提高疗效，同时通过交叉杀菌作用减少或防止耐药性的产生。

【转诊指导】

肺结核属于乙类传染病。对临床疑似肺结核患者均应转诊到当地结核病防治机构进行检查。并做到及时、准确、完整地报告肺结核疫情。

【健康教育】

（1）平衡饮食，加强体育锻炼，增强体质。病人居室开窗受阳光照射，保持室内空气流通。病人的衣物、被褥要经常洗晒。

（2）教育病人不要随地吐痰，要将痰吐在纸上烧掉。

（3）有传染性的病人在隔离期不要到公共场所去活动，也不要近距离对别人咳嗽、高声谈笑，咳嗽、打喷嚏时要用手帕或手巾掩口鼻，以免传染给他人。

（4）当家中出现传染性强的排菌肺结核病人时，家庭中其他成员应及时到结核病防治机构检查，以便早发现，早治疗。尤其是老人、儿童机体抵抗力较低，容易感染结核病。

（5）及时接种卡介苗。普遍认为卡介苗接种对预防成年人肺结核的效果很差，但对预防由血行播散引起的结核性脑膜炎和粟粒型结核有一定作用。新生儿进行卡介苗接种后，仍须注意采取与肺结核患者隔离的措施。

（6）预防性化疗。主要应用于受结核分枝杆菌感染易发病的高危人群。包括 HIV 感染者、涂阳肺结核患者的密切接触者、肺部硬结纤维病灶（无活动性）、矽肺、糖尿病、长期使用糖皮质激素或免疫抑制剂者、吸毒者、营养不良者、35 岁以下结核菌素试验硬结直径达≥15mm 者等。可服用异烟肼 3~6 个月。

第二章 心血管系统疾病

第一节 高血压病

高血压病是一种以体循环动脉血压升高为主要特征的全身性病征。90%～95%的高血压病人的病因不明，既有遗传因素，又有环境因素，是两者相互作用、相互影响的多因性疾病，故称为原发性高血压，简称高血压病。5%～10%的病人其高血压可由肾、神经系统、内分泌系统等疾病引起，称为继发性高血压。高血压病人无论是原发性还是继发性，其升高的血压均为脑血管病、心血管病和肾血管病的主要危险因子，而心脑血管病现已成为中国人首位死因，因此控制高血压是预防心血管病的主要措施，是预防脑卒中的关键。

【诊断要点】

血压是维持血液在循环系统内流动的动力，收缩压代表心脏收缩期的动脉压力，和心排血量密切相关；舒张压反映周围血管的阻力。昼夜的血压变异称为血压的昼夜节律，在不同的生理和心理状态下，血压可有较大变异。

1. 高血压病的临床表现

一般缺乏特异性，起病方式大多数缓慢渐进，部分病人无症状，仅在普查时发现。一般常见症状有：头痛、头晕、颈项板紧，症状轻重与血压高度有一定的关联；有合并症的高血压病人还可能出现受累器官的症状，如胸闷、气短、心绞痛、肢体麻木等。高血压时体征一般较少，可能有周围血管异常搏动、血管杂音、心脏杂音等。

2. 血压测量

要求安静 5 分钟后取坐位测上臂血压。血压计袖带应能围住上臂，占上臂长度的 2/3 为宜（12～13cm 宽，35cm 长）。迅速充气使压力高出收缩压 20mmHg 后逐渐放气，每 s 下降 3mmHg，听到的清晰血压搏动时的读数为收缩压，声音变调或消失时为舒张压。最好重复 2～3 次，间隔 1～2min，以稳定的读数为血压值。

3. 正常血压和高血压之间分界线

不十分明确，标准亦有过变化。2005 年，中国高血压防治指南根据我国情况，参考((2003 年 WHO/ISH 高血压处理指南》，仍将高血压的诊断标准定在未接受抗高血压药物者其收缩压≥140mmHg，和（或）舒张压≥90mmHg。见表 4-4。

4. 原发性高血压的鉴别诊断

（1）发病年龄往往在 25～55 岁。

（2）常见有家族中遗传趋势及食钠盐偏多习惯。

（3）交感神经系统活性偏高。

表 4-4　血压水平的定义和分类

类别	收缩压（mmHg）	舒张压（mmHg）
正常血压	<130	<85
正常高限血压	130～139	85～89
1 级高血压（轻度）	140～159	90～99
2 级高血压（中度）	160～179	100～109
3 级高血压（重度）	≥180	≥110
单纯收缩期高压血	≥140	<90

注：当患者的收缩压和舒张压分属不同的分类时，应当用较高的分类，单纯收缩期高血压也可按照收缩压水平分为 1、2、3 级。

（4）可能有肾素—血管紧张素系统活性增高、排钠缺陷等。

（5）饮酒、吸烟、多血症（或血浓缩）及非甾体类消炎药可加重高血压病。

5. 继发性高血压的鉴别诊断

（1）继发性高血压常见的原因。

①肾疾病：a. 急慢性肾小球肾炎；b. 多囊肾；c. 糖尿病肾病；d. 结缔组织病；e. 肾盂积水。

②肾血管性病变。

③内分泌性疾病：a. 甲状腺功能亢进；b. 肢端肥大症；c. 肾上腺皮质肿瘤（Cushing 综合征、原发性醛固酮增多症）；肾上腺髓质增生或肿瘤（嗜铬细胞瘤）；口服避孕药（女性激素）。

④主动脉缩窄。

⑤妊娠期高血压疾病（妊娠中毒症）。

⑥神经系统疾病：a. 颅内压增高（脑瘤、脑炎、呼吸性酸中毒）；b. 睡眠呼吸暂停综合征；c. 急性应激状态。

⑦血容量、心排血量增加（收缩压升高）：a. 主动脉瓣关闭不全；b. 心内血液分流。

⑧主动脉僵硬度增加（收缩压升高）。

（2）提示有继发性高血压可能性的临床线索。

①起病在 20 岁以前。

②突发血压急骤升高。

③靶器官损伤明显：a. 眼底高血压视网膜病变>Ⅱ级；b. 血清肌酐>1. 5mg/dl；c. X 线和（或）超声示左心室扩大和（或）肥厚。

④无诱因的低钾血症。

⑤上腹部正中和（或）侧部血管杂音。

⑥血压变化大且伴心动过速、出汗、手颤。

⑦有肾疾病史或肾疾病家族史。

⑧常规抗高血压治疗反应很差。

6. 高血压并发症的诊断

（1）高血压性心脏病。①左心室肥厚：心电图和（或）超声心动图可明确诊断，左心室肥厚是影响心血管疾病死亡率和发病率的独立危险因素；②左心室舒张功能不全；③左心功能不全：如与冠心病或冠心病危险因子同时存在，室性心律失常，甚至猝死，可加重心力衰竭、心肌缺血。

（2）高血压性脑血管病：脑出血、脑梗死均可发生脑卒中。通常舒张压水平及持续时间与脑卒中相对危险性呈连续性线性正相关关系。

（3）高血压性肾病。①肾硬化：最早的临床症状常为夜尿多，夜尿量>1/2 全日尿量，是肾小管浓缩功能减退表现；②肾功能不全：当肌酐清除率（CCr）下降超过正常量一半时，肾功能失代偿；当同时有糖尿病时，肾病变可加重。

（4）主动脉夹层。

（5）视网膜病变：出血、渗出、视乳头水肿等。

（6）高血压危象：高血压短期内急剧升高>180/120mmHg，形成高血压紧急状态，可导致脑病、肾损害、视网膜病变、心功能不全或心肌缺血。

【治疗】

治疗和处理高血压的目的是通过降压治疗使血压达标，以期最大限度地降低心、脑血管发病和死亡的总危险。对正常血压和正常血压高限者建议定期测压，进行健康教育。对肯定诊断为高血压者应进行全身检查，包括体检、尿常规分析、12 导联心电图、血清钾、血尿素氮、肌酐、血脂及血糖等，以便对每一个病人进行危险性的评估。

1. 非药物治疗

既是对社区人群进行健康教育的主要内容，也是高血压病人和正常高值血压者必须遵循的基础治疗。其内容包括以下生活方式的改善：①减轻体重，有报道称，肥胖病人 4 年内减重 4. 5kg（10 磅）可维持血压正常，并撤抗高血压药物；②减少饮酒量，每日摄入酒精<15～30g；③有规律的适当体力活动；④合理膳食，减少高钠盐的摄入量，每日每人钠盐<6g，多食水果蔬菜，减少膳食脂肪；⑤戒烟；⑥减轻精神压力，保持心理平衡。

2. 药物治疗

若经过改善生活方式的非药物治疗，舒张压仍>90mmHg 者，则应考虑开始药物治疗。降压治疗的目标：应严格将血压控制在 140/90mmHg 以下；糖尿病和肾病病人的血压应降至 130/80mmHg 以下；老年人收缩压降至 150mmHg 以下，如能耐受，还可以进一步降低。高血压治疗不仅需重视血压水平，而且要干预其他危险因素如：高脂血症、高血糖、肥胖等，综合干预更有利于预防脑卒中和心脏病。

3. 主要的抗高血压药物分类

当前我国常用于降压的药物主要有五类，即血管紧张素转换酶抑制剂、血管紧张素受体拮抗剂、钙拮抗剂、利尿剂和抗肾上腺能药物，常用抗高血压药物（见表 4-5）。

（1）血管紧张素转换酶抑制剂（ACEI）。通过阻滞血管紧张素 I（AngI）转换为血管紧张素 II（Angll）来减少 AngII 的血管收缩作用和醛固酮的水、钠潴留作用，使肾血流量增加。ACEI 降低肾出球小动脉压力的作用较入球小动脉明显，因此可使肾小球囊内跨膜压下降，对延缓糖尿病肾病变特别有利。ACEI 能使血压全面平稳下降，并不增加心血管

表 4-5 常用口服抗高血压药物

药物类别、药名	商品名	初始剂量	维持量范围	半衰期（h）	峰值时间（h）	不良反应
ACE 抑制剂 苯那普利 benazepril	洛丁新 Lotensin	5~10mg 1 次/天	5~40mg 1~2 次/天	10	2~4	咳嗽 低血压 眩晕 血象变化 高钾血症 血管性水肿 味觉变化 皮疹等
卡托普利 Captopril	开搏通 （Capton）	12.5mg 2 次/天	12.5~50mg 2~3 次/天	2	1~2	
西拉普利 （cilazapril）	一平苏 （Iibibase）	1.25~2.5mg 1 次/天	1.25~5mg 1 次/天	9	3~7	
依那普利 （enalapril）	依苏 （Vasotec）	5mg 1 次/天	5~40mg 1~2 次/天	11	4	
福辛普利 （fosinopril）	蒙诺 （Monopril）	10mg 1 次/天	10~40mg 1~2 次/天	12	2~6	
赖诺普利 （lisinopril）	捷赐瑞 （Zestril）	5~10mg 1 次/天	5~40mg 1 次/天	12	6	
雷米普利 （ramipril）	瑞泰 （Altace）	2.5mg 1 次/天	2.5~20mg 1 次/天	5~17	3~6	
复方降压片	复方降压片	1 片 1 次/天	1 片 1~3 次/天	—	—	
ATII 受体拮抗剂 氯沙坦 （losartan）	科索亚 （Cozaar）	25~50mg 1 次/天	25~100mg 1 次/天	2~9	1~4	眩晕
缬沙坦 （valsartan）	代文 （Diovan）	80~160mg 1 次/天	80~320mg 1 次/天	8	2~4	
替米沙坦 （Telmisartan）	美卡素 （Micardis）	40~80 1 次/天	80~160 1 次/天	20	3	
钙拮抗剂 非二氢吡啶类 地尔硫卓 （diltiazem）	合心爽 （Cardiozem Herbesser）	30~60mg 3 次/天	SR90mg 1~2 次/天	6	12	水肿 头痛、眩晕 心动过缓 胃肠不适 房室传导阻滞、 心力衰竭
维拉帕米 （verapamil）	异搏定 （Isoptin）	40~80mg 3 次/天	SR120-240mg 1~2 次/天	7	1~2	

续表

药物类别、药名	商品名	初始剂量	维持量范围	半衰期（h）	峰值时间（h）	不良反应
二氢吡啶类 氨氯地平 （amlodipine） 非洛地平 （felodipine） 硝苯地平 （nifedipine）	络活喜 （Norvasc） 波依定 （Plendil） 心痛定 （Procardia） 艾克地平 （Ecodipine） 拜新同 Adalat gits	2. 5～5mg 1 次/天 2. 5～5mg 1 次/天 10mg 3 次/天 SR 20mg 1 次/天 CR30mg 1 次/天	2. 5～10mg 1 次/天 SR5～20mg 1 次/天 10～20mg 3 次/天 SR 20mg 1～2 次/天 CR 30mg 1～2 次/天	28～30 16 1～2 5	6～12 2～5 0. 5～6	水肿 头痛、眩晕 心悸 潮红 低血压 胃肠不适 尿频
尼群地平 （nitrendipine）		10mg 2～3 次/天	10mg 2～3 次/天	4	1～2	
利尿剂 噻嗪类利尿剂 氢氯噻嗪 hydrochlorthozide		12. 5mg 1 次/天	12. 5～50mg 1 次/天	6～12	4～6	电解质失衡 血脂升高 皮疹 性功能减退 尿酸增高
吲达帕胺 （indapamide）	寿比山 （Lozol）	1. 25～2. 5mg 1 次/天	1. 25～2. 5mg 1 次/天	36 0	2 0	
袢利尿剂呋塞米 （furosemide）	速尿 （Lasix）	20mg 1 次/天	20～80mg 1 次/天	6～8 0	1～2 0	
保钾利尿剂 阿米洛利 （amiloride）		5mg 1 次/天	5～20mg 1 次/天	24	6～10	
β 受体阻滞剂 阿替洛尔 （atenolol）	氨酰心安 （Tenormin）	1. 25～2. 5mg 1 次/天	1. 25～50mg 2 次/天	6～7	1～3	乏力 心动过缓 传导阻滞 支气管痉挛 肢端发冷
美托洛尔 （metoprolol）	倍他洛克 （Betaloc）	25～50mg 2 次/天	25～50mg 2～3 次/天	3 0	1. 5 0	
普奈洛尔 （propranolol）	心得安 （Inderal）	10～20mg 3 次/天	10～40mg 3 次/天	2～3	1～1. 5	
比索洛尔 （bisoprolol）	康可 （concor）	5mg 1 次/天	5～10mg 1 次/天	10	1～3	

续表

药物类别、药名	商品名	初始剂量	维持量范围	半衰期(h)	峰值时间(h)	不良反应
$α_1$阻滞剂 哌唑嗪 (prazosin) 特拉唑嗪	脉宁平 (Minipres) 高特灵	0.5~1mg 1次/天 1~2mg 1次/天	1~5mg 1~2次/天 1~10mg 1次/天	3 12	3 1~2	首剂晕厥、体位性低血压心悸、头痛、眩晕、嗜睡、排尿障碍
中枢$α_2$兴奋剂 可乐定 (clonidine)	可乐宁 (Catapres)	0.1mg 2~3次/天	0.1~0.3mg 3次/天	16	3~5	口干、头痛 心动过缓 性功能减退
直接血管扩张剂 肼苯哒嗪 (hydralazine)	肼屈嗪 (Apresoline)	10mg 4次/天	10~25mg 4次/天	7	0.5~2	胃肠反应、心动过速、头痛、皮疹、狼疮综合征

注：SR：缓释剂型；CR：控释剂型

病危险，且能降低心功能不全病残率和死亡率，降低心肌再梗死率，是一种好的一线降压药物。但有咳嗽、头痛、头晕、首剂晕厥反应、血管神经性水肿、皮疹等不良反应，对双肾动脉狭窄病人可能诱发急性肾功能不全。

（2）血管紧张素受体拮抗剂。通过与AngII受体结合达到阻滞AngII的血管收缩和分泌醛固酮的作用而获得降压，无ACEI咳嗽的不良反应。

（3）钙拮抗剂。通过抑制钙离子穿膜进入心肌和血管平滑肌，起到扩张血管、降低血压的作用。其降压作用较强，适用于各种类型高血压，尤其适用于中、重症和老年高血压者。不良反应包括周围血管性水肿、眩晕、头痛、无力、恶心、便秘、潮红和心动过速等，对血脂和糖代谢无不利影响。

（4）利尿剂。通过增加肾小管远端袢排泄氯和钠离子以减少血容量而降压。降压作用温和持久，适用于轻、中症高血压，但可增加肾素活性，增加总胆固醇、低密度脂蛋白胆固醇（LDL-C）和甘油三酯。

（5）抗肾上腺能药物。

①β受体阻滞剂：和β激动剂在心肌中竞争$β_1$受体，在气管和血管组织中竞争$β_2$受体。其临床效应是减低心率、心排血量；降低血压：减少肾素的产生和引起支气管收缩。在开始用时，周围血管阻力增加，继续用则恢复正常。降压作用较强，血压控制平稳长久，适用于不同严重程度的高血压，尤其对心率增快或合并心绞痛者较适宜。而窦性心动过缓、Ⅱ度或Ⅲ度房室传导阻滞、心源性休克、重度心力衰竭、严重肺源性心脏病和哮喘病人禁用。不良反应取决于其受体的选择性，常见的有疲乏、阳痿、抑郁、气短、肢冷、咳嗽、嗜睡和眩晕等。

②$α_1$受体阻滞剂：与血管平滑肌的$α_1$受体结合，阻滞平滑肌细胞摄取去甲肾上腺素而扩张周围血管。主要不良反应是眩晕、镇静、鼻充血、头痛和体位性低血压，对血脂、血糖、电解质及运动耐量无影响。

4. 药物治疗的原则

（1）任何一种降压药都应从低剂量开始，以减少不良反应。

（2）根据药物的药代动力学特征及病人的特点选用药物的剂量及用药次数，以达到全天候治疗。在开始调整药量时，以短效药为宜；当病情稳定后，可换用长效药物维持。

（3）合理联合用药以达到最大限度的降压效应，同时，使不良反应减少至最低程度。

5. 选药参考原则

（1）初次选药时以一种抗高血压药为宜，剂量不宜太大，以减少不良反应而有利于病人接受治疗。短期复查以判断疗效及不良反应，便于作必要的调整。

（2）兼顾合并存在的疾病，选择适当药物。

①冠心病：ACEI、β 受体阻滞剂或钙拮抗剂。

②糖尿病：ACEI、钙拮抗剂、中枢性 α_2 激动剂较好。不宜用噻嗪类利尿剂和 β 受体阻滞剂。

③心功能不全：ACEI 及利尿剂。

④肾功能不全：重症者慎用 ACEI，其他药亦宜减量。

⑤哮喘、肺心病：宜用钙拮抗剂、中枢性 α_2 激动剂、α_1 阻滞剂。

（3）注意年龄、性别的差异。

①老年人：由于其受体敏感性、心功能、肾功能、体内总水量均减少，又常合并动脉粥样硬化、记忆力减退，故应从小剂量开始，逐步增量。钙拮抗剂及 ACEI 较安全。

②年轻妇女伴高动力性高血压：β 受体阻滞剂。

③青年男性：ACEI、钙拮抗剂或 α 阻滞剂较好。β 受体阻滞剂和利尿剂可能引起阳痿和运动耐受不良。

（4）联合用药原则：根据药物特性，选择能互补、增强有效性、减少不良反应者为宜。应尽量避免同一类药物中不同药物的重叠使用。如钙拮抗剂与 β 受体阻滞剂或 ACEI 合作均较好，ACEI 与噻嗪类利尿剂合用也可加强疗效，减少不良反应。但若把两种不同的钙拮抗剂或两种不同的 ACEI 合用，则无益而有害。

在选择抗高血压药物时，必须考虑到病人的生活方式以及其对治疗的认识和态度，根据病人性别、年龄、家族史、心血管危险因子、合并存在的疾病以及经济能力进行个体化选药。必须努力调动病人或其主要家属的积极性，与医生密切合作，并使病人及其家属成为执行医嘱、认真服药、记录血压及不良反应的执行人，监测疾病进程的主要成员，同时，又要和医生的定期随诊相结合，以争取最佳效果。

由于高血压是血栓性和出血性脑卒中的主要危险因子，同时，合用小剂量抗血小板药物，如肠溶阿司匹林 75~150mg/天，有益于预防此类严重并发症。

6. 高血压危象

高血压紧急状态的识别和及时抢救、转诊至关重要。高血压危象包括高血压急症和高血压亚急症。当血压严重升高>180 /120mmHg，且有靶器官损伤存在，如视网膜渗出、出血、肾损害、脑病、颅内出血、肺水肿、心肌梗死、不稳定心绞痛、主动脉夹层等，即为高血压急症。若血压严重升高，但无靶器官损伤的证据，则称高血压亚急症。短期内舒张压上升>115mmHg，虽无靶器官损伤的证据，均应作紧急状态处理。为迅速降低血压，治疗初期一般均静脉用降压药如硝普钠等，必须住院严密监测用药治疗。治疗最初 1h，使平均动脉压下降 25%，在以后的 2～6h 内将血压降至 160/100～110mmHg，舒张压不低于 100mmHg，降压不宜过快过低，以免影响肾、脑及心肌灌注。在社区诊室，紧急状态时可给予口服扩血管药物，如硝苯地平、可乐定、卡托普利等，并密切注意血压变化，紧急转送上级医院。

口含硝苯地平快速降压应十分慎重，口腔黏膜吸收速度较胃黏膜更快，在急速降压有时，可促使脑血栓、冠状动脉血栓的形成，尤其对老年人不宜常规使用。

【转诊指导】

1. 上转至二级及以上医院的标准

（1）社区初诊的高血压患者，有如下情况之一：

多次测量血压水平达 3 级需要进一步评估治疗；合并靶器官损害需要进一步评估治疗；高血压急诊；怀疑继发性高血压；妊娠和哺乳期妇女。

（2）在社区随访的高血压患者，有如下情况之一：

采用 2 种以上降压药物规律治疗，血压仍不达标；血压控制平稳的患者，再度出现血压升高并难以控制；血压波动较大，临床处理有困难；随访过程中出现新的严重临床疾病或原有的疾病加重；患者服用降压药物后出现不能解释或难以处理的不良反应；高血压伴有多重危险因素或靶器官损害而处理困难。

2. 下转至基层医疗卫生机构的标准

诊断明确，治疗方案确定，病情稳定的患者。

【健康教育】

高血压是一种发病面广、患病率高、潜在威胁健康和生命的疾病。半个多世纪以来的研究已发现了多种有效控制血压、逆转靶器官损伤、降低并发症和死亡率的有效药物及措施。关键在于正确应用这些研究成果来防治和控制它。社区医疗卫生服务机构对高血压病的防治和控制是十分关键的一步，其主要职责包括一级预防，早期检出及充分的治疗。具体如下：

（1）定期进行以防治控制高血压病为主题的健康教育，使公众和病人知道防治高血压病的重要性、长期性、艰巨性和可行性。

（2）定期普查，掌握所管辖范围内人群的血压状况、高血压患病率及主要防治对象。

（3）及时发现危重患者，并及时转送医院抢救，以减少此类病人的致残率及死亡率。

（4）对慢性高血压病人，组织防治小组，由社区医生主要负责诊治、预防、保健、康复工作。并与相应的高层次医疗机构建立双向转诊协议，互帮互学，共同研究，定期总结经验，以期取得较显著的成绩。

第二节　冠状动脉粥样硬化性心脏病

冠状动脉粥样硬化性心脏病简称冠心病，是由于营养心脏的冠状动脉粥样硬化所致，其特征是隐匿性出现粥样硬化斑块，不规则地分布于不同的血管，常由于偏心性斑块的破裂导致腔内血栓形成而发生心肌缺血或梗死，是冠状动脉疾病的最主要原因。冠状动脉疾病尚可因冠脉痉挛、冠脉畸形、体循环栓子或冠脉炎等引起，但较少见。冠心病的主要并发症有心绞痛、心肌梗死、心源性猝死以及心力衰竭等，近年来，我国冠心病的发病率和死亡率有升高趋势。

已知冠心病主要危险因素有：吸烟、高血压病、糖尿病、高脂血症、缺乏体力活动、遗传因素、男性、高龄。

一、稳定型心绞痛

心绞痛是常见的疾病之一，是由于心肌需氧和供氧之间暂时失去平衡而发生心肌缺血的临床综合征。有进展成心肌梗死或死亡的危险，是能造成严重后果的疾病。稳定型心绞痛是指反复发作的心绞痛，持续 2 个月以上，而且其发作性质基本稳定的临床表现。

【诊断要点】

1. 心绞痛

即包括以下五个方面特征的胸痛症状：①胸痛性质：通常是压榨性、窒息、憋闷、紧缩性胸痛，也可仅为胸前不适。②疼痛部位：在胸骨后或左上胸，可以向颈部、咽部、下颌、左肩臂或上腹部放射。③持续时间：一般在 10min 或更短，不超过 30min。④诱因：通常为体力劳动或情绪激动。⑤缓解方式：休息或含服硝酸甘油后数分钟内缓解。

症状可有较大差异，与冠脉病变严重程度无关。

2. 体格检查

多数正常，个别发作心绞痛时伴发乳头肌功能不全，听诊心尖区可闻及收缩期杂音。

3. 心电图

稳定型心绞痛患者半数以上静息心电图正常；也可有各种非特异性改变。胸痛发作时可表现为一过性 ST 段压低或抬高改变、R 波振幅变小。运动负荷心电图检查，当出现可逆性 ST 段压低时为阳性，心绞痛诊断可以确立。

4. 超声心动图

可观察室壁运动、二尖瓣情况以及心功能。对不适合平板运动试验者，可选择超声心动图负荷影像检查，如出现节段性室壁运动异常有助于心绞痛的判断。

5. 冠状动脉造影

可准确观察冠状动脉各分支病变部位，明确血流堵塞或狭窄程度，判断左心室功能。仍然是诊断冠心病的金标准。

6. 生化检查

血脂、血糖，肝、肾功能及心肌酶等，有助于危险因素的评估。

【治疗】

治疗目标是预防心肌梗死和死亡以改善预后，最大程度地减轻或消除心绞痛症状以改善生活质量。

1. 一般治疗

主要为纠正危险因素，改变不良生活习惯，建立良好的生活方式。如吸烟者应戒烟；治疗高血压，因为即使轻度高血压亦增加心脏做功；积极降低总胆固醇和低密度脂蛋白胆固醇水平（合理饮食，必要时加用药物），可阻止冠心病进展、改善预后；鼓励患者进行可以耐受的体力活动，强调步行活动可提高运动耐量，有利于控制体重、血脂、血压、血糖，降低危险因素，改善症状。

2. 抗心绞痛药物

（1）硝酸盐制剂。

通过扩张冠状动脉及体循环动、静脉，增加有病变的冠状动脉血流，降低心肌耗氧量等多种作用机制，改善心肌氧的供需平衡，缓解心绞痛。常用药物如下：

硝酸甘油 0.3~0.6mg 舌下含服，是心绞痛急性发作或用力活动前预防发作的最有效药物。通常 1.5~3min 显著缓解，大约 5min 完全缓解，持续 30min，如初次含服缓解不完全，可于 5min 后重复用，共 3 次。指导患者应随身携带硝酸甘油片剂或气雾剂，以便在心绞痛发作时能立即使用。该药应存放于密闭、避光的玻璃容器中，以免见光氧化失效。

硝酸异山梨酯（消心痛）5~20mg，口服每日 3~4 次，1~2h 起效，效应持续 4~6h。病情严重者可把单次剂量增加到 30mg。单硝酸异山梨酯是二硝酸类的活性代谢物，依不同剂型口服 20~60mg，每天 1~2 次。

硝酸盐制剂能够降低心绞痛发作的频率和严重程度，同时，可以增加活动耐量。因硝酸盐类是通过扩张血管而起效，可能产生头晕、头痛等不良反应，少数会出现低血压、心动过速及晕厥。减量或停药可消失。

（2）β 受体阻滞剂。通过抑制或降低心脏对交感刺激的反应、降低收缩压、减慢心率、降低心肌收缩力的机制来降低心肌氧需要量，改善心绞痛症状和缺血，提高运动耐量。

常用药物有：美托洛尔 25~100mg，每天 2~3 次。比索洛尔 2.5~10mg，每天 1 次。阿替洛尔 6.25~75mg，每天 2 次。应根据个体情况从小剂量开始，根据血压、心率及疗效逐渐调整剂量。

β 受体阻滞剂不仅能够减轻或消除心绞痛症状，而且还能降低心肌梗死患者心源性死亡和再次心肌梗死的发生率，改善心力衰竭患者的预后。建议如无禁忌尽早应用。主要不良反应有：心动过缓、传导阻滞、低血压、支气管痉挛、头晕、乏力、四肢发冷等。

（3）钙拮抗剂。通过①扩张冠状动脉，抗血管痉挛，增加冠脉血流量；②扩张体循环血管，减少心脏作功；③抑制心肌收缩力，降低心肌耗氧量的作用而有效缓解心绞痛。

常用药物有：地尔硫卓 15~30mg，每天 3~4 次，最大剂量不超过 240mg。

钙拮抗剂对合并高血压和（或）周围动脉疾病的心绞痛效果尤好。对解除冠脉痉挛有效，是治疗变异型心绞痛的首选药物。对有哮喘和（或）阻塞性肺病者，也应首选钙拮抗剂。不良反应有头晕、头痛、颜面潮红及下肢水肿。地尔硫卓的不良反应尚有传导阻滞、诱发或加重心力衰竭，对中、重度心功能不全者禁用。

3. 能够改善预后的其他药物

（1）抗血小板药。阿司匹林能有效抑制环氧化酶和血小板聚集，阻断心肌梗死和心绞痛发生的始动关键环节—血小板聚集，是迄今为止拥有最多的循征医学证据、最广泛的适应证、最佳成本效益比的抗血小板药。阿司匹林能有效降低心肌梗死、猝死，同时降低脑血管事件，是预防动脉血栓的药物治疗基石。阿司匹林抗血栓的常规剂量是 75~150mg/天。不能耐受阿司匹林者，可用氯吡格雷 75mg/天或噻氯匹定 250mg，每天 2 次。

需注意胃肠反应和出血等不良反应。

（2）转换酶抑制剂。能稳定斑块，防止左心扩大，预防心力衰竭，减少心肌梗死及心血管事件的发生。心绞痛者只要无禁忌应给予服用，合并心肌梗死、心功能不全、高血压、糖尿病者获益更大。

（3）他汀类药物。脂质代谢异常与冠心病密切相关，降低胆固醇可使冠心病死亡危险及总死亡下降。此外，他汀类药物具有稳定斑块预防血栓形成、抗炎症效应改善血管内皮功能的独立于调血脂之外的作用。已证明能挽救生命、减少主要心血管事件。对所有患者均宜使用。

总之，稳定型心绞痛药物治疗的目的在于改善预后（主要是阿司匹林、β受体阻滞剂、他汀类药物和转换酶抑制剂）；控制缺血症状（硝酸甘油、β受体阻滞剂和钙拮抗剂）；治疗主要危险因素如：高血压、吸烟、高血脂症和糖尿病。抗心绞痛药物治疗需根据情况个体化治疗。

4. 血运重建

迄今疗效确定的血运重建方法有两种：冠状动脉旁路移植术（CABG）和经皮冠状动脉介入治疗，能有效改善症状及生活质量。对内科药物治疗心绞痛效果不满意，病情不稳定者，可以根据血管病变情况择一种治疗。

二、不稳定型心绞痛

【诊断要点】

不稳定型心绞痛是指介于稳定型心绞痛和急性心肌梗死之间的一组临床心绞痛综合征，反映从心肌缺血开始到急性心肌梗死发生前的一个连续病理过程。是心肌供氧与需氧之间平衡失调所导致，最常见原因是心肌灌注减少。主要包括以下亚型：

（1）初发劳力型心绞痛是指过去从无心绞痛或心肌梗死者，在近2个月内新发生的心绞痛。

（2）恶化劳力型心绞痛。既往有心绞痛者，病情加重，发作次数频繁，持续时间延长或程度加重，诱发心绞痛的活动阈值明显降低。

（3）静息心绞痛。心绞痛发生在休息或安静状态，发作持续时间相对较长。由一过性心肌供氧量减少所致。包括变异型心绞痛（发作时心电图显示ST段暂时性抬高）及自发型心绞痛。

（4）梗死后心绞痛是指心肌梗死后24h至1个月内发作的心绞痛。

（5）卧位型心绞痛。在平卧时发生，需立即坐起或站立才可缓解的心绞痛。

注意：对于不稳定型心绞痛患者不可行运动负荷试验。如果伴有下列任何一项，如高龄（>70岁）、既往心肌梗死史、心房颤动、低血压、窦性心动过速、肺部罗音、糖尿病、女性等，则属于高危患者。心电图显示有特异的一过性ST段压低或抬高改变、R波振幅变小者预后不良，应予积极治疗。

【治疗】

（1）不稳定型心绞痛基础治疗同稳定型心绞痛。

（2）急性期需卧床休息，静脉用硝酸盐制剂，监测心肌坏死标志物，如谷草转氨酶、肌酸磷酸激酶同工酶、肌钙蛋白 I 或 T，升高者应强化治疗，同急性心肌梗死。

（3）肝素抗凝治疗最为关键，以预防冠状动脉血栓形成或防止血栓延伸。可选用静脉普通肝素或低分子量肝素。常用低分子量肝素克赛或速避林 0.1ml/10kg 体重，每 12h1 次皮下注射。

三、急性心肌梗死

急性心肌梗死存在两大主要类型，即 ST 段抬高心肌梗死和非 ST 段抬高心肌梗死。

ST 段抬高急性心肌梗死指冠状动脉急性闭塞、血流突然阻断引起严重和持久的心肌缺血以致坏死。其中，90% 以上的急性心肌梗死与冠状动脉不稳定粥样斑块破裂出血有关。

非 ST 段抬高心肌梗死与不稳定型心绞痛的病因和临床表现相似，但缺血程度更严重，导致有较大量的心肌损害，以至于在外周血中能够检测到心肌坏死的标志物：肌酸磷酸激酶同工酶、肌钙蛋白 I 或 T 等。治疗处理同不稳定型心绞痛。

【诊断要点】

1. 症状

最常见为胸痛，与心绞痛相似但常更剧烈，持续时间>30min，休息或硝酸甘油不缓解，或仅暂时缓解又再发，严重者可有濒死感。或出现上腹痛、恶心、呕吐。少数急性心肌梗死病人无胸痛或仅有不典型的胸部不适。部分老年患者以呼吸困难、左心衰竭为首发表现。可伴发肺水肿、心源性休克、各种心律失常等并发症的症状。

2. 体征

病人常表现为烦躁不安、大汗、恐惧，处于严重疼痛状态。心率增快，心音弱，心尖区可出现收缩期杂音、心包摩擦音、第三或第四心音。伴有肺水肿者肺部有湿罗音，心源性休克者面色苍白、皮肤湿冷、脉纤细、血压低于 90/60mmHg。

3. 心电图

特征性动态演变为：早期出现异常高大 T 波；很快进入急性期典型的 ST 段弓背向上抬高，伴对侧导联 ST 段对应性压低；1~2h 后渐出现病理性 Q 波和 R 波消失。并可呈现各种类型心律失常。

4. 血清心肌坏死标志物（心肌酶）

包括肌酸磷酸激酶（CK）及其同工酶（CK-MB）、谷草转氨酶、肌红蛋白、肌钙蛋白 T 或 I（cTnT 或 cTnI）、乳酸脱氢酶（LDH）和其同工酶（LDH1）等升高，其中肌钙蛋白 T 或 I 升高最具有特异性诊断意义。血清心肌坏死标志物浓度与心肌损害范围呈正相关，其水平越高，预测危险性越大。

5. 超声心动图

可观察到梗死部位室壁运动减弱，了解有无机械性并发症如心脏破裂及心功能情况。

6. 其他实验室检查

非特异性炎症标志物包括中性粒细胞计数增高。

诊断标准：急性心肌梗死必须至少具备下列三项标准中的两项：①缺血性胸痛的临床病史；②心电图的动态演变；③心肌坏死的血清心肌标志物浓度的动态改变。常见并发症有：急性左心衰竭、心源性休克、心律失常、心脏破裂（包括游离壁破裂、室间隔穿孔、乳头肌断裂）、室壁瘤形成、栓塞等。

鉴别诊断：需与心绞痛、主动脉夹层、肺栓塞、急性心肌炎、急性心包炎、急性胰腺炎等鉴别。

【治疗】

急性心肌梗死是内科急症，因急性心肌梗死50%的死亡是在发病后3~4h内，因此快速诊断、早期处理、尽早重建血运极为关键。急性心肌梗死院前急救的基本任务是帮助患者安全、迅速地转运到医院，尽早开始再灌注治疗。

治疗原则是缓解病痛，逆转缺血，限制梗死面积，减轻心脏作功，预防和治疗并发症。

1. 一般治疗

①监测：监测血压、心率、心律及呼吸等生命体征。注意休克早期征象并及时处理。持续的高血压者给予静脉用药降压，以减少心脏作功。如有严重心律失常应予相应处理。②卧床休息及吸氧：改善心肌缺氧。合理的给氧是用面罩或鼻导管吸入40%的氧气，开始数小时4~6L/min。③建立静脉通道：保持给药途径通畅。④镇痛：吗啡3~5mg静脉注射，对心肌梗死的疼痛有很高的疗效，必要时可重复应用。⑤对症处理：纠正水、电解质及酸碱失调；清淡饮食、通便，减少用力导致的心肌缺血加重。

2. 阿司匹林

所有患者只要无禁忌均应立即口服300mg，首剂用阿司匹林或肠溶阿司匹林嚼碎服用则吸收更快，以后每天服用1次75~150mg，其抗血小板作用可降低近期和远期死亡率。

3. 硝酸甘油

只要无禁忌者应给予静脉点滴24~48h，然后改口服。社区未能及时建立静脉通路时，首先舌下含服，随后再持续静脉滴注。部分病人应用硝酸甘油也可缓解连续的疼痛。

4. 再灌注治疗

急性ST段抬高心肌梗死的患者，只要条件允许应及时转送到有条件的医院进行再灌注治疗。

（1）溶栓治疗：急性ST段抬高心肌梗死的急性期，溶栓药物和阿司匹林联合应用可使住院死亡率降低30%~50%，并改善心室功能。溶栓治疗开始得越早，效果越好，3h内应用获益最大。建议更多的医院和广大医务人员掌握溶栓疗法。

适应证：①持续缺血性胸痛≥0.5h，含服硝酸甘油症状不缓解；②心电图相邻两个或更多导联ST段抬高在肢体导联≥0.1mV、胸导≥0.2mV；③发病≤6h，或虽6~12h但仍伴有严重胸痛或ST段明显抬高者；④年龄≤70岁。

禁忌证：①两周内有活动性出血（胃肠溃疡、咯血）、大手术或创伤、器官活检、有创性心肺复苏、不能实施压迫的血管穿刺、妊娠或分娩；②未能控制的高血压（收缩压≥180mmHg，舒张压≥110mmHg）；③动脉夹层；④脑出血或蛛网膜下腔出血史，半年内的缺血性脑卒中史；⑤出血性视网膜病；⑥各种出血性疾病、凝血功能障碍或有出血倾向者；⑦严重肾、肝功能障碍或恶性肿瘤者。

溶栓治疗并发症：最重要的并发症是出血，发生率为5%~7%，致死性出血为1%。

其他不良反应可能有发热、过敏反应、低血压、恶心、呕吐、肌痛、头痛等。

溶栓方案：溶栓前检查血常规、血小板计数、出血时间及血型。即刻口服阿司匹林 300mg。

溶栓药物常用①尿激酶 150 万单位（约 2.2 万 u/kg），用 10ml 生理盐水溶解，再加入 100ml 5%葡萄糖液体中，30min 内静脉滴入。尿激酶滴注完后 12h，皮下注射肝素钙 7500 单位，每 12h1 次，持续 3~5 天。②链激酶 150 万单位用 10ml 生理盐水溶解，再加入 100ml 5%葡萄糖注射液中，60min 内静脉滴入。③阿替普酶（重组组织型纤溶酶原激活剂 rt-PA）8mg 静脉推注，42mg 于 90min 内静脉滴注，总量为 50mg。rt-PA 滴注完毕后应用肝素钠每 h700~1000 单位，静脉滴注 48h，监测 ATPP 维持在 60~80s，以后皮下注射肝素钙 7500 单位或低分子肝素 0.1ml/10kg 体重，每 12h1 次，持续 3~5 天。

（2）介入治疗。直接的经皮冠状动脉腔内成形术因再通率高（>90%）且再通完全（几乎均可达 TIMIⅢ级）比溶栓治疗更优，但所需设备和人员技术要求均很高，目前我国有条件开展的医疗中心仍有限，且医疗费用昂贵，应根据情况选择。

【转诊指导】

1. 上转至二级及以上医院的标准

（1）社区初诊或者社区管理的冠心病患者，出现以下情况之一，应及时上转至二级及以上医院救治：

①首次发生心绞痛；

②无典型胸痛发作，但心电图 ST-T 有动态异常改变；

③稳定性心绞痛患者出现心绞痛发作频率增加，胸痛加重，持续时间延长，硝酸甘油对胸痛缓解效果不好，活动耐量减低或伴发严重症状；

④反复心绞痛发作，心电图有或无 ST 段压低，但有明显心衰症状或合并严重心律失常；

⑤胸痛伴新出现的左、右束支传导阻滞；

⑥首次发现陈旧性心肌梗死；新近发生或者可疑心力衰竭；

⑦急性冠脉综合征患者；

⑧不明原因的晕厥、血流动力学不稳定；

⑨出现其他严重合并症，如消化道出血、脑卒中等需要进一步检查者；需要做运动试验、核素成像检查、超声心动图、冠脉 CT、冠状造影等检查者。

对于病情较严重、风险较高的患者应当在维持生命体征稳定条件下，及时转诊至有冠心病急病救治能力的二级以上医院救治。

（2）社区管理的冠心病患者，出现以下情况之一应当上转至二级及以上医院进一步治疗：

①抗血小板、抗凝药物需要调整；

②他汀类药物治疗 LDL-C 达标困难或有不良反应，需调整药物；

③血糖及血压等重要危险因素不能控制；

④稳定期患者每半年至 1 年转上级医院进行病情评估。

（3）对具有中医药治疗需求的冠心病患者，在出现以下情况之一时，应当转诊：

①基层医疗卫生机构不能进行冠心病中医辩证治疗或提供中药饮品、中成药等治疗措施。

② 经中医辨证治疗 2~4 周后，心绞痛发作未见明显改善。

2. 下转至基层医疗卫生机构的标准

符合下列转诊条件的患者，可转至基层医疗卫生机构进行接续性治疗：

(1) 诊断明确，治疗方案确定，患者病情稳定，尚不需要介入治疗等；

(2) 已完成血运重建治疗（冠脉介入或搭桥手术），进入稳定康复期；

(3) 症状相对稳定，无明确冠心病直接相关症状。

(4) 经中医药治疗，病情稳定，已确定中医辩证治疗方案或中成药治疗方案。

【健康教育】

冠心病一级预防：主要针对冠心病危险因素进行宣教。应重视：①戒烟。②饮食调整，少食含胆固醇食物，限制总热量，有适量的蛋白质供应身体必需的氨基酸，选择富含维生素和纤维素的蔬菜瓜果。③体力活动，鼓励适当体力活动以有利于脂肪代谢，防止肥胖，可减少血栓形成。④积极治疗高血压、糖尿病、高胆固醇血症、肾病综合征或甲状腺功能减退等。

冠心病二级预防：应该对患者及其家属强调无论是药物干预或非药物干预均可以纠正心肌缺血、提高生活质量、延长寿命。迄今为止，药物干预在冠心病二级预防中，已获证实可以预防再发心肌梗死、改善预后、降低死亡的药物有：阿司匹林、β 受体阻滞剂、血管紧张素转换酶抑制剂及他汀类药物。建议只要无禁忌证应给予患者长期服用上述药物。

提醒冠心病患者亦需要体力活动，鼓励进行可以耐受的体力运动，以增加运动耐量，减少症状的发生。定期监测血压、血脂、血糖等，控制或去除危险因素。早期发现病情不稳定征象，及时处理或转上级医院进一步治疗。

第三节　心 律 失 常

心律失常常见于各种心脏病患者，也可见于正常人。引起心律失常的原因很多，包括心肌病变，电解质紊乱，药物过量或中毒，缺血、缺氧，情绪激动，烟、酒、茶过量等，但仍有些原因不明。

心律失常的临床表现轻重不一，可无症状或引起明显症状，如心慌、心悸，甚至晕厥。多数心律失常通过描记心电图即可明确诊断。

心律失常的治疗，首先要去除或控制可能导致心律失常的原因，并根据心律失常的严重程度及临床和血流动力学变化的轻、重、缓、急来确定治疗方案。无器质性心脏病者的早搏、无症状的窦性心动过缓等，并不影响健康，不需特殊处理。但有些心律失常，如预激伴快速房颤、室性心动过速、心室扑动与心室颤动，则可危及生命，应立即抢救。

一、窦性心律失常

（一）窦性心动过速、窦性心动过缓及窦性心律不齐

【诊断要点】

1. 临床表现

主要取决于原发疾病。窦性心动过速（窦速）指成人窦性频率>100 次/min，常与交感神经兴奋有关，也常见于全身性疾病如发热、贫血、甲状腺功能亢进、心力衰竭、休克等。窦速时可有心悸等症状，起始与终止经过逐渐改变，心率一般不超过 150 次/min。窦性心动过缓（窦缓）指成人窦性频率<60 次/分，可为生理性，也可见于迷走神经张力过高、窦房结本身病变或药物等引起。一般无症状；如严重心率过慢（见下述病窦综合征）可有头晕、乏力甚至晕厥。窦性心律不齐为窦性节律但速率明显快慢不等，多与呼吸周期有关，多数无自觉症状。

2. 心电图特点

窦性 P 波。P-P<0. 6s 即窦速；P-P>1. 0s 即窦缓；窦性心律不齐时 P-P 间期在各个周期之间相差 0. 12s 以上。

【治疗】

（1）针对病因治疗，去除诱因。窦缓时避免使用减慢心率的药物。

（2）一般无须特殊治疗。窦速若心悸症状明显，可用 β 受体阻滞剂减慢心率。窦缓发生于安静睡眠时或训练有素的运动员，以及窦性心律不齐一般无须特殊处理。

（二）窦性停搏和窦房阻滞

【诊断要点】

（1）偶尔发生可无症状，停搏时间较长可引起心悸、头晕、黑蒙，甚至晕厥。

（2）心电图表现。

①窦性停搏：窦性心律，但在较长时间内没有 P 波，P 波消失的间期并非 P-P 间期的整数倍。可有交界性逸搏出现。

②窦房阻滞：P-P 间期匀齐，有 P 波脱落，长 P-P 间期为正常 P-P 间期的 2 倍或整数倍（Ⅱ度Ⅱ型窦房阻滞）；P-P 间期逐渐缩短，有 P 波脱落，长 P-P 间期小于正常 P-P 间期的 2 倍（Ⅱ度Ⅰ型窦房阻滞）。Ⅰ度及Ⅲ度窦房阻滞心电图中无法发现。

【治疗】

（1）主要针对病因。

（2）轻者无须治疗。心率慢者可用阿托品、氨茶碱或异丙肾上腺素。顽固而持久并伴晕厥或黑蒙者应安装人工心脏起搏器。

（三）病态窦房结综合征

【诊断要点】

（1）病态窦房结综合征（病窦）大多发展缓慢，从无症状到症状严重可达 5～10 年或更长。

（2）病人可出现与心动过缓有关的心、脑等器官供血不足的症状，如头晕、乏力、黑蒙，甚至晕厥。若有心动过速发作，则可有心悸、心绞痛等症状。

（3）心电图表现。

①过缓性心律失常：包括：a. 持续而显著的窦性心动过缓（50 次/min 以下），且并非由于药物引起；b. 窦性停搏与窦房传导阻滞；c. 可并存房室传导阻滞。

②慢—快综合征：指窦性心动过缓与快速性心律失常交替发作，后者通常为心房扑动、心房颤动或房性心动过速。

③其他表现：在未使用抗心律失常药物的情况下，a. 心房颤动的心室率严重缓慢，或其发作前后有窦缓和（或）房室传导阻滞；b. 房室交界性逸搏心律等。

（4）临床症状与心电图改变的关系明确，若在晕厥等症状发作时，同时记录到显著的心动过缓，则可明确诊断。

（5）对可疑患者，应转上级医院进一步检查：阿托品试验；固有心率测定：窦房结恢复时间与窦房传导时间测定；24h 动态心电图监测。

【治疗】

（1）针对原发病，避免使用减慢心率的药物。

（2）若心动过缓无相关的症状，不必治疗，仅需定期随诊观察。

（3）对于严重心动过缓且有相关症状的患者，可选用阿托品或氨茶碱药物治疗，但长期应用往往效果不确切，且易出现不良反应。不能耐受者可考虑安装人工心脏起搏器。

（4）慢—快综合征病人，单独抗心律失常药物治疗，可能会加重心动过缓，需在安装起搏器后，同时使用抗快速心律失常药物治疗。

【转诊指导】

可疑病态窦房结综合征需进一步行相关检查明确者；诊断明确需安装永久性心脏起搏器者，均应转诊。

二、期前收缩

期前收缩又称为过早搏动（早搏），是一种在基本规律的心率中提早的异位心搏。按起源部位可分为房性、房室交界性和室性。

【诊断要点】

（一）房性期前收缩

（1）房性期前收缩（房早）一般无症状，某些患者有心悸不适，房早未下传可引起明显的心脏停跳感。

（2）心电图出现过早的 P 波，且形态与窦性 P 波不同，QRS 波群多与窦性心搏相同。下一个窦性 P 波与早搏 P′的间隔时间略长于一个窦性周期，但早搏前、后两个窦性 P 波的间隔时间小于正常心动周期的 2 倍，即不完全代偿间歇。

（二）房室交界性期前收缩

（1）房室交界性期前收缩（交界性早搏）常无症状，偶有心悸。

（2）心电图中早搏的 QRS 波群与窦性 QRS 相同或有差异传导，P 波为逆行性（在 II、III、aVF 导联倒置），可在 QRS 之前而 P′-R 间期<0. 12ms，或在 QRS 之后，偶可埋没于 QRS 中。

（三）室性期前收缩

（1）室性期前收缩（室早）是一种最常见的心律失常。正常人与各种心脏病患者均可发生。

（2）多数患者有心悸不适，部分患者可无自觉症状。对于原有心功能不全的患者，频发室早可诱发心力衰竭或使原有症状加重。

（3）脉搏与心律不齐。

（4）心电图可见提早出现的宽大畸形的 QRS 波群，早搏前后 2 个窦性心搏的间隔时间等于正常心动周期的 2 倍。此长间歇称为完全性代偿间歇。

【治疗】

（1）单纯房早、交界性早搏者通常无须治疗。要注意去除诱因，如戒烟、酒、浓茶、咖啡等。

（2）过早搏动若有明显症状或因房早触发室上性心动过速时，可给予药物治疗，包括镇静药、β 受体阻滞剂、普罗帕酮（心律平）等抗心律失常药。

（3）无器质性心脏病者：不管室早的复杂程度如何，都不会增加此类病人发生心脏性死亡的危险性，如无明显症状，不必使用药物治疗。如病人症状明显，治疗仅以消除症状为目的。要尽量解除病人顾虑，避免诱发因素，如吸烟、饮用咖啡、应激等。可用镇静剂或 β 受体阻滞剂，其他药物也可选用美西律、普罗帕酮（心律平）等。

（4）有器质性心脏病者，首先应对基础心脏病进行治疗和去除可逆性因素，如室早为洋地黄中毒引起应立即停用洋地黄，纠正电解质紊乱如低血钾等，在必要时，可使用抗心律失常药。

①急性心肌缺血：可能会出现频发室早，治疗应首先纠正缺血或血运重建。若可能诱发威胁生命的心律失常如室速、室颤等，首选利多卡因，胺碘酮亦可应用。

②慢性心脏病变：心肌梗死后或心肌病等严重器质性心脏病患者，较多出现室早或短阵室速，特别在左室射血分数明显降低者，治疗应主要针对心力衰竭及原发病，建议应用 β 受体阻滞剂及转换酶抑制剂类药物。目前，尚无证据表明抗心律失常药物治疗能够改善生存率。临床应用需视具体情况而定。

【转诊指导】

（1）各种早搏（尤其室性早搏）需明确病因者；

（2）药物治疗不佳，需行射频消融术者。

三、心动过速

（一）房性心动过速

【诊断要点】

（1）房性心动过速（房速）可有心慌、心悸症状。器质性心脏病患者，可引发心绞痛或加重心力衰竭。无器质性心脏病者，如长期慢性房速，持续发作数月也可引起心脏扩大，出现充血性心力衰竭。

（2）使用洋地黄患者，若房速出现 2∶1 房室传导阻滞，则可能为洋地黄中毒的表现。

（3）心电图表现为一系列快速而规则的房性心搏，频率一般 140～220 次/min。

【治疗】

（1）首先应针对原发疾病去除诱因。房速合并房室不同比例下传时，心室率下降，不会导致严重的心血管功能障碍，因而无须紧急处理。

（2）心室率过快、由洋地黄中毒所致或有血流动力学障碍者，应进行紧急治疗。

①洋地黄引起者：a. 立即停用洋地黄；b. 血清钾不高者可口服或静脉补钾；c. 必要时应用抗心律失常药物。

②非洋地黄引起者：可应用β受体阻滞剂、维拉帕米（异搏定）、普罗帕酮（心律平）或胺碘酮等治疗，以控制心室率或转复心律。

（二）阵发性室上性心动过速

阵发性室上性心动过速（室上速）一般指房室结折返性或房室折返性心动过速。

【诊断要点】

（1）通常无器质性心脏病表现。

（2）当症状轻重与发作时，心室率的快慢、持续时间的长短、有无心脏病变以及其严重程度有关。

（3）心动过速发作呈突发突止，持续时间长短不一。发作时可有心悸、焦虑不安、眩晕、晕厥、甚至发生心力衰竭与休克。

（4）心电图显示快速而规则的室上性心搏，频率一般160～220次/min，应有逆行或异型P波，但往往不易辨认。

（5）食管或心内电生理检查在大多数病人能证实存在房室结双径路或旁道。

【治疗】

1. 急性发作期

（1）刺激迷走神经。颈动脉窦按摩（切忌双侧同时按摩）、Valsalva动作（深吸气后屏气，再用力做呼气动作）、刺激咽部诱导恶心等方法。压迫眼球也可采用，但可能会引起视网膜脱位，目前较少应用。

（2）抗心律失常药。①静脉推注毛花苷丙（西地兰）0.4～0.8mg，以后每2～4h静脉推注0.2～0.4mg，24h总量在1.2mg以内，可终止发作，对心功能不全者可作首选。②腺苷6～12mg快速静脉推注，起效快，该药半衰期短，即使发生不良反应，亦很快消失。若无腺苷，则可用三磷酸腺苷（ATP）10～15mg静脉推注代替。③维拉帕米首次量5～10mg，用葡萄糖溶液或生理盐水20ml稀释后缓慢静脉推注，无效时隔10min再注射1次，有心力衰竭或低血压者慎用。④普罗帕酮首次量1～1.5mg/kg，用葡萄糖溶液或生理盐水20ml稀释后缓慢静脉推注，如无效，20～40min可重复1次，有心力衰竭或低血压者慎用。⑤在急性缺血或急性心力衰竭时，可选择应用静脉胺碘酮控制心室率（参考本节室性，心动过速的治疗）。

（3）食管调搏。尤其对药物有禁忌证者可作首选。

（4）直流电复律。若患者出现血流动力学障碍、严重心绞痛或心力衰竭，则应立即进行同步电复律治疗。当药物治疗无效时，也可酌情考虑。

2. 预防复发

（1）药物治疗。是否需要接受长期药物治疗，取决于发作频繁程度及发作期症状的严重性。常用药物有β受体阻滞剂、维拉帕米、普罗帕酮及胺碘酮等。

（2）经导管射频消融治疗。具有安全、有效且能治愈心动过速的优点，对于反复发作或药物难以奏效者可优先考虑。

（三）室性心动过速

【诊断要点】

（1）室性心动过速（室速）常发生于各种器质性心脏病患者。

（2）室速的临床症状，因发作时的心室率、心动过速持续时间及原有心脏病变而有所不同。非持续性室速（发作持续时间短于30s，能自行终止）的病人症状通常不明显。持续性室速（发作时间超过30s，或持续时间虽不到30s但伴有明显血流动力学异常）则常伴随明显的症状，甚至出现低血压、休克、晕厥等。

（3）心电图可见连续出现的宽大畸形的QRS波群，频率多在130~180次/min，可见房室分离。

【治疗】

一般原则：无器质性心脏病者发生非持续性室速，如无症状及晕厥发作，无须治疗，给予观察随访；持续性室速发作，无论有无器质性心脏病，均应给予治疗；有器质性心脏病的非持续性室速亦应考虑治疗。

1. 终止室速发作

（1）电复律。当室速引起血流动力学障碍时，需立即实行同步电复律。

（2）药物。①利多卡因50~100mg静脉注射，可重复2~3次，为急性心肌梗死并发室速时首选。②胺碘酮3mg/kg稀释后缓慢静脉注射，继以1~1.5mg/min静脉维持，注意监测血压。

2. 预防复发

（1）积极治疗原发病，努力寻找并治疗诱发与导致室速持续的各种可逆性病变，去除诱因。

（2）持续室速终止后需用药物维持以防复发，如胺碘酮、美西律等。

（3）部分持续单形性室速患者可考虑行射频消融治疗，本疗法对无器质性心脏病的特发室速成功率较高，而对冠心病室速成功率较低。

（4）对于室速发作时血流动力学不稳定的患者或心脏复苏后存活的患者，除用药物治疗外，应考虑安装埋藏式心脏自动复律除颤器（ICD）。

（四）扭转型室性心动过速

【诊断要点】

（1）扭转型室性心动过速（扭转型室速）。因发作时QRS波群的形态振幅与波峰呈周期性改变，宛如围绕着等电位线连续扭转而得名，是多型室速的类型之一。

（2）病因有先天性QT间期延长综合征及获得性QT间期延长综合征，后者可继发于电解质紊乱（低钾、低镁血症）、心动过缓（特别是Ⅲ度房室传导阻滞）、应用Ia（如双异丙吡胺）、Ic（如氟卡胺）及Ⅲ类抗心律失常药物（索他洛尔）、吩噻嗪类和三环类抗抑郁药、颅内病变等。当室早落在其前一心动周期延长的T波上（RonT），可触发室速。此外，在长-短周期序列之后亦易引发，有间歇依赖现象。

（3）扭转型室速发作可有自限性，若持续时间较长，则可能蜕变为室颤造成晕厥、猝死。

（4）心电图可见QT间期延长（常超过0.5s），U波显著，心动过缓。心动过速发作时频率200~250次/min。

【治疗】

（1）应努力寻找并消除导致 QT 间期延长的诱因，停用有关药物。

（2）静脉滴注硫酸镁（每 100ml 液体加入硫酸镁 1g）及补钾，纠正电解质紊乱。

（3）试用异丙肾上腺素 0. 5~1μg/min 提高基础心率。药物反应不良者可行临时性心室或心房起搏以提高心率。

（4）可用利多卡因，但 Ia、Ic 及 III 类抗心律失常药物不应使用。

（5）先天性 QT 间期延长综合征治疗首选 β 受体阻滞剂，亦可施行起搏治疗。

（6）对于 QRS 波群酷似扭转室速，但 QT 间期正常的多形性室速，可按单形性室速处理。

（五）预激综合征

【诊断要点】

（1）预激是指心房冲动提前激动心室的一部分或全体。发生预激的解剖学基础是在房室特殊传导组织以外，还存在连接心房与心室的肌束。当患者有预激的心电图表现，临床上有心动过速发作时，可称为预激综合征。

（2）预激本身不会引起症状。具有预激心电图表现者近一半无症状，另一半会有心动过速发作。其中多数心动过速发作为房室折返性心动过速，约 1/3 为房扑、房颤。大部分心动过速虽引起症状，但不致命。

（3）少数预激合并房扑、房颤患者可形成室颤，有猝死危险。

（4）心电图可见 P-R 间期<0. 12s；QRS 波>0. 10s，且起始部有预激波。有时仅具备两项特点之一。

【治疗】

（1）从无心动过速发作或偶有发作但症状轻微者，无须治疗。

（2）预激综合征患者房室折返性心动过速发作，可参照阵发性室上速处理。

（3）因洋地黄能缩短旁道不应期，故不能应用于预激合并房扑、房颤患者。即使在预激合并房室折返性心动过速时，亦有可能在使用后发生心房颤动，故亦不主张使用。宜改用心律平、胺碘酮，可延长旁道不应期。

（4）预激综合征患者房扑或房颤发作，如心室率快，出现血流动力学不稳定，应立即施行同步电复律。血流动力学稳定者可选用静脉心律平或胺碘酮，以控制心室率或转复心律。应当注意的是，维拉帕米有可能加快预激合并房颤患者的心室率，不宜使用。

（5）对心动过速发作频繁、药物治疗无效或不愿服药者，以及高危患者（有房扑、房颤发作史，旁道不应期短）可优先考虑射频消融治疗。

【转诊指导】

（1）阵发性室上速及预激综合征者，可行射频消融术根治。

（2）室速风险极高，需转院病因治疗及安装埋藏式心脏自动复律除颤器（ICD）。

四、颤动与扑动

（一）心房颤动及心房扑动

【诊断要点】

（1）心房颤动（房颤）及心房扑动（房扑）是十分常见的心律失常。阵发性房颤或房扑可见于正常人。持续性房颤或房扑多见于器质性心脏病患者。

（2）房颤或房扑的症状受原有基础心脏疾病以及发作时心室率快慢的影响。大多数心室率偏快，有心悸症状；心室率缓慢者，病人可不觉察其存在。有基础心脏病者快速心室率可诱发心力衰竭。

（3）房颤时心律绝对不齐，第一心音变化不定、强弱不等，并有脉搏短绌。房扑时由于传导比例不同，心律可齐可不齐。

（4）房颤心电图 P 波消失，出现振幅与形态不等、节律不规则的连续心房颤动波（f 波），频率多在 350～600 次/min；房扑的扑动波（F 波）快而规则，可呈锯齿样，频率 250～350 次/min，在 II、I II 、aVF 或 Vl、V2 导联上明显。

【治疗】

（1）应努力寻找原发疾病及诱发因素，作出相应的处理。

（2）一般以控制心室率为急诊处理原则。可选择西地兰、β 受体阻滞剂等。多数阵发房颤或房扑患者可自行恢复窦性心律。静脉注射普罗帕酮（心律平）或胺碘酮可减慢心室率，并有一定转复心律的作用。

（3）若心室率快，有血流动力学不稳定情况，则应首选同步直流电复律。

（4）房颤或房扑复律后需要药物维持窦性心律，可结合具体情况选择胺碘酮、索他洛尔、普罗帕酮（心律平）等。

（5）对于无器质性心脏病的孤立性房颤或房扑患者，可选择射频消融治疗。

（6）持续性房颤或房扑者应结合其他危险因素（如高龄、有栓塞史、风心病、人工瓣膜、心脏扩大、心功能下降、心腔内血栓等）考虑给予华法林抗凝治疗，维持国际标准比值在 2.0～3.0 范围。

（二）心室颤动与心室扑动

【诊断要点】

（1）心室颤动（室颤）与心室扑动（室扑）均为致命性心律失常。

（2）临床症状包括突然意识丧失、抽搐、呼吸停顿，心音、脉搏消失，血压测不到，甚至死亡。

（3）心电图上 QRS 波群与 T 波不能分辨。室扑时心室波较大而规则，波幅 10～20mV，频率多在 200～300 次/min；室颤波形与频率均不规则，波幅较小，频率 150～300 次/min，可分粗颤与细颤。

【治疗】

（1）室颤与室扑一旦出现，需立即行电复律。

（2）积极治疗原发病，纠正电解质紊乱等诱发因素。

（3）复苏成功后，应考虑抗心律失常治疗；在必要时，应安装埋藏式心脏自动复律除颤器（1CD）。

【转诊指导】

（1）房扑，房颤患者，若有适应证，则可选择射频消融治疗；

（2）室颤与室扑抢救成功后，立即转上级医院；在必要时，应安装埋藏式心脏自动复律除颤器（1CD）。

五、传导阻滞

（一）房室传导阻滞

【诊断要点】

1. 症状

I度房室传导阻滞通常无症状。II度房室传导阻滞可引起心悸与心搏漏跳。Ⅲ度房室传导阻滞的症状取决于心室率的快慢与伴随病变。可表现为疲倦、乏力、头晕、黑蒙，甚至晕厥，严重者可发生阿—斯综合征，甚至猝死。

2. 心电图检查

（1）I度房室传导阻滞：每个心房激动都能下传心室，但P-R间期>0.20秒。

（2）II度房室传导阻滞：分为I型和II型。

II度I型房室传导阻滞又称文氏阻滞。表现为：①P-R间期进行性延长，直至一个P波受阻不能下传心室；②相邻R-R间期呈进行性缩短，直至一个P波不能下传心室；③包含受阻P波在内的R-R间期小于正常窦性P-P间期的两倍。

Ⅱ度II型房室传导阻滞：心房冲动传导突然阻滞，但P-R间期恒定不变。下传的P-R间期可正常或延长。此型阻滞常在希氏束或以下部位。

（3）III度（完全性）房室传导阻滞：全部心房激动均不能下传心室，即P波与QRS波无关且房率大于室率，心室搏动缓慢、规律。

【治疗】

（1）文氏型房室传导阻滞可见于正常人或运动员，尤其在夜间睡眠休息时出现，与迷走神经张力增高有关。I度与II度I型房室传导阻滞心室率不慢者，通常无须治疗。

（2）II度II型和III度房室传导阻滞如心室率过慢，伴有血流动力学障碍，甚至有晕厥者，应给予适当治疗。可用阿托品0.5~2mg或异丙肾上腺素1~4μg/min，两药均不宜长期使用。对于心室率慢<40次/min，或有心脑供血不足症状、活动量受限或曾有晕厥者，宜安置永久心脏起搏器。

（3）III度房室传导阻滞有可能恢复者，如急性下壁心肌梗死、急性病毒性心肌炎等，可安置临时心脏起搏器。

（二）室内传导阻滞

【诊断要点】

（1）室内传导阻滞是指希氏束分叉以下部位的传导阻滞，包括右束支、左束支、左前分支及左后分支阻滞。室内传导系统的病变可波及单支、双支或三支。

（2）单支与双支阻滞通常无临床症状，完全性三分支阻滞的临床表现与完全性房室传导阻滞相同。

（3）主要心电图表现：

①完全性左束支传导阻滞：QRS时限≥0.12s，以R波为主的导联QRS波中部错折粗顿，有继发性ST段与T波改变。V1、V2呈rS形或宽大而深的QS形，V5至V7导联呈现宽阔且顶端粗顿的R波。电轴左偏。

②完全性右束支传导阻滞：QRS时限≥0.12s，V1、V2呈rs及宽大的R′波形，终末

部宽阔粗顿，有继发性 ST 段与 T 波改变，V5、V6 呈 RS 波，且终末宽阔粗顿，电轴右偏。

【治疗】

（1）主要针对原发疾病。双分支以下慢性束支传导阻滞的患者通常无须治疗。

（2）不完全性三分支阻滞有可能发生完全性房室传导阻滞，是否发生及何时发生难以预料，高危患者需施行预防性心脏起搏治疗。

（3）若为慢性双分支、三分支阻滞伴晕厥者，则应及早考虑心脏起搏治疗。

【转诊指导】

若为 II 度 II 型和 III 度房室传导阻滞，慢性双分支、三分支阻滞伴晕厥者，则应及早转上级医院行心脏起搏治疗。

六、常用抗心律失常药物

常用抗心律失常药物的剂量、适应证与不良反应见表 4-6。

表 4-6　**常用抗心律失常药物**

药物	适应证	不良反应	常用剂量
利多卡因（lidocaine）	严重室性心律失常；心肺复苏；急性心肌梗死	神经系统症状	静注 1～2mg/kg，维持静滴 1～4mg/min
美西律慢心律（mexiletine）	各种室性心律失常	胃肠反应；神经系统症状	150～300mg，q6～8h
苯妥英钠（phenytoin sodium）	洋地黄中毒引起的房性、室性心律失常	神经系统症状；血液系统的反应	100～200mg，q8～12h
莫罗帕酮心律平 propafenone	各类早搏；预防房扑、房颤、各类上速、室速	胃肠反应；神经系统症状；心肌抑制	静注 1～1.5mg/kg，口服 150～300mg，8h
普萘洛尔（心得安 propranolol）	运动与精神因素诱发的心律失常；早亢引起的心律失常；洋地黄中毒所致心律失常；原发性长 Q-T 综合征	诱发或加剧支气管哮喘心脏抑制；窦缓；窦停；房室传导阻滞；诱发或加重心力衰竭	10～60mg，q8h
美托洛尔（倍他乐克，metoprolol）	各种房性、室性心律失常	与心安得比，诱发或加剧支气管哮喘的作用较轻	25～100mg　bid
阿替洛尔（氨酰心安，atenolol）	同倍他乐克	同倍他乐克	12.5～50mg　bid
胺碘酮（amiodarone）	各种室上性与室性心律失常，尤其是房扑、房颤；严重室性心律失常	心外毒性最严重为肺纤维化；甲亢与甲低；胃肠反应；光过敏；角膜微粒沉着；心动过缓；心力衰竭加重；肝损害	静注 3mg/kg，总量 < 10mg/kg；静滴 1～1.5mg/min；口服负荷量 400～800mg/d，1～3 周，维持 100～400mg，qd

续表

药物	适应证	不良反应	常用剂量
索他洛尔（sotolol）	房颤、房扑的预防；治疗室性心律失常	QT间期延长；尖端扭转型室速；心动过缓	80～160mg，bid
维拉帕米（异搏定，verapamil）	阵发室上速；房扑、房颤时减慢心室率；某些特殊类型室速（如分支性室速）	心肌抑制；窦性停搏；房室传导阻滞；低血压	静注5mg～10mg/次；口服40～120mg，q8h
地高辛（digoxin）	房颤、房扑控制心室率	洋地黄中毒；传导阻滞；心率减慢	0.125～0.375mg，qd
腺苷（adenosine）	阵发室上速；室上速与室速的鉴别诊断	一过性潮红、胸部压迫感，呼吸困难，通常持续时间<1min	6～12mg1次快速静脉注射

第四节　心脏瓣膜病

心脏瓣膜病是由于瓣膜的炎症、纤维化和粘连、黏液样变性、缺血坏死、钙质沉着或先天发育畸形等，引起瓣叶、瓣环、腱索或乳头肌发生形态或功能上异常的一组心脏疾病。在我国最常见原因是风湿热，其他有瓣膜退行性变、感染、系统性红斑狼疮、外伤等引起。心脏瓣膜病最常累及二尖瓣，其次为主动脉瓣，三尖瓣和肺动脉瓣病变相对少见。病变可发生在单个或多处瓣膜，表现为瓣膜狭窄，关闭不全或两者并存。

一、二尖瓣狭窄

二尖瓣狭窄最主要病因是风湿热，但临床上有明确风湿热史者仅占半数。其他病因有退行性变和先天性狭窄。

【诊断要点】

1. 症状

症状出现的时间因人而异，取决于瓣膜口的大小及心功能状况。临床经过可分为：①左心房代偿期：病人可无症状，但有典型的心尖区舒张期隆隆样杂音和超声心动图显示二尖瓣狭窄改变。②左心房失代偿期：出现心悸、气短、呼吸困难，可能出现急性肺水肿，咯血也多见于此期。③右心室受累期：此期肺动脉高压、右心负荷增加终致衰竭，出现体循环淤血症状。

2. 临床表现

（1）呼吸困难。为最早出现的症状，表现为劳力性呼吸困难，活动后气短。随着病情进展，静息时也感呼吸困难，甚至出现端坐呼吸和阵发性夜间呼吸困难。常因活动、呼吸道感染、情绪激动、妊娠或房颤等诱因使症状突然加重。

（2）咳嗽。多于夜间及劳动后出现。早期为干咳，并发支气管和肺部感染时咳黏液样或脓性痰。

（3）咯血。咯血量表现为痰中带血至咯大量鲜血不等。并发支气管或肺部感染使支气管黏膜微血管或肺泡间毛细血管破裂，可致痰中带血或小量咯血；急性肺水肿时特征性表现为咳粉红色泡沫状痰；当肺静脉高压支气管黏膜静脉血管破裂时可咯大量鲜血，但极少发生出血性休克；重症者长期卧床，静脉内可形成血栓或因持续房颤右房内形成血栓，如血栓脱落引起肺梗死，可出现咯暗红色血痰。

（4）心悸。多因心律失常特别是房颤引起。心功能不全时代偿性心动过速也可有心悸。

（5）体循环淤血症状群。见于晚期右心衰竭者，表现有食欲减退、腹胀、恶心、下肢水肿、少尿等。

（6）其他症状。可有胸痛，偶有声音嘶哑，系左房增大压迫喉返神经所致。

3. 体征

（1）二尖瓣面容，呈双颧部紫红、唇部紫绀的特征性改变。

（2）心前区搏动较强，心尖区可触及舒张期震颤。胸骨体下端左缘可触及抬举性搏动，为右心增大表现。叩诊心浊音呈梨形扩大。

（3）听诊最具特征性改变是心尖部舒张期低调的隆隆样杂音，杂音在舒张中期出现，呈递增性收缩期前加强，不传导，于左侧卧位及深吸气后加强。此杂音是诊断二尖瓣狭窄的主要依据。心尖区第一心音亢进，在多数患者中可闻及开瓣音，一般在胸骨左缘 3、4 肋间听诊最清楚，提示瓣膜仍然有一定的柔顺性和活动力，当二尖瓣叶失去弹性时，则不易听到开瓣音。重症者肺动脉瓣第二心音亢进。合并房颤者可有心律绝对不齐、心音强弱不等。

（4）有右心衰竭者可有颈静脉怒张、肝大、水肿等。

4. 主要并发症

（1）心律失常。最常见心房纤颤，是二尖瓣狭窄最重要的并发症。一般开始为房性早搏，继之有阵发性房性心动过速、阵发性房扑、房颤等反复发作，发作日趋频繁，约半数左右病人最终发展为持续性房颤。当心房纤颤时，可使心排血量下降 20%左右。

（2）栓塞。多见于二尖瓣狭窄伴持续性房颤患者，发生率 20%。由于左房扩大又失去有效收缩，左房内易形成附壁血栓，血栓一旦脱落即可造成体循环栓塞，脑栓塞最常见。

（3）肺部感染。二尖瓣狭窄时可导致慢性肺淤血，肺泡上皮细胞功能减退，防御能力下降，肺间质渗出，有利于细菌繁殖，极易并发肺部感染。而肺部感染又是诱发或加重心力衰竭的常见原因。

（4）心力衰竭。它是二尖瓣狭窄病人死亡的主要原因。有 50%～75%的病人可发生心力衰竭，常因剧烈体力活动、感染、快速心律失常等诱发，急性肺水肿是其急重并发症，如不及时治疗，病死率极高。晚期肺动脉高压累及右心，若不采取解除狭窄的措施，则必然导致右心衰竭。

5. 辅助检查

（1）X 线胸片。轻度二尖瓣狭窄时心脏外形基本正常。中度及重度者心脏呈梨形扩大，典型改变为增大的左心房使心影右下呈双心房影。

(2) 心电图。特征性改变为二尖瓣型 P 波，表现为 P 波增宽并有切迹呈双峰。晚期电轴右偏及右室增大，常有房颤。

(3) 超声心动图。是诊断二尖瓣狭窄的最敏感和特异的无创性方法。M 型超声可见二尖瓣活动曲线的正常双峰消失，呈城墙样改变，前后叶舒张期同向运动，是二尖瓣狭窄的典型改变。二维超声及 Doppler 技术可对瓣口大小、狭窄的程度以及房、室大小，有无关闭不全等作出定量判断。经食管超声对判断左房内有无血栓或赘生物有特殊价值。

6. 鉴别诊断

二尖瓣狭窄病人通过病史和典型的听诊特点多数可初步诊断。风湿热不是诊断二尖瓣狭窄的必备条件。超声心动图检查可以确诊。临床上应与下述疾病鉴别：

(1) 主动脉瓣关闭不全。由于舒张期时血液由主动脉返流至左心室，影响二尖瓣开放形成相对狭窄，可出现舒张中期杂音，即 Austin Flint 杂音，但性质较柔和，无收缩期前加强。另有明显的主动脉瓣关闭不全体征。

(2) 三尖瓣狭窄。舒张期杂音可因右室增大、心脏顺钟转位而在心尖部内侧听到。杂音在吸气时增强，呼气时减弱。而二尖瓣狭窄的杂音吸气时无变化。临床上单纯三尖瓣狭窄而无二尖瓣狭窄的极少见。

(3) 左心房黏液瘤　可阻碍左房排空而出现舒张期杂音，与二尖瓣狭窄极为相似。但左心房黏液瘤听诊上的特点为没有开瓣音，杂音呈间歇性，可随体位明显改变。

【治疗】

1. 内科治疗

(1) 对无症状的轻度二尖瓣狭窄患者，无须特殊治疗，可从事力所能及的活动和工作，避免剧烈运动。定期随诊症状、体征变化，在必要时，可复查超声心动图。

(2) 有症状者应限制钠盐摄入，适当利尿，如用氢氯噻嗪（双氢克尿塞）50mg，隔天 1 次，或呋塞米（速尿）20mg，隔天 1 次，同时给予补钾，如缓释钾 1.0g，每天 2~3 次。对大咯血的人首选硝酸甘油静脉滴注，以降低肺静脉压，并辅以强效利尿剂如呋塞米静脉注射。急性肺水肿应紧急处理（参考本章急性心功能不全）。应慎用洋地黄，因为此时左心室前后负荷均不大，无须增加左心收缩力，而使用洋地黄制剂则增加了右心室收缩力，反可使肺部淤血情况更为加重。但若急性肺水肿合并房颤心室率过快，则应用洋地黄减慢心率，延长舒张期，有利于改善肺淤血。

(3) 晚期伴右心衰竭时治疗应采取强心、利尿、扩血管、调整神经内分泌及对症的综合治疗（参考本章心功能不全）。

(4) 伴有房颤者可用洋地黄类制剂减慢心室率以减轻症状，如心室率下降仍不理想，可适当加用少量 β 受体阻滞剂（如阿替洛尔 12.5~25mg，每天 2 次）。房颤持续 1 年以内可用药物或电复律。如狭窄十分严重，左房巨大或房颤持续已超过 1 年者，复律的成功率低、危险性大，且复发率高，不予复律，给予控制心率治疗。对曾有栓塞病史或长期心力衰竭并持续房颤者应给予抗凝治疗。服华法林使凝血酶原时间国际标准化比值（1NR）维持在 2.0~3.0 范围，以预防血栓形成和动脉栓塞的发生。

2. 手术治疗

药物治疗能暂时改善症状，但不能从根本解决问题，不能阻止病情进展。二尖瓣狭窄的根本治疗方法在于解除瓣口机械性狭窄，手术治疗可改善患者的预后。对于有症状的中、重度单纯二尖瓣狭窄，隔膜型者可采取经皮穿刺球囊二尖瓣成形术（PBMV）。若疑心房内血栓形成，则可采取直视二尖瓣分离术，同时，可除去钙质沉积和心房内血栓。凡是不能进行PBMV及分离手术者，以及瓣膜严重狭窄、钙化、纤维化、房内血栓形成以及合并关闭不全或有其他瓣膜病变者，可考虑人工瓣膜置换。

【转诊指导】

(1) 具备手术指征，需行经皮穿刺球囊二尖瓣成形术（PBMV）或人工瓣膜置换术者。

(2) 出现心衰，严重心律失常患者，需转上级医院综合治疗。

【健康教育】

最重要的是防止链球菌感染，预防风湿热复发以及预防感染性心内膜炎。应用苄星青霉素120万单位肌内注射，每月1次。对青霉素过敏者，可选用红霉素或其他敏感抗生素。

二、二尖瓣关闭不全

二尖瓣关闭不全的病因较多，非风湿性原因如感染性心内膜炎、外伤、腱索断裂、乳头肌功能不全、黏液样变性、左心室扩大致瓣环扩张、退行性变等导致的二尖瓣关闭不全所占的比例有逐渐增多的趋势。但迄今为止，在我国风湿性二尖瓣关闭不全仍占主要地位，约占全部二尖瓣关闭不全病例的1/3。风湿性二尖瓣关闭不全中约有半数合并二尖瓣狭窄。

【诊断要点】

1. 临床表现

轻度二尖瓣关闭不全可以终生无症状或仅有轻度不适；中、重度者常见症状有劳力性呼吸困难、气短、疲乏、活动耐量下降；急性重度二尖瓣关闭不全可迅速出现急性肺水肿或心源性休克，晚期可出现继发右心衰竭的症状。二尖瓣脱垂者有不典型胸痛和心悸。

2. 心脏体征

左心室扩大时心尖搏动向左下移位，短暂有力呈抬举性。部分病人心尖区可触及收缩期震颤。心尖区听诊有全收缩期杂音，从减弱的第一心音之后开始呈振幅一致地持续到第二心音，常可掩盖第二心音，杂音为中频或高频，呈吹风样，通常为Ⅲ~Ⅳ级，向左腋下甚至向左肩胛区传导。杂音的强度与二尖瓣关闭不全的严重程度不一定成正比。二尖瓣脱垂者可闻及收缩中、晚期“喀喇”音。第一心音减弱。主动脉瓣区第二心音分裂。晚期病人可有肺动脉瓣第二心音亢进。若为合并器质性二尖瓣狭窄者，则同时有典型的舒张期隆隆样杂音。

3. 常见并发症

①感染性心内膜炎：较二尖瓣狭窄者更多见，当出现杂音变化或原因不明的发热时，应警惕感染性心内膜炎的可能。②心房纤颤：慢性重症病人合并房颤者可达75%。③心力衰竭：见于急性中、重症二尖瓣关闭不全或慢性晚期患者。

4. 辅助检查

（1）X线胸片。当慢性中、重度二尖瓣关闭不全时，心脏明显向左下扩大，左房增大，支气管分叉位置上移，夹角增大。可有肺间质水肿和肺淤血征。部分见二尖瓣环钙化。

（2）心电图。中、重度时可见左房增大，表现P波增宽有切迹，约50%患者有左室肥大的心电图表现，常有房颤。

（3）超声心动图。它是检测和定量二尖瓣返流的最准确的无创诊断方法。二维超声可了解二尖瓣有无反射增强、变厚、瓣口闭合情况以及有无腱索断裂。

5. 鉴别诊断

如患者出现呼吸困难、听诊心尖区有典型收缩期杂音、肺淤血明显，应考虑二尖瓣关闭不全。但应与下列情况鉴别：

（1）功能性收缩期杂音。多见于青少年，亦可见于贫血所致心搏出量增多及发热、甲状腺功能亢进血流速加快时。杂音为非全收缩期，I～II级，多在心尖区闻及，性质柔和，不传导。

（2）室间隔缺损。为全收缩期杂音，响亮而粗糙，于胸骨左缘第4、5肋间最明显，常伴收缩期震颤。

（3）肥厚型梗阻性心肌病。为粗糙的喷射性收缩期杂音，于胸骨左缘第3、4肋间最明显，屏气时增强，下蹲时减弱。

【治疗】

1. 内科治疗

有心功能不全者，可选用地高辛0.125～0.25mg，每天1次，改善心功能；适当应用利尿剂如呋塞米（速尿），给予转换酶抑制剂如卡托普利以降低心脏前、后负荷，改善症状，提高患者的生活质量；二尖瓣脱垂者如无禁忌可服用β受体阻滞剂。急性心力衰竭者及时转送上级医院治疗。

2. 手术治疗

一般认为严重二尖瓣返流症状明显，心功能Ⅲ～Ⅳ级、内科治疗效果不佳者，可采取瓣膜成形术和人工瓣膜置换术。

【转诊指导】

（1）具备手术指征，可行瓣膜成形术和人工瓣膜置换术者

（2）出现心衰，严重心律失常患者，需转上级医院综合治疗。

【健康教育】

二尖瓣关闭不全者，无症状者以随访观察为主，适当限制体力活动。对于全体患者重点是预防感染性心内膜炎，同时预防风湿热。

三、主动脉瓣狭窄

单纯的主动脉瓣狭窄，以先天性和退行性变所致较为多见，风湿热导致者极少见。风湿性主动脉瓣狭窄常伴有主动脉瓣关闭不全且同时伴有二尖瓣病变。

【诊断要点】

1. 临床表现

（1）晕厥。可为首发症状，约1/3患者发生，常于活动时出现头晕、黑蒙或晕厥甚至猝死。直接原因可能是快速性心律失常或急性左心室衰竭，导致心排血量骤减造成脑供血不足。

（2）胸痛。疼痛性质与冠心病心绞痛类似。约半数病人发生，严重的主动脉瓣狭窄可导致冠状动脉灌注不足，加上肥厚心肌的耗氧需求增加，造成心肌缺氧，引起心绞痛。

（3）心力衰竭。可有劳力性呼吸困难甚至急性肺水肿。因心肌顺应性下降导致肺毛细血管嵌楔压增高而发生心力衰竭，心力衰竭一旦发生如不积极治疗，平均寿命仅2~3年。

（4）其他症状。心悸、疲劳，或血栓栓塞。

2. 体征

心尖搏动向左下移位，搏动有力，而脉搏细小、脉压减小。在心底部主动脉瓣区常可触及收缩期震颤。典型的杂音为胸骨右缘第二肋间响亮粗糙的喷射性收缩期杂音，于收缩中期加强，杂音向颈部放射，少数可传导到主动脉瓣第二听诊区。杂音的响亮程度与狭窄程度有关，亦与心室收缩强度有关。当发生心力衰竭时，此杂音可明显减轻甚至消失。主动脉瓣狭窄时主动脉瓣区第二心音减弱，甚至消失。

3. 并发症

常见有心律失常、心力衰竭、猝死和感染性心内膜炎。

4. 辅助检查

（1）X线胸片。轻度狭窄或中、重度狭窄早期，心脏外形可正常；重度狭窄晚期病人可见心脏向左向下扩大或可见主动脉瓣环钙化。升主动脉可见狭窄后扩张。

（2）心电图。重度狭窄者大多数有左室肥大的心电图表现，可有束支传导阻滞。

（3）超声心动图。可确定主动脉瓣叶数目和结构异常，提供室壁厚度、心室大小及左室射血分数。超声Doppler检测可对主动脉与左心室压力阶差进行估算，判定主动脉瓣狭窄程度。

（4）心导管检查。对有胸痛或疑有严重主动脉瓣狭窄者，特别是在手术治疗前应作冠状动脉造影检查。

5. 鉴别诊断

主动脉瓣狭窄根据主动脉瓣区的收缩期杂音及震颤，辅以其他的体征及实验室检查可初步诊断。要特别注意与肥厚型梗阻性心肌病鉴别诊断：

（1）两者相同或相似的是：头晕、晕厥、心绞痛、心前区收缩期杂音、左室肥厚、猝死等。

（2）不同的表现是：肥厚型梗阻性心肌病，①收缩期杂音限于胸骨左缘3、4肋间，不向颈部传导，很少伴有震颤。②主动脉瓣第二心音常不减弱。③流出道狭窄由肥厚的心肌构成，变动很大。凡是增加心肌收缩力的方法或药物，如运动、使用异丙肾上腺素均可使杂音增强；反之，使用升高动脉压的方法或药物，如下蹲、使用新福林可使杂音减弱。④心电图可有异常Q波；⑤超声心动图有特异性诊断价值，主要是室间隔与左室后壁的非对称性肥厚及二尖瓣前叶收缩期的前向运动（SAM现象）。

【治疗】

1. 内科治疗

心绞痛者应特别注意谨慎应用扩血管药物，如果周围血管扩张过量、过快，而心排血量因主动脉瓣狭窄不能相应增加，则可导致低血压，故应从小剂量开始，密切注意观察血压。心力衰竭者用利尿剂亦应谨慎，因可能引起直立性低血压。洋地黄仅在出现心室扩大、射血分数下降及肺淤血等收缩功能不全时才可用。

2. 外科治疗

主动脉瓣狭窄的内科治疗作用有限，一般主张尽早手术。手术指征为：重症或钙化性主动脉瓣狭窄、主动脉瓣狭窄并关闭不全时，一旦出现临床症状应立即手术治疗。

【转诊指导】

重症或钙化性主动脉瓣狭窄、主动脉瓣狭窄并关闭不全时，一旦出现临床症状应立即转上级医院手术治疗。

【健康教育】

无症状者无须药物治疗，劝告患者避免剧烈的体力活动及过度的精神紧张，以防诱发昏厥或严重心律失常甚至猝死。每6~12个月复查超声心动图了解病情进展情况，要特别注意预防感染性心内膜炎。

四、主动脉瓣关闭不全

主动脉瓣关闭不全可因主动脉瓣本身或升主动脉根部病变、主动脉瓣环扩张等原因引起。约2/3的主动脉瓣关闭不全病因是风湿病变，但经常与二尖瓣病变同时存在。单纯主动脉瓣关闭不全者极少是因风湿所致，可能原因有感染性心内膜炎、创伤、先天畸形、马凡综合征、强直性脊柱炎、主动脉夹层、梅毒或白塞病等。

【诊断要点】

1. 临床表现

（1）心力衰竭。劳力性呼吸困难最早出现，为心脏储备功能降低的第一个症状，随着病情的进展，可出现端坐呼吸或夜间阵发呼吸困难。继肺动脉高压及右心负荷增加，晚期病人常表现为全心衰竭。

（2）心绞痛。由于冠状动脉灌注不足及心肌肥厚引起心肌缺血心绞痛，休息和劳力时均可发生，发作持续时间长，硝酸类制剂治疗效果不佳。

（3）心悸。可因心脏搏动有力或心律失常所致。

（4）其他症状。有头部搏动感、乏力、多汗，偶有晕厥。

2. 体征

（1）脉压增宽。收缩压升高而舒张压下降致使脉压增宽。

（2）周围血管征。与脉压增宽有关。最具特征性的有：随着每一次心搏有规则的点头运动、水冲脉、毛细血管搏动（加压于指甲尖端时甲床下出现与脉搏一致的潮红与苍白交替）、股动脉处的枪击音及股动脉收缩及舒张期双重杂音（Duroziez双重杂音）。

（3）心脏体征。心尖搏动明显向左下移位，并有快速冲击感。心界增大。主动脉第二心音减弱至消失，有时可听到第三心音和（或）第四心音。典型的杂音是高调递减型哈气样舒张期杂音，一般在主动脉瓣第二听诊区（胸骨左缘第3肋间）最响，并向心尖方向传导。心尖区可闻及 Austin Flint 杂音，是一种柔和低调的隆隆样舒张中、晚期杂音。可能因心室舒张时从主动脉返流的血液使左心室内舒张期压力上升，影响二尖瓣的开放，形成相对性狭窄。本杂音除响度较轻外，不伴有第一心音亢进，无开瓣音，可与器质性二尖瓣狭窄鉴别。

3. 并发症

常见有心力衰竭、心律失常和感染性心内膜炎。

4. 辅助检查

（1）X线胸片。可见不同程度的左心室增大，呈主动脉型心脏。

（2）心电图。重度主动脉瓣关闭不全常有明显的左心室肥大征象和不同程度传导阻滞。

（3）超声心动图。可了解主动脉瓣增厚和瓣叶闭合不全情况，估测其返流量大小。舒张期，二尖瓣前叶受主动脉返流血液冲击产生快频率的扑动是一特征性表现。

（4）导管检查。决定手术治疗前进行，以准确评估返流程度、心功能以及冠状动脉的情况。

5. 鉴别诊断

依靠典型体征应考虑主动脉瓣关闭不全的可能，超声心动图检查可确诊。根据病史及其他发现，可进一步作出病因诊断。

（1）风湿性瓣膜病变：可有风湿热史，多同时伴二尖瓣病变。

（2）感染性瓣膜病变：有发热史、全身中毒症，可出现栓塞，血培养阳性，超声心动图可见主动脉瓣叶赘生物，在短期内有动态变化。

（3）梅毒性心脏病：主要累及主动脉根部，引起主动脉根部扩张以及主动脉瓣关闭不全，瓣叶正常，梅毒血清学检查呈阳性。

临床上应注意鉴别主动脉窦瘤破裂，其杂音在胸骨左缘4肋间，呈连续性往返性杂音，表现为突发胸痛并进行性右心衰竭，超声心动图检查可确诊。

【治疗】

1. 内科治疗

无症状者随访观察，避免重体力劳动，预防感染性心内膜炎。

当出现轻微症状或左心室增大趋势较明显时，可首选血管紧张素转换酶抑制剂以减轻心脏负荷，心力衰竭或并发肺水肿时应积极进行心力衰竭治疗（参阅本章心功能不全）。心绞痛者以钙拮抗剂和硝酸类制剂为主，必要时加β受体阻滞剂，但要注意避免心率过缓。

感染性心内膜炎者给予足量敏感抗生素。梅毒性主动脉炎应予青霉素治疗。

2. 手术治疗

人工心脏瓣膜置换术是治疗主动脉瓣关闭不全的主要手段。手术最佳时机是已发生了左心功能不全尚未出现严重症状时。但临床上未发生左心功能不全时又大多没有症状，因此必须长期坚持随访，每半年左右进行一次超声心动图、心电图等检查以掌握病情进展情况。无论何时，一旦出现症状或左心室功能不全、心脏明显增大即应手术治疗。

【转诊指导】

（1）具备手术指征，可行人工心脏瓣膜置换术者，应转上级医院手术治疗。

（2）并发心力衰竭、心律失常和感染性心内膜炎，应转上级医院综合治疗。

第五节　心　肌　病

心肌病分为原发性和继发性。原发性心肌病是指病变主要累及心肌的一组不明原因心肌疾病，简称为心肌病。继发性心肌病特指心肌疾病是全身系统性疾病的一部分，是由其他疾病、免疫或环境因素等引起心脏扩大的病变。如：地方性心肌病（克山病）、酒精性心肌病、围生期心肌病、代谢性和内分泌性心肌病、自身免疫性心肌病、感染或中毒性心肌病、家族遗传性心肌病等。

随着医学的不断发展，对心肌疾病发病机制认识的不断深入，已发现心肌病相当一部分与基因缺陷、遗传相关。我国《心肌病诊断与治疗建议》（2007）建议从临床实际出发，将原发性心肌病分类和命名为：扩张型心肌病、肥厚型心肌病、致心律失常性右室心肌病、限制型心肌病和未定型心肌病五类。本节主要介绍较常见的三种类型：①扩张型心肌病；②肥厚型心肌病；③限制型心肌病。

一、扩张型心肌病

扩张型心肌病病因未明，目前认为可能与病毒感染（柯萨奇病毒 B 或巨细胞病毒等）、免疫损伤、遗传基因缺陷或交感神经系统失调等有关，是一类既有遗传、又有后天性因素造成的复合型心肌疾病。

【诊断要点】

1. 临床表现

扩张型心肌病以左心室或双心室扩张伴收缩功能受损为特征，伴或不伴充血性心力衰竭及心律失常，是心肌病最常见类型，占 70%~80%。是心力衰竭的第三位原因。

（1）症状。起病多缓慢，病情呈进行性加重。早期心功能代偿而无自觉不适或症状轻微。以后逐渐出现劳力后心悸、气短、呼吸困难、胸闷、疲乏、周围水肿等充血性心力衰竭症状。最突出的症状是因心输出量减少而引起的疲乏、气短，水肿亦常见，呼吸困难可从劳力性气急进展到夜间阵发性呼吸困难甚至肺水肿，部分病人伴有体循环或肺循环栓塞。

（2）体征。主要有心脏浊音界扩大，心尖搏动弥散、呈抬举性、向左下移位。心尖区第一心音降低，心率增快，常可闻及第三心音或第四心音奔马律。由于心脏扩大，可出现二尖瓣及三尖瓣相对性关闭不全的收缩期杂音。双肺底部可闻及湿性罗音。右心衰竭时伴颈静脉怒张、肝肿大、下肢凹陷性水肿等，重症患者血压降低、脉压小，出现胸腔、腹腔积液。栓塞者尚可伴有相应的栓塞体征。

2. 辅助检查

（1）X 线胸片。显示心影增大，病情稍重者可出现肺淤血或肺间质水肿。

（2）心电图。多数患者心电图异常，可为首要或主要的表现。但其改变无特异性，多见左或右心室肥大，非特异性 ST 段降低及 T 波改变。可有各种类型心律失常，以室性心律失常较常见，也可出现各种传导阻滞。少数病人可有病理性 Q 波。

（3）超声心动图。早期左心室内径增大；后期各心室腔均扩大，心室壁变薄、整体运动减弱，反映收缩功能的左室射血分数常明显减低（<45%），个别病人可显示左心室内有附壁血栓。

（4）实验室检查。无特异性，主要是鉴别继发性心肌病。如继发于自身免疫性者血清中可检出抗核抗体、抗肌膜抗体等；甲亢性心肌病者甲状腺功能测定异常。

3. 诊断

1995 年，中华心血管病学会组织专题研讨会提出本病的诊断参考标准如下：①临床表现为心脏扩大、心室收缩功能减低伴或不伴有充血性心力衰竭，常有心律失常，时发生栓塞和猝死等并发症。②X 线检查显示心脏扩大、可呈球形，心胸比率>0.5；超声心动图显示全心扩大，尤以左心室扩大明显，左室舒张期末内径>2.7cm/m^2（体表面积）。③心室收缩功能减低，室壁运动弥漫减弱，射血分数小于正常值。④排除其他继发性心脏病和地方性心肌病（克山病）。

2007 年版《心肌病诊断与治疗建议》提出：临床上主要以超声心动图作为诊断依据。具体标准为：左心室舒张末内径>5.0cm（女性）和>5.5cm（男性），左心室射血分数<45%和（或）左；心室缩短速率<25%；或更科学的是左心室舒张期末内径>2.7cm/m^2（体表面积）。需要排除继发性心肌疾病，包括围生期心肌病；酒精性心肌病；代谢性或内分泌疾病如甲状腺功能亢进或减退；淀粉样变性；糖尿病性心肌病；自身免疫疾患如系统性红斑狼疮、类风湿关节炎等所致的心肌病；中毒性心肌病；家族遗传性神经肌障碍导致的心肌病等。

【治疗】

1. 心力衰竭治疗

有心力衰竭者治疗原则与一般心力衰竭治疗相同（详见本章心功能不全）。需要强调的是，在早期阶段一旦发现心脏扩大、收缩功能损害，即便患者无心力衰竭症状，也应积极早期干预治疗，给予 β 受体阻滞剂、血管紧张素转换酶抑制剂治疗，可减少心肌损伤和延缓病变发展。

2. 抗凝治疗

可选用抗血小板聚集药如阿司匹林。对有血栓栓塞高危病人，如严重心力衰竭、心脏明显扩大，有栓塞史、合并房颤或超声检查发现心腔内有血栓者，应考虑应用华法林治疗，调整国际标准比值（1NR）在 2.0~3.0。

3. 抗心律失常治疗

严重心律失常有时成为患者致死原因之一，因此对有持续性室性心动过速、晕厥或猝死病人，或有症状的室性心律失常，应给予抗心律失常治疗，首选胺碘酮。因心肌病者多伴心功能不全，不适宜选用普罗帕酮（心律平）等Ⅰc 类抗心律失常药物。对室速、室颤有严重猝死危险者可考虑植入自动除颤起搏器。

4. 改善心肌代谢

维生素 C、三磷酸腺苷、辅酶 Q_{10}、曲美他嗪等可作为辅助治疗。维生素 C 首剂 5~

10g 静脉推注，每天 1 次，以后可置入 5%葡萄糖溶液中静脉滴注或再次推注。

5. 手术治疗

对内科治疗无效的顽固心力衰竭病人，可转专科医院考虑进行心脏移植治疗。

【转诊指导】

（1）具备手术指征，可行心脏移植治疗者。

（2）并发心力衰竭，严重心律失常者，应转上级医院综合治疗。

【健康教育】

注意休息，避免过度劳累，戒烟、忌酒。当病毒感染时，及时治疗并注意心脏变化。避免使用对心脏有负性肌力作用的药物。本病病程中可能出现猝死、心内膜炎、栓塞、心房颤动及心力衰竭等并发症，故在出现新的症状或原有症状加重时，应及时就诊治疗。

二、肥厚型心肌病

肥厚型心肌病的特征为左心室和（或）右心室肥厚，以室间隔为甚，常为不对称肥厚，出现左心室流出道梗阻，亦可呈同心性肥厚而无梗阻，其形态学上的改变尚包括心肌细胞肥大、排列紊乱及纤维化。常发生心律失常和心源性猝死。

肥厚型心肌病目前认为是与心肌蛋白基因缺陷相关的遗传性疾病，但仍然有 50%的患者未发现任何基因学改变，原因不明。

【诊断要点】

1. 临床表现

临床起病多缓慢，症状及体征主要与病变的范围及程度有关，可无任何不适或仅轻微不适，亦可发生猝死。

（1）症状。

①呼吸困难。最常见，90%病人在活动时出现。是由于左心室顺应性减低、舒张末期压增高、肺静脉压增高、肺淤血所致。

②胸痛。多在劳力时发作，类似心绞痛，但休息或含硝酸甘油很少能缓解疼痛。是由于肥厚心肌需氧量增加，致冠状动脉供血相对不足所致。

③头晕或昏厥。多在活动及情绪激动时出现。与心肌顺应性降低及心率增快时致心排血量进一步减少有关；或活动及情绪激动时交感神经兴奋使肥厚心肌的收缩有力、加重左室流出道梗阻、心排血量骤减所致。

④心悸、乏力。与心律失常及心功能减退有关。

⑤心力衰竭。少数肥厚型心肌病出现心功能减退、心力衰竭表现，此提示为疾病的终末期。常伴心房颤动，房颤的出现亦为预后不良的征兆。

⑥猝死。常在体力活动时发生，与左心室流出道梗阻有关，机制可能是快速室性心律失常。

肥厚型心肌病是青少年和运动员猝死的主要原因，占 50%。猝死、心力衰竭为肥厚型心肌病的主要死亡原因。

（2）常见体征。

①可有心浊音界向左扩大。

②胸骨左缘3、4肋间可闻及收缩中期或晚期粗糙的吹风样杂音，不伴喷射音，可伴收缩期震颤，此为肥厚型梗阻性心肌病的特征性表现。凡加强心肌收缩力或减少静脉回流、降低左室前负荷的措施均可使收缩期杂音增强，如含硝酸甘油、使用洋地黄类药物、体力活动后以及Valsalva动作（屏气用力）、过早搏动后、静脉滴注异丙肾上腺素等；凡减低心肌收缩力或增加心脏负荷的措施，可使收缩期杂音减轻，如下蹲、血管收缩药或β受体阻滞剂等。

③第二心音逆分裂，是由于左心室收缩期延长，主动脉关闭延长所致。常有第三或第四心音。

④在出现心力衰竭时，有颈静脉充盈、肝肿大、水肿等体征。

2. 辅助检查

（1）X线胸片。心影常为正常。左心室衰竭时可显示左心室增大，有肺淤血表现。

（2）心电图。以ST-T改变最常见（约占80%），60%的病人有左心室肥大，25%有左心房增大，可出现各种类型心律失常，或有异常Q波。胸导联QRS电压增高伴巨大倒置T波，是心尖部肥厚的心电图特征表现。

（3）超声心动图。它是主要诊断手段。多见室间隔不对称性肥厚呈壶腹状，左室游离壁也有增厚，收缩期增厚率降低，有时肥厚可限于心尖部、后间隔部和前侧壁等。梗阻性者室间隔肥厚与左室游离壁相比>1.3∶1，二尖瓣前叶在收缩期前移，左心室流出道狭窄。彩色多普勒可检测左心室及流出道间压力阶差。

3. 鉴别诊断

要考虑下述疾病：风湿性或先天性二尖瓣关闭不全、心室间隔缺损、主动脉瓣狭窄、冠心病或先天性冠状动脉畸形、高血压性心脏病。

通过心电图、超声心动图、增加活动或药物刺激以改变血流动力情况而使杂音响度增减有助诊断。超声心动图检查是极为重要的无创性诊断方法。肥厚型心肌病诊断依靠超声心动图资料，不论有无临床症状及有无左心室流出道梗阻。

【治疗】

治疗的目标为解除症状和控制心律失常，预防并发症。

1. 内科治疗

（1）β受体阻滞剂。一般作为一线用药。使心肌收缩力减弱，减慢心率，减轻流出道梗阻，同时增加舒张期心室扩张，增加心搏出量，用药后可使症状缓解。可用普萘洛尔10mg，每天3次，逐步增加剂量至患者能耐受的最大剂量。

（2）钙离子拮抗剂。有负性肌力作用以减弱心肌收缩，又改善心肌顺应性而有利于舒张功能，可增加运动耐量，使症状长期缓解。对β受体阻滞剂不耐受或有禁忌时可选用，如维拉帕米40~80mg，每天3次，酌情可增至160mg，每天3次，或地尔硫卓（合心爽）30~60mg，每天3次。有低血压、窦房结功能及房室传导功能障碍者慎用。

（3）抗心律失常。快速室性心律失常或房颤者，推荐使用胺碘酮，药物治疗无效者必要时可电击复律。

（4）心力衰竭治疗。晚期有心功能损害，出现充血性心力衰竭时，治疗同其他原因所致的心力衰竭。

2. 非药物治疗

只适用于部分症状严重、心肌明显肥厚并梗阻的病人，当药物治疗无效时，可考虑以下治疗，以解除或减轻梗阻，缓解症状。方法有：①部分心肌切除术。②经皮间隔心肌消融术。③起搏器治疗。

【转诊指导】

（1）需行部分心肌切除术、经皮间隔心肌消融术、起搏器治疗者。

（2）并发心衰，严重心律失常，应转上级医院综合治疗。

【健康教育】

指导患病者注意避免劳累、剧烈活动、感冒、激动。凡增加心肌收缩力的药物如地高辛、异丙肾上腺素，以及血管扩张药如硝酸酯类药可使左室流出道梗阻加重，症状加剧，肥厚型梗阻性心肌病应禁用。应指导病人定期随诊，早期防治并发症。

三、限制型心肌病

限制型心肌病以单侧或双侧心室充盈受限和舒张容量下降为特征，但收缩功能和室壁厚度正常或接近正常。可有间质纤维化增加。可为特发性，也可与其他疾病（如淀粉样变等）并存。

【诊断要点】

1. 临床表现

在代偿期可无明显症状，典型的限制型心肌病症状和体征渐进加重，出现疲乏、头晕、劳累后心悸等，以后出现水肿、腹胀等右心衰竭症状，主要与静脉回流受阻有关。左心衰竭较少出现，但如有发生则出现气急、咳嗽、心悸等症状。体检常显示颈静脉怒张、心尖搏动减弱、心浊音界轻度增大、心音轻而快、心尖部及其内侧常可有舒张期奔马律、肝肿大、腹水、血压偏低、脉细弱，可有奇脉，亦可有动脉栓塞表现。心力衰竭为最常见死因。

2. 辅助检查

（1）X线胸片。轻度心影扩大，可见心内膜钙化。

（2）心电图。无特异性改变，可有心房、右心室肥大或左心室肥大，各种类型心律失常及传导阻滞，心房颤动较多见，也可呈现低电压、ST-T波改变及异常Q波。

（3）超声心动图。可见心内膜增厚、回声密度增强，心室舒张末期内径和容积量常减少，心尖部心室腔闭塞，心室壁运动减弱，射血分数减低，可探及附壁血栓或心包积液。

（4）心导管。心室舒张末期压增高，压力曲线呈舒张早期下陷、末期逐渐上升的心室充盈受限特征改变。心室造影见心室腔缩小，心排血量减少。

（5）心内膜心肌活组织检查。对本型诊断意义较大，主要是鉴别心肌淀粉样变。

3. 鉴别诊断

由于早期临床表现不明显，诊断较困难，需结合临床及各项检查来诊断。超声心动图是诊断本病的无创而有效的手段。鉴别诊断主要与缩窄性心包炎鉴别，后者常显示心包增厚、心包钙化，超声心动图检查无心内膜回声增强。

【治疗】

治疗以对症为主。因限制型心肌病为舒张性心力衰竭，洋地黄类药物治疗一般作用不大，但若有心房颤动而心室率较快者，则仍可使用。有水肿和腹水者宜用利尿药，利尿剂为其主要治疗支柱。利尿时需注意电解质平衡，不宜过度利尿；用血管扩张药时亦不要降压过度，以免使心室充盈明显下降，而致症状加重。为防止栓塞可用抗凝治疗。

疗效不明显的少数病例可行心内膜切除术，但远期疗效不明。

【转诊指导】

并发心衰，严重心律失常者，应转上级医院综合治疗。

【健康教育】

无特效防治手段。主要避免劳累、呼吸道感染，预防心力衰竭的发生。

第六节　心功能不全

一、急性心功能不全

急性心功能不全或称急性心力衰竭，即指心肌收缩力急剧下降，或心排出血量在短时间内急剧减低、心室充盈压显著升高所致的临床综合征。

急性左心功能不全常见病因：①急性弥漫性心肌受损：如急性广泛心肌梗死、急性弥漫性心肌炎、严重心肌缺氧；②急性左心室负荷增高：后负荷增高如高血压危象、严重主动脉瓣或左心室流出道狭窄，前负荷增高如急性乳头肌断裂或功能不全、急性主动脉瓣返流、静脉补液过多过快；③急性心室舒张受限：如急性心包填塞；④严重心律失常：如持续性室速、心室颤动、心室停搏。

急性右心功能不全的常见病因有急性大面积肺栓塞和急性右心室心肌梗死。

急性左心功能不全的发病机制有：①急性左心室后向衰竭，即左心室排出量急剧下降，致左心室舒张末压、肺毛细血管嵌顿压显著增高，迅速出现肺淤血或肺水肿；②急性左心室前向衰竭，其特征为左心室排出量和心脏指数急剧下降，伴或不伴左、右心室舒张末压及左心室充盈压的增高，表现为低血压、四肢厥冷，甚至心源性晕厥或心源性休克。

急性右心功能不全的发病机制，主要因急性右心室心肌损害或急性右心室后负荷增高，导致右心排出量急剧下降，继发左心排出量减少致血压下降或休克，同时右心室急性扩张或舒张末压增高致体循环淤血。

【诊断要点】

1. 急性左心功能不全的表现

（1）晕厥。由于左心排出血量急剧减少，引起急性脑缺血失，甚至抽搐、呼吸暂停。表现为一过性黑蒙，短暂意识丧失。

（2）急性肺水肿。典型发作为突然严重气急，端坐呼吸，呼吸30~40次/min，面色苍白，口唇紫绀，大汗，阵阵咳嗽，咯白色或粉红色泡沫痰，心率快，心尖区可闻及第三心音奔马律，双肺满布湿性罗音和哮鸣音。发作初期血压常增高，以后可降至正常或低于正常。X线检查可见典型的以肺门为中心的蝴蝶状模糊阴影。

（3）心源性休克。即因心排血功能严重减低，致心排血量不足而引起的休克。表现为血压明显下降伴周围组织灌注不足和少尿（<20ml/h），同时有心功能不全，体循环淤血。

（4）心跳骤停。突然意识完全丧失，听诊无心音，大动脉搏动消失，呼吸断续、叹气样，随后停止，意识丧失，瞳孔散大。若不立即采取有效抢救措施，则可在数分钟内死亡。

2. 急性右心功能不全的表现

（1）动脉系统低灌注征象。急性发作四肢湿冷，凉汗，神志恍惚，烦躁不安，反应迟钝，血压显著下降伴少尿，呈低血压状态或心源性休克。

（2）急性右心室扩张征象。胸骨左缘第4肋间收缩期杂音，吸气时增强。

（3）外周静脉淤血征象。颈静脉怒张，搏动增强，右上腹胀痛，肝大、压痛，肝颈静脉回流征阳性，紫绀。

（4）超声心动图。新发生的右心室腔扩大，右心室壁运动减弱，三尖瓣返流，肺动脉增宽或肺动脉高压。

【治疗】

首先根据病因给予相应的处理。

1. 心源性晕厥的治疗

心源性晕厥大多数可自行缓解，但有反复发作的可能。晕厥发生于心排血受阻者，经胸膝位或卧位休息，保暖和吸氧后常可缓解。由于房室瓣口被血栓或肿瘤阻塞者，发作时改变体位可能使阻塞减轻或发作终止。由严重心律失常引起者，应迅速控制心律失常。

2. 急性肺水肿的治疗

（1）体位。使患者取坐位或半卧位，两腿下垂。

（2）充分吸氧。面罩给氧，流量5~10L/min；重症者，面罩高浓度、大流量、加压给氧；必要时用气管插管呼吸机辅助呼吸。

（3）血管扩张剂。舌下含服硝酸甘油0.5mg，必要时3~5min后重复含服硝酸甘油，有条件的社区可给予静脉滴注硝酸甘油或硝普钠。首选直接作用于血管平滑肌的硝普钠，剂量从10μg/min开始，根据血压及治疗反应可5~10min增加至10~30μg/min，直至症状缓解或收缩压降低至≤100mmHg，继续以有效剂量（剂量范围15~400μg/min）静脉滴注，维持收缩压在90mmHg以上。如无条件，应在紧急转送上级医院后使用。

（4）镇静。吗啡3~5mg静脉注射或5~10mg皮下注射。

（5）快速利尿。给予呋塞米（速尿）20~40mg静脉注射，血压偏低者慎用。

（6）正性肌力药物。室上性快速心律失常或窦性心律但心率快伴室性奔马律者，可给予洋地黄。一周内未用过地高辛者给予毛花苷丙（西地兰），首次剂量0.4mg静脉注射，半小时后可重复应用，24h总剂量1~1.6mg，一周内用过地高辛者宜从小剂量开始；亦可给予毒毛花苷K0.25~0.5mg静脉注射。

（7）其他辅助治疗。肺部哮鸣音明显、气道阻力高者，予氨茶碱0.25g以5%葡萄糖溶液40ml稀释，静脉注射15~20min，或二羟丙茶碱（喘定）0.25g、地塞米松5~10mg静脉注射。伴低血压的肺水肿者，宜先静脉滴注多巴胺2~10μg/（kg·min），维持收缩压在 100mmHg，再进行扩血管药物治疗。

3. 心源性休克及心跳骤停的治疗

参见本书第四部分社区常见急重症的院前急救与转诊。

4. 急性右心衰竭的处理

以病因治疗尤为重要。急性右室心肌梗死伴右心衰竭的治疗：除了急性心肌梗死的常规处理外，应予扩容治疗并禁用利尿剂，有条件者送医院后在血流动力学监测下指导用药最好。

【转诊指导】

急性心力衰竭病情危重，应初步处理后，及时转上级医院治疗。

【健康教育】

(1) 预防和去除病因，是防止发生急性心功能不全的关键。

(2) 一旦有急性心功能不全的症状，应及时转送到有相应专科的医院就诊，彻底治疗。

(3) 康复期应避免劳累、感染，注意低盐饮食，定期随诊。根据病情调整用药，避免使用对心肌收缩力有抑制作用的药物。

二、慢性心功能不全

慢性心功能不全亦称慢性心力衰竭或充血性心力衰竭，是在静脉回流正常的情况下，由于各种原因引起心结构和功能紊乱、心室充盈压或射血能力受损，导致组织血流灌注不足、肺循环和（或）体循环淤血为主要特征的临床综合征。

慢性心力衰竭是一种多病因疾病，从病理生理角度可分为三类：

1. 原发性心肌舒缩功能障碍

心肌病变：如冠心病心肌梗死、感染性或中毒性心肌炎、心肌病；心肌代谢障碍：如脚气病、甲状腺功能亢进、糖原累积病。

2. 心脏负荷过重

①压力负荷（后负荷）过重：体循环和肺循环高压如高血压及肺动脉高压，左、右心室流出道狭窄，主动脉或肺动脉瓣狭窄等；②容量负荷（前负荷）过重：瓣膜关闭不全如主动脉或二尖瓣关闭不全，心内或大血管间左至右分流如房间隔缺损、室间隔缺损、动脉导管未闭、动静脉瘘等。

3. 心脏舒张受限

影响左心室松弛性，即舒张期顺应性降低的疾病如高血压病、肥厚型心肌病、缺血性心肌病。影响左心室僵硬度，即心室充盈受限的疾病，如心肌淀粉样变、限制性心肌病、心包填塞、缩窄性心包炎等。

有 80%~90%的心力衰竭发作存在诱发因素，常见的诱因：①感染：以呼吸道感染为最多；②过度体力活动和情绪激动；③心律失常如心房颤动、室性心动过速等；④妊娠和分娩；⑤输液输血过多或过快；⑥电解质紊乱和酸碱平衡失调；⑦洋地黄过量或不足；⑧使用抑制心肌收缩力的药物；⑨出血与贫血等。

【诊断要点】

1. 临床表现

呼吸困难，踝部水肿和乏力是心力衰竭的特征性症状。临床上习惯于按心力衰竭开始发生于哪一侧及淤血部位，分为左心、右心和全心功能不全。

（1）左心功能不全。

①症状：a. 肺循环淤血引起的症状：呼吸困难，最初是劳力性呼吸困难，加重后出现阵发性夜间呼吸困难、端坐呼吸及咳嗽、咳痰、咯血；b. 心排血量低下的表现：心悸、乏力、倦怠、嗜睡。

②体征：a. 原有心脏病的体征，以及左心室扩大、心率增快、心尖区可有舒张期奔马律，肺动脉瓣区第二心音亢进，交替脉；b. 双侧肺底细湿罗音是左心衰竭重要体征之一。在间质性肺水肿时，可无湿性罗音，仅有呼吸音减弱。阵发性呼吸困难或急性肺水肿时，双肺满布粗大湿罗音，可伴有哮鸣音。约有 25% 的左心衰竭患者有胸水，以右侧多见。

（2）右心功能不全。

①症状：主要由慢性持续体循环淤血引起各器官功能改变所致，如长期胃肠淤血引起食欲不振、恶心、呕吐等；肾淤血引起尿量减少、夜尿多、蛋白尿和肾功能减退；肝淤血引起上腹饱胀、肝区痛，长期肝淤血可引起心源性肝硬化。

②体征：a. 原有心脏病的体征，心脏增大以右心室为主，可伴有心前区抬举性搏动、心率增快，胸骨左缘第 3、4 肋间舒张早期奔马律；b. 体循环淤血表现为颈静脉怒张、肝颈静脉回流征阳性、肝肿大和压痛、下垂性水肿（最早出现踝部水肿）、胸水和腹水、心包积液和紫绀；c. 晚期患者可有明显营养不良、消瘦甚至恶病质。

（3）全心功能不全：全心衰竭同时兼有左、右心衰竭的表现。

2. 辅助检查

（1）X 线。心影常呈普遍性扩大或某一侧心影增大。伴有肺门血管纹理增粗、轮廓模糊不清、肺野模糊的肺淤血及间质性肺水肿表现。当肺泡性肺水肿时可见以肺门为主的放射状大片云雾状阴影。慢性肺淤血病人可见 Kerley B 线、胸腔积液。

（2）心电图。V_1导联 P 波终末向量异常，即 PV_1终末电势（P 波后半部负向波的深度乘宽度的乘积）<-0. 03mm · s，对诊断左心衰竭有帮助。

（3）超声心动图。可发现心结构或功能的改变，了解心腔、瓣膜、心室壁、心包情况，以及测定射血分数等，如：左心室舒张末内径>5. 0cm（女性）和>5. 5cm（男性），左室射血分数<45%和（或）左心室缩短速率<25%提示收缩功能不全。对心功能不全的定性和定量诊断均有帮助。

（4）其他。①血流动力学监测：对心功能不全的诊断分型及治疗均有帮助。特点是心脏泵功能减退，心排血量下降，左室舒张末压升高>15mmHg。当肺毛细血管嵌顿压增高>18mmHg，中心静脉压>12mmHg 时，分别提示有临床型左、右心功能不全的存在。②肘静脉压测定：肘静脉压>140mmH_2O，重压肝区 1min 后上升 10~20mmH_2O，提示右心功能不全存在。

3. 诊断

（1）亚临床型心功能不全的诊断。无明显症状和明确体征，但已有心室功能障碍存在，是心力衰竭之前的一个阶段。血流动力学监测显示：左室射血分数<45%、左室舒张末压≥18mmHg或肺毛细血管嵌顿压≥16mmHg；以及右室舒张末压≥10mmHg，分别是左、右心功能不全的指标。

（2）临床型心功能不全的诊断。出现前述的心力衰竭症状及体征，如运动耐量下降，乏力，呼吸困难，水肿等；除外非心源性原因所致即可诊断。但因临床症状与心功能不全严重程度相关性差，因此需要辅助检查，特别是超声心动图检查协助诊断。

（3）弗明汉（Framingham）研究的心功能不全诊断标准。①主要标准为阵发性夜间呼吸困难或端坐呼吸、颈静脉怒张、肺内湿性罗音、心脏扩大、急性肺水肿、室性奔马律和静脉压升高（>160mmH_2O）。②次要标准为下肢水肿、夜间咳嗽、劳力性呼吸困难、肝肿大、胸腔积液、肺活量减低至最大量的1/3和心率增快（≥120次/min）。符合两项主要标准或一项主要标准及两项次要标准者，可诊断为心功能不全。

4. 心功能分级

我国现仍采用美国纽约心脏学会（NYHA）心功能分级法，2005年欧洲心脏病协会《慢性心力衰竭诊治指南》亦建议该方案：

Ⅰ级：体力活动不受限，一般体力活动不引起过度的乏力、心悸、气促。

Ⅱ级：体力活动轻度受限，静息时无不适，日常活动和工作即出现乏力、心悸、气促和心绞痛症状。

Ⅲ级：体力活动明显受限，低于日常活动量即出现乏力、心悸、气促症状。

Ⅳ级：一切体力活动均受限制，休息时仍有心功能不全症状。

5. 鉴别诊断

（1）左心功能不全主要应与肺疾患或其他原因引起的呼吸困难加以鉴别，如支气管哮喘、气管或支气管肺癌、慢性支气管炎并发肺气肿、糖尿病酮症酸中毒等，根据其相应的病史和体征，无心脏病依据、胸片无肺淤血，结合相应的辅助检查全面考虑，可与左心功能不全鉴别。

（2）右心功能不全应与肝硬化、肾性水肿等鉴别。肝硬化有慢性、进行性、弥漫性肝病史，肝功能减退、门静脉高压等不难鉴别；肾性水肿者检查有肾功能不全、尿异常，如血尿、蛋白尿及管型尿，多伴高血压，可与右心功能不全鉴别。

【治疗】

1. 治疗目的

①预防和（或）控制可导致心力衰竭的疾病；②防止心力衰竭进一步恶化；③保持或改善生活质量；④改善预后。

2. 治疗原则

（1）病因防治。如控制高血压、治疗冠心病、预防风湿热等。

（2）减轻心脏负荷的主要措施，合理应用血管扩张剂和利尿剂；限制钠盐摄入，应用醛固酮拮抗剂减少钠水潴留；限制活动；必要时采用高渗腹膜透析及超滤疗法。

（3）心功能不全时神经内分泌激活的干预治疗，是现今慢性心力衰竭治疗的关键。应用血管紧张素转换酶抑制剂抑制肾素-血管紧张素系统的活性，在扩张血管降低前后负荷的同时使醛固酮分泌减少，水钠潴留减轻；应用β受体阻滞剂缓解心功能不全时交感神经系统的激活状态，防止心功能不全进一步恶化，使心力衰竭患者预后获得很大改善。

（4）增强心肌收缩力，改善心肌功能。

（5）根据病人具体情况，有针对性地应用上述治疗原则进行综合治疗。

3. 治疗措施

（1）有效地根治（包括手术治疗）或控制病因，并积极防治心功能不全的诱因。

（2）一般治疗：①休息；②给予易消化和富有营养的食物，限制钠盐；③吸氧，40%~50%氧气湿化后吸入；④体位取头高位，将床头抬高15°~30°，在明显左心功能不全时，应采取半坐或端坐位。

（3）利尿剂。它是有症状心力衰竭和肺水肿的基础治疗。①轻度心功能不全患者应用噻嗪类利尿剂，如口服氢氯噻嗪（双氢克尿塞）25~50mg，隔天1次；中度以上病人多需使用袢利尿剂，如呋塞米（速尿）20~40mg，隔天1次；急性心力衰竭伴肺水肿时，静脉推注袢利尿剂是首选治疗。②利尿剂的应用先从小剂量、间断治疗开始，利尿效果不满意时，再增加剂量和连续使用，顽固性水肿可联合用药，如噻嗪类和（或）袢利尿剂与保钾利尿剂如安体舒通20mg，每天3次，或阿米洛利2.5mg，每天1次，必要时可加用氨茶碱0.25g加入5%葡萄糖注射液40ml，15min内静脉注射，以增加肾小球滤过率而提高利尿疗效。病情稳定时以最小有效剂量长期维持。③慢性肺心病合并心功能不全者，宜选用作用缓和利尿剂，并注意小剂量，短疗程，间断用药。

（4）血管扩张剂。血管紧张素转换酶抑制剂可作为治疗慢性心力衰竭的第一线药物。扩张血管除了能减轻心前、后负荷而改善心功能之外，血管紧张素转换酶抑制剂同时尚能减轻心力衰竭时的神经内分泌反应，使醛固酮分泌减少，水钠潴留减轻。常用药如卡托普利、依那普利等，对各种轻、中、重度心力衰竭均有效，可长期使用，除非有禁忌，如肾功能不全、双侧肾动脉狭窄、低血压等。慢性心力衰竭不主张用钙拮抗剂。不能耐受血管紧张素转换酶抑制剂者可选用血管紧张素Ⅱ受体拮抗剂。

（5）β受体阻滞剂。它是慢性心力衰竭治疗的重点用药，常用药物有卡维地洛、美托洛尔、阿替洛尔等。

适应证：全部心力衰竭患者，轻、中度心力衰竭，以及重度心力衰竭。心功能不全时有交感神经活性增高者，如有心率快、易出汗表现者更为适宜。应用原则是在病情稳定后，从小剂量开始逐渐加量，缓慢递增剂量，力求达到靶剂量，如卡维地洛40~60mg/天，或最大耐受剂量。

禁忌证：支气管哮喘、严重心功能不全、病态窦房结综合征、高度房室传导阻滞、严重窦缓、低血压、周围血管疾病、糖尿病等。

（6）醛固酮拮抗剂。对NYHA心功能分级Ⅲ~Ⅳ级的中、重度收缩性心力衰竭患者，应在使用血管紧张素转换酶抑制剂、β受体阻滞剂和利尿剂基础上加用醛固酮拮抗剂，如螺内酯。能改善预后，降低病死率。

（7）正肌力药。

①洋地黄：首选治疗的适应证是伴室上性快速心律失常的中、重度收缩性心力衰竭，以及各种原因导致的充血性心力衰竭。

禁忌证：洋地黄过量或中毒、肥厚型梗阻性心肌病、Ⅱ度以上房室传导阻滞、预激综合征、缩窄性心包炎。

慎用于急性心肌梗死早期、肺心病、严重二尖瓣狭窄。

给药方法：除急性情况应用负荷剂量治疗外，一般每日给予维持量即可。地高辛的治疗剂量为 0.125~0.25mg/天。

②环核苷酸（cAMP）依赖性正性肌力药。a. β 受体激动剂：如多巴胺、多巴酚丁胺。两者静脉应用常规剂量为 2~10μg/（kg·min），对低心排血量、高充盈压和低血压的急、慢性心力衰竭均有显著效果；b. 磷酸二酯酶抑制剂：如氨力农、米力农、依诺昔酮，仅适于急性心力衰竭的治疗或慢性心力衰竭急性恶化时的短期治疗。

（8）抗凝治疗。对心力衰竭左心室射血分数（LVEF）≤40%，特别是合并房颤者应常规给予华法林抗凝治疗，维持国际标准比值在 2.0~3.0 范围，除非病人有禁忌，如出血倾向、华法林过敏等。

【洋地黄过量的处理】

1. 洋地黄过量及影响洋地黄耐受量的原因

①电解质紊乱：低钾血症、低镁血症、高钙血症等；②心肌严重病变；③缺氧；④肾功能不全；⑤剂量过大；⑥早产儿、新生儿、老年人；⑦药物相互作用，如奎尼丁、普罗帕酮（心律平）、钙拮抗剂、胺碘酮、华法林、红霉素等，可使地高辛血清浓度提高 30%~40%。

2. 临床表现

（1）胃肠症状：纳差、恶心、呕吐、腹泻等。

（2）神经系统症状：头痛、眩晕、失眠、抑郁，甚至神志错乱；视觉改变：黄视、绿视、弱视。

（3）心脏毒性：原有心功能不全症状突然加重：各种类型心律失常，以加速性室性心动过速、心房颤动基础上的多形性连发室早、心房颤动伴加速性交界区心动过速为诊断洋地黄中毒的特征性心律失常。

3. 毒性反应的处理

（1）早期诊断，及时停药，解除导致过量的原因。

（2）静脉补钾、补镁，因低钾血症导致者，停用排钾利尿剂。

（3）控制心律失常。快速性心动过速可选用苯妥英钠 100mg 加生理盐水 20ml，或利多卡因 50~100mg 加 5%葡萄糖注射液 20ml 稀释，5min 内缓慢静脉注射，必要时 10min 后可重复应用，两药总剂量均不超过 300mg；缓慢性心律失常用阿托品 0.5~1mg 静脉注射。

（4）当出现严重的高辛中毒时，可用特异性地高辛抗体解毒。

【转诊指导】

（1）难治性心衰。

（2）合并严重心律失常，如复杂室早，室速者。

（3）具备心脏再同步化治疗指征者，应转上级医院行心脏起搏器植入术。

【健康教育】

（1）指导患者根据心功能及体力状况调整活动量，避免劳累，注意限盐。

（2）指导病人合理用药，以有效缓解症状，改善生活质量。

（3）定期随诊，以利于及早发现并消除引发心功能不全的诱因，避免心肌损害进一步加重。

（4）避免应用可能会加重心力衰竭的药物，如皮质激素、非甾体类消炎药、I类抗心律失常药、三环抗抑郁药物等。

第三章　消化系统疾病

第一节　急性胃肠炎

急性胃肠炎系指由不同原因所致的胃肠黏膜急性炎症和损伤。本病常见于夏秋季，其发生多由于饮食不当，暴饮暴食；或食入生冷腐馊、秽浊不洁的食品后数小时至24h发病。

【病因】

1. 细菌和毒素感染

食物变质和不良的饮食习惯。以沙门氏菌、金葡菌毒素，以及流感病毒和肠道病毒感染常见，病毒亦可见到。常有集体发病或家庭多发的情况。

2. 理化因素

常见的有进食生冷食物、酒精、浓茶、咖啡、药物、应激、十二指肠液反流、黏膜缺血缺氧以及放射损伤或机械损伤等。

3. 精神神经因素

精神、神经功能失调，各种急重症的危急状态，以及机体的变态（过敏）反应均可引起胃黏膜的急性炎症损害。

4. 误服强酸、强碱及农药等

【临床表现】

1. 症状

主要为恶心、呕吐、腹痛、腹泻、发热等。起病急，恶心、呕吐频繁，剧烈腹痛，频繁腹泻，多为水样便，可含有未消化食物。吐后感觉舒服，也有的病人直至呕吐出黄色胆汁或胃酸。上腹痛正中偏左或脐周压痛，呈阵发性加重或持续性钝痛，伴腹部饱胀、不适。少数病人出现剧痛。常有发热、头痛、全身不适及程度不同的中毒症状。

药物和应激状态所致的胃炎，常以呕血或黑便为首发症状，出血量大时可导致失血性休克。由于食物中毒引起的急性胃肠炎，重时可有脱水、电解质紊乱、酸中毒，甚至低血压。腐性胃炎常引起上腹部剧痛，频繁呕吐，可伴寒战及发热。

部分患者仅有胃镜下所见，而无任何症状。

2. 体征

体征不明显，大多数患者仅有上腹或脐周压痛、无肌紧张及反跳痛，肠鸣音亢进。特殊类型的急性胃肠炎可出现急腹症，甚至休克。

【辅助检查】

（1）感染因素引起者，应作白细胞计数和分类检查，粪便常规和培养。

（2）疑有出血者应作呕吐物或粪便隐血试验，红细胞计数、血红蛋白测定和红细胞压积。

（3）胃镜检查有助于诊断。食物中毒患者宜于呕吐症状有所缓解后再考虑是否需要行胃镜检查，由药物或应激因素所致的急性胃黏膜病变，宜24h内检查，以期早期诊断。吞服腐蚀剂者则为胃镜禁忌。

（4）X线钡剂检查无诊断价值。

【诊断与鉴别诊断】

根据以下病情特点不难作出诊断：①有暴饮暴食或吃不洁腐败变质食物史；②起病急，恶心、呕吐频繁，剧烈腹痛，频繁腹泻，多为水样便，可含有未消化食物，少量黏液，甚至血液等；③常有发热、头痛、全身不适及程度不同的中毒症状；④呕吐、腹泻严重者，可有脱水、酸中毒，甚至休克等；⑤体征不明显，上腹及脐周有压痛，无肌紧张及反跳痛，肠鸣音多亢进。

急性胃肠炎应作出病因诊断，药物性急性胃炎最常见的是由非甾体抗炎药如酮洛芬、吡罗昔康、消炎痛等以及阿司匹林所致。对严重外伤、败血症、呼吸衰竭、低血容量性休克、烧伤、多脏器功能衰竭、中枢神经系统损伤等应激状态时要警惕急性胃黏膜病变的发生。

应与急性阑尾炎、急性胰腺炎、急性胆囊炎、急性痢疾、胃肠型上呼吸道感染、Menetrier病相鉴别。

【治疗】

（1）针对病因，去除损害因子，积极治疗原发病。

（2）严重时禁食，逐渐过渡到易消化清淡流质、半流质饮食。

（3）对症和支持疗法。呕吐患者因不能进食，应补液，用葡萄糖及生理盐水维持水、电解质平衡，无禁忌者至少补充生理需要量2000ml，伴腹泻者注意钾的补充。腹痛者可用阿托品、复方颠茄片或山莨菪碱等解痉药。还可局部热敷腹部止痛（有胃出血者不用）。

（4）药物治疗：①抑酸剂：可应用H2受体阻滞剂或PPI，不能口服者用静脉滴注。②胃黏膜保护剂和抗酸剂：硫糖铝、胶体铋、氢氧化铝凝胶剂或其与氧氧化镁的混合剂，每天3~4次口服。③细菌感染所引起者可根据病情，选用氟喹诺酮类制剂、氨基甙类制剂或头孢菌素。④应激性急性胃炎常出现上消化道出血，应抑制胃酸分泌，提高胃内pH值，临床常用法莫替丁40~80mg/天静脉滴注，或雷尼替丁300mg/天静脉滴注，质子泵抑制剂抑酸效果更强，疗效更显著，如奥美拉唑40~80mg静脉注射或静脉滴注，每天2~3次。

【转诊指导】

（1）急性胃肠炎出现严重并发症如脱水所致休克及水盐电解质紊乱、肠穿孔、败血症。

（2）因服强酸、强碱及农药等所致者，立即予以牛奶或蛋清进行稀释并转上级医院。

【健康教育】

（1）注意饮食卫生。

（2）节制饮酒，进食规律、勿暴饮暴食，避免过冷、过热、辛辣刺激食物及浓茶、咖啡等饮料。急性出血及呕吐频繁时应禁食。

(3) 慎用或不用易损伤胃黏膜的药物，正确使用阿司匹林、吲哚美辛等对胃黏膜有刺激的药物，在必要时，应用抑酸剂、胃黏膜保护剂预防疾病的发生。

(4) 急性胃肠炎患者应卧床休息，减少活动，注意保暖，少吃多餐，禁烟酒及刺激性饮食。

(5) 急性期患者常有呕吐、腹泻等症状，失水较多，因此需鼓励饮水，补充液体，在尽可能情况下多饮水，补充丢失水分。以糖盐水为好（白开水中加少量糖和盐而成）。不要饮含糖多的饮料，以免产酸过多加重腹痛。呕吐频繁的病人可在一次呕吐完毕后少量饮水（50ml 左右），多次饮入，不至于呕出。

(6) 为避免胃肠道发酵、胀气，急性期应忌食牛肉等易产气食物，并尽量减少蔗糖的摄入。忌食高脂肪的油煎、炸及熏、腊的鱼肉，含纤维素较多的蔬菜、水果，食物和调味品等。

(7) 对于急性应激造成的急性胃肠炎患者，加强心理疏导，解除其紧张情绪，保持轻松愉快的心情，使身、心两方面得以充分的休息。

第二节 慢性胃炎

慢性胃炎系指由多种原因引起的胃黏膜慢性炎症和（或）腺体萎缩性病变。其发病率在各种胃病中居首位，男性稍多于女性。

【病因】

(1) 幽门螺杆菌感染是最常见病因，我国成年人的感染率比发达国家明显增高，胃窦炎患者感染率一般为 70%~90%。

(2) 长期反流、长期服用损伤胃黏膜的药物，主要为非甾体抗炎药，如阿司匹林、吲哚美辛（消炎痛）等。十二指肠液反流，其中胆汁、肠液和胰液等可减弱胃黏膜屏障功能，使胃黏膜发生炎症、糜烂和出血，使慢性炎症持续存在。

(3) 流行病学资料显示，饮食中高盐和缺乏新鲜蔬菜、水果与慢性胃炎的发生密切相关。

(4) 鼻咽部慢性感染灶、酗酒、长期饮用浓茶、咖啡等以及胃部深度 X 线照射也可导致胃炎。

(5) 胃体萎缩性胃炎常与自身免疫损害、内因子缺乏有关。

【临床表现】

1. 症状

无特异性，可有中上腹不适、饱胀、隐痛、烧灼痛，疼痛无节律性，一般于食后为重，也常有食欲不振、嗳气、反酸、恶心等消化不良症状。有一部分患者可无临床症状。

如有胃黏膜糜烂者可出现少量或大量上消化道出血。胃体萎缩性胃炎合并恶性贫血者可出现贫血貌、全身衰弱、乏力、厌食、精神淡漠，而消化道症状可以不明显。

2. 体征

多不明显，查体可有上腹部轻压痛，胃体胃炎有时伴有舌炎及贫血征象。

【辅助检查】

（1）胃镜及组织学检查是慢性胃炎诊断的关键。

（2）幽门螺杆菌检查。对于胃癌前病变、消化性溃疡、胃肠黏膜相关淋巴瘤等疾病的诊断有重要意义。有多种方法，如组织学、尿素酶、细菌培养、^{13}C 和 ^{14}C 尿素呼气试验或粪便 HP 抗原检测。

（3）钡餐检查。主要用于排除消化性溃疡和胃癌等疾病。

（4）胃酸分泌功能、血清抗壁细胞抗体、内因子抗体及维生素 B_{12} 水平测定。

【诊断和鉴别诊断】

慢性胃炎的诊断主要依据胃镜所见和胃黏膜组织病理检查。凡有上消化道症状者都应进行胃镜检查，以除外早期胃癌、胃溃疡等疾病。中年女性患者应作胆囊超声检查，排除胆囊结石的可能。

内镜和组织学诊断以 2012 年 11 月全国第三次慢性胃炎共识会议意见为依据。

（1）分类：内镜下慢性胃炎分为浅表性胃炎（又称非萎缩性胃炎）和萎缩性胃炎，若同时存在平坦糜烂、隆起糜烂或胆汁反流，则诊断为非萎缩性或萎缩性胃炎伴糜烂或伴胆汁反流。肠上皮化生即属萎缩。

（2）病变的分布和范围：胃窦炎、胃体炎和全胃炎胃窦为主或全胃炎胃体为主。

（3）诊断依据：非萎缩性胃炎表现为红斑（点、片状、条状），黏膜粗糙不平，出血点/斑；萎缩性胃炎表现为黏膜呈颗粒状，血管透露，色泽灰暗，皱襞细小。

（4）活检取材：取 2~3 块标本，胃窦小弯 1 块和大弯 1 块及胃体小弯 1 块。标本须分开装瓶，并向病理科提供取材部位、内镜所见和简要病史。

（5）组织学分级标准：有五种形态变量要分级（HP、慢性炎症、活动性、萎缩和肠化），分成无、轻度、中度和重度四级（或 0、+、++、+++）。①HP：观察胃黏膜液层、表面上皮、小凹上皮和腺管上皮表面的 HP。②活动性：慢性炎症背景上有中性粒细胞浸润。③慢性炎症：根据慢性炎症细胞的密集程度和浸润深度分级。④萎缩：指胃的固有腺体的丧失，幽门腺萎缩是指幽门腺减少或由肠化腺体替代，胃底（体）腺萎缩是指胃底（体）腺假幽门腺化生、肠化或腺体本身减少。⑤肠化。⑥上皮内瘤变（异型增生）：分为高级别和低级别，是重要的胃癌癌前病变，具有进展为浸润性癌和转移癌可能。

（6）萎缩性胃炎的随访：中-重度萎缩伴有肠化的慢性萎缩性胃炎 1 年左右随访 1 次，不伴有肠化或上皮内瘤变的慢性萎缩性胃炎可酌情内镜和病理随访。伴有低级别上皮内瘤变并证明此标本并非来于癌旁者，根据内镜和临床情况缩短至 6 个月左右随访 1 次；而高级别上皮内瘤变需立即确诊，证实后予以内镜下治疗或手术治疗。

（7）特殊类型慢性胃炎或胃病：如肉芽肿性胃炎、嗜酸性胃炎、疣状胃炎、慢性淋巴细胞性胃炎、巨大胃黏膜肥厚症（Menerrier 病）等，应注意判断。

【治疗】

（1）幽门螺杆菌感染。详见《螺杆菌的规范化治疗》章节。

（2）胃黏膜保护剂。增强胃黏膜屏障的防御能力，促进糜烂黏膜的修复（见表 4-7）。

表 4-7　　常用胃黏膜保护剂

常用药名、常用商品名	每次剂量	每天用法	说明
替普瑞酮（施维舒）	50mg	3/天	饭后 30min 口服
瑞巴派特	0. 1g	3/天	每天早、晚及睡前口服
铝碳酸镁（达喜）	1. 0g	3~4/天	三餐饭后 2h 嚼服，睡前可加服一次
麦滋林-S 颗粒	0. 5g	3/天	
硫糖铝	1. 0g	3/天	
枸橼酸铋钾（丽珠得乐）	110mg	4/天	餐前 30min 和睡前用，不宜超过 8 周

（3）H_2受体阻滞剂或 PPI。详见《消化性溃疡》章节。

（4）促胃动力药。促进胃排空，减少酸及胆汁反流。适合于伴有嗳气、反酸、幽门张力降低、胆汁反流者，也可缓解恶心、腹胀等消化不良症状（见表 4-8）。

表 4-8　　常用促胃动力药

常用药名、常用商品名	每次剂量	每天用法	说明
多潘立酮（吗丁啉）	10mg	3/天	饭前 15min
莫沙必利	5mg	3/天	饭前 15min
曲美布汀（舒丽启能）	0. 1g	3/天	对胃肠运动有双向调节功能

（5）助消化药和稀盐酸。对慢性萎缩性胃炎，而无黏膜糜烂者尤其是胃体萎缩性胃炎可作为补偿治疗（见表 4-9）。

表 4-9　　常用助消化药物

常用药名、常用商品名	每次剂量	每天用法	说明
复方消化酶（达吉）	2 粒	3/天	餐中或餐后口服
复方阿嗪米特（泌特）	2 粒	3/天	餐中或餐后口服
胃蛋白酶合剂	10ml	3/天	餐中或餐后口服

（6）胃体萎缩性胃炎。目前，无有效治疗方法，主要对症治疗。胃复春治疗萎缩性胃炎有一定疗效（4 片/次，3 次/天）。合并恶性贫血者需终生注射维生素 B_{12} 100mg，肌注，每天一次。有缺铁性贫血者补充铁剂，硫酸亚铁片 0. 39 或琥珀酸亚铁 100mg 同时加用维生素 C，口服，每天 3 次。适当补充一些复合维生素及微量元素如锌、硒、胡萝卜素等。

【转诊指导】

（1）对药物不能逆转的中、重度不典型增生（高级别上皮内瘤变），在确定没有淋巴结转移时，可行内镜下治疗。

（2）对药物不能逆转的重度不典型增生伴有局部淋巴结肿大时，考虑手术治疗。

【健康教育】

（1）保持良好心态，生活规律，注意劳逸结合。

（2）清除鼻口咽部感染灶，戒烟忌酒。

（3）饮食宜软、易消化、避免过于粗糙。

（4）忌含浓烈辛辣调料的食品或服用对胃有刺激的药物。

（5）口服选择性 COX-2 抑制剂塞来昔布对胃黏膜重度炎症、肠化、萎缩及异型增生的逆转有一定益处，也可适量补充复合维生素及含硒食物。

（6）伴有息肉、异型增生或有局灶性凹陷或隆起者，应加强随访。

（7）对有胃癌家族史、食物营养单一、常食熏制或腌制食品的患者，需警惕肠上皮化生、萎缩及不典型增生向胃癌的进展。

（8）近年来的研究显示饮食中的一些天然食物成分有一定的预防萎缩性胃炎及癌变的作用，如叶酸、维生素 C、维生素 E、维生素 A 类衍生物、茶多酚、大蒜素及微量元素硒。

第三节　胃食管反流病

胃食管反流病（GERD）主要是由于食管下端括约肌功能紊乱，以致胃内容物反流至入食管而引起不适症状和（或）并发症的一种疾病。GERD 可分为三种亚型：①内镜阴性胃食管反流病（NERD），约占 70%；②反流性食管炎（EE），并可并发食管溃疡、出血及狭窄；③Barrett 食管（BE），有可能发展为食管腺癌，较正常人高 10~20 倍。目前观点多认为三种亚型之间很少转化，相对独立。

【病因】

胃食管反流病的主要发病机制是抗反流防御机制（抗反流屏障、食管廓清运动和食管黏膜屏障）减弱和反流物对食管黏膜攻击作用的结果。

【临床表现】

1. 症状

典型症状：烧心、胸骨后疼痛、反酸和反食。多在饭后 1h 发生，半卧位、前屈位或剧烈运动可诱发，症状严重程度与病变轻重不平行。

非典型症状：胸痛（可酷似心绞痛，称为非心源性胸痛），上腹部疼痛，咽下困难（初期为继发性食管间歇性痉挛，后期多由于食管瘢痕形成狭窄）。

消化道外症状：如反流至肺部则可引起慢性咳嗽、气管炎及哮喘发作；如反流至咽喉部和耳道，可引起牙龈炎、牙釉质腐蚀、咽炎、声音嘶哑、慢性中耳炎等症状。

【辅助检查】

1. X 线检查

确定有无食管狭窄等并发症，并可协助诊断有无食管裂孔疝。敏感性较低。

2. 内镜检查

对诊断和评估病情严重程度有重要意义，也是排外食管癌的最好方法。目前内镜下分级标准多采用洛杉矶分类：

A 级：食管黏膜有破损，但无融合，病变长度≤5mm；

B 级：食管黏膜有破损，但无融合，病变长度>5mm；

C 级：食管黏膜有破损且有融合，但周径<75%；

D 级：食管黏膜有破损融合，融合周径>75%；

食管黏膜有明显糜烂、结节，或齿状线以上发现有孤立性红斑，应作病理活检，以确定有无 Barrett 食管或癌变。

3. 24h 食管 pH 检测

鉴定酸反流的"金标准"，可确定有无胃、十二指肠反流存在，正常食管 24h pH<4 的时间应小于 4%，超过此值即认为食管有酸暴露，是胃食管反流的有力证据。一般主张用于在内镜检查和 PPI 试验治疗后仍不能确定者。

4. 24h 胆汁反流监测

部分 GERD 患者发病有非酸反流因素参与，因其局限性未普及开展。

5. 食管测压

可帮助评估食管功能、预测手术及预测反流治疗的疗效。

【诊断与鉴别诊断】

1. 诊断

完整而准确的病史是 GERD 诊断的基础，反复胃灼热是 GERD 的特征性症状，其频率、程度及时间与内镜下病灶的轻重无关。

对于伴有典型反流综合征又缺乏报警症状（吞咽困难、吞咽痛、黑便、消瘦或贫血等）的患者，可行 PPI 试验性治疗（服用标准剂量 PPI，每天两次，疗程 1~2 周），服药后症状消失或明显改善则为 PPI 试验阳性，支持 GERD 诊断；若停药后症状复发，复治再次取得阳性效果则更加可信；若症状未见改善，需与其他疾病相鉴别。

对于 PPI 治疗无效或有报警症状者应行进一步检查，症状长期持续易造成 BE 危险的患者亦需行内镜检查。内镜检查对 NERD 的诊断价值在于可排除 EE 或 BE 以及其他上消化道疾病，如溃疡或胃癌。

2. 鉴别诊断

（1）临床上应与其他病因的食管病变如真菌性食管炎、药物性食管炎、食管癌、食管贲门失迟缓、消化性溃疡、胆道疾病相鉴别。

（2）频繁发作的胸痛应作心电图等相关检查，除外急性冠脉综合征。

（3）与功能性烧心、功能性胸痛、功能性消化不良相鉴别。

【治疗】

治疗目的：愈合食管炎，消除症状；防治并发症；提高生活质量，预防复发。

1. 药物治疗

抑酸与促动力药物的联合应用是目前最常用的方法，不同患者个体化用药。

（1）抑酸剂。抑酸剂是治疗反流性食管炎的主要药物，开始先用药 6~8 周使食管炎愈合，以后减量维持，防止复发，常用的药物有：①质子泵抑制剂：如奥美拉唑 20mg，埃索美拉唑 20mg，兰索拉唑 30mg，雷贝拉唑 10mg，泮托拉唑 40mg，每天 1~2 次，在早餐前和（或）晚餐前服用。用药 8 周多数患者症状完全缓解，食管炎愈合，但停药后 80%病例在 6 个月内复发，故推荐继续维持治疗 1 个月后给予按需维持治疗（即出现症状时及时服药）。若出现夜间酸突破现象（在服用大量 PPI 时，夜间发作反酸），可在临睡前加用 H2 受体拮抗剂 1 次。②H_2受体拮抗剂：如西咪替丁 40mg，每天 2 次，雷尼替丁 150mg，每天 2 次；法莫替丁 20mg，每天 2 次。有一定效果，但症状缓解时间较短，且 4~6 周后大部分患者出现耐药，长期疗效不佳。

（2）抗酸剂和黏膜保护药。铝碳酸镁 1.0g，每天 3 次，饭后 1~2h 嚼服（铝镁加混悬液 15ml，每天 3 次，饭后 1~2h 吞服），尤其适用于伴有非酸反流的 GERD 患者；

（3）促动力药。如多潘立酮（对食管和胃平滑肌有显著促动力作用）、莫沙必利（对全胃肠平滑肌均有促动力作用，还能提高 LES 张力）等；用法均为 10mg，每天 3 次，饭前 30min 服用。

（4）对久治不愈或反复发作伴有明显焦虑或抑郁者，应加用抗焦虑或抗抑郁治疗。

2. 内镜治疗

Barrett 食管一般预后良好，但由于其发生食管腺癌的风险比一般人群高 30 倍以上，故应定期内镜随访，疑有癌变倾向者，应作内镜下治疗。对于并发食管狭窄者，可考虑作扩张术。

3. 手术治疗

对无法停药且手术条件好的患者，可选用抗反流手术（腹腔镜下 Nissen 胃底折叠术）。

【转诊指导】

（1）疑诊 GERD 患者药物治疗效果不佳，或有食管癌高危因素患者，因条件限制需进一步行内镜检查者。

（2）Barrett 食管患者需行内镜下治疗者，特别是发现重度不典型增生或早期食管癌应及时手术切除。

（3）出现食管狭窄、出血、穿孔等并发症，严重影响生活质量，需进一步行内镜下治疗或手术治疗的患者。

【健康教育】

（1）饮食应以易消化的软食为主，禁烟酒，忌食辛辣、高脂肪食物和咖啡等易致反流的饮料。

（2）晚餐不宜过饱，睡前 2~3h 不再进食。

（3）有充分证据表明肥胖是 GERD 的发病危险因素，减轻体重可降低腹内压，从而大大减轻反流症状，故肥胖者应减肥，裤带不宜过紧。

（4）有严重反流者，特别是夜间反流症状较严重者，为防止吸入性肺炎，睡眠时可抬高床头 15~20cm。

（5）慎用抗胆碱能药、多巴胺、黄体酮、前列腺素 E、钙通道阻滞剂等。因这些药物均可减低下食管括约肌压力，加重胃食管反流。

（6）戒烟及禁酒。

第四节　消化性溃疡

消化性溃疡（PU）指主要发生在胃及十二指肠的慢性溃疡，即胃溃疡（GU）和十二指肠溃疡（DU），亦可发生在与酸性胃液相接触的其他部位，包括食管、小肠、胃肠吻合术后吻合口，以及异位的胃黏膜，如位于肠道的梅克尔（Meckel）憩室。由于溃疡的病损超过黏膜肌层，故不同于糜烂。消化性溃疡的得名在于胃酸与胃蛋白酶的自身消化是形成消化性溃疡的主要原因，近来认为 HP 与消化性溃疡有密切关系。

本病是全球性多发病，全世界约有 10%的人口一生中患过此病。临床上 DU 较 GU 多见，两者之比约为 3∶1。DU 好发于青壮年，GU 的发病年龄一般较 DU 约迟 10 年。男性患病较女性多见。秋冬和冬春之交是本病的好发季节。

【病因】

消化性溃疡的发生是一种多因素疾病，多由于胃黏膜的损害因素（幽门螺杆菌、胃酸及非甾体抗炎药、吸烟、心理因素等）大于防御因素（胃黏膜屏障、黏液、黏膜血流、细胞新陈代谢及前列腺素等）所致。

【临床表现】

1. 症状

消化性溃疡的典型症状：①疼痛部位：胃溃疡一般在在上腹部偏左，十二指肠溃疡多在上腹部或偏右；②疼痛性质及程度：空腹痛、灼痛、胀痛、隐痛，持续性剧痛提示溃疡穿孔可能；③疼痛的周期性和节律性：反复周期性发作，尤以 DU 明显，常见于每年秋末和春初季节变化时发病。GU 多为饭后半小时发作，至下餐前缓解。DU 有饥饿痛、半夜痛，进食可以缓解；④诱因：精神刺激、饮食不当、过度疲劳、药物影响或气候变化等。

其他症状：可以伴有反酸、烧心、嗳气、恶心、呕吐等非特异性消化不良症状。

2. 体征

上腹部局限性压痛：程度不重，十二指肠溃疡压痛偏右上腹；胃溃疡偏左上腹。其他体征取决于溃疡并发症，幽门梗阻时可见胃型及胃蠕动波，溃疡穿孔时有局限性或弥漫性腹膜炎的体征。

特殊类型的溃疡不具备典型溃疡的疼痛特点，往往缺乏疼痛的节律性。包括无症状溃疡、幽门管溃疡、球后溃疡、复合性溃疡、老年性溃疡、应激性溃疡、Dieulafoy 溃疡、Meckel 憩室溃疡及胃泌素瘤。

【辅助检查】

1. 内镜检查

金标准，对胃溃疡应常规取病灶组织作病理检查。一般分 3 期：1 活动期（A1 期、A2 期）；2 愈合期（H1 期、H2 期）；3 瘢痕期（S1 期、S2 期）。

2. X 线钡餐

气钡双重对比可以显示 X 线的直接征象（具有诊断意义的龛影）和间接征象（对诊断有参考价值的局部痉挛、激惹及十二指肠球部变形）。

3. 幽门螺杆菌检查

目前多为 C14 呼气试验及 C13 呼气试验。

4. 粪便隐血实验

隐血试验阳性提示溃疡有活动，如 GU 病人持续阳性，应怀疑有癌变可能。

【诊断和鉴别诊断】

依据本病具有慢性病程、周期性发作和节律性中上腹疼痛等特点，可作出初步诊断。

内镜检查是确诊手段。本病应与下列疾病作鉴别：

（1）胃癌。典型癌性溃疡形态多不规则，常>2cm，边缘呈结节状，底部凹凸不平，覆污秽苔。

（2）功能性消化不良。见《功能性胃肠病》章节。

（3）慢性胆胰疾病。多于进食油腻食物有关，典型病例疼痛位于右上腹、并发射至背部，伴发热、黄疸。

【治疗】

治疗目标：去除病因，控制症状，促进溃疡愈合，预防复发和避免并发症。药物治疗有效率可达95%，很少需要手术治疗。

1. 对症治疗

如腹胀可用促动力药如吗丁啉；腹痛可以用抗胆碱药如颠茄、山莨菪碱等药物。

2. 抑制胃酸分泌

常用药物有 H_2受体拮抗剂和 PPI；通常十二指肠溃疡治疗 2~4 周，胃溃疡治疗 4~6 周（见表 4-10、表 4-11）。

表 4-10　**常用 H_2受体拮抗剂**

通用药名	规格（mg）	治疗剂量（mg）	维持剂量（mg）
法莫替丁	20	20，每天 2 次	20，每晚 1 次
雷尼替丁	150	150，每天 2 次	150，每晚 1 次
尼扎替丁	150	150，每天 2 次	150，每晚 1 次

表 4-11　**质子泵抑制剂（PPI）**

通用药名	规格（mg/片）	治疗剂量（mg）	维持剂量（mg）
埃索美拉唑	20，40	40，每天 1 次	20，每天 1 次
兰索拉唑	30	30，每天 1 次	30，每天 1 次
奥美拉唑	10，20	20，每天 2 次	20，每天 1 次
泮托拉唑	20	40，每天 1 次	20，每天 1 次
雷贝拉唑	10	20，每天 1 次	10，每天 1 次

3. 胃黏膜保护药

①铋剂，止痛效果较缓慢，常见舌苔及大便变黑。肾功能不全者忌用，宜饭前及睡前服用，一般用药时间不超过 8 周为宜。②弱碱性抗酸剂，常用有铝碳酸镁、硫糖铝、铝镁加混悬液等，可中和胃酸及胆汁酸，短暂缓解疼痛。

4. 根除 HP 治疗

具体用法及治疗方案详见《幽门螺杆菌感染》一章。

5. 关于维持治疗问题

对于反复发作、HP 阴性的消化性溃疡，如非甾体抗炎药相关性溃疡，在溃疡愈合后仍应适当维持治疗，即较长时间服用维持剂量的 H2 受体拮抗剂或 PPI，其维持时间视病情而定，短者3~6个月，长者1~2年，甚至更长时间。

【转诊指导】

（1）大量出血药物治疗无效者。

（2）急性穿孔、慢性穿透溃疡。

（3）瘢痕性幽门梗阻。

（4）胃溃疡疑有癌变者。

【健康教育】

（1）保持乐观情绪，生活规律，适当休息，选择合适的锻炼方式，提高机体抵抗力，避免过度紧张及劳累，减轻精神压力。

（2）停服不必要的NSAIDs，如确有必要，可同时加用抑酸和胃黏膜保护剂。

（3）改善进食规律，家里合理的饮食习惯和结构，戒烟、戒酒及少饮浓茶咖啡及避免摄入刺激性食物等。

（4）正确服药，不要随便停药或减量，防止溃疡经久不愈导致并发症。

第五节　幽门螺杆菌的规范化治疗

幽门螺杆菌（HP）是从胃黏膜中分离出来的一种弯曲样杆菌，是体内最常见的一种慢性感染，现已确认与慢性胃炎、消化性溃疡病、低度恶性的胃黏膜相关淋巴组织（MALT）淋巴瘤和胃癌等上消化道疾病密切相关。HP是慢性胃炎和消化性溃疡的主要原因，根除HP可以防止溃疡复发，世界卫生组织已将HP定为胃癌的I类致癌因子。

幽门螺杆菌在我国HP感染率较高，成人中感染率达40%~60%。幽门螺杆菌胃炎无论有无症状、伴或不伴有消化性溃疡和胃癌，均应该定义为一种感染性疾病。幽门螺杆菌胃炎是部分患者消化不良的原因，根除幽门螺杆菌是该类患者的一线治疗（见表4-12）。

【幽门螺杆菌感染根除治疗适应证】

表4-12　**推荐的根除HP适应证和推荐强度（2014幽门螺杆菌京都共识）**

HP阳性疾病	强烈推荐	推荐
1. 消化性溃疡（不论是否活动和有无并发症史）	√	
2. 胃黏膜相关淋巴组织淋巴瘤	√	
3. 慢性胃炎伴消化不良症状		√
4. 慢性胃炎伴胃黏膜萎缩、糜烂		√
5. 早期胃肿瘤已行内镜下切除或手术胃次全切除		√
6. 长期服用质子泵抑制剂		√
7. 胃癌家族史		√
8. 计划长期服用NSAID（包括低剂量阿司匹林）		√
9. 不明原因的缺铁性贫血		√
10. 特发性血小板减少性紫癜		√
11. 其他HP相关性疾病（如淋巴细胞性胃炎、增生性胃息肉、Menetrier病）		√
12. 个人要求治疗		√

【幽门螺杆菌感染的检测】

1. 非侵入性方法（不依赖胃镜检查）

（1）尿素呼气试验。检测准确率高，易于操作，可反映全胃 HP 感染状况。但结果处于临界值时不可靠，需间隔一段时间后再次检测。

（2）粪便抗原检测。敏感性和特异性均较好，操作安全、简便，适用于任何年龄和类型的患者。准确率可以与呼气试验媲美，但目前国内缺乏相应试剂。

（3）血清抗体检测。检测抗体是 IgG，阳性提示曾经感染，从未治疗者可视为现症感染，不能用于治疗后复查。主要适应于流行病学调查，仅在消化性溃疡出血和胃 MALT 淋巴瘤等可作为现症感染的依据。

2. 侵入性方法

（1）快速尿素酶试验。胃镜检查的同时取组织进行检测，方便快速，但检测结果受多种因素影响，建议同时取胃窦和胃体组织各 1 块，提高检测敏感性。残胃者用此法检测 HP 结果不可靠。

（2）组织学检测。检测 HP 同时对胃黏膜病变进行染色诊断，但不同染色方法结果存在一定差异。

（3）细菌培养。复杂而耗时，特异性高，可进行药敏试验和细菌学研究。

（4）分子生物学检测。用于粪便或胃黏膜等标本中 HP 含量过少或因大量其他细菌干扰 HP 检测时。还可用于 HP 分型和耐药基因突变的检测。

【幽门螺杆菌感染根除治疗方案】

随着 HP 耐药率的上升，标准三联疗法的根除率已显著下降。不同国家或地区的 HP 耐药率、药物可获得性、经济条件等存在差异，因此根除方案的选择应根据各地不同情况，基于药敏试验结果治疗和经验治疗是抗感染治疗的两种基本策略。定期监测人群抗菌药物耐药率，可为经验治疗抗菌药物的选择提供依据；是否实施基于药敏试验结果的个体化治疗，很大程度上取决于经验治疗的成功率。

目前，推荐的经验性铋剂四联方案和在无铋剂条件下推荐的非铋剂四联方案（尤其是伴同疗法）仍可在很大程度上克服克拉霉素、甲硝唑和左氧氟沙星耐药（原则上不可重复应用）；而阿莫西林、四环素、呋喃唑酮（可重复应用）耐药率仍极低，应用前不需要行药敏试验。

1. 治疗方案的选择

（1）标准三联方案：①标准剂量 PPI+ +克拉霉素+阿莫西林；②标准剂量 PPI+ +克拉霉素+甲硝唑；清除率已远低于四联疗法。

（2）铋剂四联方案：标准剂量 PPI+标准剂量铋剂+2 种抗生素。无新的方案问世之前，推荐为我国根除 HP 最主要或唯一方案。

（3）序贯疗法：前 5 天 PPI+阿莫西林，后 5 天 PPI+克拉霉素+甲硝唑。

（4）伴同疗法：又称为不含铋剂的四联疗法：PPI+3 种抗生素；疗效可与铋剂四联疗法媲美，但有可能增加抗生素不良反应，治疗失败后抗生素选择余地减小，故除非有铋剂禁忌，否则不推荐。

（5）左氧氟沙星三联疗法：标准剂量 PPI+ +左氧氟沙星+阿莫西林（见表 4-13）。

表 4-13　**HP 治疗相关药物剂量及用量**

标准剂量 PPI	每次剂量	每天次数	说明
埃索美拉唑	20mg	2 次/天	
雷贝拉唑	10mg	2 次/天	可能与氯吡格雷
奥美拉唑	20mg	2 次/天	存在相互作用
兰索拉唑	30mg	2 次/天	与氯吡格雷联用，
泮托拉唑	40mg	2 次/天	相互作用较弱
标准剂量铋剂	**每次剂量**	**每天次数**	**说明**
枸橼酸铋钾	220mg	2 次/天	肾功能不全者禁用
标准剂量抗生素	**每次剂量**	**每天次数**	**说明**
阿莫西林	1000mg	2 次/天	无
克拉霉素	500mg	2 次/天	无
甲硝唑	400mg	2 次/天或 3 次/天	耐药率较高
呋喃唑酮	100mg	2 次/天	口服本品期间饮酒，
			可引起双硫仑样反应。
四环素	750mg	2 次/天	不可长期服用。
			注意其肝肾毒性、
左氧氟沙星	500mg	1 次/天	对骨骼的影响及
	200mg	2 次/天	四环素牙等副作用

2. 抗生素组成方案

（1）主要包括：①阿莫西林+克拉霉素；②阿莫西林+左氧氟沙星（氟喹诺酮类）；③阿莫西林+呋喃唑酮；④四环素+甲硝唑或呋喃唑酮。

（2）青霉素过敏者抗生素组成方案：①克拉霉素+左氧氟沙星（氟喹诺酮类）；②克拉霉素+呋喃唑酮；③四环素+甲硝唑或呋喃唑酮；④克拉霉素+甲硝唑。

3. 疗程

所有方案疗程均为 10 天或 14 天。

4. 补救治疗

经过上述 4 种方案中 2 种治疗，疗程均为 10 天或 14 天，治疗仍失败，则应间隔 2~3 个月再选择其中 1 种方案行补救治疗。

【需注意的问题】

（1）年龄>45 岁或有报警症状（消化道出血、持续呕吐、消瘦、吞咽困难、吞咽疼痛或腹部肿块等）者，应建议先完善胃镜检查。

（2）治疗所有 HP 阳性者，但若无意进行治疗，就不要进行检测，不应任意扩大检测对象。

（3）活动性消化性溃疡患者，排除 NSAID/阿司匹林因素后，HP 感染的可能性>95%，如果出现 HP 检测阴性，则要高度怀疑假阴性。

（4）应避免某些药物的影响，应用抗生素、铋剂和某些有抗菌作用中药者，应在至少停药 4 周后进行检测；应用 PPI 者应在至少停药 2 周后进行检测，应用 H2 受体拮抗剂者应在至少停药 2 天后检测。

第六节　功能性胃肠病

功能性胃肠病（FGIDs）是指表现为慢性或反复发作的胃肠道症状，而无法用器质性疾病解释的一组综合征。目前认为，FGIDs 是一组由生物、心理、社会因素共同作用而引起的胃肠感知动力障碍性疾病，是消化系统常见病，通常需要在排除炎症、感染、肿瘤及其他结构性异常等器质性病变后根据症状作出诊断。

一、功能性消化不良

功能性消化不良（FD）又称非溃疡性消化不良，是一种病因未明的胃十二指肠功能紊乱引起的症状，而无器质性或全身性疾病的慢性、持续性或反复发作性上腹部症候群，因此它不是一个独立的疾病。在我国专科门诊就诊的患者中，FD 占到了 50%。

【病因】

目前尚不明确，可能与多因素有关：①胃肠动力障碍；②内脏感觉过敏；③胃底对食物的容受性舒张功能下降；④精神和社会因素。

【临床表现】

其主要症状包括剑突下或胸骨后疼痛、上腹部不适、餐后饱胀、早饱、嗳气、反酸、烧心感、食欲不振、恶心、呕吐等。上腹痛为常见症状，与进食有关，可无明显规律。

很多患者有饮食、精神等诱发因素，同时伴有失眠、焦虑、抑郁、头痛、注意力不集中等不典型精神症状。起病多缓慢，呈持续性或反复发作。

临床分型：①上腹痛综合征；②餐后不适综合征。

【诊断标准】

（1）有上腹痛、上腹灼热感、餐后饱胀和早饱症状之一种或多种，呈持续或反复发作的慢性过程（罗马 III 标准规定病程超过 6 个月，近 3 个月症状持续）；

（2）上述症状排便后不能缓解（排除症状由肠易激综合征所致）；

（3）排除可解释症状的器质性疾病。初诊 FD 患者的诊疗流程见图 4-1。

【治疗】

1. 一般治疗

强调心理治疗，注意劳逸结合，避免过度紧张与焦虑情绪，避免烟酒、浓茶、咖啡等刺激物。

2. 药物治疗

无特效药，主要是经验型治疗。药物治疗应根据不同的临床表现来进行：①抑酸药及胃黏膜保护剂：适用于以上腹痛、上腹烧灼感为主要症状的患者；②促动力药：适用于以餐后饱胀、早饱为主要症状的患者；③助消化药：可改善与进食有关的腹胀、食欲差等症状，详见《慢性胃炎》章节；④抗抑郁药：上述疗效欠佳而伴随精神症状明显者可试用。

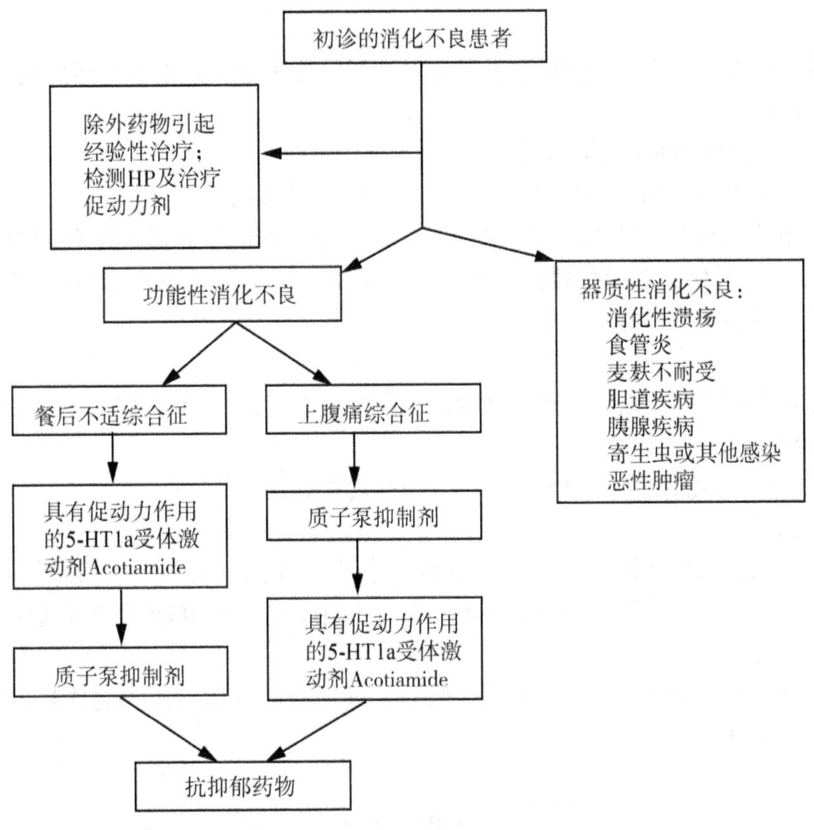

图 4-1　初诊 FD 患者的诊疗流程

二、肠易激综合征

肠易激综合征（IBS）是结肠的一种以腹痛或腹部不适伴排便习惯改变为特征而无器质性病变的功能性疾病，非常多见。患者的结肠蠕动、环行肌收缩、黏液分泌等功能出现紊乱，导致各种症状。本病和精神因素有一定关系。

【病因】

目前尚不明确，可能与多因素有关：①胃肠动力学异常；②内脏感觉异常；③肠道感染治愈后；④胃肠道激素；⑤精神心理障碍。

【临床表现】

1. 症状

有长期病史，发作和缓解交替，发作与劳累、情绪波动、抑郁、紧张等因素有关。最主要的临床表现是腹痛和腹部不适，排便习惯和粪便性状的改变。几乎所有患者具有不同程度的腹部不适症状，部位不定，排便或排气后缓解，极少有睡眠中痛醒者。腹泻时多为黄色稀便，有时伴黏液，黏液量可较多。可有便秘，粪便细小如羊粪状，便秘多伴有腹痛，后者可较剧烈。

患者常有心悸、多汗、面目潮红、换气过度等自主神经功能紊乱的表现。

2. 体征

腹部沿结肠框有压痛，有时可触及部分结肠段呈条索状，该处有明显压痛。

【诊断标准】

我国目前采用罗马Ⅲ诊断标准。

（1）近 3 个月内平均发作至少每周 1 天，腹痛和排便相关。

（2）以下症状越多，越支持 IBS 的诊断：①排便频率异常（每天排便>3 次或每周<3 次）；②粪便性状异常；③粪便排出过程异常；④黏液便；⑤胃肠胀气或腹部膨胀感。

（3）排除其他器质性疾病。

【治疗】

治疗目的是消除患者顾虑，改善症状，提高生活质量，强调综合治疗和个体化治疗。

1. 一般治疗

饮食以少渣、易消化食物为主，避免刺激性食物和调味品。

2. 药物治疗

（1）解痉剂。匹维溴铵 50mg，每天 3 次，本品为钙通道阻滞剂，对结肠有解痉作用。

（2）止泻剂。轻者使用吸附剂如蒙脱石散、药用炭等；症状较重者可选用洛哌丁胺，但不宜长期服用。

（3）泻药。通过刺激肠道分泌和减少吸收、增加肠腔内渗透压和流体静力压而导泻。常用泻药见表 4-14。

表 4-14　**常用泻药**

泻剂类型	泻剂	说明
刺激性泻剂	大黄、番泻叶、酚酞、蓖麻油	不可长期服用，易导致大肠黑变病
盐性泻剂	硫酸镁	
渗透性泻剂	甘露醇、乳果糖、山梨醇、聚乙二醇	慢性便秘宜选
膨胀性泻剂	甲基纤维素	
润滑性泻剂	液体石蜡、甘油	

（4）抗抑郁药。上述疗效欠佳而伴随精神症状明显者可试用。对不伴明显精神症状者亦有一定疗效。

（5）肠道微生态制剂。纠正肠道菌群，对腹泻、便秘、腹胀均有一定疗效。

3. 心理行为疗法

【转诊指导】

1. 症状严重而顽固者

2. 不能排外器质性疾病者

【健康教育】

（1）建立良好的生活习惯，饮食上避免诱发症状的食物如咖啡、酒精以及高脂肪食物。

(2) 以腹泻为主的患者应酌情限制蔬菜水果等，高纤维食物有助于改善便秘。

(3) 经常体育锻炼，减少对各种应激的反应。

(4) 日常饮食中减少产气食物的摄入，如奶制品、大豆等。

(5) IBS 呈良性过程，症状反复，影响生活质量，但一般不会有严重的全身影响。

第七节 慢性腹泻

腹泻是指排便次数增多（>3 次/天），粪便量增加（>200g/天），粪质稀薄（含水量>85%）。可分为急性和慢性，病史短于3周者为急性腹泻，超过3周或长期反复发作为慢性腹泻。

【病因】

1. 胃部疾病

胃酸缺乏、胃大切术后、胃肠瘘管形成等。

2. 肠道疾病

慢性菌痢、肠结核、慢性阿米巴肠炎、慢性血吸虫病等感染性疾病；肠易激综合征、肠道菌群失调、溃疡性结肠炎、克罗恩病、缺血性结肠炎、憩室炎、原发性小肠吸收不良综合征、嗜酸性粒细胞性胃肠炎、反射性肠炎、回盲部切除术后、盲袢综合征等非感染性疾病；肠道良恶性肿瘤。

3. 肝胆胰疾病

慢性肝炎、肝硬化、肝癌、慢性胆囊炎、肝内外胆管结石、慢性胰腺炎、胰腺癌等。

4. 全身疾病

甲状腺功能亢进、糖尿病、甲状旁腺功能减退、尿毒症、动脉粥样硬化、系统性红斑狼疮、结节性多动脉炎、烟酸缺乏病、食物及药物过敏等。

【发病机制】

发病机制分四型，但临床往往并非由单一机制引起。

1. 渗透性腹泻

肠腔内存在大量高渗食物或药物，禁食 48h 后腹泻停止或显著减轻。

2. 分泌性腹泻

肠黏膜受到刺激后致水、电解质分泌过多或吸收受抑制所引起。特点是：①每天大便量>1L（可多达 10L）；②水样便，无脓血；③粪便 PH 为中性或碱性；④禁食 48h 后仍腹泻，每天量仍大于 500ml。

3. 渗出性腹泻

又称炎症性腹泻，由于肠黏膜的完整性受到炎症、溃疡等病变的破坏而大量渗出。可分为感染性和非感染性。特点是粪便含渗出液和血液，可有肉眼脓血便。

4. 动力异常性腹泻

肠道蠕动过快，和肠黏膜接触时间过短，水电解质吸收减弱所致。多由全身疾病和药物引起。特点是排便急、粪便稀烂或水样，不带渗出物及血液，肠鸣音亢进，可有腹痛。

【辅助检查】

（1）血液、粪便检查，小肠吸收功能试验，血浆胃肠多肽及介质测定。

（2）影像学检查排外其他脏器疾病及提高肠道病变检出率及准确性。

（3）内镜检查，对消化道肿瘤、息肉、炎症等病变具有重要诊断价值。

【诊断与鉴别诊断】

从病史、症状、体征及实验室检查中获得诊断依据。慢性腹泻应与大便失禁区别，后者为不自主排便。

【治疗】

（1）纠正腹泻所引起的水、电解质紊乱和酸碱平衡失调。

（2）对严重营养不良者，应给予营养支持。如肠黏膜所特需的非必需氨基酸谷氨酰胺。

（3）严重的非感染性腹泻可用止泻药。

（4）针对病因治疗，感染性腹泻根据病原体进行治疗，停用可能引起腹泻的食物或药物。

【转诊指导】

（1）经对症治疗，效果欠佳者。

（2）腹泻伴有消瘦、纳差、贫血等报警症状者。

【健康教育】

（1）乳糖不耐受症和麦胶性肠病者需剔除食物中的相关成分。

（2）养成良好卫生习惯，不食不洁食物。

（3）根治急性腹泻，避免迁延不愈转为慢性腹泻。

（4）针对病因用药治疗，避免滥用抗生素，进一步加重肠道菌群失调。

第八节　便　　秘

便秘是指排便困难或费力、排便不畅、排便次数减少、粪便干结量少。女性多于男性，患病率随年龄增加而增加。一般认为便秘时间大于12周为慢性便秘。

【病因】

（1）功能性疾病。功能型便秘，功能性排便障碍，便秘型肠易激综合征。

（2）动力障碍性疾病。肠道神经/肌肉病变，先天性巨结肠。

（3）器质性疾病。肿瘤，炎症性肠病，各种原因引起肠腔狭窄、梗阻。

（4）系统性疾病。甲状腺功能减退、糖尿病、风湿免疫性疾病、淀粉样变性、脊髓损伤、帕金森病等肠外疾病。

（5）结肠肛门疾病。肠腔狭窄，先天性巨结肠，出口性梗阻以及肛管及肛周疾病。

（6）不良生活习惯。饮食过于精细，饮水少，久坐少动，食量过少以及不良排便习惯。

（7）药物因素。阿片制剂，精神类药，抗惊厥药，钙通道阻滞剂，抗胆碱能药等。

（8）社会与心理因素。

【临床表现】

1. 症状

表现为每周排便少于3次，排便困难，时间长，粪便干结量少，有排不尽感。可有下腹胀痛，食欲减退，疲乏无力，头昏，烦躁，焦虑，失眠等症状。部分患者可出现肛门疼痛、肛裂、痔疮和肛乳头炎。

2. 体征

在左下腹乙状结肠部位触及条索状块物。

【辅助检查】

（1）内镜检查。可直接观察结、直肠黏膜是否存在病变。对于体重下降，出血或贫血的便秘患者应行结肠镜检查排外器质性病变。

（2）胃肠X线检查。有助于便秘病因的诊断。

（3）结肠传输试验。有助于评估便秘是慢传输型还是出口梗阻型。

（4）排粪造影检查。用于出口性梗阻便秘的诊断。

（5）肛管直肠压力测定。对分辨出口梗阻型便秘的类型有帮助。

（6）肛门肌电图检查。明确便秘是否为肌源性。

【诊断与鉴别诊断】

凡有排便困难费力，排便次数减少，粪便干结，量少，可以诊断为便秘。辅助检查有助于便秘的诊断与鉴别诊断。

【治疗】

（1）器质性便秘。针对病因治疗，可选用泻药缓解症状。

（2）功能型便秘。泻药、促动力药、生物反馈治疗以及手术治疗。

【转诊指导】

（1）出口梗阻型便秘需手术切除缓解症状者。

（2）药物治疗无效确诊慢传输型便秘者。

（3）系统性疾病等肠外病变所致者，需针对原发病治疗者。

（4）先天性疾病所致便秘者。

【健康指导】

（1）鼓励患者晨起多饮水、菜汁、水果汁或蜂蜜汁，增加膳食纤维如麦麸、蔬菜、水果、玉米等，增加体能运动。

（2）养成定时排便习惯。

（3）避免滥用泻药。

第九节　胃　石　症

胃石是指进食的某种食物或异物，既不能消化，又不能及时通过幽门，在胃内滞留并聚集而成团块，或与胃黏液凝结成硬块。

【病因】

根据胃石的成分不同，主要有下列几种：

1. 植物性胃石

最常见。它是由植物中未消化的纤维素、半纤维索、木质素、鞣酸等形成，最常见的是胃柿石。空腹进食大量柿子，特别是未成熟或未去皮的柿子或大量进食黑枣、山楂、果仁等可形成胃石。

2. 毛石症

由毛发组成，系吞食头发或兽毛，在胃内缠结而成，毛石内常混有食物残渣、脱落的上皮，并有细菌生长，故常有恶臭。多见于有吞食毛发习惯的神经质女性，多发生在20~30岁。

3. 乳酸石

多见于高浓度奶喂养的低体重新生儿。

【临床表现】

1. 症状

症状为餐后上腹部不适、饱胀、隐痛，可伴有恶心、呕吐和口臭。体积较大的胃石，上腹部可有重压感。

常见的并发症有幽门梗阻、胃黏膜糜烂、溃疡和出血，少数有贫血，偶尔可发生穿孔，胃石进入小肠可发生急性肠梗阻。

2. 体征

病例上腹可扪及可移动的肿块。

【辅助检查】

1. X线检查

X线立位腹部平片可显示不透光胃石影，透光胃石需作钡餐透视或气钡双重造影，表现为圆形、椭圆形或略不规则的充盈缺损，可随胃蠕动或触诊移动。按压团块影可随力度而改变其轮廓形态及位置，提示结块有一定的压缩性及游走性。

2. CT表现与X线基本相同

3. B超检查

有一定帮助。通畅嘱患者饮水500~1000ml，坐位或半卧位检查，可见胃内有边界清晰的高回声影，可随体位变化或胃蠕动而改变位置。

4. 胃镜

不仅可直视观察到各种类型胃石的形态及形状，而且还可同时进行治疗。

【诊断与鉴别诊断】

患者有进食柿子、山楂、黑枣史，进食后不久出现胃部症状，应警惕胃石可能，可经胃镜或X线检查而确诊。

鉴别诊断：有时胃石与胃内隆起型病变形状相似，但胃石可随体位变化而移动可鉴别。

【治疗】

1. 药物治疗

使胃石松软、溶解、变小，提高胃动力功能，促进其自然排出。①碳酸氢钠：历史悠久，每次3~4g，每天3次；或5%碳酸氢钠溶液每日500ml，疗程7~10天。②番木瓜酶

50mg 或纤维素酶 5mg 溶于 1000ml 水中口服，连服 2 日。③可酌情加服等量发泡剂，或促胃肠动力药物，以缩短疗程。④中医中药治疗：散结排石汤等。

2. 手法碎石疗法

无明显症状及并发症和禁忌证的患者，可试行从腹壁外用按摩挤压使胃石破碎，然后洗胃或给予泻剂将其排出。

3. X 线下网套碎石法

4. 镜下取石

近年来发展迅速，方法众多。可以在内镜下钳咬、分割、激光、套取等多种物理碎石法。

5. 外科手术取石

【转诊指导】

（1）胃石较大，坚硬难溶，经药物及内镜取石失败者。

（2）并发严重消化性溃疡、出血、穿孔或梗阻者。

【健康教育】

（1）避免空腹过量进食柿子、黑枣、山楂等，克服咀嚼毛发的怪癖。

（2）吃柿子不要吃皮，连皮一起吃更容易形成胃石。

（3）柿子、山楂、黑枣等富含鞣酸的食物不要与高蛋白的食物如牛奶、海鲜及红薯、咖啡等同吃。

（4）出现胃石的患者，警惕自行喝可口可乐溶石出现穿孔梗阻等严重并发症，特别是有基础胃病者、不排外消化性溃疡者、心脏病等患者需在医生指导下治疗。

（5）药物治疗宜在三餐之间或空腹进行，有利于药物与胃石充分作用，提高疗效。

（6）一旦清除胃石，就不会对身体再产生危害。

第十节　消化道息肉及息肉病

消化道息肉泛指来源于黏膜上皮、隆起于黏膜表面，向腔内突出的赘生物。根据息肉所在部位的不同，分别称之为食管息肉、胃息肉、小肠息肉、大肠（结肠及直肠）息肉等，其中以大肠息肉最常见，胃息肉次之。按大体形态可分为有蒂、亚蒂和无蒂息肉。按息肉的数目可分为单发性、多发性及息肉病。多发性息肉有数十至百个以上息肉汇集，又可分为家族性与非家族性。

【病因】尚不明确。

【组织学分类】

目前，普遍采用 Morson 病理组织学分类法，即分为炎性息肉，增生性息肉，腺瘤性息肉和错构瘤样息肉。

1. 炎性息肉

炎性息肉是肠黏膜长期在其他慢性炎症因素的刺激下引起的肉芽肿样病变，无腺体成分，可见于非特异性炎症。为非肿瘤性，属良性病变。是炎症性黏膜在修复缺损的过程中出现的小凹上皮的过度增生。

2. 增生性息肉

体积较小，绝大部分直径小于1.0cm，常为多发，也可以单发。无明显临床症状，直肠和乙状结肠多见。增生性息肉是外界刺激长期作用于正常肠道黏膜所致，通常不是癌前病变，一般不易癌变，癌变率<5%。

3. 腺瘤性息肉

腺瘤性息肉已被公认为癌前病变，发生癌变的几率高达30%~40%。根据其组织构成可分为三种类型，包括管状腺瘤（癌变率为10%），绒毛状腺瘤（癌变率为50%~70%）和混合型腺瘤（癌变率均介于前两者之间）。2000年WHO正式将大肠锯齿状腺瘤定位大肠的第4种腺瘤病理形态，其发生黏膜内癌的几率接近10%。

4. 错构瘤性息肉

包括幼年性息肉，色素沉着息肉综合征（P-J综合征）等。在上消化道中多发生在胃底腺区域，也称胃底腺息肉。具有息肉样或黏膜下肿瘤样的多态性。其与癌的发生关系尚不明确。

【临床表现】

1. 胃肠道息肉

早期或较小、单发的息肉多无明显症状，多因其他原因作检查时偶然发现。息肉可发生糜烂、溃疡、出血，临床上可出现消化道出血等表现，但出血量一般不大。体积较大的息肉可引起消化道阻塞，包括幽门梗阻、肠梗阻。肠息肉可诱发肠套叠。多发性胃肠息肉病或体积较大的息肉可表现为严重的腹泻及蛋白丢失性肠病。

部分息肉可发生癌变，产生相应的症状，癌变率与息肉的组织类型、大小有关。

2. 胃肠道息肉病

（1）腺瘤性息肉病：①家族性腺瘤性息肉病（FAP）：呈常染色体显性遗传。全结肠及直肠均可有多发腺瘤，数目从上百到数千不等，自黄豆大小至直径数厘米，多数有蒂。可伴有胃、十二指肠等部位的息肉。②Gardner综合征：呈常染色体显性遗传。它是一种伴有骨和软组织肿瘤的肠息肉病，息肉性质、分布与家族性结肠息肉病相似，但息肉数目较少（一般少于100个）。骨瘤主要见于头颅、上颌、下颌、蝶骨和四肢长骨；软组织肿瘤可为表皮样囊肿、皮脂囊肿、纤维瘤、纤维肉瘤、平滑肌瘤等，骨和软组织肿瘤可先于肠息肉出现，还可伴有甲状腺或肾上腺肿瘤。③Turcot综合征：多为常染色体隐性遗传。除结肠多发性腺瘤之外，还有中枢神经系统恶性肿瘤，包括神经胶质瘤或髓母细胞瘤。

（2）错构瘤性息肉病：①Peutz-Jeghers综合征：又称遗传性皮肤色素胃肠多发息肉综合征。为常染色体显性遗传。是伴有口唇或颊部黏膜、指趾皮肤色素斑的全胃肠道多发性息肉病。②幼年性肠息肉病综合征（JPS）：约半数有家族史，见于10岁以下儿童，但也可在成人期才作出诊断。息肉主要位于直肠、结肠，可累及胃和小肠c大多数为错构瘤性，可合并腺瘤及癌变。常伴有先天性畸形，如肠旋转不良、脐疝、脑水肿等。③Cronkhite-Canada综合征：为非遗传性消化道息肉，中年以后发病。其特点是息肉分布于整个胃肠道，临床上还可有蛋白丢失性肠病的表现以及脱发、指（趾）甲萎缩、皮肤色素沉着等表现。

【诊断】

（1）无症状或有相应的症状体征。

（2）X 线钡剂检查。根据病史、症状作 X 线钡餐检查或钡灌肠检查，可检出胃、结肠较大的息肉，气钡双重造影更清晰。小肠钡灌肠有助于小肠息肉诊断。

（3）内镜检查。内镜检查是消化道息肉诊断的最佳方法。根据病史、症状作内镜检查。除胶囊内镜外可同时作直视下黏膜活检，有助于与其他鳌生物鉴别和了解息肉的组织学类型。此外，息肉可在内镜下摘除。

【治疗】

（1）内镜下切除是治疗消化道息肉的首选方法。根据息肉的不同特征，包括热活检钳钳取术、圈套器高频电凝电切术、氩离子凝固术、冷冻法、激光及微波烧灼法、尼龙绳结扎术、黏膜下注射抬起术、黏膜切除术（EMR）、黏膜下剥离术（ESD）、隧道技术等众多方法。

（2）消化道的单个或多个散发息肉，不论是不是腺瘤性息肉，都应在内镜下切除并送病理检查。

（3）对于息肉巨大不宜行内镜治疗，或伴有严重并发症的，应手术治疗。

【转诊指导】

胃肠息肉需要内镜治疗及手术治疗者。

【健康教育】

（1）多发性息肉一次不宜切除过多，可分次切除，以免黏膜创面过大出现并发症。

（2）腺瘤性息肉及胃肠道息肉病癌变率较高，内镜治疗后要定期随访及复查。

（3）胃肠道息肉病的治疗首选内镜下治疗，一般一次摘除息肉数目不要超过 10 枚。

第十一节　消化道憩室

消化道憩室是指不同原因造成消化道管壁局限性向腔外呈囊袋状膨出。憩室可发生于全消化道的任何部位，但以十二指肠憩室最常见，食管、结肠憩室次之，胃憩室较少见。

【病因】

按病因及病理形态可分为真性憩室和假性憩室两类。前者消化管壁全层膨出，多为先天性；后者膨出部分无肌层，仅有黏膜及黏膜下层或浆膜层，多为获得性。憩室的形成通常与消化道管壁局部肌层薄弱或缺损、管腔内压力增加、腔外周围组织粘连牵拉等因素有关。

【临床表现】

1. 消化道憩室的共同表现

绝大多数无症状，体检偶然发现。由于食物残留或粪便潴留，可引起憩室黏膜炎症、糜烂、溃疡，相应出现腹痛、消化道出血等症状，偶有穿孔者。消化道多发性憩室或较大憩室可出现腹胀、腹泻等类似盲袢综合征的表现。

2. 各部位憩室的特征表现

（1）食管憩室。①食管上部憩室（zenker 憩室）：是由于局部肌力薄弱所致的假性憩室。可有吞咽困难，潴留在憩室内的食物可反流入口腔，饭后及睡眠时易发生呛咳。饮水时有气过水声。体检时在颈根部可发现面团样肿物。②食管中段憩室：多为真性憩室。潴留或并发憩室炎症时，可有胸骨后疼痛、烧心感或吞咽困难。③食管下段憩室：多为假性憩室。常伴有膈疝、食管炎、贲门失弛缓症等。可有吞咽障碍，进食时胸骨后有停顿、阻塞感。可有烧心痛，胸骨后或心前区疼痛。

（2）胃憩室。胃憩室多为单发，75%发生于胃后壁贲门附近小弯侧，其次为幽门前区。部分患者可有间歇性餐后上腹部或剑突下饱胀、嗳气、疼痛等，或伴有恶心、呕吐，多系食物在憩室囊内潴留所致，更换体位，症状可缓解。

（3）小肠憩室。①十二指肠憩室：好发于乏特壶腹周围，与该区有胰管、胆管和血管通过，且肌层较薄弱有关。胰管、胆管开口可位于憩室内。可有上腹胀痛不适、恶心、嗳气等非特异性症状。憩室潴留、炎症黏膜肿胀可压迫胆管、胰管，引起胆管炎、胰腺炎。②梅克尔憩室：位于末端回肠的真性憩室，憩室本身多无症状，半数憩室内含异位组织，以胃黏膜最多见。异位胃黏膜可分泌胃酸和胃蛋白酶，引起憩室消化性溃疡，可合并不同程度出血，是青少年下消化道出血的常见病因。憩室潴留、肿胀可压迫小肠，诱发肠梗阻。

（4）结肠憩室。多见于老年人，绝大多数无临床症状，约 20%的患者出现间歇性下腹胀痛、排便习惯改变、胀气等症状。也可发生憩室炎、糜烂、溃疡，导致肠道出血。

【诊断与鉴别诊断】

根据病史、症状作 X 线钡餐检查或钡灌肠检查。小肠钡灌肠检查有助于梅克尔憩室的诊断。胃镜、十二指肠镜、小肠镜、胶囊内镜和结肠镜检查，对憩室，尤其是对合并憩室炎、憩室出血的诊断有重大价值。

【治疗】

（1）消化道憩室无症状者不需治疗。

（2）一般有憩室炎或盲袢综合征症状者均应内科治疗。

（3）反复出血或大出血、梗阻、内科治疗无效、合并穿孔者，均应外科手术治疗。

（4）内科治疗措施。

①食管憩室：症状明显或有食物潴留者可行体位引流，服用促动力药（如多潘立酮、莫沙比利等），憩室炎明显或合并反流性食管炎者可用抗酸剂（H_2受体阻滞剂或质子泵抑制剂）。

②胃十二指肠憩室：调节饮食，予易消化食物、餐后体位引流，也可给予黏膜保护剂、促动力剂，十二指肠憩室炎症明显者应予抗生素治疗。

③小肠憩室：可用肠道微生态制剂，梅克尔憩室出血可用质子泵抑制剂。

④结肠憩室：调节饮食，增加膳食纤维和口服肠道微生态制剂，憩室炎时应予抗生素治疗。

【转诊指导】

憩室合并感染、出血等并发症，需进一步诊治者。

第十二节 胆道感染

胆道起于毛细胆管，其终末端与胰管汇合，开口于十二指肠乳头，外有 Oddi 括约肌围绕。胆道系统具有分泌、储存、浓缩与输送胆汁的功能，对胆汁排放入十二指肠起着重要的调节作用。

胆道感染主要是胆囊炎和不同部位的胆管炎，可分为急性、亚急性和慢性炎症。胆道感染主要因胆道梗阻、胆汁瘀滞造成，胆道结石是导致梗阻的最主要原因，而反复感染可促进结石形成并进一步加重胆道梗阻。

一、急性胆囊炎

急性胆囊炎是结石或寄生虫嵌顿所致的胆囊管梗阻和细菌感染引起的炎症。

【病因】

（1）约 95%以上的病人有胆囊结石，称结石性胆囊炎；引起感染的致病菌主要是革兰氏阴性杆菌，以大肠埃希菌最常见，常合并厌氧菌感染。

（2）约 5%的病人胆囊无结石，称非结石性胆囊炎；病因尚不明确，通常伴有动脉粥样硬化，多在严重创伤、烧伤、腹部肿大手术、长期肠外营养等危重病人中发生，致病因素主要是胆汁淤积和缺血。

【临床表现】

1. 症状

急性结石性胆囊炎，女性多见，开始为上腹胀痛不适，逐渐发展至阵发性绞痛，常夜间发作，饱餐、进食肥腻食物常诱发。疼痛放射至右肩、肩胛和背部，伴有恶心、呕吐、厌食、便秘、黄疸等消化道症状。常有轻至中度发热，通常无寒战，可由畏寒，出现寒战高热，表明病情严重，如胆囊坏疽、穿孔或积脓，或合并急性胆管炎，其疼痛可为持续性、阵发加剧。

急性非结石性胆囊炎多见于老年男性患者，更易出现胆囊坏疽、穿孔。

2. 体征

右上腹胆囊区压痛、触痛，炎症波及浆膜时可有腹肌紧张及反跳痛，Murphy 征阳性。发生坏疽或穿孔时则出现弥漫性腹膜炎表现。

【辅助检查】

（1）血常规。85%的病人白细胞升高，老年人可不升高。

（2）肝功能。谷丙转氨酶（ALT）及碱性磷酸酶（ALP）常升高，部分患者可出现胆红素升高。

（3）血清淀粉酶。可升高，但一般<3 倍正常上限值。

（4）超声检查。急性结石性胆囊炎可见胆囊增大，胆囊壁增厚（>4mm），明显水肿时见“双边征”，囊内结石显示强回声，后伴声影。准确率可达 85%~95%。

（5）CT 及磁共振。急性非结石性胆囊炎发病早期超声检查不易诊断，CT 检查有帮助。

【诊断与鉴别诊断】

急性胆囊炎根据典型临床表现、结合实验室和影像学检查可诊断。

急性胆囊炎应与消化性溃疡穿孔、急性胰腺炎、高位阑尾炎、肝脓肿、胆囊癌、结肠肝曲癌或小肠憩室穿孔、右侧肺炎、胸膜炎和肝炎等疾病相鉴别。

【治疗】

（1）保守治疗。禁食、抗炎补液、解痉止痛、纠正水盐电解质紊乱及营养支持治疗。抗感染可联合选用革兰氏阴性杆菌及抗厌氧菌药物。

（2）胆囊炎最终需手术治疗，原则上应争取择期手术。

二、慢性胆囊炎

慢性胆囊炎是胆囊持续的、反复发作的炎症过程。

【病因】

慢性胆囊炎患者90%以上有胆囊结石。

【临床表现】

1. 症状

慢性胆囊炎症状常不典型，多数病人有胆绞痛病史，常在饱餐、进食油腻食物后出现腹胀、腹痛，程度不一，可牵涉至右肩背部，较少出现畏寒、高热及黄疸，可有恶心、呕吐。

2. 体征

可无体征，或仅有右上腹轻压痛，Murphy 征可呈阳性。

【辅助检查】

超声检查可显示胆囊壁增厚，胆囊排空障碍或胆囊内结石。胃肠道钡餐、胃镜、腹部CT、泌尿系静脉造影等检查对鉴别胃食管反流性疾病、消化性溃疡、胃炎、急性胰腺炎、消化道肿瘤、右肾及输尿管疾病等有帮助。

【诊断与鉴别诊断】

慢性胆囊炎的诊断依据是有腹痛发作并胆囊结石证据可诊断。

慢性胆囊炎应与胃食管反流病、消化性溃疡、胃炎、急性胰腺炎、消化道肿瘤、右肾及输尿管等疾病相鉴别。

【治疗】

（1）伴有结石或确诊为慢性胆囊炎的无结石者应行胆囊切除，首选腹腔镜胆囊切除。

（2）慢性胆囊炎不能耐受手术者，可选用体外震波碎石，排外胆道梗阻后也可口服消炎利胆及溶石药物，如熊去氧胆酸胶囊、胆石利通片、胆宁片等。

三、急性梗阻性化脓性胆管炎

急性梗阻性化脓性胆管炎（AOSC）是急性胆管炎的严重阶段，也称为急性重症胆管炎（ACST）。本病的发病基础是胆道梗阻及细菌感染。若病情未及时控制，可危及生命。青壮年多见，多数病人有反复胆道感染史和（或）胆道手术史。

【病因】

（1）我国最常见原因是肝内外胆管结石，其次为胆道寄生虫和胆管狭窄。

（2）国外主要是恶性肿瘤、胆道良性病变引起狭窄、先天性胆道解剖异常、原发性硬化性胆管炎。

近年来，随着手术介入治疗的增加，由胆肠吻合口狭窄、PTC、ERCP、置放内支架等引起者逐渐增多。

【临床表现】

1. 症状

（1）肝外梗阻：腹痛、寒战高热、黄疸均比较明显。

（2）肝内梗阻：主要表现为寒战高热，可有腹痛，黄疸较轻。

（3）常伴有恶心呕吐等消化道症状。

（4）神经系统症状主要表现为神情淡漠、嗜睡、神志不清，甚至昏迷；合并休克可表现为烦躁不安、谵妄等。

2. 体征

（1）体温常呈弛张热或持续升高达39℃～40℃以上，血压降低。

（2）嘴唇发绀，全身皮肤可以用出血点和皮下瘀斑。

（3）剑突下或右上腹压痛，可有腹膜刺激征。

（4）肝肿大，有压痛及叩击痛。

（5）胆总管梗阻者胆囊肿大。

（6）Reynolds 五联症：腹痛、寒战高热、黄疸（急性胆管炎的 Charcot 三联症），以及休克、神经中枢系统受抑制表现。

【辅助检查】

（1）白细胞计数升高显著。

（2）肝功能有不同程度损害，凝血酶原时间延长。

（3）血气分析提示氧分压下降，血氧饱和度降低。

（4）代谢性酸中毒、低钠血症等水盐电解质紊乱。

【治疗】

原则为立即解除胆道梗阻并引流。

（1）尽快建立有效的静脉通道，扩容恢复血容量；吸氧纠正低氧状态。

（2）可先经验性选用足量的针对革兰氏阴性杆菌及厌氧菌的抗生素。

（3）纠正水盐电解质紊乱和酸碱失衡。

（4）对症支持治疗。

（5）经短时间治疗后病情未见好转，可应用血管活性药物提高血压、肾上腺皮质激素保护细胞膜和对抗细菌毒素，应用抑制炎症反应药物。

（6）紧急胆管减压引流。

（7）手术治疗。

【转诊指导】

（1）需手术治疗者。

（2）考虑急性梗阻性化脓性胆管炎者。

（3）病情严重，出现寒战高热，有胆囊坏疽、穿孔、弥漫性腹膜炎、并发急性胆管炎、急性胰腺炎者。

（4）经非手术治疗无效或病情恶化者。

（5）长期肠外营养支持的患者，出现右上腹疼痛伴发热需警惕急性非结石性胆囊炎，因其易出现坏疽穿孔，一经诊断，应尽早手术治疗。

【健康教育】

（1）明确有胆结石或胆囊炎患者，应避免食用含胆固醇高的食物，如肥肉、动物肝、肾、脑等内脏，鱼子、蟹黄、蛋黄等食物。

（2）多饮水，稀释胆汁，促使胆汁排出，预防胆汁淤滞，有利于胆道疾病的恢复，每天以 1000~1500ml 为宜。

（3）少吃多餐，注意补充充足维生素，特别是维生素 A。

（4）控制体重，生活饮食规律，避免暴饮暴食及进食过多肥腻食物。

（5）注意卫生，防止肠道寄生虫和细菌感染。

第十三节　药物性肝病

药物性肝病（DILI）是指使用一种或多种药物后，由药物或其代谢产物引起的肝脏损伤。临床可表现为急性或慢性肝损伤，可进展为肝硬化。

【病因】

引起药物性肝损伤的药物包括抗菌药物、解热镇痛药、抗结核药及某些中草药等。由药物直接毒性作用所致的药物性肝损伤与药物剂量呈正相关，具有可预测性。大多数药物性肝损害为不可预测性，可由过敏反应或代谢异常所导致。

【临床表现】

1. 症状

急性药物性肝病患者多在用药过程中出现肝炎、胆汁淤积症状，肝功能检测明显异常。慢性者病情隐匿，易误诊。轻者可无症状，重者可发生肝功能衰竭。常有乏力、食欲不振、恶心、呕吐、尿色深、黄疸和上腹不适等消化道症状。可有发热、黄疸、瘙痒和尿色加深等胆汁淤积症状。部分患者外周血嗜酸性粒细胞可增多，少数可有关节痛、淋巴结肿大和皮疹。

2. 体征

肝脏可肿大甚或触痛。皮肤、巩膜可明显黄疸，或有皮疹。可有关节肿痛或肾区叩击痛。

【辅助检查】

1. 血常规

由过敏引起者初发期嗜酸性粒细胞可高达 6%以上。

2. 肝功能检查

胆汁淤积型血清结合胆红素明显升高，GGT 和 ALP 明显增高，ALT 和 AST 仅轻度升高；肝细胞坏死型 ALT 和 AST 可明显升高，可≥（2~10）×ULN。停药 8 天内下降超过 50%者则高度提示本病。

3. 凝血酶原活动度

急性肝细胞坏死型可明显下降，当肝功能衰竭时，可<10%。

4. 自身免疫标志

部分病人血清免疫球蛋白可升高，抗核抗体和抗线粒体抗体可呈弱阳性。

5. 超声检查

对肝硬化、肝占位性病变、脂肪肝和肝血管病变具有一定诊断价值。CT 对肝硬化、肝占位性病变的诊断优于超声检查。

6. 肝组织病理检查

有助于鉴别病变类型和了解损伤程度。

7. 药物敏感试验

药物刺激巨噬细胞和白细胞移动抑制试验以及淋巴母细胞转化试验有助于诊断。

8. 排除诊断检查

除外近期有甲、乙、丙和戊型等肝炎病毒感染，除外巨细胞病毒、EB 病毒和疱疹病毒等感染。

【诊断与鉴别诊断】

1. 诊断标准

具备下述第①条加上第②~⑤条中任何两项，可确诊：①肝损害多在用药后 1~4 周内出现，少数服药后数月才出现肝病表现；②初发症状可由发热、皮疹、瘙痒等过敏现象；③外周血嗜酸性粒细胞>6%；④肝内胆汁淤积或实质细胞损害等临床及病理现象；⑤有关病毒学肝炎的血清指标阴性。

药物性肝病的诊断需排除其他引起肝损害的疾病，要注意近期有无酗酒、病毒性肝炎、自身免疫性肝病、心功能不全和代谢性肝病等病史，应特别注意既往药物过敏史及偶尔再次用药症状再现等情况。

疑诊患者在停药后，ALT 应于 8 天后逐步下降，并于 30 天内不再上升。

2. 鉴别诊断

需与各型病毒性肝炎、非酒精性脂肪性肝病、酒精性肝病、自身免疫性肝病、代谢遗传性疾病等。

3. 分型

（1）急性药物性肝病：病程<3 个月，可分为三型：①肝细胞型：出现黄疸及血清转氨酶明显升高，症状类似病毒性肝炎，可引起肝衰竭和死亡；②胆汁淤积型：主要表现为黄疸和瘙痒，转氨酶只轻度或中毒升高，很少发生肝衰竭，但可迁延不愈，转变为胆汁性肝硬化；③混合型：兼有上两型的表现，ALT 和 ALP 均>2 倍正常值上限，且 ALT/ALP 比值介于 2~5。

（2）慢性药物性肝病：病程>3 个月。

【治疗】

（1）立即停用有关和可疑药物。

（2）休息，补充多种维生素，摄入足量热卡和蛋白质、维持水电解质平衡。

（3）保护肝脏，可用还原型谷胱甘肽、门冬氨酸钾镁、甘草酸二铵、维生素 K1 等药物。胆汁淤积型可用腺苷蛋氨酸或熊去氧胆酸。

（4）可大剂量应用维生素 C，也可口服维生素 E。

（5）明显胆汁淤积伴有发热、皮疹、关节痛等全身症状以及黄疸持久不退者，可试用甾体类激素甲基泼尼松龙口服，但应注意可能引起的不良反应。

（6）发生肝功能衰竭者应按急性肝功能衰竭处理，包括血液透析灌流和血浆置换，必要时可行肝脏移植术。

【转诊指导】

（1）以肝细胞型为主要表现者，可发生肝衰竭，预后差。

（2）已出现肝功能衰竭表现者。

（3）治疗效果欠佳者。

【健康教育】

（1）有药物过敏史或过敏体质者、肝肾功能障碍者、新生儿及营养障碍者应注意药物的选择和剂量。

（2）尽量避免使用具有潜在肝毒性的药物。

（3）药物引起 ALT 或血清胆红素≥正常上限 3 倍、ALP≥正常上限 1.5 倍需停药。

第四章 泌尿系统疾病

第一节 急性肾小球肾炎

急性肾小球肾炎是以急性肾炎综合征为主要临床表现的一组疾病。其特点为急性起病，患者出现血尿、蛋白尿、水肿和高血压，可伴一过性肾功能不全，多见于链球菌感染后，而其他细菌、病毒及寄生虫感染亦可引起。

【病因】

链球菌感染后急性肾小球肾炎常由β-溶血性链球菌“致肾炎菌株”（常见为A组12型和49型等）感染所致，常见于上呼吸道感染（多为扁桃体炎）、猩红热、皮肤感染（多为脓疱疹）等链球菌感染后。

其他病原体感染后的急性肾炎，如细菌、病毒（如水痘-带状疱疹病毒、EB病毒、流感病毒等）、立克次体、螺旋体、支原体、真菌、原虫及寄生虫等。

【临床表现】

急性肾炎多见于儿童，男性多见于女性。通常于前驱感染后1~3周（平均10天左右）起病，呼吸道感染者的潜伏期较皮肤感染者短。本病起病较急，病情轻重不一，轻者呈亚临床型（仅有尿常规异常及血清C3异常）；典型者呈急性肾炎综合征表现，重症者可发生急性肾衰竭。

（1）尿异常。几乎全部患者均有肾小球源性血尿，约30%患者可有肉眼血尿，常为起病首发症状和患者就诊原因。可伴有轻、中度蛋白尿。

（2）水肿。80%以上患者均有水肿，常为起病的初发表现，典型表现为晨起眼睑水肿或伴有下肢轻度可凹性水肿，少数严重者可波及全身。

（3）高血压。约80%患者出现一过性轻、中度高血压，少数患者可出现严重高血压，甚至高血压脑病。

（4）少尿。患者起病早期尿量减少，少数患者甚至少尿（<400ml/天）。多于1~2周后尿量渐增，肾功能于利尿后数日可逐渐恢复正常。

（5）充血性心力衰竭。常发生在急性肾炎综合征期，严重水、钠潴留和高血压为重要的诱发因素，患者可有颈静脉怒张，奔马律和肺水肿症状。

【辅助检查】

（1）尿检查。尿常规可见肾小球源性血尿，伴有轻、中度蛋白尿，甚至大量蛋白尿，尿沉渣除红细胞外，早期尚可见白细胞和上皮细胞增多，并可有红细胞管型。

（2）肾功能异常。肾功能可一过性受损，表现为血肌酐轻度升高。多于1~2周后尿量渐增，肾功能于利尿后数日可逐渐恢复正常。

（3）免疫学检查异常。

【诊断与鉴别诊断】

链球菌感染后1~3周发生血尿、蛋白尿、水肿和高血压，甚至少尿及肾功能不全等急性肾炎综合征表现，伴有血清C3下降，病情在发病8周内逐渐减轻到完全恢复正常者，即可临床诊断为急性肾炎。

需与以下情况鉴别：

1. 以急性肾炎综合征起病的肾小球疾病

（1）其他病原体感染后急性肾炎：许多细菌、病毒及寄生虫感染均可引起急性肾炎。病毒感染后急性肾炎多数临床表现较轻，常不伴血清补体降低，少有水肿和高血压，肾功能一般正常，临床过程自限。

（2）系膜毛细血管性肾小球肾炎：临床上除表现急性肾炎综合征外，常伴肾病综合征，病变持续无自愈倾向。

（3）系膜增生性肾小球肾炎：部分患者有前驱感染，可呈现急性肾炎综合征，患者血清C3一般正常，病情无自愈倾向。

2. 急进性肾小球肾炎

起病与急性肾炎相似，但除急性肾炎综合征外，多早期出现少尿、无尿，肾功能急剧恶化为特征。

3. 系统性疾病肾脏受累

狼疮性肾炎、过敏性紫癜肾炎、细菌性心内膜炎肾损害、原发性冷球蛋白血症肾损害、小血管炎肾损害等可表现为急性肾炎综合征。

【治疗】

本病治疗以休息及对症治疗为主。急性肾衰竭者可予透析治疗，待其自然恢复。本病为自限性疾病，不宜应用糖皮质激素及细胞毒药物。

1. 一般治疗

急性期应卧床休息，待肉眼血尿消失、水肿消退及血压恢复正常后逐步增加活动量。急性期应予低盐（每天3g以下）饮食。肾功能正常者不需限制蛋白质摄入量，但肾功能不全时可考虑限制蛋白质摄入，并以优质动物蛋白为主。明显少尿者应注意控制液体摄入量。

2. 治疗感染灶

由于本病主要为链球菌感染造成的免疫反应所致，病初期注射青霉素10~14天（过敏者可用大环内脂类抗生素），以控制感染灶，对于反复发作的慢性扁桃体炎，待病情稳定后（尿蛋白少于+，尿沉渣红细胞少于10个/HP）可考虑做扁桃体摘除，术前、术后两周需注射青霉素。

3. 对症治疗

包括利尿消肿、降血压，预防心脑合并症的发生。休息、低盐和利尿后高血压控制仍不满意时，可加用降压药物。

4. 透析治疗

少数发生急性肾衰竭而有透析指征时，应及时透析治疗帮助患者渡过急性期。由于本病具有自愈倾向，肾功能多可逐渐恢复，一般不需要长期维持透析。

【转诊指导】

呼吸道或皮肤软组织感染后出现血尿、水肿或蛋白尿，如血压升高（学龄前>120/80mmHg，学龄期>130/90mmHg，成人>140/90mmHg）、少尿、肾功能异常或水肿严重者转至二级或以上医院。

二级或三级医院已确诊、治疗后病情稳定，肾功能正常，不需要使用糖皮质激素和细胞毒药物，在二级或一级医院随诊，指导用药和生活方式调整。

【健康教育】

（1）保证休息及限制活动的指导，急性期起病 2 周内应卧床休息，血压正常、肉眼血尿消失后可下床轻微活动，血沉正常可上学，但应避免剧烈活动，尿沉渣细胞计数正常后方可恢复体力活动。

（2）控制饮食的指导，强调限制水、钠及蛋白质摄入的重要性，水肿、少尿期药限制食盐的摄入量，每天 1~2g，水肿消退后每天摄入 3~5g，应给予高糖、高维生素、适量脂肪的低盐饮食，尿量极少时要适当限制高钾食物的入量，蛋白入量每日控制在0.5g/kg，以免发生氮质血症和高钾血脂、酸中毒等。水肿消退、血压正常后逐渐过渡到正常饮食。

（3）指导监测体征变化，需准确记录 24h 出入量，定期测其体重及腹围，观察水肿的消长情况，同时观察尿液颜色及性质。

（4）预防呼吸道感染，患者应随天气的温度而增减衣物预防感冒，一旦出现感染必须及时有效治疗，以免发生不良后果，有上感的患儿应避免去公共场所，以免发生交叉感染。

（5）避免应用肾毒性药物，避免劳累，采取健康生活方式，如戒烟、限制饮酒、适量运动和控制情绪等及合理饮食。

（6）若反复发作的扁桃体炎，则应尽早期摘除，以免影响病情。

第二节　慢性肾小球肾炎

指蛋白尿、血尿、高血压、水肿为基本临床表现，起病方式各有不同，病情迁延，病变缓慢进展，可有不同程度的肾功能减退，最终将发展为慢性肾衰竭的一组肾小球病。

【病因】

仅有少数慢性肾炎是由急性肾炎发展所致（直接迁延或临床痊愈若干年后再现），大部分慢性肾炎的发病机制是免疫介导炎症。

【临床表现】

慢性肾炎可发生于任何年龄，但以青中年为主，男性多见。多数起病缓慢、隐袭。临床表现呈多样性，蛋白尿、血尿、高血压、水肿为其基本临床表现，可有不同程度肾功能减退，病情时轻时重、迁延，渐进性发展为慢性肾衰竭。

早期患者可无任何症状，患者可有乏力、疲倦、腰部疼痛和纳差，水肿可有可无，一般不严重。血压可正常或轻度升高。肾功能正常或轻度受损（肌酐清除率下降或轻度氮质血症），这种情况可持续数年，甚至数十年，肾功能逐渐恶化并出现相应的临床表现（如贫血、血压增高等），最后进入终末期肾衰竭。

【辅助检查】

（1）尿检查。多为轻度尿异常，尿蛋白常在1～3g/天，尿沉渣镜检为肾小球源性血尿，可见管型。

（2）影像学检查。B型超声波检查早期肾脏大小正常，晚期可出现双侧对称性缩小，肾皮质变薄。

【诊断与鉴别诊断】

凡尿化验异常（蛋白尿、血尿、管型尿）、伴或不伴水肿及高血压病史达3个月以上，无论有无肾功能损害均应考虑此病，在除外继发性肾小球肾炎及遗传性肾小球肾炎后，临床上可诊断为慢性肾炎。

慢性肾炎主要应与下列疾病鉴别：

（1）继发性肾小球疾病。如狼疮肾炎、过敏性紫癜肾炎、糖尿病肾病等，依据相应的系统表现及特异性实验室检查，一般不难鉴别。

（2）AIport综合征。常起病于青少年，患者有眼（球型晶状体等）、耳（神经性耳聋）、肾（血尿，轻、中度蛋白尿及进行性肾功能损害）异常，并有家族史（多为X连锁显性遗传）。

（3）其他原发性肾小球病。无症状性血尿和/或蛋白尿、染后急性肾炎。

（4）原发性高血压肾损害。

（5）慢性肾盂肾炎。

【治疗】

慢性肾炎的治疗应以防止或延缓肾功能进行性恶化、改善或缓解临床症状及防治心脑血管并发症为主要目的，而不以消除尿红细胞或轻度尿蛋白为目标。可采用下列综合治疗措施。

（1）积极控制高血压和减少尿蛋白。高血压的治疗目标：力争把血压控制在理想水平（<130/80mmHg）。尿蛋白的治疗目标：争取减少至<1g/天。血压患者应限盐（NaCl<6g/天）；可选用噻嗪类利尿剂，如氢氯噻嗪12.5～25mg/天。

（2）限制食物中蛋白及磷入量。肾功能不全氮质血症患者应限制蛋白及磷的入量，采用优质低蛋白饮食每天<0.6g/kg。

（3）糖皮质激素和细胞毒药。

（4）避免加重肾脏损害的因素。避免感染、劳累、妊娠及肾毒性药物（如氨基糖苷类抗生素、含马兜铃酸中药等）等可能导致肾功能恶化的因素。

【转诊指导】

主诉水肿，体检有高血压、蛋白尿、血尿和/或肾功能异常，复查仍有异常者，应转至二级医院及以上医院。

二级或三级医院已确诊和制定治疗方案，不需使用糖皮质激素和细胞毒药物，蛋白尿<1 g/天，肾功能、血压正常或使用1～2种降压药血压≤130/80mmHg，在一级医院随诊，指导用药和生活方式调整。

【健康教育】

（1）用药指导：禁使用肾毒性药物，如四环素类、多肽类、氨基糖甙类、磺胺类等抗生素及抗真菌药物。应用利尿剂，注意尿量、水肿变化、血钾的情况，以防出现高血钾或低血钾，注意激素的副作用，如兴奋、失眠、脱发、骨质疏松、血糖升高等，嘱其不能随便停药或减量，预防感染，注意免疫抑制剂的副作用，如恶心呕吐、骨髓抑制、脱发、出血性膀胱炎、肝脏损害等，使用ACEI类药物时，应监测电解质，防止高血钾，注意有无持续性干咳的出现。

（2）饮食指导：应给予低盐、低脂、优质蛋白饮食，食盐的摄入量<3g/天。优质蛋白如鸡蛋、牛奶、鱼类、瘦肉等，已有肾功能减退者，应适当限制蛋白质的摄入（30g/天），必要时加服必需氨基酸。合并有水肿、高血压的患者，应合理限制食盐摄入，并控制饮水量，合并有肾功能减退患者，应忌食用植物蛋白质，合并有高尿酸血症患者，应忌用高嘌呤食物，由于限制蛋白质的摄入，机体需要通过摄入其他类型的食物如脂肪和碳水化合物保证能量的摄入，患者可增加不饱和脂肪、糖类的摄入来增加能量的摄入。

（3）生活指导：避免受凉、潮湿，注意休息，避免剧烈运动和过重的体力劳动，防治呼吸道感染。注意个人卫生，若合并水肿，应控制饮水量，并监测血压。

（4）控制感染：呼吸道感染可使慢性肾炎急性发作，导致肾功能急剧恶化，有效控制感染是防止病情发展的主要措施。预防感染，包括口腔和皮肤清洁护理，病室内定时进行空气消毒，保持空气清新，进入病室者需戴口罩，并告知患者注意保暖，防止受凉，若出现体温升高、皮肤黏膜肿痛、咳嗽、咳痰、腹痛、腹泻等，应及时就医。

（5）基础疾病合理治疗：若合并有高血压、糖尿病、系统性红斑狼疮等基础疾病，应合理运用降压药，将血压控制在理想范围，并严格糖尿病饮食，适当活动，规范应用降糖药物，并监测血糖、狼疮活动指数，在必要时，需合理运用激素及免疫抑制剂等相关药物。

第三节　急进性肾小球肾炎

急进性肾小球肾炎简称急进性肾炎（RPGN），特征是在血尿、蛋白尿、高血压和水肿等肾炎综合征表现基础上，肾功能迅速下降，数周内进入肾衰竭，伴随出现少尿（尿量<400ml/天或无尿（尿量<100ml）。

【病因】

由多种原因所致的一组疾病，包括：①原发性急进性肾小球肾炎；②继发于全身性疾病（如系统性红斑狼疮）的急进性肾小球肾炎；③在原发性肾小球疾病（如系膜毛细血管性肾小球肾炎）的基础上形成广泛的新月体，即病理类型转化而来的新月体性肾小球肾炎。急进性肾小球肾炎根据免疫病理可分为三型，其病因及发病机制各不相同：①Ⅰ型：抗肾小球基底膜（GBM）型；②Ⅱ型：免疫复合物型；③Ⅲ型：少免疫复合物型。

【临床表现】

本病基本表现如下：①各年龄组及不同性别均可发病；②多数有前驱感染史，起病方式不一，病情急剧恶化：呈现急性肾炎综合征（镜下血尿或肉眼血尿、蛋白尿、水肿及高血压），但在疾病某一阶段病情会急剧恶化，血清肌酐于数周内迅速升高，出现少尿或无尿，进入肾衰竭；③伴或不伴肾病综合征：Ⅰ型很少伴肾病综合征，Ⅱ及Ⅲ型肾病综合征常见；④疾病复发：Ⅰ型很少复发，Ⅲ型很易复发。

【辅助检查】

（1）尿液分析。蛋白尿常阳性，为非选择性蛋白尿。几乎全部患者都有血尿，肉眼血尿较常见。可以红细胞管型、白细胞等。

（2）肾功能。发病数日即可发现血肌酐、尿素氮进行性升高。

（3）血清学检查。①血清抗 GBM 抗体：Ⅰ型 RPGN 患者全部阳性；②血清 ANCA：约 80%的Ⅲ型 RPGN 患者阳性，提示小血管炎致病；③血清免疫复合物增高及补体 C3 下降：仅见少数Ⅱ型 RPGN 患者。

（4）B 超检查。可发现半数患者双肾增大。

【诊断和鉴别诊断】

凡急性肾炎综合征伴肾功能急剧恶化，无论是否已达到少尿性急性肾衰竭，应怀疑本病并及时进行肾活检。若病理证实新月体性肾小球肾炎，临床可确诊 RPGN。RPGN 确诊后，则还应根据是否合并系统性疾病（如系统性红斑狼疮、过敏性紫癜等）来区分原发性 RPGN 及继发性 RPGN，并根据肾组织免疫病理检查及血清相关抗体（抗 GBM 抗体、ANCA）对原发性 RPGN 分型。

引起少尿性急性肾衰竭的非肾小球疾病的鉴别诊断：

（1）性肾小管坏死。常有明确的肾缺血（如休克、脱水）或肾毒性药物（如肾毒性抗生素）或肾小管堵塞（血管内溶血）等诱因，临床上以肾小管损坏为主（尿钠增加、低比重尿及低渗透尿），一般无急性肾炎综合征表现。

（2）急性过敏性间质性肾炎。常有明确的用药史及药物变态反应（低热、皮疹等）、血和尿嗜酸性粒细胞增加等，在必要时，依肾活检确诊。

【治疗】

包括针对急性免疫介导性炎症病变的强化治疗以及针对肾脏病变后果（如水、钠潴留，高血压，尿毒症及感染）的对症治疗。

1. 强化治疗

（1）强化血浆置换疗法。每天或隔天 1 次，每次置换血浆 2~4L，直到血清抗体（如抗 GBM 抗体、ANCA）转阴或病情好转，一般需 10 次左右。该疗法配合糖皮质激素及细胞毒药物（环磷酰胺）。该疗法适用于各型急进性肾炎，但主要适用于Ⅰ型和就诊时急性肾衰竭已经需要透析的Ⅲ型。

（2）甲泼尼龙冲剂联合环磷酰胺治疗。甲泼尼龙 0.5~1.0g，每天或隔天 1 次，3 次为一疗程，一般为 1~3 个疗程。该疗法主要适用于Ⅱ、Ⅲ型，Ⅰ型疗效差。

2. 替代治疗

凡急性肾衰竭已达透析指征者，应及时透析。肾移植应在病情静止半年。

【转诊指导】

血尿、蛋白尿、水肿、高血压、少尿，肾功能进行性减退者应转至二级或三级医院。

二级或三级医院已确诊、治疗后病情稳定，不需要使用糖皮质激素和细胞毒药物，肾功能正常，在二级或一级医院随诊，指导调整用药和生活方式。

【健康教育】

1. 忌食辛辣、海鲜、发物、豆类、豆制品、干果类，选用优质蛋白饮食。
2. 生活规律，避免过劳，防止受凉，注意个人卫生，预防感染，以免复发。
3. 按医嘱坚持用药，不得自行停药或减量，避免应用对肾脏有损害药物。
4. 适度锻炼，避免剧烈活动和过度疲劳。
5. 预防感冒，避免受凉；不吃保健补品、补药，以防上火增重。
6. 务必树立信心，坚持治疗，调整情绪，保持心态平和、乐观。

第四节　肾病综合征

肾病综合征（NS）系指各种原因导致的大量蛋白尿（>3.5g/天）、低蛋白血症（<30g/L）、水肿和（或）高脂血症。其中大量蛋白尿、低蛋白血症是诊断的必备条件，具备这两条再加水肿或（和）高脂血症 NS 诊断即可成立。

【病因】

肾病综合征可分为原发性及继发性两大类，可由多种不同病理类型的肾小球疾病所引起（见表 4-15）。

表 4-15　**肾病综合征的分类和常见病因**

分类	儿童	青少年	中老年
原发性	微小病变型肾病	系膜增生性肾小球肾炎 微小病变型肾病 局灶节段性肾小球硬化 系膜毛细血管性肾小球肾炎	膜性肾病
继发性	过敏紫癜肾炎	系统性红斑狼疮肾炎	糖尿病肾病
	乙型肝炎病毒相关性肾炎 系统性红斑狼疮肾炎	过敏紫癜肾炎 乙型肝炎病毒相关性肾炎	肾淀粉样变性 骨髓性肾病 淋巴瘤或实体肿瘤性肾病

【临床表现】

（1）大量蛋白尿。蛋白尿>3.5g/天，是肾病综合征的标志。

（2）低蛋白血症。白蛋白常<30g/L。

（3）水肿。常渐起，多见于踝部，严重者可有胸腔积液和腹水，其严重程度与低蛋白血症正相关。

（4）高脂血症。高脂血症是 NS 的表现之一，约 80%的患者存在高胆固醇血症、高低密度脂蛋白血症及不同程度的高三酰甘油血症。

（5）高血压。可伴有，但非 NS 的重要临床表现。

（6）消化道症状。因胃肠道水肿，常有食欲差、恶心、呕吐、腹胀等消化功能紊乱症状。

【辅助检查】

（1）尿常规。尿常规 PRO+++~++++，可有透明管型或颗粒管型。

（2）血生化检查。常血浆总蛋白、白蛋白降低，白蛋白<30g/L，血胆固醇、三酰甘油增高。

（3）血沉。常为 40~80mm/h，血沉加速多与水肿相平行。

（4）蛋白电泳。尿蛋白电泳以中大分子蛋白为主，血清蛋白电泳 α_2或 β 可明显增高，α_1、γ 球蛋白多数较低。

（5）肾功能检查。可正常，或有不同程度的异常。

【诊断和鉴别诊断】

（1）肾病综合征（NS）诊断标准是：①尿蛋白大于 3.5g/天；②血浆白蛋白低于 30g/L；③水肿；④高脂血症。其中①②两项为诊断所必需。

（2）NS 诊断应包括三个方面：①明确是否为肾病综合征。②确认病因：首先排除继发性和遗传性疾病，才能确诊为原发性 NS；最好进行肾活检，作出病理诊断。③判定有无并发症。并发症包括感染、血栓并发症、急性肾损伤、蛋白质及脂肪代谢紊乱等。

鉴别诊断：

（1）过敏性紫癜肾炎。好发于青少年，有典型皮肤紫癜，常于四肢远端对称分布，多于出皮疹后 1~4 周出现血尿和（或）蛋白尿。

（2）系统性红斑狼疮性肾炎。好发于中年女性及青少年，免疫学检查可见多种自身抗体，以及多系统的损伤，一般不难明确诊断。

（3）乙型肝炎病毒相关性肾炎。多见于儿童及青少年，临床主要表现为蛋白尿或 NS，常见病理类型为膜性肾病。诊断依据：①血清 HBV 抗原阳性；②患肾小球肾炎，并且排除继发性肾小球肾炎；③肾活检切片找到 HBV 抗原。

（4）糖尿病肾病。好发于中老年，常见于病程 10 年以上的糖尿病患者。早期可发现尿微量白蛋白排出增加，以后逐渐发展成大量蛋白尿、NS。糖尿病病史及特征性眼底改变有助于鉴别诊断。

【治疗】

1. 一般治疗

休息与活动，凡有严重水肿、低蛋白血症者需卧床休息；饮食治疗，水肿时应低盐饮食（<3g/天），优质蛋白饮食（0.8~1.0kg/天），低脂饮食，可多吃富含多聚不饱和脂肪酸及富含可溶性纤维。

2. 对症治疗

（1）利尿消肿。①轻度水肿者可用噻嗪类利尿剂联合保钾利尿剂口服治疗，中重度水肿或不伴体腔积液者，应选用袢利尿剂静脉给药治疗。袢利尿剂宜先给一个静脉负荷量（如呋塞米 20~40mg），然后再持续泵注维持量（如呋塞米 5~10mg/h），如此才能获得最佳利尿效果。每日呋塞米使用剂量不超过 200mg。②对于合并有效血容量不足的患者，可静脉输注胶体液提高血浆胶体渗透压扩容，如尿量<400ml/天，禁用低分子右旋糖酐，必须进行扩容治疗时，可选用血浆或白蛋白。

（2）减少蛋白尿。ACEI 或 ARB 作为减少尿蛋白辅助治疗，比常规剂量要大，但应注意：①NS 患者在循环容量不足情况下，应避免应用或慎用这类药物，以免诱发 AKI；②肾功能不全或（和）尿量较少，尤其与螺内酯等药物联合使用时，需监测血钾浓度；③对激素及免疫抑制剂治疗敏感的患者，如 MCD 患者，无必要也不建议服用这类药物；④不推荐 ACEI 和 ARB 联合使用。

（3）降脂治疗。对于激素治疗反应良好的 NS 病理类型（如 MCD），不要急于应用降脂药，NS 缓解后数月内血脂可自行恢复正常。

（4）抗凝治疗。当血浆蛋白低于 20g/L 时，即应开始预防性抗凝治疗。可予肝素钠 1875～3750u 皮下注射，每 6h1 次；或选用低分子肝素 4000～5000u，皮下注射，每天 1～2 次，也可服用华法林，维持 INR1. 5～2. 5。在抗凝的同时，可辅以抗血小板药。

3. 免疫抑制治疗

（1）糖皮质激素。原发性 NS 治疗中激素的使用原则是：①起始足量，常用药物为泼尼松（或泼尼松龙）每天 1mg/kg（最高剂量 60mg/天），早晨顿服，口服 8～12 周，必要时可延长至 16 周（主要适用于 FSGS 患者）；②缓慢减药，足量治疗后每 2～3 周减原用量的 10%左右；当减至 20mg/天左右时，NS 易反复，应更缓慢减量；③长期维持，最后以最小有效剂量（10mg 左右）再维持半年或更长时间，以后再缓慢减量至停药。激素副作用包括感染、消化道出血及溃疡穿孔、高血压、水钠潴留、升高血糖、降低血钾、股骨头坏死、骨质疏松、精神兴奋、库兴综合征及肾上腺皮质功能不全等，使用时应密切监测。

（2）环磷酰胺。环磷酰胺是临床上最常用的细胞毒类药物，可用于“激素依赖型”或“激素抵抗性型”的患者，协同激素治疗。应用剂量为每天 2mg/kg，分 1～2 次口服；或 200mg 隔天静脉注射，累积量 6～8g 后停药。主要副作用有骨髓抑制、出血性膀胱炎、肝损伤、胃肠道反应、脱发与性腺抑制（可能造成不育）。

（3）免疫抑制剂。目前临床上常用的免疫抑制剂有环孢霉素 A、他克莫司（FK506）、麦考酚吗乙酯和来氟米特等。应用糖皮质激素及免疫抑制剂（包括细胞毒药物）治疗 NS 可有多种方案，原则上应以增强疗效的同时最大限度地减少副作用为宜。

【转诊指导】

患者主诉水肿、血尿、泡沫尿或尿量减少，在一级医院进行尿常规和肝肾功能筛查异常者，应转至二级医院及以上医院。

二级或三级医院已确诊和制定治疗方案，不需使用糖皮质激素和细胞毒药物，蛋白尿 <1 g/天，肾功能正常、血压正常或使用 1～2 种降压药血压≤130/80mmHg，在一级医院随诊，指导用药和生活方式调整。

【健康教育】

（1）规范特殊用药。肾病综合征患者使用激素治疗，疗程长，需要坚持用药，不可骤停骤减，要按医嘱递减。患者病情缓解 3～6 个月后，口服激素可以减至隔天晨顿服，用量是原来的一半。

（2）定期监测。患者应该定时定期的找医生复查。尤其是患者大剂量服用激素期间，至少要复查一次。服用免疫制剂的患者需要每两周复查一次血常规和尿常规，四周复查肝功能和肾功能。

（3）患者要注意避免劳累，病情稳定后可以适当的劳动和运动。通过运动来控制体重、血压，以减轻肾病负担，但要注意不要运动过度，超过身体的承受能力。

（4）预防呼吸道和皮肤的感染。患者特别需要注意，与患有麻疹、水痘的人不要接触。在停止服用激素的3年内还要避免注射相关疫苗。

（5）患者治疗期间以低盐低脂优质蛋白饮食，以牛奶、鸡蛋、瘦肉类的优质蛋白为主。其次适当饮水，多喝水有利于排尿，有助于排出肾脏内的毒素，但当有水肿时则要限制水和盐的摄入，并监测体重的变化。低盐饮食。盐分会使血液浓缩，加重肾脏的运作功能，低盐饮食有利于减轻肾脏负担。

（6）注意用药。肾是人体的“清洁器”，药物的使用不当会给人体肾脏带来极大的伤害，有研究显示，不少肾病患者会患有肾病与肾内留有止痛药有极大的关系。

第五节　尿路感染

尿路感染（UTI）简称尿感，是指病原微生物（包括细菌、真菌、支原体、衣原体，乃至病毒及寄生虫）侵入尿路黏膜，所引起的炎症。本章主要叙述由细菌引起的尿路感染。

根据感染发生部位可分为上尿路感染和下尿路感染，前者系指肾盂肾炎，后者主要指膀胱炎。肾盂肾炎、膀胱炎又有急性和慢性之分。根据有无尿路结构或功能的异常，又可分为复杂性和非复杂性尿感。复杂性尿感是指伴有尿路引流不畅、结石、畸形、膀胱-输尿管反流等结构或功能的异常，或在慢性肾实质性疾病基础上发生的尿路感染。不伴有上述情况者称为非复杂性尿路感染。

【病因】

在单纯性UTI中，致病菌主要为大肠埃希杆菌。复杂性UTI也以大肠埃希菌杆菌为主，但是肠球菌属、葡萄球菌属、克雷伯杆菌属、假单胞菌属、沙雷菌属、肠杆菌属的细菌明显增多，且多为耐药菌株。厌氧菌UTI多发生长期留置尿管、肾移植及身体抵抗力极差的患者。真菌性UTI致病菌多为念珠菌，大多发生于接受广谱抗生素治疗留置尿管的患者，特别是合并糖尿病或给予免疫抑制剂时。

【临床表现】

1. 膀胱炎

占尿路感染的60%以上，分为急性单纯性膀胱炎和反复发作性膀胱炎。主要表现为尿频、尿急、尿痛、排尿不适、下腹疼痛等，部分患者迅速出现排尿困难。约30%可出现血尿。一般无全身感染症状，少数出现腰疼、发热，但体温不超过38℃。致病菌多为大肠杆菌，约占75%以上。

2. 急性肾盂肾炎

（1）全身症状：发热、寒战、头痛、全身酸痛、恶心、呕吐等，体温多在38.0℃以上，部分给患者出现革兰氏阴性败血症。

（2）泌尿系统症状：尿频、尿急、尿痛、排尿困难、下腹部疼痛、腰痛等，腰痛程度不一，多为钝痛或酸痛，部分患者膀胱刺激症状不典型。

（3）体格检查。一侧或两侧肋脊角或输尿管点压痛或（和）肾区叩击痛。

3. 无症状细菌尿

无症状细菌尿是指患者由真性细菌尿，而无尿路感染症状，可由症状性尿感演变而来或无急性尿路感染病史。致病菌多为大肠埃希菌，尿常规可无明显异常，但尿培养有真性菌尿。

4. 导管相关性尿路感染

导管相关性感染是指留置导尿管或先前 48h 内留置导尿管者发生的感染。全身应用抗生素、膀胱冲洗、局部应用消毒剂均不能将其清除，最有效减少方式是不必要的导管留置，并尽早拔除导尿管。

【辅助检查】

1. 血常规

急性肾盂肾炎时血白细胞常升高，中性粒细胞增多。

2. 尿常规

尿液常浑浊，可有异味，可有白细胞、血尿、蛋白尿。尿沉渣镜检白细胞>5 个/HP，称为白细胞尿。

3. 细菌学检查

细菌培养可采用清洁中段尿、导尿及膀胱穿刺尿做细菌培养，其中膀胱穿刺尿细菌培养最可靠。清洁中段尿细菌定量培养$\geqslant 10^5$/ml，若临床上无尿感症状，则要求做两次中段尿培养，细菌数均$\geqslant 10^5$/ml，且为同一菌种，称为真性菌尿，可确诊尿路感染。某些球菌如肠球菌、粪链球菌等，尿中细菌菌落达 10^3/ml 也有诊断意义。

【诊断和鉴别诊断】

1. 尿路感染的诊断

典型的尿路感染有尿路刺激征、感染中毒症状、腰部不适等，结合尿液改变和尿液细菌学检查诊断不难。凡有真性细菌尿，均可诊断为尿路感染，无症状性细菌尿的诊断主要依据尿细菌学检查，要求两次细菌培养均为同一菌种的真性菌尿。

留置导尿管的患者出现典型的尿路感染症状、体征、且无其他原因可以解释，尿标本细菌培养菌落计数>10^3/ml，应考虑导管相关性尿路感染的诊断。

2. 尿路感染的定位诊断

（1）根据临床表现定位。上尿路感染常有发热、寒战，甚至毒血症症状，伴明显腰痛，输尿管点和（或）肋脊点压痛，肾区叩击痛等。下尿路感染以膀胱刺激征为突出表现，一般无发热、腰痛等。

（2）根据实验室检查定位。出现下列情况提示上尿路感染：①膀胱冲洗后尿培养阳性；②尿沉渣镜检由白细胞管型，并排除间质性肾炎，狼疮性肾炎等疾病；③尿 NAG 升高，尿 β_2 微球蛋白升高；④尿渗透压降低。

3. 鉴别诊断

（1）尿道综合征。又称尿频尿急综合征，患者主诉轻重不一的尿频、尿急、尿痛（或尿道烧灼感），但反复尿沉渣镜检正常，尿细菌学检查阴性。病因不明，部分患者与焦虑、精神紧张状态相关。也可能是衣原体等非细菌感染造成。

（2）肾结核。本病膀胱刺激症状更明显，一般抗生素治疗无效，尿培养结核分支杆菌阳性，而普通细菌培养为阴性，IVP 可发现肾实质虫蚀样缺损等表现，部分患者由肾外结核表现，抗结核治疗有效。

【治疗】

1. 一般治疗

急性期注意休息，多饮水，勤排尿。发热者给予易消化、高热量、富含维生素饮食。

2. 抗感染治疗

（1）急性膀胱炎。目前推荐短疗程疗法，可选用磺胺类、喹诺酮类、半合成青霉素类或头孢类抗生素，任选一种，连用 3 天，约 90%的患者可治愈。停服抗生素 7 天后，需进行尿细菌定量培养。如结果阴性表示急性细菌性膀胱炎已治愈；如仍有真性细菌尿，应继续给予 2 周抗生素治疗。

对于妊娠妇女、老年患者、糖尿病患者、机体免疫力低下及男性患者不宜使用单剂量及短程疗法，应采用较长疗程。

（2）急性肾盂肾炎。首次发生的急性肾盂肾炎的致病菌 80%为大肠埃希菌，在留取尿细菌检查标本后应立即开始治疗，首选对革兰氏阴性杆菌有效的药物。

①病情较轻者，可在门诊口服药物治疗，疗程 10~14 天。常用药物有喹诺酮类、半合成青霉素类、三代头孢类抗生素，治疗 14 天后，通常 90%可治愈。如尿菌仍阳性，应参考药敏试验选用抗生素继续治疗 4~6 周。

②严重感染全身中毒症状明显者，需住院治疗，应静脉给药。常用药物有喹诺酮类、半合成青霉素类、头孢类抗生素，必要时联合用药。氨基糖甙类抗生素肾毒性大，应慎用。可于热退后继续用药 3 天后改为口服抗生素，完成 2 周疗程。治疗 72h 无好转，应按药敏试验更换抗生素，疗程不少于 2 周。

（3）再发性尿路感染。再发性尿路感染包括重新感染和复发。

①重新感染。治疗后症状消失，尿菌阴性，但在停药 6 周后再次出现真性细菌尿，菌株与上次不同，称为重新感染。治疗方法与首次发作相同。对于半年内发作 2 次以上者，可用长程低剂量抑菌疗法，连用半年。

②复发。治疗后症状消失，尿菌转阴后在 6 周内再次出现真性细菌尿，菌种与上次相同，称为复发。复发特别是复杂性肾盂肾炎，在去除诱因的基础上，应按药敏选择强有力的杀菌性抗生素，疗程不少于 6 周反复发作者，给予长程低剂量抑菌疗法。

（4）无症状性菌尿。一般认为有下列情况者应予以治疗：①妊娠期无症状性菌尿；②学龄前儿童；③曾出现有症状的感染者；④肾移植、尿路梗阻及其他尿路有复杂情况者。根据药敏结果选择有效抗生素，主张短疗程用药，如治疗复发者，可选用长程低剂量抑菌疗法。

（5）妊娠期尿路感染。选用毒性小抗菌药，如阿莫西林、呋喃妥因或头孢菌素类等，孕妇的急性膀胱炎治疗时间一般为 3~7 天。

【转诊原则】

（1）诊断为复杂性尿路感染，合并任何原因引起的梗阻性尿路疾病，膀胱输尿管反流或其他功能异常等，应转诊至上级医院。

（2）当尿路感染合并有肾功能不全、移植肾、糖尿病及免疫缺陷等基础疾病时，应转诊至上级医院。

（3）肾盂肾炎合并严重感染全身中毒症状明显者，需转诊到上级医院。

【健康教育】

（1）多饮水，勤排尿，每天入量最好在2000ml以上，每2~3h排尿1次。

（2）性生活相关的患者，性交后及时排尿，并口服一次常用量抗生素，在必要时，需向妇产科医生咨询并选择适宜的避孕方式。

（3）尽量避免尿路器械的使用，在必须应用时，严格无菌操作。若必须留置尿管，则前3天给予抗生素可延迟尿感的发生。

（4）膀胱—输尿管反流者，要“二次排尿”，即每次排尿后数分钟，再排尿一次。

（5）绝经女性患者的预防：阴道局部应用雌激素软膏可以恢复阴道局部环境，可减少尿路感染的复发机会。

第六节　急性肾损伤

急性肾损伤（AKI）是由各种病因引起的短时间（数小时至数天）肾功能快速减退而出现的临床综合征，表现为肾小球滤过率（GRF）下降，代谢废物如肌酐、尿素氮潴留，水、电解质和酸碱平衡紊乱。既往将上述临床综合征称为急性肾衰竭（ARF）。AKI目前仍无特异治疗，死亡率高，是肾脏病中的急危重症。

【病因】

急性肾损害可分为肾前性、肾性、肾后性三类：

（1）肾前性AKI。又称肾前性氮质血症，由肾脏血流灌注不足引起。常见病因包括：①有效血容量不足；②心排血量降低；③全身血管扩张；④肾动脉收缩；⑤肾自主调节受损。

（2）肾性AKI。由各种肾实质病变引起。病因可分为肾血管性（包括大血管及微血管）、肾小球性、肾小管及肾间质性AKI，以及肾乳头坏死及肾皮质坏死。其中最常见为急性肾小管坏死（ATN），ATN主要病因是肾缺血或肾毒性损害，其病理生理改变常经过四个阶段：起始期、进展期、持续期、恢复期。

（3）肾后性AKI。尿路梗阻可以分为肾外梗阻及肾内梗阻两大类。肾外梗阻又可分为尿路腔内梗阻和尿路腔外梗阻。双侧尿路梗阻或孤立肾患者单侧尿路出现梗阻时可发生肾后性AKI。

【临床表现】

典型ATN临床病程可分为三期。

（1）起始期。此期患者肾脏已受到低血压、缺血、脓毒血症和肾毒素等因素作用，肾脏尚未发生器质性损伤，如果此时及时采取去除致病因素，可能预防疾病进一步进展。

（2）维持期。又称少尿期。该期一般持续7~14天，此期GFR保持在低水平（常为

5~10ml/min），许多患者可出现少尿和无尿，临床常出现水、电解质及酸碱平衡紊乱，以及各种尿毒症并发症。

（3）多尿期。从肾小管细胞再生、修复，直至肾小管完整性恢复称为多尿期。通常持续1~3周，继而逐渐恢复。与GFR相比，肾小管上皮细胞功能（溶质和水的重吸收）恢复较慢，常需数月才能恢复。

【辅助检查】

1. 血液检查

（1）可有轻度贫血，尿素氮和肌酐可进行性上升；血钾浓度可升高（>5.5mmol/L），部分正常，少数偏低；血pH常低于7.35，碳酸氢根离子浓度多低于20mmol/L，甚至低于13.5mmol/L；血清钠浓度可正常或偏低；血钙可降低，血磷升高。

（2）血清学异常：如自身抗体阳性（抗核抗体、抗ds-DNA抗体、抗中性粒细胞胞浆抗体、抗GBM抗体等），补体水平降低，常提示可能为急性感染后肾小球肾炎和狼疮性肾炎等肾实质性疾病。

（3）如果患者有感染，应行血培养，排除急性肾损伤伴发脓毒症。

2. 尿液分析

（1）尿常规。尿液外观多呈浑浊，尿色深。根据病情不同，尿蛋白定性可为阴性~++++。

（2）尿沉渣检查。可发现肾小管上皮细胞、上皮细胞管型、颗粒管型、红细胞、白细胞和晶体存在，有助于急性肾损伤的鉴别诊断，对区分肾前性、肾性和肾后性具有重要价值。

（3）尿液生化检查。包括尿钠、钠滤过分数、肾衰指数、尿/血渗量、尿和血尿素氮或肌酐比值等，有助于肾前性氮质血症和急性肾小管坏死的鉴别。

3. 影像学检查

（1）肾脏超声检查。①肾前性和肾性急性肾衰竭共同的声像图特点：双肾轻度增大，皮质增厚，回声轻度增强，皮质与髓质界限清晰，髓质轮廓明显增大，由椎体形变成圆形或椭圆形。CDFI示肾血流信号明显减少。②肾后性急性肾衰竭多表现为双肾轮廓明显增大，肾窦分离扩张积水，肾后性急性肾衰竭多可找到病因，如膀胱、前列腺、双侧输尿管、肾盂等有关梗阻性病变。

（2）腹部X线平片。显示肾、输尿管和膀胱等部位的结石，以及超声难以发现的小结石。

（3）CT扫描。评估尿道梗阻，确定梗阻部位，明确腹膜后感染组织或腹膜后肿瘤。

（4）肾血管造影。在怀疑肾动脉梗阻（栓塞、血栓形成、动脉瘤）时。

4. 肾组织活检

【诊断和鉴别诊断】

AKI诊断标准为：48h内SCr升高≥0.3mg/DL（≥26.5mmol/L），或7天内SCr升高到基线的1.5倍，或尿量<0.5ml/（kg.h）持续6h。根据血清肌酐和尿量进一步分期（见

表 4-16)：

表 4-16　**AKI 分期标准**

分期	血清肌酐	尿量
1 期	增至基础值 1. 5~1. 9 倍 或升高≥0. 3mg/dl（26. 5umol/L）	<0. 5ml/（kg·h），持续 6~12h
2 期	增至基础值 2. 0~2. 9 倍	<0. 5ml/（kg·h），时间≥12h
3 期	增至基础值 3 倍 或升高≥4. 0mg/dl（353. 6umol/L） 或无尿≥12h 或开始肾脏替代治疗 或<18 岁患者 eGFR<35ml/（min. 1. 73m^3）	<0. 3ml/（kg·h），时间≥24h

鉴别诊断：急性肾损害诊断确立后，首先要鉴别它是肾前性、肾性或肾后性 AKI；若为肾性 AKI，则还要进一步鉴别是肾小球性、肾血管性、肾小管性或肾间质性 AKI，以及少见的肾皮质坏死或肾乳头坏死。除此以外，还需注意是不是慢性肾脏病基础上发生的 AKI。本书只在此对缺血导致的肾前性 AKI 与 ATN 的鉴别作一讨论（见表 4-17）。

表 4-17　**鉴别肾前性 AKI 及 ATN 的尿液诊断指标**

诊断指标	肾前性 AKI	ATN
尿沉渣	透明管型	棕色颗粒管型
尿比重	>1. 020	<1. 010
尿渗透压（mOsm/kg H_0）	>500	<350
血尿素氮/血肌酐	>20	<10-15
尿肌酐/血肌酐	>40	<20
尿钠浓度（mmol/L）	<20	>40
肾衰指数	<1	>1
钠排泄分数（%）	<1	>1
尿常规	正常	尿蛋白+~++，少量红、白细胞，肾小管上皮细胞及颗粒管型

【治疗】

不同病因，不同类型的 AKI，治疗方法不尽相同，但它们具有如下共同的治疗原则：尽早识别并去除病因，及时采取干预措施避免肾脏进一步受损，维持水电解质及酸碱平衡，积极预防并发症，适时进行肾脏替代治疗。

(1) 尽早纠正可逆性病因。对各种严重外伤、心力衰竭、急性失血等应进行相应治疗，包括输血、等渗盐水扩容、处理血容量不足、休克及感染等，停用影响肾灌注或肾毒性药物。存在尿路梗阻时，尽早采取措施去除梗阻。

（2）维持体液平衡。每天补水量应为显性失液量加上非显性失液量减去内生水量。估计有困难时，可按前一日尿量加500ml计算。发热患者只要体重不增加可增加进液量。

（3）饮食及营养。AKI患者每天所需能量应为1.3倍基础能耗量（BEE），即35kcal/（kg·天），主要有碳水化合物及脂肪供应，蛋白质摄入量应控制为0.8g/（kg·天），对于有高分解代谢或营养不良以及接受透析的患者蛋白质摄入可放宽。尽量减少钠、钾、氯摄入。

（4）高钾血症。血钾超过6.5mmol/L，心电图提示QRS波增宽等明显变化时，应紧急处理。包括：①钙剂：10%葡萄糖酸钙10~20ml稀释后缓慢静住；②11.2%乳酸钠或5%碳酸氢钠100~200ml静滴，以纠正酸中毒并促进钾离子向细胞内流动；③50%葡萄糖溶液50~100ml加胰岛素6~12缓慢静脉注射，促进糖原合成，促进钾离子向细胞内转移；④口服聚磺苯乙烯15~30g，每天3次。以上措施无效，可行血液透析治疗。

（5）代谢性酸中毒。及时治疗，如血清碳酸氢根离子浓度低于15mmol/L，可选5%碳酸氢钠100~250ml静滴，严重酸中毒应予以透析治疗。

（6）感染。它是常见并发症和主要死亡原因之一，应尽早使用抗生素，根据细菌培养及药敏试验选用对肾脏无毒性或低毒性药物，按GFR调整用药剂量。

（7）肾脏替代治疗。急性肾损伤的透析指针：①无尿24h，少尿48h以上；②血钾大于6.5mmol/L；③尿素氮>22.0mmol/L，血肌酐>442μmol/L；④液体过多，有心衰、肺水肿前兆；⑤酸中毒，二氧化碳结合力低于13mmol/L；血pH<7.25；⑥高分解代谢：尿素氮每日上升>8.9mmol/L，血肌酐>176.8μmol/L，血钾大于1mmol/L以上；⑦少尿2天以上伴有下列情况之一者：液体潴留（如眼结膜水肿、胸腔积液、心音呈奔马律、中心静脉压升高），尿毒症症状（如持续呕吐、烦躁、嗜睡）血钾>6mmol/L以上、心电图有高钾改变。AKI透析治疗可选用腹膜透析、间歇性血液透析、连续性肾脏替代治疗。

（8）多尿期治疗。治疗以维持水、电解质和酸碱平衡，控制氮质血症和预防各种并发正为主，已透析患者，应继续透析治疗。多尿期1周后可见血肌酐及尿素氮逐渐降至正常范围，蛋白质摄入量可逐渐增加，逐渐减少投资频率直至停止透析。

（9）恢复期治疗。一般无须特殊处理，定期随访肾功能，避免使用肾毒性药物。

【转诊原则】

急性肾损伤需及时转上级医院进一步诊治。

【健康教育】

（1）应避免滥用肾毒性药物，特别是杜绝滥用抗生素和解热镇痛药，因治疗疾病的需要使用可能对肾脏有损害的药物时（如庆大霉素、丁胺卡那霉素、万古霉素等），要定时复查肾功能、监测尿量的变化。

（2）老年人、高血压、糖尿病、心脏病、血管疾病、感染、手术和介入治疗后以及原有肾脏病者是急性肾损伤的高危人群，应注意预防各种感染，尤其在遇到感冒、发热、头痛、呕吐、腹痛、腹泻等疾病时，不要乱投医，也不要自行服药，应到正规医院就诊，在医生指导下进行治疗。

（3）加强日常生活的宣传，避免中毒，像鱼胆、毒蘑菇等中毒引起的急性肾损害患者也很常见。

（4）服药期间患者出现出现尿量明显减少，或全身皮疹、发热、皮肤发痒、腰酸无力、小便异常（颜色变深、泡沫多且不消散、尿量明显减少或夜尿增多等）、四肢水肿和血压升高等症状，要立即停用该药，并及时就诊。

第七节　慢性肾衰竭

慢性肾衰竭（CRF）为各种慢性肾脏病持续进展的共同结局。它是以代谢产物潴留，水、电解质及酸碱代谢失衡和全身各系统症状为表现的一种临床综合征。

慢性肾脏病（CKD）是由各种原因引起的慢性肾脏结构和功能障碍≥3 个月，包括肾小球滤过率（GRF）正常和不正常的病理损伤、血液或尿液成分异常，及影像学检查异常，或不明原因 GFR 下降（<60ml/min · 1. 73m^2）超过 3 个月，即为 CKD。

慢性肾脏病囊括了疾病的整个过程，即 CKD1 期至 CKD5 期。慢性肾衰竭则代表慢性肾脏病中 GRF 下降至失代偿期的那一部分群体，主要为 CKD4~5 期。

【分期】

慢性肾脏病的分期见表 4-18：

表 4-18　　**慢性肾脏病的分期及建议**

分期	描述	GFR［ml/（min · 1. 73m^2］	防治目标—措施
1	GFR 正常或升高	>90	CKD 诊治；缓解症状；保护肾功能
2	GFR 轻度降低	60~89	评估、延缓 CKD 进展，降低心血管病风险
3a	GFR 轻到中度降低	45~59	延缓 CKD 进展，评估治疗并发症
3b	GFR 中到重度降低	30~44	延缓 CKD 进展，评估治疗并发症
4	GFR 重度降低	15~29	综合治疗，透析前准备
5	肾衰竭	<15 或透析	若出现尿毒症，则需及时替代治疗

【病因】

CKD 的病因主要有原发性肾小球肾炎、高血压肾小动脉硬化、糖尿病肾病、继发性肾小球肾炎、肾小管间质病变（慢性肾盂肾炎、慢性尿酸性肾病、梗阻性肾病、药物性肾病等）、缺血性肾病、遗传性肾病（多囊肾、遗传性肾炎）等。

【危险因素】

（1）慢性肾衰竭渐进性发展的危险因素：包括高血压、高血糖、蛋白尿、（微量白蛋白尿）、低蛋白血症、吸烟等，此外，贫血、高脂血症、高同型半胱氨酸血症、老年、营养不良、尿毒症毒素蓄积等在慢性肾衰竭进展中起一定作用。

（2）慢性肾衰竭急性加重的危险因素主要有：①累及肾脏的疾病（原发性或继发性肾小球肾炎、高血压、糖尿病、缺血性肾病等）复发或加重；②有效血容量不足（低血压、脱水、大出血或休克）；③肾脏局部血供急剧减少（如肾动脉狭窄患者应用 ACEI、

ARB 等药物）；④严重高血压未能控制；⑤肾毒性药物；⑥泌尿道梗阻；⑦其他：严重感染、高钙血症、肝衰竭、心力衰竭等。

【临床表现】

在 CKD 的不同阶段，其临床表现也各不相同。在 CKD3 期之前，病人可以无任何症状，或仅有乏力、腰酸、夜尿增多等轻度不适；少数病人可有食欲减退、代谢性酸中毒及轻度贫血。CKD3 期以后，上述症状更趋明显，进入肾衰竭期以后则进一步加重，有时可出现高血压、心衰、严重高钾血症、酸碱平衡紊乱、消化道症状、贫血、矿物质骨代谢异常、甲状旁腺功能亢进和中枢神经系统障碍等，甚至会有生命危险。

【辅助检查】

（1）肾功能检查。血尿素氮（BUN）、血肌酐（Scr）上升。Scr>133μmol/L，内生肌酐清除率（Ccr）<80ml/min，二氧化碳结合力下降，血尿酸升高。

（2）尿常规。检查可出现蛋白尿、血尿、管型尿或低比重尿。

（3）血常规。检查常出现不同程度的贫血。

（4）电解质检查。常表现为高钾、高磷、低钙等。

（5）B 超。检查多数常显示双肾体积缩小，肾皮质变薄，皮髓质分界不清，肾实质内血流信号减少，肾动脉流速降低，RI 升高。

【诊断和鉴别诊断】

根据慢性肾脏病史、临床表现和实验室检查作出诊断。

鉴别诊断应注意：①对既往病史不明，或存在近期急性加重诱因的患者，需与急性肾损伤鉴别，是否存在贫血、低钙血症、高磷血症、血 PTH 升高、肾脏缩小等有助于慢性肾衰竭与肾损伤鉴别；② 尿毒症患者以呕吐、腹痛、腹泻为主要症状时，应与消化道疾病（胃肠炎、溃疡病等）鉴别；③对病史不明，临床表现不典型，以贫血、精神神经症状为主诉的病人，应与血液病、癫痫鉴别；④尿毒症后期有意识障碍应与肝昏迷、脑血管病、中毒等鉴别。

【治疗】

为了明确 CKD 不同阶段的防治目标，提出三级预防概念很有必要。所谓一级预防，又称初级预防，是指对已有的肾脏疾患或可能引起肾损害的疾患（如糖尿病、高血压病等）进行及时有效的治疗，防治慢性肾衰竭（CRF）的发生。二级预防，是指对已有轻、中度 CRF 的病人及时进行治疗，延缓、停止或逆转慢性肾衰竭的进展，防治尿毒症的发生。第三级预防，是指针对尿毒症病人及早采取治疗措施，防止尿毒症的某些严重并发症的发生，提高病人生存率和生活质量。

1. 延缓 CKD 进展的干预治疗

（1）基础肾脏病的病因治疗。包括两个方面的内容：一是治疗各种原发性肾脏疾病（各种原发性肾小球疾病、肾小管—间质性疾病及肾血管性疾病）；二是消除或控制引起继发性肾损害的因素（如糖尿病、高血压、自身免疫性疾病等）。

（2）控制高血压达标。控制高血压对延缓 CKD 发展具有重要意义。2012 年 KDIGO 制定的 CKD 高血压治疗指南，尿白蛋白排泄率<30mg/天的 CKD 患者，血压宜控制在 140/90mmhg 或更低，而尿蛋白排泄率>30mg/天的 CKD 患者，血压宜控制达 130/80mmhg

或更低。降压必须达标，才能有效保护靶器官。

（3）减少尿蛋白排泄。尽可能将患者蛋白尿控制控制在 0.3～0.5g/天以下是改善患者长期预后的重要环节之一，无论应用 ACEI 或 ARB 降压，或用其减少尿蛋白排泄延缓肾功能进展，这类药物用药原则是：①老年人应从小剂量开始，耐受后才渐加至常规剂量。②肾功能不全患者应用 ACEI 或 ARB 要监测血钾，警惕高钾血症发生。③使用 ACEI 或 ARB 要监测血清肌酐变化。

（4）有效控制血糖水平。糖尿病患者空腹血糖控制于 3.9～7.3mmol/L（70～130mg/L），非空腹血糖宜控制于≤10.0mmol/L（180mg/L），糖化血红蛋白<7%。当肾功能不全时，糖化血红蛋白需要适当放宽，可控制于 7%～9%水平，个体化决定。

（5）纠正高脂血症及减肥。肥胖是促进 CKD 肾损害进展的一个重要因素，因此，肥胖的 CKD 患者，包括肥胖相关性肾小球疾病及肥胖合并 CKD 患者均应进行减肥治疗，体质指数控制在 20～24kg/m^2 范围，腰围男性控制<90cm，女性<85cm。

（6）纠正高尿酸血症。肾功能不全患者常出现继发性高尿酸血症，应积极治疗，力争将尿酸降至正常水平，男性<417umol/L（7mg/dl），女性<357umol/L（6mg/dl）。降尿酸可通过饮食控制及服用减少尿酸合成药物。

（7）低蛋白饮食与必需氨基酸/复方 α-酮酸治疗。

（8）防止感染。防治泌尿系及全身性感染，均可有效减少 CKD 患者肾功能急剧恶化风险，延缓 CKD 进展。

（9）纠正水、电解质及酸碱平衡紊乱。

（10）防治钙磷代谢紊乱及甲状旁腺功能亢进。

（11）纠正贫血。

2. 肾脏替代治疗

若 GFR 小于 10ml/min 并有明显尿毒症表现，则应进行肾脏替代治疗。对糖尿病肾病患者，可适当提前至 GFR10～15ml/min 时，安排替代治疗。肾脏替代治疗包括血液透析、腹膜透析和肾脏移植。

【转诊原则】

CKDl-5 期患者的评估和诊治应转诊至 2 级及以上医院，延缓 CKD 进展，治疗并发症。

经上级医院诊断明确的 CKD1-4 期患者的治疗和随访，可在一级医院进行，延缓 CKD 进展，治疗并发症。

【健康教育】

（1）有糖尿病、高血压、痛风等基础疾病的患者应监测血压、血糖、血尿酸水平的变化，按医嘱服用相关药物，控制好基础疾病，并定期复查肾功能及尿常规，可预防或延缓肾损伤的病程。

（2）加强随诊，检测病情。对于未进入慢性肾衰的肾脏病患者，积极预防；而对于已进入慢性肾衰阶段的患者，应按时服药、定期复诊，最好每 3～6 个月检查 1 次，这即是“二级预防”、“三级预防” 坚持治疗基础疾病。

（3）对已经确诊为慢性肾衰竭患者，生活要有规律，保持居室空气新鲜、流通，注意保暖，防止受凉。若感染发生后，则应及时在医生指导下用药，用药要小心，严格遵医嘱用药。饮食应按照肾衰竭程度，提倡低蛋白低磷饮食。合理、科学的饮食方法，有助于加强自我调理，营养护肾，尽量少食烟酒辛辣煎炸食物。

（4）已经采用透析的患者，应坚持定期透析治疗，遵守透析的规则。肾移植患者应定期门诊复查，坚持服用免疫抑制药物。动静脉内瘘患者应保护好内瘘，避免局部受压，并监测内瘘是否通畅，行长期血管通路应注意局部护理，避免导管相关性感染等并发症。

（5）慢性肾衰的预后很差，最终都死于尿毒症。接受透析或肾移植治疗后，可以明显地延长患者的生存时间，提高患者的生活质量，部分患者可以恢复工作。

第五章　血液系统疾病

第一节　缺铁性贫血

缺铁性贫血系由于某种原因使体内储存铁缺乏，影响血红蛋白的合成，所引起的小细胞低色素性贫血。多见于儿童和青壮年妇女。

【病因】

（1）摄入不足。如饮食、食物结构的原因，多见于婴幼儿、青少年、妊娠和哺乳期妇女。长期食物缺铁也可在其他人群中引起缺铁性贫血。

（2）慢性失血。如慢性胃肠道失血、胃十二指肠溃疡、食管裂孔疝、食管或胃底静脉曲张破裂、痔疮、肿瘤、寄生虫感染等；咯血和肺泡出血；月经过多，如子宫肌瘤及月经失调等；血红蛋白尿，如阵发性睡眠性血红蛋白尿、冷抗体型自身免疫性溶血等；其他如反复血液透析、多次献血等。

（3）吸收障碍。如胃大部切除术后及慢性腹泻等。

【临床表现】

（1）一般慢性贫血表现：乏力、面色苍白，心慌、头晕、腹胀、纳差、水肿。症状与贫血的严重程度有关。

（2）组织缺铁表现：可引起口角炎、舌炎、缺铁性吞咽困难等，皮肤、毛发干燥、皱缩；指（趾）甲缺乏光泽、脆薄易裂。

（3）神经精神症状：如多动症，注意力不集中，易激动，烦躁，易怒或淡漠等。一些患者有异食癖，是缺铁的特殊症状，也可以见末梢神经炎。

（4）缺铁原发病表现：如消化性溃疡、肿瘤或痔疮导致的黑便、血便或腹部不适，妇女月经过多，肿瘤性疾病的消瘦等。

【辅助检查】

（1）血象。红细胞与血红蛋白均减少，以血红蛋白减少明显，呈小细胞低色素性贫血。白细胞、血小板大致正常。

（2）骨髓象。红细胞系统增生活跃或明显活跃，以中、晚红细胞为主，幼稚红细胞体积小，粒系、巨核系无明显异常；骨髓铁染色示细胞外铁缺乏，红细胞内铁颗粒减少。铁粒幼红细胞小于0.15。

（3）血清铁和总铁结合力测定。血清铁低于8.95umol/L，总铁结合力大于64.44μmol/L，转铁蛋白饱和度降低，小于15%，血清铁蛋白低于12μg/L。

（4）红细胞游离原卟啉（FEP）测定：FEP>0.9μmol/L（全血），或ZPP>0.96μmol/L（全血），FEP/HB>4.5μg/gHB时，表示血红素合成障碍。

（5）贫血原因或原发病的有关检查。

【诊断】

（1）有明确的缺铁原因和临床表现。

（2）贫血为小细胞低色素性：男性 Hb<120g/L，女性 Hb<110g/L，孕妇 Hb<100g/L；MCV<80fl，MCH<27pg，MCHC<32%。

（3）有缺铁的依据：符合贮铁耗尽（ID）或缺铁性红细胞生成（IDE）的诊断。

ID 符合下列任一条即可诊断。①血清铁蛋白<12μg/L。②骨髓铁染色显示骨髓小粒可染铁消失，铁粒幼红细胞少于 15%。

IDE①符合 ID 诊断标准；②血清铁低于 8.95μmol/L，总铁结合力升高大于 64.44μmol/L，转铁蛋白饱和度<15%；③FEP/Hb>4.5μg/gHb。

（4）铁剂治疗有效。

【鉴别诊断】

（1）慢性病性贫血慢性感染和炎症等引起贫血。

（2）铁粒幼细胞性贫血是遗传或不明原因导致的红细胞铁利用障碍性贫血。

（3）地中海贫血：有家族史，有慢性溶血表现。

【治疗】

1. 病因治疗

IDA 的病因诊断是治疗 IDA 的前提，只有明确诊断后才有可能去除病因。如婴幼儿、青少年和妊娠妇女营养不足引起的 IDA，应改善饮食；胃、十二指肠溃疡伴慢性失血或胃癌术后残胃癌所致的 IDA，应多次检查大便潜血，做胃肠道 X 线或内镜检查，必要时手术根治。月经过多引起的 IDA 应调理月经；寄生虫感染者应驱虫治疗等。

2. 加强营养，增加富含铁和维生素 C 的饮食

3. 补充铁剂

（1）口服：首选铁剂治疗，硫酸亚铁，0.3~0.6g/天，或琥珀酸亚铁 0.1g，3 次/天。给铁剂同时，需加服维生素 C 或稀盐酸合剂，在进餐时或餐后立即服用铁剂。口服铁剂后，2 周后血红蛋白浓度上升，一般 2 个月左右恢复正常。禁与茶同时服用。贫血纠正后继续服用 2~3 个月。儿童适用 10%枸橼酸铁铵，每天 1~2ml/kg。

（2）注射：适用于①胃肠道疾病对铁吸收不良。②胃肠道反应严重。③不易控制的慢性失血。④需迅速纠正的缺铁者。选用药物有：右旋糖酐铁，每毫升含铁 50mg，首次 20mg~50mg，深部肌注，如无反应，每天或隔 2~3 天肌注 100mg。成人血红蛋白每升高 1.0g/L 需铁 30mg。总剂量（mg）= 30（mg）×（正常血红蛋白 g/L 一患者血红蛋白 g/L）+500mg（500mg 为补充部分贮存铁）。注射局部可有疼痛，并可头晕、恶心、呕吐、腹泻，偶有过敏性休克。山梨醇铁剂：吸收快，局部反应轻，每次肌注 1.5mg/kg。

【转诊指导】

（1）老年高龄缺铁性贫血患者，尽快转诊上级医院。

（2）伴发热、淋巴肿大等相关感染症状的缺铁性贫血患者，尽快转诊上级医院。

（3）合并心肺功能不全的缺铁性贫血患者，立即转诊上级医院。

（4）Hb<60g/L 的缺铁性贫血患者，可能需要输血，立即转诊上级医院。

（5）缺铁性贫血患者伴有明显组织缺氧症状的，立即转诊上级医院。

【健康教育】

1. 疾病知识教育

如缺铁性贫血的病因、临床表现、对机体的危害性、相关实验室检查的目的、意义、治疗及护理的配合与要求等，提高病人及其家属对疾病的认识、治疗及护理的依从性，积极而主动地参与疾病的治疗与康复。

2. 缺铁性贫血的指导

（1）饮食指导。提倡均衡饮食，荤素结合，以保证足够热量、蛋白质、维生素及相关营养素（尤其铁）的摄入，为增加食物铁的吸收，可同时服用弱酸类食物或药物，但应尽量避免与抑制铁吸收的食物、饮食或药物同服。家庭烹饪建议使用铁制器皿，从中也可得到一定量的无机铁。

（2）高危人群食物铁或口服铁剂的预防性补充。如婴幼儿要及时添加辅食，包括蛋黄、肝泥、肉末和菜泥等；生长发育期的青少年要注意补充含铁丰富的食物，避免挑食或偏食；月经期、妊娠期与哺乳期的女性，应增加食物铁的补充，必要时可考虑预防性补充铁剂，特别是妊娠期的妇女，每天可口服元素铁 10~20mg。

（3）相关疾病的预防和治疗：不仅是缺铁性贫血治疗的关键，而且也是预防缺铁性贫血的重点。特别是慢性胃炎、消化性溃疡、肠道寄生虫感染、长期腹泻、痔疮出血或月经量过多的病人。

3. 自我监测病情

监测内容主要包括自觉症状（包括原发病的症状、贫血的一般症状及缺铁性贫血的特殊表现等），静息状态下呼吸与心跳的频率变化、能否平卧、有无水肿及尿量变化等。一旦出现自觉症状加重，静息状态下呼吸、心跳频率加快、不能平卧、下肢水肿或尿量减少，多提示病情加重、重症贫血或并发贫血性心脏病，应及时就医。

第二节　再生障碍性贫血

再生障碍性贫血（简称再障 AA）通常指原发性骨髓造血功能衰竭综合征。主要表现为骨髓造血功能低下、全血细胞减少和贫血、出血、感染。免疫抑制治疗有效。

根据患者的病情、血象、骨髓象及预后，可分为重型（SAA）和非重型（NSAA）。

【病因】

（1）原发性再障病因不易查明具体原因。

（2）继发性再障多由于化学因素（如烷化剂、有机砷、抗肿瘤药物、氯霉素、磺胺类药物、安乃近等）引起。也与物理因素（电离辐射性物质）及生物因素（如结核、乙型病毒型肝炎等）有关。

【临床表现】

（1）重型再生障碍性贫血（SAA）起病急，进展快，病情重；少数可由非重型 AA 进展而来。

①贫血苍白、乏力、头昏、心悸和气短等症状进行性加重。

②感染多数患者有发热，体温在 39℃ 以上，个别患者自发病到死亡均处于难以控制

的高热之中。以呼吸道感染最常见，其次有消化道、泌尿生殖道及皮肤、黏膜感染等。感染菌种以革兰氏阴性杆菌、金黄色葡萄球菌和真菌为主，常合并败血症。

③出血皮肤可有出血点或大片瘀斑，口腔黏膜有血泡，有鼻出血、牙龈出血、眼结膜出血等。深部脏器出血时可见呕血、咯血、便血、血尿、阴道出血、眼底出血和颅内出血，后者常危及患者的生命。

（2）非重型再障（NSAA）。

起病和进展较缓慢，贫血、感染和出血的程度较重型轻，也较易控制。久治无效者可发生颅内出血。

【辅助检查】

1. 血象

呈全血细胞减少，慢性再障早期可呈二系减少，中性粒细胞绝对值计数降低。

2. 骨髓象

多部位骨髓增生减低，粒、红系及巨核细胞明显减少且形态大致正常，淋巴细胞、网状细胞及浆细胞等非造血细胞比例明显增高。骨髓活检显示造血组织均匀减少，脂肪组织增加。

【诊断】

再障诊断标准：①全血细胞减少，网织红细胞绝对值减少，淋巴细胞比例增高；②一般无肝、脾肿大；③骨髓增生低下，造血细胞减少，非造血细胞比例增高，骨髓小粒空虚。有条件者做骨髓活检，可见造血组织均匀减少；④除外其他引起全血细胞减少的疾病：如慢性肾功能衰竭、严重感染、脾功能亢进等；⑤一般抗贫血治疗无效。

【鉴别诊断】

要与其他类型的再障鉴别和其他全血细胞减少的疾病鉴别。

【治疗】

1. 一般治疗

保护措施预防感染，注意饮食及环境卫生，SAA 需要保护性隔离；避免出血，防止外伤及剧烈活动；不用对骨髓有损伤作用和抑制血小板功能的药物；必要的心理护理。

2. 对症治疗

（1）输血。应严格掌握输血指征，血红蛋白 60g/L 以下或心功能代偿不全时，输浓缩红细胞为宜，血小板 $<20\times10^9$/L 或有出血倾向者，输浓缩血小板。

（2）止血。泼尼松 20~40mg/天，口服，对皮肤黏膜出血有效。卡巴克洛（安络血）10mg，3 次/天，口服。酚磺乙胺（止血敏）0. 25~0. 75g，2~3 次/天，口服，肌注或静注。氨甲环酸 0. 25g，3 次/天，口服；或 0. 25~0. 5g 加葡萄糖液稀释后静注。女性子宫出血可肌注丙酸睾酮。

（3）抗感染。及时采用经验性广谱抗生素治疗，同时取感染部位的分泌物或尿、大便、血液等做细菌培养和药敏试验，药敏试验有结果后应换用敏感的抗生素。真菌感染可用两性霉素 B 等抗真菌药物。

（4）护肝治疗。AA 常合并肝功能损害，应酌情选用护肝药物。

3. 针对发病机制的治疗

雄激素、造血生长因子等促造血治疗；免疫抑制治疗；造血干细胞移植等。

【转诊指导】

全血细胞减少，疑诊再生障碍性贫血，需转 2 级及以上医院进一步诊治。

【健康教育】

1. 疾病知识教育

介绍疾病的可能原因、临床表现及目前的主要诊疗方法，增加病人及其家属的信心，以积极主动地配合治疗和护理。

2. 自我病情监测

主要是贫血、出血、感染的症状、体征和药物不良反应的自我监测。具体包括头晕、头痛、心悸、气促等症状、生命体征（特别是体温与脉搏）、皮肤黏膜（苍白与出血）、常见感染灶的症状（咽痛、咳嗽咳痰、尿路刺激征、肛周疼痛等）、内脏出血的表现（黑便与便血、血尿、阴道出血等）。若有上述症状或体征出现或加重，提示有病情恶化的可能，应及时向医生护士汇报或及时就医。

3. 生活指导

（1）休息与活动。充足的睡眠与休息可减少机体的耗氧量；适当的活动可心状况，可提高病人的活动耐力，但过度运动会增加机体的耗氧量，甚至诱发心衰。睡眠不足、情绪激动则易诱发致命性的颅内出血。因此，必须指导病人根椐病情的变化做好休息与活动的自我调节。

（2）饮食指导。主要是饮食成分与方式的介绍，目的在于加强营养、增进食欲、减少消化道黏膜的刺激以及避免病从口入。

4. 避免感染和加重出血

主要从个人防护及卫生习惯等方面进行指导。

5. 心理调适指导

再障病人常可出现焦虑、抑郁，甚至绝望等负性情绪，这些负性情绪可影响病人康复信心以及配合诊疗与护理的态度和行为，从而影响疾病康复或治疗的效果及其预后。因此，必须使病人及其家属认识负性情绪的危害，指导病人学会自我调整，学会倾诉；家属要关于理解和支持病人，学会倾听；必要时应寻求有关专业人士的帮助，避免意外发生。

6. 用药与随访指导

主要涉及免疫抑制剂、雄激素类药物与抗生素的治疗。为保证药物疗效的正常发挥，避免或减少药物不良反应，需向病人及其家属详细介绍所用药物或的名称、用量、用法、疗程或减少药物的不良反应，应叮嘱其必须在医生指导下按时、按量、按疗程用药，不可自行更改或停用相关药物，同时还需配合做好相关不良反应的预防工作，定期复查血象，以便了解病情变化及其疗效。

7. 预防疾病的发生或复发

尽可能避免或减少接触与再障发相关的药物和理化物质。对于再障病人，要避免服用对造血系统有害的药物，如氯霉素、磺胺、安乃近、阿司匹林等。对于疾病治疗所需应用且可能会造成骨髓抑制的药物者，如化疗药物等，要密切监测血象的变化，一旦发生要及时停药或换药，并采取相应的治疗措施，以促进骨髓造血功能的恢复。针对相关危险品的职业性接触者，如油漆工或从事橡胶与制鞋、传统印刷与彩印、室内装修的工人等，除了要加强生产车间或工厂的室内通风之外，必须严格遵守操作规程，做好个人防护，定期体检，检查血象；新近进行室内装修的家居，要注意监测室内的甲醛水平，且不宜即时入住或使用。在使用农药或杀虫剂时，应做好个人防护。

第三节 特发性血小板减少性紫癜（ITP）

特发性血小板减少性紫癜（ITP）是一组免疫介导的血小板过度破坏所致的出血性疾病。以广泛皮肤黏膜及内脏出血、血小板减少、骨髓巨核细胞发育成熟障碍、血小板生存时间缩短及血小板膜糖蛋白特异性自身抗体出现等为特征。

ITP 是最为常见的血小板减少性紫癜。临床可分为急性型和慢性型，前者好发于儿童，后者多见于成人。男女发病率相近，育龄期女性发病率高于同年龄段男性。

【病因】

ITP 的病因迄今未明。与发病相关的因素如下：

（1）感染。细菌或病毒感染与 ITP 的发病有密切关系：①急性 ITP 患者，在发病前 2 周左右常有上呼吸道感染史；②慢性 ITP 患者，常因感染而致病情加重。

（2）免疫因素。目前认为自身抗体致敏的血小板被单核巨噬细胞系统过度吞噬破坏是 ITP 发病的主要机制。

（3）脾。它是自身抗体产生的主要部位，也是血小板破坏的重要场所。

（4）其他因素。鉴于 ITP 在女性多见，且多发于 40 岁以前，推测本病发病可能与雌激素有关。

【临床表现】

1. 急性型

半数以上发生于儿童。

（1）起病方式多数患者发病前 1~2 周有上呼吸道等感染史，特别是病毒感染史。起病急骤，部分患者可有畏寒、寒战、发热。

（2）出血。皮肤、黏膜出血：全身皮肤瘀点、紫癜、瘀斑，严重者可有血泡及血肿形成。鼻出血、牙龈出血、口腔黏膜及舌出血常见，损伤及注射部位可渗血不止或形成大小不等的瘀斑。

内脏出血：当血小板低于 20×10^9/L 时，可出现内脏出血，如呕血、黑粪、咯血、尿血、阴道出血等，颅内出血（含蛛网膜下腔出血）可致剧烈头痛、意识障碍、瘫痪及抽搐，是本病致死的主要原因。

出血量过大，可出现程度不等的贫血、血压降低甚至失血性休克。

2. 慢性型

主要见于成人。起病方式起病隐匿，多在常规查血时偶然发现。出血倾向多数较轻而局限，但易反复发生。可表现为皮肤、黏膜出血，如瘀点、紫癜、瘀斑及外伤后止血不易等，鼻出血、牙龈出血亦很常见。严重内脏出血较少见，但月经过多较常见，在部分患者可为唯一的临床症状。

【辅助检查】

1. 血小板

①血小板计数减少；②血小板平均体积偏大；③出血时间延长；④血块收缩不良。血小板的功能一般正常。

2. 骨髓象

①急性型骨髓巨核细胞数量轻度增加或正常，慢性型骨髓象中巨核细胞显著增加；②巨核细胞发育成熟障碍，急性型者尤为明显，表现为巨核细胞体积变小，胞浆内颗粒减少，幼稚巨核细胞增加；③有血小板形成的巨核细胞显著减少（<30%）；④红系及粒、单核系正常。

3. 血小板生存时间

90%以上的患者血小板生存时间明显缩短。

4. 其他

可有程度不等的正常细胞或小细胞低色素性贫血。

【诊断】

诊断依据：①广泛出血累及皮肤、黏膜及内脏；②多次检验血小板计数减少；③脾不大；④骨髓巨核细胞增多或正常，有成熟障碍；⑤泼尼松或脾切除治疗有效；⑥排除其他继发性血小板减少症。

【鉴别诊断】

应与急性白血病、血栓性血小板减少性紫癜、溶血-尿毒症综合征、再生障碍性贫血、脾亢等鉴别。

【治疗】

1. 一般治疗

出血严重者应注意休息。血小板低于 20×10^9/L 者，应严格卧床，避免外伤。适当应用止血药及局部止血。

2. 糖皮质激素

一般情况下为首选治疗，近期有效率约为 80%。常用泼尼松 1mg/（kg·天），分次或顿服，病情严重者用等效量地塞米松或甲泼尼龙静脉滴注，好转后改口服。待血小板升至正常或接近正常后，逐步减量（每周减 5mg），最后以 5~10mg/天维持治疗，持续 3~6 个月。国外学者多认为，ITP 患者如无明显出血倾向，血小板计数>30×10^9/L 者，可不予治疗。

3. 脾切除

适应证：①正规糖皮质激素治疗无效，病程迁延 3~6 个月；②糖皮质激素维持量需大于 30mg/天；③有糖皮质激素使用禁忌证；④^{51}Cr 扫描脾区放射指数增高。禁忌证：①年龄小于 2 岁；②妊娠期；③因其他疾病不能耐受手术。脾切除治疗的有效率为 70%~90%，无效者对糖皮质激素的需要量亦可减少。

4. 免疫抑制剂治疗

不宜作为首选。

5. 急症的处理

适用于：①血小板低于 20×10^9/L 者；②出血严重、广泛者；③疑有或已发生颅内出血者；④近期将实施手术或分娩者。

（1）血小板输注成人按 10~20 单位/次给予，根据病情可重复使用（从 200ml 循环血中单采所得的血小板为 1 单位血小板）。

（2）注射免疫球蛋白 0.4g/kg，静脉滴注，4~5 天为一疗程。1 个月后可重复。

（3）大剂量甲泼尼龙 1g/天，静脉注射，3~5 次为一疗程。

（4）血浆置换 3~5 天内，连续 3 次以上，每次置换 3000ml 血浆，也有一定的疗效。

【转诊指导】

（1）特发性血小板减少性紫癜患者，当血小板低于 50×10^9/L，尽快转诊上级医院就诊。

（2）特发性血小板减少性紫癜患者，当血小板大于 50×10^9/L，但出血症状严重时，应立即转诊上级医院。

（3）特发性血小板减少性紫癜婴幼儿患者，应立即转诊上级医院。

（4）特发性血小板减少性紫癜患者，当血小板小于 20×10^9/L，无论有无明显出血症状，应立即转诊上级医院。

（5）特发性血小板减少性紫癜患者，近期将实施手术或分娩者，应立即转诊上级医院。

【健康教育】

1. 疾病知识教育

使病人及其家属了解疾病的病因、主要表现及治疗方法，以积极主动地配合治疗与护理。

2. 心理调适指导

ITP 病人常可出现焦虑、恐惧，甚至绝望等负性情绪，这些负性情绪可影响病人康复信心以及配合诊疗与护理的态度和行为，因此，必须平复患者情绪，消除患者疑虑，指导病人学会自我调整，避免意外发生。

3. 避免诱发或加重出血

指导病人避免人为损伤而诱发或加重出血，不应服用可能引起血小板减少或抑制其功能的药物，特别是非甾体类消炎药，如阿司匹林等。保持充足的睡眠、情绪稳定，保持二便通畅，是避免颅内出血的有效措施，必要时可于辅助性药物的治疗，如镇静剂、安眠药或缓泻剂等。

4. 治疗配合指导

服用糖皮质激素者，应告知必须按医嘱、按时、按剂量、按疗程服用，不可自行减量或停药，以免加重病情。为减轻药物的不良反应，应饭后服药，必要时可加用胃黏膜保护剂或制酸剂；注意预防各种感染，定期复查血象，以了解血小板数目的变化，指导疗效的判断和治疗方案的调整。

5. 自我监测病情

皮肤黏膜出血的情况，如瘀点、瘀斑、牙龈出血、鼻出血等；有无内脏出血的表现，如月经量明显增多、呕血或便血、咯血、血尿、头痛、视力改变等。一旦皮肤黏膜出血加重或上述内脏出血的表现时，应及时就医。

第四节　过敏性紫癜

过敏性紫癜又称 Schonlein-Henoch 综合征，为一种常见的血管变态反应性疾病，因机体对某些致敏物质产生变态反应，导致毛细血管脆性及通透性增加，血液外渗，产生紫癜、黏膜及某些器官出血。可同时伴发血管神经性水肿、荨麻疹等其他过敏表现。

本病多见于青少年，男性发病略多于女性，春、秋季发病较多。

【病因】

致敏因素甚多，与本病发生密切相关的主要有：

（1）感染。主要为 β 溶血性链球菌，呼吸道感染最为多见；病毒多见于发疹性病毒感染，如麻疹、水痘、风疹等；其他如寄生虫感染等。

（2）食物。它是人体对异性蛋白过敏所致。如鱼、虾、蟹、蛋、鸡、牛奶等。

（3）药物：①抗生素类青霉素（包括半合成青霉素如氨苄青霉素等）及头孢菌素类抗生素等；②解热镇痛药水杨酸类、保泰松、吲哚美辛及奎宁类等；③其他药物磺胺类、阿托品、异烟肼及噻嗪类利尿药等；④其他，如花粉、尘埃、菌苗或疫苗接种、虫咬、受凉及寒冷刺激等。

【临床表现】

多数患者发病前 1~3 周有全身不适、低热、乏力及上呼吸道感染等前驱症状，随之出现典型临床表现。

（1）单纯型（紫癜型）。为最常见的类型。主要表现为皮肤紫癜，局限于四肢，尤其是下肢及臀部，躯干极少累及。

（2）腹型。除皮肤紫癜外，因消化道黏膜及腹膜脏层毛细血管受累而产生一系列消化道症状及体征，如恶心、呕吐、呕血、腹泻及黏液便、便血等。其中腹痛最为常见，常为阵发性绞痛，多位于脐周、下腹或全腹，发作时可因腹肌紧张及明显压痛、肠鸣音亢进而误诊为外科急腹症。

（3）关节型。除皮肤紫癜外，因关节部位血管受累出现关节肿胀、疼痛、压痛及功能障碍等表现。多发生于膝、踝、肘、腕等大关节，呈游走性、反复性发作，经数日而愈，不遗留关节畸形。

（4）肾型。过敏性紫癜肾炎的病情最为严重，发生率为 12%~40%。在皮肤紫癜的基础上，因肾小球毛细血管袢炎症反应而出现血尿、蛋白尿及管型尿，偶见水肿、高血压及肾衰竭等表现。肾损害多发生于紫癜出现后 1 周。

（5）混合型。皮肤紫癜合并上述两种以上临床表现。

【辅助检查】

（1）毛细血管脆性试验。半数以上阳性，毛细血管镜可见毛细血管扩张、扭曲及渗出性炎症反应。

（2）尿常规检查。肾型或混合型可有血尿、蛋白尿、管型尿。

（3）血小板计数、功能及凝血相关检查。除 BT 可能延长外，其他均为正常。

（4）肾功能。肾型及合并肾型表现的混合型，可有程度不等的肾功能受损，如血尿素氮升高、内生肌酐清除率下降等。

【诊断】

诊断要点：①发病前1~3周有低热、咽痛、全身乏力或上呼吸道感染史；②典型四肢皮肤紫癜，可伴腹痛、关节肿痛及血尿；③血小板计数、功能及凝血相关检查正常；④排除其他原因所致的血管炎及紫癜。

【鉴别诊断】

需与遗传性出血性毛细血管扩张症、单纯性紫癜、血小板减少性紫癜、风湿性关节炎及外科急腹症等鉴别。

【治疗】

1. 消除致病因素

防治感染，清除局部病灶（如扁桃体炎等），驱除肠道寄生虫，避免可能致敏的食物及药物等。

2. 一般治疗

（1）抗组胺药盐酸异丙嗪、氯苯那敏（扑尔敏）、阿司咪唑（息斯敏）、去氯羟嗪（克敏嗪）、西米地丁及静脉注射钙剂等。

（2）改善血管通透性药物维生素C、曲克芦丁、卡巴克络等。维生素C以大剂量（5~10g/天）静脉注射疗效较好，持续用药5~7天。

3. 糖皮质激素

一般用泼尼松30mg/天，顿服或分次口服。重症者可用氢化可的松100~200mg/天，或地塞米松5~15mg/天，静脉滴注，症状减轻后改口服。糖皮质激素疗程一般不超过30天，肾型者可酌情延长。

4. 对症治疗

腹痛较重者可予阿托品或山莨菪碱（654-2）口服或皮下注射；关节痛可酌情用止痛药；呕吐严重者可用止吐药；伴发呕血、血便者，可用奥美拉唑等治疗。

如上述治疗效果不佳或近期内反复发作者，可酌情使用：免疫抑制剂、抗凝疗法及中医中药治疗。

【转诊指导】

（1）有明确过敏因素且有皮肤淤点、淤斑和黏膜出血症状者明显，特别是婴幼儿、老年过敏性紫癜患者，均应转诊上级医院。

（2）过敏性紫癜关节型患者，关节疼痛进一步加重，应转诊上级医院。

（3）过敏性紫癜肾型患者，蛋白尿及肾功能无明显好转，甚至加重患者，应尽快转诊上级医院。

（4）过敏性紫癜腹型患者，应立即转诊上级医院。

（5）过敏性紫癜患者，病变累及眼部、脑及脑膜血管而出现视神经萎缩、虹膜炎、视网膜出血及水肿，出现中枢神经系统相关症状、体征，应立即转诊上级医院。

【健康教育】

1. 疾病知识教育

向病人及其家属简介本病的性质、原因、临床表现及治疗主要方法。说明本病为过敏性疾病，解释引发疾病的有关因素及避免再次接触的重要性。

2. 心理调适治疗

过敏性紫癜患者，常反复发作，患者往往有恐惧、紧张心理，消除患者恐惧心理，鼓励患者正确对待疾病，使患者保持乐观心态，树立战胜疾病的信心。

3. 预防过敏性紫癜的发生与复发

避免接触与发病有关的药物或食物，这是有效预防过敏性紫癜的重要措施。养成良好的个人卫生习惯，饭前便后要洗手，避免食用不洁食物，以预防寄生虫感染。注意休息、营养与运动，增强体质，预防上呼吸道感染。

4. 自我监测病情

教会病人对出血情况及其伴随症状或体征的自我监测。一旦发现新发大量瘀点或紫癜、明显腹痛或便血、关节肿痛、血尿、浮肿、泡沫尿甚至少尿者，多提示病情反复或加重，应及时就医。

第五节　单纯性紫癜

单纯性紫癜是一种病因不明的血管性出血性疾病，临床特点为皮肤细小的瘀点及大小不等的瘀斑，可于轻微创伤后出现，也可自发出现，常见于下肢及臀部，反复发作，易发作于月经期，少数病人束臂试验可为阳性。

【病因】

原因不明，可能与毛细血管通透性异常、血小板功能异常、遗传因素有关，但有待进一步探讨。

【临床表现】

不明原因的皮下瘀斑，以双下肢、臀部多见。

【辅助检查】

（1）止血功能的过筛试验均正常，少数可有束臂试验轻度阳性。

（2）部分可能有血小板对 ADP、肾上腺素诱导的聚集试验异常。

（3）少数可出现抗血小板抗体阳性。

【诊断】

反复发作的皮下瘀斑，常见于下肢、臂部，易发作于月经期，不于治疗瘀斑可以自行消退，一般无其他出血倾向，健康状况良好。且行参考上述实验室检查可诊断。

【鉴别诊断】

血小板功能异常者应注意与血小板功能缺陷病相鉴别，后者均有出血时间延长。

【治疗】

本病无损健康，一般不需治疗，紫癜可自行消退。也可用维生素 C 及曲克芦丁等改善血管壁通透性药物口服，也有人认为不能缩短病程，一般用泼尼松（强的松）30mg/天，分次口服，如 1 周皮疹不退，可加至 40～60mg/天，症状控制后逐渐减量直至停用，也可以用氢化可的松 100～200mg/天，病情好转后改用口服。

【健康教育】

1. 疾病知识教育及心理调适

向病人及其家属介绍本病的性质、临床表现。说明该病症状一般可自行消退，勿过于惊恐，保持良好心态，有益于疾病康复。

2. 预防单纯性紫癜的发生与复发

生活规律，注意休息、保持情绪稳定，避免磕碰伤。

3. 自我监测病情

教会病人对出血情况及其伴随症状或体征的自我监测。一旦发现大量瘀点或紫癜、血尿、浮肿、明显腹痛或便血、关节肿痛，且难以自行消退者，多应及时就医。

【转诊指导】

（1）一般不需要转诊。

（2）患者皮肤淤斑伴发热症状，怀疑特发性血小板减少性紫癜、血栓性血小板减少性紫癜、白血病等疾病的患者，尽快转诊上级医院。

（3）皮肤淤斑明显，特别是婴幼儿、老年过敏性紫癜患者，伴有心脑肺功能不全的患者，立即转诊上级医院。

第六节　脾功能亢进

脾功能亢进（简称脾亢）是一种综合征，临床表现为脾大，一种或多种血细胞减少而骨髓造血细胞相应增生；脾切除后症状缓解。

【病因】

脾亢与脾大有关，引起脾大的病因包括：

（1）感染性疾病。传染性单核细胞增多症、亚急性感染性心内膜炎、粟粒性肺结核、布鲁菌病、血吸虫病、黑热病及疟疾等。

（2）免疫性疾病。自身免疫性溶血性贫血、系统性红斑狼疮及结节病等。

（3）淤血性疾病。充血性心力衰竭、缩窄性心包炎、肝硬化、门静脉或脾静脉血栓形成等。

（4）血液系统疾病。①溶血性贫血：遗传性球形细胞增多症、地中海贫血及镰形细胞贫血等。②浸润性脾大：各类急慢性白血病、淋巴瘤、骨髓增生性疾病及脂质贮积病、恶性组织细胞病及淀粉样变性等。

（5）脾的疾病。脾淋巴瘤、脾囊肿及脾血管瘤等。

（6）原发性脾大。病原因不明。

【临床表现】

血细胞减少可出现贫血，感染和出血倾向。脾大通常无症状，往往在体检时发现。有时巨脾的症状也很轻微，患者可感到腹部不适，胃纳减小或向一侧睡时感到不舒服。如有左季肋部与呼吸相关的疼痛及摩擦感，往往提示脾梗死的可能。

【辅助检查】

1. 血象

脾亢时血细胞减少，但细胞形态正常。早期以白细胞及血小板减少为主，重度脾亢时可出现三系明显减少。

2. 骨髓象

骨髓检查呈增生象，可出现成熟障碍，这是因为外周血细胞大量破坏，促使细胞过度释放所致。

3. 放射影像学检查

【诊断】

诊断要点：①脾大，肋下未触及脾者，脾区B型超声显像检查可供临床参考。②红细胞、白细胞或血小板可以单一或同时减少。③增生性骨髓象。④脾切除后可以使血细胞数接近或恢复正常。诊断以前三条依据最重要。

【鉴别诊断】

再生障碍性贫血：呈全血细胞减少，慢性再障早期可呈二系减少，中性粒细胞绝对值计数降低。

其他如阵发性睡眠性血红蛋白尿、急性白血病、非霍奇金淋巴瘤、系统性红斑狼疮等。

【治疗】

(1) 对于继发性脾亢患者，应治疗原发病，有时可使脾脏减小，脾亢减轻，若不能收效而原发病允许，可以考虑脾切除。

(2) 手术切脾指征：①脾大造成明显压迫症状；②严重溶血性贫血；③血小板减少引起出血；④粒细胞极度减少并有反复感染史。

【转诊指导】

(1) 脾功能亢进症，粒细胞减少并感染者，需转诊上级医院。

(2) 脾功能亢进症，血小板减少、出血症状明显者，需立即转诊上级医院。

(3) 脾功能亢进症，严重贫血、组织器官缺氧明显者，需立即转诊上级医院。

【健康教育】

1. 疾病知识教育

使病人及其家属了解疾病的病因、主要表现及治疗方法，以积极主动地配合治疗与护理。

2. 心理调适治疗

鼓励患者克服疾病的恐惧、畏惧心理，保持乐观心态，树立战胜疾病的信心，有助于健康恢复。

3. 避免诱发或加重出血

指导病人避免人为损伤而诱发或加重出血，不应服用可能引起血小板减少或抑制其功能的药物，特别是非甾体类消炎药。

4. 注意事项

注意休息、营养，适当运动，增强体质，保持二便通畅，减少氨的积聚，防止昏迷，保持良好生活习惯，若有肝硬化，则应严格戒酒，保证充足的睡眠，避免情绪剧烈波动。

5. 治疗配合指导

保持室内空气流通，多到空气好的户外活动，少去人多的公共场所，戒烟，注意预防各种感染，定期复查血象，以了解血小板数目的变化，定期复查肝脾彩超，了解疾病的进展和指导治疗方案的调整。

6. 自我监测病情

注意面色、口唇颜色变化；皮肤黏膜出血的情况，如瘀点、瘀斑、牙龈出血、鼻出血等；有无内脏出血的表现，如月经量明显增多、呕血或便血、血尿、头痛等；注意急性感染并明显加重情况。一旦贫血明显加重、皮肤黏膜出血加重或上述内脏出血及急性感染明显且无缓解时，应及时就医。

第六章　内分泌与代谢性疾病

第一节　糖　尿　病

糖尿病是一组以慢性血葡萄糖（简称血糖）水平增高为特征的代谢性疾病，是由于胰岛素分泌和（或）作用缺陷所引起。长期碳水化合物以及脂肪、蛋白质代谢紊乱可引起多系统损害，导致眼、肾、神经、心脏、血管等组织器官的慢性进行性病变、功能减退及衰竭；病情严重或应激时可发生急性严重代谢紊乱，如糖尿病酮症酸中毒（DKA）、高血糖高渗状态等。本病使患者生活质量降低，寿命缩短，病死率增高，应积极防治。

【糖尿病分型】

目前国际上通用 WHO 糖尿病专家委员会提出的病因学分型标准（1999）：

1. 1 型糖尿病（T1DM）

β 细胞破坏，常导致胰岛素绝对缺乏。

2. 2 型糖尿病（T2DM）

从以胰岛素抵抗为主伴胰岛素进行性分泌不足，到以胰岛素进行性分泌不足为主伴胰岛素抵抗。

3. 其他特殊类型糖尿病

（1）胰岛 β 细胞功能的基因缺陷：①青年人中的成年发病型糖尿病（MODY）；②线粒体基因突变糖尿病；③其他。

（2）胰岛素作用的基因缺陷。

（3）胰腺外分泌疾病：胰腺炎、创伤/胰腺切除术、肿瘤、囊性纤维化病、血色病、纤维钙化性胰腺病等。

（4）内分泌疾病：肢端肥大症、库欣综合征、胰升糖素瘤、嗜铬细胞瘤、甲状腺功能亢进症、生长抑素瘤、醛固酮瘤等。

（5）药物或化学品所致糖尿病：吡甲硝苯脲（一种毒鼠药）、喷他脒、烟酸、糖皮质激素、甲状腺激素、二氮嗪、β 肾上腺素受体激动剂、噻嗪类利尿药、苯妥英钠、α-干扰素等。

（6）感染：先天性风疹、巨细胞病毒等。

4. 妊娠糖尿病（GDM）

它是指妊娠期间发生的不同程度的糖代谢异常。不包括孕前已诊断或已患糖尿病的患者，后者称为糖尿病合并妊娠。

【病因】

糖尿病的病因和发病机制尚未完全阐明。糖尿病不是单一疾病，而是复合病因引起的综合征，是包括遗传及环境因素在内的多种因素共同作用的结果。

1. 1 型糖尿病

绝大多数 T1DM 是自身免疫性疾病，遗传因素和环境因素共同参与其发病过程。

（1）多基因遗传因素。T1DM 存在着遗传异质性，遗传背景不同的亚型，其病因及临床表现不尽相同。

（2）环境因素。①病毒感染：据报道与 T1DM 有关的病毒包括风疹病毒、腮腺炎病毒、柯萨奇病毒、脑心肌炎病毒和巨细胞病毒等。②化学毒性物质和饮食因素：链脲佐菌素、四氧嘧啶灭鼠剂、吡甲硝苯脲可导致胰岛 β 细胞破坏。母乳喂养期短或缺乏母乳喂养的儿童 T1DM 发病率增高。

（3）自身免疫许多证据提示 T1DM 为自身免疫性疾病。

2. 2 型糖尿病

T2DM 也是复杂的遗传因素和环境因素共同作用的结果。

（1）遗传因素与环境因素。T2DM 是由多个基因及环境因素综合引起的复杂病。环境因素包括人口老龄化、现代生活方式、营养过剩、体力活动不足、子宫内环境以及应激、化学毒物等。在遗传因素和上述环境因素共同作用下所引起的肥胖，特别是中心性肥胖，与胰岛素抵抗和 T2DM 的发生有密切关系。

（2）胰岛素抵抗和 β 细胞功能缺陷。

（3）葡萄糖毒性和脂毒性。

【临床表现】

1. 基本临床表现

（1）代谢紊乱症状群。血糖升高后因渗透性利尿引起多尿，继而口渴多饮；外周组织对葡萄糖利用障碍，脂肪分解增多，蛋白质代谢负平衡，渐见乏力、消瘦，儿童生长发育受阻；为了补偿损失的糖、维持机体活动，患者常易饥、多食，故糖尿病的临床表现常被描述为“三多一少”，即多尿、多饮、多食和体重减轻。

可有皮肤瘙痒，尤其外阴瘙痒。血糖升高较快时可使眼房水、晶体渗透压改变而引起屈光改变致视力模糊。

许多患者无任何症状，仅于健康检查或因各种疾病就诊化验时发现高血糖。

（2）并发症和（或）伴发病见下文。

2. 常见类型糖尿病的临床特点

（1）1 型糖尿病。自身免疫性 1 型糖尿病（1A 型）：诊断时临床表现变化很大，可以是轻度非特异性症状、典型三多一少症状或昏迷，取决于病情发展阶段。

特发性 1 型糖尿病（1B 型）：通常急性起病，胰岛 β 细胞功能明显减退甚至衰竭，临床上表现为糖尿病酮症甚至酸中毒，但病程中 β 细胞功能可以好转以至于一段时期无须继续胰岛素治疗。

（2）2 型糖尿病。一般认为，95%糖尿病患者为 T2DM，目前认为这一估算偏高，其中约 5%可能属于“其他类型”。常在 40 岁以后起病；多数发病缓慢，症状相对较轻，半数以上无任何症状；不少患者因慢性并发症、伴发病或仅于健康检查时发现。

（3）某些特殊类型糖尿病。

①青年人中的成年发病型糖尿病（MODY）主要临床特征：a. 有三代或以上家族发病

史，且符合常染色体显性遗传规律；b. 发病年龄小于25岁；c. 无酮症倾向，至少5年内不需用胰岛素治疗。

②线粒体基因突变糖尿病　临床特点为：a. 母系遗传；b. 发病早，β细胞功能逐渐减退，自身抗体阴性；c. 身材多消瘦（BMI<24）；d. 常伴神经性耳聋或其他神经肌肉表现。

（4）妊娠期糖尿病。妊娠过程中初次发现的任何程度的糖耐量异常，均可认为是GDM。GDM不包括妊娠前已知的糖尿病患者，后者称为“糖尿病合并妊娠”。但二者均需有效处理，以降低围生期疾病的患病率和病死率。GDM妇女分娩后血糖可恢复正常，但有若干年后发生T2DM的高度危险性，注意随访。

【并发症】

1. 急性严重代谢紊乱

（1）糖尿病酮症酸中毒（DKA）。DKA是由于胰岛素不足和升糖激素不适当升高引起的糖、脂肪和蛋白代谢严重紊乱综合征，临床以高血糖、高血酮和代谢性酸中毒为主要表现。

1型糖尿病有发生糖尿病酮症酸中毒的倾向；2型糖尿病亦可发生糖尿病酮症酸中毒，常见的诱因有急性感染、胰岛素不适当减量或突然中断治疗、饮食不当、胃肠疾病、脑卒中、心肌梗死、创伤、手术、妊娠、分娩、精神刺激等。

①临床表现。糖尿病酮症酸中毒分为轻度、中度和重度。仅有酮症而无酸中毒称为糖尿病酮症；轻、中度除酮症外，还有轻至中度酸中毒；重度是指酸中毒伴意识障碍（糖尿病酮症酸中毒昏迷），或虽无意识障碍，但血清碳酸氢根低于10mmol/L。

主要表现有多尿、烦渴多饮和乏力症状加重。失代偿阶段出现食欲减退、恶心、呕吐，常伴头痛、烦躁、嗜睡等症状，呼吸深快，呼气中有烂苹果味（丙酮气味）；病情进一步发展，出现严重失水现象，尿量减少、皮肤黏膜干燥、眼球下陷，脉快而弱，血压下降、四肢厥冷；到晚期，各种反射迟钝甚至消失，终至昏迷。

②检查。尿糖、尿酮体阳性或强阳性；如有条件可测血酮，可早期发现酮症或酮症酸中毒。血酮体增高，多在3.0mmol/L以上。血糖升高，一般在16.7～33.3mmol/L，超过33.3mmol/L时多伴有高血糖高渗综合征或有肾功能障碍。血钾水平在治疗前高低不定，血尿素氮和肌酐轻中度升高，一般为肾前性。

③诊断。对昏迷、酸中毒、失水、休克的患者，要想到糖尿病酮症酸中毒的可能性。如尿糖和酮体阳性伴血糖增高，血pH和（或）二氧化碳结合力降低，无论有无糖尿病病史，都可诊断为糖尿病酮症酸中毒。

（2）高血糖高渗综合征（HHS）。HHS是糖尿病的严重急性并发症之一，临床以严重高血糖而无明显酮症酸中毒、血浆渗透压显著升高、脱水和意识障碍为特征。高血糖高渗综合征的发生率低于糖尿病酮症酸中毒，且多见于老年2型糖尿病患者。

①临床表现。高血糖高渗综合征起病常比较隐匿。典型的高血糖高渗综合征主要有严重失水和神经系统两组症状体征。

②检查。尿比重较高，尿糖呈强阳性。尿酮阴性或弱阳性，常伴有蛋白尿和管型尿。血糖明显增高，多在33.3mmol/L以上。血钠多升高，可达155mmol/L以上。血浆渗透压

显著增高是高血糖高渗综合征的重要特征和诊断依据，一般在350mosm/L以上。血尿素氮、肌酐和酮体常增高，多为肾前性。血酮正常或略高。

③诊断。高血糖高渗综合征的实验室诊断参考标准是：a. 血糖≥33.3mmol/L；b. 有效血浆渗透压≥320mosm/L；c. 血清碳酸氢根≥18mmol/L或动脉血pH≥7.30；d. 尿糖呈强阳性，而尿酮阴性或为弱阳性。

（3）糖尿病乳酸性酸中毒。主要是体内无氧酵解的糖代谢产物乳酸大量堆积，导致高乳酸血症，进一步出现血pH降低，即为乳酸性酸中毒。糖尿病合并乳酸性酸中毒的发生率较低，但病死率很高。大多发生在伴有肝、肾功能不全或慢性心肺功能不全等缺氧性疾病患者，主要见于服用苯乙双胍者。

①临床表现。疲乏无力，厌食、恶心或呕吐，呼吸深大，嗜睡等。大多数有服用双胍类药物史。

②辅助检查。明显酸中毒，但血、尿酮体不升高，血乳酸水平升高。

2. 感染性并发症

糖尿病患者常发生疖、痈等皮肤化脓性感染，可反复发生，有时可引起败血症或脓毒血症。皮肤真菌感染如足癣、体癣也常见。真菌性阴道炎和巴氏腺炎是女性患者常见并发症，多为白念珠菌感染所致。糖尿病合并肺结核的发生率较非糖尿病者高，病灶多呈渗出干酪性，易扩展播散，形成空洞。肾盂肾炎和膀胱炎多见于女性患者，反复发作可转为慢性。

3. 慢性并发症

糖尿病的慢性并发症可遍及全身各重要器官，发病机制极其复杂。

（1）大血管病变。动脉粥样硬化主要侵犯主动脉、冠状动脉、脑动脉、肾动脉和肢体外周动脉等，引起冠心病、缺血性或出血性脑血管病、肾动脉硬化、肢体动脉硬化等。

（2）微血管病变。微血管病变是糖尿病的特异性并发症，其典型改变是微循环障碍和微血管基底膜增厚。

①糖尿病肾病。糖尿病患者中有20%~40%发生糖尿病肾病，是糖尿病患者肾功能衰竭的主要原因。早期糖尿病肾病的特征是尿中白蛋白排泄轻度增加（微量白蛋白尿），逐步进展至大量白蛋白尿和血清肌酐水平上升，最终发生肾功能衰竭，需要透析或肾移植。在糖尿病肾病的早期阶段通过严格控制血糖和血压，可防止或延缓糖尿病肾病的发展。

在诊断时，要排除非糖尿病性肾病，以下情况应考虑非糖尿病肾病：糖尿病病程较短、单纯肾源性血尿或蛋白尿伴血尿、短期内肾功能迅速恶化、不伴视网膜病变、突然出现水肿和大量蛋白尿而肾功能正常、显著肾小管功能减退、合并明显的异常管型。鉴别困难时可通过肾穿刺病理检查进行鉴别。

②糖尿病性视网膜病变。糖尿病视网膜病变是糖尿病高度特异性的微血管并发症，在20~74岁成人新发失明病例中，糖尿病视网膜病变是最常见的病因。糖尿病视网膜病变的主要危险因素包括糖尿病病程、高血糖、高血压和血脂紊乱，其他相关危险因素还包括妊娠和糖尿病肾病等。2型糖尿病患者也是其他眼部疾病早发的高危人群，这些眼病包括白内障、青光眼、视网膜血管阻塞及缺血性视神经病变等。

从预防性治疗的角度来说，定期做眼底检查尤为重要。2型糖尿病患者在确诊后应尽快进行首次眼底检查和其他方面的眼科检查。无糖尿病视网膜病变患者推荐1~2年行一次检查；轻度病变患者每年1次，重度病变患者每3~6个月1次；妊娠妇女需增加检查频率。

③其他。心脏微血管病变和心肌代谢紊乱可引起心肌广泛灶性坏死，称为糖尿病心肌病，可诱发心力衰竭、心律失常、心源性休克和猝死。可与其他心脏病共存，预后更差。

（3）神经系统并发症。可累及神经系统任何一部分。

①中枢神经系统并发症：a. 伴随严重糖尿病酮症酸中毒、高血糖高渗状态或低血糖症出现的神志改变；b. 缺血性脑卒中；c. 脑老化加速及老年性痴呆危险性增高等。

②周围神经病变：糖尿病周围神经病变（DPN）是指在排除其他原因的情况下，糖尿病患者出现周围神经功能障碍相关的症状和（或）体征，如糖尿病远端对称性多发性神经病变（DSPN）是具有代表性的糖尿病神经病变。无症状的糖尿病神经病变，依靠体征筛查或神经电生理检查方可诊断。

糖尿病远端对称性多发性神经病变的诊断标准：a. 明确的糖尿病病史；b. 诊断糖尿病时或之后出现的神经病变；c. 临床症状和体征与DPN的表现相符；d. 有临床症状（疼痛、麻木、感觉异常等）者，5项检查（踝反射、针刺痛觉、震动觉、压力觉、温度觉）中任1项异常；无临床症状者，5项检查中任2项异常，临床诊断为糖尿病周围神经病变。

③自主神经病变：a. 心血管自主神经病变：表现为直立性低血压、晕厥、冠状动脉舒缩功能异常、无痛性心肌梗死、心脏骤停或猝死。b. 消化系统自主神经病变：表现为吞咽困难、呃逆、上腹饱胀、胃部不适、便秘、腹泻及排便障碍等。c. 泌尿生殖系统自主神经病变：临床出现排尿障碍、尿潴留、尿失禁、尿路感染、性欲减退、勃起功能障碍、月经紊乱等。d. 其他自主神经病变：如体温调节和出汗异常，表现为出汗减少或不出汗，从而导致手足干燥开裂，容易继发感染。

（4）糖尿病足。糖尿病足病是糖尿病最严重的和治疗费用最高的慢性并发症之一，重者可导致截肢。糖尿病足病的基本发病因素是神经病变、血管病变和感染。这些因素共同作用可导致组织的溃疡和坏疽。糖尿病足溃疡的患者容易合并感染。感染又是加重溃疡甚至是导致患者截肢的因素。糖尿病足溃疡合并的感染，大多是革兰氏阳性菌和阴性菌甚至合并有厌氧菌的混合感染。

（5）其他。糖尿病还可引起视网膜黄斑病（水肿）、白内障、青光眼、屈光改变、虹膜睫状体病变等其他眼部并发症。皮肤病变也很常见，临床表现和自觉症状较重。糖尿病患者某些癌症如乳腺癌、胰腺癌、膀胱癌等的患病率升高。此外，抑郁、焦虑和认知功能损害等也较常见。

【辅助检查】

1. 糖代谢异常严重程度或控制程度的检查

（1）尿糖测定。大多采用葡萄糖氧化酶法，测定的是尿葡萄糖，尿糖阳性是诊断糖尿病的重要线索。

（2）血糖测定和OGTT。血糖升高是诊断糖尿病的主要依据，又是判断糖尿病病情和控制情况的主要指标。当血糖高于正常范围而又未达到诊断糖尿病标准时，须进行OGTT。OGTT应在清晨空腹时进行，成人口服75 g无水葡萄糖或82.5 g含一分子水的葡萄糖，溶于250~300ml水中，5~10min内饮完，空腹及开始饮葡萄糖水后2h测静脉血浆葡萄糖。儿童服糖量按每kg体重1.75 g计算，总量不超过75 g。

（3）糖化血红蛋白（GHbA1）和糖化血浆白蛋白测定。GHbA1反映患者近8~12周总的血糖水平，是糖尿病控制情况的主要监测指标之一。

2. 胰岛β细胞功能检查

（1）胰岛素释放试验。正常人空腹（空腹时间）基础血浆胰岛素为35~145 pmol/L（5~20mU/L），口服75 g无水葡萄糖（或100 g标准面粉制作的馒头）后，血浆胰岛素在30~60min上升至高峰，峰值为基础值5~10倍，3~4h恢复到基础水平。本试验反映基础和葡萄糖介导的胰岛素释放功能。

（2）C肽释放。试验方法同上。基础值不小于400 pmol/L，高峰时间同上，峰值为基础值5~6倍，也反映基础和葡萄糖介导的胰岛素释放功能。

3. 并发症检查

根据病情需要选用血脂、肝肾功能等常规检查，急性严重代谢紊乱时的酮体、电解质、酸碱平衡检查，心、肝、肾、脑、眼科以及神经系统的各项辅助检查等。

4. 有关病因和发病机制的检查

相关抗体的联合检测；胰岛素敏感性检查；基因分析等。

【诊断与鉴别诊断】

大多数糖尿病患者，尤其是早期T2DM患者，并无明显症状。诊断时应注意是否符合糖尿病诊断标准、分型、有无并发症和伴发病或加重糖尿病的因素存在。

1. 诊断线索

①三多一少症状。②以糖尿病的并发症或伴发病首诊的患者；原因不明的酸中毒、失水、昏迷、休克；反复发作的皮肤疖或痈、真菌性阴道炎、结核病等；血脂异常、高血压、冠心病、脑卒中、肾病、视网膜病、周围神经炎、下肢坏疽以及代谢综合征等。③高危人群：血糖调节受损IGR［空腹血糖调节受损IFG和（或）糖耐量减低IGT］、年龄超过45岁、肥胖或超重、巨大胎儿史、糖尿病或肥胖家族史。

此外，30~40岁以上健康体检或因各种疾病、手术住院时应常规排除糖尿病。

2. 诊断标准

目前国际上通用WHO糖尿病专家委员会（1999）提出的诊断和分类标准（见表4-19、表4-20）。

（1）糖尿病的诊断标准：糖尿病症状加任意时间血浆葡萄糖≥11.1mmol/L，或FPG≥7.0mmol/L，或OGTT2hPG≥11.1mmol/L。需重复一次确认，诊断才能成立。

（2）糖尿病的临床诊断推荐采用葡萄糖氧化酶法测定静脉血浆葡萄糖。

（3）对于无糖尿病症状、仅一次血糖值达到糖尿病诊断标准者，须在另一天复查核实而确定诊断。若复查结果未达到糖尿病诊断标准，则应定期复查。在急性感染、创伤或各种应激情况下可出现血糖暂时升高，不能以此诊断为糖尿病，应追踪随访。

（4）儿童糖尿病诊断标准与成人相同。

表 4-19　　　　**糖尿病的诊断标准**

诊断标准	静脉血浆葡萄糖水平 mmol/L
(1) 典型糖尿病症状（多饮、多尿、多食、体重下降）加上随机血糖检测	≥11.1
或　加上	
(2) 空腹血糖检测	≥7.0
或　加上	
(3) 葡萄糖负荷后 2 小时血糖检测	≥11.1
无糖尿病症状者，需改日重复检查	

注：空腹状态指至少 8h 没有进食热量；随机血糖指不考虑上次用餐时间，一天中任意时间的血糖，不能用来诊断空腹血糖受损（IFG）或糖耐量减低（IGT）。

表 4-20　　　　**糖代谢状态分类（WHO 1999）**

糖代谢分类	静脉血浆葡萄糖（mmol/L）	
	空腹血糖（FPG）	糖负荷后 2h 血糖（2hPPG）
正常血糖	<6.1	<7.8
空腹血糖受损（IFG）	6.1～<7.0	<7.8
糖耐量减低（IGT）	<7.0	7.8～<11.1
糖尿病	≥7.0	≥11.1

注：IFG 和 IGT 统称为糖调节受损（IGR），也称糖尿病前期。

3. 鉴别诊断

注意鉴别其他原因所致尿糖阳性。肾性糖尿因肾糖阈降低所致，尿糖阳性，但血糖及 OGTT 正常。甲状腺功能亢进症、胃空肠吻合术后，因碳水化合物在肠道吸收快，可引起进食后 1/2～1h 血糖过高，出现糖尿，但 FPG 和 2hPG 正常。弥漫性肝病患者，葡萄糖转化为肝糖原功能减弱，肝糖原贮存减少，进食后 1/2～1h 血糖过高，出现糖尿，但 FPG 偏低，餐后 2～3h 血糖正常或低于正常。急性应激状态时，出现一过性血糖升高、尿糖阳性，应激过后可恢复正常。

4. 分型

最重要的是鉴别 T1DM 和 T2DM。

5. 并发症和伴发病的诊断

对糖尿病的各种并发症以及代谢综合征的其他组分，如经常伴随出现的肥胖、高血压、血脂异常等也须进行相应检查和诊断以便给予治疗。

【治疗】

强调治疗须早期和长期、积极而理性以及治疗措施个体化的原则。治疗目标为纠正代谢紊乱，消除症状、防止或延缓并发症的发生，维持良好健康和学习、劳动能力，保障儿童生长发育，延长寿命，降低病死率，而且要提高患者生活质量。糖尿病防治策略应该是全面治疗心血管危险因素，除积极控制高血糖外，还应纠正脂代谢紊乱、严格控制血压、抗血小板治疗（如阿司匹林）、控制体重和戒烟等并要求达标（见表4-21）。

表4-21　**中国2型糖尿病综合控制目标**

指　　标	条　　件	目标值
血糖（mmol/L）[a]	空腹	4.4~7.0
	非空腹	<10.0
糖化血红蛋白（%）		<7.0
血压（mmHg）		<140/80
总胆固醇（mmol/L）		<4.5
高密度脂蛋白胆固醇（mmol/L）	男性	>1.0
	女性	>1.3
甘油三酯（mmol/L）		<1.7
低密度脂蛋白胆固醇（mmol/L）	未合并冠心病	<2.6
	合并冠心病	<1.8
体重指数（kg/m^2）		<24.0
尿白蛋白/肌酐比值［mg/mmol（mg/g）］	男性	<2.5（22mg/g）
	女性	<3.5（31mg/g）
尿白蛋白排泄率［μg/min（mg/天）］		<20（30mg/d）
主动有氧活动（分钟/周）		≥150

注：a 毛细血管血糖。

一、药物治疗

（一）口服药物治疗

1. 促胰岛素分泌剂

（1）磺脲类（SUs）：第一代SUs如甲苯磺丁脲、氯磺丙脲等已很少应用；第二代SUs有格列本脲、格列吡嗪、格列齐特、格列喹酮和格列美脲等。

适应证：SUs作为单药治疗主要选择应用于新诊断的T2DM非肥胖患者、用饮食和运动治疗血糖控制不理想时。年龄>40岁、病程<5年、空腹血糖<10mmol/L时效果较好。

禁忌证或不适应证：T1DM，有严重并发症或晚期β细胞功能很差的T2DM，儿童糖尿病，孕妇、哺乳期妇女，大手术围手术期，全胰腺切除术后，对SUs过敏或有严重不良反应者等。

不良反应：①低血糖反应：最常见而重要，常发生于老年患者（60岁以上）、肝肾功能不全或营养不良者，药物剂量过大、体力活动过度、进食不规则、进食减少、饮含酒精饮料等为常见诱因。②体重增加：可能与刺激胰岛素分泌增多有关。③皮肤过敏反应：皮疹、皮肤瘙痒等。④消化系统：上腹不适、食欲减退等，偶见肝功能损害、胆汁淤滞性黄疸。⑤心血管系统：某些 SUs 可能对心血管系统带来不利影响，但有待于以心血管事件为终点的随机对照临床试验证实。

临床应用：建议从小剂量开始，早餐前 0.5h 一次服用，根据血糖逐渐增加剂量，剂量较大时改为早、晚餐前两次服药，直到血糖达到良好控制。格列吡嗪和格列齐特的控释药片，也可每天服药一次。一般来说，格列本脲作用强、价廉，目前应用仍较广泛，但容易引起低血糖，老年人及肝肾心脑功能不好者慎用；格列吡嗪、格列齐特和格列喹酮作用温和，较适用于老年人；轻度肾功能减退（肌酐清除率>60ml/min）时几种药物均仍可使用，中度肾功能减退（肌酐清除率 30～60ml/min）时宜使用格列喹酮，重度肾功能减退（肌酐清除率<30ml/min）时格列喹酮也不宜使用。应强调不宜同时使用各种 SUs，也不宜与其他胰岛素促分泌剂（如格列奈类）合用。

（2）格列奈类：是一类快速作用的胰岛素促分泌剂，降血糖作用快而短，主要用于控制餐后高血糖。低血糖症发生率低、程度较轻而且限于餐后期间。较适合于 T2DM 早期餐后高血糖阶段或以餐后高血糖为主的老年患者。可单独或与二甲双胍、胰岛素增敏剂等联合使用。禁忌证和不适应证与 SUs 相同。于餐前或进餐时口服。有两种制剂：①瑞格列奈：常用剂量为每次 0.5～4mg。②那格列奈：常用剂量为每次 60～120mg。

2. 双胍类

目前广泛应用的是二甲双胍。

适应证：①T2DM：尤其是无明显消瘦的患者以及伴血脂异常、高血压或高胰岛素血症的患者，作为一线用药，可单用或联合应用其他药物。②T1DM：与胰岛素联合应有可能减少胰岛素用量和血糖波动。

禁忌证或不适应证：①肾、肝、心、肺功能减退以及高热患者禁忌，慢性胃肠病、慢性营养不良、消瘦者不宜使用本药；②T1DM 不宜单独使用本药；③T2DM 合并急性严重代谢紊乱、严重感染、外伤、大手术、孕妇和哺乳期妇女等；④对药物过敏或有严重不良反应者；⑤酗酒者；⑥肌酐清除率<60ml/min 时不宜应用本药。

不良反应：①消化道反应：进餐时服药、从小剂量开始、逐渐增加剂量，可减少消化道不良反应；②皮肤过敏反应；③乳酸性酸中毒：为最严重的副作用，苯乙双胍用量较大或老年患者、肝肾心肺功能不好及缺氧等时易发生，二甲双胍极少引起乳酸性酸中毒，但须注意严格按照推荐用法。

临床应用：儿童不宜服用本药，除非明确为肥胖的 T2DM 及存在胰岛素抵抗。年老患者慎用，药量酌减，并监测肾功能。准备作静脉注射碘造影剂检查的患者应事先暂停服用双胍类药物。现有两种制剂：①二甲双胍：500～1500mg/天，分 2～3 次口服，最大剂量不超过 2 g/天。②苯乙双胍：50～150mg/天，分 2～3 次服用，此药现已少用，有些国家禁用。

3. 噻唑烷二酮类（TZDs，格列酮类）

TZDs 可单独或与其他降糖药物合用治疗 T2DM 患者，尤其是肥胖、胰岛素抵抗明显者；不宜用于 T1DM、孕妇、哺乳期妇女和儿童。主要不良反应为水肿、体重增加，有心脏病、心力衰竭倾向或肝病者不用或慎用。单独应用不引起低血糖，但如与 SUs 或胰岛素合用，仍可发生低血糖。现有两种制剂：①罗格列酮：用量为 4～8mg/天，每天 1 次或分 2 次口服；②吡格列酮：用量为 15～30mg/天，每天 1 次口服。

4. α-葡萄糖苷酶抑制剂（AGI）

AGI 抑制 α-葡萄糖苷酶可延迟碳水化合物吸收，降低餐后高血糖。常见不良反应为胃肠反应，如腹胀、排气增多或腹泻。单用本药不引起低血糖，但如与 SUs 或胰岛素合用，仍可发生低血糖，且一旦发生，应直接给予葡萄糖口服或静脉注射，进食双糖或淀粉类食物效果差。肠道吸收甚微，通常无全身毒性反应，但对肝、肾功能不全者仍应慎用。不宜用于有胃肠功能紊乱者、孕妇、哺乳期妇女和儿童。现有两种制剂：①阿卡波糖：每次 50～100mg，每天 3 次；②伏格列波糖：每次 0.2mg，随餐服。AGI 应在进食第一口食物后服用。饮食成分中应有一定量的糖类，否则 AGI 不能发挥作用。

（二）胰岛素治疗

1. 适应证

①T1DM；②DKA、高血糖高渗状态和乳酸性酸中毒伴高血糖；③各种严重的糖尿病急性或慢性并发症；④手术、妊娠和分娩；⑤T2DMβ 细胞功能明显减退者；⑥某些特殊类型糖尿病。

2. 胰岛素制剂

按作用起效快慢和维持时间，胰岛素制剂可分为短（速）效、中效和长（慢）效三类。速效有普通（正规）胰岛素（RI），皮下注射后发生作用快，但持续时间短，是唯一可经静脉注射的胰岛素，可用于抢救 DKA。中效胰岛素有低精蛋白胰岛素（NPH，中性精蛋白胰岛素）和慢胰岛素锌混悬液。长效制剂有精蛋白锌胰岛素注射液（PZI，鱼精蛋白锌胰岛素））和特慢胰岛素锌混悬液。几种制剂的特点见表 4-22，速效胰岛素主要控制一餐饭后高血糖；中效胰岛素主要控制两餐饭后高血糖，以第二餐饭为主；长效胰岛素无明显作用高峰，主要提供基础水平胰岛素。

表 4-22　**已在国内上市的胰岛素和胰岛素类似物制剂的特点（皮下注射）**

胰岛素制剂	起效时间	峰值时间	作用持续时间
胰岛素			
短效（RI）	15～60min	2～4h	5～8h
中效胰岛素（NPH）	2.5～3h	5～7h	13～16h
长效胰岛素（PZI）	3～4h	8～10h	长达 20h
预混胰岛素（HI 30R，HI 70/30）	0.5h	2～12h	14～24h
预混胰岛素（50R）	0.5h	2～3h	10～24h
胰岛素类似物			
速效胰岛素类似物（门冬胰岛素）	10～15min	1～2h	4～6h
速效胰岛素类似物（赖脯胰岛素）	10～15min	1.0～1.5h	4～5h

续表

胰岛素制剂	起效时间	峰值时间	作用持续时间
长效胰岛素类似物（甘精胰岛素）	2~3h	无峰	长达 30h
长效胰岛素类似物（地特胰岛素）	3~4h	3~14h	长达 24h
预混胰岛素类似物（预混门冬胰岛素 30）	10~20min	1~4h	14~24h
预混胰岛素类似物（预混门冬胰岛素 25）	15min	30~70min	16~24h

注：因受胰岛素剂量、吸收、降解等多种因素影响，且个体差异大，作用时间仅供参考。

3. 治疗原则和方法

胰岛素治疗应在综合治疗基础上进行，胰岛素剂量决定于血糖水平、β 细胞功能缺陷程度、胰岛素抵抗程度、饮食和运动状况等，一般从小剂量开始，根据血糖水平逐渐调整。胰岛素治疗应力求模拟生理性胰岛素分泌模式。

1 型糖尿病：对病情相对稳定、无明显消瘦的患者，初始剂量为 0.5~1.0 U/（kg·天）。维持昼夜基础胰岛素水平约需全天胰岛素剂量的 40%~50%，剩余部分分别用于每餐前。例如，每餐前 20~30min 皮下注射速效胰岛素（或餐前即时注射速效胰岛素类似物）使胰岛素水平迅速增高，以控制餐后高血糖。提供基础胰岛素水平的方法：①睡前注射中效胰岛素可保持夜间胰岛素基础水平，并减少夜间发生低血糖的危险性，另于早晨给予小剂量中效胰岛素可维持日间的基础水平；②每天注射 1~2 次长效胰岛素或长效胰岛素类似物，使体内胰岛素水平达到稳态而无明显峰值。目前较普遍应用的强化胰岛素治疗方案是餐前多次注射速效胰岛素，加睡前注射中效或长效胰岛素。

2 型糖尿病：胰岛素作为补充治疗，用于经合理的饮食和口服降糖药治疗仍未达到良好控制目标的患者，通常白天继续服用口服降糖药，睡前注射中效胰岛素（早晨可加或不加小剂量）或每天注射 1~2 次长效胰岛素。胰岛素作为替代治疗（一线用药）的适应证为：T2DM 诊断时血糖水平较高，特别是体重明显减轻的患者；口服降糖药治疗反应差，伴体重减轻或持续性高血糖的患者；难以分型的消瘦的糖尿病患者。此外，在 T2DM 患者胰岛素补充治疗过程中，当每日胰岛素剂量已经接近 50u 时，可停用胰岛素促分泌剂而改成替代治疗。应用胰岛素作为 T2DM 替代治疗时，可每天注射 2 次中效胰岛素或预混制剂；β 细胞功能极差的患者应按与 T1DM 类似的方案，长期采用强化胰岛素治疗。

采用强化胰岛素治疗方案后，有时早晨空腹血糖仍然较高，可能的原因为：①夜间胰岛素作用不足；②“黎明现象”：即夜间血糖控制良好，也无低血糖发生，仅于黎明短时间内出现高血糖，可能由于清晨皮质醇、生长激素等胰岛素拮抗素激素分泌增多所致；③Somogyi效应：即在夜间曾有低血糖，在睡眠中未被察觉，但导致体内胰岛素拮抗素激素分泌增加，继而发生低血糖后的反跳性高血糖。夜间多次（于 0、2、4、6、8 时）测定血糖，有助于鉴别早晨高血糖的原因。

采用强化胰岛素治疗时，低血糖症发生率增加，应注意避免、及早识别和处理。2 岁以下幼儿、老年患者、已有晚期严重并发症者不宜采用强化胰岛素治疗。

持续皮下胰岛素输注（CSII，又称胰岛素泵）是一种更为完善的强化胰岛素治疗方法。

糖尿病患者在急性应激时，如重症感染、急性心肌梗死、脑卒或急症手术等，容易促使代谢紊乱迅速恶化，此时不论哪一种类型糖尿病，也不论原用哪一类药物，均应按实际需要，使用胰岛素治疗以渡过急性期，待急性并发症痊愈或缓解后再调整糖尿病治疗方案。糖尿病患者如需施行择期大手术，尤其是在全身麻醉下施行手术，应至少在手术前3天即开始使用或改用胰岛素治疗，宜选用短效胰岛素或联合应用短效和中效制剂，术后恢复期再调整糖尿病治疗方案。上述情况下，如需静脉滴注葡萄糖液，可每2~4 g葡萄糖加入1u短效胰岛素。

（三）胰升糖素样多肽1类似物和DPPⅣ抑制剂

（四）胰腺移植和胰岛细胞移植

治疗对象主要为T1DM患者，目前仍处于试验阶段。

二、糖尿病慢性并发症的治疗原则

糖尿病慢性并发症是患者致残、致死的主要原因，强调早期防治。应定期进行各种慢性并发症筛查，以便早期诊断处理防治策略首先应该是全面控制共同危险因素，包括积极控制高血糖、严格控制血压、纠正脂代谢紊乱、抗血小板治疗（如阿司匹林）、控制体重、戒烟和改善胰岛素敏感性等。

糖尿病作为冠心病等危症，LDL-C治疗的目标值为<2. 6mmol/L（100mg/dl）。严格代谢控制可显著推迟糖尿病微血管并发症和周围神经病变的发生与发展。对糖尿病肾病应注意早期筛查微量白蛋白尿及评估GFR，早期肾病应用血管紧张素转换酶抑制剂（ACEI）或血管紧张素Ⅱ受体阻滞剂（ARB）除可降低血压外，还可减轻微量白蛋白尿；减少蛋白质摄入量对早期肾病及肾功能不全的防治均有利，临床肾病（Ⅳ期）即要开始低蛋白饮食，肾功能正常的患者，饮食蛋白量为每天每公斤体重0. 8 g，GFR下降后进一步减至0. 6 g并加用复方α-酮酸；PKC-β抑制剂治疗糖尿病肾病可能有一定益处；尽早给予促红细胞生成素（EPO）纠正贫血、尽早进行透析治疗，注意残余肾功能的保存等。应由专科医生对糖尿病视网膜病变定期进行检查，在必要时，尽早应用激光光凝治疗，争取保存视力。对糖尿病周围神经病变尚缺乏有效治疗方法，通常在综合治疗的基础上，采用多种维生素、醛糖还原酶抑制剂、肌醇以及对症治疗等可改善症状。对于糖尿病足，强调注意预防，防止外伤、感染，积极治疗血管病变和末梢神经病变。

三、妊娠糖尿病与糖尿病合并妊娠

在糖尿病诊断之后妊娠者为糖尿病合并妊娠；在妊娠期间首次发生或发现的糖耐量减低或糖尿病，称为妊娠期糖尿病或妊娠期间的糖尿病，妊娠糖尿病患者中可能包含了一部分妊娠前已有糖耐量减低或糖尿病，在孕期首次被诊断的患者。妊娠期间高血糖的主要危害是围产期母婴临床结局不良和死亡率增加，包括母亲发展为2型糖尿病、胎儿在宫内发育异常、新生儿畸形、巨大儿（增加母婴在分娩时发生合并症与创伤的危险）和新生儿低血糖发生的风险增加等。一般来讲，糖尿病患者合并妊娠时血糖水平波动较大，血糖较难控制，大多数患者需要使用胰岛素控制血糖。相反，妊娠糖尿病患者的血糖波动相对较轻，血糖容易控制，多数患者可通过严格的饮食计划和运动使血糖得到满意控制，仅部分患者需要使用胰岛素控制血糖。

（一）妊娠糖尿病的筛查

（1）有高度糖尿病风险的妊娠妇女：有妊娠糖尿病史、巨大儿分娩史、肥胖、PCOS、有糖尿病家族史、早孕期空腹尿糖阳性者和无明显原因的多次自然流产史、胎儿畸形史及死胎史、新生儿呼吸窘迫综合征分娩史者等，应尽早监测血糖，如果空腹血糖≥7.0mmol/L及（或）随机血糖≥11.1mmol/L，应在2周内重复测定。如血糖仍然如此可诊断妊娠期间的糖尿病。

（2）所有妊娠妇女应在妊娠24~28周进行75 g OGTT测定血糖。

（3）妊娠期糖尿病的诊断标准：2013年WHO发表了《妊娠期新诊断的高血糖诊断标准和分类》。将妊娠期间发现的高血糖分为两类：妊娠期间的糖尿病和妊娠期糖尿病。妊娠期间的糖尿病诊断标准与1999年WHO的非妊娠人群糖尿病诊断标准一致，即空腹血糖≥7.0mmol/L，（和）或OGTT后2 h血糖≥11.1mmol/L，或明显糖尿病症状时随机血糖≥11.1mmol/L。妊娠期糖尿病的诊断标准见表4-23。我国卫生部2011年7月1日发布的行业标准中采用了这一妊娠糖尿病的诊断标准。

表4-23 妊娠期糖尿病的诊断标准

75gOGTT	血糖（mmol/L）
空腹	≥5.1
服药后1h	≥10.0
服药后2h	≥8.5

注：OGTT：口服葡萄糖耐量试验；1个以上时间点血糖高于标准即可确定诊断。

（二）计划妊娠的糖尿病妇女妊娠前的准备

（1）糖尿病妇女应计划妊娠，在糖尿病未得到满意控制之前应采取避孕措施。应告知已妊娠的糖尿病妇女在妊娠期间强化血糖控制的重要性以及高血糖可能对母婴带来的危险。

（2）在计划妊娠之前，应认真地回顾如下病史：①糖尿病的病程；②急性并发症，包括感染史、酮症酸中毒和低血糖；③慢性并发症，包括大小血管病变和神经系统病变；④详细的糖尿病治疗情况；⑤其他伴随疾病和治疗情况；⑥月经史、生育史、节育史；⑦家庭和工作单位的支持情况。

（3）由糖尿病医生和妇产科医生评估是否适合妊娠。

（4）如计划妊娠，应在受孕前进行如下准备：①全面检查，包括血压、心电图、眼底、肾功能、HbA1c；②停用口服降糖药物，改用胰岛素控制血糖；③严格控制血糖，加强血糖监测。餐前血糖控制在3.9~6.5mmol/L，餐后血糖在8.5mmol/L以下，HbA1c控制在7.0%以下（用胰岛素治疗者），在避免低血糖的情况下尽量控制在6.5%以下；④严格将血压控制在130/80mmHg以下。停用ACEI和ARB，改为甲基多巴或钙拮抗剂；⑤停用他汀类及贝特类调脂药物；⑥加强糖尿病教育；⑦戒烟。

（三）妊娠期间糖尿病的管理

（1）应尽早对妊娠期间糖尿病进行诊断，在确诊后，应尽早按糖尿病合并妊娠的诊疗常规进行管理。1~2 周就诊 1 次。

（2）根据孕妇的文化背景进行针对性的糖尿病教育。

（3）妊娠期间的饮食控制标准：既能保证孕妇和胎儿能量需要，又能维持血糖在正常范围，而且不发生饥饿性酮症。尽可能选择低生糖指数的碳水化合物。对使用胰岛素者，要根据胰岛素的剂型和剂量来选择碳水化合物的种类和数量。应实行少量多餐制，每天分 5~6 餐。

（4）鼓励尽量通过 SMBG 检查空腹、餐前血糖，餐后 1~2 h 血糖及尿酮体。有条件者每日测定空腹和餐后血糖 4~6 次。血糖控制的目标是空腹、餐前或睡前血糖 3.3~5.3mmol/L，餐后 1 h≤7.8mmol/L；或餐后 2 h 血糖≤6.7mmol/L；HbA1c 尽可能控制在 6.0%以下。

（5）避免使用口服降糖药，通过饮食治疗血糖不能控制时，使用胰岛素治疗。人胰岛素优于动物胰岛素。初步临床证据显示速效胰岛素类似物赖脯胰岛素、门冬胰岛素和地特胰岛素在妊娠期使用是安全有效的。

（6）当尿酮阳性时，应检查血糖（因孕妇肾糖阈下降，尿糖不能准确反映孕妇血糖水平），如血糖正常，考虑饥饿性酮症，及时增加食物摄入，必要时在监测血糖的情况下静脉输入适量葡萄糖。若出现酮症酸中毒，则按酮症酸中毒治疗原则处理。

（7）血压应该控制在 130/80mmHg 以下。

（8）每 3 个月进行一次肾功能、眼底和血脂检测。

（9）加强胎儿发育情况的监护，常规超声检查了解胎儿发育情况。

（10）分娩方式：糖尿病本身不是剖宫产指征，无特殊情况可经阴道分娩，但如合并其他的高危因素，应进行选择性剖宫产或放宽剖宫产指征。

（11）分娩时和产后加强血糖监测，保持良好的血糖控制。

（四）分娩后糖尿病的管理

（1）糖尿病合并妊娠者在分娩后胰岛素的需要量会明显减少，应注意血糖监测，适时减少胰岛素的用量，避免低血糖。糖尿病的管理与一般糖尿病患者相同。

（2）妊娠期糖尿病使用胰岛素者多数在分娩后可停用胰岛素，继续监测血糖。分娩后血糖正常者应在产后 6 周行 75 g OGTT，重新评估糖代谢情况，并进行终身随访。

（五）糖尿病合并妊娠时的特殊问题

（1）视网膜病变。糖尿病视网膜病变可因妊娠而加重。在怀孕前逐渐使血糖得到控制和预防性眼底光凝治疗（有适应证者）可减少糖尿病视网膜病变加重的风险。

（2）高血压。无论是妊娠前已有的高血压还是妊娠期并发的高血压均可加重妊娠妇女已有的糖尿病并发症。应在妊娠期间严格控制血压。应避免使用 ACEI、ARB、β 受体阻滞剂和利尿剂。

（3）糖尿病肾病。妊娠可加重已有的肾脏损害。对轻度肾病患者，妊娠可造成暂时性肾功能减退；已出现较严重肾功能不全的患者［血清肌酐>265 μmol/L（3mg/dl），或肌酐清除率<50ml/min]，妊娠可对部分患者的肾功能造成永久性损害。肾功能不全对胎儿的发育有不良影响。

（4）神经病变。与糖尿病神经病变相关的胃轻瘫、尿潴留、对低血糖的防卫反应差和直立性低血压可进一步增加妊娠期间糖尿病管理的难度。

（5）心血管病变。如潜在的心血管疾病未被发现和处理，妊娠使死亡的危险性增加。应在妊娠前仔细检查心血管疾病证据并予以处理。有怀孕愿望的糖尿病妇女心功能应该达到能够耐受运动试验的水平。

以上特殊情况需要与妇产科医生协商是否终止妊娠。

四、围手术期糖尿病管理

围手术期的正确处理需要外科医生、糖尿病专科医生及麻醉师之间良好的沟通与协作，主要包括以下几个方面：

（一）术前准备及评估

（1）择期手术。应对患者血糖控制情况以及可能影响手术预后的糖尿病并发症进行全面评估，包括心血管疾病、自主神经病变及肾病。术前空腹血糖水平应控制在7.8mmol/L以下，餐后血糖控制在10.0mmol/L以下。对于口服降糖药后血糖控制不佳的患者，应及时调整为胰岛素治疗。口服降糖药治疗的患者在接受小手术的术前当晚及手术当天应停用口服降糖药，接受大中手术则应在术前3天停用口服降糖药，均改为胰岛素治疗。

（2）急诊手术。主要评估血糖水平，有无酸碱、水、电解质平衡紊乱。如果存在，则应及时纠正。

（二）术中处理

对于仅需单纯饮食治疗或小剂量口服降糖药即可使血糖控制达标的2型糖尿病患者，在接受小手术时，术中不需要使用胰岛素。

在大中型手术术中，需静脉应用胰岛素，并加强血糖监测，血糖控制的目标为5.0~11.0mmol/L。术中可输注5%葡萄糖溶液100~125ml/h，以防止低血糖。葡萄糖-胰岛素-钾联合输入是代替分别输入胰岛素和葡萄糖的简单方法，需根据血糖变化及时调整葡萄糖与胰岛素的比例。

（三）术后处理

在患者恢复正常饮食以前仍予胰岛素静脉输注，恢复正常饮食后可予胰岛素皮下注射。

对于术后需要重症监护或机械通气的患者，如血浆葡萄糖>10.0mmol/L，通过持续静脉胰岛素输注将血糖控制在7.8~10.0mmol/L比较安全。

中、小手术后一般的血糖控制目标为空腹血糖<7.8mmol/L，随机血糖<10.0mmol/L。在既往血糖控制良好的患者可考虑更严格的血糖控制，同样应注意防止低血糖发生。

【转诊指导】

1. 上转至二级及以上医院的标准

（1）初次发现血糖异常，病因和分型不明确者。

（2）儿童和年轻人（年龄<25 岁）糖尿病患者。

（3）妊娠和哺乳期妇女血糖异常者。

（4）糖尿病急性并发症：严重低血糖或高血糖伴或不伴有意识障碍（糖尿病酮症；疑似为糖尿病酮症酸中毒、高血糖高渗综合征或乳酸性酸中毒）。

（5）反复发生低血糖。

（6）血糖、血压、血脂长期治疗（3~6 个月）不达标者。

（7）糖尿病慢性并发症（视网膜病变、肾病、神经病变、糖尿病足或周围血管病变）的筛查、治疗方案的制定和疗效评估在社区处理有困难者。

（8）糖尿病慢性并发症导致严重靶器官损害需要紧急救治者（急性心脑管病；糖尿病肾病导致的肾功能不全；糖尿病视网膜病变导致的严重视力下降；糖尿病外周血管病变导致的间歇性跛行和缺血性症状；糖尿病足）。

（9）血糖波动较大，基层处理困难或需要制定胰岛素控制方案者。

（10）出现严重降糖药物不良反应难以处理者。

（11）明确诊断、病情平稳的糖尿病患者每年应由专科医生进行一次全面评估，对治疗方案进行评估。

（12）医生判断患者合并需上级医院处理的情况或疾病时。

2. 下转至基层医疗卫生机构的标准

（1）初次发现血糖异常，已明确诊断和确定治疗方案且血糖控制比较稳定。

（2）糖尿病急性并发症治疗后病情稳定。

（3）糖尿病慢性并发症已确诊、制定了治疗方案和疗效评估，且病情已得到稳定控制。

（4）经调整治疗方案，血糖、血压和血脂控制达标：①血糖达标：FPG<7.0mmol/L；餐后 2 小时血糖<10.0mmol/L；②血压达标：<140mmHg/80mmHg；③血脂达标：LDL-C<2.6mmol/L，或他汀类药物已达到最大剂量或最大耐受剂量。

【健康教育】

一、血糖监测

（一）糖化血红蛋白 C（HbA1c）

HbA1c 是评价长期血糖控制的金指标，也是指导临床调整治疗方案的重要依据。标准检测方法下的 HbA1c 正常值为 4%~6%，在治疗之初建议每 3 个月检测 1 次，一旦达到治疗目标可每 6 个月检查一次。

（二）SMBG

SMBG 指糖尿病患者在家中开展的血糖检测，用于了解血糖的控制水平和波动情况。采用便携式血糖仪进行毛细血管血糖检测。

1. SMBG 的指导和质量控制

开始 SMBG 前应由医生或护士对糖尿病患者进行监测技术和监测方法的指导，包括如何测血糖、何时监测、监测频率和如何记录监测结果。医生或糖尿病管理小组每年应检查 1~2 次患者 SMBG 技术和校准血糖仪。

2. SMBG 时间点

（1）餐前血糖监测：适用于注射基础、餐时或预混胰岛素的患者。当血糖水平很高时应首先关注空腹血糖水平。在其他降糖治疗有低血糖风险时（用胰岛素促泌剂治疗且血糖控制良好者）也应测定餐前血糖。

（2）餐后血糖监测：适用于注射餐时胰岛素的患者和采用饮食控制和运动控制血糖者。在其空腹血糖和餐前血糖已获良好控制但 HbA1c 仍不能达标者可通过检测餐后血糖来指导针对餐后高血糖的治疗。

（3）睡前血糖监测：适用于注射胰岛素的患者，特别是晚餐前注射胰岛素的患者。

（4）夜间血糖监测：用于了解有无夜间低血糖，特别在出现了不可解释的空腹高血糖时应监测夜间血糖。

（5）出现低血糖症状或怀疑低血糖时应及时监测血糖。

（6）剧烈运动前后宜监测血糖。

3. 尿糖的自我监测

尿糖的控制目标是任何时间尿糖均为阴性，但是尿糖监测对发现低血糖没有帮助。特殊情况下，当肾糖阈增高（如老年人）或降低（妊娠）时，尿糖监测对治疗的指导作用不大。

二、其他心血管疾病风险因子的监测

血压和血脂的控制对减少糖尿病并发症的发生风险具有重要作用。糖尿病患者每年应至少检查一次血脂（包括甘油三酯、总胆固醇、HDL-C 和 LDL-C）。用调脂药物者还应在用药后定期评估疗效和副作用。在患者每次就诊时均应测量血压。应指导高血压患者每日在家中自我监测血压并记录。

三、医学营养治疗

它是另一项重要的基础治疗措施，应长期严格执行。医学营养治疗方案包括：

1. 计算总热量

首先按患者性别、年龄和身高查表或用简易公式计算理想体重［理想体重（kg）=身高（cm）-105］，然后根据理想体重和工作性质，参照原来生活习惯等，计算每日所需总热量。成年人休息状态下每日每公斤理想体重给予热量 105~125.5 kJ（25~30 kcal），轻体力劳动 125.5~146 kJ（30~35 kcal），中度体力劳动 146~167 kJ（35~40 kcal），重体力劳动 167 kJ（40 kcal）以上。儿童、孕妇、乳母、营养不良和消瘦以及伴有消耗性疾病者应酌情增加，肥胖者酌减，使体重逐渐恢复至理想体重的±5%。

2. 营养物质含量

糖类约占饮食总热量 50%~60%，提倡用粗制米、面和一定最杂粮，忌食用葡萄糖、蔗糖、蜜糖及其制品（各种糖果、甜糕点饼干、冰淇淋、含糖饮料等）。蛋白质含量一般不超过总热量 15%，成人每天每千克理想体重 0.8~1.2 g，儿童、孕妇、乳母、营养不良或伴有消耗性疾病者增至 1.5~2.0 g，伴有糖尿病肾病而肾功能正常者应限制至 0.8 g，血尿素氮升高者应限制在 0.6 g。

蛋白质应至少有 1/3 来自动物蛋白质，以保证必需的氨基酸供给。脂肪约占总热量 30%，饱和脂肪、多价不饱和脂肪与单价不饱和脂肪的比例应为 1∶1∶1，每日胆固醇摄入量宜在 300mg 以下。

此外，各种富含可溶性食用纤维的食品可延缓食物吸收，降低餐后血糖高峰，有利于改善糖、脂代谢紊乱，并促进胃肠蠕动、防止便秘。每日饮食中纤维素含量不宜少于 40g，提倡食用绿叶蔬菜、豆类、块根类、粗谷物、含糖成分低的水果等。每日摄入食盐应限制在 10g 以下。限制饮酒。

3. 合理分配

确定每日饮食总热量和糖类、蛋白质、脂肪的组成后，按每克糖类、蛋白质产热 16.7 kJ（4 kcal），每克脂肪产热 37.7 kJ（9 kcal），将热量换算为食品后制订食谱，并根据生活习惯、病情和配合药物治疗需要进行安排。可按每日三餐分配为 1/5、2/5、2/5 或 1/3、1/3、1/3。

4. 随访

以上仅是原则估算，在治疗过程中随访调整十分重要。如肥胖患者在治疗措施适当的前提下，体重不下降，应进一步减少饮食总热量；体型消瘦的患者，在治疗中体重有所恢复，其饮食方案也应适当调整，避免体重继续增加。

四、运动指导

（1）运动治疗应在医生指导下进行。运动前要进行必要的评估，特别是心肺功能和运动功能的医学评估（如运动负荷试验等）。

（2）空腹血糖>16.7mmol/L、反复低血糖或血糖波动较大、有糖尿病酮症酸中毒等急性代谢并发症、合并急性感染、增殖性视网膜病、严重肾病、严重心脑血管疾病（不稳定性心绞痛、严重心律失常、一过性脑缺血发作）等情况下禁忌运动，病情控制稳定后方可逐步恢复运动。

（3）成年糖尿病患者每周至少 150min（如每周运动 5 天，每次 30min）中等强度（运动时有点用力，心跳和呼吸加快但不急促）的有氧运动。研究发现即使一次进行短时的体育运动（如 10min），累计 30min/天，也是有益的。

（4）中等强度的体育运动包括：快走、打太极拳、骑车、乒乓球、羽毛球和高尔夫球。较强体育运动为舞蹈、有氧健身操、慢跑、游泳、骑车上坡。

（5）如无禁忌证，每周最好进行 2 次抗阻运动、锻炼肌肉力量和耐力。训练时阻力为轻或中度。联合进行抗阻运动和有氧运动可获得更大程度的代谢改善。

（6）运动项目要与患者的年龄、病情及身体承受能力相适应，并定期评估，适时调整运动计划。

（7）记录运动日记，有助于提升运动依从性。

（8）养成健康的生活习惯。培养活跃的生活方式，如增加日常身体活动，减少静坐时间，将有益的体育运动融入日常生活中。

（9）运动前后要加强血糖监测，运动量大或激烈运动时应建议患者临时调整饮食及药物治疗方案，以免发生低血糖。

五、戒烟

吸烟与糖尿病大血管病变、糖尿病微血管病变、过早死亡的风险增高相关。新发 2 型糖尿病患者戒烟有助于改善代谢指标、降低血压和白蛋白尿。

第二节　低血糖症

低血糖症是一组多种病因引起的以血浆葡萄糖（简称血糖）浓度过低，临床上以交感神经兴奋和脑细胞缺糖为主要特点的综合征。一般以血浆葡萄糖浓度低于 2.8mmol/L（50mg/d）作为低血糖症的标准。接受药物治疗的糖尿病患者只要血糖水平≤3.9mmol/L 就属于低血糖范畴。

【病因和临床分类】

临床上按低血糖症的发生与进食的关系分为空腹（吸收后）低血糖症和餐后（反应性）低血糖症。空腹低血糖症主要病因是不适当的高胰岛素血症，餐后低血糖症是胰岛素反应性释放过多。临床上反复发生空腹低血糖提示有器质性疾病；餐后引起的反应性低血糖症，多见于功能性疾病。某些器质性疾病（如胰岛素瘤）虽以空腹低血糖为主，但也可有餐后低血糖发作。

【临床表现】

低血糖呈发作性，时间及频率随病因不同而异，临床表现可归纳为两个方面：

（1）自主（交感）神经过度兴奋表现。表现为出汗、颤抖、心悸、紧张、焦虑、饥饿、流涎、软弱无力、面色苍白、心率加快、四肢冰凉等。

（2）脑功能障碍的表现。初期表现为精神不集中，思维和语言迟钝，头晕、嗜睡、视物不清、步态不稳，可有幻觉、躁动、易怒、行为怪异等精神症状。皮层下受抑制时可出现骚动不安，甚而强直性惊厥、锥体束征阳性。波及延脑时进入昏迷状态，各种反射消失，如果低血糖持续得不到纠正，则常不易逆转，甚至死亡。

【诊断与鉴别诊断】

1. 低血糖症的确立

根据低血糖典型表现（Whipple 三联征）可确定：①低血糖症状；②发作时血糖低于 2.8mmol/L；③供糖后低血糖症状迅速缓解。少数空腹血糖降低不明显或处于非发作期的患者，应多次检测有无空腹或吸收后低血糖，必要时采用 48～72h 禁食试验。

2. 评价低血糖症的实验室检查

①血浆胰岛素测定。②胰岛素释放指数。③血浆胰岛素原和 C 肽测定。④48～72h 饥饿试验。⑤延长（5h）口服葡萄糖耐量试验。

3. 鉴别诊断

低血糖症的表现并非特异，表现以交感神经兴奋症状为主的易于识别，以脑缺糖为主要表现者，可误诊为精神病、神经疾患（癫痫、短暂脑缺血发作）或脑血管意外等。

【预防和治疗】

临床上低血糖症常由药物所引起，故应加强合理用药并提倡少饮酒。治疗包括两个方面：一是解除神经缺糖症状；二是纠正导致低血糖症的各种潜在原因。

1. 低血糖发作的处理

轻者口服糖水、含糖饮料，或进食糖果、饼干、面包、馒头等即可缓解。重者和疑似低血糖昏迷的患者，应及时测定毛细血管血糖，甚至无须血糖结果，及时给予50%葡萄糖液60~100ml静脉注射，继以5%~10%葡萄糖液静脉滴注，必要时可加用氢化可的松100mg和（或）胰高糖素0.5~1mg肌内或静脉注射。神志不清者，切忌喂食以避免呼吸道窒息。

2. 病因治疗

确诊为低血糖症尤其空腹低血糖发作者，大多为器质性疾病所致，应积极寻找致病原因进行对因治疗；若因药物引起者应停药或调整用药；疑胰岛素瘤者，则应术前明确定位并进行肿瘤切除术，预后大多良好。

【常见的低血糖症】

1. 胰岛素瘤

胰岛素瘤是器质性低血糖症中最常见原因，胰岛素瘤可为家族性，可与甲状旁腺瘤和垂体瘤并存。CT、MRI选择性胰血管造影和超声内镜有助于肿瘤的定位，最好通过术中超声和用手探摸来定位。手术切除肿瘤是本病的根治手段。不能手术或手术未成功者可考虑用二氮嗪300~400mg/天，分次服。

2. 胰岛素自身免疫综合征

患者血中有胰岛素自身抗体和反常性低血糖症，且从未用过胰岛素，多见于日本和朝鲜人，与基因有关。低血糖发生在餐后3~4h。可见于应用含巯基药物如治疗Graves病的甲巯咪唑以及卡托普利、青霉胺等。本症还可合并其他自身免疫病，如类风湿关节炎、系统性红斑狼疮、多发性肌炎等。应用糖皮质激素有效。

3. 反应性低血糖症（非空腹低血糖症）

为餐后早期（2~3h）和后期（3~5h）低血糖症，也称为食饵性低血糖症。包括：①胃切除后食饵性低血糖症，防治该类低血糖常采取减少富含糖类的食物、增加富含脂肪和蛋白质的食物，甚至服用抗胆碱药。②功能性食饵性低血糖症：患者并无手术史，常有疲乏、焦虑、紧张、易激动、软弱、易饥饿、颤抖，与多动强迫行为有关。③胰岛增生伴低血糖症：胰部分切除可能有效。④进餐后期低血糖症：多见于肥胖合并糖尿病者，改变生活方式，减轻体重，应用药物（a葡萄糖苷酶抑制剂、餐时血糖调节剂）可缓解低血糖的发生。

4. 药源性低血糖症

与使用胰岛素制剂和磺脲类及非磺脲类促胰岛素分泌剂有关。引起低血糖主要见于药物应用剂量过大、用法不当、摄食不足和不适当的运动等。使用上述降糖药物宜从小剂量开始，密切监测血糖变化，防止因低血糖症而诱发的脑血管意外和（或）心肌梗死。

【转诊指导】

（1）原因不明的、反复出现低血糖的患者。

（2）低血糖昏迷的患者。

（3）器质性疾病如胰岛素瘤导致低血糖的患者，需行手术治疗，建议转诊。

【健康教育】

（1）生活规律，按时进餐或少食多餐，饮食均衡，碳水化合物应至少占50%～60%，提高高纤维饮食比例。

（2）使用降糖药的患者，需勤查血糖，如血糖偏低应及时就诊，调整降糖方案。

（3）糖尿病及有肝脏、胰腺疾病；胃肠手术后；妊娠和哺乳期妇女等易发低血糖高危人群，建议随身携带糖果、巧克力、饼干等食物，如出现心慌、出冷汗、头晕等低血糖反应，及时补充食物。

（4）有低血糖发作史及有低血糖发作风险者避免独处，特别是独自运动。防止出现低血糖昏迷时不能得到及时有效的救助。

（5）糖尿病患者忌不经医生指导擅自选用降糖药物。

第三节　高尿酸血症与痛风

高尿酸血症与痛风是嘌呤代谢障碍引起的代谢性疾病，除高尿酸血症外可表现为急性关节炎、痛风石、慢性关节炎、关节畸形、慢性间质性肾炎和尿酸性尿路结石。高尿酸血症患者只有出现上述临床表现时，才称之为痛风。临床上分为原发性和继发性两大类，前者多由先天性嘌呤代谢异常所致，常与肥胖、糖脂代谢紊乱、高血压、动脉硬化和冠心病等聚集发生，后者则由某些系统性疾病或者药物引起。

【病因和发病机制】

病因和发病机制不清。由于受地域、民族、饮食习惯的影响，高尿酸血症与痛风发病率差异较大。

1. 高尿酸血症的形成

作为嘌呤代谢的终产物，尿酸主要由细胞代谢分解的核酸和其他嘌呤类化合物以及食物中的嘌呤经酶的作用分解而来。

2. 痛风的发生

临床上仅有部分高尿酸血症患者发展为痛风，确切原因不清。当血尿酸浓度过高和（或）在酸性环境下，尿酸可析出结晶，沉积在骨关节、肾脏和皮下等组织，导致痛风性关节炎、痛风肾和痛风石等。

原发性高尿酸血症与痛风需建立在排除其他疾病基础之上；而继发者则主要由于肾脏疾病致尿酸排泄减少，骨髓增生性疾病致尿酸生成增多，某些药物抑制尿酸的排泄等多种原因所致。

【临床表现】

临床多见于40岁以上的男性，女性多在更年期后发病。常有家族遗传史。

1. 无症状期

仅有波动性或持续性高尿酸血症，从血尿酸增高至症状出现的时间可长达数年至数十年，有些可终身不出现症状，但随年龄增长痛风的患病率增加，并与高尿酸血症的水平和持续时间有关。

2. 急性关节炎期

常有以下特点：①多在午夜或清晨突然起病，多呈剧痛，数小时内出现受累关节的红、肿、热、痛和功能障碍，单侧第 1 跖趾关节最常见，其余依次为踝、膝、腕、指、肘；②秋水仙碱治疗后，关节炎症状可以迅速缓解；③发热；④初次发作常呈自限性，数日内自行缓解，此时受累关节局部皮肤出现脱屑和瘙痒，为本病特有的表现；⑤可伴高尿酸血症，但部分患者急性发作时血尿酸水平正常；⑥关节腔滑囊液偏振光显微镜检查可见双折光的针形尿酸盐结晶是确诊本病的依据。受寒、劳累、饮酒、高蛋白高嘌呤饮食以及外伤、手术、感染等均为常见的发病诱因。

3. 痛风石及慢性关节炎期

痛风石是痛风的特征性临床表现，常见于耳轮、跖趾、指间和掌指关节，常为多关节受累，且多见于关节远端，表现为关节肿胀、僵硬、畸形及周围组织的纤维化和变性，严重时患处皮肤发亮、菲薄，破溃则有豆渣样的白色物质排出。形成瘘管时周围组织呈慢性肉芽肿，虽不易愈合但很少感染。

4. 肾脏病变

主要表现在两个方面：

（1）痛风性肾病。起病隐匿，早期仅有间歇性蛋白尿，随着病情的发展而呈持续性，伴有肾浓缩功能受损时夜尿增多，晚期可发生肾功能不全，表现水肿、高血压、血尿素氮和肌酐升高。

（2）尿酸性肾石病。10%~25%的痛风患者肾有尿酸结石，呈泥沙样，常无症状，结石较大者可发生肾绞痛、血尿。当结石引起梗阻时导致肾积水、肾盂肾炎、肾积脓或肾周围炎，感染可加速结石的增长和肾实质的损害。

5. 眼部病变

肥胖痛风患者常反复发生睑缘炎，在眼睑皮下组织中发生痛风石。部分患者可出现反复发作性结膜炎、角膜炎与巩膜炎。

【辅助检查】

1. 血尿酸测定

血清标本，尿酸酶法。正常男性为 150~380 μmol/L（2.5~6.4mg/dl），女性为 100~300 μmol/L（1.6~5.0mg/dl），更年期后接近男性。

2. 尿尿酸测定

限制嘌呤饮食 5 天后，每天尿酸排出量超过 3.57mmol（600mg），可认为尿酸生成增多。

3. 滑囊液或痛风石内容物检查

偏振光显微镜下可见针形尿酸盐结晶。

4. X 线检查

急性关节炎期可见非特征性软组织肿胀；慢性期或反复发作后可见软骨缘破坏，关节面不规则，特征性改变为穿凿样、虫蚀样圆形或弧形的骨质透亮缺损。

5. 电子计算机 X 线体层显像（CT）与磁共振显像（MRI）检查

【诊断与鉴别诊断】

1. 诊断

男性和绝经后女性血尿酸 > 420 μmol/L（7.0mg/dl）、绝经前女性 > 350 μmol/L（5.8mg/dl）可诊断为高尿酸血症。中老年男性如出现特征性关节炎表现、尿路结石或肾绞痛发作，伴有高尿酸血症应考虑痛风。关节液穿刺或痛风石活检证实为尿酸盐结晶可做出诊断。X 线检查、CT 或 MRI 扫描对明确诊断具有一定的价值。急性关节炎期诊断有困难者，秋水仙碱试验性治疗有诊断意义。

2. 鉴别诊断

（1）继发性高尿酸血症或痛风。具有以下特点：①儿童、青少年、女性和老年人更多见；②高尿酸血症程度较重；③40%的患者 24 小时尿尿酸排出增多；④肾脏受累多见，痛风肾、尿酸结石发生率较高，甚至发生急性肾衰竭；⑤痛风性关节炎症状往往较轻或不典型；⑥有明确的相关用药史。

（2）关节炎。①类风湿关节炎：青、中年女性多见，四肢近端小关节常呈对称性梭形肿胀畸形，晨僵明显。血尿酸不高，类风湿因子阳性，X 线片出现凿孔样缺损少见。②化脓性关节炎与创伤性关节炎：前者关节囊液可培养出细菌；后者有外伤史。两者血尿酸水平不高，关节囊液无尿酸盐结晶。③假性痛风：系关节软骨钙化所致，多见于老年人，膝关节最常受累。血尿酸正常，关节滑囊液检查可发现有焦磷酸钙结晶或磷灰石，X 线可见软骨呈线状钙化或关节旁钙化。

（3）肾石病高尿酸血症或不典型痛风。可以肾结石为最先表现，继发性高尿酸血症者尿路结石的发生率更高。纯尿酸结石能被 X 线透过而不显影，所以对尿路平片阴性而 B 超阳性的肾结石患者应常规检查血尿酸并分析结石的性质。

【预防和治疗】

原发性高尿酸血症与痛风的防治目的：①控制高尿酸血症预防尿酸盐沉积；②迅速终止急性关节炎的发作；③防止尿酸结石形成和肾功能损害。

1. 一般治疗

控制饮食总热量；限制饮酒和高嘌呤食物（如动物心、肝、肾等）的大量摄入；每天饮水 2000ml 以上以增加尿酸的排泄；慎用抑制尿酸排泄的药物如噻嗪类利尿药等；避免诱发因素和积极治疗相关疾病等。

2. 高尿酸血症的治疗

目的是使血尿酸维持正常水平。

（1）排尿酸药。适合肾功能良好者，当内生肌酐清除率<30ml/min 时无效；已有尿酸盐结石形成，或每日尿排出尿酸盐>3.57mmol（600mg）时不宜使用；用药期间应多饮水，并服碳酸氢钠 3～6g/天；剂量应从小剂量开始逐步递增。常用药物：①苯溴马隆：25～100mg/天，该药的不良反应轻，一般不影响肝肾功能；少数有胃肠道反应，过敏性皮炎、发热少见。②丙磺舒（羧苯磺胺）：初始剂量为 0.25g，每天 2 次；两周后可逐渐增加剂量，最大剂量不超过 2g/天。约 5%的患者可出现皮疹、发热、胃肠道刺激等不良反应。

（2）抑制尿酸生成药物。别嘌呤醇适用于尿酸生成过多或不适合使用排尿酸药物者。每次 100mg，每天 2～4 次，最大剂量 600mg/天，待血尿酸降至 360 μmol/L 以下，可减量至最小剂量或别嘌呤醇缓释片 250mg/天，与排尿酸药合用效果更好。不良反应有胃肠道刺激，皮疹、发热、肝损害、骨髓抑制等，肾功能不全者剂量减半。

（3）碱性药物。碳酸氢钠可碱化尿液，使尿酸不易在尿中积聚形成结晶，成人口服3~6g/天，长期大量服用可致代谢性碱中毒，并且因钠负荷过高引起水肿。

3. 急性痛风性关节炎期的治疗

绝对卧床，抬高患肢，避免负重，迅速给秋水仙碱，越早用药疗效越好。

（1）秋水仙碱。治疗急性痛风性关节炎的特效药物，因其药物毒性现已少用。口服法：初始口服剂量为1mg，随后0.5mg/h或1mg/2h，直到症状缓解，最大剂量6~8mg/天。90%的患者口服秋水仙碱后48小时内疼痛缓解。症状缓解后0.5mg，每天2~3次，维持数天后停药。不良反应为恶心、呕吐、厌食、腹胀和水样腹泻，发生率高达40%~75%，如出现上述不良反应及时调整剂量或停药，若用到最大剂量症状无明显改善时应及时停药。该药还可以引起白细胞减少、血小板减少等骨髓抑制表现以及脱发等。静脉法：秋水仙碱1~2mg溶于20mL生理盐水中，5~10min内缓慢静脉注射；如病情需要，4~5h后重复注射1mg；24h不超过4mg。静脉注射时避免药液外漏，否则可引起剧烈疼痛和组织坏死；此外静脉给药可产生严重的不良反应，如骨髓抑制、肾衰竭、弥散性血管内溶血、肝坏死、癫痫样发作甚至死亡，国内极少静脉给药。

（2）非甾体抗炎药。活动性消化性溃疡、消化道出血为禁忌证。常用药物：①吲哚美辛，初始剂量75~100mg，随后每次50mg，6~8h1次。②双氯芬酸，每次口服50mg，每天2~3次。③布洛芬，每次0.3~0.6g，每天2次。④罗非昔布25mg/天。症状缓解应减量，5~7天后停用。禁止同时服用两种或多种非甾体抗炎药，否则会加重不良反应。

（3）糖皮质激素。上述药物治疗无效或不能使用秋水仙碱和非甾体抗炎药时，可考虑使用糖皮质激素或ACTH短程治疗。如泼尼松，起始剂量为0.5~1mg/（kg·天），3~7天后迅速减量或停用，疗程不超过2周；ACTH50U溶于葡萄糖溶液中缓慢静滴。可同时口服秋水仙碱1~2mg/天。该类药物的特点是起效快、缓解率高，但停药后容易出现症状“反跳”。

4. 发作间歇期和慢性期的处理

治疗目的是维持血尿酸正常水平，较大痛风石或经皮溃破者可手术剔除。

5. 其他

高尿酸血症和痛风常与代谢综合征伴发，应积极行降压、降脂、减重及改善胰岛素抵抗等综合治疗。

【转诊指导】

（1）较大痛风石影响肢体活动或痛风石经皮破溃者，需行手术治疗，建议转诊。

（2）合并肾结石，反复发作肾绞痛，结石经内科治疗不能溶解或排出，需行手术或体外碎石患者，建议转诊。

（3）合并急、慢性肾功能衰竭，应尽快转诊。服药过程中出现骨髓抑制、肝功能受损、过敏反应等严重不良反应时，应转诊。

（4）痛风急性发作期合并局部关节皮肤严重感染、全身炎性反应重的患者，建议转诊。

【健康教育】

(1) 告知患者，该病为终身性疾病，应予重视，但不必过分担忧，经积极有效治疗，患者可维持正常生活和工作。

(2) 生活规律，肥胖者减轻体重，防止受凉、剧烈运动、劳累、感染、外伤等。

(3) 控制饮食，避免进食高蛋白和高嘌呤的食物，忌烟酒，每天饮水至少 2000 毫升。高嘌呤食物包括：动物内脏、海鲜、香菇、豆芽、豆制品、肉类等。低嘌呤食物有：蔬菜、水果、鸡蛋、牛奶、猪血、大米、面粉等。慎用抑制尿酸排泄的药物如噻嗪类利尿药等。

(4) 急性关节炎期，应避免疼痛肢体、关节活动，经常改变姿势，保持受累关节舒适。

(5) 平时用手触摸耳轮、手足关节处，检查是否产生痛风石。

(6) 定期复查肾功能、尿酸。

第四节　甲状腺功能亢进症

甲状腺功能亢进症（简称甲亢）是指甲状腺腺体本身产生甲状腺激素过多而引起的甲状腺毒症，其病因主要是弥漫性毒性甲状腺肿（Graves 病）、多结节性毒性甲状腺肿和甲状腺自主高功能腺瘤；非甲状腺功能亢进类型包括破坏性甲状腺毒症和服用外源性甲状腺激素。本章主要讨论 Graves 病。

【病因和发病机制】

目前公认本病的发生与自身免疫有关，是器官特异性自身免疫病之一。它与自身免疫甲状腺炎等同属于自身免疫性甲状腺病。

(1) 遗传。本病有显著的遗传倾向。

(2) 自身免疫。GD 患者的血清中存在针对甲状腺细胞 TSH 受体的特异性自身抗体，称为 TSH 受体抗体（TRAb），也称为 TSH 结合抑制性免疫球蛋白（TBII）。

(3) 环境因素。环境因素可能参与了 GD 的发生，如细菌感染、性激素、应激等都对本病的发生和发展有影响。

【临床表现】

1. 甲状腺毒症表现

(1) 高代谢综合征。甲状腺激素分泌增多导致交感神经兴奋性增高和新陈代谢加速，患者常有疲乏无力、怕热多汗、皮肤潮湿、多食善饥、体重显著下降等。

(2) 精神神经系统。多言好动、紧张焦虑、焦躁易怒、失眠不安、思想不集中、记忆力减退，手和眼睑震颤。

(3) 心血管系统。心悸气短、心动过速、第一心音亢进。收缩压升高、舒张压降低，脉压增大。合并甲状腺毒症心脏病时，出现心动过速、心律失常、心脏增大和心力衰竭。以心房颤动等房性心律失常多见，偶见房室传导阻滞。

(4) 消化系统。稀便、排便次数增加。重者可以有肝大、肝功能异常，偶有黄疸。

(5) 肌肉骨骼系统。主要是甲状腺毒症性周期性瘫痪（TPP）。TPP 在 20~40 岁亚洲男性好发，发病诱因包括剧烈运动、高碳水化合物饮食、注射胰岛素等，病变主要累及下肢，有低钾血症。

（6）造血系统循环。血淋巴细胞比例增加，单核细胞增加，但是白细胞总数减低。可以伴发血小板减少性紫癜。

（7）生殖系统。女性月经减少或闭经。男性阳痿，偶有乳腺增生（男性乳腺发育）。

2. 甲状腺肿大

多数患者有程度不等的甲状腺肿大。甲状腺肿为弥漫性、对称性，质地不等，无压痛。甲状腺上下极可触及震颤，闻及血管杂音。少数病例甲状腺可以不肿大。

3. 眼征

GD 的眼部表现分为两类：一类为单纯性突眼；另一类为浸润性眼征，发生在 Graves 眼病（近年来，称为 Graves 眶病）。单纯性突眼包括下述表现：①轻度突眼：突眼度 19~20mm；②Stellwag 征：瞬目减少，炯炯发亮；③上睑挛缩，睑裂增宽；④vonGraefe 征：双眼向下看时，由于上眼睑不能随眼球下落，显现白色巩膜；⑤Joffroy 征：当眼球向上看时，前额皮肤不能皱起；⑥Mobius 征：当双眼看近物时，眼球辐辏不良。浸润性眼征见本章下述。

【特殊的临床表现和类型】

1. 甲状腺危象

也称甲亢危象，是甲状腺毒症急性加重的一个综合征，发生原因可能与循环内甲状腺激素水平增高有关。多发生于较重甲亢未予治疗或治疗不充分的患者。常见诱因有感染、手术、创伤、精神刺激等。临床表现有：高热、大汗、心动过速（140 次/min 以上）、烦躁、焦虑不安、谵妄、恶心、呕吐、腹泻，严重患者可有心衰，休克及昏迷等。甲亢危象的诊断主要靠临床表现综合判断。临床高度疑似本症及有危象前兆者应按甲亢危象处理。甲亢危象的病死率在 20%以上。

2. 甲状腺毒症性心脏病

甲状腺毒症性心脏病的心力衰竭分为两种类型。一类是心动过速和心脏排出量增加导致的心力衰竭。主要发生在年轻甲亢患者。常随甲亢控制，心功能恢复。另一类是诱发和加重已有的或潜在的缺血性心脏病发生的心力衰竭，多发生在老年患者，此类心力衰竭是心脏泵衰竭。心房纤颤也是影响心脏功能的因素之一。

3. 淡漠型甲亢

多见于老年患者。起病隐袭，高代谢综合征、眼征和甲状腺肿均不明显。主要表现为明显消瘦、心悸、乏力、震颤、头晕、昏厥、神经质或神志淡漠、腹泻、厌食。可伴有心房颤动和肌病等，70%患者无甲状腺肿大。临床中患者常因明显消瘦而被误诊为恶性肿瘤，因心房颤动被误诊为冠心病，所以老年人不明原因的突然消瘦、新发生心房颤动时应考虑本病。

4. T_3型甲状腺毒症

由于在甲状腺功能亢进时，产生 T_3和 T_4的比例失调，T_3产生量显著多于 T_4所致。老年人多见。实验室检查 TT_4、FT_4正常，TT_3、FT_3升高，TSH 减低，^{131}I 摄取率增加。

5. 亚临床甲亢

本病主要依赖实验室检查结果诊断。

6. 妊娠期甲状腺功能亢进症

妊娠期甲亢有其特殊性，需注意以下几个问题：①妊娠期甲状腺激素结合球蛋白（TBG）增高，引起血清 TT_4 和 TT_3 增高，所以妊娠期甲亢的诊断应依赖血清 FT_4、FT_3 和 TSH；②妊娠一过性甲状腺毒症（GTT）：绒毛膜促性腺激素（HCG）在妊娠 3 个月达到高峰，它与 TSH 有相同的 α 亚单位、相似的 β 亚单位和受体亚单位，过量的 HCG 能够刺激 TSH 受体，产生 GTT；③新生儿甲状腺功能亢进症：母体的 TSAb 可以透过胎盘刺激胎儿的甲状腺引起胎儿或新生儿甲亢；④产后由于免疫抑制的解除，GD 易于发生，称为产后 GD；⑤如果患者甲亢未控制，则建议不要怀孕；如果患者正在接受抗甲状腺药物（ATD）治疗，血清 TT_4、TT_3 达到正常范围，停 ATD 或者应用 ATD 的最小剂量，则可以怀孕；如果患者为妊娠期间发现甲亢，选择继续妊娠，则选择合适剂量的 ATD 治疗和妊娠中期甲状腺手术治疗。有效地控制甲亢可以明显改善妊娠的不良结果。

7. 胫前黏液性水肿

早期皮肤增厚、变粗，有广泛大小不等的棕红色或红褐色或暗紫色突起不平的斑块或结节，边界清楚，直径 5~30mm 不等，连片时更大，皮损周围的表皮稍发亮，薄而紧张，病变表面及周围可有毳毛增生、变粗、毛囊角化，可伴感觉过敏或减退，或伴痒感；后期皮肤粗厚，如橘皮或树皮样，皮损融合，有深沟，覆以灰色或黑色疣状物，下肢粗大似象皮腿。

8. Graves 眼病（GO）

患者自诉眼内异物感、胀痛、畏光、流泪、复视、斜视、视力下降；检查见突眼（眼球凸出度超过正常值上限 4mm，欧洲人群的正常值上限是>14mm），眼睑肿胀，结膜充血水肿，眼球活动受限，严重者眼球固定，眼睑闭合不全、角膜外露而发生角膜溃疡、全眼炎，甚至失明。

【实验室和其他检查】

1. 血清总甲状腺素（TT_4）
2. 血清总三碘甲腺原氨酸（TT_3）
3. 血清游离甲状腺素（FT_4）、游离三碘甲腺原氨酸（FT_3）
4. 促甲状腺激素（TSH）
5. ^{131}I 摄取率
6. TSH 受体抗体（TRAb）
7. TSH 受体刺激抗体（TSAb）
8. 甲状腺放射性核素扫描

【诊断】

诊断的程序是：①甲状腺毒症的诊断：测定血清 TSH 和甲状腺激素的水平；②确定甲状腺毒症是否来源于甲状腺功能的亢进；③确定引起甲状腺功能亢进的原因，如 GD、结节性毒性甲状腺肿、甲状腺自主高功能腺瘤等。

（1）甲亢的诊断。①高代谢症状和体征；②甲状腺肿大；③血清 TT_4、FT_4 增高，TSH 减低。具备以上三项诊断即可成立。应注意的是，淡漠型甲亢的高代谢症状不明显，仅表现为明显消瘦或心房颤动，尤其在老年患者；少数患者无甲状腺肿大；T_3型甲亢仅有血清 T_3增高。

（2）GD 的诊断。①甲亢诊断确立；②甲状腺弥漫性肿大（触诊和 B 超证实），少数病例可以无甲状腺肿大；③眼球突出和其他浸润性眼征；④胫前黏液性水肿。⑤TRAb、TSAb、TPOAb、TgAb 阳性。

在以上标准中，①②项为诊断必备条件，③④⑤项为诊断辅助条件。TPOAb、TgAb 虽然不是本病致病性抗体，但是可以交叉存在，提示本病的自身免疫病因。

甲亢所致的甲状腺毒症与破坏性甲状腺毒症（如亚急性甲状腺炎、无症状性甲状腺炎等）的鉴别。

【治疗】

目前尚不能对 GD 进行病因治疗。针对甲亢有三种疗法，即抗甲状腺药物（ATD）、^{131}I 和手术治疗。

1. 抗甲状腺药物

常用的 ATD 分为硫脲类和咪唑类两类，硫脲类包括丙硫氧嘧啶（PTU）和甲硫氧嘧啶等；咪唑类包括甲巯咪唑（MMI）和卡比马唑等。普遍使用 MMI 和 PTU。PTU 与蛋白结合紧密，通过胎盘和进入乳汁的量均少于 MMI，所以在妊娠伴发甲亢时优先选用。

（1）适应证：①病情轻、中度患者；②甲状腺轻、中度肿大；③年龄<20 岁；④孕妇、高龄或由于其他严重疾病不适宜手术者；⑤手术前和^{131}I 治疗前的准备；⑥手术后复发且不适宜^{131}I 治疗者。

（2）剂量与疗程（以 PTU 为例，如用 MMI 则剂量为 PTU 的 1/10）：①初治期：300~450mg/天，分 3 次口服，持续 6~8 周，每 4 周复查血清甲状腺激素水平一次。由于 T_4的血浆半衰期在一周左右，加之甲状腺内储存的甲状腺激素释放约需要两周时间，所以 ATD 开始发挥作用多在 4 周以上。临床症状缓解后开始减药。临床症状的缓解可能要滞后于激素水平的改善。②减量期：每 2~4 周减量一次，每次减量 50~100mg/天，3~4 个月减至维持量。③维持期：50~100mg/天，维持治疗 1~1.5 年。近年来，提倡 MMI 小量服用法。即 MMI 15~30mg/天，治疗效果与 40mg/天相同。在治疗过程中出现甲状腺功能低下或甲状腺明显增大时可酌情加用左甲状腺素（L-T_4），同时减少 ATD 的剂量。

（3）不良反应：①粒细胞减少：ATD 可以引起白细胞减少，主要发生在治疗开始后的 2~3 个月内，外周血白细胞低于 3×10^9/L 或中性粒细胞低于 1.5×10^9/L 时应当停药。治疗前和治疗后定期检查白细胞是必须的，发现有白细胞减少时，应当先使用促进白细胞增生药。②皮疹：可先试用抗组胺药，皮疹严重时应及时停药，以免发生剥脱性皮炎。③中毒性肝病：多在用药后 3 周发生，表现为变态反应性肝炎，转氨酶显著上升。亢本身也有转氨酶增高，所以在用药前需要检查基础的肝功能，以区别是否是药物的副作用。

（4）停药指标主要依据临床症状和体征。目前认为 ATD 维持治疗 18~24 个月可以停药。下述指标预示甲亢可能治愈：①甲状腺肿明显缩小；②TSAb（或 TRAb）转为阴性。

2. ^{131}I 治疗

适应证：①成人 Graves 甲亢伴甲状腺肿大Ⅱ度以上；②ATD 治疗失败或过敏；③甲亢手术后复发；④甲状腺毒症心脏病或甲亢伴其他病因的心脏病；⑤甲亢合并白细胞和

（或）血小板减少或全血细胞减少；⑥老年甲亢；⑦甲亢合并糖尿病；⑧毒性多结节性甲状腺肿；⑨自主功能性甲状腺结节合并甲亢。相对适应证：①青少年和儿童甲亢，用ATD治疗失败、拒绝手术或有手术禁忌证；②甲亢合并肝、肾等脏器功能损害；③Graves眼病，对轻度和稳定期的中、重度病例可单用^{131}I治疗甲亢，对病情处于进展期患者，可在^{131}I治疗前后加用泼尼松。禁忌证：妊娠和哺乳期妇女。

3. 手术治疗

（1）适应证：①中、重度甲亢，长期服药无效，或停药复发，或不能坚持服药者；②甲状腺肿大显著，有压迫症状；③胸骨后甲状腺肿；④多结节性甲状腺肿伴甲亢。手术治疗的治愈率95%左右，复发率为0.6%~9.8%。

（2）禁忌证：①伴严重Graves眼病；②合并较重心脏、肝、肾疾病，不能耐受手术；③妊娠初3个月和第6个月以后。

（3）手术方式通常为甲状腺次全切除术，两侧各留下2~3g甲状腺组织。

4. 其他治疗

（1）碘剂减少碘摄入量是甲亢的基础治疗之一。过量碘的摄入会加重和延长病程，增加复发的可能性，所以甲亢患者应当食用无碘食盐，忌用含碘药物。复方碘化钠溶液仅在手术前和甲状腺危象时使用。

（2）β受体阻断药主要在ATD初治期使用，可较快控制甲亢的临床症状。通常应用普萘洛尔每次10~40mg，每天3~4次。对于有支气管疾病者，可选用β1受体阻断药，如阿替洛尔、美托洛尔等。

5. 其他病状

甲状腺危象、Graves眼病、妊娠期甲亢、甲状腺毒症心脏病的治疗，应由综合医院专科医生完成。

【转诊指导】

（1）甲亢患者出现高热、大汗、心动过速（140次/min以上）、烦躁、焦虑不安、谵妄、恶心、呕吐、腹泻、心衰，休克及昏迷等，高度疑似甲亢危象及有危象前兆者建议尽快转诊。

（2）存在甲状腺显著肿大出现压迫症状、胸骨后甲状腺肿、怀疑恶变、中、重度甲亢，口服药不能控制等情况，需行手术治疗患者，建议转诊。

（3）合并严重突眼需行眼科手术患者，建议转诊。

（4）需行^{131}I治疗患者，应转诊。

（5）当服用抗甲状腺药物出现严重粒细胞缺乏、肝功能受损等严重不良反应时，应转诊。

【健康教育】

（1）低碘、高蛋白、高热量、高碳水化合物、高维生素饮食。食用无碘盐，避免食用海带、海鱼等海产品。多食谷类、肝、鱼、蛋黄、黄豆、香蕉和橘子等食物。

（2）加强自我保护，上衣领宜宽松，避免压迫甲状腺，严禁用手挤压甲状腺以免TH分泌过多，加重病情。

（3）鼓励病人保持身心愉快，避免精神刺激或过度劳累，建立和谐的人际关系。

（4）有生育需要的女性患者，应告知其妊娠可加重甲亢，宜治愈后再妊娠。

（5）指导病人坚持遵医嘱按剂量、按疗程服药，不可随意减量和停药。服用抗甲状腺药物的开始 3 个月，每周查血象、肝功能，每隔 1~2 个月做甲状腺功能测定。

（6）每天清晨卧床时自测脉搏，定期测量体重，脉率减慢、体重增加是治疗有效的标志。若出现高热、恶心、呕吐、不明原因腹泻、突眼加重等，警惕甲状腺危象可能，应及时就诊。

第五节　甲状腺功能减退症

甲状腺功能减退症（简称甲减）是由各种原因导致的低甲状腺激素血症，或甲状腺激素抵抗而引起的全身性低代谢综合征。

【病因】

成人甲减的主要病因是：①自身免疫损伤：最常见的原因是自身免疫性甲状腺炎，包括桥本甲状腺炎、萎缩性甲状腺炎、产后甲状腺炎等。②甲状腺破坏：包括手术、^{131}I 治疗。甲状腺次全切除、^{131}I 治疗 Graves 病。③碘过量。④抗甲状腺药物。

【临床表现】

（1）一般表现。易疲劳、怕冷、体重增加、记忆力减退、反应迟钝、嗜睡、精神抑郁、便秘、月经不调、肌肉痉挛等。体检可见表情淡漠，面色苍白，皮肤干燥发凉、粗糙脱屑，颜面、眼睑和手皮肤水肿，声音嘶哑，毛发稀疏、眉毛外 1/3 脱落。

（2）肌肉与关节。肌肉乏力，暂时性肌强直、痉挛、疼痛，嚼肌、胸锁乳突肌、股四头肌和手部肌肉可有进行性肌萎缩。腱反射的弛缓期特征性延长。

（3）心血管系统。心肌黏液性水肿导致心肌收缩力损伤、心动过缓、心排血量下降。ECG 显示低电压。有学者称之为甲减性心脏病。冠心病在本病中高发。

（4）血液系统。主要表现为贫血。

（5）消化系统。厌食、腹胀、便秘，严重者出现麻痹性肠梗阻。

（6）内分泌系统。女性常有月经过多或闭经。

（7）黏液性水肿昏迷。见于病情严重的患者，多在冬季寒冷时发病。

【辅助检查】

（1）血红蛋白。多为轻、中度正细胞正色素性贫血。

（2）生化检查。血清甘油三酯、总胆固醇、低密度脂蛋白胆固醇增高，高密度脂蛋白胆固醇降低，血清肌酸激酶、乳酸脱氢酶增高。

（3）血清甲状腺激素和 TSH。原发性甲减血清 TSH 增高、TT_4（血清总甲状腺素）、FT_4（血清游离甲状腺素）降低。

（4）^{131}I 摄取率减低。为避免^{131}I 对甲状腺损伤，一般不进行此项检查。

（5）甲状腺自身抗体。

（6）TRH 刺激试验。

【诊断与鉴别诊断】

（1）诊断要点：①甲减的症状和体征；②实验室检查血清 TSH 增高，FT_4减低，原发性甲减即可以成立，进一步寻找甲减的病因。

（2）鉴别诊断：

①贫血应与其他原因的贫血鉴别。

②蝶鞍增大应与垂体瘤鉴别。

③心包积液需与其他原因的心包积液鉴别。

④水肿主要与特发性水肿鉴别。

【治疗】

（1）左甲状腺素（L-T_4）治疗

治疗的目标是将血清 TSH 和甲状腺激素水平恢复到正常范围内，一般需要终生服药。治疗的剂量取决于患者的病情、年龄、体重和个体差异。成年患者 L-T_4替代剂量 50～200 μg/天，平均 125 μg/天。按照体重计算的剂量是 1.6～1.8 μg/（kg・天）；儿童需要较高的剂量，大约 2.0 μg/（kg・天）；老年患者则需要较低的剂量，大约 1.0 μg/（kg・天）；妊娠时的替代剂量需要增加 30%～50%；甲状腺癌术后的患者需要剂量大约 2.2 μg/（kg・天）。T_4的半衰期是 7 天，所以可以每天早晨服药一次。甲状腺片是动物甲状腺的干制剂，因其甲状腺激素含量不稳定和 T3 含量过高已很少使用。小于 50 岁，既往无心脏病史患者可以尽快达到完全替代剂量，50 岁以上患者服用 L-T_4前要常规检查心脏状态。一般从 25～50 μg/天开始，每 1～2 周增加 25 μg，直到达到治疗目标。患缺血性心脏病者起始剂量宜小，调整剂量宜慢，防止诱发和加重心脏病。补充甲状腺激素，重新建立下丘脑-垂体-甲状腺轴的平衡一般需要 4～6 周，所以治疗初期，每 4～6 周测定激素指标。然后根据检查结果调整 L-T_4剂量，直到达到治疗的目标。治疗达标后，需要每 6～12 个月复查 1 次激素指标。

（2）亚临床甲减的处理。近年来受到关注。因为亚临床甲减引起的血脂异常可以促进动脉粥样硬化的发生、发展。部分亚临床甲减发展为临床甲减。目前认为在下述情况需要给予 L-T_4治疗：高胆固醇血症、血清 TSH>10mU/L。仅甲状腺自身抗体阳性，可暂时不给予特殊处理，动态复查。

（3）黏液水肿性昏迷的治疗。

【转诊指导】

（1）疑为黏液性水肿昏迷者应尽快转诊。

（2）甲减合并严重心律失常、肾功能不全、多浆膜腔积液、明显肌痛、重度贫血及精神异常者，建议转诊。

（3）甲减合并妊娠或甲减病因不明确者建议转诊。

【健康教育】

（1）防治病因、避免诱因：告知患者发病原因及注意事项，如地方性缺碘者可采用碘化盐，药物引起者需调整剂量或停药。注意个人卫生，冬季注意保暖，减少出入公共场所，以预防感染和创伤。慎用催眠、镇静、止痛、麻醉等药物。

（2）如需终身替代治疗者，不可随意停药或更改用药剂量。长期替代者建议每 6 个月至 12 个月检测甲状腺功能 1 次，以保证 TSH 恒定在正常范围。

（3）同时，应指导患者监测甲状腺激素服用过量的症状，如出现多食体重下降、脉搏超过 100 次/min、心律失常、怕热、多汗、情绪易激动等情况应及时就医。

（4）向患者讲解黏液性水肿昏迷发生的原因及表现，使患者学会自我观察，如出现低血糖、心动过缓、体温偏低应及时就医。

第六节　单纯性甲状腺肿

甲状腺肿是指良性甲状腺上皮细胞增生形成的甲状腺肿大。单纯性甲状腺肿，也称为非毒性甲状腺肿，是指非炎症和非肿瘤原因，不伴有临床甲状腺功能异常的甲状腺肿。单纯性甲状腺肿患者约占人群的5%，本病散发，女性发病率是男性的 3~5 倍。如果一个地区儿童中单纯性甲状腺肿的患病率超过 10%，称之为地方性甲状腺肿。

【病因】

（1）地方性甲状腺肿。地方性甲状腺肿的最常见原因是碘缺乏病（IDD）。WHO 推荐的成年人每日碘摄入量为 150 μg。

（2）散发性甲状腺肿。散发性甲状腺肿原因复杂。外源性因素包括食物中的碘化物、致甲状腺肿物质和药物等。内源性因素包括儿童先天性甲状腺激素合成障碍。

【临床表现】

临床上一般无明显症状。

甲状腺常呈现轻、中度肿大，表面平滑，质地较软。重度肿大的甲状腺可引起压迫症状，出现咳嗽、气促、吞咽困难或声音嘶哑等。胸骨后甲状腺肿可使头部、颈部和上肢静脉回流受阻。

【实验室检查】

（1）甲状腺功能检查：TT_4、TT_3、FT_4、FT_3、TSH、TGAb、TPOAb。

（2）甲状腺形态检查：B 超是确定甲状腺肿的主要检查方法，可以测量甲状腺大小、了解有无结节、结节大小和数目、分辨结节属实性、囊性还是囊实性。X 线、CT、MRI 检查可明确有无气管受压、移位，有无胸骨后甲状腺肿。

【诊断和鉴别诊断】

血清 TT_4、TT_3正常，TT_4/TT_3的比值常增高。血清甲状腺球蛋白（Tg）水平增高，增高的程度与甲状腺肿的体积呈正相关。血清 TSH 水平一般正常。早期的自身免疫甲状腺炎主要表现为甲状腺肿，长时期可以没有甲状腺功能的改变或表现为亚临床甲状腺功能减低或（和）血清甲状腺自身抗体阳性。

甲状腺肿可以分为三度：外观没有肿大，但是触诊能及者为Ⅰ度；既能看到，又能触及，但是肿大没有超过胸锁乳突肌外缘者为Ⅱ度；肿大超过胸锁乳突肌外缘者为Ⅲ度。

【治疗】

（1）一般不需要治疗。甲状腺轻度肿大且无局部压迫症状者，可定期随访，行甲状腺超声及甲状腺功能检查等。注意甲状腺大小、结节以及甲状腺功能状态的变化。

（2）对甲状腺肿大明显者可以试用左甲状腺素（L-T_4），但是治疗效果不显著。

【转诊指导】

（1）甲状腺肿大压迫症状明显，需手术者应尽快转诊。

（2）甲状腺内有结节，结节性质不能明确，或不能排除恶性病变者，应转诊。

【健康教育】

（1）避免食用可致甲状腺肿大的食物：如萝卜、白菜、油菜、卷心菜、木薯、大豆、黄豆、核桃等含有某些阻抑甲状腺素合成的物质。

（2）避免服用可致甲状腺肿大的药物：保泰松、硫胺类、对氨柳酸钠、硫脲嘧啶类、四环素、秋水仙碱、硝酸盐、碳酸锂等均可抑制甲状腺素的合成，而致代偿性甲状腺肿大。

（3）防治碘缺乏，我国目前添加碘盐后，碘缺乏已明显改善，但同时需警惕碘过量。妊娠和哺乳期妇女除保证正常饮食的碘摄入量之外，每天需要额外补碘 150 μg。

第七节　亚急性甲状腺炎

亚急性甲状腺炎又称为肉芽肿性甲状腺炎、巨细胞性甲状腺炎和 de Quervain 甲状腺炎，是一种与病毒感染有关的自限性甲状腺炎，一般不遗留甲状腺功能减退症。

【病因】

本病约占甲状腺疾病的5%，男女发生比例1∶3~6，以40~50岁女性最为多见。本病病因与病毒感染有关，如流感病毒、柯萨奇病毒、腺病毒和腮腺炎病毒等，可以在患者甲状腺组织发现这些病毒，或在患者血清发现这些病毒抗体。10%~20%的病例在疾病的亚急性期发现甲状腺自身抗体，疾病缓解后这些抗体消失，推测它们可能继发于甲状腺组织破坏。

【临床表现】

起病前1~3周常有病毒性咽炎、腮腺炎、麻疹或其他病毒感染的症状。甲状腺区发生明显疼痛，可放射至耳部，吞咽时疼痛加重。可有全身不适、食欲减退、肌肉疼痛、发热、心动过速、多汗等。体格检查发现甲状腺轻至中度肿大，有时单侧肿大明显，甲状腺质地较硬，显著触痛，少数患者有颈部淋巴结肿大。

【实验室检查】

根据实验室结果本病可以分为三期，即甲状腺毒症期、甲减期和恢复期。①甲状腺毒症期：血清 T_3、T_4升高，TSH 降低，^{131}I 摄取率减低（24 小时<2%）。这就是本病特征性的血清甲状腺激素水平和甲状腺摄碘能力的“分离现象”。②甲减期：血清 T_3、T_4逐渐下降至正常水平以下，TSH 回升至高于正常值，^{131}I 摄取率逐渐恢复。这是因为储存的甲状腺激素释放殆尽，甲状腺细胞正在处于恢复之中。③恢复期：血清 T_3、T_4、TSH 和^{131}I 摄取率恢复至正常。

甲状腺细针穿刺细胞学检查：早期典型细胞学图片见多核细胞、片状上皮样细胞、不同程度炎性细胞，晚期往往见不到典型表现。

若需使用糖皮质激素，则应在使用前排除糖皮质激素的禁忌证，完善肝功能、病毒性肝炎相关检测、骨盆 X 光片、^{14}C 呼气试验、血糖等检查，评估糖皮质激素应用风险。

【诊断及鉴别诊断】

诊断依据：①急性炎症的全身症状；②甲状腺轻、中度肿大，中等硬度，触痛显著；

③典型患者实验室检查呈现上述三期表现。但是根据患者的就诊时间和病程的差异，实验室检查结果各异。需与急性化脓性甲状腺炎、慢性淋巴细胞性甲状腺炎相鉴别，必要时可行甲状腺穿刺确诊，亚急性甲状腺炎细胞学检查为巨细胞浸润。

【治疗】

本病为自限性疾病，预后良好。

（1）止痛及非甾体消炎药。轻型患者仅需应用非甾体抗炎药，如阿司匹林、布洛芬、吲哚美辛等，多数病人可缓解症状。

（2）糖皮质激素。中、重型患者可给予泼尼松每日 20~40mg，可分 3 次口服，能明显缓解甲状腺疼痛，8~10 天后逐渐减量，维持 4 周左右。少数患者有复发，复发后用泼尼松治疗仍然有效。

（3）普萘洛尔。在功能亢进阶段可减轻心慌症状。一般不使用抗甲亢药物。

（4）甲状腺制剂。在功能减退阶段，可适当给予左甲状腺素替代。发生永久性甲减者罕见，则需长期服用。

【健康教育】

（1）注意休息。

（2）一般预后良好，告知患者不必有心理负担。

（3）使用糖皮质激素患者应告知患者逐步递减糖皮质激素用量，避免自行停药或减量过快，注意监测糖皮质激素应用可能发生的不良后果并充分告知患者。

【转诊】

（1）除甲状腺局部疼痛外，全身炎性症状重，如高烧不退者，建议转诊。

（2）甲状腺疼痛性质不能明确，不能排除恶性病变者应转诊。

（3）合并有甲状腺功能异常及相关症状者应转诊。

第八节 肥 胖 症

肥胖症指体内脂肪堆积过多和（或）分布异常、体重增加，是包括遗传和环境因素在内的多种因素相互作用所引起的慢性代谢性疾病。肥胖症作为代谢综合征的主要组分之一，与多种疾病如 2 型糖尿病、血脂异常、高血压、冠心病、卒中、肿瘤等密切相关。肥胖可作为某些疾病的临床表现之一，称为继发性肥胖症，约占肥胖症的 1%。

【病因和发病机制】

1. 能量平衡和体重调节

人体内存在一套精细的监测及调控系统以维持体重稳定，称为“调定点”。由于体重调定点的存在，短期体重增加或减少将自动代偿，体重倾向于恢复到调定点水平。

2. 肥胖症的病因和发病机制

肥胖症是一组异质性疾病，病因未明，被认为是包括遗传和环境因素在内的多种因素相互作用的结果。

在环境因素中，主要是饮食和体力活动。坐位生活方式、体育运动少、体力活动不足使能量消耗减少；饮食习惯不良，如进食多、喜甜食或油腻食物使摄入能量增多。饮食构成也有一定影响，在超生理所需热量的等热卡食物中，脂肪比糖类更易引起脂肪积聚。文化因素则通过饮食习惯和生活方式而影响肥胖症的发生。此外，胎儿期母体营养不良、蛋白质缺乏，或出生时低体重婴儿，在成年期饮食结构发生变化时，也容易发生肥胖症。

【临床表现】

肥胖症可见于任何年龄，女性较多见。多有进食过多和（或）运动不足病史。常有肥胖家族史。轻度肥胖症多无症状。中重度肥胖症可引起气急、关节痛、肌肉酸痛、体力活动减少以及焦虑、忧郁等。临床上肥胖症、血脂异常、脂肪肝、高血压、冠心病、糖耐量异常或糖尿病等疾病常同时发生，并伴有高胰岛素血症，即代谢综合征。肥胖症还可伴随或并发睡眠中阻塞性呼吸暂停、胆囊疾病、高尿酸血症和痛风、骨关节病、静脉血栓、生育功能受损以及某些癌肿（女性乳腺癌、子宫内膜癌，男性前列腺癌、结肠和直肠癌等）发病率增高等，且麻醉或手术并发症增高。

肥胖可能参与上述疾病的发病，至少是其诱因和危险因素，或与上述疾病有共同发病基础。肥胖症及其一系列慢性伴随病、并发症严重影响患者健康、正常生活及工作能力和寿命。严重肥胖症患者精神方面付出很大代价，自我感觉不良及社会关系不佳，受教育及就业困难。

【辅助检查】

肥胖症的评估包括测量身体肥胖程度、体脂总量和脂肪分布，其中后者对预测心血管疾病危险性更为准确。常用测量方法：①体重指数（BMI）：测量身体肥胖程度，BMI（kg/m^2）＝体重（kg）/［身长（m）］^{2}。BMI 是诊断肥胖症最重要的指标。②理想体重（IBW）：可测量身体肥胖程度，但主要用于计算饮食中热量和各种营养素供应量。IBW（kg）＝身高（cm）－105 或 IBW（kg）＝［身高（cm）－100］×0.9（男性）或 0.85（女性）。③腰围或腰/臀比（WHR）：反映脂肪分布。受试者站立位，双足分开 25～30cm，使体重均匀分配。腰围测量髂前上棘和第 12 肋下缘连线的中点水平，臀围测量环绕臀部的骨盆最突出点的周径。目前认为测定腰围更为简单可靠，是诊断腹部脂肪积聚最重要的临床指标。④CT 或 MRI：计算皮下脂肪厚度或内脏脂肪量，是评估体内脂肪分布最准确的方法，但不作为常规检查。⑤其他：身体密度测量法、生物电阻抗测定法、双能 X 线（DEXA）吸收法测定体脂总量等。

【诊断和鉴别诊断】

1. 肥胖症的诊断标准

2003 年《中国成人超重和肥胖症预防控制指南（试用）》以 BMI 值≥24 kg/m^2 为超重，≥28 kg/m^2 为肥胖；男性腰围≥85 cm 和女性腰围≥80 cm 为腹型肥胖。2010 年中华医学会糖尿病学分会建议代谢综合征中肥胖的标准定义为 BMI≥25 kg/m^2。

应注意肥胖症并非单纯体重增加，若体重增加是肌肉发达，则不应认为是肥胖；反之，某些个体虽然体重在正常范围，但存在高胰岛素血症和胰岛素抵抗，有易患 2 型糖尿病、血脂异常和冠心病的倾向，因此应全面衡量。

2. 鉴别诊断

主要与继发性肥胖症相鉴别，如库欣综合征、原发性甲状腺功能减退症、下丘脑性肥胖、多囊卵巢综合征等，有原发病的临床表现和实验室检查特点。药物引起的有服用抗精神病药、糖皮质激素等病史。

对肥胖症的并发症及伴随病也须进行相应检查，如糖尿病或糖耐量异常、血脂异常、高血压、冠心病、痛风、胆石症、睡眠中呼吸暂停以及代谢综合征等应予以诊断以便给予相应治疗。

【治疗】

治疗的两个主要环节是减少热量摄取及增加热量消耗。强调以行为、饮食、运动为主的综合治疗，在必要时，辅以药物或手术治疗。继发性肥胖症应针对病因进行治疗。各种并发症及伴随病应给予相应处理。

1. 行为治疗

通过宣传教育使患者及其家属对肥胖症及其危害性有正确认识从而配合治疗，采取健康的生活方式，改变饮食和运动习惯，自觉地长期坚持，是治疗肥胖症最重要的步骤。

2. 医学营养治疗

控制总进食量，采用低热卡、低脂肪饮食。对肥胖患者应制定能为之接受、长期坚持下去的个体化饮食方案，使体重逐渐减轻到适当水平，再继续维持。

一般所谓低热量饮食指每天 62~83 kJ（15~20 kcal）/kg IBW，极低热量饮食指每天 <62 kJ（15 kcal）/kg IBW。减重极少需要极低热量饮食，而且极低热量饮食不能超过 12 周。饮食的合理构成极为重要，须采用混合的平衡饮食，糖类、蛋白质和脂肪提供能量的比例，分别占总热量的 60%~65%、15%~20%和 25%左右，含有适量优质蛋白质、复杂糖类（如谷类）、足够新鲜蔬菜（400~500g/天）和水果（100~200g/天）、适量维生素和微量营养素。避免油煎食品、方便食品、快餐、巧克力和零食等，少吃甜食，少吃盐。适当增加膳食纤维、非吸收食物及无热量液体以满足饱腹感。

3. 体力活动和体育运动

与医学营养治疗相结合，并长期坚持，可以预防肥胖或使肥胖患者体重减轻。必须进行教育并给予指导，运动方式和运动量应适合患者具体情况，注意循序渐进，有心血管并发症和肺功能不好的患者必须更为慎重。尽量创造多活动的机会、减少静坐时间，鼓励多步行。

4. 药物治疗

根据《中国成人超重和肥胖预防控制指南（试用）》，药物减重的适应证为：①食欲旺盛，餐前饥饿难忍，每餐进食量较多；②合并高血糖、高血压、血脂异常和脂肪肝；③合并负重关节疼痛；④肥胖引起呼吸困难或有睡眠中阻塞性呼吸暂停综合征；⑤BMI≥24 kg/m^2有上述合并症情况，或 BMI≥28 kg/m^2不论是否有合并症，经过 3~6 个月单纯控制饮食和增加活动量处理仍不能减重 5%，甚至体重仍有上升趋势者，可考虑用药物辅助治疗。下列情况不宜应用减重药物：①儿童；②孕妇、乳母；③对该类药物有不良反应者；④正在服用其他选择性血清素再摄取抑制剂。

减重药物目前获准临床应用的只有奥利司他和西布曲明，且尚需长期追踪及临床评估。

（1）奥利司他。非中枢性作用减重药，是胃肠道胰脂肪酶、胃脂肪酶抑制剂，减慢胃肠道中食物脂肪水解过程，减少对脂肪的吸收，促进能量负平衡从而达到减重效果。配合平衡的低热量饮食，能使脂肪吸收减少 30%，体重降低 5%～10%，并能改善血脂谱、减轻胰岛素抵抗等。治疗早期可见轻度消化系统副作用如肠胃胀气、大便次数增多和脂肪便等。需关注是否影响脂溶性维生素吸收等。推荐剂量为 120mg，每天 3 次，餐前服。

（2）西布曲明。中枢性作用减重药。特异性抑制中枢对去甲肾上腺素和 5-羟色胺二者的再摄取，减少摄食；产热作用可能与其间接刺激中枢交感传出神经、激活棕色脂肪组织 β_3 肾上腺素能受体有关。可能引起不同程度口干、失眠、乏力、便秘、月经紊乱、心率增快和血压增高等副作用。老年人及糖尿病患者慎用。高血压、冠心病、充血性心力衰竭、心律不齐或卒中患者不能用。血压偏高者应先有效降压后方可使用。推荐剂量为每天 10～30mg。

（3）二甲双胍。兼有减重作用的降糖药，其促进组织摄取皮葡萄糖和增加胰岛素的敏感性，有一定的减重作用，但尚未获批用于肥胖症的治疗，但对伴有糖尿病和多囊卵巢综合征的患者有效。可给予 0.5g，每天 3 次，其不良反应主要是胃肠道反应，乳酸酸中毒较少见。

新近开发的利莫那班为选择性 CB1 受体拮抗剂，作用于中枢神经系统抑制食欲，作用于脂肪组织诱导 FFA 氧化，可有效减轻体重，尚未发现明显副作用。

5. 外科治疗

可选择使用吸脂术、切脂术和各种减少食物吸收的手术，如空肠回肠分流术、胃气囊术、小胃手术或垂直结扎胃成形术等。

【转诊指导】

（1）符合手术治疗适应证，需行手术治疗患者，应转诊。

（2）其他系统疾病导致的继发性肥胖，如下丘脑疾病、甲状腺功能减退症、皮质醇增多症、性腺功能减退等，建议转诊。

（3）精神异常致暴饮暴食导致肥胖患者，多合并有抑郁状态，建议转诊。

【健康教育】

（1）应做好宣传教育工作，向患者说明肥胖对健康的危害性，使患者了解肥胖症与高血压、糖尿病等患病率密切相关，鼓励人们采取健康的生活方式，尽可能使体重维持在正常范围内。

（2）预防肥胖应从儿童时期开始，尤其是有肥胖家族史的儿童。妇女产后及绝经期，男性中年以上或病后恢复期尤应注意。

（3）加强运动，坚持每天运动，短暂、间断性的运动达不到减轻体重的目的。选择恰当的运动方式，避免运动损伤。提倡采用有氧运动，如走路、骑车、爬山、打球、慢跑、跳舞、游泳、划船、滑冰、滑雪及舞蹈等。

（4）告知患者不要私自使用减肥药物，特别是报纸、网络、广播中宣传的高效、安全减肥药，应在医生指导下用药，并严密监测药物不良反应。

第七章　神经系统疾病

第一节　特发性面神经麻痹

特发性面神经麻痹是指病因不明的、面神经管内面神经的急性非化脓性炎症所致的单侧周围性面神经麻痹，又称贝尔麻痹。

【病因】

确切病因尚未明确，一部分患者在着凉或头面部受冷风吹拂后发病。由于骨性面神经管仅能容纳面神经通过，面神经一旦发生炎性水肿，必然导致面神经受压。风寒、病毒感染（如带状疱疹）和自主神经功能不稳定等可引起局部神经营养血管痉挛，导致神经缺血水肿，也可发生于格林巴利综合征。

【临床表现】

任何年龄均可发病，通常急性或亚急性起病。2~3 天症状最严重。可有感冒受寒史，病初可有下颌角或耳后疼痛，乳突部可有压痛。

主要表现为一侧面部表情肌瘫痪。检查时发现患侧额纹消失，眼裂不能闭合或闭合不全，鼻唇沟浅，口角低、鼓气或吹口哨时漏气；颊肌瘫痪，食物易滞留于病侧齿龈。面瘫多见单侧，若为双侧则需要考虑是否格林巴利综合征。有部分病人舌前 2/3 味觉障碍，部分伴有听觉过敏，部分伴有耳道与耳廓的疱疹及感觉障碍。

通常在起病后 1~2 周内开始恢复，大约 75%的病人在几周内可基本恢复正常。面神经麻痹恢复不完全，可产生瘫痪肌的挛缩、面肌抽搐或联带运动。挛缩表现为病侧鼻唇沟加深、口角反牵向患侧、眼裂缩小，常易误认健侧为病侧。面肌抽搐为病侧面肌不自主的抽动，于情绪激动或精神紧张时明显。联动征有瞬目时病侧上唇轻微颤动；露齿时病侧眼睛不自主闭合；在试图闭目时，病侧额肌收缩；进食咀嚼时，病侧眼泪流下或颞部皮肤潮红、发热、汗液分泌等。

【辅助检查】

发病后 14~21 天肌电图检查及面神经传导功能测定，可协助判断疗程和预后。

【诊断与鉴别诊断】

根据起病形式和临床特点，诊断并不困难。必须与能引起面神经麻痹的其他疾病相鉴别。

（1）急性感染性多发性神经根神经炎。可发生周围性面神经麻痹，常为双侧性，且伴有对称性的肢体运动和感觉障碍等。

（2）腮腺炎或腮腺肿瘤、颌后化脓性淋巴结炎、中耳炎并发症等以及麻风均可累及面神经，但多有原发病的特殊表现。

（3）桥小脑角肿瘤、颅底脑膜炎及鼻咽癌颅内转移等所致面神经麻痹，大多起病较慢，有其他颅神经受损或原发病的特殊表现。大脑半球肿瘤、脑血管意外等产生的中枢性面瘫仅仅限于病变对侧下面部表情肌的运动障碍，上面部表情肌运动则仍正常，且多伴有肢体的瘫痪。

【治疗】

需保护病侧暴露的角膜免受损害或感染，防止瘫痪肌被健侧面肌过度牵引等。

1. 药物治疗

包括①急性期应尽早使用肾上腺皮质激素类药物。短程应用泼尼松，每天 10mg，口服，每天 3 次；或地塞米松 0.75mg，口服，每天 3 次，7~10 天。初始剂量持续 6 天，接下来 4 天依次递减。②维生素 B_1，100mg，维生素 B_{12}，250μg~500μg，肌肉注射，每天 1~2 次。③加兰他敏 2.5~5mg，肌肉注射，每天 1~2 次。④各类改善周围血液循环功能的药物选用 1~2 种。⑤有文献报道早期使用神经生长因子有利于贝尔麻痹患者神经恢复。

2. 物理治疗

于急性期茎乳突孔附近部位给予热敷、红外线照射或短波透热。恢复期可给予碘离子透入治疗。按摩瘫痪的面肌，每天数次，每次 5~10min。当神经功能开始恢复后，病人可对镜练习瘫痪肌的各单个面肌的随意运动。

3. 针灸治疗

4. 注意保护角膜及预防结膜炎

可采用眼罩、滴眼药水、涂眼药膏等方法。

【转诊指导】

（1）患者一般结合药物及物理治疗预后良好，若合并严重疱疹病毒感染，则应转诊。

（2）疑诊格林巴利综合征需马上转上级医院，防止严重并发症发生。

【健康教育】

（1）足够休息时间、保证充足的睡眠时间。

（2）忌辛辣、生冷、油腻等刺激性食物，戒烟酒。

（3）多食新鲜水果、蔬菜，增加维生素的摄入。

（4）面瘫后应多锻炼面部肌肉的收缩，如张大嘴、努嘴、示齿、耸鼻、抬眉、双眼紧闭、鼓腮等功能锻炼。

（5）注意保暖，避免吹风受凉。

第二节 三叉神经痛

三叉神经分布区内反复发作的阵发性、短暂剧烈疼痛，而不伴三叉神经功能破坏的症状，称三叉神经痛（又称痛性抽搐）。常于 40 岁后起病，女性较多。

【病因】

多数无明确病因。颅底肿瘤等损害三叉神经感觉根或周围分支、脑干梗死、多发性硬化等累及三叉神经髓内感觉传导通路可引起继发性三叉神经痛，多伴有三叉神经等损害的阳性体征。个别病人可因糖尿病性三叉神经病而引起疼痛。

【临床表现】

多为骤然发生的剧烈疼痛，严格限于三叉神经感觉支配区内，可局限于某一支，以第2、3支多见，多为一侧。发作性，闪电样、刀割样、烧灼样、撕裂样疼痛，每次发作仅数秒钟至1~2min即骤然停止。间歇期正常，发作可由1天数次至1min多次。发作呈周期性，持续数周，可自行缓解数月或更长。病程初期发作较少，间隔期较长，随病程进展，缓解期越易缩短。

病人面部某个区域可能特别敏感，稍加触碰即弓起疼痛发作，如上下唇、鼻翼外侧、舌侧缘等，这一区域称之为“触发点”又叫“扳机点”。此外，在三叉神经的皮下分多穿出骨孔处，常有压痛点。发作期间面部的机械刺激如说话、进食、洗脸、剃须、刷牙、打呵欠，甚至微风拂面皆可诱致疼痛发作，病人因而不敢大声说话、洗脸或进食，严重影响病人生活，甚至导致营养状态不良，有的产生消极情绪。

原发性三叉神经痛无神经系统阳性体征。

【辅助检查】

可针对病因选择颅底或内听道CH或MRI、鼻咽部检查、听力和前庭功能检查，以明确病因。

【诊断与鉴别诊断】

本病早期易误认为牙痛，一部分患者常已多次拔牙而不能使疼痛缓解。副鼻窦炎、偏头痛、下颌关节炎、舌咽神经痛等也应与三叉神经痛相鉴别。继发性三叉神经痛发病年龄常较轻，有神经系统阳性体征。应作进一步检查以明确诊断。对部分病人，尚需作葡萄糖耐量试验以排除糖尿病性神经病变的可能。

【治疗】

（1）药物治疗：①卡马西平：0.2~0.4g,，每天3次，口服。②苯妥英钠：100mg，每天3次，口服。③氯硝西泮：开始每天1mg，可逐渐加量至每天6~8mg，分次口服，有一定疗效。④维生素：如B_1 100mg，每天一次，肌肉注射；B_{12} 500ug，每天一次，肌肉注射。2周为一疗程。⑤乐瑞卡：75~150mg，每天2次，口服。

（2）针灸治疗。

（3）封闭治疗。一般用于服药无效或不适宜手术治疗者。

（4）手术治疗：①射频电流经皮选择性热凝术，可选择性破坏三叉神经的痛觉纤维，基本不损害触觉纤维。②各项治疗无效而病情严重者，可考虑三叉神经感觉根部分切断术或三叉神经束切断术，但有一定危险性及复发率。③三叉神经显微血管减压术。

【转诊指导】

若需要行手术治疗，则须转往有手术资质医疗机构行相关治疗。

【健康指导】

（1）合理规律的生活节奏，合理休息，合理娱乐。

（2）合理饮食，选择易嚼易消化的软食，不宜食用刺激性食物。

（3）吃饭、说话、漱口、刷牙，宜动作轻柔，以免诱发扳机点，引起三叉神经痛。

（4）注意头面部保暖，避免过冷或过热的水洗脸。

（5）保持情绪稳定，不易激动，充足睡眠。

（6）适量体育锻炼，增强体质。

第三节 偏 头 痛

偏头痛是一类有家族发病倾向的周期性发作疾病。临床表现为阵发性发作的偏侧搏动性头痛，伴恶心、呕吐及畏光。经一段间隙期后可再次发病，在安静、黑暗环境内休息或睡觉后头痛会得到缓解。当头痛发生前或发作时，可伴有神经、精神功能障碍。

【病因】

偏头痛的病因不清楚，约50%患者有家族史。女性患者偏头痛常在月经来潮前发病，怀孕后发作减少，提示发病可能和内分泌或水钠储留有关。精神紧张、过度劳累、气候骤变、强光刺激、烈日照射、低血糖、应用扩血管药或利血平，食用高酪胺食物（如巧克力、乳酪、柑橘）及酒精类饮料，均可诱发偏头痛发作。

有关偏头痛发病机制尚不清楚。各种诱因引起发病的机制，大体上可概括为血管源学说和神经源学说两大类。

【临床表现】

偏头痛主要类型的临床表现如下：

（1）不伴先兆的偏头痛（普通型偏头痛）最为常见。发作性中度到重度搏动性头痛，伴恶心，呕吐或畏光和畏声，体力活动使头痛加剧。发作开始时仅为轻到中度的钝痛或不适感，几分钟到几小时后达到严重的博动性痛或跳痛。约2/3为一侧性头痛，也可为双侧头痛，有时疼痛放射至上颈部及肩部。头痛持续4~72小时，睡眠后常见缓解，发作间有明确的正常间隙期。部分女性患者偏头痛发作往往和月经有关，通常为经期前第2天到经期的第3天之间发病，若90%的发作与月经周期密切相关，称月经期偏头痛。上述发作至少出现5次，除外颅内外各种器质性疾病后方可作出诊断。

（2）伴有先兆的偏头痛（典型偏头痛）可分为先兆和头痛两期。

①先兆期。视觉症状最常见，如畏光、眼前闪光、火花，或复杂视幻觉，继而出现视野缺损、暗点、偏盲或短暂失明。少数病人可出现偏身麻木，轻度偏瘫或语言障碍。先兆大多持续5~20min。

②头痛期。常在先兆开始消退时出现，疼痛多始于一侧眶上、眶后部或额颞区，逐渐加重而扩展至半侧头部，甚至整个头部及颈部。头痛为搏动性，呈跳痛或钻凿样，程度逐渐加重，发展成持续性剧痛。常伴恶心、呕吐、畏光、畏声。有的病人面部潮红，大量出汗，眼结膜充血；有的病人面色苍白，精神萎靡，厌食。一次发作可持续1~3天，通常睡觉后头痛明显缓解，但发作过后可连续数日倦怠无力。发作间歇期一切正常。

上述典型偏头痛又分为几种亚型：①伴有典型先兆的偏头痛；②伴有延长先兆的偏头痛（复杂型偏头痛）；③基底型偏头痛（原称基底动脉偏头痛）；④不伴头痛的偏头痛先兆（偏头痛等位发作）；⑤眼肌麻痹型偏头痛。

（3）儿童期偏头痛。临床少见，包括腹型偏头痛，周期性呕吐，儿童良性阵发性眩晕。

（4）视网膜性偏头痛。

（5）偏头痛并发症。包括慢性偏头痛，偏头痛持续状态，无梗死的持续先兆，偏头痛性脑梗死，偏头痛诱发的痫样发作等。

【辅助检查】

（1）大约85%的偏头痛患者头痛发作时尿内5-羟色胺及5-羟色氨酸增加，偏头痛患者脑脊液常规和生化通常正常。

（2）偏头痛患者的脑电图可有轻度改变，但不具备特异性。

（3）经颅多普勒超声检查，可在发作期或间歇期两侧血流不对称，一侧偏高或一侧偏低，也没有特异性。

（4）腰椎穿刺，主要用来排除蛛网膜下腔出血，颅内感染，脑膜癌病及颅内压改变所致头痛。

（5）脑血管造影，一般来说，偏头痛病人无须脑血管造影，但当合并有其他颅神经受损症状体征时，需要做。

【诊断与鉴别诊断】

长期反复发作的头痛史，间歇期一切正常，体检正常及有偏头痛家族史者诊断并不困难。

伴有局灶神经体征者，需除外器质性疾病。眼肌麻痹可由动脉瘤引起，动静脉畸形也可伴发偏头痛，应作头颅的影像学检查，明确诊断；对复杂型偏头痛应作有关的检查以除外器质性疾病；枕叶或颞叶肿瘤初期，可出现视野缺损或其他视觉症状，随着病情进展，最终可出现颅内压增高症状；老年人颞枕部头痛，需除外巨细胞性动脉炎；其他疾病，如脑膜炎、蛛网膜下腔出血、青光眼等，通过病史询问及体检是不难鉴别的。

【治疗】

治疗的目的，除解除急性头痛发作症状外，需尽量防止或减少头痛的反复发作的次数，避免各种诱发因素。药物治疗，心理治疗对部分病人有效。

1. 急性发作期的治疗

当偏头痛发作时，部分患者在安静避光的室内休息或睡眠后头痛可缓解，无须特殊治疗。轻至中度头痛患者，服用解热镇痛药及（或）镇静药（如阿司匹林、对乙酰氨基酚等，若加用咖啡因及布他比妥，则效果会更好），能使症状减轻或消失。头痛伴呕吐者可合并应用甲氧氯普胺或多潘立酮。对中到重度头痛患者，急性发作较有效的药物为麦角胺制剂及舒马普坦。

（1）麦角胺制剂对部分患者有效，它是5-HT受体的激动剂，也有直接收缩血管的作用。常用药物为麦角胺咖啡因片（每片含咖啡因100mg和麦角胺1mg），在出现先兆时或开始隐痛时立即服用1~2片。为避免麦角中毒，单次发作用量不要超过4片，每周总量不得超过8片。

（2）甲磺酸双氢麦角胺皮下或肌内注射能很快吸收，急性发作时可给予1mg皮下或肌内注射。若需要，则在30~60min后再给1mg，1天内最高剂量3mg。麦角过量会出现恶心、呕吐、腹痛、肌痛及周围血管痉挛、缺血等副反应。有严重心血管、肝、肾疾病者及孕妇禁用。对偏瘫型，眼肌麻痹型及基底型偏头痛也不适用。

（3）舒马普坦为5-HT受体激动剂，对脑血管有高度选择性作用。成人口服100mg，

30min 后头痛开始缓解，4h 后达到最佳疗效。皮下注射 6mg（成人量）起效快，若症状复发可在 24h 内再次注射 6mg。副反应较轻微，可出现一过性全身发热、口干、头部压迫感和关节酸痛，偶尔也出现胸闷、胸痛或心悸等情况。

（4）偏头痛持续状态或严重偏头痛发作，用地塞米松 5～10mg，加入到 5%～10% 葡萄糖水中作静脉滴注，每天 1～2 次。3～5 天后，改为口服泼尼松，每天 20～30mg，1 次顿服。对发作持续时间较长者应注意全身状况，适当补液，纠正水及电解质紊乱。可口服或肌注氯丙嗪（1mg/kg），作为辅助治疗。

2. 预防性治疗

偏头痛是一种反复发作的慢性病，因而预防头痛的复发极为重要。平时应尽量避免各种诱发因素（如紧张、疲劳、某些饮食因素等），增强体质及心理调节能力。若每月有 3 次或 3 次以上的中到重度的偏头痛发作，则应考虑作药物预防性治疗。可选用普萘洛尔或钙通道阻滞剂等药物作预防治疗，该类药物需要每天服用，用药后至少 2 周才能见效。若有效，则应持续服用 6 个月，随后逐渐减量到停药。部分患者会转为慢性的每天疼痛，应用阿米替林、怡诺思或丙戊酸钠等药物治疗，效果可能会更好。常用药物为有：

（1）普萘洛尔，为 β 受体阻滞剂，对 60%～70% 患者有效，1/3 患者的发作次数可减少一半以上。一般用量为 10～40mg，3 次/天。副反应小，逐渐减量可减少恶心、共济失调及肢体痛性痉挛等不良反应。

（2）苯噻啶，5-HT 拮抗剂，也有抗组胺、抗胆碱能及抗缓激肽作用。常用剂量为 0.5mg，每天 1 次，缓慢增加到每天 3 次。持续 4～6 个月，80% 患者的头痛得到改善或停止发作。副反应有嗜睡、疲劳，能增加食欲，长期服用会发胖。

（3）美西麦角，5-HT 拮抗剂，需从小剂量（0.5～1mg/天）开始服用，在一周内逐渐增加到 1～2mg，每天 2 次。可引起恶心、呕吐、眩晕、嗜睡等副反应。长期服用可出现腹膜后组织和肺-胸膜纤维化。连续服用 6 个月后必须停服 1 个月。仅对最顽固的患者才考虑试用。

（4）钙通道阻滞剂，尼莫地平和氟桂利嗪（西比灵）或洛美利嗪。尼莫地平的常用剂量为 20～40mg，每天 3 次，该药副反应小，可出现头昏、头胀、恶心、呕吐、失眠或皮肤过敏等不良反应。

（5）丙戊酸钠，200～400mg，口服，每天 3～4 次。

（6）阿米替林，为三环类抗抑郁药，能阻止 5-HT 的重摄取。用于抗抑郁和治疗慢性疼痛对偏头痛伴有紧张型头痛者有效，常用剂量为 75～150mg/天。盐酸文拉法辛缓释胶囊（怡诺思）有强力抑制 5-HT 和去甲肾上腺素的再摄取作用，也能轻微抑制多巴胺的摄取，开始用药剂量为 37.5mg，每天一次，一周后维持有效剂量，为每天 75～150mg。

（7）中医治疗。

【转诊指导】

（1）一般来说，偏头痛一旦确诊，只需在社区治疗，不须转诊，若合并其他重要脏器病变，则需转诊。

（2）诊断不清者需转诊至二级及以上医院进一步诊治。

【健康教育】

（1）注意睡眠、运动或过劳的影响，良好的睡眠规律，加强运动，注意工作计划性、条理性。

（2）注意气候的影响，注意避风寒，保暖，不要暴晒淋雨，防止诱发致病。

（3）注意室内通风，戒烟酒。

（4）避免引起偏头痛药物如避孕药，硝酸甘油，组织胺，利血平，肼苯达嗪，雌激素，过量维生素 A 等。

（5）避免易引起偏头痛食物：含高酪胺的食物（咖啡、巧克力、奶制品）；动物脂肪，其诱发偏头痛占全部食物因素的 49.8%；含酒精饮料：特别是红色葡萄酒、白酒、柠檬汁、柑橘、冰淇淋等；其他食品如香肠、肉类腌制品、酱油等。

第四节　短暂性脑缺血发作

短暂性脑缺血发作（TIA）是由供脑血管病变引起的一过性或短暂性、局灶性脑或视网膜功能障碍，临床症状在 24h 内完全消失，不遗留神经功能缺损症状和体征。

【病因】

TIA 是由动脉粥样硬化、动脉狭窄、心脏疾患、血液成分异常和血流动力学变化等多因素促成的临床综合征。

TIA 的发病机制主要有：①微栓子学说，来源于颈部和颅内大动脉，尤其是动脉分叉处的动脉硬化斑块、附壁血栓或心脏的微栓子脱落，引起颅内供血小动脉闭塞而产生临床症状。但是栓子很小，易于溶解，因此闭塞很快消失，血流恢复，症状缓解。②动力学机制，双侧椎动脉在颈椎横突孔内上升，易受颈椎病及颈部活动的压迫及牵拉的影响，当颈部突然活动时，可暂时阻断椎动脉的血供，使脑灌注压下降，造成一过性脑缺血。③其他，如原发性脑实质内小动脉穿透支变性闭塞，心功能障碍导致急性血压过低，红细胞增多症，以及血液高凝状态均与 TIA 发生有关。

【临床表现】

TIA 好发于中老年人，男性多于女性。大多数 TIA 发作突然、持续时间短暂，一般十余分钟，不超过 1h，部分病人可达数小时，24h 缓解。国际 TIA 研究协作组发现颈内动脉系统、椎-基底动脉系统的 TIA 持续时间的中位数分别是 14min 和 8min。如果症状超过 1h，则仅有 14%的患者在 24h 内会缓解。

TIA 的症状是多种多样的，取决于受累血管的分布。通常分为颈动脉系统和椎-基动脉系统 TIA 两大类。

1. 颈动脉系统 TIA

多表现为单侧（同侧）视觉或大脑半球症状。视觉症状表现为一过性黑蒙、雾视、视野中有黑点或有时眼前有阴影仿佛光线减少。大脑半球症状多为一侧面部或肢体的无力或麻木，可以出现失语和认知及行为功能的改变。一过性单眼黑矇是同侧颈内动脉的分支眼动脉缺血的特征性症状，病人表现为突然出现一个眼睛的视力模糊或完全失明，几秒钟内达到高峰，几分钟后恢复正常。

2. 椎-基动脉系统 TIA

通常表现为眩晕、头昏、构音障碍、跌倒发作、共济失调、异常的眼球运动、复视、交叉性运动或感觉障碍、偏盲或双侧视力丧失。注意临床孤立的眩晕、头昏或恶心很少是由 TIA 引起的。椎-基底动脉缺血的患者可能有短暂的眩晕发作，但需同时伴有其他的症状，较少出现晕厥头痛、尿便失禁、嗜睡、记忆缺失或癫痫等症状。跌倒发作是椎-基动脉系统 TIA 的特征，表现为四肢突然无力跌倒，但无意识丧失，症状多出现在头部急剧转动或上肢运动后，提示有椎-基动脉系统缺血可能，可伴有颈动脉窦过敏、颈椎病或锁骨下动脉盗血症等情况。

【诊断及鉴别诊断】

TIA 的诊断需符合下列诊断要点：①发病突然；②局灶性脑或视网膜功能障碍的症状；③持续时间短暂，一般十余分钟，多在 1h 内，最长不超过 24h；④恢复完全，且不遗留神经功能缺损体征。

临床上应与局限性癫痫、复杂性偏头痛、眩晕、晕厥、硬膜下血肿、低血糖以及低血压等相鉴别。

TIA 患者的病史和临床表现不尽相同，所以临床上没有常规、标准化的评估顺序和辅助诊断的检查范畴。因此，TIA 仅能提供临床诊断和进一步检查意见，但不提供肯定诊断，亦没有确诊的诊断标准。

【辅助检查】

凡临床诊断为 TIA 发作者都必须进行详细的检查、随访和药物治疗。

（1）头颅 CT 和 MRI。头颅 CT 对 TIA 发作无诊断意义，头颅 MRI 检查，特别是弥散 MRI 常可在 TIA 发作后见到颅内异常信号，有条件和可能的单位，建议作 MRI 检查。

（2）超声检查。非损伤性的超声检查能对颈动脉和椎-基底动脉的颅外段进行检查，可作为 TIA 患者的一个基本检查手段。颈内动脉的颅外段超声有助于发现颈动脉内膜增厚，斑块形成，动脉狭窄程度和通入脑内的血流速度、流量。

（3）经颅彩色多普勒超声。根据颅内各大血管的血流速度、流向可以测得各大血管的狭窄情况，同时还可以根据血流检查过程中的异常信号流，检测和监测有否栓子脱落以及栓子的多少等。

（4）脑血管造影、MRA 和 CTA。它是应用 MRI 和 CT 技术检查颅内各大动脉和颈处大血管的方法，可以发现颈内或颅外的血管狭窄。

（5）血小板聚集功能的检测。血小板是微栓子形成的基本成分，其数量的增多和功能异常是产生微栓子的重要因素。TIA 发作者应作血小板计数，血小板聚集功能的测定。

【治疗】

1. 抗血小板药物

①阿司匹林是抗血小板药物预防卒中的标准治疗，推荐剂量为 75～150mg/天。②双嘧达莫（DPA），是环核苷酸磷酸二酯酶抑制剂，推荐剂量为 25～50mg，2～3 次/天。③氯比格雷（波立维）属 ADP 诱导血小板聚集的抑制剂，剂量为 75mg/天，此药发生上消化道出血者少。

2. 抗凝治疗

①华法林，适用于心源性的 TIA 病者，凡有心房颤动，又有 TIA 发作的病者，选择华法林治疗，常用剂量为 2.5mg/天，需定期检测 PT、APTT，并控制 INR 在 2.0~3.0。②降脂治疗，颈内动脉斑块、内膜增厚或颅内动脉狭窄者可使用他汀类降脂药物，常用药物有阿托伐他汀 10~20mg，1 次/晚。

3. 外科治疗

①颈动脉内膜剥脱术，是治疗颅外颈动脉疾病的主要手段之一，对狭窄程度 70%以上者，单发或多发的 TIA、抗血小板药物没有达到预期的效果并且单侧重度狭窄的患者适宜外科治疗，应行颈动脉内膜剥脱术。②血管内介入治疗。目前有血管内成形术或支架治疗 TIA。

【转诊指导】

根据临床表现拟诊断 TIA 的患者，应转往有血管检查及治疗条件的二级及以上医院进一步诊治。

【健康教育】

（1）凡 TIA 发作的病者均应积极随访，定期检查和服用抗血小板聚集药物。TIA 患者发生卒中的几率明显高于一般人群，动脉粥样硬化血栓形成性脑梗死发病前有 25%~50%患者存在 TIA 发作，心源性栓塞者占 11%~30%、腔隙性脑梗死则是在 11%~14%之间。总体上，一次 TIA 发作后 1 个月内卒中是 4%~8%，1 年内 12%~13%，5 年内则达 24%~29%。TIA 患者发生卒中在第一年内较一般人群高 13~16 倍，5 年内也达 7 倍之多。

（2）不同病因的 TIA 患者预后不同。表现为大脑半球症状的 TIA 和伴有颈动脉狭窄的患者有 70%的人预后不佳，在 2 年内发生卒中的几率是 40%。椎-基底动脉系统发生脑梗死的比例较少。相比较而言，孤立的单眼视觉症状的患者预后较好；年轻的 TIA 患者发生卒中的危险较低。

（3）脑血管支架术后，应注意各种并发症的发生，一旦出现积极治疗；对于不良生活方式及行为，应积极改变，包括控制饮食、戒烟限酒、适当参加体育锻炼和劳动等；坚持服药，包括抗血小板聚集、调脂、控制血压血糖等药物治疗，观察药物不良反应等。

第五节　脑　梗　死

脑梗死常指脑供应血管由于各种原因引起相应血管的闭塞，并由此产生血管供应区脑功能损害和神经症状的一群临床综合征。

根据引起血管闭塞的原因不同可分为：

（1）脑血栓形成。包括动脉硬化性，血管炎性等原因所引起的动脉管腔狭窄，闭塞血管而引起的供应血管区神经功能缺失症状群；

（2）脑栓塞。由循环系统内部（如心脏、动脉粥样硬化斑块脱落），全身其他部位的非血液成分（如空气、脂肪、羊水）脱落而致脑供应血管的阻塞，以及由于弥漫性脑内小动脉硬化，玻璃样变而致的颅内小梗死灶（腔隙卒中）和弥漫性脑组织缺氧、缺血所产生的脑白质疏松症或动脉硬化性白质脑病等。

【病因】

众多血管、血液和心脏异常可以导致缺血性脑血管病，其中血管的异常是主要的病变基础，而动脉粥样硬化则是最常见的病因。

【临床表现】

缺血性脑血管病的临床表现为一组突然发生的局灶性神经功能缺失症候群，损害的症状主要根据受累及脑动脉的供血分布而定。

临床神经功能的缺失的基础是脑缺血导致神经解剖结构的损害，依照血管供应的神经结构的功能，可以将脑血管病分为以下主要的血管综合征。

1. 大脑前动脉综合征

多出现对侧下肢为主的偏身瘫痪和感觉缺失，因损害反射性排尿抑制引起急迫性排尿。临床此综合征不常见。

2. 大脑中动脉综合征

大脑中动脉病变最多见。另外大脑中动脉皮质支中上侧分支供应优势半球的语言表达区；皮质下侧分支则供应优势半球的语言感受区。大脑中动脉上侧皮质支损害时，出现以对侧面部、手和手臂为主的偏瘫及相应的偏身的感觉缺失，但不伴有同向偏盲。如损害优势半球，可以出现运动性失语（损害语言的表达）。单独大脑中动脉下侧皮质支病变少见，导致对侧同向偏盲，对侧肢体的图形、实体和空间感觉的障碍，可有疾病否认、肢体失认、穿着失用、结构失用等显著的皮质感觉的损害特征。如损害优势半球，可以出现感觉性失语（损害语言的感受）；如损害非优势半球，临床表现可出现急性精神混乱状态。大脑中动脉分叉处（分出皮质上下侧支或大脑中动脉）病变，临床症状重，常有意识障碍，合并有上下侧皮质支综合征的表现，往往面部、上肢重于下肢，优势半球损害则完全性失语（表达和感受语言障碍）。大脑中动脉主干（发出豆状核纹状体动脉前支）损害，临床表现出整个大脑中动脉供血区的障碍，对侧偏身的瘫痪和感觉缺失，因内囊受损，上下肢损害程度无明显差异。

3. 颈内动脉综合征

颈内动脉来源于颈部颈动脉，其分支除前面讨论的大脑前、中动脉外，发出眼动脉供应视网膜。颈内动脉病变程度依侧支循环的情况而定，侧支循环多数是缓慢进展的动脉阻塞而代偿的结果。颈动脉综合征的表现类似大脑中动脉综合证。缺血性脑血管病中约 1/5 为颅内或颅外段颈内动脉阻塞。近 15% 病例，颈内动脉的进行性动脉粥样硬化阻塞前，有短暂性脑缺血发作（TIA）的先兆或同侧眼动脉缺血导致一过性单眼黑蒙，一侧颈动脉阻塞可以完全无症状。

4. 大脑后动脉综合征

通常病变发生在基底动脉的尖端，可以阻塞一侧或双侧大脑后动脉。临床表现为对侧视野的同向偏盲，而黄斑视力保存（黄斑视力的枕叶皮质由大脑中动脉和大脑后动脉双重供血）。可以出现眼球运动障碍，包括垂直性凝视麻痹、动眼神经麻痹、核间性眼肌麻痹和眼球垂直分离性斜视。如损害优势侧半球（多数是左侧）枕叶则出现特征性视觉失认。双侧大脑后动脉闭塞可引起皮质盲和记忆障碍。

5. 基底动脉综合征

基底动脉病变往往累及多组分支动脉，临床表现不一致。基底动脉近端病变，影响桥脑背侧部分，出现单侧或双侧滑车神经麻痹、水平性眼球运动异常，并可有垂直性眼震和眼球沉浮，瞳孔缩小而光反射存在（下降的交感神经传导束损害），偏瘫或四肢瘫和昏迷少见。如损害桥脑腹侧部（不影响桥脑背侧），临床则出现四肢瘫痪，而意识完好，病人仅仅利用眼睛闭合和垂直眼球运动来示意，通常称为闭锁综合征。发生基底动脉远端的闭塞，影响中脑上行网状结构、丘脑和大脑脚，通常出现特征性的意识障碍和单侧或双侧动眼神经麻痹，偏瘫或四肢瘫，临床称为基底动脉尖综合征，多见于栓塞性病变。

6. 椎-基底动脉长旋分支综合征

椎-基底动脉长旋分支是小脑后下动脉、小脑前下动脉和小脑上动脉。以小脑后下动脉闭塞导致的延髓背外侧综合征最为常见，表现同侧的小脑性共济失调、Homer's 征和面部感觉缺失，对侧痛、温度觉损害，眼球震颇、眩晕、恶心呕吐、呃逆、吞咽困难和构音障碍，无运动障碍。小脑前下动脉闭塞导致桥脑下端外侧部的损害，常见同侧面部肌肉瘫痪、凝视麻痹、耳聋和耳鸣，无 Homer's 征、呃逆、吞咽困难和构音障碍。小脑上动脉闭塞，临床表现相似小脑前下动脉闭塞的表现，但是无听神经损害，而出现视动性眼球震颤和眼球反侧偏斜，对侧出现完全性感觉障碍（包括触、振动和位置觉）。

7. 腔隙性梗死

慢性高血压病人，脑内穿通动脉病变易发生闭塞，病变主要位于脑部深部核团。其发病是渐进的（数小时或数天），头痛少见，无意识改变，预后可完全或近于完全恢复。临床表现多样，但是有数种典型特点的临床类型：

（1）纯运动轻偏瘫。对侧面、上肢和下肢的瘫痪，程度基本相当，不伴感觉障碍、视觉和语言障碍。通常病变位于对侧内囊或桥脑，有时颈内动脉或大脑中动脉闭塞、硬膜下出血和颅内占位病变也可以表现纯运动轻偏瘫。

（2）纯感觉性卒中。对侧丘脑损害呈偏身感觉缺失，可以伴有感觉异常。易误为大脑后动脉闭塞和丘脑或中脑小量出血。

（3）共济失调性轻偏瘫。纯运动轻偏瘫伴同侧共济失调，多影响下肢。损害多累及对侧桥脑、内囊和皮质下白质。

（4）构音障碍-笨拙手综合征。当累及对侧桥脑或内囊时，出现构音障碍、吞咽困难、面瘫伴轻偏瘫和面瘫侧的笨拙手。

【辅助检查】

（1）外周血淋巴细胞在急性期可有轻度升高，血清总胆固醇、甘油三脂等半数病人有不同程度异常，不少病者伴血糖升高。

（2）颈动脉彩超常可见到颈动脉内膜增厚，斑块形成，经颅超声检查和栓子监测可能测到栓子脱落信号。

（3）头颅 CT 检查有助于鉴别出血性卒中和脑梗死，但发病 24h 内常无明显梗死病灶可见。头颅 MRI 敏感性较高，特别是弥散 MRI 技术使临床能在超早期发现脑内缺血性损害，6h 内弥散 MRI 阳性达 100%，同时能够区分新旧病灶。

（4）脑血管造影检查，选择性动脉造影检查可用于疑有手术指征的颅外颈动脉病变，或鉴别颅内血管炎、颈或椎动脉内膜夹层等疾病。

【诊断与鉴别诊断】

中年以上，有高血压及动脉硬化者，突然起病，在数小时、一到数天内达到高峰的脑局灶性损害症状病者，并且这些症状又符合脑部某一动脉血管供血区的功能缺损，无脑膜刺激征，临床上应考虑脑梗死之可能。

年轻的病者应除外动脉炎。老年人病情呈逐渐进行性加重者，应注意除外颅内原发性或转移性肿瘤及颅内血肿的可能。

【治疗】

脑梗死治疗的目标是恢复脑血流循环救治缺血半暗区，减轻继发性神经元损伤，改善神经功能缺损程度。因此，争取时间窗，减少继发神经细胞死亡，增强神经康复是整个治疗的中心，常规措施如下：

1. 一般治疗

（1）适当抬高头位，一般15°~30°，有利于静脉回流，预防颅内压升高。

（2）保持气道通畅。昏迷患者应将头歪向一侧，利于口腔分泌物及呕吐物流出，并可防止舌后坠阻塞呼吸道。

（3）吸氧。有意识障碍、血氧饱和度下降或有缺氧现象的患者应给予吸氧，氧饱和度应保持95%以上。

（4）鼻饲。昏迷或有吞咽困难者在发病48h后鼻饲饮食。

（5）血糖控制。发病24h内，原则上不用糖水静滴，凡在用含糖补液时，应注意加用胰岛素中和，血糖控制在< 8.3mmol/L的水平。

（6）观察病情。严密注意患者的意识改变、瞳孔大小、血压、呼吸，有条件应进行监护，加强口腔护理，及时吸痰，保持呼吸道通畅。

2. 血压控制

多数患者不用任何特殊的药物治疗血压也会下降。血压控制应视患者的年龄、既往有无高血压、有无颅内压增高、发病时间等情况而定。发病初期，当收缩压>220mmHg或舒张压>120mmHg，需降压治疗；但是准备溶栓治疗的患者血压应控制在收缩压<185mmHg或舒张压<110mmHg水平。降压速度应慢，首选容易静滴和对脑血管影响小的药物如拉贝洛尔等，应避免使用含服速效和钙离子拮抗剂。

3. 颅内压增高治疗

急性脑梗死中颅内压增高并不常见，大脑中动脉主干、颈内动脉梗死者可产生急性颅内压增高。但几乎所有的脑梗死者均有脑水肿，并以发病后2~5天为最明显。有特异体质患者，水肿高峰期推迟到15天左右，临床上应警惕。

常用的脱水制剂有：

（1）20%甘露醇125~250ml，静滴，每6~8h1次。对心、肾功能不全的患者，可改用呋塞米20~40mg静脉注射，每6~8h1次。治疗中应随访尿常规和肾功能，血尿和尿中见到管型应当减量或停用。

（2）10%甘油果糖250~500ml，静滴，每天1~2次。

（3）20%人血白蛋白10~20g静脉滴注，每天1~2次，适用于发病24h后的严重脑水肿患者。

4. 特殊治疗

（1）静脉溶栓治疗。适用于发病后 3h 内，有明显神经功能缺失，具有下列标准者可以考虑溶栓治疗：①起病时间在 3h 内；②头颅 CT 未见脑出血；③年龄在 18 岁以上，80 岁以下者；④近 3 个月来，无大手术史，无消化道及其他出血性疾病史；⑤血压在 185/110mmHg 以下，血糖正常；⑥血小板计数 10 万/mm^2 以上；⑦无明显肝、肾功能损害；⑧病人本人及家属理解与合作。

常用的制剂为：①组织型纤维蛋白溶酶原激活剂（r-tPA），常用剂量为 0.9mg/kg，10%剂量静推，其余 90%加入葡萄糖液中，于 60min 内滴完；②尿激酶，剂量为 150 万单位，其中 10%立即静脉推注，其余部分加入生理盐水中于 60min 内静滴。

溶栓治疗必须严格控制入组时间窗，发病后 6h 以上者不是溶栓治疗的指征。后循环系统脑梗死可适当延长溶栓时间窗，溶栓治疗有 5%~10%病者并发脑内出血，应当特别注意。基层医院不提倡溶栓治疗。

（2）动脉溶栓治疗。对大脑中动脉等大血管闭塞引起的严重卒中患者，如果发病时间在 6 小时以内，经慎重筛选，可在足量静脉溶栓基础上给以动脉溶栓治疗。

（3）机械取栓。若有静脉溶栓禁忌或者足量静脉溶栓无效时，建议尽快机械取栓。

（4）抗血小板聚集药物：阿司匹林 300mg，1 次/天，口服 7 天，后减为 100mg，1 次/天，维持量口服。溶栓患者于溶栓 24h 后开始服用，100mg，1 次/天。

（5）抗凝治疗。应用抗凝治疗脑梗死的意见尚不统一，常用的抗凝制剂有肝素和华法林。

①肝素。不推荐脑梗死急性期应用肝素的治疗，但一致认为凡具下列条件者可选择肝素治疗：a. 深静脉血栓形成，肺动脉栓塞；b. 高凝综合征病者。

②华法林。适用于伴心房颤动的脑梗死病者，溶栓治疗后 24h 内不宜应用抗凝治疗。

（6）扩容治疗。适用于低血容量、分水岭性脑梗死患者。常用的制剂为低分子右旋糖酐，500ml 每天 1 次，10~14 天为 1 疗程。

（7）神经元保护剂。根据脑卒中治疗指南，依达拉奉和胞磷胆碱对神经细胞保护有效。

（8）中药注射液。活血化淤应用广泛。

5. 外科治疗

大脑中动脉或颈动脉完全梗死者，可作外科手术治疗。去骨瓣减压为常用手术方法，但死亡率仍很高。

【转诊指导】

根据临床表现疑诊脑血管病患者，应转诊至二级及以上医院进一步诊治。

【健康指导】

（1）临床上有无症状性脑梗死，如果有高血压、糖尿病、高血脂等危险因素，则应早期给予缺血性脑血管病 2 级预防，管理好血压、血糖、血脂，给予抗血小板聚集和稳定斑块治疗。

（2）环境。住室要安静、舒适，保持空气新鲜，定时通风换气。阳光要充足，温度以 20℃~22℃为宜。湿度以 40%~50%为宜。冬季要注意保暖，防止受凉。因寒冷可引起全身血管收缩，加重疾病的进展。

（3）饮食。多吃富含纤维的食物，如各种蔬菜、水果、糙米、全谷类及豆类，可帮助排便、预防便秘、稳定血糖及降低血胆固醇。选用植物性油脂，多采用蒸煮等办法，避免用煎炸等方法，避免进食肥肉及动物内脏、鱼卵、奶油等胆固醇高的食物；可多选择脂肪含量较少的鱼肉。

（4）锻炼。应进行适当适量的体育锻炼及体力活动，不宜做剧烈运动、跑步等，可进行缓和活动，散步、太极拳等。根据个人的身体情况选择，不可过量，以不过度疲劳为度。适当的体育锻炼可增加脂肪消耗、减少体内胆固醇含量，提高胰岛素敏感性，对预防肥胖、控制体重、增加循环功能、调整血脂和降低血压、减少血栓均有益处，是防治脑梗死、脑栓塞的积极措施。

第六节　脑　栓　塞

脑栓塞是指来自身体各部位的栓子，阻塞了脑血管，造成动脉血管供血区的局灶性脑功能障碍。

【病因】

引起脑栓塞的病因很多，可分为心源性和非心源性两大类。心源性最常见，约占脑栓塞病因的60%~70%。心房颤动，风湿性心脏病，心瓣膜病变伴有瓣膜赘生物或附壁血栓，心肌梗死，特别是前壁梗死，是常见原因。其他尚有亚急性心内膜炎，二尖瓣脱垂，心脏黏液瘤，心脏直视手术复苏后，以及人工瓣膜感染等。主动脉弓及其大血管分支的动脉粥样硬化斑块，动脉炎，动脉创伤及其伴发的血栓形成也是栓子的重要来源。肺部化脓性感染、肺部癌肿细胞，及胸腔手术时的血凝块、长骨骨折的脂肪颗粒、潜水员减压过快从血液中释放出来的氮气，以及从静脉误注入内的空气或油剂等异物，都可成为脑栓塞的栓子来源。

栓子大多通过左心室、主动脉，再经颈动脉或椎动脉进入颅内。若有先天性心脏病，如房室间隔缺损、法洛四联症，或静脉系统的栓子，则可通过缺损直接进入脑内。

【临床表现】

发病年龄因原发病因而不同。有风心瓣膜病变者以青、中年女性较多，因冠心病，动脉粥样硬化或心肌梗死引起的，以老年人为多。

在各类脑血管病中以脑栓塞发病最快、最突然。起病很急，在数秒钟内达到顶峰，一般无先驱症状。多数病人的症状局限于大脑中动脉供血区的范围内，临床局灶性损害症状随受累血管的不同，出现相应血管综合征的表现。严重脑栓塞患者常导致大面积脑梗死，并伴有广泛脑水肿，导致昏迷、持续抽搐、高热，最终发生脑疝而死亡。

多数脑栓塞病人伴有原发病的症状和体征。如心脏病、肺部疾病、腹痛、皮肤瘀点或瘀斑等。

【诊断与鉴别诊断】

根据急骤起病，有局灶性脑损害症状和明显的原发病病史或栓子来源，一般诊断并不困难。临床表现不典型病例需和其他类型卒中相鉴别，亦需与不明原因的症状性癫痫相鉴别。除病史外，头颅 CT 或 MRI 检查对诊断帮助很大。因心源性脑栓塞最多见，故应详细检查心脏及其他内科情况。

【治疗】

对于栓塞后造成的脑梗死，年轻脑栓塞病者，发病后处理原则同动脉硬化性脑梗死。心源性脑栓塞极易再次或多次栓塞。因此，预防脑栓塞的复发极为重要，应积极治疗原发疾病，临床可考虑应用抗凝治疗及抗血小板聚集治疗。

【转诊指导】

根据临床症状和病史可初步诊断脑栓塞，应马上转往二级及以上医院进一步诊治。

【健康教育】

（1）控制血压，血脂，血糖。改变长期的高脂和过咸饮食以及暴饮暴食等不良的饮食习惯。

（2）改变不良生活方式，如吸烟，酗酒，缺乏体力活动，静坐的工作和生活方式等。

（3）积极控制原发病，如房颤等。

第七节　脑　出　血

脑实质内出血称为脑出血。临床上可分为外伤性和非外伤性两大类，非外伤性又称原发性或自发性脑出血。本节主要讨论局灶性原发性脑内出血，它的主要病因是高血压。高血压伴发脑内小动脉病变，当血压骤升时破裂出血，又称高血压性脑出血。

【病因】

脑内出血的常见原因为高血压和高血压引起的小动脉硬化，其次为动脉淀粉样变性。深部出血多见于高血压，脑叶出血常认为是由脑淀粉样血管病所致。微型动脉瘤的形成和高血压有密切联系，此外，高血压也造成小动脉硬化，导致坏死性血管变性引发出血。淀粉样血管病是老年人脑出血的病因之一，近年来，有逐渐增加的趋势。

脑出血其他病因有脑血管畸形，动脉瘤破裂，凝血障碍，应用抗凝药物或溶栓药物，肿瘤出血，毒品及滥用药物等。

【临床表现】

多见于 50 岁以上高血压病人。常在白天活动时，或在过分兴奋或情绪激动时发病。脑出血发生前常无预感，个别人在出血前数小时有短暂的手脚行动不便，言语含糊或短暂意识模糊。绝大部分病人突然起病，在数分钟到数小时内病情发展到高峰。

临床表现依出血部位、累及范围及全身情况而定。在发病时，感到剧烈头痛伴频繁呕吐，可合并胃肠道出血，呕吐物呈咖啡渣样。意识逐渐模糊，常于数十分钟内转为昏迷。呼吸深沉，脉搏缓慢而有力，面色潮红或苍白，全身大汗淋漓，大小便失禁，血压升高（收缩压达 180mmHg 以上）。若意识障碍不深时可见明显偏瘫、失语等情况。但在深昏迷时四肢呈弛缓状态，局灶体征较难发现，需与其他昏迷状态相鉴别。

1. 壳核出血

它是最常见出血部位，大的壳核出血病人在数分钟到数小时内出现嗜睡或进入昏迷。当血肿扩大，并累及内囊时，会出现病灶对侧偏瘫及中枢性面瘫，同向偏盲和两眼向病灶侧同向凝视，不会看向偏瘫侧。

2. 丘脑出血

发病早期常有意识丧失，清醒者常可发现对侧偏身感觉障碍早于对侧偏瘫；常伴有对侧同向偏盲；丘脑出血可造成两眼向上凝视障碍，但不会出现两眼凝视障碍，这是和壳核出血的鉴别点。

3. 桥脑出血

起病即出现昏迷；一侧少量桥脑出血可出现偏瘫，但多数累及两侧桥脑；除深昏迷外，双侧瞳孔针尖般缩小，但光反应存在；四肢瘫痪或呈去脑强直，伴中枢性高热及呼吸困难，预后极差。

4. 小脑出血

突然发病，通常神志清楚；首发症状为后枕部痛，伴严重的反复呕吐及眩晕；步态不稳或不能行走、手部动作笨拙等共济失调症状。神经系统检查可发现眼球震颤、共济失调等小脑体征。通常肢体瘫痪症状不明显，也无浅感觉障碍；随着病情进展，当血肿增大压迫脑干或破入第四脑室，可引起对侧偏瘫及枕大孔疝，病人很快进入昏迷，呼吸不规则或停止。

【辅助检查】

急性脑出血病者周围血白细胞可以轻度升高，并以中性升高为主。部分病者血糖增高。脑脊液检查约有半数病者可见脑脊液中红细胞增多。

心电图检查多数正常，少数病例可出现心肌缺血、QRS 增宽、ST 段降低，血清钾降低等改变。

头颅 CT 是诊断脑出血的最重要依据，为疑似脑出血病例的首选检查。头颅 CT 可明确出血的部位及大小。出血病灶为高信号，发病 1~2 天内出血灶周边水肿尚不明显，3~5 天后，血肿周边水肿明显，1 周后血肿逐步消退。若出血量不大，则一般可在 4~6 周左右血肿完全消除，替代以低密度的脑组织损伤区。

头颅 MRI 是更为敏感的检查，除可检出血肿外，尚可显示导致出血的某些病理状况，如肿瘤、动静脉畸形或感染等。

脑出血患者一般无须进行 DSA 检查，除非疑有血管畸形、血管炎或 moyamoya 病，又需要行外科手术或血管介入治疗时才需考虑进行。

【诊断与鉴别诊断】

根据高血压病史，突然起病，有头痛、呕吐和肢体瘫痪或昏迷等体征，考虑脑出血的诊断一般并不困难。应立即作头颅 CT 检查予以证实或否定。临床诊断时应与脑梗死、蛛网膜下腔出血、脑栓塞和脑炎等相鉴别。

【治疗】

急性期的主要治疗目标是抢救生命，尽可能地终止出血。发病 24h 后病人死亡的主要原因是各种并发症及脑水肿。因此，基础护理，维持水及电解质平衡，控制感染及维护好心肺肾功能等措施是极为重要的。

1. 一般治疗

（1）为防止出血加重，首先要保持病人安静，避免不必要的搬运；要保持呼吸道通畅，勤吸痰；昏迷病人通常需要做气管内插管或气管切开术。

（2）严密观察意识、瞳孔、血压、心律及血氧饱和度等生命体征；保持血压稳定和心功能正常。

（3）要重视基础护理，防治泌尿道、呼吸道感染及褥疮等并发症；昏迷病人需安置鼻饲管，以利抽吸胃内容物，防止呕吐引起的窒息；若无消化道出血，则可予胃管内补给营养品及药物；保持电解质平衡，维持营养及适当的入水量。

（4）若并发感染应选用适当的抗生素。

2. 控制颅内压

若病人意识障碍逐渐加重，频繁呕吐，血压升高及心率减慢，往往提示脑水肿加重及可能出现脑疝。因此控制脑水肿，降低颅内压极为重要。

（1）应用20%甘露醇，在血肿稳定后应用，每4～6h静脉滴注250ml（或0.25～0.5g/kg）。不主张把甘露醇作为预防脑水肿用。

（2）速尿20～40mg静脉推注，2～4次/天。既可降低颅内压，又能降血压。

（3）10%甘油果糖可应用。

3. 保护脑细胞

在脑出血时可应用脑细胞保护剂，一般不主张应用扩血管药。

4. 手术治疗

血肿在①皮质下、壳核（大脑半球血肿量大于30ml）丘脑出血大于15ml；②小脑半球（血肿量大于10ml）；③重症脑室出血（脑室铸形）；④合并脑血管畸形、动脉瘤等血管病变，可考虑做手术治疗。GCS评分8分以下，年龄过大，病情迅速恶化，出现脑干损伤症状或有严重的其他系统并发症及多脏器功能衰竭者，均不宜手术。

5. 康复期语言训练，被动及主动肢体活动，针灸、体疗等均有助于恢复功能

【转诊指导】

根据临床症状及体征，初步诊断脑出血患者，应评估情况，第一时间转诊至二级及以上医院。

【健康教育】

（1）良好的生活环境，比较安静舒适的环境是很有利于患者的情绪稳定和良好的休息。尽量的要减少探视和陪侍人员，一定要避免声光刺激，避免患者出现过度紧张焦虑的情绪。

（2）饮食以清淡的、容易消化的食物为主，要注意低盐、低脂，如果是糖尿病的患者，则要控制患者食物的量和种类。多吃一些新鲜的蔬菜和水果，一定要做到戒烟、酒，平时多喝白开水，这样可以帮助身体排毒大便通畅。

（3）急性期的患者需要绝对卧床2～4周，并且要帮助患者摆放好肢体功能位，在2周以后可以在床上进行一些被动的活动，给患者进行一些进行肢体功能的康复锻炼，注意避免褥疮。

第八节 蛛网膜下腔出血

颅内血管破裂后，血液流入蛛网膜下腔称为蛛网膜下腔出血（SAH）。它是由多种病因引起的一类出血性卒中。可分为原发性SAH和继发性SAH两大类。

【病因】

原发性SAH的主要病因为脑底部的先天性动脉瘤，脑表浅部位的动静脉畸形（AVM）及动脉硬化性动脉瘤，当它们破裂时，血液直接流入蛛网膜下腔。继发性SAH主要是由高血压性动脉硬化、血管炎、血液病、颅脑外伤或颅内肿瘤等病因引起脑实质内出血，同时血液穿破脑室或皮质，间接流入蛛网膜下腔所致。

【临床表现】

任何年龄均可发病，起病很急，骤然发生，一般无先兆症状。在出血时，病人头部突然感到剧痛，分布于前额、后枕或整个头部，伴恶心呕吐、面色苍白、全身出冷汗。半数以上病人有意识障碍，短暂神志模糊或立即进入昏迷。部分老年或儿童病者，有时无头痛，仅诉头昏，表现为淡漠、嗜睡，或烦躁不安，也可出现幻觉或呈谵妄状态。部分病人出现癫痫发作。

体征方面最突出的表现为脑膜刺激症状，即颈项强直和Kernig征阳性。常见眼玻璃体后出血。神经系统定位体征较少见，如出现一侧动眼神经麻痹和对侧锥体束征阳性或轻偏瘫、常提示为后交通动脉瘤之可能，完全的偏瘫或单瘫或失语等情况，提示脑实质也已受累。

【辅助检查】

脑脊液检查可见均匀血性，压力增高。生化检查可见血糖降低，氯化物正常，蛋白质正常或升高。昏迷病人和伴有视乳头水肿者，腰椎穿刺需慎重，宜用细孔针，要仔细进行操作避免损伤。若头颅CT已显示蛛网膜下腔有出血，则可免做腰穿。

头颅CT扫描或MRI检查能显示蛛网膜下腔、脑室内或脑内的出血，但通常不能显示动脉。

临床上考虑动脉瘤或动静脉畸形引起的SAH，同时有手术可能性的，应尽早作脑血管造影。数字减影脑血管造影（DSA）是检出动脉瘤或动静脉畸形的最好方法。在某些适当病例，在作DSA的同时即可进行血管介入治疗。

【治疗】

对于已知病因的蛛网膜下腔出血，如动脉瘤，AVM等，通常需做手术治疗。非手术治疗的主要目标是阻止继续出血，预防再出血和脑血管痉挛，缓解头痛等临床症状和防治各种并发症。

1. 一般处理

保持安静，除非作必要的检查如头颅CT外，绝对或尽可能避免搬动病人，病人应绝对卧床休息至少4周；要保持大小便通畅，可应用通便药；病人有剧烈头痛、烦躁或各种精神症状的，可予一般的止痛镇静药物，如地西泮、异丙嗪或氯丙嗪等药物，避免影响呼吸的麻醉类止痛药，如吗啡、度冷丁等。

2. 监测

密切观测意识、血压、心电图、血氧饱和度、中心静脉压、血尿常规、肝肾功能等。

3. 降压治疗

有高血压史的病人血压不宜降得过低，收缩压>180mmhg 患者可在密切监测血压条件下使用短效降压药维持血压在正常或发病前水平。血压轻度增高是机体要维持正常的脑灌注压，是对颅内压增高及脑血管痉挛的一种代偿机制，否则会加重脑缺血及脑水肿。

4. 控制颅内压

SAH 病人常有明显脑水肿及颅内压增高，但在重症昏迷或颅内压很高时，需应用甘露醇、甘油果糖等降颅压药物。

5. 预防再出血

约有 1/3 的病人在首次出血后一个月内再出血，被认为和出血破裂处所形成的血凝块（主要成分为纤维蛋白）的再溶解有关。应用纤维蛋白溶解抑制剂是试图延迟血管破损处血块的溶解，防止再出血。常用抗纤溶剂有：6-氨基已酸、氨甲苯酸、酚磺乙胺。

6. 放脑脊液疗法

作为治疗性质的不定期腰穿各家观点不一，需视病人情况而定，有些病人在腰穿时，缓慢放出少量液体，5～10ml 后头痛明显好转，可考虑作治疗性腰穿。但腰穿时切忌测量压力，以免诱发脑疝，疑为椎动脉系统出血时更应小心。

7. 防治脑血管痉挛及脑梗死

SAH 病人的脑血管痉挛的发生率很高，发生的高峰时间是在出血后第 3 天到第 14 天之间。扩容、血液稀释治疗有助于减轻脑动脉痉挛。通常主要应用药物治疗，如尼莫地平，60mg 口服，4h/次，需持续用 21 天。或用尼莫地平，按每小时 0. 5～1mg 的速度缓慢静脉持续滴注，1 天 2 次，通常用微量泵控制滴速，使静脉 24h 维持持续滴注。

8. 外科手术治疗

对于破裂的囊状动脉瘤进行手术夹闭瘤体的时间有不同意见。多数人主张，若 DSA 证实为动脉瘤，手术时间最好选择在发病的前 3 天内，或推迟到出血后的第 10 天到第 14 天以后进行。理由是发病后第 3 天到第 10 天是脑血管痉挛产生的最明显时期，在此期间进行手术的结局往往很差。

9. 血管介入治疗

通常用于难以用手术方法夹闭的难治性动脉瘤，或因全身状况差而不适合开颅手术者。

【转诊指导】

根据症状及体征疑诊蛛网膜下腔出血，应尽快转诊至二级及以上医院。

【健康教育】

同脑出血内容。

第九节　颅 内 肿 瘤

颅内肿瘤是指生长于颅腔内的新生物，简称脑瘤。原发于颅内的各种组织者，称为原发性颅内肿瘤，各年龄组都有发病，但以 20~40 岁者最多，除脑膜瘤以外，均以男性略多于女性。也可从身他部位扩散而来者，称转移性或继发性颅内肿瘤。

【病因】

原发性脑瘤的病因尚不清楚。已经知道，部分种类由基因突变引起。个别脑膜瘤、胶质瘤的发病可由局部受损引起；在石油加工业等某些职业中，曾有胶质瘤少量聚发的报告；在胚胎发育过程中，有些细胞或组织可停止生长而残留于颅内，以后可发展而形成脑瘤，称为先天性脑瘤。

【临床表现】

脑瘤的具体表现形式决定于肿瘤的性质、大小、生长速度和部位。一般为缓慢起病，症状的演变以月、年计。转移性脑瘤的发展较快，病情的变化以日、周计。大约半数的病人以头痛为首发症状。由于肿瘤直接压迫或牵拉局部痛敏感结构而引起部位固定的局限性头痛，可伴局部压痛。

肿瘤栓塞或肿瘤内出血可呈卒中样起病；部分脑瘤生前并无症状，于尸检时被意外发现；部分病人以认知、情感等脑功能微细的改变或人格障碍起病，但这些脑功能弥散失调症状往往不引起家属或医生的重视。

（一）局灶症状

1. 大脑半球

（1）中央区。可引起局限性单纯体感性发作或单纯运动性发作，也可进而扩散为继发性全身发作，意识丧失、全身抽搐。局限性运动性发作终止后，抽搐肢体可有短暂的发作后瘫痪。可表现为肿瘤对侧的中枢性面瘫、不完全性单肢瘫或偏瘫，相应肢体的肌张力增高，腿反射亢进，锥体束征阳性。病变对侧身体可有位置觉、两点辨别觉的缺陷和形体辨别觉缺失，但皮肤的一般感觉大多不受影响。

（2）额叶。可出现工作能力减退，丧失主动精神，理解、判断迟缓，记忆减退，不注意整洁等。表现双眼向一侧（通常向病损对侧）转动的全身性发作或无局限起始的全身性发作。可有尿失禁和步态障碍。当损及左侧额下回后部时，会发生运动性失语。

（3）颞叶。可有情绪、行为、睡眠等改变及幻觉，有的类似功能性精神病。表现发作性幻嗅（钩回发作）、精神症状发作和复杂部分性发作，统称颞叶癫痫。也可表现转动性发作或无局限起始的全身性发作。深部病变出现对侧同向上象限视野缺损。

（4）顶枕叶。可出现失用、空间定向及体像障碍、对侧同向偏盲。主侧半球受累尚可出现失语、失读、失写等交往障碍。

2. 蝶鞍区

（1）垂体腺瘤。具有内分泌活性的垂体腺瘤过多产生垂体激素，引起相应的临床症状和血液中有关激素浓度的增高。泌乳素腺瘤为最常见，引起溢乳和性功能减退（闭经、不育、阳痿）。情绪易于波动；其次为生长激素腺瘤，表现为肢端肥大症或巨人症；促肾上腺皮质激素腺瘤引起皮质醇增多症（Gushing 综合征）；促甲状腺素腺瘤为甲状腺功能亢进症的少见原因；促性腺激素腺瘤大多引起性功能减退。较大的垂体腺瘤则除激素增多症状外，瘤体向上生长压迫视交叉而引起双眼颞侧视野的偏盲，甚至双眼先后失明，视神经乳头原发萎缩。无内分泌活性的垂体腺瘤引起垂体功能减退和视交叉损害的症状，病人常有头痛。

（2）颅咽管瘤。多数位于鞍上。可压迫视神经、视交叉或视束而出现各种视觉障碍；阻断脑脊液通路而引起颅内压增高；侵及下丘脑而发生性功能减退、肥胖、尿崩症、嗜睡等。

3. 小脑

主要表现为肢体或躯干运动的进行性共济失调和眼球运动异常，可出现构音障碍和眼球震颤。

4. 桥小脑角

听神经鞘瘤为最常见。常以一侧耳鸣起病，伴进行性听力减退或眩晕，以后可陆续出现同侧三叉神经、面神经的部分麻痹和小脑及锥体束受损的症状。

5. 脑室

第三脑室的肿瘤阻塞室间孔，引起脑积水，产生颅内压增高的症状。

6. 脑干

两侧多根颅神经（以外展神经、面神经和三叉神经为常见）先后受累，锥体束等长束也继而出现损害的表现。

7. 脑膜

可出现头痛、精神改变、颅神经麻痹、腰骶神经根炎等，有的表现为癫痫发作，多数有脑膜刺激征。

（二）颅内压增高症状

颅腔内的肿瘤侵占正常由脑、脑血流和脑脊液所占据的空间而引起颅内压增高。症状的性质和程度决定于肿瘤的部位、生长速度和病人年龄。

（1）头痛。开始为阵发性，早晨多见，位于额、颞部。可因用力、咳嗽、俯身、解大便等而加剧。

（2）呕吐。呈喷射状，清晨多见，在严重时，不能进食，食后即吐。幕下肿瘤出现呕吐要比幕上肿瘤为早，小儿患者常以反复发作的呕吐为其首发症状。

（3）视乳头水肿。它是颅内压增高的体征，可以不伴视觉症状，仅在视野检查时，见到生理盲点扩大，晚期发生视神经继发性萎缩而视力减退，向心性视野缩小。

（4）颅内压增高还可引起外展神经麻痹、复视、眩晕、癫痫发作、脉搏徐缓及血压升高等现象。婴幼儿患者有头围增大、颅缝分裂、头颅叩诊呈“破罐”声及头皮和额眶部浅静脉扩张等现象。

（5）一侧大脑半球肿瘤引起的颅内压增高，在严重时，可将颞叶内侧结构（钩回）推移至小脑幕裂孔（天幕）内，挤压动眼神经、中脑等。病人出现同侧眼球固定，瞳孔扩大，继而意识进行性抑制，对侧肢体轻瘫，称为钩回疝、颞叶疝或天幕裂孔疝。

【辅助检查】

脑脊液检查，常可见颅内压力升高，鞍区肿瘤压力可以正常。

头颅 CT、MRI、PET 等均为颅内肿瘤常用的检查措施。PET 检查在颅内肿瘤的诊断中有特殊意义，当脑实质内肿瘤头颅 CT 和 MRI 均不能鉴别时，可见到异常高代谢区。

【诊断与鉴别诊断】

根据头痛，颅内压增高，局灶性癫痫发作，脑电图局灶改变，头颅 CT 或 MRI 的异常发现，一般颅内肿瘤的诊断并不困难。但仍需与颅内压增高的其他原因以及脑脓肿，颅内血肿，脑寄生虫病，慢性炎症等相鉴别。

【治疗】

1. 对症治疗

凡颅内压增高者应予 20% 甘露醇脱水治疗。癫痫发作者应予抗癫痫药物，即使手术后亦应长期服用抗癫痫药物。

2. 手术治疗

颅内肿瘤手术摘除是最基本的治疗方法，凡可以用手术摘除部位的肿瘤，均应首先考虑手术治疗。包括：①根治性手术；②姑息性手术；③急诊减压手术。

3. 放射治疗

用于不适合手术或不能全切除的脑瘤。

4. 药物治疗

由于存在血脑屏障，很多抗肿瘤药物不能进入脑内，因此有各种改进给药方法，如局部灌注、病区注射、鞘内或脑室内注射等。

5. 脑疝治疗

必须进行应急治疗，20% 甘露醇的快速静脉滴注可暂时降低脑水肿引起的颅高压症状，对脑室系统阻塞引起的颅内高压，特别是枕大孔疝者，需紧急脑室引流减压。

【转诊指导】

根据病程发病经过及体征，疑诊颅内肿瘤者，应转诊至二级及以上医院进一步诊治。

【健康教育】

对于诊断明确的颅内肿瘤患者，应及时到医院进行有效治疗；需要化疗的患者，健康指导参照化疗后护理原则；颅内肿瘤手术患者，参照术后护理原则执行。

第十节 癫 痫

癫痫是一组由神经元突然异常放电所引起的短暂大脑功能失调的慢性综合征。根据异常神经元放电所涉及的部位，以及放电扩散的范围不同，临床上可有短暂的运动、感觉、意识、自主神经等障碍。这种发作性异常放电是不伴发热的，一次突然异常放电所致的神经功能障碍称为痫性发作。

【病因】

癫痫可分为原发性和继发性。原发性癫痫指通过各种检查均未能找到引起癫痫原因者，临床上称为原发性癫痫，或称特发性癫痫，这组癫痫的发生可能与遗传因素有关。

继发性癫痫任何局灶性或弥漫性脑部疾病，以及某些全身性疾病或系统性疾病均可引起癫痫。

1. 局限或弥漫性脑部疾病

①先天性异常，小头畸形、先天性脑积水等；②头颅损伤，颅脑外伤和产伤；③中枢

神经系统细菌、病毒、真菌、寄生虫、螺旋体感染，以及 AIDS 的神经系统并发症；④脑血管病，脑动静脉血管畸形，脑动脉粥样硬化、脑栓塞、脑梗死和脑出血后，以及脑动脉硬化性脑病等；⑤颅内肿瘤等。

2. 全身或系统性疾病

①缺氧，CO 中毒，麻醉意外等；②代谢及内分泌障碍，高尿素氮血症、肝性脑病、低血糖、碱中毒、甲状旁腺功能亢进等；③心血管疾病，心脏骤停、高血压脑病；④高热惊厥；⑤子痫；⑥酒精、醚、氯仿、樟脑、异烟肼、重金属铅、铊等中毒。

癫痫发作受许多因素影响，若能对这些因素加以调整，则可减少或有利控制发作。

（1）年龄。有 60%～80%癫痫初发年龄在 20 岁以前，各年龄段的病因各不相同。

（2）睡眠与觉醒周期。癫痫发作与睡眠觉醒密切相关。例如，婴儿痉挛症、良性中央回—额部发作基本均在睡眠中发作；精神运动性癫痫（复杂部分发作性癫痫）亦多在睡眠中发作；强直—阵挛性发作常在清晨刚醒时发作。有时持续少睡可诱发癫痫发作。

（3）月经和内分泌。女性癫痫患者常在经前期发作增多或加重。少数仅在月经期发生癫痫发作或发作频率明显增加者称为经期性癫痫。妇女妊娠时癫痫发作次数增多或减少不定，少数仅在妊娠期发生癫痫发作者称为妊娠期癫痫。

（4）遗传因素。遗传因素可通过数种途径影响癫痫发作。

【临床表现】

癫痫发作大多具有间歇性、短时性和刻板性三个特点，各类发作既可单独地或不同组合地出现于同一个病人身上，也可能开始表现为一种类型的发作，以后转为另一类型。现介绍临床上常见的几种发作类型：

1. 全身性强直—阵挛性发作（GTC）

患者突然神志丧失并全身抽搐发作，可为原发性或继发性，目前认为大部分属继发性。按症状经过可以分为三期。

（1）先兆期。部分继发性发作病人在发作前一瞬间可出现一些先兆症状，分为感觉性（如上腹部不适，胸、腹气上升，眩晕，心悸等），运动性（如身体局部抽动或头、眼向一侧转动等）或精神性（如无名恐惧，不真实感或如入梦境等）。先兆症状极短暂，有的甚至不能回忆，先兆症状常可提示脑部病灶的位置，原发性发作病人常缺乏先兆症状。

（2）抽搐期。病人突然神志丧失，发出尖叫声，跌倒，瞳孔散大，光反应消失。又可分为二期：①强直期：全身肌肉强直性收缩，颈部和躯干自前屈转为反张，肩部内收，肘、腕和掌指关节屈曲，拇指内收，双腿伸直，足内翻。由于呼吸肌强直收缩，呼吸暂停，脸色由苍白或充血转为青紫，双眼上翻，持续 20s 左右。先自肢端呈现微细的震颤，震颤幅度逐渐增大并延及全身，即进入阵挛期。②阵挛期：全身肌肉屈曲痉挛，继之有短促的肌张力松弛，呈现一张一弛性交替抽动，形成阵挛。发作过程中阵挛频率逐渐减少，松弛时间逐渐延长，1～3min 后，出现最后一次强烈痉挛后，抽搐突然停止。在此期内，由于胸部的阵挛活动，气体反复由口中进出，形成白沫，若舌或颊部被咬破，则口吐血沫。

（3）痉挛后期或昏睡期。在此期间，病人进入昏睡状态。在最后一次明显的痉挛后 5 秒钟有时可有轻微短暂的强直性痉挛，但以面部和咬肌为主，造成牙关紧闭并有再次咬破舌头的可能。在最后一次痉挛到第二次肌肉强直期之间全身肌肉松弛，包括括约肌在内，尿液可能自尿道流出造成尿失禁。呼吸渐趋平稳，脸色也逐渐转为正常，病人由昏迷、昏睡、意识模糊而转为清醒。此期长短不一，经数分钟至数小时不等。醒后除先兆症状外，对发作经过不能回忆，往往感到头痛、头昏、全身酸痛乏力。少数病人在发作后还可能出现历时长短不等的精神失常。

脑电图描记约50%有节律紊乱、阵发性尖波、棘波或棘—慢复合波。在睡眠状态下描记及使用其他诱发试验时，可有75%以上显示异常。

在发作时，病人可能因突然神志丧失跌倒而遭受各种程度的外伤，也可能在发作时由于肌肉的剧烈收缩而发生下颌关节脱臼、肩关节脱臼、脊柱或股骨骨折，甚至颅内血肿等；病人在昏迷时，若将唾液或呕吐物吸入呼吸道，则可能并发吸入性肺炎；在强直期因呼吸暂停而有短暂的脑缺氧，以致造成脑组织损害，病程迁延者，这种损害更重。原发性癫痫患者一般不会产生智能衰退，预后较好，如果发作非常频繁，时间久后加之原来又有脑部病变的基础，则可能发生智能衰退，甚至痴呆。

癫痫持续状态指短时期内发作接连发生且时间超过30min，病人始终处于昏迷状态，随反复发作而间歇期越来越缩短，体温升高，昏迷加深，这是非常严重的状态。若不及时采取紧急措施中止发作，则病人将因脑功能衰竭而死亡。突然停用抗癫痫药物和全身感染是引起持续状态的重要原因，继发性癫痫较原发性者为多。

2. 部分发作

临床主要见于儿童或少年，有以下几种发作形式：

（1）失神发作。以5~10岁起病者为多，发作时表现为短暂的意识丧失，既不跌倒，亦无抽搐。患儿往往突然停止原来的活动，中断谈话，面色变白，双目凝视无神，手中所持物件可能跌落，有时头向前倾，眼睑、口角或上肢出现不易觉察的颤动。脑电图上有弥漫性双侧同步的3次/s棘—慢波。

（2）非典型失神发作。肌张力的改变要比典型失神发作为明显，发作和停止并不很突然。脑电图上表现为不规则2.5Hz以下的棘—慢波，往往为不对称的或不同步的。

（3）失张力性（松弛性）发作。为一种复合性发作，多见于儿童，表现为突然意识障碍和肌张力消失，肌张力消失可能使患者跌倒于地。

（4）肌阵挛发作。亦为一种复合性发作。以头部及上肢肌肉为主的双侧节律性肌阵挛抽动，频率为每秒3次，与脑电图上棘—慢波的频率一样，且与棘波同步。对药物的反应很差。

3. 单纯部分性发作

为大脑皮质局部病灶引起的发作，意识通常保持清醒。部分病人的单纯部分性发作可发展成全身性发作。

（1）单纯体感性。它是指躯体感觉性而非内脏感觉性发作，往往局限于或先从一侧口角、手指或足趾开始的短暂感觉异常，表现为发麻、触电感或针刺感，偶尔发生温热感、动作感或感觉缺失感。

（2）单纯运动性。从一侧口角、手指或足趾开始或局限于该处的强直性或阵挛性抽搐，由于对侧中央前回神经元的异常放电所引起。在发作时，意识并不丧失，持久或严重的局限性运动性发作时常在发作后遗留暂时性的局部瘫痪（Todd 瘫痪）。局限性运动性发作连续不断而病人意识始终清醒者称为部分性癫痫连续发作。

（3）扩延型（Jacksonian 发作）。局限性单纯体感性或运动性发作可按其感觉或运动代表区在大脑中央后回或前回的分布形式扩散至对侧半身。

（4）其他感觉性发作。有视觉性发作、听觉性发作、眩晕性发作、嗅觉性发作和味觉性发作等。

（5）混合性发作。一种以上的上述发作形式。

4. 复杂部分性发作

由于症状复杂，而病灶常在颞叶及其周围，涉及边缘系统，故又称精神运动性发作、颞叶癫痫或边缘（脑）发作。

【诊断与鉴别诊断】

诊断首先应明确是否癫痫，在多数情况下，根据详细和准确的病史、仔细的体格检查和必要的辅助检查是不难作出的。但有时需与其他发作性疾病相鉴别：

1. 癔病

全身性阵挛发作有时需与癔病性抽搐相鉴别，后者常有一定的情绪刺激因素，总是在有他人在场情况下发病，意识并不丧失，并非抽搐而为挥臂踢腿等随意动作。大多无咬舌、跌伤及大小便失禁，在发作时，瞳孔对光反应存在。每次发作常历时几十分钟至数小时，经他人抚慰或暗示性治疗后终止，患者能详细讲述发作经过。

2. 晕厥

由于脑部短暂缺血引起意识丧失而跌倒，多见于虚弱或血管神经功能不稳定的病人，还有心源性等多种原因，起病和恢复均较缓慢。发作前常先有头昏、眼前发黑、心慌出汗、恶心、胸闷等症状，但从无抽搐，平卧后逐渐恢复；发作过后常有肢体发冷、乏力等。

3. 精神病

复杂部分性发作有时需与精神病相鉴别，但前者为发作性，突然发生，时间多数为几分钟，急起急止，对发作前出现的情况或知觉改变能自知为病理现象，对发作过程不能回忆，发作间歇期精神正常。

4. 偏头痛

偏头痛的视觉先兆和偶然出现的肢体感觉异常，甚至轻偏瘫，与局灶性发作鉴别，偏头痛的先兆症状持续时间比较长，至少数分钟，随后都有头痛发生，常伴恶心和呕吐。但在某些偏头痛患者的脑电图上有痫样放电时，以往有“头痛性癫痫”的诊断。

脑电图描记是诊断癫痫的重要辅助检查之一。虽然绝大部分病人的描记是在发作间歇期进行的，此时检查的阳性率可达 50%~60%，但是应用各种诱发方法后，对各型癫痫发作的阳性率可达 80%~85%，而且脑电图是一种无创检查，当然若能在发作时作描记，则更有诊断意义，但是这种机会较少。6~24h 连续遥测脑电图和病人情况的录像（V-EEG）可以大大提高诊断率，而且对发作的类型确定具有重要作用。

【治疗】

除一部分患者能针对病因进行治疗外，大多数均需要长期使用抗癫痫药物治疗。抗癫痫药物治疗的目的包括：①尽可能地控制发作；②最大限度地减少因使用抗癫痫药物而产生的不良反应；③提高患者的生活质量。

（一）发作时的处理

1. 一般原则

对全身性强直—阵挛发作病人，注意防止跌伤和碰伤；应立即使病人侧卧，尽量让唾液和呕吐物流出口外，不致吸入气道；在患者张口时，可将折叠成条状的小毛巾或手帕等塞入上下臼齿之间，以免舌部咬伤；衣领及裤带应该放松；抽搐时不可用力按压患者的肢体，以免造成骨折。发作大都能在几分钟内自行中止，不必采取特殊的治疗措施。亦不要采取所谓掐“人中”的方法，因为此举不仅不能制止发作，反而有可能对患者造成新的伤害。对癫痫自动症病人，在发作时应防止其自伤和伤人。

2. 癫痫持续状态的治疗

癫痫持续状态是一种严重而紧急的情况，必须设法于最短时间内使其中止，并保持24~48h不再复发。应保持气道的通畅和正常换气；在积极治疗病因的同时，选用以下药物之一作静脉注射（均为成人剂量）。这些药物对呼吸循环功能都有不同程度的抑制，使用时必须严密观察。

（1）安定。10mg，于5~10min内静脉注射，由于分布快，血浓度很快下降，作用持续较短，可以每隔15~20min重复应用，总量不超过30mg。安定注射可产生呼吸抑制，呼吸道分泌物大量增加或血压降低。

（2）苯妥英钠。因安定作用时间较短，故在静注安定后应给予作用较持久的药物，一般用苯妥英钠0.5~1.0g静脉注射，目标总量至少13mg/kg，甚至18mg/kg，每分钟注射不超过50mg。有心律不齐、低血压和肺功能损害者应谨慎。

（3）氯硝安定。1~4mg静脉注射，但此药对心脏、呼吸的抑制作用较安定为强。

（4）丙戊酸钠。静脉注射，5~15mg/kg推注，1次注射以3~5min推完。每天可以重复2次。亦可静脉维持，0.5~1.0mg/kg/h。

若少数患者仍难以控制，则可应用利多卡因甚至全身麻醉。在发作基本被控制后，根据病人的意识状态采用口服或鼻饲给药，改用间歇期的药物剂量。

反复的全身强直—阵挛发作会引起脑水肿，后者又能促使癫痫发作，可静脉注射20%甘露醇等以消除脑水肿；应注意维持病人的呼吸道畅通，防止缺氧，必要时作气管切开；还应保持循环系统的功能、预防和治疗各种并发症，如使用抗生素治疗继发感染等。

（二）发作间歇期的抗癫痫药物

应用抗癫痫药物必须遵循下列原则：①有2次发作以上开始用药；②单药，小剂量开始；③服药后不能随意更换或停药，换药应逐步进行，有良好控制并持续3~5年没有发作者方可逐步撤减药物直至停药；④药物选择必须依发作类型而异，药物选择不当不仅不能控制癫痫，相反会增加发作。

1. 全身性强直—阵挛性发作

①苯妥英钠，常用剂量0.3~0.4mg，分3次服，口服吸收要8~12h，有的病人在剂

量偏高时使失神或大发作增多。优点：安全，可控制发作而不引起镇静或智力影响。主要的不良反应为齿龈增生，毛发增生，偶有粒细胞减少，长期过大剂量可有中毒性小脑损害。②卡马西平，常用剂量为0.1～0.2g，3次/天，最大剂量1.2mg/天，分次口服。主要不良反应为皮疹，粒细胞减少，罕有再生障碍性贫血。③丙戊酸钠，常用剂量为0.2～0.4g，3次/天，最大剂量为1.8～2.4g/天，分次口服。主要不良反应是肝功能损害。④苯巴比妥，有产生镇静和反应迟钝的缺点。苯巴比妥在儿童可能引起活动增多、过度兴奋或失神发作增频。现临床运用少。

2. 其他原发性全身性发作失神

选用丙戊酸钠，苯妥英钠、苯巴比妥、扑痫酮可加重失神发作。

3. 部分性发作

卡马西平、苯妥英钠为首选药物，扑痫酮、苯巴比妥也可能有效。

4. 新抗痫药

托吡酯、拉莫三嗪、加巴喷丁、左乙拉西坦、奥卡西平等可用于临床。

（三）手术治疗

患者经过长时间正规单药治疗，或先后用两种抗癫痫药达到最大耐受剂量，以及经过一次正规的、联合治疗仍不见效，可考虑手术治疗。

【转诊指导】

一旦发现患者癫痫发作，应在社区医院给予急诊处理，保持呼吸道通畅，及时转诊。

【健康指导及预后】

（1）一般而言，无严重或进行性脑部病因的癫痫病人，学习工作能力和平均寿命并不比一般人差。发作时的突然意识丧失可能造成意外，持续状态可致生命危险。

（2）若能及早诊断，则在熟悉其病情的医生指导下，坚持长期、正规治疗，大约60%的病人可获得发作完全控制。约20%的病人预后不好，即难治性癫痫，抗癫痫药物仅能减轻而不能抑制其发作。

第十一节　帕金森病

帕金森病（PD）又称震颤麻痹。它是一种常见于中老年的神经变性疾病，临床上以静止性震颤、运动迟缓、肌强直和姿势步态障碍为主要特征。

【病因】

造成原发性帕金森病的黑质及其纹状体通路变性尽管有多种解释，但仍然不明。与环境毒物和代谢障碍可能造成黑质纹状体的损害、遗传易患性、神经系统老化等多因素有关。

脑部炎症、药物和化学毒物中毒、血管性疾病、代谢障碍、肿瘤等均可造成与帕金森病类似的临床表现和病理改变，则称为帕金森综合征。

【临床表现】

原发性帕金森病好发于50～70岁，60～70岁最多。男多于女。少数病人有家族史。

隐匿起病，病情缓慢进行性加重。常由一个肢体或一侧肢体开始，逐渐波及四肢和躯干，呈全身对称性损害症状。运动徐缓、震颤和肌强直三大主要症状孰先孰后，因人而异。本病病程很长，可持续数年或数十年之久。

1. 静止性震颤

多自一侧手部先开始，然后发展到同侧下肢，最后累及对侧上下肢。口周、下颌、头一般最后累及。上肢震颤比下肢严重。早期震颤出现于肢体处于静止状态时，称为静止性震颤。约4次/s的拇指和食指的“搓丸样动作”。做随意动作时震颤减轻或停止，睡眠时完全停止。情绪激动时震颤加重。晚期病人在随意动作时也有震颤（动作性震颤）合并发生。

2. 肌强直

肢体或头颈部关节做被动运动时促动肌和拮抗肌均有肌张力增高，感觉到均匀性的阻力，称为“铅管样强直”。如在均匀阻力上出现断续的停顿，如齿轮转动状，则为“齿轮样强直”。

3. 运动迟缓

随意运动减少，动作缓慢而笨拙。早期表现为手指精细动作缓慢，晚期可发展为全面性随意动作减少、缓慢；面肌运动减少而出现面部表情活动少、眨眼少、双目凝视，呈“面具脸”；咽、喉、舌等活动减少和障碍可造成流涎；构音含糊而低沉，在严重时，有吞咽困难；在行走时，双上肢摆动减少或消失。由于躯干僵硬加上姿势反射丧失，患者站立时稍微推撞其两肩或躯干易前倾或后仰而跌倒。患者想行走中转弯时，采取连续小步使躯干和头部一起转向。

4. 其他

病人可出现顽固性便秘、大量出汗、皮脂溢出（其中以面部明显）；大部分病人有认知障碍、忧郁，晚期可有痴呆；少数患者有排尿不畅。动眼危象是一种发作性两眼向上窜动的不自主眼肌痉挛运动，多见于脑炎后帕金森综合征。

【诊断与鉴别诊断】

根据缓慢加重的震颤、强直、运动徐缓及姿势反射丧失等主要体征，结合头部前倾、躯干俯屈、行走时上肢无摆动等特殊姿势和慌张步态，临床上诊断典型病例并不困难。

尚应与由其他原因引起的震颤相鉴别：

原发性震颤发病于40岁后，有家族史，常为动作性震颤而无肌张力增高，饮酒试验后可减轻震颤。

酒精中毒、焦虑症及甲状腺功能亢进的震颤，根据病史，不难识别。

【治疗】

原发性帕金森病的治疗主要是改善症状，尚无阻止本病自然进展加重的良好方法。医生必须根据病人的具体情况选择何种治疗和及时调整药物的剂量。应鼓励病人进行体疗，继续工作或培养业余爱好，并进行心理治疗，克服悲观失望、情绪低落和忧郁症状。

（一）药物治疗

1. 抗胆碱能药物

适用于早期轻症或由药物诱发等的帕金森综合征。也可与复方多巴制剂合用。常用者有：①盐酸苯海索（安坦），每次 1～2mg，3 次/天；②东莨菪碱 0.2～0.4mg，3 次/天。抗胆碱能药物均有口干、眼花、无汗、面红、便秘等副反应。严重时失眠、谵妄、精神症状、不自主运动，在老年人中更易发生。停药或减量后可消失，青光眼者禁用。

2. 多巴胺替代疗法

DA 不易透过血脑屏障，故须用能透过血脑屏障的 L-多巴，由于 L-多巴用量很大，服用后有明显恶心、呕吐、便秘等消化道反应、不自主运动、“开—关”现象和直立性低血压、精神症状等，现已很少单独应用。目前应用复方多巴制剂。美多巴（多巴丝肼）是 L-多巴和卡丝肼的混合剂，美多巴“250mg”含 L-多巴 200mg 和卡丝肼 50mg，第 1 周用 1/2 片，每天 1 次，其后每隔 1 周，每天增加半片，直至最适合的剂量，最多可达 3～4 片/天，分 4 次服用。

复方多巴制剂开始治疗后的 2～5 年内大多数帕金森病患者症状有好转，在 5～6 年后疗效减退，甚至症状比用药前更严重。

3. 多巴胺受体激动剂

中、晚期病人使用激动剂可改善症状和减少大剂量应用 L-多巴复方制剂的副作用。常用的药物有：培高利特、泰舒达、普拉克索等。

（二）手术疗法

症状限于一侧或一侧较重的病人，若药物治疗不满意者，则可考虑立体定向手术。手术需要严格掌握其适应证，非原发性帕金森病的帕金森叠加综合征患者是手术的禁忌证。

【转诊指导】

疑诊帕金森病应转诊至二级及以上医院进一步诊治。

【健康教育】

1. 用药指导

帕金森患者患病后需要长期配合药物治疗，向患者和家属讲解各类药物的不良反应和副作用，要求患者按时服药，注意服药的效果及副作用，以利于及时调整药物的剂量和种类，不得私自停药或改变药量。指导患者在服美多巴和息宁时，在摄入肉类之前 30～60min 服用，以保证药物在食物干扰前已被迅速吸收。当出现恶心、呕吐、心律失常等不良反应时，应及时告知医生处理。

2. 饮食指导

帕金森患者饮食宜给予低脂，富含高纤维易消化吸收的食物。避免高蛋白饮食，因其可影响左旋多巴药物的疗效，注意避免高蛋白饮食与抗帕金森病药同时服用。但患者有发热、褥疮等情况，可适当增加蛋白质的供给量，增强机体抵抗力，保证高营养的饮食摄入，保持大便通畅。对于吞咽困难者，注意避免误吸，进食时取半坐位或侧卧位，进食少渣食物，缓慢进食，必要时鼻饲流质食物。

3. 生活指导

选择容易穿脱的拉链衣物，尽量不要穿系鞋带的鞋。洗浴时要在浴池或浴室地板上铺设防滑垫，可在浴盆里放置板凳，以便患者可以坐浴。因为患者存在面部肌肉不协调，不要催促患者进食，以免引起呛咳或窒息。

4. 预防感染

由于患者极易引起上呼吸道感染，因此在发生咳嗽和发热时，应及时就医，避免进展加重。

5. 预防便秘

鼓励患者增加身体活动，饮足够的水，在每天饮食中增加纤维素物质如蔬菜、水果等，必要时需要使用通便药物。

第八章　风湿性疾病

第一节　风湿性疾病概述

风湿一词源于公元前4世纪，在我国，《黄帝内经》中即有风寒湿三气杂合而为痹的论述。随着基础医学的发展，风湿病的研究不断深入，以影响关节、骨、肌肉及有关软组织和内脏血管及结缔组织成分的各种疾病属风湿性疾病。

风湿病的分类：风湿性疾病的病因和发病机制多样，许多疾病的确切病因尚未阐明，至今尚无完善的分类，1983年美国风湿病协会将风湿性疾病分为十大类，包括100多个病种，较为各国医学界采用，摘其常见的疾病如下：

（1）弥漫性结缔组织病，包括系统性红斑狼疮、类风湿性关节炎、多发性肌炎/皮肌炎、系统性硬化症、坏死性血管炎及其他血管炎、干燥综合征、重叠综合征、混合性结缔组织病，其他如风湿性多肌痛、脂膜炎、多软骨炎等。

（2）与脊柱炎相关的关节炎（血清阴性脊柱关节病），如强直性脊柱炎、Reiter综合征、银屑病关节炎、炎性肠病关节炎等。

（3）退行性关节炎，包括原发性和继发性骨关节炎。

（4）与感染因素相关的关节炎，包括直接因病原体感染及反应性关节炎。

（5）伴风湿病表现的代谢和内分泌疾病，如痛风、淀粉样变性、软骨钙化症、甲状旁腺功能亢进，其他如进行性骨化性肌炎等。

（6）肿瘤，包括原发或继发性肿瘤，如滑膜瘤、软骨瘤、转移性肿瘤等。

（7）神经性病变，如神经源性关节病（charcot关节）、腕管综合征等。

（8）伴有关节表现的骨、骨膜及软骨疾病，如骨质疏松症，骨软化，骨坏死等。

（9）非关节性风湿病，如肌筋膜疼痛综合征、腱鞘炎、滑囊炎等。

（10）其他常伴关节炎的疾病，如结节病、结节红斑等。

【风湿病的诊断】

风湿性疾病病种繁多、病因复杂、涉及多系统多脏器。各种原因所致的关节病是风湿性疾病的重要组成部分。应详询病史，仔细体检，必要的辅助检查是及早作出正确诊断的重要依据。

1. 病史采集

发病年龄、性别等对诊断具参考价值，如系统性红斑狼疮（SLE）多见于育龄女性，强直性脊柱炎（AS）多见于青年男性。

骨、关节、肌肉疼痛是风湿病最常见症状，应注意询问疼痛是位于关节还是关节外组织。关节疼痛的起病形式、部位、性质等特点有助于诊断和鉴别诊断。

晨僵是估量滑膜关节炎症活动性的客观指标，持续时间与炎症的严重程度相关。

2. 体格检查

应系统全面，特别注意皮损的分布特征、颊部蝶形红斑、指红斑、脱发提示系统性红斑狼疮。关节异常是风湿病的重要体征，关节肿胀可由于滑膜炎，滑膜积液或周围软组织炎症引起，也可因滑膜，骨质增生所致，前者经相应治疗肿胀可消退。关节压痛应明确压痛部位是关节本身还是关节周围组织，当关节软骨或骨遭受破坏致关节丧失其正常外形，活动范围受限。

3. 辅助检查

（1）实验室检查。除常有血、尿常规异常，血清球蛋白增高非特异性改变外，风湿病常与自身免疫有关，某些自身抗体是诊断风湿病的重要标志。

抗核抗体是筛选试验项目，其他检查还有类风湿因子、抗中性粒细胞胞浆抗体（ANCA）、抗磷脂抗体（APL）等。

（2）滑液检查。可反映关节滑膜炎症，对类风湿性关节炎等关节炎的诊断有一定价值，滑液检测尿酸盐结晶或病原体有助于痛风或感染性关节炎的诊断。

（3）影像学检查。风湿病常累及多个系统，可出现多种影像表现，X 线检查是风湿病常用的重要检查手段，尤其对骨关节病变的鉴别诊断、病程分期有重要意义。

（4）其他。如关节镜、肌电图、活组织检查对不同病因所致的疾病各具独特的诊断价值。

【风湿病的治疗】

除一些已明病因的应进行病因治疗外，多数疾病的病因尚未阐明，且多为慢性进行性病程。

治疗原则重在早期诊断、早期综合处理，包括宣教、心理咨询、药物、理疗以解除症状，稳定病情，保护关节及脏器功能。受损的关节通过滑膜切除，矫形手术，康复治疗等措施改善或恢复功能。抗风湿病药物种类很多，主要有非甾体抗炎药，改善病情的抗风湿药，免疫调节剂，糖皮质激素，专用个别疾病如抗痛风药及中草药等，应合理选择应用。

第二节　风　湿　热

风湿热是一种常见的反复发作的急性或慢性全身性结缔组织炎症，主要累及心脏，关节，中枢神经系统，皮肤和皮下组织。临床表现以心脏炎和关节炎为主，可伴有发热，毒血症，皮疹，皮下小结，舞蹈病等。在急性发作时，通常以关节炎较为明显，但在此阶段风湿性心脏炎可造成病人死亡。在急性发作后，常遗留轻重不等的心脏损害，尤以瓣膜病变最为显著，形成慢性风湿性心脏病或风湿性瓣膜病。

【病因】

急性风湿热可发生在任何年龄，但在 3 岁以内的婴幼儿极为少见，最常见于 5~15 岁的儿童和青少年。男女患病的机会大致相等。复发多在初发后 3~5 年内，复发率高达 5%~50%，尤以心脏累及者易于复发。平均大约有 3%的病人在链球菌性咽炎后发作急性风湿热。

A 组链球菌对风湿热和风心病的病因学关系，得到了临床，流行病学及免疫学方面一些间接证据的支持。当然，链球菌感染后是否发生风湿热还与人体的反应性有关。

【临床表现】

多数病人发病前1~5周先有咽炎或扁桃体炎等上呼吸道感染史。在起病时，周身疲乏，食欲减退，烦躁。主要临床表现为：发热，关节炎，心脏炎，皮下小结，环形红斑及舞蹈病等。

1. 发热

大部分病人有不规则的轻度或中度发热，但亦有呈弛张热或持续低热者。脉率加快，大量出汗，往往与体温不成比例。

2. 关节炎

典型的表现是游走性多关节炎，常对称累及膝，踝，肩，腕，肘，髋等大关节；局部呈红，肿，热，痛的炎症表现，但不化脓。通常在链球菌感染后一个月内发作，因而链球菌抗体滴度常可增高。急性炎症消退后，关节功能完全恢复，不遗留关节强直和畸形，但常反复发作。

3. 心脏炎

为临床上最重要的表现，儿童病人中65%~80%有心脏病变。急性风湿性心脏炎是儿童期充血性心力衰竭的最常见原因。

（1）心肌炎。急性风湿性心肌炎最早的临床表现是二尖瓣和主动脉瓣的杂音，二尖瓣区的杂音最多见。弥漫性心肌炎有心前区不适或疼痛，心悸，呼吸困难以及浮肿等。还可出现以下体征：①心动过速，心率常在每分钟100~140次，与体温升高不成比例。水杨酸类药物可使体温下降，但心率未必恢复正常。②心脏扩大，心脏浊音界增大。③心音改变，常可闻及奔马律，第一心音减弱，形成胎心样心音。④心脏杂音。⑤心律失常。⑥心力衰竭。

（2）心内膜炎。在病理上极为常见。常累及左心房，左心室的内膜和瓣膜，二尖瓣最常受累，主动脉瓣次之，三尖瓣和肺动脉瓣极少累及。

（3）心包炎。出现于风湿热活动期，与心肌炎同时存在，是严重心脏炎的表现之一。临床表现为心前区疼痛，可闻及心包摩擦音，持续数天至2~3周，继以心包积液，X光检查示心影增大呈烧瓶状。

4. 皮肤表现

（1）渗出型。可为荨麻疹、斑丘疹、多形红斑、结节性红斑及环形红斑，以环形红斑较多见，且有诊断意义。常见于四肢内侧和躯干，为淡红色环状红晕，初出现时较小，以后迅速向周围扩大，边缘轻度隆起，环内皮肤颜色正常。有时融合成花环状。红斑时隐时现，不痒不硬，压之退色，历时可达数月之久。

（2）增殖型。即皮下小结。结节如豌豆大小，数目不等，较硬，触之不痛。常位于肘，膝，腕，踝，指（趾）关节伸侧，枕部，前额，棘突等骨质隆起或肌腱附着处。与皮肤无粘连。常数个以上聚集成群，对称性分布，通常2~4周自然消失，亦可持续数月或隐而复现。皮下小结多伴有严重的心脏炎，是风湿活动的表现之一。

5. 舞蹈症

常发生于5~12岁的儿童，女性多于男性。多在链球菌感染后2~6个月发病。临床表现有：①精神异常：在起病时，常有情绪不宁，易激动，理解力和记忆力减退。②不自主动作：面部表现为挤眉弄眼，摇头转颈，咧嘴伸舌；肢体表现为伸直和屈曲，内收和外展，旋前和旋后等无节律的交替动作，上肢较下肢明显。精神紧张及疲乏时加重，睡眠时消失。③肌力减退和共济失调：肌张力减低，四肢腱反射减弱或消失。重症者坐立不稳，步态蹒跚，吞咽及咀嚼困难，生活不能自理。舞蹈症可单独出现，亦可伴有心脏炎等风湿热的其他表现，但不与关节炎同时出现。其他实验室检查亦可正常。

6. 其他表现

除上述典型表现外，风湿热偶可累及其他部位而造成风湿性胸膜炎，腹膜炎，脉管炎，应引起注意。

【实验室检查】

1. 链球菌感染的证据

①咽拭子培养。常呈溶血性链球菌培养阳性。②血清溶血性链球菌抗体测定。

2. 风湿炎症活动的证据

（1）血常规。白细胞计数轻度至中度增高，中性粒细胞增多，核左移；常有轻度红细胞计数和血红蛋白含量的降低，呈正常细胞性、正常色素性贫血。

（2）非特异性血清成分改变：①红细胞沉降率（血沉，ESR）。②C 反应蛋白：风湿活动期，C 反应蛋白阳性，病情缓解时消失。③粘蛋白。当风湿活动时，胶原组织破坏，血清中粘蛋白浓度增高。④蛋白电泳。

（3）免疫指标检测。

【诊断与鉴别诊断】

迄今风湿热尚无特异性的诊断方法，临床上沿用修订 Jones 诊断标准，主要依靠临床表现，辅以实验室检查。Jones 诊断标准主要表现包括：①心脏炎；②多发性关节炎；③舞蹈症；④环形红斑；⑤皮下结节。次要表现包括：①临床表现：既往有风湿热病史、关节痛、发热；②实验室检查。如具有两项主要表现，或一项主要表现加两项次要表现，并有先前链球菌感染的证据，可诊断为风湿热。

主要与其他类型关节炎鉴别：

1. 类风湿性关节炎

为多发性对称性指掌等小关节炎和脊柱炎。特征是伴有“晨僵”和手指纺锤形肿胀，后期出现关节畸形。临床上心脏损害较少，但超声心动图检查可以早期发现心包病变和瓣膜损害。X 线显示关节面破坏，关节间隙变窄，邻近骨组织有骨质疏松。血清类风湿因子测定等检查协助鉴别。

2. 脓毒血症引起的迁徙性关节炎

常有原发感染的征候，血液及骨髓培养呈阳性，且关节内渗出液有化脓趋势，并可找到病原菌。

3. 结核性关节炎

多为单个关节受累，好发于经常活动受摩擦或负重的关节，如髋，胸椎，腰椎或膝关节，关节疼痛但无红肿，心脏无病变，常有其他部位的结核病灶。抗风湿治疗无效。

【治疗】

1. 一般治疗

风湿热活动期必须卧床休息。若无明显心脏受损表现，则在病情好转后，控制活动量直至症状消失血沉正常。病程中宜进食易消化和富有营养的饮食。

2. 抗风湿治疗

常用的药物有水杨酸制剂和糖皮质激素两类。对无心脏炎的患者不必使用糖皮质激素，水杨酸制剂对急性关节炎疗效确切。

（1）水杨酸制剂。它是治疗急性风湿热的最常用药物，对风湿热的退热、消除关节的炎症和血沉的恢复正常均有较好的效果。水杨酸制剂以乙酰水杨酸（阿司匹林）和水杨酸钠较为常用，尤以阿司匹林效果最好。阿司匹林起始剂量为：儿童每天 80～100mg/(kg·天)，成人每天 3～4g，分 3～4 次口服。

（2）糖皮质激素。由于有停药后“反跳”现象和较多的副作用，故一般认为，急性风湿热患者出现心脏受累表现时，宜先用水杨酸制剂；如效果不佳（热度不退，心功能无改善），则应及时加用糖皮质激素。激素治疗开始剂量宜大，可用：强的松，成人每天 60～80mg，儿童每天 2mg/kg，分 3～4 次口服。直至炎症控制，血沉恢复正常。以后逐渐减量，以每天 5～10mg 为维持量，总疗程需 2～3 个月。

糖皮质激素治疗停药后应注意低热，关节疼痛及血沉增快等“反跳”现象。在停药前合并使用水杨酸制剂，每天一次，连续三天，可减少“反跳”现象。

3. 抗生素治疗

风湿热一旦确诊，即应给予一个疗程的青霉素治疗，以清除溶血性链球菌，即使咽培养阴性。一般应用普鲁卡因青霉素 40～80 万单位，每天一次，肌肉注射，共 10～14 天；或长效青霉素（苯唑西林）120 万单位，肌肉注射一次。对青霉素过敏者，可予口服红霉素，每天 4 次，每次 0.5g，共 10 天。

4. 中医药治疗

糖皮质激素，水杨酸制剂等辅以中医药治疗，可能取得较好疗效。针刺疗法对缓解关节症状，也有一定的效果。

5. 舞蹈症的治疗

抗风湿药物对舞蹈症无效。舞蹈症患者应尽量安置于安静的环境中，避免刺激。病情严重者可使用镇静剂如鲁米那，安定等，亦可用睡眠疗法。舞蹈症是一种自限性疾病，通常无明显的神经系统后遗症，耐心细致的护理，适当的体力活动和药物治疗大多可取得良好的效果。

【转诊指导】

基层医院缺乏相应条件，疑诊风湿热，即应转诊至上级医院进一步诊治。

【健康教育】

1. 疾病知识教育与心理调适指导

向病人及家属介绍本病的有关知识，使其了解本病并非“不治之症”，若能及时正确有效治疗，则病情可以长期缓解，过正常生活。嘱家属给予病人以精神支持和生活照顾，以维持其良好的心理状态。

2. 关节疼痛指导

①休息与体位：当急性期关节肿胀伴体温升高时，应卧床休息。帮助病人采取舒适的体位，尽可能保持关节的功能位置。在必要时，给予石膏托、小夹板固定。避免疼痛部位受压。②为病人创造适宜的环境，避免过于杂乱、吵闹，或过于寂静，以免病人因感觉超负荷或感觉剥夺而加重疼痛感。③合理应用非药物性止痛措施：如松弛术、皮肤刺激疗法（冷敷、热敷、加压、震动等）、分散注意力。④根据病情使用蜡疗、水疗、磁疗、超短波、红外线等物理治疗方法缓解疼痛，也可按摩肌肉、活动关节，防治肌肉挛缩和关节活动障碍。

3. 关节僵硬与活动受限指导

①生活指导：根据病人活动受限的程度，鼓励病人使用健侧手臂从事自我照顾的活动，尽可能帮助病人恢复生活自理能力。②在夜间睡眠时，注意对病变关节保暖，预防晨僵。③在关节肿痛时，限制活动。急性期后，鼓励病人坚持每天定时进行被动和主动的全关节活动锻炼，并逐步从主动的全关节活动锻炼过渡到功能性活动，以恢复关节功能，加强肌肉力量与耐力。活动量以病人能够忍受为度。④在必要时，给予帮助或提供适当的辅助工具，如拐杖、助行器、轮椅等，指导病人及家属正确使用辅助性器材，并教给病人个人安全的注意事项，避免损伤。

4. 皮肤损害指导

除常规的皮肤护理、预防压疮外，应注意：①保持皮肤清洁干燥，每天用温水擦洗，忌用碱性肥皂；②有皮疹、红斑或光敏感者，指导病人外出时采取遮阳措施，避免阳光直接照射裸露皮肤，忌日光浴。皮疹或红斑处可遵医嘱用抗生素治疗，做好局部清创换药处理；③避免接触刺激性物品，如染发烫发剂、定型发胶、农药等；④避免服用容易诱发风湿病症状的药物。

5. 用药与就医指导

指导病人用药方法和注意事项，用药期间应严密观察药物疗效及不良反应，定期检测血、尿常规及肝、肾功能等，一旦发现有严重的不良反应，应立即停药并及时处理。自觉遵医嘱用药，不要随便停药、换药、增减药量。坚持治疗，减少复发。病情复发时，应及早就治，以免重要脏器受损。

【预防】

风湿热是一种可以预防的疾病。其与链球菌的关系十分密切，因此防止链球菌感染的流行是预防风湿热的一项最重要的环节。

1. 风湿热的初级预防

（1）防止上呼吸道感染，注意居住卫生，经常参加体育锻炼，提高健康水平。

（2）对猩红热，急性扁桃体炎，咽炎，中耳炎和淋巴结炎等急性链球菌感染，应早期予以积极彻底的抗生素治疗，以青霉素为首选，对青霉素过敏者可选用红霉素。

（3）慢性扁桃体炎反复急性发作者（每年发作2次以上），应手术摘除扁桃体。手术前1天至手术后3天用青霉素预防感染。扁桃体摘除后，仍可发生溶血性链球菌咽炎，应及时治疗。

（4）在封闭的集体人群中（军营，学校，幼儿园等）预防和早期发现，早期诊断链球菌感染，建立必要的保健制度，可以彻底消除链球菌感染流行，大大减少风湿热的发病率。

2. 预防风湿热复发

已有风湿热发作的病人，属于再发急性风湿热的高危患者；患过风湿性心脏炎的病人特别容易在复发风湿热后出现心脏炎的发作。因此，不论风湿热是否合并心脏炎，对风湿热患者的二级预防均具有重要意义。应连续应用抗生素，积极预防链球菌感染，防止风湿热复发。

第三节 类风湿性关节炎

类风湿关节炎是一种以关节滑膜为主要靶组织的慢性系统性炎症性的自身免疫性疾病。主要侵犯手足小关节，其他器官或组织，如肺、心、神经系统等亦可受累。主要病理变化为关节滑膜细胞增生、炎症细胞浸润、滑膜翳形成，软骨及骨组织的侵蚀和破坏。反复关节炎症，导致关节结构的破坏、畸形和功能丧失。

【病因】

类风湿关节炎的病因尚未完全阐明。目前认为遗传、性激素、感染等因素与类风湿关节炎发病相关。

【临床表现】

60%~70%类风湿关节炎病人以隐匿型的方式起病，在数周或数月内逐渐出现掌指关节、腕关节等四肢小关节肿痛、僵硬，有些病人可以在某些外界因素如感染、劳累过度、手术、分娩等刺激下，在几天内发作，呈急性起病方式。

发病时常伴乏力、食欲减退、体重减轻等全身不适，有些病人可伴有低热。除关节表现外，还可见肺、心、神经系统、骨髓等受累内脏表现。

1. 关节表现

典型病人表现为对称性的多关节炎。周围小关节和大关节均可受到侵犯，但以指间关节、掌指关节、腕关节及足关节最常见。受累关节因炎症所致充血水肿和渗液，常使关节肿胀、僵硬、疼痛，不能握拳或持重，以晨起或关节休息后更为明显，故称此现象为晨僵。

晨僵是类风湿关节炎突出的临床表现，往往持续时间超过 1h 以上，活动后可减轻，晨僵时间长短是反映关节滑膜炎症严重程度的一个指标。

2. 关节外表现

①皮下结节。②肺部表现，类风湿肺损害可致间质性肺炎、肺间质纤维化、类风湿胸膜炎和类风湿尘肺等。③类风湿关节炎可伴心包炎、心肌炎、心内膜炎和心瓣膜炎。④其他，如神经系统表现、干燥性角膜炎等。

【实验室检查】

尚缺乏特异性的实验室检查指标，临床上常用的检查方法有下列各项：①血常规，病情较重或病程长者，红细胞和血红蛋白有轻至中度降低。②血沉和 C 反应蛋白常升高。③类风湿因子常阳性。④其他自身抗体检测。⑤滑膜液检查。⑥关节 X 线摄片等影像学检查。

【诊断和鉴别诊断】

1987 年，美国风湿病学院（ACR）提出类风湿关节炎的修订标准，要求 7 项中符合 4 项则可诊断类风湿关节炎。该标准的敏感性为 91%~94%，特异性为 89%。

美国风湿病学院修订的类风湿关节炎分类标准（1987 年）：①晨僵至少 1h（≥6 周）；②3 个或 3 个以上关节肿（≥6 周）；③腕、掌指关节或近端指间关节肿（≥周）；④对称性关节肿（≥6 周）；⑤类风湿皮下结节；⑥X 线片改变（至少有骨质疏松和关节间隙的狭窄）；⑦类风湿因子阳性。

临床上要与其他类型疾病鉴别：

1. 骨性关节炎

多发生于中年以后，随年龄增加患病率增加。主要累及远端指间关节和髋、膝等负重关节。活动时疼痛加重，类风湿因子一般阴性。关节 X 线检查可见到关节边缘呈唇样增生。

2. 风湿性关节炎

多见于年轻人，发病前 1~2 周发热、咽痛，此后出现膝、肘、肩、髋等大关节游走性肿痛，血清抗链球菌溶血素“o”及抗链球菌激酶阳性。一般无晨僵，无关节畸形，部分病人有心脏炎和心瓣膜病变。

3. 痛风性关节炎

单关节或少关节炎的类风湿性关节炎需与痛风性关节炎鉴别。痛风多为男性患者，多呈急骤起病，关节炎好发部位为第一跖趾关节，炎症局部红、肿、热、痛明显，疼痛常剧烈不能触摸。血尿酸升高。

【治疗】

类风湿关节炎的病因及其发病机制至今未明，故无特效药物治疗。

1. 一般治疗

急性期全身症状严重，关节肿痛明显，此时，应以卧床休息为主，并保持关节与功能位置。在缓解期，应尽可能早开始关节功能锻炼，运动量应量力而行循序渐进，以避免长期卧床导致的肌肉萎缩、关节强直和关节废用。应适当补充营养，增加优质蛋白和高纤维素食物。

2. 药物治疗

（1）非甾体抗炎药，是治疗类风湿关节炎的首选药物。如阿司匹林、吲哚美辛（消炎痛）、芬必得、扶他林等。此类药物副反应有胃黏膜糜烂出血、消化性溃疡出血、穿孔可能，应密切观察。

（2）糖皮质激素，能迅速缓解关节炎临床症状，但是长时间使用，可使患者对该药产生依赖，还引起水盐代谢和糖、脂肪、蛋白质代谢紊乱，严重感染等。应权衡利弊使用。

（3）改变病情药物，如抗疟药、柳氮磺胺吡啶、青霉胺、金制剂、氨甲蝶呤、雷公藤等。这类药物起效时间比较晚，需要 3~6 个月，故又称慢作用药。可以改善患者的症状、血沉，及早使用能延缓或阻止关节骨的破坏，减少残疾。但是此类药物常有各种不同的毒副作用，应密切观察，定期进行实验室检查。

3. 辅助治疗

应用理疗（热浴、蒸气浴、药浴等）、按摩、体疗、日常生活活动训练和职业技能培训等，改善血液循环，使肌肉放松，肿、痛消退，促进关节肌肉功能恢复。

4. 联合用药

金字塔方案是治疗类风湿关节炎的经典方案，即主张从一线药物开始，不能控制病情，再加用改变病情药物（二线药物），若仍然无效，则选用肾上腺皮质激素。

【转诊指导】

基层医院无相关诊疗条件，疑诊类风湿性关节炎者，应转诊。

【健康指导】

（1）疾病知识教育。帮助病人及家属了解疾病的性质、病程和治疗方案。避免感染、寒冷、潮湿、过劳等各种诱因，注意保暖。

（2）休息与活动。强调休息和治疗性锻炼的重要性，养成良好的生活方式和习惯，在疾病缓解期每天有计划地进行锻炼，增强机体的抗病能力，保护关节功能，延缓功能损害的进程。

（3）活动期恶寒发热、关节红肿疼痛、屈伸不利者，宜卧床休息，限制受累关节活动。症状控制后应早期进行关节功能锻炼，肢体活动可以从被动运动向主动运动渐进，活动以能耐受为限。对已经发生关节畸形的病人，应鼓励病人尽可能发挥健康肢体的功能。脊柱变形者宜睡硬板床，适时更换卧位，受压部位用软垫保护，防止发生压疮。

（4）晨僵者晚上睡眠时间使用弹力手套保暖。起床时进行温水或热水浸泡僵硬的关节，起床后活动关节。应参加日常活动，避免长时间不活动。

（5）用药与就医指导，指导病人用药方法和注意事项，用药期间应严密观察药物疗效及不良反应，定期检测血、尿常规及肝、肾功能等，一旦发现有严重的不良反应，应立即停药并及时处理。自觉遵医嘱用药，不要随便停药、换药、增减药量。坚持治疗，减少复发。当病情复发时，应及早就治，以免重要脏器受损。

第四节　系统性红斑狼疮

系统性红斑狼疮是一种多发于青年女性的累及多脏器的自身免疫性的炎症性结缔组织病，近年来随着对此病认识的提高，更由于免疫检测技术的不断改进，早期、轻型和不典型的病例日见增多，有些重症病人有时亦可自行缓解。有些病人呈“一过性”发作，经过数月的短暂病程后可完全消失。采用中西医结合的治疗，糖皮质激素和免疫抑制剂的合理应用，使本病的预后有较大改善。

【病因】

本病病因至今尚未确定，大量研究显示遗传、内分泌、感染、免疫异常和一些环境因素与本病的发病有关。

【临床表现】

本病累及男女之比为 1∶7~9，发病年龄以 20~40 岁最多，幼儿或老人亦可发病。临床表现多样和错综复杂。

（1）皮疹。80%～85%患者有皮疹，损害多形性，以水肿性红斑最常见，绿豆至黄豆大，发生在颧颊经鼻梁可融合成蝶翼状。颜面蝶形红斑，甲周红斑和指（趾）甲远端下红斑具有特征性，常出现较早，前者是诊断本病的一大症状。

（2）发热约占92%以上，各种热型均可见，长期低热较多见。

（3）骨关节疼痛。

（4）其他。肾、心血管、呼吸系统、神经系统、造血系统及眼睛等可受损。

【实验室检查】

（1）血常规如上述。

（2）血沉增快。

（3）血清白蛋白降低，α_2 和 γ 球蛋白增高，纤维蛋白原增高。

（4）免疫球蛋白异常。

（5）类风湿因子部分阳性。

（6）其他。如梅毒血清学假阳性、抗磷脂抗体、抗核抗体等异常。

【诊断】

本病病因不明、临床表现变化多端，累及的组织和器官较多，病情复杂，特别是早期不典型患者或仅有一两个脏器受累者，甚至无临床表现，诊断困难。根据美国风湿病协会（ARA）在1997年再次修正的分类标准，共11项：①颧颊部红斑；②盘状狼疮；③光敏感；④口腔溃疡；⑤非侵蚀性关节炎；⑥胸膜炎或心包炎；⑦蛋白尿（>0.5g/天）或尿细胞管型；⑧癫痫发作或精神病，除外药物或已知的代谢紊乱；⑨溶血性贫血或白细胞减少，或淋巴细胞减少，或血小板减少；⑩抗dsDNA抗体阳性，或抗Sm抗体阳性，或抗磷脂抗体阳性；⑪抗核抗体。在任何时候和未用药物诱发"药物性狼疮"的情况下，抗核抗体滴度异常。

该分类标准的11项中，符合4项和4项以上者，在除外感染、肿瘤和其他结缔组织病后，可诊断系统性红斑狼疮，其敏感性和特异性分别为95%和85%。

【治疗】

治疗原则一是应个别化，应根据每个患者的病情和过去治疗情况制定方案。二是要权衡风险/效果比。

1. 轻型病

例如，仅有皮疹、低热或关节症状者，只需应用非甾体类抗炎药，也可用小剂量的糖皮质激素。

2. 重型病例

（1）糖皮质激素是目前治疗重症自身免疫疾病中的首选药物。

（2）免疫抑制药，糖皮质激素合用免疫抑制剂治疗SLE，效果明显优于单用皮质激素者，故对免疫抑制剂适应证者使用宜早不宜晚。

（3）免疫增强剂，使低下的细胞免疫恢复正常，如胸腺素等。

（4）大剂量静脉输注免疫球蛋白。

（5）血浆置换疗法，其原理是除去特异性自身抗体。

（6）中医中药等。

【转诊指导】

基层医院无诊治系统性红斑狼疮条件，宜转诊。

【健康指导】

1. 避免诱因

教育病人避免一切可能诱发本病的因素，如阳光照射、妊娠、分娩、药物及手术等。为避免日晒和寒冷的刺激，外出时可戴宽边帽子，穿长袖衣及长裤。育龄妇女应避孕。病情活动伴有心、肺、肾功能不全者属妊娠禁忌，并避免接受各种预防接种。

2. 休息与活动

在疾病的缓解期，病人应逐步增加活动，可参加社会活动和日常工作，但要注意劳逸结合。避免过度劳累。

3. 皮肤护理指导

注意个人卫生，切忌挤压皮肤斑丘疹，预防皮损处感染。

4. 用药指导

坚持严格按医嘱治疗，不可擅自改变药物剂量或突然停药，保证治疗计划得到落实。尽可能避免使用一些可能引起药物性狼疮的药物。

5. 疾病知识教育与心理调适指导

向病人及家属介绍本病的有关知识，使其了解本病并非“不治之症”，若能及时正确有效治疗，则病情可以长期缓解，过正常生活。嘱家属给予病人以精神支持和生活照顾，以维持其良好的心理状态。

第五节　骨关节炎

骨关节炎为一种退行性病变，系由于增龄、肥胖、劳损、创伤、关节先天性异常、关节畸形等诸多因素引起的关节软骨退化损伤、关节边缘和软骨下骨反应性增生，又称骨关节病、退行性关节炎、老年性关节炎、肥大性关节炎等。临床表现为缓慢发展的关节疼痛、压痛、僵硬、关节肿胀、活动受限和关节畸形等。

软骨的退行性病变可能自20岁以后即已开始，在50岁以上人群中，X线大多显示骨关节炎的表现，但不是所有X线证实的骨关节炎均有症状。

临床上称有症状的骨关节炎为症状性骨关节炎，否则为X线骨关节炎。骨关节炎在女性往往较男性更为突出，多累及手指关节、膝、脊柱、髋等，是影响老年人活动的最常见原因。

【病因】

根据有无局部和全身致病因素，将骨关节炎分为原发性和继发性两大类。原发性骨关节炎的病因尚不清楚，可能与高龄、女性、肥胖、职业性过度使用等因素有关。继发性骨关节炎常见病因如下：

（1）机械性或解剖学异常。髋关节发育异常、股骨颈异常、多陈旧性骨折、半月板切除术后、关节置换术后、急、慢性损伤。

（2）炎症性关节疾患。化脓性关节炎、骨髓炎、结核性关节炎、类风湿关节炎等。

（3）代谢异常。痛风、假性痛风、糖尿病、进行性肝豆状核变性、软骨钙质沉着症等。

（4）内分泌异常。肢端肥大症、骨质疏松症、性激素异常、甲状旁腺功能亢进、甲状腺功能低下伴黏液性水肿、肾上腺皮质功能亢进。

（5）神经性缺陷。周围神经炎、脊髓空洞症等。

【临床表现】

骨关节炎多累及负重关节或活动频繁的关节。

主要症状为关节疼痛，常发生于晨间，活动后疼痛反而减轻，但如活动过多，疼痛又可加重。运动时疼痛主要由机械性或肌腱、韧带接头处损伤所致，在休息时，疼痛为炎症所致，夜间痛提示骨内压增高，提示病情严重。另一症状是关节僵硬，常出现在早晨起床时或白天关节长时间保持一定体位后，要经过一段时间活动才感到自如。关节僵硬持续时间较短，一般不超过 15～30min，且仅局限于受累关节。由于关节周围肌肉痉挛、关节囊纤维化、关节内游离体或较大的外凸性骨赘形成，可导致关节活动障碍。气候变化常促使炎症发生或加重，数个关节可同时受累，但不同于类风湿性关节炎成全身性对称性多关节炎。

检查受累关节可见关节肿胀、压痛，活动时有摩擦感或“咔答”声，病情严重者可有肌肉萎缩及关节畸形。本病临床症状与 X 线征象不成正比。按受累部位不同，症状亦有所差异。

1. 手

手指关节的退行性变表现在远端指间关节骨肥大，在关节背侧或内侧出现结节，质硬似瘤体，称 Heberden 结节，好发于中指和示指。Heberden 结节的发生与遗传及性别有关，女性多见，大多无明显疼痛，但可有活动不便和轻度麻木刺痛，并可引起远端指间关节屈曲及偏斜畸形，部分发展较快的病人（常发生在过度用力者），可有急性红肿疼痛表现。

2. 膝

原发性骨关节炎影响膝关节最为常见。患者常诉关节有“咔答”音，在走路时，体感疼痛；在休息后，有所好转；在久坐久站时，会觉得关节僵硬，走动及放松肌肉可使僵硬感消失，症状时轻时重。关节肿大常由骨质增生，亦可由少量渗液所致，急性肿胀提示关节腔内出血。病情进展时膝关节活动受限，可引起废用性肌萎缩，甚至发生膝外翻或内翻畸形。

3. 足

以第一跖趾关节最常见，局部有骨性结节，因穿紧鞋而加重，随后出现外翻畸形，常有压痛，活动受限。个别患者可有急性炎症发作，似痛风性关节炎，但疼痛程度远较痛风性关节炎轻。

4. 脊柱

原发性骨关节炎多由于中年后发生椎间盘退行性变，髓核脱水，致椎间隙狭窄。骨质磨损有骨赘形成，大多无临床表现，有症状者轻重不一，多数为慢性病程，但有时因损伤、举重、突然活动脊柱等外因而导致急性发作。

在颈椎，钩椎关节边缘的骨赘可使颈神经根穿离椎间孔时受挤压而出现反复发作的颈部疼痛，可放射至前臂和手指，且可有手指麻木及活动欠灵等。椎体后缘的骨赘可突向椎管而挤压脊髓，引起下肢继而上肢麻木、无力，甚而有四肢瘫痪。椎动脉受压时可出现基底动脉供血不足的表现。

胸椎的退行性变较少发生。

在腰椎，腰4~5，腰5~骶1是最易发生椎间盘突出之处，主要症状为腰痛伴坐骨神经痛，常于扭伤、抬重物、弯腰用力后发生，体检局部压痛、直腿高举试验阳性，可有感觉、肌力和腱反射的改变。

5. 髋

髋关节的原发性骨关节炎在我国较为少见，往往是全身退行性关节病的一部分，多发生于50岁以上，男多于女。临床表现主要为髋部疼痛，可放射至腹股沟、大腿内侧，甚至膝部上方，开始于活动及负重时发生，进而疼痛转为持续性，出现跛行，当病情严重时，髋关节屈曲内收，代偿性腰椎前凸，此时，可有严重的下背部疼痛，甚至不能行走。检查髋关节局部压痛、活动受限。

【辅助检查】

1. 实验室检查

血尿常规检查和血沉、粘蛋白、类风湿因子等均在正常范围。滑膜液检查色泽、透明度及粘蛋白凝块试验正常，白细胞计数在0.2×10^9~2×10^9，镜检无细菌或结晶，但可见到软骨碎片和纤维，从碎片的数目可粗略估计软骨退化程度。

2. 影像学检查

（1）X线检查。骨关节炎早期，X线检查可正常，随着关节软骨逐渐破坏、消失，X线平片一般有典型表现，主要为关节间隙变窄，在伴发滑膜积液时，偶可见关节间隙变宽；软骨下骨质硬化，边缘唇样变及骨赘形成，关节周围骨内囊状改变等。

（2）CT、MRI可清晰显示关节病变、椎间盘突出，MRI还可发现软骨破坏、韧带病变、滑囊炎、滑膜病变等，大大提高了骨关节炎的早期诊断率。

【诊断与鉴别诊断】

根据病史、症状、体征实验室检查及X线等影像学检查，一般不难作出诊断。

需与以下疾病鉴别：

（1）类风湿关节炎。多发生于年轻女性，常伴全身症状，一般不难与本病鉴别。误诊系由于Heberden结节和Bouchard结节伴手指偏斜畸形而导致。但骨关节炎结节少有炎症反应，腕关节及掌指关节极少累及为鉴别要点。血沉正常、类风湿因子阴性、滑液检查正常，有利于骨关节炎的诊断。

（2）强直性脊柱炎。主要症状为下背部酸痛，脊柱僵硬感，活动受限，髋关节亦常受累，有时症状与本病相似。但强直性脊柱炎多发生于年轻男性，主要病变在肌腱、韧带附着端，逐渐骨化以致强直，严重者脊柱的前后纵韧带、棘间韧带均可骨化，使脊柱呈竹节样改变，而椎间盘则很少累及，X线表现和骨关节炎有明显不同。

【治疗】

骨关节炎是关节生理性退化的表现，至今尚无逆转或中止本病进展的药物。症状明显者可采用下列方法治疗。

1. 药物治疗

药物分为三类：

第一类：快作用缓解症状药，可迅速止痛，改善症状，该类药物包括镇痛剂、非甾体类抗炎药以及局部使用的激素。

第二类：慢作用缓解症状药，起效较慢，停药后尚有一定治疗作用，对关节软骨有一定保护作用，如硫酸葡萄糖胺、透明质酸钠、硫酸软骨素等。

第三类：软骨保护剂，可减缓、稳定，以至逆转关节软骨的降解，该类药物尚停留在研究阶段。

骨关节炎与骨质疏松常同时存在。骨关节炎患者如合并骨质疏松，软骨下骨板质量下降，可能加速软骨的破坏，进而引起代偿性骨质增生。因此，对骨质疏松的治疗除可缓解本身症状外，对骨关节炎的治疗也是一个补充。

近年来，采用维生素 A，C，D，E 预防和改善骨关节炎疼痛及残疾，已经引起注意。维生素类可以通过抗氧化作用、调节炎症反应参与骨与胶原合成。

2. 物理治疗

热疗、水疗、红外线、超短波、电刺激等均可增强关节局部血液循环、缓解肌肉紧张，减轻疼痛等症状。牵引疗法对颈椎病神经根型患者效果较好，可以松弛肌肉，缓解疼痛，并能防止神经根及相邻的组织形成粘连，但须在专科医生指导下进行。

3. 推拿和中药

祖国医学的推拿、针灸治疗在减轻骨关节炎症状方面有明显效果。中药帖剂可活血止痛，有时亦有良效。

4. 手术和关节镜下治疗

关节不稳定或关节功能丧失者，可考虑手术治疗，髋关节置换术、粗隆下截骨术、膝关节成形术等。

关节镜治疗：常用关节镜下关节清理术。通过关节镜将关节内的软骨碎屑，滑膜碎片，游离体清除；若有半月板或韧带损伤，则可同期进行处理。关节镜下刨削术是对软骨和滑膜进行刨削，清除浮动的不稳定软骨，促使软骨再生，刨削增生的滑膜，可以减少炎性反应；关节镜下钻孔术和关节镜下软骨下骨微骨折术，是在前两种手术的基础上，对软骨缺损区域的软骨下骨钻孔或凿洞，造成细微骨折，从而刺激骨髓内细胞分化，形成纤维软骨，从而覆盖软骨缺损区，形成纤维软骨，避免软骨下骨裸露。

【转诊指导】

（1）基层医院行物理治疗、中医药治疗效果欠佳者。

（2）需要手术治疗或关节镜治疗者。

（3）诊断不明确者。

【健康教育】

（1）要让患者对本病有所认识，知道如何保护关节，肥胖者要减肥，纠正不正确的姿势，避免关节过度用力，勿过分劳损。

（2）体育锻炼要循序渐进，注意保护。

（3）骨关节炎初起症状较轻，应慎用药或不用药，或使用外用药物，如红花油、双氯芬酸（扶他林）乳胶剂等。

（4）指导患者穿合适的鞋子，使用协助行走的器械，如手杖、手扶车等。

（5）合理选择理疗、按摩等中医药治疗。

（6）要注意营养的平衡，多食奶制品、豆制品、新鲜蔬菜水果，补充钙和维生素。

第五编　社区常见外科疾病的诊疗与转诊

第一章　浅表软组织感染

第一节　疖

疖是一种化脓性毛囊及毛囊深部周围组织的感染，相邻近的多个毛囊感染、炎症融合形成的叫痈。

【病因】

金黄色葡萄球菌是最常见的致病菌。肛门生殖器部位的复发性疖可继发于厌氧菌感染。5%为无菌性，由异物反应所致，如囊肿破裂。

青少年易发。易感因素包括长期携带金黄色葡萄球菌、糖尿病、肥胖、不良的卫生习惯以及免疫缺陷状态。

【临床表现】

最初，局部出现红、肿、痛的小结节，以后逐渐肿大，呈锥形隆起。数天后，结节中央因组织坏死而变软，出现黄白色小脓栓；红、肿、痛范围扩大。再数天后，脓栓脱落，排出脓液，炎症便逐渐消失而愈合。

一般无明显的全身症状。但若发生在血液丰富的部位，全身抵抗力减弱时，可引起不适、畏寒、发热、头痛和厌食等毒血症状。

面部，特别是所谓“危险三角区”的上唇周围和鼻部疖，如被挤压或挑破，感染容易沿内眦静脉和眼静脉进入颅内的海绵状静脉窦，引起化脓性海绵状静脉窦炎，出现延及眼部及其周围组织的进行性红肿和硬结，伴疼痛和压痛，并有头痛、寒战、高热，甚至昏迷等，病情十分严重，死亡率很高。

【诊断和鉴别诊断】

主要根据临床表现，皮损处革兰氏染色和细菌培养可支持诊断。广泛的疖、痈血中白细胞计数增高。

【治疗】

对炎症结节可用热敷或物理疗法（透热、红外线或超短波），也可外敷抗生素软膏，如莫匹罗星软膏。

已有脓头时，可在其顶部点涂石碳酸或用针头、刀尖将脓栓剔出，以加速脓栓脱落、脓液流出，促进局部愈合，但禁忌挤压。当有波动时，应及早切开引流。对未成熟的疖，不应挤压，以免引起感染扩散。

以下四种情况应系统用抗生素：①毛囊炎位于鼻周、鼻腔或外耳道内。②大的或复发性疖。③皮损周围有蜂窝织炎。④皮损局部治疗无反应。

应给予青霉素、头孢类、大环内酯类和克林霉素等对致病菌敏感的药物。

【转诊指导】

如患者血糖控制欠佳，疖肿化脓感染扩散，常规处理效果不明显者。

【健康教育】

（1）注意个人日常卫生，保持皮肤清洁，做到勤洗澡、勤换内衣、洗头、理发、剪指甲，注意消毒剃刀等。

（2）及时治疗小的疖，防止感染扩散。对免疫力较差的老年人及小儿应加强防护。

（3）避免挤压未成熟的疖，尤其是“危险三角区”的疖，以避免感染扩散引起颅内化脓性海绵状静脉窦炎。

（4）糖尿病病人应有效控制血糖。

第二节　痈

本病是由金黄色葡萄球菌感染引起的多个临近毛囊的深部感染。常发生于抵抗力低下者，如糖尿病、肥胖、不良卫生习惯以及免疫缺陷状态等。好发颈部、背部、肩部，临床表现为大片浸润性紫红斑，可见化脓、组织坏死。本病伴有发热、畏寒、头痛、食欲不振等全身症状，严重者可继发毒血症、败血症导致死亡。

【临床表现】

本病多发生于抵抗力低下的成人，多发生于皮肤较厚的颈项、背部和大腿，大小可达10cm或更大，初为弥漫性浸润性紫红斑，表面紧张发亮，触痛明显，之后局部出现多个脓头，有较多脓栓和血性分泌物排出，伴有组织坏死和溃疡形成，可见窦道，局部淋巴结肿大。临床上患者自觉搏动性疼痛，可伴有发热、畏寒、头痛、食欲不振等全身症状，严重者可继发毒血症、败血症导致死亡。本病愈合缓慢，伴有瘢痕形成。

（1）症状：本病伴有发热、畏寒、头痛、食欲不振等。

（2）体征：多颈、背、肩部皮肤为大片浸润性紫红斑，可见化脓、组织坏死。

【辅助检查】

（1）血常规检查：可见白细胞总数明显增高，中性粒细胞增加。

（2）组织细菌涂片：可见革兰氏阳性球菌，血液及组织的细菌培养金黄色葡萄球菌阳性。

（3）组织病理：表现为多个相邻毛囊、毛囊周围组织及皮下组织密集的中性粒细胞浸润，可见组织坏死和脓肿形成。

【诊断和鉴别诊断】

根据临床表现多可作出诊断。

【治疗】

（1）积极治疗原发病，对糖尿病病人，应有效控制血糖。

（2）增强机体抵抗力，注意休息，保持个人卫生。

（3）全身应用有效抗生素，加强高能量营养饮食，维持水电解质、酸碱平衡。

（4）早期局部可予以鱼石脂软膏、50%硫酸镁或70%酒精溶液湿敷疗法，对控制感染扩散、控制炎症消散有良好效果，小部分痈早期取出脓栓、换药后坏死组织脱落，创面可逐渐愈合。

（5）脓肿明显者应切开引流，引流切口应做成“十”或“双十”形，长度超过病变范围，深达筋膜或筋膜下组织，切断所见纤维间隔。

【转诊指导】

（1）糖尿病患者血糖难以控制，局部感染有扩散表现。

（2）出现全身化脓性感染或脓毒血症倾向者。

【健康教育】

（1）注意个人日常卫生，保持皮肤清洁，做到勤洗澡、勤换内衣、洗头、理发、剪指甲，注意消毒剃刀等。

（2）及时治疗小的疖，防止感染扩散。对免疫力较差的老年人及小儿应加强防护。

（3）加强营养，鼓励摄入含丰富蛋白质、能量及纤维素的饮食，以提高机体抵抗力。

（4）糖尿病病人应有效控制血糖。

第三节　急性蜂窝织炎

急性蜂窝织炎是皮下、筋膜下、肌间隙或深部疏松结缔组织的急性、弥漫性、化脓性感染。常见致病菌为金黄色葡萄球菌，有时为溶血性链球菌，少数由厌氧菌和大肠杆菌引起。近年随着微生物学的发展和检测手段的提高，厌氧菌感染和混合感染受到广泛的重视。

【病因】

多因皮肤、黏膜损伤后，皮下疏松结缔组织受病菌感染所致。也可由局部化脓性感染直接扩散或经淋巴、血液传播而发生。病菌多为金黄色葡萄球菌，有时为溶血性链球菌，也可为厌氧菌、大肠杆菌感染或混合性感染。在免疫缺陷患者中，偶见革兰氏阴性菌引起的蜂窝织炎。

【临床表现】

1. 症状

病变局部红、肿、热、痛，并向周围迅速扩大。红肿的皮肤与周围正常组织无明显的界限，中央部颜色较深，周围颜色较浅。感染部位较浅、组织较松弛者，肿胀明显且呈弥漫性，疼痛较轻；若感染位置较深或组织较致密，则肿胀不明显，但疼痛剧烈。

患者多伴有程度不同的全身症状，如畏寒、发热、头痛、乏力等。一般深部蜂窝织炎、厌氧菌和产气菌引起的捻发性蜂窝织炎，全身症状多较明显，可有畏寒、高热、惊厥、谵妄等严重症状。口底、颌下和颈部的急性蜂窝织炎，可发生喉头水肿和压迫气管，引起呼吸困难，甚至窒息。有时炎症还可以蔓延到纵隔，引起纵隔炎及纵隔脓肿。

2. 体征

病变局部红肿，有明显的压痛。病灶较深者局部红肿多不明显，常只有局部水肿和深部压痛。捻发性蜂窝织炎多发生在会阴部、腹部伤口处，查体时可检捻发音；疏松结缔组织和筋膜坏死，水肿严重并伴有进行性皮肤坏死，脓液有恶臭。

【辅助检查】

1. 血常规

白细胞计数升高，伴有中性粒细胞升高。若白细胞计数>（20~30）$\times 10^9$/L，或<4$\times 10^9$/L，则应警惕并发感染性休克和脓毒血症。

2. 细菌学检查

对多发、反复感染者，可由脓肿直接抽取脓液进行细菌培养，阳性结果有助于诊断。在脓液细菌培养的同时，行药物敏感性试验可为临床药物治疗提供科学依据。

3. 影像学检查

有助于早期病种判断，了解局部组织破坏程度。①B 超可了解病灶局部大小、边界、有无脓肿形成等情况。②X 线片：当口底、颌下、颈部蜂窝织炎蔓延引起纵隔脓肿时，可见纵隔增宽的高密度影像。③CT 及 MRI 检查可清晰了解病变组织及周围器官组织情况。

【诊断】

根据典型的局部和全身表现和体征可作出诊断。实验室检查：白细胞计数升高，脓液的细胞学检查有助于诊断。影像学检查对感染程度及病原菌判断有帮助。

【鉴别诊断】

1. 丹毒

溶血性链球菌侵入皮肤及网状淋巴管引起的感染。局部表现为绛红色斑块，指压后退色，皮肤轻度水肿，边缘稍隆起，界线清楚。感染蔓延迅速，但不化脓，很少有组织坏死，易反复发作。下肢反复发作者，可有皮下淋巴管阻塞。

2. 坏死性筋膜炎

常为需氧菌和厌氧菌混合感染。发病急，全身症状重，而局部症状不明显。感染沿筋膜迅速蔓延，筋膜与皮下组织大量坏死。患者常有贫血、中毒性休克。皮肤可见溃疡、脓液稀薄，脓培养可有多种菌生长。

3. 气性坏疽

产气性蜂窝织炎应与气性坏疽鉴别，后者病前创伤较重，常深及肌肉，伴有伤肢或躯体功能障碍；伤口分泌物有某种腥味。脓液涂片检查可大致区分病菌形态。

【治疗】

1. 局部治疗

早期局部无波动时涂布药物，可用 50%硫酸镁做局部湿热敷；早期应用紫外线、红外线可促进脓肿局限；脓液排出后可选择透热法，如超短波、微波等，促进局部血液循环，肉芽组织生长，加快创口愈合。

一旦脓肿形成，应切开引流。对于口底及颌下的蜂窝织炎，经短期积极抗感染治疗无效时，应及早切开减压，以防喉头水肿压迫气管造成窒息。手指部的蜂窝织炎，亦应早期切开减压，防止指骨坏死。对于捻发性蜂窝织炎，应做广泛切开引流，切除坏死组织，用 3%过氧化氢溶液冲洗伤口。当有大量皮下组织坏死时，待坏死组织脱落后可植皮以促愈合。

2. 全身治疗

（1）抗休克治疗。对感染性休克患者应给予积极的补液扩容，改善微循环状态及相应的对症治疗，密切注意患者的尿量、血压、心率及末梢循环情况。对低血压者选用多巴胺静脉滴注效果好。

（2）全身支持疗法。保证患者充分休息。感染严重者应适当加强营养，补充热量及蛋白质，适量输入新鲜血或血浆。人血丙种球蛋白可增强患者抗感染能力。

（3）应用抗生素。它是治疗蜂窝织炎的最重要措施之一。使用原则是根据细菌培养及药敏试验结果选用有针对性、敏感的药物。药敏结果出来前，可根据脓液涂片检查选择相对有针对性的广谱抗生素。

对金黄色葡萄球菌、链球菌感染，首选青霉素和磺胺甲恶唑。严重者选用头孢菌素类药物；对革兰氏阴性菌采用阿米卡星，因其耐药菌株少，临床效果也好；对厌氧菌感染者，甲硝唑列为治疗厌氧菌感染的首选药物。

【转诊指导】

（1）常规抗生素治疗、局部脓肿引流后疗效不佳者。

（2）对颈、面部感染的病人，如出现呼吸困难、发绀，甚至窒息等呼吸道压迫症状者。

【健康教育】

（1）注意个人卫生，保持皮肤清洁干燥。

（2）注意休息，局部制动，抬高患肢。

（3）加强营养，增强机体抵抗力。

第四节　丹　　毒

丹毒是一种累及真皮浅层淋巴管的感染。

【病因】

主要致病菌为 A 组 β 溶血性链球菌。诱发因素为手术伤口或鼻孔、外耳道、耳垂下方、肛门、阴茎和趾间的裂隙。皮肤的任何炎症，尤其是有皲裂或溃疡的炎症为致病菌提供了侵入的途径。轻度擦伤或搔抓、头部以外损伤、不清洁的脐带结扎、预防接种和慢性小腿溃疡均可能导致此病。致病菌可潜伏于淋巴管内，引起复发。

【临床表现】

潜伏期为 2~5 天。前驱症状有突然发热、寒战、不适和恶心。数小时到 1 天后出现红斑，并进行性扩大，界限清楚。患处皮温高、紧张，并出现硬结和非凹陷性水肿，受累部位有触痛、灼痛，常见近卫淋巴结肿大，伴或不伴淋巴结炎。也可出现脓疱、水疱或小面积的出血性坏死。好发于小腿、面部。

丹毒的复发可引起持续性局部淋巴水肿，最后结果是永久性肥厚性纤维化，称为慢性链球菌性淋巴水肿。乳腺癌患者腋部淋巴结清扫术后由于淋巴淤滞，也易反复患丹毒。

【辅助检查】

伤口及破损处的拭子革兰氏染色和细菌培养；下肢丹毒应行足趾间皮屑真菌学检查；面部丹毒应行鼻旁窦放射线检查。

【诊断和鉴别诊断】

根据患者临床表现多可作出诊断。

【治疗】

1. 系统治疗

首选青霉素，疗程为10~14天。对青霉素过敏者可选用大环内酯类抗菌药物。复发性丹毒患者在淋巴管炎的活动期间，大剂量抗菌药物治疗有效，但需要继续以间歇性小剂量维持较长时间以取得完全效果。

2. 局部治疗

皮损表面可外用各种抗菌药物。加压治疗可减轻淋巴水肿，有助于预防复发。可辅以物理疗法，如窄波紫外线照射等。

3. 外科疗法

对以上治疗方案无效的持续性硬性水肿，可推荐用整形外科治疗。

【转诊指导】

一般无须转诊。患者出现高热或局部感染扩散，感染控制欠佳者应转诊。

【健康教育】

（1）应积极寻找可导致致病菌进入的皮肤病变如湿疹的搔抓、破损或外伤，一旦发现这些皮肤病变应积极治疗。

（2）最常见、易被忽视而未予治疗的易感因素是足癣，可成为细菌进入皮肤的门户。

第五节 甲 沟 炎

指甲除游离缘外，其余三边均与皮肤皱褶相接，连接部形成沟状，称为甲沟。甲沟炎即在甲沟部位发生的感染。甲下脓肿即指甲与甲床间的感染。两者可相互转化或同时存在。

【病因】

甲沟炎多因甲沟及其附近组织刺伤、擦伤、嵌甲或拔“倒皮刺”后造成。甲下脓肿常由甲沟炎蔓延发生或甲下刺伤引起感染或指端挤压伤而致甲下血肿继发感染，致病菌主要是金黄色葡萄球菌。

【临床表现】

初起时一侧甲沟发生红肿疼痛，短时间内可化脓感染，可扩散至指甲根部和对侧甲沟，形成指甲周围炎，也可扩散至甲下形成甲下脓肿。此时疼痛加剧，肿胀明显，在指甲下方可见到黄白色脓液将指甲漂起，如不及时处置可发展成脓性指头炎甚至引起指骨骨髓炎，也可变为慢性甲沟炎、经久不愈甲沟炎或甲下脓肿，因感染较表浅，故全身症状往往不明显。

【辅助检查】

有时白细胞计数可增多，X线检查无阳性发现。

【诊断和鉴别诊断】

依据病史及临床表现、实验室检查，一般诊断不难。

【治疗】

早期可用热敷、理疗、外敷等措施，应用磺胺药或抗生素。

已有脓液的，可在甲沟处作纵形切开引流。感染已累及指甲基部皮下周围时，可在两侧甲沟各作纵行切口，将甲根上皮片翻起，切除指甲根部，置一小片凡士林纱布或乳胶片引流。如甲床下已积脓，应将指甲拔去，或将脓腔上的指甲剪去。在拔甲时，应注意避免损伤甲床，以免日后新生指甲发生畸形。

【健康教育】

应正确修剪趾甲，以防修甲不当损伤甲缘而引发甲沟炎。正确的修剪步骤是将甲板的远端边缘剪成直角，以确保趾甲呈方形，两角突出于甲皱襞的远端。

第六节　嵌　甲　症

嵌甲是很痛苦的足部问题，是趾甲板外缘或内缘或侧角嵌入甲沟皮肤，可引起局部疼痛，当甲缘突破皮肤时，细菌侵入可导致甲沟炎，修剪趾甲不当仅为其中的原因之一，多见于大脚趾内侧。

【病因】

指甲修剪不当，这是最常见的病因之一，指甲侧缘没有剪齐而又剪得过短过深，则侧缘指甲像“硬刺”似的插入甲周组织。穿鞋不当，外伤及其他因素，如先天性局部畸形，如趾甲的明显外翻、甲营养不良、厚甲症或与甲真菌病等有关。也有人认为，趾甲的曲度和轴向与嵌甲有关。

嵌甲症与职业也有一定关系，多见于站立工作的服务性职业、建筑业或芭蕾舞蹈演员、运动员等。

【临床表现】

根据临床表现将其分为轻度、中度、重度三种类型。

轻度：嵌入的趾甲刺伤甲沟软组织，出现轻度水肿，轻压痛，尤其在行走时或趾甲被压时更甚。

中度：嵌甲病程较长后，甲沟软组织可形成坚韧的白膜样物，紧紧地与甲沟软组织相嵌，趾甲抵压此白膜样物时，疼痛剧烈，呈现炎症反应，局部皮肤出现红肿，无化脓及肉芽。

重度：甲沟软组织溃烂或红肿，炎症可向甲根部蔓延，形成肉芽组织，有浆液样脓性分泌溢出，且由于细菌感染而发生恶臭，常因剧烈疼痛影响行走。

嵌甲症可伴发甲沟炎、趾甲周围炎、甲旁肉芽肿，还能引起慢性骨髓炎，真菌感染等。因此，对于病程较长或肿痛较剧的病例，则建议行 X 线检查，以排除趾甲的慢性骨髓炎。此外，单纯拔甲术后 5%可引起甲营养不良。

【治疗】

1. 一般处理

当炎症较轻时，可局部处理：①常规消毒，不需麻醉。②术者捏住患趾两侧。③术者右手持手术刀或修脚刀挑去已嵌入甲沟软组织内的趾甲残端，去除了嵌甲，疼痛即刻消除。④术后用碘伏消毒液纱布包敷创口处，然后予以包扎。隔天换药一次，一般3~4天后创口愈合。

2. 手术治疗

单纯的甲板部分或全部切除：手术简单快捷，短期疗效较满意，但此术复发率可达73%。甲缘组织内聚是造成嵌甲复发的重要原因。

部分拔甲术，现多为联合手术或复杂手术的基础而运用，病甲部分或全部拔除+甲缘软组织处理。采用病甲部分+病变甲缘组织切除术和拔甲术+局部皮肤整缩术，效果明显优于单纯拔甲术。

改善甲沟引流及增大甲沟间隙的手术：如指腹成形术，甲旁软组织楔形切除术，使甲沟变平，变浅，消除潜在缝隙死腔。修整术则向甲根部延长甲沟，再将嵌甲取出，放入药物包扎，但疗效评价不一。

【转诊指导】

经拔甲或改良拔甲术后仍复发患者。

【健康教育】

（1）依据力学原理，通过微静力改变指甲弧度，如弹性钢丝或弹性贴片，非手术，无痛苦矫正嵌甲，避免复发。

（2）穿合适的鞋子，不要使之过紧，以防发生嵌甲症。

（3）此外，应正确修剪趾甲，以防修甲不当，损伤甲缘而引发甲沟炎。正确的修剪步骤是将甲板的远端边缘剪成直角，以确保趾甲呈方形，两角突出于甲皱襞的远端。

第七节 化脓性指头炎

化脓性指头炎是发生在指末节的皮下化脓性感染。因在感染时，整个指腹高度肿胀，形同蛇头，故名“蛇头疖”。因指腹皮下组织排列十分紧密，故在感染初期，组织就很肿胀，同时腔内张力明显增高，疼痛剧烈，末节指骨的血供受到阻碍。疾病早期局部症状较重；脓肿形成后很难检出感染区的波动感，是本病的重要特征。

【病因】

化脓性指头炎多为指端异物刺伤后所致，亦可继发于甲沟炎。主要致病菌是金黄色葡萄球菌。

【临床表现】

发病初，指头轻度肿胀、发红，刺痛。继而指头肿胀加重，皮肤张力明显变大，病人常感剧烈跳痛，难以安眠。并有恶寒发热、全身不适等症状。

脓肿期，微血管内血栓形成，局部组织趋于坏死，整个指腹可以高度肿胀，形同蛇头。脓肿形成后，指头疼痛反而减轻，皮色由红转白，但难查出波动感。皮肤破溃溢脓，逐渐愈合。

【实验室检查】

血常规白细胞总数常>10×10^9/L，中性粒细胞大于0.6。

【诊断和鉴别诊断】

有甲沟炎或手指外伤史，指腹红、肿、剧烈跳痛伴发热等临床表现不难诊断。

【治疗】

1. 局部治疗

前臂平置、制动，以减轻肿胀和疼痛。

早期可给予热敷、高锰酸钾浸泡、3%碘酊涂擦，积极抗感染治疗可使炎症消退。脓肿形成前，可用如意金黄散敷贴患指。

尽早切开引流，因感染区很难查出波动感，故根据感染的时间，在跳痛出现或影响睡眠时即行切开引流，不能等待。即使切开后没有许多脓液，对缓解症状，控制炎症向纵深发展也是有益的。术中应避免行两侧对口引流，更不要作指端的鱼口状引流切口。前者常在指腹下留有较大瘢痕，使持物、捏物时疼痛敏感，影响功能。后者则因瘢痕回缩使指端不平，影响功能与外形。

2. 抗生素治疗

首选青霉素类或头孢菌素类药物。

【转诊指导】

（1）常规抗生素治疗、局部脓肿引流后疗效不佳者。

（2）患者出现全身化脓性感染、骨髓炎或脓毒血症倾向。

【健康教育】

（1）当指尖发生疼痛。在检查发现肿胀并不明显时，可用热盐水浸泡多次，每次约20分钟。亦可用药外敷（参看甲沟炎的治疗）。

（2）酌情应用抗生素。

（3）如一旦出现跳痛，指头的张力显著增高时，即应切开减压引流，不能等待波动出现后才手术。切开后脓液虽然很少，或没有脓液，但可降低指头密闭腔的压力，减少痛苦和并发症。

第八节　化脓性腱鞘炎

化脓性腱鞘炎大多由手指掌侧横纹部的刺伤引起，而血源性感染则较少见。鞘管内富有滑液，湿润而少血，给感染提供了有利的条件。一旦发生感染，炎症很快扩散到整个鞘管。拇指、小指的腱鞘感染，还可扩散到桡侧或尺侧滑囊，并可波及到前臂。在纤维鞘管的狭腔内，炎症及渗液张力可破坏肌腱的血循环，导致肌腱坏死。即使肌腱不坏死，炎症愈后也常发生粘连，严重影响手指的功能。

【病因】

多由手指掌侧横纹部的刺伤所致。

【临床表现】

化脓性腱鞘炎是手部一种严重的感染，发病迅猛，当鞘管内尚未形成脓液时，即可出现明显的全身症状，如高热、寒战、恶心、呕吐、白细胞增高等。

典型的症状为：患指均匀红肿，类似腊肠样；手指呈半屈曲状态；主、被动伸直手指可引起剧烈的疼痛；沿整个鞘管均有明显压痛。

【辅助检查】

白细胞计数可升高。其他辅助检查：X 线检查，无阳性发现。

【诊断和鉴别诊断】

依据外伤史、损伤部位、全身表现、局部症状、实验室检查，即可诊断。

【治疗】

化脓性腱鞘炎一旦明确诊断，应积极进行全身抗感染治疗，同时，应行局部外科处理。否则，感染会很快破坏肌腱，造成严重的功能障碍。

当感染初期、脓液稀薄时可用腱鞘穿刺法，鞘内抽脓、冲洗后注射药物。已明显化脓者应及时切开引流。从手指侧方切口，显露大部分鞘管。于鞘管的近、远端开两个小窗，观察脓液的稀薄及多少。若脓液少而稀，则可从窗口各放入一塑料管，再缝合伤口，保留塑料管，定时冲洗鞘管，并注入抗生素。待感染控制后拔除塑料管。脓液较黏稠，除保留部分鞘管作“滑车”外，应将大部分鞘管切除。若发现肌腱已变性、坏死，则将坏死肌腱和鞘管全部切除，冲洗后伤口内填油纱条引流，换药使伤口愈合。

【转诊指导】

（1）常规抗生素治疗、局部脓肿引流后疗效不佳者。

（2）患肢出现明显功能障碍，通过患肢功能锻炼难以恢复者。

（3）患者出现全身化脓性感染或脓毒血症倾向。

【健康教育】

（1）将患者手固定在功能位置，以悬带吊起。睡卧时手部垫高。

（2）每次换药前用温热无菌液体浸泡。

（3）给予适当的抗生素。

（4）感染控制后，立即开始练习自动或被动活动，以防指关节强直。腱鞘炎切开引流后，早期活动可减少肌腱粘连，理疗可促进功能恢复。

（5）如引流畅通，但伤口久不愈合，应检查有无骨或关节感染，或肌腱坏死。必要时作 X 线摄片检查。

第九节　慢性皮肤溃疡

慢性皮肤溃疡是常见病、多发病，病程长、难以治愈，严重影响患者的生活和工作质量，并且愈后易复发，慢性皮肤溃疡久治不愈存在癌变的风险。

【病因】

皮肤溃疡是各种原因引起的局部组织缺损。2 周以上创面未愈合者，为慢性皮肤溃疡；1 月以上未愈合者，为慢性难愈性皮肤溃疡。

慢性皮肤溃疡属于中医的“顽疮”、“臁疮”、“脱疽”、“席疮”等范畴，包括血管性溃疡（动脉闭塞硬化性溃疡、静脉曲张性溃疡）、外伤性溃疡、感染性溃疡、化学性溃疡、放射性溃疡、压迫性溃疡、神经营养不良性溃疡、糖尿病性溃疡、毒蛇咬伤性溃疡、烧伤后瘢痕上溃疡等。

【临床表现】

因为病因的不同，可有不同的全身症状表现，如糖尿病性溃疡常伴见血糖升高，可有多饮多食多尿、患肢感觉麻木等症状；外来伤害引起的可有外伤、毒蛇咬伤、烫伤、接触化学性物质或放射性物质等病史；静脉曲张性溃疡可伴见静脉曲张团，淤积性皮炎，患肢浮肿夜重，晨起减轻等；动脉闭塞硬化性溃疡可伴见患肢夜间静息痛，畏寒，间歇性跛行等症状；压迫性溃疡常有全身或局部不能自主行动的情况，全身多发性大面积压迫性溃疡可见患者有贫血、低蛋白血症、电解质紊乱等全身状况极差的情形出现。

【辅助检查】

测血糖、血管彩超等明确何种病因所致的皮肤溃疡。

【诊断和鉴别诊断】

根据临床表现多可作出诊断。

【治疗】

注意肉芽组织生长状态，防止肉芽生长过剩，高出皮肤表面，阻碍上皮正常运行，影响创面愈合进程，必要时应选用平胬丹，或垫棉压迫法或适当修剪肉芽，保持肉芽组织与皮肤持平，使上皮顺利生长。

临床实践证明中医药治疗各种病因的慢性皮肤溃疡均有显著疗效，对于各种病因的难愈性创面疗效无明显差异，但疗程与溃疡病因有关，创伤性溃疡疗程最短，其依次为感染性溃疡、糖尿病性溃疡、静脉性溃疡、复杂性窦瘘，动脉缺血性溃疡疗程最长。

【转诊指导】

(1) 经长期门诊换药处理后溃疡仍难以愈合者。

(2) 皮肤溃疡经常规处理有扩大趋势或全身感染者。

(3) 糖尿病性溃疡血糖控制不佳或血糖控制良好但溃疡仍难以愈合者。

(4) 诊断明确为静脉性溃疡、复杂性窦瘘，动脉缺血性溃疡等患者。

【健康教育】

(1) 平时注意保护皮肤完整性，尽量避免受伤。

(2) 一旦皮肤出现破溃，应保持局部清洁干燥，在必要时，应及时就医。

第二章　体表肿瘤与肿块

第一节　脂　肪　瘤

脂肪瘤是由成熟脂肪细胞所构成的一种常见表浅良性肿瘤。较常见，多见于中年人（50~60岁）。可发生于任何部位，表现为单个和多个皮下局限性肿块，还可见于Gardner综合征的部分表现。细胞遗传学方面研究认为与染色体改变有关。肿物生长缓慢，极少恶变。当体积较大时，需要手术治疗。病因不明，少数病人有家族史或生后即有。

脂肪瘤是一种常见的良性肿瘤，可发生于任何有脂肪的部位。部分病例发生在四肢，主要在皮下，也可见于肢体深部和肌腹之间，患者年龄多较大，儿童较少见。深部脂肪瘤多沿肌肉生长，可深达骨膜，但很少侵犯邻近骨骼。脂肪瘤很少恶变，手术易切除。

【病因】

病因不明，少数病人有家族史或生后即有。各种类型脂肪瘤形成的根本原因——“脂肪瘤致瘤因子”。在患者体细胞内存在一种致瘤因子，在正常情况下，这种致瘤因子处于一种失活状态（无活性状态），在正常情况下，不会发病，但在各种内外环境的诱因影响作用下，如机体抵抗力下降、体内内环境改变，慢性炎症刺激、全身脂肪代谢异常等，诱这种脂肪瘤致瘤因子处于活跃状态，具有一定的活性，使正常脂肪细胞与周围组织细胞发生一种异常增生现象，导致脂肪组织沉积，并向体表或各个内脏器官突出的肿块，即脂肪瘤。

（1）饮食因素：过度饮酒，经常进食肥肉、动物内脏、无鳞鱼或蛋黄等人群因为进食过多肥腻之品，高胆固醇食物，导致新生脂肪组织过多，使体内过多的脂肪细胞异聚，变硬。

（2）压力因素：工作压力过大，心情烦躁，可造成正常的脂肪组织和淤血交织在一起，长时间可形成结缔组织包裹脂肪细胞，形成脂肪瘤。

（3）不良生活习惯：经常熬夜等不良生活习惯会使人体对脂肪的分解能力下降，原有的脂肪组织和新生的脂肪不能正常排列，形成异常的脂肪组织，即“脂肪瘤”。

【临床表现】

一般发生于躯干、四肢及腹腔等部位。脂肪瘤和周围组织之间的界线很清楚，其质地较软，生长缓慢，大多数体积都较小。这种瘤状物由分化成熟的脂肪细胞组成，并被纤维条索将瘤组织分割成大小不等的脂肪小叶。其中，纤维成分较多的脂肪瘤又叫纤维脂肪瘤，血管丰富的脂肪瘤又叫做血管脂肪瘤。

【辅助检查】

（1）影像学检查。根据脂肪瘤发生的部位可选择超声、CT或MRI检查等。

（2）组织病理检查，为确诊手段。纤维组织一般不多，若较多，则称为纤维脂肪瘤。

当较大脂肪瘤蒂扭转时，可因局部血流障碍，引起液化改变而呈囊肿样。

（3）染色体检查。细胞遗传学方面研究示本病与 12q、6p 和 13q 染色体异常改变有关。

【诊断和鉴别诊断】

诊断该病主要依据临床表现及相关检查。

鉴别诊断：脂肪瘤应注意与肉瘤相鉴别，后者系脂肪组织的恶性肿瘤，较常见，好发于大腿、臀部、腋窝深部和腹膜后。肿瘤无包膜，呈结节状，生长缓慢。

【治疗】

较小（直径 1cm 内），多发脂肪瘤，一般不需处理。较大者宜行手术切除。较小脂肪瘤，发展缓慢，无临床症状者一般无须处理。如果长得很大、感觉疼痛或影响美观，则可考虑手术切除。激光手术治疗脂肪瘤有多种方法，但对小的脂肪瘤采用微切口激光切除分叶取出。较大脂肪瘤根据部位按外科要求选择切口摘除。

【转诊指导】

（1）巨大脂肪瘤局部麻醉难以耐受者。

（2）脂肪瘤位于腹腔或其他深部组织间隙者。

【健康教育】

饮食建议合理膳食，保证营养全面而均衡，饮食宜清淡，不要吃辛辣刺激性食物。

第二节　纤　维　瘤

根据发病年龄和部位的不同主要包括幼年性纤维瘤病、颈纤维瘤病、婴幼儿纤维瘤病、婴幼儿肌纤维瘤病、脂肪纤维瘤病等。发病年龄多在 30~50 岁，儿童和青少年也不少见。肿瘤可发生在身体任何部位的大肌肉，以腹壁的腹直肌及其邻近肌肉的腱膜最为常见，好发于妊娠期和妊娠后期。若为腹壁外者，则多见于男性，好发于肩胛部、股部和臀部。

【病因】

病因不明，有些病例可能与创伤或射线照射有关。

【临床表现】

据发病年龄及受累部位的不同，分为：

（1）青年性纤维瘤病。发生在儿童和青年人。

（2）颈纤维瘤病。它是指在出生时或出生后不久表现出来的累及胸锁乳突肌下 1/3 的一种纤维瘤病，有时为双侧性。颈纤维瘤病常伴有各种先天性异常。

（3）婴幼儿指（趾）纤维瘤病。它是一种通常只限于在儿童期发生的纤维瘤病。其典型的部位是发生在指（趾）末端的外侧面，也可发生在指（趾）以外的部位，如口腔和乳腺。此病常为多发，且多在出生时或在 2 岁以内发病。

（4）婴幼儿肌纤维瘤病。为发生在皮肤、软组织或骨的单发或多发的结节状病变，既可局限于上述部位，也可伴有内脏的受累。此病绝大部分发生在 2 岁以前，且大约 60% 为先天性的。此病也可见于成人，其单发者多见于男性，而多发者则女性居多。已知具有家族性发病者，并已找到常染色体显性遗传的证据。

（5）脂肪纤维瘤病。它是婴幼儿纤维瘤病的一个亚型，局部复发常见。

（6）多发性透明变性的纤维瘤病：是一种形态上特殊的、累及儿童的、家族性多发性纤维瘤病，出生时并无表现，可能是由先天性的代谢异常所致。

（7）其他。阴茎纤维瘤病、手掌纤维瘤病、足底纤维瘤病、瘢痕性纤维瘤病和照射后纤维瘤病。伴有多发性结肠息肉病，且偶尔还可伴有多发性骨瘤的纤维瘤病称之为Gardner 综合征。

【辅助检查】

组织病理学为确诊手段，其形态具有介于成纤维细胞和平滑肌细胞之间的特点。

【诊断和鉴别诊断】

结合临床表现及组织病理学可诊断。

【治疗】

治疗方案：应选择及时而彻底的手术切除，其中包括受累组织周边较宽的区域，有时还需要将受累的整块肌肉切除，只有极少数病例因其局部的侵袭性而被迫截肢。年轻患者和肿瘤体积大的复发率较高。

【转诊指导】

（1）较大的体表纤维瘤不能耐受局部麻醉手术者。

（2）生长于深部的或特殊部位（如阴茎等）纤维瘤需行手术治疗者。

（3）婴幼儿纤维瘤需专科医院行手术者。

第三节　皮脂腺囊肿

皮脂腺囊肿俗称“粉瘤”，主要由于皮脂腺排泄管阻塞，皮脂腺囊状上皮被逐渐增多的内容物膨胀所形成的潴留性囊肿。其特点为缓慢增长的良性病变。囊内有白色豆渣样分泌物。可发生于任何年龄，但以青壮年多见，好发于头面、颈项和胸背部。皮脂腺囊肿突出于皮肤表面，一般无自觉症状，如继发感染时可有疼痛、化脓。

【病因】

发病原因为皮脂腺导管阻塞，导致皮脂腺排泄障碍淤积而成。皮脂腺导管阻塞多为灰尘堵塞及细菌感染所致。

【临床表现】

皮脂腺囊肿突出于皮肤表面，好发于皮脂腺丰富部位，如头皮、颜面、胸背等处，多数生长缓慢。在未合并感染时，患者一般无自觉症状。肿物呈球形，单发或多发，大小不等，小者数毫米，大者近10cm。中等硬度，有弹性，高出皮面，与皮肤有粘连，不易推动，表面光滑，无波动感，其中心部位有针头大脐孔凹样开口，呈蓝黑色，形如针头粉刺，挤压可出豆腐渣或面泥样内容物，内容物为皮脂和破碎的皮脂腺细胞，常有腐臭味。皮脂腺囊肿癌变极为罕见，但易继发感染，若并发感染可出现红、肿、热、痛炎性反应。囊肿在外力下可以破裂而暂时消退，但会形成瘢痕，且易于复发。

【辅助检查】

(1) 超声检查。在必要时，可行超声检查了解囊肿性质，及其与周围组织的关系。

(2) 组织病理学检查。术前一般不需要活检，可术后送病理检查。

(3) 实验室检查。全身多发性皮脂腺囊肿者，应进行有关代谢和内分泌功能的检查。

【诊断和鉴别诊断】

根据临床表现及相关检查确诊。

鉴别诊断：

(1) 皮样囊肿，是一种由偏离原位的皮肤细胞原基形成的先天性囊肿，位于皮下，不与皮肤粘连而与基底部组织粘连甚紧，常长在身体中线附近，好发于眼眶周围，鼻根，枕部及口底等处，属错构瘤。

(2) 表皮样囊肿，又称外伤性表皮囊肿。是一种真皮内含有角质的囊肿，多因外伤(尤其刺伤)将表皮植入真皮而成，肿物表面常有角质增生，好发于手及足踝等易受外伤和压迫的部位。

(3) 皮下脂肪瘤。脂肪瘤呈扁平分叶状，位于皮下，用手指沿肿物两侧相向推挤局部皮肤，可出现橘皮样征。

【治疗】

最常用的根治方法是局麻下手术切除。皮脂腺囊肿是体表小肿物，手术简单，在门诊即可进行。应当尽量完整地摘除，不残留囊壁，否则易复发。位于面部手术切除时应考虑到美容效果，可采用小切口切除面颈部皮脂腺囊肿，皮肤在无张力下缝合，可避免切开瘢痕生长，以达到美观效果。

一般不预防性使用抗生素，术前有感染可适当使用抗生素类药物。已合并感染的皮脂腺囊肿应在感染控制后再手术切除病灶。对于局部感染不能控制或已经合并脓肿者应切开引流。

【转诊指导】

皮脂腺囊肿感染经抗生素治疗及脓肿切开引流治疗后仍难以控制，并发全身感染，或囊肿巨大，局麻手术无法切除，应转诊。

【健康教育】

(1) 讲究个人卫生，保持皮肤清洁，使皮脂腺开口通畅，利于分泌物排泄。

(2) 当皮肤瘙痒时，不能任意抓挠，以免引起局部皮肤感染，破坏皮脂腺开口，导致皮脂腺分泌物潴留，促使皮脂腺囊肿形成。

(3) 不要挤压皮肤疖肿。

第四节　腘窝囊肿

腘窝囊肿指腘窝深部滑囊肿大或膝关节滑膜囊向后膨出的统称，引起膝后部疼痛和发胀，并可触及有弹性的软组织肿块。

【病因】

腘窝囊肿可分为先天和后天两种，前者多见于儿童，后者可由滑囊本身的疾病如慢性无菌性炎症等引起。有部分患者是并发于慢性膝关节病变。老年人发病则多与膝关节病变如骨性关节炎、半月板损伤等有关。最常见的腘窝囊肿系膨胀的腓肠肌、半膜肌肌腱滑囊，该滑囊经常与后关节囊相通，临床上多见于中年以上发病率最高，男性多于女性，导致机械性伸膝和屈膝受限，疼痛较轻，紧张膨胀感明显。

【临床表现】

1. 症状

患者可觉腘窝部不适或行走后发胀感，有的无自觉症状。囊肿较大时可妨碍膝关节的伸屈活动。

2. 体征

腘窝部可触及肿物，表面光滑，质地较软，压痛不明显，而且和皮肤或其他组织不粘连。

【辅助检查】

超声检查：可发现滑囊液性暗区，边界清晰，以此可确定诊断。

【诊断和鉴别诊断】

依据病因、临床表现及检查可确诊。

鉴别诊断：应与动脉瘤（有搏动，穿刺液为血液），血管瘤（局部可有颜色改变，膝关节屈伸肿物无改变，穿刺液为血液），腘窝肿瘤（多为较硬的肿物，无囊性感，膝关节屈伸肿物无改变）相鉴别。

【治疗】

儿童与成人的腘窝囊肿有一定差别，儿童常不与关节相通，极少合并关节内病变，一般可自愈。成人常伴有关节内病变，手术切除囊肿的同时要治疗关节内病变，否则易复发。原则上腘窝囊肿均应切除，术前行关节镜检查，大部分可用后内侧切口或后侧切口。术后行直腿抬高及股四头肌练习。无症状的无须治疗。也可穿刺抽液，局部注射，效果较好。

【转诊指导】

腘窝囊肿影响膝关节功能需行手术治疗者。

【健康教育】

尽量减少膝关节的负重和大幅度活动，避免长久站立、跪位和蹲位、爬楼梯等不良姿势可延缓病变进程。

第五节　血　管　瘤

血管瘤是先天性良性肿瘤或血管畸形，多见于婴儿出生时或出生后不久，瘤内血管自成系统，不与周围血管相连。发生于口腔颌面部的血管瘤占全身血管瘤的60%，其中，大多数发生于颜面皮肤、皮下组织及口腔黏膜，如舌、唇、口底等组织。

【病因】

人体胚胎在发育过程中，特别是在早期血管性组织分化阶段，由于其控制基因段出现小范围错构，而导致其特定部位组织分化异常，并发展成血管瘤。

【临床表现】

（1）毛细血管型血管瘤。肿瘤是由大量交织、扩张的毛细血管组成。表现为鲜红或紫红色斑块。与皮肤表面平齐或稍隆起，边界清楚，形状不规则，大小不等。以手指压迫肿瘤时，颜色退去；压力解除后，颜色恢复。

（2）海绵状血管瘤。肿瘤由扩大的血管腔和衬有内皮细胞的血窦组成。血窦大小不一，有如海绵状结构，窦腔内充满静脉血，彼此交通。表现为无自觉症状、生长缓慢的柔软肿块。当头低位时，肿瘤因充血而扩大，恢复正常体位后，肿块即恢复原状。表浅的肿瘤，表面皮肤或黏膜呈青紫色。深部者，皮色正常。触诊时肿块柔软，边界不清，无压痛。挤压时肿块缩小，压力解除后则恢复原来大小。

（3）蔓状血管瘤：主要由扩张的动脉与静脉吻合而成。肿瘤高起呈念珠状或蚯蚓。扪之有搏动感与震颤感，听诊有吹风样杂音。若将供血的动脉全部压闭，则上述之搏动及杂音消失。

【辅助检查】

一般实验室检查结果无特异发现。如果术前作血管造影，则可了解血管瘤的营养支持；若在血管瘤两端结扎供应血管，则可减少术中出血，有利于血管瘤全部切除。

【诊断和鉴别诊断】

诊断依据以下特征：①瘤体外观特征（葡萄酒斑状或杨梅状等）；②压之褪色或缩小；③体位试验阳性，扪诊及静脉石，穿刺抽出凝全血（海绵型），扪有搏动感，听诊吹风样杂音，压闭供血动脉及杂音消失（蔓状型）；④血管造影示瘤区造影剂浓聚或血管畸形。

病理组织学检查确诊。

【治疗】

血管瘤的治疗方法很多，应根据肿瘤的类型、部位、深浅及病员的年龄等因素而定。常用的方法有：手术切除、放射治疗、冷冻外科、硬化剂注射及激光照射等。

【转诊原则】

（1）颜面部血管瘤患者有美容要求者。

（2）体表血管瘤影响局部组织功能或深部血管瘤需行手术治疗或其他方法治疗者。

第六节　淋巴管瘤

淋巴管瘤是由扩张的及内皮细胞增生的淋巴管和结缔组织所共同构成的先天性良性肿瘤，内含淋巴液、淋巴细胞或混有血液。按照构成组织的淋巴管腔隙有大小不同，可以基本上分为毛细淋巴管瘤、海绵状淋巴管瘤和囊状淋巴管瘤。

【病因】

淋巴管瘤发生原因目前并不明确。多数学者认为是由于淋巴管先天发育畸形或者某些原因，如外伤、炎症、寄生虫等引起发病部位淋巴液排出障碍，造成淋巴液潴留，导致淋巴管扩张、增生而形成的。小儿淋巴管瘤多因为先天发育畸形，外伤等多见于成人。

【临床表现】

1. 症状

多数淋巴管瘤临床表现为无痛性包块，质地软，有波动感，破溃后可流出淡黄色液体。当肿瘤增大对周围组织产生压迫，或者发生出血、感染、扭转、破裂等情况时，可出现相应的伴随症状，如疼痛、发烧、呼吸困难、吞咽困难等。

2. 体征

不同部位的淋巴管瘤临床表现可有不同。临床特征：为一种多房性囊肿，壁薄，腔较大，内含淋巴液，柔软，边界不清，与黏膜、皮肤无牢固性粘连。多发生于颈部后三角区，称张力性包块。呼吸及咳嗽时包块张力加大。发生在腋下、胸腔或腹腔，可引起呼吸障碍。当无感染性损害时，透明试验可透光。当左腋下和左侧胸部巨大包块时，瘤体边界不清，囊性，胸部变形。

【辅助检查】

淋巴管瘤的术前确诊率较低，尤其位于体腔内者。

影像学检查和穿刺活检能够提高其诊断率。彩色多普勒超声检查简单快捷，可以确定肿瘤发生的部位、数量、与周围的关系等，但易受某些因素的影响。典型淋巴管瘤表现为低张力无定型囊性肿物，肿块大小0.5cm至几十厘米不等。CT更容易清晰显示肿瘤与周围脏器之间的关系，淋巴管瘤典型CT表现为：薄壁、光滑的囊状物，囊内密度均匀，可见分隔，囊壁和分隔可强化。MRI能够清晰显示肿瘤部位、大小、形态和范围，是目前最好的检查诊断方法。在超声或CT引导下，进行介入穿刺可抽吸出瘤体内囊液。如果为浆液性或乳糜性，含有大量淋巴细胞，则可高度提示淋巴管瘤的诊断。

【诊断和鉴别诊断】

单纯性淋巴管瘤，临床上有一定特征，可以诊断，其他两型则需作病理检查。

【治疗】

淋巴管瘤不同于血管瘤，不会自动消失，因此若确诊为淋巴管瘤，则应尽早治疗。淋巴管瘤的治疗方法较多，除手术外，还有肿瘤囊液抽吸、抽吸后注射硬化剂、热疗、放疗等。一般认为，治疗方法应根据肿瘤的大小、部位、切除的复杂性和操作的危险性决定。

（1）手术治疗。在各种治疗方法中，手术切除为淋巴管瘤的首选治疗。淋巴管瘤有浸润性生长和复发率高的特点，所以根据发生的部位和受累及的范围，应尽量一次完整切除瘤体，在必要时，可部分或全部切除受累脏器，同时结扎周围的淋巴管道，防止淋巴管瘘而导致复发。

（2）囊液抽吸。瘤体内液单纯穿刺抽吸只能暂时解除瘤体对周围组织或器官的压迫，由于瘤腔与淋巴管相通，所以会很快复发，近年已经较少应用。

（3）硬化疗法。瘤体内液穿刺抽吸后注射博来霉素、平阳霉素封闭剂等，能促使瘤壁发生炎症粘连，使淋巴管道闭塞以防止复发，其中以应用纤维封闭剂效果较好，甚至可避免手术。

（4）另外，还有放射、激光、热疗等方法，但效果不甚理想。

【转诊指导】

临床诊断为淋巴瘤，需行手术治疗者。

【健康教育】

（1）由于淋巴管瘤的确切病因不明确，尚无有效的预防手段。但一般认为，妊娠期间，避免感冒和病毒感染，防止服用对胎儿可能有不利影响的药物，不接触射线，可能会降低先天性淋巴管瘤的发生率。

（2）注意个人及环境卫生，避免药物滥用，在有害环境中作业时注意个人防护，适当锻炼，增强体质，提高自身的抗病能力则可降低成人淋巴管瘤的产生。

第七节　恶性黑色素瘤

黑色素瘤系指有恶性变化的色素斑痣，但并非所有的黑色素瘤一定由斑痣恶变而来，亦可自然发生。从色素痣发展为黑色素瘤，总的发生率较低，在所有的癌病中占1%～3%，色素多少常与恶性程度无关。创伤、慢性刺激、烧灼、外伤、感染、放射等都可引起斑痣发生恶性变化。1%～6%有家属遗传史。

【临床表现】

恶性黑色素瘤好发于足跟，头颈及四肢次之。男女性别无特殊区别，但妇女妊娠期中肿瘤发展较快。任何年龄均可发生，但年幼病例的预后较好。发展成黑色素瘤的斑痣，多属于交界痣或混合痣性质，对于此种斑痣应随时注意有无变化发生。一般小痣如出现逐渐增大，血管扩张，血行增加，色素加深，四周有炎性反应，色素向四周正常皮肤侵犯或出现卫星状小黑点等，都表示有变成恶性的可能。此外，当斑痣破溃出血，经常发生感染，发痒疼痛时，亦应予以注意。若黑色素瘤发生溃疡，则多已至晚期，在鉴别诊断上应予以注意。有时可因误诊为脓肿，进行切开引流而导致广泛转移。黑色素瘤大部分病例经淋巴管转移至区域淋巴结，小部分血液循环丰富的瘤可由血液转移到肺、肝、骨、脑等器官。躯干中线部位的病变应特别注意，因它的淋巴结转移部位可能有多个部位方向，不易察觉。

【诊断和鉴别诊断】

诊断恶性黑色素瘤主要依据色素变化及临床症状，但有时仍存在一定困难，往往在临床上诊断为已有恶性变的斑痣，切除后经病理切片证明却无恶性变化。如作活组织检查，应将整个病变做楔形整块切除送检，方为安全，而不应作切取部分组织检查，更不应作穿刺抽吸法。

【治疗】

目前，治疗黑色素瘤的最好方法是外科手术切除，包括大块切除肿瘤及区域淋巴结清扫术。在指端或足趾者应作截肢术。放射治疗不敏感，仅能作为手术后辅助治疗，或晚期病例的姑息治疗。

【转诊指导】

临床高度怀疑本病或经病检检查证实者。

【健康教育】

平时多留意身体皮肤上的色素斑痣，如出现范围扩大、破溃出血或慢性溃疡时需及时就医。

第八节　皮　肤　癌

皮肤癌即皮肤恶性肿瘤，根据肿瘤细胞的来源不同而有不同的命名，包括表皮、皮肤附属器、皮肤软组织、周围神经、黑素细胞、皮肤淋巴网状组织和造血组织等。还有一部分是发生在其他组织转移到皮肤的转移性肿瘤。

【病因】

本病病因尚不明确，其发生可能与以下因素有关：①日常暴晒与紫外线照射；②化学致癌物质，如沥青、焦油衍化物、苯并芘等长期刺激；③放射线、电离辐射；④慢性刺激与炎症，如慢性溃疡、经久不愈的瘘管、盘状红斑狼疮、射线皮炎等；⑤其他，如免疫抑制阶段，病毒致癌物质等。

【临床表现】

皮肤恶性肿瘤有相对容易出血的特点，常见的是基底细胞癌和鳞状细胞癌。

1. 鳞状细胞癌

可由角化病、黏膜白斑及其他癌前疾病转化而来。生长较快，早期即形成溃疡。有的呈结节样、乳状或菜花状，向深部侵犯较小，基底可移动，有的呈蝶状，向深部浸润较明显，破坏性大，常累及骨骼。鳞状细胞癌合并感染有黏稠脓液，伴恶臭、疼痛。鳞状细胞癌的恶性度较高，较易转移，多见区域性淋巴结转移。

2. 基底细胞癌

在起病时，常无症状，初期多为基底较硬斑块状丘疹，有的呈疣状隆起，而后破溃为溃疡灶改变，不规则，边缘隆起，底部凹凸不平，生长缓慢，多单个发生，好发于面颊部、鼻梁及鼻两旁，该肿瘤不疼不痒，常无自觉不适，基底细胞癌虽然是恶性的，但转移者极少，先发生边缘半透明结节隆起浅在溃疡，继之渐扩大，可侵袭周边组织及器官，成为侵袭性溃疡。根据其形态和病理变化，可将基底细胞癌分为四型，即结节溃疡型、色素型、硬瘢状或纤维化型和浅表型。

3. 恶性黑色素瘤

它是恶性度很高、转移很快的皮肤癌。中国人皮肤中的色素较多，对紫外线有较好的防护作用。同时，比较注意防晒，因此恶性黑色素瘤在中国比较少见。由于黑色素瘤是黑颜色比较容易发现，所以如果在指甲、甲床、脚心、手心或身体其他部位发现黑色的斑，近期内明显扩大，并容易破溃，或半个指甲发黑，应该及时到医院检查。

4. 湿疹样癌

常发生在女性单侧乳房。症状与湿疹相似，呈红色或暗红色的皮肤改变，表面易有渗液或渗血，初发时多在单侧乳晕部，以后缓慢发展，有的乳头可以有溢液。易误诊为湿疹。中年女性、久治不愈的单侧性乳房湿疹应及时去医院检查。

【辅助检查】

活组织病理检查对皮肤恶性肿瘤的分类以及治疗方法选择极其重要。

【诊断和鉴别诊断】

根据临床特征及病理检查可确诊。皮肤恶性肿瘤的治疗效果与其早期诊断密切相关，应注意高度可疑的早期恶性病变征兆：①经久不愈、时好时犯或有少量出血的皮肤溃疡；②凡日光性角化病出现流血、溃烂或不对称性结节突起等症状；③往日射线照过的皮肤或旧疮疤，窦道处出现溃破或结节突起时；④久不消退的红色皮肤瘢痕，其上显示轻度糜烂时警惕原位癌的可能。

应与慢性肉芽肿、特异性和非特异性溃疡、光照性角化症等相鉴别。

【治疗】

皮肤恶性肿瘤部位浅表，治疗方法较多，如手术切除、放射疗法、冷冻疗法、激光疗法，局部药物物理腐蚀疗法和化学疗法等。化学疗法是适用于和其他治疗合并应用的辅助治疗和晚期姑息疗法。可依据癌瘤的部位、大小、患者全身情况、癌肿的程度等选择应用。治疗原则是去除肿瘤，最大化地保留功能，减少外貌损伤。

（1）手术疗法，适用于各期皮肤癌，可采用外科手术将肿瘤全部切除。

（2）淋巴结清扫。鳞癌手术切除后的选择性区域淋巴结清扫术很难决定。预防性清扫不是最必需的选择，而应依据患者的年龄、癌的发生部位、浸润程度和癌细胞分化程度作出最佳决策。

（3）放射疗法。皮肤恶性肿瘤，特别是基底细胞癌，对放射线十分敏感，对鳞癌中度敏感。本法也适用于已有或可能有淋巴转移的部位，作为手术前后的辅助治疗。

（4）化学疗法，是作为治疗皮肤恶性肿瘤的一种全身性辅助治疗。当禁忌或不可进行外科手术及放疗时，5-氟尿嘧啶等可用于低危险性、表浅型基底细胞癌和低危险性的原位鳞状细胞癌（鲍文病）。

（5）物理疗法，是应用电凝、电灼、冷冻、光动力疗法或激光来烧灼癌瘤，使之坏死脱落或气化。

（6）腐蚀疗法：应用有效浓缩的腐蚀性较强的化学药物作为局部烧灼或涂抹。

【转诊指导】

临床高度怀疑（无活组织病理检查条件）或经病理证实为皮肤恶性肿瘤者。

【健康教育】

（1）尽量避免长期暴晒、紫外线照射或放射线、电离辐射等环境。

（2）尽量避免接触化学性致癌物质，如沥青、焦油衍化物、苯并芘等。

（3）平时留意身体皮肤变化，如有皮炎、慢性溃疡等表现，及早就医。

第三章　常见创伤性疾病

第一节　头 皮 血 肿

头皮血肿多由钝器伤所致，按血肿出现于头皮的层次分为皮下血肿、帽状腱膜下血肿和骨膜下血肿。

【病因】

皮下血肿常见于产伤或碰伤，血肿位于皮肤表层与帽状腱膜之间。帽状腱膜下血肿是由于头部受到斜向暴力，头皮发生剧烈滑动，撕裂该层间的血管所导致。骨膜下血肿常由于颅骨骨折引起或产伤所致。

【临床表现】

1. 皮下血肿

血肿体积小、张力高、压痛明显，有时周围组织肿胀隆起，中央反而凹陷，稍软，易误为凹陷性颅骨骨折。

2. 帽状腱膜下血肿

因该处组织疏松，出血较易扩散，严重者血肿边界可与帽状腱膜附着缘一致，覆盖整个穹隆部，似戴一顶有波动的帽子；小儿及体弱者，可因此致休克或贫血。

3. 骨膜下血肿

血肿多局限于某一颅骨范围内，以骨缝为界。

【辅助检查】

头颅 X 线摄片，可了解有无合并存在的颅骨骨折。

【治疗】

较小的头皮血肿一般在 1~2 周内可自行吸收，无须特殊处理；若血肿较大，则应在严格皮肤准备和消毒下，分次穿刺抽吸后加压包扎。

【转诊指导】

（1）血肿过大及经对症处理，血肿仍进行性增大者。

（2）疑伴有颅脑损伤者。

【健康教育】

（1）减轻疼痛早期冷敷以减少出血和疼痛，24~48h 后改用热敷，以促进血肿吸收。

（2）预防并发症。嘱病人勿用力揉搓，以免增加出血。

（3）注意观察病人的体温是否正常，意识状况、生命体征和瞳孔等有无变化，警惕合并颅骨损伤及脑损伤的可能。

第二节　头皮裂伤

头皮裂伤是常见的开放性头皮损伤，多为锐器或钝器打击所致。

【临床表现】

头皮血管丰富，出血较多，可引起失血性休克。当头皮裂伤较浅时，因断裂血管受头皮纤维隔的牵拉，断端不能收缩，出血量反较帽状腱膜全层裂伤者多。由于出血多，常引起病人紧张，使血压升高，加重出血。

【处理原则】

尽快止血，出血多时可用无菌纱布填塞创口后加压包扎。尽早施行清创缝合，最好24h内处理，伤后2~3天无感染征象，可彻底清创一期缝合，在清创时，宜将创面头发刮净，仔细探查创面，彻底清创，避免伤口内残留头发、玻璃碎片或泥砂等异物。

常规应用抗菌药和破伤风抗毒素（TAT）。

【转诊指导】

（1）损伤严重及需要输血者。

（2）疑伴有颅脑损伤者。

【健康教育】

（1）注意缓解紧张情绪，避免血压升高。

（2）警惕头皮裂伤有合并颅骨损伤及脑损伤的可能，应注意观察生命体征、神志和瞳孔等变化。

第三节　脑　震　荡

脑震荡是最常见的轻度原发性脑损伤。为一过性脑功能障碍，无肉眼可见的神经病理改变，但在显微镜下可见神经组织结构紊乱。

【临床表现】

病人在伤后立即出现短暂的意识障碍，持续数秒或数分钟，一般不超过30min。同时可出现皮肤苍白、出汗、血压下降、心动徐缓、呼吸微弱、肌张力减低、各生理反射迟钝或消失。清醒后大多不能回忆受伤前及当时的情况，称为逆行性遗忘。常有头痛、头昏、恶心、呕吐等症状。

神经系统检查无阳性体征。

【辅助检查】

脑脊液中无红细胞，CT检查亦无阳性发现。

【治疗】

脑震荡病人伤后应卧床休息，减少脑力和体力劳动，短期留院观察2~3天，定时观察意识、瞳孔和生命体征的变化，以便及时发现可能并发的颅内血肿。

对症支持治疗。头痛和失眠者可分别给予镇痛剂和安眠剂处理；伤后早期呕吐明显而影响进食，应静脉补充液体。

【转诊指导】

（1）症状严重，不能排除严重颅脑损伤者。

（2）症状进行性加重，或出现神经系统阳性体征者。

【健康教育】

（1）缓解病人焦虑情绪并讲解疾病的相关知识，缓解其紧张情绪。对少数症状迁延者，应加强心理护理，帮助其正确认识疾病。

（2）镇痛、镇静。嘱其休息。头痛病人，遵医嘱适当给予止痛药物。

（3）注意观察。少数病人可能发生颅内继发病变或其他并发症，故应密切观察其意识状态、生命体征及神经系统病症。

第四节　脑挫裂伤

脑挫裂伤主要发生于暴力打击部位和对冲部位，脑损伤因脑组织变形和剪应力损伤引起。对冲性原因脑挫裂伤形成是因为前颅底和蝶骨嵴表面粗糙不平，在外力作用使对侧额底、额极、颞底和颞极的撞击于其，产生相对摩擦而造成损伤所致。

【临床表现】

意识障碍。大多伤后立即昏迷，昏迷时间超过 30min，长期昏迷者多有广泛的脑皮质损害或脑干损伤。

局灶症状。伤及额、颞叶前端等“哑区”可无明显症状，伤及脑皮层可有相应的瘫痪、失语、视野缺损、感觉障碍和局灶性癫痫等征象。

颅内高压，是脑挫裂伤的最常见表现，如伤后持续剧烈头痛、频繁呕吐，或一度好转后再次加重，应明确有无血肿、水肿等继发性损害。

生命体征改变。早期表现为血压下降、脉搏细弱和呼吸浅快，如持续性低血压应除外复合伤，如血压升高、脉压加大、脉搏洪大有力、脉率变缓、呼吸加深变慢，应警惕颅内血肿、脑水肿和脑肿胀的发生；持续性高热多伴有下丘脑损伤。

脑膜刺激征。与蛛网膜下腔出血有关，表现为闭目畏光、蜷曲而卧，可有伤后早期低热、恶心、呕吐，1 周后症状消失。

【辅助检查】

1. 头颅 X 线平片

可了解有无骨折，有助于判断致伤机制和伤情。

2. CT 检查

可了解：①明确挫裂伤的部位、损伤程度和是否有继发性出血和水肿等表现，根据脑室和脑池的大小和形态间接评估颅内压的高低。②脑挫伤的 CT 表现为低密度脑水肿中出现多发散在的斑点状高密度出血灶，脑室受压移位等。③常伴随蛛网膜下腔出血，表现为广泛的蛛网膜下腔和脑池，甚至脑室出现高密度影，以大脑纵裂出血的条索状窄高密度影最常见，尤其在儿童患者更为明显。④弥漫性脑损伤常表现为脑水肿和脑肿胀，CT 表现为普遍性密度减低。

3. MRI

对脑干、胼胝体、脑神经的显示，对微小挫伤灶、轴索损伤和早期脑梗死的显示，对处于 CT 等密度阶段的血肿的诊断和鉴别诊断有重要意义。

【诊断与鉴别诊断】

伤者多有明确外伤史，有阳性体征者可根据定位征象和昏迷情况大致判断受损的部位和程度，意识障碍严重者常需依靠 CT 扫描和其他检查明确诊断。

主要需与硬膜下血肿、硬膜外血肿和自发性脑内血肿相鉴别。前两者常与脑挫裂伤并存，根据 CT 表现可予以鉴别。自发性脑内血肿患者常见于中老年人，多有高血压、糖尿病等病史，出血部位以基底节区（中年人，高血压性脑出血）或枕叶（高龄患者，脑动脉淀粉样变性）常见，可资鉴别。

【治疗】

1. 非手术治疗

（1）密切观察观察病情变化，动态复查 CT。保持呼吸道通畅，将床头抬高 15°~30°，保持呼吸道通畅并吸氧，短期内（3~5 天）不能清醒者宜及早行气管切开。

（2）特殊处理。伤后早期即出现中枢性高热、频繁去脑强直或持续性癫痫者，应及早开始亚低温治疗。弥漫性脑肿胀好发于青少年，一旦发生可采取过度换气、激素和强力脱水，同时冬眠降温、降压。

（3）降低颅内高压。早期予以过度换气、大剂量激素，进行脱水治疗，伤情严重者予以亚低温冬眠疗法。

（4）脑功能恢复治疗。当病情较稳定时，即应给予神经功能恢复的药物，同时开始功能锻炼，如高压氧、理疗、按摩、针灸和被动的或主动的功能训练。

2. 手术治疗

（1）手术指征伴有颅内血肿 30ml 以上，CT 示有占位效应、非手术治疗效果欠佳脑疝形成应及时开颅清除血肿。

（2）脑损伤的治疗。脑挫裂伤严重，因挫碎脑组织和脑水肿而致进行性颅内压增高达 5.33kPa（40mmHg），经降颅压处理无效者，应开颅清除碎烂脑组织，行内、外减压和/或脑池、脑室引流。

（3）治疗并发症。当脑挫裂伤后期并发脑积水时，应先行脑室外引流，待查明病因后再予以相应处理。

【转诊指导】

疑诊脑挫裂伤应立即转诊。

【健康教育】

1. 心理指导

轻型脑损伤病人应尽早自理生活。对恢复过程中出现的头痛、耳鸣、记忆力减退的病人应给予适当解释和宽慰，使其树立信心。

2. 坚持康复训练

脑损伤后遗留的语言、运动或智力障碍在伤后 1~2 年内有部分恢复的可能，应提高病人自信心；协助病人制订康复计划，进行废损功能训练，如语言、记忆力等方面的训练，以提高生活自理能力以及社会适应能力。

第五节 颅内血肿

由于创伤或血管病变等原因，当脑内的或者脑组织和颅骨之间的血管破裂之后，血液集聚于脑内或者脑与颅骨之间，形成颅内血肿。

按部位可分为硬脑膜外血肿、硬脑膜下血肿及脑内血肿。

按血肿引起颅内压增高将其分为三型：3 天以内者为急性型，3 天~3 周以内为亚急性型，超过 3 周为慢性型。

【临床表现】

意识障碍。意识障碍分三种类型：①当原发性脑损伤很轻，最初的昏迷时间很短，而血肿的形成又不是太迅速时，则在最初的昏迷与脑疝的昏迷之间有一段意识清醒的时间，大多为数小时，称为“中间清醒期”。②如果原发性脑损伤较重或血肿形成较迅速，则见不到中间清醒期，可有“意识好转期”，未及清醒却又加重，也可表现为持续进行性加重的意识障碍。③少数血肿是在无原发性脑损伤或脑挫裂伤甚为局限的情况下发生，早期无意识障碍，只在血肿引起脑疝时才出现意识障碍。

瞳孔改变。小脑幕切迹疝早期，患侧动眼神经因牵扯受到刺激，患侧瞳孔可先缩小，对光反应迟钝；随着动眼神经和中脑受压，该侧瞳孔旋即表现进行性扩大、对光反应消失、睑下垂以及对侧瞳孔亦随之扩大。

锥体束征。早期出现的一侧肢体肌力减退，可能是脑挫裂伤的局灶体征；如果是稍晚出现或早期出现而有进行性加重，则应考虑为血肿引起脑疝或血肿压迫运动区所致。

生命体征。常为进行性的血压升高、心率减慢和体温升高。

【辅助检查】

脑膜外血肿。CT 检查为颅骨内板与脑表面之间有双凸镜形或弓形密度增高影。

硬脑膜下血肿。CT 检查为颅骨内板与脑表面之间出现高密度、低密度或混合密度的新月形或半月形影。

颅内血肿。CT 检查可见脑挫裂伤灶附近或脑深部白质内见到圆形或不规则高密度血肿影，同时亦可见血肿周围的低密度水肿区。

【治疗】

对于颅内血肿，如果血肿量少，症状轻微，则可行保守治疗，予以脱水、护胃、营养神经等支持对症处理。

对于慢性硬膜下或硬膜外血肿，如果表现为头痛，精神智力异常以及一侧肢体运动障碍，则宜手术治疗，首选局麻下钻孔引流术。

对于急性硬膜下、硬膜外或脑内血肿，幕上血肿量大于 30ml，颅后窝血肿量大于 10ml，中线移位超过 5mm，瞳孔一侧散大脑疝形成需开颅血肿清除，如果脑组织挫伤重，则还需要去骨瓣减压治疗。如果脑内血肿破入脑室，则应侧脑室钻孔引流术。

【转诊指导】

疑诊颅内血肿应立即转诊。

【健康教育】同上节。

第六节 肋骨骨折

肋骨呈对称性排列，连接于胸骨与胸椎之间，构成骨性胸廓的一部分。第1~3肋骨较短，有锁骨、肩胛骨和肌肉的保护，较少发生骨折，若有骨折，则为严重的胸部外伤，同时伴有锁骨或肩胛骨骨折。第11、12肋前端游离，活动度大，骨折更为少见；第8~10肋骨虽较长，其前端以肋软骨形成肋弓与胸骨连接，富有弹性，亦不易折断；而第4~7肋骨长且固定，是骨折的好发部位。

【病因】

胸部外伤，胸部的直接暴力（撞击伤）和间接暴力（挤压伤）是导致肋骨骨折的主要原因。肋骨肿瘤，老年人骨质疏松、脆弱，偶尔因咳嗽、喷嚏，胸部肌肉突然剧烈收缩亦可引起骨折。

【临床表现】

肋骨骨折断端可刺激肋间神经产生局部疼痛，在深呼吸、咳嗽或转动体位时，会加剧。胸痛使呼吸变浅、咳嗽无力、呼吸道分泌物增多、潴留，易致肺不张和肺部感染。

胸壁可见畸形，局部明显压痛，间接挤压胸痛加重，甚至产生骨摩擦音，即可与软组织挫伤鉴别。

骨折断端向内移位可刺破胸膜、肋间血管和肺组织产生血胸、气胸、皮下气肿或咯血。伤后晚期骨折断端移位发生的损伤可能造成迟发性血胸或血气胸。多根多处的肋骨骨折可出现连枷胸，出现反常呼吸运动可使伤侧肺受到塌陷胸壁的压迫，呼吸时两侧胸腔压力的不均衡造成纵隔扑动，影响肺通气，导致缺氧和二氧化碳潴留，在严重时，可发生呼吸和循环衰竭。

【辅助检查】

肋骨X线摄片能明确骨折部位，肋骨移位情况，胸部正位片、胸部CT检查能评估骨折后并发症，观察胸腔出血，气胸，肺挫伤情况。

【治疗】

肋骨骨折处理原则为有效控制疼痛、肺部物理治疗和早期活动。

骨折后胸痛症状较重者，需镇痛治疗，以恢复正常的呼吸、咳嗽、排痰，防止肺部感染。镇痛方法较多，可酌情使用肠内或肠外给药的镇痛药和镇静药、肋间神经阻滞或硬膜外置管镇痛。

闭合性单处肋骨。骨折两断端因有上、下完整的肋骨和肋间肌支撑，较少有肋骨断端错位、活动和重叠。固定胸廓能减少肋骨断端活动、减轻疼痛，可采用多头胸带或弹性胸带固定胸廓。这种方法也适用于胸背部、胸侧壁多根多处肋骨骨折，胸壁软化范围小而反常呼吸运动不严重的病人。

闭合性多根多处肋骨。骨折有效镇痛和呼吸管理是主要治疗原则。咳嗽无力、呼吸道分泌物潴留者应施行纤支镜吸痰和肺部物理治疗，呼吸功能障碍者需气管插管机械通气，正压通气对浮动胸壁有“内固定”作用。如有连枷胸可进行手术治疗行肋骨骨折固定。

开放性肋骨。骨折胸壁伤口需彻底清创，固定肋骨断端。

如肋骨骨折后出现血气胸，大部分量不多，如胸腔积液，积气增多，可行胸穿抽气，胸腔闭式引流术，若怀疑有活动性出血，持续性漏气，则应立即进行剖胸探查术，行止血及肺修补术。

【转诊指导】

（1）出现胸闷、呼吸急促、紫绀等缺氧表现者。

（2）如出现张力性气胸，纵隔扑动，立即行简易胸腔闭式引流后尽快转诊。

（3）当出现失血表现时，脉搏细速，血压低，意识障碍；在补充血容量的同时，立即转诊。

（4）出现反常呼吸运动，立即局部加压包扎后尽快转诊。

（5）伤情严重，不排除有多发伤，当脑外伤，腹腔脏器损伤时，尽快转诊。

【健康教育】

肋骨骨折后因局部疼痛，影响呼吸深度，对咳嗽的恐惧，影响气道分泌物的排出，加大肺部感染可能，肋骨骨折后应注意咳痰，保持呼吸道通畅，减少呼吸道感染并发症。

第四章　甲状腺及乳腺疾病

第一节　甲状腺腺瘤

甲状腺腺瘤分滤泡状和乳头状囊性腺瘤两种，前者较常见。

【病因】

病因不明，可能与性别、遗传因素、射线照射、TSH 过度刺激有关。

【临床表现】

患者多为女性，年龄常在 40 岁以下。初发症状多为颈前肿块，位置常近甲状腺峡部，生长缓慢，无自觉症状。肿瘤多数为单发，圆形，或卵圆形，亦可有多发。肿瘤表面光滑，质地坚韧，边界清楚，随吞咽上下活动，与皮肤无粘连，直径从数毫米至数厘米，切面多为实性，灰白或橙黄色，可出血或纤维化、钙化，有完整包膜。乳头状囊性腺瘤有时可因囊壁血管破裂而出现囊内出血，此时肿瘤体积可在短时间内迅速增大，局部出现胀痛。这些症状可在 1~2 周内消失。少数肿瘤较大者可发生气管压迫，偶见食管压迫，引起呼吸或吞咽困难，罕见压迫喉返神经引起声音嘶哑。颈部淋巴结一般无肿大。

【辅助检查】

除伴发甲亢者外，甲状腺功能多正常。放射性核素扫描多为凉结节或冷结节。彩超检查为首选，表现为实质性肿物，囊内出血或囊性变者表现为囊性肿物。颈部 X 线摄片偶可见肿瘤内有钙化点。甲状腺 CT 不作为常规检查，腺瘤可表现为单发或多发的边界清楚的低密度结节影。

【鉴别诊断】

1. 结节性甲状腺肿

单结节甲状腺腺瘤与结节性甲状腺肿单结节临床表现类似，较难区别，以下几点可供鉴别：①甲状腺腺瘤较少见于单纯性甲状腺肿流行地区；②甲状腺腺瘤经数年仍保持单发，结节性甲状腺肿经过一段时间后，多演变为多发结节。

2. 甲状腺癌

区别甲状腺良、恶性肿瘤对于及时选择适当的治疗方案是一个重要问题，需要从病史、体检、彩超及穿刺细胞学检查多方面评估。儿童期出现的甲状腺结节 50%为良性，发生于男性的单发结节，也应警惕为恶性。如果病人突发结节，短期内发展很快，伴有声音嘶哑、吞咽困难等症状，恶性可能性大。体检甲状腺单发结节比多发结节恶性变机会大，触诊时甲状腺腺瘤面光滑，质地较软，吞咽时活动度大。恶性肿瘤表面不平整，质地较硬，吞咽时活动度小。同时伴有淋巴结肿大也对良、恶性的鉴别有帮助。彩超检查实性结节，边界模糊，伴有细小钙化，发现结节血流丰富时，恶性可能行大。穿刺细胞学检查可明确结节性质，正确率可达 80%以上。

【治疗】

甲状腺腺瘤有引起甲状腺功能亢进（发病率约 20%）和恶变（发病率约 10%）的可能，应早期手术治疗。连同腺瘤包膜及周围正常甲状腺组织整块切除，必要可连同切除同侧大部分腺体。切除后行冰冻切片检查，如有癌变，则按甲状腺癌处理。

甲状腺腺瘤为良性肿瘤，经手术治疗能彻底治愈。未经手术治疗时，甲状腺腺瘤可缓慢增大或囊性变，压迫气管引起呼吸困难，压迫喉返神经引起声音嘶哑；退行性变；继发甲亢；发生恶变。

【转诊指导】

（1）甲状腺腺瘤，随访发现逐渐增大，出现呼吸、吞咽困难，声音嘶哑，建议专科治疗。

（2）甲状腺癌不能排除者，建议转上级医院治疗。

【健康教育】

甲状腺腺瘤肿瘤小时无症状，病人行常规体检时无意间发现，故对于有家族史，颈部有放射暴露的高危人群建议定期自检及每 2 年进行甲状腺彩超检查。

第二节　甲状腺癌

甲状腺癌是最常见的甲状腺恶性肿瘤，占全身恶性肿瘤的 0.2%（男性）~1%（女性），近年来呈上升趋势。

甲状腺癌病理分型：

1. 乳头状癌

约占成人甲状腺癌的 60%和儿童甲状腺癌的全部。多见于 30~45 岁女性。此型分化好，恶性程度较低。

2. 滤泡状腺癌

约占 20%，常见于 50 岁左右中年人，肿瘤生长较快属中度恶性，且有侵犯血管倾向，可经血运转移到肺、肝、骨及中枢神经系统。乳头状癌和滤泡状腺癌统称为分化型甲状腺癌。

3. 未分化癌

约占 15%，多见于 70 岁左右老年人。发展迅速，高度恶性，且约 50%早期便有颈淋巴结转移，或侵犯气管、喉返神经或食管，常经血运向肺、骨等远处转移。

4. 髓样癌

仅占 7%。恶性程度中等，较早出现颈部淋巴结转移，晚期可有血行转移，预后不如乳头状癌，但较未分化癌好。

【病因】

病因不明，可能与性别、遗传因素、射线照射有关。

【临床表现】

甲状腺内发现肿块是最常见的表现。甲状腺肿块质硬、固定，随着病程进展，肿块增大常可压迫气管，使气管移位，并有不同程度的呼吸障碍症状。当肿瘤侵犯气管时，可产生呼吸困难或咯血；当肿瘤压迫或浸润食管，可引起吞咽障碍；当肿瘤侵犯喉返神经可出现声音嘶哑；交感神经受压引起 Horner 综合征及侵犯颈丛出现耳、枕、肩等处疼痛。未分化癌常以浸润表现为主。

局部淋巴结转移可出现颈淋巴结肿大，有的病人以颈淋巴结肿大为首要表现。

晚期常转移到肺、骨等器官，出现相应临床表现。有少部分病人甲状腺肿块不明显，而转移灶就医时，应想到甲状腺癌的可能。

髓样癌除有颈部肿块外，因其能产生降钙素（CT）、前列腺素（PG）、5-羟色胺（5-HT）、肠血管活性肽（VIP）等，病人可有腹泻、面部潮红和多汗等类癌综合征或其他内分泌失调的表现。

【辅助检查】

（一）血清生化检查

甲状腺球蛋白（Tg）测定，Tg 值大于 10μg/L 为异常。降钙素测定，正常人血清和甲状腺组织中降钙素含量甚微，放射性免疫测定降钙素的水平为 0.1～0.2μg/L。甲状腺髓样癌患者血清降钙素水平明显高于正常（>0.1μg/L），大多数>50μg/L。

（二）甲状腺癌的核医学诊断

甲状腺右吸收和浓集碘的功能，放射性碘进入人体后大多数分布在甲状腺内，可显示甲状腺形态、大小及甲状腺结节的吸碘功能，并可测定甲状腺的吸碘率。

（三）甲状腺癌影像学诊断

1. B 超和彩色多普勒超声检查

彩色多普勒超声检查时，甲状腺癌结节的包膜不完整或无包膜，可呈蟹足样改变。内部回声减低、不均质，可有砂粒样钙化，多见于乳头状癌，肿瘤周边及内部均可见较丰富的血流信号。淋巴结转移时，可发现肿大淋巴结。

2. X 线诊断

颈部内正、侧位片，正常情况下甲状腺不显象，巨大甲状腺可显示软组织的轮廓和钙化阴影。此外，可通过颈部正侧位片了解气管与甲状腺的关系，甲状腺良性肿瘤或结节性甲状腺肿可使气管受压移位，但一般不引起狭窄；而晚期甲状腺癌浸润气管可引起气管狭窄，但移位程度比较轻微。

3. CT

在 CT 图像上，甲状腺癌表现为甲状腺内的边界较模糊、不均质的低密度区，有时可以看到钙化点。还可观察邻近器官如器官、食管和颈部血管等受侵犯的情况，以及器官旁、颈部静脉周围、上纵隔有无肿大的淋巴结。

（四）甲状腺癌的细针穿刺细胞学诊断

针吸细胞学检查，方法简单易行，诊断正确率可达 80%以上。在 B 超引导下进行穿刺，可提高准确率。

【诊断与鉴别诊断】

根据临床表现和辅助检查可协助诊断。主要与下列三种甲状腺疾病相鉴别：

1. 亚急性甲状腺炎

病史中多有上呼吸道感染、在数日内发生甲状腺肿胀且伴有疼痛。血清中 T4、T3 浓度增高，但放射性碘摄取量却显著降低，这种分离现象很有诊断价值。试用小剂量泼尼松后，颈部疼痛很快缓解，甲状腺肿胀逐渐消失。

2. 慢性淋巴细胞性甲状腺炎

由于甲状腺肿大，质地稍硬，可以误诊为甲状腺癌。此病多发生在女性，病程较长，甲状腺肿大呈弥漫性、对称，表面光滑。试用甲状腺制剂后腺体常可缩小，伴有 Tg、TM 尤其是 TPO 明显升高。

3. 乳头状囊性腺瘤

由于囊内出血，短期内甲状腺腺体迅速增大，伴有呼吸困难，特别是平时忽略了有甲状腺结节，更易引起误诊。询问病史常有重体力劳动或剧烈咳嗽史。B 超可见囊性结节有助于诊断鉴别。

【治疗】

以手术为主，而手术的范围和疗效与肿瘤的病理类型有关。

1. 乳头状腺癌

如果颈淋巴结没有转移，癌肿尚局限在一侧的腺体内，应将患侧腺体连同甲状腺峡全部切除、对侧腺体大部切除；如果癌肿已侵及左右两叶，就需将两侧腺体、连同峡部全部切除。切除时要尽量不损伤喉返神经；至少要保留一侧的甲状旁腺。

2. 滤泡状腺癌

即使癌肿尚局限在一侧腺体内，也应行两侧腺体、连同峡部全部切除。但如颈淋巴结已有转移，大都也已有远处血行转移，因此，即使彻底清除颈淋巴结，也多不能增高手术疗效。甲状腺滤泡状癌的转移灶常保留摄碘的功能，可在甲状腺全切除后口服核素碘，通过内照射进行放射治疗。

乳头状癌和滤泡状癌通常合称为分化良好的甲状腺癌（DTC），术后应用促甲状腺激素（TSH）抑制疗法可使多数患者获得良好的疗效，并已经广泛应用于有转移的 DTC，以及预防切除的肿瘤复发。

3. 未分化癌

发展甚快，预后极差，发病后 2~3 个月即出现压迫症状或远处转移；强行手术切除不但无益，而且可加速癌细胞的血行扩散。因此，临床上有怀疑时，可先行针吸细胞学检查或做活检以证实；治疗以放射为主。

4. 髓样癌

由于其生物学特性不同于未分化癌，积极采用手术切除两侧腺体连同峡部，同时清除患侧或双侧颈淋巴结，仍有较好疗效。髓样癌不摄取碘，核素碘对其无治疗作用。

【转诊指导】

甲状腺癌术前常诊断困难，如检查彩超发现甲状腺肿块，边界不清，伴有钙化等征象，建议专科检查治疗。

【健康教育】

甲状腺肿瘤小时无症状，病人行常规体检时无意间发现，故对于有家族史，颈部有放射暴露的高危人群建议定期自检及每 2 年行甲状腺彩超检查。如检查甲状腺结节怀疑恶变者，建议行 FNAC 或手术。

第三节　急性乳腺炎

急性乳腺炎最常见于哺乳期妇女，尤以初产妇为多见，大多数发生在产后哺乳期的最初 3~4 周内。因乳房血管丰富，早期就可出现寒战、高热及脉搏快速等脓毒血症表现。

【病因】

急性乳腺炎主要是因各种原因致哺乳期妇女机体抵抗力下降，病原菌的入侵、生长和繁殖所致，致病菌大多为金黄色葡萄球菌，少数为链球菌。金黄色葡萄球菌常常引起深部脓肿，而链球菌感染往往引起弥漫性蜂窝织炎。

病原菌感染的途径：

1. 乳汁淤积

这是最为常见的原因，造成乳汁淤积主要有以下几个方面的原因：①乳头异常，最常见者为乳头内陷，婴儿不能有效吸吮，致乳腺乳汁不能完全排出。②乳汁过多，产妇乳汁过多，每次哺乳婴儿抱食后仍有较多的乳汁，而又未能及时排空；③输乳管或乳腺导管因某些原因阻塞，致乳汁积滞在乳腺内。

2. 细菌入侵

乳头破损或皲裂，使细菌沿淋巴管入侵是感染的主要途径。多数发生于初产妇。也可发生于断奶时，6 个月以后的婴儿已长牙，易致乳头损伤。致病菌主要为金黄色葡萄球菌。

【临床表现】

病人感觉乳房疼痛、局部红肿、发热。随着炎症发展，可有寒战、高热、脉搏加快，常有患侧淋巴结肿大、压痛，白细胞计数明显增高。

局部表现可有个体差异。一般起初呈蜂窝织炎样表现，数天后可形成脓肿，脓肿可以是单房或多房性。脓肿可向外溃破，深部脓肿还可穿至乳房与胸肌间的疏松组织中，形成乳房后脓肿，感染严重者，可并发脓毒症。

当局部有波动感时，可行彩超检查证明有脓肿形成时，可于波动明显处行穿刺，抽到脓液表示脓肿已形成，脓液作细菌培养及药物敏感试验。

【治疗】

原则是消除感染、排空乳汁。

1. 早期呈蜂窝织炎表现而未形成脓肿之前，应用抗生素可获得良好的效果

因主要病原菌为金黄色葡萄球菌，可不必等待细菌培养的结果，应用青霉素治疗，或用耐青霉素的苯唑西林钠，或头孢一代抗生素如头孢拉定。对青霉素过敏者，则应用红霉素。抗生素通过乳汁而影响婴儿的健康，因此如四环素、氨基糖苷类、喹诺酮类、磺胺药和甲硝唑等药物应避免使用。

2. 脓肿形成后，主要治疗措施是及时作脓肿切开引流

手术时要有良好的麻醉，为避免损伤乳管而形成乳瘘，应做放射状切开，乳晕下脓肿应沿乳晕边缘作弧形切口。深部脓肿或乳房后脓肿可沿乳房下缘作弧形切口，经乳房后间隙引流。切开后以手指轻轻分离脓肿的多房间隔，以利引流。脓腔较大时，可在脓腔的最

低部位另加切口作对口引流。

一般不停止哺乳，因停止哺乳不仅影响婴儿喂养，且增加了乳汁淤积的机会。但患侧乳房应停止哺乳，并以吸乳器吸尽乳汁。若感染严重或脓肿引流后并发乳瘘，应停止哺乳。可口服溴隐亭 1.25mg，每日 2 次，服用 7～14 天，或己烯雌酚 1～2mg，每日 3 次，共 2～3 日，或肌内注射苯甲酸雌二醇，每次 2mg，每日 1 次，至乳汁停止分泌为止。

【转诊指导】

治疗后出现高热不退，局部脓肿形成，或反复发作乳腺炎，建议转上级医院治疗。

【健康教育】

（1）关键在于避免乳汁淤积，防止乳头损伤，并保持其清洁。

（2）加强孕期卫生宣教，指导产妇经常用温水清洗两侧乳头。如有乳头内陷，可经常挤捏、提拉矫正。

（3）要养成定时哺乳、婴儿不含乳头而睡等良好习惯。每次哺乳应将乳汁吸空，如有淤积，可按摩或用吸乳器排尽乳汁。哺乳后应清洗乳头。乳头有破损或皲裂要及时治疗。

（4）注意婴儿口腔卫生。

第四节　乳腺囊性增生症

乳腺囊性增生症亦称乳腺病，常见于中年妇女。由于对本病的不同认识，有多种命名，如乳腺小叶增生症、乳腺结构不良症、纤维囊性病等。由于本病的临床表现有时与乳腺癌混淆，因此正确认识本病十分重要。

【病因】

本病常见于 30～50 岁的妇女，与卵巢功能失调有关。月经周期内乳腺同样受体内激素的改变而有周期性的变化，当体内激素比例失去平衡，雌激素水平升高与黄体素比例失调，使乳腺增生后复旧不全，引起乳腺组织增生。腺体内很多散在的小囊，内有黄绿色或棕色黏稠液体。有时有黄白色乳酪样的物质自乳管口溢出。

【临床表现】

一侧或双侧乳房胀痛和肿块是本病的主要表现。部分病人具有周期性。乳房胀痛一般于月经前明显。月经后减轻，严重者整个月经周期都有疼痛。

体检发现一侧或双侧乳房内可有大小不一，质韧的单个或为多个的结节，可有触痛，与周围分界不清。亦可表现为弥漫性增厚。少数病人可有乳头溢液，多为浆液性或浆液血性液体。

本病病程较长，发展缓慢，但停经后症状常自动消失或减轻。

【辅助检查】

乳腺彩超多表现为双侧乳腺多发的大小不等的囊肿，囊肿多<1cm。

【诊断与鉴别诊断】

结合患者症状和体征，即可诊断，如肿块明显者，需与乳腺癌相鉴别，乳腺癌常体检肿块明显，如鉴别困难时，可进一步行钼靶和 MRI 检查。

【治疗】

乳腺囊性增生病绝大部分可以用非手术治疗，中药疏肝理气及祛瘀散结等可缓解疼痛。绝经前期疼痛明显时，可在月经来潮前服用甲基睾丸素，每日 3 次，每次 5mg，亦可口服孕酮，每日 5~10mg，在月经前服 7~10 天。近年来应用维生素 E 治疗，亦有缓解疼痛的作用。对病灶局限于乳房一部分，月经后仍有明显肿块等症状者也可应用手术治疗。

对局限性乳腺囊性增生病，应在月经干净后 5 天内复查，若肿块变软、缩小或消退，则可予以观察并继续中药治疗。若肿块无明显消退者，或在观察过程中，对局部病灶有恶性病变可疑时，应予切除并作快速病理检查，如有不典型上皮增生，同时有对侧乳腺癌或有乳腺癌家族史等高危因素者，以及年龄大，肿块周围乳腺组织增生也较明显者，可作单纯乳房切除术。

【转诊指导】

考虑乳腺肿瘤者，建议专科检查及治疗。

【健康教育】

（1）患者应每隔 3 个月到医院复查一次，指导患者定期自查乳房，以观察乳房肿块的变化。

（2）合理安排饮食结构，减少脂肪摄入，保持健康的身心状况，均有利于减少或预防本病的发生。

第五节 乳腺纤维腺瘤

乳腺纤维腺瘤是青少年女性中常见的肿瘤，发病年龄以 20~30 岁最多。临床上大多是单发的，但 15%~20%的患者可以多发。

【病因】

纤维腺瘤的发生与体内雌激素水平增高有关，肿瘤很少发生于月经来潮前及绝经后。小叶内纤维细胞对雌激素的敏感性异常增高，可能与纤维细胞所含雌激素受体的量或质的异常有关。雌激素是本病发生的刺激因子，所以纤维腺瘤发生于卵巢功能期。

【临床表现】

1. 一般表现

多以乳腺内无痛性肿块。其肿块的发现多在洗澡、换衣或乳腺检查时偶然发现。部分患者有轻微疼痛，但不影响生活学习。疼痛一般与月经变化无关，仅少数疼痛在月经前加重，月经后减轻。询问其月经史，部分患者月经有紊乱现象。大多呈卵圆形，有时为分叶状，表面光滑，实质，有弹性，与周围组织分界清楚，不与皮肤或胸肌粘连，容易推动，活动度大。腋淋巴结常无肿大。

2. 生长快

肿块若发现较早者可观察到初时较小，但生长较快，有些半年内由 1cm 以下增长到 3~4cm，而当肿块增长到一定程度后，其生长会突然停止或增长明显减缓。在妊娠或哺乳期的纤维腺瘤可有增大，但哺乳后可逐渐恢复到原先大小。

【辅助检查】

B超检查呈圆形或椭圆形低回声肿块，边界清楚，后壁完整但回声增强。有侧边声影，肿块内一般为低回声，亦可见中等强度固声，但分布较均匀，少数纤维瘤由于大量的胶原纤维增生或钙化而显示肿块后方声影以及形态不规则的内部不均匀回声，超声容易误诊为乳腺癌，故要结合临床判断。

【治疗】

乳腺纤维腺瘤目前仍无特别有效药物或其他非手术疗法治疗，唯一根治性的手段是手术切除。原则上无论什么时候和年龄发生的乳腺纤维瘤，均应手术切除。一是达到治疗目的，二是更进一步明确诊断。特别是为了防止把早期乳腺癌误诊为纤维腺瘤。

1. 择期手术切除

20岁左右的青年女性，若临床诊断是纤维腺瘤，尚可作一段时间的观察，因年龄越小，乳腺内肿块的良性可能性越大，故可暂时不作手术，但最终均需手术切除方能治愈。而年龄在30岁以上者，发生癌的几率增加，此时发现的乳腺肿块凭临床很难肯定其性质，一旦发现应早作手术切除并作病检。

2. 尽早手术切除

乳腺纤维腺瘤通常在初起时生长较快，以后生长逐渐减慢或不再生长。但如果肿块在停止生长后又突然加速生长（此时又无妊娠现象），则可能为肿瘤黏液性变或者恶变，应尽早手术切除。

3. 对可能恶变纤维腺瘤

乳腺纤维腺瘤恶变的可能性很小。但有报道在第1次手术后原位再复发者，有恶变的可能。故第1次手术切除时，最好将整个肿瘤连同周围的部分组织一同切除，或者作区段切除，以免复发或恶变。对复发者第2次手术最起码也要作区段切除或者作乳腺单纯切除。

【转诊】

乳腺肿块恶性肿瘤不能排除者，建议转院治疗。

【健康教育】

（1）建议女性定期行乳腺自检，可于月经干净后1~2周，镜前站立，观察两侧乳腺是否对称，皮肤是否光滑，乳头有无凹陷，是否可看见局部隆起。再平卧床上，以四指腹侧触摸乳房各部及乳头下方、腋窝，如发现肿块，尽快就诊。

（2）乳腺纤维瘤尚无有效预防方法，但调整饮食结构，避免长期服用雌激素水平比较高的食物，如蜂王浆、丰胸产品等，能减少乳腺疾病的发生。

第六节　乳　腺　癌

乳腺癌是女性中常见的恶性肿瘤，世界上乳腺癌的发病率及死亡率有明显的地区差异。欧美国家高于亚非拉国家。在我国京、津、沪及沿海一些大城市的发病率较高，上海市的发病率居全国之首。2005年上海市女性乳腺癌发病率为60.1/10万，标准发病率为37.7/10万，为全部恶性肿瘤中的6.3%，占女性恶性肿瘤中的16%，是女性恶性肿瘤中的第一位。

【病因】

乳腺癌大多发生在 40~60 岁，绝经期前后的妇女。病因尚未完全明了，但与下列因素有关：①内分泌因素。已证实雌激素中雌醇与雌二醇对乳腺癌的发病有明显关系；孕酮可刺激肿瘤的生长，但亦可抑制垂体促性腺激素，因而被认为既有致癌又有抑癌的作用。催乳素在乳腺癌的发病过程中有促进作用。临床上月经初潮早于 12 岁，停经迟于 55 岁者的发病率较高；第 1 胎足月生产年龄迟于 35 岁者发病率明显高于初产在 20 岁以前者；未婚、未育者的发病率高于已婚、已育者；②饮食与肥胖影响，组织内脂溶性雌激素的浓度，流行病学研究脂肪的摄取与乳腺癌的发病率之间有明显的正相关，尤其在绝经后的妇女；③放射线照射以及乳汁因子与乳腺癌的发病率亦有关。此外，直系家属中有绝经前乳腺癌病人，其姐妹及女儿发生乳腺癌的机会较正常人群高 3~8 倍。有良性乳腺肿瘤史者发病机会亦较正常人群高。

【临床表现】

乳腺癌最常见的第一个症状是乳腺内无痛性肿块，大多是病人自已在无意中发现的。10%~15%的肿块可能伴有疼痛，肿块发生于乳房外上象限较多，肿块质地较硬，边界不清，逐步增大，如肿块侵犯 Cooper 韧带（连接腺体与皮肤间的纤维束）使之收缩，常引起肿块表面皮肤出现凹陷，即称为酒窝征。肿块侵犯乳管使之收缩可引起乳头凹陷，肿块继续增大，与皮肤广泛粘连，皮肤可因淋巴的潴留而引起水肿，由于皮肤毛囊与皮下组织粘连较紧密，在皮肤水肿时毛囊处即形成很多点状小孔，使皮肤呈桔皮状。癌细胞沿皮下淋巴网广泛扩散到乳房及其周围皮肤，形成小结节，称为卫星结节。晚期时肿瘤可以浸润胸肌及胸壁，而呈固定，乳房亦因肿块的浸润收缩而变形。肿瘤广泛浸润皮肤后融合成暗红色，弥漫成片，甚至可蔓延到背部及对侧胸部皮肤，形成盔甲样，可引起呼吸困难。皮肤破溃，形成溃疡，常有恶臭，容易出血，或向外生长形成菜花样肿瘤。

有 5%~10%病人的第一症状是乳头溢液、乳头糜烂或乳头回缩。少数病人在原发灶被发现前已有腋淋巴结转移或其他全身性的血道转移。癌细胞可沿淋巴管自原发灶转移到同侧腋下淋巴结，堵塞主要淋巴管后可使上臂淋巴回流障碍而引起上肢水肿。肿大淋巴结压迫腋静脉可引起上肢青紫色肿胀。臂丛神经受侵或被肿大淋巴结压迫可引起手臂及肩部酸痛。

锁骨上淋巴结转移可继发于腋淋巴结转移之后或直接自原发灶转移造成。一旦锁骨上淋巴结转移，则癌细胞有可能经胸导管或右侧颈部淋巴管进而侵入静脉，引起血道转移。癌细胞亦可以直接侵犯静脉引起远处转移，常见的有骨、肺、肝等处。骨转移中最常见是脊柱、骨盆及股骨，可引起疼痛或行走障碍，肺转移可引起咳嗽、痰血、胸水；肝转移可引起肝肿大、黄疸等。有 10%的病人可出现脑转移。

【辅助检查】

1. 乳腺 X 线摄片检查

常用的为钼靶 X 线摄片，适用于观察软组织的结构。恶性肿瘤的图像呈形态不规则、分叶和毛刺状的阴影，其密度较一般腺体的密度为高，肿块周围常有透明晕，肿块的大小常较临床触及的为小。30%的恶性病灶表现为成堆的细砂粒样的小钙化点。此外，位于乳晕下的肿块引起乳头内陷在X线片上可表现为漏斗征。X线片的其他表现有导管阴影增粗增多，血管影增粗、皮肤增厚等。

X线检查也可用作乳腺癌高发人群中的普查，使能发现早期病灶。早期病变常表现为成堆细砂粒样钙化点或小结节状，临床一般未能扪及肿块，可在定位下活检以明确诊断。

2. B超检查

可以显示乳腺的各层结构、肿块的形态及其质地。恶性肿瘤的形态不规则，回声不均匀，而良性肿瘤常呈均匀实质改变。复旦大学肿瘤医院应用超声波诊断乳腺恶性肿瘤的正确率达87%。超声波检查对判断肿瘤是实质性还是囊性较X线摄片为好，但对肿瘤直径在1cm以下时的鉴别能力较差。

3. 乳腺磁共振及CT检查

较乳腺X线摄片更能明确乳腺内的结构，腋下及纵隔内有无肿大淋巴结。

4. 脱落细胞学检查及空心针活检

如有乳头溢液，可将液体作涂片检查，一般用苏木—伊红或巴氏染色。有乳头糜烂或湿疹样改变时，可作印片细胞学检查。不能明确肿瘤性质时，可用6.5号或7号细针穿刺肿块，抽吸组织液作涂片细胞学检查，其正确率可达85%左右。但对直径小于1cm的肿块，检查成功率较小。然而细胞学检查不能代替组织学类型，对诊断有一定的局限性。应用空芯针活检应用较粗的包括内针芯及外套管的活检针，依靠外套管的锋利边缘，获得肿瘤组织，术前可以明确肿瘤性质及作各种预后指标的检测。

5. 切除活组织病理检查是最可靠的方法，是其他检查方法不能代替的

作活检时应将肿块完整切除，并最好在肋间神经阻滞麻醉或硬脊膜外麻醉下进行，避免局麻下手术，以减少肿瘤的播散。如果证实为恶性肿瘤，应根据检查情况进行辅助治疗及施行根治性手术。

【诊断与鉴别诊断】

根据病史、临床表现及辅助检查不难作出诊断。

【治疗】

乳腺癌的治疗方法有手术、放疗、化疗、内分泌以及靶向治疗等。

1. 手术治疗

早期乳腺癌主要的治疗方式是以手术为主，术后予以必要的放疗、化疗以及内分泌治疗等的综合措施；对中、晚期的乳腺癌，手术可以作为配合全身性治疗的一个组成部分。

早期乳腺癌指临床Ⅰ、Ⅱ期的能手术治疗的乳腺癌，以手术治疗为主，手术方式可采用改良根治术、根治术或保留乳房的手术方式。病灶位于内侧或中央者必要时需同时处理内乳淋巴结，术后根据病人的年龄、病灶部位、淋巴结有无转移以及激素受体等决定是否需要辅助治疗。

局部晚期乳腺癌指临床ⅢA及部分ⅢB期病例，此类病例以往单纯手术治疗的效果欠佳，目前采用术前新辅助化疗，使肿瘤降期以后再决定手术的方式，如术前化疗后肿瘤退缩不明显，必要时可给予放射治疗，手术后应继续予以必要的辅助治疗。

晚期指临床部分ⅢB及Ⅳ期病例应以化疗及内分泌治疗为主，而手术及放疗可作为综合治疗的一部分。

乳腺癌的手术方式很多，手术范围可自局部切除及合并应用放射治疗直到扩大根治手术，但是没有一种固定的手术方式适合各种不同情况的乳腺癌。对手术方式的选择应结合具体的医疗条件来全面考虑，如手术医生的习惯，放射治疗和化疗的条件，病人的年龄、病期、肿瘤的部位等具体情况，以及病人对外形的要求。

乳腺癌根治术及扩大根治术：传统的手术方式创伤很大，而乳腺癌改良根治术的特点是保留胸肌，但尽量剥离腋窝及胸肌间淋巴结，方法有：①保留胸大、小肌的改良根治 I 式；②仅保留胸大肌的改良根治 II 式。创伤较小，但不适合用于临床已有明显淋巴结转移的病例。

单纯乳房切除适用于非浸润性癌、微小癌、湿疹样癌限于乳头者，亦可用于年老体弱不适合根治手术或因肿瘤较大或有溃破、出血者配合放射治疗。

近年来由于对乳腺癌生物学特性的进一步了解，提出了保留乳房的治疗方法。手术指征主要是肿瘤位于乳腺周围，距乳头 2cm 以外，病灶为单个性，直径不大于 4cm，同时没有其他手术及放射治疗的禁忌证。

2. 放射治疗

与手术相似，也是局部治疗的方法。放射治疗以往常用于乳腺癌根治手术前、后作为综合治疗的一部分，近年来已成为与早期病例的局部肿瘤切除组合成为一种主要的治疗手段。

术后放疗常用于根治术或改良根治术后有腋淋巴结转移的病人，照射锁骨上及内乳区淋巴结。亦有用于肿瘤位于乳房中央或内侧而无腋淋巴结转移的病例，照射锁骨上及内乳区。如病灶位于乳房外侧而无腋淋巴结转移者，一般不需术后照射。

保留乳房手术后常规需作放射治疗，可以减少局部复发，靶区范围包括整个乳房、腋尾部乳腺组织。

术前放疗主要用于Ⅲ期病例或病灶较大、有皮肤水肿者。照射使局部肿瘤缩小，水肿消退，可以提高手术切除率。术前放疗可降低癌细胞的活力，减少术后局部复发及血道播散，提高生存率。

炎性乳腺癌可用放射治疗配合化疗。

对手术野内复发结节或锁骨上淋巴结转移，放射治疗常可取得较好的效果。局限性骨转移灶应用放射治疗的效果也较好，可以减轻疼痛，少数病灶可以钙化。脑转移时可用全脑放射减轻症状。

3. 化学治疗

在实体瘤的化学治疗中乳腺癌应用化学治疗的疗效较好，对晚期或复发病例也有较好的效果。化疗配合术前、术中及术后的综合治疗是近年来发展的方向。常用的化疗药物有环磷酰胺、氟尿嘧啶、甲氨蝶呤、蒽环类及丝裂霉素等，近年来还有一些新的抗癌药物如紫杉醇类（泰素，泰素帝）去甲长春花碱（诺维本）等对乳腺癌都有较好的效果。联合应用多种化疗药物治疗晚期乳腺癌的有效率达 40%~60%。

术前化疗又称新辅助化疗的目的是使原发灶及区域淋巴结转移灶缩小，使肿瘤降期，以提高手术切除率。同时癌细胞的活力受到抑制，减少远处转移且对循环血液中的癌细胞及亚临床型转移灶也有一定的杀灭作用。通过新辅助化疗也可了解肿瘤对化疗的敏感性。

4. 内分泌治疗

1894 年 Beatson 应用卵巢切除治疗晚期乳腺癌取得一定的疗效后，内分泌治疗已作为乳腺癌的一种有效治疗方法。以往根据病人的年龄、月经情况、手术与复发间隔期、转移部位等因素来选用内分泌治疗，其有效率为 30%~35%。

雌激素受体测定阳性的病例应用内分泌治疗的有效率为 50%~60%，如果孕酮受体亦为阳性者，有效率可高达 70%~80%，雌激素受体测定阴性的病例内分泌治疗有效率仅为 5%~8%。

5. 靶向治疗

对肿瘤有 her-2 基因高表达者可应用靶向治疗药物赫赛汀治疗。

【转诊指导】

如检查发现乳腺无痛性肿块，特别是 40 岁以上患者，特别警惕乳腺癌可能，一旦发现，建议转上级医院。

【健康教育】

（1）乳腺癌是常见的浅表肿瘤，早期发现，早期诊断并不困难。

（2）早期手术治疗的效果较好，预防要选择既符合计划生育要求，又能防止乳腺癌增加的合理生育方案。

（3）提倡母乳喂养，绝经后减少脂肪摄入。

（4）在妇女中提倡自我检查，对高危险人群进行定期筛查，有助于乳腺癌的早期发现。

第五章 腹部疾病

第一节 腹外疝

体内某个脏器或组织离开其正常解剖部位，通过先天的或后天形成的薄弱点、缺损或孔隙进入另一部位，即称为疝，疝最多发生于腹部，腹部疝又以腹外疝为多见。腹外疝是由腹腔内的脏器或组织连同腹膜壁层，经腹壁薄弱点或孔隙，向体表突出所形成。

一、腹股沟疝

腹股沟区是前外下腹壁一个三角形区域，其下界为腹股沟韧带，内界为腹直肌外侧缘，上界为髂前上棘至腹直肌外侧缘的一条水平线。腹股沟疝就是指发生在这个区域的腹外疝。腹股沟疝可分为斜疝和直疝两种。

斜疝是最多见的腹外疝，发病率占全部腹外疝的75%～90%，或占腹股沟疝的85%～95%。腹股沟疝发生于男性者占大多数，男女发病率约为15∶1。右侧比左侧多见。

【病因】

腹股沟疝的发生与腹股沟区解剖缺损有关，腹横肌与腹内斜肌发育不全也对发病起着重要作用。法国解剖学家Fruchard提出了“耻骨肌孔”的概念。其上界为腹内斜肌和腹横肌的弓状下缘，下界为骨盆的骨性边缘，内侧为腹直肌外缘，外侧为髂腰肌围成的区域。人直立时耻骨肌孔区的压力增加3倍，而此区仅有一层腹横筋膜来抵挡腹腔内的压力，耻骨肌孔区域结构薄弱和腹横筋膜的缺损是腹股沟疝发生的根本原因。

【临床表现】

（1）腹股沟疝最重要的临床表现是腹股沟区有一突出的肿块。有的病人开始时肿块较小，此时诊断较为困难；一旦肿块明显，并穿过腹股沟管浅环甚或进入阴囊，诊断就较容易。

（2）易复性疝除腹股沟区有肿块和偶有胀痛外，并无其他症状。肿块常在站立、行走、咳嗽或劳动时出现，膨胀性冲击感。如病人平卧休息或用手将肿块向腹腔推送，肿块可向腹腔回纳而消失。

（3）难复性疝在临床表现方面除胀痛稍重外，其主要特点是疝块不能完全回纳。

（4）嵌顿性疝通常发生在斜疝，强力劳动或排便等腹内压骤增是其主要原因。临床上表现为疝块突然增大，并伴有明显疼痛，平卧或用手推送不能使肿块回纳。肿块紧张发硬、触痛。如疝内容物为肠袢，不但局部疼痛明显，还可伴有腹部绞痛、恶心、呕吐、便秘、腹胀等机械性肠梗阻的临床表现。

【鉴别诊断】

1. 精索鞘膜积液

鞘膜积液所呈现的肿块完全局限在阴囊内，不能回纳，其上界可以清楚地摸到；鞘膜积液多为透光（阳性）。B 超检查可协助鉴别。

2. 交通性鞘膜积液

肿块的外形与睾丸鞘膜积液相似。于每日起床后或站立活动时肿块缓慢地出现并增大，平卧或睡觉后肿块逐渐缩小，挤压肿块，其体积也可逐渐缩小。透光试验阳性。B 超检查可协助鉴别。

3. 隐睾

隐睾肿块较小，挤压时可出现特有的胀痛感觉，如患侧阴囊内睾丸缺失，诊断更为明确。B 超检查可协助鉴别。

【治疗】

成人腹股沟疝是不可自愈的，如不及时处理，肿块可逐渐增大，终将加重腹壁的损坏而影响劳动力；斜疝又常可发生嵌顿或绞窄而威胁病人的生命。因此，除少数特殊情况外，腹股沟疝一般均应尽早施行手术治疗。

1. 非手术治疗

1 岁以下婴幼儿可暂不手术。因为婴幼儿腹肌可随躯体生长逐渐强壮，病有自行消失的可能。年老体弱或伴有其他严重疾病而禁忌手术者，白天可在回纳疝内容物后，将医用疝带一端的软压垫对着疝环顶住，阻止疝块突出。

2. 手术治疗

腹股沟疝最有效的治疗方法是手术修补。但如有慢性咳嗽、排尿困难、便秘、腹水、妊娠等腹内压力增高情况或糖尿病存在时，手术前应先予处理。手术方法主要有以下三类。

（1）传统的疝修补术

手术的基本原则是疝囊高位结扎、加强或修补腹股沟管管壁，有 Bassini 法等多种手术方式。

（2）无张力疝修补术

传统的疝修补术都存在缝合张力大、术后手术部位有牵扯感、疼痛和修补的组织愈合差等缺点。现代疝手术强调在无张力的情况下进行缝合修补。目前有多种修补材料和无张力修补手术方式。

（3）经腹腔镜疝修补术

由于技术要求高、费用高昂，在基层医院难以开展和普及。

3. 嵌顿性和绞窄性病的处理原则

因有导致肠坏死的危险，需要紧急手术处理。

二、股疝

疝囊通过股环、经股管向卵圆窝突出的疝，称为股疝。股疝的发病率占腹外疝的3%~5%，本病在 40 岁以上妇女中多见。在腹外疝中，股疝嵌顿者最多，高达 60%，股疝一旦嵌顿，可迅速发展为绞窄性疝，应引起特别注意。

【病因】

女性骨盆较宽广、联合肌腱和腔隙韧带较薄弱，以致股管上口宽大松弛。在腹内压增高的情况下，对着股管上口的腹膜，被下坠的腹内脏器推向下方，经股环向股管突出而形成股疝。

【临床表现】

疝块往往不大，常在腹股沟韧带下方卵圆窝处表现为一半球形的突起。平卧回纳内容物后，疝块有时并不完全消失，咳嗽冲击感也不明显。易复性股疝的症状较轻，常不为病人所注意，尤其在肥胖者更易疏忽。

股疝如发生嵌顿，除引起局部明显疼痛外，也常伴有较明显的急性机械性肠梗阻，严重者甚至可以掩盖股疝局部症状。

【鉴别诊断】

1. 腹股沟斜疝

腹股沟斜疝位于腹股沟韧带的上内方，股疝则位于腹股韧带的下外方，一般不难鉴别诊断。B 超可协助鉴别。

2. 脂肪瘤

股疝疝囊外常有一增厚的脂肪组织层，在疝内容物回纳后，局部肿块不一定完全消失。这种脂肪组织有被误诊为脂肪瘤的可能。B 超可协助鉴别。

3. 肿大的淋巴结

嵌顿性股疝常误诊为腹股沟区淋巴结炎。B 超可协助鉴别。

【治疗】

股疝容易嵌顿，一旦嵌顿又可迅速发展为绞窄性。因此，股疝诊断确定后，应及时进行手术治疗。对于嵌顿性或绞窄性股病，则更应进行紧急手术。

三、脐疝

疝囊通过脐环突出的疝称脐疝。脐疝有小儿脐疝和成人脐疝之分，两者发病原因及处理原则不尽相同。

【病因】

小儿脐疝的发病原因是脐环闭锁不全或脐部瘢痕组织不够坚强，在腹内压增加的情况下发生。小儿腹内压增高的主要原因有经常啼哭和便秘。

成人脐疝为后天性疝，较为少见，多数是中年经产妇女。

【临床表现】

小儿脐疝多属易复性，临床上表现为啼哭时脐疝脱出，安静时肿块消失。疝囊颈一般不大，但极少发生嵌顿和绞窄。临床发现没有闭锁的脐环迟至 2 岁时多能自行闭锁。

成人脐疝为后天性疝，多为孕妇、肝硬化腹水及其他腹压增高者，表现为脐部可复性或难复性肿块。

【治疗】

1. 小儿脐疝

除了嵌顿或穿破等紧急情况外，在小儿 2 岁之前可采取非手术疗法。满 2 岁后，如脐环直径还大于1.5cm，则可手术治疗。原则上，5岁以上儿童的脐疝均应采取手术治疗。非手术疗法的原则是在回纳疝块后，用一大于脐环的、外包纱布的硬币或小木片抵住脐环，然后用胶布或绷带加以固定勿使移动。6个月以内的婴儿采用此法治疗，疗效较好。

2. 成人脐疝

成人脐疝发生嵌顿或绞窄者较多，故应采取手术疗法。手术修补的原则是切除疝囊，缝合疝环；必要时可重叠缝合疝环两旁的组织。手术时应注意保留脐眼，以免对病人（特别是小儿）产生心理上的影响。

【转诊指导】

（1）易复性疝，需择期手术者。

（2）难复性疝应尽快转诊。

（3）嵌顿疝及绞窄性疝，要立即转诊，减少肠坏死危及生命的可能性。

（4）诊断不明者，需转上级医院进一步诊治，以免延误病情。

【健康教育】

（1）为避免腹外疝嵌顿，要减少重体力劳动、剧烈活动等使腹压升高的因素，并防治咳嗽、便秘、排尿困难或腹水。

（2）指导病人、特别是股疝和腹股沟斜疝病人，尽早施行手术。

（3）指导患者注意观察腹部情况，如出现明显腹痛，伴疝块突然增大紧张发硬且触痛明显，不能回纳腹腔，应高度警惕嵌顿疝发生，应及时就医。

（4）手术后注意适当休息，逐渐增加活动量，3个月内避免参加重体力劳动或提举重物。

（5）手术后要积极预防和治疗腹内压增高的因素和相关疾病，如多饮水，多吃蔬菜等粗纤维食物，以保持大便通畅；治疗肺部疾患、前列腺肥大，防止剧烈咳嗽、用力排便等。

（6）如疝复发，及早复诊和治疗。

第二节　胃十二指肠溃疡的外科治疗

胃十二指肠黏膜的局限性圆形或椭圆形的全层黏膜缺损，称之为胃十二指肠溃疡。多数的胃和十二指肠溃疡病常有较典型的节律性、周期性上腹痛症状及体征，但症状不典型或无明显症状的病例亦不少见。如出现并发症如溃疡穿孔、急性上消化道出血、幽门梗阻等，需要手术治疗。

一、胃、十二指肠溃疡急性穿孔

急性穿孔无疑是溃疡病常见的并发症之一，占所有住院的溃疡病例的10%~15%。穿孔的溃疡在过去绝大多数是十二指肠溃疡，其与胃溃疡穿孔之比例约为15∶1。穿孔多见于男性，其男女之比例大约也是15∶1。十二指肠溃疡穿孔者的年龄一般较胃溃疡穿孔为轻。

【病因】

胃十二指肠溃疡的病程是一动态过程，是胃十二指肠黏膜防御机制和损伤因子之间相互作用的结果。多数的溃疡穿孔是在溃疡病活动发作时期。身体过于疲劳、情绪过分紧张、饱食过度、洗胃、外伤、X线钡餐检查等常为穿孔之诱因。脑部手术或严重烧伤后，因皮层功能紊乱而致内脏血管营养失调，也可引发溃疡穿孔。

【临床表现】

（一）症状

突发性的剧烈腹痛是穿孔后最初、最经常和最重要的症状。疼痛最初开始于上腹部或穿孔的部位，常呈刀割或烧灼样，一般为持续性，但也可以有阵发性加剧。病人常因疼痛而辗转不安、神情恐惧，自觉如大祸临身。如穿孔较小而漏出不多，特别是细小的十二指肠溃疡穿孔，则疼痛可以比较局限于右侧腹部。如胃内容物漏出较多，污染整个腹腔者，可致全腹痛，疼痛还可以放射至左肩部呈刺痛或绞痛感觉。十二指肠溃疡穿孔有时可以有右肩的放射痛。发展至腹膜炎期，腹痛虽然始终存在，但一般不如初期剧烈，多转为持续性钝痛。

约半数病人可有恶心呕吐，在早期为反射性，并不剧烈，呕吐物可能有血。至肠麻痹期呕吐加重，同时并有腹胀、便秘等症状。

（二）体征

腹部压痛、反跳痛和腹肌强直是消化性溃疡最重要的体征。穿孔后不久压痛可能仅限于上腹部，或者在稍偏右侧部位，但不久压痛可延及整个腹部。有时右下腹压痛最为明显，颇像是急性阑尾炎，应注意鉴别。腹壁的反跳痛也经常阳性。由于腹膜受刺激，腹肌有明显的紧张强直，常呈所谓“板状腹”。

腹内有积气时，体检常能发现肝浊音区减小或消失，腹腔积液较多时常可出现移动性浊音。

【辅助检查】

（一）血常规

白细胞计数一般均增高，中性粒细胞比例升高。

（二）腹部X线检查

80%左右病人站立位X线检查可见右膈下游离气体。

（三）腹部B超检查

可见腹腔积液。

【诊断及鉴别诊断】

根据既往有溃疡病史，突然发生的持续性上腹剧烈疼痛，并很快转为全腹痛，体检有腹膜刺激征，肝浊音界缩小，肠鸣音减弱或消失，X线检查见有膈下游离气体即可作出诊断。如有疑问，可行腹腔穿刺。

诊断困难时需与以下疾病鉴别：

1. 急性胰腺炎

也是突然发生的上腹剧烈疼痛，伴有呕吐及腹膜刺激征。急性胰腺炎多为左上腹痛，放射至左肩、左侧腰背部，左上腹压痛往往比右侧明显，腹肌紧张程度也略轻。但X线检查无膈下游离气体，血清淀粉酶超过500索氏单位。

2. 急性胆囊炎

为右上腹剧烈绞痛或持续痛阵发性加剧，向右肩放射，伴畏寒发热。阳性体征主要集中于右上腹，表现为局部压痛和反跳痛，有时可触及肿大的胆囊，墨菲征阳性，B超提示胆囊炎和（或）胆囊结石。

3. 急性阑尾炎

溃疡穿孔的漏出物流至右下腹，发生右下腹痛及压痛、反跳痛，可与急性阑尾炎混淆。但急性阑尾炎一般症状没有溃疡穿孔那么严重，也没有气腹。鉴别诊断依靠各自主要体征仍限于病灶区。X线检查有助鉴别。

【治疗】

1. 非手术治疗措施

消化性溃疡穿孔，应立即采取以下非手术治疗措施：①病人取半卧位，禁食；②持续的胃肠减压；③静脉输液输血，以维持水、电解质和酸碱平衡，并积极抗休克治疗；④给予抗生素，以控制感染；⑤抑制胃酸分泌，静脉应用奥美拉唑等质子泵抑制剂；⑥严密观察病情之发展，做好随时手术的准备。

2. 手术治疗

手术方法有两类：单纯穿孔缝合修补术和彻底的溃疡手术。

（1）单纯穿孔缝合术。优点是操作简便易行，手术时间短，危险性较少，但其缺点是有部分病人以后因溃疡未愈而施行第二次彻底手术。穿孔缝合术后仍需正规的抗溃疡药物治疗。

（2）彻底性的手术。可以选择胃大部切除术。优点是一次手术同时解决了穿孔和溃疡两个问题，可免除以后再次手术，但操作较复杂，危险性较大。应根据病人一般情况、腹腔内炎症和溃疡病变情况加以选择。一般认为：如果病人一般情况较好，有幽门梗阻或出血史，穿孔时间在12小时以内，腹腔内炎症和胃十二指肠壁水肿较轻，可进行彻底性手术，否则可作穿孔缝合术。

目前，腹腔镜技术进展很大，对穿孔时间短，估计腹腔污染轻微者可选择腹腔镜手术方式。

【转诊指导】

（1）胃、十二指肠溃疡穿孔诊断明确，需要急诊手术，应立即转诊。

（2）有消化性溃疡病史，有压痛、反跳痛等腹膜炎体征，X线检查虽无膈下游离气体，不能排除穿孔者。

二、胃十二指肠溃疡大出血

因胃或十二指肠溃疡引起呕血、大量柏油样黑便，导致红细胞计数、血红蛋白和血细胞比容下降，病人心率加快、血压下降，甚至出现休克症状称为胃十二指肠溃疡大出血。

【病因】

溃疡基底因炎症腐蚀到血管，导致破裂出血。通常多为动脉性出血。十二指肠溃疡出血多位于球部后壁，胃溃疡出血多位于小弯。

【临床表现】

临床表现与出血量及速度相关。

（一）症状

除腹痛外，主要为黑便、呕血和贫血症状。出血量少者可仅有黑便，出血量大且速度快者可伴呕血，且色泽红。便血色泽可由黑色转呈紫色，便血前有头晕，眼前发黑，心慌、乏力。如出血更甚者可出现晕厥和休克症状。短期内出血超过 800ml，病人可表现为烦躁不安、脉搏细速、呼吸急促、四肢湿冷。

（二）体征

出血时病人通常无明显腹部体征。由于肠腔内积血，刺激肠蠕动增加，肠鸣音增强。

【辅助检查】

（一）血常规

红细胞计数、血红蛋白值和血细胞比容均下降，连续检测血常规可帮助评估出血量和速度。

（二）胃镜

胃镜检查明确出血部位和原因。

（三）选择性动脉造影

可用于明确出血部位。

【诊断与鉴别诊断】

根据消化性溃疡病史及呕血、便血等临床表现，不难作出诊断，胃镜检查可明确出血部位和原因。

溃疡性出血主要需与胃底食管静脉曲张破裂、胃癌和应激性溃疡引起的出血鉴别。溃疡性出血病人通常有溃疡病史。胃底食管静脉曲张破裂出血病人有肝硬化病史，此类病人通常面色灰暗，腹壁浅静脉显露，腹壁皮肤可见蜘蛛痣。应激性溃疡病人多有重度感染、创伤、使用激素、非甾体抗炎药等引起应激的病因。

【治疗】

（一）补充血容量

快速输入平衡盐溶液和胶体补充容量，同时进行输血配型试验，必要时输血。同时观察生命体征，包括心率，血压，尿量周围循环等。

（二）放置胃管

吸出残血，冲洗胃腔，直至胃液变清，以便观察后续出血情况。也可经胃管注入 200ml 含 8mg 去甲肾上腺素的生理盐水溶液，并夹管约 30 分钟。每 4~6 小时可重复。

（三）药物治疗

静脉或肌注血凝酶。静脉输注 H_2受体阻断剂或质子泵抑制剂以抑制胃酸。静脉应用生长抑素类制剂。

（四）胃镜治疗

在胃镜下明确出血部位后，可通过电凝、喷撒止血粉、上血管夹等措施止血。

（五）手术治疗

约 10% 胃十二指肠溃疡出血病人非手术治疗无效需行手术。手术治疗的指征：①经积极非手术治疗无者；②出血速度快，短期内出现休克症状者；③高龄病人伴有动脉硬化，出血自行停止可能性小；④地处偏远，无血库或血源者；⑤经过非手术治疗出血已停止，但短期内可能再次出血者。

手术方式：①出血部位的贯穿缝扎术，十二指肠球部后壁溃疡出血，可以切开球部前壁，贯穿缝扎溃疡止血。高龄体弱难于耐受长时间手术者，也可采用此法；②胃大部切除术。

【转诊指导】

（1）十二指肠溃疡大出血经短期保守治疗效果不佳，血红蛋白继续下降者。

（2）出血量大，需要输血及进一步治疗者。

（3）需要内镜止血或手术治疗者。

（4）出血原因不明，需进一步诊治者。

三、胃十二指肠溃疡瘢痕性幽门梗阻

胃十二指肠溃疡瘢痕性幽门梗阻见于胃幽门、幽门管或十二指肠球部溃疡反复发作，形成瘢痕狭窄。通常伴有幽门痉挛和水肿。

【病因】

溃疡引起幽门梗阻的原因有痉挛、水肿和瘢痕，通常三者同时存在。在溃疡瘢痕尚未狭窄到足以影响胃的流出道时，待痉挛和炎症水肿消退后，症状是可逆的，但当瘢痕导致严重狭窄时，则需手术介入。

【临床表现】

（一）症状

主要表现为腹痛和反复呕吐。病人初期症状表现为上腹部胀和不适。阵发性上腹部痛，同时伴有嗳气、恶心。随着症状加重，出现腹痛和呕吐，呕吐物为宿食，有腐败酸臭味，不含胆汁。当出现脱水时，可见皮肤干燥、皱缩、弹性降低，眼眶凹陷。尿量减少，尿液浓缩，色泽变深。

（二）体征

上腹部饱满，压之不适，胃潴留时上腹部可见胃型，晃动上腹部可闻“振水声”。

【辅助检查】

（一）血常规

可由红细胞、血红蛋白降低。

（二）尿常规

可见尿比重升高。

（三）腹部X线检查

X线透视可见胃扩张、胃内容物增多，造影检查可见胃潴留、胃蠕动减弱等征象。

（四）胃镜检查

可见幽门管和胃壁水肿，胃黏膜炎症、糜烂等。

【诊断与鉴别诊断】

根据病人长期的溃疡病史和典型的症状和临床表现，多可确定诊断。放置胃管可以吸出大量胃液，含宿食和腐败酸臭味。

鉴别诊断需区分是水肿性还是瘢痕性幽门梗阻，前者可以在水肿消退后通过正规的消化性溃疡药物治疗，避免手术。主要鉴别方法就是行胃肠减压，高渗盐水洗胃，补充水和电解质，维持酸碱平衡和营养等保守措施，观察病人症状能否缓解。

其次要鉴别是否为胃、十二指肠降部或胰头部的肿瘤压迫所致。通过内镜或 CT，磁共振可以明确这类肿块性病变。

【治疗】

1. 非手术治疗

放置胃管，进行胃减压和引流。高渗温盐水洗胃，以减轻胃壁水肿。同时补充液体、电解质，维持酸碱平衡和营养。

2. 手术治疗

如非手术治疗症状未能缓解，可考虑手术治疗，手术方式主要是胃大部切除术。术前需纠正脱水、贫血等全身情况，并改善胃壁水肿情况。年老体弱、不能耐受大手术，可行胃空肠吻合术、空肠造瘘术。

【转诊指导】

（1）幽门梗阻经短期保守治疗效果不佳，体重持续下降者。

（2）需要内镜止血或手术治疗者。

（3）梗阻原因不明，需进一步诊治者。

【健康教育】

（1）告之病人及家属有关胃十二指肠溃疡的知识，使之能更好地配合术后长期治疗和自我护理。

（2）指导病人自我调节情绪，强调保持乐观的重要性和方法。

（3）劝导病人避免工作过于劳累，不熬夜，注意劳逸结合。

（4）吸烟、喝酒有损胃黏膜和健康，劝告病人戒烟酒。

（5）饮食指导：饮食宜温，忌过冷过热；宜细嚼慢咽，忌狼吞虎咽；避免摄入坚硬、粗糙及不易消化的食物；饮食注意营养，忌食浓茶、咖啡、生大蒜、辣椒等刺激性食物；胃大部切除术后一年内胃容量受限，饮食宜少量多餐、营养丰富、定时定量。

（6）有胃、十二指肠溃疡患者应积极治疗，预防穿孔、出血及幽门梗阻等并发症发生。如出现剧烈腹痛、呕血或黑便、反复呕吐宿食等症，及时就医。

（7）教导药物的服用时间、方式、剂量，说明药物不良反应。避免服用对胃黏膜有损害性的药物，如阿司匹林、吲哚美辛、皮质类固醇等。

（8）定期门诊随访，若有不适，及时就诊。

第三节 胃癌的外科治疗

胃癌是最常见的恶性肿瘤之一，在我国消化道恶性肿瘤中居第二位，好发年龄在 50 岁以上，男女发病率之比约为 2∶1。胃癌好发部位以胃窦部为主，占一半，其次是胃底贲门部约占 1/3，胃体较少。

【病因】

胃癌的确切病因不是十分明确，但以下因素与发病有关：①饮食生活因素，如长期食用烟熏、腌制食品；②幽门螺旋杆菌感染；③慢性疾患和癌前病变，如胃息肉、慢性萎缩性胃炎等；④遗传因素。

【分型】

根据大体分型：

1. 早期胃癌

指病变仅限于黏膜或黏膜下层，不论病灶大小或有无淋巴结转移。癌灶直径在 10mm 以下称小胃癌，5mm 以下为微小胃癌。

2. 进展期胃癌

指癌组织浸润深度超过黏膜下层的胃癌。按 Borrmann 分型法分四型：I 型（息肉型，也叫肿块型），为边界清楚突入胃腔的块状癌灶；II 型（溃疡局限型），为边界清楚并略隆起的溃疡状癌灶；Ⅲ型（溃疡浸润型），为边界模糊不清的溃疡，癌灶向周围浸润；Ⅳ型（弥漫浸润型），癌肿沿胃壁各层全周性浸润生长，边界不清。若全胃受累胃腔缩窄、胃壁僵硬如革囊状，称皮革胃，恶性度极高，发生转移早。

根据组织类型：世界卫生组织 2000 年将胃癌分为①腺癌（肠型和弥漫型）；②乳头状腺癌；③管状腺癌；④黏液腺癌；⑤印戒细胞癌；⑥腺鳞癌；⑦鳞状细胞癌；⑧小细胞癌；⑨未分化癌；⑩其他。胃癌绝大部分为腺癌。

【临床表现】

1. 症状

早期胃癌多数病人无明显症状，有时出现上腹部不适，进食后饱胀恶心等非特异性的上消化道症状。随着病情发展，病人出现上腹疼痛加重，食欲下降、乏力、消瘦，体重减轻、呕吐、呕血、黑便等，甚至可以出现急性穿孔。

2. 体征

早期病人多无明显体征，晚期病人可触及上腹部质硬、固定的肿块，锁骨上淋巴结肿大、贫血、腹水、黄疸、营养不良甚至恶病质等表现。

【辅助检查】

（一）粪隐血试验

可为阳性，可作为筛查方法之一。

（二）血清肿瘤标志物

癌胚抗原 CEA，糖类抗原 CA19-9 和 C-A125 在部分胃癌病人中可见升高。

（三）纤维胃镜检查

能够直接观察胃黏膜病变的部位和范围，并可以对可疑病灶钳取小块组织作病理学检查，是诊断胃癌的最有效方法。

（四）X 线钡餐检查

数字化 X 线胃肠造影技术的应用，使得影像分辨率和清晰度大为提高，目前仍为诊断胃癌的常用方法。优点是痛苦小易被病人所接受，缺点是不如胃镜直观且不能取活检进行组织学检查。

（五）其他

影像学检查螺旋 CT 检查在评价胃癌病变范围、局部淋巴结转移和远处转移（如肝、卵巢）方面具有较高的价值，是判断胃癌术前临床分期的首选方法。

【诊断与鉴别诊断】

通过临床表现、纤维胃镜或 X 线钡餐检查，多数胃癌可获得正确诊断。

少数情况下，胃癌要与胃良性溃疡、胃间质瘤、胃淋巴瘤和胃良性肿瘤等进行鉴别诊断。

早期胃癌的治疗效果要明显好于进展期胃癌，早期诊断是提高胃癌治愈率的关键。但由于早期胃癌无特异性症状，容易被病人和医务人员所忽视。为提高早期胃癌诊断率，应对以下人群定期检查：①40 岁以上，既往无胃病史而出现上述消化道症状者，或已有溃疡病史但症状和疼痛规律明显改变者；②有胃癌家族病史者；③有胃癌前期病变者，如萎缩性胃炎、胃溃疡、胃息肉、胃大部切除病史者；④有原因不明的消化道慢性失血或短期内体重明显减轻者。

【治疗】

（一）手术治疗

外科手术是胃癌的主要治疗手段，也是目前能治愈胃癌的唯一方法。分为根治性手术和姑息性手术两类。

1. 根治性手术

原则为彻底切除胃癌原发灶，按临床分期标准清除胃周围的淋巴结，重建消化道。胃切除范围：胃切断线要求距肿瘤肉眼边缘 5cm 以上，远侧部癌应切除十二指肠第一部 3~4cm，近侧部癌应切除食管下端 3~4cm。

早期胃癌由于病变局限且较少淋巴结转移，施行 D_1 胃切除术就可获得治愈性切除；进展期胃癌的标准治疗是 D_2 淋巴结清扫的胃切除术；胃癌侵及邻近组织或脏器要行扩大的胃癌根治术。

2. 姑息性手术

姑息性手术是指原发灶无法切除，针对由于胃癌导致的梗阻、穿孔、出血等并发症状而作的手术，如胃空肠吻合术、空肠造口、穿孔修补术等。

（二）胃癌的化疗

可用于根治性手术的术前、术中和术后，以延长生存期。

（三）胃癌的其他治疗

包括放疗、免疫治疗、靶向治疗、中医中药治疗等。

【转诊指导】

（1）诊断明确，需要行手术、化疗、放疗等进一步治疗者。

（2）诊断不明，需要进一步确诊或治疗者。

（3）胃癌出现出血、穿孔、幽门梗阻等并发症，需进一步治疗者。

【健康教育】

（1）根据病人的个体情况进行针对性的心理指导，以增强病人对包括手术在内的综合治疗的信心。

（2）鼓励家属和朋友给予病人关心和支持，使其能积极配合治疗和护理，避免不良情感产生，保持情绪稳定；生活规律，保持心情舒畅，适当运动，提高机体免疫力。

（3）饮食指导：饮食应少量多餐、富含营养素、易消化，忌食生、冷、硬、油煎、酸、辣、浓茶等刺激性及易胀气食物，戒烟、酒。

（4）术前指导：视病情需要，让病人了解手术的必要性及治疗效果，以稳定情绪、增强对手术治疗的信心。

（5）术后指导：术后鼓励病人做深呼吸、有效咳嗽、协助叩背，促进痰液的排出，防止肺炎的发生。鼓励病人早期下床活动，促进胃肠功能尽早恢复，预防粘连性肠梗阻。

（6）出院指导：要注意定期复查，术后化疗、放疗期间定期门诊随访，检查肝功能、血常规等，注意预防感染。术后初期每3个月复查一次，以后每半年复查一次，至少复查5年。若有腹部不适、胀满、肝区疼痛、锁骨上淋巴结肿大等表现时，应随时复查。

（7）癌痛要遵医嘱按时、按量、准确给药。对于晚期胃癌难以控制的疼痛时，应尽可能在痛前给药。

（8）胃癌预防的关键问题在于早期发现。普查是早期发现胃癌的一个重要措施，凡年龄在40岁以上、有家族史、有较长时间胃病史，或近几个月出现明显胃部症状者，应列为普查对象。胃癌前期病变者，如萎缩性胃炎、胃溃疡、胃息肉、胃大部切除病史，应定期随访作胃镜检查。

第四节　肠　梗　阻

任何原因引起的肠内容物通过障碍统称肠梗阻，其共同的临床表现即腹痛、呕吐、腹胀及停止自肛门排气排便，是常见的外科急腹症之一。肠梗阻发病后，不但在肠管形态上和功能上发生改变，还可导致一系列全身性病理改变，严重时可危及病人的生命。

肠梗阻按梗阻原因可分为四类：①机械性肠梗阻；②动力性肠梗阻；③血运性肠梗阻；④假性肠梗阻。

按梗阻程度分为完全性和不完全性肠梗阻。

一、粘连性肠梗阻

粘连性肠梗阻是肠梗阻最常见的一种类型，其发生率占肠梗阻的40%～60%。

【病因】

肠粘连和腹腔内粘连带可分先天性和后天性两种。先天性者较少见，可因发育异常或胎粪性腹膜炎所致；后天性者多见。常由于腹腔内手术、炎症、创伤、出血、异物等引起。临床上以手术后所致的粘连性肠梗阻为最多。

【临床表现】

（一）症状

最主要的表现是腹痛，为阵发性绞痛性质，即肠梗阻发生时，由于梗阻部位以上强烈肠蠕动发生腹痛，之后由于肠管肌过度疲劳而呈暂时性弛缓状态，腹痛也随之消失。在腹痛的同时伴有高亢的肠鸣音，当肠腔有积气积液时，肠鸣音呈气过水声或高调金属音。病人常自觉有气体在肠内窜行，并受阻于某一部位，有时能见到肠型和肠蠕动波。如果是不完全性肠梗阻，当气体通过梗阻后，疼痛骤然减轻或消失；如果腹痛的间歇期不断缩短，以至成为剧烈的持续性腹痛，则应该警惕可能是绞窄性肠梗阻。

呕吐。高位梗阻的呕吐出现较早，呕吐较频繁，吐出物主要为胃及十二指肠内容物。低位小肠梗阻的呕吐出现较晚，初为胃内容物；后期的呕吐物为积蓄在肠内并经发酵、腐败呈粪样的肠内容物；呕吐呈棕褐色或血性，是肠管血运障碍的表现。

腹胀。发生在腹痛之后，其程度与梗阻部位有关，高位肠梗阻腹胀不明显，但有时可见胃型。低位肠梗阻及麻痹性肠梗阻腹胀显著，遍及全腹。

排气排便停止。完全性肠梗阻发生后，肠内容物不能通过梗阻部位，梗阻以下的肠管处于空虚状态，临末表现为停止排气排便。但在梗阻的初期，尤其是高位肠梗阻其下面积存的气体和粪便仍可排出，不能误诊为不是肠梗阻或是不完全性肠梗阻。

（二）体征

腹部视诊：机械性肠梗阻常可见肠型和蠕动波。触诊：单纯性肠梗阻可有轻度压痛，但无腹膜刺激征；绞窄性肠梗阻时，可有固定压痛和腹膜刺激征。叩诊：绞窄性肠梗阻时。腹腔有渗液，移动性浊音可呈阳性。听诊：肠鸣音亢进，有气过水声或金属音，为机械性肠梗阻表现。

肠梗阻早期全身无明显变化。晚期因呕吐、脱水及电解质紊乱可出现脱水、全身中毒症状及休克。

【辅助检查】

（一）化验检查

单纯性肠梗阻早期变化不明显，随着病情发展，由于失水和血液浓缩，白细胞计数、血红蛋白和血细胞比容都可增高；尿比重也增高。查血气分析和血清 Na^+、K^+、尿素氮、肌酐的变化，可了解酸碱失衡、电解质紊乱和肾功能的状况。呕吐物和粪便检查，有大量红细胞或隐血阳性，应考虑肠管有血运障碍。

（二）X 线检查

一般在肠梗阻发生 4~6h，X 线检查即显示出肠腔内气体。摄片可见气胀肠袢和液平面，由于肠梗阻的部位不同，X 线表现也各有其特点：空肠黏膜的环状皱襞在肠腔充气时呈鱼骨刺状；回肠扩张的肠袢多，可见阶梯状的液平面；结肠胀气位于腹部周边，显示结肠袋形；钡灌肠可用于疑有结肠梗阻的病人，它可显示结肠梗阻的部位与性质。

【诊断与鉴别诊断】

根据腹痛、呕吐、腹胀、停止自肛门排气排便四大症状和腹部可见肠型或蠕动波，肠鸣音亢进等，一般可作出诊断。

有时病人可不完全具备这些典型表现，特别是某些绞窄性肠梗阻的早期，可能与急性胃肠炎、急性胰腺炎、输尿管结石等混淆。除病史与详细的腹部检查外，化验检查、X 线检查可有助于鉴别诊断。

急性粘连性肠梗阻主要是小肠机械性梗阻的表现，病人多有腹腔手术、创伤或感染的病史。以往有慢性肠梗阻症状或多次急性发作者多为广泛粘连引起的梗阻；长期无症状，突然出现急性梗阻症状，腹痛较重，出现腹膜刺激征，应考虑粘连带、内疝或扭转等引起的绞窄性肠梗阻。

手术后早期（5~7 天）发生梗阻的症状，应与手术后肠麻痹恢复期的肠蠕动功能失调相鉴别。

【治疗】

治疗原则是纠正因肠梗阻所引起的全身生理紊乱和解除梗阻。治疗方法的选择要根据肠梗阻的原因、性质、部位以及全身情况和病情严重程度而定。治疗粘连性肠梗阻要点：区别是单纯性还是绞窄性，是完全性还是不完全性。单纯性肠梗阻可先行非手术治疗，绞窄性和完全性则应施行手术治疗。反复发作者可根据病情行即期或择期手术治疗。

1. 基础疗法

即不论采用非手术或手术治疗，均需应用的基本处理。

（1）胃肠减压。是治疗肠梗阻的主要措施之一，目的是减少胃肠道积留的气体、液体，减轻肠腔膨胀，有利于肠壁血液循环的恢复，减少肠壁水肿；使某些部分梗阻的肠袢因肠壁肿胀而继发的完全性梗阻得以缓解，也可使某些扭曲不重的肠袢得以复位。

（2）纠正水、电解质紊乱和酸碱失衡。这是肠梗阻最突出的生理紊乱，应及早给予纠正。当血液生化检查结果尚未获得前，要先给予平衡盐液。待有测定结果后再添加电解质与纠正酸碱紊乱。

（3）抗感染。肠梗阻后，肠壁血液循环有障碍，肠黏膜屏障功能受损而有肠道细菌移位，或是肠腔内细菌直接穿透肠壁至腹腔内产生感染。肠腔内细菌亦可迅速繁殖。同时，膈肌升高影响肺部气体交换与分泌物排出，易发生肺部感染。

（4）其他治疗。可给予生长抑素以减少胃肠液的分泌量。止痛剂的应用应遵循急腹症治疗的原则。

2. 手术治疗

手术是治疗肠梗阻的一个重要措施，手术目的是解除梗阻、去除病因，手术的方式可根据病人的情况与梗阻的部位、病因加以选择。

手术方法应按粘连的具体情况而定：粘连带和小片粘连可施行简单的切断和粘连松解；如一组肠袢紧密粘连成团难以分离，可切除此段肠袢作一期吻合；在特殊情况下，如放射性肠炎引起的粘连性肠梗阻，可将梗阻近、远端肠侧侧吻合作短路手术；为实现腹腔内广泛分离后虽有粘连但不形成梗阻，可采取肠排列的方法，使肠袢呈有序地排列粘连，而不致有梗阻。

二、肠扭转

肠扭转是一段肠管甚至全部小肠及其系膜沿系膜轴扭转 360°～720°，因此，既有肠管的梗阻，更有肠系膜血液循环受阻，是肠梗阻中病情凶险，发展迅速的一类。

【病因分析】

引起肠扭转的主要原因有如下三种。

1. 解剖因素

如手术后粘连，乙状结肠冗长，先天性中肠旋转不全等。

2. 物理因素

在上述解剖因素基础上，肠袢本身有一定的重量，如饱餐后肠腔内有较多不易消化的食物；肠管肿瘤；乙状结肠内存积干结粪便等，都是造成肠扭转的潜在因素。

3. 动力因素

强烈的肠蠕动或体位的突然改变，肠袢产生不同步的运动，使已有轴心固定位置且有一定重量的肠袢发生扭转。

【临床表现】

肠扭转是闭袢型肠梗阻力加绞窄性肠梗阻、发病急骤，发展迅速。起病时腹痛剧烈且无间歇期，早期即可出现休克。肠扭转的好发部位是小肠和乙状结肠，临床表现各有特点。

【辅助检查】

（一）化验检查

同粘连性肠梗阻。

（二）X 线检查

同下。

【诊断与鉴别诊断】

1. 小肠扭转

表现为突然发作剧烈腹部绞痛，常为持续性疼痛阵发性加剧；由于肠系膜受到牵拉，疼痛可放射至腰背部。呕吐频繁，腹胀以某一部位特别明显。腹部有时可扪及压痛的扩张肠袢。肠鸣音减弱，可闻及气过水声。腹部 X 线检查符合绞窄性肠梗阻的表现，有时可见空肠和回肠换位，或排列成多种形态的小跨度蜷曲肠袢等特有的征象。

2. 乙状结肠扭转

多见于乙状结肠冗长、有便秘的老年人，以往可有多次腹痛发作经排气、排便后缓解的病史。病人有腹部持续胀痛，左腹部明显膨胀，可见肠型。腹部压痛及肌紧张不明显。腹部 X 线平片显示马蹄状巨大的双腔充气肠袢，圆顶向上；立位可见两个液平面。钡剂灌肠 X 线检查见扭转部位钡剂受阻，钡影尖端呈“鸟嘴”形。

【治疗】

肠扭转是一种较严重的机械性肠梗阻，可在短时期内发生肠绞窄、坏死。若不能得到及时正确的处理，将有较高的死亡率。及时的手术治疗，将扭转的肠袢回转复位可降低死亡率，更可减少小肠大量切除后的短肠综合征。

（1）基础疗法。同粘连性肠梗阻。

（2）早期乙状结肠扭转，可在结肠镜的直视下，将肛管通过扭转部进行降压，并将肛管保留 2~3 日。但这些治疗必须在严密观察下进行，一旦怀疑有肠绞窄，必须及时改行手术治疗。

（3）手术治疗。将扭转的肠袢回转复位，复位后应细致观察血液循环恢复的情况，明确有坏死的肠段应切除，对有怀疑的长段肠袢应设法解除血管痉挛，观察其生机，争取保留较长的小肠。坏死的乙状结肠、盲肠可行切除，根据情况做一期或二期缝合。乙状结肠扭转病人多有乙状结肠冗长而引起的便秘，复位后可择期行冗长结肠切除。

三、肠套叠

肠的一段套入其相连的肠管腔内称为肠套叠，以小儿最多见，其中以 2 岁以下者居多。

【病因】

原发性肠套叠绝大部分发生于婴幼儿，主要由于肠蠕动节律紊乱。继发性肠套叠多见于成年人，肠腔内或肠壁部器质性病变使肠蠕动节律失调，近段肠管的强力蠕动将病变连同肠管同时送入远段肠管中。

【临床表现】

肠套叠的三大典型症状是腹痛、血便和腹部肿块。

（一）症状

表现为突然发作剧烈的阵发性腹痛，病儿阵发哭闹不安，有安静如常的间歇期，伴有呕吐和果酱样血便。随着病程的进展逐步出现腹胀等肠梗阻症状

（二）体征

腹部触诊常可扪及腊肠形、表面光滑、稍可活动、具有压痛的肿块，常位于脐右上方，而右下腹扪诊有空虚感。钡剂胃肠道造影对诊断肠套叠有较高的准确率。

【辅助检查】

（一）化验检查

同粘连性肠梗阻。

（二）X 线检查

钡剂灌肠可见套叠部位充盈缺损和钡剂前端的杯口影，以及钡剂进入鞘部与套入部之间呈现的线条状或弹簧状阴影。

【治疗】

（1）应用空气、氧气或钡剂灌肠，不仅是诊断方法，也是一种有效的治疗方法，适用于回盲型或结肠型的早期。

（2）手术治疗。如果套叠不能复位，或病期已超过 48 小时，或怀疑有肠坏死，或灌肠复位后出现腹膜刺激征及全身情况恶化，都应行手术治疗。术前应纠正脱水或休克。术中若肠无坏死，可轻柔地挤压复位；如果肠壁损伤严重或已有肠坏死者，可行肠段切除吻合术；如果病人全身情况严重，可将坏死肠管切除后两断端外置造口，以后再行二期肠吻合术。

成人肠套叠多有引起套叠的病理因素，一般主张手术。

【转诊指导】

肠梗阻病因复杂，病情变化快，特别是绞窄性肠梗阻，后果严重，一旦疑诊绞窄性肠梗阻，应立即转诊。

（1）腹痛发作急骤，初始即为持续性剧烈疼痛，或在阵发性加重之间仍有持续性疼痛，有时出现腰背部痛。

（2）病情发展迅速，早期出现休克，抗休克治疗后改善不明显。

（3）有腹膜炎的表现，体温上升、脉率增快、白细胞计数增高。

(4) 腹胀不对称，腹部有局部隆起或触及有压痛的肿块（孤立胀大的肠袢）。

(5) 呕吐出现早而频繁，呕吐物、胃肠减压抽出液、肛门排出物为血性，腹腔穿刺抽出血性液体。

(6) 腹部X线检查见孤立扩大的肠袢。

(7) 经积极的非手术治疗症状体征无明显改善。

【健康教育】

(1) 少食刺激性强的辛辣食物，宜食营养丰富、高维生素、易消化吸收的食物；反复发生粘连性肠梗阻的病人少食粗纤维食物；避免暴饮、暴食，饭后忌剧烈活动。

(2) 养成良好的卫生习惯，饭前便后洗手，不吃不干净的饮食，减少肠道寄生虫和肠道感染的发生。

(3) 保持大便通畅，对于便秘者应用缓泻剂，预防粪石性梗阻的发生。

(4) 预防手术后粘连，腹部术后应尽早下床活动，促进肠蠕动的恢复，减少肠粘连的发生。

(5) 早期发现和治疗原发病，如肠道息肉、肿瘤等。

(6) 保持心情愉悦，每天进行适量体育锻炼。

(7) 自我监测，发生腹痛、腹胀、呕吐、停止排气排便等不适时应及时就诊。

第五节 阑尾炎

阑尾炎是指阑尾由于多种因素而导致的炎性改变，是外科常见病，也是最多见的急腹症。其预后取决于是否及时的诊断和治疗。早期诊断和治疗可短期内康复，延误诊断和治疗则可能引起严重并发症，甚至造成死亡。

一、急性阑尾炎

急性阑尾炎多发于中青年，男性多于女性。转移性右下腹痛及阑尾点压痛、反跳痛为其常见临床表现。

【病因】

阑尾易发生炎症是由其自身解剖特点决定的，其解剖结构为一细长盲管，腔内富含微生物，肠壁内有丰富的淋巴组织，容易发生感染。一般认为阑尾炎的发生由阑尾腔阻塞、细菌入侵等因素综合造成。

【临床表现】

（一）症状

典型的症状是转移性右下腹痛，腹痛发作始于上腹，逐渐转向脐部，数小时（6~8h）后转移并局限于右下腹。70%~80%的病人具有这种典型的转移性腹痛特点。部分病例发病开始就出现右下腹痛。

消化道症状。发病早期可能有厌食、恶心、呕吐等症状，有的病例可能有腹泻。弥漫性腹膜炎时出现腹胀、排便排气减少。

炎症重时出现中毒症状，伴发热，达38℃左右，穿孔时体温更高，达39℃以上。

（二）体征

右下腹压痛是急性阑尾炎最常见的重要体征。压痛点通常位于麦氏点，可随阑尾位置的变异而改变，但压痛点始终在一个固定的位置上。压痛的程度与病变的程度相关。老年人对压痛的反应较轻，当炎症加重，压痛的范围也随之扩大。当阑尾穿孔时，疼痛和压痛的范围可波及全腹，但仍以阑尾所在位置的压痛最明显。反跳痛、腹肌紧张等腹膜刺激征阳性，肠鸣音减弱或消失。

如体检发现右下腹饱满，扪及一压痛性肿块，边界不清，固定，应考虑阑尾周围脓肿的诊断。

结肠充气试验。病人仰卧位，用右手压迫左下腹，再用左手挤压近侧结肠，结肠内气体可传至盲肠和阑尾，引起右下腹疼痛者为阳性。

腰大肌试验。病人左侧卧位，使右大腿后伸，引起右下腹疼痛者为阳性，说明阑尾位于腰大肌前方，盲肠后位或腹膜后位。

闭孔内肌试验。病人仰卧位、使右髋和右大腿屈曲，然后被动向内旋转，引起右下腹疼痛者为阳性。提示阑尾靠近闭孔内肌。

【辅助检查】

（一）实验室检查

（1）血常规。大多数急性阑尾炎病人的白细胞计数和中性粒细胞比例增高。

（2）尿常规。一般无阳性发现，如尿中出现少数红细胞，说明炎性阑尾与输尿管或膀胱相靠近。

（3）血清 β-HCG。在生育期有停经史的女病人，应检查血清 β-HCG，以除外产科情况。

（二）影像学检查

（1）腹部平片。可见盲肠扩张和液气平面，偶尔可见钙化的肠石和异物影，可帮助诊断。

（2）超声检查。有时可发现肿大的阑尾或脓肿。

（3）螺旋 CT。扫描可获得与超声相似的效果，尤其有助于阑尾周围脓肿的诊断。但是必须强调，这些特殊检查在急性阑尾炎的诊断中不是必需的，当诊断不肯定时可选择应用。

【诊断与鉴别诊断】

急性阑尾炎主要依靠病史、临床症状、体格检查和实验室检查，可作出诊断。

需要与急性阑尾炎鉴别的包括其他脏器病变引起的急性腹痛，以及一些非外科急腹症，常见的有：

1. 胃十二指肠溃疡穿孔

穿孔溢出的胃内容物可沿升结肠旁沟流至右下腹部，容易误认为是急性阑尾炎的转移性腹痛。病人多有溃疡病史，表现为突然发作的剧烈腹痛。体征除右下腹压痛外，上腹仍有疼痛和压痛，腹壁板状强直等腹膜刺激征也较明显。胸腹部 X 线检查如发现膈下有游离气体，则有助于鉴别诊断。

2. 右侧输尿管结石

多呈突然发生的右下腹阵发性剧烈绞痛，疼痛向会阴部、外生殖器放射。右下腹无明显压痛，或仅有沿右侧输尿管径路的轻度深压痛。尿中查到多量红细胞。超声检查或X线平片在输尿管走行部位可呈现结石阴影。

3. 妇产科疾患

异位妊娠破裂表现为突然下腹痛，常有急性失血症状和腹腔内出血的体征，有停经史及阴道不规则出血史。

卵巢滤泡或黄体囊肿破裂的临床表现与异位妊娠相似，但病情较轻，多发病于排卵期或月经中期以后。

急性输卵管炎和急性盆腔炎，下腹痛逐渐发生，可伴有腰痛；腹部压痛点较低，直肠指诊盆腔有对称性压痛；伴发热及白细胞计数升高，常有脓性白带，阴道后穹隆穿刺可获脓液，涂片检查细菌阳性。

卵巢囊肿蒂扭转有明显而剧烈腹痛，腹部或盆腔检查中可扪及有压痛性的肿块。超声检查均有助于诊断和鉴别诊断。

4. 急性肠系膜淋巴结炎多见于儿童

往往先有上呼吸道感染史，腹部压痛部位偏内侧，范围不太固定且较广，并可随体位变更。超声检查腹腔淋巴结有助于鉴别诊断。

【治疗】

1. 手术治疗

绝大多数急性阑尾炎一旦确诊，应早期施行阑尾切除术。

早期手术系指阑尾炎症还处于管腔阻塞或仅有充血水肿时就手术切除，此时手术操作较简易，术后并发症少。

如化脓坏疽或穿孔后再手术，不但操作困难且术后并发症会明显增加。术前即应用抗生素，有助于防止术后感染的发生。

有条件的单位可行腹腔镜阑尾切除术。

2. 非手术治疗

仅适用于单纯性阑尾炎及急性阑尾炎的早期阶段，适当药物治疗可能恢复正常者、病人不接受手术治疗，全身情况差或客观条件不允许，或伴随其他严重器质性疾病有手术禁忌证者。主要措施包括选择有效的抗生素治疗。

二、特殊类型阑尾炎

一般成年人急性阑尾炎诊断多无困难，早期治疗的效果非常好。如遇到婴幼儿、老年人及妊娠妇女患急性阑尾炎时，诊断和治疗均较困难，值得格外重视。

1. 小儿急性阑尾炎

小儿大网膜发育不全，不能起到足够的保护作用，患儿也不能清楚地提供病史。其临床特点：①病情发展较快且较重，早期即出现高热、呕吐等症状；②右下腹体征不明显、不典型，但有局部压痛和肌紧张，是小儿阑尾炎的重要体征；③穿孔率较高，并发症和死亡率也较高。

诊断小儿急性阑尾炎须仔细耐心，获得患儿的信赖和配合，再经轻柔的检查，左、右下腹对比检查，仔细观察病儿对检查的反应，作出判断。

治疗原则是早期手术，并配合输液、纠正脱水，应用广谱抗生素等。

2. 妊娠期急性阑尾炎

较常见，尤其妊娠中期子宫的增大较快，盲肠和阑尾被增大的子宫推挤向右上腹移位，压痛部位也随之上移。腹壁被抬高，炎症阑尾刺激不到壁腹膜，所以使压痛、肌紧张和反跳痛均不明显；大网膜难以包裹炎症阑尾，腹膜炎不易被局限而易在腹腔内扩散。这些因素致使妊娠中期急性阑尾炎难于诊断，炎症发展易致流产或早产，威胁母子生命安全。

治疗：妊娠早期阑尾切除术为主。妊娠后期的腹腔感染难以控制，更应早期手术。围手术期应加用黄体酮。手术切口须偏高，操作要轻柔，以减少对子宫的刺激。尽量不用腹腔引流。术后使用广谱抗生素。加强术后护理。临产期的急性阑尾炎如并发阑尾穿孔或全身感染症状严重时，可考虑经腹剖宫产术，同时切除病变阑尾。

3. 老年人急性阑尾炎

老年人对疼痛感觉迟钝，腹肌薄弱，防御功能减退，所以主诉不强烈，体征不典型，临床表现轻而病理改变却很重，体温和白细胞升高均不明显，容易延误诊断和治疗。又由于老年人动脉硬化，阑尾动脉也会发生改变，易导致阑尾缺血坏死。加之老年人常伴发心血管病、糖尿病、肾功能不全等，使病情更趋复杂严重。一旦诊断应及时手术，同时注意处理伴发的内科疾病。

三、慢性阑尾炎

大多数慢性阑尾炎由急性阑尾炎转变而来，少数也可开始即呈慢性过程。

【临床表现和诊断】

（一）症状

经常有右下腹疼痛，有的病人仅有隐痛或不适，剧烈活动或饮食不节可诱发急性发作。有的病人有反复急性发作的病史。

既往常有急性阑尾炎发作病史，也可能症状不重亦不典型。

（二）体征

是阑尾部位的局限性压痛，这种压痛经常存在，位置也较固定。左侧卧位体检时，部分病人在右下腹可扪及阑尾条索。

X线钡剂灌肠透视检查，可见阑尾不充盈或充盈不全，阑尾腔不规则，72h后透视复查阑尾腔内仍有钡剂残留。

根据症状、体征和辅助检查，可诊断慢性阑尾炎。

【治疗】

诊断明确后需手术切除阑尾，并行病理检查证实此诊断。

【转诊指导】

（1）急性阑尾炎诊断明确，需要手术及进一步治疗者。

（2）小儿阑尾炎及妊娠期急性阑尾炎，需转诊至有相关救治条件的医院。

（3）急性阑尾炎出现穿孔或阑尾周围脓肿等并发症者。

(4) 慢性阑尾炎诊断不明，不能排除肿瘤等其他疾病者，以免延误诊治。

【健康教育】

(1) 保持良好的饮食、卫生及生活习惯，餐后不作剧烈运动，尤其跳跃、奔跑等。

(2) 及时治疗胃肠道炎症或其他疾病，预防慢性阑尾炎急性发作。

(3) 阑尾切除手术早期下床活动，促进肠蠕动的恢复，防止肠粘连的发生。

(4) 阑尾周围脓肿者，出院时应告知病人3个月后再次住院行阑尾切除术。

(5) 自我监测：出现转移性右下腹痛症状或腹痛伴有右下腹压痛，及早到医院就诊。

第六节 细菌性肝脓肿

全身细菌性感染，特别是腹腔内感染时，细菌侵入肝，如病人抵抗力弱，可发生肝脓肿。

【病因】

细菌入肝引起肝脓肿的途径：

1. 胆道

胆道蛔虫症、胆管结石等并发化脓性胆管炎时，细菌沿着胆管上行，是引起细菌性肝脓肿的主要原因。

2. 肝动脉

体内任何部位的化脓性病变，如化脓性骨髓炎、中耳炎、痈等并发生菌血症时，细菌可经肝动脉侵入肝。

3. 门静脉

坏疽性阑尾炎、痔核感染、菌痢等，细菌可经门静脉侵入肝内。

开放性肝损伤时，细菌可直接经伤口侵入肝，引起感染而形成脓肿。此外，肝毗邻感染病灶的细菌可循淋巴系统侵入。

细菌性肝脓肿的致病菌多为大肠埃希菌、金黄色葡萄球菌、厌氧链球菌、类杆菌属等。

【临床表现】

(一) 症状

起病较急，主要症状是寒战、高热、肝区疼痛和肝肿大。体温常可高达39℃~40℃，伴恶心、呕吐、食欲减退和周身乏力。肝区钝痛或胀痛多属持续性，有的可伴右肩牵涉痛。

(二) 体征

右下胸及肝区叩击痛，肿大的肝有压痛；如脓肿在肝前下缘比较表浅部位时，可伴有右上腹肌紧张和局部明显触痛；巨大的肝脓肿可使右季肋呈现饱满状态，有时甚至可见局限性隆起，局部皮肤可出现凹陷性水肿。并发于胆道梗阻者，可出现黄疸。

【辅助检查】

(一) 实验室检查

血常规：白细胞计数增高，中性粒细胞分类升高，细胞核明显左移，有时出现贫血。

肝功能：转氨酶明显升高，血清蛋白下降。

（二）影像学检查

超声检查。可明确其部位和大小，其阳性诊断率可达96%以上，为首选的检查方法。

X线胸腹部检查。右叶脓肿可使右膈肌升高，肝阴影增大或有局限性隆起，有时出现右侧反应性胸膜炎或胸腔积液；左叶脓肿，X线钡餐检查有时可见胃小弯受压、推移现象。

必要时进行CT或MRI检查。

【诊断与鉴别诊断】

根据病史，临床表现，超声、X线检查或CT检查，即可诊断本病。必要时可在超声探测导引下施行诊断性穿刺，抽出脓液即可证实本病。

主要与阿米巴性肝脓肿、右膈下脓肿、胆道感染及肝癌特别是肝内胆管细胞癌等鉴别。

【治疗】

细菌性肝脓肿是一种严重的疾病，必须早期诊断，积极治疗。

1. 全身支持疗法

给予充分营养，纠正水和电解质平衡失调，必要时多次小量输血和血浆等以纠正低蛋白血症，增强机体抵抗能力等。

2. 抗生素治疗

应使用较大剂量。由于肝脓肿的致病菌以大肠埃希菌、金黄色葡萄球菌、厌氧性细菌为常见，在未确定病原菌以前，可首选对此类细菌有作用的抗生素，如青霉素、氨苄西林加氨基糖苷类抗生素，或头孢菌素类、甲硝唑等药物。然后根据细菌培养（以原发化脓病灶的脓液或血液作培养）和抗生素敏感试验结果选用有效抗生素。

3. 经皮肝穿刺脓肿置管引流术

适用于单个较大的脓肿。在超声引导下行穿刺。

4. 切开引流适用于较大脓肿，估计有穿破可能，或已穿破胸腔或腹腔；胆源性肝脓肿；位于肝左外叶脓肿，穿刺易污染腹腔，以及慢性肝脓肿。

5. 中医中药治疗

多与抗生素和手术治疗配合应用，以清热解毒为主，可根据病情选用。

【转诊指导】

（1）较大肝脓肿，需要穿刺引流或手术治疗者。

（2）高热不退、贫血、水电解质紊乱等全身症状严重者。

（3）保守治疗效果欠佳者。

（4）诊断不明确，需进一步诊治者。

【健康教育】

（1）安静卧床休息，伴高热及时降温处理。衣着适量，床褥勿盖过多，及时更换汗湿的衣裤和床单，以保持清洁和舒适。

（2）肝脓肿系消耗性疾病，应鼓励病人多食高蛋白、高热量、富含维生素和膳食纤维的食物；保证足够的液体摄入量，除须控制摄入水量者，保证高热病人每天至少摄入 2000ml 液体，以防缺水。

（3）对容易诱发细菌性肝脓肿的疾病应抓紧治疗，如肝胆管结石、急性化脓性梗阻性胆管炎、腹腔感染、肠道感染等。

（4）积极治疗糖尿病、结核等基础病，同时应尽可能避免可能诱发机体抵抗力降低的因素，如大剂量化疗、放疗及长期使用免疫抑制剂。

（5）规律生活，积极参加体育锻炼，增强机体的防病抗病能力。

第七节 肝 肿 瘤

肝肿瘤分恶性和良性两种。常见的肝恶性肿瘤是肝癌，良性肿瘤以肝血管瘤较常见。

一、原发性肝癌

原发性肝癌，简称肝癌，是我国常见的恶性肿瘤。在我国，本病年死亡率占肿瘤死亡率的第二位。肝癌病人的年龄大多为 40~50 岁，男性比女性多见。

【病因分析】

目前认为，肝癌发病与肝硬化、病毒性肝炎、黄曲霉素等某些化学致癌物质和水土因素有关。

【临床表现】

（一）症状

肝癌早期缺乏典型临床表现，一旦出现症状和体征，疾病多已进入中、晚期。常见临床症状有，肝区疼痛，多为持续性钝痛、刺痛或胀痛，主要是由于肿瘤迅速生长，使肝包膜张力增加所致。右半肝顶部的癌肿累及横膈，疼痛可牵扯至右肩背部。癌肿坏死、破裂，引起腹腔内出血时，表现为突发的右上腹剧痛，有腹膜刺激征等急腹症表现。

另外还有全身及消化道症状，常不易引起注意。主要表现为乏力、消瘦、食欲减退、腹胀等。部分病人可伴有恶心、呕吐、发热、腹泻等症状。晚期则出现贫血、黄疸、腹水及恶病质等。

（二）体征

早期无任何体征，后肝脏进行性增大，质地坚硬，边缘不规则，表面凹凸不平呈大小不等的结节或肿块。

【辅助检查】

（一）化验检查

1. 甲胎球蛋白（AFP）

血清 AFP ≥ 400μg/L，持续性升高并能排除妊娠、活动性肝病、生殖腺胎胚源性肿瘤等，即可考虑肝癌的诊断。

2. 血液酶学检查

肝功能相关的酶可能升高，但缺乏特异性。

3. 其他肿瘤标记物

绝大多数胆管细胞癌病人 AFP 正常，部分病人癌胚抗原（CEA）或糖类抗原 CA19-9

升高。

（二）影像学检查

1. 超声

是目前有较好诊断价值的非侵入性检查方法，并可用作高发人群中的普查工具。超声可显示肿瘤部位、数目、大小、形态以及肝静脉或门静脉内有无癌栓等，诊断符合率可达90%左右，经验丰富的超声医生能发现直径1.0cm左右的微小癌。

2. CT

分辨率较高，诊断符合率高达90%以上，CT动态扫描与动脉造影相结合的CT血管造影（CTA），可提高微小癌的检出率。多层螺旋CT、三维CT成像更提高了分辨率和定位的精确性。

3. 磁共振成像（MRI）

诊断价值与CT相仿，对良、恶性肝内占位病变，特别与血管瘤的鉴别优于CT，且可进行肝静脉、门静脉、下腔静脉和胆道重建成像，可显示这些管腔内有无癌栓。

4. 选择性肝动脉造影

诊断正确率达95%左右，对血管丰富的癌肿，其分辨率低限约0.5cm。由于是创伤性检查，只有在必要时才考虑采用。

【诊断与鉴别诊断】

肝癌出现了典型症状，诊断并不困难，但往往已非早期。所以，凡是中年以上，特别是有肝病史的病人，如有原因不明的肝区疼痛、消瘦、进行性肝脏增大，应及时作详细检查。超声等影像学检查和检测甲胎蛋白（AFP），有助于早期诊断，甚至可检出无症状、体征的微小或小肝癌。

原发性肝癌主要应与肝硬化、继发性肝癌、肝良性肿瘤、肝脓肿以及与肝毗邻器官，如右肾、结肠肝曲、胃、胰腺等处的肿瘤相鉴别。

【治疗】

早期诊断、早期采用以手术切除为主的综合治疗，是提高肝癌长期治疗效果的关键。

1. 手术切除

包括部分肝切除和肝移植。手术适应证（中华医学会肝脏学组，2010）：病人一般情况：①较好，无明显心、肺、肾等重要脏器器质性病变；②肝功能正常或仅有轻度损害，按肝功能分级属A级或B级，经短期护肝治疗后肝功能恢复到A级；③肝外无广泛转移性肿瘤。

2. 肿瘤消融

通常在超声引导下经皮穿刺行微波、射频、冷冻、无水乙醇注射等消融治疗。适应证是不宜手术或不需要手术的肝癌；也可在术中应用或术后用于治疗转移、复发瘤。优点：简便、创伤小，有些病人可获得较好的治疗效果。

3. 放射治疗

对一般情况较好，不伴有严重肝硬化，无黄疸、腹水，无脾功能亢进和食管静脉曲张，癌肿较局限，尚无远处转移而又不适于手术切除或手术后复发者，可采用放射为主的综合治疗。

4. 经肝动脉和（或）门静脉区域化疗或经肝动脉化疗栓塞（TACE）

用于治疗不可切除的肝癌或作为肝癌切除术后的辅助治疗。

5. 全身药物治疗

包括生物和分子靶向药物以及中医中药治疗。

以上各种治疗方法，多以综合应用效果为好。

【转诊指导】

（1）诊断明确，需要行手术治疗、肿瘤消融等进一步治疗者。

（2）肝脏肿块性质不明确，需进一步诊治者。

（3）原发性肝癌出现破裂等并发症时，需转上级医院进一步诊治。

【健康教育】

（1）注意防治肝炎，不吃霉变食物。有肝炎肝硬化病史者和肝癌高发区人群应定期作体格检查，作 AFP 测定、B 超检查，以便早期发现，及时诊断。

（2）坚持后续治疗。病人和家属应了解肝癌虽然是严重疾病，但不是无法治疗的疾病，目前已有不少病人被治愈，应树立战胜疾病的信心，根据医嘱坚持综合治疗。

（3）注意营养，多吃含能量、蛋白质和维生素丰富的食物和新鲜蔬菜、水果。食物以清淡、易消化为宜。若有腹水、水肿，应控制食盐的摄入量。戒除饮酒嗜好。

（4）保持大便通畅，防止便秘，可适当应用缓泻剂，预防血氨升高。

（5）病人应注意休息，如体力许可，可作适当活动或参加部分工作。

（6）自我观察和定期复查。嘱病人及家属注意有无水肿、体重减轻、出血倾向、黄疸和疲倦等症状，必要时及时就诊。定期随访，每 2~3 个月复查 AFP、胸片和 B 超检查。若发现临床复发或转移迹象、病人情况良好，可再次手术治疗。

（7）给予晚期病人精神上的支持，鼓励病人和家属共同面对疾病，互相扶持，尽可能平静舒适地度过生命的最后历程。

（8）避免注射毒品等不良生活方式，避免不必要的输血和应用血制品，减少肝炎转播。

（9）积极防治病毒性肝炎，对降低肝癌发病率有重要意义。乙肝病毒灭活疫苗预防注射不仅防治肝炎有效果，对肝癌预防也必将起一定作用。

二、肝血管瘤

随着超声等影像技术普及应用，临床上发现的肝良性肿瘤病例明显增多，其中最常见的是肝海绵状血管瘤。本病常见于中年女性，多为单发，也可多发，左、右肝的发生率大致相等。

目前肝血管瘤的病因不明。

【临床表现】

（一）症状

肿瘤生长缓慢，病程长达数年。瘤体较小时无任何临床症状，增大后主要表现为肝大或压迫胃、十二指肠等邻近器官，引起上腹部不适、嗳气、腹痛等症状。

（二）体征

多数无腹部阳性体征，肿瘤巨大时，可扪及腹部肿块，与肝相连，表现光滑，质地柔软，有囊性感及不同程度的压缩感，有时可呈分叶状。

【辅助检查】

（一）化验检查

血常规、肝功能等检查无异常。

（二）影像学检查

超声、CT、MRI 或肝动脉造影等检查，可见肝脏占位性病变。

【诊断与鉴别诊断】

根据临床表现，超声、CT、MRI 或肝动脉造影等检查，不难诊断。

需与其他良性肿瘤，如肝细胞腺瘤、脂肪瘤、神经纤维瘤等鉴别。

【治疗】

手术切除是治疗肝海绵状血管瘤的最有效的方法。但小的、无症状的肝海绵状血管瘤不需治疗，可每隔 3~6 个月作超声检查，以动态观察其变化。一般对肿瘤直径>10cm，或直径 5~10cm 但位于肝缘，有发生外伤性破裂危险，或肿瘤虽小（直径 3~5cm）而有明显症状者，可根据病变范围作肝部分切除或肝叶切除术。病变广泛不能切除者，可行肝动脉结扎术或经肝动脉栓塞术。

【转诊指导】

（1）诊断明确，需要行手术治疗、经肝动脉栓塞等进一步治疗者。

（2）肝脏肿块性质不明确，需进一步诊治者。

（3）肝血管瘤出现破裂等并发症时，需转上级医院进一步诊治。

【健康教育】

（1）解除忧虑及紧张情绪，保持愉快的精神状态，积极配合治疗。

（2）肝血管瘤大多是先天性的，也有单发的，也可多发的，一般发展缓慢，不会癌变。

（3）肝血管瘤发生自发性破裂者少。发生于肝脏边缘者注意防止过度用力，避免碰撞，不宜做剧烈运动。

（4）巨大肝血管瘤对肝脏本身或周围器官可形成压迫症状，需要手术治疗或介入治疗。

（5）注意定期复查 B 超等，预防病情突然变化。

第八节　肝　囊　肿

肝囊肿是较常见的肝良性疾病，分为寄生虫性（如肝棘球蚴病）和非寄生虫性肝囊肿。后者又可分为先天性、创伤性、炎症性和肿瘤性囊肿。临床多见的是先天性肝囊肿，它又可分为单发性和多发性两种，后者又称多囊肝。

【病因】

先天性肝囊肿病因不详。

【临床表现】

单发性肝囊肿以20~50岁年龄组多见，男女发生率之比为1：4。囊肿发生于肝右叶居多。

（一）症状

先天性肝囊肿生长缓慢，小的囊肿不引起任何症状，多系超声，CT等影像学检查或其他腹部手术中发现。囊肿增大到一定程度，则可因压迫邻近脏器而出现食后饱胀、恶心、呕吐、右上腹隐痛不适等症状。

（二）体征

体格检查可能触及右上腹肿块和肝大。肿块与肝相连，表面光滑，带囊性感，无明显压痛而可随呼吸上下移动。多发性肝囊肿可能在肝表面触及多个缝性、大小不等的结节。

【辅助检查】

超声检查是诊断肝囊肿的首选方法，囊肿小者直径仅数毫米，大者含液量>500ml，甚至可占整个肝叶。

CT检查可明确囊肿的大小、部位、形态和数目。

X线检查。大的肝囊肿可显示膈肌抬高或胃肠受压移位等征象。

【诊断与鉴别诊断】

根据临床表现和B超、CT等影像学检查，不难确诊。

需与肿瘤性囊肿相鉴别，多发性肝囊肿病人还应检查肾、肺、胰以及其他脏器有无囊肿（多囊病）或先天性畸形。

【治疗】

（1）小的肝囊肿而又无症状者，不需特殊处理；大而又出现症状者，应予适当治疗。常用的方法有：①在超声引导下囊肿穿刺抽液术及内膜破坏（如注入适量无水乙醇、数分钟后抽出），但仍易复发；②囊肿“开窗术”或“去顶术”，即在剖腹术下或经腹腔镜切除部分囊壁，吸净囊液后使囊腔向腹腔开放；③囊肿切除术则适用于肝边缘部位、带蒂突向腹腔的囊肿。肝左外叶巨大肝囊肿，可作肝叶或肝部分切除术。

（2）对并发感染、囊内出血或囊液染有胆汁者，可在“开窗术”后放置引流或穿刺置管引流。

（3）多发性肝囊肿一般不主张手术治疗，仅限于处理引起明显症状的大囊肿，可行囊肿穿刺抽液或行“开窗术”，以缓解症状。

【转诊指导】

（1）诊断明确，需要行手术治疗、穿刺引流等进一步治疗者。

（2）肝脏肿块性质不明确，需进一步诊治者。

（3）肝囊肿出现破裂、感染等并发症时，需转上级医院进一步诊治。

【健康教育】

（1）解除忧虑及紧张情绪，保持愉快的精神状态，积极配合治疗。

（2）肝肾囊肿大多是先天性的，也有单发的，也有多发的，有时肝、肾囊肿同时存在一般发展缓慢，不会癌变。

（3）肝囊肿发生自发性破裂者少。发生于肝脏边缘者注意防止过度用力，避免碰撞，不宜做剧烈运动。

（4）巨大肝囊肿或过大的囊肿对脏器本身或周围器官可形成压迫症状，或有炎症时，需要穿刺引流或手术治疗。

（5）注意定期复查B超等，预防病情突然变化。

第九节　门静脉高压症

门静脉的血流受阻、血液淤滞时，则引起门静脉系统压力的增高。临床上表现有脾大和脾功能亢进、食管胃底静脉曲张和呕血、腹水等。具有这些症状的疾病称为门静脉高压症。

【病因】

门静脉血流阻力增加，常是门静脉高压症的始动因素。按阻力增加的部位，可将门静脉高压症分为肝前、肝内和肝后三种类型。在我国，肝炎后肝硬化是引起肝血窦和窦后阻塞性门静脉高压症的常见病因。

肝前型门静脉高压症的常见病因是肝外门静脉血栓形成（脐炎、腹腔内感染如急性阑尾炎和胰腺炎、创伤等）、先天性畸形（闭锁、狭窄或海绵样变等）和外在压迫（转移癌、胰腺炎等）。肝后型门静脉高压症的常见病因包括巴德—吉亚利综合征、缩窄性心包炎、严重右心衰竭等。

【临床表现】

（一）症状

主要是脾大、脾功能亢进、呕血或黑便、腹水或非特异性全身症状（如疲乏、嗜睡，厌食）。曲张的食管、胃底静脉一旦破裂，立刻发生急性大出血，呕吐鲜红色血液。由于肝功能损害引起凝血功能障碍，又因脾功能亢进引起血小板减少，因此出血不易自止。由于大出血引起肝组织严重缺氧，容易导致肝性脑病。

（二）体征

体检时如能触及脾，就可能提示有门静脉高压。如有黄疸、腹水和前腹壁静脉曲张等体征，表示门静脉高压严重。如果能触到质地较硬、边缘较钝而不规整的肝，肝硬化的诊断即能成立，但有时肝硬化缩小而难以触到。还可有慢性肝病的其他征象如蜘蛛痣、肝掌、男性乳房发育、睾丸萎缩等。

【辅助检查】

1. 血常规

脾功能亢进时，血细胞计数减少，以白细胞计数降至3×10^9/L以下和血小板计数减少至（70~80）$\times10^9$/L以下最为明显。

2. 肝功能

常反映在血浆白蛋白降低而球蛋白增高，白、球蛋白比例倒置。

3. 凝血功能异常

凝血酶原时间可以延长。

4. 腹部超声

可以显示腹水、肝密度及质地异常、门静脉扩张。门静脉高压症时门静脉内径≥1.3cm。

5. 食管吞钡X线检查

在食管为钡剂充盈时，曲张的静脉使食管的轮廓呈虫蚀状改变，排空时，曲张的静脉表现为蚯蚓样或串珠状负影。

6. 胃镜检查

可见胃底食管静脉曲张。

【诊断】

主要根据肝炎和血吸虫病等肝病病史和脾大、脾功能亢进、呕血或黑便、腹水等临床表现，一般诊断并不困难。当急性大出血时，应与其他原因的出血鉴别。

【治疗】

外科治疗门静脉高压症主要是预防和控制食管胃底曲张静脉破裂出血。

1. 非手术治疗

食管胃底曲张静脉破裂出血，尤其是对肝功能储备Child-Pugh C级的病人，尽可能采用非手术治疗。

（1）建立有效的静脉通道，扩充血容量，采取措施监测病人生命体征。但应避免过量扩容，防止门静脉压力反跳性增加而引起再出血。

（2）药物止血：首选血管收缩药或与血管扩张药硝酸酯类合用。常用的有三甘氨酰赖氨酸加压素、生长抑素等。药物治疗的早期再出血率较高，必须采取进一步的措施防止再出血。

（3）内镜治疗。有硬化剂注射和曲张血管套扎等多种方式。

（4）三腔二囊管压迫止血。

2. 手术治疗

有断流和分流两种手术方式。

断流手术即行脾切除，同时手术阻断门奇静脉间的反常血流，以达到止血的目的。分流手术即将入肝的门静脉血完全转流人体循环。急诊手术术式以贲门周围血管离断术为首选。

急诊手术的适应证：①病人以往有大出血的病史，或本次出血来势凶猛，出血量大，或经短期积极止血治疗，仍有反复出血者，应考虑急诊手术止血。②经过严格的内科治疗48小时内仍不能控制出血，或短暂止血又复发出血，应积极行急诊手术止血。

为了提高治疗效果，应根据病人的具体情况，采用药物、内镜、介入放射学和外科手术的综合性治疗措施。其中手术治疗应强调有效性、合理性和安全性，并应正确掌握手术适应证和手术时机。

【转诊指导】

（1）诊断明确，需要手术治疗者。

（2）出现大出血并发症，病情凶险，需立即转诊。

（3）出现顽固性腹水，一般治疗效果欠佳者。

【健康教育】

（1）心理指导。门静脉高压症病人，长期患有肝病，合并上消化道出血时，帮助病人树立战胜疾病的信心，配合抢救。平时要保持乐观、稳定的心理状态，避免精神紧张、抑郁等不良情绪。

（2）饮食指导。进食高热量、丰富维生素，维持足够的能量摄入；肝功能损害较轻者，可酌情摄取优质高蛋白饮食；肝功能严重受损及分流术后病人，限制蛋白质的摄入；有腹水病人限制水和钠的摄入。少量多餐，养成规律进食习惯。进食无渣软食，避免粗糙、干硬及刺激性食物，以免诱发大出血。戒烟、戒酒。

（3）保证足够休息，避免劳累和较重体力劳动。

（4）避免引起腹压增加的因素，如剧烈咳嗽、打喷嚏、用力排便、提举重物等，以免诱发曲张静脉破裂出血。

（5）注意自身防护，用软毛牙刷刷牙，避免牙龈出血，防止外伤。

（6）按医嘱用保肝药物，定期复查血常规、肝功能、甲胎蛋白（AFP）、B 超和钡餐检查等。

（7）自我监测，注意有无黄疸、腹水、呕血和黑便等症。

（8）积极防治病毒性肝炎、血吸虫性肝病，早期发现、早期治疗肝硬化。

第十节 胆囊结石

胆囊结石是发生于胆囊内的结石，主要为胆固醇结石或以胆固醇为主的混合性结石和黑色素结石。主要见于成年人，发病率在 40 岁后随年龄增长，女性多于男性。

【病因】

胆囊结石的成因非常复杂，与多种因素有关。任何影响胆固醇与胆汁酸和磷脂浓度比例和造成胆汁淤滞的因素都能导致结石形成。饮食习惯如某些地区和种族的居民、女性激素、肥胖、妊娠、高脂肪饮食、长期肠外营养、糖尿病、高脂血症、胃切除或胃肠吻合手术后、回肠末段疾病和回肠切除术后、肝硬化、溶血性贫血等，都是胆囊结石的成因。

【临床表现】

（一）症状

大多数病人无症状，称为无症状胆囊结石。随着 B 超健康检查的普及，无症状胆囊结石的发现明显增多。

胆囊结石的典型症状为胆绞痛，只有少数病人出现，其他常表现为急性或慢性胆囊炎。主要临床症状包括：

胆绞痛。典型的发作是在饱餐、进食油腻食物后或睡眠中体位改变时，由于胆囊收缩或结石移位加上迷走神经兴奋，结石嵌顿在胆囊壶腹部或颈部。疼痛位于右上腹或上腹部，呈阵发性，或者持续疼痛阵发性加剧，可向右肩胛部和背部放射，部分病人因剧痛而不能准确说出疼痛部位，可伴有恶心、呕吐。

多数病人仅在进食过多、吃肥腻食物、工作紧张或休息不好时感到上腹部或右上腹隐痛，或者有饱胀不适、嗳气、呃逆等，常被误诊为“胃病”。

（二）体征

无症状胆囊结石无阳性体征，胆囊炎发作时，上腹部可有压痛。

【辅助检查】

影像学检查，首选超声检查，其诊断胆囊结石的准确率接近100%，超声检查发现胆囊内有强回声团、随体位改变而移动、其后有声影即可确诊为胆囊结石。

CT、MRI也可显示胆囊结石，不作为常规检查。

【诊断与鉴别诊断】

临床典型的绞痛病史是诊断的重要依据，根据B超等影像学检查可确诊。

【治疗】

1. 非手术治疗

适用于无症状的胆囊结石，或年老体弱、合并其他基础疾病不能耐受手术者。

2. 手术治疗

有症状和（或）并发症的胆囊结石，首选腹腔镜胆囊切除治疗，与开腹胆囊切除相比同样有效，且具有恢复快、损伤小、疼痛轻、瘢痕不易发现等优点。

下列情况应考虑行手术治疗：①结石数量多及结石直径大于2~3cm；②胆囊壁钙化或瓷性胆囊；③伴有胆囊息肉大于1cm；④胆囊壁增厚（>3mm）即伴有慢性胆囊炎；⑤儿童胆囊结石：无症状者，原则上不手术。

【转诊指导】

（1）胆囊结石并发急性结石性胆囊炎，有明显腹膜炎体征或胆囊壁厚大于3mm，保守治疗效果欠佳者。

（2）反复发作胆囊炎，需要手术治疗者。

（3）无症状胆囊结石，胆囊壁钙化或瓷性胆囊、伴有胆囊息肉大于1cm，需要手术治疗者。

（4）填满性胆囊结石，胆囊功能丧失，需要手术治疗者。

（5）伴继发性胆总管结石，需要手术治疗者。

（6）并发胆囊萎缩、Mirizzi综合征者。

（7）怀疑胆囊癌变者。

（8）上腹痛，不能排除其他疾病引起，需进一步诊治者。

【健康教育】

（1）保持心情舒畅，避免情绪激动，可减少胆囊炎的发作。

（2）饮食有节制，忌暴饮暴食，亦忌不吃早餐、吃宵夜等不规则进食。

（3）忌食高脂肪高胆固醇食物如蛋黄、肥肉、动物内脏，忌食油炸食品及油多的糕点等。

（4）如发生上腹剧痛或出现黄疸时，应立即就医治疗，不要自己随意用药。

（5）在胆囊炎、胆结石急性发作期应暂禁饮食，卧床休息。

（6）视病情需要，让病人了解手术的必要性及治疗效果，以稳定情绪、增强对手术治疗的信心。

（7）术后鼓励病人做深呼吸、有效咳嗽、协助叩背，促进痰液的排出，防止肺炎的发生。

（8）术后鼓励病人早期下床活动，促进胃肠功能尽早恢复，预防粘连性肠梗阻。

（9）年老体弱不能耐受手术的慢性胆囊炎病人，应严格限制油腻饮食，遵医嘱服用消炎利胆及解痉药物。若出现腹痛、发热和黄疸等症状时，应及时就诊。

第十一节　胆管结石

一、肝外胆管结石

肝外胆管结石指在肝外胆管发现的结石，分为原发性结石和继发性结石。

【病因】

原发性胆管结石形成的诱因有：胆道感染、胆道梗阻、胆管节段性扩张、胆道异物如蛔虫残体、虫卵、华支睾吸虫、缝线线结等。继发性结石主要是胆囊结石排进胆管并停留在胆管内，少数可能来源于肝内胆管结石。

【临床表现】

（一）症状

平时一般无症状或仅有上腹不适，当结石造成胆管梗阻时可出现腹痛或黄疸，如继发胆管炎时，可有较典型的 Charcot 三联征：腹痛、寒战高热、黄疸的临床表现。

（二）体征

平日无发作时可无阳性体征，或仅有剑突下和右上腹深压痛。如合并胆管炎时，可有不同程度的腹膜炎征象，主要在右上腹，严重时也可出现弥漫性腹膜刺激征，并有肝区叩击痛。

【辅助检查】

（一）实验室检查

当合并胆管炎时，实验室检查改变明显，如白细胞计数及中性粒细胞升高，血清总胆红素及结合胆红素增高，血清转氨酶和碱性磷酸酶升高，尿中胆红素升高，尿胆原降低或消失，粪中尿胆原减少。

（二）影像学检查

超声检查能发现结石并明确大小和部位，可作为首选的检查方法，如合并梗阻可见肝内、外胆管扩张，胆总管远端结石可因肥胖或肠气干扰而观察不清。

CT、MRCP 等检查能发现胆管扩张和结石的部位，有助于诊断。

【诊断与鉴别诊断】

除临床表现外，主要依靠影像学诊断。

腹痛应与下列疾病鉴别：①右肾绞痛：始发于右腰或肋腹部，可向右股内侧或外生殖器放射、伴肉眼或镜下血尿，无发热，腹软，无腹膜刺激征，右肾区叩击痛或脐旁输尿管行程压痛；②肠绞痛：以脐周为主，如为机械性肠梗阻，则伴有恶心、呕吐、腹胀、无肛门排气排便；腹部可见肠型，肠鸣音亢进、可有高调肠鸣音，或可闻气过水声，可有不同程度和范围的压痛和（或）腹膜刺激征；③壶腹癌或胰头癌：黄疸者需作鉴别，该病起病缓慢，黄疸呈进行性，且较深，可无腹痛或腹痛较轻，或仅有上腹不适。

【治疗】

1. 非手术治疗

也可作为手术前的准备。治疗措施包括：①应用抗生素，应根据敏感细菌选择用药，经验治疗可选用胆汁浓度高的、主要针对革兰氏阴性细菌的抗生素；②解痉；③利胆，包括一些中药和中成药；④纠正水、电解质及酸碱平衡紊乱；⑤加强营养支持和补充维生素，禁食病人应使用肠外营养；⑥护肝及纠正凝血功能异常。争取在胆道感染控制后才行择期手术治疗。

2. 手术治疗

肝外胆管结石仍以手术治疗为主。术中应尽量取尽结石、解除胆道梗阻、术后保持胆汁引流通畅。手术方法主要有：①胆总管切开取石、T 管引流术，有些病例可以通过腹腔镜完成手术；②胆肠吻合术。

如并发急性梗阻性化脓性胆管炎，手术力求简单而有效。多采用胆总管切开减压加 T 管引流术。术中注意肝内胆管是否引流通畅，以防形成多发性肝脓肿。

【转诊指导】

（1）肝外胆管结石并发急性化脓性胆管炎，需立即转诊，以免延误病情，造成严重后果。

（2）上腹痛伴黄疸者。

（3）有明显腹膜炎体征者。

（4）伴高热，经保守疗法，体温不降或下降后又上升者。

（5）反复发作胆管炎，需要手术治疗者。

（6）黄疸，不能排除肿瘤者。

（7）上腹痛，不能排除其他疾病引起，需进一步诊治者。

【健康教育】

（1）饮食有节制，忌暴饮暴食，忌饮酒。

（2）忌食高脂肪高胆固醇食物如蛋黄、肥肉、动物内脏，忌食油炸食品及油多的糕点等。

（3）自我监测，如发生上腹剧痛、发热或出现黄疸时，应立即就医治疗，不要自己随意用药。

（4）在胆管炎急性发作期应暂禁饮食，卧床休息。

（5）视病情需要，让病人了解手术的必要性及治疗效果，以稳定情绪、增强对手术治疗的信心。

（6）术后鼓励病人做深呼吸、有效咳嗽、协助叩背，促进痰液的排出，防止肺炎的发生。

（7）术后鼓励病人早期下床活动，促进胃肠功能尽早恢复，预防粘连性肠梗阻。

（8）T 管引流者应告知病人留置 T 管引流的目的，指导 T 形管护理：

①妥善固定引流管和放置引流袋，防止扭曲或受压。

②避免举重物或过度活动，以防管道脱出或胆汁逆流。

③沐浴时应采取淋浴的方式，并用塑料薄膜覆盖引流伤口处。

④引流管伤口每周换药一次，敷料被渗湿时，应及时更换，以防感染，伤口周围皮肤可涂氧化锌软膏保护。

⑤每日同一时间更换引流袋，并记录引流液的量、颜色及性状。若引流管脱出、引流液异常或身体不适应及时就诊。

二、肝内胆管结石

肝内胆管结石又称肝胆管结石，是我国常见而难治的胆道疾病。

【病因分析】

病因复杂，主要与胆道感染、胆道寄生虫（蛔虫、华支睾吸虫）、胆汁停滞、胆管解剖变异、营养不良等有关。

【临床表现】

可多年无症状或仅有上腹和胸背部胀痛不适，多数病人因体检或其他疾病做超声等影像学检查而偶然发现。并发急性胆管炎时，引起的寒战高热和腹痛，反复胆管炎可导致多发的肝脓肿。

无症状物阳性体征，并发急性胆管炎可能可触及肿大或不对称的肝，肝区有压痛和叩击痛。有其他并发症则出现相应的体征。

【辅助检查】

急性胆管炎时白细胞升高、分类中性粒细胞增高并左移，肝功能酶学检查异常。

【诊断与鉴别诊断】

对反复腹痛、寒战高热者应进行影像学检查，超声检查可显示肝内胆管结石及部位，根据肝胆管扩张部位可判断狭窄的位置，但需要与肝内钙化灶鉴别。

【治疗】

无症状的肝胆管结石可不治疗，仅定期观察、随访即可。

临床症状反复发作者应手术治疗，原则为尽可能取净结石、解除胆道狭窄及梗阻、去除结石部位和感染病灶、恢复和建立通畅的胆汁引流、防止结石的复发。

手术方法包括：胆管切开取石、胆肠吻合术、肝部分切除术。

【转诊原则】

（1）反复发作胆管炎，需要手术治疗者。

（2）并发肝脓肿者

（3）伴继发性胆总管结石，需要手术治疗者。

（4）怀疑胆管癌变者。

【健康教育】

（1）饮食有节制，忌暴饮暴食，亦忌不吃早餐、吃宵夜等不规则进食。

（2）忌食高脂肪高胆固醇食物如蛋黄、肥肉、动物内脏，忌食油炸食品及油多的糕点等。

（3）注意定期复查 B 超等，以免病情发生变化。

（4）视病情需要，让病人了解手术的必要性及治疗效果，以稳定情绪、增强对手术治疗的信心。

（5）术后鼓励病人做深呼吸、有效咳嗽、协助叩背，促进痰液的排出，防止肺炎的发生。

（6）术后鼓励病人早期下床活动，促进胃肠功能尽早恢复，预防粘连性肠梗阻。

第十二节　胆道蛔虫病

蛔虫是人体内最常见的肠道寄生虫，由于饥饿、胃酸降低或驱虫不当等因素，蛔虫钻入胆道引起一系列临床症状，称为胆道蛔虫病。随着饮食习惯和卫生设施的改善，肠道蛔虫病的减少，本病的发病率已明显下降。

【临床表现】

（一）症状

常突发剑突下钻顶样剧烈绞痛，阵发性加剧。痛时辗转不安、呻吟不止、大汗淋漓，可伴有恶心、呕吐或吐出蛔虫。常放射至右肩胛或背部。腹痛可骤然缓解，间歇期可全无症状。疼痛可反复发作，持续时间不一。如合并胆道感染，症状同急性胆管炎，如有黄疸出现一般均较轻。严重者表现同梗阻性化脓性胆管炎。

（二）体征

体检仅有右上腹或剑突下轻度深压痛。如合并胆管炎、胰腺炎、肝脓肿则有相应的体征。

剧烈的腹痛与较轻的腹部体征不相称，所谓“症征不符”。

【辅助检查】

首选超声检查，多能确诊，可显示胆道内有平行强光带及蛔虫影。ERCP 检查在该处常可见蛔虫，并可在镜下钳夹取出。

【诊断】

根据症状、体征和检查，诊断一般不困难。但须与胆石症相鉴别。

【治疗】

1. 以非手术治疗为主，仅在出现并发症才考虑手术治疗

①解痉止痛：口服 33%硫酸镁及解痉药可缓解 Oddi 括约肌痉挛。剧痛时可注射抗胆碱类药如阿托品、654-2；②利胆驱虫：酸性环境不利于蛔虫活动，发作时可用食醋、乌梅汤使虫静止，通过减轻刺激达到止痛，经胃管注入氧气也有驱虫和镇痛作用。当症状缓解后再行驱虫治疗，常用驱虫净、驱蛔灵或左旋咪唑。驱虫后继续服用利胆药物可能有利于虫体残骸排出；③抗感染：可选用对肠道细菌及厌氧菌敏感的抗生素，预防和控制感染；④十二指肠镜取虫：ERCP 检查时如发现虫体在十二指肠乳头外，可钳夹取出。

2. 手术治疗

经积极非手术治疗未能缓解，或者合并胆管结石，或有急性重症胆管炎、肝脓肿、重症胰腺炎等合并症者，可行胆总管切开探查、T 形管引流术。术中应用胆道镜检查，以去除蛔虫残骸。术后仍需要服药驱除肠道蛔虫，防止胆道蛔虫复发。

【转诊指导】

（1）并发急性化脓性胆管炎，需立即转诊，以免延误病情，造成严重后果。

（2）经保守疗法后患者腹痛仍无改善或加剧者。

（3）上腹痛伴黄疸者。

（4）反复发作胆管炎及继发胆管结石，需要手术治疗者。

（5）上诊断不明确，不能排除其他疾病引起，需进一步诊治者。

【健康教育】

（1）胆道蛔虫病起病急，剧烈疼痛的刺激常给病人造成较大的恐惧。对病人主诉可采取同感倾听，给予安慰，解释病情，稳定病人情绪。

（2）卧床休息，绞痛发作时用手重压痛区可使绞痛减轻，增加安全感及舒适感。

（3）正确服用驱虫药：驱虫药应于清晨空腹或晚上临睡前给病人服用，服药后观察粪便内有无蛔虫体排出（排虫高峰常在服药后第 3~5 天，甚至 10 余天还可见虫体排出）。

（4）培养良好的饮食及卫生习惯：不喝生水，不吃蛔虫卵污染的蔬菜，蔬菜要洗净煮熟，饭前便后洗手，水果要削皮吃等。

第十三节　胆道肿瘤

一、胆囊息肉

胆囊息肉是形态学的名称，泛指向胆囊腔内突出或隆起的病变，可以是球形或半球形，有蒂或无蒂，多为良性。病理上可分为：①肿瘤性息肉，包括腺瘤和腺癌；②非肿瘤性息肉，如胆固醇息肉、炎性息肉、腺肌增生等，尚有很少见的如腺瘤样增生、黄色肉芽肿等。

【临床表现】

本病大部分是体检时由超声检查发现，无症状。少数病人可有右上腹疼痛，恶心呕吐，食欲减退。体检多无阳性体征，可能有右上腹压痛。

【诊断与鉴别诊断】

对此病的诊断主要依靠超声，但难以区分是肿瘤性还是非肿瘤性息肉，是良性还是恶性病变。帮助确诊的方法有：①常规超声加彩色多普勒超声或声学血管造影检查；②内镜超声检查；③CT 增强扫描；④超声导引下经皮细针穿刺活检。

少数胆囊息肉可发生癌变，也可能就是早期胆囊癌，临床上应予以重视。胆囊息肉恶变的危险因素：直径超过 1cm；单发病变且基底部宽大；息肉逐渐增大；合并胆囊结石和胆囊壁增厚等，特别是年龄超过 50 岁者。

【治疗】

1. 随访观察

良性病变者，可定期随访观察，视病情发展选择相应的治疗方法。

2. 手术治疗

对症状明显的病人，在排除胃、十二指肠及其他胆道疾病后，宜手术治疗。部分无症状但有以下情况者仍需考虑手术治疗：①直径超过 1cm 的单发病变；②年龄超过 50 岁者；③短期内病变迅速增大者；④合并胆囊结石或胆囊壁增厚者。若发生恶变，则按胆囊癌处理。

二、胆囊癌

胆囊癌是胆道最常见的恶性病变，90%的病人发病年龄超过 50 岁，女性发病为男性的 3~4 倍。流行病学显示，70%的病人与胆结石有关。

【临床表现】

早期无特异性症状，如原有的慢性胆囊炎或胆囊结石引起的腹痛、恶心呕吐、腹部压痛等，部分病人因胆囊切除标本病理检查意外发现胆囊癌。能触及右上腹肿物时往往已到晚期，常伴有腹胀、食欲差、体重减轻或消瘦、贫血、肝大，甚至出现黄疸、腹水、全身衰竭。

【辅助检查】

（1）实验室检查：CEA、CA19-9、CA125 等均可以升高，其中以 CA19-9 较为敏感，但无特异性。

（2）影像学检查：超声、CT 检查显示胆囊壁增厚不均匀，腔内有位置及形态固定的肿物，应考虑胆囊癌的可能。超声造影、增强 CT 或 MRI 显示胆囊肿块血供丰富，则胆囊癌的可能性更大。

【诊断与鉴别诊断】

主要依据影像学检查诊断。

【治疗】

化学或放射治疗大多无效。首选手术切除，手术切除的范围依据胆囊癌分期确定。

三、胆管癌

胆管癌是指发生在肝外胆管，即左、右肝管至胆总管下端的恶性肿瘤。随着诊断水平的提高，本病已常见。

【病因】

病因仍不明，可能与下列因素有关：肝胆管结石、原发性硬化性胆管炎、先天性胆管扩张症、慢性炎性肠病、胆管空肠吻合术后及肝吸虫等。近年的研究提示，还与乙型肝炎、丙型肝炎病毒感染有关。先天性胆管扩张胆管癌的发生约 1/3 的胆管癌合并胆管结石，而胆管结石 5%~10%会发生胆管癌。

【临床表现】

90%~98%病人出现黄疸，逐渐加深，大便灰白，可伴有厌食、乏力、贫血。半数病人伴皮肤瘙痒和体重减轻。少数无黄疸者主要有上腹部疼痛，晚期可触及腹部肿块。

在中、下段胆管肿瘤病人可触及肿大的胆囊，Murphy 征可能阴性，而上段胆管癌胆囊不肿大，甚至缩小。

【辅助检查】

（一）实验室检查

血清总胆红素、直接胆红素、ALP 和 γ-GT 均显著升高，而 ALT 和 AST 只轻度异常。

血清肿瘤标记物 CA19-9 可能升高。

（二）影像学检查

首选超声检查，可见肝内胆管扩张或见胆管肿物；CT、MRI 能显示胆道梗阻的部位、病变性质等。

【诊断与鉴别诊断】

主要根据临床表现、化验检查和影像学检查作出诊断。

【治疗】

胆管癌化学治疗和放射治疗效果不肯定，主要采取手术治疗，不同部位的胆管癌手术方法有所不同。中、上段胆管癌在切除肿瘤后行胆管空肠吻合术；下段胆管癌多需行胰十二指肠切除术。肿瘤晚期无法手术切除者，可选择作胆管空肠 Roux-en-Y 吻合术、U 形管引流术、PTCID 和经 PTCD 或 ERCP 放置内支架引流等。

【转诊原则】

（1）胆囊息肉直径超过 1cm、单发病变且基底部宽大或息肉逐渐增大，有癌变风险，应尽快转上级医院手术治疗。

（2）已确诊的胆道恶性肿瘤，转上级医院进一步治疗。

（3）出现胆道并发症如黄疸、胆道感染者，基层医院保守治疗效果不佳者。

【健康教育】

（1）积极配合医院进行综合治疗。

（2）调整情绪。避免不良情绪产生，保持情绪稳定。

（3）合理膳食，宜进易消化的食物，减少脂肪和胆固醇的摄入，禁油炸食物，禁饮酒、浓茶咖啡及辛辣刺激食物。

（4）少食多餐，以不出现腹胀和饥饿感为原则，避免暴饮暴食。

（5）视病情需要，让病人了解手术的必要性及治疗效果，以稳定情绪、增强对手术治疗的信心。

（6）术后鼓励病人做深呼吸、有效咳嗽、协助叩背，促进痰液的排出，防止肺炎的发生。

（7）术后鼓励病人早期下床活动，促进胃肠功能尽早恢复，预防粘连性肠梗阻。

（8）T 管引流者注意 T 形管护理，并保持畅通。

第十四节 急腹症的诊断与鉴别诊断

急腹症是一组起病急、变化多、进展快、病情重，需要紧急处理的腹部病症。急腹症的诊断、鉴别诊断以及处理时机和方法的正确把握十分重要，一旦延误诊断，处理失当，常危及生命。

【病因分析】

急腹症主要病因器官有：空腔脏器、实质性脏器和血管。

空腔脏器的急腹症多源于：①穿孔：如胃十二指肠溃疡穿孔、阑尾穿孔、胃癌或结直肠癌穿孔、小肠憩室穿孔等。②梗阻：如幽门梗阻、小肠梗阻、肠扭转、肠套叠、胃肠道肿瘤引起的梗阻、炎性肠病的梗阻。③炎症感染：如急性阑尾炎、急性胆囊炎等。④出血：胃癌或结直肠癌伴出血、胃肠道血管畸形引起的出血。

实质性脏器的急腹症多见于：①破裂出血：如肝癌破裂出血、肝脾创伤性破裂出血。②炎症感染：如急性胰腺炎、肝脓肿。

血管原因引起的急腹症随着人口老龄化有增多趋势。常见病因有：①腹主动脉瘤破裂；②肠系膜血管血栓形成或栓塞；③由于其他原因所致的器官血供障碍，如绞窄疝、肠扭转。

随着科学技术的发展，医疗器械的明显进步，对于急腹症的定位和定性有了很大帮助。尽管如此，详细的询问病史，认真细致的体格检查、合理的逻辑推断和分析仍旧是不可替代的。

【辅助检查】

（一）实验室检查

白细胞计数和分类提示有无炎症。红细胞，血红蛋白和血细胞比容连续测定有助于判断出血速度。

尿液白细胞计数升高提示泌尿系炎症，出现红细胞显示泌尿系出血，可能源于肿瘤或结石损伤。尿胆红素阳性表明黄疸为梗阻性。

血、尿和腹腔穿刺液淀粉酶明显升高有助于胰腺炎的诊断。腹腔穿刺液的涂片镜检见到革兰氏阴性杆菌常提示继发性腹膜炎，溶血性链球菌提示原发性腹膜炎，革兰氏阴性双球菌提示淋球菌感染。

人绒毛膜促性腺激素（HCG）测定有助于判断异位妊娠。

（二）影像学检查

1. 超声

超声检查对于腹腔实质性器官损伤、破裂和占位的诊断以及结石类强回声病变诊断敏感，如胆囊、胆总管结石，病人必须空腹。输尿管、膀胱超声检查需要饮水充盈膀胱。由于气体影响，胃肠道一般不选择超声检查。超声检查可用于妇科盆腔器官检查，如子宫、卵巢。可协助对病变进行定位，判断形态和大小。超声可用于腹腔积液和积血的定位和定量，并可协助进行腹腔定位穿刺引流。

2. X 线平片或透视

胸腹部 X 线平片或透视是最常用的诊断方法。它可协助了解横膈的高低，有无膈下游离气体，肠梗阻时腹部立位平片可以了解肠道气液平和肠袢分布。卧位片可以了解肠腔扩张程度，借以判断梗阻部位和程度。腹部 X 线平片也可发现阳性结石，胆囊结石多为阴性结石，泌尿系结石多为阳性结石。

3. 选择性动脉造影

对于不能明确出血部位的病变，可采用选择性动脉造影。它可以协助明确出血部位，并可用于栓塞出血血管。

4. CT 和磁共振

CT 和磁共振已成为急腹症常用的诊断方法，可以帮助了解病变的部位、性质、范围以及与周边脏器的关系，如急性胰腺炎时，可以显示胰腺的肿胀程度、胰腺导管有无扩张，胰管有无结石、胰腺周围有无渗出等。

（三）诊断性腹腔穿刺

对于诊断不明者，可进行腹腔诊断性穿刺。穿刺点通常选在左侧或右侧的髂前上棘和脐连线中外1/3处。女性病人也可以选择经阴道后穹隆穿刺。如穿刺抽得不凝血可以断定有腹腔内脏器出血。如穿得脓性渗液可以明确腹膜炎诊断。腹腔穿刺液的涂片镜检有助于鉴别原发性或继发性腹膜炎。对于已经明确诊断者或肠梗阻病人不宜采用腹腔穿刺。

【常见急腹症的诊断与鉴别诊断】

1. 胃十二指肠溃疡急性穿孔

“板样腹”和X线检查膈下游离气体是溃疡穿孔的典型表现。病人既往有溃疡病史，突发上腹部刀割样疼痛，迅速延至全腹部，明显腹膜刺激症状，典型的“板样腹”，肝浊音界消失、X线检查膈下游离气体可以确诊。部分病人发病前无溃疡病史。

2. 急性胆囊炎

进食油腻食物后发作右上腹绞痛，向右肩和右腰背部放射。体检时右上腹有压痛、反跳痛、肌紧张，墨菲氏征阳性。胆石症所致腹痛多在午夜发病，不少病人被误诊为“胃病”。超声检查可见胆囊壁炎症、增厚、胆囊内结石有助于诊断。

3. 急性胆管炎

上腹疼痛伴高热、寒战、黄疸是急性胆管炎的典型表现。急性胆管炎由于胆管的近端是肝血窦这一解剖特殊性，一旦感染，细菌很容易进入血液循环，导致休克和精神症状，宜尽早通过内镜进行经鼻胆管减压引流。如内镜插管失败需立即改行手术进行胆管减压引流。

4. 急性胰腺炎

常见于饮酒或暴食后。腹痛多位于左上腹，疼痛剧烈，呈持续性，可向肩背部放射。腹痛时伴有恶心、呕吐。呕吐后腹痛不缓解。血清和尿淀粉酶明显升高。增强CT可见胰腺弥漫性肿胀，胰周积液。胰腺有坏死时可见皂泡征。

5. 急性阑尾炎

转移性右下腹痛和右下腹固定压痛是急性阑尾炎的典型表现。疼痛始于脐周或上腹部，待炎症波及阑尾浆膜（脏腹膜），腹痛转移并固定于右下腹阑尾炎病变加重达到化脓或坏疽时，可出现右下腹局限性腹膜炎体征。阑尾一旦穿孔，腹膜炎体征可扩大到全腹，但压痛仍以右下腹最重。

6. 小肠急性梗阻

小肠梗阻时通常有腹痛、腹胀，呕吐和便秘四大典型症状，但视梗阻部位的不同有所变化高位小肠梗阻症状以呕吐为主，腹胀可以不明显。反之，低位小肠梗阻时，腹胀明显，但呕吐出现较晚：小肠梗阻初期肠蠕动活跃，肠鸣音增强，可闻及“气过水声”。梗阻后期出现肠坏死时，肠鸣音减弱或消失。X线立位平片可见气液平，肠腔扩张。超声检查对肠套叠引起的小肠梗阻有诊断意义，对其他类型小肠梗阻无诊断价值。

7. 妇产科疾病所致急性腹痛

①急性盆腔炎：多见于年轻人，常由淋病奈瑟菌感染所致。表现为下腹部疼痛伴发热，腹部有压痛和反跳痛，一般压痛点比阑尾点偏内、偏下。阴道分泌物增多，直肠指检

有宫颈提痛，后穹隆触痛，穿刺可抽得脓液，涂片镜检可见白细胞内有革兰氏阴性双球菌可确诊。

②卵巢肿瘤蒂扭转：其中最常见为卵巢囊肿扭转。病人有卵巢囊肿史。疼痛突然发作出现腹膜炎体征提示有扭转肿瘤缺血、坏死。

③异位妊娠：最常见为输卵管妊娠破裂。有停经史，突发下腹疼痛，伴腹膜炎体征，应警惕异位妊娠。有出血征象，如心率快，血压下降，提示内出血，腹部压痛和肌紧张可不明显，但有明显反跳痛。阴道不规则流血，宫颈呈蓝色。后穹隆抽得不凝血可确诊。实验室检查 HCG 阳性及盆腔超声也可协助确诊。

【急腹症的处理原则】

（1）尽快明确诊断，针对病因采取相应措施。如暂时不能明确诊断。应采取措施维持重要脏器的功能，并严密观察病情，采取进一步的措施明确诊断。

（2）诊断尚未明确时，禁用强烈镇痛剂，以免掩盖病情发展，延误诊断。

（3）需要进行手术治疗或探查者，必须依据病情进行相应的术前准备。

（4）如诊断不能明确，但有下列情况需要手术探查：①脏器有血运障碍，如肠坏死；②腹膜炎不能局限，有扩散倾向；③腹腔有活动性出血；④非手术治疗病情无改善或恶化。

腹腔镜手术已经较为广泛地应用到腹腔探查和急腹症手术，如阑尾切除术、胆囊切除术、肠切除术等。比较开腹手术腹腔镜具有手术创伤小、恢复快等优势。

【转诊原则】

（1）急腹症病因复杂，病情变化快，应转诊。

（2）有发热、腹膜炎体征等，应尽快转诊。

第十五节 结 肠 癌

结肠癌是胃肠道中常见的恶性肿瘤，我国以 41～65 岁人群发病率高。近 20 年来尤其在大城市，发病率明显上升，且有结肠癌多于直肠癌的趋势。从病因看，半数以上来自腺瘤癌变，从腺瘤到癌的演变过程约经历 10～15 年，腺瘤癌变，从形态学上可见到增生、腺瘤及癌变各阶段以及相应的染色体改变。随分子生物学技术的发展，已明确癌的发生发展是一个多步骤、多阶段及多基因参与的细胞遗传性疾病。

【病因】

结肠癌病因虽未明确，但其相关的高危因素逐渐被认识，如过多的动物脂肪及动物蛋白饮食；缺乏新鲜蔬菜及纤维素食品；缺乏适度的体力活动。

遗传易感性在结肠癌的发病中也具有重要地位，如遗传性非息肉性结肠癌的错配修复基因突变携带者的家族成员，应视为结肠癌的一组高危人群。有些病如家族性肠息肉病，已被公认为癌前期病变。

结肠腺瘤、溃疡性结肠炎以及结肠血吸虫病肉芽肿，与结肠癌的发生有较密切的关系。

【分型】

根据大体形态为：

（1）隆起型。肿瘤向肠腔内生长，好发于右侧结肠，特别是盲肠。

（2）浸润型。沿肠壁浸润，容易引起肠腔狭窄和肠梗阻，多发生于左侧结肠。

（3）溃疡型。其特点是向肠壁深层生长并向周围浸润，是结肠癌常见类型。

按组织学分型：可分为腺癌、腺鳞癌、未分化癌等。

【临床表现】

（一）症状

结肠癌早期常无特殊症状，发展后主要有下列症状：

（1）排便习惯与粪便性状的改变，常为最早出现的症状。多表现为排便次数增加、腹泻、便秘、粪便中带血、脓液或黏液。

（2）腹痛也是早期症状之一，常为定位不确切的持续性隐痛，或仅为腹部不适或腹胀感，出现肠梗阻时则腹痛加重或为阵发性绞痛。

（3）肠梗阻症状。一般属结肠癌的中晚期症状，多表现为慢性低位不完全肠梗阻，主要表现是腹胀和便秘，腹部胀痛或阵发性绞痛。当发生完全梗阻时，症状加剧。左侧结肠癌有时可以急性完全性结肠梗阻为首发症状。

（4）全身症状由于慢性失血、癌肿溃烂、感染、毒素吸收等，病人可出现贫血、消瘦、乏力、低热等。病程晚期可出现肝大、黄疸、水肿、腹水、直肠前凹肿块、锁骨上淋巴结肿大及恶病质等。

（二）体征

一般无阳性体征，中晚期后出现相腹部肿块，多为瘤体本身，有时可能为梗阻近侧肠腔内的积粪。肿块大多坚硬，呈结节状。如为横结肠和乙状结肠癌可有一定活动度。如癌肿穿透并发感染，肿块固定，且可有明显压痛。

由于癌肿病理类型和部位的不同，临床表现也有区别。一般右侧结肠癌以全身症状、贫血、腹部肿块为主要表现，左侧结肠癌以肠梗阻、便秘、腹泻、便血等症状为显著。

【辅助检查】

（一）化验检查

约45%的结肠癌病人血清肿瘤标志物癌胚抗原（CEA）会升高。

（二）影像学检查

X线钡剂灌肠或气钡双重对比造影检查可了解肠腔溃疡、肿块等情况，超声和CT检查可了解腹部肿块和淋巴结，发现肝内有无转移等。

（三）纤维结肠镜

可观察肿瘤形态并取活检，明确诊断。

【诊断与鉴别诊断】

根据临床表现、辅助检查特别是结肠镜镜检查，可明确诊断。

结肠癌早期症状多不明显，易被忽视。凡40岁以上有以下任一表现者应列为高危人群：①Ⅰ级亲属有结直肠癌史者；②有癌症史或肠道腺瘤或息肉史；③大便隐血试验阳性者；④以下五种表现具两项以上者：黏液血便、慢性腹泻、慢性便秘、慢性阑尾炎史及精神创伤史。对此组高危人群，行纤维结肠镜检查或X线钡剂灌肠或气钡双重对比造影检查，不难明确诊断。

【治疗】

治疗原则是以手术切除为主的综合治疗。

1. 结肠癌根治性手术。切除范围须包括癌肿所在肠袢及其系膜和区域淋巴结。手术方式有：①右半结肠切除术，适用于盲肠、升结肠、结肠肝曲的癌肿；②横结肠切除术，适用于横结肠癌；③左半结肠切除术，适用于结肠脾曲和降结肠癌；④乙状结肠癌的根治切除术。

2. 结肠癌并发急性肠梗阻的手术。应当在进行胃肠减压、纠正水和电解质紊乱以及酸碱失衡等适当的准备后，早期施行手术。

3. 化学药物治疗。

【转诊原则】

（1）诊断明确，需要行手术、化疗、放疗等进一步治疗者。

（2）诊断不明，需要进一步确诊或治疗者。

（3）结肠癌出现出血、穿孔、肠梗阻等并发症，需进一步治疗者。

【健康教育】

（1）帮助病人及家属获取疾病相关知识，以树立与病魔做斗争的勇气及信心，积极主动配合治疗和护理。

（2）调整情绪。避免不良情感产生，保持情绪稳定；生活规律，保持心情舒畅，适当运动，提高机体免疫力。

（3）膳食中应注意多吃些膳食纤维丰富的蔬菜，如果结肠癌出现不全性肠梗阻时，就要控制膳食纤维的摄入，此时应给予易消化、细软的半流食品，减少对肠道的刺激，较顺利地通过肠腔、防止肠梗阻的发生。

（4）禁食刺激性食物及腌熏食物，节制饮酒，防止暴饮暴食。

（5）术后鼓励病人做深呼吸、有效咳嗽、协助叩背，促进痰液的排出，防止肺炎的发生。鼓励病人早期下床活动，促进胃肠功能尽早恢复，预防粘连性肠梗阻。

（6）根据病人情况调节饮食，行人工结肠造口者，需注意控制过多粗纤维食物及过稀、可致胀气的食物。

（7）每3~6个月定期门诊复查行化、放疗的病人，要定期检查血常规，当出现白细胞和血小板计数减少时，应及时暂停化、放疗。

（8）癌痛病人按时、按量、准确服药。对于晚期结肠癌难以控制的疼痛时，应尽可能在痛前给药。

（9）鼓励病人参加适当体育锻炼，生活规律，保持心情舒畅。避免自我封闭，尽可能融入正常的生活、工作和社交活动中。有条件者可参加造口病人协会，学习、交流彼此的经验和体会，重拾自信。

（10）结肠癌预防的关键问题在于早期发现。筛查是早期发现结肠癌的一个重要措施，凡年龄在40岁以上、有家族史、有肠道腺瘤或息肉史，或近几个月出现黏液血便、慢性腹泻、慢性便秘，应行纤维结肠镜或X线钡剂灌肠检查。直径大于2cm的结肠息肉的患者均应及时手术治疗。

第十六节　直　肠　癌

直肠癌是乙状结肠直肠交界处至齿状线之间的癌，较常见。中国人低位直肠癌所占的比例高，占直肠癌的60%~75%，绝大多数癌肿可在直肠指诊时触及。值得注意的是，青年人（<30岁）直肠癌比例高，占10%~15%，不要漏诊。上段直肠癌的细胞生物学行为与结肠癌相似，根治性切除术后总的5年生存率与结肠癌也相近，中低位直肠癌在40%左右。

【病因与分型】

直肠癌的发病原因尚不清楚，其可能的相关因素如上章结肠癌节所述。

分型同结肠癌。

【临床表现】

（一）症状

直肠癌早期无明显症状，癌肿破溃形成溃疡或感染时才出现症状。

1. 直肠刺激症状

便意频繁，排便习惯改变；便前肛门有下坠感、里急后重、排便不尽感，晚期有下腹痛。

2. 肠腔狭窄症状

癌肿侵犯致肠管狭窄，初时大便变细，当造成肠管部分梗阻后，有腹痛、腹胀、肠鸣音亢进等不全性肠梗阻表现。

3. 癌肿破溃感染症状

大便表面带血及黏液，甚至有脓血便。

4. 侵犯周围组织症状

癌肿侵犯前列腺、膀胱，可出现尿频、尿痛、血尿；侵犯骶前神经可出现髓尾部剧烈持续性疼痛；晚期出现肝转移时可有腹水、肝大、黄疸、贫血、消瘦、水肿等。

（二）体征

直肠癌早期无体征，肛门指检可中下段直肠肿块或溃疡灶。

【辅助检查】

（一）实验室检查

部分直肠癌病人血清肿瘤标志物癌胚抗原（CEA）、糖类抗原CA19-9会升高。

（二）影像学检查

CT及MRI检查可了解肿瘤形态、周围侵犯及淋巴结转移情况，超声检查可发现肝内有无转移等。

（三）内镜检查

可观察肿瘤形态并取活检，明确诊断。

【诊断与鉴别诊断】

根据病史、体检、影像学和内镜检查不难作出临床诊断，准确率亦可达90%以上。

但多数病例常有不同程度的延误诊断，其中有病人对便血、大便习惯改变等症状不够重视，亦有医生警惕性不高的原因。

直肠癌的筛查应遵循由简到繁的步骤进行。常用的检查方法有以下几项：

（1）大便潜血检查此为大规模普查或对高危人群作为结、直肠癌的初筛手段。阳性者再作进一步检查。无症状阳性者的癌肿发现率在1%以上。

（2）直肠指诊。是诊断直肠癌最重要的方法，由于中国人直肠癌约70%为低位直肠癌，能在直肠指诊时触及。因此凡遇病人有便血、大便习惯改变、大便变形等症状，均应行直肠指诊。指诊可查出癌肿的部位，距肛缘的距离，癌肿的大小、范围、固定程度、与周围脏器的关系等。

（3）内镜检查包括肛门镜、乙状结肠镜和纤维结肠镜检查。门诊常规检查时可用肛门镜或乙状结肠镜检查，操作方便、不需肠道准备。已明确直肠癌在手术治疗前必须行纤维结肠镜检查，因为结、直肠癌有5%～10%为多发癌。内镜检查不仅可在直视下观察，还可取组织进行病理检查。

【治疗】

手术切除仍然是直肠癌的主要治疗方法。术前的放疗和化疗（临床上称为新辅助放化疗）可一定程度上提高手术疗效。

1. 手术治疗

切除包括癌肿、足够的两端肠段、已侵犯的邻近器官的全部或部分、四周可能被浸润的组织及全直肠系膜。如不能进行根治性切除时，亦应进行姑息性切除，使症状得到缓解。如伴发能切除的肝转移癌应同时切除肝转移癌。

手术方式的选择根据癌肿所在部位、大小、活动度、细胞分化程度以及术前的排便控制能力等因素综合判断。

手术方式有：①局部切除术：适用于早期瘤体小、T1、分化程度高的直肠癌；②腹会阴联合直肠癌根治术（Miles手术）：原则上适用于腹膜返折以下的直肠癌；③经腹直肠癌切除术（直肠低位前切除术、Dixon手术）：是目前应用最多的直肠癌根治术，适用于距齿状线5cm以上的直肠癌；④经腹直肠癌切除、近端造口、远端封闭手术（Hartmann手术）：适用于因全身一般情况很差，不能耐受Miles手术或急性梗阻不宜行Dixon手术的直肠癌病人。

2. 放射治疗

放射治疗作为手术切除的辅助疗法有提高疗效的作用。

3. 化学药物治疗

结直肠癌的辅助化疗均以氟尿嘧啶为基础用药。

【转诊原则】

（1）诊断明确，需要行手术、化疗、放疗等进一步治疗者。

（2）诊断不明，需要进一步确诊或治疗者。

（3）直肠癌出现出血、溃疡感染、肠梗阻等并发症，需进一步治疗者。

【健康教育】

（1）帮助病人及家属获取疾病相关知识，以树立与病魔做斗争的勇气及信心，积极主动配合治疗和护理。

（2）调整情绪。避免不良情感产生，保持情绪稳定；生活规律，保持心情舒畅，适当运动，提高机体免疫力。

（3）膳食中应注意多吃些膳食纤维丰富的蔬菜，如果直肠癌出现不全性肠梗阻时，就要控制膳食纤维的摄入，此时应给予易消化、细软的半流食品，减少对肠道的刺激，较顺利地通过肠腔、防止肠梗阻的发生。

（4）禁食刺激性食物及腌熏食物，节制饮酒，防止暴饮暴食。

（5）术后鼓励病人做深呼吸、有效咳嗽、协助叩背，促进痰液的排出，防止肺炎的发生。鼓励病人早期下床活动，促进胃肠功能尽早恢复，预防粘连性肠梗阻。

（6）根据病人情况调节饮食，保肛手术者应多吃新鲜蔬菜、水果，多饮水，避免高脂肪及辛辣、刺激性食物；行人工结肠造口者，则需注意控制过多粗纤维食物及过稀、可致胀气的食物。

（7）每3~6个月定期门诊复查行化、放疗的病人，要定期检查血常规，当出现白细胞和血小板计数减少时，应及时暂停化、放疗。

（8）癌痛病人按时、按量、准确服药。对于晚期直肠癌难以控制的疼痛时，应尽可能在痛前给药。

（9）鼓励病人参加适当体育锻炼，生活规律，保持心情舒畅。避免自我封闭，尽可能融入正常的生活、工作和社交活动中。有条件者可参加造口病人协会，学习、交流彼此的经验和体会，重拾自信。

（10）直肠癌预防的关键问题在于早期发现。筛查是早期发现直肠癌的一个重要措施，凡年龄在40岁以上、有家族史、有肠道腺瘤或息肉史，或近几个月出现黏液血便、慢性腹泻、慢性便秘，应行纤维直肠镜或X线钡剂灌肠检查。直径大于2cm的直肠息肉的患者均应及时手术治疗。

第十七节　肛　　裂

肛裂是齿状线下肛管皮肤层裂伤后形成的小溃疡。方向与肛管纵轴平行，长约0.7cm，呈梭形或椭圆形，常引起肛周剧痛。多见于青中年人，绝大多数肛裂位于肛管的后正中线上，也可在前正中线丘，侧方出现肛裂者极少。若侧方出现肛裂应想到肠道炎症性疾病（如结核、溃疡性结肠炎及克罗恩病等）或肿瘤的可能。

【病因】

肛裂的病因尚不清楚，可能与多种因素有关。长期便秘、粪便干结引起的排便时机械性创伤是大多数肛裂形成的直接原因。

【临床表现】

（一）症状

肛裂病人有典型的临床表现，即疼痛、便秘和出血。疼痛多剧烈，有典型的周期性：排便时由于肛裂内神经末梢受刺激，立刻感到肛管烧灼样或刀割样疼痛，称为排便时疼痛；便后数分钟可缓解，称为间歇期；随后因肛门括约肌收缩痉挛，再次剧痛，此期可持续半到数小时，临床称为括约肌挛缩痛。直至括约肌疲劳、松弛后疼痛缓解，但再次排便时又发生疼痛。以上称为肛裂疼痛周期。因害怕疼痛不愿排便，久而久之引起便秘，粪便更为干硬，便秘又加重肛裂，形成恶性循环。排便时常在粪便表面或便纸上见到少量血迹，或滴鲜血，大量出血少见。

（二）体征

急性肛裂可见新鲜伤口。慢性裂口上端的肛门瓣和肛乳头水肿，形成肥大乳头；下端皮肤因炎症、水肿及静脉、淋巴回流受阻，形成袋状皮垂向下突出于肛门外，称为前哨痔。因肛裂、前哨痔、肛乳头肥大常同时存在，称为肛裂“三联症”。肛裂行肛门检查时，常会引起剧烈疼痛，有时需在局部麻醉下进行。

【诊断与鉴别诊断】

急性肛裂可见裂口边缘整齐，底浅，呈红色并有弹性，无瘢痕形成。慢性肛裂因反复发作，底深不整齐，质硬，边缘增厚纤维化、肉芽灰白。若发现肛裂“三联症”，更不难作出诊断。

应注意与其他疾病引起的肛管溃疡相鉴别，如克罗恩病、溃疡性结肠炎、结核、肛周肿瘤、梅毒、软下疳等引起的肛周溃疡相鉴别，可以取活组织作病理检查以明确诊断。

【治疗】

急性或初发的肛裂可用坐浴和润便的方法治疗；慢性肛裂可用坐浴、润便加以扩肛的方法；经久不愈、非手术治疗无效，且症状较重者可采用手术治疗。

1. 非手术治疗

原则是解除括约肌痉挛，止痛，帮助排便，中断恶性循环，促使局部愈合。具体措施如下：①排便后用 1∶5000 高锰酸钾温水坐浴，保持局部清洁。②口服缓泻剂或液体石蜡，使大便松软、润滑，保持大便通畅。③肛裂局部麻醉后，病人侧卧位，先用食指扩肛后，逐渐伸入两中指，维持扩张 5 分钟。扩张后可解除括约肌痉挛，扩大创面，促进裂口愈合。但此法复发率高，可并发出血、肛周脓肿、大便失禁等。

2. 手术治疗

包括肛裂切除术和肛管内括约肌切断术。

【转诊原则】

经久不愈、非手术治疗无效、症状较重需要手术治疗者。

【健康教育】

（1）便秘是引起肛裂疾病的最主要病因，保持大便通畅，对该病的预防至关重要，病人应养成每天排便习惯，定时排便，适当地增加户外活动，必要时可服缓泻剂，如液体石蜡、果导片等，也可选用中药大黄、番泻叶等泡茶饮用，可使大便松软以利于排便。

（2）合理安排膳食，有利于保证大便通畅，膳食中应多食新鲜水果、蔬菜及粗纤维食物，少食或忌食辛辣和刺激饮食，多饮水可保证胃肠道有丰富的消化液分泌，有利于胃肠蠕动，防止便秘。

（3）温水坐浴，可改善局部血液循环，促进炎症吸收，减轻疼痛，有利于肛裂愈合。常用 1∶5000 高锰酸钾温水坐浴，温水为 40℃左右，每天 1～2 次，每次 10～15min。

（4）注意肛门清洁卫生，养成便后及时清洗肛门的卫生习惯。

（5）有肛窦炎、肛乳头炎、肛周湿疹、肛周皮肤病等肛周炎症性疾病应及时治疗。

（6）可适当应用止痛药如双氯芬酸钠栓，保持轻松愉悦的心态很重要。

第十八节　直肠肛门周围脓肿和肛瘘

直肠肛管周围脓肿是指直肠肛管周围软组织或其周围间隙发生的急性化脓性感染，并形成脓肿。脓肿破溃或切开引流后常形成肛瘘。脓肿是肛管直肠周围炎症的急性期表现，而肛瘘则为其慢性期表现。

【病因分析】

绝大部分直肠肛管周围脓肿由肛腺感染引起。肛腺开口于肛窦，位于内外括约肌之间。因肛窦开口向上，呈口袋状，存留粪便易引发肛窦炎，感染延及肛腺后导致括约肌间感染，然后蔓延至直肠肛管周围间隙的疏松脂肪结缔组织，再向周围扩散，形成直肠肛管周围脓肿。

直肠肛管周围脓肿也可继发于肛周皮肤感染、损伤、肛裂、内痔、药物注射、骶尾骨骨髓炎等。克罗恩病、溃疡性结肠炎及血液病病人易并发直肠肛管周围脓肿。

【临床表现】

肛门周围脓肿最常见，常位于肛门后方或侧方一皮下部，一般不大。主要症状为肛周持续跳动性疼痛，全身感染性症状不明显。病变处明显红肿，有硬结和压痛，脓肿形成可有波动感，穿刺抽出脓液。坐骨肛门窝脓肿等深处脓肿，除有疼痛外，可有排尿困难和里急后重症状，全身感染症状明显，如头痛、乏力、发热等。

肛瘘外口流出少量脓性、血性、黏液性分泌物为主要症状。检查时在肛周皮肤上可见到单个或多个外口，挤压时有脓液或脓血性分泌物排出。

【诊断与鉴别诊断】

根据临床表现和检查，不难作出诊断。

要注意鉴别结核、克罗恩病、溃疡性结肠炎等病因引起的可能。

【治疗】

直肠肛门周围感染非手术治疗：①抗生素治疗：选用对革兰氏阴性杆菌有效的抗生素；②温水坐浴；③局部理疗；④口服缓泻剂或液体石蜡以减轻排便时疼痛。脓肿一旦诊断明确，即应切开引流。

肛瘘极少自愈，不治疗会反复发作，直肠肛管周围脓肿，需要手术治疗。

【转诊原则】

肛门直肠周围脓肿，非手术治疗无效，需要手术治疗者，应尽早转诊，以免病情加重或感染扩散。

肛瘘经久不愈、需要手术治疗者。

【健康教育】

（1）防治便秘和腹泻，对预防肛周脓肿和肛瘘形成有重要意义。

（2）及时治疗肛隐窝炎和肛乳头炎，以避免发展成肛周脓肿和肛瘘。

（3）养成良好的生活习惯，定时排便，每日排便后坐浴，保持肛门清洁，对预防感染有积极作用。

(4) 肛周脓肿和肛瘘一般均需要手术治疗才能痊愈。

(5) 久治不愈的肛瘘尚存在癌变风险，需要及早手术治疗。

(6) 合并有糖尿病、白血病、克罗恩病、溃疡性结肠炎等疾病病人，需同时积极治疗原发病。

第十九节　痔

痔是最常见的肛肠疾病，任何年龄都可发病，但随年龄增长，发病率增高。内痔是肛垫的支持结构、静脉丛及动静脉吻合支发生病理性改变或移位。外痔是齿状线远侧皮下静脉丛的病理性扩张或血栓形成。内痔通过丰富的静脉丛吻合支和相应部位的外痔相互融合为混合痔。

【病因】

病因尚未完全明确，可能与多种因素有关，目前主要有以下学说。

1. 肛垫下移学说

在肛管的钻膜下有一层环状的由静脉（或称静脉窦）、平滑肌、弹性组织和结缔组织组成的肛管血管垫，简称肛垫。起闭合肛管、节制排便作用。正常情况下，肛垫疏松地附着在肛管肌壁上，排便时主要受到向下的压力被推向下，排便后借其自身的收缩作用，缩回到肛管内。弹性回缩作用减弱后，肛垫则充血、下移形成痔。

2. 静脉曲张学说

认为痔的形成与静脉扩张淤血相关。另外，长期饮酒和进食大量刺激性食物可使局部充血；肛周感染可引起静脉周围炎，使静脉失去弹性而扩张；营养不良可使局部组织萎缩无力。以上因素都可诱发痔的发生。

【分类和临床表现】

痔根据其所在部位不同分为三类。

1. 内痔

内痔的主要临床表现是出血和脱出。间歇性便后出鲜血是内痔的常见症状。未发生血栓、嵌顿、感染时内痔无疼痛，部分病人可伴发排便困难。内痔的好发部位为截石位 3、7、11 点。

内痔的分度：Ⅰ度：便时带血、滴血或喷射状出血，便后出血可自行停止，无痔脱出；Ⅱ度：常有便血，排便时有痔脱出，便后可自行还纳；Ⅲ度：偶有便血，排便或久站、咳嗽、劳累、负重时痔脱出，需用手还纳；Ⅳ度：偶有便血，痔脱出不能还纳或还纳后又脱出。

2. 外痔

主要临床表现是肛门不适、潮湿不洁，有时有瘙痒。结缔组织外痔（皮垂）及炎性外痔常见。如发生血栓形成及皮下血肿有剧痛，称之为血栓性外痔，是血栓性静脉炎的一种表现，48 小时后疼痛才开始逐渐缓解。

3. 混合痔

表现为内痔和外痔的症状可同时存在。内痔发展到Ⅲ度以上时多形成混合痔。混合痔逐渐加重，呈环状脱出肛门外，脱出的痔块在肛周呈梅花状，称为环状痔。脱出痔块若被痉挛的括约肌嵌顿，以至水肿，淤血甚至坏死，临床上称为嵌顿性痔或绞窄性痔。

【诊断与鉴别诊断】

主要靠肛门直肠检查。首先做肛门视诊，内痔除Ⅰ度外，其他三度都可在肛门视诊下见到。对有脱垂者，最好在蹲位排便后立即观察，可清晰见到痔块大小、数目及部位。直肠指诊虽对痔的诊断意义不大，但可了解直肠内有无其他病变，如直肠癌、直肠息肉等。最后作肛门镜检查，不仅可见到痔块的情况，还可观察到直肠黏膜有无充血、水肿、溃疡、肿块等。血栓性外痔表现为肛周暗紫色长条圆形肿物，表面皮肤水肿、质硬、压痛明显。

痔应与下列疾病鉴别。

1. 直肠癌

临床上常有将直肠癌误诊为痔而延误治疗的病例，主要原因是仅凭症状及大便化验而诊断，未进行肛门指诊和直肠镜检查。直肠癌在直肠指检时可扪到高低不平的硬块，而痔为暗红色圆形柔软的血管团。

2. 直肠息肉

低位带蒂息肉脱出肛门外，易误诊为痔脱出。但息肉为圆形、实质性、有蒂、可活动，多见于儿童。

3. 直肠脱垂

易误诊为环状痔，但直肠脱垂黏膜呈环形，表面平滑，括约肌松弛；而后者黏膜呈梅花瓣状，括约肌不松弛。

【治疗】

应遵循三个原则：①无症状的痔无须治疗；②有症状的痔重在减轻或消除症状，而非根治；③以非手术治疗为主。

1. 一般治疗

在痔的初期和无症状的痔，只需增加纤维性食物，改变不良的大便习惯，保持大便通畅，防治便秘和腹泻。热水坐浴可改善局部血液循环。血栓性外痔有时经局部热敷，外敷消炎止痛药物后，疼痛可缓解而不需手术。嵌顿痔初期也采用一般治疗，用手轻轻将脱出的痔块推回肛门内，阻止再脱出。

2. 注射疗法治疗

治疗Ⅰ、Ⅱ度出血性内痔的效果较好。注射硬化剂的作用是使痔和痔块周围产生无菌性炎症反应，黏膜下组织纤维化，致使痔块萎缩。用于注射的硬化剂很多，常用的硬化剂有5%苯酚植物油、5%鱼肝油酸钠，5%盐酸奎宁尿素水溶液、4%明矾水溶液等，忌用腐蚀性药物。

3. 胶圈套扎疗法

可用于治疗Ⅰ、Ⅱ、Ⅲ度内痔。原理是将特制的胶圈套入到内痔的根部，利用胶圈的弹性阻断痔的血运，使痔缺血、坏死、脱落而愈合。

4. 手术治疗

手术方式包括：①痔单纯切除术；②吻合器痔上黏膜环切钉合术（PPH 术）；③血栓外痔剥离术等。

【转诊原则】

（1）反复发作、非手术治疗无效或症状较重需要手术治疗者。

（2）便血不能排除肠道肿瘤者。

【健康教育】

（1）保持肛门清洁，坚持每晚热水或 1∶5000 高锰酸钾温水坐浴。

（2）养成定时排便习惯，避免排便时间过长。习惯性便秘患者，多食粗纤维食物，保持大便通畅。

（3）避免肛门局部刺激，便纸宜柔软，不穿紧身裤或粗糙内裤。

（4）忌久坐、久立或久蹲，最好选用软坐垫。

（5）勿负重远行，防止过度劳倦，进行适当锻炼。可指导患者进行提肛运动，对于改善肛门局部血液循环，锻炼肛门括约肌功能有积极的作用。

（6）发现便血者应及时到医院就诊。

第六章　泌尿系统疾病

第一节　急性细菌性膀胱炎

急性细菌性膀胱炎是一种常见的尿路感染性疾病，因细菌感染而引起。其致病菌多数为大肠杆菌。通常多发生于女性。多数患者发病突然，排尿时有烧灼感，并在尿道区有疼痛。有时有尿急和严重的尿频，以及耻骨上不适和腰背痛。

【病因】

常见的非特异性膀胱炎系大肠杆菌、副大肠杆菌、变形杆菌、绿脓杆菌、粪链球菌和金黄色葡萄球菌所致。多数是通过经尿道的逆行感染所致。因女性尿道短，并与阴道临近，更易发生膀胱炎。在女性常与经期、性交有关。男性如有慢性前列腺炎，可在性交或饮酒后诱发膀胱炎。急性膀胱炎病程较短，如及时治疗，症状多在 1 周左右消失。

【临床表现】

排尿时尿道有烧灼痛，尿频，往往伴尿急，严重时类似尿失禁，尿频尿急常特别明显，每小时可达 5~6 次以上，每次尿量不多，甚至只有几滴，排尿终末可有下腹部疼痛。尿液混浊，有时出现血尿，常在终末期明显，有时为全程血尿，甚至有血块排出。可有急迫性尿失禁。

耻骨上膀胱区有轻度压痛。部分患者可见轻度腰痛。炎症病变局限于膀胱黏膜时，常无发热及血中白细胞增多，全身症状轻微，部分病人有疲乏感。

【辅助检查】

1. 尿常规检查

肉眼观察肾盂肾炎时尿色可清或混浊，极少数患者呈现肉眼血尿。镜下检查见白细胞尿（即脓尿），常呈白细胞满视野，部分患者有镜下血尿、管型等。

2. 尿细菌定量培养

尿细菌定量培养是指导抗生素使用的重要依据，只要条件许可，均应采用中段尿做细菌定量培养。

3. 尿涂片镜检细菌法

分不离心沉淀尿涂片镜检和尿沉渣涂片镜检细菌法。

4. 肾功能检查

急性肾盂肾炎偶有尿浓缩功能障碍，于治疗后多可恢复。

【诊断与鉴别诊断】

急性膀胱炎症状多较典型，一般诊断并不困难。根据尿频、尿急和尿痛的病史，尿液常规检查可见脓细胞、红细胞。为及时治疗，可先将尿涂片行革兰氏染色检查，初步明确细菌的性质，同时行细菌培养、菌落计数和抗生素敏感试验，为以后治疗提供更准确的依据。尿细菌培养每毫升尿细菌计数超过 10 万即可明确诊断。

需与以下疾病鉴别：

(1) 急性肾盂肾炎。除有膀胱刺激症状外，还有寒战、高热和肾区叩痛。

(2) 阴道炎。有排尿刺激症状伴阴道刺激症状，常有阴道分泌物排出且恶臭。

【治疗】

(1) 一般治疗

包括适当休息，多饮水以增加尿量，注意营养，忌食刺激性食物，膀胱刺激症状明显的病人给予解痉药物缓解症状。

(2) 抗菌药物治疗

抗菌药物治疗是尿路感染的主要治疗方法，推荐根据药敏试验选择用药。经验用药可首选抗革兰氏阴性杆菌药物。

【转诊指导】

(1) 治疗效果不佳，病情加重；

(2) 不能排除其他疾病如急性肾盂肾炎、特异性感染等。

【健康教育】

(1) 多喝水，及时排尿，不要憋尿；

(2) 注意个人卫生，勤换洗内裤；

(3) 女性解小便后用干净的卫生纸由前向后擦拭；

(4) 性交前后都要彻底将局部清洗干净，将膀胱的尿液排清。

第二节　急性尿道炎

急性尿道炎是常见的一种生殖感染疾病，而它由于致病菌不同也被分为很多种类的尿道炎。不同种类的尿道炎也有不同的发病原因。

【病因】

(1) 尿道梗阻：如尿道狭窄，包茎、后尿道瓣、尿道内异物、肿瘤或结石。

(2) 尿道是人体的排尿通道，尿液有较大的刺激性和腐蚀作用。

(3) 自外界放入的异物或尿道内结石等，停顿稍久即可导致感染。

(4) 致病微生物从阴道等入侵尿道。这些微生物主要是淋球菌、类淋球菌、支原体、衣原体、白色念珠菌、毛滴虫以及部分在人体内常驻细菌等。

(5) 尿道损伤、异物、梗阻，使尿液冲洗作用减弱，易诱发急性尿道炎。

(6) 局部刺激、长时间留置尿管、尿道异物等，使尿道受压、受损伤，导致局部淤血、缺血、缺氧，使尿道黏膜抵抗力下降，容易感染发病。

【临床表现】

急性尿道炎在男病人中的超重症状是有较多尿道分泌物，序幕为黏液性，渐渐变为脓性，在女病人中尿道分泌物独特。无论男女，排尿时尿道均有烧灼痛、尿频和尿急，重者可发生尿道痉挛。迟缓尿道炎尿道分泌物渐渐缩减，或者仅在清晨第一次排尿时，可视在尿道口附有少量浆液性分泌物。排尿刺激症状已不像急性期显著，部分病人可无症状。尿道炎可直接蔓延到膀胱或前列腺而引发膀胱炎或前列腺炎。急性尿道炎若处置不当，可并发尿道旁脓肿，脓肿可穿破皮肤成为尿道瘘。在愈合过程中，尿道黏膜纤维化则可引发尿道狭窄。

【辅助检查】

（1）尿常规检查。镜下检查见白细胞尿（即脓尿），部分患者有镜下血尿。

（2）尿细菌定量培养。尿细菌定量培养可进行细菌鉴定，指导抗生素使用，只要条件许可，均应行尿细菌定量培养。

（3）尿涂片镜检细菌法。分不离心沉淀尿涂片镜检和尿沉渣涂片镜检细菌法。

【诊断与鉴别诊断】

据症状及尿常规等检查多可明确诊断。

需与以下疾病鉴别：

（1）急性膀胱炎主要表现为尿频、尿急、尿痛等膀胱刺激症状。但膀胱炎患者主要以排尿终末疼痛为主，中段尿培养有细菌生长。

（2）急性肾盂肾炎主要表现为突发性尿频、尿急、尿痛等尿路刺激症状。常伴腰痛及畏寒、发热等症状，体检有肾区叩击痛。尿液常规检查有脓细胞。

（3）急性前列腺炎也表现为尿频、尿急与尿痛。但前列腺炎有会阴部不适、排尿困难及发热等；直肠指检发现前列腺增大伴压痛。

（4）淋菌性尿道炎也表现为尿频、尿急与尿痛，尿道口亦有红肿，有稀薄或脓性分泌物。常有不洁性交史，尿道分泌物涂片检查可见淋球菌，可明确诊断。

（5）膀胱结核也表现为尿频、尿急、尿痛，尿中发现脓细胞。常有泌尿系结核病史，且尿抗酸染色可发现抗酸杆菌。

（6）滴虫性尿道炎也表现为尿频、尿急与尿道烧灼样疼痛并痒感。尿道分泌物中可找到滴虫。

【治疗】

1. 一般治疗

大量饮水，清淡饮食；可使用止痛解痉药物，减轻疼痛；注意休息，急性期短期内避免性生活。

2. 药物治疗

（1）抗生素治疗（喹诺酮类、头孢类等）。根据细菌培养和药敏试验选择有效抗菌素。

（2）急性尿道炎采用抗生素与化学药物联合应用，疗效较好。

（3）患者经常规抗菌治疗无效，且除外有复杂因素存在时，应考虑为支原体、衣原体或病毒感染，可首先使用对四环素、红霉素或罗红霉素等治疗。

【预防保健】

（1）注意个人卫生，毛巾及盆要专人专用，女性护理液和卫生巾等要注意产品质量，且不宜久存，要多喝水。

（2）选择棉质内裤，睡眠充足和性生活规律，不吃辛辣食物。

（3）女性月经期减少游泳、骑车等，洗澡宜淋浴，减少盆浴。

【转诊指导】

（1）经系统治疗症状无缓解或加重，不能排除特异性感染。

（2）有尿道狭窄等并发症。

第三节　急性细菌性前列腺炎

急性前列腺炎是一种定位于前列腺的急性感染性疾病，有明显的下尿路感染症状及畏寒、发热和肌痛等全身症状，尿液、前列腺液中白细胞数量升高甚至出现脓细胞。

【病因】

发病多在劳累、着凉、长时间骑车、酗酒、性生活过度、损伤、经尿道器械操作、全身或局部抵抗力减弱时，病原体感染为主要致病因素。由于机体抵抗力低下，毒力较强的细菌或其他病原体感染前列腺并迅速大量生长繁殖而引起，多为血行感染、经尿道逆行感染。病原体主要为大肠埃希菌，其次为金黄色葡萄球菌、肺炎克雷伯菌、变形杆菌、假单胞菌属等，绝大多数为单一病原菌感染。

【临床表现】

常突然发病，表现为寒战、发热、疲乏无力等全身症状，伴有会阴部和耻骨上疼痛，尿频、尿急、尿痛、尿道痛等尿路刺激症状和排尿困难，甚至急性尿潴留。

【辅助检查】

（1）尿常规分析及尿沉渣检查：是排除尿路感染、诊断前列腺炎的辅助方法。

（2）细菌学检查：应进行中段尿的染色镜检、细菌培养与药敏试验，以及血培养与药敏试验。

（3）血常规检查：多见白细胞计数升高，粒细胞绝对值及比例升高。

（4）B 超及 CT、磁共振等检查：合并脓肿时影像学检查有助于诊断，为脓肿切开引流等治疗提供依据。

【诊断与鉴别诊断】

对有上述症状病人，需作直肠指诊，可触到前列腺肿大，表面光滑、张力大且有明显压痛。急性前列腺炎仅可作指诊检查，切勿行前列腺按摩，以防炎症扩散。结合辅助检查有助于诊断。

急性前列腺炎需与急性膀胱尿道炎等鉴别，一般据发热症状及肛门指诊检查、血常规、B 超等辅助检查可鉴别。

【治疗】

（1）病人应卧床休息、多饮水以及通便等一般处理，对症治疗和支持治疗。

（2）抗生素治疗：主要是广谱抗生素。伴尿潴留者可采用细管导尿或耻骨上膀胱穿刺造瘘引流尿液，伴前列腺脓肿者可采取外科引流。膀胱刺激症状严重者可给镇痛解痉药物和热水坐浴以缓解症状。

急性前列腺炎经一般对症处理及抗炎治疗后，症状常于 1～2 周内消退。如症状不见好转或反而加重，直肠指诊前列腺更为肿胀且有波动，B 超检查可见脓肿形成，经会阴穿刺抽出脓液者，应经会阴部行脓肿切开引流。

【转诊指导】

（1）经抗炎治疗症状加重，持续发热。

（2）有尿潴留、前列腺脓肿形成等。

【健康教育】

（1）注意休息及饮食，睡眠充足和性生活规律，不吃辛辣食、戒酒。

（2）不能久坐及骑车等，避免受凉、过度劳累。

第四节 慢性前列腺炎

慢性前列腺炎是指在病原体或（和）某些非感染因素作用下，患者出现以骨盆区域疼痛或不适、排尿异常等症状为特征的一组疾病。

传统上慢性前列腺炎分为：慢性细菌性前列腺炎（CBP）、慢性非细菌性前列腺炎（CNP）、前列腺痛（PD）。1995 年美国国立卫生研究院根据当时对前列腺炎的基础和临床研究情况，制定了一种新的分类方法：

Ⅰ型：相当于传统分类方法中的急性前列腺炎。起病急，可表现为突发的发热性疾病，伴有持续和明显的下尿路感染症状，尿液中白细胞数量升高，血液或（和）尿液中的细菌培养阳性。

Ⅱ型：相当于传统分类方法中的 CBP，占慢性前列腺炎的 5%~8%。有反复发作的下尿路感染症状，持续时间超过 3 个月，EPS/精液/VB3 中白细胞数量升高，细菌培养结果阳性。

Ⅲ型：慢性前列腺炎/慢性骨盆疼痛综合征（CP/CPPS），相当于传统分类方法中的 CNP 和 PD，是前列腺炎中最常见的类型，约占慢性前列腺炎的 90%以上。主要表现为长期、反复的骨盆区域疼痛或不适，持续时间超过 3 个月，可伴有不同程度的排尿症状和性功能障碍，严重影响患者的生活质量；EPS/精液/VB3 细菌培养结果阴性。

Ⅳ型：无症状性前列腺炎（AIP）。无主观症状，仅在有关前列腺方面的检查（EPS、精液、前列腺组织活检及前列腺切除标本的病理检查等）时发现炎症证据。

【病因】

Ⅱ型前列腺炎致病因素亦主要为病原体感染，但机体抵抗力较强或/和病原体毒力较弱，以逆行感染为主，病原体主要为葡萄球菌属，其次为大肠埃希菌、棒状杆菌属及肠球菌属等。前列腺结石和尿液反流可能是病原体持续存在和感染复发的重要原因。

Ⅲ型前列腺炎发病机制未明，病因学十分复杂，存在广泛争议。大多数学者认为其主要病因可能是病原体感染、炎症和异常的盆底神经肌肉活动和免疫异常等共同作用结果，列腺炎发病的重要诱因包括：吸烟、饮酒、嗜辛辣食品、不适当性活动、久坐引起前列腺长期充血和盆底肌肉长期慢性挤压、受凉、疲劳等导致机体抵抗力下降或特异体质等。

1. 病原体感染

本型患者虽然常规细菌检查未能分离出病原体，但可能仍然与某些特殊病原体：如厌氧菌、L 型变形菌、纳米细菌、沙眼衣原体、支原体等感染有关。临床某些以慢性炎症为主、反复发作或加重的“无菌性”前列腺炎，可能与这些病原体有关。其他病原体如寄生虫、真菌、病毒、滴虫、结核分枝杆菌等也可能是该型的重要致病因素，但缺乏可靠证据。

2. 排尿功能障碍

某些因素引起尿道括约肌过度收缩，导致膀胱出口梗阻与残余尿形成，造成尿液反流入前列腺，不仅可将病原体带入前列腺，也可直接刺激前列腺，诱发无菌的“化学性前列腺炎”，引起排尿异常和骨盆区域疼痛等。

3. 精神心理因素

经久不愈的前列腺炎患者中一半以上存在明显的精神心理因素和人格特征改变，如焦虑、压抑、疑病症、癔病，甚至自杀倾向。目前还不清楚精神心理改变是其直接原因，还是继发表现。

4. 神经内分泌因素

前列腺痛患者往往容易发生心率和血压的波动，表明可能与自主神经反应有关。

5. 免疫反应异常

【临床表现】

不同病人的症状表现相差很大，实验室检查结果与病人自觉症状可不完全一致，一些病人的症状显著，但前列腺触诊、前列腺液检查可无特殊发现或改变轻微，而另一些病人前列腺液有大量脓细胞，前列腺质地变硬，却可全无症状。因此，症状的轻重可能还和病人的精神因素有一定关系。常见的症状有：

1. 疼痛

后尿道可有烧灼感、蚁行感，会阴部、肛门部疼痛可放射至腰骶部、腹股沟、耻骨上区、阴茎、睾丸等，偶可向腹部放射。

2. 泌尿系症状

炎症累及尿道，病人可有轻度尿频、尿急、尿痛，个别病人尚可出现终末血尿，清晨排尿之前或大便时尿道口可有黏液或白色分泌物排出。

3. 神经衰弱症状

由于病人对本病缺乏正确理解或久治不愈，可有心情忧郁、乏力、失眠等。

【诊断和鉴别诊断】

对有上述症状其中一项或几项者，作直肠指诊触及前列腺较饱满、质软，仅有轻度压痛或无压痛，或因前列腺纤维化而变小、质韧及硬度不匀。前列腺液检查是目前诊断慢性前列腺炎简单、也是最有用的方法。前列腺按摩后取前列腺液涂片行显微镜观察，如每高倍视野有 10 个以上的白细胞或脓细胞，卵磷脂小体数量减少，同时有上述症状即可诊断为慢性前列腺炎。

尿液和前列腺液分段定位培养用于慢性前列腺炎的诊断，也有一定价值。慢性前列腺炎时前列腺液 pH 增高、锌含量降低，对诊断也有一定帮助。

【治疗】

慢性前列腺炎的临床进展性不明确，不足以威胁患者的生命和重要器官功能，并非所有患者均需治疗。慢性前列腺炎的治疗目标主要是缓解疼痛、改善排尿症状和提高生活质量，疗效评价应以症状改善为主。

1. 一般治疗

健康教育、心理和行为辅导有积极作用。患者应戒酒，忌辛辣刺激食物；避免憋尿、久坐，注意保暖，加强体育锻炼。

2. 药物治疗

最常用的药物是抗生素、α-受体阻滞剂、植物制剂和非甾体抗炎镇痛药，其他药物对缓解症状也有不同程度的疗效。

（1）抗生素：目前，在治疗前列腺炎的临床实践中，最常用的一线药物是抗生素，但是只有约5%的慢性前列腺炎患者有明确的细菌感染。

（2）α-受体阻滞剂：α-受体阻滞剂能松弛前列腺和膀胱等部位的平滑肌而改善下尿路症状和疼痛，因而成为治疗Ⅱ型/Ⅲ型前列腺炎的基本药物。常用的α-受体阻滞剂主要有：多沙唑嗪、萘哌地尔、坦索罗辛和特拉唑嗪等。治疗中应注意该类药物导致的眩晕和体位性低血压等不良反应。

（3）植物制剂：植物制剂在Ⅱ型和Ⅲ型前列腺炎中的治疗作用日益受到重视，为推荐的治疗药物。植物制剂主要指花粉类制剂与植物提取物，其药理作用较为广泛，如非特异性抗炎、抗水肿、促进膀胱逼尿肌收缩与尿道平滑肌松弛等作用。推荐使用的植物制剂有：普适泰、沙巴棕及其浸膏等。

（4）非甾体抗炎镇痛药：非甾体抗炎镇痛药是治疗Ⅲ型前列腺炎相关症状的经验性用药。其主要目的是缓解疼痛和不适。

（5）M-受体阻滞剂：对伴有膀胱过度活动症（OAB）表现如尿急、尿频和夜尿但无尿路梗阻的前列腺炎患者，可以使用M-受体阻滞剂（如托特罗定等）治疗。

（6）抗抑郁药及抗焦虑药：对合并抑郁、焦虑等心境障碍的慢性前列腺炎患者，在治疗前列腺炎的同时，可选择使用抗抑郁药及抗焦虑药治疗。

3. 其他治疗

（1）前列腺按摩。前列腺按摩是传统的治疗方法之一，适当的前列腺按摩可促进前列腺腺管排空并增加局部的药物浓度，进而缓解慢性前列腺炎患者的症状。急性细菌性前列腺炎患者禁用。

（2）生物反馈治疗。生物反馈合并电刺激治疗可使盆底肌松弛，并使之趋于协调，同时松弛外括约肌，从而缓解慢性前列腺炎的会阴部不适及排尿症状。生物反馈治疗要求患者通过生物反馈治疗仪主动参与治疗。该疗法无创伤，为可选择性治疗方法。

（3）热疗。主要利用多种物理手段所产生的热效应，增加前列腺组织血液循环，加速新陈代谢，有利于消炎和消除组织水肿，缓解盆底肌肉痉挛等。有经尿道、经直肠及会阴途径，应用微波、射频、激光等物理手段进行热疗的报道。短期内虽有一定的缓解症状作用，但尚缺乏长期的随访资料。对于未婚及未生育者不推荐使用。

（4）前列腺注射治疗/经尿道前列腺灌注治疗。尚缺乏循证医学证据证实其疗效与安全性。

（5）手术治疗。经尿道膀胱颈切开术、经尿道前列腺切除术等手术对于慢性前列腺炎很难起到治疗作用，仅在合并前列腺相关疾病有手术适应证时选择上述手术。

【转诊指导】

（1）症状持续无好转。

（2）合并有较明显的神经衰弱及焦虑等。

（3）合并其他疾病如泌尿系结石、附睾炎等病情较复杂者。

【健康教育】

（1）患者应注意休息及饮食，睡眠充足和性生活规律。

（2）自我进行心理疏导，保持开朗乐观的生活态度。

（3）应戒酒，忌辛辣刺激食物。

（4）避免憋尿、久坐及长时间骑车、骑马。

（5）注意保暖，避免受凉、过度劳累，加强体育锻炼。

第五节　急性附睾炎

急性附睾炎为附睾的非特异性感染，是阴囊内最常见的感染性疾病。多由于后尿道炎、前列腺炎及精囊炎沿输精管逆行感染所致，血行感染少见。致病菌以大肠埃希杆菌和葡萄球菌为多见，常见于中青年，尿道狭窄、尿道内器械使用不当、膀胱及前列腺术后留置导管等，常会引起附睾炎的发生。其次为淋巴途径，血行感染最为少见。

【病因】

急性附睾炎常为血源性感染或经淋巴途经感染而成，可以与多种急性传染病伴发。如患流行性腮腺炎时，病毒可随小便排出而引起急性附睾炎。常见的急性附睾炎有非特异性和腮腺炎性两种。任何化脓性败血症均可并发急性化脓性急性附睾炎，甚至引起睾丸脓肿。

急性附睾炎致病菌多为大肠杆菌、链球菌、葡萄球菌及绿脓杆菌。

腮腺炎性附睾炎为病毒感染引起。由于我国实行了计划免疫，在儿童时期即注射“麻疹”、“风疹”、“腮腺炎”疫苗，本病的发病率近年来有明显减少的趋势。该病在青春期前较少见，睾丸炎常于腮腺炎出现4~6天后发生，但也可无腮腺炎症状。约70%为单侧，50%受累的睾丸发生萎缩。

【临床表现】

发病突然，高热、白细胞升高，患侧阴囊胀痛，沉坠感，下腹部及腹股沟部有牵扯痛，站立或行走时加剧。患侧附睾肿大，有明显压痛，附睾炎蔓延而引发化脓性急性附睾炎时，患者常出现睾丸疼痛，并向腹股沟放射，有明显的下坠感觉，并伴有高热、恶心、呕吐、白细胞计数升高等，同时睾丸肿大、压痛非常明显，阴囊皮肤红肿。称为附睾睾丸炎。患侧的精索增粗，亦有压痛。一般情况下，急性症状可于一周后逐渐消退。

【辅助检查】

（1）血常规：血白细胞计数增多，核左移。高热时可行血细菌培养。

（2）尿常规：可见尿白细胞，尿培养可有致病菌生长。

（3）B超声检查：可见附睾弥漫均匀性增大，也可局限性增大，其内部回声不均匀，光点增粗，可将附睾与睾丸肿胀及炎症范围显示出来。并可与睾丸扭转等鉴别。

【诊断及鉴别诊断】

本病根据病史、体征诊断多不困难，但须注意与睾丸扭转相鉴别。睾丸扭转发病急骤，睾丸肿大、固定，不能在阴囊内活动，抬高阴囊不能减轻局部疼痛。有时附睾结核，睾丸肿瘤可出现类似急性附睾炎的表现，亦应注意鉴别。

【治疗】

急性附睾炎应适当休息，并给予抗菌素及一般镇痛剂。局部可行热敷、理疗、使用阴囊托带托起阴囊。如有脓肿形成，则需切开引流。此处，积极处理原发病因。

【转诊指导】

（1）症状持续无好转。

（2）引起阴囊脓肿形成的患者。

【健康教育】

（1）患者发现本病后进行及时系统、有效的治疗。

（2）注意生殖健康和卫生，预防急性附睾炎的发生。

第六节　良性前列腺增生症

良性前列腺增生（BPH）是引起中老年男性排尿障碍原因中最为常见的一种良性疾病。主要表现为组织学上的前列腺间质和腺体成分的增生、解剖学上的前列腺增大（BPE）、下尿路症状（LUTS）为主的临床症状以及尿动力学上的膀胱出口梗阻（BOO）。

【病因】

BPH 的发生必须具备年龄的增长及有功能的睾丸两个重要条件。相关因素有：雄激素及其与雌激素的相互作用、前列腺间质-腺上皮细胞的相互作用、生长因子、炎症细胞、神经递质及遗传因素等。

【临床表现】

（一）症状

前列腺增生症的症状是随着病理改变而逐渐出现。早期因膀胱代偿而症状不明显，因而患者常不能准确地回忆起病程的长短，随着病情加重而出现各种症状。

1. 尿频、尿急

早期最常见的症状是尿频，且逐渐加重，尤其是夜尿次数增多。引起尿频的原因早期是由于膀胱颈部充血导致膀胱逼尿肌反射亢进，后期是由于增生前列腺引起尿道梗阻，使膀胱内残余尿增多而膀胱的有效容量减少所致。

2. 进行性排尿困难

主要表现为起尿缓慢、排尿费力，射尿无力，尿线细小，尿流滴沥，分段排尿及排尿不尽等。

3. 尿失禁

晚期前列腺增生症常致膀胱代偿功能衰竭而扩大，膀胱残余尿量不断增加。当膀胱内积存大量残余尿时，由于膀胱过度膨胀，膀胱内压力增高至超过尿道阻力后尿液可随时自行溢出，称充盈性尿失禁、夜间熟睡时，盆底肌肉松弛，更易使尿液自行流出而发生遗尿。

4. 急性尿潴留

在排尿困难的基础上，如有受凉、饮酒、劳累等诱因而引起腺体及膀胱颈部充血水肿时，即可发生急性尿潴留。患者膀胱极度膨胀，疼痛，尿意频繁，辗转不安、难以入眠。

5. 血尿

前列腺增生组织表面常有静脉血管扩张充血，破裂后可引起血尿。出血量不等多为间歇性，偶有大量出血，血块充满膀胱，须紧急处理。血尿发生时，应与膀胱内炎症、结石及肿瘤等鉴别。

6. 肾功能不全症状

晚期由于长期尿路梗阻而导致两肾功能减退而出现氮质血症，表现为食欲不振、恶心、呕吐及贫血等。

7. 其他症状

由于长期排尿困难而依赖增加腹压排尿，可引起或加重痔，脱肛及疝等。

（二）体征

前列腺增生最常见体征是前列腺体积增大，合并尿潴留可触及膀胱区隆起，叩诊呈浊音，与下腹部正常的叩诊鼓音有明显界限。直肠指诊是诊断前列腺增生症的重要步聚，可摸到前列腺肿大，表面光滑及中等硬度。

按照腺体增生的程度可把前列腺增生症分为三度：第一度增生为腺体增大、中央沟变浅，第二度增生为腺体明显增大，中央沟消失或略凸出，第三度增生为腺体显著增大，中央沟明显凸出，甚至手指不能触及腺体上缘。直肠指诊前列腺不大时，不能否定其增生的存在。

【辅助检查】

1. 尿常规

尿常规可以确定下尿路症状患者是否有血尿、蛋白尿、脓尿及尿糖等。

2. 血清 PSA

前列腺癌、BPH、前列腺炎都可能使血清 PSA 升高。一般 40 岁以后血清 PSA 会升高，不同种族的人群 PSA 水平也不相同。血清 PSA 值和前列腺体积相关，但血清 PSA 与 BPH 的相关性为 0. 30ng/ml，与前列腺癌为 3. 5ng/ml。血清 PSA 作为一项危险因素可以预测 BPH 的临床进展，从而指导治疗方法的选择。

3. 超声检查

超声检查可以了解前列腺形态、大小、有无异常回声、突入膀胱的程度，以及残余尿量。经直肠超声（TRUS）还可以精确测定前列腺体积（计算公式为 0. 52×前后径×左右径×上下径）。另外，经腹部超声检查可以了解泌尿系统（肾、输尿管）有无积水、扩张，结石或占位性病变。

4. 尿流率检查

尿流率有两项主要指标（参数）：最大尿流率（Q_{max}）和平均尿流率（Q_{ave}），其中最大尿流率更为重要。但是最大尿流率减低不能区分梗阻和逼尿肌收缩力减低，必要时行尿动力学等检查。最大尿流率存在个体差异和容量依赖性。因此，尿量在 150～200ml 时进行检查较为准确，必要时可重复检查。

【诊断和鉴别诊断】

以下尿路症状为主诉就诊的50岁以上男性患者，首先应该考虑BPH的可能。为明确诊断，需作以下临床评估。

（一）初始评估

1. 病史询问

包括：①下尿路症状的特点、持续时间及其伴随症状；②手术史、外伤史，尤其是盆腔手术或外伤史；③既往史和性传播疾病、糖尿病、神经系统疾病；④药物史，可了解患者目前或近期是否服用了影响膀胱出口功能的药物；⑤患者的一般状况。

2. 国际前列腺症状评分（I-PSS，表6-1）：

I-PSS评分标准是目前国际公认的判断BPH患者症状严重程度的最佳手段。I-PSS评分（总分0~35分）患者分类如下：轻度症状0~7分；中度症状8~19分；重度症状20~35分。I-PSS评分是BPH患者下尿路症状严重程度的主观反应，它与最大尿流率、残余尿量以及前列腺体积无明显相关性。

表6-1 **国际前列腺症状（I-PSS）评分表**

在最近一个月内，您是否有以下症状？	无	在五次中					症状评分
		少于一次	少于半数	大约半数	多于半数	几乎每次	
1. 是否经常有尿不尽感？	0	1	2	3	4	5	
2. 两次排尿间隔是否经常小于两小时？	0	1	2	3	4	5	
3. 是否曾经有间断性排尿？	0	1	2	3	4	5	
4. 是否有排尿不能等待现象？	0	1	2	3	4	5	
5. 是否有尿线变细现象？	0	1	2	3	4	5	
6. 是否需要用力及使劲才能开始排尿？	0	1	2	3	4	5	
7. 从入睡到早起一般需要起来排尿几次？	没有	1次	2次	3次	4次	5次	
	0	1	2	3	4	5	
症状总评分=							

3. 生活质量评分（QOL，表6-2）：

QOL评分（0~6分）是了解患者对其目前下尿路症状水平伴随其一生的主观感受，其主要关心的是BPH患者受下尿路症状困扰的程度及是否能够忍受。因此，又称困扰评分。

以上两种评分尽管不能完全概括下尿路症状对BPH患者生活质量的影响，但是它们提供了医生与患者之间交流的平台，能够使医生很好地了解患者的疾病状态。

表 6-2　　生活质量指数（QOL）评分表

	高兴	满意	大致满意	还可以	不太满意	苦恼	很糟
8. 如果在您今后的生活中始终伴有现在的排尿症状，您认为如何？ 生活质量评分（QOL）=	0	1	2	3	4	5	6

症状评分结合肛门指诊及实验室检查，前列腺增生诊断并不困难。临床常需要与以下疾病鉴别：

1. 尿道狭窄

可有类似于前列腺增生症状，排尿困难症状昼夜相差较小，多有尿道外伤、感染等疾病史，行尿道造影等检查可明确。

2. 尿道结石

肉眼血尿或镜下血尿较常见，尿常规、超声及 X 线片检查有助于诊断。

【治疗】

下尿路症状是 BPH 患者的切身感受，最为患者本人所重视。由于患者的耐受程度不同，下尿路症状及其所致生活质量的下降是患者寻求治疗的主要原因。因此，下尿路症状以及生活质量的下降程度是治疗措施选择的重要依据。应充分了解患者的意愿，向患者交代包括观察等待、药物治疗、外科治疗在内的各种治疗方法的疗效与副作用。

（一）观察等待

这是一种非药物、非手术的治疗措施，包括患者教育、生活方式指导、随访等。因为 BPH 是前列腺组织学一种进行性的良性增生过程，其发展过程较难预测，经过长时间的随访，BPH 患者中只有少数可能出现尿潴留、肾功不全肾功能不全、膀胱结石等并发症。因此，对于大多数 BPH 患者来说，观察等待可以是一种合适的处理方式，特别是患者生活质量尚未受到下尿路症状明显影响的时候。

轻度下尿路症状（I-PSS 评分≤7）的患者，以及中度以上症状（I-PSS 评分≥8）同时生活质量尚未受到明显影响的患者可以采用观察等待。接受观察等待之前，患者应进行全面检查（初始评估的各项内容）以除外各种 BPH 相关合并症。

（二）药物治疗

药物治疗的短期目标是缓解患者的下尿路症状，长期目标是延缓疾病的临床进展，预防合并症的发生。在减少药物治疗副作用的同时保持患者较高的生活质量是 BPH 药物治疗的总体目标。

1. α-受体阻滞剂

根据尿路选择性可将 α-受体阻滞剂分为非选择性 α-受体阻滞剂（酚苄明）、选择性 α_1-受体阻滞剂（多沙唑嗪、阿呋唑嗪、特拉唑嗪）和高选择性 α_1-受体阻滞剂（坦索罗辛，萘哌地尔）等。α-受体阻滞剂适用于有下尿路症状的 BPH 患者。目前较常用坦索罗辛、多沙唑嗪、阿呋唑嗪和特拉唑嗪等。

2. 5-α 还原酶抑制剂

可以达到缩小前列腺体积、改善排尿困难的治疗目的。目前在我国国内应用的5-α还原酶抑制剂包括非那雄胺、度他雄胺等。

3. 联合治疗

联合应用α-受体阻滞剂和5-α还原酶抑制剂治疗BPH，适用于前列腺体积增大、有下尿路症状的BPH患者。BPH临床进展危险较大的患者更适合联合治疗。

4. 植物制剂

目前应用于BPH临床治疗的中药种类很多。植物制剂如普适泰等适用于BPH及相关下尿路症状的治疗。

（三）外科治疗

重度BPH的下尿路症状已明显影响患者生活质量时可选择外科治疗，尤其是药物治疗效果不佳或拒绝接受药物治疗的患者，可以考虑外科治疗。当BPH导致以下并发症时，建议采用外科治疗：①反复尿潴留（至少在一次拔管后不能排尿或两次尿潴留）；②反复血尿，5-α还原酶抑制剂治疗无效；③反复泌尿系感染；④膀胱结石；⑤继发性上尿路积水（伴或不伴肾功能损害）。BPH患者合并膀胱大憩室，腹股沟疝、严重的痔疮或脱肛，临床判断不解除下尿路梗阻难以达到治疗效果者，应当考虑外科治疗。残余尿明显增多以致充溢性尿失禁的BPH患者应当考虑外科治疗。

BPH的外科治疗包括一般手术治疗如经尿道前列腺电切术（TURP）、经尿道前列腺切开术（TUIP）以及开放性前列腺摘除术，以及激光治疗等其他治疗方式。

（四）尿潴留的处理

1. 急性尿潴留

首选置入导尿管，置入失败者可行耻骨上膀胱造瘘。一般留置导尿管3~7日，如同时服用α-受体阻滞剂，可提高拔管成功率。拔管成功者，可继续接受BPH药物治疗。拔管后再次发生尿潴留者，应择期进行外科治疗。

2. 慢性尿潴留

BPH长期膀胱出口梗阻、慢性尿潴留可导致输尿管扩张、肾积水及肾功能损害。如肾功能正常，可行手术治疗；如出现肾功能不全，应先行引流膀胱尿液，待肾功能恢复到正常或接近正常，病情平稳，全身状况明显改善后再择期手术。

【转诊指导】

（1）反复出现尿潴留患者。

（2）药物治疗后症状持续加重，排尿困难无缓解等。

（3）合并慢性尿潴留、膀胱结石甚至肾功能不全等。

【健康指导】

（1）适当限制饮水可以缓解尿频症状，但每日水的摄入不应少于1500ml，保持大便通畅。

（2）酒精和咖啡具有利尿和刺激作用，可以引起尿量增多、尿频、尿急等症状。因此，应适当限制酒精类和含咖啡因类饮料的摄入。

（3）注意排空膀胱的技巧，如重复排尿等。精神放松训练，把注意力从排尿的欲望中转移开。膀胱训练，鼓励患者适当憋尿，以增加膀胱容量和排尿间歇时间。

（4）注意休息，适当锻炼，避免过度劳累、受凉、久坐等，戒烟、戒酒，忌食辛辣刺激食物。

（5）慎用胆碱能受体拮抗剂如阿托品等药物。

第七节　急性尿潴留

尿潴留是指膀胱内充满尿液而不能正常排出。急性尿潴留起病急骤，膀胱内突然充满尿液不能排出，病人十分痛苦。常需急诊处理。

【病因】

常见原因是由于各种器质性病变造成尿道或膀胱出口的机械性梗阻，如尿道病变有炎症、异物、结石、肿瘤、损伤、狭窄以及先天性尿道畸形等；膀胱颈梗阻性病变有膀胱颈挛缩、纤维化、肿瘤、急性前列腺炎或脓肿、前列腺增生、前列腺肿瘤等；此外，盆腔肿瘤、妊娠的子宫等也可引起尿潴留。还有由于排尿动力障碍所致的动力性梗阻，常见原因为中枢和周围神经系统病变，如脊髓或马尾损伤、肿瘤，盆腔手术损伤支配膀胱的神经以及糖尿病等，造成神经性膀胱功能障碍。还有药物如阿托品、普鲁本辛、东莨菪碱等松弛平滑肌的药物偶尔可引起尿潴留。

【临床表现】

急性尿潴留发病突然，膀胱内充满尿液不能排出，胀痛难忍，辗转不安，有时从尿道溢出部分尿液，但不能减轻下腹部疼痛。

体格检查可见膀胱区膨隆，压痛明显，叩诊呈浊实音。

【辅助检查】

B 超或 CT 检查均可发现膀胱内大量残余尿，可明确诊断。

【诊断和鉴别诊断】

据病史、体格检查及超声检查诊断并不困难。

【治疗】

治疗原则是解除病因，恢复排尿。如病因不明或梗阻一时难以解除，应先导尿或耻骨上膀胱造瘘引流膀胱尿液解除病痛，然后作进一步检查明确病因。若经耻骨上膀胱区热敷或针刺等治疗仍不能排尿，可行导尿术，尿潴留短时间不能恢复者，应留置导尿管持续导尿，视情况拔除。如同时服用 α-受体阻滞剂，可提高拔管成功率。拔管成功者，可继续接受 BPH 药物治疗。拔管后再次发生尿潴留者，应择期进行外科治疗。

急性尿潴留病人在不能插入导尿管时，行耻骨上膀胱穿刺造瘘，若无膀胱穿刺针，可手术行耻骨上膀胱造口术。如果梗阻病因无法解除，可永久引流尿液，定期更换造瘘管。

急性尿潴留放置导尿管或膀胱穿刺造瘘引流尿液时，如不能排除慢性尿潴留，应间歇缓慢放出尿液，第一次放尿不超过 800ml，之后每小时放尿 150～200ml，避免快速排空膀胱，膀胱内压骤然降低而引起膀胱内大量出血。

【转诊指导】

（1）急性尿潴留病因不明。

（2）留置导尿失败者。

（3）合并膀胱结石、尿道狭窄需要进一步治疗的患者。

【健康指导】

（1）前列腺增生患者注意休息，适当锻炼，避免过度劳累、受凉、久坐等。

（2）戒烟、戒酒，忌食辛辣刺激食物。

（3）适量多饮水，保持大便通畅。

第八节　肾　积　水

由于泌尿系统的梗阻导致肾盂与肾盏扩张，其中潴留尿液，统称为肾积水。因为肾内尿液积聚，压力升高，使肾盂与肾盏扩大和肾实质萎缩。如潴留的尿液发生感染，则称为感染性肾积水；当肾组织因感染而坏死失去功能，肾盂充满脓液，称为肾积脓或脓肾。造成肾积水的最主要的病因是输尿管梗阻。肾积水的原因分先天性与后天性两种，以及泌尿系外与下尿路病因造成的肾积水。

【病因】

1. 先天性的梗阻病因

（1）节段性的无功能。由于肾盂输尿管交界处或上段输尿管有节段性的肌肉缺如、发育不全或解剖结构紊乱，影响了此段输尿管的正常蠕动，造成动力性的梗阻。此种病变如发生在输尿管膀胱入口处，则形成先天性巨输尿管，后果为肾、输尿管扩张与积水。

（2）内在性输尿管狭窄。大多发生在肾盂输尿管交界处，狭窄段通常为1～2mm，也可长达1～3cm，产生不完全的梗阻和继发性扭曲。在电子显微镜下可见在梗阻段的肌细胞周围及细胞中间有过多的胶原纤维，久之肌肉细胞被损害，形成以胶原纤维为主的无弹性的狭窄段阻碍了尿液的传送而形成肾积水。

（3）输尿管扭曲、粘连、束带或瓣膜樧结构。此可为先天性也可能为后天获得，常发生在肾盂输尿管交界处、输尿管腰段，儿童与婴儿几乎占2/3。

（4）异位血管压迫。位于肾盂输尿管交界处的前方，其他有马蹄形肾和胚胎发育时肾脏旋转受阻等。

（5）输尿管高位开口。可以是先天性的，也可因肾盂周围纤维化或膀胱输尿管回流等引起无症状肾盂扩张，导致肾盂输尿管交界部位相对向上迁移，在术中不能发现狭窄。

（6）其他。先天性输尿管异位、囊肿、双输尿管等。

2. 后天获得性梗阻

（1）炎症后或缺血性的瘢痕导致局部固定。

（2）膀胱输尿管回流造成输尿管扭曲，加之输尿管周围纤维化后，最终形成肾盂输尿管交界处或输尿管的梗阻。

（3）肾盂与输尿管的肿瘤、息肉等新生物，可为原发也可能为转移性。

（4）异位肾脏。

（5）结石和外伤及外伤后的瘢痕狭窄。

3. 外来病因造成的梗阻

主要包括动脉、静脉的病灶；女性生殖系统病变；盆腔的肿瘤、炎症；胃肠道病变；

腹膜后病变（包括腹膜后纤维化、脓肿、出血、肿瘤等）。

4. 下尿路的各种疾病造成的梗阻

如前列腺增生、膀胱颈部挛缩、尿道狭窄、肿瘤、结石甚至于包茎等，也都会造成上尿路排空困难而形成肾积水。

【临床表现】

患者往往长时期无症状，直至出现腹部包块和腰部胀感时才被注意。包块多在无意中发现，一般有囊性感。疼痛一般较轻，甚至完全无痛。但在间歇性肾积水病例（由于异位血管压迫或肾下垂引起）可出现肾绞痛，疼痛剧烈，沿肋缘、输尿管走行放射。多伴有恶心、呕吐、腹胀、尿少。一般在短时间或数小时内缓解，随之排出大量尿液。检查时可触到增大的肾。如为巨大肾积水，其张力可不很大。

肾积水并发感染，则有脓尿和全身中毒症状，如寒战、发热、头痛以及胃肠功能紊乱。有的患者以尿路感染为最初症状，凡对尿路感染治疗效果不好的患者，一定要注意梗阻因素的存在。梗阻严重时，炎性渗出物不能经尿排出，尿内无白细胞，但此种情况下局部疼痛和压痛都更明显。

胀大的肾积水较易受到外伤的影响，轻微损伤即可能引起破裂和出血。尿液流入腹膜后间隙或腹膜腔即引起严重反应，包括疼痛、压痛和全身症状。

【实验室检查】

1. B超检查

方法简单，无损伤，有助于诊断明确。还可以显示积水肾剩余肾脏组织的形态，也对了解尿路情况（肾盂、肾盏及梗阻近端输尿管）有帮助。

2. 利尿性肾图

对明确早期病变（有无肾积水），判定肾积水是否需要手术治疗及肾功能损害状态均有帮助。特别是单肾积水比较轻，或双肾积水一侧严重，一侧较轻，较轻肾积水是否需手术治疗则更有价值。利尿性肾图并可作手术（肾盂成形术）后功能恢复的监测手段。

3. 肾盂流动压力测定

其意义与利尿性肾图相似。

4. 尿路造影及其他检查

对积水肾功能状况估计是极为重要的。对于手术是否需要进行，手术方式以及术后肾脏功能恢复的机会等，均有极重要的意义。

5. 影像学检查

积水肾剩余肾实质厚度超过0.5cm者，肾有保留价值。

【诊断和鉴别诊断】

根据临床表现与梗阻部位、时间、发生快慢、有无继发感染及原发病变的性质及检查可作出诊断。

【治疗】

肾积水的手术治疗应早期进行。主要原则是去除病因，解除梗阻。合理的应用整形手术，纠正肾盂输尿管连接部异常，争取肾功能的较大恢复。情况太差或病因复杂可先经皮穿刺肾造瘘引流肾脏，严重肾积水或脓肾，对侧肾功能好则行肾切除。不能手术切除者，放双造瘘管或支架管引流。

双肾积水治疗上要更慎重，要尽可能保留肾脏。对于双侧上尿路结石引起的肾积水，常见以下几种情况：①双侧输尿管结石，如果总肾功能正常或处于肾功能不全代偿期，先处理梗阻严重一侧的结石；如果总肾功能较差，处于氮质血症或尿毒症期，先治疗肾功能较好一侧的结石，条件允许，可同时行对侧经皮肾穿刺造口，或同时处理双侧结石。②双侧输尿管结石的客观情况相似，先处理主观症状较重或技术上容易处理的一侧结石。③一侧肾结石，一侧输尿管结石，尽量先处理输尿管结石。④双侧肾结石，一般先治疗容易处理且安全的一侧，如果肾功能处于氮质血症或尿毒症期，梗阻严重，可先行经皮肾穿刺造口，待肾功能与患者一般情况改善后再处理结石。

【转诊指导】

确诊肾积水患者均可转诊治疗。

【健康指导】

应定期检查，避免肾功能损害。

第九节　肾　结　石

肾结石指发生于肾盏、肾盂及肾盂与输尿管连接部的结石。肾是泌尿系形成结石的主要部位，其他任何部位的结石都可以原发于肾脏，输尿管结石大多来自肾脏，而且肾结石比其他任何部位结石更易直接损伤肾脏，因此早期诊断和治疗非常重要。肾结石为泌尿系常见病，多发病，男性发病多于女性，多发生在青壮年，左右侧的发病率无明显差异。有40%~75%的肾结石患者有不同程度的腰痛。结石较大，移动度很小，表现为腰部酸胀不适，或在身体活动增加时有隐痛或钝痛。

【病因】

影响结石形成的因素很多，年龄、性别、种族、遗传、环境因素、饮食习惯和职业与结石的形成相关。机体的代谢异常、尿路的梗阻、感染、异物和药物的使用是结石形成的常见病因。已经知道泌尿结石有32种成分，最常见的成分为草酸钙。其他成分的结石如磷酸铵镁、尿酸、磷酸钙以及胱胺酸等，也可以是以上各种成分的混合物。

【临床表现】

肾结石的患者大多没有症状，除非肾结石从肾脏掉落到输尿管造成输尿管的尿液阻塞。常见的症状有腰腹部绞痛、恶心、呕吐、烦躁不安、腹胀、血尿等。如果合并尿路感染，也可能出现畏寒发热等现象。急性肾绞痛常使患者疼痛难忍。有时候患者无疼痛感，只有血尿或者血量极微，肉眼看不出来。体格检查可有肾区叩击痛。

【辅助检查】

1. 尿常规检查

可以检查有无尿蛋白、红细胞、白细胞、结晶物、细菌等。

2. 血液检查

血常规若发现白细胞数过高表示可能有感染，肾功能电解质检查可了解血尿酸、钙浓度及肾功能损害情况。

3. X 线检查

X 线检查是诊断尿路结石最重要的方法。包括尿路平片、排泄性尿路造影、逆行肾盂造影等。

4. B 超检查

可对肾内有无结石及有无其他合并病变作出诊断，确定肾脏有无积水。尤其能发现 X 线透光的结石，还能对结石造成的肾损害和某些结石的病因提供一定的证据。简便易行，是临床诊断肾结石的最常用手段。

5. CT 检查

CT 检查是肾结石诊断最准确的检查。CT 检查可显示肾脏大小、轮廓、肾结石、肾积水、肾实质病变及肾实质剩余情况，还能鉴别肾囊肿或肾积水；可以辨认尿路以外引起的尿路梗阻病变的原因，如腹膜后肿瘤、盆腔肿瘤等；增强造影可了解肾脏的功能；对因结石引起的急性肾功能衰竭，CT 能有助于诊断的确立。

【诊断和鉴别诊断】

结合病史及 B 超、CT 检查可明确诊断。

【治疗】

1. 一般治疗

大量饮水较小结石有可能受大量尿液的推送、冲洗而排出，尿液增多还有助于感染的控制。

2. 药物治疗

解痉止痛 M 型胆碱受体阻断剂，可以松弛输尿管平滑肌，缓解痉挛。肌肉注射黄体酮可以抑制平滑肌的收缩而缓解痉挛，对止痛和排石有一定的疗效；钙离子阻滞剂硝苯地平，对缓解肾绞痛有一定的作用；中草药排石经临床证明具有确切效果。

3. 对合并感染或感染引起的结石

控制感染结石引起的尿路梗阻时容易发生感染，感染尿内常形成磷酸镁铵结石，这种恶性循环使病情加重。除积极取出结石解除梗阻外，应使用抗生素控制或预防尿路感染。

4. 体外冲击波碎石术（ESWL）

ESWL 已应用于临床 20 余年，目前，ESWL 治疗的禁忌证包括孕妇、不能纠正的出血性疾病、结石以下尿路有梗阻、严重肥胖或骨骼畸形、高危病人如心力衰竭，严重心律失常和泌尿系活动性结核等。ESWL 的疗效除了与结石的大小有关外，还与结石的位置、化学成分以及解剖异常有关。直径小于 20mm 的肾结石应首选 ESWL 治疗；直径大于 20mm 的结石和鹿角形结石可采用经皮肾镜取石术（PNL）或联合应用 ESWL。ESWL 治疗次数不超过 3~5 次（具体情况依据所使用的碎石机而定），否则，应该选择经皮肾镜取石术。治疗的间隔时间目前无确定的标准，但多数学者通过研究肾损伤后修复的时间，认为间隔的时间以 10~14 天为宜。

5. 手术治疗

目前输尿管软镜手术、经皮肾镜手术的开展可以治疗几乎所有肾结石，肾结石并有严重肾积水或肾积脓，需行经皮肾造瘘或肾盂（肾实质）切开取石术，已使肾功能严重受损或丧失功能，而对侧肾功能良好者，可行切除患肾。

【转诊指导】

（1）结石直径大于5mm，自行排出较困难者。

（2）合并输尿管狭窄、肾功能不全、肾内感染等患者。

【健康指导】

（1）肾结石患者应注意多饮水、多运动，这对结石的排出有很大帮助。

（2）应限制肉类的摄入量，特别是动物内脏，肾结石在治疗期间应该注意少吃牛肉、羊肉。

（3）少吃富含维生素C类的食品，维生素C在体内的代谢过程中会生成草酸，从而促进结石的形成。少吃食盐和含有草酸盐的蔬菜如菠菜等，草酸盐会与体内的钙结合，形成草酸钙而沉积为结石。

第十节　输尿管结石

肾脏是大多数泌尿系统结石的原发部位，结石位于肾盏或肾盂中，输尿管结石多由肾脏移行而来，肾和输尿管结石单侧为多，双侧同时发生者约占10%。

【病因】

输尿管结石多数继发于肾结石。肾内结石排至输尿管停留，引起输尿管结石症状。输尿管狭窄、迂曲的患者更易形成输尿管结石。

【临床表现】

主要症状是疼痛和血尿，极少数病人可长期无自觉症状，待出现肾积水或感染时才被发现。

1. 疼痛

大部分患者出现腰痛或腹部疼痛。较大的结石，在肾盂或肾盏内压迫、摩擦或引起积水，多为患侧腰部钝痛或隐痛，常在活动后加重；较小的结石，在肾盂或输尿管内移动和刺激，引起平滑肌痉挛而出现绞痛，这种绞痛常突然发生，疼痛剧烈，如刀割样，沿患侧输尿管向下腹部、外阴部和大腿内侧放射。有时患者伴有面色苍白、出冷汗、恶心、呕吐，严重者出现脉弱而快、血压下降等症状。疼痛常阵发性发作，或可因某个动作疼痛突然终止或缓解，遗有腰、腹部隐痛。如输尿管末端结石，尚可引起尿路刺激症状。疼痛以后，有的患者可从尿内排出小的结石，对诊断有重要意义。

2. 血尿

由于结石直接损伤肾和输尿管的黏膜，常在剧痛后出现镜下血尿或肉眼血尿，血尿的严重程度与损伤程度有关。

3. 脓尿

肾和输尿管结石并发感染时尿中出现脓细胞，临床可出现高热、腰痛，部分患者被诊断为肾盂肾炎，作尿路X线检查时才发现结石。

4. 其他

结石梗阻可引起肾积水，结石同时堵塞两侧上尿路或孤立肾时，常发生肾功能不全，甚至无尿，有的病人尚可出现胃肠道症状，贫血，等等。

【辅助检查】

1. 化验检查

尿液常规检查可见红细胞、白细胞或结晶，尿 pH 在草酸盐及尿酸盐结石患者常为酸性；磷酸盐结石常为碱性。合并感染时尿中出现较多的脓细胞，尿细菌学培养常为阳性，计数大于 10 万/ml 以上，并发急性感染及感染较重时，血常规检查可见白细胞总数及嗜中性粒细胞升高。多发性和复发性结石的病人，应测定血、尿的钙磷值、尿酸值等，以进一步明确结石的病因。

2. X 线检查

X 线检查是诊断肾及输尿管结石的重要方法，约 95% 以上的尿路结石可在 X 线平片上显影。辅以排泄性或逆行性肾盂输尿管造影，可确定结石的部位、有无梗阻及梗阻程度、对侧肾功能是否良好、区别来自尿路以外的钙化阴影、排除上尿路的其他病变、确定治疗方案以及治疗后结石部位、大小及数目的对比等都有重要价值。密度低或透光怀石，加以输尿管、肾盂充气造影，结石则显示更为清晰。

3. 其他检查

B 超在结石部位可探及密集光点或光团，合并肾积水时可探到液平段。同位素肾图检查可见患侧尿路呈梗阻型图形。CT 扫描及成像诊断尿路结石明确，不易漏诊，但费用较昂贵。

【诊断和鉴别诊断】

输尿管结石的诊断主要靠病史、症状及超声检查明确。

有时右侧肾及输尿管上段结石须与胆石症、胆囊炎、胃及十二指肠溃疡病等鉴别；右侧输尿管结石易与阑尾炎相混淆，都应根据临床表现的特点加以区别。

【治疗】

肾及输尿管结石的治疗要根据结石大小、部位、数目、形状、一侧或两侧，有无尿流梗阻、伴发感染、肾功能受损程度、全身情况以及治疗条件等进行具体分析，全面考虑。但当绞痛发作时，首先应该使症状缓解，而后再选择治疗方案。

（一）疼痛的处理

止痛：常用药物为杜冷丁、强痛定及消旋山莨菪碱（654-2）、维生素 K、黄体酮等。消旋山莨菪碱可能引起尿潴留，老年男性患者、青光眼患者慎用。双氯芬酸钠栓疗效确切，有上消化道溃疡患者慎用。

（二）非手术疗法

术疗法一般适合于结石直径小于 1 厘米、周边光滑、无明显尿流梗阻及感染者，对某些临床上不引起症状的肾内较大鹿角形结石，亦可暂行非手术处理。

（1）大量饮水：大量饮用开水或磁化水，不仅增加尿量起到冲洗尿路、促进结石向下移动的作用，而且还可稀释尿液减少晶体沉淀。

（2）中草药治疗：常用药物有金钱草、海金沙、瞿麦、扁畜、车前子、木通、滑石、鸡内金、石苇等可随症加减。

（3）经常作跳跃活动，或对肾下盏内结石行倒立体位及拍击活动，也有利于结石的排出。

（4）中医针灸治疗排石等。

（5）其他：对尿培养有细菌感染者，选用敏感药物积极抗感染，对体内存在代谢紊乱者，应积极治疗原发疾病以及调理尿的酸碱度，等等。

（三）体外冲击波碎石

1980年首次应用体外冲击波治疗肾结石取得成功以来，这一方法发展迅速，在上尿路结石中的治疗作用已得到普遍承认。对具体病人的治疗，应根据患者年龄、结石大小、部位等，采用相应的碎石参数及辅助措施，以获得满意效果。

（四）手术疗法

引起尿流梗阻已影响肾功能，或经非手术疗法无效，无体外冲击波碎石条件者，应考虑手术治疗。原则上对双侧肾结石先取手术简便安全的一侧；一侧肾结石，另一侧输尿管结石，先取输尿管结石；双侧输尿管结石先取肾积水严重的一侧。对有严重梗阻、全身虚弱不宜行较复杂的取石手术者，可先行肾造瘘。

手术方式：根据结石大小、形状和部位不同，常用的有以下几种手术方式：

（1）经输尿管镜碎石取石术。目前随着输尿管硬镜及软镜的不断发展，大部分输尿管结石可以经输尿管镜手术治愈。

（2）经皮肾镜碎石取石术。输尿管上段结石较大者可考虑经皮肾镜碎石取石术。

（3）输尿管切开取石术。输尿管结石较大或结石嵌顿引起尿流梗阻或感染，可行输尿管切开取石术。

【转诊指导】

（1）结石保守治疗无效。

（2）结石合并肾内感染。

（3）结石合并肾功能不全等。

【健康指导】

（1）多喝水，适量运动有助于结石预防及排出。

（2）定期复查，预防结石复发，早治疗，避免肾功能损害。

（3）结石成分分析可指导健康饮食，预防结石复发。

第十一节　尿道结石

尿道结石绝大多数来自膀胱和肾脏的结石，少数原发于尿道内的结石则常继发于尿道狭窄或尿道憩室。

【临床表现】

主要症状有尿痛和排尿困难。排尿时出现疼痛，前尿道结石疼痛局限在结石停留处，后尿道结石疼痛可放散至阴茎头或会阴部。尿道结石常阻塞尿道引起排尿困难，尿线变细、滴沥甚至急性尿潴留。有时出现血尿，合并感染时可出现膀胱刺激症状及脓尿。前尿道结石体格检查多可触及尿道硬结。

【辅助检查】

1. 影像学检查

X线阳性结石可明确结石部位、大小及数目。CT检查更准确，不易漏诊，但费用较高。

2. 尿常规检查

多有镜下血尿，可见红细胞、白细胞及细菌等。

【诊断和鉴别诊断】

后尿道结石可经直肠指检触及，前尿道结石可直接沿尿道体表处扪及，用尿道探条经尿道探查时可有摩擦音及碰击感。X线平片或尿道造影更能明确结石大小、与尿道的关系，尤其对尿道憩室内的结石诊断更有帮助。尿道镜检查可鉴别尿道异物、新生物等。

【治疗】

舟状窝内结石小的可用镊子取出，大的不能通过尿道外口者可将结石钳碎或经麻醉后切开尿道外口后取出。

前尿道结石可在麻醉下于结石近侧压紧尿道，从尿道外口注入液体石腊，用钩针钩取，如不能取出，用金属探条将结石推回到尿道球部，行尿道切开取石，但应避免在阴茎部切开尿道取石，以免发生尿道狭窄或尿道瘘。

后尿道结石需在麻醉下用金属探条将结石推回膀胱，再按膀胱结石处理。

尿道憩室合并结石时，应将结石取出的同时切除憩室。

尿道结石合并尿道及尿道周围感染时，应先行膀胱造瘘，尿流改道，待感染控制后再行尿道内取石术。

【转诊指导】

尿道结石无法直接取出的患者。

【健康指导】

（1）多饮水，预防泌尿系结石，积极治疗尿道梗阻性疾病等。

（2）尿道结石应及时治疗，防止引起感染、尿道损伤等导致尿道狭窄等并发症。

第十二节　精索静脉曲张

精索蔓状静脉丛扩张、弯曲、延长称为精索静脉曲张。多见于青年人，多发生于16~25岁，发病率在15%左右，99%发生于左侧，双侧约占1%。

【病因】

（一）解剖因素

睾丸和附睾的血液经精索静脉回流，精索静脉可分为三组，它们在外环处有侧枝循环互相交通。回流障碍导致曲张。精索静脉曲张多见于左侧。

（二）生理因素

青壮年性机能较旺盛，阴囊内容物血液供应旺盛。所以有些精索静脉曲张可随年龄增长而逐渐消失。另外，长久站立，增加腹压也是发病因素。

（三）其他因素

腹膜后肿瘤、肾肿瘤、肾积水等压迫精索内静脉可引起症状性或继发性精索静脉曲张。原发者平卧时很快消失，继发者常不消失或消失很慢。

【临床表现】

（一）症状

可完全无症状，仅在查体时发现。患侧阴囊或睾丸有坠胀感或坠痛，阴囊肿大，站立时患侧阴囊及睾丸低于健侧，阴囊表面可见扩张、迂曲之静脉。摸之有蚯蚓团状软性包块，平卧可使症状减轻或消失。病人可有神经衰弱症状，如头痛、乏力、神经过敏等。有的病人有性功能障碍。精索静脉曲张有时可影响生育。精索静脉曲张者9%有不育，男性不育者有39%是精索静脉曲张引起的。严重者可引起睾丸萎缩。其原因是患侧阴囊内温度升高并反射至对侧、使精原细胞退化、萎缩、精子数量减少；或是由于左肾上腺分泌的五羟色胺或类固醇经左精索内静脉返流入睾丸，引起精子数量减少。

（二）体征

对继发性精索静脉曲张应注意检查腹部、应作静脉肾盂造影排除肾脏肿瘤。临床上可将精索静脉曲张分为三度：

1度（轻度）：站立时看不到阴囊皮肤有曲张静脉突出，但可摸到阴囊内曲张之静脉，平卧时曲张之静脉很快消失。

2度（中度）：站立时可看到阴囊上有扩张的静脉突出，可摸到阴囊内有较明显的曲张之静脉，平卧时包块逐渐消失。

3度（重度）：阴囊表面有明显的粗大血管，阴囊内有明显的蚯蚓状扩张的静脉，静脉壁肥厚变硬；平卧时消失缓慢。

【辅助检查】

（1）B超：可明确静脉扩张直径，鉴别静脉团与疝囊内容物等。腹膜后探查可排除腹膜后占位性病变引起的继发性精索静脉曲张。

（2）精液常规：精索静脉曲张是男性不育的主要原因，精液常规检查可了解精子质量。

【诊断和鉴别诊断】

据患者体征可诊断，B超是重要的诊断依据。需要与腹股沟疝、精索炎症性疾病等鉴别。

（1）腹股沟疝：曲张的静脉团块有时可误为腹股沟疝，体检平卧位不能消失，超声检查多可明确。

（2）丝虫性精索炎：可有阴囊部坠胀的感觉，精索增粗，压痛明显，局部有反复发作的剧痛或钝痛。精索下端可出现小硬结。

（3）输精管附睾结核：也有阴囊部坠胀感，但其特征为输精管有串珠样改变。附睾尾部可出现不规则的结节，也可出现与阴囊粘连的窦道。

【治疗】

首先应排除肾肿瘤、肾积水、腹膜后肿瘤、异位血管等继发性因素。无症状的轻度精索静脉曲张不需治疗。

非手术治疗：轻度精索静脉曲张或伴有神经衰弱者可托阴囊、冷敷等。

手术治疗：较重的精索静脉曲张、精子数连续三次在2千万以下或有睾丸萎缩者；平卧时曲张之静脉可消失者，可行精索内静脉高位结扎术。据报告腹腔镜下精索静脉高位结扎术创伤小，对双侧精索静脉曲张患者尤为适用。

【转诊指导】

有手术指征者。

【健康指导】

轻度精索静脉曲张不需手术者应避免久坐、长时间站立及剧烈运动，穿紧身内裤或应用阴囊托，定期复查。

第十三节　鞘膜积液

正常睾丸鞘膜囊内有少量液体（2~3ml），供滑润、保护睾丸用。如果液体过多即为鞘膜积液。而鞘膜积液的概念应包括鞘膜积液、鞘膜积血、鞘膜积脓和鞘膜乳糜肿。

【病因】

原发性鞘膜积液原因不明。可能是鞘膜分泌增加、吸收减少或是由于未发现的或已愈合的睾丸附睾炎引起。另外，腹膜鞘状突未闭合，腹腔内液体流入腹膜鞘状突内形成先天性鞘膜积液。

睾丸、附睾炎症、结核、阴囊内丝虫病、睾丸肿瘤、阴囊手术、创伤均可引起继发性鞘膜积液，液体内常含有白细胞。

【临床表现】

鞘膜积液的主要表现是局部包块、逐渐长大。可有坠痛、胀痛、牵扯痛。积液过多、包块过大者可引起阴茎内缩、影响排尿与性生活，使病人活动不便。按不同表现及发病年龄，可分为四类。

(1) 睾丸鞘膜积液：积水在睾丸鞘膜囊内。这是成人中最常见的一种类型。

(2) 婴儿型鞘膜积液：精索部鞘状突在内环处闭合，闭合处以下之鞘状突成为一个梨形囊，但不与腹腔相通。也称精索、睾丸鞘膜积液，多见于婴儿期。

(3) 交通性鞘膜积液：也称先天性鞘膜积液。鞘状突完全未闭合、鞘膜囊与腹腔相通。平卧时鞘膜囊内液体可流入腹腔，站立时腹腔内液体又可流入鞘膜囊内，鞘膜囊时大时小，是幼儿中最常见的一种类型。

(4) 精索鞘膜积液：精索部鞘状突在腹股沟内环处和睾丸上方均闭合，但精索部鞘状突本身并未闭合，仍留有一囊，位于阴囊上方或腹股沟管内，不与腹腔及睾丸鞘膜囊相通。

鞘膜积液的体征。睾丸鞘膜积液和精索鞘膜积液一般为球形或卵圆形。婴儿型鞘膜积液呈梨形，在腹股沟处逐渐变细。交通性鞘膜积液呈球形或梨形，平卧时可缩小或消失。有时交通孔道很小，长时间卧床才能略微缩小，所以容易误诊为婴儿型鞘膜积液或睾丸鞘膜积液。

包块表面光滑、有弹性、呈囊样感，张力小者可有波动感。精索鞘膜积液可在其下方摸到睾丸，有时误认为有三个睾丸。其他类型的鞘膜积液常摸不清患侧睾丸、附睾。除交通性鞘膜积液外，都不能还纳。鞘膜积液透光试验均为阳性；如鞘膜囊壁增厚、内容物混浊、有出血，也可以不透光。疝、睾丸肿瘤、阴囊血肿透光试验为阴性，但小儿疝也可能透光。所以不能贸然进行穿刺。

【辅助】

B 超检查可见肿块为液性暗区。鞘膜腔内可穿刺抽出积液。正常情况下为淡黄色的清亮液体；如合并感染则可为混浊的血性或脓性液体；丝虫病患者则可为乳糜样的液体。

【诊断与鉴别诊断】

据患者体征及 B 超等多可明确诊断。

应与以下疾病鉴别：

1. 与腹股沟斜疝的鉴别

交通性鞘膜积液与腹腔相通处极狭小，仅能通过液体，不能通过肠管或网膜，而疝则可通过。所以疝有以下特点：①疝囊颈较粗大，皮下环增大。②疝内容物可以还纳或过去有还纳史，还纳时有咕噜声。③咳嗽有冲击感。④叩之呈鼓音、无波动感，可摸到睾丸，有时可听到肠鸣音。⑤透光试验，疝为阴性。

2. 与其他疾病的鉴别

①鞘膜积血：有外伤史，阴囊皮肤常有淤斑。其重量也较积液为重。

②睾丸肿瘤：质坚硬、不光滑而有特殊的沉重感，多无触痛。包块后方可摸到附睾，透光试验阴性。

③鞘膜乳糜肿：有丝虫病的特点：粗腿大旦、腹股沟淋巴结增大、血内嗜伊红细胞增高、夜间血内查到微丝蚴。阴囊包块透光试验为阴性，穿刺抽液可查到微丝蚴，液体为乳糜性。

④精液囊肿：多位于附睾头，穿刺液为乳白色，可查见精子。

【治疗】

（1）婴儿期各种鞘膜积液均有自愈的机会，所以 2 岁以内不需手术。小的、无症状的成人鞘膜积水也可暂不治疗。

（2）穿刺抽液并注入硬化剂：在阴囊前壁穿刺、抽出囊内液体，然后注入 5%鱼肝油酸钠、盐酸奎宁（13.33%）、四环素溶液或无水酒精等。每周一次，一般需 2~4 次。有时注射后可引起附睾炎、睾丸炎等并发症。对交通性鞘膜积液是禁忌的，对囊壁很厚、多房性囊肿或伴有附睾、睾丸病变者也不适用。所以至今仍未被广泛接受。

（3）手术治疗：睾丸鞘膜积液、婴儿型鞘膜积液、精索鞘膜积液可用鞘膜翻转术或鞘膜大部切除术。交通性鞘膜积水应经腹股沟切口，近内环处结扎腹膜鞘状突并将远端鞘膜囊翻转或切除。对继发性鞘膜积水必须治疗原发病。

【转诊指导】

有手术指征者。

【健康教育】

注意防蚊，预防丝虫感染，积液明显者应手术治疗。

第七章　骨、关节、运动系统疾病

第一节　骨折的概述

骨的完整性或连续性遭到破坏，称为骨折。

【病因】

骨折可由创伤和骨骼疾病所致，后者如骨髓炎、骨肿瘤所致骨质破坏，受轻微外力即发生的骨折，称为病理性骨折。本节重点是讨论创伤性骨折。

1. 直接暴力

暴力直接作用使受伤部位发生骨折，常伴有不同程度的软组织损伤。如车轮撞击小腿，于撞击处发生胫腓骨骨干骨折。

2. 间接暴力

暴力通过传导、杠杆、旋转和肌收缩使肢体远处发生骨折。如跌倒时以手掌撑地，依其上肢与地面的角度不同，暴力向上传导，可致桡骨远端骨折或肱骨髁上骨折，骤然跪倒时，股四头肌猛烈收缩，可致髌骨骨折。

临床上常常根据创伤的原因、解剖部位、骨折形态特点、骨折端是否与外界相通等方面进行对骨折的描述，例如桡骨下端伸直型粉碎开放骨折。

可以根据很多方法对骨折进行分类：

按解剖部位（骨干近1/3、中1/3和远1/3；髁上；粗隆下）；

按骨折线的形态（横断、斜形、螺旋形等）；

按骨折线的粉碎程度（如骨折线的多少等）。

青枝骨折多见于儿童，成人中罕见，但偶可在成人患者中发现不全骨折，例如单侧骨皮质断裂或缺损等。压缩骨折是指在外力造成骨折后长骨骨折端被推挤进入干骺端松质骨，这种现象常见于肱骨上端骨折、股骨髁上骨折、胫骨平台骨折等。

当皮肤、软组织、肌肉等被撕裂，骨折端外露时称为开放骨折，否则称为闭合骨折。由于严重暴力所致的碾挫，使皮肤发生广泛的皮下剥离，但并不存在明显的伤口，同时也造成了骨折，发生皮下剥离的皮肤往往发生部分或全部坏死，属潜在性的开放骨折。但如果骨折端周围包裹有完整的肌肉，则即使皮肤发生坏死也不会成为开放骨折。

【临床表现】

大多数骨折一般只引起局部症状，严重骨折和多发性骨折可导致全身反应。

（一）全身表现

1. 休克

骨折所致的休克主要原因是出血，特别是骨盆骨折、股骨骨折和多发性骨折，其出血量大者可达2000ml以上。严重的开放性骨折或并发重要内脏器官损伤时亦可导致休克。

2. 发热

骨折后一般体温正常，出血量较大的骨折，如股骨骨折、骨盆骨折，血肿吸收时可出现低热，但一般不超过38℃。开放性骨折，出现高热时，应考虑感染的可能。

（二）局部表现

1. 骨折的一般表现为局部疼痛、肿胀和功能障碍

骨折时，骨髓、骨膜及周围组织血管破裂出血，在骨折处形成血肿，以及软组织损伤所致水肿，使患肢严重肿胀，甚至出现张力性水疱和皮下淤斑，由于血红蛋白的分解，可呈紫色、青色或黄色。骨折局部出现剧烈疼痛，特别是移动患肢时加剧，伴明显压痛。局部肿胀和疼痛使患肢活动受限，如为完全性骨折，可使受伤肢体活动功能完全丧失。

2. 骨折的特有体征

（1）畸形：骨折段移位可使患肢外形发生改变，主要表现为缩短、成角或旋转畸形。

（2）异常活动：正常情况下肢体不能活动的部位，骨折后出现不正常的活动。

（3）骨擦音或骨擦感：骨折后，两骨折端相互摩擦时，可产生骨擦音或骨擦感。

具有以上三个骨折特有体征之一者，即可诊断为骨折。但骨折的异常活动和骨擦音或骨擦感应在初次检查病人时予以注意，不可故意反复多次检查，以免加重周围组织损伤，特别是重要的血管、神经损伤。值得注意的是，有些骨折如裂缝骨折和嵌插骨折，可不出现上述三个典型的骨折特有体征，应常规进行X线拍片检查，以便确诊。

【辅助检查】

骨折的X线检查：X线检查对骨折的诊断和治疗具有重要价值。凡疑为骨折者应常规进行X线拍片检查，可以显示临床上难以发现的不完全性骨折、深部的骨折、关节内骨折和小的撕脱性骨折等。即使临床上已表现为明显骨折者，X线拍片检查也是必要的，可以帮助了解骨折的类型和骨折端移位情况，对于骨折的治疗具有重要指导意义。

骨折的X线检查一般应拍摄包括邻近一个关节在内的正、侧位片，必要时应拍摄特殊位置的X线片。如掌骨和跖骨拍正位及斜位片，跟骨拍侧位和轴心位，腕舟状骨拍正位和蝶位。有时不易确定损伤情况时，尚需拍对侧肢体相应部位的X线片，以便进行对比。值得注意的是，有些轻微的裂缝骨折，急诊拍片未见明显骨折线，如临床症状较明显者，应于伤后2周拍片复查。此时，骨折端的吸收常可出现骨折线，如腕舟状骨骨折。

【治疗】

骨折的处理可分为三个阶段：急诊处理、正规治疗和康复。骨折急诊处理的目的在于用简单而有效的方法抢救生命，保护患肢，使患者能被安全而迅速地送往医院，以便获得妥善治疗。因此对急救人员、消防战士、警察和其他可能相关人员的专业培训十分重要，同时也应重视在群众中普及骨折的急诊处理知识。

（一）一般处理

凡可疑发生了骨折的患者，均应按骨折进行处理。一切动作要谨慎、轻柔、稳妥。首先抢救生命，如患者处于休克状态中，应以抗休克为首要任务，注意保暖，有条件时应立即输血、输液。对有颅脑复合伤而处于昏迷的患者，应注意保证其呼吸道通畅。不必脱去闭合性骨折患者的衣服、鞋袜等，以免过多搬动患肢，增加疼痛。若患肢肿胀较明显，可剪开衣袖或裤管。闭合性骨折有穿破皮肤、损伤血管或神经的危险时，应尽量消除其显著

的移位，然后使用夹板固定。

（二）创口包扎

绝大多数的创口出血，用绷带加压包扎后即可止血。没有无菌敷料时，可用当时认为最清洁的布类包扎，比如干净的手帕。不应对已经包扎好的创口无故打开，以免增加发生感染的机会。只有在手术室无菌环境下才能探查伤口情况。有大血管出血时，可用止血带止血，但必须记录开始使用止血带的时间。若止血带应用时间过长，将会加重患肢体软组织损伤，甚至造成肢体坏死。若在受伤现场骨折端已戳出皮肤，而在转运过程中骨折端已自行滑回创口内，则当患者被送至医院后，务必要向负责医生说明，引起其注意。

（三）妥善固定

骨折急救时最重要的一项，就是用妥善的方法把骨折的肢体固定起来，不仅对骨折应当进行夹板固定，对骨折的严重软组织损伤及神经血管损伤也需要进行夹板制动。应当注意的是，一个中度损伤的创面，由于粗心或不适当的处理在送往医院的过程中可变为非常严重损伤的创面。

众所周知，急救应当遵循“在骨折患者躺倒的地方立即用夹板进行固定”这一原则，但实际上在所有的抢救现场并非如此，许多急救人员认为使用夹板固定浪费时间，他们常常立即搬运患者，甚至拖曳患者而忽视对骨折的制动。即使到了急诊室，大多数患者仍然没有得到夹板制动，往往将患肢拖着送往放射科、检验科等科室进行检查。更严重的是，有些已经进行了夹板制动后来医院的患者在送往放射科之前经常被去掉夹板。调查表明仅不足 20%的患者在就诊骨科医生前施行了夹板制动。

进行适当的夹板固定的优点是：①防止进一步的软组织损伤（特别是神经和血管的损伤），最重要的是防止闭合性骨折发展为开放性骨折；②制动可以减缓疼痛；③降低临床上脂肪栓塞和休克的发生率；④便于患者的运送和放射学检查。

（四）临时制动

不能以没有合适的材料为理由而不施行夹板制动，几乎所有坚硬的东西都可以用来对骨折的肢体进行临时制动，例如：拐杖、雨伞、木条等。将较软的材料进行重叠也可作为使用夹板。有时将两下肢捆绑在一起或将上肢与躯干捆在一起也会对骨折端起到一定的固定作用。对于小腿或踝关节的损伤，可用绷带捆绑或用枕头等进行临时制动。若有显著畸形，可牵引患肢使之大致恢复对线，然后进行制动。

（五）迅速运输

患者经妥善固定后，即应迅速运往医院。

第二节　关节脱位

脱位又称脱臼，是组成关节的骨关节面失去了相互间的正常对应关系。

【病因】

1. 外因

（1）直接暴力较少见，可引起脊柱或骶髂关节脱位。

（2）间接暴力较多见，是引起四肢关节脱位的常见原因。

2. 内因

（1）体虚。筋不束骨，可诱发半脱位或习惯性脱位。

（2）关节病变。可诱发病理性脱位。

（3）先天性因素。关节先天发育不良，关节结构失稳，诱发先天性脱位。

【机制】

脱位的发生，是外力或病变破坏了稳定关节的因素，如关节囊、韧带等，所形成的骨端关节面失去正常的位置关系。

（1）韧带损伤。韧带损伤、关节稳定性降低，可形成半脱位，或进一步发展而成全脱位。

（2）关节囊撕裂。关节囊撕裂或破裂，失去对关节头的约束，关节头可从关节囊的破口处滑出，形成脱位。

（3）关节面正常关系改变。一般情况下，韧带损伤、关节囊撕裂是脱位的先决条件，而残余暴力使关节头移位，关节面失去正常的对应关系，才产生脱位。颞颌关节脱位时，可无韧带及关节囊的撕裂。

【分类】

（1）按致病原因分，脱位可分为外伤性、病理性、先天性脱位等三类。

①外伤性脱位。由意外暴力引起，使关节囊破裂，或关节面错位而产生脱位。

②病理性脱位。因关节病变，破坏关节的稳定性而诱发。如化脓性关节炎并发关节脱位，脊柱结核椎体破坏，并发脊椎脱位。

③先天性脱位。因先天性因素，关节结构失稳，诱发脱位，如先天性髋关节脱位。

（2）按脱位的程度分，脱位分为全脱位，半脱位。全脱位，关节面完全错开。半脱位，仅有部分错开。

（3）按脱位的方向分，脱位可分为内侧、外侧、前方、后方、上方、下方及中心性脱位。这种方法是以关节盂为中心，以关节头脱出的方向而命名。关节头脱出的方向，半脱位时多为一个方向，全脱位时多为两个方向。

（4）按关节腔是否与外界相通分，脱位分为闭合性脱位与开放性脱位两大类。闭合性脱位预后较佳。开放性脱位，如处理不当，可发生关节感染或遗留有关节功能障碍。

（5）按脱位的时间分，脱位分为新鲜脱位和陈旧性脱位两种。伤后 2 周以内者，称为新鲜脱位，整复较易，预后较好。2 周以后的，称陈旧性脱位，由于脱位后时间较长，筋肉挛缩，整复困难，预后较差。

【诊断】

（一）新鲜性脱位

1. 外伤史

外伤性脱位，关节多有意外暴力的致伤史。

2. 症状

（1）肿胀。脱位后，因损伤组织出血和组织液渗出，关节多有肿胀。

（2）疼痛。脱位后，因关节囊受损，或移位的关节头牵拉韧带、肌肉，引起痉挛，使局部出现不同程度的疼痛。

（3）功能障碍。脱位时，关节头脱出关节臼，关节失去正常结构，引起关节功能障碍。

3. 体征

（1）关节畸形。脱位后，由于关节头移位，关节多有畸形。肩关节前脱位，可有方肩畸形；肘关节后脱位时呈靴样畸形。当关节头移至关节盂近端时，肢体多有短缩畸形；若移至关节盂远端，则出现肢体延长畸形。

（2）关节盂空虚。脱位后，由于关节头脱出了关节盂，使关节盂出现空虚。肩关节脱位时，肩关节盂空虚，患肩失去丰满的外形，肩峰下扪之有凹陷。

（3）弹性固定。关节脱位后，关节囊、韧带、肌肉将脱出的关节头有弹性地固定在特殊位置。被动活动远端肢体，可有轻微活动，但有弹性阻力。去除外力后，关节又回复到原来的特殊位置。如髋关节后脱位，关节弹性固定在屈膝屈髋、外展外旋位。

（4）异位关节头。脱位后，在关节盂附近，可扪及脱出的关节头。如肩关节脱位，在腋窝可扪到脱出的肱骨头。

4. 诊断要点

根据外伤史，症状和关节脱位的体征，诊断并不困难。为了明确脱位的类型、程度及是否合并骨折，可行 X 线摄片检查。

（二）陈旧性关节脱位

脱位时间超过 2 周以上者，局部肿胀、疼痛可减轻，关节可有部分代偿性功能活动。但畸形、关节盂空虚、弹性固定、异位关节头等体征仍然存在，X 线摄片可明确诊断。

【并发症】

脱位的并发症分为早期并发症和晚期并发症两种。早期并发症是与脱位同时发生的损伤，若能早期发现，及时正确治疗，则预后较好。晚期并发症是在脱位整复后逐渐出现的病症，治疗较为困难，效果较差。所以，对早期并发症，应及时发现，积极治疗，而对晚期并发症应以预防为主。

（一）早期并发症

1. 骨折

多发生于关节附近的骨端或关节盂的边缘。大多数在脱位整复后，骨折片亦能随之复位。若发生在远离脱位关节部位的骨折，常在关节脱位整复后再予以整复。

2. 血管损伤

一般多为脱位骨端压迫所致。随着脱位的整复，多能自行恢复。血管破裂极为少见，应积极手术修复。

3. 神经损伤

一般多为脱位的骨端压迫所致。脱位复位后，随着压迫因素的解除，可在三个月左右逐渐恢复功能。神经完全断裂少见，应早期施行神经吻合术。

4. 感染

开放性脱位如不及时清创或清创不彻底，可引起创口与关节的化脓感染或特异性感染。严重者可危及病人生命，应注意预防和治疗。

（二）晚期并发症

1. 关节僵直

关节内外血肿机化后，形成粘连，导致关节运动严重受限，甚至关节僵硬而不能屈伸活动。

2. 骨缺血性坏死

脱位时，破坏了骨的血液供应，即可造成骨的缺血性坏死，如腕舟骨、月骨、股骨头、距骨等。多在伤后5~12个月出现，并可遗留关节疼痛和功能障碍。

3. 骨化性肌炎

脱位时，骨膜和其他软组织的损伤，形成血肿，并使骨膜和血肿沟通。随着血肿机化和骨样组织形成，形成骨化性肌炎，造成关节功能的障碍。

4. 创伤性关节炎

脱位时，关节软骨面若损伤，可诱发创伤性关节炎。当关节活动或负重时，产生疼痛。

【治疗】

（一）新鲜性关节脱位

1. 治疗原则

（1）尽早整复。脱位后数小时内，是手法整复的最佳时机。早期整复，关节周围软组织痉挛较轻，关节肿胀尚不严重，整复较易成功。

（2）适当选择麻醉。整复四肢关节脱位，一般不强调采用麻醉。但是，在麻醉下整复，可以减轻肌肉组织的痉挛，提高整复成功率，减少因多次整复而引起的关节软骨面损伤。因此，临床上应根据整复的难易，适当选择麻醉，减少整复次数，以保护关节软骨。

（3）以整复脱位为主。凡合并有骨折的关节脱位，以整复脱位为主。脱位整复后，关节盂关节头的骨折多能自行复位。如合并有同侧肢体骨折，将脱位整复后再处理骨折。

（4）合理有效的固定。脱位整复后，应将伤肢固定于关节稳定的位置，限制与受伤姿势相同的关节活动，防止再脱位。如肘关节后脱位，应固定于屈肘90°位，限制伸肘活动。

（5）主动活动。脱位整复固定后，受伤关节邻近的肌肉应做主动的舒缩活动，未固定的关节应做主动的功能锻炼，以增强血液循环，促进损伤组织修复，防止关节粘连。

（6）合理用药。四肢大关节脱位，局部淤肿严重者，应配合内服药物治疗。

2. 固定方法

（1）固定位置：将关节固定于稳定位置或功能位，防止再脱位。

（2）固定方式：①绷带固定。多用于上肢关节脱位。肩关节脱位，可用绷带将患侧上臂固定于同侧胸壁，肘关节后脱位，可用“8”字绷带将患肘固定于屈肘90°位。②石膏夹板固定。多用于需严格限制关节活动的脱位，如肘关节前脱位，腕、膝、踝关节脱位，可在脱位关节的掌或背侧放置石膏板，以限制关节活动。③皮牵引固定。多用于髋关节前或后脱位。采用皮牵引固定，可使复位后的髋关节保持在轻度外展、外旋的中立位，同时又不影响患侧膝、踝关节的功能活动。④骨牵引固定。多用于能关节中心性脱位，或伴有髋臼缘骨折的髋关节脱位。

（3）固定时间。关节脱位的固定时间为 2~3 周，若合并关节盂或关节头骨折者，应酌情延长固定时间。

（二）陈旧性关节脱位

老年患者的陈旧性脱位，如关节功能尚可者，不必强求复位。青壮年患者的陈旧性关节脱位，可采用手法复位或手术治疗。

1. 手法复位

（1）适应证：①脱位时间在 3 个月以内，青壮年患者。②无骨折、损伤性骨化及神经损伤等并发症。③X 线片显示无骨质疏松者。

2. 手术治疗

（1）切开复位术：适用于关节软骨无损伤的陈旧性脱位，或儿童的陈旧性脱位。

（2）其他手术：如关节成形术、截骨术、人工关节置换术等，适用于关节软骨面已明显破坏或残缺的陈旧性脱位。至于选择何种手术为佳，应根据患者的年龄、职业和关节的具体条件确定。

【转诊指导】

有条件的基层医院，可复位大多数的四肢脱位，只要熟练掌握操作过程即可，避免暴力引发二次损伤。如合并骨折，或复位困难，应及时妥善固定患肢后，转至上级医院治疗。

【健康教育】

脱位整复固定后，即可开始功能训练。早期训练，关节运动范围宜小，速度宜缓，应限制与引起脱位相同的关节运动。2 周后，可逐渐增加训练时间和次数，并加大活动范围。解除固定后，应加强关节活动受限的功能训练。

第三节　劳损性腰痛

腰脊柱周围有许多韧带和肌肉等软组织。对维持体位、增强脊柱稳定性、平衡性和灵活性均起着重要作用。如因某些原因引起这些韧带、筋膜、肌肉、脊柱关节突间关节滑膜（小关节滑膜）等软组织发生病变时，则可发生疼痛，临床上统称为软组织性腰痛。

【病因】

引起腰部软组织疼痛因素很多，也很复杂，除腰部本身的局部病变外，还与年龄、性别、发育、解剖变异，体质、工作体位、工作习惯、技巧熟练程度以及外界环境变化等有密切的关系。归纳起来有以下四个因素。

（1）损伤。腰部软组织外伤、扭伤、劳损及炎症等。

（2）内在因素。机体在解剖学上的缺陷，影响活动中生物力学的结构平衡、个体特异性和耐受性、心理创伤及对疾患缺乏认识等，有时还属于生理因素，如月经前及怀孕期等。

（3）诱发因素。如气候或地理条件的变化，潮湿，寒冷、体位不良、体力不足、肥胖、情绪低落及精神紧张等。

（4）继发因素。组织退行性病变，创伤后组织瘢痕粘连、肌间隙压力增高，组织新陈代谢失调及小关节滑膜炎性肥厚等。以上这些因素并未包括由于远处非腰部组织的疾患，而导致的腰部疼痛，如腹腔肿瘤、内脏疾患、代谢病、心血管病与急性传染病等。

在这些致病因素中，临床上最常见的是以局部疾患（外伤、扭伤、劳损、退行性病变、炎症等）及体位姿势不良为主。

【机制】

1. 急性腰部扭伤

由于在工作中外力作用超过腰部软组织的生理负荷量或由于任何原因使腰肌等软组织功能控制失调时。造成不同程度的肌肉、筋膜，韧带、关节囊等软组织损伤，包括出血、肿胀、纤维断裂及小关节滑膜嵌顿等。

2. 慢性腰部劳损

一部分患者是由于急性腰部扭伤，未经及时与合理的治疗，而形成慢性创伤性瘢痕及粘连形成，腰肌力量减弱发生疼痛；另一部分患者可来自长期积累性创伤，大多数患者与职业性体位有一定关系，例如长期坐位工作，经常处于非生理位置下操作的修理工，固定性姿势工作者（如钟表工、打字员）及弯腰工作者。如果不注意合理操作，日久容易形成潜在的、积累性损伤。

【临床表现与诊断】

1. 急性腰部扭伤

（1）腰痛：病人一般有较明显外伤史，伤后即感腰部剧痛，翻身活动时加剧，重者不能坐起、站立和行走。有时腰痛可扩散到臀部或大腿，但不扩散至小腿及足。

（2）腰部畸形、腰肌痉挛和活动受限：病人腰部僵硬，生理前凸消失，有时可有侧弯。腰肌痉挛明显。腰部活动明显受限，任何活动均可使腰痛加剧。

（3）局部压痛：损伤部位有明显固定性压痛，这是诊断和定位的主要依据。如为腰肌扭伤，常在骶棘肌的骶骨或髂骨附丽处压痛，也可在棘突旁或横突附近某一处肌肉压痛。如为棘上或棘间韧带损伤，则在棘突上或棘突间有压痛，尤以腰 4. 5 和腰 5 骶 1 棘突间最为常见。如为骶髂关节部韧带损伤，则在骶髂韧带部有压痛。

对急性腰部扭伤的诊断。一般根据外伤史和前述症状及体征即可作出判断，但在临床检查时，还需做下述检查以作为鉴别诊断的依据。

（1）下肢运动、感觉和反射检查：在急性腰部扭伤时神经功能无异常，这可作为与腰椎间盘突出症鉴别的重要依据。

（2）腰椎 X 线正位、侧位和斜位照片：急性腰部扭伤时可出现腰椎生理前凸减小或消失，也可出现侧弯，但无骨折或骨质破坏等异常变化，可作为与脊椎骨折或其他疾病鉴别的依据。

2. 慢性腰部劳损

慢性腰部劳损一般发病缓慢，病程较长，无明确的急性外伤史，而常有长期从事或弯腰，或坐位或其他不良姿势下工作、劳动后逐渐发病的病史。部分病人为急性腰部扭伤后未经及时合理治疗而转为慢性腰痛。症状一般较轻，常感腰部酸、胀、困、沉重和不适，在活动多或劳累后加重，休息后减轻。不能久坐或久站，经常要变换体位。根据患者腰部劳损的不同类型，可在不同部位有程度不同的压痛，但其程度一般较急性腰扭伤为轻。如为腰肌劳损，常在腰肌的骶骨或髂骨附丽处或腰肌其他部位有压痛。如为棘上或棘间韧带劳损，则在棘突上或棘间有压痛。X 线检查一般无异常发现。诊断慢性腰部劳损主要依靠病史和临床检查，但需认真排除其他原因引起的腰痛。

3. 几种较常见的软组织腰痛

（1）肌筋膜纤维组织炎：本症命名较多，如肌筋膜炎、肌纤维组织炎、肌风湿、肌筋膜纤维组织炎、肌筋膜疼痛综合征等。多见于中年以上，长期缺少肌肉锻炼和经常遭受潮湿寒冷影响者。本症特点：颈肩腰臀部均可被侵犯，有特定的痛点，按压时，有一触即发的特点，产生剧烈疼痛，甚至疼得跳起来，并向肢体远处传导，故称其为“激痛点”，这是本症所特有的现象。激痛点好发于肌筋膜骨附着处或肌肉肌健交界处，位于肌肉的激痛点，其疼痛传导甚远；位于结缔组织时则否，这可能由于肌肉组织十分敏感。刺激后发生强烈收缩冲动所致。这类疼痛传导并不符合神经解剖分布，但可伴有自主神经系统症状，如肢体发凉、内脏痛等，经对激痛点做普鲁卡因液封闭后，疼痛立即消失，有时效果是长期的。患者对气候环境变化敏感，可出现肌肉痉挛，受累区肌筋膜常出现渗出液积聚、粘连和增生，有时可形成皮下索条状物。病理切片检查无特殊所见，为脂肪肌纤维变性组织。

（2）第 3 腰椎横突综合征：本症是由于第 3 腰椎横突的解剖特异及其生物力学特点，活动中与附近软组织发生摩擦、牵拉和压迫刺激后所形成的一系列临床症状。好发于青壮年体力劳动者。第 3 腰椎横突特别长，且呈水平位伸出是其特征。横突端附近有血管神经束交叉经过。还有较多肌筋膜附着。如骶棘肌、腹内外斜肌及腰方肌等。第 3 腰椎正位于腰椎生理前凸弧度的顶点，为承受力学传递的重要部位。X 线照片无特殊发现。绝大多数病人可采用封闭、理疗、按摩等非手术疗法治愈。仅少数病人如经非手术疗法无效，发病时间长、症状严重。需行第 3 腰椎横突部分切除和软组织松解术。

（3）骶髂劳损：骶髂劳损是腰痛的主要原因之一，常有急性发作，也有转为慢性病程迁延数月之久者。发病原因多与急性扭伤或长时间在不利姿势下劳动有关。患者往往不能下地或勉强跛行，卧床屈髋可缓解疼痛，重者不能翻身。有的症状不甚严重，但单侧下腰痛明显，不能工作。

【鉴别诊断】

软组织性腰痛主要是指腰部软组织本身病变所致的腰痛，但是往往还有较多非腰部软组织病变，而临床表现为酷似软组织腰痛症状，必须认真鉴别。

1. 腹部脏器或腹后壁恶性肿瘤

这种疼痛（尤其在肿瘤晚期）的特点是：持续性疼痛并间有急性发作，发作时疼痛难忍，一般止痛疗法无效，即应警惕。

2. 早期腰椎间盘退变或突出

因尚无下肢放射痛，症状颇似软组织性腰痛，这种疼痛往往来源于后纵韧带的刺激（由椎窦支支配），扩散至腰部引起的疼痛。

3. 下胸推病变

屡见不鲜，例如胸椎结核、化脓性脊椎炎、压缩骨折等，X 线片检查中往往只注意腰椎，后经在其他疾患的检查中发现胸椎病变（如胆囊造影，腹部平片）。经对胸椎病变治疗后腰痛消失。

4. 全身性疾患

代谢性疾病、心血管病等。

5. 精神（心身性）疾患

患者情绪往往不稳定，对疼痛感受阈降低，腰肌紧张，或经常头痛、失眠、记忆力减退。只要找到了正确诊断，治疗多可迎刃而解。

6. 骨质疏松

除有内分泌腺疾病的患者外，多发生在绝经期及老年人，疼痛主要在脊柱及其附近，脊柱有明显的叩击痛，常有长期卧床，活动较少、营养不良等病史，X 线片可见骨皮质变薄、骨密度减低，椎体可发生鱼尾样变及压缩骨折。

【治疗】

以非手术疗法为主，方法很多，但主要以消除病因，止痛解痉，消炎祛风。协调平衡和防止复发为医疗原则。

1. 非手术疗法

（1）消除致病原因：如了解患者的职业和工作特点，分析致病因素，纠正不正确的工作习惯和体位等。

（2）休息：对外伤引起的急性腰扭伤，应真正做到卧床休息，一般需 3~4 周，使损伤组织完全恢复为止。最好的休息是取腰部基本不负重的体位，如仰卧屈髋屈膝位，可使腰部肌肉完全松弛。

（3）热疗：除急性损伤最初几天外，一般采用局部热疗，可使患者肌肉松弛，增加血液循环和淋巴回流，减少疼痛。

（4）按摩及手法治疗：按摩对软组织腰痛治疗十分有效。

（5）药疗：镇痛剂、肌松弛剂、维生素及能量药物、非皮质激素药物等可酌情使用。

（6）药液封闭疗法：对上述急、慢性软组织腰痛均有疗效。

（7）体育疗法：对巩固疗效、预防复发及增强体质有重要作用。由于人们日常工作姿势，以屈颈低头，两上肢外展和前屈 90°以下的范围内活动或在腰前屈位姿势下较多，时间久了即失去肢体功能协调的静态及动态平衡。因此，体育疗法中强调采取上述姿势的对抗性动作，以弥补这一缺陷。

2. 手术治疗

只适用于某些经非手术疗法无效，而症状比较严重的病例。如对腰部软组织损伤后破裂及粘连的肿块摘除和修补；肌疝还纳，增生性肌筋膜索条肿物摘除；挛缩肌筋膜组织松解；第 3 腰椎横突尖切除及软组织松解等。对脊柱小关节慢性肥厚性滑膜炎，习惯性滑膜嵌顿挤压的患者。可选择应用小关节囊及滑膜切除术。

【转诊指导】

此类患者大多数可在基层医院保守治疗，且预后良好，除不能确诊者需转上级医院明确诊断，均可在基层医院治疗。

【健康教育】

预防是降低发病率的根本方法。

（1）认真宣传腰痛基本知识，使患者对腰痛有正确认识。

（2）教会患者在各种不同类别的工作中，应尽量保持正确的操作与体位，避免在一个固定的体位下长时间工作。

（3）增强体质，提高腰肌耐力，进行腰、腹肌锻炼和其他体育疗法。

（4）提倡工间操。

（5）对急性或初发性软组织性腰痛，应及时治疗，防止拖延转变为慢性腰痛。

（6）遵守各项工作条例和制度，劳逸结合，改进工作条件和防护设施。

第四节　腱　鞘　炎

腱鞘炎系指腱鞘因机械性摩擦而引起的慢性无菌性炎症改变。

一、手指屈肌腱腱鞘炎

手指屈肌腱腱鞘炎，又称扳机指或弹响指。本病可发生于不同年龄，多见于妇女及手工劳动者，也可见于婴儿及老年人。任何手指均可发生，但多发于拇指、中指及环指。

【病因和病理】

发病部位在掌骨头相对应的指屈肌腱纤维鞘管的起始部。此处由较厚的环形纤维性腱鞘与掌骨头构成相对狭窄的纤维性骨管，指屈肌腱通过此处时受到机械性刺激而使摩擦力加大，加之该部掌骨头隆起，手掌握物时，腱鞘受到硬物与掌骨头两方面的挤压损伤，逐渐形成环形狭窄。指屈肌腱也变性形成梭形或葫芦形膨大，因而通过困难，引起患指屈伸活动障碍和疼痛。小儿屈肌腱狭窄性腱鞘炎多为先天性。

【临床表现及诊断】

起病多较缓慢。早期在掌指关节掌侧局限性酸痛，晨起或工作劳累后加重，活动稍受限，逐渐发展，疼痛可向腕部及手指远侧放射，可有急性发作。随着腱鞘狭窄和肌腱变性增粗的发展，肌腱滑动时通过越来越困难，手指屈伸时便产生扳机样动作及弹响。严重时手指不能主动屈曲或在屈曲位不能伸直。

检查所见：患指掌骨头掌侧皮下可触及一结节状物，手指屈伸时可感到结节状物滑动及弹跳感，有时有弹响，局部明显压痛。如狭窄严重时，手指多固定于伸直位不能屈曲或固定与屈曲位不能伸直。

【治疗】

早期或症状较轻的病例，可采用非手术疗法，包括减少手部活动，尤其是手指屈伸活动，理疗及腱鞘内注射类固醇药物等。注射时需严格无菌操作，一般只注射一次或两次，不可多次注射，一面引起广泛粘连。非手术治疗无效者或反复发作腱鞘已有狭窄者，应采用手术疗法。

二、桡骨茎突狭窄性腱鞘炎

【病因及病理】

桡骨茎突部有一窄而浅的骨沟，上面覆以腕背侧韧带，形成一纤维性鞘管，拇长展肌腱和拇短伸肌腱通过此鞘管后折成一定角度分别止于拇指近节指骨和第一掌骨。因此肌腱滑动时产生较大的摩擦力，当拇指及腕部活动时，此折角加大，从而更增加肌腱与鞘管壁的摩擦，久之可发生腱鞘炎，鞘管壁变厚，肌腱局部变粗，逐渐产生狭窄症状。女性的折角大，发病率较男性高，女性与男性之比为 6∶1。另外，有时鞘管内有迷走肌腱存在，这种解剖变异，也可产生狭窄性腱鞘炎的症状。

【临床表现及诊断】

起病多缓慢，逐渐加重，也有突然发生症状者。主要表现为桡骨茎突部局限性疼痛，可放射至手、肘或肩臂部，活动腕部及拇指时疼痛加重。有时伸拇受限，检查时桡骨茎突处明显压痛，局部皮下可触及一硬结。握拇尺偏试验阳性，嘱病人拇指屈于掌心，其余四指紧握其上，然后腕向尺侧倾斜可产生剧痛。

【治疗】

发病早期或症状较轻者应尽可能减少手部活动。如洗衣、拧毛巾等。症状重者可采用腱鞘内注射类固醇药物，症状多可缓解或消失，类固醇的用法同前。

经上诉治疗无效者，可在局部麻醉下行狭窄腱鞘切开术。术中注意勿损伤桡神经浅支。

三、肱二头肌长头腱鞘炎

肱二头肌长头腱经肱骨结节间沟后进入肩峰下间隙前部，止于肩胛骨的盂上粗隆。该肌腱在肱骨结节间沟内滑动时被动的，即当肩关节内收、内收内旋及后伸时肌腱滑向上方，而外展、外旋、屈曲时肌腱滑向下方。肱二头肌长头腱鞘炎使这一部分肌腱在肩关节活动时长期遭受磨损而发生退变、粘连，使肌腱滑动功能发生障碍的病变。本病好发于 40 岁以上的病人，主要临床特征是肱骨结节间沟部疼痛，肩关节活动受限。若不及时治疗，可发展为冻结肩。

【病因和病理】

本病可因外伤或劳损后急性发病，但大多是由于肌腱长期遭受磨损而发生退行性变的结果。主要病因有：

1. 肌腱在肱骨结节间沟内遭受磨损

肱二头肌长头腱经肱骨结节间沟后进入肩关节，沟脊上有横韧带将肌腱限制在沟内。在日常生活和工作中，上臂常位于身体前侧并处于内旋位，使肱二头肌长头腱挤向结节间沟内侧壁，容易遭受磨损而发生退变。尤其是结节间沟有先天性变异或因肱骨外科颈骨折，使沟底变浅，表面粗糙不平，甚至有骨刺形成者。

2. 肌腱长期遭受肩峰下撞击

肱二头肌长头腱的关节内部分位于肩峰下间隙前部，当肩关节外展活动时，该部与喙肩穹之间可发生磨损、撞击，久之使肌腱发生退行性改变。

3. 继发于肩关节炎症

肱二头肌长头腱腱鞘与肩关节腔相通，任何肩关节的慢性炎症，都可引起肌腱腱鞘充血、水肿、细胞浸润，甚至纤维化、腱鞘增厚、粘连形成，使肌腱滑动功能发生障碍。

【临床表现】

主要症状是肩部疼痛和肩关节活动受限。疼痛主要位于肩关节前面，可指向三角肌附着处或肱二头肌肌腹，夜间加剧，影响睡眠。结节间沟及其上方肱二头肌长头腱压痛是本病的主要特征。使肱二头肌长头腱紧张的主动或被动动作，均可使疼痛加剧。急性发病者，常有外伤史，症状重，有时可有不同程度肌痉挛。病人常用手托住患侧上肢于屈曲位，避免上臂旋转活动而加剧疼痛。慢性发病者，病程较长，疼痛较轻。疼痛常常能忍受，但过多活动患肢或在遭受轻微外伤后症状可加剧。严重者可有肩关节活动受限。

辅助检查。肩部后前位 X 线片常无明显异常。疑为本病时应常规摄肱骨结节间沟切线位 X 线片。部分病人可见结节间沟变窄、变浅、沟底或沟边有骨刺形成。

【诊断】

主要根据临床表现，结合辅助检查结果综合分析判断。

【治疗】

1. 非手术治疗

患者宜避免过度使用肩关节，疼痛较重的病人可用三角巾悬吊前臂加以保护，在不加剧疼痛情况下，注意练习肩部活动。服用消炎止痛类药物可减轻疼痛，局部理疗或热敷有助于炎症消退。可的松普鲁卡因局部封闭，效果良好，应直接注射到肱二头肌腱鞘内，每周 1 次，共 2 次或 3 次，疼痛一旦缓解，即应开始主动肩关节活动练习，以防发生冻结肩。

2. 手术治疗

肱二头肌长头腱鞘炎经半年以上保守治疗无效者可行手术治疗。将肩关节囊内肿大之肌腱切除或切断，在原处将肱二头肌长头腱固定在肱骨上端，这对于非肩部撞击症患者，效果是满意的。对于因肩峰下撞击所致肱二头肌长头腱鞘炎，若将长头腱固定于结节间沟，则因丧失其对肱骨头上移的阻挡作用，使肩峰下撞击更趋严重。正确的治疗方法是将长头腱固定在结节间沟或移至喙突上同时行前肩峰成形术，以消除肩部撞击病因。

一旦发生了腱鞘炎，要及时到正规医院治疗，不要相信“偏方”、“土方”等，以免延误了最佳治疗时间，引起不良后果。

【转诊指导】

腱鞘炎的保守治疗在基层医院均可以顺利开展，部分医院还可用通过小针刀等微创手术治疗腱鞘炎，但应在明确诊断后再开展治疗，避免误诊，如症状不典型或合并其他基础疾病，建议转至大型综合医院治疗。

【健康教育】

为了减少腱鞘炎给患者带来的痛苦，预防十分关键。应注意以下几点：

①避免着凉。洗衣或洗菜、做饭等尽量用温水，尤其是秋冬季节。防止长期受凉引起的局部血液循环不良、血管收缩引起局部腱鞘痉挛粘连。

②避免过度劳累。尤其是女同志尽量避免或减少编织、裁剪等手工劳动，其他工种如钳工、司机等，要经常用热水或热毛巾、暖水袋等热敷双手或疼痛部位，每次热敷半小时，每日 2~3 次，加快血液循环以免发生粘连。

第五节　腱鞘囊肿

腱鞘囊肿是腕背侧最常见的一种肿块，身体其他部位的关节囊，腱鞘上也可发生。

【病因及病程】

发病原因不明。目前多数人认为，是关节囊、韧带、腱鞘上的结缔组织因局部营养不良，发生退行性变形成囊肿。部分病例与外伤有关。

【临床表现及诊断】

腱鞘囊肿可发生于任何年龄，但多见于青年及中年，女性多于男性。最多见于腕背部，其次是腕掌，手掌指掌和足背，膝关节两侧及腘窝也可发生。

囊肿的生长多较缓慢，也有突然发现。少数可自然消失，以后可再长出。部分病例除局部肿物外，无自觉不适，多数病例有局部胀痛或不适。手掌侧的囊肿握物时有挤压痛。

检查时可摸到一外形光滑，张力较大的包块，有轻度压痛，有囊样感或波动感。张力大时，包块有时被误为骨突。在腕掌侧或手掌部的腱鞘囊肿，可压迫尺神经或正中神经，而出现感觉运动障碍。

【治疗】

1. 非手术疗法

（1）针刺疗法：方法如下：在囊肿四周用普通针灸针传统囊壁，对刺四针，中央1针，每日1次，每次留针30min，拔针后在囊肿处加压压迫，将囊肿内液挤出于皮下，囊肿变平而愈。

（2）局部麻醉下用较粗的针头穿刺，尽量抽出胶状液，然后注入醋酸氢化可的松0.5ml，加压包扎。

2. 手术疗法

囊肿摘除术为常用的可靠方法。宜在止血带下进行，采用局部浸润麻醉。

手术步骤如下：

（1）切口：于囊肿最突出处，沿皮纹做稍长于囊肿的横切口。

（2）显露囊肿：切开皮肤后，纵行分离皮下组织，显露囊肿。

（3）摘除囊肿：沿囊肿壁周围分离至蒂部，全部摘除囊肿。如与关节相通，可用细丝线将关节囊开口处缝合。

（4）缝合伤口，局部稍加压包扎。

术后处理：悬吊患肢，次日开始练习自动活动，10~12天拆线。

【转诊指导】

在严格无菌条件下，非手术治疗均可在基层医院开展，但如肿块明显，需切除治疗，应评估手术难度，必要时到上级医院手术切除。

【健康教育】

（1）手握鼠标时间过长，或是姿势不正确，易导致手关节滑膜腔的损伤，从而引发腱鞘囊肿。因此，需要长时间使用电脑和鼠标的办公人员，应每隔一小时休息5~10min，做柔软操或局部按摩。

（2）可以做些温和的手部运动以缓解疼痛。旋转手腕是简单的运动之一。转动手腕约 2min。可以运动所有的腕肌肉，恢复血液循环，并消除手腕的弯曲姿势。

（3）在劳累后应用热水对患处进行冲洗，使局部血流通畅。局部按摩也有利于促进血液循环。

确诊为腱鞘囊肿，如无神经症状及局部压痛，可暂予以观察，勿随意按摩，如出现疼痛及神经压迫症状，则应及早治疗。

第六节　肩　周　炎

肩周炎又称冻结肩、粘连性肩关节炎、五十肩等。是由于肩关节周围软组织病变而引起肩关节疼痛和活动功能障碍。好发于 40 岁以上病人，女多于男（约 3∶1），左肩多于右肩。其特征是肩部疼痛和肩关节活动障碍逐渐加剧，经数月甚至更长时间，疼痛逐渐消退，功能慢慢恢复，最后自愈。

【病因和病理】

肩周炎病因至今不清，一般认为与下列因素有关：①由于肩关节以外的疾病，如冠心病、肺炎、胆囊炎等反射性地引起肩部疼痛，使肩关节活动受限；②因上肢骨折、颈椎病等使上肢固定于身旁过久；③肩关节周围软组织的退变，如肩峰下滑囊炎、冈上肌腱炎、肱二头肌长头腱鞘炎等。有学者将肩周炎病理过程分为三期：早期为凝结期，此期病变主要位于肩关节囊。肩关节造影显示关节囊紧缩，关节囊下皱褶互相粘连而消失，肱二头肌长头腱与腱鞘间有薄的粘连。以后随着病变程度加剧，进入冻结期。此期除关节囊严重挛缩外，关节周围软组织均受累，退行性变加剧，滑膜充血、组织缺乏弹性。喙肱韧带挛缩限制了肱骨头外旋，冈上肌、冈下肌、肩胛下肌挛缩，肱二头肌长头腱鞘炎，使肩关节活动明显受限。约经 7~12 个月后炎症逐渐消退，疼痛消失，肩关节活动功能逐渐恢复，称解冻期。

【临床表现】

肩周炎呈慢性发病，多数无外伤史，少数仅有轻微外伤。主要症状是逐渐加重的肩部疼痛及肩关节活动障碍。疼痛一般位于肩前外侧，有时可放射至肘、手及肩胛区，但无感觉障碍。夜间疼痛加重，影响睡眠，不敢患侧卧位。持续疼痛可引起肌肉痉挛与肌肉萎缩。肩前、后方，肩峰下、三角肌止点处有压痛，而以肱二头肌长头腱部压痛最为明显。当上臂外展、外旋、后伸时疼痛加剧。早期肩关节活动仅对内外旋有轻度影响，检查时应固定肩胛骨、双侧比较。晚期上臂处于内旋位，各个方向活动均受限，但以外展、内外旋受限明显，前后方向的活动一般是存在的。此时肩部肌肉萎缩明显。有时因并发血管痉挛发生上肢血循环障碍，出现前臂及手部肿胀、发凉及手指活动疼痛等症状。患肢手放健侧肩，使喙肱挤压可出现疼痛。

【辅助检查】

X 线片可无明显异常，肩关节造影则有肩关节囊收缩、关节囊下部皱褶消失等改变。

【诊断】

根据临床表现，结合辅助检查结果综合分析判断。

【治疗原则】

1. 非手术治疗

肩周炎是慢性病，大多数病人能逐渐好转而痊愈，应使患者了解本病的过程和转归，树立战胜疾病的信心。病变早期，上肢应悬吊制动，每天轻度活动肩关节数次，口服水杨酸制剂或其他消炎止痛类药物。压痛局限者可用2%利多卡因1~2ml加曲安奈德10mg局部封闭，每周1次，共2次或3次。理疗或热敷有助于解痉、消炎、止痛。适当的推拿按摩，不仅能减轻疼痛，而且也有利于增加活动范围。在疼痛能忍受的范围内，积极有计划地进行肩关节主动功能练习。随着活动范围的增加，疼痛亦逐渐减轻。侧卧时避免抱肩。

若经上述治疗肩关节功能仍无改善者，可在全麻下进行手法松解。方法是一手按住肩部，另一手握住上臂，先使肱骨头内外旋转，然后慢慢外展肩关节，整个过程中可感到肩关节粘连撕开声。手法由轻至重，反复多次，直至肩关节达到正常活动范围。操作中手法要轻柔，防止暴力活动而造成肩部骨折或脱位。手法完毕后，行关节腔内穿刺，抽出关节内积血，并注入2%利多卡因1~2ml加曲安奈德10mg。术后三角巾悬吊上肢，第2天即开始肩部活动练习，持续2~3个月，预后良好。

2. 手术治疗

肩周炎经长期非手术治疗无效者，应考虑手术治疗。

【转诊指导】

肩周炎属于常见病，在基层医院均可得到良好的诊治，但长期保守治疗无效患者，应及时转至上级医院进一步治疗。

【健康教育】

普遍认为功能锻炼有助于保守治疗肩周炎的疗效，因此向病人讲解本病功能锻炼的重要性是非常必要的，指导病人功能锻炼，如肩关节环绕练习、爬墙锻炼、手拉滑车训练等，每天2~3次，每次5~10min，并进行检查督促。

保暖可以促进局部血液循环，缓解经脉拘急，也可以配合使用艾叶、麦皮炒热后加醋后装布袋内热敷患侧肩部。夏天不要穿露肩衫。使用空调电扇时不能让肩部吹风受凉，冬天睡觉时肩上部加被服防止肩部受冻。

第七节 颈 椎 病

颈椎间盘病变可造成一系列病理变化，而出现各种症状。1946年Bclast因发现颈椎病变后出现的症状和症候多种多样，而命名为颈部综合征。以后法、德、瑞士、美国学者同意用此名词，还发现这类病人不但有颈肩痛，还可出现神经根或脊髓受压症状，而且发现脑缺血症状也与之有关系。现在除用颈部综合征的名称外，也称颈椎综合征，我国现在一律称颈椎病。

【病因】

颈椎病的根源大家公认是颈椎间盘退行变性后，椎体间松动，椎体缘产生骨赘（骨刺或骨嵴），或间盘破裂脱出等压迫神经根、脊髓或椎动脉而引起的各种症状。

【分类和诊断】

颈椎病分类，早期意见不一致，以下是国内分类，治疗上此分类较方便实用。

（一）局部型颈椎病

本型大多采用非手术治疗。主要症状是枕颈部痛，颈活动受限，颈肌僵硬，将头颈限制在一定位置，一侧痛者头偏向一侧，有时称为急性斜颈，落枕应当也是此病。

【诱发原因】

多数患者是颈椎处于强迫姿势过久而发作，如长期低头手术或写字，口腔科医生侧偏头工作，沉睡枕未放好（特别是酒后沉睡）等。

【临床表现】

颈部剧痛，放射到枕顶部或肩部，头颈活动剧痛而限制，一侧严重者头偏向一侧，患者常用手托住下颌以缓解疼痛。检查发现患者颈项肌紧张，一侧或双侧有压痛点，头颅拒绝活动。X 线片上颈椎生理弧度在病变节段中断，此节段小关节分开，有时称之为半脱位，因肌痉挛头偏歪，侧位 X 线片上出现椎体后缘一部分有重影，小关节也一部分有重影，称双边双突。

【治疗原则】

一般均能自愈，热敷、理疗、牵引制动、按摩均有效，局部麻醉封闭也可选用，有一种旋转头颅的推扳手法，因有损伤椎动脉的报道，可发生生命危险，应当禁止。反复发作者应当进一步检查原因。

（二）神经根型颈椎病

颈椎间盘突出偏向侧方，椎体后缘骨赘特别钩椎关节增生可突向椎间孔，均可压迫神经根，侵犯下颈椎较多，故出现手臂痛或手指麻痛，30 岁以上低头工作者易发，是颈椎病中较多见的类型。

【临床表现】

首先是颈肩痛，枕部后颈部酸痛，并按神经根分布向下放射到前臂和手指。轻者为持续性酸痛、胀痛，重者可如刀割样针刺样，有的皮肤过敏抚摸即有触电感，有的麻木如隔布样，按病变节段压迫的那一支神经根，出现一定部位的运动和感觉障碍。

病史中常先有颈肩痛而逐渐反复发作加重，而发展到放射痛，也有的因一次外伤而发作，颈活动有限制，咳嗽大便时疼痛加重。有时会出现手无力、沉重感或持物不稳等，要考虑有无脊髓受压。若出现耳鸣、头晕、眼花、头痛、视物不清等，可能伴有椎动脉受压症状，应进一步检查。

检查时可查到颈活动受限，颈项肌肉较紧张，且可找到压痛点，在斜方肌、冈上肌、冈下肌、菱形肌或胸大肌上找到压痛点。肌力或肌萎缩：被损害的神经根所支配的肌肉会出现无力或肌萎缩，按分布可发现大鱼际、小鱼际或骨间肌萎缩。

【检查】

1. 牵拉试验

检查者站患者侧方，一手扶患者头颈，一手握手臂外展，同时两手向相反方向牵拉分开使臂丛受牵拉，若患者感觉放射痛或疼痛加重为阳性。此试验有如检查腰椎的直腿抬高试验。

2. 压颈试验

Spurling 试验，患者坐位，检查者站患者身后，将患者头颅后伸或侧偏下压出现颈肩痛或放射痛为阳性。此试验是加重突出物对神经根的刺激。

3. 感觉改变测试

可测试痛、温或触觉的改变，受损害时神经根分布区会出现感觉减退。

4. 腱反射

神经根型颈椎病人的腱反射减弱。

【诊断和鉴别诊断】

除病史和体征外，X 线检查，可发现病变椎间隙狭窄或增生，伸屈运动颈椎侧位片上会出现病变节段过度松动，斜位片上看到骨刺突出椎间孔。磁共振对脊髓和椎间盘显示比较清楚，但压迫神经根的突出物小，有时看不清。胸廓出口症也会压迫臂丛而有神经痛。应与颈肋、前斜角肌综合征等鉴别，这些均同时有锁骨下动脉受压症状。

【治疗】

非手术治疗有效，可先行非手术治疗，无效时再行手术治疗。

（三）脊髓型颈椎病

【临床表现】

此型颈椎病是颈椎间盘脱出或骨嵴引起的脊髓压迫症状，好发于 40～60 岁，常是多节段病变，因为无神经根型痛苦，故早期很少就诊，常见侵犯锥体束，患者常诉手足无力，下肢发紧，行走不稳，不能快步，手握力差，持物易坠落，有时感觉四肢麻木，脚落地似踩棉感，有的胸或腰部有束带感或负重感。重症者可出现行走困难，大小便失禁或尿潴留，甚至四肢瘫痪卧床不起。

一般不一定有颈肩痛，自觉颈部无不适，但手动作笨拙，细小动作失灵，如穿针写小字不能。步态不稳、易跌倒，不能跨越障碍，检查时可发现上下肢肌腱反射亢进，Hoffmann 征阳性，髌阵挛踝阵挛可以阳性，肌张力高，重症时 Babinsky 征可以阳性。早期不会有感觉障碍，重症时可出现痛觉减退，但不规则，缺乏区呈片状或条状。不能按感觉缺失水平定出病变节段，按感觉运动的缺失临床上可出现：半侧型，半侧运动障碍重另半侧感觉障碍重；中央型，上肢损害重下肢损害轻；交叉型，左上肢右下肢损害重而右上肢左下肢损害轻。

【诊断和鉴别诊断】

X 线片上病变椎间盘变狭窄、椎体增生，特别后缘增生有重要性。

在侧位 X 线片上可发现椎体后有钙化阴影，呈点状、条状，连续型者可自颈 2 到颈 7 连成一长条。CT 片上此骨片占位在椎体后椎管前壁，使椎管明显狭窄。脊髓压迫症状常较严重。

磁共振 MRI 检查，对脊髓、椎间盘组织显示清晰，椎间盘脱出、脊髓受压等都能看得出，对诊断治疗均有帮助。要和椎管内肿瘤、脊髓内肿瘤、脊髓空洞症鉴别。侧索硬化症有时鉴别很困难，只有依靠 CT、磁共振等排除脊髓压迫症原因。

【治疗原则】

早期轻症病人可用非手术治疗。当已经出现肌张力高等阳性体征，因脊髓受压过久会不可逆转，应早期行手术治疗。

（四）椎动脉型颈椎病

【发病机制】

椎动脉第 2 段通过横突孔，在椎体旁行走，当钩椎关节增生时，会压迫椎动脉引起脑缺血，产生头晕头痛等症状，椎动脉由锁骨下动脉分出来后为第 1 阶段，进入第 6 颈椎横突孔，少数变异无第 6 颈椎横突孔，直接进入第 5 颈椎横突孔，向上经各椎横突孔，穿出第 1 颈椎横突孔，此为第 2 段。出孔后为第 3 段，向后绕过侧块，自第 1 颈椎后弓上方外侧椎动脉切迹进入枕大孔，左右联合成基底动脉，再分左右供应大脑半球。第 2 段在椎旁行走，受横突孔限制，钩椎关节在椎间盘侧方，可以阻拦椎间盘向侧方压迫椎动脉，当椎间盘退变狭窄时，此钩椎关节也受挤压而向外增生，而使椎动脉受压或受刺激痉挛或扭曲产生症状。神经根在椎动脉后方，常常会同时受压。

【临床表现】

常见是头痛头晕、耳鸣眼花、记忆力减退，较少见的症状有声音嘶哑、吞咽困难、眼肌瘫痪、复视、视物不清，瞳孔缩小，眼睑下垂，Horner 征、听力减退，还可有心脏症状如心动过速或心动过缓，多汗或少汗，若伴有神经根压迫则症状更复杂。

头颅旋转引起晕眩发作是本病的特点，正常情况下，头颅旋转主要是颈 1～2 间旋转，椎动脉在此处受挤压，如头向右转时，右侧椎动脉血流量减少，左侧血流量增加以代偿供血，使大脑有正常血供；头颅转向左时左侧减弱右侧代偿。若一侧椎动脉受挤压血流量已经减少无代偿能力，当头转向健侧时健侧血流量减少而患侧无代偿能力，即可引起大脑缺血而产生晕眩发作。故晕眩发作时头颅的转向为健侧，病变在对侧。

【诊断和鉴别诊断】

根据病史、发作情况及 X 线检查正位片及斜位片钩椎关节横向突出有诊断价值。椎动脉造影，可由肱动脉或股动脉插管、插到椎动脉处注入造影剂，X 线片上可发现椎动脉扭曲或狭窄，为手术指征。

要与椎动脉先天闭塞、锁骨下动脉栓塞性脉管炎鉴别。内听动脉栓塞也有耳鸣、耳聋、晕眩等，需做鉴别。梅尼埃症，是内耳引起的头晕也要鉴别。

【治疗原则】

制动可以限制椎动脉和钩椎关节摩擦产生椎动脉痉挛，故可限制发作。手术治疗可行椎动脉松解术横突孔切开术、钩椎关节切除椎间孔切开术。

（五）交感神经型颈椎病

可与神经根型颈椎病合并发生，有交感神经兴奋或抑制的症状，如眼睑无力、视力模糊、瞳孔扩大、眼窝胀痛、流泪；头痛，偏头痛，头晕，枕颈部痛；心动加速或缓慢，心前区痛，血压增高；四肢冰凉，局部温度下降，肢体退冷出现针刺感，继而红肿疼痛。也可有血管扩张现象。出现手指发红、发热、疼痛、感觉过敏等；还可有侧肢体的多汗或少汗，也可有耳鸣、耳聋、眼球震颤，Romherg 征（闭眼双足尖并拢站立不稳）阳性；有时可见三叉神经出口处疼痛，压痛。枕大神经痛，舌下神经功能障碍等等。这种交感神经症状很难确定是哪一部位的交感神经受压或受刺激引起，Barre 和 Lieou 推测是颈椎骨关节炎症刺激交感神经引起，还有人称之为 Barre—Lieou 综合征。

（六）混合型颈椎病

两种以上压迫同时存在时，如脊髓型神经根型两者同时存在，可称混合型；神经根型和椎动脉型混合，也可称混合型，也有脊髓、神经根与椎动脉三者混合型。混合型的治疗：应将压迫原因一次手术时解除。

（七）食管受压型颈椎病

颈椎椎体增生向前突出，若突出过大会压迫食管，产生吞咽困难，好发在下颈椎。最早出现的症状是吞咽困难。吞钡剂透视可发现梗阻在下颈椎，侧位透视下看到椎体有突出物，可与食管癌鉴别。X 线片上可见颈椎增生如喙突样突起。

【治疗】

可手术切除突出物。

【健康教育】

（1）注意纠正日常生活、工作中不正常的习惯，提高健康意识，尽量保持颈部平直。

（2）选择正确的睡眠体位和适当的枕头。睡眠时以保持颈、胸、腰椎自然曲度，髋膝部略屈为佳。枕头以软硬适中，高低适宜，透气性好，能自然塑形者为原则，侧卧位时枕头的高度应相当于一边肩宽，使颈椎与脊柱保持一条直线。仰卧位时枕头不应超过 8cm（约自己的一拳），以感觉舒适为度。

（3）在日常生活和工作中要防止颈部的急性损伤和慢性劳损，一旦出现异常要及时诊治，使其早日康复。

（4）加强功能锻炼。定期活动颈部，缓解颈部肌肉的疲劳。特别是长期伏案工作者在工作期间或工作之余，均应坚持功能锻炼，增强颈部肌肉的力量，保持颈椎的稳定性，预防颈椎病的发生。同时告知患者保持心情舒畅，积极预防和治疗咽喉炎或上呼吸道感染，因为上述疾病也是颈椎病发病的诱因之一。

【转诊】

大多数颈椎病患者的第一次治疗都是在基层医院，因此首诊医生能否正确认识此类疾病是关键，理疗等保守治疗在大部分基层医院均能开展且效果良好，但对一些复杂类型的颈椎病应细致小心，避免不适当的治疗导致严重后果，应及时建议患者到大型综合医院行 MRI 以明确诊断。

第八节　腰椎间盘突出症

腰椎间盘突出症是骨科的常见病和多发病，是腰腿痛最常见的原因。现已认识到大多数腰痛合并坐骨神经痛是由腰椎间盘突出症引起的。本病多发于青壮年，患者痛苦大，有马尾神经损害者可有大小便功能障碍，严重者可致截瘫，对患者的生活、工作和劳动均可造成很大影响。多数可根据详细病史、临床检查和腰椎 X 线片做出明确诊断，CT、MRI 和多种方法的造影检查，提高了诊断和鉴别诊断的准确率。传统的治疗方法是根据具体病例分别选用非手术治疗法或手术疗法。近年来经皮穿刺蛋白酶溶核术、切吸术、激光烧熔术，以及椎间盘镜手术的应用和推广已使手术治疗多样化，减少了手术创伤和治疗时间。由于腰椎间盘突出症发病率高，可选择治疗的多样化，基层医院广泛开展手术治疗，一些并发症也不少见。腰椎间盘突出症仍是骨科领域研究的主要内容之一，以提高诊断的准确率、治愈成功率、减少并发症及缩短治愈时间。

【病因】

一般认为腰椎间盘突出症是在椎间盘退变的基础上发生的，而外伤则常为其发病的重要原因。腰椎间盘是身体负荷最重的部分，一般成人平卧时腰 3 椎间盘压力为 20kg，坐起时达 270kg。正常的椎间盘富有弹性和韧性。具有强大的抗压能力，可承受 450kg 的压力而无损伤。这一结构壮年时即可出现退变现象，由于髓核含水量减少及纤维环过度经受外力变弱，髓核突出较易发生。一般认为在 20 岁以后，椎间盘即开始退变，髓核含水量逐渐减少，椎间盘的弹性和抗负荷能力也随之减退。日常生活中腰椎间盘反复承受挤压、屈曲和扭转等负荷，容易在腰椎间盘受应力作用最大处，即纤维环的后部由里向外产生裂隙，这种变化不断积累而逐步加重，裂隙不断加大，使此处的纤维环逐渐变为薄弱。在此基础上，由于一次较重的外伤，或反复多次轻度外伤，甚至一些日常活动使椎间盘的压力增加时，均可促使退变和积累性损伤的纤维环进一步破裂，已变性的髓核组织由纤维环软弱处或破裂处突出，纤维环损伤本身可引起腰痛，而突出物压迫神经根或马尾神经，引起放射性痛，故有腰痛和放射性下肢痛，以及神经功能损害的症状与体征。

【分型】

1. 根据突出位置分型

（1）中央型：髓核突出位于后方正中央，较大时压迫两侧神经根和马尾神经，引起双下肢及大小便功能障碍。突出较局限者仅压迫马尾神经引起大、小便功能障碍和鞍区感觉障碍。

（2）旁中央型：髓核突出位于椎间盘后方中央偏于一侧，压迫一侧神经根及马尾神经。

（3）旁侧型：髓核突出位于椎间盘后外侧，仅压迫该侧神经根引起根性放射性疼痛。多数为单侧突出，也有少数双侧突出。

（4）极外侧型：少数（约占 3%）髓核突出位于椎间孔内（椎间孔内型）或位于椎间孔外侧（椎间孔外型），压迫椎间孔内的神经根或已出椎间孔的脊神经引起一侧腿部症状。但受累的神经根或脊神经比上述各型突出所压迫的神经根高一节段。

2. 按髓核突出的程度分型

（1）隆起型：纤维环部分破裂，表层完整，因局部薄弱髓核突出。突出物多呈半球形隆起，表面光滑完整。

（2）破裂型：纤维环完全破裂，髓核碎块由裂口突出，突出物多不规则，有时呈菜花状。

（3）游离型：纤维环完全破裂，髓核碎块由破裂口脱出，游离于后纵韧带之下或穿过该韧带进入椎管，也可向头或尾侧移位达椎体平面或相邻的椎间盘平面。个别病例髓核碎块进入硬膜囊引起马尾神经严重损害。

3. 根据椎间盘突出是否可还纳分型

突出物可自行还纳或经非手术治疗还纳，症状缓解，属可逆性椎间盘突出，如隆起型突出。突出物不能还纳，属不可逆性突出，非手术治疗无效，如游离型突出、突出物纤维化、钙化或与周围组织粘连等。

【临床表现】

由于不同部位、不同类型的腰椎间盘突出压迫不同部位和不同数量的神经根和马尾神经。其临床表现差异很大。常见的和典型的腰椎间盘突出症诊断较易，复杂和少见者诊断困难。

（1）腰痛或放射性腿痛。这是本病的突出症状，发生率高达95%以上。多数病人先有腰痛后有腿痛，部分病人腰痛和腿痛同时发生，少数病人只有腿痛。

（2）腿麻无力。受累神经根受到较重损害时，所支配的肌肉力量减弱，感觉减退，轻者可出现痛觉过敏，重者肌肉瘫痪。

（3）大小便功能变化。椎间盘突出压迫硬膜囊较重时，马尾神经损害可引起便秘、排便困难，尿频、尿急、尿潴留或尿失禁，会阴部感觉减退或消失，以及性功能障碍。

（4）腰部表现。腰部僵硬、活动受限或侧弯畸形。

通过认真细致的查体可发现很多体征，对影像学检查部位的确定、诊断和鉴别诊断十分重要。为便于临床掌握，减少病人痛苦应先立位检查，再行仰卧位和俯卧位检查。先行无痛检查，最后行诱发疼痛的检查。

1. 立位检查

（1）步态：较重的病人常有跛行，严重者扶拐或不能站立和行走。伴有腰椎管狭窄者有间歇跛行。

（2）腰部畸形和活动范围受限：腰部畸形包括生理前凸变小、消失、后凸或侧弯。活动受限程度不同，随不同方向而异，腰部活动有时可使腿痛加重。

（3）腰部压痛点检查：立位时更易查出腰部的压痛点，较卧位准确。

2. 仰卧位检查

（1）下肢神经功能（肌力、感觉、反射）检查：应先进行神经功能检查，后进行诱发疼痛的检查项目，以免影响其准确性和延长检查时间。

（2）坐骨神经牵拉试验：坐骨神经由腰4~骶3脊神经组成。当腿伸直并抬高时，神经根受到牵拉向下移动，正常情况下无不适。当椎间盘突出时，牵拉加重神经根的刺激和压迫，产生根性放射痛。

具体检查方法如下：

①直腿抬高试验（Lasegue征），直腿抬高受限并出现小腿以下的放射痛为阳性，该项检查阳性率高，对诊断意义大。

②直腿抬高加强试验（Bragard征），在直腿抬高的基础上将踝关节用力被动背伸，诱发或加重根性放射痛为阳性。

③屈髋伸膝试验（Kernig征），屈髋屈膝90°，将膝逐渐伸直，出现根性放射痛为阳性。

④健腿抬高试验，有时健腿直腿抬高时患侧神经根也可受到向下和向健侧牵拉产生根性放射痛。

⑤具有鉴别意义的体征，检查上述体征时应同时检查患侧下肢的屈髋屈膝试验和“4”字试验，与髋关节和骶髂关节疾病相鉴别。

（3）增加腰椎管内压力的试验：

①颈静脉压迫试验，用手压迫一侧或双侧颈静脉1～3min使静脉回流受阻腰椎管内脑脊液压力升高，出现腰痛和根性放射痛为阳性。

②挺腹试验，以枕部、双肘和双足跟为着力点，用力挺腹抬臀，使腹压和椎管内压力升高，出现根性放射痛为阳性。

3. 俯卧位检查

（1）腰部压痛点检查：腰椎间盘突出时，相对应的棘突间旁侧有局限性压痛点，并伴有根性放射痛。此体征对诊断、定位诊断和鉴别诊断均有重要意义。

（2）股神经牵拉试验：在髋和膝关节伸直位被动抬腿过伸髋关节，牵拉股神经，出现股前部放射痛为阳性。腰2.3和腰3.4椎间盘突出时多呈阳性。

【辅助检查】

1. X线平片

一般需常规拍腰椎正位和侧位X线片，疑有腰椎弓峡部不连者，还需拍腰椎左、右斜位片。在腰椎X线平片上，部分腰椎间盘突出症的病人可无异常变化，部分病人可有一些非特异性变化。因此，不能依靠X线平片作为确诊腰椎间盘突出症的依据，但可借助X线平片排除一些脊椎骨性疾患，如结核、肿瘤、脊椎滑脱等。如能对X线平片的变化，结合临床表现做仔细分析，对腰椎间盘突出症的诊断及定位则有较大参考价值。X线平片可有以下各种异常改变。

脊柱腰段外形改变：正位片可见有侧弯畸形，其侧弯方向视髓核突出位置与神经根的关系而定，弯度最凸点往往与突出间隙一致。侧位片可见腰椎生理前凸减小或消失，严重者甚至后凸，其变化以突出间隙上下相邻的两个椎体表现最为明显。

椎间隙宽度改变：正常情况下正位片显示椎间隙左右宽度一致，侧位片显示前宽后窄。

患腰椎间盘突出症病人的正位片可显示椎间隙左右侧宽度不一致；侧位片可见前窄后宽或前后宽度一致，上下椎体前缘有时可见微小移位，称“假性滑脱”。有的病人显示椎间隙变窄，多为椎间盘明显退行性变，或纤维环完全破裂大块纤维环髓核组织脱出所致。

椎体前、后上下缘骨质增生，呈唇样突出，往往与椎间隙变窄同时存在。

椎间盘纤维环或突出物钙化，较少见。

小关节突增生、肥大、硬化，脊椎假性滑脱（退行性滑脱）等，均可为椎间盘退变或突出的继发性变化。

2. 电子计算机X线体层扫描（CT）

应用CT检查脊柱与椎管内病变逐渐普及，高分辨率的CT检查图像，可清楚地显示椎间盘突出的部位、大小、形态和神经根、硬脊膜囊受压移位的形象，同时可显示椎板及黄韧带肥厚、小关节增生肥大、椎管及侧隐窝狭窄等情况。在CT图像上椎间盘突出表现为向椎管内呈丘状突起，或为软组织肿块影（如突出钙化，则可显示异常钙化影），以及神经根鞘和硬膜囊受突出物挤压移位等。应强调CT检查必须结合临床进行判断，才能提高诊断的准确性。单纯CT检查并不完全可靠。低分辨率CT图像对软组织结构显示不满意，对椎间盘突出诊断意义不大。脊髓造影后CT检查（CTM）诊断准确率较高。

3. 磁共振显像检查（MRI）

MRI是一种无创性检查技术，可行三维显像，在脊柱脊髓疾病诊断方面有很大优越性。可显示腰椎间盘退变时信号减弱，椎间盘突出的隆起型，破裂型和游离型，以及进入椎管髓核碎块移动后的位置。明确显示硬膜受压的部位和程度，尤其是全脊髓MRI检查可一次检查显示多节段病变，如颈腰综合征、颈胸腰综合征或胸腰综合征，包括椎间盘突出和椎管狭窄等。MRI检查在鉴别诊断方面有重要作用。MRI对皮质骨，钙化或骨化组织呈低信号，多显示不满意。对椎间盘突出伴有的侧隐窝狭窄诊断阳性率和准确率低，需与CT扫描结合应用。

4. 其他检查

包括电生理检查（如肌电图、感觉诱发电位和运动诱发电位），超生图检查，腰椎穿刺和脑脊液检查等，多用于鉴别诊断，其准确性尚待提高。

【诊断】

依据详细准确的询问病史和检查、腰椎X线片及定位准确和高分辨率CT扫描，常见的典型腰椎间盘突出症诊断不困难，但应尽早确定椎间盘突出的三维定位、类型及同时存在的脊柱疾患，这有助于治疗方法选择和提高效果。应注意与其他疾病鉴别，包括腰肌、腰骶或骶髂劳损、骨质疏松症、腰椎结核、椎管内肿瘤、骶骨肿瘤、髋关节疾病及强直性脊柱炎等。

1. 腰4.5椎间盘旁侧型突出

一般为腰5神经根受压表现。多数出现腰痛和一侧下肢坐骨神经痛，放射至小腿前外侧或足。腰4、5棘突间旁侧有明显压痛点，同时放射至小腿或足。伸拇肌力减弱。小腿前外侧及足背感觉减退。膝反射和跟腱反射一般无改变，或后者稍减弱。直腿抬高试验阳性。

2. 腰5骶1椎间盘旁侧型突出

一般为骶1神经根受压表现。多数出现腰痛和一侧坐骨神经痛，放射至小腿后外侧、足跟或足外侧。腰5骶1棘突间旁侧有明显压痛点，同时放射至小腿后外、足跟或足外侧。伸趾肌力减退。小腿后外侧、足跟或足外侧部感觉减退或消失。跟腱反射减弱或消失。直腿抬高试验阳性。

3. 腰3、4椎间盘旁侧型突出

腰3、4及其以上的腰椎间盘突出较少见，因受压的是组成股神经的神经根，故在临床上不像低位（腰4、5和腰5骶1椎间盘突出）腰椎间盘突出那样出现典型的坐骨神经痛，如不注意常会误诊或漏诊。腰3、4椎间盘突出一般压迫腰4神经根，腰腿痛放射至大腿前外侧或小腿前内侧。腰3、4棘突间旁侧有压痛点，并向大腿前外侧或小腿前内侧放射。股四头肌肌力可减弱。小腿前内侧感觉减退或消失。膝反射减弱或消失。股神经牵拉试验阳性。

高位腰椎间盘突出症状常较重，一侧或双侧下肢截瘫比例很高。

旁侧型椎间盘突出多为单侧性，仅患侧出现神经根损害的症状和体征。少数可为两侧性，即在后纵韧带两侧突出。在双侧旁侧型病例中，出现两侧神经根损害的症状与体征，但无马尾神经损害，这类病人常系一侧重而另一侧较轻，或两侧症状交替出现。在手术处理时，选择症状重的一侧显露及处理，即可解除两侧的症状。

4. 中央型腰椎间盘突出

椎间盘从后正中向椎管内突出。除压迫附近的神经根外，还同时压迫马尾神经。病人有腰痛和双下肢根性放射痛，对下肢肌力和感觉有广泛影响，同时有鞍区感觉减退或消失，以及排大小便功能障碍。男性病人可出现性功能障碍。偏中央型突出者，表现一侧症状重，另一侧症状较轻；症状也可局限于一侧下肢和一侧鞍区，排大小便功能障碍较轻。

5. 椎间盘纤维环完全破裂、髓核碎块脱入椎管

即破裂型和游离型突出。椎间盘突出从隆起型变为破裂型或游离型，常有一个变化过程。病史中有时病人诉说，由于某种原因，如腰部突然用力或扭伤，或经手法治疗后，症状突然加剧，或变为持续性剧痛，休息和任何体位均不能缓解；或麻木区扩大，瘫痪加重；或由原来一侧下肢变为两侧下肢都痛麻无力，以及鞍区麻木和排大小便功能障碍，严重者甚至发展为截瘫。这些病情变化，多因椎间盘纤维环突然完全破裂，髓核碎块脱入椎管，甚至大块的纤维环和髓核碎块游离进入椎管，这些碎块或聚积在后纵韧带下，或进入硬膜外间隙，或破入硬膜囊内，使神经根和马尾神经受严重、广泛的压迫。对此类型突出，应紧急手术处理，尽早解除神经根和马尾神经的压迫。否则，如处理过晚，神经功能将难以恢复。

【鉴别诊断】

1. 腰椎结核

病人有腰痛，少数有神经根激惹症状，也可合并截瘫。结核病人多有全身症状，如低热、盗汗、消瘦、贫血、血沉加快等。X 线片显示椎体骨质破坏、死骨形成、椎间隙变窄、椎旁脓肿等。CT 扫描更清晰显示上述改变，并可显示脓肿及死骨是否进入椎管。

2. 腰椎肿瘤

椎管内肿瘤包括硬膜内和硬膜外肿瘤，神经鞘瘤、神经纤维瘤、脊膜瘤、脑脊液囊肿、皮样囊肿、畸胎瘤等较多见。椎体和附件多为转移性肿瘤。这些肿瘤均可压迫神经组织引起症状。症状出现多无外伤史、进行性加重，神经损害严重程度与肿瘤大小有关，休息不能缓解症状。累及骨性结构的肿瘤在 X 线片和 CT 片上多可显示病变，非骨性组织的肿瘤应首选 MRI 检查，多可确定诊断，必要时做脑脊液和脊髓造影检查。

3. 劳损

腰肌劳损、腰骶劳损或骶髂劳损者有时与腰椎间盘突出症混淆。患者可有一侧腰痛、臀痛及股外侧疼痛或不适，脊柱侧弯和活动受限以及直腿抬高受限等表现，多为腰脊神经后支受累。放射痛的症状和体征多不累及小腿和足部，无肌力，感觉和反射改变。压痛部位多在椎旁肌或骶髂部，不在棘突间旁侧，且无放散痛。鉴别诊断困难时需做 CT 扫描。

4. 腰椎管狭窄症

间歇性跛行是该病最突出的症状，步行一段距离后，下肢出现酸痛、麻木、无力，蹲下休息后才能继续行走，骑自行车和卧床时多无症状。检查可无任何异常体征。少数患者可有根性神经损伤表现。严重的中央型椎管狭窄可出现大小便功能障碍。应注意腰椎间盘突出症往往与椎管狭窄同时存在，发生率高达 40% 以上。主要由临床判断，CT 检查或脊髓造影对诊断很有帮助。

5. 关节突关节病变和脊柱失稳

关节突关节是滑膜关节，关节面方向在同心圆圆弧上，左右对称。如果发育不对称和劳损会发生退变性关节炎，滑膜炎、滑膜嵌顿，有时形成关节游离体，引起腰神经后支支配区症状。腰椎X线片，尤其是斜位片和CT可显示关节病变。关节突关节封闭试验可明确诊断。关节突关节和椎间盘退变纤维环松弛同时发生，腰椎运动节段就会失去稳定性，产生腰痛，有时伴有腰神经后支范围疼痛。腰椎动力摄片可做鉴别诊断方法，过屈过伸位侧位片相邻椎体水平移位超过3mm或相邻椎体后缘夹角超过15°可诊断腰椎失稳。配戴质量符合要求的腰围，症状消失或明显减轻，是较好的试验治疗方法。

6. 腰椎骨质疏松症及骨质疏松性骨折

该病多为老年或体弱病人，主要症状是腰痛，有时表现臀部和髋部疼痛，少数有股前部或股外侧疼痛，一般不超过膝部。检查时直腿抬高试验疼痛可放射至股部或臀部，达不到小腿和足部。X线片检查可发现椎体楔形变或呈扁平椎，骨质疏松征象。骨密度测定可较准确显示其程度。CT椎体扫描可显示轻微骨折，单纯行椎间隙扫描有时漏诊。

7. 骶髂部和髋部疾病

包括髂骨致密性骨炎、强直性脊柱炎、骶髂关节结核、肿瘤、髋关节结核、股骨头缺血性坏死、骨性关节炎、股骨头颈部肿瘤、髋关节创伤性滑膜炎等，主要表现为臀部痛或髋痛，有时有下腰痛和股前部疼痛及膝部疼痛。检查直腿抬高时，抬高受限，有时伴有放射痛，同时检查屈髋屈膝试验和“4”字试验，多为阳性。一定要拍骨盆平片和骶髂部或髋部CT扫描，多可鉴别。

8. 腹腔和盆腔病变

腹膜后病变，如泌尿系结石、转移肿瘤，盆腔女性器官、直肠等病变，均可引起腰部、下腰部和骶尾部疼痛，有时向会阴部和肛周放射。检查时必须检查腹部体征，鉴别困难时可请有关专科会诊。

【治疗】

腰椎间盘突出症的治疗方法包括非手术治疗和手术治疗两大类，应根据病人的具体情况选择，以提高治愈率、缩短病程和减少经济消费。

（一）非手术治疗

1. 一般治疗

卧床休息、过伸性腰背肌功能锻炼和腰部支具限制弯腰活动适用于症状较轻的患者。

2. 药物治疗

可选用肌肉松弛、止痛、镇静药物，也可应用舒筋活血的中药制剂。

3. 牵引按摩推拿疗法

该方法是使用已久行之有效的非手术方法，可单独进行牵引、按摩或推拿疗法，也可结合使用。

4. 硬膜外腔或骶管注射疗法

其方法为按硬膜外麻醉方法行硬膜外穿刺或骶管穿刺，穿刺成功后缓慢注入或滴注药物。硬膜外注射疗法系药物直接作用于病变区域。激素有抗炎、消肿和防止粘连的作用，利多卡因可阻断神经对疼痛传导的作用，缓解肌肉痉挛。维生素 B_1 和 B_2 可促进神经组织的代谢和修复。东莨菪碱可调节局部血液循环，抑制炎性渗出。硬膜外药物注射疗法必须严格无菌操作，防止感染。穿刺必须保证达到硬膜外间隙，如果将药物注入硬膜囊内，有时会引起严重后果。此疗法一般不超过 3 次，多次注射治疗无效者手术时发现有明显粘连，有时是广泛致密的粘连，以至病人症状长期不能缓解。

（二）手术治疗

手术治疗适于下列情况：

（1）病情重，有广泛严重下肢肌力减弱、感觉减退及马尾神经损害者，多属巨大中央型突出、破裂型或游离型突出。

（2）伴有较重的腰椎管狭窄。

（3）合并腰椎峡部不连及脊椎滑脱者，较重的退变性滑脱、节段性失稳和腰椎管狭窄者。

（4）对突出的髓核钙化骨化者、较重的高位腰椎间盘突出症，及外侧腰椎间盘突出症、伴有软骨板破裂、原位复发的腰椎间盘突出，适应证应适当放宽。初次手术失败者应尽早明确原因，再次手术。

对没有上述手术适应证的病人可先行非手术治疗，经非手术治疗无效，症状较重，影响生活和工作者，或非手术治疗病情加重者也应手术治疗。非手术治疗治愈率为 70% 左右。

手术治疗包括传统手术（椎板切除减压髓核摘除术）、椎间盘镜髓核摘除术和经皮穿刺手术（髓核化学溶解术、切吸术及激光手术）。

【健康教育】

1. 健康普查

从青少年起定期进行健康普查，注意检查有无脊柱畸形，脊柱畸形者易产生椎间盘退变进而诱发腰椎间盘突出症。对这类人群应予健康教育，或提供腰背部保护用具，防止或延缓椎间盘的退变和加重。

2. 改善劳动环境和工作姿势

①避免超负荷劳动；②改善工作姿势，长期坐位的人在工作半小时到一个小时之间应站起来活动 5~10min。站立的工作人员可采取双下肢微屈的站姿工作。

3. 加强相关肌肉锻炼

骶棘肌和腹肌作为一对拮抗肌，为维持人体直立姿势的主要肌群，下腰痛时此肌群常明显萎缩变弱。因此对腰椎间盘突出症的高危人群和患者，锻炼腰腹肌可以起到积极预防腰椎间盘突出症发生和复发的作用。

4. 家庭生活中的预防

家务劳动时应尽量避免弯腰，取物时应采取下蹲后再取物的动作；抬东西时也应下蹲后再抬起。坐沙发时，腰后部应用垫子垫实，以减少腰椎压力。

5. 预防教育

教授有关的知识，树立康复的信心，避免错误治疗。

6. 心理辅导

在临床观察中发现有很多腰椎间盘突出症患者因久受病痛折磨而失去治疗信心，对这类患者除积极治疗减轻痛苦外，还应鼓励其坚持正确治疗，必要时寻求心理医生的治疗。

【转诊】

早期腰椎间盘突出症患者，可在有条件的基层单位行理疗等保守治疗，并加强健康教育，指导患者自行康复训练，如逐渐出现下肢麻木及肌力下降，或保守治疗效果不佳的患者，可转至上级医院行手术治疗。

第九节　化脓性骨髓炎

化脓性骨髓炎是化脓性细菌引起的骨膜、骨质和骨髓的炎症，如得不到及时正确的治疗，将严重影响健康和劳动力，甚至危及生命。

本病按其临床表现，分为急性和慢性骨髓炎两类。急性期常有骨质破坏，病程发展为慢性时，则出现骨质硬化。

骨髓炎感染途径有三：

①血源性感染：细菌从体内其他感染灶，如疖痈、脓肿、扁桃体炎、中耳炎等经血行到达骨组织，在身体抵抗力差或细菌具有高度感染力的情况下发生骨髓炎，此即血源性骨髓炎。不少病人无明显感染灶，发生脓毒败血症。应该注意，这是一种全身性严重感染，化脓性骨髓炎或关节炎不过是一种表现。如脓胸、肺脓肿、心包炎、脑脓肿、肝脓肿、髂窝脓肿等均可能发生化脓性骨髓炎，应注意全面检查及全身性感染的治疗，防止漏诊。

②创伤性感染：细菌从伤口侵入骨组织，如开放性骨折感染后发生的骨髓炎。

③蔓延性感染：从邻近软组织直接蔓延而来，如指端感染所引起的指骨骨髓炎。以血源性骨髓炎是主要的感染来源，且最为严重而常见。

一、急性血源性骨髓炎

最常见于3~15岁的儿童和少年，即骨生长最活跃的时期，男多于女。胫骨和股骨发病率最高（约占60%），其次为肱骨、桡骨及髂骨。

【病因】

急性血源性骨髓炎源于败血症，多发生于儿童长骨的干骺端。最常见的致病菌是金黄色葡萄球菌，其次为乙型链球菌和白色葡萄球菌，偶有大肠杆菌、绿脓杆菌和肺炎双球菌等。

骨髓炎的发生，细菌毒力大小是外在因素，全身状况或局部骨骼抵抗力是内在因素。长骨干骺端有很多终末小动脉，循环丰富，血流慢，细菌易于繁殖。有的细菌如葡萄球菌常聚集成团，在细小动脉内形成栓塞，使血管末端阻塞，导致局部组织坏死，利于细菌生长和感染的发生。临床上，扭伤和挫伤等所致局部组织损伤，常为骨髓炎发生的间接原因。

【临床表现】

1. 全身症状

起病急，开始即有明显的全身中毒症状，多有弛张性高热，可达39℃~40℃，有时并发寒战，脉搏快，口干，食欲不振。可有头痛、呕吐等脑膜刺激症状，患儿烦躁不安。严重者可有谵妄、昏迷等败血症表现。追溯病史，有的曾有感染灶。

外伤引起的急性骨髓炎，除有严重并发症或大量软组织损伤及感染外，一般全身症状较轻，感染较局限，少有发生败血症，但应警惕并发厌氧菌感染的危险。

2. 局部症状

早期有局部剧烈疼痛和搏动性疼痛，肌肉有保护性痉挛，惧怕移动患肢，患儿常将肢体置于保护性姿势，以减轻疼痛。患部皮纹增高，有深压痛，但早期可无明显肿胀。数日后，局部皮肤水肿、发红，为已形成骨膜下脓肿的表现。脓肿穿破骨膜进入软组织后，压力减轻，疼痛缓解，但软组织受累的症状明显，局部红、肿、热，有压痛，并可出现波动。脓液进入骨干骨髓腔后，整个肢体剧痛肿胀，骨质因炎症而变疏松，常伴有病理性骨折。

【辅助检查】

1. 实验室检查

急性化脓性骨髓炎患者早期血液中白细胞及中性粒细胞均明显增高，可伴有贫血及血沉增快。早期血液细菌培养的阳性率为50%~75%，通常在感染后24h即可获得血液阳性培养结果。局部骨穿刺抽出脓液，涂片找到细菌即可确诊。血液及脓液细菌培养的同时，均应作细菌药物敏感试验，以便选择有效的抗生素治疗。

2. X线检查

X线片在起病2周内多无明显异常，故阴性结果不能排除急性骨髓炎。2周后，骨髓腔内脓肿形成，骨松质内可见微小的斑片状骨质破坏区，进而累及骨皮质甚至整个骨干。因骨膜被掀起，可出现骨膜反应及层状新骨形成，如感染继续向骨髓腔和骨干方向扩展，则骨皮质内、外侧面均出现虫蚀样改变、脱钙以及周围软组织肿胀阴影，有时出现病理骨折。

3. 磁共振成像

在骨髓炎早期MRI即可显示病变部位骨内和骨外的变化，包括病变部位的骨髓损坏、骨膜反应等。此种改变要早于X线及CT检查。当难于区别骨髓异常史由于骨髓脂肪还是炎症细胞，可用其加以区别。

诊断。根据临床表现和辅助检查结果综合分析判断。

【鉴别诊断】

1. 软组织炎症

早期急性骨髓炎与早期蜂窝织炎、丹毒等软组织炎症常不易鉴别。软组织炎症时全身中毒症状较轻，而局部红肿较明显，压痛较浅。早期急性骨髓炎压痛常发生于长骨干骺端处。以单指检查时，患部四个平面均有深部压痛征，此即肢体圆柱形深部压痛征。软组织炎症时，因病变居于骨骼之一侧，故压痛只限于一个或两个平面。这一点对早期鉴别诊断有重要意义。

2. 急性化脓性关节炎

肿胀压痛在关节间隙而不在骨端，关节活动度几乎完全消失。有疑问时，行关节腔穿刺抽液检查可明确诊断。

测定血中C-反应性蛋白含量有助于判断急性血源性骨髓炎是否并发化脓性关节炎：

合并化脓性关节炎时，C-反应性蛋白值较单纯骨髓炎为高，且起病后迅即出现此种差别。化脓性关节炎患者C-反应性蛋白恢复正常值也较迟。红细胞沉降率虽也具有鉴别诊断意义，但两组患者之差别出现较晚，恢复正常值也迟得多，不如C-反应性蛋白之变化能准确反映临床状况。

3. 风湿性关节炎

为风湿病的一部分，起病缓慢，全身情况（如发热）和局部症状（关节肿痛）均较轻，常为多关节游走性，血沉、抗O等血液检查常呈阳性。

4. 恶性骨肿瘤

特别是尤文肉瘤，常伴发热、白细胞增多、X线示"葱皮样"骨膜下新骨形成等现象，须与骨髓炎鉴别。鉴别要点为：尤文肉瘤常发生于骨干，范围较广，全身症状不如急性骨髓炎重，但有明显夜间痛，表面可有怒张的血管。局部穿刺吸取活组织检查，可以确定诊断。

【治疗】

急性血源性骨髓炎在磺胺及抗生素问世以前，死亡率高，治疗不及时常转为慢性骨髓炎，甚至发生各种并发症，如化脓性关节炎、病理性骨折和肢体生长障碍，造成肢体短缩或畸形，影响肢体功能。近年来由于做到早期诊断，以及药物疗法和外科处理上的改进，其严重程度、并发症的发生率和死亡率已显著降低。急性骨髓炎治疗成功的关键是早期诊断、早期应用大剂量有效抗生素和适当的局部处理。

1. 全身治疗

加强全身支持疗法。高热时降温、补液、纠正酸中毒；必要时少量多次输血，以增强病人的抵抗力。给予易消化富于蛋白质和维生素的饮食。

2. 药物治疗

骨髓炎为全身感染的一部分，应及早采用足量而有效的抗菌药物。随着耐药性菌株的出现，抗生素不断更新换代，选用抗生素并非产品越新价格越贵就越好，而应根据培养和药敏试验结果有针对性地使用，一些已长期使用的药物对于适当病例还是有效的。

对于急性血源性骨髓炎患者应根据感染类型，致病菌种，抗菌素敏感试验及宿主状态，选择适宜的抗生素治疗。用药方式多主张联合用药，儿童急性血源性骨髓炎应优先选用青霉素或氨苄青霉素与氯苯霉素或双氯青霉素联合用药，用药时间至少持续4~7周。有报道指出用药短于3周者导致20%的婴幼儿及儿童的骨髓炎复发。用药途径应先经静脉应用大剂量抗生素3周，然后再口服抗生素3周，待体温正常，白细胞数恢复正常，症状及体征明显改善或2周再停药。此种用药途径可避免长期静脉内用药并发医院感染的危险。

3. 局部治疗

早期应用夹板、石膏托或皮肤牵引，抬高患肢并保持功能位，防止畸形和病例骨折，并有利于炎症消退。如给予大剂量抗生素2~3天后仍不能控制症状，或诊断性穿刺时在骨膜下或骨髓腔内抽吸到脓液或渗出液，即应在压痛明显处骨皮质上钻一系列小孔，然后用电锯或骨刀沿钻孔凿开进行"开窗"引流，注意勿剥离骨膜。如病人来院时发病已有数日，或发病才来，经强化抗生素或全身支持疗法1~2天内未显效者，即应切开骨膜进行钻孔，开窗引流。宁失之于过早而不失之于过晚，如引流不见脓液无甚危害，而过迟者，可形成广泛骨髓腔扩散，大块骨坏死，全身病情趋于危重。对骨膜下的脓液引流的必要性应无争议，但有人认为不一定需要钻开骨皮质。有的学者认为骨内有足够血液供应，抗生素可达骨髓和骨皮质，有效地消灭细菌，控制炎症发展，此对发病 1~2 天内进行治疗者可能有效。及早钻开骨皮质有利于判断骨髓腔内感染，及时开窗引流可防止感染扩散。特别是病人来院治疗往往较迟。

二、慢性骨髓炎

【病因】

大多数慢性骨髓炎是因急性骨髓炎治疗不当或不及时，病情发展的结果。如急性骨髓炎的致病菌毒力较低，或病人抵抗力较强，也可能起病伊始即为亚急性或慢性，并无明显急性期症状。在 20 世纪 60—70 年代由急性血源性骨髓炎演变成慢性者，约占慢性骨髓炎的 1/3。近年来急性血源性骨髓炎在早期多能得到及时有效的治疗，使慢性骨髓炎的发病率明显降低，另一方面，骨的贯通性火器伤和开放性骨折后发生的骨髓炎，金属物植入骨内如人工关节置换术等引起的骨内感染，则较多见。其他诱因有糖尿病、服用激素、免疫缺陷及营养不良等。

慢性骨髓炎的致病菌常为多种细菌的混合感染，但金黄色葡萄球菌仍是主要的病原体。此外革兰氏阴性感觉也占很大比例。有报道指出 50%的慢性骨髓炎患者其致病菌为革兰氏阳性杆菌。由骶部褥疮引起者多为葡萄球菌、大肠杆菌、绿脓杆菌及奇异变形杆菌等多种细菌引起的混合感染，在人工关节置换或其他异物留存引起的慢性骨髓炎者，其致病菌多为阴性凝固酶葡萄球菌，近年来真菌引起者也屡有报道。

【并发症】

慢性骨髓炎窦道附近的皮肤和软组织因持续引流和炎性分泌物的刺激，周围皮肤科发生湿疹样改变，皮肤变薄，表皮脱落，易受损伤。因慢性骨髓炎为长期消耗性疾病，患者肝、脾、肾等脏器可发生淀粉样变。

【临床表现】

1. 病史

多有急性血源性骨髓炎、开放性骨折或战伤史。

2. 症状与体征

局部红肿、疼痛、流脓，可伴有恶寒、发热等全身症状，反复发作；有时有小块死骨片自窦道排除，窦道周围皮肤常有色素沉着，窦道口有肉芽组织增生。炎症静止期可无全身症状。

【检查】

1. X 线平片

可见骨质增生，增厚，硬化，骨腔不规则，有大小不等的死骨，如是火器伤偶见金属异物存留。死骨致密，周围可见一透明亮带，为肉芽组织或脓液将死骨与正常组织分离所致，此为慢性骨髓炎特征。死骨外包壳骨被脓液侵蚀形成瘘孔。

从急性期到慢性期的病理演变及临床表现也是逐渐进行的过程。即呈所谓亚急性骨髓炎的改变，其骨质破坏和骨膜改变与急性期所见相仿。骨破坏区虽弥散而不规则，但周围骨质均有增生，密度较高，破坏区疏松，有的有透光区，对比分明。骨膜新骨增生也较急性期厚而密，但尚无大片死骨出现。

2. 窦道造影

经久不愈的窦道，须清除病骨死腔或死骨后才能愈合，因此，临床上必须先了解窦道的深度，经路，分布范围及其与死腔的关系。一般采用窦道造影，即将造影剂注入窦道内，进行透视和摄片观察，可充分显示窦道，以便做到彻底清除死腔和窦道，促使其早日痊愈。

【治疗】

慢性骨髓炎的治疗原则是尽可能彻底清除病灶，摘除死骨，清除增生的瘢痕和肉芽组织，消灭死腔，改善局部血液循环，为愈合创造条件。为达此目的，单用药物常不能奏效，必须采用手术和药物综合疗法。

1. 抗生素治疗

应在伤口或窦道附近多次取标本，做细菌包括厌氧菌的培养，以便选择有效的抗生素治疗，由于药物在骨内的浓度远低于血液中的浓度，因此必须应用较大剂量的抗生素进行为期6~12周的治疗。

2. 手术治疗

凡有死骨，死腔，窦道流脓，有充分新骨形成包壳，能支持肢体者，均应手术治疗。术前、术中和术后均应给予足量有效抗生素。手术前注意改善全身情况，增强抵抗力。手术治疗方法，包括病灶并清除，带蒂肌瓣填充术及骨移植术等。

【健康教育】

骨髓炎关键在于早发现早治疗，早期应用抗生素可有效阻止细菌的蔓延，并改善预后，因此应强调出现化脓性炎症时及早到正规医院治疗，避免病情延误扩散，导致严重后果。

【转诊】

早期基层医院的治疗主要是足量敏感抗生素的使用，如怀疑为骨髓炎应及时转至上级医院治疗，避免造成严重后果。

第八章 血管疾病

第一节 单纯性下肢静脉曲张

单纯性下肢浅静脉曲张指病变仅局限于下肢浅静脉者，其病变范围包括大隐静脉、小隐静脉及其分支，绝大多数病人发生在大隐静脉，临床诊断为大隐静脉曲张。病变的浅静脉表现为伸长、扩张和蜿蜒屈曲，多发生于持久从事站立工作和体力劳动的人群。单纯性下肢浅静脉曲张病情一般较轻，手术治疗常可获得较好的效果。

【病因】

多由于浅静脉第一对瓣膜（股隐静脉瓣膜）关闭不全导致的浅静脉血流反流，增加下肢静脉压力引起。其次，先天性的静脉壁薄弱也是重要原因，患者常合并有周身或局限性的静脉壁缺陷，在静脉压力增加的情况下，便产生静脉的迂曲、扩张。最后，长期站立、肥胖和腹腔压力等因素因可增加静脉压力均会增加静脉曲张发展发生的可能。

【临床表现】

发病早期，多为下肢酸胀不适及钝痛感，同时有肢体沉重感，易乏力。多在久站后上述感觉加重，通过平卧、肢体抬高则可缓解。病变中后期，静脉壁受损，静脉隆起、扩张、迂曲，呈蚯蚓样外观，以小腿内侧大隐静脉走行区明显。

病程长者，肢体皮肤则出现营养性改变，如脱屑、瘙痒、色素沉着等，甚至形成湿疹及溃疡。随着病情的演变，可以伴随血管走行的疼痛、下肢肿胀、淤积性皮炎、浅静脉血栓等症状。

【辅助检查】

血管彩色多普勒超声检查可了解血管情况。

【诊断和鉴别诊断】

下肢浅静脉曲张具有明显的形态特征，通过一般体格检查即可以明确诊断。站立后，下肢浅静脉突起，即提示静脉曲张的可能。若要进一步全面了解病情，则需进一步进行详细体格检查，了解静脉瓣膜功能情况及深静脉通畅情况，必要时需进行静脉超声或造影检查。重点应与深静脉血栓后遗症导致的静脉曲张相鉴别，后者有深静脉血栓病史，下肢多有明显肿胀的表现。如下肢有足靴区溃疡、重度皮炎等，需要注意交通静脉有无受累。

【治疗】

1. 传统手术治疗

（1）大隐静脉曲张的治疗以高位结扎和剥脱为主。

（2）大隐静脉功能不全而交通支及深静脉正常者，可作高位结扎，切断大隐静脉及其属支。

（3）大隐静脉瓣膜功能不全兼有交通支瓣膜功能不全者，除作上述手术外，尚应将不正常的交通支分别结扎和切断，或作大隐静脉剥脱术。

（4）如小隐静脉进入腘静脉处有反流现象者，可将其入口段结扎切除，远侧段行剥脱术或注射硬化剂。

2. 下列情况可穿着弹力袜治疗

（1）全身性疾病，如活动性肝炎、进行性肺结核、未控制的糖尿病、重症心脏或肾脏疾病等。

（2）局部疾病，如深部静脉阻塞、骨盆内或腹腔内肿瘤，急性静脉炎，以及小腿溃疡并发蜂窝组织炎等。

（3）妊娠期内、年龄过高、继发于动静脉瘘等的患者。

3. 微创治疗

传统手术方法具根治性，但存在手术切口多、有创伤、需时间恢复、影响美观等缺点，因此，十余年来涌现出一大批治创伤小的新方法，比如：硬化剂、激光闭合、射频消融、冷光源透光旋切、微波治疗及导管电凝等，均取得了不错的效果，为患者提供更多贴合个体化诉求的选择。

（1）注射硬化剂治疗：原理：硬化剂与静脉内皮接触，导致血管内局部炎性粘连，使充盈的静脉闭塞。常用硬化剂有：5%鱼肝油酸钠、5%油酸-乙醇钠、1%~3%硫酸十四烷基钠。适用于：范围较小的局限性静脉曲张，或仅系交通支瓣膜功能不全，或术后遗留的部分曲张静脉，或术后局部复发者，适用硬化剂注射疗法。

（2）静脉腔内激光闭合术：激光纤维置入浅静脉主干腔内，末端接触静脉壁及血液，产生光热作用，一方面引起静脉内壁损伤，结构破坏，另一方面引起局部血栓形成，从而导致静脉纤维化以及血栓栓塞，进而导致静脉闭合。适用情况：使用与轻中度曲张，对于严重静脉曲张效果欠佳（有学者建议以静脉曲张直径 8mm 为界）

（3）静脉腔内射频闭合术：基本同激光闭合术，本方法通过射频方法产生热能，进而导致静脉壁内蛋白纤维发生热凝固、结构破坏，进而纤维化、变性、挛缩。适用范围及操作步骤基本同激光闭合术。特点：热能穿透距离比激光短，热能衰退速度比激光快，因此能大幅避免因高温导致的副损伤，如神经损伤、静脉破裂等。但体内有心脏起搏器等植入设备的患者，应谨慎使用该方法。

【转诊指导】

（1）下肢静脉曲张伴有酸胀、乏力，有手术要求者。

（2）肢体皮肤出现营养性改变，如色素沉着等，甚至形成湿疹、溃疡或血管破裂出血者。

（3）静脉曲张手术后复发者。

【健康教育】

（1）此病有遗传倾向，一般在 30 岁左右发病，因此在儿童和青少年时期应勤于运动，增强体质，有助于防治。

（2）肥胖的人应该减肥，肥胖虽不是直接原因，但过重的分量压在腿上可能会造成腿部静脉回流不畅，使静脉扩张加重。

（3）长期从事重体力劳动和长期站立工作的人，最好穿弹力袜套。

(4) 妇女经期和孕期等特殊时期要给腿部特殊的关照，多休息，要经常按摩腿部，帮助血液循环，避免静脉曲张。

(5) 戒烟，因吸烟能使血液黏滞度改变，血液变黏稠，易淤积。口服避孕药也有类似作用，应尽力少服用。

(6) 抬高腿部和穿弹力袜：抬高双腿使体位改变，帮助静脉血液回流。弹力袜要选择弹性较高的袜子（医用），在每日下床之前，将双腿举高慢慢套入。弹力袜的压力能改善且预防下肢静脉曲张。

(7) 每天坚持一定时间的行走，行走可以发挥小腿肌肉的“肌泵”作用，防止血液倒流的压力。

第二节 血栓性浅静脉炎

血栓性浅静脉炎是位于人体体表的可视静脉的急性非化脓性炎症，常伴有血栓形成，是一种血管血栓性疾病，病变主要累及四肢浅静脉。血栓与炎症互为因果。本病与感染、外伤、静脉内长期置管、注射高渗溶液和硬化剂、长期卧床者、术后恢复期患者、血液凝固性增高等因素有关。位于小腿的浅静脉离心较远，壁较薄，静脉曲张严重，血栓性浅静脉炎多见于下肢。

【病因】

(1) 血流缓慢淤滞：肢体活动减少或活动受限，下肢静脉曲张等致血流缓慢，凝血因子浓度增高，长期卧床，肌力降低，对血管壁支撑力减弱，血管受压，导致血液回流不畅而诱发。

(2) 血管壁损伤：机械损伤如长期反复静脉穿刺、置管，输注各种刺激性强的高渗性溶液。

(3) 血液高凝状态：手术外伤、烧伤、心肌梗死、输血、肿瘤等导致高凝可诱发。

(4) 血管壁弹性降低：如高龄、吸烟、糖尿病、肥胖、肢体水肿、心衰等也可诱发。

【临床表现】

有反复静脉穿刺、静脉内注射药物、高渗溶液或下肢静脉曲张病史。病变静脉区呈红肿索条状，明显疼痛和压痛，局部皮温升高。急性炎症消散后，索条状物硬度增加，皮肤留有色素沉着，一般无全身症状。反复发作者称游走性血栓性静脉炎，游走性血栓性浅静脉炎以小腿和足部浅静脉炎多见，发生于大腿和上肢者少见。发作时的表现和一般血栓性浅静脉炎无明显的不同。

受病变累及的都是中小浅静脉，管腔内虽有血栓形成和堵塞，但也不会引起静脉血液障碍，整个肢体肿胀少见。临床表现是在肢体或躯干浅静脉附近的一个区域内，骤然出现多数散在红色结节，有疼痛和触痛并与周围有炎症的皮肤粘在一起，病变呈线状，较短，有病变的静脉段偶尔可长达30cm左右，病变静脉触之坚硬似索状物，可分批出现，有些部位病变刚出现而其他部位则已消退。本病的特征是：结节消退快，大多数仅持续7～18天，索状物逐渐不明显，最终消失，留下局部棕色色素沉着，结节无化脓、坏死，受累肢体也无水肿形成。全身可出现低热，白细胞计数增高，血沉加快等反应，每次结节消退后间歇数周或数年，身体其他部位的浅静脉又可同样发作，屡次反复。长期患病后，遗留的色素沉着和索状物可布满全身。

体检患肢活动受限，病变局部以隆起条索状或粒状结节状静脉为中心的皮肉肿胀，红热，触痛和触及质地硬韧的条状、柱状、结节状静脉肿区。急发期过后，肿胀渐消退，局部呈暗红色色素沉着，条索、粒状、结节状静脉隆起更明显，质地更硬，如静脉曲张引起则呈暗褐色团块状隆起区，置导管引起者，拔管时可带出脓汁。

【辅助检查】

（1）白细胞计数升高，对可疑病人行病理检查。

（2）静脉造影可见患肢深静脉血管狭窄或堵塞。

（3）超声检查示局部静脉曲张，管径增宽明显，管壁不均匀增厚，管壁回声增强，腔内可见低、等回声团，探头加压管腔不变形，病变区域内无明显血流信号，皮下组织水肿。

【诊断和鉴别诊断】

根据病史、临床表现及辅助检查，不难作出诊断。

【治疗】

1. 一般治疗

以预防为主，病后及术后尽早进行肢体活动。长期静脉输液者应定期更换注射静脉。已发生血栓性静脉炎者，需卧床，抬高肢体30°至疼痛及水肿消失。

2. 药物治疗

抗凝治疗，局限性浅静脉炎者一般不需要抗凝治疗，广泛或进行性浅静脉炎及深静脉血栓应给予抗凝治疗。疼痛严重者，给予止痛剂治疗。有炎症者可给予抗生素治疗，化脓性血栓性静脉炎应给予大量抗生素治疗；还可以给予中药治疗。

3. 局部治疗

包括给予局部热敷、热疗等治疗。慢性静脉淤滞引起水肿者可穿弹性袜。

4. 手术治疗

发生肺栓塞危险者可行近端静脉结扎。出现肢体坏疽者需行截肢（趾）手术。四肢有残留结节条状物而时常疼痛者，可以手术切除。

【转诊指导】

出现广泛或进行性浅静脉炎及深静脉血栓者。

【健康教育】

（1）适当保暖，防止创伤，及时治疗。

（2）患肢锻炼，降低血液黏稠度。

第三节 下肢深静脉血栓形成

下肢深静脉血栓形成又称下肢深静脉血栓，是常见病，是指静脉血液在下肢深静脉血管内的凝结。此病可遗留下肢水肿、继发性静脉曲张、皮炎、色素沉着、淤滞性溃疡等。

【病因】

Virchow 提出静脉血栓形成的三大因素，即静脉血流滞缓、静脉壁损伤和血液高凝状态。近年来，通过大量临床与实验观察，不仅使各因素有了具体内容，而且可用检测方法予以证实。

1. 静脉血流滞缓

引起血液淤滞的原因很多，如长时间的制动、因病卧床、久坐、静脉曲张等。手术患者手术中脊髓麻醉或全身麻醉导致周围静脉扩张，静脉流速减慢；手术中由于麻醉作用致使下肢肌内完全麻痹，失去收缩功能；术后又因切口疼痛和其他原因卧床休息，下肢肌肉处于松弛状态，致使血流滞缓，诱发下肢深静脉血栓形成。

2. 静脉壁的损伤

包括①化学性损伤，静脉内注射各种刺激性溶液和高渗溶液，如各种抗生素、有机碘溶液、高渗葡萄糖溶液等均能在不同程度上刺激静脉内膜，导致静脉炎和静脉血栓形成。②机械性损伤，静脉局部挫伤、撕裂伤或骨折碎片创伤均可引起静脉血栓形成。股骨颈骨折损伤股总静脉，骨盆骨折常能损伤髂总静脉或其分支，均可并发髂股静脉血栓形成。③感染性损伤，化脓性血栓性静脉炎由静脉周围感染灶引起，较为少见，如感染性子宫内膜炎，可引起子宫静脉的脓毒性血栓性静脉炎。

3. 血液高凝状态

这是引起静脉血栓形成的基本因素之一。先天性高凝状态原因有血栓抑制剂的缺乏、血纤维蛋白原的异常、纤维蛋白溶解异常等，后天性高凝状态原因有创伤、休克、手术、肿瘤、长期使用雌激素、怀孕等。各种大型手术后血小板粘聚能力增强；术后血清前纤维蛋白溶酶活化剂和纤维蛋白溶酶两者的抑制剂水平均有升高，从而使纤维蛋白溶解减少。脾切除术后由于血小板骤然增加，可增加血液凝固性，烧伤或严重脱水使血液浓缩，也可增加血液凝固性。晚期癌肿如肺癌、胰腺癌，其他如卵巢、前列腺、胃或结肠癌，当癌细胞破坏组织同时，常释放许多物质，如粘蛋白凝血活素等，某些酶的活性增高，降低抗凝血酶Ⅲ的水平，从而增加血液的凝固度。大剂量应用止血药物，也可使血液呈高凝状态。

综合上述静脉血栓形成的病因为静脉血流滞缓和血液高凝状态是两个主要原因。单一因素尚不能独立致病，常常是 2 个或 3 个因素的综合作用造成深静脉血栓形成。

【临床表现】

（一）症状

最常见的主要临床表现是一侧肢体的突然肿胀。患下肢深静脉血栓形成的患者，局部感疼痛，行走时加剧。轻者局部仅感沉重，站立时症状加重。

（二）体征

①患肢肿胀，肿胀的发展程度，须依据每天用卷带尺精确的测量，并与健侧下肢对照粗细才可靠，单纯依靠肉眼观察是不可靠的。这一体征对确诊深静脉血栓具有较高的价值，小腿肿胀严重时，常致组织张力增高；②压痛，静脉血栓部位常有压痛。因此，下肢应检查小腿肌肉、腘窝、内收肌管及腹股沟下方股静脉；③Homans 征，将足向背侧急剧弯曲时，可引起小腿肌肉深部疼痛。小腿深静脉血栓时，Homans 征常为阳性；④浅静脉曲张深静脉阻塞可引起浅静脉压升高，发病 1~2 周后可见浅静脉曲张。

临床分型：

1. 小腿静脉血栓形成

常分布在小腿肌静脉丛内，为术后深静脉血栓形成的好发部位，常不影响血液回流，范围常较小，激发的炎性反应也较轻，临床表现常不明显，可有小腿部疼痛、压痛和小腿轻度肿胀，Homans 征（+）。

2. 髂股静脉（包括盆腔静脉）血栓形成

（1）原发性髂-股静脉血栓形成：发生率较小腿静脉血栓形成低，左侧多见。髂股静脉是下肢静脉回流的主要通道，一旦发生深静脉血栓形成，迅速可引起明显临床表现，起病急骤，主要表现有：①股部内侧压痛和疼痛，常可扪到有触痛的条索状物，淤血可致胀痛；②患肢肿胀严重；③皮肤颜色常发紫；④浅静脉曲张；⑤全身反应轻；⑥血栓逆行扩展可累及整个下肢静脉系统，形成全肢型，顺行扩展可侵犯下腔静脉，如血栓脱落，可致肺栓塞。

（2）继发性髂-股静脉血栓形成：血栓起源于小腿静脉丛血栓，通过顺行扩展，累及整个髂-股静脉系统，形成于原发性病变逆行扩展相同的临床表现，其特点为：①起病大多隐匿；②症状开始时轻微，实际病情比症状期长；③足靴区可有营养性变化。

（3）股青肿：为最严重类型。无论是原发性或是继发性髂-股静脉血栓形成，只要血栓扩展至患肢的大部分或整个静脉系统，尤其是股深静脉，使下肢处于严重的回流障碍，此时伴有动脉痉挛，即为股青肿。起病急骤，患肢疼痛、肿胀广泛、皮肤紧绷发亮、可呈紫色、起疱、皮温改变，足背动脉、胫后动脉搏动消失或明显减弱。全身反应明显，体温升高，由于大量体液迅速渗入患肢，可出现休克，晚期发生静脉性坏疽。

【辅助检查】

有些患者可能没有典型的临床表现，对诊断有困难的静脉血栓形成，可选用下列检查以资确诊，一般首选下肢静脉超声检查，注意不要遗漏髂静脉和肌间静脉。

1. 血管无损伤性检查法

近年来对诊断深静脉血栓形成的检查法有很大进展，采用血管无损伤性检查法，包括放射性纤维蛋白原试验、超声波检查、电阻抗体积描记法等。放射性纤维蛋白原试验对检查小腿深静脉血栓较敏感，超声波检查对检查髂股静脉血栓形成最有价值。如采用上述两种检查法，诊断尚难明确，仍需作静脉造影。至今尚无一种无损伤检查法可完全替代传统的静脉造影。不断探索和完善无损伤检查法，乃是今后努力的方向。

2. 上行性静脉造影

可了解血栓的部位和范围。病人仰卧，取半直立位，头端高 30°~45°。先在踝部扎一橡皮管止血带压迫浅静脉，用 12 号穿刺针直接经皮穿刺入足背浅静脉，在一分钟内注入 40%泛影葡胺 80~100ml，在电视屏幕引导下，先摄小腿部 X 片，再摄大腿及骨盆部 X 片。注射造影剂后，再快速注入生理盐水，以冲洗静脉管腔，减少造影剂刺激，防止浅静脉炎发生。

3. 造影 X 线片

常显示静脉内球状或蜿蜒状充盈缺损，或静脉主干不显影，远侧静脉有扩张，附近有丰富的侧支静脉，均提示静脉内有血栓形成。

静脉压测量用盛满生理盐水的玻璃测量器连接针头，穿刺足或踝部浅静脉或手臂浅静脉，测得静脉压。其数值需与健侧静脉压对照。这种检查用于病变早期侧支血管建立之前，才有诊断价值。

4. 实验室检查

D-二聚体（D-dimer）检查，D-二聚体主要反映纤维蛋白溶解功能。增高或阳性见于继发性纤维蛋白溶解功能亢进，如高凝状态、弥散性血管内凝血、肾脏疾病、器官移植排斥反应、溶栓治疗等。只要机体血管内有活化的血栓形成及纤维溶解活动，D-二聚体就会升高，D-二聚体阴性一般可排除下肢深静脉血栓，D-二聚体阳性者，需要进一步作影像学检查。

【诊断和鉴别诊断】

（1）多见于产后、盆腔术后、外伤、晚期癌肿、昏迷或长期卧床的患者。

（2）起病较急，患肢肿胀发硬、疼痛，活动后加重，常伴有发热、脉速。

（3）血栓部位压痛，沿血管可扪及索状物，血栓远侧肢体或全肢体肿胀，皮肤呈青紫色，皮温降低，足背、胫后动脉搏动减弱或消失，或出现静脉性坏疽。血栓伸延至下腔静脉时，则两下肢、臀部、下腹和外生殖器均明显水肿。血栓发生在小腿肌肉静脉丛时，Homans 征和 Neuhof 征阳性。

（4）后期血栓吸收机化，常遗留静脉机能不全，出生浅静脉曲张、色素沉着、溃疡、肿胀等，称为深静脉血栓形成后综合征。

（5）血栓脱落可致肺栓塞。

（6）放射性纤维蛋白原试验、多普勒超声及静脉血流图检查，有助于诊断。静脉造影可确定诊断。

【治疗】

1. 卧床休息和抬高患肢

腿部抬高和初期卧床休息可缓解伴有急性腿部肿胀的深静脉血栓病人的疼痛，建议严格卧床休息 1~2 周以防止肺栓塞的传统方法遭到了质疑，肺部扫描显示卧床并没有降低肺栓塞的发生率。此外，与卧床相比，早期下床活动可使患者的疼痛和肿胀改善得更快。深静脉血栓患者穿用弹力袜可改善疼痛和肿胀长期穿用，可能会抑制血栓增长并减少血栓后综合征。

2. 抗凝疗法

这是深静脉血栓形成现代最主要的治疗方法之一。正确地使用抗凝剂可降低肺栓塞并发率和深静脉血栓形成的后遗症。其作用在于防止已形成的血栓继续滋长和其他部位新血栓的形成，并促使血栓静脉较迅速地再管化。一般急性期使用肝素或低分子肝素，过渡到口服抗凝药物，如华法林，由于华法林与药物或食物相关作用复杂，个体剂量差异大，有出血风险，需要监测，近年来，研制出许多新型口服抗凝药物，如利伐沙班等。利伐沙班极少受药物或食物影响，一般无须检测，使用方便。

3. 溶栓治疗

包括系统溶栓和导管接触性溶栓，使用的药物多是尿激酶等。系统溶栓经静脉全身溶栓：通过浅静脉进行全身给药，使药物随血液循环在体内均匀分布，达到溶栓目的。介入溶栓多指保留导管接触性溶栓，又称为CDT。经近端深静脉置管逆行插入肢体远端深静脉，先利用导丝和导管对血管腔内的物理性开通部分解除流出道梗阻，再通过置入溶栓导管使药物与血栓直接接触，将急性期疏松新鲜的血栓溶解，主干静脉及时恢复通畅。有学者认为，导管溶栓治疗髂股静脉血栓比单纯抗凝可改善生活质量。

4. 手术治疗

通过手术方法将下肢深静脉内血栓取净或尽量取净和溶栓药物溶解残余血栓，再配合辅助治疗预防血栓再形成。取栓适应证：①股青肿；②病史不超过7天；③中心型或混合型（即全肢型）；④65岁以下有工作能力者。取栓禁忌证：①病史过长或周围型病人；②患肢曾有DVT病史；③重要脏器有明显功能障碍；④有凝血功能障碍性疾病；⑤患肢或盆腔有感染性疾病；⑥恶性肿瘤无法治愈可能者。

5. 深静脉血栓的长期治疗

深静脉血栓抗凝治疗持续时间仍有争议，长期抗凝有助于减少深静脉血栓的复发以及血栓后综合征。对于简单因素如手术或静止导致的深静脉血栓，抗凝时间需持续3个月，对于特发性深静脉血栓，建议抗凝时间需持续6~12个月。对于恶性肿瘤患者，低分子肝素优于华法林，用药时间为3~6个月。对于首次发作的深静脉血栓，但具有抗凝脂抗体或两项以上血栓形成危险因素，建议抗凝时间需持续至少12个月，而对于有两次深静脉血栓病史的患者，应终身抗凝治疗。

【转诊指导】

诊断下肢深静脉血栓明确者。

【健康教育】

（1）对具有高危险因素的患者，要采取综合预防措施。

（2）如手术患者术前与术后采取必要的药物预防措施。术中操作时，在邻近四肢或盆腔静脉周围的操作应轻巧，避免内膜损伤。避免术后在小腿下垫枕以影响小腿深静脉回流。鼓励病人的足和趾经常主动活动，并嘱多作深呼吸及咳嗽动作。

（3）尽可能早期下床活动，必要时下肢穿医用弹力长袜。特别对年老、癌症或心脏病患者在胸腔、腹腔或盆腔大于手术后，股骨骨折后，以及产后妇女更为重视。

第四节　下肢血栓闭塞性脉管炎

血栓闭塞性脉管炎多发生于青壮年男性，多有重度嗜烟历史。典型的临床表现为间歇性跛行、休息痛及游走性血栓性静脉炎。该病主要侵犯肢体，尤其是下肢的中、小动脉及其伴行的静脉和浅静脉，受累血管呈现血管壁全层的非化脓性炎症，管腔内有血栓形成，管腔呈现进行性狭窄以至完全闭塞，引起肢体缺血而产生疼痛，严重者肢端可发生不易愈合的溃疡及其坏疽。

血栓闭塞性脉管炎是一种少见的慢性复发性中、小动脉和静脉的节段性炎症性疾病，下肢多见。表现为患肢缺血、疼痛、间歇性跛行、足背动脉搏动减弱或消失和游走性表浅静脉炎，严重者有肢端溃疡和坏死。主要累及四肢末端中、小静脉，节段分布的慢性复发性血管炎，病理特征是炎细胞浸润性血栓，而血管壁很少受累。男性多见，与吸烟有很大的关系。临床特点是好发于四肢末端，以下肢多见，初起趾间怕冷，苍白，麻木，间歇性跛行，继则疼痛剧烈，日久患趾坏死变黑，甚至趾节脱落。

【病因】

血栓闭塞性脉管炎是青壮年的动脉和静脉的一种周期性、节段性炎症病变。发病机制不太清楚。寒冷是其诱发因素，吸烟与本病的发生、病情进展、症状恶化、复发、预后密切相关，戒烟后症状可以得到缓解。可能是因为烟碱有收缩血管的作用，或对烟草的某些成分发生变态反应。其他的因素有遗传因素、性激素、血浆因子异常和高凝状态、免疫状态紊乱、血管内皮细胞功能受损等。

【临床表现】

血栓闭塞性脉管炎多发于寒冷季节，以20~40岁男性多见；主要累及下肢，尤其是左下肢静脉，以侵犯足背、跖、胫动脉多见。患者多有受冷、潮湿、嗜烟、外伤等病史。因血管痉挛、血栓形成，导致管腔狭窄和闭塞，并引起供血不足或缺血而产生临床症状。根据疾病发展过程，临床分为三期。

1. 一期局部缺血期

患者有雷诺现象，初起患肢有疲劳、寒冷等感觉，皮肤出现一过性或持续的苍白、发绀、麻木、刺痛、灼热感。患肢上举时苍白，下垂时肤色变红。患者间歇性跛行，每行走一段路程后觉患肢小腿或足底有酸胀疼痛感而出现跛行，休息片刻后症状缓解或消失，再行走同样或较短距离时，患肢酸胀疼痛出现。随着病情的加重，行走的距离越来越短。部分患者小腿出现游走性红硬条索（游走性血栓性浅静脉炎）。

2. 二期营养障碍期

随着间歇性跛行的行走距离日益缩短，最终出现在静息状态下患肢持续性疼痛，称为静息痛。尤以夜间疼痛剧烈。若合并神经炎，疼痛范围扩大，呈电击状疼痛，病人往往取弯腰屈膝而坐，肢体悬垂床边而卧，以缓解疼痛。患足肌肉明显萎缩，皮肤干燥，汗毛脱落，趾甲增厚，且生长缓慢。

3. 三期组织坏死期

若动脉管腔完全闭塞，组织供血停止，则肢端发生干性坏疽，指/趾尖或甲周发黑、干瘪，随后发展成溃疡或坏疽。坏死的趾端自行脱落，形成经久不愈的溃疡。合并感染时，则红肿明显，患足剧烈疼痛，全身发热，转为湿性坏疽。

【辅助检查】

肢体超声多普勒、血流图、动脉造影及血脂、血糖等检查，可以明确诊断，有助于鉴别诊断，了解病情严重程度。四肢动脉造影可显示动脉阻塞部位和侧支循环情况，可与闭塞性动脉硬化症的表现颇为相似。在血栓闭塞性脉管炎，动脉造影可发现管腔变狭小，至后期一段血管呈完全闭塞。在闭塞处之上管腔较光滑、无充盈残缺现象，其血管并不呈扭曲状。

【诊断和鉴别诊断】

年轻吸烟患者有肢体缺血症状，根据患者肢体有发作性疼痛、间歇性跛行、足背动脉搏动减弱或消失，下肢动脉造影可见腘窝以下动脉闭塞，无近端动脉疾病。即可诊断。

应与闭塞性动脉硬化症相区别。后者年龄在40岁以上，常伴高血压、糖尿病、高脂血症及冠状动脉粥样硬化性心脏病。常为大、中动脉受累，病程发展快。X线片或血管彩色多普勒超声检查可提示患肢动脉壁内有钙化。

【治疗】

1. 药物治疗

（1）抑制血小板凝聚药物：低分子肝素、阿司匹林、氯吡格雷等。

（2）血管扩张剂：可应用盐酸妥拉苏林、钙离子阻断剂、盐酸罂粟碱等。

（3）改善微循环的药物：西洛他唑、前列腺素、沙格雷酯等。

（4）抗生素：有局部和全身感染时，选用合适的抗生素治疗。

（5）糖皮质激素：对病情急性期可考虑应用，每日口服泼尼松或静脉滴注氢化可的松。

（6）止痛药：疼痛明显者可选用各种止痛药，或用普鲁卡因穴位注射、静脉封闭或股动脉周围封闭，甚至可行腰交感神经节阻滞或硬脊膜外麻醉等。

（7）局部治疗：对干性坏疽无菌包扎防止感染，对溃疡可外用康复新换药。

2. 手术治疗

经非手术方法治疗无效者，可行腰交感神经切除术、动脉旁路移植术、动静脉转流术或动脉血栓内膜剥离术。当肢端坏死边界局限后，在无菌情况下扩创，将坏死组织清除。对已形成趾端坏疽者，要考虑截趾或截肢术。

【转诊指导】

（1）患者间歇性跛行症状逐渐加重，需行手术治疗者。

（2）患趾出现缺血坏死或趾节脱落者。

（3）患肢突发急性动脉栓塞者。

【健康教育】

本病病因未明，但某些因素能诱发本病，并能引起病情的发展，故积极地采取预防措施，能稳定病情、减轻症状。

（1）绝对禁烟是预防和治疗本病的一项重要措施。

（2）足部清洁与干燥保持足部清洁、防止感染；因湿冷比干冷对病情更为有害，故宜保持足部干燥；因患部已有血液循环不良，即使轻微外伤亦易引起组织坏死和溃疡形成，故切忌任何形式的外伤。

（3）防寒保暖无论是在工作或休息时均宜保持足部温暖，以改善足部血液循环，但不能过热，以免增加氧消耗量。

（4）体位变动与足部运动劳动时应随时变换体位，以利于血液循环。平时可进行足部运动（Buerger运动），以促进患肢侧支循环。方法为：患者平卧，抬高患肢45°，维持1~2min，然后两足下垂床旁2~5min，同时两足及其趾向四周活动10次，再将患肢放平休息2min，如此反复练习5次，每天数回。

（5）避免应用缩血管药物。

第六编　社区其他常见疾病的诊疗与转诊

第一章　社区常见妇产科疾病的诊疗与转诊

第一节　产前检查与孕期保健

一、产前检查

产前检查是监测胎儿发育和宫内生长环境，监护孕妇各系统变化，促进健康教育与咨询，提高妊娠质量，减少出生缺陷的重要措施。规范和系统的产前检查是确保母儿健康与安全的关键环节。

（一）产前检查的时间与次数

首次产前检查的时间应从确诊妊娠早期开始主要目的是：①确定孕妇和胎儿的健康状况；②估计和核对孕期或胎龄；③制定产前检查计划。一般情况下首次检查时间应在6~8周为宜，妊娠20~36周为每4周检查1次，妊娠37周以后每周检查1次，共行产前检查9~11次。

（二）首次产前检查

应详细询问病史，包括现病史、月经史、孕产史、既往史、家族史等，并进行系统的全身检查、产科检查和必要的辅助检查。

1. 病史

（1）年龄：年龄过小容易发生难产；35岁以上初孕妇容易并发妊娠期高血压疾病、产力异常等。

（2）职业：如接触有毒有害或放射性物质的孕妇，应检测血常规和肝功能等相应检查。

（3）本次妊娠过程：了解妊娠早期有无病毒感染及用药史、发热及出血史；饮食营养、职业状况及工作环境、睡眠及大小便情况。

（4）推算预产期按末次月经第一日算起，月份减3或加9，日数加7。如末次月经第1日是2007年9月10日，预产期应为2008年6月17日。若孕妇只知农历日期，应先换算成公历再推算预产期。实际分娩日期与推算的预产期有可能相差1~2周。若孕妇记不清末次月经日期或哺乳期尚未月经来潮而受孕者，可根据早孕反应开始出现时间、胎动开始时间、子宫底高度和B型超声检查的胎囊大小（GS）、头臀长度（CRL）、胎头双顶径（BPD）及股骨长度（FL）值推算出预产期。

（5）月经史和孕产史：月经周期的长短影响了预产期的推算和胎儿生长发育的监测。月经周期延长、缩短或不规律者应及时根据B型超声检查结果重新核对孕周并推算预产期。如月经周期45日的孕妇，其预产期应相应推迟15日。初产妇应了解孕次、流产史；经产妇应了解有无难产史、死胎死产史、分娩方式及有无产后出血史，了解出生时新生儿情况。

（6）既往史和手术史：了解妊娠前有无高血压、心脏病、糖尿病、血液病、肝肾疾病、结核病等及做过何种手术。

（7）家族史：询问家族中有无妊娠合并症、双胎妊娠及其他遗传性疾病等。对有遗传疾病家族史者，可以在妊娠早期行绒毛活检，或在妊娠中期作胎儿染色体核型分析；应由专科医生作遗传咨询，以减少遗传病儿的出生率。

（8）配偶情况：着重询问健康状况和有无遗传性疾病等。

2. 全身检查

①观察孕妇发育、营养及精神状态；②注意步态及身高，身材矮小（<145cm）常伴有骨盆狭窄；③测量体重，计算体重指数（BMI），BMI＝体重（kg）/［身高（m）］，评估营养状况；④测量血压，正常血压不应超过140/90mmHg；⑤注意心脏有无病变，必要时应在妊娠20周以后行心动超声检查；⑥检查乳房发育情况、乳头大小及有无乳头凹陷；⑦注意脊柱及下肢有无畸形；⑧常规妇科检查了解生殖道发育及是否畸形。

进行必要的辅助检查，如血常规和血型、尿常规、肝功能、肾功能、空腹血糖、乙肝表面抗原（HBsAg）、梅毒螺旋体、HIV筛查和B型超声检查。

妊娠早期B型超声检查可确定是否宫内妊娠和孕周、胎儿是否存活、胎儿颈项透明层、胎儿数目或双胎绒毛膜性质、子宫附件情况等。

3. 健康教育

①妊娠后阴道出血的认识和预防。②营养和生活方式指导（卫生、性生活、运动锻炼、旅行、工作）。③补充叶酸0.4～0.8mg/d至妊娠3个月。④避免接触有毒有害物质（如放射线、高温、铅、汞、苯、砷、农药等）。⑤慎用药物，避免使用可能影响胎儿正常发育的药物。⑥改变不良的生活习惯（如吸烟、酗酒、吸毒等）及生活方式；避免高强度的工作、高噪音环境和家庭暴力。⑦保持心理健康，解除精神压力，预防妊娠期及产后心理问题的发生。

（三）妊娠中晚期检查

可转至有助产资质的医院或专业的妇幼保健机构行孕中晚期的产检。

二、孕妇管理

孕妇系统管理指从确诊妊娠开始到产后42日之内，以母儿共同为监护对象，按照妊娠各期所规定的一些必查和备查项目，进行系统检查、监护和保健指导，及时发现高危情况，及时转诊治疗和住院分娩及产后随访，以确保母婴安全与健康的系统管理。

我国已普遍实行孕产期系统保健的三级管理，推广使用孕产妇系统保健手册，对高危妊娠进行重点筛查、监护和管理，以达到降低孕产妇及围产儿患病率、提高母儿生活质量的目标。

1. 实行孕妇系统保健的三级管理

对孕产妇开展系统管理，做到医疗与预防紧密结合，加强产科工作的系统性以保证产科质量，并使有限的人力物力发挥更大的社会和经济效益。现在我国城市开展医院三级管理（市，区、街道）和妇幼保健机构三级管理（市、区、基层卫生院），在农村也开展三级管理（县医院和县妇幼保健站、乡卫生院、村妇幼保健人员），实行孕产妇划片分级管理，并健全相互间会诊、转诊等制度，及早发现高危孕妇并转至上级医院进行会诊和监护处理。

2. 使用孕妇系统保健手册

建立孕妇系统保健手册制度，是为了加强对孕妇系统管理，提高产科疾病防治与管理质量，降低“三率”（孕产妇死亡率、围产儿死亡率和病残儿出生率）。保健手册需从确诊早孕时开始建册，系统管理直至产褥期结束（产后满6周）。手册应记录每次产前检查时的孕妇与胎儿情况及处理意见，在医院住院分娩时应提交孕产妇保健手册，出院时需将住院分娩及产后母婴情况填写完整后将手册交还给产妇，由产妇交至居住的基层医疗保健组织，以便进行产后访视（共3次，分别是出院3日内、产后14日、产后28日），产后访视结束后将保健手册汇总至县、区妇幼保健所进行详细的统计分析。

3. 对高危妊娠进行筛查、监护和管理

通过系统的产前检查，尽早筛查出具有高危因素的孕妇，及早给予评估与诊治。妊娠早期应注意孕产史，特别是不良孕产史，如流产、早产、死胎、死产史，生殖道手术史；有无畸形胎儿或幼儿智力低下史；有无妊娠合并症，如慢性高血压、心脏病、糖尿病、肝肾疾病、血液病、神经和精神疾病等，及时请相关学科会诊，不宜继续妊娠者应告知并及时终止妊娠；高危孕妇继续妊娠者，应评估是否转诊。

对妊娠中晚期出现的异常情况如妊娠期高血压疾病、妊娠期糖尿病、胎儿生长受限、胎盘和羊水异常等高危妊娠者应加强管理及时转诊到上级医院，以确保母婴安全，不断提高高危妊娠管理的“三率”（高危妊娠检出率、高危妊娠随诊率、高危妊娠住院分娩率），这是降低孕产妇死亡率、围产儿死亡率和病残儿出生率的重要手段。

三、产科合理用药

妊娠期是个特殊的生理期，其间各系统均有明显的适应性改变，药物在孕妇体内发生的药代动力学和药效变化也会与非妊娠期有明显的差异；药物可直接作用于胚胎，对其产生影响；也可间接通过生物转化成为代谢产物后具有致畸作用。

妊娠期母体代谢状态、胎儿生长发育、胎盘功能变化都会影响药物的吸收、分布、代谢、排泄，对药物的毒性产生不同程度的影响，所以孕产妇要合理用药。

1. 妊娠期母体药物或化合物代谢的特点

（1）吸收：受妊娠期高雌、孕激素水平的影响，消化系统张力降低，动力下降，胃肠蠕动减慢，使吸收更加完全。胃酸和蛋白酶分泌减少，弱酸性药物吸收率降低，弱碱性药物吸收率增加。

（2）分布：药物在体内的分布与药物和组织、血浆蛋白的结合情况有关。从妊娠早期开始，血容量逐渐增加，妊娠32～34周达高峰并持续到分娩，使药物分布容积增加，血药浓度下降。血浆蛋白尤其是白蛋白减少，使游离状态的药物增多，一方面使药物活性增加，另一方面易通过胎盘扩散进入胎儿体内，增加胎儿风险。

（3）生物转化：妊娠晚期，肝酶系统活力降低；高雌激素水平使胆汁在肝内淤积，影响药物生物转化与排泄。

（4）排泄：肝脏是药物排泄的主要器官，其次为肠道，很少部分通过唾液腺、汗腺排泄。从妊娠早期开始，肾脏血流量、肾小球滤过率逐渐增加。加速了药物经肾脏的排泄，使药物半衰期缩短。

（5）胎盘的屏障作用：在药代动力学上，胎盘的作用主要是转运功能、受体表达以及生物转化作用。随着妊娠进展，这些功能也发生相应变化。胎盘对药物的转运受药物本身理化性质影响，分子量小、脂溶性高、血浆蛋白结合率低、非极性的药物容易到达胎儿。

2. 药物对不同妊娠时期的影响

妊娠期间，药物可影响母体内分泌、代谢等，间接影响胚胎、胎儿，也可通过胎盘屏障直接影响胎儿。最严重的药物毒性是影响胚胎分化和发育，导致胎儿畸形和功能障碍，与用药时的胎龄密切相关。

着床前期是卵子受精至受精卵着床于子宫内膜前的一段时期，指受精后2周内。此期的受精卵与母体组织尚未直接接触，还在输卵管腔或宫腔分泌液中，故着床前期用药对其影响不大，药物影响囊胚的必备条件是药物必须进入分泌液中一定数量才能起作用，若药物对囊胚的毒性极强，可以造成极早期流产。

晚期囊胚着床后至12周左右是药物的致畸期，是胚胎、胎儿各器官处于高度分化、迅速发育、不断形成的阶段，首先是心脏、脑开始分化发育，随后是眼、四肢等。此时孕妇用药，其毒性能干扰胚胎、胎儿组织细胞的正常分化，任何部位的细胞受到药物毒性的影响，均可能造成某一部位的组织或器官发生畸形。药物毒性作用出现越早，发生畸形可能越严重。

妊娠12周以后直至分娩，胎儿各器官已形成，药物致畸作用明显减弱。但对于尚未分化完全的器官，如生殖系统，某些药物还可能对其形成产生影响，而神经系统因在整个妊娠期间持续分化发育，故药物对神经系统的影响可以一直存在。

分娩期用药也应考虑到对即将出生的新生儿有无影响。

3. 孕产妇用药原则

（1）必须有明确指证，避免不必要的用药。

（2）必须在医生指导下用药，不要擅自使用药物。

（3）能用一种药物，避免联合用药。

（4）能用疗效较肯定的药物，避免用尚难确定对胎儿有无不良影响的新药。

（5）能用小剂量药物，避免用大剂量药物。

（6）严格掌握药物剂量和用药持续时间，注意及时停药。

（7）好娠早期若病情允许，尽量推迟到妊娠中晚期再用药。

（8）若病情所需，在妊娠早期应用对胚胎、胎儿有害的致畸药物，应先终止妊娠，随后再用药。

4. 药物对胎儿的危害性等级

美国FDA曾根据药物对胎儿的致畸情况，将药物对胎儿的危害性等级分为A、B、C、D、X 5个级别。

A级：经临床对照研究，无法证实药物在妊娠早期与中晚期对胎儿有危害作用，对胎儿伤害可能性最小，是无致畸性的药物。如适量维生素。

B级：经动物实验研究，未见对胎儿有危害。无临床对照试验，未得到有害证据。可以在医生观察下使用。如青霉素、红霉素、地高辛、胰岛素等。

C级：动物实验表明，对胎儿有不良影响。由于没有临床对照试验，只能在充分权衡药物对孕妇的益处、胎儿潜在利益和对胎儿危害情况下，谨慎使用。如庆大霉素、异丙嗪、异烟肼等。

D级：有足够证据证明对胎儿有危害性。只有在孕妇有生命威胁或患严重疾病，而其他药物又无效的情况下考虑使用如硫酸链霉素等。

X级：动物和人类实验证实会导致胎儿畸形。在妊娠期间或可能妊娠的妇女禁止使用、如甲氨蝶呤、己烯雌酚等。

在妊娠前12周，不宜用C、D、X级药物。

四、孕期常见症状及其处理

1. 便秘

妊娠期间常见。肠蠕动及肠张力减弱，排空时间延长，水分被肠壁吸收，加之增大妊娠子宫及胎先露部对肠道下段压迫，常会引起便秘。排便习惯正常的孕妇可以在妊娠期预防便秘，每日清晨饮一杯开水，多吃易消化的、含有纤维素多的新鲜蔬菜和水果，并且每日进行适当的运动，养成按时排便的良好习惯，必要时使用缓泻剂，如开塞露、甘油栓，使粪便润滑容易排出。禁用泻剂，也不应灌肠，以免引起流产或早产。

2. 痔疮

痔静脉曲张可在妊娠期间首次出现，妊娠也可使已有的痔疮复发和恶化。系因增大妊娠子宫或妊娠期便秘使痔静脉回流受阻，引起直肠静脉压升高。除多吃蔬菜和少吃辛辣食物外，通过温水坐浴、服用缓泻剂可缓解痔疮引起的疼痛和肿胀感。

3. 消化系统症状

妊娠早期恶心、呕吐常见，应少食、多餐，忌油腻的食物。给予维生素$B_6$10~20mg，每日3次口服；消化不良者，口服维生素B_1 20mg、干酵母3片及胃蛋白酶0.3g，饭时与稀盐酸1ml同服，每日3次。

呕吐症状严重，属妊娠剧吐，按该病治疗。

另外由于妊娠子宫使胃上移，胃内容物反流至食管下段，会引起胃灼热。餐后避免弯腰和平躺，并适当活动可减缓症状，或服用氢氧化铝等抑酸剂。

4. 腰背痛

妊娠期间关节韧带松弛，增大妊娠子宫向前突使躯体重心后移，腰椎向前突，使背肌处于持续紧张状态，孕妇常出现轻微腰背痛。休息时，腰背部垫枕头可缓解疼痛，必要时应卧床休息、局部热敷及服止痛药物。若腰背痛明显者，应及时查找原因，按病因治疗。

5. 下肢及外阴静脉曲张

静脉曲张因增大子宫压迫下腔静脉使股静脉压力增高，随妊娠次数增多逐渐加重。于妊娠晚期，应尽量避免长时间站立，下肢绑以弹性绷带，晚间睡眠时应适当垫高下肢以利于静脉回流。分娩时应防止外阴部曲张的静脉破裂。

6. 贫血

孕妇于妊娠中晚期对铁的需求量增多，单靠饮食补充明显不足，应自妊娠 4~5 个月开始补充铁剂，如硫酸亚铁 0.3g，每日 1 次口服预防贫血。若已出现贫血，应查明原因，以缺铁性贫血最常见，应加大剂量，口服硫酸亚铁 0.6g，另外补充维生素 C 和钙剂能增加铁的吸收。

7. 下肢肌肉痉挛

是孕妇缺钙的表现，肌肉痉挛多发生在小腿腓肠肌，于妊娠晚期多见，常在夜间发作，多能迅速缓解。已出现下肢肌肉痉挛的孕妇应及时补充钙剂。

8. 下肢水肿

孕妇于妊娠晚期常有踝部、小腿下半部轻度水肿，休息后消退，属生理现象。睡眠取左侧卧位，下肢垫高 15°能使下肢血液回流改善，水肿减轻。若下肢水肿明显，休息后不消退，应考虑到妊娠合并肾脏疾病、低蛋白血症等。

9. 仰卧位低血压

妊娠晚期，孕妇若较长时间取仰卧位姿势，由于增大妊娠子宫压迫下腔静脉，使回心血量及心排出量突然减少，出现低血压，此时孕妇改为侧卧位，血压迅即恢复正常。

10. 外阴阴道假丝酵母菌病

30%孕妇的阴道分泌物中可培养出假丝酵母菌。多数孕妇无症状，部分孕妇有阴道分泌物增多、外阴瘙痒伴疼痛和红肿，给予阴道内放置克霉唑栓剂等。

第二节　自 然 流 产

妊娠不足 28 周、胎儿体重不足 1000g 而终止者，称为流产。发生在妊娠 12 周前者，称为早期流产，而发生在妊娠 12 周或之后者，称为晚期流产。

【病因】

病因包括胚胎因素、母体因素、父亲因素和环境因素。

1. 胚胎因素

胚胎或胎儿染色体异常是早期流产最常见的原因，占 50%~60%，而中期妊娠流产中约占 1/3，晚期妊娠胎儿丢失中仅占 5%。除遗传因素外，感染、药物等因素也可引起胚胎染色体异常。若发生流产，多为空孕囊或已退化的胚胎，少数至妊娠足月可能娩出畸形儿，或有代谢及功能缺陷。

2. 母体因素

（1）全身性疾病：孕妇患全身性疾病，如严重感染、高热疾病、严重贫血或心力衰竭、血栓性疾病、慢性消耗性疾病、慢性肝肾疾病或高血压等，有可能导致流产。宫内感染（TORCH）虽对孕妇影响不大，但可感染胎儿导致流产。（2）生殖器官异常：子宫畸形（如子宫发育不良、双子宫、双角子宫、单角子宫、子宫纵隔等；子宫肌瘤、子宫腺肌瘤、宫腔粘连等，均可影响胚胎着床发育而导致流产、宫颈重度裂伤、宫颈部分或全部切除术后、宫颈内口松弛等所致的宫颈功能不全，可引发胎膜早破而发生晚期自然流产。（3）内分泌异常：女性内分泌功能异常（如黄体功能不全、高催乳素血症、多囊卵巢综合征等），甲状腺功能减退、糖尿病血糖控制不良等，均可导致流产。（4）强烈应激与不良习惯：妊娠期无论严重的躯体（如手术、直接撞击腹部等；心理过度紧张、焦虑、恐惧、忧伤等精神创伤）的不良刺激均可导致流产。（5）免疫功能异常：包括自身免疫功能异常和同种免疫功能异常。前者主要发生在抗磷脂抗体，狼疮抗凝血因子阳性的患者，临床上可仅表现为自然流产，甚至复发性流产。

3. 父亲因素

有研究证实精子的染色体异常可以导致自然流产。

4. 环境因素

过多接触放射线和砷、铅、甲醛、苯、氯丁二烯、氧化乙烯等化学物质，均可能引起流产。

【病理】

孕8周前的早期流产，胚胎多先死亡，随后发生底蜕膜出血并与胚胎绒毛分离，已分离的胚胎组织如异物，可引起子宫收缩，妊娠物多能完全排出。妊娠8~12周时胎盘绒毛发育茂盛，与底蜕膜联系较牢固，流产的妊娠物往往不易完整排出，部分妊娠物滞留在宫腔内，影响子宫收缩，导致出血量较多。

妊娠12周以后的晚期流产，胎盘已完全形成，流产时先出现腹痛，然后排出胎儿、胎盘。胎儿在宫腔内死亡过久，被血块包围，形成血样胎块而引起出血不止。也可因血红蛋白被吸收而形成肉样胎块，或胎儿钙化后形成石胎、脐带异常等病理表现。

其他还可见压缩胎儿、纸样胎儿、浸软胎等。

【临床表现】

主要为停经后阴道流血和腹痛。

（1）早期流产时，妊娠物排出前胚胎多已死亡。开始时绒毛与蜕膜剥离，血窦开放，出现阴道流血，剥离的胚胎和血液刺激子宫收缩，排出胚胎及其他妊娠物，产生阵发性下腹部疼痛。胚胎及其附属物完全排出后，子宫收缩，血窦闭合，出血停止。

（2）晚期流产时，胚胎或胎儿排出前后往往还有生机，其原因多为子宫解剖异常，其临床过程与早产相似，胎儿娩出后胎盘娩出，出血不多；也有少数流产前胚胎或胎儿已死亡，其原因多非解剖因素所致，如严重胎儿发育异常、自身免疫异常、血栓前状态、宫内感染等。

早期流产的临床过程表现为先出现阴道流血，后出现腹痛。晚期流产的临床过程表现为先出现腹痛（阵发性子宫收缩），后出现阴道流血。

【临床类型】

按自然流产发展的不同阶段，分为以下临床类型：

1. 先兆流产

指妊娠28周前先出现少量阴道流血，常为暗红色或血性白带，无妊娠物排出，随后出现阵发性下腹痛或腰背痛。妇科检查宫颈口未开，胎膜未破，子宫大小与停经周数相符。经休息及治疗后症状消失，可继续妊娠；若阴道流血量增多或下腹痛加剧，可发展为难免流产。

2. 难免流产

指流产不可避免。在先兆流产基础上，阴道流血量增多，阵发性腹痛加剧，或出现阴道流液（胎膜破裂）。妇科检查宫颈口已扩张或胎囊堵塞于宫颈口内，子宫大小与停经周数基本相符或略小。

3. 不全流产

难免流产继续发展，部分妊娠物排出宫腔，还有部分残留于宫腔内或嵌顿于宫颈口处，或胎儿排出后胎盘滞留宫腔或嵌顿于宫颈口，影响子宫收缩，导致大量出血，甚至发生休克。妇科检查见宫颈口已扩张，宫颈口有妊娠物堵塞及持续性血液流出，子宫小于停经周数。

4. 完全流产

指妊娠物已全部排出，阴道流血逐渐停止，腹痛逐渐消失。妇科检查宫颈口已关闭，子宫接近正常大小。

此外，流产有3种特殊情况。

1. 稽留流产又称过期流产

指胚胎或胎儿已死亡滞留宫腔内未能及时自然排出者。表现为早孕反应消失，有先兆流产症状或无任何症状，子宫不再增大反而缩小。若已到中期妊娠，孕妇腹部不见增大，胎动消失。妇科检查宫颈口未开，子宫较停经周数小，质地不软，未闻及胎心。

2. 复发性流产

指同一性伴侣连续发生3次及3次以上的自然流产。复发性流产大多数为早期流产、少数为晚期流产。虽然复发性流产的定义为连续3次或3次以上，但大多数专家认为连续发生2次流产即应重视并予评估，因为其再次流产的风险与3次者相近。

3. 流产合并感染

流产过程中，若阴道流血时间长，有组织残留于宫腔内或非法堕胎，有可能引起宫腔感染，常为厌氧菌及需氧菌混合感染，严重感染可扩展至盆腔、腹腔甚至全身，并发盆腔炎、腹膜炎、感染性休克。

【诊断】

诊断自然流产一般并不困难，根据病史及临床表现多能确诊，仅少数需行辅助检查。自然流产确诊后，还需确定其临床类型，决定相应的处理方法。

1. 病史

应询问患者有无停经史和反复流产史，有无早孕反应、阴道流血，应询问阴道流血量及持续时间，有无阴道排液及妊娠物排出。询问有无腹痛，腹痛部位、性质、程度。了解有无发热、阴道分泌物性状及有无臭味可协助诊断流产合并感染。

2. 体格检查

测量体温、脉搏、呼吸、血压。有无贫血及感染征象。消毒外阴后行妇科检查，注意宫颈口是否扩张，羊膜囊是否膨出，有无妊娠物堵塞于宫颈口内；子宫大小与停经周数是否相符，有无压痛；双侧附件有无压痛、增厚或包块。疑为先兆流产者，操作应轻柔。

3. 辅助检查

（1）B型超声检查：对疑为先兆流产者，根据妊娠囊的形态，有无胎心搏动，确定胚胎或胎儿是否存活，以指导正确的治疗方法。若妊娠囊形态异常或位置下移，预后不良。

不全流产及稽留流产均可借助B型超声检查协助确诊。

(2) 妊娠试验：临床多采用尿早早孕诊断试纸条法，对诊断妊娠有价值。为进一步了解流产的预后，多选用各种敏感方法连续测定血HCG的水平，正常妊娠6~8周时，其值每口应以66%的速度增长，若48小时增长速度<66%，提示妊娠预后不良。

(3) 孕激素测定：测定血孕酮水平，能协助判断先兆流产的预后。

4. 宫颈功能不全的诊断

(1) 有不明原因晚期流产、早产，或未足月胎膜早破史，且分娩前或破膜前无明显宫缩，胎儿存活，应怀疑宫颈功能不全。

(2) 非孕期，妇科检查发现宫颈外口松弛明显，宫颈扩张器探查宫颈管时，宫颈内口可顺利通过8号扩张器。

(3) 妊娠期，无明显腹痛而宫颈内口开大2cm以上，宫颈管缩短并软化，此外B型超声测量宫颈内口宽度>15mm均有助于诊断。

【鉴别诊断】

首先，应鉴别流产的类型，早期自然流产应与异位妊娠，葡萄胎、功能失调性子宫出血及子宫肌瘤等相鉴别。

【处理】

应根据自然流产的不同类型进行相应处理。

1. 先兆流产

卧床休息，禁性生活，必要时给予对胎儿危害小的镇静剂；黄体功能不全者可肌内注射黄体酮注射液10~20mg，每日或隔日1次，口服维生素E保胎治疗；甲状腺功能减退者可口服小剂量甲状腺片。经治疗7周，若阴道流血停止，B型超声检查提示胚胎存活，可继续妊娠。若临床症状加重，B型超声检查发现胚胎发育不良，HCG持续不升或下降，表明流产不可避免，应终止妊娠。此外，应重视心理治疗，使其情绪安定，增强信心。

2. 难免流产

一旦确诊，应尽早使胚胎及胎盘组织完全排出。早期流产应及时行清宫术，对妊娠物应仔细检查，并送病理检查；晚期流产时，子宫较大，出血较多，可用缩宫素10~20单位静脉滴注，促进子宫的收缩。当胎儿及胎盘排出后检查是否完全，必要时清宫。应给予抗生素预防感染。

3. 不全流产

一经确诊，应尽快行刮宫术或钳刮术，清除宫腔内残留组织。阴道大量出血伴休克者，应同时输血输液，并给予抗生素预防感染。

4. 完全流产

流产症状消失，B型超声检查证实宫腔内无残留物，若无感染征象，不需特殊处理。

5. 稽留流产

处理较困难，胎盘组织机化，与子宫壁紧密粘连，致使刮宫困难。晚期流产稽留时间过长可能发生凝血功能障碍，造成严重出血。处理前应查血常规、血小板计数及凝血功能，并做好输血准备。凝血功能正常，先口服炔雌醇1mg，每日2次，连用5日，可提高子宫肌对缩宫素的敏感性。

子宫<12 孕周者，可行刮宫术，术中肌肉注射缩宫素，手术应特别小心，避免子宫穿孔，一次不能刮净，于 5~7 天后再次刮宫。

孕周>12 孕周者，可使用米非司酮加米索前列醇，或静脉滴注缩宫素，促使胎儿、胎盘排出。若有凝血功能障碍应尽早使用肝素、纤维蛋白原及输新鲜血、新鲜冰冻血浆等，待凝血功能好转后再行刮宫。

6. 复发性流产

染色体异常夫妇，应于孕前进行遗传咨询，确定是否可以妊娠。

7. 流产合并感染

治疗原则为控制感染的同时尽快清除宫内残留物。

若阴道流血不多，先选用广谱抗生素 2~3 日，待感染控制后再行刮宫。若阴道流血量多，静脉滴注抗生素及输血的同时，先用卵圆钳将宫腔内残留大块组织夹出，使出血减少，切不可用刮匙全面搔刮宫腔，以免造成感染扩散。

术后应继续用广谱抗生素，待感染控制后再行彻底刮宫。若已合并感染性休克者，应积极进行抗休克治疗，病情稳定后再行彻底刮宫。若感染严重或盆腔脓肿形成，应行手术引流，必要时切除子宫。

【转诊指导】

（1）有剖宫产，子宫肌瘤剔除术史者。

（2）疑子宫角部妊娠者。

（3）稽留流产，流产合并感染者。

（4）合并高血压，心脏病，肝肾功能不良，凝血功能障碍等内科疾病者。

（5）大出血有休克征象者。

【健康教育】

（1）重视孕前检查，计划妊娠妇女应戒烟、戒毒，避免被动吸烟。

（2）对 2 次及以上自然流产应进一步查找流产原因指导优生或计划生育。

（3）积极治疗生殖道炎症，注意经期卫生。

（4）采取积极有效的避孕措施，减少子宫内膜损伤和子宫内膜炎的发生；避免多产、多次刮宫，减少不必要的宫腔操作。

第三节　妊娠剧吐

孕妇妊娠 5~10 周频繁恶心呕吐，不能进食，排除其他疾病引发的呕吐，体重较妊娠前减轻≥5%、体液电解质失衡及新陈代谢障碍，需住院输液治疗者称妊娠剧吐。

【临床表现】

停经 40 日左右出现早孕反应，逐渐加重直至频繁呕吐不能进食，前呕吐物中有胆汁或咖啡样物质。严重呕吐引起水及电解质紊乱，动用体内脂肪，其中间产物丙酮聚集，引起代谢性酸中毒。

体重较妊娠前减轻≥5%，面色苍白，皮肤干燥，脉搏细数，尿量减少，严重时血压下降，引起肾前性急性肾衰竭。一些孕妇会出现短暂的肝功能异常。

【辅助检查】

（1）尿液检查。测定尿量、尿比重、酮体，注意有无蛋白尿及管型尿。

（2）血液检查。测定红细胞数、血红蛋白含量、血细胞比容、全血及血浆黏度，了解有无血液浓缩。动脉血气分析测定了解酸碱平衡情况，还应检测血钾、血钠、血氯含量、凝血功能等。

【诊断及鉴别诊断】

根据病史临床表现及妇科检查，不难确断。其诊断至少应包括每日呕吐≥3 次，尿酮体阳性，体重较妊娠前减轻≥5%。

妊娠剧吐主要应与葡萄胎及可能引起呕吐的疾病如肝炎、胃肠炎等相鉴别。

【治疗】

妊娠后服用多种维生素可减轻妊娠恶心、呕吐。对精神情绪不稳定的孕妇，给予心理治疗，妊娠剧吐患者应住院治疗，禁食。

根据化验结果，明确失水量及电解质紊乱情况，酌情补充水分和电解质，每日补液量不少于 3000ml，尿量维持在 1000ml 以上，输液中应加入氯化钾、维生素 C 等，并给予维生素 B_1肌肉注射。

【转诊指导】

一旦诊断妊娠剧吐即应转二级及以上医院住院治疗。

【健康教育】

（1）饮食宜清淡有营养，易于消化，少量多餐，避免油腻生冷及刺激性食物。

（2）保持口腔清洁，呕吐后用淡盐水漱口。

（3）保持心情愉快，户外活动，听音乐转移注意力。

第四节　异位妊娠

受精卵在子宫体腔以外着床称为异位妊娠，习称宫外孕。异位妊娠依受精卵在宫腔外种植部位不同而分为：输卵管妊娠、卵巢妊娠、腹腔妊娠、阔韧带妊娠、宫颈妊娠、剖宫产瘢痕妊娠等。其中输卵管妊娠占 95%左右。其次为峡部、伞部，间质部妊娠较少见。另外，在偶然情况下，可见输卵管同侧或双侧多胎妊娠，或宫内与宫外同时妊娠，尤其多见于辅助生殖技术和促排卵受孕者。

【病因】

1. 输卵管炎症

输卵管炎症是输卵管妊娠的主要病因。可分为输卵管黏膜炎和输卵管周围炎。输卵管黏膜炎轻者可使黏膜皱褶粘连，管腔变窄，或使纤毛功能受损，从而导致受精卵在输卵管内运行受阻而于该处着床；输卵管周围炎病变主要在输卵管浆膜层或浆肌层，常造成输卵管周围粘连，输卵管扭曲，管腔狭窄，蠕动减弱，影响受精卵运行。淋病奈瑟菌及沙眼衣原体所致的输卵管炎常累及黏膜，而流产和分娩后感染往往引起输卵管周围炎。

2. 输卵管妊娠史或手术史

曾有输卵管妊娠史，不管是经过保守治疗后自然吸收，还是接受输卵管保守性手术，再次妊娠复发的几率达 10%。输卵管绝育史及手术史者，输卵管妊娠的发生率为 10%~20%。曾因不孕接受输卵管粘连分离术、输卵管成形术（输卵管吻合术或输卵管造口术）者，再妊娠时输卵管妊娠的可能性亦增加。

3. 输卵管发育不良或功能异常

输卵管过长、肌层发育差、黏膜纤毛缺乏、双输卵管、输卵管憩室或有输卵管副伞等，均可造成输卵管妊娠。此外，精神因素可引起输卵管痉挛和蠕动异常，干扰受精卵运送。

4. 辅助生殖技术

近年由于辅助生殖技术的应用，使输卵管妊娠发生率增加，既往少见的异位妊娠，如卵巢妊娠、宫颈妊娠、腹腔妊娠的发生率增加。

5. 避孕失败

包括宫内节育器避孕失败、口服紧急避孕药失败，发生异位妊娠的机会较大。

【临床表现】

输卵管妊娠的临床表现与受精卵着床部位、有无流产或破裂以及出血量多少和时间长短等有关。在输卵管妊娠早期，若尚未发生流产或破裂，常无特殊的临床表现，其过程与早孕或先兆流产相似。

（一）症状

典型症状为停经后腹痛与阴道流血。

1. 停经

多有 6~7 周停经史，但输卵管间质部妊娠停经时间较长，还有 20%~30%患者无停经史，把异位妊娠的不规则阴道流血误认为月经，或由于月经过期仅数日而不认为是停经。

2. 腹痛

是输卵管妊娠患者的主要症状；输卵管妊娠发生流产或破裂之前。由于胚胎在输卵管内逐渐增大，常表现为一侧下腹部隐痛或酸胀感。当发生输卵管妊娠流产或破裂时，突感一侧下腹部撕裂样疼痛，常伴有恶心、呕吐。若血液局限于病变区，主要表现为下腹部疼痛，当血液积聚于直肠子宫陷凹时可出现肛门坠胀。胀感随着血液由下腹部流向全腹，疼痛可由下腹部向全腹扩散，血液刺激膈肌，可引起肩胛部放射性疼痛及胸部疼痛。

3. 流血

常有不规则阴道流血，色暗红或深渴，量少呈点滴状，一般不超过月经量，少数患者阴道流血较多，类似月经。

4. 晕厥与休克

由于腹腔内出血及剧烈腹痛，轻者出现晕厥，严重者出现失血性休克，出血量越多越快，症状出现越迅速越严重，但与阴道流血量不成正比。

5. 腹部包块

输卵管妊娠流产或破裂时所形成的血肿时间较久者，由于血液凝固并与周围组织或器官（如子宫、输卵管、卵巢、肠管或大网膜等）发生粘连形成包块，包块较大或位置较高者，腹部可扪及。

（二）体征

一般腹腔出血不多时，血压可代偿性轻度升高；当腹腔出血较多时，可出现面色苍白、脉搏快而细弱、心率增快和血压下降等休克表现。下腹有明显压痛及反跳痛，尤以患侧为著，但腹肌紧张轻微。出血较多时叩诊有移动性浊音。

盆腔检查：阴道内常有来自宫腔的少许血液。输卵管妊娠未发生流产或破裂者，除子宫略大较软外，仔细检查可触及胀大的输卵管及轻度压痛。输卵管妊娠流产或破裂者，阴道后穹隆饱满，有触痛，宫颈剧痛或摇摆痛，为输卵管妊娠的主要体征之一。内出血多时，检查子宫有漂浮感。子宫一侧或其后方可触及肿块，其大小、形状、质地常有变化，边界多不清楚，触痛明显。病变持续较久时，肿块机化变硬，边界亦渐清楚。输卵管间质部妊娠时，子宫大小与停经月份基本符合，但子宫不对称，一侧角部突出，破裂所致的征象与子宫破裂极相似。

【辅助检查】

1. HCG 测定尿或血 HCG 测定

对早期诊断异位妊娠至关重要。对不明原因的腹痛，不规则阴道出血，及类早孕反应等及早检测血 HCG 以排除妊娠。异位妊娠时，患者体内 HCG 水平较宫内妊娠低。连续测定血 HCG，若倍增时间大于 7 日，异位妊娠可能性极大；倍增时间小于 14 日，异位妊娠可能性极小。尿 HCG 可以作为初筛，尿 HCG 阴性不能完全排除妊娠诊断，必要时需行血 HCG 动态检测。

2. 孕酮测定

血清孕酮的测定对判断正常妊娠胚胎的发育情况有帮助。输卵管妊娠时，血清孕酮水平偏低，如果血清孕酮值大于 25ng/ml，异位妊娠几率小于 1. 5%；如果其值<5ng/ml，应考虑宫内妊娠流产或异位妊娠。

3. B 型超声诊断

B 型超声检查对异位妊娠诊断必不可少，还有助于明确异位妊娠部位和大小。阴道超声检查较腹部超声检查准确性高。异位妊娠的声像特点：宫腔内未探及妊娠囊，若宫旁探及异常低回声区，且见胚芽及原始心管搏动，可确诊异位妊娠；若宫旁探及混合回声区，子宫直肠窝有游离暗区，虽未见胚芽及胎心搏动，也应高度怀疑异位妊娠。由于子宫内有时可见到假妊娠囊（蜕膜管型与血液形成），应注意鉴别，以免误诊为宫内妊娠。

将血 HCG 测定与超声检查相配合，对异位妊娠的诊断帮助很大，当血 HCG 大于 2000IU/L、阴道超声未见宫内妊娠囊时，异位妊娠诊断基本成立。

4. 腹腔镜检查腹腔镜检查

是异位妊娠诊断的标准，而且可以在确诊的同时行镜下手术治疗。

5. 阴道后穹隆穿刺

阴道后穹隆穿刺是一种简单可靠的诊断方法，适用于疑有腹腔内出血的患者，腹腔内出血最易积聚于直肠子宫陷凹，即使血量不多，也能经阴道后穹隆穿刺抽出暗红色不凝血液，但是阴道后穹隆穿刺阴性不能排除异位妊娠。

6. 诊断性刮宫

这种检查很少使用，适用于不能存活宫内妊娠的鉴别诊断和超声检查不能确定妊娠部位者。将宫腔排出物或刮出物作病理检查，切片中见到绒毛，可诊断为宫内妊娠；仅见蜕膜未见绒毛，有助于诊断异位妊娠。

【诊断及鉴别诊断】

根据停经史、症状、体征及辅助检查可作出诊断。

输卵管妊娠应与流产、急性输卵管炎、急性阑尾炎、黄体破裂及卵巢囊肿蒂扭转鉴别。

【治疗】

（1）药物治疗，主要适用于早期输卵管妊娠、要求保留生育能力的年轻患者。

（2）手术治疗，分为保守手术和根治手术。

保守手术为保留患侧输卵管，根治手术为切除患侧输卵管。保守手术适用于有生育要求的年轻妇女，特别是对侧输卵管已切除或有明显病变者。

根治手术：适用于无生育要求的异位妊娠、内出血并发休克的急症患者。输卵管间质部妊娠，应争取在破裂前手术，避免可能威胁生命的大量出血。

输卵管妊娠手术可经腹或经腹腔镜完成，其中腹腔镜手术是治疗异位妊娠的主要方法，除非生命体征不稳定，需要快速进腹止血并完成手术，其余情况均可经腹腔镜手术。与经腹手术相比腹腔镜手术的手术时间、住院日更短，术后康复更快，术后输卵管通畅性、宫内妊娠率及再次异位妊娠率也均无明显的差异。

【转诊指导】

（1）社区医院一经疑诊异位妊娠，应立即转至二级及以上医院进一步诊治，以减少腹腔内大出血引起的休克，减少孕产妇的病死率，为保守治疗和微创手术提供时间和机会。

（2）对已经发生休克者，立即建立静脉通道，快速补液抗休克治疗同时由医护人员护送转诊。

【健康教育】

（1）保持良好卫生习惯，性伴侣稳定，发生盆腔炎症后立即彻底治疗，以免延误病情。

（2）对曾经有盆腔炎，不孕史，放置宫内节育器者出现停经，尿妊娠试验阳性，妇检或者盆腔 B 超一侧有囊性包块者应注意异位妊娠可能。

（3）异位妊娠有 10%再发率及 50%不孕率，告诫患者下次妊娠及时就诊且不要轻易终止妊娠。

第五节　阴　道　炎

阴道炎症是妇科常见疾病，各年龄组均可发病。阴道与尿道、肛门毗邻，局部潮湿，易受污染；生育年龄妇女性活动较频繁，且阴道是分娩、宫腔操作的必经之道，容易受到损伤及外界病原体的感染；绝经后妇女及婴幼儿雌激素水平低，局部抵抗力下降，也易发生感染。

【病因】

1. 阴道生态系统及影响阴道生态平衡因素

正常阴道内虽有多种微生物存在，但由于阴道与这些微生物之间形成生态平衡并不致病。在维持阴道生态平衡中，乳杆菌、雌激素及阴道 pH 起重要作用。阴道生态平衡一旦被打破或外源病原体侵入，即可导致炎症发生。若体内雌激素降低或阴道 pH 升高，如频繁性交（性交后阴道 pH 可上升至 7.2 并维持 6~8 小时）、阴道灌洗等均可使阴道 pH 升高，不利于乳杆菌生长。此外，长期应用抗生素抑制乳杆菌生长，或机体免疫力低下，均可使其他条件致病菌成为优势菌，引起炎症。

2. 阴道分泌物检查

外阴阴道炎症的共同特点是阴道分泌物增多及外阴瘙痒，但因病原体不同，分泌物特点、性质及瘙痒轻重不同。在做妇科检查时，应注意阴道分泌物颜色、气味及 pH 并取阴道分泌物作 pH 测定及病原体检查。正常妇女虽也有一定量的阴道分泌物，但分泌物清亮、透明、无味，不引起外阴刺激症状。除外阴阴道炎外，宫颈炎症等疾病也可导致阴道分泌物增多，因此对阴道分泌物异常者，应做全面的妇科检查。根据病原体不同，分为滴虫性阴道炎，外阴阴道假丝酵母菌病，细菌性阴道病。

一、滴虫性阴道炎

病原体为阴道毛滴虫，适宜在温度 25℃~40℃，pH5.2~6.6 的潮湿环境中生长，在 pH5 以下或 7.5 以上环境中则不生长。月经前、后阴道 pH 发生变化，月经后接近中性，故隐藏在腺体及阴道皱襞中的滴虫于月经前、后常得以繁殖，引起炎症发作。滴虫不仅寄生于阴道，还侵入尿道或尿道旁腺，甚至膀胱、肾盂以及男性的包皮皱褶、尿道或前列腺中。滴虫能消耗氧，使阴道成为厌氧环境，易致厌氧菌繁殖。约 60% 患者合并细菌性阴道病。其传播途径主要经性交直接传播。由于男性感染滴虫后常无症状，易成为感染源；其次为间接传播，主要经公共浴池、浴盆、浴巾、游泳池、坐式便器、衣物、污染的器械及敷料等传播。

【临床表现】

潜伏期为 4~28 天。主要症状是阴道分泌物增多及外阴瘙痒，间或有灼热、疼痛、性交痛等。分泌物典型特点为稀薄脓性、黄绿色、泡沫状、有臭味。合并其他感染则呈黄绿色；瘙痒部位主要为阴道口及外阴。若合并尿道感染，可有尿频、尿痛，有时可见血尿。阴道毛滴虫能吞噬精子，并能阻碍乳酸生成，影响精子在阴道内存活，可致不孕。

检查见阴道黏膜充血，严重者有散在出血点。甚至宫颈有出血斑点，形成“草莓样”宫颈，后穹隆有多量白带，呈灰黄色、黄白色稀薄液体或黄绿色脓性分泌物，常呈泡沫状。带虫者阴道黏膜无异常改变。

【诊断】

典型病例容易诊断，若在阴道分泌物中找到滴虫即可确诊。具体方法是：取 0.9% 氯化钠温溶液一滴放于玻片上，在阴道侧壁取典型分泌物混于 0.9% 氯化钠溶液中，立即在低倍光镜下寻找滴虫。若多次湿片法未能发现滴虫时，可送培养，准确性达 98% 左右。取分泌物前 24~48 小时避免性交、阴道灌洗或局部用药，取分泌物时阴道窥器不涂润滑剂，分泌物取出后应及时送检并注意保暖，否则滴虫活动力减弱，造成辨认困难。

【治疗】

因滴虫阴道炎可同时有尿道感染、尿道旁腺及前庭大腺滴虫感染，治愈此病，需全身用药，主要治疗药物为甲硝唑及替硝唑。初次治疗可选择甲硝唑 2g，单次口服；或替硝唑 2g，单次口服；或甲硝唑 400mg，每日 2 次，连服 7 天。口服药物的治愈率为 90%～95%。连续 3 次月经后复查白带滴虫为阴性方为治愈。妊娠合并滴虫性阴道炎应用甲硝唑时，最好取得患者及其家属的知情同意。

【健康教育】

（1）为避免重复感染，内裤及洗涤用的毛巾应煮沸 5～10min 以消灭病原体，并应对其性伴侣进行治疗。

（2）滴虫阴道炎主要由性行为传播，性伴侣应同时进行治疗，并告知患者及治愈前应避免无保护性交。滴虫阴道炎可合并其他性传播疾病，应注意有无其他性传播疾病。无检测条件者可转上级医院检查治疗。

（3）甲硝唑用药期间及停药 24 小时内，替硝唑用药期间及停药 72 小时内禁止饮酒，哺乳期用药不宜哺乳。

二、外阴阴道假丝酵母菌病

外阴阴道假丝酵母菌病（VVC）曾称外阴阴道念珠菌病，是由假丝酵母菌引起的常见外阴阴道炎症。酸性环境适宜假丝酵母菌生长，常见发病诱因有：应用广谱抗生素、妊娠、糖尿病、大量应用免疫抑制剂以及接受大量雌激素治疗，穿紧身化纤内裤及肥胖。后者可使会阴局部温度及湿度增加，假丝酵母菌易于繁殖引起感染。

【临床表现】

主要表现为外阴瘙痒、灼痛、性交痛以及尿痛，部分患者阴道分泌物增多。分泌物特征为白色稠厚呈凝乳或豆腐渣样。

妇科检查可见外阴红斑、水肿，常伴有抓痕，严重者可见皮肤皲裂、表皮脱落阴道黏膜红肿、小阴唇内侧及阴道黏膜附有白色块状物，擦除后露出红肿黏膜面，急性期还可能见到糜烂及浅表溃疡。

【诊断】

对有阴道炎症状或体征的妇女，若在阴道分泌物中找到假丝酵母菌的芽生孢子或假菌丝即可诊断。若有症状而多次湿片法检查为阴性；或为顽固病例可采用培养法。

【治疗】

消除诱因，根据患者情况选择局部或全身应用抗真菌药物。

（1）单纯性 VVC 的治疗：可局部用药，也可全身用药，主要以局部短疗程抗真菌药物为主。

局部用药：可选用下列药物放于阴道内：①咪康唑栓剂，每晚 1 粒（200mg），连用 7 日；或每晚 1 粒（400mg），连用 3 日；或 1 粒（1200mg），单次用药；②克霉唑栓剂，每晚 1 粒（150mg）塞入阴道深部，连用 7 日，或每日早、晚各 1 粒（150mg）连用 3 日；或 1 粒（500mg）单次用药。③霉菌素栓剂，每晚 1 粒（10 万 U），连用 10～14 日。

全身用药：对不能耐受局部用药者、未婚妇女及不愿采用局部用药者，可选用口服药物。常用药物：氟康唑 150mg，顿服。

（2）复杂性 VVC 的治疗：严重 VVC 无论局部用药还是口服药物均应延长治疗时间：若为局部用药，延长为 7～14 日；若口服氟康唑 150mg，则 72 小时后加服 1 次症状严重者，局部应用低浓度糖皮质激素软膏或唑类霜剂。

复发性外阴阴道假丝酵母菌病（RVVC）指 1 年内有症状并经细菌学证实的、VVC 发作 4 次或以上称为 RVVC，其抗真菌治疗分为初始治疗及巩固治疗根据培养和药物敏感试验选择药物。

妊娠合并外阴阴道假丝酵母菌病的治疗：以局部治疗为主，以克霉唑栓剂 7 日疗法效果为佳，禁用口服唑类药物。无须对性伴侣进行常规治疗，但对有症状男性应进行假丝酵母菌检查及治疗，预防女性重复感染。

【转诊指导】

对复杂性 VVC 可转二级医院行培养和药物敏感试验指导用药。

【健康教育】

（1）勤换内裤，用过的内裤、盆及毛巾均应用开水烫洗。

（2）保持外阴清洁干燥，不穿紧身尼龙或化纤内裤。

（3）合理使用抗生素及激素。

（4）内裤不要晾在潮湿阴暗的地方，应在阳光下暴晒。

（5）患病后按医嘱及时彻底治疗，治疗期间禁性生活。

三、细菌性阴道病

细菌性阴道病（BV）为阴道内正常菌群失调所致的一种混合感染，但临床及病理特征无炎症改变。

【临床表现】

10%～40%患者无临床症状，有症状者主要表现为阴道分泌物增多，有鱼腥臭味，尤其性交后加重，可伴有轻度外阴瘙痒或烧灼感。

检查见阴道黏膜有充血的炎症表现，分泌物特点为灰白色，均匀一致，稀薄，常黏附于阴道壁，但黏度很低，容易将分泌物从阴道壁拭去。

【诊断】

下列 4 项中有 3 项阳性，即可临床诊断为细菌性阴道病：①匀质、稀薄、白色阴道分泌物、常黏附于阴道壁；②线索细胞阳性；③阴道分泌物 pH>4.5；④胺臭味试验（whiff test）阳性。

【治疗】

治疗原则为选用抗厌氧菌药物，主要有甲硝唑、替硝唑、克林霉素。

甲硝唑抑制厌氧菌生长，不影响乳杆菌生长，是较理想的治疗药物，但对支原体效果差。口服药物首选首选甲硝唑 400mg，每日 2 次，口服，共 7 日；替代方案：替硝唑 2g，口服，1 次，连服 3 日；或替硝唑 1g，口服，每日 1 次，连服 5 日；或克林霉素 300mg，每日 2 次，连服 7 日。

局部药物治疗。甲硝唑栓剂 200mg，每晚 1 次，连用 7 日；或 2%克林霉素软膏阴道涂布，每次 5g，每晚 1 次，连用 7 日。本病性伴侣不需常规治疗。

细菌性阴道病与不良妊娠结局（如绒毛膜羊膜炎、胎膜早破、早发宫缩、早产、产后子宫内膜炎等）有关。任何有症状的细菌性阴道病孕妇均需筛查及治疗。用药方案为甲硝唑 400mg，口服，每日 2 次，连用 7 日；或克林霉素 300mg，口服，每日 2 次，连用 7 日。

【转诊指导】

对妊娠合并 BV 需要用药者最好转至二级医院产科随访治疗效果，并取得患者及家属知情同意。

【健康教育】同前。

第六节　盆腔炎性疾病

盆腔炎性疾病指女性上生殖道的一组感染性疾病，主要包括子宫内膜炎，输卵管炎，输卵管卵巢脓肿，炎症可局限于一个部位，也可同时累及几个部位，以输卵管炎、输卵管卵巢炎最常见。

盆腔炎性疾病多发生在性活跃期、有月经的妇女，初潮前、无性生活和绝经后妇女很少发生盆腔炎性疾病，即使发生也常常是邻近器官炎症的扩散。盆腔炎性疾病若未能得到及时、彻底治疗，可导致不孕、输卵管妊娠、慢性盆腔痛，炎症反复发作，从而严重影响妇女的生殖健康。

【病原体及其致病特点】

1. 外源性病原体

主要为性传播疾病的病原体，如沙眼衣原体、淋病奈瑟菌。其他有支原体，包括人型支原体、生殖支原体以及解脲支原体。

2. 内源性病原体

来自原奇居于阴道内的微生物群，包括需氧菌及厌氧菌。主要的需氧菌及兼性厌氧菌有金黄色葡萄球菌，溶血性链球菌，大肠埃希菌；厌氧菌有脆弱类杆菌，消化球菌，消化链球菌。70%～80%盆腔脓肿可培养出厌氧菌。

【临床表现】

可因炎症轻重及范围大小而有不同的临床表现。轻者无症状或症状轻微。常见症状为下腹痛、阴道分泌物增多。腹痛为持续性，活动或性交后加重。若病情严重可出现发热甚至高热、寒战、头痛、食欲缺乏。月经期发病可出现月经增多、经期延长。若有腹膜炎，出现消化系统症状如恶心、呕吐、腹胀、腹泻等。伴有泌尿系统感染可有尿急、尿频、尿痛症状。若有脓肿形成，可有下腹包块及局部压迫刺激症状：包块位于子宫前方可出现膀胱刺激症状，如排尿困难、尿频；引起膀胱肌炎还可有尿痛等；包块位于子宫后方可有直肠刺激症状；若在腹膜外可致腹泻、里急后重感和排便困难。若有输卵管炎的症状及体征，并同时有右上腹疼痛者，应怀疑有肝周围炎。

盆腔检查：阴道可见脓性臭味分泌物；宫颈充血、水肿，穹隆触痛明显，宫颈举痛；

宫体稍大，有压痛，活动受限；子宫两侧压痛明显。若为单纯输卵管炎，可触及增粗的输卵管，压痛明显；若为输卵管积脓或输卵管卵巢脓肿，可触及包块且压痛明显，不活动；宫旁结缔组织炎时，可扪及宫旁，一侧或两侧片状增厚，或两侧宫骶韧带高度水肿、增粗，压痛明显；若有盆腔脓肿形成且位置较低时，可扪及后穹隆或侧穹隆有肿块且有波动感。

【诊断】

2010年美国疾病控制中心（CDC）推荐的盆腔炎性疾病的诊断标准，旨在对年轻女性腹痛或有异常阴道分泌物或不规则阴道流血者，提高对盆腔炎性疾病的认识，对可疑患者做进一步评价，及时治疗，减少后遗症的发生。

最低诊断标准提示在性活跃的年轻女性或者具有性传播疾病的高危人群，若出现下腹痛，并可排除其他引起下腹痛的原因。妇科检查符合最低诊断标准，即可给予经验性抗生素治疗。

附加标准可增加诊断的特异性，多数盆腔炎性疾病患者有宫颈黏液脓性分泌物，或阴道分泌物0.9%氯化钠溶液湿片中见到大量白细胞。若宫颈分泌物正常并且阴道分泌物镜下见不到白细胞，盆腔炎性疾病的诊断需慎重，应考虑其他引起腹痛的疾病。阴道分泌物检查还可同时发现阴道合并感染，如细菌性阴道病及滴虫阴道炎。

盆腔炎性疾病的诊断标准（美国GDC诊断标准，2010年）

最低标准：

宫颈举痛或子宫压痛或附件区压痛。

附加标准：

（1）体温超过38.3℃（口表）；

（2）宫颈或阴道异常黏液脓性分泌物；

（3）阴道分泌物湿片出现大量白细胞；

（4）红细胞沉降率升高；

（5）血C-反应蛋白升高；

（6）实验室证实的宫颈淋病奈瑟菌或衣原体阳性。

特异标准：

（1）子宫内膜活检组织学证实子宫内膜炎；

（2）阴道超声或磁共振检查显示输卵管增粗，输卵管积液，伴或不伴有盆腔积液、输卵管卵巢肿块，或腹腔镜检查发现盆腔炎性疾病征象。

【鉴别诊断】

盆腔炎性疾病应与急性阑尾炎、输卵管妊娠流产或破裂、卵巢囊肿蒂扭转或破裂等急症相鉴别。

【治疗】

主要为抗生素药物治疗，必要时手术治疗。

抗生素治疗可清除病原体，改善症状及体征，减少后遗症，经恰当的抗生素积极治疗，绝大多数盆腔炎性疾病能彻底治愈。抗生素的治疗原则：经验性、广谱、及时及个体化。根据药敏试验选用抗生素较合理，但通常需在获得实验室结果前即给予抗生素治疗，因此，初始治疗往往根据经验选择抗生素。

由于盆腔炎性疾病的病原体多为淋病奈瑟菌、衣原体以及需氧菌、厌氧菌的混合感染，需氧菌及厌氧菌又有革兰氏阴性及革兰氏阳性之分，故抗生素的选择应涵盖以上病原体，选择广谱抗生素以及联合用药在盆腔炎性疾病诊断 48 小时内及时用药将明显降低后遗症的发生具体选用的方案根据医院的条件、病人的接受程度、药物有效性及性价比等综合考虑。

1. 门诊治疗

若患者一般状况好，症状轻，能耐受口服抗生素，并有随访条件，可在门诊给予口服或肌内注射抗生素治疗。

常用方案：①头孢曲松钠 250mg，单次肌内注射。或头孢西丁钠 2g 单次肌内注射同时口服丙磺舒 1g，然后改为多西环素 100mg，每日 2 次，连用 14 日。可同时口服甲硝唑 400mg，每日 2 次，连用 14 日。或选用其他第三代头孢菌素与多西环素、甲硝唑合用。②氧氟沙星 400mg 口服，每日 2 次，或左氧氟沙星 0.5mg 口服，每日 1 次；同时加服甲硝唑 0.4 每日 2~3 次，连服 14 日。

2. 中药治疗

主要为活血化淤、清热解毒药物，例如银翘解毒汤、安宫牛黄丸或紫血丹等。

【转诊指导】

（1）患者一般情况差，病情严重，伴有发热、恶心、呕吐。

（2）输卵管卵巢脓肿或有盆腔腹膜炎。

（3）基层医院限于治疗药物限制，或治疗效果不佳，转上级医院。

（4）诊断不清者均应转上级医院进一步诊治。

【健康教育】

（1）解除思想顾虑，增加营养，加强锻炼，劳逸结合，提高机体抵抗力。

（2）积极彻底治疗生殖道急慢性炎症。

（3）注意经期卫生及性生活卫生。

第七节 宫颈疾病

宫颈部鳞状上皮与阴道鳞状上皮相延续，阴道炎症均可引起子宫颈阴道部炎症。由于子宫颈管黏膜上皮为单层柱状上皮，抗感染能力较差，易发生感染。临床多见的子宫颈炎是急性子宫颈管黏膜炎，若急性子宫颈炎未经及时诊治或病原体持续存在，可导致慢性子宫颈炎。

一、急性子宫颈炎

急性宫颈炎是指子宫颈发生急性炎症，包括局部充血、水肿，上皮变性、坏死，黏膜下组织及腺体周围见大量中性粒细胞浸润，腺腔中可有脓性分泌物。

【病因】

急性子宫颈炎可由多种病原体引起，也可由物理因素，化学因素刺激或机械性子宫颈损伤、伴发感染所致。

急性子宫颈炎的病原体：①性传播疾病病原体：淋病奈瑟菌及沙眼衣原体；②内源性病原体：部分子宫颈炎的病原体与细菌性阴道病病原体、生殖支原体感染有关。但也有部分患者的病原体不清楚。

【临床表现】

主要表现为阴道分泌物增多，呈黏液脓性，阴道分泌物刺激可引起外阴瘙痒及灼热感。此外，可出现经间期出血、性交后出血等症状。若合并尿路感染，可出现尿急、尿频、尿痛。

妇科检查见子宫颈充血、水肿、黏膜外翻，有黏液脓性分泌物附着，甚至从子宫颈管流出，子宫颈管黏膜质脆，容易诱发出血。若为淋病奈瑟菌感染，因尿道旁腺、前庭大腺受累，可见尿道口、阴道口黏膜充血、水肿以及多量脓性分泌物。

【辅助检查】

1. 白细胞检测

子宫颈管分泌物或阴道分泌物中白细胞增多，后者需排除引起白细胞增多的阴道炎症。

2. 病原体检测

应作病原体及淋病奈瑟菌的检测，以及有无细菌性阴道病及滴虫阴道炎。

【诊断】

两个特征性体征，具备一个或两个同时具备：①于子宫颈管或子宫颈管棉拭子标本上，肉眼见到脓性或黏液脓性分泌物；②用棉拭子擦拭子宫颈管时，容易诱发子宫颈管内出血。

由于子宫颈炎也可以是上生殖道感染的一个征象，因此，对子宫颈炎患者应注意有无上生殖道感染。

【治疗】

主要为抗生素药物治疗，可根据不同情况采用经验性抗生素治疗及针对病原体的抗生素治疗。

1. 经验性抗生素治疗

在未获得病原体检测结果前，采用针对衣原体的经验性抗生素治疗，方案为阿奇霉素1g单次顿服；或多西环素100mg每日2次，连服7日。

2. 针对病原体的抗生素治疗

（1）单纯急性淋病奈瑟菌性子宫颈炎

主张大剂量、单次给药，常用药物有头孢菌素，如头孢曲松钠250mg，单次肌肉注射，或头孢克肟400mg，单次口服；也可选择头孢克肟500mg，肌内注射。注意对性伴侣进行检查治疗。

（2）沙眼衣原体感染所致宫颈炎

治疗药物主要有：①四环素类：如多西环素100mg，每日2次，连服7日；②红霉素类：主要有阿奇霉素 1g，单次顿服，或红霉素 500mg，每日 4 次，连服 7 日；③喹诺酮类：主要有氧氟沙星 300mg，每日 2 次，连服 7 日。

由于淋病奈瑟菌感染常伴有衣原体感染，因此，若为淋菌性子宫颈炎，治疗时除选用抗淋病奈瑟菌药物外，同时应用抗衣原体感染药物。

（3）合并细菌性阴道病

同时治疗细菌性阴道病，否则将导致子宫颈炎持续存在。

二、慢性子宫颈炎

慢性子宫颈炎症可由急性子宫颈炎迁延而来，也可为病原体持续感染所致，病原体与急性子宫颈炎类似。慢性子宫颈炎的病理类型有 3 种：①慢性子宫颈管黏膜炎；②子宫颈息肉；③子宫颈肥大。

【临床表现】

慢性子宫颈炎多无症状，少数患者可有阴道分泌物增多，淡黄色或脓性，性交后出血，月经间期出血，偶有分泌物刺激引起外阴瘙痒或不适。

妇科检查可发现子宫颈呈糜烂样改变，或有黄色分泌物覆盖子宫颈口或从子宫颈口流出，也可表现为子宫颈息肉或子宫颈肥大。

【诊断与鉴别诊断】

根据临床表现可初步作出慢性子宫颈炎的诊断，但应注意将妇科检查所发现的阳性体征与子宫颈的常见病理生理改变进行鉴别。

1. 子宫颈柱状上皮异位和子宫颈上皮内瘤变

除慢性子宫颈炎外，子宫颈的生理性柱状上皮异位、子宫颈上皮内瘤变，甚至早期子宫颈癌也可呈现子宫颈糜烂样改变。子宫颈糜烂样改变只是一个临床征象，可为生理性改变，也可为病理性改变。因此对于子宫颈糜烂样改变者需进行子宫颈细胞学检查和（或）HPV 检测，必要时行阴道镜及活组织检查以除外子宫颈上皮内瘤变或子宫颈癌。

2. 子宫颈腺囊肿

子宫颈腺囊肿绝大多数情况下是子宫颈的生理性变化，子宫颈腺囊肿通常不需处理。但深部的子宫颈腺囊肿，子宫颈表面无异常，表现为子宫颈肥大，应与子宫颈腺癌鉴别。

3. 子宫恶性肿瘤

子宫颈息肉应与子宫颈的恶性肿瘤以及子宫体的恶性肿瘤相鉴别，因后两者也可呈息肉状，从子宫颈口突出，鉴别方法行子宫颈息肉切除，病理组织学检查确诊。

除慢性炎症外，内生型子宫颈癌尤其腺癌也可引起子宫颈肥大，因此对子宫颈肥大者，需行子宫颈细胞学检查，必要时行子宫颈管搔刮术进行鉴别。

（1）宫颈上皮内瘤变（CIN）包括宫颈不典型增生和原位癌，为宫颈浸润癌的癌前病变。CIN 分为 3 级，CIN Ⅰ级指轻度不典型增生，CIN Ⅱ级指中度不典型增生，CINⅢ级指重度不典型增生及原位癌。

（2）宫颈浸润癌：① I 期：Ia1 期镜下诊断的浸润性宫颈癌，肿瘤浸润深度<3mm，宽度小于 7mm；Ia2 期浸润深度 3~5mm，宽度小于 7mm；IB 期肿瘤肉眼可见，或镜下诊断时肿瘤范围超过 Ia2。②II 期：肿瘤超过宫颈，但未侵犯骨盆壁或阴道下 1/3。③ III 期：

肿瘤达到骨盆壁或/和阴道下 1/3，或引起肾积水或肾脏无功能。④IV 期：肿瘤侵犯膀胱或直肠黏膜，和/或超出真骨盆范围以及发生远处转移。

【治疗】

不同病变采用不同的治疗方法，对表现为糜烂样改变者，若为无症状的生理性柱状上皮异位无须处理。对糜烂样改变伴有分泌物增多、乳头状增生或接触性出血，可给予局部物理治疗，包括微光冷冻、微波等方法，也可给予中药保妇康栓治疗或其作为物理治疗前后的辅助治疗。

治疗前必须经筛查除外子宫颈上皮内瘤变和子宫颈癌。物理治疗注意事项：①治疗前，应常规行子宫颈癌筛查；②有急性生殖道炎症列为禁忌；③治疗时间选在月经干净后3~7 日内进行；④物理治疗后有阴道分泌物增多，甚至有大量水样排液，术后 1~2 周脱痂时可有少许出血；⑤在创面尚未完全愈合期间（4~8 周）禁盆浴、性交和阴道冲洗；⑥物理治疗有引起术后出血，子宫颈狭窄，不孕，感染的可能。治疗后应定期复查，观察创面愈合情况直到痊愈，同时注意有无子宫颈管狭窄。

子宫颈息肉行息肉摘除术，术后将切除息肉送病理组织学检查。子宫颈肥大一般无须治疗。

对持续性子宫颈管黏膜炎症，需了解有无沙眼衣原体及淋病奈瑟菌的再次感染、性伴侣是否已进行治疗、阴道微生物群失调是否持续存在。

【转诊指导】

常规妇科检查及宫颈碘试验或醋酸试验有异常，疑有宫颈恶变者转二级及以上医院处理。

【健康教育】

（1）注意个人卫生和性卫生。

（2）积极治疗外阴阴道炎。

（3）对不必要的阴道用药尽量避免。

（4）减少人流次数。

（5）定期妇科检查，及早发现宫颈癌前病变及高危 HPV 感染。

第八节 痛 经

痛经为最常见的妇科症状之一，指行经前后或月经期出现下腹部疼痛、坠胀，伴有腰酸或其他不适，症状严重影响生活质量者。

痛经分为原发性和继发性两类：原发性痛经指生殖器官无器质性病变的痛经，占痛经90%以上；继发性痛经指由盆腔器质性疾病引起的痛经。

【病因】

原发性痛经的发生主要与月经时子宫内膜前列腺素含量增高有关。PGF_{2a} 含量升高是造成痛经的主要原因。PGF_{2a} 含量增高可引起平滑肌过强收缩，血管挛缩，造成子宫缺血、缺氧状态而出现痛经。血管加压素、内源性缩宫素以及内啡肽等物质的增加也与原发痛经有关。

此外，原发性痛经还受精神、神经因素影响，疼痛的主观感受也与个体痛阈有关。

【临床表现】

主要特点为：①原发性痛经在青春期多见，常在初潮后1~2年内发病；②疼痛多自月经来潮后开始，最早出现在经前12小时，以行经第1日疼痛最剧烈，持续2~3日后缓解，疼痛常呈痉挛性，通常位于下腹部耻骨上，可放射腰骶部和大腿内侧；③可伴有恶心呕吐腹泻，头晕乏力等症状，严重时面色发白出冷汗；④妇科检查无异常发现。

【诊断与鉴别诊断】

根据月经期下腹坠痛，妇科检查无阳性体征，临床即可诊断。

诊断需与子宫内膜异位症，子宫腺肌症，盆腔炎所致的继发性痛经相鉴别。

继发性痛经常在初潮后数年出现症状，多有妇科器质性疾病史或宫内节育器放置史，妇科检查有异常发现，必要时可行腹腔镜检查加以鉴别。

【治疗】

1. 一般治疗

应重视心理治疗，说明月经时的轻度不适是生理反应，消除紧张和顾虑可缓解疼痛。足够的休息和睡眠、规律而适度的锻炼、戒烟均对缓解疼痛有一定的帮助。疼痛不能忍受时可辅以药物治疗。

2. 药物治疗

（1）前列腺素合成酶抑制剂。该类药物治疗有效率可达80%。月经来潮即开始服用药物效果佳，连服2~3日。常用的药物有布洛芬、酮洛芬、甲氯芬那酸、双氯芬酸，甲芬那酸等。

（2）口服避孕药。通过抑制排卵减少月经血前列腺素含量。适用于要求避孕的痛经妇女。

【转诊指导】

（1）痛经经对症治疗不缓解，怀疑有器质性疾病者。

（2）继发性痛经患者。

【健康教育】

（1）避免冷刺激以免加重症状。

（2）平时积极参加体育活动，增强体质。

（3）保持情绪稳定，心情舒畅，可听音乐等分散注意力，有助于缓解不适。

第九节 经前期综合征

经前期综合征是指反复在黄体期出现周期性以情感、行为和躯体障碍为特征的综合征。月经来潮后症状自然消失。

【病因】

病因尚无定论，可能与精神、社会因素、卵巢激素失调和神经递质异常有关。

（1）精神社会因素。经前期综合征患者对安慰剂治疗的反应率高达30%~50%，部分患者精神症状突出，且情绪紧张时常使原有症状加重，提示社会环境与患者精神心理因素间的相互作用，参与经前期综合征的发生。

（2）卵巢激素失调。目前认为可能与黄体后期雌、孕激素撤退有关。临床补充雌、孕激素合剂减少性激素周期性生理性变动，能有效缓解症状。

（3）神经递质异常。经前期综合征患者在黄体后期循环中类阿片肽浓度异常降低，表现内源性类阿片肽撤退症状，影响精神、神经及行为方面的变化。其他还包括5-羟色胺等活性改变等。

【临床表现】

多见于25~45岁妇女，症状出现于月经前1~2周，月经来潮后迅速减轻直至消失。主要症状归纳为：①躯体症状：头痛、背痛、乳房胀痛、腹部胀满、便秘、肢体水肿、体重增加、运动协调功能减退；②精神症状：易怒、焦虑、抑郁、情绪不稳定、疲乏以及饮食、睡眠、性欲改变，而易怒是其主要症状；③行为改变：注意力不集中、工作效率低、记忆力减退、神经质、易激动等周期性反复出现。

【诊断与鉴别诊断】

根据经前期出现周期性典型症状，诊断多不困难。诊断时一般需考虑下述3个因素：①经前期综合征的症状；②黄体晚期持续反复发生；③是对日常工作、学习产生负面影响。

诊断时需与轻度精神障碍及心、肝、肾等疾病引起的水肿相鉴别。

【治疗】

1. 心理治疗

帮助患者调整心理状态，给予心理安慰与疏导，让精神放松，有助于减轻症状。患者症状重者可进行认知—行为心理治疗。

2. 调整生活状态

包括合理的饮食及营养，戒烟，限制钠盐和咖啡的摄入。适当的身体锻炼，可协助缓解神经紧张和焦虑。

3. 药物治疗

（1）抗焦虑药：适用于有明显焦虑症状者。阿普唑仑经前用药，0. 25mg，每日2~3次口服，逐渐增量，最大剂量为每日4mg，用至月经来潮第2~3日。

（2）抗忧郁症药：适用于有明显忧郁症状者。氟西汀能选择性抑制中枢神经系统5-羟色胺的再摄取，黄体期用药，20mg，每日1次口服，能明显缓解精神症状及行为改变，但对躯体症状疗效不佳。

（3）醛固酮受体的竞争性抑制剂：螺内酯20~40mg，每日2~3次口服，可拮抗醛固酮而利尿，减轻水潴留，对改善精神症状也有效。

（4）维生素B_6：调节自主神经系统与下丘脑—垂体—卵巢轴的关系，还可抑制催乳素合成。10~20mg，每天3次口服，可改善症状。

（5）口服避孕药：通过抑制排卵缓解症状，并可减轻水钠潴留症状，抑制循环和内源性激素波动的方法也可用促性腺激素释放激素激动剂抑制排卵。连用4~6个周期。

【转诊指导】

当经前期综合征严重影响日常生活需至综合医院排除器质性疾病及精神障碍性疾病。

【健康教育】

（1）科学饮食，适当休息或调节生活节奏、缓解压力后症状会较明显减轻。

（2）多食粗粮、豆类及蔬果，少食精制糖、盐、高脂及含咖啡因的食品，多吃些富含锌、镁及B族维生素的食物。

（3）适当运动也有助于松弛身心，改善情绪。

第十节　计划生育

计划生育是妇女生殖健康的重要内容。搞好计划生育，做好避孕工作，对妇女的生殖健康有直接影响。本节主要介绍女性避孕的各种方法与选择及避孕失败的补救措施。

一、避孕

避孕主要控制生殖过程中3个关键环节：①抑制精子与卵子产生；②阻止精子与卵子结合；③使子宫环境不利于精子获能、生存，或不适宜受精卵着床和发育。理想的避孕方法，应符合安全、有效、简便、实用、经济的原则，对性生活及性生理无不良影响，为男女双方均能接受及乐意持久使用。

目前常用的女性避孕方法有宫内节育器、药物避孕及外用避孕等。

（一）宫内节育器

宫内节育器（IUD）是一种安全、有效、简便、经济、可逆的避孕工具，为我国育龄妇女的主要避孕措施。

1. 种类

（1）惰性宫内节育器（第一代IUD）：由惰性材料如金属、硅胶塑料等制成。由于金属单环脱落率及带器妊娠率高，1993年已停止生产使用。

（2）活性宫内节育器（第二代IUD）：内含有活性物质如铜离子、激素及药物等，这些物质能提高避孕效果，减少副作用。分为含铜IUD和含药IUD两大类。

①含铜宫内节育器：是目前我国应用最广泛的IUD，在宫内持续释放具有生物活性、有较强抗生育能力的铜离子。从形态上分为T形、V形、宫形等多种形态。不同形态的IUD根据含铜的表面积，分为含不同表面积的IUD，含铜宫内节育器的避孕效果与含铜表面积成正比，临床副作用主要表现为点滴出血，避孕有效率均在90%以上。

②含药宫内节育器：将药物储存于节育器内，通过每日微量释放提高避孕效果，降低副作用。目前我国临床主要应用含孕激素IUD和吲哚美辛IUD。

2. 作用机制

①对精子和胚胎的毒性作用；②干扰着床；③左炔诺孕酮IUD可抑制排卵及孕激素对子宫内膜的局部作用；④含吲哚美辛IUD，制前列腺素合成，减少前列腺素对子宫的收缩作用而减少放置IUD后出现的出血反应。

3. 宫内节育器放置术

（1）适应证：凡育龄妇女无禁忌证、要求放置IUD者。

（2）禁忌证：①妊娠或妊娠可疑；②生殖道急性炎症；③人工流产出血多，怀疑有妊娠组织物残留或感染可能，中期妊娠引产、分娩或剖宫产胎盘娩出后、子宫收缩不良有出血或潜在感染可能；④生殖器官肿瘤；⑤生殖器官畸形如纵隔子宫、双子宫等；⑥宫颈内口过松，重度陈旧性宫颈裂伤或子宫脱垂；⑦严重的全身性疾病；⑧宫腔小于 5.5cm 或大于 9.0cm；⑨近 3 个月内有月经失调、阴道不规则流血；⑩有铜过敏史。

（3）放置时间：①月经干净 3~7 日无性交；②人工流产后立即放置；③产后 42 日恶露已净，会阴伤口愈合，子宫恢复正常；④剖宫产后半年放置；⑤含孕激素 IUD 在月经第 3 日放置；⑥自然流产于转经后放置，药物流产 2 次正常月经后放置；⑦哺乳期放置应先排除早孕；⑧性交后 5 日内放置为紧急避孕方法之一。

（4）放置方法：双合诊检查子宫大小、位置及附件情况。外阴阴道部常规消毒铺巾，阴道窥器暴露宫颈后消毒宫颈与宫颈管，以宫颈钳夹持宫颈前唇，用子宫探针顺子宫位置探测宫腔深度。用放置器将节育器推送入宫腔，IUD 上缘必须抵达宫底部，带有尾丝的 IUD 在距宫口 2cm 处剪断尾丝。观察无出血即可取出宫颈钳和阴道窥器。

（5）术后注意事项及随访：①术后休息 3 日，1 周内忌重体力劳动，2 周内忌性交及盆浴，保持外阴清洁。②术后第一年第 1、3、6、12 个月进行随访，以后每年随访 1 次直至停用、特殊情况随时就诊。随访时了解 IUD 在宫腔内情况，发现问题，及时处理，以保证 IUD 避孕的有效性。

4. 宫内节育器取出术

（1）适应证：①生理情况：a. 计划再生育或已无性生活不再需避孕者；b. 放置期限已满需更换者；c. 绝经过渡期停经 1 年内；d. 拟改用其他避孕措施或绝育者。

②病理情况：a. 有并发症及副作用，经治疗无效；b. 带器妊娠，包括宫内和宫外妊娠。

（2）禁忌证：①并发生殖道炎症时，先给予抗感染治疗，治愈后再取出 IUD；②全身情况不良或在疾病的急性期，应待病情好转后再取出。

（3）取器时间：①月经干净后 3~7 日为宜；②带器早期妊娠行人工流产同时取器；③带器异位妊娠术前行诊断性刮宫时，或在术后出院前取出 IUD。子宫不规则出血者，随时可取，取 IUD 同时需行诊断性刮宫，刮出组织送病理检查，排除子宫内膜病变。

（4）取器方法：常规消毒后，有尾丝者，用血管钳夹住尾丝轻轻牵引取出。无尾丝者，需在手术室进行，按进宫腔操作程序操作，用取环钩或取环钳将 IUD 取出、取器困难可在 B 型超声下进行操作，必要时在宫腔镜下取出。

（5）注意事项：①取器前应做 B 型超声检查或 X 线检查，确定节育器是否在宫腔内，同时了解 IUD 的类型；②使用取环钩取 IUD 时，应十分小心，不能盲目钩取，更应避免向宫壁钩取，以免损伤子宫壁；③取出 IUD 后应落实其他避孕措施。

5. 宫内节育器的副作用

不规则阴道流血是放置 IUD 常见的副作用，主要表现为经量增多、经期延长或少量点滴出血，一般不需处理，3~6 个月后逐渐恢复。少数患者放置 IUD 可出现白带增多或伴有下腹胀痛，应根据具体情况明确诊断后对症处理。

6. 放置宫内节育器的并发症

（1）节育器异位。原因有：①子宫穿孔，操作不当将 IUD 放到宫腔外，②节育器过大、过硬或子宫壁薄而软，子宫收缩造成节育器逐渐移位至宫腔外。确诊节育器异位后，应经腹或在腹腔镜下将节育器取出。

（2）节育器嵌顿或断裂。由于节育器放置时损伤子宫壁或带器时间过长，致部分器体嵌入子宫肌壁或发生断裂，应及时取出。若取出困难，应在B型超声下，X线直视下或在宫腔镜下取出。

（3）节育器下移或脱落。原因有：①操作不规范，IUD放置未达宫底部；②IUD与宫腔大小、形态不符；③月经过多；④宫颈内口过松及子宫过度敏感。常见于放置IUD后一年之内。

（4）带器妊娠。多见于IUD下移、脱落或异位。一经确诊，行人工流产同时取出IUD。

二、激素避孕

激素避孕指女性使用甾体激素达到避孕，是一种高效避孕方法。甾体避孕药的激素成分是雌激素和孕激素。

（一）甾体激素避孕药的作用机制

①抑制排卵；②改变宫颈黏液性状；③改变子宫内膜形态与功能；④改变输卵管的功能。

（二）甾体激素避孕药种类

1. 口服避孕药

包括复方短效口服避孕药、复方长效口服避孕药。

（1）复方短效口服避孕药：是雌、孕激素组成的复合制剂。雌激素成分为炔雌醇，孕激素成分各不相同，构成不同配方及制剂。

使用方法：复方炔诺酮片、复方甲地孕酮片，于月经第5日开始服用第1片，连服药22日，停药7日后服第2周期。复方去氧孕烯片、复方孕二烯酮片、屈螺酮炔雌醇片和炔雌醇环丙孕铜片，于月经第1日服药，连服21日，停药7日后服用第2周期的药物。若有漏服应及早补服，且警惕有妊娠可能。若漏服2片，补服后要同时加用其他避孕措施。漏服3片应停药，待出血后开始服用下一周期药物。单相片在整个周期中雌、孕激素含量是固定的。三相片中每一相雌、孕激素含量，是根据妇女生理周期而制定不同剂量，药盒内的每一相药物颜色不同，每片药旁标有星期几，提醒服药者按箭头所示顺序服药。三相片的服用方法也是每日1片，连服21日。复方短效口服避孕药的主要作用为抑制排卵，正确使用避孕药的有效率接近100%。

（2）复方长效口服避孕药：由长效雌激素和人工合成孕激素配伍制成，服药1次可避孕1个月。长效雌激素为炔雌醇环戊醚，简称炔雌醚。服后被胃肠道吸收，储存于脂肪组织内，缓慢释放起长效避孕作用。

2. 长效避孕针

目前的长效避孕针，有单孕激素制剂和雌、孕激素复合制剂两种。有效率达98%以上尤其适用于对口服避孕药有明显胃肠道反应者。雌、孕激素复合制剂首次于月经周期第5日和第12日各肌内注射1支，以后在每次月经周期第10～12日肌内注射1支，一般于注射后 12~16 日月经来潮。单孕激素制剂：醋酸甲羟孕酮避孕针，每隔 3 个月注射 1 针，避孕效果好。长效避孕针有月经紊乱，点滴出血或闭经等副作用。由于单孕激素制剂对乳汁的质和量影响小，较适用于哺乳期妇女，有效率达 98%以上。

3. 探亲避孕药

用于短期探亲夫妇。

4. 缓释避孕药

目前常用的有皮下埋植剂、阴道药环、避孕贴片及含药的宫内节育器。

（三）甾体激素避孕药的禁忌证

①严重心血管疾病、血栓性疾病不宜应用，如高血压病、冠心病、静脉栓塞等。雌激素有促凝功能，增加心肌梗死及静脉栓塞发生率；②急、慢性肝炎或肾炎；③恶性肿瘤、癌前病变；④内分泌疾病：如糖尿病、甲状腺功能亢进症；⑤哺乳期不宜使用复方口服避孕药，因雌激素可抑制乳汁分泌；⑥年龄>35 岁的吸烟妇女服用避孕药，增加心血管疾病发病率，不宜长期服用；⑦精神病患者；⑧有严重偏头痛，反复发作者。

（四）甾体激素避孕药的副作用及处理

1. 类早孕反应

服药初期约 10%妇女出现食欲缺乏、恶心、呕吐、乏力、头晕等类似妊娠早期的反应，一般不需特殊处理，坚持服药数个周期后副作用自然消失。症状严重需考虑更换制剂或停药改用其他措施。

2. 不规则阴道流血

服药期间阴道流血又称突破性出血。多数发生在漏服避孕药后，少数未漏服避孕药也能发生。轻者点滴出血，不用处理，随着服药时间延长而逐渐减少直至停止。流血偏多者，每晚在服用避孕药同时加服雌激素直至停药。流血似月经量或流血时间已近月经期，则停止服药，作为一次月经来潮。于出血第 5 日再开始服用下一周期的药物，或更换避孕药。

3. 闭经

1%~2%妇女发生闭经，常发生于月经不规则妇女。对原有月经不规则妇女、使用避孕药应谨慎。停药后月经不来潮，需除外妊娠。停药 7 日后可继续服药，若连续停经 3 个月，需停药观察。

4. 体重及皮肤变化

极少数妇女面部出现淡褐色色素沉着。雌激素引起水钠潴留也是口服避孕药导致体重增加的原因之一。

5. 其他

个别妇女服药后出现头痛、复视、乳房胀痛等，可对症处理，必要时停药作进一步检查。

三、避孕失败的补救措施

人工流产是指因意外妊娠、疾病等原因而采用人工方法终止妊娠，是避孕失败的补救措施。终止早期妊娠的人工流产方法包括手术流产和药物流产。

（一）手术流产

手术流产是采用手术方法终止妊娠，包括负压吸引术和钳刮术。

1. 负压吸引术

（1）适应证。妊娠 10 周内要求终止妊娠而无禁忌证，患有某种严重疾病不宜继续妊娠。

（2）禁忌证。生殖道炎症；各种疾病的急性期；全身情况不良，不能耐受手术；术前两次体温在 37.5℃以上。

（3）术前准备。①详细询问病史，进行全身检查及妇科检查；②血或尿 HCG 测定，超声检查确诊；③实验室检查包括阴道分泌物常规、血常规及凝血方面检测；④术前测量体温、脉搏、血压；⑤解除患者思想顾虑；⑥排空膀胱。

（4）手术步骤。受术者取膀胱结石位。常规消毒外阴和阴道，铺无菌巾。做双合诊复查子宫位置、大小及附件等情况。阴道窥器扩张阴道，消毒阴道及宫颈管，用宫颈钳夹持宫颈前唇。顺子宫位置的方向，用探针探测宫腔方向及深度，根据宫腔大小选择吸管。宫颈扩张器扩张宫颈管，由小号到大一号，循序渐进。扩张到比选用吸头大半号或 1 号。将吸管连接到负压吸引器上，将吸管缓慢送入宫底部，遇到阻力略向后退。按孕周及宫腔大小给予负压，一般控制在 400～500mmHg，按顺时针方向吸宫腔 1～2 圈。感到宫壁粗糙，提示组织吸净，此时将橡皮管折叠，取出吸管。用小号刮匙轻轻搔刮宫底及两侧宫角，检查宫腔是否吸净。必要时重新放入吸管，再次用低负压吸宫腔 1 圈。取下宫颈钳，用棉球拭净宫颈及阴道血迹，术毕。将吸出物过滤，测量血液及组织容量，检查有无绒毛。未见绒毛需送病理检查。

（5）注意事项。①正确判别子宫大小及方向，动作轻柔，减少损伤；②扩宫颈管时用力均匀，以防宫颈内口撕裂；③严格遵守无菌操作常规；④目前静脉麻醉应用广泛，应由麻醉医生实施和监护，以防麻醉意外。

当孕周大于 10 周的早期妊娠应采用钳刮术。该手术应先通过机械或药物方法使宫颈松软，然后用卵圆钳钳夹胎儿及胎盘。由于此时胎儿较大、骨骼形成，容易造成出血多、宫颈裂伤、子宫穿孔等并发症。

2. 人工流产术并发症及处理

（1）出血。妊娠月份较大时，因子宫较大，子宫收缩欠佳，出血多。可在扩张宫颈后，宫颈注射缩宫素，并尽快取出绒毛组织。吸管过细、胶管过软或负压不足引起出血，应及时更换吸管和胶管，调整负压。

（2）子宫穿孔。是人工流产术的严重并发症。发生率与手术者操作技术以及子宫本身情况（如哺乳期妊娠子宫，剖宫产后瘢痕子宫再次妊娠等）有关。手术时突然感到无宫底感觉，或手术器械进入深度超过原来所测得深度，提示子宫穿孔，应立即停止手术。穿孔小，无脏器损伤或内出血，手术已完成，可注射子宫收缩剂保守治疗，并给予抗生素预防感染。同时密切观察血压、脉搏等生命体征。若宫内组织未吸净，应由有经验医生避开穿孔部位，也可在 B 型超声引导下或腹腔镜下完成手术。破口大、有内出血或怀疑脏器损伤，应剖腹探查或腹腔镜检查，根据情况做相应处理。

（3）人工流产综合反应。是指手术时疼痛或局部刺激，使受术者在术中或术毕出现恶心呕吐、心动过缓、心律不齐、面色苍白、头昏、胸闷、大汗淋漓，严重者甚至出现血压下降昏厥、抽搐等迷走神经兴奋症状。这与受术者的情绪、身体状况及手术操作有关，发现症状应立即停止手术，给予吸氧，一般能自行恢复。严重者可加用阿托品 0.5～1mg 静脉注射。术前重视精神安慰，术中动作轻柔，吸宫时掌握适当负压，减少不必要的反复吸刮均能降低人工流产综合反应的发生率。

（4）漏吸或空吸，常见于子宫畸形、位置异常或操作不熟练引起。一旦发现漏吸，应再次行负压吸引术。误诊宫内妊娠行人工流产术，称为空吸。术毕吸刮出物肉眼未见绒毛，要重复妊娠试验及 B 型超声检查，宫内未见妊娠囊，诊断为空吸，必须将吸刮的组织全部送病理检查，警惕宫外孕。

（5）吸宫不全。手术后阴道流血时间长，血量多或流血停止后再现多量流血，应考虑为吸宫不全，血或尿 HCG 检测和 B 型超声检查有助于诊断。无明显感染征象，应尽早行刮宫术，刮出物送病理检查。术后给予抗生素预防感染。若同时伴有感染，应控制感染后再行刮宫术。

（6）感染，可发生急性子宫内膜炎、盆腔炎等，术后应预防应用抗生素，可口服或静脉给药。

（7）羊水栓塞，较少见。

（8）远期并发症，包括有宫颈粘连、宫腔粘连、慢性盆腔炎、月经失调、继发性不孕等。

（二）药物流产

1. 药物流产的适应证

①妊娠小于或等于 49 日，本人自愿、年龄< 40 岁的健康妇女；②血或尿 HCG 阳性，B 型超声确诊为宫内妊娠；③人工流产术高危因素者，如瘢痕子宫、哺乳期、宫颈发育不良或严重骨盆畸形；④多次人工流产术史，对手术流产有恐惧和顾虑心理者。

2. 药物流产的禁忌证

①有使用米非司酮禁忌证，如肾上腺及其他内分泌疾病，妊娠期皮肤搔痒史、血液病、血管栓塞等病史；②有使用前列腺素药物禁忌证，如心血管疾病、青光眼、哮喘，结肠炎等；③带器妊娠、宫外孕；④其他：过敏体质、妊娠剧吐、长期服用抗结核、抗癫痫、抗抑郁、抗前列腺素药等。

3. 用药方法

米非司酮分顿服法和分服法。顿服于用药第 1 日顿服 200mg。分服法 150mg 米非司酮分次口服，服药第 1 日晨服 50mg，8～12 小时再服 25mg；用药第 2 日早晚各服米非司酮 25mg；第 3 日上午 7 时再服 25mg。每次服药前后至少空腹 1 小时。顿服法于服药的第 3 日早上服米索前列醇 0.6mg，前后空腹 1 小时；分服法于第 3 日服用米非司酮后 1 小时服米索前列醇。

服药后应严密观察，除了服药过程中可出现恶心、呕吐、腹痛、腹泻等胃肠道症状外，出血时间长、出血多是药物流产的主要副作用，用药物治疗效果较差。极少数人可大量出血而需急诊刮宫终止妊娠，药物流产必须在有正规抢救条件的医疗机构进行。

四、避孕节育措施的选择

（一）新婚期

1. 原则

新婚夫妇年轻尚未生育，应选择使用方便、不影响生育的避孕方法。

2. 选用方法

复方短效口服避孕药使用方便，避孕效果好，不影响性生活，列为首选。男用阴茎套也是较理想的避孕方法，性生活适应后可选用阴茎套。还可选用外用避孕栓、薄膜等。

（二）哺乳期

1. 原则

不影响乳汁质量及婴儿健康。

2. 选用方法

阴茎套是哺乳期选用的最佳避孕方式。也可选用单孕激素制剂长效避孕针或皮下埋植剂，使用方便，不影响乳汁质量。哺乳期放置宫内节育器，操作要轻柔，防止子宫损伤。由于哺乳期阴道较干燥，不适用避孕药膜。哺乳期不宜使用雌、孕激素复合避孕药或避孕针以及安全期避孕。

（三）生育后期

1. 原则

选择长效、安全、可靠的避孕方法，减少非意愿妊娠进行手术带来的痛苦。

2. 选用方法

各种避孕方法（宫内节育器、皮下埋植剂、复方口服避孕药、避孕针、阴茎套等）均适用，根据个人身体状况进行选择。对某种避孕方法有禁忌证者，则不宜使用此种方法。已生育两个或以上妇女，宜采用绝育术为妥。

（四）绝经过渡期

1. 原则

此期仍有排卵可能，应坚持避孕，选择以外用避孕药为主的避孕方法。

2. 选用方法

可采用阴茎套。原来使用宫内节育器无不良反应可继续使用，至绝经后半年取出。绝经过渡期阴道分泌物较少，不宜选择避孕药膜避孕，可选用避孕栓、凝胶剂。不宜选用复方避孕药及安全期避孕。

第十一节　子宫肌瘤

子宫肌瘤是女性生殖器最常见的良性肿瘤见于 30~50 岁妇女，20 岁以下少见，由平滑肌及结缔组织组成。

【分类】

按肌瘤与子宫肌壁的关系分为 3 类：

（1）肌壁间肌瘤：占 60%~70%，肌瘤位于子宫肌壁间，周围均被肌层包围。

（2）浆膜下肌瘤：约占20%，肌瘤向子宫浆膜面生长，并突出于子宫表面，肌瘤表面仅由子宫浆膜覆盖。若瘤体继续向浆膜面生长，仅有一蒂与子宫相连，称为带蒂浆膜下肌瘤。

（3）黏膜下肌瘤：肌瘤向宫腔方向生长，突出于宫腔，表面仅为黏膜层覆盖。黏膜下肌瘤易形成带，在宫腔内生长犹如异物，常引起子宫收缩，肌瘤可被挤出宫颈外口而突出阴道。

【临床表现】

（一）症状

经量增多及经期延长，是子宫肌瘤最常见的症状，多见于大的肌壁间肌瘤及黏膜下肌瘤。黏膜下肌瘤伴有坏死感染时，可有不规则阴道流血或血样脓性排液、长期经量增多可继发贫血，出现乏力、心悸等症状。

白带增多，肌壁间肌瘤使宫腔面积增大，内膜腺体分泌增多，并伴有盆腔充血致使白带增多。子宫黏膜下肌瘤一旦感染，可有大量脓样白带；若有溃烂、坏死、出血时，可有血性或脓血性有恶臭的阴道溢液。

其他包括下腹坠胀、腰酸背痛，经期加重。子宫前壁下段肌瘤可压迫膀胱引起尿频、尿急；宫颈肌瘤可引起排尿困难，尿潴留。肌瘤红色样变时有急性下腹痛，伴呕吐、发热及肿瘤局部压痛。浆膜下肌瘤蒂扭转可有急性腹痛。子宫黏膜下肌瘤由宫腔向外排出时也可引起腹痛。黏膜下和引起宫腔变形的肌壁间肌瘤可引起不孕或流产。

（二）体征

与肌瘤大小、位置、数目及有无变性相关。肌瘤较小时在腹部摸不到肿块，当肌瘤逐渐增大使子宫超过3个月妊娠大时可从腹部触及。妇科检查扪及子宫增大，表面不规则单个或多个结节状突起；浆膜下肌瘤可扪及单个实质性球状肿块与子宫有蒂相连。黏膜下肌瘤位于宫腔内者子宫均匀增大，脱出于宫颈外口者，窥器检查即可看到宫颈口处有肿物，粉红色，表面光滑，宫颈四周边缘清楚。若伴感染时可有坏死、出血及脓性分泌物。

【治疗】

治疗应根据患者的症状、年龄和生育要求，以及肌瘤的类型、大小、数目全面考虑。

1. 观察等待

无症状肌瘤一般不需治疗，特别是近绝经期妇女。绝经后肌瘤多可萎缩和症状消失，每3~6个月随访一次，若出现症状可考虑进一步治疗。

2. 药物治疗

适用于症状轻、近绝经年龄或全身情况不宜手术者。常用药物有亮丙瑞林，米非司酮。

3. 手术治疗

手术适应证：①月经过多致继发贫血，药物治疗无效；②严重腹痛、性交痛或慢性腹痛、有蒂肌瘤扭转引起的急性腹痛；③体积大或引起膀胱、直肠等压迫症状；④能确定肌瘤是不孕或反复流产的唯一原因者；⑤疑有肉瘤变。

手术可经腹、经阴道或经宫腔镜及腹腔镜进行。手术方式有：①肌瘤切除术：适用于希望保留生育功能的患者；②子宫切除术：不要求保留生育功能或疑有恶变者，可行子宫切除术，包括全子宫切除和次全子宫切除。术前应行宫颈细胞学检查，排除宫颈上皮内瘤变或子宫颈癌。发生于围绝经期的子宫肌瘤要注意排除合并子宫内膜癌。

【转诊指导】

（1）根据病史、妇科检查、B超结果判断，若患者子宫小于孕2月，无明显症状，可每3~6个月随访一次。

（2）需手术治疗的子宫肌瘤患者，转二级及以上医院治疗。

第十二节　卵巢良性肿瘤

卵巢肿瘤是常见的妇科肿瘤，可发生于任何年龄，其组织学类型繁多，但在不同年龄组分布有所变化。由于卵巢位于盆腔深部，早期病变不易发现，晚期病例也缺乏有效的治疗手段，因此卵巢恶性肿瘤致死率居妇科恶性肿瘤首位，已成为严重威胁妇女生命和健康的主要肿瘤。

【临床表现】

卵巢良性肿瘤较小时多无症状，常在妇科检查时偶然发现。肿瘤增大时，感腹胀或腹部可扪及肿块。肿瘤增大占据盆、腹腔时，可出现尿频、便秘、气急、心悸等压迫症状。

检查见腹部膨隆，包块活动度差，叩诊实音，无移动性浊音。双合诊和三合诊检查可在子宫一侧或双侧触及圆形或类圆形肿块，多为囊性，表面光滑，活动，与子宫无粘连。

【并发症】

1. 蒂扭转

为常见的妇科急腹症，约10%卵巢肿瘤可发生蒂扭转。好发于瘤蒂较长、中等大、活动度良好、重心偏于一侧的肿瘤，如成熟畸胎瘤。

常在体位突然改变，或妊娠期、产褥期子宫大小、位置改变时发生蒂扭转。卵巢肿瘤扭转的蒂由骨盆漏斗韧带、卵巢固有韧带和输卵管组成。发生急性扭转后，因静脉回流受阻，瘤内充血或血管破裂致瘤内出血，导致瘤体迅速增大。若动脉血流受阻，肿瘤可发生坏死、破裂和继发感染。蒂扭转的典型症状是体位改变后突然发生一侧下腹剧痛，常伴恶心、呕吐甚至休克。双合诊检查可扪及压痛的肿块，以蒂部最明显。有时不全扭转可自然复位，腹痛随之缓解。治疗原则是一经确诊，尽快行手术治疗。

2. 破裂

约3%卵巢肿瘤会发生破裂。有自发性破裂和外伤性破裂。自发性破裂常因肿瘤发生恶性变，肿瘤快速、浸润性生长穿破囊壁所致。外伤性破裂则在腹部受重击、分娩、性交、妇科检查及穿刺后引起。症状轻重取决于破裂口大小、流入腹腔囊液的量和性质。小的囊肿或单纯浆液性囊腺瘤破裂时，患者仅有轻度腹痛；大囊肿或畸胎瘤破裂后，患者常有剧烈腹痛伴恶心呕吐。破裂也可导致腹腔内出血、腹膜炎及休克。体征有腹部压痛、腹肌紧张，可有腹腔积液征，盆腔原存在的肿块消失或缩小。诊断肿瘤破裂后应立即手术。

3. 感染

较少见，多继发于蒂扭转或破裂，也可来自邻近器官感染灶的扩散。患者可有发热、腹痛、腹部压痛及反跳痛、腹肌紧张、腹部肿块及白细胞升高等。治疗原则是抗感染治疗后，手术切除肿瘤。感染严重者，应尽快手术去除感染灶。

4. 恶变

肿瘤迅速生长尤其双侧性，应考虑有恶变可能，并应尽早手术。

【辅助检查】

1. 影像学检查

①超声检查：可了解肿块的部位、大小、形态，囊性或实性，囊内有无乳头。临床诊断符合率>90%，但不易测出直径小于 1 厘米的实性肿瘤。②腹部 X 线摄片：卵巢畸胎瘤可显示牙齿、骨质及钙化囊壁。③MRI、CT、PET 检查：MRI 可较好显示肿块及肿块与周围的关系，有利于病灶定位及病灶与相邻结构关系的确定，CT 可判断周围侵犯及远处转移情况，PET 可提示良恶性。

2. 肿瘤标志物

①血清 CA125，80%卵巢上皮性癌患者血清 CA125 水平升高，但近半数的早期病例并不升高，故不单独用于卵巢上皮性癌的早期诊断。②血清 AFP：对卵黄囊瘤有特异性诊断价值。③血清 HCG 对非妊娠性卵巢绒癌有特异性。④性激素：颗粒细胞瘤、卵泡膜细胞瘤产生较高水平雌激素，浆液性、黏液性囊腺瘤或勃勒纳瘤有时也可分泌一定量雌激素。

3. 腹腔镜检查

可直接观察肿块外观和盆腔、腹腔及横膈等部位，在可疑部位进行多点活检，抽取腹腔积液行细胞学检查。

4. 细胞学检查

抽取腹腔积液或腹腔冲洗液和胸腔积液，行细胞学检查。

【诊断】

结合病史和体征，辅以必要的辅助检查确定：①盆腔肿块是否来自卵巢；②卵巢肿块的性质是否为肿瘤；③卵巢肿瘤是良性还是恶性；④肿瘤的可能组织学类型；⑤恶性肿瘤的转移范围。

【治疗】

卵巢肿瘤一经发现，应行手术。

手术目的：①明确诊断；②切除肿瘤；③恶性肿瘤进行手术病理分期；④解除并发症。术中应剖检肿瘤，必要时作冰冻切片组织学检查以明确诊断。

【转诊指导】

一旦发现卵巢肿块，应转二级及以上医疗机构进一步诊断及行个体化治疗。

【健康教育】

（1）对于 5cm 及以上的卵巢肿瘤告知患者应尽快手术治疗，绝经后 3cm 大小的卵巢肿瘤也应引起重视。

（2）卵巢肿瘤病因及病理类型复杂，重点是早发现早诊断，已婚妇女应主动参加妇女病普查或定期盆腔 B 超可尽早发现卵巢肿瘤。

第二章　社区常见儿科疾病的诊疗与转诊

第一节　新生儿黄疸

医学上把未满月（出生 28 天以内）新生儿，皮肤、黏膜、巩膜出现黄染，称为新生儿黄疸，是新生儿期最常见的表现之一。正常成人血清胆红素低于 17.1μmol/ml，当超过 34.2μmol/ml 即可出现黄疸。新生儿由于毛细血管丰富，当血清胆红素超过 85μmol/ml，则出现肉眼可见的黄疸。非结合胆红素增高是新生儿黄疸最常见的表现形式，重者可引起胆红素脑病，造成神经系统的永久性损害，甚至发生死亡。

新生儿黄疸通常分为生理性黄疸和病理性黄疸，约有 85%的足月儿及绝大多数早产儿在新生儿期均会出现暂时性总胆红素增高，但大多数为生理性的。

一、生理性黄疸

生理性黄疸的特点为：①一般情况良好；②足月儿生后 2～3 天出现黄疸，4～5 天达到高峰，5～7 天消退，最迟不超过 2 周；早产儿黄疸多于生后 3～5 天出现，5～7 天达高峰，7～9 天消退，最长可延迟到 3～4 周；③每日血清胆红素升高<85μmol/ml 或每小时<0.85μmol/ml。

生理性黄疸始终是排除性诊断，判定其是“生理”，还是“病理”的血清胆红素最高界值，由于受个体差异、种族、地区、遗传及喂养方式等影响，迄今尚不存在统一标准。

通常认为，足月儿<221μmol/ml，早产儿<256μmol/ml 是生理性的。临床上，要根据日龄或小时胆红素值进行评估，同时根据不同胎龄和生后小时龄，以及是否存在高危因素等来评估和判断。

影响新生儿黄疸的高危因素包括溶血、窒息、缺氧、酸中毒、脓毒血症、高热、低体温、低蛋白血症、低血糖等。

二、病理性黄疸

病理性黄疸的特点为：①生后 24 小时内出现黄疸；②血清总胆红素值已达到相应日龄及相应危险因素下的光疗干预标准，或每日上升超过 85μmol/ml 或每小时>0.85μmol/ml；③黄疸持续时间长，足月儿>2 周，早产儿>4 周；④黄疸退而复现；⑤血清结合胆红素>34μmol/ml。具备其中任何一项者即可诊断为病理性黄疸。

新生儿黄疸的病因较多，常为多种病因同时存在。

1. 感染

细菌、病毒、螺旋体、衣原体、支原体和原虫等引起的重症感染皆可致溶血，以金黄色葡萄球菌、大肠埃希菌引起的败血症多见，可伴有感染性中毒表现。

2. 体内出血

如较大的头颅血肿、皮下血肿、颅内出血、肺出血和其他部位出血，引起血管外溶血，使胆红素生成过多。

3. 溶血

见于母婴血型不合，如 ABO 或 Rh 血型不合等。

4. 胆管阻塞

见于先天性胆道闭锁、胆道肿瘤及先天性胆总管囊肿等，由于肝内或肝外胆管阻塞，使结合胆红素排泄障碍，是新生儿期胆汁淤积性黄疸的常见原因。常在出生后 1～2 周出现皮肤黏膜黄染，且进行性加重，尿色逐渐加深，大便由浅黄逐渐变白。

5. 母乳喂养

①母乳喂养相关性黄疸，是指母乳喂养的新生儿在生后 1 周内，由于热量和液体摄入不足、排便延迟等，使血清胆红素升高，几乎 2/3 母乳喂养的新生儿可出现这种黄疸。该种原因导致的黄疸通过增加母乳喂养量和频率而得到缓解，一般不发生胆红素脑病。②母乳性黄疸，是指母乳喂养的新生儿在生后 3 个月内仍有黄疸，表现为非溶血性非结合胆红素血症，但其诊断需排除其他病理因素。其原因可能与母乳中的 β-葡萄糖醛酸酐酶水平较高，增加肝肠循环有关。一般不需任何治疗，停喂母乳 24～48 小时，黄疸可明显减轻，但对于胆红素水平较高者应密切观察。

三、胆红素脑病

胆红素脑病是新生儿黄疸最严重的并发症，多发生于出生后 1 周内，最早生后 1～2 天出现神经系统表现。目前将胆红素脑病分为急性胆红素脑病和慢性胆红素脑病。急性胆红素脑病是指生后 1 周出现的胆红素毒性的急性期表现，持续时间不超过新生儿期；慢性胆红素脑病，又称为核黄疸，是指胆红素毒性所致的慢性、永久性临床后遗症。

胆红素脑病一般于重度黄疸高峰后 12～48 小时出现症状，通常将胆红素脑病分为 4 期：警告期、痉挛期、恢复期和后遗症期，现多将前 3 期称为“急性胆红素脑病”，第 4 期称为“慢性胆红素脑病”（或核黄疸）。

第 1 期（警告期）：表现为嗜睡、反应低下、吮吸无力、拥抱反射减弱、肌张力减低等偶有尖叫和呕吐。持续 12～24 小时。

第 2 期（痉挛期）：出现抽搐、角弓反张和发热（多与抽搐同时发生）。轻者仅有双眼凝视，重者出现肌张力增高、呼吸暂停、双手紧握、双臂伸直内旋、可出现角弓反张。此期约持续 24～48 小时。

第 3 期（恢复期）：吃奶及反应好转，抽搐次数减少，角弓反张逐渐消失，肌张力逐渐恢复。此期约持续 2 周。

第 4 期（后遗症期）：出现典型的核黄疸后遗症表现。可有：①手足徐动：经常出现不自主、无目的和不协调的动作，早则生后 18 个月出现，也可晚至 8～9 岁出现；②眼球运动障碍：眼球向上转动障碍，形成落日眼；③听觉障碍：是胆红素神经毒性的最典型表现，耳聋，对高频音失听；④牙釉质发育不良：牙呈绿色或深褐色。此外，也可留有脑性瘫痪、智能落后、抽搐、抬头无力和流涎等并发症。

【治疗】

1. 生理性黄疸

一般不需要治疗。

2. 感染性黄疸

有肝功能损害者，应在降低胆红素同时，给予护肝药物治疗，并根据不同感染源给予相应的抗感染治疗。

3. 阻塞性黄疸

一般先给予抗生素和护肝药物治疗。有胆道闭锁或其他先天性胆道畸形者，可考虑手术治疗。

4. 胆红素脑病

可给予光照疗法、换血疗法、血浆置换等，注意防止低血糖、低血钙、低体温，纠正缺氧、贫血、水肿、电解质紊乱和心力衰竭等。

【转诊指导】

疑诊为病理性黄疸，应立即转诊。

【健康教育】

（1）向家长讲解新生儿黄疸的病因、治疗及护理等相关知识，对家长的焦虑、恐惧给予安慰，增加治愈疾病的信心。

（2）注意保暖，包被穿衣适中，防低温或过热。

（3）合理按需喂养，提倡母乳喂养，保持大便通畅。若“母乳性黄疸”需暂停母乳喂养 72 小时；其间予以人工喂养，注意奶具消毒。

（4）注意观察小儿皮肤黄染程度，黄染过重者需中药利胆退黄，光照治疗。光照治疗时注意保护好眼及会阴部，鼓励其多喂水，观察患儿的生命体征。

（5）病理性黄疸，应及时转诊，针对不同病因，采取相应的治疗。

第二节　新生儿脐炎

脐炎是指细菌入侵脐残端，并且在其繁殖所引起的急性炎症，金黄色葡萄菌是最常见的病原菌，其次为大肠埃希菌、铜绿假单胞菌、溶血性链球菌等。

【临床表现】

轻者脐轮与脐周皮肤轻度红肿，或伴有少量浆液脓性分泌物。重者脐部和脐周皮肤明显红肿发硬，分泌物呈脓性且量多，常有臭味。可向周围皮肤或组织扩散，引起腹壁蜂窝织炎、皮下坏疽、腹膜炎、败血症、门静脉炎，甚至以后发展为门静脉高压症、肝硬化。

正常新生儿生后 12 小时脐部除金黄色葡萄球菌外，还可有表皮葡萄球菌、大肠埃希菌，链球菌集落生长，局部分泌物培养阳性并不表示存在感染，必须具有脐部的炎症表现，应予鉴别。

【治疗】

轻者局部用 3%过氧化氢、聚维酮碘及 75%酒精清洗，每日 2~3 次；脓液较多、脐周有扩散或伴有全身症状者需选用适当的抗生素静脉注射；如有脓肿形成，则需行切开引流。

【转诊指导】

（1）感染治疗效果欠佳者。

（2）出现感染相关并发症，腹壁蜂窝织炎、皮下坏疽、腹膜炎、败血症、门静脉炎。

【健康教育】

（1）加强喂养，保证供给足够的营养和水分。

（2）预防感染：保持脐部的清洁、干燥；内衣或尿布有污染、打湿及时更换，尿布包裹不宜超过脐部；避免爽身粉进入未愈合的脐部；勤换尿布，避免尿布污染脐部，注意沐浴后及时脐部的护理。

（3）脐部残端让其自然脱落。

（4）注意观察脐部有无红肿、脓性分泌物及其进展情况。可用双氧水、聚维酮碘及75%酒精护理脐部。

（5）注意观察小儿情况，如出现体温异常、少吃、少哭、少动等，及时就诊。

第三节　口　　炎

口炎是指口腔黏膜由于各种感染引起的炎症，若病变限于局部，如舌、齿跟、口角亦可称为舌炎、齿龈炎或口角炎等。本病多见于婴幼儿。可单独发生，亦可继发于全身疾病，如急性感染、腹泻、营养不良、久病体弱和维生素 B、维生素 C 缺乏等。感染常由病毒、真菌、细菌引起。不注意食具及口腔卫生或各种疾病导致机体抵抗力下降等因素均可导致口炎的发生。目前细菌感染性口炎已经很少见，病毒及真菌感染所致的口炎仍经常见到。

一、鹅口疮

鹅口疮为白念珠菌感染在口腔黏膜表面形成白色斑膜的疾病。多见于新生儿和婴幼儿，营养不良、腹泻、长期使用广谱抗生素或类固醇激素的患儿常有此症。新生儿多由产道感染或因哺乳时污染的奶头和乳具获得感染。

【临床表现】

口腔黏膜表面覆盖白色乳凝块样小点或小片状物，可逐渐整合成大片，不易擦去，周围无炎症反应，强行剥离后局部黏膜潮红、粗糙，可有溢血。不痛，不流涎，一般不影响吃奶，无全身症状。重症则全部口腔均被白色斑膜覆盖，甚至可蔓延到咽、喉、食管、气管、肺等处，此时可危及生命。重症患儿可伴低热、拒食、吞咽困难。取白膜少许放玻片上加 10%氢氧化钠一滴，在显微镜下可见真菌的菌丝和孢子。使用抗生素可加重病情，促其蔓延。

【治疗】

一般不需口服抗真菌药物。可用 2%碳酸氢钠溶液于哺乳前后清洁口腔，或局部涂抹 10 万～20 万 U/ml 制毒菌素鱼肝油混悬溶液，每日 2～3 次。亦可口服肠道微生态制剂，抑制真菌生长。预防应注意哺乳卫生，加强营养，适当增加维生素 B_2和维生素 C。

二、疱疹性口腔炎

疱疹性口腔炎为单纯疱疹病毒 I 型感染所致。多见于 1~3 岁婴幼儿，发病无明显季节差异。

【临床表现】

常好发于颊黏膜、齿龈、舌、唇内、唇红部及邻近口周皮肤。起病时发热可达 38℃~40℃，1~2 天后，上述各部位口腔黏膜出现单个或成簇的小疱疹，直径约 2mm，周围有红晕，迅速破溃后形成溃疡，有黄白色纤维素性分泌物覆盖，多个溃疡可融合成不规则的大溃疡，有时累及软腭、舌和咽部。由于疼痛剧烈，患儿可表现拒食、流涎、烦躁。常因拒食啼哭才被发现。体温在 3~5 天后恢复正常，病程 1~2 周。所属淋巴结常肿大和压痛，可持续 2~3 周。

本病应与疱疹性咽峡炎鉴别，后者疱疹主要发生在咽部和软腭，有时见于舌，但不累及齿龈和颊黏膜，此点与疱疹性口腔炎迥异。

【治疗】

保持口腔清洁，多饮水，以微温或凉的流质食物为宜、避免刺激性食物。局部可喷撒西瓜霜、锡类散等。疼痛严重者可在餐前用 2% 利多卡因涂抹局部。发热时可用退热剂，可行全身抗病毒治疗，抗生素不能缩短病程，仅用于有继发感染者。

【转诊指导】

伴有高热、影响进食等重症患者，及时转诊。

【健康教育】

（1）注意科学喂养，提高抗病能力，增强体质，避免营养不良及维生素缺乏。

（2）重视口腔卫生，特别在有急性感染时应注意清洗口腔。

（3）注意饮食及器皿、乳头的清洁消毒，减少腹泻发生。

（4）疱疹性口炎流行期间避免到公共场所，注意预防。

（5）合理应用抗生素，避免滥用而诱发小儿鹅口疮及二重感染。

第四节 腹 泻 病

腹泻病是一组由多病原、多因素引起的以大便次数增多和大便性状改变为特点的消化道综合征。是我国婴幼儿最常见的疾病之一。6 个月至 2 岁婴幼儿发病率高，1 岁以内约占半数，是造成儿童营养不良、生长发育障碍甚至死亡的主要原因之一。

婴幼儿容易患腹泻病，主要与以下易感因素有关：①消化系统发育尚未成熟，不能适应食物质和量的较大变化；②生长发育快，所需营养物质相对较多，且婴儿食物以液体为主，入量较多，胃肠道负担重；③机体防御功能差；④肠道菌群失调；⑤人工喂养。

【病因】

1. 感染因素

肠道内感染可由病毒、细菌、真菌、寄生虫引起，以前两者多见，尤其是病毒。

（1）病毒感染。寒冷季节的婴幼儿腹泻 80% 由病毒感染引起。病毒性肠炎主要病原为轮状病毒、诺如病毒等。

（2）细菌感染（不包括法定传染病）。常见致病菌有致腹泻大肠埃希菌、空肠弯曲菌、沙门菌等。

（3）真菌。致腹泻的真菌有念珠菌、曲霉菌、毛霉，婴儿以白念珠菌性肠炎多见。

（4）寄生虫。常见为蓝氏贾第鞭毛虫、阿米巴原虫和隐孢子虫等。

（5）肠道外感染。有时亦可产生腹泻症状，如患中耳炎、上呼吸道感染、肺炎泌尿系感染、皮肤感染或急性传染病时，可由于发热、感染源释放的毒素等。

（6）使用抗生素引起的腹泻。肠道外感染时长期、大量地使用广谱抗生素可引起肠道菌群紊乱、肠道正常菌群减少，耐药性金黄色葡萄球菌、变形杆菌、铜绿假单胞菌或白念珠菌等可大量繁殖，引起药物较难控制的肠炎，称为抗生素相关性腹泻。

2. 非感染因素

（1）饮食因素：①喂养不当可引起腹泻，多为人工喂养儿，原因为喂养不定时，饮食量不当，突然改变食物品种，过早喂给大量淀粉类或脂肪类食品；母乳喂养过早添加辅食；果汁，特别是含高果糖或山梨醇的果汁，可产生高渗性腹泻；肠道刺激物（调料、富含纤维素的食物）也可引起腹泻。②过敏性腹泻，如对牛奶蛋白、大豆蛋白等过敏而引起腹泻。③原发性或继发性双糖酶缺乏或活性降低，肠道对糖的消化吸收不良而引起腹泻。

（2）气候因素：气候突然变化、腹部受凉，使肠蠕动增加；天气过热，消化液分泌减少或由于口渴饮奶过多等都可能诱发消化功能紊乱致腹泻。

【临床表现】

不同病因引起的腹泻常各具临床特点和不同临床过程。

（一）急性腹泻

连续病程在 2 周以内的腹泻为急性腹泻。

1. 轻型

常由饮食因素及肠道外感染引起。起病可急可缓，以胃肠道症状为主，表现为食欲不振，偶有溢乳或呕吐，大便次数增多，但每次大便量不多，稀薄或带水，呈黄色或黄绿色，有酸味，常见白色或黄白色奶瓣和泡沫。无脱水及全身中毒症状，多在数日内痊愈。

2. 重型

多由肠道内感染引起。常急性起病，也可由轻型逐渐加重、转变而来，除有较重的胃肠道症状外，还有较明显的脱水、电解质紊乱和全身感染中毒症状，如发热或体温不升、精神烦躁或萎靡、嗜睡、面色苍白、意识模糊甚至昏迷、休克。

胃肠道症状：包括食欲低下，常有呕吐；严重者可吐咖啡色液体；腹泻频繁，大便每日十余次至数十次，多为黄色水样或蛋花样便，含有少量黏液，少数患儿也可有少量血便。

水、电解质及酸碱平衡紊乱：由于吐泻丢失体液和摄入量不足，使体液总量，尤其是细胞外液量减少，导致不同程度（轻、中、重）的脱水。由于腹泻患儿丧失的水和电解质的比例不尽相同，可造成等渗、低渗或高渗性脱水，以前两者多见。出现眼窝、卤门凹陷，尿少、泪少，皮肤黏膜干燥、弹性下降，甚至血容量不足引起的末梢循环改变。

重型腹泻病时常出现代谢性酸中毒、低钾血症、低钙血症、低镁血症等。

（二）迁延性和慢性腹泻

病程2周至2个月为迁延性腹泻，病程为2个月以上为慢性腹泻。国外学者亦有将病程持续2周以上的腹泻统称为慢性腹泻或难治性腹泻。

迁延性和慢性腹泻病因复杂，感染、食物过敏、酶缺陷、免疫缺陷、药物因素、先天性畸形等均可引起。以急性腹泻未彻底治疗或治疗不当、迁延不愈最为常见。营养不良的婴幼儿患病率高。

【诊断及鉴别诊断】

可根据临床表现和大便性状作出临床诊断，必须判定有无脱水（程度和性质）、电解质紊乱和酸碱失衡。

从临床诊断和治疗需要考虑，可先根据大便常规有无白细胞将腹泻分为两组：

1. 大便无或偶见少量白细胞

为侵袭性细菌以外的病因（如病毒、非侵袭性细菌、喂养不当）引起的腹泻，多为水泻，有时伴脱水症状。

2. 大便有较多的白细胞

表明结肠和回肠末端有侵袭性炎症病变，常由各种侵袭性细菌感染所致，仅凭临床表现难以区别，必要时应进行大便细菌培养、细菌血清型和毒性检测。

尚需与下列疾病鉴别：

（1）细菌性痢疾：常有流行病学史，起病急，全身症状重。便次多，量少，排脓血便伴里急后重，大便镜检有较多脓细胞、红细胞和吞噬细胞，大便细菌培养有志贺痢疾杆菌生长可确诊。

（2）坏死性肠炎：中毒症状较严重，腹痛、腹胀、频繁呕吐、高热，大便呈暗红色糊状，渐出现典型的赤豆汤样血便，常伴休克。腹部X线摄片呈小肠局限性充气扩张，肠间隙增宽，肠壁积气等。

对于迁延性、慢性腹泻的病因诊断，必须详细询问病史，进行全面的体格检查、正确选用有效的辅助检查，如：①粪便常规、肠道菌群分析、大便酸度、还原糖和细菌培养；②小肠黏膜活检，了解慢性腹泻的病理生理变化；③食物过敏方面的检查，如食物回避-激发试验等。必要时还可作消化道造影或CT等影像学检查、结肠镜等综合分析判断。

【治疗】

治疗原则：调整饮食，预防和纠正脱水，合理用药，加强护理，预防并发症。不同时期的腹泻病治疗重点各有侧重，急性腹泻多注意维持水、电解质平衡；迁延性及慢性腹泻则应注意肠道菌群失调及饮食疗法。

（一）急性腹泻的治疗

1. 饮食疗法

继续饮食，满足生理需要，补充疾病消耗，以缩短腹泻后的康复时间，应根据疾病的特殊病理生理状况、个体消化吸收功能和平时的饮食习惯进行合理调整。有严重呕吐者可暂时禁食4~6小时（不禁水），尽快恢复母乳及原来已经熟悉的饮食，由少到多，由稀到稠，喂食与患儿年龄相适应的易消化饮食。病毒性肠炎可以有继发性双糖酶（主要是乳糖酶）缺乏，对疑似病例可以改喂豆类、淀粉类食品，或去乳糖配方奶粉以减轻腹泻，缩短病程。腹泻停止后逐渐恢复营养丰富的饮食，并每日加餐1次，共2周。

2. 纠正水、电解质紊乱及酸碱失衡

3. 补钙、补镁治疗

补液过程中如出现惊厥、手足搐搦，可用10%葡萄糖酸钙每次1~2ml/kg，最大≤10ml，用等量5%~10%葡萄糖液稀释后缓慢静脉推注。

4. 药物控制

（1）控制感染：水样便腹泻患儿多为病毒及非侵袭性细菌所致，一般不用抗生素。如伴有明显中毒症状下能用脱水解释者，尤其是对重症患儿、新生儿、小婴儿和衰弱患儿，应选用抗生素治疗。黏液脓血便患儿多为侵袭性细菌感染，应根据临床特点，针对病原经验性选用抗菌药物，再根据大便细菌培养和药物敏感试验结果进行调整。

（2）肠道微生态药法：有助于恢复肠道正常菌群的生态平衡，抑制病原菌定植和侵袭，控制腹泻。常用双歧杆菌、嗜酸乳杆菌、粪链球菌、地衣芽孢杆菌、枯草芽孢杆菌等。

（3）肠黏膜保护剂：如蒙脱石粉。

（4）避免使用止泻剂，如洛哌丁醇，因为它抑制胃肠动力的作用，增加细菌繁殖和毒素的吸收，对于感染性腹泻有时是很危险的。

（5）补锌治疗：对于急性腹泻患儿，应每日给予元素锌20mg（>6个月），6个月以下婴儿每日10mg，疗程10~14天。

（二）迁延性和慢性腹泻治疗

迁延性和慢性腹泻常伴有营养不良和其他并发症，病情较为复杂，必须采取综合治疗措施。积极寻找引起病程迁延的原因，针对病因进行治疗，切忌滥用抗生素，避免顽固的肠道菌群失调、预防和治疗脱水，纠正电解质及酸碱平衡紊乱。

【转诊指导】

（1）急性腹泻有较重的胃肠道症状，伴有较明显的脱水、电解质紊乱和全身感染中毒症状，如发热或体温不升、精神烦躁或萎靡、嗜睡等，考虑为重型腹泻，应及时转诊。

（2）慢性腹泻和迁延性腹泻，应转诊至专科医院，积极寻找病因，针对病因进行治疗。

【健康教育】

（1）合理喂养，提倡母乳喂养，添加辅助食时每次限一种，逐步增加，适时断奶。人工喂养者根据具体情况选择合适的代乳品。

（2）对于生理性腹泻的婴儿应避免不适当的药物治疗，或者由于婴儿便次多而怀疑其消化能力，进而不按时添加辅食。

（3）养成良好的卫生习惯，注意乳品的保存和奶具、食具、便器、玩具等的定期消毒。

（4）感染性腹泻患儿，尤其是大肠埃希菌、鼠伤寒沙门菌、诺如病毒肠炎等传染性强，集体机构如有流行，应积极治疗，做好消毒隔离工作，预防交叉感染。

（5）避免长期滥用广谱抗生素，对于即使没有消化道症状的婴幼儿，在因败血症、肺炎等肠道外感染必须使用抗生素，特别是广谱抗生素时，亦应加用微生态制剂，防止由于肠道菌群失调所致的难治性腹泻。

（6）轮状病毒肠炎流行甚广，可考虑接种疫苗预防。

第五节　急性上呼吸道感染

急性上呼吸道感染系由各种病原引起的上呼吸道的急性感染，俗称“感冒”，是小儿最常见的疾病。该病主要侵犯鼻、鼻咽和咽部，根据主要感染部位的不同可诊断为急性鼻炎、急性咽炎、急性扁桃体炎等。

【病因】

各种病毒和细菌均可引起急性上呼吸道感染，90%以上为病毒感染，主要有鼻病毒、呼吸道合胞病毒、流感病毒、副流感病毒、腺病毒、冠状病毒等。病毒感染后可继发细菌感染，最常见为溶血性链球菌，其次为肺炎链球菌、流感嗜血杆菌等。肺炎支原体不仅可引起肺炎，也可引起上呼吸道感染。

幼儿时期上呼吸道的解剖和免疫特点易患本病。儿童有营养障碍性疾病，如维生素D缺乏性佝偻病、锌或铁缺乏症等，或有免疫缺陷病、被动吸烟、护理不当、气候改变和环境不良等因素，易反复发生上呼吸道感染或使病程迁延。

【临床表现】

（一）症状

（1）局部症状：鼻塞、流涕、喷嚏、干咳、咽部不适和咽痛等，多于3~4天内自然痊愈。

（2）全身症状：发热、烦躁不安、头痛、全身不适、乏力等。部分患儿有食欲不振、呕吐、腹泻、腹痛等消化道症状。腹痛多为脐周阵发性疼痛，无压痛，可能为肠痉挛所致；如腹痛持续存在，多为并发急性肠系膜淋巴结炎。

婴幼儿起病急，以全身症状为主，常有消化道症状，局部症状较轻。多有发热，体温可高达39℃~40℃，热程在2~3天至1周左右，起病1~2天内可因发热引起惊厥。

（二）体征

体格检查可见咽部充血、扁桃体肿大。有时可见下颌和颈淋巴结肿大。肺部听诊一般正常。肠道病毒感染者可见不同形态的皮疹。

【实验室检查】

（1）血常规。病毒感染者外周血白细胞计数正常或偏低，中性粒细胞减少，淋巴细胞计数相对增高。

（2）病毒分离和血清学检查可明确病原。

（3）细菌感染者外周血白细胞可增高，中性粒细胞增高。

（4）咽拭子培养。在使用抗菌药物前行咽拭子培养可发现致病菌。

【诊断与鉴别诊断】

根据临床表现一般不难诊断。有两种特殊类型的急性上呼吸道感染：

1. 疱疹性咽峡炎

病原体为柯萨奇病毒A组。好发于夏秋季。起病急骤，临床表现为高热、咽痛、流涎、厌食、呕吐等。体格检查可发现咽部充血，在咽腭弓、软腭、腭垂的黏膜上可见多个2～4mm大小灰白色的疱疹，周围有红晕，1～2日后破溃形成小溃疡，疱疹也可发生于口腔的其他部位。病程为1周左右。

2. 咽结合膜热

病原体为腺病毒3、7型。以发热、咽炎、结膜炎为特征。好发于春夏季，散发或发生小流行。临床表现为高热、咽痛、眼部刺痛，有时伴消化道症状。体检发现咽部充血，可见白色点块状分泌物，周边无红晕，易于剥离；一侧或双侧滤泡性眼结膜炎，可伴球结膜出血；颈及耳后淋巴结增大。病程1～2周。

急性上呼吸道感染需与以下疾病鉴别：

1. 流行性感冒

由流感病毒、副流感病毒引起。有明显的流行病史，局部症状较轻，全身症状较重。常有高热、头痛、四肢肌肉酸痛等，病程较长。

2. 急性传染病早期

急性上呼吸道感染常为各种传染病的前驱症状，如麻疹、流行性脑脊髓膜炎、百日咳、猩红热等，应结合流行病史、临床表现及实验室资料等综合分析，并观察病情演变加以鉴别。

3. 急性阑尾炎

伴腹痛者应注意与急性阑尾炎鉴别。本病腹痛常先于发热，腹痛部位以右下腹为主，呈持续性，有固定压痛点、反跳痛及腹肌紧张、腰大肌试验阳性等体征，白细胞及中性粒细胞增高。

4. 过敏性鼻炎

某些学龄前或学龄儿童“感冒”症状，如流涕、打喷嚏持续超过2周或反复发作，而全身症状较轻，则应考虑过敏性鼻炎的可能，鼻拭子涂片嗜酸性粒细胞增多有助于诊断。

【治疗】

1. 一般治疗

病毒性上呼吸道感染者，应告诉患儿家长该病的自限性和治疗目的，防止交叉感染及并发症。注意休息，居室通风，多饮水。

2. 抗感染治疗

（1）抗病毒药物：主张早期应用。可用利巴韦林（病毒唑），剂量为10～15mg/(kg·d)，口服或静脉滴注。部分中药制剂有一定的抗病毒疗效。（2）抗菌药物：细菌性上呼吸道感染或病毒性上呼吸道感染继发细菌感染者可选用抗生素治疗，常选用青霉素类、头孢菌素类或大环内酯类抗生素。咽拭子培养阳性有助于指导抗菌治疗。链球菌感染或既往有风湿热、肾炎病史者，青霉素疗程应为10～14天。

3. 对症治疗

（1）高热可予对乙酰氨基酚或布洛芬，亦可采用物理降温，如冷敷或温水浴。

（2）发生热性惊厥者可予镇静、止惊等处理。

（3）鼻塞者可酌情给予减充血剂，咽痛可予咽喉含片。

【转诊指导】

（1）全身症状严重的重型患儿，如持续发热、烦躁不安、头痛、全身不适等，应考虑转诊。

（2）出现并发症者如扁桃体周围脓肿、颈淋巴结炎、喉炎、支气管炎及肺炎等，应及时转诊。

（3）引起急性肾小球肾炎和风湿热等并发症者应及时转诊。

（4）疑诊为急性阑尾炎应及时转诊，以免延误病情。

（5）近期有急性传染病接触史，疑诊为麻疹、流行性脑脊髓膜炎等急性传染性疾病时，应及时转诊。

【健康教育】

（1）向家长介绍上呼吸道感染的预防常识，让家长了解增加营养和加强体格锻炼，增加机体抵抗力是预防上感的关键。

（2）急性期患儿应注意休息，避免被动吸烟，保持室内空气新鲜，每日通风2次，每次15~20分钟。保持室内温度18℃~22℃，湿度50%~60%。

（3）衣被应冷暖、松紧合适，以利于散热，及时更换汗湿的衣服，适度保暖。

（4）保证充足的营养和水分。鼓励患儿多喝开水，给予易消化含维生素丰富的清淡饮食。

（5）鼻塞严重妨碍吮乳者，在喂养前15分钟清理鼻腔分泌物，切忌捏住患儿鼻孔用力擤鼻涕，引起中耳炎或鼻窦炎。

（6）密切观察体温，及时对症处理。体温38.5℃以上时，应给予物理降温（如温水擦浴、酒精擦浴、头部冷敷、枕冰袋或在颈部及腹股沟处冷敷等）。亦可遵照医嘱给退热药。

（7）集体儿童机构中如有上感流行趋势，可在室内用食醋熏蒸法消毒。鼓励小儿多进行户外活动，但在呼吸道感染高发季节避免到人多拥挤的公共场所。

（8）婴儿期提倡母乳喂养，积极防治佝偻病及营养不良。

（9）高热不退等病情变化，应及时到医院就诊。

第六节　急性支气管炎

急性支气管炎是指由于各种致病原引起的支气管黏膜感染，由于气管常同时受累，故称为急性气管支气管炎。常继发于上呼吸道感染或为急性传染病的一种表现。是儿童时期常见的呼吸道疾病，婴幼儿多见。

【临床表现】

（一）症状

大多先有上呼吸道感染症状，之后以咳嗽为主要症状，开始为干咳，以后有痰。婴幼儿症状较重，常有发热、呕吐及腹泻等。一般无全身症状。

（二）体征

双肺呼吸音粗糙，可有不固定的散在的干罗音和粗中湿罗音。婴幼儿有痰常不易咳出，可在咽喉部或肺部闻及痰鸣音。

婴幼儿期伴有喘息的支气管炎，如伴有湿疹或其他过敏史者，少数可发展为哮喘。

【治疗】

1. 一般治疗

同上呼吸道感染，经常变换体位，多饮水，使呼吸道分泌物易于咳出。

2. 控制感染

由于病原体多为病毒，一般不采用抗生素。怀疑有细菌感染者则可用β内酰胺类抗菌药物，如系支原体感染，则应予以大环内酯类抗菌药物。

3. 对症治疗

应使痰易于咳出，故不用镇咳剂。①祛痰药：如氨溴索和一些中药制剂等。②平喘：对喘憋严重者，可雾化吸入沙丁胺醇等。喘息严重者可短期使用糖皮质激素，如口服泼尼松3~5天。③抗过敏：有过敏体质者可酌情选用抗过敏药物。

【转诊指导】

（1）症状严重者应及时转诊。

（2）基层医院治疗效果不佳者应及时转诊。

【健康教育】

同上节。

第七节　毛细支气管炎

毛细支气管炎是一种婴幼儿较常见的下呼吸道感染，多见于1~6个月的小婴儿，以喘息、三凹征和气促为主要临床特点，是一种特殊类型的肺炎，称为喘憋性肺炎。

【病因】

主要有呼吸道合胞病毒引起，副流感病毒、鼻病毒、某些腺病毒及肺炎支原体也可引起本病。

【临床表现】

（一）症状

本病常发生于2岁以下小儿，多数在6个月以内，常为首次发作。喘息和肺部哮鸣音为其突出表现。主要表现为下呼吸道梗阻症状，出现呼气性呼吸困难、呼气相延长伴喘息。呼吸困难可呈阵发性，间歇期喘息消失。严重发作者，可见面色苍白、烦躁不安，口周和口唇发绀。全身中毒症状较轻，少见高热。

（二）体征

体格检查发现呼吸浅而快，60~80次/分，甚至100次/分，伴鼻翼翕动和三凹征；心率加快，可达150~200次/分。肺部体征主要为呼气相哮鸣音，亦可闻及中细湿罗音，叩诊可呈过清音。肝脾可由于肺过度充气而推向肋缘下，因此可触及肝和脾。本病高峰期在呼吸困难发生后的48~72小时，病程一般为1~2周。

【辅助检查】

（1）血常规：外周血白细胞总数及分类大多在正常范围内。

（2）采集鼻咽拭子或分泌物，使用免疫荧光技术、免疫酶技术及分子生物学技术可明确病原。

（3）胸部 X 线检查。可见不同程度的肺充气过度或肺不张，也可以见到支气管周围炎及肺纹理增粗。

（4）血气分析。可了解患儿缺氧和 CO_2潴留程度。

【诊断与鉴别诊断】

根据本病发生在小婴儿，具有典型的喘息及哮鸣音，一般诊断不难，但须与以下疾病鉴别。

1. 儿童哮喘

儿童哮喘常有多次喘息发作。部分毛细支气管炎患儿可发展为哮喘，毛细支气管炎发展为哮喘的主要危险因素包括个人湿疹史、吸入变应原阳性、父母哮喘史和被动吸烟等。

2. 原发型肺结核

支气管淋巴结结核患儿肿大的淋巴结压迫气道，可出现喘息、需根据结核接触史、结核中毒症状、结核菌素试验和胸部 X 线改变予以鉴别。

3. 其他疾病

如纵隔占位、心源性喘息、异物吸入及先天性气管支气管畸形等均可发生喘息，应结合病史和体征及相应的检查作出鉴别。

【治疗】

毛细支气管炎的治疗主要为氧疗、控制喘息、病原治疗等。

1. 氧疗

有缺氧表现，如烦躁、发绀或动脉血氧分压小于 60mmHg 时，可采用不同方式吸氧，如鼻前庭导管、面罩或氧帐等。

2. 控制喘息

重症患儿可试用支气管扩张剂雾化吸入。糖皮质激素用于严重的喘息发作者。甲泼尼松龙 1~2mg/（kg · d）或琥珀酸氢化可的松 5~10mg/（kg · d）静脉滴入。也可采用雾化吸入型糖皮质激素（如布地奈德悬液等）。

3. 抗感染治疗

如系病毒感染所致，可用利巴韦林静脉滴注或雾化吸入，亦可酌情试用中药制剂。继发细菌感染者应用适当的抗菌药物。

4. 其他

保持呼吸道通畅，保证液体摄入量、纠正酸中毒，并及时发现和处理呼吸衰竭及其他生命体征危象。

【转诊指导】

（1）严重发作者，如面色苍白、烦躁不安，口周和口唇发绀，治疗后病情无好转，应及时转诊。

（2）出现酸中毒、呼吸衰竭等严重并发症者，应立即转诊。

（3）诊断不清，不能排除支气管哮喘、肺结核、纵隔占位、心源性喘息者。

【健康教育】

（1）根据患儿家长的接受能力，适当介绍本病的防治常识，增强患儿及家长治疗的信心，减轻焦虑，并说明大多数患儿是预后较好的。

（2）指导患儿和家长增强机体抵抗力的方法，并解释因本病有反复发作的倾向，强调预防的关键是防止呼吸道感染。

（3）急性发作时，保持室内空气新鲜，避免被动吸烟，保持室内温度18℃～22℃，湿度50%～60%。

（4）减少活动，保证充足的睡眠和休息，提倡母乳喂养，摄入充足的水分和营养，以提高机体抵抗力。

（5）取半卧位或舒适体位，定时为患儿翻身拍背，以利于呼吸通畅和呼吸道分泌物的排出。

（6）注意卫生，洗手是预防呼吸道合胞病毒院内传播的最重要的措施。

（7）抗呼吸道合胞病毒单克隆抗体对高危婴儿（早产儿、支气管肺发育不良、先天性心脏病、免疫缺陷病）和毛细支气管炎后反复喘息发作者的预防效果确切，能减少呼吸道合胞病毒感染的发病率和住院率。

第八节　支气管肺炎

支气管肺炎是累及支气管壁和肺泡的炎症，为儿童时期最常见的肺炎，2岁以内儿童多发。一年四季均可发病，北方多发生于冬春寒冷季节及气候骤变时。室内居住拥挤、通风不良、空气污浊，致病微生物增多，易发生肺炎。此外有营养不良、维生素D缺乏性佝偻病、先天性心脏病等并存症及低出生体重儿、免疫缺陷者均易发生本病。

【病因】

最常见为细菌和病毒感染，也可由病毒、细菌混合感染。发达国家儿童肺炎病原体以病毒为主，发展中国家则以细菌为主。细菌感染仍以肺炎链球菌多见，近年来支原体、衣原体和流感嗜血杆菌感染有增加趋势。病原体常由呼吸道入侵，少数经血行入肺。

【临床表现】

2岁以下的婴幼儿多见，起病多数较急，发病前数日多先有上呼吸道感染，主要临床表现为发热、咳嗽、气促、肺部固定中细湿罗音。

（一）症状

（1）发热：热型不定，多为不规则热，亦可为弛张热或稽留热。值得注意的是，新生儿、重度营养不良患儿体温可不升或低于正常。

（2）咳嗽：较频繁，早期为刺激性干咳，极期咳嗽反而减轻，恢复期咳嗽有痰。

（3）气促：多在发热、咳嗽后出现。

（4）全身症状：精神不振、食欲减退、烦躁不安，轻度腹泻或呕吐。

（二）体征

（1）呼吸增快：40～80次/分，并可见鼻翼翕动和吸气性凹陷。

（2）发绀：口周、鼻唇沟和指（趾）端发绀，轻症患儿可无发绀。

（3）肺部罗音：早期不明显，可有呼吸音粗糙、减低，以后可闻及固定的中细湿罗音，以背部两侧下方及脊柱两旁较多，于深吸气末更为明显。肺部叩诊多正常，病灶融合时可出现实变体征。

（三）重症肺炎的表现

重症肺炎由于严重的缺氧及毒血症，除有呼吸衰竭外，可发生心血管、神经和消化等系统严重功能障碍。

心血管系统：可发生心肌炎、心包炎等，有先天性心脏病者易发生心力衰竭。

神经系统：缺氧中毒性脑病。

消化系统：严重者发生缺氧中毒性肠麻痹，表现为频繁呕吐、严重腹胀、呼吸困难加重，听诊肠鸣音消失。重症患儿还可呕吐咖啡样物，大便潜血阳性或柏油样便。

DIC：可表现为血压下降、四肢凉、脉速而弱，皮肤、黏膜及胃肠道出血。

【辅助检查】

（一）实验室检查

1. 血常规

细菌性肺炎白细胞计数升高，中性粒细胞增多；病毒性肺炎的白细胞计数大多正常或偏低，亦有少数升高者，时有淋巴细胞增高或出现异型淋巴细胞。

2. C-反应蛋白（CRP）

细菌感染时血清 CRP 值多上升，非细菌感染时则上升不明显。

3. 前降钙素

细菌感染时可升高，抗菌药物治疗有效时，可迅速下降。

4. 病原学检查

细菌学检查、病毒学检查及支原体衣原体检查，可明确病原。

（二）影像学检查

1. 胸部 X 线检查

早期肺纹理增强，透光度减低；以后两肺下野、中内带出现大小不等的点状或小斑片状影，或融合成大片状阴影，甚至波及节段。可有肺气肿、肺不张。伴发脓胸时，早期患侧肋隔角变钝；积液较多时，可呈反抛物线状阴影，纵隔移位。

2. 胸部 CT 检查

胸部 X 线未能显示肺炎征象而临床又高度怀疑肺炎、难以明确炎症部位、需同时了解有无纵隔内病变等，可行胸部 CT 检查。

【诊断与鉴别诊断】

支气管肺炎的诊断比较简单，一般有发热、咳嗽、呼吸急促的症状，肺部听诊闻及中、细湿罗音和（或）胸部影像学有肺炎的改变均可诊断为支气管肺炎。

需与以下疾病鉴别：

1. 急性支气管炎

一般不发热或仅有低热，全身状况好，以咳嗽为主要症状，肺部可闻及干湿罗音，多不固定，随咳嗽而改变。X 线示肺纹理增多、排列紊乱。若鉴别困难，则按肺炎处理。

2. 支气管异物

有异物吸入史，突然出现呛咳，可有肺不张和肺气肿，可资鉴别。若病程迁延，有继发感染则类似肺炎或合并肺炎，需注意鉴别。

3. 支气管哮喘

儿童哮喘可无明显喘息发作，主要表现为持续性咳嗽，X 线示肺纹理增多、排列紊乱和肺气肿，易与本病混淆。患儿具有过敏体质，肺功能检查及激发和舒张试验有助于鉴别。

4. 肺结核

一般有结核接触史，结核菌素试验阳性，X 线示肺部有结核病灶可资鉴别。粟粒性肺结核可有气促和发绀，从而与肺炎极其相似，但肺部罗音不明显。

【治疗】

采用综合治疗，原则为改善通气、控制炎症、对症治疗、防止和治疗并发症。

（一）一般治疗

注意水、电解质的补充，纠正酸中毒和电解质紊乱，适当的液体补充还有助于气道的湿化。但要注意输液速度，过快可加重心脏负担。

（二）抗感染治疗

明确为细菌感染或病毒感染继发细菌感染者应使用抗菌药物。用药时间一般应持续至体温正常后 5~7 天，症状、体征消失后 3 天停药。支原体肺炎至少使用抗菌药物 2~3 周，葡萄球菌肺炎在体温正常后 2~3 周可停药，一般总疗程≥6 周。

1. 肺炎链球菌感染

青霉素敏感者首选青霉素或阿莫西林；青霉素中介者，首选大剂量青霉素或阿莫西林；耐药者首选头孢曲松、头孢噻肟等；青霉素过敏者选用大环内酯类抗生素。

2. 金黄色葡萄球菌感染

甲氧西林敏感者首选苯唑西林钠或氯唑西林，耐药者选用万古霉素或联用利福平。

3. 肺炎支原体和衣原体感染

首选大环内酯类抗生素，如阿奇霉素、红霉素及罗红霉素。

4. 病毒感染

利巴韦林（病毒唑：可口服或静脉点滴，肌注和静点的剂量为 10~15mg/（kg·d)。若为流感病毒感染，可用磷酸奥司他韦口服。部分中药制剂有一定抗病毒疗效。

（三）对症治疗

1. 氧疗

有缺氧表现，如烦躁、发绀时需吸氧，多用鼻前庭导管给氧，经湿化氧气流量 0.5~1L/min，氧浓度不超过 40%。新生儿或婴幼儿可用面罩、氧帐、鼻塞给氧，面罩给氧流量 2~4L/min，氧浓度不超过 50%~60%。

2. 气道管理

及时清除鼻痂、鼻腔分泌物和吸痰，以保持呼吸道通畅，改善通气功能。气道的湿化非常重要，有利于痰液的排出。雾化吸入有助于解除支气管痉挛和水肿。

3. 其他

高热患儿可用物理降温，如温热擦身和（或）减少衣物、冷敷（冰袋置于腋窝、腹股沟或头部）；口服对乙酰氨基酚或布洛芬等。若伴烦躁不安、可给予氯丙嗪、异丙嗪，每次各 0.5~1.0mg/kg 肌注，水合氯醛或苯巴比妥每次 5mg/kg 肌注。

（四）糖皮质激素

糖皮质激素可减少炎症渗出，解除支气管痉挛，改善血管通透性和微循环，降低颅内压。使用指征为：①严承喘憋或呼吸衰竭；②全身中毒症状明显；③合并感染中毒性休克；④出现脑水肿；⑤胸腔短期有较大量渗出。上述情况可短期应用激素，可用甲泼尼龙 1~2mg/（kg·d），琥珀酸氢化可的松 5~10mg/（kg·d）或用地塞米松 0.1~0.3mg/（kg·d）加入瓶中静脉点滴，疗程 3~5 天。

【转诊指导】

（1）严重发作者，如高热不退、烦躁不安，口周和口唇发绀，治疗后病情无好转，应及时转诊。

（2）出现酸中毒、呼吸衰竭等严重并发症者，应立即转诊。

（3）发生心血管、神经和消化等系统严重功能障碍者。

（4）诊断不清，不能排除支气管哮喘、肺结核、肺脏占位性病变者。

【健康教育】

（1）室内空气要流通，以温度 18℃~20℃，湿度 60%为宜。

（2）给予营养丰富的饮食，重症患儿进食困难，可给予肠道外营养。

（3）经常变换体位，定时翻身拍背，以减少肺部淤血，促进炎症吸收。

（4）注意隔离，以防交叉感染。

（5）增强体质，减少被动吸烟。

（6）积极防治营养不良、贫血及佝偻病等。

（7）注意手卫生，避免交叉感染。

（8）针对某些常见细菌和病毒病原，疫苗预防接种可有效降低儿童肺炎患病率。疫苗包括肺炎链球菌疫苗，B 型流感嗜血杆菌结合疫苗、流感病毒疫苗等。

第九节　支气管哮喘

支气管哮喘简称哮喘，是儿童期最常见的慢性呼吸道疾病。哮喘是多种细胞和细胞组分共同参与的气道慢性炎症性疾病，这种慢性炎症导致气道反应性增加，通常出现广泛多变的可逆性气流受限，并引起反复发作性喘息、气促、胸闷或咳嗽等症状，常在夜间和（或）清晨发作或加剧，多数患儿可经治疗缓解或自行缓解。

【病因】

哮喘的发病机制极为复杂，尚未完全清楚，与免疫因素、神经、精神和内分泌因素，遗传学背景和神经信号通路密切相关。

危险因素：

（1）吸入过敏原（室内：尘螨、动物毛屑及排泄物、蟑螂、真菌等；室外：花粉、真菌等）。

（2）食入过敏原（牛奶、鱼、虾、鸡蛋和花生等）。

（3）呼吸道感染（尤其是病毒及支原体感染）。

（4）强烈的情绪变化。

（5）运动和过度通气。

（6）冷空气。

（7）药物（如阿司匹林等）。

（8）职业粉尘及气体。

以上为诱发哮喘症状的常见危险因素，有些因素只引起支气管痉挛，如运动及冷空气。有些因素可以突然引起哮喘的致死性发作，如药物及职业性化学物质。

【临床表现】

（一）症状

咳嗽和喘息呈阵发性发作，以夜间和清晨为重。发作前可有流涕、打喷嚏和胸闷，发作时呼吸困难，呼气相延长伴有喘鸣声。严重病例呈端坐呼吸、恐惧不安、大汗淋漓、面色青灰。

（二）体征

体格检查可见桶状胸、三凹征，肺部满布哮鸣音，严重者气道广泛堵塞，哮鸣音反可消失，称“闭锁肺”，是哮喘最危险的体征。肺部粗湿罗音时隐时现，在剧烈咳嗽后或体位变化时可消失。

在发作间歇期可无任何症状和体征，有些病例在用力时才可听到哮鸣音。此外，在体格检查中还应注意有无过敏性鼻炎、鼻窦炎和湿疹等。

哮喘发作在合理应用常规缓解药物治疗后，仍有严重或进行性呼吸困难者，称为哮喘危重状态。表现为哮喘急性发作，出现咳嗽、喘息、呼吸困难、大汗淋漓和烦躁不安，甚至表现出端坐呼吸、语言不连贯、严重发绀、意识障碍及心肺功能不全的征象。

【辅助检查】

1. 过敏原测试

用多种吸入性过敏原或食物性过敏原提取液所做的过敏原皮肤试验是诊断变态反应的首要工具，提示患者对该变应原过敏与否。目前常用皮肤点刺试验法和皮内试验法。血清特异性 IgE 测定也很有价值，血清总 IgE 测定只能反映是否存在特应质。

2. 肺功能检查

肺功能检查主要用于 5 岁以上患儿。

3. 胸部 X 线检查

急性期胸部 X 线正常或呈间质性改变，可有肺气肿或肺不张。胸部 X 线还可排除肺部其他疾病，如肺炎、肺结核、气管支气管异物和先天性呼吸系统畸形等。

【诊断与鉴别诊断】

儿童哮喘的诊断主要依据呼吸道症状、体征及肺功能检查，证实存在可变的呼气气流受限，并排除可引起相关症状的其他疾病。诊断依据：

（1）反复喘息、咳嗽、气促、胸闷，多与接触变应原、冷空气、物理、化学性刺激、呼吸道感染、运动以及过度通气（如大笑和哭闹）等有关，常在夜间和（或）凌晨发作或加剧。

（2）发作时双肺可闻及散在或弥漫性，以呼气相为主的哮鸣音，呼气相延长。

（3）上述症状和体征经抗哮喘治疗有效，或自行缓解。

（4）除外其他疾病所引起的喘息、咳嗽、气促和胸闷。

（5）临床表现不典型者（如无明显喘息或哮鸣音），应至少具备以下 1 项：①证实存在可逆性气流受限：a. 支气管舒张试验阳性：吸入速效 β_2-受体激动剂（如沙丁胺醇压力定量气雾剂 200～400μg）后 15min 第一秒用力呼气量（FEV_1）增加≥12%；b. 抗炎治疗后肺通气功能改善：给予吸入糖皮质激素和（或）抗白三烯药物治疗 4～8 周，FEV_1 增加≥ 12%；②支气管激发试验阳性；③最大呼气峰流量（PEF）日间变异率（连续监测 2 周）≥13%。

符合第 1～4 条或第 4、5 条者，可诊断为哮喘。

咳嗽变异性哮喘（CVA）的诊断，CVA 是儿童慢性咳嗽最常见原因之一，以咳嗽为唯一或主要表现。诊断依据：

（1）咳嗽持续>4 周，常在运动、夜间和（或）凌晨发作或加重，以干咳为主，不伴有喘息。

（2）临床上无感染征象，或经较长时间抗生素治疗无效。

（3）抗哮喘药物诊断性治疗有效。

（4）排除其他原因引起的慢性咳嗽。

（5）支气管激发试验阳性和（或）PEF 日间变异率（连续监测 2 周）≥13%。

（6）个人或一、二级亲属过敏性疾病史，或变应原检测阳性。

以上第 1～4 项为诊断基本条件。

鉴别诊断：以喘息为主要症状的儿童哮喘应注意与毛细支气管炎、肺结核、气道异物、先天性呼吸系统畸形和先天性心血管疾病相鉴别，咳嗽变异型哮喘（CVA）应注意与支气管炎、鼻窦炎、胃食管反流和嗜酸性粒细胞支气管炎等疾病相鉴别。

【治疗】

1. 哮喘治疗的目标

①达到并维持症状的控制；②维持正常活动水平，包括运动能力；③维持肺功能水平尽量接近正常；④预防哮喘急性发作；⑤避免因哮喘药物治疗导致的不良反应；⑥预防哮喘导致的死亡。

2. 防治原则

哮喘控制治疗应尽早开始。要坚持长期、持续、规范、个体化治疗原则。治疗包括：①急性发作期：快速缓解症状，如平喘、抗炎治疗；②慢性持续期和临床缓解期：防止症状加重和预防复发，如避免触发因素、抗炎、降低气道高反应性、防止气道重塑，并做好自我管理。

3. 治疗哮喘的药物包括缓解药物和控制药物

缓解药物能快速缓解支气管收缩及其他伴随的急性症状，用于哮喘急性发作期，包括：①吸入型速效 β_2-受体激动剂；②全身性糖皮质激素；③抗胆碱能药物；④口服短效 β_2-受体激动剂；⑤短效茶碱等。控制药物是抑制气道炎症的药物，需长期使用，用于哮喘慢性持续期，包括：①吸入型糖皮质激素（ICS）；②白三烯调节剂；③缓释茶碱；④长效 β_2-受体激动剂；⑤肥大细胞膜稳定剂；⑥全身性糖皮质激素等。

4. 哮喘急性发作期治疗

（1）氧疗：有低氧血症者，采用鼻导管或面罩吸氧，以维持血氧饱和度>94%。

（2）吸入速效 β_2-受体激动剂：是治疗儿童哮喘急性发作的一线药物。如具备雾化给药条件，雾化吸入应为首选。可使用氧驱动（氧气流量 6～8 L/min）或空气压缩泵雾化吸入。

药物及剂量：①雾化吸入沙丁胺醇或特布他林，体重≤20 kg，每次 2. 5mg；体重≥20kg，每次 5mg；第 1 小时可每 20 分钟 1 次，以后根据治疗反应逐渐延长给药间隔，根据病情每 1～4 小时重复吸入治疗。②如不具备雾化吸入条件时，可使用压力型定量气雾剂（pMDI）经储雾罐吸药，每次单剂喷药，连用 4～10 喷（<6 岁 3～6 喷），用药间隔与雾化吸入方法相同。快速起效的 LABA（如福莫特罗）也可在≥6 岁哮喘儿童作为缓解药物使用，但需要和 ICS 联合使用。③经吸入速效 β_2-受体激动剂及其他治疗无效的哮喘重度发作患儿，可静脉应用 β_2-受体激动剂。药物剂量：沙丁胺醇 15μg/kg 缓慢静脉注射，持续 10min 以上；病情严重需静脉维持时剂量为 1～2μg／（kg・min）。静脉应用 β_2-受体激动剂时容易出现心律失常和低钾血症等严重不良反应，使用时要严格掌握指征及剂量，并作必要的心电图、血气分析及电解质等监护。

（3）糖皮质激素：全身应用糖皮质激素是治疗儿童哮喘重度发作的一线药物，早期使用可以减轻疾病的严重度，给药后 3～4h 即可显示明显的疗效。可根据病情选择口服或静脉途径给药。

药物及剂量：①口服：泼尼松或泼尼松龙 1～2mg/（kg・d），疗程 3～5 天。口服给药效果良好，副作用较小，但对于依从性差、不能口服给药或危重患儿，可采用静脉途径给药。②静脉：注射甲泼尼龙 1～2mg/（kg・次）或琥珀酸氢化可的松 5～10mg（kg・次），根据病情可间隔 4～8 h 重复使用。若疗程不超过 10 天，则无须减量直接停药。(3) 吸入：早期应用大剂量 ICS 可能有助于哮喘急性发作的控制，可选用雾化吸入布地奈德悬液 1mg/次，或丙酸倍氯米松混悬液 0. 8mg/次，每 6～8h1 次。但病情严重时不能以吸入治疗替代全身糖皮质激素治疗，以免延误病情。

（4）抗胆碱能药物：短效抗胆碱能药物（SAMA）是儿童哮喘急性发作联合治疗的组成部分，可以增加支气管舒张效应，其临床安全性和有效性已确立，尤其是对 β_2受体激动剂治疗反应不佳的中重度患儿应尽早联合使用。

药物剂量：体重≤20 kg，异丙托溴铵每次 250μg；体重 > 20kg，异丙托溴铵每次 500μg，加入 β_2受体激动剂溶液作雾化吸入，间隔时间同吸入 β_2受体激动剂。如果无雾化条件，也可给予 SAMA 气雾剂吸入治疗。

（5）硫酸镁：有助于危重哮喘症状的缓解，安全性良好。

药物及剂量：硫酸镁 25～40mg/（kg・d）（≤2 岁/天），分 1～2 次，加入 10%葡萄糖溶液 20ml 缓慢静脉滴注（20min 以上），酌情使用 1～3 天。不良反应包括一过性面色潮红、恶心等，通常在药物输注时发生。如过量可静注 10%葡萄糖酸钙拮抗。

（6）茶碱：由于氨茶碱平喘效应弱于 SABA，而且治疗窗窄，从有效性和安全性角度考虑，在哮喘急性发作的治疗中，一般不推荐静脉使用茶碱。如哮喘发作经上述药物治疗后仍不能有效控制时，可酌情考虑使用，但治疗时需密切观察，并监测心电图、血药浓度。

药物及剂量：氨茶碱负荷量 4～6mg/kg（≤250mg），缓慢静脉滴注 20～30min，继之根据年龄持续滴注维持剂量 0.7～1mg（kg·h），如已用口服氨茶碱者，可直接使用维持剂量持续静脉滴注。亦可采用间歇给药方法，每 6～8h 缓慢静脉滴注 4～6mg/kg。

（7）经合理联合治疗，但症状持续加重，出现呼吸衰竭征象时，应及时给予辅助机械通气治疗。在应用辅助机械通气治疗前禁用镇静剂。

【转诊指导】

（1）以喘息、咳嗽、气促等为主要表现，初诊疑诊支气管哮喘，转上级医院进一步确诊。

（2）支气管哮喘急性发作，基层医院保守治疗效果不佳。

（3）哮喘危重状态应立即转诊。

（4）以喘息、咳嗽、气促等呼吸道症状表现，原因不明者应转诊至上级医院进一步诊治。

【健康教育】

1. 哮喘早期预防

母亲怀孕及婴儿出生后避免接触香烟环境，提倡自然分娩，鼓励母乳喂养，出生 1 年内婴儿尽量避免使用广谱抗生素。

2. 建立医生与患儿及家属间的伙伴关系

以医院专科门诊为基础，以哮喘之家、哮喘俱乐部、哮喘联谊会等组织方式，让哮喘患儿及其亲属对哮喘防治有一个正确、全面的认识和良好的依从性，坚持治疗，有问题及时沟通。

3. 确定并减少与危险因素接触

许多危险因素可引起哮喘急性加重，被称为“触发因素”，包括变应原、病毒感染、污染物、烟草烟雾及药物等。通过临床变应原测定及家长的日常生活观察寻找变应原，尽可能避免或减少接触危险因素，以预防哮喘发病和症状加重。

4. 心理指导，增强信心

儿童哮喘的预后较成人好，70%～80%年长后症状不再反复，但仍可能存在不同程度的气道炎症和高反应性，30%～60%的患儿可完全治愈。

第十节　手足口病

手足口病是由肠道病毒引起的传染性疾病。好发于儿童，尤以 3 岁以下年龄组发病率最高。主要通过消化道、呼吸道和密切接触等途径传播。临床主要表现为发热、口腔和四肢末端的斑丘疹、疱疹，重者可出现脑膜炎、脑炎、脑脊髓炎、肺水肿和循环障碍等。由于病毒的传染性很强，常常在托幼机构造成流行。

【病因】

引起手足口病的病毒主要为肠道病毒，我国以柯萨奇病毒A组16型和肠道病毒71型多见。

人类是已知的人肠道病毒的唯一宿主。手足口病患者和隐性感染者均为传染源，主要通过粪-口途径传播，亦可经接触患者呼吸道分泌物、疱疹液及污染的物品而感染，疾病流行季节医源性传播也不容忽视。是否可经水或食物传播目前尚不清楚。

人群对肠道病毒普遍易感，但成人大多通过隐性感染获得相应的抗体，因此临床上以儿童患者为主，尤其容易在托幼机构的儿童之间流行。感染后可获得免疫力，但持续时间尚不明确。

【临床表现】

手足口病的临床表现复杂而多样，根据临床病情的轻重程度，分为普通病例和重症病例。

（一）普通病例

急性起病、大多有发热，可伴有咳嗽、流涕、食欲不振等症状。口腔内可见散发的疱疹或溃疡，多位舌、颊黏膜和硬腭等处，引起口腔疼痛，导致患儿拒食、流涎。手、足和臀部出现斑丘疹和疱疹，偶见于躯干，呈离心性分布。皮疹消退后不留瘢痕或色素沉着，多在1周内痊愈，预后良好。

（二）重症病例

少数病例病情进展迅速，在发病1~5天左右出现脑膜炎、脑炎、脑脊髓炎、肺水肿、循环障碍等，极少数病例病情危重，可致死亡，存活病例可留有后遗症。

（1）神经系统表现：多出现在病程1~5天内，患儿可持续高热，出现中枢神经系统损害表现，如精神萎靡、嗜睡或激惹、易惊、头痛、恶心、呕吐、食欲不振、谵妄甚至昏迷；肢体抖动、肌阵挛、眼球震颤、共济失调、眼球运动障碍；肌无力或急性弛缓性瘫痪、惊厥等。颈项强直在大于1~2岁的儿童中较为明显，腱反射减弱或消失，Kernig征和Rrudzinski征阳性。

（2）呼吸系统表现：呼吸增快并浅促、呼吸困难或呼吸节律改变，口唇发绀，咳嗽加重，咳白色、粉红色或血性泡沫样痰液，肺部可闻及湿罗音或痰鸣音。

（3）循环系统表现：心率增快或减慢，面色灰白、皮肤花纹、四肢发凉、出冷汗，指（趾）端发绀；持续血压降低，毛细血管充盈时间延长。

【辅助检查】

1. 血常规

白细胞计数多正常或降低，病情危重者白细胞计数可明显升高。

2. 病原学检查

鼻咽拭子、气道分泌物、疱疹液或粪便标本中。柯萨奇病毒A组16型和肠道病毒71型等肠道病毒特异性核酸阳性或分离到肠道病毒可以确诊。

3. 血气分析

呼吸系统受累时可有动脉血氧分压降低、血氧饱和度下降，二氧化碳分压升高和酸中毒。

4. 胸部X线检查

可表现为双肺纹理增多，网格状、斑片状阴影。

5. 磁共振检查

神经系统受累者可见以脑干、脊髓灰质损害为主的异常改变。

【诊断与鉴别诊断】

根据流行病学资料、急性起病，发热（部分病例可无发热）手、足、口、臀部皮疹可以作出诊断。

少数重症病例皮疹不典型，临床诊断困难，需结合病原学或血清学检查作出诊断。具有以下表现者，尤其3岁以下的患儿，有可能在短期内发展为危重病例，应密切观察病情变化，进行必要的辅助检查，有针对性地做好救治工作：①持续高热不退；②精神差、呕吐、易惊、肢体抖动、无力；③呼吸、心率增快；④出冷汗、末梢循环不良；⑤高血压；⑥外周血白细胞计数、血小板计数明显增高；⑦高血糖。

鉴别诊断有：

（1）其他引起儿童发热、出疹性的疾病。

（2）其他病毒所致脑炎或脑膜炎。

（3）肺炎。主要表现为发热、咳嗽、呼吸急促等呼吸道症状，一般无皮疹，大多无粉红色或血性泡沫痰。

【治疗】

1. 普通病例

目前尚无特效抗病毒药物和特异性治疗手段，主要是对症治疗。注意隔离，避免交叉感染，适当休息、清淡饮食，作好口腔和皮肤护理。

2. 重症病例

（1）神经系统受累的治疗：①控制颅内高压：限制入量，积极给予甘露醇降颅压治疗，每次0.5~1.0mg/kg，每4~8小时1次，20~30min快速静脉注射。根据病情调整给药间隔时间及剂量。必要时加用呋塞米。②酌情应用糖皮质激素治疗，参考剂量：甲泼尼龙1~2mg/（kg·d）；氢化可的松3~5mg/（kg·d）；地塞米松0.2~0.5mg/（kg·d），病情稳定后，尽早减量或停用。③酌情静脉注射免疫球蛋白，总量2g/kg，分2~5天给予。④对症治疗：降温、镇静、止惊。密切监护，严密观察病情变化。

（2）呼吸、循环衰竭的治疗：①保持呼吸道通畅，吸氧；②监测呼吸、心率、血压和血氧饱和度；③呼吸功能障碍的治疗；④保护重要脏器的功能，维持内环境稳定。

（3）恢复期治疗：①促进各脏器功能恢复；②功能康复治疗；③中西医结合治疗。

【转诊指导】

疑诊重症患儿应及时转诊。

【健康教育】

（1）目前尚无安全有效的疫苗预防。

（2）患儿应进行隔离，避免交叉感染。

（3）本病流行期间不宜带儿童到人群聚集的公共场所，减少感染机会。

（4）注意保持环境卫生，勤洗手，居室要经常通风，勤晒衣被。

第三章　社区常见五官科疾病的诊疗与转诊

第一节　急性扁桃体炎

急性扁桃体炎为腭扁桃体的急性非特异性炎症，往往伴有程度不等与范围不一的咽黏膜和淋巴组织炎症，是一种很常见的咽部疾病。中医称扁桃体为“乳娥”，称急性扁桃体炎为“烂乳娥”、“喉娥风”。多发于儿童及青年，在季节更替、气温变化时容易发病。

【病因】

主要致病菌为乙型溶血性链球菌；葡萄球菌、肺炎双球菌和腺病毒也可引起本病。细菌与病毒混合感染不少见。近年发现有厌氧菌感染者。

在正常人的咽部及扁桃体隐窝内存在着这些病原体，机体防御能力正常时，不致发生疾病。当某些因素使机体防御能力降低，存在于机体内之病原体大量繁殖，外界之病原体又乘虚而入，因而致病。

影响机体抵抗力降低而可诱发急性扁桃体炎的因素有：受凉、潮湿、过度劳累、烟酒过度，有害气体刺激以及上呼吸道有慢性病灶存在等。

急性扁桃体炎有传染性，传染潜伏期2~4天，为飞沫或直接接触传染。通常呈散发性，偶有爆发流行，多见于集体生活者，例如部队、工厂和学校。

【临床表现】

急性扁桃体炎，依其病理变化可分为两种类型，其临床表现有所不同。

1. 急性卡他性扁桃体炎

病变较轻，炎症仅限于表面黏膜，隐窝内及扁桃体实质无明显炎症改变。其症状与一般急性咽炎相似，有咽痛、低热和其他轻度全身症状。检查时可见扁桃体及腭舌弓表面黏膜充血肿胀，扁桃体实质无显著肿大，表面也无渗出物。

2. 急性化脓性扁桃体炎

炎症起始于隐窝，继而进入扁桃体实质，使扁桃体明显肿胀，重者可出现多发性小脓肿。隐窝内充塞由脱落上皮、纤维蛋白、脓细胞、细菌等组成的渗出物，并自窝口排出。本型起病较急，局部和全身症状都较重。咽痛剧烈，吞咽困难，痛常散射至耳部。下颌角淋巴结肿大，有时感到转头不便。全身常有恶寒、高热，幼儿可因高热而抽搐，呕吐或昏睡。检查时可见扁桃体肿大，周围充血，隐窝口有黄白色脓点。连接脓点可连成假膜，但不超出扁桃体范围，易于拭去，不留出血创面。如扁桃体实质内有化脓病变，可在表面看到黄白色突起。

【诊断与鉴别诊断】

急性扁桃体炎一般都具有典型之临床表现，故不难诊断。

【并发症】

（1）局部并发症由于炎症向邻近组织扩展所致，最常见者为扁桃体周脓肿，也可引起急性中耳炎、急性淋巴结炎、咽旁脓肿等。

（2）全身并发症。急性扁桃体炎可引起全身各系统许多疾病，常见者有风湿热、急性关节炎、心肌炎及急性肾炎等，其发病机理尚在探讨。根据近代免疫学的研究，一般认为这些并发症乃机体对链球菌所产生的 II 型变态反应。

【治疗】

（1）本病具有传染性，故病人应适当隔离。

（2）注意休息，多饮水，通大便，进流质食物或饮食。

（3）本病多为链球菌感染，抗菌消炎是主要治疗原则，青霉素应属首选抗生素。解热止痛是重要的对症治疗措施，可用醋柳酸等水杨酸制剂。经上述治疗 2~3 日后，如病情无好转、体温不降，则须仔细检查，分析其原因，考虑是否为病毒感染或其他细菌感染，改用他种抗生素或磺胺类药物，或酌情使用可的松激素。

（4）中医中药。据中医理论，本病系内有痰热，肺胃不清，外感风、火，应疏风清热，消肿解毒。常用银翘柑橘汤或用清咽防腐汤。

（5）局部可用复方硼砂溶液或 1∶5000 呋喃西林液漱口；杜灭芬喉片或碘喉片含化。

（6）如多次反复发生急性扁桃体炎，特别是已有并发症者，应待急性炎症消退后施行扁桃体切除术。

【转诊指导】

（1）基层医院保守治疗效果欠佳，出现局部并发症，如扁桃体周脓肿、急性中耳炎、咽旁脓肿等，转诊到上级医院进一步诊治。

（2）急性扁桃体炎引起全身各系统其他疾病，如风湿热、急性关节炎、心肌炎及急性肾炎等，尽早转诊。

（3）多次反复发生急性扁桃体炎，特别是已有并发症者，转诊到上级医院施行扁桃体切除术。

（4）扁桃体极度肥大，妨碍吞咽、呼吸者，转诊至上级医院行手术治疗。

【健康教育】

（1）以积极乐观的态度对待疾病，密切配合各种治疗，尽快康复。

（2）坚持锻炼，增强体质，提高机体抵抗力。

（3）急性扁桃体炎有一定传染性，注意相互隔离保护，戴口罩，勤洗手，勿与急性上呼吸道感染者接触。

（4）饮食：多食蔬菜、水果，进高蛋白、高维生素食物，不吃辛辣、刺激性食物，以免刺激咽部引起不适，加重咽部黏膜及咽扁桃体的充血、水肿。

（5）扁桃体炎急性发作，伴高热时，多饮水，以增加尿量，加速细菌毒素的排泄和防止脱水。

（6）避免劳累、受凉及烟酒过度等诱因。

（7）保持口腔清洁，指导病人正确的含漱方法，即含漱时头后仰，张口发“啊”音，使含漱液能清洁咽后壁，但注意不要将药液吞入。

第二节　慢性扁桃体炎

慢性扁桃体炎多由急性扁桃体炎反复发作或因隐窝引流不畅，窝内细菌、病毒滋生感染而演变为慢性炎症。患急性传染病（如猩红热、麻疹、流感、白喉等）后可引起慢性病变。鼻腔及鼻窦感染，也能伴发本病。

【病因】

（1）由于反复急性发作，机体抵抗力减弱，即免疫反应下降，形成慢性病变。

（2）出现自身变态反应。近年来基于免疫学的观点，认为自身变态反应为引起慢性扁桃体炎的重要机制。聚积于扁桃体隐窝内的微生物（抗原）长期与扁桃体接触，可引起复合的变态反应，对扁桃体组织有损害，易发生感染。

【临床表现】

（一）症状

本病的特点是常有急性发作病史，而平时多无明显自觉症状。患者有时诉咽内发干、发痒、异物感、刺激性咳嗽、口臭等轻微症状。如扁桃体过度肥大，可能出现呼吸、吞咽，或言语共鸣的障碍。由于经常咽下炎性分泌物，刺激胃肠，或隐窝内细菌、毒素等被吸收引起全身反应，导致消化不良、头痛、乏力、低热等。

（二）体征

扁桃体和腭舌弓呈慢性充血，隐窝口可见黄、白色干酪样点状物；这些点状物有时需用压舌板挤压腭舌弓才能自窝内排出。扁桃体大小不定。儿童、青年多属增生者，扁桃体肥大；成人扁桃体多已缩小，但表面可见瘢痕，凹凸不平，与周围组织常有粘连。患者下颌角淋巴结常肿大。

【诊断及鉴别诊断】

应结合局部检查，作出诊断。患者有反复急性发作的病史，为本病诊断的主要根据。扁桃体的大小并不表明其炎症程度，故不能以此作出诊断。

【并发症】

人体可能受扁桃体隐窝内细菌和毒素的影响，发生变态反应，产生各种并发症，如风湿性关节炎、风湿热、心脏病、肾炎、长期低热等。因此，慢性扁桃体炎常被视为全身感染“病灶”之一。至于如何把“病灶”和全身性疾病联系起来，目前尚无客观确切的方法。在研究病情时，下列两点首应予以考虑：

（1）询问病史扁桃体炎引起全身性并发症者往往都有多次急性发作史。“病灶”感染即通过急性发作而表现出来的，例如肾炎病人，每当扁桃体发炎后，尿内出现明显变化。

（2）实验室检查测定血沉、抗链球菌溶血素“o”、血清粘蛋白、心电图等可有助于诊断。在“病灶”型病例中，将得到异常的结果。

【治疗】

（1）保守疗法。对不能施行手术者，可试用下列方法。

①基于慢性扁桃体炎是感染—变应性状态的观点，本病治疗不应仅限于抗菌药物和手

术，而应将免疫疗法或抗变应性措施考虑在内，包括使用有脱敏作用的细菌制品（如用链球菌变应原和疫苗进行脱敏），以及各种增强免疫力的药物，如注射胎盘球蛋白、转移因子等。

②冲洗或吸引扁桃体隐窝，目的在于清除隐窝内积存物，减少细菌繁殖机会。

（2）手术疗法。施行扁桃体切除术。

【转诊指导】

（1）慢性扁桃体炎反复发作，上呼吸道急性炎症或急性中耳炎与其扁桃体炎有联系，需要手术治疗者。

（2）有扁桃体周围脓肿史，需要手术治疗者。

（3）扁桃体极度肥大，妨碍吞咽、呼吸，需要手术治疗者。

（4）慢性扁桃体炎已成为引起体内其他脏器病变的病灶，需要进一步诊治者。

【健康教育】

（1）以积极乐观的态度对待疾病，密切配合各种治疗，尽快康复。

（2）坚持锻炼，增强体质，提高机体抵抗力。

（3）饮食：多食蔬菜、水果，进高蛋白、高维生素食物，不吃辛辣、刺激性食物，以免刺激咽部引起不适，加重咽部黏膜及咽扁桃体的充血、水肿。

（4）扁桃体炎急性发作，伴高热时，多饮水，以增加尿量，加速细菌毒素的排泄和防止脱水。

（5）避免劳累、受凉及烟酒过度等诱因。

（6）保持口腔清洁。

（7）告知如果慢性扁桃体炎反复发作、引起局部并发症或已成为引起体内其他脏器病变的病灶，需要进一步诊治或手术治疗。

（8）扁桃体切除术后1个月内避免进食硬、粗糙及刺激性强食物，告知病人如有白膜从口中脱出属正常现象，不必惊慌。

第三节　急性咽炎

急性咽炎是咽黏膜、黏膜下组织和淋巴组织的急性炎症，常为上呼吸道感染的一部分，多由急性鼻炎向下蔓延所致，也有开始即发生于咽部者。病变常波及整个咽腔，也可局限于一处。本病常见于秋冬及冬春之交。

【病因】

（1）病毒传染通过飞沫和密切接触而传染，以柯萨奇病毒、腺病毒、副流感病毒引起者最多，疼痛较重，其次为鼻病毒、流感病毒等。

（2）细菌感染，以链球菌、葡萄球菌和肺炎双球菌为主。其中以A组乙型链球菌引起者最为严重，细菌或毒素进入血液，甚或发生远处器官的化脓性病变，称为急性脓毒性咽炎。

（3）物理化学因素如高温、粉尘、烟雾、刺激性气体等。

【临床表现】

（一）症状

起病较急，初起时咽部干燥、灼热。继有疼痛，吞咽唾液时咽痛往往比进食时更为明显。全身症状一般较轻，但因年龄、免疫力以及病毒、细菌毒力之不同而程度不一，可有发热、头痛、食欲不振和四肢酸痛等。如为脓毒性咽炎，则全身及局部症状都较严重。炎症侵及喉部，则有咳嗽和声嘶。

（二）检查

口咽及鼻咽黏膜呈急性充血，腭弓、悬雍垂水肿，咽后壁淋巴滤泡。细菌感染者，间或在淋巴滤泡中央出现黄白色点状渗出物。下颌淋巴结肿大并有压痛。严重者，可累及会厌及杓会厌襞，发生水肿。

【诊断与鉴别诊断】

根据病史、症状及体征，本病诊断不难。为明确致病因素，可进行咽培养和抗体测定。

某些急性传染病（如麻疹、猩红热、流感和百日咳等）的前驱期常有类似急性咽炎的症状，应注意鉴别，以免误诊。此外，如在口腔、咽部、扁桃体出现假膜坏死，应行血液检查，以排除血液病。

【并发症】

可引起中耳炎、鼻窦炎、喉炎、气管支气管炎及肺炎。急性脓毒性咽炎可能并发急性肾炎、风湿热及败血症等。

【治疗】

（1）感染较重者，应选用抗病毒药（如金刚胺等）和抗生素。银黄注射液和板蓝根注射液都有一定的抗菌抗病毒作用。

（2）中医中药。祖国医学认为本病多为外感风热，宜疏风解表、清热解毒，用银翘散加减。亦可选用六神丸或喉痛解毒丸，每服 10 丸，每日 3 次。

（3）局部用药。用复方硼砂溶液含漱；或以溶菌酶含片、杜灭芬喉片、碘喉片或薄荷喉片含服，每天 4~6 片。

【转诊指导】

（1）急性脓毒性咽炎症状严重者，可能并发急性肾炎、风湿热及败血症等，宜立即转诊，以免延误病情，造成严重后果。

（2）急性咽炎基层医院保守治疗效果欠佳者，转诊至上级医院进一步诊治。

（3）急性咽炎引起化脓性中耳炎、肺炎等严重并发症，宜转诊至上级医院进一步诊治。

【健康教育】

（1）注意身体健康，增强体质，预防感冒。

（2）减少发音，适当控制用声，用声不当、用声过度、长时间讲话、持续演讲和演唱对咽喉炎治疗不利；不要声嘶力竭地喊叫，以防损伤声带脉络。

（3）保持室内空气流通、湿润，提高咽喉的舒适度。

（4）要坚决摒弃一些不良饮食习惯，饮食时避免过冷、过烫、辛辣食物，少食干燥上火和冰镇食品和饮料。

（5）改善工作生活环境，避免各种粉尘、有害气体对身体的刺激；经常接触粉尘或化学气体者，应戴口罩、面罩等防护措施。

（6）及早彻底治疗咽喉部炎症，在急性期应及时选用抗病毒、抗菌药物治疗，勿使急性咽喉炎转为慢性。

（7）生活起居有常，劳逸结合，及时治疗各种慢性疾病，保持每天通便。

（8）注意口腔卫生，养成饭后漱口的习惯，使病菌不易生长；重视口腔和鼻腔卫生，及时治疗鼻、口腔、下呼吸道疾病，包括病牙。

（9）吸烟对咽部的危害极大，因此有慢性咽炎的人必须戒烟。

第四节　慢性咽炎

慢性咽炎为咽部黏膜、黏膜下及淋巴组织的弥漫性炎症，常为上呼吸道慢性炎症的一部分。有时病程很长，症状顽固，不易治愈。

【病因】

1. 局部因素

（1）急性咽炎反复发作转为慢性。

（2）患有各种鼻病，长期张口呼吸及鼻涕后流，经常刺激咽部，或受慢性扁桃体炎、龋等的影响。

（3）长期烟酒过度，或受粉尘、有害气体的刺激，都可引起本病。

2. 全身因素

各种慢性病，如贫血、便秘、下呼吸道慢性炎症、心血管疾病等引起淤血性改变，都可继发本病。

【临床表现】

（一）症状

咽部可有各种不适感觉，如异物感、干燥、发痒、灼热、微痛等。分泌物或多或少，但黏稠，常附于咽后壁。由于分泌物的刺激，可引起刺激性咳嗽，晨起用力清除分泌物时，甚或作呕。上述症状因人而异，轻重不一。全身症状一般多不明显。

（二）检查

1. 慢性单纯性咽炎

黏膜弥漫充血，血管扩张，色暗红，附有少量黏稠分泌物。

2. 慢性肥厚性咽炎

黏膜增厚，弥漫充血，咽后壁淋巴滤泡增生、充血肿胀，呈粒状分布或融合成块。两侧咽侧索也有充血肥厚。

【诊断与鉴别诊断】

详细询问病史，全面检查咽部，包括鼻咽及喉咽，以及必要的全身检查，一般可以作出诊断。

应该注意的是，鼻、咽、喉、食管、颈部的隐匿病变，如早期恶性肿瘤，也可引起类似临床表现，在排除这些病变之前需对病人进行追踪观察，以免误诊。

【治疗】

(1) 消除各种致病因素和增强体质，对本病防治至关重要，包括戒除烟酒、改善工作环境、积极治疗鼻及鼻咽部慢性炎症等。

(2) 中医中药。中医认为慢性咽炎系阴虚火旺，虚火上扰，以致咽喉失养。治宜滋阴降火，用增液汤加减。亦可用双花、麦冬适量，加胖大海 2 枚，用开水冲泡代茶饮之。

(3) 局部疗法。①单纯性咽炎：常用复方硼砂溶液、呋喃西林液、2%硼酸液等经常漱咽，或含化碘喉片、薄荷喉片、六神丸等，可减轻症状。②肥厚性咽炎：除上述各种疗法外，可用药物（硝酸银）或电凝固法烧灼增生的淋巴滤泡，但烧灼范围不宜过广。也可用冷冻或激光治疗。

【转诊指导】

(1) 慢性咽炎基层医院保守治疗效果欠佳者，转诊至上级医院进一步诊治。

(2) 不能排除鼻、咽、喉、食管、颈部的隐匿病变者。

【健康教育】

(1) 注意身体健康，增强体质，预防感冒。

(2) 减少发音，适当控制用声，用声不当、用声过度、长时间讲话、持续演讲和演唱对咽喉炎治疗不利；不要声嘶力竭地喊叫，以防损伤声带脉络。

(3) 保持室内空气流通、湿润，提高咽喉的舒适度。

(4) 要坚决摒弃一些不良饮食习惯，饮食时避免过冷、过烫、辛辣食物，少食干燥上火和冰镇食品和饮料。

(5) 改善工作生活环境，避免各种粉尘、有害气体对身体的刺激；经常接触粉尘或化学气体者，应戴口罩、面罩等防护措施。

(6) 慢性咽炎越久越难治疗。应该早发现早治疗，治疗越早，效果越好。

(7) 治疗慢性咽炎，除非大夫处方，一般不用抗生素，更不可自行滥服抗生素。平时以 2%的硼酸液漱口，饮用自备的“萝卜橄榄饮”（鲜萝卜与橄榄共煎汤）或冰糖银耳汤等，都能减轻症状、促进痊愈。

(8) 生活起居有常，劳逸结合，及时治疗各种慢性疾病，保持每天通便。

(9) 注意口腔卫生，养成饭后漱口的习惯，使病菌不易生长；重视口腔和鼻腔卫生，及时治疗鼻、口腔、下呼吸道疾病，包括病牙。

(10) 吸烟对咽部的危害极大，因此有慢性咽炎的人必须戒烟。

第五节　急性会厌炎

急性会厌炎是一种声门上区会厌为主的急性喉炎，又称声门上喉炎或会厌前咽峡炎。成人及儿童均可发，全年均可发病，以早春、秋末发病者为多。

【病因】

1. 感染

为此病最常见的原因，致病菌有乙型流行性感冒杆菌、葡萄球菌、链球菌、肺炎双球菌、奈瑟卡他球菌，类白喉杆菌等，也可与病毒混合感染。

2. 变态反应

全身性变态反应亦可引起会厌、杓状会厌襞的高度水肿，继发性感染而发病。

3. 外伤

异物创伤、刺激性有害气体、刺激性食物、放射线损伤等都可引起会厌黏膜的炎性病变。

4. 邻近器官的急性炎症

如急性扁桃体炎、咽炎、口底炎、鼻炎等之蔓延而侵及会厌部。亦可继发于急性传染病后。

【临床表现】

（一）症状

全身症状：起病急骤，有畏寒、乏力或发热，体温在38℃～39℃，少数可高达40℃以上。儿童及年老病人，症状更为严重，病情进展迅速，精神萎靡，体力衰弱，四肢发冷，面色苍白，脉快而细，血压下降，甚至昏厥、休克。

局部症状：除婴儿不能诉喉痛外，多数病人有剧烈咽喉痛，吞咽时加剧，以致影响吞咽，甚至唾液也难咽下。语声亦因会厌肿胀而含糊不清。当会厌高度肿胀，声门变小，黏痰阻塞时，出现吸气性呼吸困难，严重者可发生窒息。病人虽有呼吸困难，很少有声音嘶哑。

（二）检查

患者呈急性病容，常有呼吸困难症状；用压舌板检查时，应避免刺激引起恶心，加重呼吸困难，发生窒息的危险。

咽部黏膜无明显病变。间接喉镜检查，会厌红肿增厚，尤以舌面为甚，严重时会厌呈球形。若脓肿形成，在会厌舌面可见黄白色脓点。声带及声门下部因会厌不能上举，故难窥见。

检查时需注意吸痰，保持呼吸道通畅，以防意外。

【诊断】

对急性喉痛、吞咽疼痛的病人，口咽部检查无特殊病变发现。或口咽部虽有炎症但不足以解释其严重症状者，应考虑到急性会厌炎，必须作间接喉镜检查，以防漏诊。

此病应与急性喉气管支气管炎、喉水肿、喉白喉、喉异物相鉴别。

【治疗】

（1）控制感染。足量抗生素和类固醇激素的联合应用，如先锋霉素和口服强的松，肌肉注射或静脉滴注地塞米松、氢化可的松等，可起到抗炎、消肿的作用。

（2）切开排脓。如局部有会厌舌面脓肿形成，或脓肿虽已破裂仍引流不畅时，可在喉镜下用喉刀或声带息肉钳将脓肿咬破，排出脓液，并用吸引器吸除。切口不宜过大，以免损伤血管，引起止血。

（3）气管切开术应严密观察呼吸，如有明显喉阻塞症状，应及时作气管切开术，以防发生窒息。

（4）注意口腔清洁防止继发感染，鼓励饮食，并予静脉补液。

【转诊指导】

(1) 急性会厌炎症状严重，引起呼吸困难者，紧急处理后立即转诊，以免延误病情，造成严重后果。

(2) 急性会厌炎基层医院保守治疗效果欠佳者，转诊至上级医院进一步诊治。

(3) 诊断不清及原因不明者，转诊至上级医院进一步诊治。

【健康教育】

(1) 加强身体锻炼，增强体质。

(2) 注意保暖、多饮水、避免着凉，预防上呼吸道感染。

(3) 流感期间，减少外出，以防传染。

(4) 保持口腔卫生，养成饭后漱口，早晚刷牙的好习惯。

(5) 禁食辛辣有刺激性的食品。

(6) 适当多吃梨、生萝卜、话梅等水果、干果，以增强咽喉的保养作用。

(7) 向病人讲解本病的特点及预防措施，由变态反应所致者应避免与变应原接触，如出现咽喉剧痛、吞咽困难、呼吸困难等症状时应立即就近求医就诊。

(8) 小儿患者保持安静，避免哭闹，以免加重病情。

第六节 急性喉炎

急性喉炎是喉黏膜的急性炎症。为常见呼吸道急性感染性疾病之一。常继发于急性鼻炎及急性咽炎。男性发病率较高。发生于儿童则病情多较严重。此病多发于冬、春两季。

【病因】

(1) 感染。一般认为多发于感冒后，先有病毒入侵，继发细菌感染。常见细菌有乙型流行性感冒杆菌、葡萄球菌、链球菌、肺炎双球菌、奈瑟卡他球菌等。

(2) 职业因素。过多吸入生产性粉尘、有害气体（如氯、氨、硫酸、硝酸、毒气、烟熏等），亦可引起喉部黏膜的急性炎症。使用嗓音较多的教师、演员、售票员等，如发声不当或使用声带过度，声带急性炎症的发病率较高。

(3) 外伤异物，检查器械等损伤喉部黏膜，也可继发急性喉炎。

(4) 烟酒过多、受凉、疲劳致机体抵抗力降低时，易诱发本病。

【临床表现】

急性喉炎多继发于上呼吸道感染，也可为急性鼻炎或急性咽炎的下行感染，故多有鼻部及咽部的炎性症状。起病时有发热、畏寒及全身不适等。

(一) 症状

1. 声嘶

是急性喉炎的主要症状，轻者发音时音质失去圆润、清亮，音调变低、变粗，重者发音嘶哑，严重者只能作耳语，甚至完全失音。

2. 喉痛

患者感喉部不适、干燥、异物感，喉部及气管前有疼痛，发声时喉痛加重，但不妨碍吞咽。

3. 咳嗽多痰

因喉黏膜发炎时分泌物增多，常有咳嗽，初起干燥无痰，至晚期则有黏脓性分泌物，因较稠厚，常不易咳出，粘附于声带表面而加重声嘶。

（二）体征

间接喉镜检查可见喉部黏膜弥慢性充血、肿胀，声带亦呈红色，有时可见声带有黏膜下出血。声带边缘因肿胀而变厚，两端较窄呈梭形，发声时不能闭紧，其表面常附有黏稠分泌物。

【诊断与鉴别诊断】

根据患者症状结合喉镜所见，诊断不难。

但须注意与特异性感染如梅毒、结核作鉴别。

【治疗】

（1）最主要的是声带休息，需防止以耳语代替发音，因耳语仍不能达到发音休息，禁声是有效的治疗措施。

（2）使用抗生素控制感染扩散。声带红肿显著者加用类固醇激素。

（3）蒸气吸入疗法。用热水一杯，干毛巾一条，将干毛巾围于口、鼻与杯口之间，张口徐徐呼吸。杯内可放薄荷、复方安息香酊等药物，蒸气的温度不可太高，以防烫伤。治疗后稍事休息再外出，以免受凉。

【转诊指导】

（1）急性喉炎症状严重，引起呼吸困难者，紧急处理后立即转诊，以免延误病情，造成严重后果。

（2）急性喉炎基层医院保守治疗效果欠佳者，转诊至上级医院进一步诊治。

（3）诊断不清及原因不明者，转诊至上级医院进一步诊治。

【健康教育】

（1）加强身体锻炼，增强体质。

（2）注意保暖、多饮水、避免着凉，预防上呼吸道感染。

（3）流感期间，减少外出，以防传染。

（4）保持口腔卫生，养成饭后漱口，早晚刷牙的好习惯。

（5）禁食辛辣有刺激性的食品。

（6）适当多吃梨、生萝卜、话梅等水果、干果，以增强咽喉的保养作用。

（7）小儿患者保持安静，避免哭闹，以免加重病情。

（8）告知家属此病的危险性及预防措施，冬季应保持居室通风，不去人多拥挤处。患儿感冒后不能随意喂服镇咳、镇静药物，因有些药物会引起排痰困难，加重呼吸道阻塞。患儿出现犬吠样咳嗽、呼吸困难时，及时就医，以免延误病情。

第七节　急性化脓性中耳炎

急性化脓性中耳炎是中耳黏膜的急性化脓性炎症。病变主要位于鼓室，但中耳其他各部常亦受累。主要致病菌为肺炎球菌、流感嗜血杆菌、溶血性链球菌、葡萄球菌等。本病较常见。好发于儿童。

【病因】

急性化脓性中耳炎有三种感染途径：

1. 咽鼓管途径最常见

（1）急性上呼吸道感染时，如急性鼻炎、急性鼻咽炎、急性扁桃体炎等，炎症向咽鼓管蔓延，咽鼓管咽口及管腔黏膜充血、肿胀、纤毛运动障碍，致病菌乘虚侵入中耳。

（2）急性传染病，如猩红热、麻疹、百日咳等，可通过咽鼓管途径并发本病，急性化脓性中耳炎亦可为上述传染病的局部表现。此型病变常深达骨质，酿成严重的坏死性病变。

（3）在污水中游泳或跳水，不适当的咽鼓管吹张、擤鼻或鼻腔治疗等，细菌循咽鼓管侵入中耳。

（4）婴幼儿基于其解剖生理特点，更易经此途径引起中耳感染。哺乳位置不当，如平卧吮奶，乳汁可经咽鼓管流入中耳。

2. 外耳道鼓膜途径

鼓膜外伤、不正规的鼓膜穿刺或鼓室置管，致病菌由外耳道直接侵入中耳。

3. 血行感染

这种情形极少见。

【临床表现】

（一）症状

全身症状轻重不一。可有畏寒、发热、怠倦、食欲减退。小儿全身症状较重，常伴呕吐、腹泻等消化道症状。鼓膜一旦穿孔，体温即逐渐下降，全身症状明显减轻。

耳痛。耳深部痛，逐渐加重。如搏动性跳痛或刺痛，可向同侧头部或牙放射，吞咽及咳嗽时耳痛加重，甚者夜不成眠，烦躁不安。鼓膜穿破流脓后，耳痛顿减。

听力减退及耳鸣。始感耳闷，继则听力渐降，伴耳鸣。耳痛剧者，耳聋可被忽略。偶伴眩晕。穿孔后耳聋减轻。

耳漏。鼓膜穿孔后耳内有液体流出，初为血水样，以后变为黏脓或纯脓。

（二）检查

耳镜检查早期鼓膜松弛部充血，锤骨柄及紧张部周边可见放射状扩张的血管。继之鼓膜弥漫性充血，肿胀，向外膨出，正常标志难以辨识，鼓膜穿孔前，局部出现小黄点。开始穿孔一般甚小，不易看清，彻底清洁外耳道后方见穿孔处之鼓膜有闪烁搏动之亮点，或见脓液从该处涌出，坏死型者鼓膜迅速融溃，形成大穿孔。

耳部触诊。乳突部可有轻微压痛，鼓窦区较明显。

听力检查。呈传导性聋。

【治疗】

原则为控制感染，通畅引流及病因治疗。

1. 全身治疗

（1）及早应用足量抗生素或其他合成抗菌药物控制感染，务求彻底治愈。一般可用青霉素类、头孢菌素类等药物。鼓膜穿孔后取脓液作细菌培养及药敏试验，可参照其结果改用适宜的抗生素。

（2）0.1%麻黄素生理盐水滴鼻或喷雾鼻咽部，减轻咽鼓管咽口肿胀，以利引流。

（3）注意休息，调节饮食，疏通大便。全身症状重者注意支持疗法。

2. 局部治疗

鼓膜穿孔前：①2%石炭酸甘油滴耳，可消炎止痛。鼓膜穿孔后应立即停药。因该药遇脓液后释放石炭酸，可腐蚀鼓室黏膜及鼓膜。②鼓膜切开术：如全身及局部症状较重，鼓膜明显膨出，经一般治疗后无明显减轻；或穿孔太小，引流不畅；或有并发症可疑，但无须立即行乳突手术时，应在无菌操作下行鼓膜切开术，以利通畅引流。

鼓膜穿孔后：①先以3%双氧水或硼酸水尽量彻底清洗并拭净外耳道脓液。②局部用药以抗生素水溶液为主，如0.25%~1%氯霉素液，0.3%氧氟沙星滴耳液，复方利福平液等。③脓液减少、炎症逐渐消退时，可用甘油或酒精制剂滴耳，如3%硼酸甘油，3%硼酸酒精，5%氯霉素甘油等。④感染完全控制、炎症完全消退后，穿孔多可自行愈合。流脓确已停止而鼓膜穿孔长期不愈合者，可作鼓膜修补术。

3. 病因治疗

积极治疗鼻部及咽部慢性疾病，如腺样体肥大、慢性鼻窦炎、慢性扁桃体炎等。

【转诊指导】

（1）急性化脓性中耳炎，经基层医院保守治疗，效果不佳者，宜转诊至耳鼻喉专科进一步诊治。

（2）需要行骨膜切开术、骨膜修补术等手术治疗者，宜转诊至耳鼻喉专科。

【健康教育】

（1）锻炼身体，提高身体素质。

（2）积极预防和治疗上呼吸道感染，不可用力擤鼻。

（3）广泛开展各种传染病的预防接种工作。

（4）调节饮食，进食易消化饮食，保持大便通畅。

（5）陈旧性鼓膜穿孔或鼓室置管者禁止游泳。

第八节　梅尼埃病

梅尼埃病为膜迷路积水所致的、以发作性眩晕、波动性耳聋和耳鸣为主要症状的疾病，多发于青壮年，男女发病率无显著差别。一般单耳发病，后可累及他耳，两侧同时患病者很少。

【病因】

病因与发病机制迄今不明，众说纷纭，主要者如下：

（1）植物神经功能紊乱。

（2）机械阻塞与内淋巴吸收障碍。

（3）变态反应说。

【临床表现】

（一）症状

主要症状是眩晕，多呈突发旋转性。患者感到自身或周围物体沿一定的方向与平面旋转，或感摇晃，升降或漂浮。眩晕均伴有恶心、呕吐、面色苍白、出冷汗、脉搏迟缓、血压下降等植物神经反射症状。上述症状在睁眼转头时加剧，闭目静卧时减轻。患者神志清醒，眩晕持续短暂，数十分钟或数小时后自然缓解，转入间歇期。间歇期长短因人殊异，少则数日，多则几年。眩晕常反复发作，复发次数越多，持续越长，间歇越短。本病眩晕程度多较剧烈，但个体差别较大，各次发作亦不尽相同，所伴发的植物神经反射症状的程度总是与之相应。

耳鸣。多出现在眩晕发作之前。初为持续性低音调吹风声或流水声，后转为高调蝉鸣声或汽笛声。耳鸣在眩晕发作时加剧，间歇期自然缓解，但不消失。

耳聋。患病初期可不自觉耳聋，多次发作后始感明显。一般为单侧，偶呈双侧，发作期加重，间歇期减轻，明显波动。听力丧失轻微或极度严重时无波动。听力丧失的程度随发作次数的增加而每况愈下，但极少全聋。

患者听高频强声时常感刺耳难忍。有时健患两耳能将同一纯音听成音调与音色截然不同的两个声音，临床称为复听。

头脑涨满感。发作期患侧头部或耳内有涨满、沉重或压迫感，有时耳周围灼痛。

（二）检查

（1）耳镜检查鼓膜正常。声导抗测试鼓室导抗图正常。咽鼓管功能良好。

（2）颞骨 X 线片无异常。

（3）前庭功能检查发作期可观察到或用眼震电图描记到节律整齐，强度不同，初向患侧继而转向健侧的水平或旋转水平性自发性眼震和位置性眼震。动静平衡功能检查结果异常。间歇期各种自发和诱发试验结果可能正常，多次复发者可能减退或丧失。

（4）听力检查呈感音性耳聋。

【诊断与鉴别诊断】

症状齐全，经过典型检查结果相符者可确诊。

多数情况需要全面系统地收集病史，仔细客观地综合分析。首先要排除头重脚轻，眼前发黑，头脑不清，神志恍惚以及晕厥等与眩晕无关的症状。还要在神经科、内科、骨科与眼科等医生配合下，排除动脉硬化，高低血压等心脑血管疾患与颈椎疾患；甲状腺功能低下等内分泌疾患；屈光不正，眼肌功能紊乱等视器疾患。

（1）前庭神经元炎可能因病毒感染所致。临床上以突发眩晕，向健侧的自发性眼震，恶心、呕吐为特征。前庭功能减弱而无耳鸣和耳聋。有自愈倾向，但亦可转变为位置性眩晕。痊愈后极少复发。

（2）位置性眩晕系在特定头位或头位变换时发生的眩晕，伴有眼震（称位置性与变位性眼震）而无耳鸣与听力障碍。临床上区分为中枢性与周围性：前者的眼震无潜伏期，持续较久，反复检测不疲劳，但方向可能改变；后者眼震有潜伏期，持续时间较短，重复检查方向不变，但很快消失。

（3）前庭药物中毒。有应用耳毒性药物的病史，眩晕起病慢，程度轻，持续时间长，非发作性，可因逐渐被代偿而缓解，伴耳聋和耳鸣。

【治疗】

治疗由于病因、发病机制不明，故迄今尚无单一的药剂或疗法可根治本病。目前多采用以调节植物神经功能，改善内耳微循环，解除迷路积水为主的综合治疗，包括：

1. 一般治疗

发作期应卧床休息，选用高蛋白、高维生素、低脂肪、低盐饮食。症状缓解后宜逐渐下床活动，避免长期卧床。对久病，频繁发作，伴神经衰弱者要多方耐心解释，消除其思想负担，心理精神治疗的作用不容忽视。

2. 药物治疗

（1）前庭神经抑制剂：常用者有安定、茶苯海明、眩晕停等。

（2）血管扩张药：常用者有氟桂嗪即西比灵、培他啶即抗眩啶等。

（3）抗胆碱能药：如山莨菪碱和东莨菪碱。

（4）利尿脱水药：常用者有氯噻酮等。速尿等因有耳毒性不宜采用。

3. 手术治疗

凡眩晕发作频繁、剧烈，长期保守治疗无效，耳鸣和耳聋严重者可考虑手术治疗。手术方法较多，宜先选用破坏性较小又能保存听力者。

【转诊指导】

（1）症状严重，基层医院保守治疗效果欠佳者。

（2）诊断不明确或原因不明者。

（3）需要手术治疗者。

【健康教育】

（1）进行心理指导：向患者讲解本病的有关知识，消除其紧张、恐惧心理，使之心情愉快，精神放松。

（2）发作期尽量卧床休息，静卧于暗室较好。

（3）可进行缓解症状的物理性干预：安静环境闭目、避免头部转动及诱发眩晕体位，平稳情绪，进行缓慢深度呼吸，深吸气后约憋气 15 秒后缓慢呼气，持续数分钟，闭目进行头皮按摩和穴位按摩。

（4）治疗过程中禁用耳毒性药物，禁烟、酒，给予低盐饮食，适当限制水分摄入。

（5）睡眠指导：培养正常的作息规律，保证充足和高质量的睡眠，每日保证至少 8h 睡眠时间，午休 30min～1h，避免白天过量睡眠导致作息规律紊乱影响夜间睡眠。睡前 2h 避免大量进食，避免胃部饱胀感影响人的睡眠，避免饮用咖啡、浓茶等引起神经系统兴奋的饮料。

（6）饮食指导：清淡饮食为主，多进食新鲜蔬菜水果，减少辛辣燥热等刺激性食物摄入，少量多餐，避免过饥过饱引起胃肠道不适刺激自主神经产生应激性症状，保持大便通畅。

（7）平时要低盐饮食，心情愉悦，精神放松，合理安排工作与休息，做到有张有弛，避免复发。

第九节　复发性口腔溃疡

复发性口腔溃疡又称复发性阿弗他溃疡（RAU）、复发性口疮、复发性阿弗他口炎等，是最常见的口腔黏膜病，调查发现人群的10%~25%患有该病。因具有明显的灼痛感，故冠以希腊文“阿弗他”——灼痛。病损表现为孤立的、圆形或椭圆形的浅表性溃疡，具有周期性、复发性及自限性的特点。

【病因】

病因复杂，存在明显的个体差异，目前尚无统一说法。发病因素包括以下方面：

（1）免疫因素：①细胞免疫异常；②体液免疫异常和自身免疫异常。

（2）遗传因素：发病有遗传倾向。

（3）系统性疾病因素：与胃溃疡、十二指肠溃疡、溃疡性结肠炎、局限性肠炎、肝胆疾病等密切相关。

（4）环境因素：生活工作环境、社会环境、心理环境等与口腔有很大关系。

（5）其他因素：体内氧自由基的产生和清除失调、微循环障碍等与RA U发病有关。

【临床表现】

临床一般分为轻型、重型和疱疹样溃疡。

1. 轻型阿弗他溃疡

最常见，约占RAU的80%，溃疡不大，数目不多，每次1~5个，孤立散在，直径为2~4mm，圆形或椭圆形，边界清楚。好发于角化程度较差的黏膜，如唇、颊黏膜。发作时溃疡有“红、黄、凹、痛”特点，即外周有约1mm的充血红晕带，表面覆有浅黄色假膜，溃疡中央凹陷、基底软，灼痛感明显。

复发有规律性，一般分为发作期、愈合期和间歇期。发作期又分为前驱期和溃疡期。前驱期黏膜局部不适、触痛或灼痛；约24小时后出现白色或红色丘疹状小点；2~3天后上皮破损，进入溃疡期；再经4~5天后红晕消失，溃疡愈合，不留瘢痕。发作期一般持续1~2周，具有不治而愈的自限性。间歇期长短不一，因人而异。一般初发间歇期较长，此后逐渐缩短，直至此起彼伏、连绵不断。因刺激痛影响患者言语、进食和心情。

2. 重型阿弗他溃疡

又称复发性坏死性黏膜腺周围炎或腺周口疮。溃疡常单个发生，大而深，似“弹坑”状。直径可达10~30mm，深及黏膜下层直至肌层。周边红肿隆起，基底较硬，但边缘整齐清晰，表面有灰黄色假膜或灰白色坏死组织。初始好发于口角，其后有向口腔后部移行趋势，如咽旁、软腭等，可影响言语及吞咽。发作期可长达月余甚至数月，也有自限性，溃疡疼痛较重，愈后可留瘢痕，甚至造成舌尖、腭垂缺损或畸形。常伴低热乏力等全身不适症状和病损局部区域的淋巴结肿痛。

3. 疱疹样阿弗他溃疡

又称口炎型口疮。溃疡小，直径小2mm，而数目多，可达数十个，散在分布于黏膜任何部位。邻近溃疡可融合成片，黏膜发红充血，疼痛较重。唾液分泌增加，可伴头痛、低热、全身不适等症状。愈后不留瘢痕。

【诊断】

根据临床体征及复发性、周期性、自限性病史即可诊断。依据溃疡特征可以分型。对大而深且长期不愈的溃疡，应警惕癌性溃疡的可能，需做活检明确诊断。

【治疗】

由于病因尚不明确，故临床疗效不很理想。

1. 局部治疗

主要是消炎、止痛、防止继发感染，促进愈合。

（1）消炎类药物：药膜、软膏、含漱液、含片、散剂及超声雾化剂等。

（2）止痛类药物：包括利多卡因凝胶、喷剂、含漱液等。仅限在疼痛难忍和影响进食时使用，以防成瘾。擦干溃疡面涂于溃疡处，有迅速麻醉止痛效果。

（3）局部封闭：对持久不愈或疼痛明显的溃疡部位做黏膜下封闭注射。

（4）理疗：利用激光、微波等治疗仪或口内紫外线照射，有减少渗出、促进愈合的作用。

2. 全身治疗原则

为对因治疗、控制症状、减少复发、争取缓解。

（1）糖皮质激素及其他免疫抑制剂。

（2）免疫增强剂。

（3）中成药：昆明山海棠片，有良好的抗感染作用，长期使用应注意血象改变。

（4）其他：用谷维素、安神补心丸等稳定情绪，减少失眠，补充维生素和微量元素等。

【转诊指导】

迁延不愈及难治性溃疡可转诊至口腔专科进一步诊治。

【健康指导】

（1）向病人介绍疾病的病程及治疗目的，让其了解本病有自限性，不经治疗7~10天溃疡也会自愈，减轻焦虑情绪。

（2）失眠、疲劳、精神紧张等因素可能与口腔溃疡的发生有关，嘱病人注意调节生活节律，调整情绪。

（3）均衡饮食，少吃刺激性食物，避免和减少诱发因素，防止复发。

第十节　牙　龈　病

牙龈病是指一组发生于牙龈组织的病变，包括牙龈组织的炎症及全身疾病在牙龈的表现。牙龈病一般不侵犯深层牙周组织。牙龈病分为菌斑引起的牙龈病（如慢性龈炎、青春期龈炎、妊娠期龈炎、药物性牙龈增生等）和非菌斑引起的牙龈病（如病毒、真菌等引起的牙龈病，系统疾病在牙龈的表现及遗传性病变等）。菌斑引起的龈炎若未及时治疗，有可能发展为牙周炎。

一、慢性牙龈炎

慢性牙龈炎病损主要位于游离龈和龈乳头，是菌斑性牙眼病中最为常见的类型。以牙龈组织的炎性肿胀为主要表现。

【病因】

龈缘附近牙面上堆积的牙菌斑是引起慢性牙龈炎的始动因子，其他如牙石、食物嵌塞、不良修复体等均可促使菌斑积聚，引发或加重牙龈的炎症。鼻腔通气不畅或上领牙前突、上唇过短等引起的口呼吸以及牙列不齐等也可导致牙龋增生。

【临床表现】

病损部位一般局限于游离龈和跟乳头。牙龈的炎症一般以前牙区为主，尤其以下前牙区最为显著。患者常因刷牙或咬硬物时牙龈出血而就诊，但一般无自发性出血。牙龈颜色变为鲜红或暗红色，病变较重时，炎性充血可波及附着龈。乳头圆钝肥大，点彩消失，表面光亮。牙跟质地松软脆弱，缺乏弹性。当牙龈以增生性反应为主时，龈乳头呈球状增生，甚至盖过部分牙面，龈乳头和龈缘呈坚韧的实质性肥大，质地较硬而有弹性。牙龈轻触出血，即探诊后出血。龈沟可加深达 3mm 以上，但龈沟底的位置仍位于釉牙骨质界处，即无附着丧失和牙槽骨吸收，形成假性牙周袋。是否有附着丧失是区别龈炎和牙周炎的重要指征。

【诊断】

根据上述主要临床表现，结合局部刺激因素的存在即可诊断。

【治疗原则】

洁治术彻底清除菌斑和牙石，消除造成菌斑滞留和局部刺激牙眼的因素，彻底纠正不良修复体等刺激因素。

可用 1%～3%过氧化氢液冲洗，必要时可用氯己定漱口剂含漱。

口腔卫生宣教，保持良好口腔卫生状况，定期复查和维护。

二、急性龈乳头炎

急性龈乳头炎是指病损局限于个别牙间乳头的急性非特异性炎症，是一种较为常见的牙根急性病损。

【病因】

牙龈乳头受到机械或化学的刺激，是引起急性眼乳头炎的直接原因。牙龈乳头处食物嵌塞、邻面龋尖锐边缘的刺激、充填体的悬突等，均可引起牙间乳头的急性炎症。

【临床表现】

牙龈乳头发红肿胀，探触和吸吮时易出血，有自发性胀痛和明显的探触痛，有时疼痛亦可表现为明显的自发痛和中等度的冷热刺激痛。

检查可见眼乳头鲜红肿胀，探触痛明显，易出血，局部可查到刺激物。牙可有轻度叩痛。

【治疗原则】

去除局部刺激因素。去除邻面的菌斑、牙石。局部使用抗菌消炎药物如以 1%～3%过氧化氢液冲洗。急性炎症消退后，充填邻面龋和修改不良修复体等。

【转诊指导】

需要口腔专科处理者及时转诊。

【健康教育】

（1）向病人介绍疾病相关知识，使病人了解牙龈炎是可以预防的，患牙龈炎后要及时治疗，如发展到牙周炎将会对口腔健康带来严重的危害。

（2）向病人介绍正确的刷牙和漱口方法。

（3）其他保持口腔卫生的措施，如牙线及牙签的正确使用，认识到早、晚及饭后刷牙的重要性，养成良好的口腔卫生习惯。

第十一节　牙　周　炎

牙周炎是由牙菌斑生物膜引起的牙周组织的慢性感染性疾病，导致牙支持组织（牙龈、牙周膜、牙槽骨和牙骨质）的炎症、牙周袋形成、进行性附着丧失和牙槽骨吸收，最后可导致牙松动丧失，它是我国成人丧失牙齿的首位原因。

【病因】

病因主要为牙菌斑，牙石、食物嵌塞、不良修复体等均为加重菌斑滞留的局部刺激因素。当微生物数量及毒性增强，或机体防御能力削弱时，龈下菌斑中毒力较强的牙周致病菌大量滋生，导致胶原破坏、结合上皮向根方增殖、牙周袋形成和牙槽骨吸收，原有的慢性龈炎发展成为牙周组织的破坏性疾病——牙周炎。

【临床表现】

本病起病缓慢，早期主要表现为牙龈的慢性炎症。一般侵犯全口多数牙。活动期与静止期交替进行，病程长达十余年，甚至数十年。牙面常有大量牙石，牙龈呈现不同程度的慢性炎症，颜色呈鲜红或暗红色，质地松软，点彩消失，牙龈水肿。探诊出血甚至溢脓。早期已有牙周袋和牙槽骨吸收，程度较轻，牙尚不松动。晚期深牙周袋形成后，牙松动，咀嚼无力或疼痛，甚至发生急性牙周脓肿。

【诊断】

早期牙周炎与牙龈炎的区别不甚明显，需要通过仔细检查而及时诊断。

【治疗原则】

慢性牙周炎的治疗目标是彻底清除菌斑、牙石等病原刺激物，消除牙龈炎症，使牙周袋变浅和改善牙周附着水平，争取适当的牙周组织再生，并使疗效长期稳定地保持。

慢性牙周炎需要系统的综合治疗，并针对各个患牙的具体情况，制订相应的治疗计划。

（1）控制菌斑。

（2）洁治术彻底清除眼上牙石，龈下刮治术清除龄下牙石，洁治术和刮治术是牙周病的基础治疗。

（3）牙周基础治疗后1~2个月复查疗效，若经完善的基础治疗仍残留≥5mm的牙周袋，且探诊仍有出血，或有些部位的牙石难以彻底清除，可考虑手术治疗。

（4）通过松动牙的结扎固定等建立平衡的关系，使患牙消除咬合创伤而变得稳固，改善咀嚼功能。

（5）尽早拔除附着丧失严重、过于松动等确无保留价值的患牙。

(6) 对患有某些系统疾病如糖尿病、消化道疾病、贫血等的慢性牙周炎患者，应积极治疗并控制全身疾病，以利于牙周组织愈合。吸烟者对牙周治疗的反应较差，应劝患者戒烟。

(7) 牙周支持治疗，定期的复查和维护期支持治疗是牙周炎疗效能长期保持的关键条件之一。坚持菌斑控制，定期复查监测。

【转诊指导】

需要口腔专科处理者及时转诊。

【健康教育】

(1) 牙周炎的治疗效果与病人口腔卫生习惯密切相关，尤其是在牙周治疗后更应经常保持口腔卫生，除早晚刷牙外，午饭后应增加一次，每次不得少于3min。

(2) 经常进行牙龈按摩，定期接受医生的检查和指导，才能巩固疗效，阻止疾病发展。

(3) 指导病人加强营养，增加维生素A、维生素C的摄入，提高机体的修复能力，以利于牙周组织的愈合。

第十二节 眼结膜炎

结膜炎类型繁多，致病原因繁杂，可分为许多类型，其共同特点是结膜充血和分泌物增多。

致病原因和途径大致分为以下几类：

(一) 外因

存在于外界环境中的各种微生物（细菌、病毒、衣原体、真菌、寄生虫等）及有害物质，通过一定的传播媒介（通常是污染的手、生活用品、水和空气）进入结膜囊后，造成结膜的炎症感染、变性、机械和化学性损伤。外来因素是引起结膜疾病的主要来源。

(二) 内因

人体各器官的炎症病灶、恶性肿瘤及某些寄生虫等，可通过血液或淋巴循环转移到结膜引起结膜病，此外，结膜组织免疫过敏反应（如泡性结膜炎）和全身代谢障碍性疾病（如糖尿病、维生素A缺乏症）也可引起结膜病变。

(三) 邻近组织病变的蔓延与扩散

眼睑、泪器、眼眶、颜面部皮肤及鼻窦等处的炎症、肿瘤、损伤都可直接蔓延到结膜。眼睑位置异常使结膜失去保护也可致病。

一、急性细菌性结膜炎

这是常见的细菌感染性眼病。特点是明显结膜充血，脓性或黏液脓性分泌物，有自发痊愈趋势。

【病因】

传染来源各有不同，多以手帕、毛巾、手、水等为媒介。在集体单位、公共场所、家庭之中不讲究卫生的情况下最易蔓延，尤以春秋两季为甚。在这两季节中由于呼吸道流行病较为普遍，所以患急性细菌性结膜炎者，同时也可能患有呼吸道流行病。在鼻腔分泌物中也可能含有与结膜炎相同的细菌，借助咳嗽、喷嚏传播。

【临床表现】

（一）症状

本病发病急速，可单发，有时引起暴发流行。初起感干涩、痒感、异物感。病变发展、眼部灼热感、眼睑沉重、异物感加重和畏光。异物感和分泌物于清晨较轻，由早至晚逐渐加重，晚间尤甚。本病对视力无影响，但当分泌物附着在角膜表面时，也可视物模糊，如将分泌物除去，则视力立即恢复。

（二）检查

发病初期和轻型者，眼睑轻度充血、水肿。睑及穹隆结膜充血呈红色、网状，球结膜轻度周边充血。角膜、前房正常。结膜囊有少量浆液或黏液性分泌物。

较重者眼睑红肿明显，睑及穹隆结膜充血一片赤红，球结膜中度周边充血，分泌物为黏液性，量较多。

严重者眼睑水肿，充血显著。睑及穹隆结膜血管高度扩张充血。由于充血、水肿、渗出，使其失去透明度，不见正常纹理。球结膜重度周边充血及水肿。

【诊断】

根据病史、临床表现不难作出诊断。

【治疗】

急性发作较重者可用冷敷以减轻不适症状。脓性分泌物较多者可用3%硼酸溶液或生理盐水眼浴法或冲洗法除去。眼部严禁包扎，以利于分泌物排出。如畏光可戴黑色眼镜。

最重要的治疗是选用药物控制感染。最理想的有效方法是选用细菌敏感的抗菌药物局部滴用。由于需要作细菌敏感试验，这在临床实践上难以做到。最常用的是选2~3种广谱抗生素，同时交替频繁滴用。晚间结膜囊内涂用眼膏，这可保持结膜囊内药物浓度，又预防分泌物存留，免除上下睑被粘在一起而睁眼时有疼痛之苦。

在急性期过后，要继续滴用抗菌眼液，直至结膜逐渐恢复正常状态，以避免迁延成慢性。治疗细菌性结膜炎的常用抗菌眼液有10%~15%磺胺醋酸钠、0.1%利福平、0.25氯霉素、0.2%庆大霉素、0.3%环丙沙星（CPLX）、诺氟沙星（NFLX）、氧氟沙星（OFLX）等。

【转诊指导】

（1）基层医院保守治疗效果欠佳者，宜转诊至眼科专科诊治。

（2）诊断不清及原因不明者宜转诊。

【健康教育】

（1）本病虽然预后良好，但传染性极强，常造成广泛流行，所以预防工作十分重要。

（2）发病后应及时隔离，所有用具应单独使用，最好能洗净晒干后再用。

（3）要注意手的卫生。要养成勤洗手的好习惯，不要用脏手揉眼睛，要勤剪指甲。

（4）除积极治疗外，应少到公共场所活动，不使用共用毛巾、脸盆等。

二、急性滤泡性结膜炎

这是指由一组各种原因引发的急性结膜炎，在睑、穹隆结膜出现滤泡是其特征。

【病因】

(1) 见于单纯疱疹病毒、腺病毒感染。

(2) 某些化学品或毒素刺激也可产生滤泡，最常见于长期局部应用毒扁豆碱、阿托品，而毛果芸香碱则相对较轻。

【临床表现】

(一) 症状

起病急，多同时或稍先后侵犯双眼。眼灼热感、异物感、眼睑沉重、有大量黏液脓性分泌物。有些病例伴有耳前腺肿大，压痛不明显。

(二) 检查

眼部改变除充血、水肿、分泌物增多等急性结膜炎体征外，结膜有滤泡形成。滤泡大小不一，呈圆形或不规则形，不透明，凸起于结膜面，数量一般较多，可互相融合排列成行，以下睑结膜及下穹隆部为多。滤泡由淋巴细胞组成，有少量多形核白细胞、单核细胞。结膜复原后滤泡也随之消散，不留痕迹。

【治疗】

微生物感染者应给予抗感染的药物治疗。由于阿托品等药物所致者，应立即停止用药，局部用3%硼酸水湿敷，滴用可的松、氟美松等眼药水。

三、流行性出血性结膜炎

流行性出血性结膜炎是一种暴发流行的、剧烈的急性结膜炎。特点是发病急、传染性强、刺激症状重、结膜滤泡、结膜下出血、角膜损害及耳前淋巴结肿大。

【病因】

病原主要是新型肠道病毒、柯萨奇病毒。

传播系通过接触传染。主要通过患眼—手—物品—手—健眼，患眼—水—健眼的方式。前者为家庭、同学、同事之间的主要传播方式。后者为游泳池、家庭之间传播的重要途径。

【临床表现】

(一) 症状

本病潜伏期短，接触传染源后，大部分在24~48h内发病，起病急速，有时在稍感眼部不适1~2h内就开始眼红。自觉症状明显，有剧烈异物感、疼痛以及畏光、流泪和分泌物。

(二) 检查

本病多同时侵犯双眼，也可先后发病。主要表现为眼睑红肿、睑及球结膜高度充血、水肿，球结膜水肿严重时可高出于角膜面，睑及穹隆结膜有大量大小不等的滤泡，尤以下睑结膜及穹隆部较多。

根据病情严重程度和病程长短，可分为轻型、中型和重型。轻型病程约一周，无角膜损害，中型病程1~2周，角膜有少许浅层点状染色，角膜损害常与结膜炎同时消退。重型病程在2周以上，症状重，角膜损害广泛而顽固。在结膜炎消退后，角膜损害仍持续数月或一两年，且常复发，但最终痊愈不留瘢痕。

【治疗】

治疗以局部用药为主。病情重、伴全身症状者加用系统给药。常用局部抗病毒药有：4%吗啉双胍、0.2%阿糖胞苷、环胞苷、0.5%无环鸟苷、0.1%疱疹净等，每30min～1h用药一次，可选用2～3种药物交替滴用，直至炎症消退，为预防继发细菌性混合感染，也可适当加用抗细菌类药物滴眼液。口服药如吗啉苷、无环鸟苷、板蓝根冲剂等，根据病情酌情给予。

【健康教育】

（1）预防的原则是控制传染源，切断传染途径。

（2）前者在于早期发现、严格隔离、积极治疗患者。

（3）禁止患者到公用浴池、游泳场所，加强个人卫生，不用手揉眼，不用公共面具及经常洗手等。

（4）集体单位如托儿所、学校、工厂等，不宜采用集体滴药方法预防。

第十三节　沙　　眼

沙眼是由于沙眼衣原体引起的传染性眼病，其传播与环境卫生不良、居住拥挤、通风不良、尘埃、营养欠佳、医疗条件差等因素密切相关。沙眼在我国曾广泛传播，发病率高而并发症亦多，新中国成立前是我国致盲的主要原因之一。

【临床表现】

沙眼的自觉症状一般轻微，甚至无何不适，仅于体检时才被发现。少数病例有痒感、异物感、烧灼和干燥感等症状。当合并有睑内翻、倒睫、角膜溃疡时，则出现明显刺激症状。视力也可同时减退。

沙眼自然感染起始于儿童时期，表现为急性、亚急性过程，以浸润、滤泡为主。通常临床所见者为慢性炎症过程。表现为弥漫性睑及穹隆结膜充血，乳头肥大，滤泡形成，瘢痕和角膜血管翳。乳头、滤泡均为沙眼的活动性病变。

【诊断】

典型的沙眼在临床上很容易作出诊断，轻型早期病例则较为困难，因为乳头滤泡并不是沙眼的特异性改变，在其他的结膜病中也可出现。按照中华医学会眼科学会（1979年）决定，沙眼诊断依据为：①上穹隆部和上睑板结膜血管模糊充血，乳头增生或滤泡形成，或两者兼有；②用放大镜或裂隙灯角膜显微镜检查可见角膜血管翳；③上穹隆部或（和）上睑结膜出现瘢痕；④结膜刮片有沙眼包涵体。

在第一项的基础上，兼有其他三项中之一者可诊断沙眼。

疑似沙眼：上穹隆部及毗邻结膜充血，有少量乳头或滤泡，并已排除其他结膜炎者。

沙眼的并发症和后遗症有：上睑下垂、睑内翻倒睫、慢性泪囊炎、角膜溃疡、睑球后粘连、眼球干燥症等。

【治疗】

1. 药物疗法

以局部用药，坚持长期用药为主，严重浸润性沙眼要局部与系统给药。

（1）局部用药：红霉素、四环素、利福平、氯霉素及磺胺类药物，能抑制微生物生长繁殖。临床效果尚佳，常用滴眼液有10%、15%磺胺醋酚钠、0.25%氯霉素、0.1%利福平，0.5%红霉素等。眼膏剂主要是四环素族的各种眼膏。

局部用药需坚持每日滴用，连续2~3个月，根据病情变化延长滴用时日。

局部结膜囊下注射给药法，只适用于严重浸润性沙眼。

（2）系统给药：四环素、红霉素、利福平、磺胺类制剂，在系统给药时有效。不幸的是每种药均有毒副作用。除特殊情况外，应避免全身用药。

2. 手术疗法

睑及穹隆结膜滤泡大而密集者，用手术疗法——滤泡挤压术，清除所有滤泡，以促使修复。乳头较多者可用摩擦术或冷冻治疗。不论滤泡挤压还是摩擦术、冷冻治疗后，都应继续药物疗法，直至病变消失。

【转诊指导】

迁延不愈及需要手术治疗者转诊至眼科专科进一步诊治。

【健康教育】

1. 治疗现有病人

沙眼多比较轻时，只要及早治疗，勤滴眼药水，一般几个月就能治愈。在治疗沙眼的同时，有症状的家人和密切接触者人员也应抓紧治疗。

2. 切断传播途径

学校、幼儿机构等公共场所的毛巾要严格消毒，提倡一人一巾；家庭提倡分巾、分水洗脸，不共用毛巾和脸盆。

3. 培养卫生习惯

养成爱清洁、讲卫生的习惯，使用的手帕、毛巾要干净，勤洗手，不用手揉眼，不用不洁衣物和手帕擦眼。

第十四节　白　内　障

白内障是指晶状体透明度降低或者颜色改变所导致的光学质量下降的退行性改变。此时光线被混浊晶状体阻扰无法投射在视网膜上，就不能看清物体。世界卫生组织从群体防盲、治盲角度出发，对晶状体发生变性和混浊，变为不透明，以至影响视力，而矫正视力在0.7或以下者，才归入白内障诊断范围。

【病因及分类】

白内障的发病机制较为复杂，是机体内外各种因素对晶状体长期综合作用的结果，任何影响眼内环境的因素，如老化、遗传、代谢异常、外伤、辐射、中毒、局部营养障碍以及某些全身代谢性或免疫性疾病，都可以直接或间接破坏晶状体的组织结构、干扰其正常代谢而使晶状体混浊。

流行病学研究表明，紫外线照射、糖尿病、高血压、心血管疾病、机体外伤、过量饮酒及吸烟等均与白内障的形成有关。

白内障分类：①按病因分为年龄相关性、外伤性、并发性、代谢性、中毒性、辐射性、发育性和后发性白内障等；②按发病时间分为先天性和后天获得性白内障；③按晶状体混浊程度分为初发期、未成熟期、成热期和过熟期。

【临床表现】

（一）症状

①视力下降，这是白内障最明显也是最重要的症状；②对比敏感度下降；③屈光改变，可出现近视和散光；④单眼复视或多视；⑤眩光；⑥色觉改变；⑦视野缺损。

（二）体征

晶状体混浊可在肉眼、聚光灯或裂隙灯显微镜下观察并定量。不同类型的白内障具有其特征性的混浊表现。当晶状体混浊局限于周边部位时，需散瞳后才能看到。

一、老年性白内障

老年性白内障又称年龄相关性白内障，是最为常见的白内障类型，多见于50岁以上的中、老年人，随年龄增加其发病率明显升高。它是晶状体老化后的退行性改变，是多种因素综合作用的结果。常常双眼患病，但发病有先后，严重程度也不一致。

【病因】

年龄、职业、性别、紫外线辐射、糖尿病、高血压和营养不良等均是白内障的危险因素。在我国，西藏地区因紫外线辐射较多而发病率最高。

【诊断与鉴别诊断】

在散大瞳孔后，以检眼镜或裂隙灯活体显微镜检查晶状体。根据晶状体混浊的形态和视力情况可以作出明确诊断。

当视力减退与晶状体混浊情况不相符合时，应当进一步检查，寻找导致视力下降的其他病变，避免因为晶状体混浊的诊断而漏诊其他眼病。

【治疗】

1. 药物治疗

多年来人们对白内障的病因和发生机制进行了大量研究，针对不同的病因学说应用不同的药物治疗白内障。目前临床上有包括中药在内的十余种抗白内障药物，但其疗效均不十分确切。

2. 手术治疗

手术治疗仍然是各种白内障的主要治疗手段。通常采用在手术显微镜下施行的白内障超声乳化术或白内障囊外摘除术联合人工晶状体植入术，可以获得满意的效果。

（1）手术适应证：①主要适应证是视功能不能满足患者的需要，而手术后可改善患者视功能并提高生活质量；②白内障摘除也适用于视网膜脱离、糖尿病视网膜病变和眼内炎等；③因晶状体引起其他眼部病变，如晶状体引起的炎症（晶状体溶解、晶状体过敏反应），晶状体膨胀诱发的闭角型青光眼；④虽然患眼已丧失视力，但成熟或过熟的白内障使瞳孔区变成白色，影响外观时，可以在患者要求下考虑施行白内障手术。

（2）手术禁忌证：①患者不愿手术，不能获得患者或其代理人的知情同意；②患者的生活质量没有受到影响，或能够通过眼镜或者其他辅助装置获得患者需要的视力时；③患者同时患有其他严重疾病，不能安全地完成手术。

（3）手术方法：①白内障针拔术，术后并发症较多已被淘汰。②白内障囊内摘除术，是将混浊晶状体完整摘除的手术，手术操作简单，手术设备及技巧要求不高。但手术需在大切口下完成，玻璃体脱出发生率高，易造成玻璃体疝而引起青光眼、角膜内皮损伤、黄斑囊样水肿和视网膜脱离等并发症，在我国目前极少应用。③白内障囊外摘除术，是将混浊的晶状体核和皮质摘除而保留后囊膜的术式。手术需在显微镜下完成，对术者手术技巧要求较高。因为完整保留了后囊膜，减少了对眼内结构的干扰和破坏，防止了玻璃体脱出及其引起的并发症，同时为顺利植入后房型人工晶状体创造了条件。术中保留的后囊膜术后易发生混浊，形成后发性白内障。④超声乳化白内障吸除术，是应用超声能量将混浊晶状体核和皮质乳化后吸除、保留晶状体后囊的手术方法。超声乳化技术将白内障手术切口缩小到3mm甚至更小，具有组织损伤小、切口不用缝合、手术时间短、视力恢复快、角膜散光小等优点，并可在表面麻醉下完成手术，随着超声乳化技术的发展。近年来出现了微切口超声乳化术，该技术的最大优点是将白内障手术切口缩小至1.5~2mm，大大减少了组织损伤和术后角膜散光，术后视力恢复更快。⑤人工晶状体植入术，人工晶状体为无晶状体眼屈光矫正的最好方法，已得到普遍应用。植入后可迅速恢复视力、双眼单视和立体视觉。

二、先天性白内障

先天性白内障是指出生前后即存在，或出生后一年内逐渐形成的先天遗传或发育障碍导致的白内障。先天性白内障是一种常见的儿童眼病，是造成儿童失明和弱视的重要原因。新生儿中先天性白内障的患病率为0.5%左右，可以是家族性，也可散发，可以是单眼或双眼发病。有时伴有眼部或全身其他先天性异常。

【病因】

先天性白内障的病因可分为遗传因素、环境因素以及原因不明三大类。

1. 遗传因素

约一半先天性白内障的发生与遗传相关。遗传性先天性白内障有三种不同遗传方式：常染色体显性遗传（AD）、常染色体隐性遗传［（AR）和X连锁隐性遗传（XR）］。其中以AD型最多见，这是由于遗传性先天性白内障疾病相关基因不会致命，不影响生育，因此外显率很高，并可连续传代。遗传性白内障多数为基因突变所造成，少数由染色体异常或线粒体疾病所造成。

2. 环境因素

环境因素的影响是引起先天性白内障的另一重要原因。在母亲妊娠前3个月、胎儿晶状体囊膜尚未发育完全，不能抵御病毒的侵犯，病毒感染可影响胎儿晶状体生长发育。在众多致病病毒中，风疹病毒感染致胎儿先天性白内障最常见，若妊娠两个月时感染风疹，婴儿风疹性先天性白内障的发病率甚至接近100%。此外，还有水痘、单纯疱疹、麻疹、带状疱疹和流感等病毒感染也可导致先天性白内障。

妊娠期营养不良、盆腔受放射线照射、服用某些药物（大剂量四环素、激素、水杨酸制剂、抗凝剂等）、患系统性疾病（心脏病、肾炎、糖尿病、贫血、甲亢、手足搐搦症等）、缺乏维生素D等，都可导致胎儿晶状体发育不良。此外，早产儿、胎儿宫内缺氧等也可引起先天性白内障。

3. 原因不明

多为散发病例，难以确定是遗传因素还是环境因素的影响。

【临床表现】

可为单眼或双眼发生。多数为静止性的，少数出生后继续发展。一般根据晶状体混浊部位、形态和程度进行分类。先天性白内障因晶状体混浊的部位、形态和程度不同，临床上表现各异，常见的有膜性、核性、绕核性、前极、后极、粉尘状、点状、盘状、缝状、珊瑚状、花冠状、硬核液化以及全白内障等。

【诊断与鉴别诊断】

根据病史及晶状体混浊形态可明确诊断。

先天性白内障合并其他系统畸形时，应针对不同情况选择一些实验室检查。糖尿病、新生儿低血糖症者应进行血糖、尿糖和酮体检查。合并肾病者应检查尿常规和尿氨基酸。怀疑合并代谢病者应进行血氨基酸水平测定。此外，还可选做尿苯丙酮酸测定、同型胱氨酸尿的定性检查。

【治疗】

治疗先天性白内障的目标是恢复视力、减少弱视和盲目的发生。

（1）对视力影响不大者，如前极白内障、花冠状白内障和点状白内障，一般不需治疗，宜定期随诊观察。

（2）明显影响视力者，如全白内障、绕核性白内障应当选择手术治疗，对于膜性白内障可选择膜性切开术等。手术越早，患儿获得良好视力的机会越大。双眼白内障者在完成一眼手术后，应在较短的时间间隔后完成另一眼手术。对于因风疹病毒引起的先天性白内障不宜过早手术，这是因为在感染后早期，风疹病毒在晶状体内还存在，手术时可使这些潜伏在晶状体内的病毒释放而引起虹膜睫状体炎。有可能因炎症而引起眼球萎缩。

（3）无晶状体眼。需进行屈光矫正和视力训练，防止弱视，促进融合功能的发育。常用的矫正方法有：①眼镜矫正；②角膜接触镜；③人工晶状体植入。

三、外伤性白内障

眼球钝挫伤、穿通伤和爆炸伤等引起的晶状体混浊称外伤性白内障。多见于儿童或年轻人，常常单眼发生。由于各种外伤的性质和程度有所不同，所引起的晶状体混浊也有不同的特点。

【病因】

外伤性白内障常见原因：①眼部钝挫伤所致；②眼球穿通伤所致；③眼部爆炸伤所致；⑤电击伤所致。

【临床表现】

外伤性白内障的视力障碍与伤害程度有关。如果瞳孔区晶状体受伤，视力很快减退。当晶状体囊膜广泛受伤时，除视力障碍外，还伴有眼前节明显炎症或继发性青光眼。

【诊断】

根据受伤史和晶状体混浊的形态和程度可作出诊断。

【治疗】

晶状体局部混浊，对视力影响不大时，可以随诊观察。当晶状体混浊明显而影响视力时，应当施行白内障摘除术。当晶状体破裂，皮质突入前房时，可用糖皮质激素、非甾体抗炎药及降眼压药物治疗，待前节炎症反应消退后，再行手术摘除白内障。如经治疗，炎症反应不减轻，或眼压升高不能控制，或晶状体皮质与角膜内皮层接触时，应当及时摘除白内障。由于外伤性白内障多为单眼，白内障摘除术后应尽可能同时植入人工晶状体。

四、糖尿病性白内障

糖尿病性白内障属代谢性白内障，是糖尿病的并发症之一，可分为两种类型：真性糖尿病性白内障和糖尿病患者的年龄相关性白内障。

【临床表现】

真性糖尿病性白内障多见于I型的青少年糖尿病患者。多为双眼发病，发展迅速，可于短时间内发展为完全性白内障。常伴有屈光改变：血糖升高时，血液中无机盐含量下降，房水渗入晶状体使之变凸，出现近视；血糖降低时，晶状体内水分渗出，晶状体变扁平而出现远视。

【诊断】

根据糖尿病的病史和白内障的形态可作出诊断。

【治疗】

在糖尿病白内障的早期，应积极治疗糖尿病，晶状体混浊可能会部分消退，视力有一定程度的改善。

当白内障明显影响视力妨碍患者的工作和生活时，可在血糖控制下进行白内障摘除术。如无糖尿病增殖性视网膜病变时，可植入后房型人工晶状体。术后应注意积极预防感染和出血。

【转诊指导】

需要手术治疗者需转诊至眼科专科进一步诊治。

【健康教育】

（1）白内障患者大部分是老年人，而且听力障碍患者也常见，所以应耐心解答病人提出的问题，安慰病人，给予心理疏导，减轻对手术的恐惧心理。

（2）教会滴眼药水的方法，嘱其轻轻分开上、下眼睑，向上看，滴1~2滴眼药水在下结膜囊处，轻轻闭眼3min。

（3）告知手术后取平卧位，减少头部活动，避免剧烈咳嗽、用力排便，以防止术后创面渗血。动作要缓慢，注意自我保护，防止术眼受压或碰伤。

（4）术后注意观察伤口有无渗血、渗液现象，如术眼突然疼痛，可能为伤口破裂或出血，如出现恶心、呕吐等症状，可能为眼压升高所致，应报告医生处理。

（5）饮食指导：告知多食含维生素C丰富、清淡、易消化的食物，多食蔬菜、水果，保持大小便通畅。禁食海鲜、辛辣食物，戒烟酒，忌食坚硬食物。

（6）活动与休息指导：生活要有规律，避免过度疲劳，注意用眼卫生，少看书报及电视。忌烟、酒，不喝浓茶、咖啡。避免头低臀高位，以免引起眼胀不适感。

（7）用药指导：告知眼药水存放于阴凉干燥处，勿暴露在阳光下。遵医嘱服药、点眼药水，不可擅自停药。每次滴扩瞳药后应平卧2~4h，待药物作用逐渐消失，瞳孔回缩，方可下床活动。如有便秘，可用缓泻药或开塞露通便，避免因用力排便，使眼压升高，引起眼底出血，导致人工晶体脱出。

（8）复诊指导：告知如出现术眼剧痛、畏光、流泪等现象，应及时到医院随诊，以免引起眼内炎的发生。按照1周、2周、1个月、3个月、6个月、12个月的时间定期到医院复查。

第十五节　青　光　眼

原发性青光眼是指病因机制尚未充分阐明的一类青光眼。根据眼压升高时前房角的状态——关闭或是开放，可分为闭角型青光眼和开角型青光眼。由于种族差异和眼球解剖结构方面的差异，中国人以闭角型青光眼居多，而欧美国家白种人则以开角型青光眼多见。现在中国人近视眼发病增加，眼球解剖结构发生改变，开角型青光眼的构成比例也有增高的趋势。

原发性闭角型青光眼是由于周边虹膜堵塞小梁网，或与小梁网产生永久性粘连，房水外流受阻，引起眼压升高的一类青光眼。患眼具有房角狭窄，周边虹膜易于与小梁网接触的解剖特征。根据眼压升高是骤然发生还是逐渐发展，又可分为急性闭角型青光眼和慢性闭角型青光眼。

一、急性闭角型青光眼

急性闭角型青光眼是一种以眼压急剧升高并伴有相应症状和眼前段组织病理改变为特征的眼病，多见于50岁以上老年人，女性更常见，男女之比约为1：2，患者常有远视，双眼先后或同时发病。情绪激动，暗室停留时间过长，局部或全身应用抗胆碱药物，均可使瞳孔散大，周边虹膜松弛，从而诱发本病，长时间阅读、疲劳和疼痛也是本病的常见诱因。

【病因】

病因尚未充分阐明。眼球局部的解剖结构变异，被公认为是本病的主要发病因素。这种具有遗传倾向的解剖变异包括眼轴较短、角膜较小、前房浅、房角狭窄，且晶状体较厚。随着年龄增长，晶状体厚度增加，前房更浅，瞳孔阻滞加重，闭角型青光眼的发病率增高。一旦周边虹膜与小梁网发生接触，房角即告关闭，眼压急剧升高、引起急性发作。

【临床表现】

典型的急性闭角型青光眼有几个不同的临床阶段（分期），不同的病期各有其特征及治疗原则。

1. 临床前期

急性闭角型青光眼为双侧性眼病，当一眼急性发作被确诊后，另一眼即使没有任何临床症状也可以诊断为急性闭角型青光眼临床前期。另外，部分闭角青光眼患者在急性发作以前，可以没有自觉症状，但具有前房浅、虹膜膨隆、房角狭窄等表现，特别是在一定诱因条件下，如暗室试验后眼压明显升高者，也可诊断为本病的临床前期。

2. 先兆期

表现为一过性或反复多次的小发作。发作多出现在傍晚时分，突感雾视、虹视，可能有患侧额部疼痛，或伴同侧鼻根部酸胀。上述症状历时短暂，休息后自行缓解或消失。若即刻检查可发现眼压升高，常在40mmHg以上，眼局部轻度充血或不充血，角膜上皮水肿呈轻度雾状，前房极浅，但房水无混浊，房角大范围关闭，瞳孔稍扩大，光反射迟钝。小发作缓解后，除具有特征性浅前房外，一般不留永久性组织损害。

3. 急性发作期

表现为剧烈头痛、眼痛、畏光、流泪，视力严重减退，常降到指数或手动，可伴有恶心、呕吐等全身症状。体征有眼睑水肿，混合性充血，角膜上皮水肿，裂隙灯下上皮呈小水珠状，患者可有“虹视”的主诉。角膜后色素沉着，前房极浅，周边部前房几乎完全消失。如虹膜有严重缺血坏死，房水可有混浊，甚至出现絮状渗出物。瞳孔中等散大，常呈竖椭圆形，光反射消失，有时可见局限性后粘连。房角完全关闭，常有较多色素沉着。眼压常在50mmHg以上。眼底可见视网膜动脉搏动、视盘水肿或视网膜血管阻塞，但在急性发作期因角膜水肿，眼底多看不清。高眼压缓解后，症状减轻或消失，视力好转，眼前段常留下永久性组织损伤，如扇形虹膜萎缩、色素脱失、局限性后粘连、瞳孔散大固定、房角广泛性粘连。晶状体前囊下有时可见小片状白色混浊，称为青光眼斑。临床上凡见到上述改变，即可证明患者曾有过急性闭角型青光眼大发作。

4. 间歇期

间歇期是指小发作后自行缓解，房角重新开放或大部分开放，小梁尚未遭受严重损害，不用药或仅用少量缩瞳剂，眼压不再升高。间歇期的主要诊断标准包括：①有明确的小发作史；②房角开放或大部分开放；③不用药或单用少量缩瞳剂眼压能稳定在正常水平。

5. 慢性期

急性大发作或反复小发作后，房角广泛粘连（通常>180°），小梁功能已遭受严重损害，眼压中度升高，眼底常可见青光眼性视盘凹陷，并有相应视野缺损。

6. 绝对期

绝对期是指高眼压持续过久，眼组织，特别是视神经已遭严重破坏，视力已降至无光感且无法挽救的晚期病例，偶尔可因眼压过高或角膜变性而剧烈疼痛。

【诊断与鉴别诊断】

先兆期小发作持续时间很短，临床医生不易遇到，大多依靠一过性发作的典型病史、特征性浅前房、窄房角等表现作出诊断。

先兆期小发作有时会误诊为偏头痛，对怀疑患者可利用暗室试验进行检查，嘱患者在暗室内，清醒状态下静坐60~120min，然后在暗光下测眼压，如眼压较试验前明显升高，超过8mmHg为阳性。

大发作的症状和眼部体征都很典型，诊断多无困难，房角镜检查证实房角关闭则是重要诊断依据，有些患者需要首先药物降压和局部甘油滴眼，缓解角膜水肿后才能看清前房角情况。

由于急性闭角型青光眼大发作期常伴有恶心、呕吐和剧烈头痛，这些症状甚至可以掩盖眼痛及视力下降，临床上应注意鉴别，以免误诊为胃肠道疾病、颅脑疾患或偏头痛而贻误治疗。

二、慢性闭角型青光眼

发病年龄较急性闭角型青光眼者为早。这类青光眼的眼压升高，同样也是由于周边虹膜与小梁网发生粘连，使小梁功能受损所致，但房角粘连是由点到面逐步发展的，小梁网的损害是渐进性的，眼压水平也随着房角粘连范围的缓慢扩展而逐步上升。

【临床表现】

由于房角粘连和眼压升高都是逐渐进展的，所以没有眼压急剧升高的相应症状，眼前段组织也没有明显异常、不易引起患者的警觉，而视盘则在高眼压的持续作用下，渐渐萎缩，形成凹陷，视野也随之发生进行性损害。

本病往往只是在做常规眼科检查时，或于病程晚期患者感觉到有视野缺损时才被发现。本病慢性进展过程，与原发性开角型青光眼病程相类似，但其视神经损害的发展较原发性开角型青光眼更快。

【诊断】

慢性闭角型青光眼的诊断应根据以下要点：①周边前房浅，中央前房深度略浅或接近正常，虹膜膨隆现象不明显；②房角为中等狭窄，有程度不同的虹膜周边前粘连；③如双眼不是同时发病，则对侧的“健眼”尽管眼压、眼底、视野均正常，但有房角狭窄，或可见到局限性周边虹膜前粘连；④眼压中等度升高；⑤眼底有典型的青光眼性视盘凹陷；⑥伴有不同程度的青光眼性视野缺损。

慢性闭角型青光眼和开角型青光眼的鉴别主要依靠前房角镜检查，后者虽同样具有眼压升高，视盘凹陷萎缩和视野缺损，但前房不浅，在眼压升高时房角也是开放的。

三、原发性开角型青光眼

原发性开角型青光眼病因尚不完全明了，可能与遗传有关，其特点是眼压虽然升高房角始终是开放的，即房水外流受阻于小梁网-Schlemm 管系统。

【临床表现】

1. 症状

发病隐匿，除少数患者在眼压升高时出现雾视、眼胀外，多数患者可无任何自觉症状，常常直到晚期，视功能遭受严重损害时才发觉。

2. 眼压

早期表现为不稳定性，有时可在正常范围。测量 24h 眼压较易发现眼压高峰和较大的波动值。总的眼压水平多较正常值略为偏高。随病情进展，眼压逐渐增高。

3. 眼前节

前房深浅正常或较深，虹膜平坦，房角开放。

4. 眼底

青光眼视盘改变主要表现为：①视盘凹陷进行性扩大和加深；②视盘上下方局限性盘

沿变窄，杯盘比增大；③双眼凹陷不对称；④视盘上或盘周浅表线状出血；⑤视网膜神经纤维层缺损。

5. 视功能

视功能改变，特别是视野缺损，为青光眼诊断和病情评估的重要指标之一。

【诊断】

原发性开角型青光眼多无自觉症状，早期极易漏诊，很大程度上依靠健康普查来发现，其主要诊断指标有：

1. 眼压升高

在疾病早期，眼压并不是持续性升高，约有50%的青光眼患者单次眼压测量低于22mmHg，故不能依靠一两次正常眼压值就认为眼压不高，测定24小时眼压有助于发现眼压高峰值及其波动范围。在某些巩膜硬度偏低的患者，如高度近视者，常规压陷式眼压计所测之眼压往往比实际眼压偏低，须用压平式眼压计测量或测校正眼压，以了解此类患者的真实眼压。

2. 视盘损害

视盘凹陷进行性加深扩大，盘沿宽窄不一，特别是上、下方盘沿变窄或局部变薄，视盘出血和视网膜神经纤维层缺损均属青光眼特征性视神经损害。

3. 视野缺损

可重复性旁中心暗点或鼻侧阶梯，常系青光眼早期视野损害的征象。采用Goldmann视野计超阈值静点检查或计算机自动视野计阈值定量检查，较容易发现早期视野缺损。视盘损害和视野缺损有密切对应关系，如两者相互吻合，其结果可相互印证。

眼压升高、视盘损害、视野缺损三大诊断指标，如其中两项为阳性，房角检查属开角，诊断即可成立。

四、原发性青光眼的治疗

青光眼治疗的目的是保存视功能。

治疗方法包括：①降低眼压，由于眼压是相对容易控制的危险因素，目前对青光眼的治疗主要是通过药物或手术，将眼压控制在视神经损害不进一步发展的水平，即所谓目标眼压。②视神经保护性治疗，即通过改善视神经血液供应和控制节细胞凋亡来保护视神经。

（一）常用降眼压药

药物降低眼压主要通过3种途径：①扩增房水流出，如毛果芸香碱减少小梁网房水排出阻力，前列腺索衍生物增加房水经葡萄膜巩膜通道外流；②抑制房水生成，如β-肾上腺能受体阻滞剂、碳酸酐酶抑制剂；③减少眼内容积，如高渗脱水剂。其中，通过扩增房水流出降低眼压最符合正常房水生理功能的维持。

1. 拟副交感神经药（缩瞳剂）

最常用为1%~4%毛果芸香碱滴眼液，每天3~4次，或4%毛果芸香碱凝胶，每晚1次滴眼。毛果芸香碱为治疗闭角型青光眼的一线药。但该药可引起眉弓疼痛、视物发暗、近视加深等副作用，若用高浓度制剂频繁滴眼，还可能产生胃肠道反应、头痛、出汗等全身中毒症状。毛果芸香碱缓释膜或毛果芸香碱凝胶作用时间长，不需频繁滴药，副作用也相对较小。

2. β-肾上腺能受体阻滞剂

常用0.25%~0.5%噻吗洛尔、0.25%~0.5%盐酸左旋布诺洛尔和0.25~0.5%倍他洛尔等滴眼液，每天1~2次滴眼。噻吗洛尔和盐酸左旋布诺洛尔对有房室传导阻滞、窦房结病变、支气管哮喘者忌用。倍他洛尔呼吸道方面的副作用较轻。

3. 前列腺素衍生物

目前已投入临床应用的制剂有0.005拉坦前列素、0.004%曲伏前列素和0.03%贝美前列素。每日傍晚1次滴眼，可使眼压降低20%~40%。

4. 碳酸酐酶抑制剂

以乙酰唑胺为代表，每片0.25g，其通过减少房水生成降低眼压，多作为局部用药的补充。剂量不宜过大，可给0.125g，2次/天，或0.0625，3次/天。久服可引起口唇面部及指趾麻木、全身不适、肾绞痛、血尿等副作用，故不宜长期服用。

5. 高渗剂

常用50%甘油和20%甘露醇。前者供口服，2~3ml/kg体重；后者静脉快速滴注，1~2g/kg体重。可迅速降低眼压，但降压作用在2~3h后消失。高渗剂主要用于治疗闭角型青光眼急性发作和某些有急性眼压增高的继发性青光眼。使用高渗剂后因颅内眼降低，部分患者可出现头痛、恶心等症状，宜平卧休息。甘油参与体内糖代谢，糖尿病患者慎用。

（二）常用抗青光眼的手术

（1）解除瞳孔阻滞的手术，如周边虹膜切除术、激光虹膜切开术。

（2）解除小梁网阻塞的手术，如房角切开术、小梁切开术、氩激光小梁成形术。

（3）建立房水外引流通道的手术。

（4）减少房水生成的手术。

（5）青光眼白内障联合手术。

（三）急性闭角性青光眼的治疗

急性闭角性青光眼的基本治疗原则是手术。术前应积极采用综合药物治疗以缩小瞳孔，使房角开放，迅速控制眼压，减少组织损害。在眼压降低，炎性反应控制后手术效果较好。

1. 缩小瞳孔

先兆期小发作时，用1%毛果芸香碱每半小时滴眼一次，2~3次后一般即可达到缩小瞳孔、降低眼压的目的。急性大发作时，每隔5分钟滴眼一次，共滴3次，然后每隔30分钟一次，共4次，以后改为每小时一次，如瞳孔括约肌未受损害，一般用药后3~4h瞳孔就能明显缩小，可减量至一日4次。

2. 联合用药

急性发作期，除局部滴用缩瞳剂外，常需联合用药，如全身应用高渗剂、碳酸酐酶抑制剂，局部滴用β-受体阻滞剂以迅速降低眼压。

3. 辅助治疗

全身症状严重者，可给予止吐、镇静、安眠药物。局部滴用糖皮质激素有利于减轻充血及虹膜炎症反应。

4. 手术治疗

急性闭角青光眼缓解后，眼压可以保持较低水平数周，但这时眼压不是房角功能的好指标。应该向患者强调指出，经药物治疗眼压下降后，治疗尚未结束，必须进一步行手术治疗。

【转诊指导】

（1）青光眼应立即转诊至眼科专科进一步诊治。

（2）急性发作应立即给予降眼压处理并立即转诊，减少视神经受损。

【健康教育】

（1）青光眼特别是急性闭角青光眼有剧烈眼痛、头痛、恶心呕吐、视力下降等症状，另伴有精神萎靡、失眠、纳差等表现，严重影响患者身心健康，造成患者及家属紧张、焦虑的心理。所以应耐心解答病人提出的问题，安慰病人，给予心理疏导，告知相关注意事项，降低患者恐惧心理。向患者介绍治疗成功的案例，使患者树立战胜疾病的信念。

（2）教会滴眼药水的方法，嘱其轻轻分开上、下眼睑，向上看，滴 1~2 滴眼药水在下结膜囊处，轻轻闭眼 3min。

（3）手术后限制活动，避免咳嗽和擤鼻。若出现较为剧烈的眼部疼痛或胀痛，应及时采取有效的措施进行治疗，术后防止用力排便及剧烈打喷嚏。

（4）告知患者多食富含维生素的食物，低脂饮食，多吃蔬菜和水果，保持大便通畅，忌吃辛辣、油炸、浓茶等食物，避免烟酒，少食多餐，并保持患者每次饮水量≤300ml，避免造成眼压升高。

（5）自我检测眼压，遵医嘱用药，禁止长时间待在暗室；同时避免衣领过紧、枕头过高及劳累，并鼓励患者学会控制情绪及缓解压力。对视野残缺的患者建议不要开车及骑车。

第七编　社区康复

第一章 绪 论

社区康复是在社区水平上对康复对象开展全面康复的一种可行、高效、经济的新的康复途径，其核心是利用有限的康复资源扩大康复的受益面。社区康复作为康复医学的一种服务形式是相对于医疗机构式的康复和信息康复而提出的。我国的国情决定了我们应把社区康复作为我国康复医学发展的一个重点。

第一节 康复和康复医学概述

现代康复医学是一门基于社会需要而发展起来的新兴学科，是保健医学、预防医学、治疗医学和康复医学组成的整体化医学体系的重要组成部分。它的工作对象是病伤残者，它的工作重点是病伤残者的身心和社会功能障碍，它的工作方式是团队合作（team work），它的目标是使病伤残者得到全面的康复，最终回归社会。康复医学在我国越来越得到重视，各种类型的康复医疗机构、康复专门组织、社区康复工作网和康复医学刊物如雨后春笋，令人振奋。康复事业是一项造福子孙后代的崇高的人道主义事业。

社区康复作为全面康复的一种重要形式和途径，在我国康复事业的发展中越来越显示由其高度的可行性、有效性和经济适应性。可以预计，随着《中华人民共和国残疾人保障法》的深入贯彻实施和我国各级政府、有关部门和人员，尤其是广大的社区医务工作者对开展社区康复的现实意义的认识的不断加深，我国的社区康复事业将得以迅速发展。

（一）康复的概念和内容

康复是指综合地、协调地应用医学的、社会的、教育的、职业的措施以减轻病伤残者的身心和社会功能障碍，使其得到整体康复而重返社会。由于康复的对象是具有身体、语言、心理、精神、家庭、教育、职业、社会等多方面障碍的病伤残者，要达到康复的总目标，必须通过不同的康复手段的平行介入，由此决定了康复的多学科性和综合性。社会的各个方面和各种职业的专业人员应当协同努力，共同工作。这种利用一切可以利用的手段和方法使病伤残者得到整体康复的思想，称为全面康复。全面康复主要包括四个领域，这四个领域构成了全面康复的主要内容，它与病伤残者的多种需要和康复的目标相对应，是现代康复医学多学科协同作战模式的表现形式。

（1）医学康复。医学康复指通过应用医学的方法和手段帮助病伤残者实现全面康复的目标，包括药物、手术、物理等一切治疗方法。医学康复在全面康复的医学体系中占重要地位，是全面康复的基础和出发点，是实现康复目标的根本保证。医学康复涉及医学的各个领域，要求医学各个专业的人员都要关心病伤残者的康复问题，掌握康复医学的基本知识，要动员各种、各级医疗机构的力量，开展康复医疗服务，尤其是社区康复服务，建立具有中国特色的、系统的、不同层次的康复服务网络。在我国还要发挥传统医学的优势，将中药、针灸、推拿、气功、武术、药膳等手段合理地应用于康复治疗中。社区康复工作者应充分认识到康复治疗应在伤病发生后尽早开始，不应把它作为治疗结束后的一种后续疗法，应抓住早期康复的时机，尽量降低各种继发障碍所增加的康复难度。

（2）社会康复。社会康复是康复工作中的一个重要方面，它涉及面广、内容丰富，并与地域文化，社会制度和经济发展水平有密切关系。维护残疾人的权利、尊严，帮助他们解决各种困难，改善生活、福利条件，接纳他们参加到全面的社会生活当中来，这是社会康复的中心工作。一般包括以下几个方面：①建立无障碍环境。对经康复治疗后具有日常生活活动能力和工作能力的残疾者来说，一旦回到社会环境中还会遇到各种影响其能力发挥的物理性障碍，即所谓环境障碍。住宅、公共建筑、工厂、学校、道路和交通设施等根据健全人的条件所设计的环境，都可能成为他们能力发挥和参加社会生活不可逾越的障碍。各级部门和社区医务工作者应针对特殊情况作出适当的安排，消除障碍，为残疾人建立一个无障碍的环境。②改善经济环境。采取各种方式使残疾人获得最大限度的经济能力的恢复。包括制定就业保障的特殊政策，以增加就业机会，实现自食其力；给予经济补助和制定各种经济活动中的特殊照顾政策，使其能够在社会经济活动中得到补偿，体现社会经济生活的公平原则。③改善法律环境。要从法律的高度来维护和保证残疾人的基本权益。我国于1990年颁布，2008年修订的《中华人民共和国残疾人保障法》从法律的高度对残疾人的康复、教育、劳动就业、文化生活、福利、环境和法律责任等各个方面作出了明确的规定，对于推动我国残疾人康复事业的发展起到了重要作用。总之，社会康复是实现医学康复、教育康复和职业康复目标的最终保证。

（3）教育康复。教育康复内容上分为两种情况：①对肢体功能障碍的残疾人进行的普通教育，包括“九年义务教育”及中高等教育。②对盲、聋哑、精神障碍等类型的残疾人进行的特殊教育。如盲校、聋哑学校和弱智儿童学校。

（4）职业康复。职业康复是实现全面康复目标的加速剂，是使残疾人自立于社会的根本途径。职业康复是一项复杂而又系统的工作，在社区工作的全科医生应全面了解职业康复的评价方法，就业心理和就业态度的康复治疗方法，职业适应性训练的方法，以及如何帮助残疾人选择和介绍职业，如何安置工作和如何进行就业后的随访等。

（二）康复医学的概念

（1）康复医学的定义。康复医学是研究残疾人及患者康复的医学学科，其目的在于通过物理疗法、体育疗法、生活训练、技能训练、语言训练和心理咨询等多种手段，使病伤残者尽快地得到最大限度的恢复，使身体残留部分的功能得到最充分的发挥，达到最大可能的生活自理、劳动和工作等能力，为病伤残者重返社会打下基础。现代康复医学的核心思想是全面康复、整体康复，即不仅在身体上，而且在身心上使病伤残者得到全面康复。不仅要保全生命，还要尽量恢复其功能；不仅要提高其生活质量，使其在生活上自立，还要使其重返社会，具有职业，并在经济上自立，成为自食其力、对社会有贡献的劳动者。残疾的预防、早期识别、早期康复，以及门诊、住院和出院以后的整个康复治疗计划的制定都应充分体现全面康复的思想。

（2）康复医学的构成。康复医学是一门综合性的学科，它包括四个方面：基础康复学、康复残疾学、临床康复评价学和临床康复治疗学。基础康复学的主要内容有：运动学、人体发育学、运动生理学、组织再生生理学、神经生理学、神经病理学、运动治疗学等。康复残疾学的内容包括：骨关节肌肉系统残疾学、神经系统损害残疾学、心理精神损害残疾学、呼吸循环系统残疾学、功能障碍学（生活活动障碍和社会活动障碍）等。临床康复评价学的内容包括：身体的评价（全身情况、关节活动度、肌力和麻痹情况、日常生活活动能力、轮椅和矫形器等）、语言和听力功能的评价、心理功能评价、职业评价和社会评价等。临床康复治疗学的内容包括：物理治疗学、作业治疗学、康复工程治疗学、语言治疗学、临床心理学、社会福利和保障学、康复护理学等。

(3) 康复医学的对象。康复医学的对象是伤病所造成的功能障碍和能力受限的病伤残者，又称残疾人。伤病与障碍的关系包括：①与伤病共存的障碍。②伤病之后遗留下的永久障碍。③与伤病无关的独立障碍。康复服务的对象由残疾人扩展到有功能障碍的各类病人，与临床的结合日趋紧密，同时也派生出许多新的分支，如骨科康复、儿科康复、心肺康复、老年康复等康复学科。

(4) 康复的目标。康复的目标是以病伤残者为中心，致力于病伤残者功能、能力和生活质量的提高，使病伤残者能最终回归家庭和社会，恢复职业和实现经济自立，并成为社会独立的一员。从康复的对象来分析，康复目标应是多样的。因为障碍的情况和程度不同，康复的目标必有差异，即使障碍完全相同，也可因年龄、性别、体格等的差异造成康复目标的不同。确切的康复目标是在进行全面康复评价的基础上制定出的既能充分发掘病人的全部潜在能力，又通过各种努力可以达到的客观目标。达到了目标，康复治疗就应告一段落，病人返回到可以返回的适当生活环境，实现一定程度的社会回归。因此，准确地制定康复目标是康复治疗中最重要的一步。

(5) 社区康复的概念。社区康复是康复服务的一种新途径，它是指在社区水平通过调动社区的相关部门、人员、残疾人及其家庭成员等社区一切可利用的资源，为康复对象提供有效、可行、经济的全面康复服务，使他们在家庭和社会生活中能够自尊、自信、自强、自立。

（三）康复医学在现代医学中的地位

(1) 现代康复医学作为综合性医学中的一个重要组成部分，顺应了疾病结构、健康意识、医学模式演变、发展的大趋势，使医学科学在概念和体系上更加完善。

(2) 康复医学的学科特征。康复医学的工作对象，不再单纯是疾病，而是以整体的人为对象，开展立体网络式的全面康复。工作的重点是病伤残者的功能障碍。治疗的方法以综合的、多学科协同工作方法和自始至终的“终身性康复治疗”为特点。许多治疗是同步和协同进行的，常从伤病的急性期开始，贯穿于治疗的始终。治疗工作尤其强调残疾人及其亲友在康复治疗中的主动参与和主导作用。因为康复治疗的特点是以人为中心，而不是以疾病和功能障碍为中心，它要求治疗小组的全体成员紧紧围绕病伤残者开展自己的工作，病伤残者不再仅仅是病人了，他们既是被服务的对象，又是参加者，并且是合作团队中最重要的成员之一，也是康复目标实现的关键。

(3) 康复医学多病种多学科协同作战的工作模式。康复医学强调采用多专业联合作战的形式来解决患者的功能障碍，即组成康复治疗协作组的形式，康复医生是协作组的领导者和协调人。物理治疗师、作业疗法师、言语矫治师、心理治疗师、假肢与矫形器技师、文体治疗师、社会工作者等是协作组的主要成员。

（4）康复医学与临床医学的并存关系。现代康复医学是现代医学体系中的一个独立的学科，是一门与临床医学并存，并在临床医学的基础上延伸、发展和完善而来的临床综合学科。康复医学的实践表明：临床医学的发展为康复医学的发展提供了可靠的保证，康复医疗贯穿于整个临床医疗的过程中。尽管在工作内容、工作方式、模式、目标等方面，康复医学有其独特之处，但与临床医学又是紧密相连、相辅相成、互相渗透、难以分割的。康复医学不仅在病种和治疗方法上与临床医学交叉，而且在思维模式上逐渐趋于接近。

（四）康复医学服务的形式和途径

机构康复是指病伤残者被接纳于设备先进、专业技术水平高的综合医院的康复科、康复医院或康复中心进行康复治疗。

社区康复是指以社区和家庭为背景，通过调动社区相关部门、人员、残疾人及其家庭成员等社区一切可利用的资源，为康复对象提供康复服务。

上门康复是指以康复资源中心为基地，为残疾人提供上门的康复服务，是介于医院康复和社区康复之间的一种形式。

信息康复是指康复资源中心通过多媒体等信息传播技术，将康复医学资源中心的康复医学知识、技术等信息资源发送到社区和家庭，为残疾人提供服务。

随着社会文化和经济水平的发展，以及国际康复医学发展中高技术型康复和高福利型康复的整合，机构康复、社区康复、上门康复和信息康复已经逐渐有机地融合在一起，成为康复医学体系中相互依赖、相互补充、各尽所能的共同体。

我国幅员辽阔，人口众多，80%的人口分散在农村，康复医疗机构和康复专业人员相对贫乏，且主要集中于大、中城市，医务工作者的康复意识和全民的康复医学知识普及率低，因此，我们一方面要全面、系统地学习世界各国康复医学技术和发展的经验，另一方面还必须从中国的客观实际出发，按照提高与普及相结合、以普及为主的原则，拓宽服务渠道，开辟多层面的康复服务形式，走出一条具有中国特色的康复医学发展之路。

（五）康复医学的基本原则

康复医学的基本原则包括提高功能、早期预防（三级预防）、早期康复、全面康复和回归社会五大基本原则。

（六）康复医学的工作内容

1. 康复预防

康复预防可分为三级：

一级预防：又称初级预防，旨在预防各种病损的产生。即通过各种措施预防各种生活、生产造成的病损、交通事故、传染性疾病、营养不良、发育缺陷、生育缺陷、精神创伤等的发生。一级预防是康复预防的基础和关键，做好一级预防，可减少70%的残疾发生率。

二级预防：又称次级预防，其目的是限制或逆转由损伤造成的伤残。即一旦发生病损可采取各种措施防止产生永久性的残疾和加重残疾的程度。二级预防是广大临床工作者的重要责任和义务，做好二级预防可使残疾的发生率降低10%～20%。

三级预防：旨在预防残疾转化为残障。即发生残疾后，尤其是确定为不可逆的残疾或病损发生时，要采取积极有效的措施限制其发展，避免产生永久、严重的障碍，即防止残疾转化成为残障。

2. 康复评定

康复评定是康复目标得以实现和康复治疗得以实施的基础。康复评定不仅要明确疾病的病因和诊断，而且要客观地、准确地评定功能障碍的原因、性质、部位、范围、严重程度、发展趋势、预后和转归，分析因障碍所造成的后果对日常生活活动和社会活动的影响，仔细寻找和分析阻碍病伤残者重归家庭、重归社会的具体因素。在此基础上，根据康复治疗解决这些问题的可能性来设定合理的康复目标。

康复评定主要包括：徒手肌力评定（MMT）、关节活动度测定、步态分析、偏瘫运动功能评定等运动功能评定；日常生活活动能力的评定；肌电、脑电等电生理测定；心肺功能的测定；认知功能的测定；心理功能的测定及职业康复评定。

（1）康复医学的疗效评定。康复医学面对的是伤病后遗留或与疾病相伴的功能障碍，使用痊愈或基本痊愈等临床治疗标准来衡量有一定困难，因此可用下面的康复疗效标准来评定。

①完全恢复功能独立状态达到完全独立的水平（日常生活活动能力评定中完全能够达到独立水平）。

②显著有效康复。治疗后功能独立状态虽然达不到完全独立的水平，但较治疗前有两级或两级以上的进步。

③有效康复。治疗后功能独立水平较治疗前仅有一级的进步，且达不到有条件的独立水平。

④稍好康复。治疗后日常生活活动能力评分虽有增加，但功能独立级别的变化达不到进级水平。

⑤无效康复。治疗后功能独立水平与治疗前比较无变化。

⑥死亡康复。治疗失败，病人死亡。

（2）功能独立水平评定（FIM）

①完全独立。全部活动都可规范地、安全地在合理的时间内完成，不需他人帮助，也不需辅助设施、药品和其他用品。

②有条件的独立。全部活动都可独立完成，但需要应用辅助设施、药品和其他用品或需要比较长的时间完成，有安全方面的顾虑。

③需要不接触身体的辅助。病人基本上的独立，但为了进行活动，需由另一个人给予监护、提示或指导，或需有人帮助准备或传递必要的用品，但这帮助与病人没有身体的接触。

④需要少量接触身体的辅助。病人所需的帮助不多于轻触，病人自己能付出3/4以上的努力。

⑤需要中度的辅助。病人所需的帮助超出轻触，病人自己能付出1/2~3/4的努力。

⑥需要大量的辅助。通过康复治疗，病人的功能仍难独立，病人自己付出的努力仅为1/4或不到1/2。

⑦完全依赖。病人的一切活动几乎完全依赖他人，自己付出的努力不到1/4。

（3）康复效率的评定。康复效率的评定可用下面的公式：康复效率＝（治疗后 ADL 评分-治疗前 ADL 评分）+治疗天数。数值越大，效率越高。

3. 康复治疗

根据康复评定的结果，规划和设计康复治疗方案。全面的康复治疗方案包括协同、合理地使用各种可能的治疗手段和措施。目前常用的康复治疗方法有：

（1）物理和运动疗法。包括利用电、光、声、磁、水、蜡、力等物理因子治疗和通过徒手或借助于器械对病人进行的各种改善功能的运动方法。各种物理治疗对炎症、疼痛、瘫痪、痉挛和局部血液循环障碍有较好的效果。各种改善功能的运动方法包括体位变换、姿势改善、关节活动度和肌力维持和增强、移乘活动能力的获得、呼吸排痰训练等，这些能有效地恢复患者丧失了的运动功能，同时也可预防和治疗各种并发症，如防止肌肉萎缩、关节僵直、骨质疏松、局部或全身畸形等。另外，运动疗法还可改善不正常的运动模式，增强肌肉力量，改善机体的协调性和平衡性以及对运动的耐力等。

（2）作业疗法。作业治疗的内容包括：功能性作业治疗、心理作业治疗、日常生活活动训练、就业前评价和就业前训练。作业治疗主要通过一些日常生活活动、手工操作劳动或文体活动等具有一定针对性、能恢复患者功能和技巧的作业进行训练。作业疗法不但可使患者看到具体的作业成果，有些还可获得经济效益，因而易引起患者的兴趣。常选用的有进食、梳洗、穿衣、各种转移和移乘等日常生活活动，木工、纺织、刺绣、制陶、手工艺品制作等手工操作，以及使用套环、七巧板、书法、绘画和各种有价值的游戏等文体活动。

（3）语言疗法。是对脑卒中、颅脑外伤后或小儿脑瘫等引起语言交往障碍的人进行评价、治疗和研究的学科。常见的语言障碍的种类有：听觉障碍（获得语言之后和之前）、语言发育迟缓、失语症、言语失用、运动障碍性构音障碍、器质性构音障碍、机能性构音障碍、发音障碍和口吃。通过评价，明确诊断，决定康复治疗的方针和具体的计划。常用的检查方法包括：听觉检查、语言能力检查、口语检查等。对于鉴别出的言语障碍如声音异常、构音异常、言语异常或流畅度异常，可分别选用发音器官和构音结构练习、单音刺激、物品命名练习、读字练习、会话练习、改善发音等方法恢复其交流能力。

（4）心理治疗。大多数身体残疾的病人常因心理创伤而存在种种异常心理状态，因而需要心理治疗师参与工作。心理治疗师通过观察、谈话、实验和心理测验（性格、智力、意欲、人格、神经心理和心理适应能力等）对患者进行心理学评价、心理咨询和心理治疗，常用的心理治疗有精神支持疗法、暗示疗法、催眠疗法、行为疗法、松弛疗法、音乐疗法等。

（5）文体治疗。体育和文娱活动不但可增强肌力和耐力，改善平衡和运动协调能力，还可增强病人的信心，使其得到娱乐，从而改善患者的心理状态。

（6）中医治疗。在我国还要发挥传统医学的优势，将中药、针灸、推拿按摩、气功、武术、药膳等治疗手段合理地应用于康复治疗中。

（7）康复工程。通过应用现代工程学的原理和方法为残疾人设计、制作假肢、矫形器、自助具和进行无障碍环境的改造等，以恢复、代偿或重建患者的功能，为回归社会创造条件。

(8) 康复护理。在物理和作业治疗科的治疗时间是有限的，因此，以病房为主要康复环境的康复护理越来越得到重视。康复护理是在一般治疗护理的基础上，采用与日常生活活动有关的物理疗法、运动疗法、作业疗法，提高残疾者的生活自理能力，如在病房中训练病人利用自助具进食、穿衣、梳洗、排泄、做关节的主、被动活动等。

(9) 社会康复服务。首先应对病人的社会适应能力包括生活理想、家庭成员构成情况和相互关系、社会背景、家庭经济情况、住房情况、社区环境等进行了解和评定，然后评价病伤残者对各种社会资源如医疗保健、文化娱乐和公共交通设施的利用度。通过评价制定出相应的目标和工作计划，以帮助患者尽快熟悉和适应环境，正确对待现实和将来，向社会福利、服务、保险和救济部门求得帮助，并为治疗小组的其他成员提供病人的社会背景信息。

(10) 职业康复治疗。通过对病人致残前的职业史、职业兴趣、工作习惯、作业速度、工作机能、作业耐久性以及辅助器具应用的可能性等职业适应能力的评价，制定出康复治疗、训练、安置和随访等一系列工作目标和计划，为残疾者选择一种能够充分发挥其潜能的合适项目，进行职业康复治疗，为回归社会打下基础。

(七) 社区医疗机构和全科医生在康复治疗中的作用

作为医疗卫生工作的第一梯队，社区医疗机构担负着对残疾者进行早期康复的责任和义务。早期康复的介入，将对残疾者随后长时间的康复产生深远影响。可以说，康复开始得越早，功能恢复的效果也就越快、越好，所需的人力、物力越少。承担医疗第一线任务的社区医疗机构和广大全科医生应充分认识自己在康复医疗工作中的重要地位和作用，利用掌握的康复医学理论和技术，积极开展早期康复和社区康复，为广大残疾人提供全面的康复服务。

(1) 充分认识康复医学在完整的医学体系中所占的重要地位。医学是由保健、预防、临床与康复四个方面构成的一个完整的体系。在医学服务的过程中它们既独成学科，有时空和内容的差异，又相互整合、相互渗透、相互交叉。康复是这一体系中不可缺少的重要部分。离开了康复医学，这个体系就不完整，提供的医学服务就会有残缺。

(2) 全科医生的服务定向决定了康复医学是其应该掌握的基本理论、基本知识和基本技能。全科医疗是以社区为定向的医疗服务，它强调以病人为中心、以家庭为单位、以一定的社区和人群为服务范围，是防治保康一体化的服务形式。全科医疗是社区残疾人最先接受的医学服务，是整个医疗保健体系的门户和基础，全科医生是“门户”的守门人。全科医生第一次与残疾人接触的时间，一般是康复最有效的阶段。这个阶段的康复工作进行得越早越完善，康复的效果就越好，随后的人力、物力的消耗就越少。在此阶段正确实施早期康复治疗，不仅可以给广大残疾人带来直接的实惠，而且将带来巨大的社会和经济效益。同时，由于全科医生在社区的位置，决定了他们既是残疾一级预防，也是残疾二级预防的组织者和执行者，还是残疾病人全程康复服务的指导者和提供者，是社区康复的主力军。因此，康复的观点和基本技术应该成为社区医疗计划的四个组成部分，所有全科医生都应该掌握这一医疗手段。

第二节 残疾与残疾预防

康复医学要解决的是与残疾相关的问题，因此，学习与掌握残疾的概念对残疾的预防和康复治疗有着十分重要的意义。

一、残疾与残疾人的概念

（一）残疾与残疾人的定义

1. 残疾的定义

残疾是指造成不能正常生活工作和学习的身体上或精神上的功能缺陷，包括程度不同的肢体残缺、感知觉障碍、活动障碍、内脏器官功能不全、精神情绪和行为异常、智能缺陷等。

世界卫生组织按照残疾的性质、程度和影响，把残疾分为残损、残疾和残障。

（1）残损又称“结构功能缺损”，指身体结构和功能（生理、心理）有一定程度的缺损，身体和精神与智力活动受到不同程度的限制，对独立生活或工作和学习有一定程度的影响，但个人生活仍能自理，其影响在组织器官水平上。对这类残疾者应积极进行临床治疗和康复功能训练，以防止功能障碍的出现或发展。

（2）残疾又称“个体能力障碍”或“残弱”，指由于身体组织结构和功能缺损较严重，身体和精神与智力活动明显降碍，以致病人不能以正常的方式和范围独立进行日常生活活动（如穿衣、洗漱），其影响在个体水平上，造成个体活动能力障碍。对有个体生活活动能力障碍但尚未影响至社会生活功能者，应进行多方面的康复治疗、教育和训练，发展其代偿能力，或以器具辅助，以补偿能力的不足。

（3）残障又称“社会能力障碍”，是指由于形态功能缺损和个体能力障碍程度严重，不但个人生活不能自理，甚至影响生活、学习和工作。对有严重残疾，以致造成社会生活能力障碍者，除进行康复治疗外，更重要的是在社会的层次上调整和改变其生活、学习和工作的条件，以利于重返社会。

2. 残疾人的定义

残疾人是指生理功能、解剖结构、心理和精神状态异常或丧失，部分或全部失去以正常方式从事正常范围活动的能力，在社会生活的某些领域中处于不利于发挥正常作用的人。

不同的国际组织与国家从不同的角度提出了残疾人的定义及评定标准。国际劳工组织对残疾人下的定义是：经正式承认的身体或精神损伤在适当职业的获得、保持和提升方面的前景大受影响的个人。据统计，目前全世界残疾人总数约为 5 亿，占世界人口总数的 1/10。

从康复的角度看，作为一个特殊的群体或个体，残疾人具有以下特点：

第一，残疾人一般都具有不同程度的生活和工作的潜力，经过康复训练或提供康复服务，这些潜力可以得到发挥，使残疾人的生活和工作能力得到改善。

第二，残疾人是在身心活动上有不同程度困难的群体，这是由于残疾的存在和影响所造成的，应该给予特殊的关心和照顾，以利于克服这些困难的影响，为他们能力的充分发挥创造必要的条件。

第三，残疾人和健全人一样，在社会上享有同样的权利和机会，不应受到任何歧视。

3. 残疾分类的方法与康复对策

（1）按人体器官系统残疾进行分类。

①感官残疾，如视力残疾、听力残疾。

②神经残疾，如神经系统疾患、损伤引起的疾患、感知觉缺失、失语症、失认症、失用症。

③肌肉骨胳残疾，由骨、关节、肌肉损伤及疾患引起的残疾，如关节强直、肢体缺失、畸形、肌萎缩。

④心肺残疾，由心脏病（如冠心病）、肺部疾患（如慢性阻塞性肺部疾患）引起的心或肺功能不全。

（2）从身体与心理两方面分类。

①肢体残疾，泛指由身体器官、四肢器质性疾患和损伤引起的残疾，如上述的四类器官系统残疾，亦称躯体残疾。

②智力残疾和精神残疾，泛指由智能缺陷、低下或精神疾患引起的残疾，如精神发育迟滞、精神分裂症等引起的残疾。

（3）按残疾的病因分类。

①伤残，由外伤、创伤引起的残疾。

②病残，由疾病引起的残疾。

③发育性残疾，包括先天性残疾，即由发育缺陷引起的残疾，如先天性肢体缺陷、精神发育迟滞。

不同的残疾类别需要采用不同的康复方法（表 7-1）。

表 7-1　**残疾类别的特征及康复对策**

分类	组织结构和（或）功能缺陷	个体日常生活自理障碍	社会生活能力障碍	康复对策
结构功能缺损	+	—	—	临床治疗，康复治疗
个体能力障碍	＋＋	＋*	—	康复治疗，功能代偿、增强、补偿
社会能力障碍	＋＋＋	＋＋或＋＋＋	＋*	环境改善，调整及适应

＊分类的主要依据。

4. 中国残疾人类别划分

我国参照国际分类方法制定了残疾人的分类标准，该标准把残疾人分为五类。该标准在 1986 年经国务院批准正式颁布实施。1995 年中国残疾人实用评定标准，把残疾人分为六类。

（1）视力残疾。

盲。一级：最佳矫正视力低于 0.02；或视野半径小于 5 度。二级：最佳矫正视力等于或优于 0.02，而低于 0.05；或视野半径小于 10 度。

低视力。一级低视力：最佳矫正视力等于或优于 0.05，而低于 0.1。二级低视力：最佳矫正视力等于或优于 0.1，而低于 0.3。

（2）听力残疾。

聋。一级聋>90 db；二级聋为 71～90 db。

重听。一级重听为 61～70db；二级重听为 51～60db。

（3）言语残疾。按言语能力分级测验，分成四级。

（4）智力残疾（IQ）。根据智商不同又分一级智力残疾（IQ < 20）、二级智力残疾（20 < IQ < 34）、三级智力残疾（35 < IQ < 49）、四级智力残疾（50< IQ < 69）。

（5）肢体残疾分一级肢体残疾、二级肢体残疾、三级肢体残疾、四级肢体残疾。按 ADL 评定，将其分为重度、中度和轻度肢体残疾。

（6）精神残疾分一级精神残疾、二级精神残疾、三级精神残疾、四级精神残疾。按《精神残疾分级的操作性评估标准》，将其分为：重度、中度和轻度精神残疾。

（7）综合性残疾是指具有上述两种以上的残疾。

二、残疾预防

（一）残疾预防的意义

残疾的预防对保障人民的健康、保护人力资源、提高人民素质、推动社会主义物质文明建设和精神文明建设有重大意义。在我国的残疾人事业中，残疾的预防占有十分重要的地位。《中华人民共和国残疾人保障法》明确规定："国家有计划地开展残疾预防工作，加强对残疾预防工作的领导……"

从预防的角度来说，残疾并不是注定要发生的。1996 年世界卫生组织就指出，利用现有的技术就可以使至少 50%的残疾得以控制或使其延迟发生。例如，全球已消灭天花，脊髓灰质炎疫苗的普遍应用也使该病得以消灭；麻疹的一些致残性合并症，如脑炎、中耳炎等可得到预防。

（二）残疾发生的原因及预防的可行性

了解残疾发生的原因是采取有效预防措施的前提。人类常见残疾发生的原因可归纳为三大方面，即遗传和发育因素、外伤和疾病因素、环境及行为因素。三者交互作用造成先天性残疾与后天性或称获得性残疾（表 7-2），但在很多情况下要分清某一残疾为先天性残疾或后天性残疾是很不容易的。

有关资料表明，在发展中国家危及大批人群的致残原因中，一半以上是可以预防的，如服用碘盐可使智力残疾的儿童减少 1/3。我国的研究证实，在流行地区采取改善谷物卫生质量的措施可控制和消灭大骨节病的发生，通过预防和妥善处理中耳炎，可使 40%的听力障碍得以预防。

表 7-2 先天性残疾与获得性残疾的内涵

先天性残疾	获得性残疾
遗传性残疾	传染性疾病致残
发育缺陷非遗传性残疾	非传染性疾病致残
	躯体疾病致残
	精神疾病致残
	营养失调致残
	创伤及伤害致残

人类目前已掌握能够预防或控制多数残疾的技术，预防残疾的应用性研究和基础性研究正在逐渐加强，生物医学研究的新成果正创造出一些新技术、新办法，从而更加强了目前用于预防和控制残疾发生的手段。

（三）残疾预防的原则

在世界卫生组织的倡导和推动下，人们对世界范围内的残疾预防工作形成了原则性的共识：

（1）建立“非致残环境”。这是预防残疾最主要的问题。“武装冲突环境”是一个严重的致残环境。“极度贫困环境”也是一个致残环境，贫困不仅是残疾易造成的结果，也是促发残疾的原因。

（2）全面实施，抓好重点。从国家方面说以发展中国家为重点，从年龄层次说，以预防儿童残疾为重点；从预防层次看，重点放在一、二级预防，着眼于预防致残性伤病的发生，对于已发生的可能致残的伤病，则要早期发现，早期干预，采取根治性或矫治性措施，以免发生功能性障碍，甚至形成残疾或残障。

（3）要有立法保障，形成国家计划。制定有关优生优育的法规，以及安全生产、药品管理、交通管理、环境保护法规等。

（4）要以社区为基础。世界卫生组织提倡“综合模式”预防残疾，即通过初级卫生保健的综合卫生工作（保健、预防、治疗、康复），达到预防残疾的目的。

（5）宣传教育。通过科学知识的宣传教育，使群众掌握残疾的预防知识和方法，而且变成自觉的行动。

（四）残疾预防的措施

残疾预防分三级。从责任或操作方面，可分为由社会组织的预防服务和保障（减少暴力、交通管理、公共场所安全措施及制度），由卫生部门或机构提供的预防服务（免疫接种、预防性筛查、预防性卫生咨询、围产期保健、早期干预），由个人或家庭执行的预防性措施（个体/家庭安全防护，养成安全习惯、实行合理的生活方式等）。

1. 一级预防

预防致残性伤害和残疾的发生，如急性脊髓灰质炎、麻疹、风疹、乙型脑炎等。

（1）免疫接种预防某些致残性疾病的发生，如急性脊髓灰质炎、麻疹、风疹、乙型脑炎等。

（2）预防性咨询及指导，如婚前医学咨询、优生优育咨询，关于营养运动等咨询，预防非感染性慢性病指导。

（3）预防性保健，预防先天性残疾。

（4）避免引发伤病的危险因素或危险源，预防多种非感染性伤害和疾病。

（5）实行健康的生活方式以预防心脑血管病和糖尿病等。

（6）提倡合理行为及精神卫生，预防抑郁、焦虑和其他心身障碍性疾病。

（7）安全防护照顾，预防意外伤害。

2. 二级预防

防止伤害后出现残疾。

（1）残疾早期筛查，如早期发现高血压病、糖尿病、儿童精神障碍等，做到“三早”（早发现、早诊断、早治疗）。

（2）定期健康检查，以早期发现某些疾病并及时治疗。

（3）控制危险因素，如烟酒、肥胖等，以控制心血管疾病、代谢性疾病的发展。

（4）改变不良生活方式，实行合理饮食，适当运动，控制脑血管疾病的发展等。

（5）早期医疗干预，促进伤病痊愈或好转，预防合并症。

（6）早期康复治疗，促进身心功能恢复，防止功能受限，预防残障。

3. 三级预防

残疾出现后采取的措施，预防残障。

（1）康复功能训练。通过运动治疗和作业、语言、心理治疗等措施以改善功能，预防或减轻残疾。

（2）假肢、矫形器及辅助功能用品用具的使用，以预防畸形，改善功能和日常活动能力。

（3）康复咨询，提高自我康复能力，预防进一步恶化。

（4）支持性医疗、护理，改善机体情况，减轻残疾。

（5）开展必要的矫形、替代性和补偿性手术，如髋和膝关节全置换术，改善下肢功能。

第三节　全科医生学习社区康复的意义

当今社会已进入追求康复的时代，人们已不再停留于仅仅治疗疾病和伤残、缓解症状、适应环境上，而开始更加要求自我完善，维护自身生命的各方面功能，追求生活质量的提高，最终在整体上处于完满状态。医学最重要的任务就是帮助病人进行功能康复，改善病人的生活质量，这也就成了全科医生在社区服务中的重要内容。全科医生学习社区康复的意义集中体现在以下几个方面：

一、社区康复是全科医生在社区中服务的重要内容

全科医生是立足于社区的、第一线的医生，慢性病人及功能障碍的残疾者是其重要的服务对象，需要为他们提供预防、治疗、保健、康复一体化的连续性服务，康复服务是一

项必不可少的内容，而且，只有将康复服务与其他服务融为一体，才能使康复服务产生最佳的效果、效率和效益，合理利用卫生资源，充分满足社区居民的卫生服务需求。

二、社区和家庭是最佳的康复场所、环境和资源

个人只有在熟悉的、充满爱的环境中才能获得全面康复。家庭和社区是病人最熟悉的生活环境，家庭中充满了爱和温馨，家人可以给予病人无微不至的关怀和帮助，社区中也有许多可以利用的康复资源，因此，在社区和家庭中康复最容易被人们接受，也最容易取得理想的效果，还可以把康复所需要的费用降到最低水平。全科医生在社区工作，是个人及其家庭的朋友，是社区康复的最佳提供者。

三、全科医生是提供综合性的社区康复服务的最佳人选

康复概念已从生物医学的康复转向综合性的康复，从医院内的康复扩大到社区康复和家庭康复，从独立的康复转向预防、治疗、保健、康复一体化，从以医生为中心的康复转向以病人为中心的康复。要提供综合性的康复服务，必须树立整体医学观和以病人为中心的服务观，掌握系统整体性的方法以及广泛的知识和技能，这种医生就是全科医生。因此，全科医生最有条件提供综合性的社区康复服务。

四、全科医生是社区中残疾人的最有效帮助者

大部分残疾人生活在社区中，不可能长期住在医院中接受康复治疗，因而需要立足于社区和家庭的康复服务。全科医生是社区中残疾人最贴心的朋友，应该认真学习康复医学的知识，与有关的医院或康复机构建立密切的双向转诊关系，在解决复杂的专业康复问题的同时，为残疾人提供立足于社区的、综合性的康复服务，改善残疾人的生活质量。

五、只有利用广泛的家庭资源、社区资源和社会资源，才能提供整体性的康复服务

综合性的康复服务涉及生物、心理、社会等各个方面，需要解决躯体、精神、家庭、职业、经济、信仰、文化等多个方面的问题，必须动用一切可以利用的资源，这样才能使个人在整体上得以全面康复。单凭医疗卫生资源是绝对不够的，也无法解决生活方面的问题，全科医生是个人及其家庭需要的所有服务的协调者，能充分利用家庭资源、社区资源和社会资源，因而能为个人提供整体性的康复服务。

六、全科医生提供的是综合性康复服务

全科医生在社区中工作，是个人及其家庭的朋友，康复服务是他们为个人及其家庭提供的连续性、综合性、协调性服务中一项必不可少的内容，而且，大部分有慢性健康问题的病人生活在社区中，需要综合性的社区康复服务，而全科医生在提供综合性的社区康复服务方面具有许多独特的优势，因此，全科医生应该认真学习社区康复的知识和技能，以便充分满足社区居民的需要，改善社区居民的生活质量。

第二章　家庭康复服务

各种病伤残者主要在自己的家庭中逐渐进行各方面功能的自我康复。家庭是病伤残者康复的最佳场所，也是最终的场所，家庭是第一线的康复资源。家庭与病伤残者之间还存在着密切的互动关系，病伤残者的出现会影响家庭的结构与功能，家庭的结构与功能状况也会明显影响病伤残者的康复。因此，帮助病伤残者的家庭就等于帮助病伤残者本人，维护病伤残者家庭的健康是病伤残者康复的基础。

家庭康复服务是社区康复服务的重要组成部分，是康复医学实践的基本形式和有效途径，其内容应包括综合康复的各个方面，即医疗康复、教育康复、职业康复和社会康复。家庭康复服务应包括以下三大部分：①在家庭中帮助病伤残者康复。②指导家庭来帮助病伤残者康复。③帮助病伤残者的家庭维护其健康。

第一节　在家庭中帮助病伤残者康复

病伤残者康复机构直接建立家庭病床，由康复治疗师定期到家中指导，帮助病伤残者进行康复治疗。康复治疗师也可以与社区中的全科医生联系，主要由全科医生来负责帮助伤残者在家中进行康复治疗，而康复治疗师仅起指导、咨询的作用。家庭康复治疗计划最好由康复治疗师、全科医生、病伤残者及其家庭一起协商制定，以便于具体实施，也有利于各方协调、配合。

病伤残者的家庭在家庭康复服务中起着关键性的作用。病伤者在家庭中必须有第三者的帮助才能实施康复计划，这第三者可能是康复治疗师、全科医生，但这样做既涉及时间安排问题，又涉及费用问题。最方便、最直接，也最省钱的办法就是通过培训家庭成员，让家庭成员来帮助病伤残者在家庭中进行康复治疗，而康复治疗师、全科医生只是作定期指导、培训和评定，必要时调整康复计划。家庭康复服务主要通过安排循序渐进的家庭康复训练计划来提供，家庭康复训练必须简便易学、涉及面广、综合性强、效果明显，在使病伤残者达到全面康复的同时，增强病伤残者自强自立的信心，改善其家庭功能。在设计家庭康复训练计划时，应全面评价病伤残者家庭的可用资源状况，如果家庭资源严重缺乏，要实施家庭康复训练是很困难的。

一、制定家庭康复训练计划

制定家庭康复训练计划，要体现出家庭康复训练的特点。家庭康复是以家庭为主要场所，病伤残者本人或在家庭的协助下，应用简便有效的训练方法或简单经济的训练器材进行的康复训练。它不同于康复医院或综合医院、康复科（室）、疗养院的训练方式。因此，必须使康复训练计划切合实际。

（一）家庭训练的特点

（1）人力上，主要靠个人和家庭在康复治疗师、全科医生的培训与指导下，依靠残疾人本人，并由全科医生进行定期或不定期（随时）的现场指导。

（2）方法上，采用最简单的方法和技术，以便在普通家庭条件下能够进行，易学、易做，不受场地和器材条件限制。

（3）一般不用器材，必要时，可因陋就简、因地制宜、就地取材，用土法制作一些简易的训练器材。

（4）康复训练效果类似于“机构康复”。

（二）训练的程序和目标

针对不同类型的病伤残者的情况设计不同的训练程序和目标。下面列举常见的脑中风后遗症残疾者的康复训练目标（表 7-3）及程序（表 7-4）：

表 7-3　**中风患者康复目标**

分期	康复目标
急性期（2 周）	抢救生命、预防并发症、预防二级致残
恢复期早期（3—4 周）	完成床上生活自理 坐位—立位转移 站立平衡
中期	训练前臂旋转功能，手精细动作 纠正异常步态
6 周—3 个月	提高日常生活活动能力 争取运动协调，坐、立位平衡
4 个月以后	能学习生活自理，发挥他们健侧代偿和残余功能 能进行职业性训练 适应集体性疗法
1 年以上	争取生活全自理或轮椅上全自理 最大程度地回归社会

表 7-4　**中风患者康复训练程序**

级　别	训练内容
Ⅰ级训练	1. 良姿位训练，正确卧位姿势，注意患侧肩部、髋部用枕垫抬高 2. 康复护理，定时翻身拍背排痰，防止患肩内旋和患髋外旋
Ⅱ级训练	1. 床上训练姿位转换，注意翻身时支撑关键点 2. 床上负重训练、桥式运动

续表

级　别	训练内容
	3. 被动运动各关节：从大关节到小关节，幅度从小到大 4. 各种感觉刺激疗法，生物反馈，易化技术
Ⅲ级训练	1. 负重训练，不忽略患侧训练 2. 健侧助患侧自主运动 3. 被动运动 4. 坐起训练、坐位训练、坐位平衡训练 5. 继续以上训练
Ⅳ级训练	1. 被动运动，助力主动运动，健侧助患侧自主运动，抗阻训练 2. 负重训练，床上桥式，肩肘负重训练 3. 坐位平衡训练，从坐到站起训练 4. 立位平衡，步态训练，助行器→平行杠→拐杖→弃杖→步行
Ⅴ级训练	1. 前臂及手动能精细动作训练，作业疗法 2. ADL 训练：转移训练，集体疗法，上下台阶训练、生活自理训练 3. 言语治疗
Ⅵ级训练	1. 抗阻训练 2. 平衡训练 3. 上下台阶训练/轮椅训练 4. 作业性治疗，集体疗法、生活自理训练 5. 社会适应性训练

（三）家庭康复训练的项目

要因人而异地确定训练项目，另外还可以进行假肢、肢具矫形器、辅助器具的使用训练，等等。

（1）运动训练。通过运动训练，使残疾者的体位得到变换，姿势得到改善，关节活动范围增加，肌力增强。常用的运动训练项目有：各种被动运动、关节体操、步行、气功、按摩、太极拳，以及协助病伤残者的抬头、翻身、坐、站等训练。必要时还可以借助于康复器械进行运动训练。

（2）生活自理能力训练。这部分训练对残疾人十分重要，日常生活必要动作的训练，如穿衣、刷牙、洗脸、进食、上厕所、做家务等。

（3）理疗。适合于家庭条件的理疗方法很多，如蜡疗、水疗、热疗、光疗、针灸等。必要时可利用仪器进行康复治疗，理疗可以改善周围血液循环，减轻疼痛，增进康复训练效果。

（4）作业劳动训练。根据病伤残者的性别、年龄、兴趣、职业基础等因素，选择适当的工种（作业），如木工、编织、组装、绘画、缝纫、书法、园艺等，使病伤残者的心理状态得到改善，劳动技能得到提高，部分产品还可获得经济效益。

（5）语言能力训练。包括有声语言（听说能力）和文字语言（读写能力）的训练，用于构音障碍、发音障碍、失语症及听觉障碍者当中确实需要训练的人。

（四）如何督导家庭开展康复训练

（1）在开始训练约一周后，应对病伤残者的家庭进行访问，以便了解训练进展情况。

（2）要求病伤残者及其家人告诉全科医生第一周内的训练情况，应与家庭讨论，对训练中不符合要求的方面进行纠正。

（3）询问第一次家访后训练的次数。

（4）当得知他们的训练工作做得正确时，应给予肯定。

（5）经过短时间的训练，不可能有多大效果，应将此情况向病伤残者及其家庭进行解释，同时告诉他们进展将是缓慢的，不可能立即见到训练的效果。

（6）在这次访问后，应决定再次访问的日期，假如认为病伤残者和家人可能需要进一步帮助，就在一周后再去访问，如训练工作顺利，就在两周后再访问。

（7）经过几周后，当家庭掌握康复训练方法并可自行训练时，就可以减少访问的次数，例如每两周访问一次。

（8）训练一段时间后，家庭及病伤残者已经学会了某一项活动，考虑要结束训练，则对病伤残者的训练进展情况进行评估检查。

（9）在病伤残者有新的需要时，将安排进行新的康复训练内容。

（五）家庭康复训练的原则

（1）循序渐进。练习动作从少到多，从易到难，从简到繁，旧的练习巩固后再开始新的练习。

（2）注意安全。训练时要注意采取必要的保护措施，防止跌伤，防止过度训练，适可而止。

（3）持之以恒。只有持久有效的训练，才能改善病伤残者的功能，家庭成员必须坚定长期进行训练的决心，残疾人本人更应树立起与残疾做不懈斗争的意志，不要半途而废。

（六）哪一类人家庭康复训练不会有效

有些人的残疾可能已经很久，而且需要完全依赖别人的帮助。他们不能进行家庭和社会的一切活动，或者对别人所讲的话和周围发生的事情已无反应。那么，这种严重的残疾者就不应再侧重于家庭康复训练。出生后存在严重残疾的儿童，也不可能从家庭康复训练中得到很大益处。但是，即使残疾非常严重者，也能从家庭康复训练得益。因此，全科医生首先应想到的是，怎样为所有需要康复训练的病人提供帮助，假如见到的是经训练仍无进步的病伤残者，也要设法从精神、心理、社会等其他方面帮助他。

二、家庭康复训练的评定

（一）康复评定的意义

康复评定是康复训练的基础，没有评定就无法规划训练和评价训练效果。康复评定类似于临床医学的疾病控制，但又有其自身的专业特点。康复评定不是确定疾病的性质和类型，而是客观地、准确地评定功能障碍的性质、部位、范围、程度，并估计其发展、预后和转归，为下一步制定康复训练计划提供依据。

（二）康复评定的内容

（1）躯体功能评定。一般包括上肢功能评定、下肢功能评定、脊柱功能评定、步态分析、关节功能评定、痉挛与弛缓的评定、感觉与知觉的评定、协调与平衡的评定、姿势反射与原始反射的评定、日常生活活动能力的评定、心肺功能的评定、泌尿和性功能的评定、上下肢穿戴假肢或矫形器后的功能评定、脊柱矫形器的评定等。

（2）精神（心理）功能评定。一般包括情绪评定、残疾后心理状态评定、疼痛的评定、失用症和失认症的评定、痴呆评定、非痴呆性认知障碍（注意力、记忆力、思维能力）的评定、智力测定、性格评定等。

（3）语言功能评定。一般包括：失语症评定、构音障碍评定、语言失用评定、语言错乱评定、痴呆性语言评定、语言发育弛缓的评定、听力测定和发音功能的仪器评定等。

（4）社会功能评定。一般包括社会生活能力评定、生活质量评定、就业能力的医学评定等。

三、家庭康复转介服务

家庭康复能够解决康复过程中的大部分问题，但在某些情况下，不可能指望家庭康复服务有完成某项任务的专门技能。例如，全科医生不能矫正下肢畸形，也不能决定做活矫形手术的儿童何时能开始行走，因而需要转介服务，以便进行术后和术后跟踪。有些残疾儿童或成人的教育或技能训练方面的需求，在家庭层次不能得到满足，这些人需要社区外的专家进行专业性的评定和干预。通过全科医生的联系和转介服务，使病伤残者在家庭与有关服务机构或部门之间进行来回转介，为的是达到最佳的家庭康复效果。

要根据病伤残者康复需求情况和本地的康复资源提供转介服务。对需要手术者，转介到医疗卫生部门；对需要非常专业化的功能训练，如听力、语言训练者，可联系安排到适宜的康复机构；对需要用品用具者，推荐其到用品用具供应服务部门购买；对需要入学、就业、社会救济等服务者，介绍到相关部门或机构。每项转介工作应有记录。全科医生在做转介工作时应特别注意以下问题：

（一）熟悉服务机构的情况

在社区内，可能有其他帮助病伤残者的服务机构，这类机构可能不少，全科医生起码应该知道下列服务机构：（1）社区卫生服务站；（2）职业和农业培训学校；（3）城镇乡村社区服务机构；（4）社会福利机构，妇女、儿童保健机构；（5）为残疾人设立的专门学校，如盲校、聋哑学校等；（6）职业介绍中心或残疾人职业训练中心；（7）康复医院或其他康复机构；（8）大型综合性康复中心；（9）红十字会、志愿工作者组织等。

（二）熟悉病伤残者的情况

属于以下几种情况的病伤残者需转送其他医疗机构或部门：

（1）视、听或说话方面有困难的婴儿和儿童。

（2）视力有困难和眼睛发红、眼内有分泌物或感到眼睛疼痛的残疾者。

（3）视力有困难或者眼的着色部分有灰色斑的老年人。

（4）耳内有炎性分泌物的残疾者。

（5）有癫痫发作但无药物治疗的残疾者。

（6）行为不正常而又没有进行药物治疗的残疾者。

（7）手臂或小腿畸形，骨折或口唇和口有畸形的残疾者。伤口长期不愈的残疾者，需要外科治疗时亦在内。

（8）不能到当地学校上学的残疾儿童和需征求其他服务机构意见的这类儿童。

（9）读完小学准备继续接受教育的残疾儿童，尤其是在小学表现比较好的儿童。

（10）到社区之外通过训练能够就业的残疾年轻人和成年残疾人。

（11）需对从事某一职业的能力进行评定的年轻残疾人和成年残疾人。

（12）在本社区里已经训练较长时间（例如6个月）但没有任何进步的残疾者。

（三）随访曾在其他服务机构诊治过的病伤残者

当病伤残者从其他服务机构回家后，全科医生应到他们家中了解有关情况，同时了解服务机构对病伤残者回家后的要求，想要什么帮助。假如其他服务机构并未对病伤残者有何嘱咐，全科医生应同有关服务机构联系，以便确定自己应做什么，并请他们提出意见。

第二节　提供家庭帮助

任何家庭在出现病伤残者后都会受到影响，甚至引发严重的家庭危机或家庭功能障碍，家庭的功能障碍又可以反过来影响病伤残者的康复和生活质量。帮助病伤残者的家庭就是要打断这种恶性循环，使病伤残者及其家庭都能全面康复。全科医生在社区中提供连续性的服务，是病伤残者及其家庭的朋友，能最有效地帮助病伤残者及其家庭解决所面临的问题。

一、病伤残者家庭的结构

（一）病伤残者家庭类型的划分方法

根据病伤残者在家庭中的角色关系，可将病伤残者的家庭分为以下几种类型：

（1）子女残疾家庭指父母及祖辈均为健全人，子女中有一人或数人残疾的家庭。这类家庭还可分为独生子女残疾家庭和非独生子女残疾家庭、未成年子女残疾家庭和成年子女残疾家庭、自立型子女残疾家庭和依赖型子女残疾家庭。

（2）父母残疾家庭指子女均为健全人，父母中有一人或两人均为残疾人的家庭。

（3）夫妻残疾家庭指无父母、无子女或父母、子女不在一起生活，夫妻中有一方或双方均为残疾人的家庭。

（4）继代残疾家庭指父母辈与子女几代人均有残疾人的家庭。

（5）隔代残疾家庭指祖、孙辈均有残疾人的家庭。

（6）单身残疾人家庭。这种家庭只有残疾人本身，只有家庭的外壳，没有家庭的内容。

（二）病伤残者所处家庭的类型

（1）核心家庭。指由夫妻双方有或无未婚子女组成的家庭，城市以两口之家或三口之家为主。这种家庭规模小，结构简单，关系集中，容易搬迁，但资源相对缺乏，夫妻感情亲密而脆弱离婚率高。病伤残者可能是夫妻双方或一方，也可能是子女。

（2）主干家庭。又称直系家庭。指父母与一对已婚子女组成的家庭，也可以是四世同堂，但每一代都只有一对夫妇。病伤残者可能存在于任何一代中，也可能是继代残疾或隔代残疾。

（3）联合家庭。又称大家庭或复式家庭。指每一代或其中一代有两对或两对以上夫妇组成的家庭。这种家庭多代多偶，结构松散，难以作出统一决定，但资源丰富，病伤残者能得到家庭成员的较多照顾。

二、病伤残者家庭的功能

家庭是病伤残者的直接依靠，可提供多方面的支持和帮助。社会支持也常常通过家庭作用于病伤残者，因此，在帮助病伤残者康复的过程中，应评价和利用家庭的作用。

（1）提供感情支持。家庭感情最深厚、最亲密、最无私。家庭是个人的“安乐窝”和“避风港”，受伤的人只有在家庭中才能得到全面休养。家庭在感情上对病伤残者的支持是病伤残者树立康复信心的基础。

（2）提供生活照顾。病伤残者在家庭中需要有人照顾日常生活，只有家庭成员才能担当此任，外界却无能为力。

（3）提供经济支持。家庭是病伤残者主要的生活经济来源，也是病伤残者康复费用的主要支付者，家庭的经济实力将直接影响康复计划的实施。

（4）帮助病伤残者与外界沟通。家庭是病伤残者与外界进行沟通的一座桥梁。外界可以通过家庭帮助病伤残者，病伤残者可以通过家庭得到外界的支持和帮助。

（5）社会化功能。家庭社会化是指通过家庭培养合格的社会成员，通常是针对儿童来说的。家庭承担着在专业人员的帮助下，把病伤残者重新教育成对社会有贡献的社会成员的责任。

三、病伤残者对家庭的影响

病伤残者会对其家庭的结构和功能产生多方面的影响，这种影响的程度与病伤残者在家庭中的地位、作用及其与亲属的感情亲密程序等因素有关。

（1）对家庭价值观念和生活目的的影响。每一个家庭都是一个整体，都有其独特的价值观念和生活目的，有的家庭注重于扩展房产，有的家庭“望子成龙”，有的家庭贪图享受，有的家庭追求“出人头地”、“光宗耀祖”，有的家庭注重感情。病伤残者的出现会使家庭改变价值观念和生活目的，变得以病伤残者为中心。当然，病伤残者也可能使家庭的计划受挫，如挣钱养家的人致残，扩展房产的计划受挫。

（2）对家庭界限的影响。家庭界限是指家庭与外界沟通的容易程度和有关规则。病伤残者的出现首先是要求家庭增加界限的通透性，加强与外界的沟通，以便组织到更多的资源来帮助病伤残者；也有些家庭为了减少病伤残者对其他家庭成员的影响，会封闭家庭，与外界隔离，以致于许多亲朋好友或相关机构都不知道这个家庭中有一个病伤残者。

（3）对家庭作出决定的影响。家庭作出决定的方式有许多不同的类型，如由父亲作为权威来决定、谁挣钱谁作决定、民主协商，或妻管严，或以“小太阳”为中心等。病伤残者的出现可能会改变家庭作出决定的方式，既可能以病伤残者为中心，也可能完全忽视病伤残者的权利，甚至其原有的决定权也被剥夺。

（4）对家庭角色扮演的影响。由于病伤残者的出现，家庭中每个人扮演的角色会发生微妙的变化，病伤残者的角色由主动向被动变化，可能会被免去一些角色期待或角色行为，其他人同时扮演照顾者的角色。例如，母亲成为病伤残者之后，父亲在照顾与教育孩子做家务方面要分担母亲的角色行为，还要扮演妻子的照顾者和支持者的角色。

（5）对交往方式的影响。每个家庭都有自己独特的交往方式，有直接的、间接的、掩饰的、明白的。由于病伤残者的出现，会不知不觉地形成一些新的交往方式，例如：不在病伤残者面前讨论有关的敏感话题，对病伤残者的关心变得更频繁，更直接，与外界交往时，对有关的问题变得极其敏感，联合对外、保护病伤残者的意识增强。

（6）对空间利用的影响。病伤残者要在家庭中占据一些特殊的空间，例如：避免与外人直接接触的私人空间，必要的活动、康复训练空间，有利于情感交流的空间等。其他家庭成员的生活空间可能会受到一定程度的影响，家庭应重新作出安排。

（7）对感情气氛的影响。感情气氛是家庭的“营养”，每个家庭都有自己逐渐营造的感情气氛，使家庭的所有成员都感觉到家的温馨、轻松和融洽。病伤残者的出现会影响每一个家庭成员的情感反应，肯定也会影响家庭的感情气氛。一方面，家庭成员应为病伤残者创造良好的家庭生活气氛，让病伤残者感觉到家庭对他的支持，满足他对情感生活的需要；另一方面，要注意引导病伤残者被压抑的情感反应，如内疚感、孤独感、失落感等，使之向对康复有利的方向转化。

（8）对家庭资源的影响。家庭资源包括家庭内、外资源，分别包括经济、情感、医疗、文化、教育、支持信仰、社会关系等各个方面。病伤残者的出现首先会给家庭带来经济和家务方面的压力；其次对其他资源产生了新的要求，要求有医生、治疗师、护理人员、社会工作者来帮助家庭处理有关的问题，更要求得到有关社会团体、组织、机构的支持，维护病伤残者的权利和尊严。

四、病伤残者家庭的评估

要帮助家庭，首先应该了解家庭，即进行家庭评估，包括结构评估和功能评估，也可以进行家庭动力学评估。

（一）家庭评估的一般资料

（1）家庭的环境。包括家庭的地理位置、周围环境、居住环境、生活设施、邻里关系、社区服务状况。

（2）每个家庭成员的基本情况。姓名、性别、年龄、家庭角色、职业、文化程度、婚姻状况、经济收入、主要的健康问题、与病伤残者的关系等。

（3）家庭的经济情况。家庭的主要经济来源、年总收入、人均收入、年总开支、年积累数、对病伤残者的投入等。

（4）家庭生活史周期。家庭所处的生活周期、主要的生活事件、面临的家庭问题、解决问题的能力等。

（二）家庭动力学评估

分别从以下八个方面进行评定：家庭的价值观和生活目的、家庭界限、权力中心与作出决定的方式、家庭角色扮演、交往方式、空间利用、感情气氛、家庭资源。应评定病伤残者对以上各方面的影响，以及病伤残者在家庭中的地位。

（三）利用家庭评估工具进行筛查

可以用APGAR问卷、家庭圈、家庭谱等评估工具对病伤残者的家庭结构和功能进行筛查，以便及时发现家庭问题。

（四）对病伤残者的家庭问题保持高度敏感

由于全科医生掌握了家庭评估、家庭动力学和家庭系统理论等知识和技术，有丰富的家庭评估经验和处理家庭问题的经验，又十分了解病伤残者对家庭的影响以及两者之间的互动关系，因此，可以通过一些细节来预测家庭功能状况，及时找出家庭问题的原因，理清其来龙去脉，从而有效地帮助家庭解决问题。

五、帮助病伤残者的家庭

帮助病伤残者的家庭是为了维护病伤残者家庭的健康，进而有利于病伤残者的康复。

（1）为家庭提供医疗支持。面对病伤残者，家庭首先需要医疗方面的支持，包括与全科医生、康复治疗师建立朋友式的医患关系，定期得到指导和帮助，提供医疗知识、咨询、教育、培训，以便使家庭能有效地帮助病伤残者在家中进行康复治疗。

（2）帮助家庭扩大对资源的利用。病伤残者可以得到国家政策方面的照顾、补偿，可以得到有关部门、机构的支持，全科医生应协助家庭与有关的组织进行联络，以便得到更多的支持和帮助，为病伤残者回归社会创造条件。全科医生还应该说明亲戚、朋友、邻居、同事、领导等网络支持对病伤残者康复的重要性，应协助家庭增加病伤残者与外界的交往与沟通，维护病伤残者的心理平衡，消除其孤独感，增强病伤残者的康复信心。

（3）帮助家庭对病伤残者作出适当的反应。家庭有时会对病伤残者作出不适当的反应。有的家庭因过度保护，使病伤残者过分依赖于医护人员和家庭成员，忽视了病伤残者的主观能动性，不利于病伤残者回归社会、体现自我价值；有的家庭过分忽视病伤残者的需要，使病伤残者产生孤独感、被遗弃感和内疚感，不利于病伤残者的主动康复；还有一些家庭会封闭消息，与外界隔离，因而造成资源缺乏，家庭功能严重危机，更不利于病伤残者的全面康复。全科医生应该针对家庭所作出的不适当的反应，进行恰当的教育、指导和帮助，以便使家庭能对病伤残者作出适当的反应。

（4）帮助家庭建立积极的感情气氛。应向家庭说明家庭成员的感情支持对病伤残者康复的重要性，应让病伤残者生活在温馨、融洽、积极向上、相互依恋的家庭气氛中，让病伤残者感觉到家庭的温暖和支持以及生活的乐趣和希望。家庭成员应利用各种方式向病伤残者表示关心、爱护和依恋，增加与病伤残者的感情交流，并为感情交流提供良好的场合、机会和气氛。

（5）培训家庭成员掌握康复技能。全科医生和康复治疗师除了要培训病伤残者本人外，更要联络各种专业人员，对家庭成员进行必要的培训，这种培训不仅仅局限于康复训练方面，更多的是在解决家庭问题、人际交往、职业技术训练等方面，使家庭成员不仅掌握帮助病伤残者在家中进行康复治疗的技术，而且还具备联络和利用各种资源、增加家庭收入、及时解决家庭所面临的问题等方面的能力，从而更有效地帮助病伤残者。例如，当病伤残者的家庭中有多人失业、下岗时，将面临严重的经济问题，帮助家庭成员掌握新的职业技术，寻找新的就业机会，就会成为帮助病伤残者的当务之急。

（6）提供家庭咨询与家庭治疗。病伤残者的出现会使家庭陷入危机之中，或产生功能障碍，这时，整个家庭就像是一个“病人”，也需要得到治疗。家庭咨询往往针对部分重要的家庭成员，全科医生可以帮助他们认识问题、分析问题，可以提供有关的知识，传授必要的技能，把家庭成员培养成解决家庭问题的能手，大部分家庭问题都可以因此得到解决。当家庭咨询不能解决家庭问题时，可能是因为家庭问题已涉及每一个家庭成员，而且涉及家庭动力学的每一个方面，这时就有必要进行阿基汀治疗了。在进行家庭治疗时，全科医生应做不间断的家访，与每一个家庭成员进行交往，并成为所有家庭成员的朋友，这时便建立了有效的“治疗三角”。接着，全科医生要扮演“传话筒”的角色，但只传播积极的信息，有利于家庭成员间达到相互理解促公开讨论问题，而全科医生要举行家庭会议，分析家庭问题产生的原因和来龙去脉，让家庭公开讨论问题，面对面进行交往，并及时地控制不利于交流的场面。最后，要与家庭一起制定解决问题的方案，并布置“家庭作业”，定期家访，进行检查、评估。最终还是由家庭自己去解决问题，全科医生只扮演教育者、咨询者、培训者、帮助者、资源组织者和朋友的角色。通过家庭咨询与治疗，可以维护家庭的健康，促进病伤残者全面康复。

第三章 康复评定

康复评定是对病伤残者的功能状况进行评价的过程，它是康复医学的重要组成部分，是对康复对象开展康复治疗的前提和依据。在康复医疗过程中，可能要重复进行多次康复评定，而且往往以康复评定开始，又以康复评定结束。

第一节 人体功能的概念

现代医学模式将人体功能的概念建立在“生物-心理-社会医学”模式的基础之上。生物医学意义上的人体功能，表达人体生长发育和逐渐衰老过程中所具有的能力和作用；而新的医学模式意义上的人体功能，还体现其生存的适应能力以及在社会生活中创造和发展的价值，从而充分表明人体功能的社会意义和生命价值。

综合现代医学的预防、保健、临床治疗与康复几个方面的全新观念，对人体功能的理解应该是：人体在自身的生长过程中，通过各组织系统和器官的功能作用，在生存中预防疾病、避免伤害，并在生存的各个阶段为家庭生活、人类文明与社会进步发挥创造性活动的能力。

人体的功能，一方面包括个人的躯体功能，例如保持内环境恒定的功能、运动功能、代谢功能和调节整合功能等；另一方面还包括人体在家庭和社会生活中所能发挥的能力及作用。后者更能体现生命的价值。

一、人体功能分期

（1）生长期。1~3 岁阶段，身体发育较快，认知能力产生，正常幼儿已能独立行走，双手也能较灵活地操作，并开始进行简单的语言交流，但尚无日常生活自理及社会交往能力。其中身体发育中的排泄能力、进食能力、运动及感觉器官活动能力是主要的功能，其他生理系统的功能处于次要和从属的地位，人体功能还不能充分反映出来；3~7 岁的幼儿，各类感觉功能已渐趋完善，对空间和时间的知觉都有明显提高，言语功能也显著进步了。这一阶段幼儿的情绪和行为极易受到外界事物的影响，所以环境条件和教养方式对幼儿的成长至关重要；7~12 岁的儿童，各项认识功能都在继续发展，言语进入更复杂的层次，思维过程也开始由具体形象思维向抽象逻辑思维过渡，情感的广度、深度和稳定性都较以前大有提高，并增加了道德观念、理智性和美感。个人的气质倾向初步形成并显露，思维能力和运动能力日趋成熟；12~17 岁是从童年向成年过渡的转折阶段，人体基本完成了生理变化，即性的成熟和身材的陡长。心理变化则更加剧烈，急切地表现出自己所认为的成人气概，但由于判断能力和社会经验的不足，在认识上还较肤浅，在行为上也难免有冲动性和盲目性。生长期的人体功能变化较快。

（2）成人期。一般指 18~50 岁。这一时期的人体功能发展变化较为缓慢，也是人的生命价值体现最完整、最丰富的时期。随着人体生物学意义上的成熟和心理学、社会学意义上的稳定及生命质量的确定，人体功能得以充分发挥和展示。成年人的活动是家庭生活和社会生活的主要内容，也是社会发展的基本动力。

（3）老年期。20世纪人类社会的一个重要特点就是出现了人口老龄化的发展趋势，随着人口平均寿命的延长和生活质量的提高，尽管对老年人的年龄界限存在许多分歧，但从“生物-心理-社会医学”模式的角度看，人体在50岁之后，中枢神经系统、心血管系统、呼吸系统、消化系统、新陈代谢和运动系统的功能都有明显衰退，各种疾病则日益增加。老年人的身体功能下降趋势越来越严重。

二、人体功能评定标准

对人体功能三个阶段的评定，从人文科学的角度来看，应有如下标准：

（1）摄取食物能力。人类生存的第一要素，就是获得维持生命的食物，包括动物食品、植物食品、水和矿物质等，否则便不能保持人体器官的有效活动。如果人体部分或全部丧失了摄取食物的功能，则应在别人的帮助下进食以维持生命。人体摄食功能的障碍，可以部分地依靠外力介入而得到补偿，或者由人体其他器官代偿。不同时期摄食能力的不同程度，是人体功能评定的基本标准之一，比如婴儿期的接受喂养能力、饥渴时的哭叫、对腐败食物本能的抵制抗拒；幼儿期对食品的分辨意识、对食物种类的挑剔；老年期对一些特殊气味、硬度等食品的接受能力（包括消化能力）；垂老病危时对临床鼻饲的接受程度，等等。

（2）环境适应能力。人体对环境的适应主要指对生存空间的适应。生存环境是人类社会生活中相互关联，交互影响的全部自然条件和社会关系的总和。自然环境包括生态环境、生物环境和地下资源环境三个部分；社会环境则包括人际关系、物理环境（住房、交通、公共设施）。一方面，人体各部位和各器官对环境的要求有所不同，如果环境的变化妨碍了人体的生长、生存和运动，就会使人体受到伤害而影响功能的正常发挥，甚而改变人体存在的正常状态；另一方面，各类残疾人由于人体器官受损而存在心理或身体障碍，对环境的适应能力降低，也会不同程度地影响人体功能的作用。

（3）代偿能力。对于一个人来说，当身体的四肢或某种器官因残疾而丧失了功能时，就会用身体的其他器官来代替缺失的部分发挥作用，以补偿其功能。人体的这种代偿能力，是生存本能的需要，也是适应社会环境的需要。比如，当一个人因外传而失去一只手臂时，另一只手臂会自然地代替失去的手臂工作；而当两只手臂完全失去时，双脚可以代替双手去抓握，学会做很多事情。人体器官的这种代偿功能，对病伤残者来说非常重要，甚至可以改变人生的信念和日常生活的质量。

（4）防卫能力。防卫能力指人体对外来干涉可能造成伤害的防备和自我调节、自我保护功能。这种能力包括人体各部位的运动和协调动作，也包括人的意识能力和应变能力。

（5）思维能力。思维能力是人类特有的能力，主要是指人通过视觉、听觉、嗅觉、味觉、触觉等感觉器官对外界环境和信息的接受能力、理解能力和支配能力。这种能力体现在认知和学习方面，并通过智商来检测。

（6）生殖能力。人体的生殖能力，包括生物学的个体复制能力和社会学的生殖社会化过程。在现代社会中，当正常的人体完成了性发育而进入成年期后，即具备了个体复制能力，并完成了社会化。

第二节　躯体功能的评定

在进行康复治疗和康复训练之前以及在康复训练的过程中，应当对患者的功能进行评定，以便了解其躯体功能障碍的情况和程度，选择康复治疗和训练的内容，评估康复治疗和训练的效果。

一、躯体功能性肌力的测定

躯体功能性肌力的测定是躯能定的一项主要内容，进行功能性肌力测定，不是测定每一块肌肉的肌力，而是测定关节某种运动（如屈曲运动）中的一组肌肉的功能性肌力，通常采用徒手肌力检查方法。徒手肌力的评定临床上通常采用 K. W. Lovett 分级方法。这种方法不需要特殊的检查工具，对检查场地也无特殊要求，而且它是应用被检查者自身各个肢体的重量作为肌力评定的标准基点。

（一）K. W. Lovett 徒手肌力分级方法

K. W. Lovett 徒手肌力分级方法将肌力分成 0~5 级，5 级为正常肌力，每 1 级相当于功能评定 1 分。

0 级：全瘫，肌肉完全无收缩。

1 级：极重度瘫，肌肉有轻微收缩，但不能使支配的关节产生运动。

2 级：重度瘫，肌力差，在不对抗相应肢体的重量情况下，肌肉的收缩可以使支配的关节全范围的运动。

3 级：中度瘫，肌力尚可，肌肉收缩可以对抗相应肢体的重量而使支配的关节全范围运动。

4 级：轻度瘫，肌力良好，肌肉收缩可以对抗加在相应肢体上的部分阻力，使支配的关节全范围活动。

5 级：肌力正常，肌肉收缩能充分对抗加在相应肢体上的阻力使支配的关节全范围活动。

在对肢体运动功能进行评定时，1 级到 2 级肌力可视为非功能性肌力，因在陆地上运动时，它不能使肢体产生运动功能。另外，肌肉痉挛时，看似非常有力，但是它不能使肢体产生随意的运动，一般也视作非功能性肌力。在对肌力进行评定时，为了更加准确仔细，在 2~5 级别之间进行加减，如测得某肌力认为比 3 级要好一些，但是又不够 4 级，那么评价时可用“3+”或者“4−”表示。

（二）肌力维持机体正常功能的重要性

肌力的大小和人体的正常生活及生命功能的维持有密切的关系。例如，心肌具有足够的力量才能维持血液循环；呼吸肌有适宜的力童才能维持正常呼吸；骨骼肌具有一定的肌力才能克服重力、维持身体的正常姿势、移动肢体；只有在肌力达到一定程度，才能克服外界阻力，维持日常生活动作，从事各种劳动和运动。同时，肌肉的耐力也是非常重要的，它是保证人体多次重复，或长时间维持某一动作所必需的条件，是躯体功能的重要组成部分。

肌力降低可因损伤和疾病造成，可分为神经原性（如脑、脊髓、周围神经疾病和损伤），肌原性（如肌营养不良等）和肢体长期废用性（废用性肌萎缩）。

（三）肌力检查的体位

准确检查评定各关节运动的肌肉力量，肢体所处的体位是非常重要的。同样，准确测定关节的活动幅度，也要有相应的体位。

二、躯体主要关节活动范围的测定

躯体关节活动范围的测定是评定躯体运动功能的重要手段，通过关节活动范围的测定，可以了解关节活动受限的程度，是主动活动受限，还是被动活动受限。还可以分析活动受限的原因，以便选择改善的方法，并为康复治疗的效果和肢体功能的预后评估提供依据。

关节活动范围的测定要用测角工具进行，通常使用的测角工具有关节量角器和方向盘量角器（图7-1）。

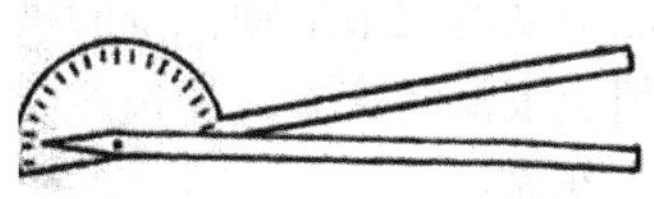

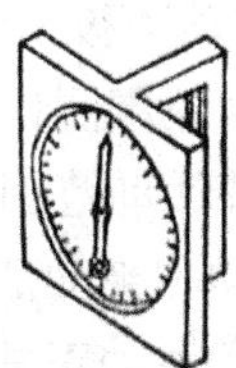

图7-1　关节量角器（左）和方向盘量角器（右）

（一）躯体各主要关节的正常活动范围

1. 上肢主要关节正常活动范围

肩关节：屈曲0°~170°，后伸0°~40°，外展0°~180°，内旋0°~70°，外旋0°~70°

肘关节：屈曲0°~150°，伸直0°~10°

桡尺关节：旋前0°~90°(前臂)，旋后0°~90°(前臂)

腕关节：屈曲0°~60°，背伸0°~60°，尺偏0°~40°，桡偏0°~25°

2. 躯干正常活动范围

屈曲0°~80°，后伸0°~30°，侧屈0°~35°，旋转0°~60°

3. 下肢主要关节正常活动范围

髋关节：屈曲0°~130°，后伸0°~10°，内收0°~30°，外展0°~40°，外旋0°~45°，内旋0°~35°

膝关节：屈曲0°~135°，伸直0°~5°

踝关节：背伸0°~30°，跖屈0°~50°

（二）关节的有效运动

关节的功能并不完全取决于关节主动运动范围的大小，还和在哪一范围内的运动有关。例如，肘关节的屈曲运动在0°~40°，但这40°的活动范围对上肢的功能来讲作用不大；而如果肘关节屈曲运动在90°~130°，那么这40°的活动范围对上肢的功能改善来讲作用就大得多。除此之外，对一个关节功能的评定还应注意关节的运动是否沿着关节运动的正常平面进行，例如髋关节屈曲活动正常情况下在矢状面上进行，如果离开矢状面屈曲行走，下肢可出现内收、内旋或外展、外旋步态而影响功能。因此，对一个关节的有效功能评价，应包括三个方面：关节活动度的多少、关节在哪一个范围内活动、关节活动平面和正常活动平面的关系。

（三）影响正常关节活动范围的原因

关节活动范围是评定肢体运动功能的重要指标，关节活动范围的减少，必将影响肢体的运动功能。影响关节活动范围的重要因素如下：

（1）关节本身结构是否正常，骨质增生、骨性强直、关节囊及韧带挛缩等均可影响正常关节的活动范围。

（2）原动肌肌力是否正常，肌力弱或肌肉肌腱断裂均影响正常关节活动的范围。

（3）对抗肌有无发生痉挛和挛缩情况。

（4）关节本身有无疼痛及肿胀，皮肤软组织有无瘢痕挛缩。

（四）关节的主动和被动活动

在进行关节活动范围测评时，注意分别评定主动的关节活动范围和被动的关节活动范围，有助于判断关节活动范围障碍的性质，有利于康复治疗方式的选择。

（1）关节的主动和被动活动范围均无障碍为正常。

（2）关节的被动活动正常而主动活动障碍，表示神经系统有障碍。

（3）关节主动和被动活动均障碍时，表示关节僵硬、关节粘连、关节周围软组织疼痛、肌肉痉挛或皮肤软组织瘢痕挛缩等。

三、躯体异常运动功能的测评

肢体的异常运动常由于中枢神经系统（脑和脊髓）损伤所致。这些异常运动影响肢体正常姿势的维持，妨碍正常运动的完成，是有碍功能的运动。例如常见的肢体痉挛性运动、手足徐动、共济失调等。其评定是根据对正常运动功能的影响程度来进行的，一般按5分法进行。

0分：肢体功能性运动完全丧失。

1分：严重肌张力增高，关节僵硬，肢体被动运动困难，非常严重的运动范围受限或运动协调性非常小，肢体功能性运动非常差。

2分：肌张力很高，肢体的运动范围严重受限或严重的运动协调性障碍，肢体功能性运动差。

3分：肌张力高，肢体的运动范围有一定限制或肢体有中度的运动协调性障碍，肢体功能性运动一般。

4分：肌张力轻度增高，肢体的运动范围轻度受限、基本正常或肢体有轻度的运动协调性障碍，肢体功能性运动良好。

5分：肢体功能性运动正常。

四、步态分析

步态分析是人体运动功能评定的重要手段，采用生物力学的研究方法。步态分析对于正确科学地评定患者的运动功能，选择合适的治疗和康复手段以及判断医疗和康复效果都具有重要的价值。

第三节　日常生活活动能力评定

日常生活活动是指人们为维持独立生活而每天所必须反复进行的、最基本的一系列身体动作，即进行衣、食、住、行、个人卫生等的基本活动。日常生活活动能力评定是康复诊断及功能评定的重要组成部分。

一、评定的目的和意义

日常生活活动能力是一种综合能力，它对于每个人都是非常重要的。在正常人，这种能力极为普通，无须作任何特殊努力即可具备；但对于病人则往往需要经过反复的甚至艰苦的训练才有可能获得。进行日常生活活动能力的评定是确订康复目标、制订康复计划、选择治疗与训练措施、评估康复疗效的依据，是康复医疗中必不可少的重要步骤。

二、评定的内容

一般认为，日常生活活动评定的内容应包括床上活动、进食、清洁整容、穿脱衣服、入厕、入浴、移动（室内）等这些最基本的自身照顾活动。另外，从广义上还应包括一些与日常生活相关联的应用活动，如家务劳动、使用交通工具等。生活关联活动又分室内活动和室外活动，是作为家庭和社会的一员，在参与家庭生活、社会生活时需要进行的活动，但这些活动并非是任何人为了独立生活而每天都需要进行的，如育儿、购物等，可因人而异。另外，属于意识交换范畴的交流则介于自身照顾活动和生活关联活动之间，与两类活动均有关。总之，将日常活动加以归纳、量化，使之较易于衡量病人的功能障碍水平。为此，有关人员对27种ADL量表加以统计分析，归纳为20项（表7-5）。

日常生活各项活动由一系列相互联系的动作群组成，其组成大致如下：

（1）进食活动包括握、拿、用勺舀或筷子夹取食物，将食物送至口中，咀嚼和吞咽等。

（2）起居活动如翻身、坐起、躺下、卧位移动、坐位平衡、坐位移动。

（3）穿脱衣服穿衣分为上装穿脱和下装穿脱：上装有套头和对襟之分，下装则包括裤子、裙子和鞋袜。对于应用假肢和矫形器的残疾者还应包括假肢和矫形器的穿戴和脱卸。

（4）整容活动包括洗脸、洗手、刷牙、梳头、剃须、修剪指甲等。

（5）入厕活动穿脱裤子，上、下便器，便后清洁。

（6）入浴活动穿脱衣服，出入浴缸（淋浴），身体清洗。

（7）移动活动站立，坐下，站立平衡维持，利用步行器行走，独立行走，使用轮椅移动，轮椅至床、椅子、便器之间的移动。

（8）交流活动用言语、书写或身体语言方式交流，包括使用电话。

（9）生活关联活动

家务：炊事、洗涤、清扫、缝纫、育儿等。以炊事为例又分解为采购、清洗、烹调、饭后清理等系列活动。

外出活动：上下楼梯、交通工具使用、公共建筑出入等。

表 7-5 **日常生活活动项目**

自身照顾活动	生活关联活动
进食	家务劳动（炊事、洗涤、清扫）
床上运动	上下楼梯
衣服穿脱	育儿
整容（洗漱）	缝纫
入厕、入浴	购物（室外）
移动（室内转移、步行）	搭乘交通工具（室外）
	器具的使用（剪刀、电器等）
交流（言语、笔谈、身体语言）	居室及环境保养（室外）

三、分级评定

日常生活活动能力的分级是指对病人的独立生活能力、功能残损状况定出度量标准，它是评定病人日常生活基本功能的定量及定性指标，不同的级别能够可靠地表明不同的功能水平及残疾程度；而级别的变化又可以敏感地反映功能的改善或退化，表明治疗效果。常用的分级标准有：三级评定（完全自理、部分需人帮助、完全需人帮助）、四级评定（正常、少部分需人帮助、大部分需人帮助、完全需人帮助）、五级评定（完全自理、需人监督、需人帮助、需人搬动、不能活动）。

第四节 心理测量与评定

心理测量是指运用标准化的心理测量工具对残疾者和病人的心理状态，心理特征和心理活动以及行为等进行定性与定量描述的过程。

心理评定则是在心理测量的基础上，对测量对象有关心理状态，心理特征以及心理活动水平进行评定的过程。

一、主要目标

(1) 了解被评定者的心理、行为状态，确定其正常和异常，损伤的程度和对病人日常生活及社会参与性的影响，从而为制订综合性的康复计划提供科学依据。

(2) 确定病人的心理与行为活动水平，并可以在此基础上，对病人康复的可能性以及预后作出科学的预测。

(3) 分析病人的人格特点与情绪活动特点，为心理康复和其他方面康复的实践打下基础。

(4) 跟踪评定病人的心理变化过程，掌握病人心理的动态变化规律，以利于及时调整康复方案，满足病人康复的特殊需要。

二、测评对象

心理评定主要集中于病人的心理活动状态，例如情绪状态，病人对自己状态的认知与接受程度，病人的智力发展水平以及有关的人际交往和社会生活等方面的问题。

(1) 精神功能障碍者，包括智力发育迟缓者、有精神症状者及精神病病人，如弱智病人、精神分裂病人等。评定主要集中于其智力发展水平和精神活动水平方面，要求确定病人的智力发展的水平，病人的心理与精神活动是否正常，如果不正常，典型的异常行为表现是什么，性质如何，达到何种程度。等等。

(2) 病伤所致的心理功能障碍者，如脑卒中、脑外伤，脊髓损伤后，认知，智力损害或情绪、行为障碍者。

三、主要方法与注意事项

(一) 心理测量与评定的主要方法

心理评定的方法众多，有传统的医学检查方法，也有心理测量学的技术，还有社会学及其他学科的检查手段，要求使用者根据病人的心理特点与状态，病人对测量方法的适应性，病人的文化水平以及对测量方式的可接受性进行选择。在进行心理测量与评定时，在条件允许的情况下，最好有多种方法结合使用，以便收集更为全面系统的资料，使评估结果更具科学性，对实际工作也更有价值。

(1) 观察法。分为直接观察与间接观察两种。如对残疾适应心理过程阶段进行临床观察，观察法要求观察者掌握系统的观察知识，对于被观察的情景要有充分的认识。

(2) 心理测验法。运用标准化工具，由专门训练的人员严格按照测试规范对要评定的对象进行测量与评定，并在此基础上对所获资料作出科学客观的分析与解释。

(二) 心理测量与评定应注意的问题

(1) 实施过程的标准化。标准化的心理测量与评定要求严格按照标准的实施程序进行，以确保测量结果的准确。一个标准化的测量过程可以划分为准备阶段、量表的填写、结果的换算和评定结果的解释等四个重要的环节。在准备测量阶段，主试者要对测量工具有一个全面系统的了解，对量表的编制，测量的全过程、指导语、测量过程的控制等问题，均要有一种比较清醒的认识。只有在此基础上，才能严格遵守量表的实施程序，达到较好的测量效果。测量中使用的量表等测量工具的填写，其中的一部分重要内容是受评者的一般背景资料，以及一些临床康复的资料，这些资料对于确定心理问题及其有关的应激源具有十分重要的意义，因此，需要认真注意这些内容。另外，评定中也涉及自评与他评等不同的情况，主试者均要对有关问题作出具体而又明确的解答，以使受评者能按要求进行填写。评定结果可以分为原始分数与标准分数等不同形式，要根据临床与研究的需要选择不同的评定结果，并对原始结果进行必要的转换，以利于对结果的解释。

（2）评定结果的解释。在以口头或文字的方式对心理评定的结果进行报告时，要求解释合理，用语准确并且具有较高的科学性与针对性。

（3）评定人员必须接受专业化的训练。评定人员的专业素质是保证评定结果可靠的一个重要方面。因此，心理评定要求从事此项工作的人员必须接受专业性培训，掌握心理评定的基本内容与方法，同时，也要求与受评者建立一种可信赖的合作关系。

第五节　社会生活能力评定

病伤残疾者由于自身存在的身体和心理障碍，参与社会生活的能力较差。同时，残疾的类型、残疾程度，病伤残者的性别和年龄都直接影响其参与社会生活的能力。所以，对于病伤残者社会生活能力的评价既要有总的原则，又要有相关的不同标准和不同的方法。

无论是在康复机构还是在社区康复中，社会康复都是全面康复的重要方面。因为病伤残者回归社会，重新参与社会生活，获得与健全人平等的权利，是康复的最终目的，所以重视恢复，培养和发展病伤残者的社会生活能力，对病伤残者的社会生活能力进行评定，是社会康复工作的一项重要内容。社会康复的实现，一方面需要残疾人自己的不懈努力，另一方面需要社会提供尽可能的帮助。

社会生活能力是指一个人在社会生活中生存、创造和发展的能力，或者说是获得并支配人类所创造的一切物质财富和精神财富的能力。物质财富是通过物质生活来体现的，通常包括衣、食、住、行等方面；精神财富是通过精神生活来体现的，主要以看、听、说、写、表情、行为举止等来表达。在社会生活中的“能力”，则包括个人角色的表现能力和社会交往的活动能力两个方面。

一、社会角色与社会交往

社会角色也称为社会职能，是指一个人作为社会上某一类人物所应有的表现和行为，这些表现和行为符合社会对于这一类人物相应的期望或应有的规范。例如作为父亲或者母亲，应负起对家庭和对子女的义务，并在孩子面前表现出家长应有的道德规范；作为学生，应当自觉遵守学校的纪律和规章制度，尊敬老师，与同学互相帮助，在德、智、体各方面得到发展。一个人的社会角色具有多样性和可变性，即一个人在社会生活中一般来说同时具有几个角色。例如一个40岁左右的男人，他的社会角色可能是父亲、丈夫、儿子，也可能同时是工程师、处长或者经理，而这些角色又因为时间和空间的变化发生转变。每一个人都按照自己在社会生活中的角色表现出相应的社会行为，这些行为和活动是人们社会生活的主要内容。

社会交往是人与人之间的联系和相互影响的关系，包括自己与别人接触，同别人一起与社会有关方面接触，参与各种社会活动，等等。这种社会交往是人们社会生活的重要方面。

二、社会生活能力的内涵

人们为了正常地、有效地参与社会生活，应具备必要的社会生活能力。构成社会生活能力的成分包括生活基本技巧、交往的能力、环境适应能力和对社会生活的意识。

所谓生活基本技巧，是一个人参与社会生活能力的基础，包括与别人打招呼和应酬的能力，保持社会交往中应有的仪表的能力，表现言谈举止礼貌的能力，言语（包括文字）的沟通能力；与别人交往的能力，包括意识到自己和别人的身份与需要的能力，表达自己的感受和意愿的能力，理解别人的反应和对别人施加影响的能力；环境适应能力，是指一个人对家庭、社区、人际关系、学习、生活和工作环境的适应能力；社会生活的意识是一个人意识到家庭对自己的期望、社会对自己的期望，并能作出相应的反应，也能意识到自己对家庭和社会负有的责任，并能采取相应的行动。

由于病伤残者参与社会生活的能力存在不同程度的困难，其能力是由智能、心理、体质、精神和情绪状态所决定的，因此社会生活能力测定是心理、社会诊断的一个重要组成部分。

在残疾普查和社区康复中对病伤残者进行社会能力测定，是为了评价病伤残者的残疾程度、治疗效果、生存状态和社会生活能力几方面的客观情况和变化因素，以判定其是否具备回归家庭和回归社会的条件。对不同类型、不同性别、不同年龄的病伤残者要采取不同的测定方法，使用不同的表格和评价标准。

三、社会生活能力的评定

在社区中对残疾人的社会生活能力进行评定，通常采用个案会谈、小组调查和直接观察等方法。对于有言语—听力障碍的病伤残者，只能用后两种方法。

（一）测验工具

社会生活能力测定，一般用填写记分表格进行。由世界卫生组织（WHO）拟定的《社会功能缺陷筛选表》，在1987年我国残疾人全国抽样调查中使用，证明是可行的和很有成效的。测定时，由检查者向残疾人或其亲属、知情人询问有关被测定人的社会生活能力的10个问题：

（1）最近一个月内的职业工作情况，包括是否按惯例行事，按时上班或参加劳动，完成任务，在本职工作或劳动岗位上与他人合作和一般表现良好。

（2）（若已婚）最近一个月内的婚姻职能、夫妻关系状况如何，包括夫妻相互交往，交换意见，共同处理家务，对配偶负责，显露爱和温情，给对方支持和鼓励。

（3）（若是父母）最近一个月内的父母职能，包括对子女的照顾，喂养、衣着等，带孩子玩，关心学习成绩，关心子女的健康和发育。

（4）最近一个月内的社会性退缩，指是否主动回避与人们见面和交谈，避免跟别人在一起，不和家人或朋友出外参加社会活动。

(5) 最近一个月内家庭以外的社会活动，包括与其他家庭的接触，社区内的社会活动，其他文体活动等。

(6) 最近一个月内在家中活动过少，主要指荒废时间，什么也没有干，睁眼躺在床上或者呆坐着，什么也不干，不愿意跟别人谈话。

(7) 最近一个月内家庭职能表现，即在家庭日常活动中，起通常应起的作用，一起吃饭，分担家务，参加家庭娱乐，共同看电视或听广播，参加家庭讨论和作出决定。

(8) 最近一个月内对自己的照顾，指个人卫生，身体，衣服，头发，大小便习惯，进食、餐桌上的礼貌，保持住处清洁等方面的表现与能力。

(9) 最近一个月内对外界的兴趣和关心，指是否留意并跟得上电视、广播或报纸上的消息，了解当地和全国的重要新闻。

(10) 最近一个月内的责任心和对将来的计划性，包括对自己和家庭成员的成长进步是否关心，能不能热心地去完成工作任务和发展新的兴趣或设计。

(二) 评分方法

以上 10 个方面的评分简单地分成 3 级：0 分为无异常或很轻微；1 分为确有功能缺陷，逃避责任、缺乏兴趣、水平差、引起别人抱怨；2 分为严重功能缺陷，在家中争吵、不参加任何活动也不听劝阻，对一切不闻不问，也不考虑未来。

这些问题，显然主要是针对病人的精神状态所设定的，另外，参考以上几个方面的问题，还可以根据社区的具体情况，设计一些相关的表格，如残疾老人社交问卷表、残疾儿童社会生活技能表、残疾妇女家庭生活评价表等。

(三) 评定的意义

众所周知，残疾表现为功能上不同程度的缺陷，残疾的评估也就是对功能的评估。其中社会功能的评定与残疾程度、具体残疾类型的评定明显不同，它侧重于病伤残者参与家庭生活和社会生活的能力，包括对生活的愿望与信心。当然，社会生活能力的评定，要以病伤残者身心健康与障碍的客观存在为基础。同时，对病伤残者进行社会生活能力评价，也必须遵循实用性、综合性、动态性、可靠性、规范性和法规性等原则。

第六节 生活质量评定

随着改革开放政策的逐步落实，我国人民的生活水平显著提高。在这种形势下，如何评价社区内病伤残者的生活质量，成为社区康复中一个很重要的问题。

一、生活质量的概念

生活质量，也称为生命质量。它是在世界卫生组织（WHO）推荐的健康新概念的基础上构建的。WHO 关于健康的提法是："人们在躯体上、精神上及社会生活中处于一种完全良好的状态，而不仅仅是没有患病和衰弱。"这一概念是医学棋式由单纯生物模式向"生物-心理-社会"综合医学模式转变的体现。目前，关于生活质量的概念还缺乏统一的认识，医学界一般指疾病对人群生活质量的影响，它包括了两个主要方面的内涵。第一，生活质量是一个多量度的概念，包括身体机能状态、心理状态与社会满意度，也包括个人的健康意识和疾病与治疗相关的症状等，是一个广泛的概念。在此基础上，每一个领域又可进一步针对研究的问题和被研究的特殊人群再分为生活质量的各组成部分。第二，对生活质量的测量基本上是主观的，评定对象是首要的信息来源，其他信息来源是家属、亲友的申述和同事医务工作者等直接相关者的看法。评定结果体现了评定者的专业技能与经验。这里介绍的，是对病伤残者这一社会特殊群体的生活质量评定。

二、提高病伤残者生活质量的措施与方法

（一）措施

（1）社区政府为贯彻落实《残疾人保障法》而制定出适合本社区的具体实施办法或细则。

（2）由社区政府负责，将以残疾人为主体的康复对象的全面康复工作纳入社区建设、社区康复的总体规划之中，即保证其资金、工作人员和基础设施的运行。

（3）政府除对社区的康复事业进行有效投资外，还同时进行评估和支持性研究。

（4）政府通过各职能部门去动员社会力量，对残疾人的康复工作进行协调与整合。

（5）充分利用城市的社区服务网络和农村的初级卫生保健网络为残疾人服务，在社区民政和卫生服务系统中强化康复意识和康复工作。

（6）以基层民政系统和残联系统的社会工作者为骨干，将社区内的残疾人组织起来，开展互助活动，加强社会交往。

（7）在残疾人家庭和亲友间开展互助活动。

（8）发挥退休人员的特殊潜能，包括文化的、技术的和其他方面的优势，为残疾人服务，同时进一步扩大中小学生的义务扶助活动。

（9）利用每年5月份的“全国助残日”和其他有利时机，集中力量解决一些社区内难度。

（10）在社区中广泛深入地开展宣传活动，形成扶残助残的良好社会风尚。

（二）实施方案

上述措施，更多地体现在对社会内残疾人进行照顾的优惠政策，例如城镇残疾人与农村人结婚，在办理“农转非”户口时，优先照顾；减免农村残疾人应负担的各种统筹款；对盲人和重度残疾人采取送货上门等多种服务；对贫困残疾人开展康复扶贫；将贫困残疾人纳入最低生活保障制度；对非常贫困的残疾人，优先安排救济和实行五保；帮助无依无靠的残疾人优先入敬老院；残疾人从事个体经营，工商部门可按税收管理理制度给予适当的减免税收照顾；教育部门对丧失劳动能力的残疾人子女或残疾学生减免学杂费；卫生部门在残疾人就医方面给予照顾、免收门诊、急诊挂号费；社区内、影剧院等适当减免门票费；残疾人转让承包土地给他人耕种者，合理规定转让报酬，保证残疾人的基本生活条件；实施分散按比例就业，鼓励社区内各企业、事业单位招收有劳动能力的残疾人就业，劳动部门对此作出相应的政策，等等。这些措施为改善和提高残疾人的生活质量发挥了重要的作用。

三、生活质量评定的原则与方法

（一）原则

（1）分门别类的原则。它是指在进行病伤残者的生活质量评定时，要充分考虑到残疾类型、年龄和城乡差别等因素。如聋哑人和高位截瘫者不能用同一标准，残疾少年儿童和残疾老人也不应使用同一标准。关于生活质量的评定，是一个非常复杂的课题，比如肿瘤病人的生活质量测量从 1948 年的麦克里奥标准到 1985 年美国的 FDA 标准，就经历了多次变化，目前仍没有一个公认的标准。再如糖尿病病人的生活质量评价，至 1982 年瑞典学者豪恩奎斯特研制的标准问世以来，又有不少学者做出不同的量表，国际上对这些量表的信度、效度和反映度的考核结果意见不一。目前，国际上对于患有各种不同类型疾病的人群生活质量的评价，标准五花八门，量表数以百计。另外，各国对残疾人的概念和分类也不一致，所以很难制定出统一的残疾人生活质量评价标准。我们在评价社区内残疾人的生活质量时，一定要注意不同类型残疾人的生活状况。

（2）简便易行的原则。它是指评定的测量方法和具体措施。由于生活质量测量的内容较广泛，可以归纳为五个大的方面：①躯体方面，包括症状、体征、辅助检查结果、器官功能和残疾类型、残疾程度等。这方面的测量，以生活自理能力为重要内容，例如穿脱衣服、行走、洗澡、上厕所、进食、梳洗、床上移动、站立、上楼梯、洗衣、做饭、打扫卫生、阅读书写等。②心理方面，包括个人生活满意程度、精神状态、心理活动和承受能力等，其中包括自信心、自卑感、自控力、负罪感、情绪等。③社会方面，包括人际关系、交往能力、社会地位、社会活动范围等。具体来说包括使用交通工具、购物、娱乐活动方式、体育活动方式、串门聊天、参与社会活动等。④职业方面，包括就业情况、就业机会、主动权或被动性、职责能力及经济收益等。⑤健康意识方面，包括对目前健康状况的评价、既往病史的健康的展望和对残疾的认识等。

（3）实用的原则。很显然，病伤残者生活质量检测的内容与对其概念的理解是直接相关的，并受研究目的和测量方式的影响。因此，测量方法必须简便实用。

（二）方法

生活质量测量的方法常见的有 4 种：其一是量表法，也叫分类评分法，这种方法应用最为普遍；其二是数量估计法，简便但误差较大；其三是配对比较法；其四是目测或图示类比分级法。目前量表法广泛应用于临床和社区康复工作，量表指标的设置极其重要，必须注意下面的几个实用性原则：（1）简单化：即用词通俗易懂，语句较短，易懂易记，因而容易执行和记录。（2）全面性：尽量覆盖残疾人生活质量的各个方面。（3）相容性：测量内容与社区公众的观念要相容，测量标准应接收病伤残者，健全人和医务工作者的经验性鉴定。（4）定量化：各种数据要有量化标准。（5）适用性：应尽可能适用于各种情况下的检测与统计分析，尽量避免年龄，性别和职业等带来的限制。（6）在社区被推荐广泛使用前，应在一定范围内严格地证实其效度。（7）应对被测者在健康状况，生活水平上的变化较敏感。（8）应能很好地区分不同类型和不同程度的残疾人存在的生活质量的差异。测量评分结果应与其他方面的有关测定相一致，测量结果应得到被测者的认可。

（三）注意事项

根据以上情况，对于生活质量的评定必须注意影响评定准确性的一些因素，如测试者主观感觉、年龄差异、测试时间的限制等。倘若测试得不到病伤残者的积极配合，就得不到正确的评定。

第四章　康复治疗

康复治疗是康复医学的重要内容之一，也是康复医学不同于临床医学的特征之处。康复治疗以病人身心障碍的康复为主要目标，提供各种治疗手段，包括物理治疗、作业治疗、心理治疗、听力语言治疗、假肢矫形器配置、康复护理等。本章对上述各种康复方法，针对社区的工作需要，作了系统介绍，对每种疗法的特点、适应证及具体操作技术着重作了描述，以利于学习者掌握并能实际运用。

第一节　物理疗法

物理疗法（Physical Therapy，PT）是应用力、电、光、声、磁和热力学等物理学因素来治疗病人的方法。其中，徒手以及应用机械和仪器进行训练病人的方法（主要是利用物理学中的力学因素）称为运动疗法。随着康复医学基础理论研究的深入和神经生理学的引入，运动疗法已经获得极大的丰富和发展，形成了针对各种运动性疾患如偏瘫、截瘫、脑瘫的独具特色的治疗体系。在物理疗法中利用各种电、光、声、水、磁、冷、热等物理学因素的疗法，在我国常称为理疗。运动疗法和理疗同属物理疗法的不同侧面，但是在国际上物理疗法中运动疗法占较大比重，通称 PT，运动疗法师简称 PT 师。

一、运动疗法

运动疗法是以预防残障产生和提高障碍者日常生活动作的能力为目的，利用物理学、力学原理和人体力学原理，应用各种方式的手法治疗或借助不同形式的器械，最大限度地提高或改善障碍者生存能力，使之回归家庭或社会的一种特殊的治疗方法。

（一）功能性移乘动作的训练

在日常生活中，对于重病卧床的或体弱多病的病人来说，如何在家属辅助下翻身、坐起，从床边向轮椅移动，从轮椅移动回床，如何从摔倒的地面爬起等技巧的掌握是极其重要的。

1. 床上移动动作的训练

横向式被动移动法（图 7-2）：病人呈仰卧位，治疗师缓慢地把两只手放置于病人身后，也就是一只手放置于病人的头颈后部，另一只手放置于病人的后背，两手同时把病人的上半部躯干抬起后向内侧移，放置于内侧床边。然后，治疗师把病人双腿屈曲，双手放置于病人臀部后方（图 7-3），两手同时抬起臀部向内侧移，放置于与躯干平行的位置。最后，治疗师双手抱起病人的双侧小腿，放置于与身体平行的位置。

纵向式被动移动法：病人呈仰卧位，治疗师先把病人的双腿屈曲后，如横向式移动法一样，把病人的上半部躯干抬起后，向上移；之后把病人的双腿再屈曲，再把病人的躯干向上移，直至所需位置，最后把病人的双腿放于床面。

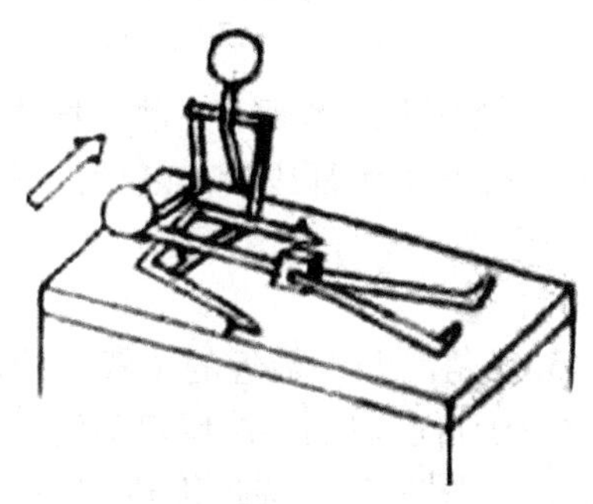

图 7-2　床上移动训练

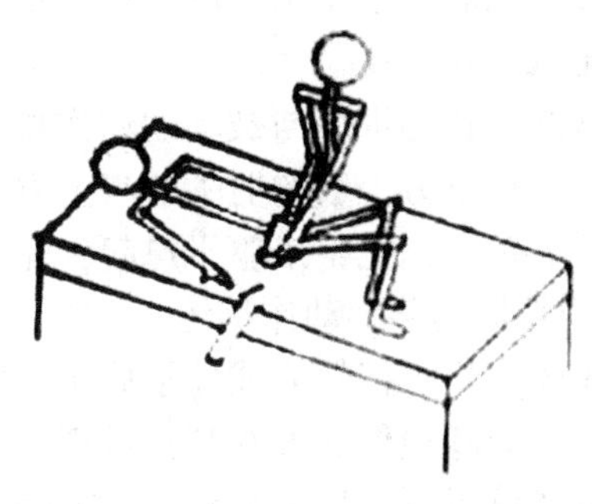

图 7-3　床上被动移动训练

以上两种方式均可变为主动，即治疗师把辅助力量撤除，变为诱导口令，指导病人主动移动身体。图 7-4 所示为另一种被动移动法。具体方法如下：治疗师先把病人从仰卧位扶起后，跪于病人的后方，把病人的手十字交叉于胸前，治疗师的双手从病人的双侧腋下穿过，握住病人交叉于胸前的双侧前臂，斜向上把病人抬起后向后、向左或向右移动。

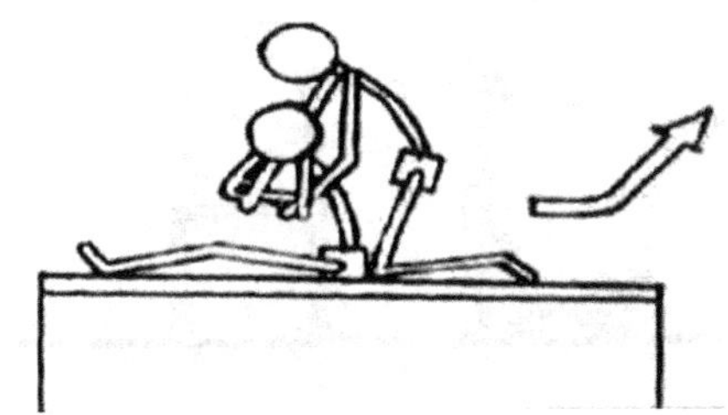

图 7-4　床上被动移动训练 C

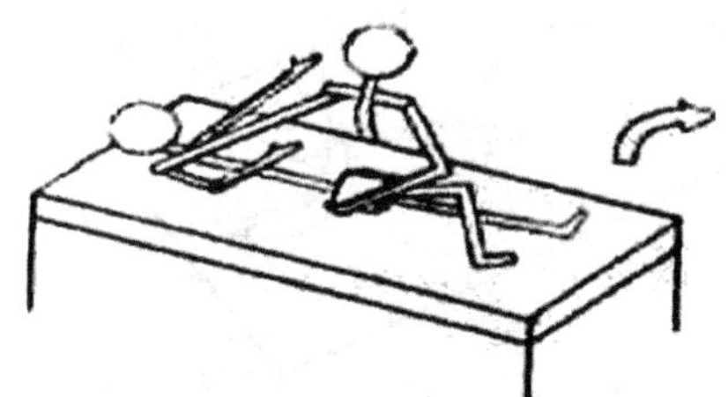

图 7-5　坐起动作训练 A

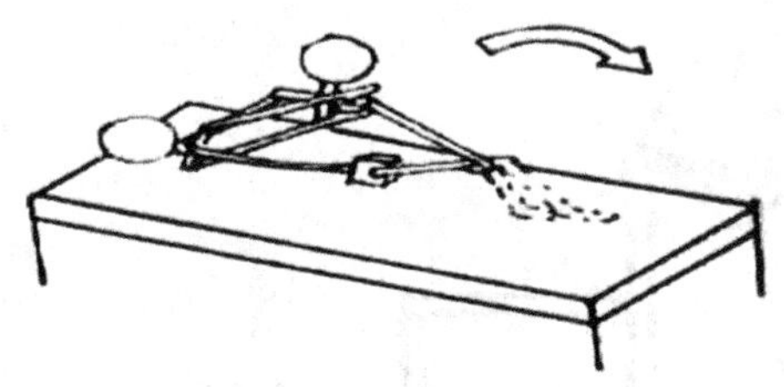

图 7-6　坐起动作训练 B

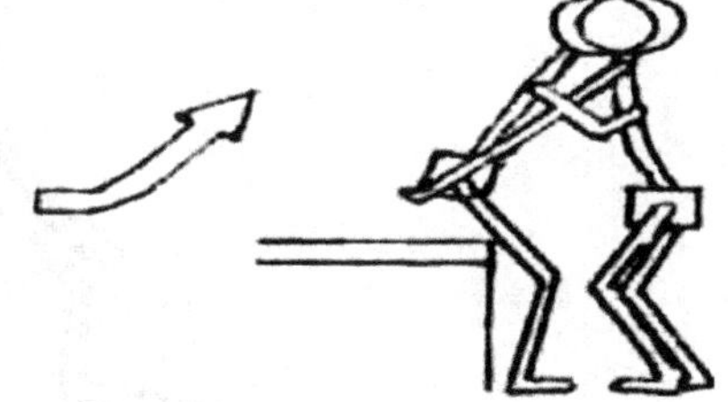

图 7-7　床至轮椅的训练

2. 从床上坐起的动作训练

病人呈仰卧位，治疗师先把病人的外侧手放于胸前，内侧手呈外展位，使外侧腿呈屈曲位，治疗师的一只手放于病人外侧肩胛后方，另一只手放于外侧骨盆后方，同时移动病人外侧躯干向内旋转，使之呈侧卧位（图 7-5）。之后，治疗师先把病人双侧小腿放于床沿外，再把放置于肩胛处的手移向病人头颈内后侧部，放置于骨盆处的手移向病人的双侧膝关节后方，然后，置于头部的手往上抬，置于膝部的手同时把病人的双腿往内移，直至帮助病人坐起（图 7-6）。

主动坐起动作的训练与被动的动作相仿，不同之处在于，当病人主动翻身从仰卧位至侧卧位时，身体下方上肢的肘关节与上方上肢同时支撑起上半部躯干。之后，下方上肢前臂旋前，手心朝下，把整个躯干撑起，完成起坐动作。

3. 床到轮椅的移乘动作训练

病人坐于床边，把轮椅或椅子放于与床边呈 45°夹角离病人最近的位置，治疗师面对病人站立，用双膝顶住病人双膝，再把病人的双手放于自己肩上，然后双手放置于病人的躯干后方或骨盆后侧，用力倾斜向上辅助病人站立后（图 7-7），原地旋转 45°角，再屈膝弯腰，辅助病人坐在轮椅或椅子上。

4. 摔倒后如何从地上站起

病人摔倒后，先从仰卧位或侧卧位翻身呈俯卧位，然后，用双肘支撑起躯干（图 7-8），慢慢爬向一个固定床或桌椅附近，双手抓住床边或椅背慢慢地跪起（图 7-9），然后再站起（图 7-10）。

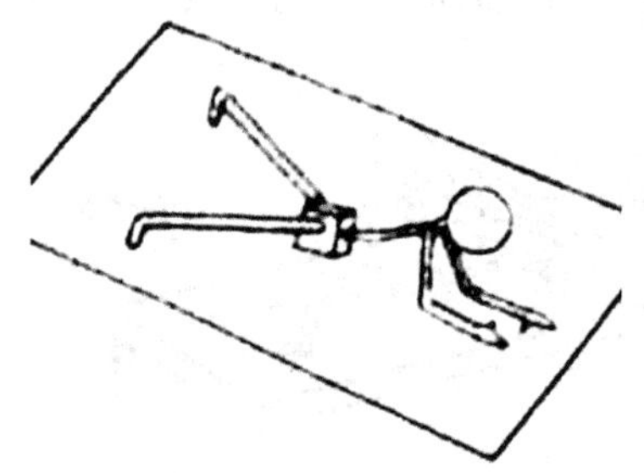

图 7-8 摔倒后从地上站起 A

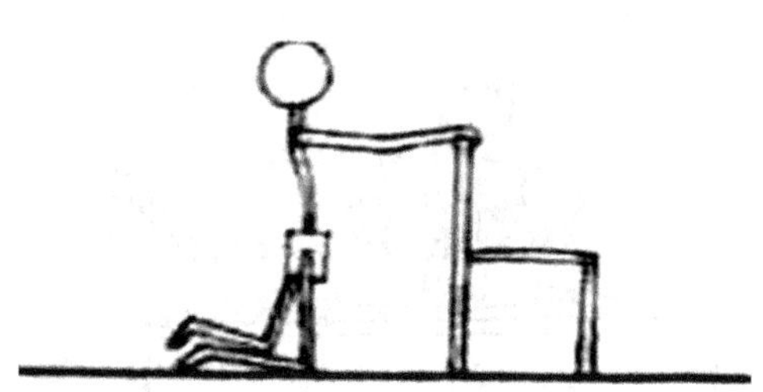

图 7-9 摔倒后从地上站起 B

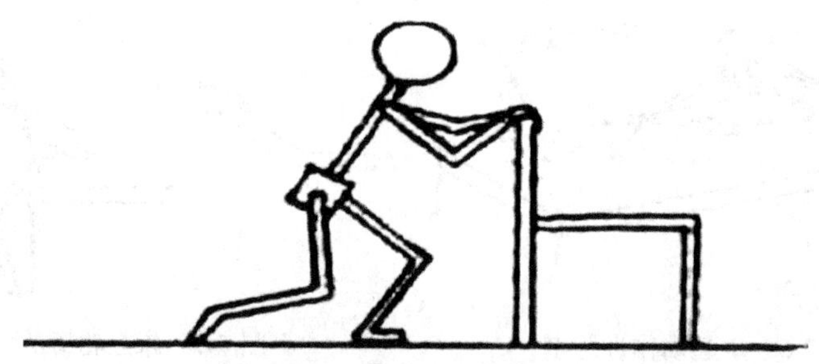

图 7-10 摔倒后从地上站起 C

（二）增强和改善肺功能的训练

对于长期卧床或体弱多病者来说，由于不可能像其他人一样在户外正常活动，肺部残余气体较多，痰也不易排出，肺部感染的机会要比正常人群高得多。除了用药物抑制或治疗肺部感染以外，还可以用一些基本的、常用的肺功能的康复训练方法。

1. 主动性的肺功能康复训练

（1）腹式呼吸训练。它的好处在于：一方面可以使呼吸变得更加轻松，提高肺底部的呼吸能力；另一方面也训练对呼吸频率的控制。具体方法为：病人坐卧于床上，腹肌充分放松，一手或双手放于胸骨下角（图 7-11），头、双肩及上肢放松，用鼻吸气，用口呼气，注意：吸气时，双手应随腹部膨胀而上升，呼气时，双手随腹部缩小而降低。另外，应尽可能地把呼气的时间延长，这样一来，肺底部的残余气体才可能被排到体外。

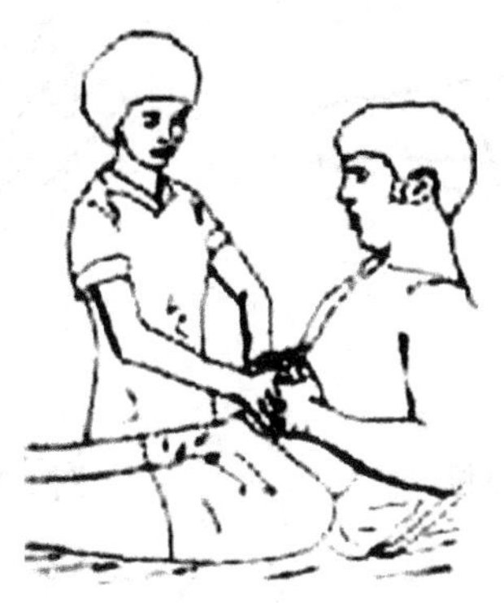

图 7-11　腹式呼吸训练

（2）胸廓扩张训练。它不仅能够帮助肺内残余气体和痰液排出，还能对个别肺叶进行局部扩张。具体操作方法为：治疗师的手或病人的手放于所需训练肺叶的体表位置。例如：肺尖的扩张训练，手应摆放于同侧锁骨下方；外侧肺底部的扩张训练，手应沿着该侧腋部纵轴，放置于 7、8 和第 9 肋骨外侧（图 7-12）；后方肺部扩张训练是，应借助于一宽幅绷带，一头由外向内放置于大腿下部予以固定，另一头从身体的前方沿着剑突的水平，由前向后绕过躯干，用对侧手握住（图 7-13）。当手的位置摆放好以后，一均衡的阻力应从呼气末端开始一路施加于吸气的过程，并在吸气末端时阻力突然消失，完成一次完整的呼吸胸廓扩张训练。

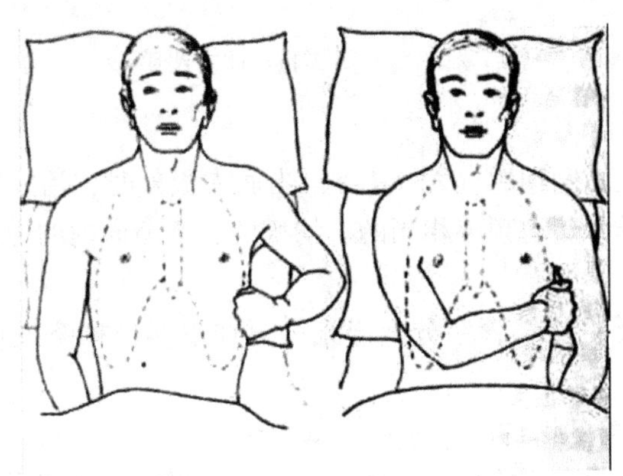

图 7-12　胸部扩张训练 A

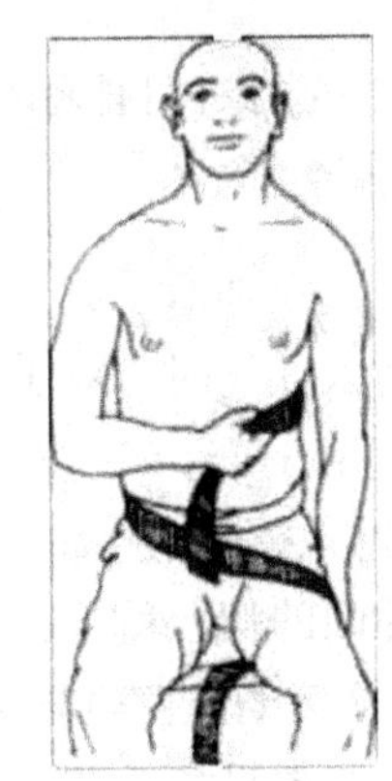

图 7-13　胸部扩张训练 B

（3）体位排痰训练方法。根据肺叶的不同位置，选定不同的体位，摆放 10~20 分钟，就可使淤积于该处的痰沿着支气管，像水由高处流向低处一样，排出体外。各肺叶具体排痰体位如下图：图 7-14 所示为双侧肺上叶部排痰的体位；图 7-15 所示为肺的中叶部排痰的体位：病人身体的右侧呈 45°角抬起，下方摆放一枕头支撑，床由地面抬起约 35cm；图 7-16 所示为双侧肺下叶部排痰的体位：病人呈右侧卧位，骨盆处放一枕头，床由地面抬起约 46cm。

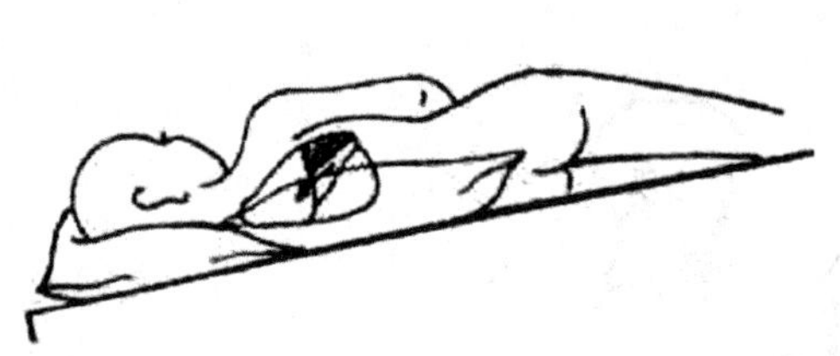

图 7-14 肺上叶排痰体位

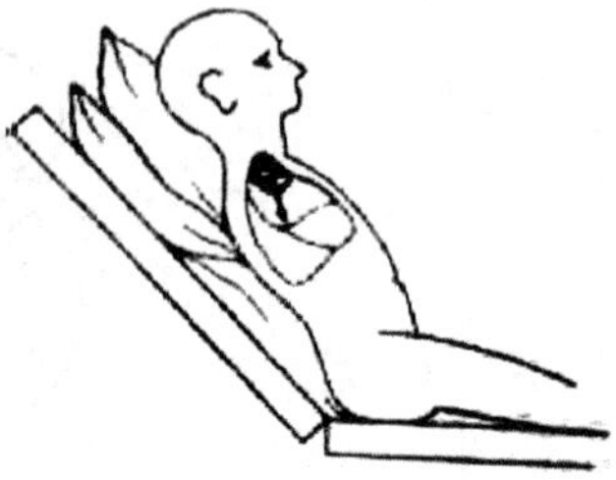

图 7-15 肺中叶排痰体位

2. 常用的肺功能康复训练手法

叩打法：病人侧卧位，治疗师手指合拢，使手掌呈窝形（图 7-17），双手轻轻地轮换着叩打于肺的侧面或后部，力的释放应由肩带动肘、肘带动手腕，所发出的声音就像马蹄奔跑时的声音。

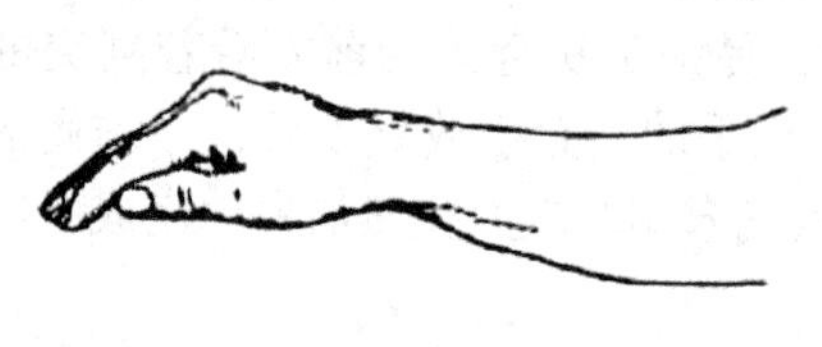

图 7-16 肺下叶排痰体位

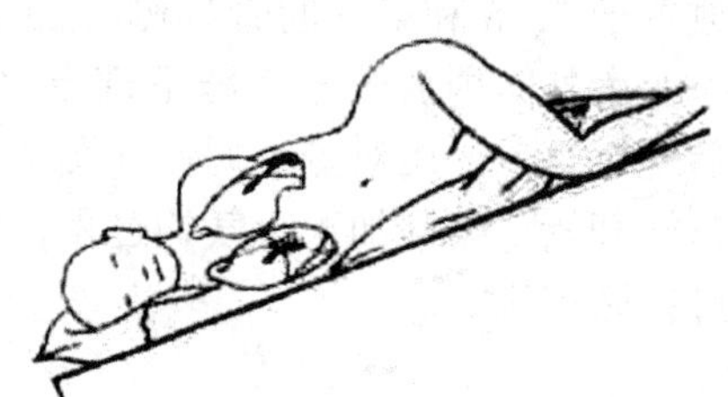

图 7-17 叩打法手形

震颤法：治疗师双手放于病人外侧胸廓（图 7-18），当病人吸气时，治疗师双手不施加阻力，当病人呼气时，双手给予一颤动频率相当的、均衡的、逐渐向内的力，直至呼气过程终止。

以上两种方法可加速黏液物质由支气管壁分离出来，再加以体位排痰或诱导病人咳嗽，淤积于肺内的痰，就可排出体外。

（三）关节活动范围维持和改善的训练

关节活动范围是指关节运动时所通过的轨迹。各关节都有其正常活动范围，也就是关节活动度值（其数值及测量方式参见第三章第二节）。关节活动是沿着三个相互垂直的运

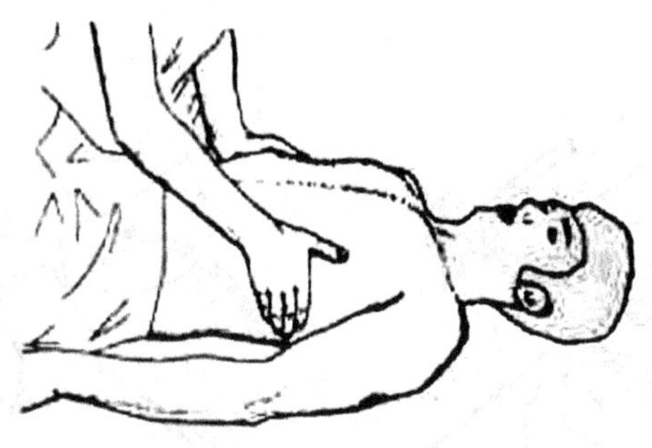

图 7-18　震颤法手技

动轴进行的，主要包括前屈—后伸（矢状轴）、内收—外展（额状轴）、内旋—外旋（纵轴），等等。

1. 被动关节活动范围训练（关节活动范围维持训练）

此训练以维持正常或现存关节活动范围和防止关节挛缩、变形为目的，无须肌肉主动收缩参与运动，是借助他人、器械或自我肢体辅助来完成的一种训练方法。这种训练方法通常用于全身或局部肌肉麻痹或肌肉极度无力的病人，如长期卧床、截瘫、偏瘫者。

（1）训练方法

图 7-19 所示为躯干被动活动方法：病人呈双腿屈曲仰卧位，治疗师一手固定病人的一侧肩关节，另一只手把病人的双膝关节向相反的方向旋转，以达到牵拉外侧躯干肌群的目的。图 7-20 所示为被动牵拉躯干腰背肌的方法。

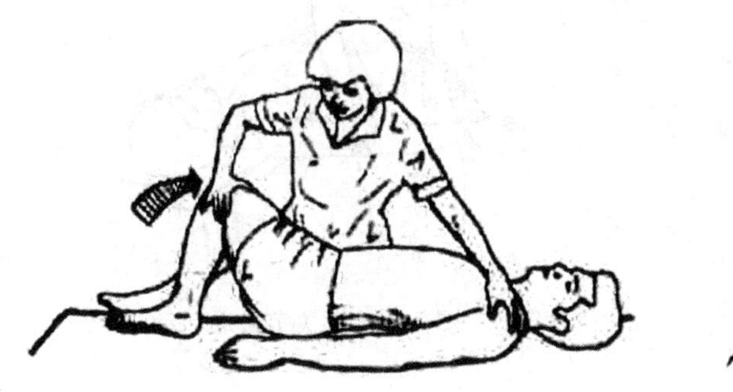

图 7-19　躯干被动活动

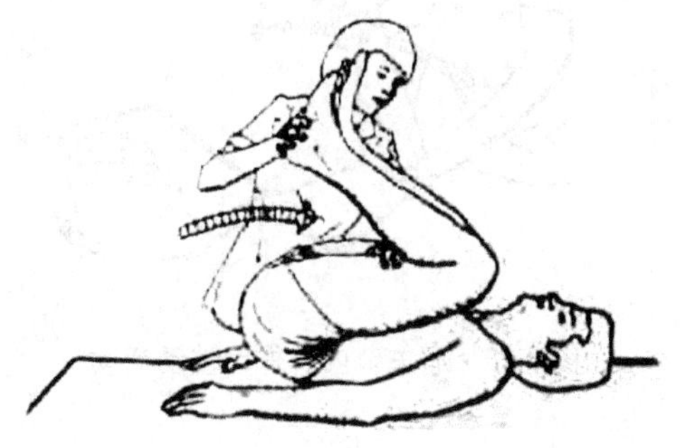

图 7-20　被动牵拉腰背肌

图 7-21 所示为肩关节前屈的被动活动方法：病人呈仰卧位，治疗师一只手握于病人肘关节上部，另一只手握住腕关节上部，两手同时慢慢地把病人的上肢沿矢状面向上高举过头。

图 7-22 所示为肩关节外展的被动活动方法：病人的体位与治疗师的手的摆放位置与前屈位时相同，不同之处在于这次的移动平面为额状面，当病人的上臂被移置到肩外展约 90°时，手心旋转向上后，再继续移动直至接近同侧耳部。

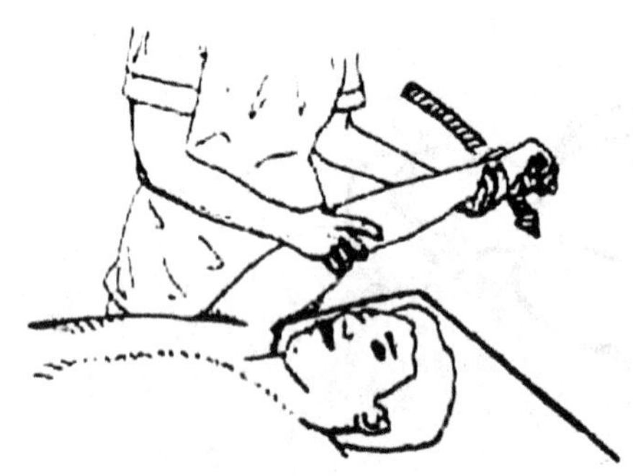

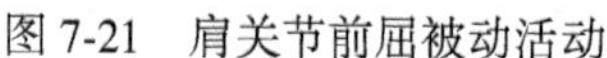
图 7-21　肩关节前屈被动活动

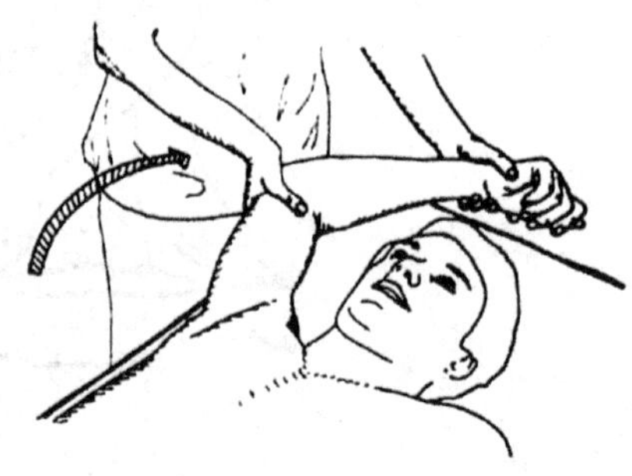

图 7-22　肩关节外展被动活动

图 7-23 所示为肩关节内、外旋的被动活动方法：这次，当病人肩关节被外展至 90°时，治疗师的一只手固定肘关节，另一只手握住病人的腕关节，围绕肘关节做向上或向下的旋转。

图 7-24 所示为肘关节的被动活动方法：当病人上肢呈外展位时，治疗师一只手固定其肘关节，另一只手握住腕关节做屈伸的动作。腕关节的被动活动方法与肘关节的方法相似，只是治疗师的一只手握住腕关节的上部，另一只手握住其下部后，做腕关节的屈伸动作。

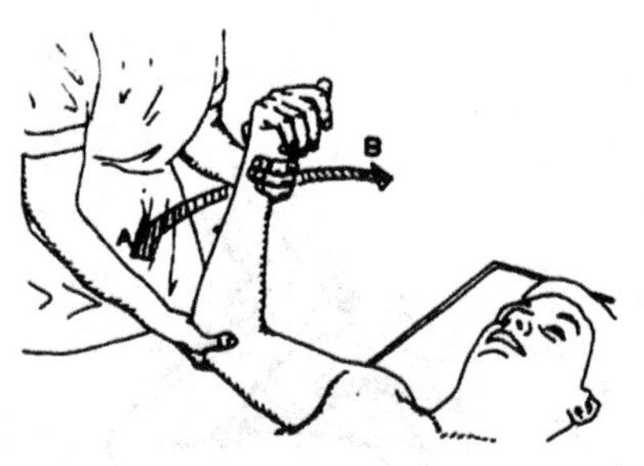

图 7-23　肩关节内、外旋被动活动

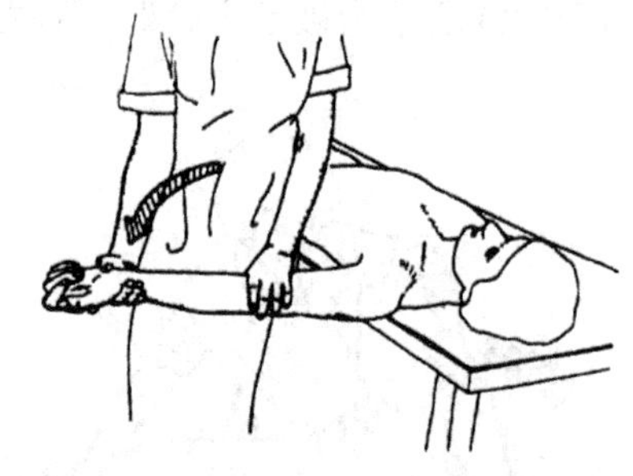

图 7-24　肘关节被动活动

图 7-25 所示为髋关节屈曲的被动活动方法：病人呈仰卧位，治疗师一只手托住病人的小腿，另一只手用手心托住病人的脚后跟，双手一起沿矢状面向上推。

图 7-26 所示为髋关节后伸的被动活动方法：病人呈侧卧位，治疗师的一只手固定髋关节，另一只手从下向上托住膝关节及小腿后，用力向后拉。

图 7-27 所示为被动牵拉腘绳肌，即为直腿抬起的训练。病人呈仰卧位，治疗师跪于床上，把病人的下肢放于一侧肩上，并用双手锁定该侧膝关节后用力向上抬，同时，用自己的一侧膝关节把病人的另一侧下肢固定于床上，以防止在运动过程中这侧下肢向上抬。

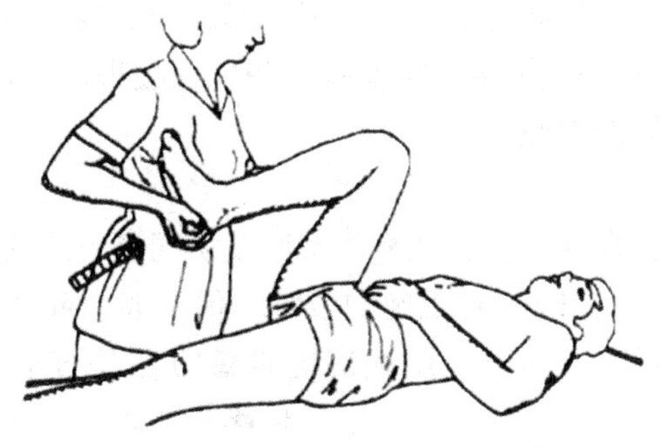
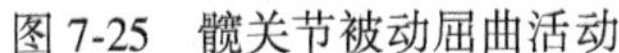

图 7-25 髋关节被动屈曲活动

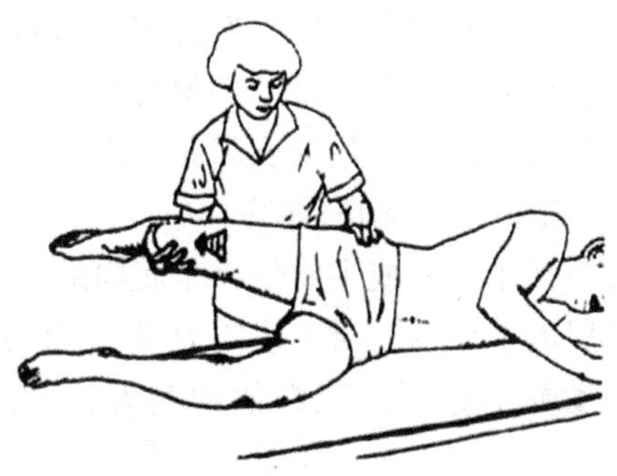

图 7-26 髋关节被动后伸活动

图 7-28 所示为被动牵拉跟腱：治疗师一只手固定踝关节，另一只手的手心握住病人的脚后跟，前臂贴于病人足底外侧，利用身体的重量向上拉。

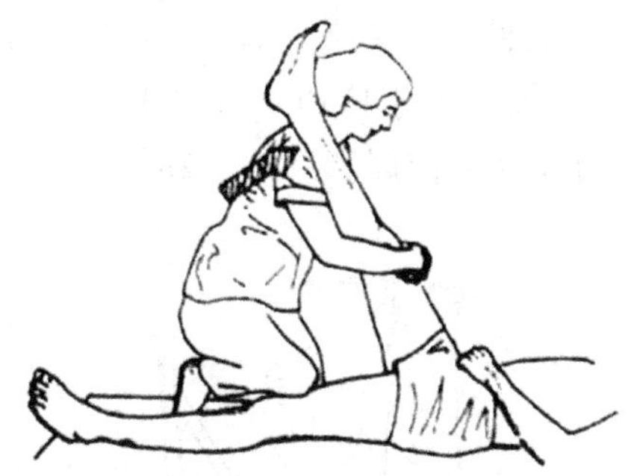

图 7-27 被动牵拉腘绳肌训练

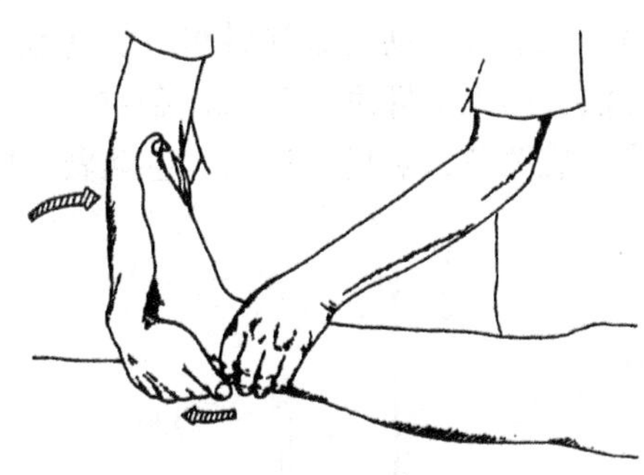

图 7-28 被动牵拉跟腱训练

（2）注意事项

①必须熟练掌握：将进行训练的该关节的解剖学结构、应该有几个活动方向、其运动平面是什么及其范围的正常值等。

②在运动过程中，每次只能针对一个关节，而且，两侧被固定的部位要牢固、舒适、稳定并以尽量接近该关节中心为佳。

③对于那些跨越两个关节的肌群，应在完成逐个关节活动以后，再对该肌群进行牵张。

④在运动某一关节时，要沿着该关节的纵轴给予一定的牵拉力，这样可减轻关节面之间的摩擦，诱导及促进关节活动（此方法不适用于偏瘫病人的肩关节被动活动及有关节脱位现象者）。

⑤被动活动的动作应缓慢地、平滑地完成该关节现存的最大活动范围，并在活动的末端做一短暂停留（3~5 秒）后，再慢慢地返回。

⑥关节活动范围的维持性训练应包括全身各个关节，每个关节的每个运动方向一般做

3~5 次，每日早晚各 1 次。但对那些活动范围有受限趋势的关节或长期处于内收、屈曲位的关节，例如牵拉跟腱以维持踝关节的背屈活动范围等就应多做一些。一般来说，伸展、外展和外旋的运动次数要比屈曲、内收和内旋的次数多。

2. 辅助主动运动的训练

关节活动的完成主要依赖于肌肉的作用，也就是说，依靠主动肌及协同肌收缩的能力和拮抗肌的伸展性。对于肌肉力量 1、2 级水平，即只有肌肉的收缩，但不能引起关节活动或活动范围达不到正常值的病人，可用简单、易学、用途广的训练方法提高肌肉的力量。

（1）训练方法。

①悬吊方式。悬吊的器具主要包括吊带、三环吊带、可调长短的绳子和搭扣或“S”形钩（图 7-29）。图 7-30 所示为利用悬吊方式训练肘关节屈伸动作的方法。注意：上肢吊带所对应的“S”钩的位置，对应于肩关节；手部三环吊带所对应的“S”钩的位置，对应于肘关节。两根绳子应水平地把上肢上抬至外展 90°的位置，并且两者拉力均等。图 7-31所示为训练肩关节的方法：病人成仰卧位（或侧卧位），“S”钩的位置应对应于肩关节，然后，让病人主动地做外展和内收（或前屈和后伸）的动作。图 7-32 所示为髋关节的训练方法：病人呈仰卧位（或侧卧位），对侧下肢屈曲放于床边（或床上），“S”钩的位置对应于髋关节，然后，让病人主动做外展和内收（或前屈和后伸）动作。

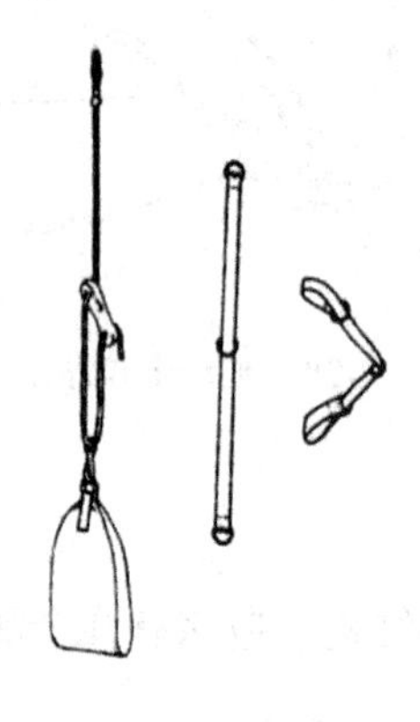

图 7-29　悬吊训练吊带

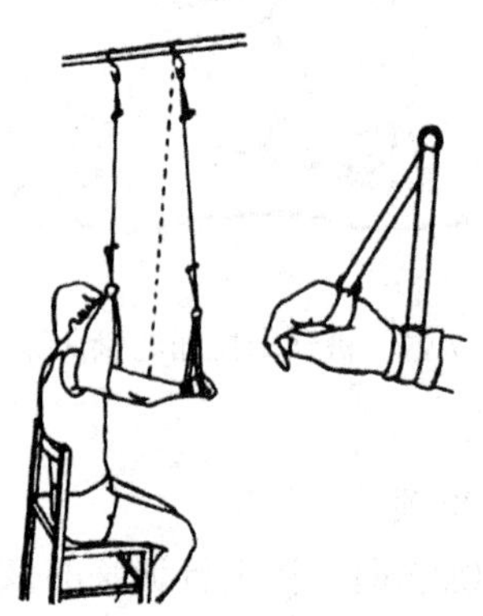

图 7-30　悬吊训练方法

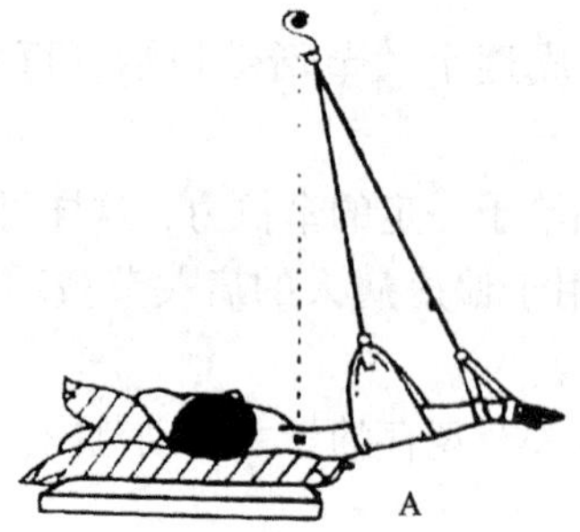

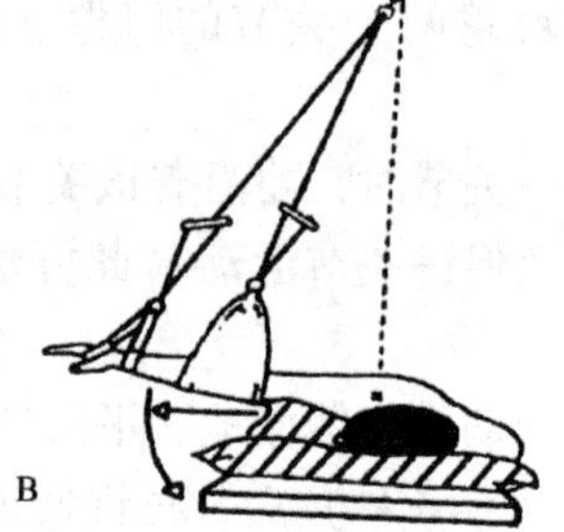

图 7-31　肩关节悬吊训练

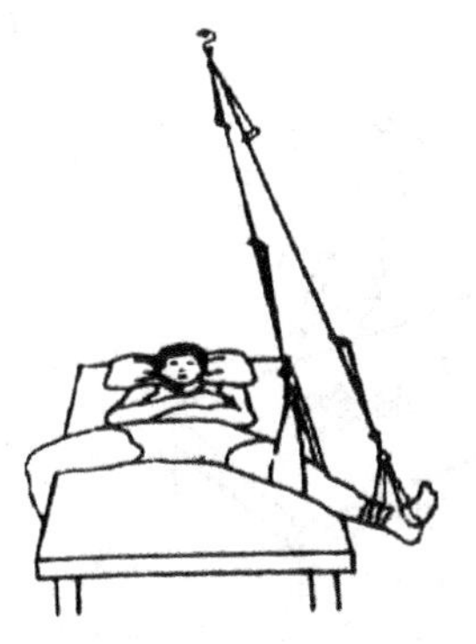
图 7-32 髋关节悬吊训练

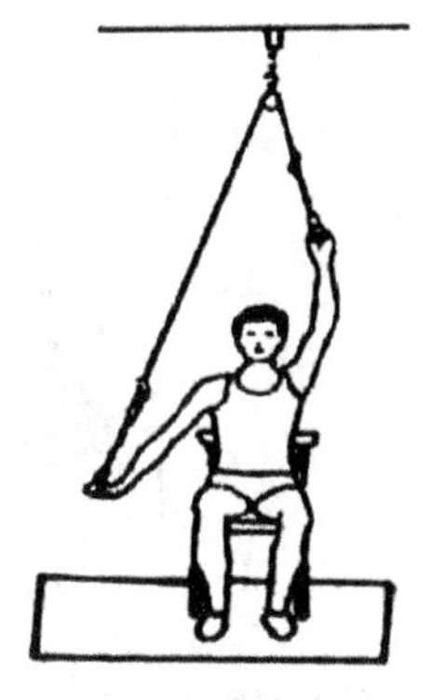
图 7-33 自我辅助上肢训练

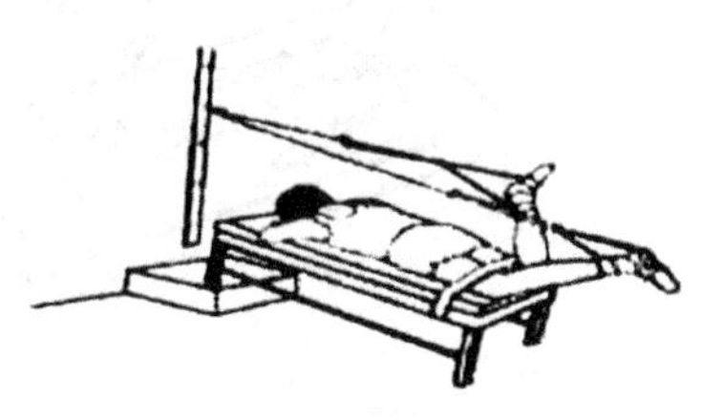
图 7-34 自我辅助下肢训练

②自我辅助方式。此种方式适用于那些因疼痛引起的关节活动范围受限的病人。图 7-33 所示为上肢的训练方法，它既可训练病人肩关节外展、内收（如图），也可训练肩关节的前屈、后伸（双手在前方上下拉），还可训练手背后这一复合动作的训练（病人一手在前，一手在后交替拉）。图 7-34 所示为下肢的训练方法。

③利用平面或训练板。此方法与悬吊法相似，不同之处在于，此方法无须把肢体悬吊起来，只需找一平滑的木板或桌面，使之与运动平面平行后，再让病人在该平面上滑动肢体。例如：图 7-30，就可让病人在一与肩外展 90°时高度相当的桌面上，做肘关节的屈曲和伸展的动作。

除了用以上器具方法辅助病人提高肌力以外，还可用人手辅助。

（2）注意事项

①首先，必须向病人解释清楚将训练的动作如何做，运动方向是什么。必要时，可先做几次被动活动或让健侧做一次演示等。

②体位的选择，应使将与被训练的主动肌对应的拮抗肌处于松弛状态。

③辅助的力的方向要与被训练肌肉的收缩方向一致，避免出现代偿动作。

④辅助的力量应随着主动肌肌力的增强而及时地、相应地减少。

⑤每一动作应缓慢地、有效地完成。动作之间，应使病人有一短暂的休息过程。

⑥训练的处方，要依据病人的具体情况而定，切勿引起肌肉疲劳。

（四）肌力增强和耐久性的训练

1. 训练方法

当病人能主动完成全关节活动范围的动作时，就可给予一定量的外力，使肌力逐步提高至正常值。这些外力包括利用弹簧、沙袋、哑铃或悬吊式抗重量、徒手等方法。下面将举几个例子来说明如何利用以上外力来训练病人。

例 1：图 7-35 所示为利用弹簧的阻力进行训练提高髋关节周围肌力的方法。首先，病人仰卧位或侧卧位，弹簧固定处应对应于髋关节，之后让病人做髋关节内收或后伸的动作；然后按图 7-36 所示，病人立位，弹簧固定处对应于同侧踝关节，之后让病人缓慢地做髋关节外展及后伸的动作。阻力的递增可依弹簧的拉力而定。

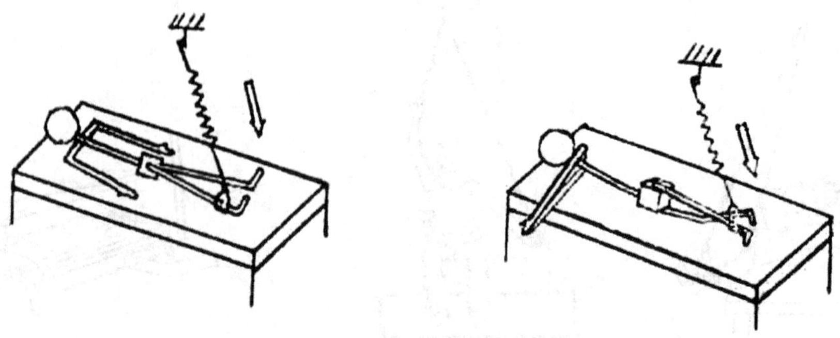

图 7-35　弹簧为阻力训练髋关节肌力 A

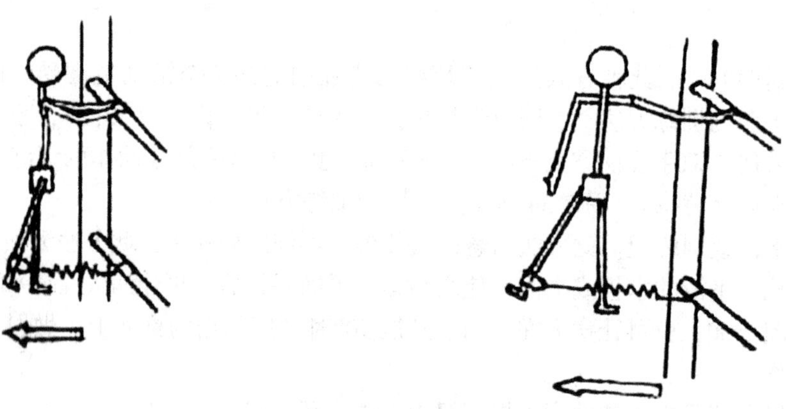

图 7-36　弹簧为阻力训练髋关节肌力 B

例 2：图 7-37 所示为利用悬吊式的方法来训练肩关节周围肌力。病人立位，固定处对应于肩关节。A 为训练病人肩关节水平后伸；B 为训练病人肩关节水平前屈；C 为训练病人肩关节后伸。

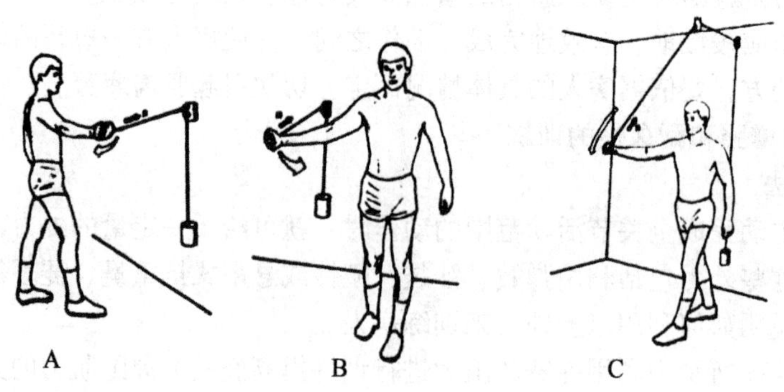

图 7-37　悬吊式方法训练肩关节肌力

例3：图7-38所示为利用一特制鞋子来训练股四头肌肌力的方法。病人坐位，然后，做伸膝动作（若无条件做此鞋子，也可用沙袋环绕踝关节作为阻力，同样可达到训练股四头肌肌力的目的）。

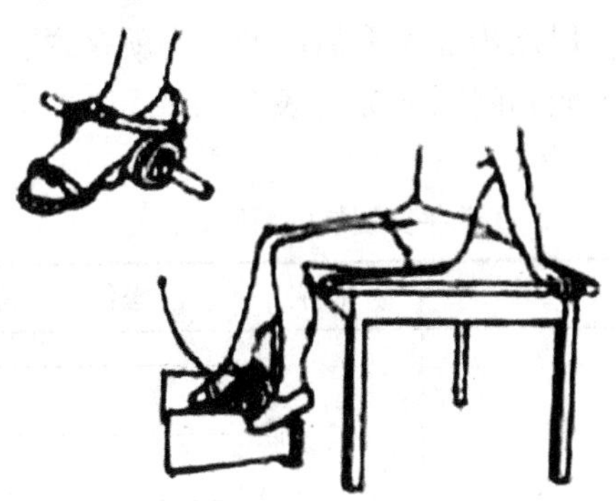

图7-38　踝部阻力训练股四头肌

例4：图7-39所示为利用一弹性绷带或胶带训练踝关节背伸、跖屈肌肌力的方法。

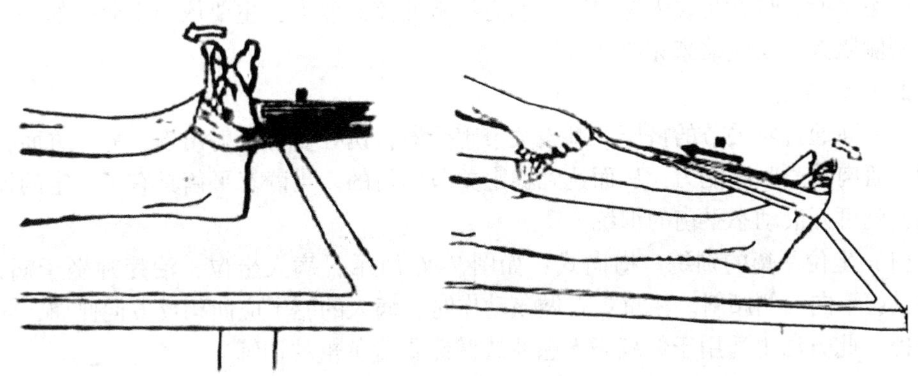

图7-39　利用弹性绷带训练踝屈伸肌

2. 注意事项

（1）病人的体位应舒适、稳定，这样才能使病人能专心致志地抵抗阻力，完成动作。

（2）病人必须明确动作要领及方向，阻力的施加要以肌力能完成整个关节活动范围为准。

（3）阻力的施加位置、大小及方向，应准确、适当和专一，防止阻力过量，拉伤肌肉。

（4）阻力的施加可以针对关节活动的某一段范围，这样可加强肌肉在这一段范围的收缩力量。

（5）阻力小，动作频率高的训练搭配，适用于肌肉力量弱或老年病人；反之，则适用于肌肉爆发力与增强肌肉的训练。

（五）维持平衡能力的训练

1. 基本原则

平衡训练的基本原则主要是从最稳定的体位，通过训练逐步过渡到最不稳定的体位，从静态平衡过渡到动态平衡，以逐步加大平衡难度。也就是说，逐步缩减人体支撑面积和提高身体重心，从睁眼训练过渡到闭眼训练（表 7-6）。

表 7-6 **平衡训练的原则**

人的不同体位	卧位　　坐位　　跪位　　立位
人体的支撑面积	大——————→小
身体重心离支撑面积的距离	低——————→高
平衡的类型	静态——————→动态
平衡的维持难度	易——————→难

日常生活动作的完成，很大部分都要依赖于静态平衡和动态平衡的维持能力。静态平衡是动态平衡的基础，没有静态平衡的稳定，就没有动态平衡的发展。

静态平衡，也就是说人体对某一静态姿势的控制能力，主要依赖于肌肉的等长收缩及关节两侧肌肉协同收缩来完成。

2. 训练方法

一方面通过对关节的挤压，刺激关节感受器，诱导姿势反射出现；另一方面，增强关节两侧肌肉等长收缩能力，从而达到稳定关节的目的。当静态平衡具有了一定的控制能力以后，就可开展动态平衡的训练。

（1）坐位平衡的训练。横向式：如图 7-40 所示：病人坐位，治疗师坐于病人一侧，诱导其躯干向一侧倾斜。注意：在做该动作时，病人的躯干应向相反方向侧屈，对侧骨盆应上提（此方法也适用于偏瘫病人患侧或健侧骨盆负重的训练）。

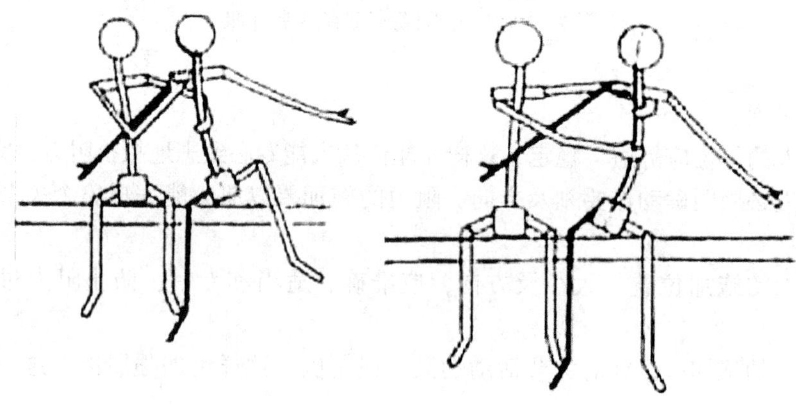

图 7-40 坐位平衡训练

纵向式：也就是身体重心前后方向的移动。病人坐位，治疗师坐于病人的前方，诱导其重心逐步向前移动，消除身体前移，怕摔倒的恐惧心理（尤其是偏瘫病人）。坐位平衡向前移动是训练下一步坐位到立位动作完成的必备条件；向后移动，除了训练坐位平衡以外，还加强了对腹肌肌力的训练。

（2）跪位平衡的训练。跪位平衡与坐位平衡相比，由于身体的支撑面积减小了，身体重心与支撑面的距离也提高了，所以，平衡维持的难度也随着增加。从另一方面来说，跪位平衡的维持，除了具有头与躯干的控制能力以外，还增加了躯干与骨盆的控制能力。如图 7-41 所示：病人呈膝跪位，治疗师站于其后侧，双手放于骨盆两侧，训练病人维持平衡或诱导身体重心横向转移。图 4-42 所示为训练病人单膝跪位平衡的方法：若病人单膝静态平衡维持稳定后，可开展单膝动态平衡的训练，例如：让病人做单膝跪起的动作训练，或如图所示，把另一侧下肢上下抬起，等等。

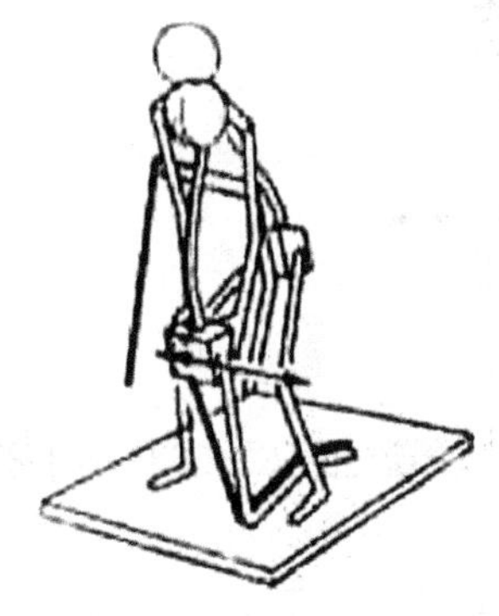
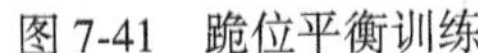

图 7-41　跪位平衡训练

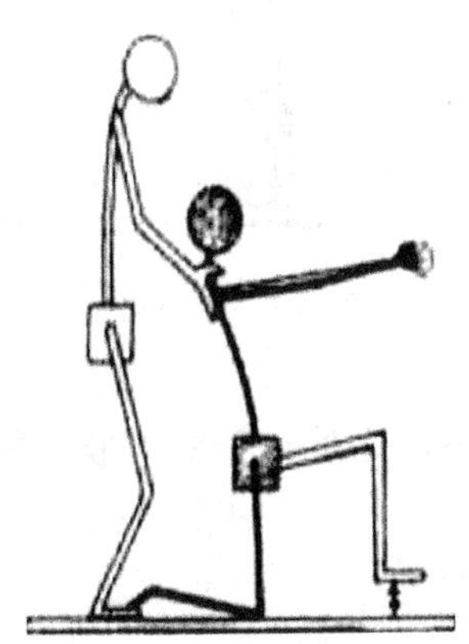

图 7-42　单膝跪位平衡训练

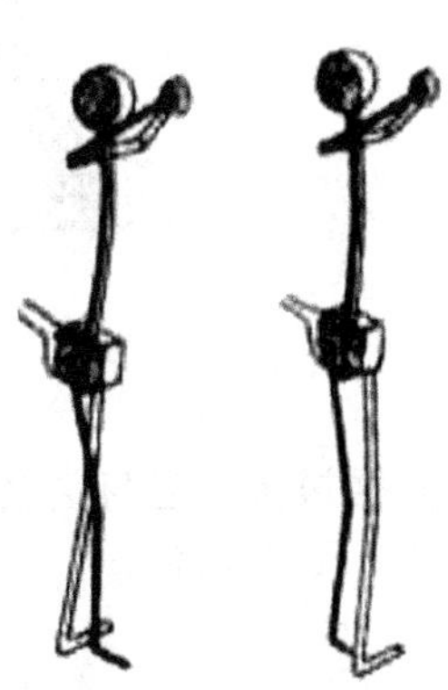

图 7-43　侧方持重平衡训练

（3）立位平衡的训练。立位平衡除了按静态和动态平衡划分以外，还可从肢体角度方面分为双足和单足的平衡。双足静态平衡的训练：可以让病人在站立位下，治疗师诱导其平衡反应的出现（图 7-43 为诱导病人下肢侧方持重的反应出现）；也可让病人立于一平衡板上（图 7-44）训练其身体重心横向或纵向的转移，为单足立位平衡和步行做准备。

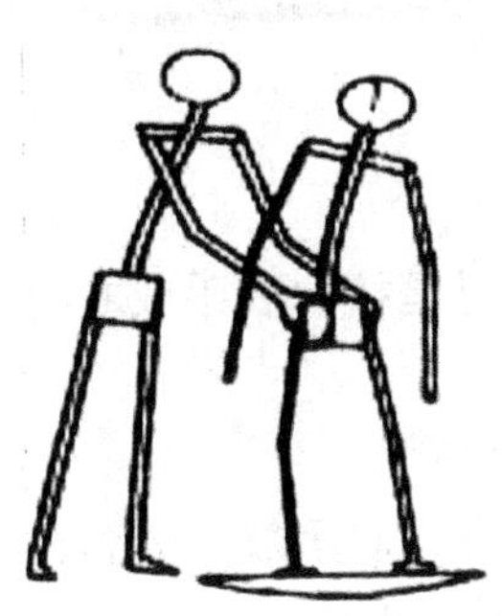
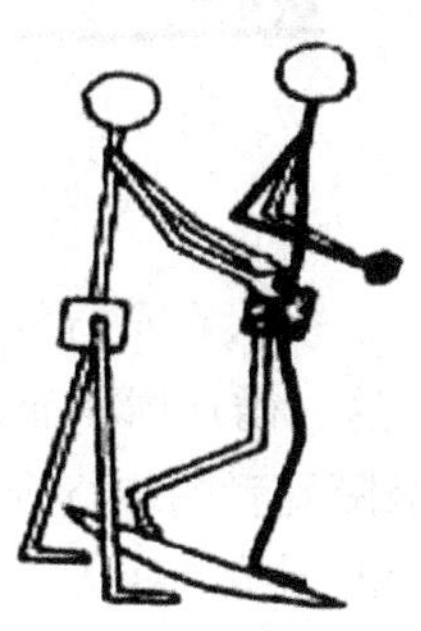

图 7-44　平衡板上平衡训练

（六）步行能力的训练

步行是一个立位动态平衡姿势的维持过程，它需要全身关节各个部位协调运动，从而达到由失去平衡到重获平衡。

1. 双侧下肢障碍者的步行训练方法（以截瘫病人为例）

（1）摆至步。可借助于平行棒或拐杖完成。首先，病人双手或双拐先平行摆放于双足的前方，然后，双手同时用力向下撑，把双下肢上提后，再向前摆至与双手或双拐平行的地方或后方（图 7-45）。

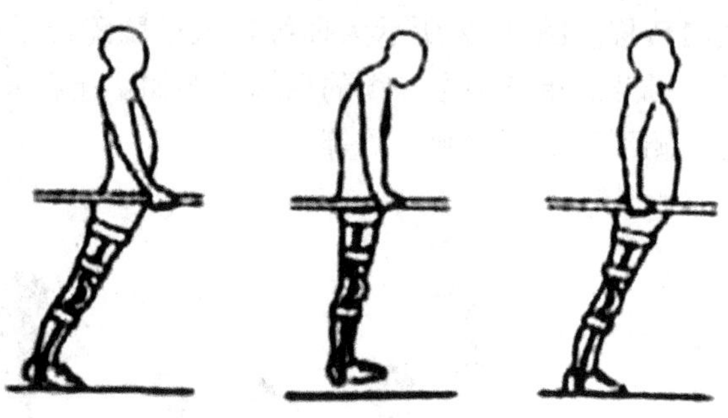

图 7-45　摆至步

（2）摆过步。它与摆至步行不同之处在于双下肢上提后，摆过至双手或双拐平行的前方落地（图 7-46）。

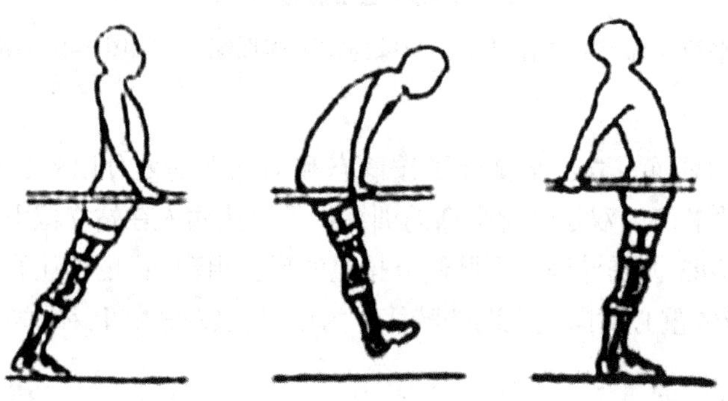

图 7-46　摆过步

（3）四点步。病人在平行杠内或借助于双拐行走时是按：右手或右拐→左脚→左手或左拐→右脚，这一循环周期而走的（图 7-47）。

2. 单侧下肢障碍者的步行训练方法（以偏瘫病人为例）

（1）支撑期的训练。病人立位，治疗师位于其后方，双手放于骨盆两侧，诱导病人身体重心移向患侧，然后令健侧下肢迈上迈下台阶（图 7-48）。

（2）摆动期的训练。病人健侧下肢负重，治疗师跪于其前方，一手使患侧骨盆前移，

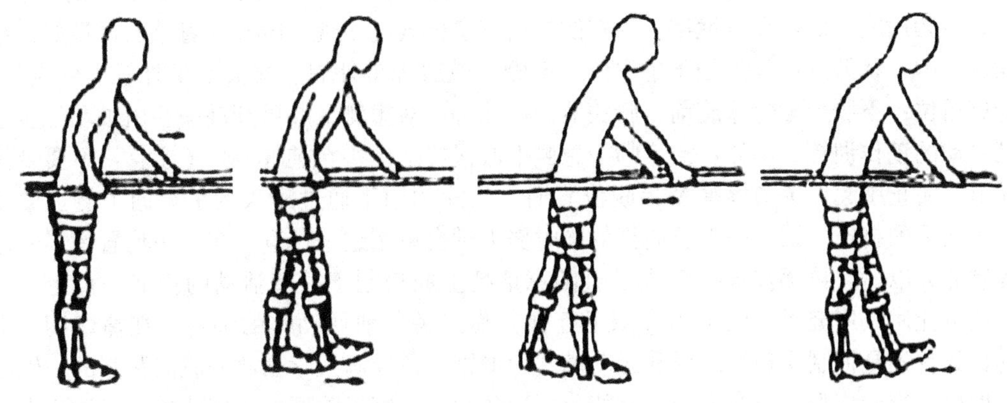

图 7-47　四点步

另一手握住病人的足部，诱导患侧下肢松弛后，缓慢地向前、向后摆动（图 7-49）。

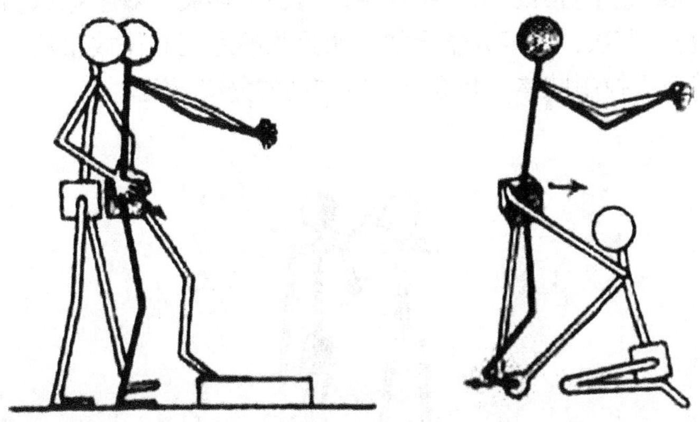

图 7-48　单侧下肢支撑期训练　　图 7-49　步行摆动期训练

（七）易化技术

易化技术是依据人体神经正常生理及发育过程，即由头到脚、由近端到远端的发育过程，运用诱导或抑制的方法，使病人逐步学会如何以正常方式去完成日常生活动作的一类康复治疗手法。

1. 主要方法

（1）Bobath 方法。Bobath 方法是英国治疗师 Berta Bobath 夫妇早期创立的一种主要用于治疗偏瘫患者和脑瘫病儿的一类训练方法。其基本观点是：依据人体正常发育过程，诱导病人或病儿逐步学会正常运动的感觉及动作模式，学会如何控制姿势、维持平衡，训练其翻正反应、平衡反应及其他保护性反应的出现。Bobath 的训练方法是：对训练中出现的病理性反射及运动模式加以抑制，先从头、躯干的控制能力出发，之后再针对与躯干相连的近端关节（上肢肩关节，下肢髋关节）进行训练。当近端关节具备了一定的运动和控制能力以后，再着手开展远端关节（上肢肘、腕、手指关节，下肢膝、踝关节）的训练。

以偏瘫病人为例：在急性期，为抑制日后痉挛模式的出现，Bobath 着重肢体良好姿位的摆放，即：在仰卧位，头处于中立位，患侧上肢肩胛带外展、肩关节呈外旋、外展位、前臂旋后位；下肢患侧骨盆旋前、膝关节微屈曲等。对患侧上肢可开展一些由被动逐步过渡到主动的动作训练。例如：治疗师把患侧上肢慢慢地上举至前屈 90°（注意：不要牵拉肩关节，防止引起肩关节疼痛及半脱位）时，治疗师用手通过病人的手掌向患侧上肢给予一个向下的挤压，诱导病人反向推的同时努力学会控制这一位置。当这一位置有了一定的控制能力以后，再逐步训练病人学会随意地把上肢控制于关节活动的任何一点上。另外，还可让病人用健手辅助患手（双手互握）做肩关节前屈动作的训练。在痉挛期，训练的目的首先是抑制病理性反射和运动模式的加剧，诱导病人学会放松肌肉紧张的一侧肢体。例如：当治疗师诱导病人做上肢的分离运动时，患侧下肢摆放于屈曲位，以防止在上肢运动的同时，患侧下肢伸肌张力的提高；反之，在做下肢的分离运动时，病人双手互握，把患侧上肢摆放于屈曲位，以防止在下肢运动的同时，患侧上肢屈肌张力的提高。图 7-50 所示为：在训练病人患侧下肢负重的同时，治疗师如何抑制患侧上肢肌张力的增高（治疗师一手把病人的患手打开，另一手使患侧肘关节伸展，双手把患侧上肢控制于一外旋、外展、屈曲位）。其次，当病人学会如何使紧张的患侧肢体放松后，再诱导其逐步学会如何在放松的状态下控制肢体，并进行一些主动的分离运动。

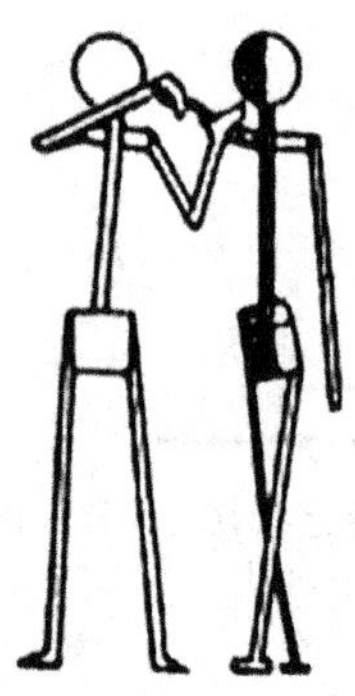

图 7-50　Bobath 法训练下肢时，对患侧上肢抑制的方法

（2）Brunnstrom 方法。Brunnstrom 方法主要适用于治疗偏瘫病人，其独特之处在于：它认为病人在偏瘫后所出现的基本肢体协同动作、原始姿势反射及共同运动的出现，在运动发育早期是正常存在的。偏瘫病人在恢复其肢体运动功能的过程中，也必须经过这几个阶段。因此，Brunnstrom 方法在治疗上，不像 Bobath 方法那样着重抑制异常反射和异常动作的出现，而是主张在运动功能恢复的最初阶段，强调患侧肢体的可动性，也就是说，要诱导病人利用和控制这些异常的模式以获得一些运动反应，之后，随着时间的推移，运动功能恢复阶段的递增，共同运动的动作能够较随意和自由地进行后，再训练病人摆脱共同运动模式，逐步完成向分离运动动作过渡的过程。

Brunnstrom 方法把偏瘫运动功能的恢复过程分为以下 6 个阶段：

I 阶段：弛缓期，是指脑血管意外发病后，由于锥体束传导障碍，患侧上下肢呈弛缓性瘫痪。

Ⅱ阶段：约在发病 2 周后出现痉挛和共同运动。

Ⅲ阶段：共同运动达到高峰，痉挛加重。

IV 阶段：出现一些脱离共同运动的运动，痉挛开始减弱。

V 阶段：以分离运动为主，痉挛明显减弱。

Ⅵ阶段：共同运动及肌肉痉挛消失，协调动作大致正常（表 7-7）。

Brunnstrom 方法 I ~ Ⅲ阶段的训练原则是利用紧张性反射、联合反应、本体刺激与外周刺激来增强患侧肢体的肌张力。例如：利用非对称性颈反射（头转向患侧）可促进患侧肱三头肌肌紧张，使肘伸展；对健侧屈肘动作施加阻力，可连带起患侧肱二头肌肌紧张，引起屈肘活动。当患侧痉挛开始减弱，肢体运动功能进入第Ⅳ ~ Ⅴ阶段后，便可诱导患侧肢体逐步过渡到较困难的动作。例如：训练病人患侧上肢前屈时，治疗师可先帮助病人把上肢前屈至水平位，利用叩打三角肌前部与中部的方法，训练病人把患侧上肢控制于此位置，之后，逐步开展小范围的主动屈曲向大范围主动屈曲动作的过渡训练。

表 7-7　**Brunnstrom 方法中偏瘫运动功能的分级**

级别	上肢	手	下肢
1 级	弛缓，无随意运动	弛缓，无随意运动	弛缓，无随意运动
2 级	开始出现共同运动或其成分，不一定引起关节运动	无主动手指屈曲	最小限度地随意运动，开始出现共同运动或其成分
3 级	痉挛加剧，可随意引起共同运动，并有一定的关节运动	能全指屈曲、钩状抓握，但不能伸指	①随意引起共同运动或其成分。②坐位和立位时，髋、膝、踝可屈曲
4 级	痉挛开始减弱，出现一些脱离共同运动模式的运动：①手能置于腰后部。②上肢能屈曲 90°（肘伸展）。③屈肘 90°，前臂能旋前旋后	能侧方抓握及拇指带动松开，手指能半随意的小范围伸展	开始脱离共同运动的运动：①坐位，足跟触地，踝能背屈。②坐位，足可向后滑动，使屈膝大于 90°
5 级	痉挛减弱，基本脱离共同运动，出现分离运动：①上肢外展 90°（肘伸展，前臂旋前）。②上肢前平举及上举过头（肘伸展）。③肘伸展位，前臂能旋前、旋后	①用手抓握，能握圆柱状及球形物，但不熟练。②能随意全指伸开，但范围大	从共同运动到分离运动：①立位，髋伸展位能屈膝。②立位，膝伸直，足稍向前踏出，踝能背屈
6 级	痉挛基本消失，协调运动正常或接近正常	①能进行各种抓握。②全范围地伸展。③可进行单个指活动，但比健侧稍差	协调运动大致正常：①立位，髋能外展超过骨盆上提的范围。②立位，髋可交替的内外旋，并伴有踝内、外翻

（3）PNF 方法。神经肌肉本体感觉易化技术（Proprioceptive Neuromuscular Facilitation，PNF）。PNF 疗法除了依据人体正常运动发育过程以外，着重强调在一运动模式中，身体各个关节的作用，即关节的可动性、稳定性、控制能力及如何完成一复合动作的技巧性。

PNF 理论认为人体动作的特征是无论头、躯干、四肢各关节的运动方向都是呈螺旋、对角交叉的，任何一个关节都有一相互十字交叉的两个运动方向。以肩关节运动为例，参见表 7-8。

表 7-8 **PNF 理论肩关节运动情况（D_2模式）**

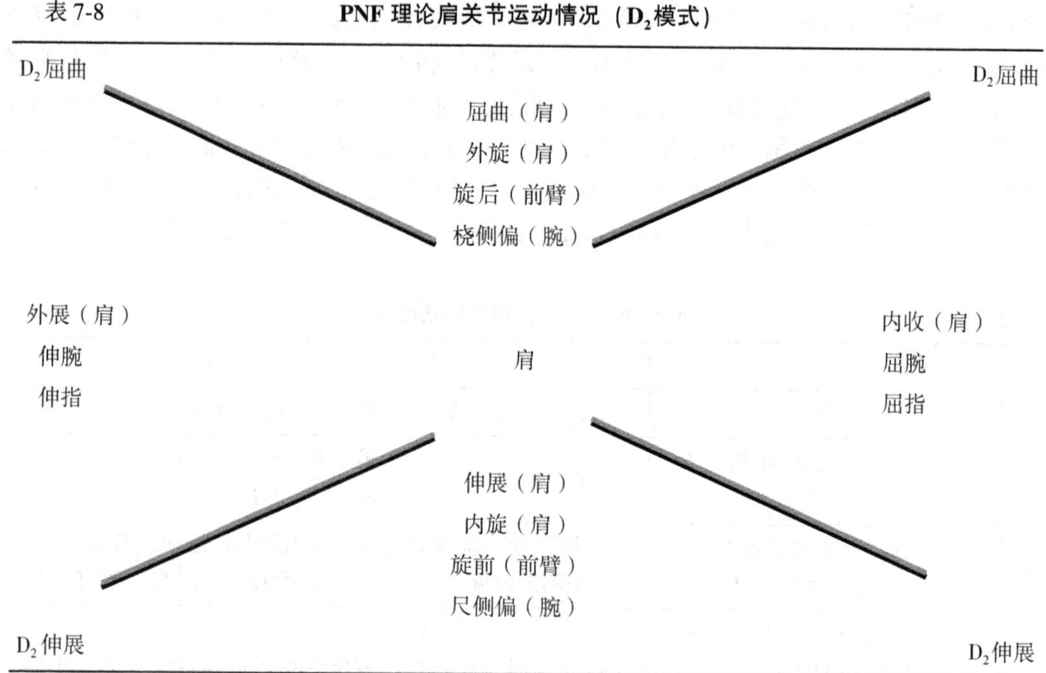

注：D_2是一种运动模式的代号，包括在对角线方向上相对的一组关节运动，如屈曲和伸展。

①PNF 的基本技术。

a. 手法接触。通过手接触，向正确的方向施加抵抗，从而刺激肌肉、肌腱、关节内的感受器。治疗师在操作中，可以根据病情的需要精确地调节抵抗量和运动方向。

b. 牵张。在 PNF 的起始位上，治疗师必须对参与运动的主要肌群进行最大范围的牵拉。

c. 牵引。对关节进行牵拉，可增大关节间的间隙，激活关节感受器，刺激关节周围的肌肉收缩。

d. 挤压。对关节进行挤压，可减小关节间的间隙，同样激活关节感受器，刺激关节周围的肌肉同时收缩，起到了稳定关节的作用。

e. 口令。治疗师在适当的时候发出口令，可刺激主动运动，提高动作完成的质量。

预备口令必须清楚、明白；动作中的口令必须简短、准确，时间应掌握好。

f. 最大阻力。根据病人的能力和需要分级给予，但阻力不能阻碍病人完成全部关节活动。

g. 时序。是指在协调运动中，肌肉从远端到近端收缩的顺序。

②PNF 的特殊技术。

a. 重复收缩。通过重复牵拉肌肉，增强其等张收缩的能力，以达到提高主动肌肌力的目的。

b. 节律性发动。让病人处于放松状态，整个活动过程先由治疗师被动地完成，再让病人主动辅助完成这一动作，最后达到主动完成。

c. 慢逆转。对拮抗肌进行最大限度的等张后，来易化较弱的主动肌进行等张收缩。

d. 慢逆转—挺住。与“慢逆转”技术相似，只是在所需的关节活动范围的一处进行肌肉的等长收缩，以提高该肌肉在这一处收缩的能力。

e. 节律性稳定。可在关节活动范围的任何一处交替地做主动肌和拮抗肌等长收缩，以提高肢体的控制能力。

f. 快逆转。对主动肌和拮抗肌双侧进行牵拉刺激，其目的在于通过刺激拮抗肌等张收缩，来易化主动肌的等张收缩，以提高肌肉反应能力和控制能力。

③适应证。格林巴利综合征、肌萎缩性侧索硬化症、周围神经损伤、脊髓损伤、运动失调症、帕金森综合征及脑血管意外所致的偏瘫，等等。

④局限性。不适用于骨折及骨折未愈合、皮肤及本体感觉减退、听力减弱、血压或关节不稳定、昏迷和婴幼儿等病人。

（4）Rood 方法。

Rood 方法创立于 1956 年，它是以美国治疗师 Margaret Rood 命名的一种治疗方法。它是通过刺激传入神经末梢所支配的区域，诱导骨骼肌运动，使之能完成对某一动作或姿势的控制过程。

①训练顺序。Rood 训练方法根据人体神经生理及发育过程，主要遵循以下顺序：

a. 通过训练病人，先诱导出一些早期大体动作（如：头、躯干动作及控制能力）。例如：训练病人床上翻身动作及坐位平衡维持等动作。

b. 开展姿势控制的训练时，首先固定远端肢体，然后沿其固定方向的纵轴给予一个向下的挤压力。例如：训练坐位平衡时，治疗师可以通过对病人双肩向下的压力，诱导其腹肌、背肌同时收缩，从而达到维持坐位平衡的目的。

c. 肢体末端被固定，通过对末端上方肢体的被动或主动活动，来训练肢体在动态下控制姿势的能力。

d. 当肢体近端控制能力提高后，固定近端关节，诱导远端肢体在空中自主运动。

②Rood 的具体诱导方法。

a. 对体表特殊区域的刺激。由于神经支配的肌肉在体表上有一定的区域划分，所以，利用毛刷、冰块做用具抚携、叩打等方式刺激该区域，便可激活运动神经元，从而引起该肌肉的收缩。在用此方式训练病人时，应注意以下几点：刺激的体表区域必须准确。短时间的刺激（大约一个区域、1 次刺激持续时间为 3s），可引起肌肉的收缩；长时间的刺激，则抑制肌肉的收缩。用冰块刺激时，切勿用于耳后或左胸处，因为那样一来可降低血压或危及心脏功能。

b. 对肌梭的刺激。快速牵拉可刺激肌肉的收缩，反之，慢速牵拉肌纤维至最长处，并维持约 5min，则抑制肌肉的收缩。

c. 对关节感受器的刺激。持续或间断地对关节挤压，可刺激关节感受器，使关节周围肌肉收缩，从而提高关节的稳定性。

2. 训练目的

无论上述哪一种方法，其目的都是从研究正常人体发育过程着手，强调感觉的重要性、重复学习的重要性，诱导病人重新依照人体发育的顺序，学会以正常姿势及运动模式去完成日常生活动作，从而达到提高生活质量的目的。

二、电、光、声、水、磁、冷、热等疗法

物理因子包括天然的和人工的两大类。用人工物理因子，如电、光、声、磁、冷、热、水、机械等治疗疾病的方法称为物理疗法，简称理疗。大多数物理疗法奏效快、无痛苦、副作用少、疗效肯定、简便经济，因此在医院、社区、家庭的治疗、康复、保健中都有重要作用。物理疗法历史悠久，内容丰富，种类繁多，常用的种类见表 7-9。

（一）物理治疗的基本理论

1. 物理因子作用于人体的方式

物理因子以全身和局部两种方式作用于人体，物理能量只有被吸收后才能发挥作用。能量被吸收后，常常发生形式的转换，如直流电能被吸收后通过电解转化成化学能，紫外线被吸收转变成化学能，超声波的机械能转变成热能。能量被吸收或转化后，常常引起温度变化、膜电位改变、组织兴奋性改变、偶极子振动、离子迁移、电子自旋方向变化、共振和能极跃迁、pH 值改变、光分解、光加成等理化变化，从而调解机体的功能。

表 7-9　**物理疗法种类简表**

物理因素	物理疗法名称
电	直流电疗法、离子导入疗法、低频与中频脉冲电疗、短波疗法、超短波疗法、微波疗法
光	红外线疗法、紫外线疗法、可见光疗法、激光疗法
声	超声波疗法
磁	静磁场、动磁场、电磁场疗法
热	石蜡疗法、沙疗法、泥疗法、热袋疗法、中药熏洗疗法
冷	冷疗法、冷冻疗法
水	各种水浴、水中运动疗法
机械	各种运动疗法、牵引疗法
日光、空气、海水	日光疗法、海水浴疗法、矿泉浴、空气浴

2. 作用途径

（1）直接作用。物理因子直接引起局部组织发生生理、生化改变。

（2）间接作用。通过神经反射（如轴突反射、皮肤肌梭反射、皮肤内脏反射、交叉及交感性血管反应）、体液途径和经络穴位对全身起调解作用。

3. 人体对物理治疗的一般反应

（1）习惯或适应。多次治疗后，机体的反应强度可能减少，这种现象称习惯或适应，故治疗中要调整剂量或用间断式治疗。

（2）过度刺激。由于治疗强度过大、时间过长或二者均超过病人耐受能力时，病人可能出现局部或全身不适反应，如出汗、心悸、疲劳、病情剧烈变化甚至恶化，此称过度刺激现象，应调整或停止治疗。

（3）过敏反应。有的病人可能对直流电、药物导入、紫外线治疗等发生过敏反应，治疗前应仔细询问有关病史、用药史，发生过敏反应时应停止治疗并作相应处理。

（二）电疗法

1. 直流电疗法

应用 50~100V 平稳直流电作用于人体治疗疾病的方法称直流电疗法。

（1）治疗作用

①扩张血管，促进局部血液循环，改善局部营养和代谢，有利于组织的修复和再生。

②改变组织含水量以软化瘢痕。直流电作用时，由于电渗的结果，水向阴极移动，加以人体蛋白的亲水性，使阴极下组织膨胀、松软，故阴极下可软化瘢痕，常与碘离子导入合用以加强疗效。

③影响神经系统功能。上行直流电（阳极置腰骶部，阴极置颈后），可使反射过程兴奋性加强；下行直流电，兴奋性抑制，通过节段反射可影响内脏功能和血管舒缩功能。

④影响静脉血栓。促使血栓溶解退缩。

⑤促进骨愈合。其机制是血循环加强及阴极下低氧、偏碱、高钙的环境有利于骨生长。

⑥治癌。直流电引起电极下高碱、高酸、水肿、脱水、低氧、离子紊乱等使肿瘤细胞变性、坏死。

（2）治疗技术

①仪器。直流电疗机。

②电极。薄铅板或导电橡胶电极，要求可塑性好，材质化学惰性大，四个角要钝，外包棉布衬垫，衬垫贴皮肤的一面厚 1cm，比电极周边大 1~1.5cm，用温水适当浸湿，置病变处。

③电极放置。并置法作用范围大，对置法作用深。常用的方法有额-枕法、眼-枕法、领区法、短裤区法、全身直流电疗法和脊柱区直流电疗法等。

④剂量。以电流强度和通电时间为指标。电流强度=电流密度×衬垫面积。电流密度为衬垫单位面积上的电流强度：成人 0.05~0.1mA/cm^2，小儿 0.02~0.03mA/cm^2。电流密度的大小以主电极上的为准。衬垫面积过大时，电流强度应酌减。

⑤每次治疗 15~20min，每天或隔天 1 次，10~15 次为一个疗程。

（3）注意事项

①电流升降要缓慢，以免有电击感。

②皮肤麻刺感、闪光感等属正常反应，可随治疗次数的增加而消失。

③治疗后皮肤发红可持续数分钟到数小时，多次治疗后皮肤可有痒感及小丘疹，可用热水清洗，涂止痒液，配方是：薄荷 1.0g，樟脑 1.0g，氧化锌 2.0g，甘油 25.0ml，加酒精到 100ml。

（4）临床应用

直流电疗法多用于治疗营养不良性溃疡、软化疤痕、深静脉血栓、骨不连接、癌症等。单独应用直流电疗已渐少，多与药物离子导入合用。

（5）禁忌证

急性湿疹、心衰、出血倾向、极度虚弱、高热、对直流电过敏。

2. 直流电药物离子导入疗法

利用直流电将药物离子通过皮肤、黏膜或伤口导入体内进行治疗的方法称直流电药物离子导入疗法。

（1）原理。根据电学上“同性相斥”的原理，使药物中的阳离子从阳极，阴离子从阴极导入体内。

（2）特点。药物离子主要从皮肤汗腺管口进入皮肤或经黏膜上皮细胞间隙进入黏膜组织，导入的离子在皮内形成“离子堆”，通过渗透渐渐进入淋巴液和血液。离子导入法的优点是：导入的药物在局部组织浓度高，作用时间长；导入体内的是有效药物成分；兼直流电反射治疗和药物治疗的综合作用。离子导入法的缺点是：导入的药量少、进入浅（1~2cm）、对全身影响小、作用慢。

（3）治疗作用

①药物作用。常用的导入药物极性、主要作用和适应证见表 7-10。

②兼有直流电疗的作用。

③“离子堆”对神经末梢是一种刺激物，可引起反射作用。

表 7-10 **直流电药物离子导入常用药物**

导入药物	药物	极性	浓度（%）	主要作用	适应证
钙	氯化钙	+	2~5	保持神经、肌肉正常兴奋性，降低细胞膜通透性，消炎，收敛	神经炎、神经根炎、局限性神经性水肿、神经官能症、功能性子宫出血
镁	硫酸镁	+	2~5	降低平滑肌痉挛、血管舒张、降血压、利胆	高血压病、冠心病、肝炎、胆囊炎
锌	硫酸锌	+	0.5~2	降低交感神经兴奋性，收敛、杀菌，促进肉芽生长	溃疡病、慢性胃炎、创面
铜	硫酸铜	+	0.5~2	抑制霉菌、病毒生长	疱疹性角膜炎、浅层角膜炎、手足癣
银	硝酸银	+	1~3	杀菌、收敛、腐蚀组织	溃疡创面、宫颈糜烂

续表

导入药物	药物	极性	浓度（%）	主要作用	适应证
碘	碘化钾	−	2~5	软化瘢痕，松解粘连，促进慢性炎症消散	瘢痕增生、术后粘连，神经根炎
氯	氯化钠	−	3~5	软化瘢痕、促进慢性炎症消散	瘢痕增生、慢性炎症
溴	溴化钾	−	3~5	增强大脑皮层抑制过程	失眠、神经官能症、高血压、溃疡病
水杨酸	水杨酸钠	−	2~10	抗风湿、抗炎、抑制真菌、止痒、止汗	风湿性关节炎、神经痛、手足癣、多汗症
咖啡因	安息香酸钠咖啡因	−	0.5~1	增强大脑皮质的兴奋过程	神经衰弱
普鲁卡因	盐酸普鲁卡因	+	1~5	局部麻醉、止痛	各种疼痛（用于镇痛时加入适量肾上腺素）、溃疡病、高血压、脑血管硬化
青霉素	青霉素钠盐	−	1万~2万单位/毫升	对革兰氏阳性和阴性球菌有抑制作用	浅部组织感染
链霉素	硫酸链霉素	+	0.02~0.05克/毫升	对革兰氏阴性菌、结核杆菌有抑制作用	结核病、慢性丹毒
VB_1	盐酸硫胺	+	1~2	维持神经与消化系统正常功能	多发性神经炎、周围神经损伤、溃疡病
VB_{12}	维生素VB_{12}	+	50~100微克/次	抗贫血	神经炎、神经痛
烟酸	烟酸	−	0.5~1	促进细胞代谢，扩张血管	神经炎、脑血管痉挛、冠心病、血栓闭塞性脉管炎、视神经炎
蜂毒	蜂毒注射液	+	15单位/毫升	扩张血管、消炎止痛	神经炎、神经痛、关节炎
黄连素	硫酸黄连素	+	0.5~1	对革兰氏阳性菌及某些革兰氏阴性菌有抑制作用	浅部组织感染、慢性溃疡
透明质酸酶	透明质酸酶（以pH5.2醋酸缓冲液作溶剂）	+	5~10单位/毫升	提高组织通透性，促进渗出物吸收	瘢痕、硬皮症、局部外伤性肿胀、注射后吸收不良
毛冬青	毛冬青煎剂	−	50~100	扩张血管、消炎	冠心病、脑血管痉挛
川芎	川芎煎剂	−	30	扩张血管	高血压病、冠心病、脑动脉供血不足
草乌	草乌总生物碱	+	0.1~0.3	消炎、镇痛	关节痛、神经痛

(4) 治疗技术

与直流电疗法基本相同，滤纸或纱布浸药物溶剂后置衬垫上，紧贴皮肤或创面、穴位，或置体腔中。

(5) 注意事项

①必须明确导入药物离子的极性。阳离子从阳极导入，阴离子从阴极导入。

②某些可能有过敏反应的药物如青霉素，治疗前须做过敏试验，过敏者不能导入。

③有些抗生素如青霉素、四环素等，需采用非极化电极，即在电极板下，用两块普通衬垫，衬垫中间再放置含有能吸收电解产物而起缓冲作用的药物（如5%的葡萄糖或1%甘氨酸溶液）绒布或滤纸，浸有导入物的滤纸紧贴皮肤。

④衬垫要彻底清洗、消毒，不要有“寄生”（与治疗无关）离子。

⑤感染创面须按无菌技术清洁创面。

⑥皮肤护理。多次治疗后，局部皮肤可能出现小丘疹、干燥、皲裂，可涂止痒液（表7-11）。

表7-11 **皮肤止痒液配制**

阴极止痒液（pH4.6）	阳极止痒液（pH9.0）
Na_2HPO_4 0.6g	Na_2HPO_4 9.5g
NaH_2PO_4 4.0g	NaH_2PO_4 0.5g
甘油 50.0ml	甘油 50.0ml
75%酒精 150.0ml	75%酒精 150.0ml
加水至500ml	加水至500ml

(6) 适应证

适应证很广泛，主要有神经炎、神经损伤、慢性溃疡、伤口和窦道感染、疤痕粘连、角膜浑浊、冠心病、退行性骨关节炎。亦可用于浅表麻醉。

(7) 禁忌证

同直流电疗法。

3. 低频电疗法

(1) 概述

①低频电流的概念。医学上把频率低于1000Hz的脉冲电流称为低频脉冲电流。应用频率1000Hz以下的脉冲电流治疗疾病的方法称为低频电疗法。其电压一般低于100V，电流由数毫安到数十毫安，电流和电压幅度按一定规律从零或某一电位水平瞬时出现，然后降低或消失。常用的波形有方波、三角波、梯形波、正弦波、双向（对称或不对称）脉冲波。

②低频电流治疗作用。a. 兴奋神经肌肉组织，引起肌肉收缩，锻炼肌肉。b. 促进局部血循环。c. 镇痛。d. 对慢性非特异性炎症，消炎消肿。e. 镇静。

③低频电疗法分类。a. 锻炼肌肉的低频电疗法，包括神经肌肉电刺激疗法（失神经

肌肉电刺激疗法)、正常肌肉的低频电疗法(感应电刺激疗法)、痉挛肌电刺激疗法。b. 镇痛和促进血循环的低频电疗法,包括间动电疗法、经皮神经电刺激疗法、超刺激疗法。c. 作用于中枢系统和脊髓的低频电疗法,包括电睡眠疗法、直角脉冲脊髓通电疗法、功能性电刺激疗法。

(2)神经肌肉电刺激疗法。应用低频脉冲电流刺激运动神经或肌肉,引起肌肉收缩以恢复神经肌肉功能的方法称为神经肌肉电刺激疗法,用于下运动神经元性瘫痪的治疗。

下运动神经元性瘫痪的特点是神经变性和肌肉失神经支配、肌张力减弱或消失、肌萎缩、反射消失。若在1年内神经支配恢复,预后较好;3年后仍不恢复,则预后不良。

①治疗作用。a. 延迟肌萎缩。b. 防止肌肉丧失水和电解质,阻止酶系统和收缩物质的破坏。c. 保留肌肉结缔组织的功能,防止挛缩和粘连。d. 抑制肌纤维化。

②治疗技术

a. 仪器。低频电疗机。

b. 治疗时机选择。失神经支配后第一个月肌萎缩最快,因此宜尽早进行电刺激。数月后,电刺激虽然不一定能延缓肌萎缩,但能防止肌纤维化,因此应定期作电诊断,直到能肯定无神经支配恢复的可能时才可放弃电刺激。

c. 波形选择。理想的电流应仅刺激病肌而不刺激周围感觉神经和正常肌肉,以免引起疼痛和正常肌肉收缩,三角波易引起病肌的反应,故三角波是理想电流。

d. 波宽选择。脉冲电流对神经有强烈的刺激作用,它呈一定规律的变化,包括脉冲上升时间($t_{升}$)、脉冲持续时间($t_{宽}$)、脉冲下降时间($t_{降}$)、脉冲间歇时间($t_{止}$)。治疗条件的选择,可参考表7-12。在调仪器时,$t_{宽}=t_{升}$,而三角波治疗时,$t_{宽}$ 称 $t_{有效}$。$t_{宽}=t_{有效}=t_{升}+t_{降}$,因为电流升降均有治疗意义。

③脉冲周期。$T=t_{升}+t_{止}$。

④电极放置。双极法用两个$5\times8cm^2$或$3\times6cm^2$的电极置病肌两端,阴极多置远端。单极法:小电极φ2~3cm置运动点,接阴极,另一较大辅极100~200cm^2置肩胛间(上肢)或腰骶(下肢)。

表7-12 **治疗条件的最适宜参数**

	$t_{宽}$(ms)	$t_{升}$(ms)	$t_{降}$(ms)	$t_{止}$(ms)
神经失用而肌肉无失神经	1	1	0	20
轻度失神经	10~15	10~50	1	50~150
中度失神经	50~150	50~150	30~100	500~1000
重度失神经	150~300	150~300	100~200	1000~3000
极度失神经	400~600	400~600	200~300	1000~5000

⑤肌收缩次数。起初每条病肌收缩10~15次,休息3~10分钟,反复4次。病情好转时,每次病肌收缩20~30次,整个治疗时间收缩80~120次。病肌收缩要足够强,否则难以延迟肌萎缩。收缩时不痛或痛很轻。邻近肌反应小,每次收缩幅度相近。出现以下现象

为过度刺激：收缩幅度先大后小，收缩伴明显颤抖，治疗后数小时有僵硬感。

⑥每日 4~6 次比 1~3 次好，至少每日 1 次。病情好转也应每周 3 次。

⑦加强电刺激效果的方法，见图 7-51~图 7-53。

⑧疗前用热水清洗局部或用红外线灯、白炽灯加温局部可减轻不适感，治疗时配合主动收缩。

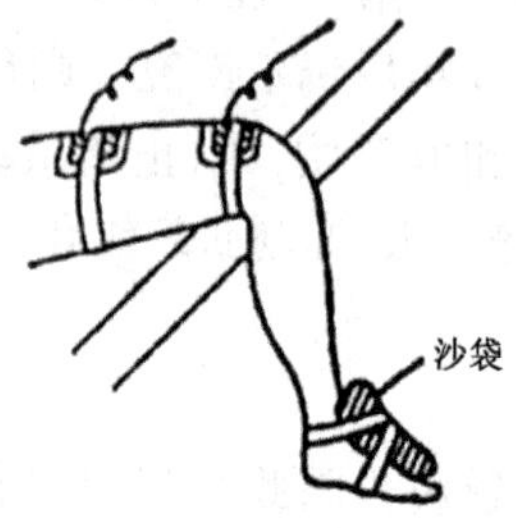

图 7-51 对抗肢体重量股四头肌抗阻收缩

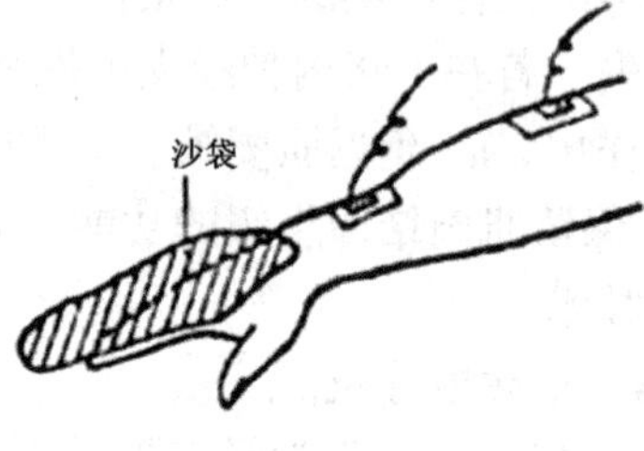

图 7-52 伸指肌加负载抗阻收缩

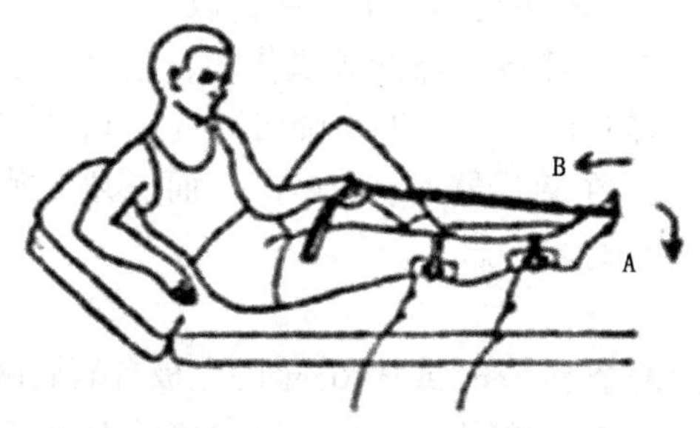

A. 电刺激引起的运动方向 B. 牵引方向

图 7-53 反向牵引腓肠肌抗阻收缩

（3）感应电疗法。利用感应线圈获得低频脉冲电流称为感应电流。应用感应电流治疗疾病的方法称为感应电疗法。

①治疗作用。a. 兴奋正常神经肌肉，故可以用以锻炼肌肉。b. 兴奋植物神经，提高血管和平滑肌张力。c. 刺激感觉神经末梢，帮助恢复知觉。

②治疗技术。

a. 仪器。感应电疗机，多与直流电疗机合并。导线、电极、衬垫与直流电疗相同。此外还有手柄电极和碾式电极。

b. 操作方法。固定法为两个等大电极并置于病变部位。移动法为直径 2~3cm 的主电极或手柄电极（电极头包纱布）置肌肉运动点，辅极 50~100cm^{2}置颈后（上肢）或腰骶（下肢）。滚动法为碾式电极在肌群上匀速滚动。

c. 剂量。引起肌肉明显收缩。强量为肌强直收缩；中量为肌微弱收缩；弱量为有电感。

③适应证。感觉障碍（如股外侧皮神经炎），防治废用性肌萎缩，平滑肌松弛性疾病（如习惯性便秘、胃下垂、宫缩无力、癔病性瘫痪及失语症、肺气肿等）。

④禁忌证。痉挛性麻痹、心衰、装心脏起搏器者、急性炎症、出血倾向等。

（4）经皮神经电刺激疗法。通过皮肤将特定的低频脉冲电流输入人体以镇痛的方法称为经皮神经电刺激疗法，又称周围神经粗纤维电刺激疗法。

①治疗作用。镇痛；促进血液循环；促进骨生长；锻炼面部、手指等小肌肉收缩。

②治疗技术。

a. 仪器。多为电池供电的袖珍型仪器。有恒流型和恒压型两种。经穴位治疗用单向脉冲好，用针灸针作电极，应取双向脉冲波以避免电解刺激。

b. 刺激参数。镇痛用 2～50μs 易兴奋神经粗纤维，所以 $t_{宽}$ 应尽可能短些，频率 100Hz 以下，电流强度要高些，但要病人耐受。用来锻炼肌肉收缩时，频率 1～2Hz。电流强度以引起肌肉收缩或耐受为度。

c. 电极放置。电极可置于触发点、穴位、病灶相应的神经节段，第二颈椎（C_2）横突两侧或眼-枕经颅法或术后切口两旁。

d. 治疗时间。每次 30min，也可 1 到数小时，锻炼肌肉时，每次 10～15min，每日 1 到数次，治疗骨不连时，可在石膏外远、近端对置或交叉放电极（4 个），每日 3～4 次，每次 30～60min，连续数月。

③适应证。各种急、慢性疼痛（头痛、腰痛、术后痛、残肢痛、幻痛、神经痛、癌痛、产痛等），各种软组织损伤、周围神经损伤、脊髓损伤、关节炎、滑囊炎、骨折、骨不连、小肌肉麻痹等。

④禁忌证。装有心脏起搏器者，颈动脉窦区慎用。

（5）间动电疗法。将 50Hz 的正弦交流电流叠加在直流电上形成的脉冲电流，称间动电流。应用间动电流治疗疾病的方法称间动电疗法。这种电流经调制后有 6 种波形：疏波、密波、疏密波、间升波、断续波、起伏波。

①治疗作用有镇痛、改善血循环、兴奋肌肉和周围神经的作用。

②治疗技术。

a. 仪器。间动电疗机，电极多采用板式电极，同直流电疗法。

b. 电极放置分为以下各种情况：

痛点：电极置痛点处接阴极，阳极在痛点近端 2～3cm 处。

神经根：脊柱两旁相应节段，横放并置。

神经干：沿神经走行，并置。

上肢血管：小电极作用于病侧颈交感节，一电极置锁骨内 1/3 上方，另一电极置胸锁乳突肌前缘中下处。

下肢血管：脊柱背面下行通电，阳极置颈后，阴极置腰骶。单侧病变时置相应节段，横放，病侧接阴极。

肌肉：电极置肌肉起止点。

c. 波形选择分以下各种情况：

镇痛：间升波、疏波、密波。

改善血循环：密波，阴极置交感节，局部加用疏密波。

消肿：疏密波。

锻炼废用性萎缩肌：断续波或起伏波。

缓解肌紧张：疏密波或疏波。

每次可用1~2种波形。

d. 电流量。先开直流电3mA，再加脉冲电流以耐受为度。调解电流要缓慢。

e. 每次治疗5~8分钟，每日1次，急性期可每日2次，急性病5次为一疗程，慢性病10~12次为一疗程。

③适应证。急性扭挫伤、肩周炎、关节痛、坐骨神经痛、周围性面瘫、雷诺氏病、废用性肌萎缩等。

④禁忌证。同其他低频电疗法。

4. 中频电疗法

（1）概述。应用1~100kHz的脉冲电流治疗疾病的方法称中频电疗法。

①中频电流特点。a. 无电解作用。b. 可使组织电阻下降，使电流作用到深部组织。c. 兴奋肌肉组织，肌肉收缩阈低于痛阈，因此可使肌肉较大程度地收缩而不引起疼痛。d. 促进血循环。e. 增加生物膜通透性。

②低频调制的中频电流特点。幅度恒定的中频电流易使人体适应。用0~250Hz的低频电流去调制中频电流，使中频电流的幅度随低频电流的频率而变化，这种电流兼备中频电流和低频电流的特点。

③中频电流的治疗作用。a. 有明显镇痛作用。b. 促进血循环和淋巴循环，消炎消肿。c. 能引起肌肉较大收缩，锻炼肌肉。d. 调整植物神经功能，改善平滑肌张力和内脏循环。e. 等幅中频可软化疤痕，松解粘连。

（2）干扰电疗法。将两种不同频率（4000和4000±100Hz）的正弦电流交叉地输入人体，在电力线交叉部位形成干扰场，在组织深部产生低频调制的中频电流叫干扰电流。利用干扰电流治疗疾病的方法称干扰电疗法。

①治疗技术

a. 仪器。干扰电疗机。

b. 电极和方法。固定法是用4个金属板电极交叉置于病区，用一层绒布制成电极套。尽量使两路电流在病灶处交叉。抽吸法是用专门的吸盘电极，兼有负压按摩作用。

c. 电流强度。一般0~50mA。另一种方法是依人体感觉划分，即感觉阈，有麻、振颤感。运动阈是指引起肌收缩。耐受限是以病人耐受为度。

d. 治疗时间。每次可选1~3种差频，治疗时间不大于20min，10~20次为一疗程。

②适应证。各种疼痛、关节和软组织损伤、周围神经麻痹、血循环障碍性疾病。

③禁忌证。急性炎症、出血倾向、体内有金属、严重心脏病等。

（3）正弦调制中频电疗法。正弦调制中频电疗使用的是一种低频调制的中频电流，调制频率是10~150Hz，调幅度0~100%，主要波有连调、断调、等调、变调。还可以半波式出现。

治疗时用正弦调制电疗机，电极于病灶区并置或对置。锻炼肌肉时电极置肌肉两端，治疗神经痛时电极可置痛点、神经根或相应节段上。电流量、治疗时间、疗程、适应证和禁忌证同干扰电疗法。目前市场销售调制中频机多用电脑控制，各参数、治疗时间、适应证已编入程序。按说明操作即可。

（4）等幅中频疗法。应用1000~5000Hz（常用2000Hz）等幅中频正弦电流治疗疾病称等幅中频电疗法，亦称音频电疗法。

采用等幅中频电疗机，铅板电极包薄布衬垫，置病变区。电流强度以耐受为度，每次20~40min，每日1次，10~30次为一疗程。

适应证为瘢痕增生、粘连、关节僵硬等。

禁忌证同干扰电疗法。

5. 高频电疗法

（1）概述。频率大于100kHz的电流属于高频电流。应用高频电流治疗疾病的方法称为高频电疗法。高频电流的生物学效应有热效应和非热效应。

高频电流的治疗作用为：①改善血液循环：宜用中等剂量。②镇痛：中等剂量高频电可减轻神经性、痉挛性、张力性、缺血性和炎症性疼痛。③消炎：中小剂量高频热可促使炎症消散。④降低肌张力：中等剂量高频热可以降低骨骼肌、平滑肌张力，缓解痉挛，降低结缔组织张力而使其弹性增加。⑤加速组织生长修复宜用中小剂量。⑥提高免疫力宜用中小剂量。⑦治癌要用大剂量。

（2）超短波疗法。超短波疗法主要以电容场法进行治疗，脂肪层产热多于肌层，容易出现脂肪过热现象。超短波疗法具有高频电疗的共同治疗作用。

①治疗技术

a. 仪器。大功率机200~300W，小功率机40~50W，治癌用1~2kW功率。

b. 电极。多用板式电极，有圆形和矩形。

c. 电极间隙。电极应与皮肤平行，保持一定间隙。一般在微热治疗时，小功率机3cm，大功率机3~5cm。间隙小者作用浅，间隙大者作用深。无热量治疗时，电极间隙要加大。

d. 电极放置法。有对置法（用两对电极）、并置法、交叉法、单极法。

e. 操作方法。病人取卧位或坐位，不必裸露治疗部位。按要求安放电极。接通电源，预热5~10分钟，调节输出强度，调谐，调节定时器。治疗结束，逆上述顺序关机，取下电极。

f. 治疗剂量。一般根据病人感觉分4级。

Ⅰ级为无热量，无温热感适于急性病。

Ⅱ级为微热量，刚有热感。适于亚急性、慢性疾病。

Ⅲ级为温热量，有舒适热感，适于慢性病。

Ⅳ级为热量，有刚能忍受的强烈热感，适于治疗肿瘤。

g. 治疗时间。每次10~15min。急性病5~10min。治疗急性肾功能衰竭30~60min。每日1次，10~15次为一疗程。

h. 注意事项。每次治疗必须调谐，除去身上的金属物，衣服不能潮湿，头部剂量要小于Ⅱ级，电缆不能交叉、打圈。

②适应证。适应证相当广泛。皮肤、皮下软组织、骨关节，胸腔、腹腔、盆腔与内脏急性炎症，扭挫伤、神经炎等。还可用于急性肾功能衰竭，恶性肿瘤。对于阻塞性动脉疾病，可用对侧健肢或相应神经节段治疗。

③禁忌证。出血倾向、妊娠，心肺功能衰竭，装有心脏起搏器者，治疗部位有金属物，恶性肿瘤（中小剂量）。

（3）微波疗法。微波分三个波段，有分米波、厘米波、毫米波，目前主要以分米波、厘米波治疗。微波疗法以辐射场作用于人体，分米波作用深度 5~7cm，厘米波作用深度 3~5cm。大剂量微波有伤害作用，特别是对眼、生殖系统，长期接触可出现神经系统特别是植物神经系统功能紊乱。治疗作用有高频电疗法共同的治疗作用。

①治疗技术

a. 仪器。分米波、厘米波治疗机一般 200W，治癌机 500~700W。

b. 辐射器。非接触式辐射器有半球形、圆柱形、马鞍形，用于体表治疗，与体表保持左右距离，治疗较大病灶。接触式辐射器有耳式、聚焦式和专门用于体腔（阴道、直肠）的辐射器。分米波凹槽辐射器也是接触式辐射器，以磁场作用于人体，产热大，治疗面积大。

c. 操作方法。病人取卧位或坐位，可穿单层吸汗衣服，亦可裸露治疗部位。眼部和阴囊部用铜网遮盖防护，小儿骨骺部避免微波辐射。接通电源、调节输出，询问病人感觉来调节定时器。治疗结束时逆上述顺序关机，移开辐射器。

d. 治疗时间。每次 10~20min（眼部<10min），每日或隔日 1 次，10~15 次为一疗程。

②适应证。主要用于慢性疾病，亦可用于急性，亚急性治疗（小剂量）和恶性肿瘤（大剂量）。

③禁忌证。眼部、生殖器部位，其他同超短波疗法。

（三）光疗法

光谱分可见光谱和不可见光谱。前者由红、橙、黄、绿、青、蓝、紫七种色光组成，后者由红外线和紫外线组成，如表 7-13 所示。以人工光源和日光辐射能量治疗疾病的方法称光疗法。

表 7-13　**电磁辐射光谱**

X线	紫外线				可见光线							红外线		无线电波
	真空	短波	中波	长波	紫	蓝	青	绿	黄	橙	红	短波	长波	微波
	10nm		280nm		400nm		490nm		560nm	650nm		2μm		
	180nm		320nm		450nm		530nm		600nm	760nm		1000μm		

光穿透某种物质时，部分被吸收，光被吸收得越多，其穿透能力越小。不同物质对光的吸收能力不同，光被机体吸收后主要产生光热效应、光化学效应和荧光效应。此外，激光还可产生机械效应和光电磁效应。

1. 红外线疗法

（1）概述。红外线是不可见光线，波长 760nm～1000μm，在医学上将其分为两段：短波红外线（近红外线）和长波红外线（远红外线）。应用红外线治疗疾病的方法称红外线疗法。红外线穿透组织的能力很弱。红外线的生物学效应主要是光热效应。血管中的水分，能大量吸收长波红外线。红血球中的血红蛋白对短波红外线有较强吸收能力。红外线使血液温度升高，能促使血管周围黑色素形成。

（2）红外线的治疗作用。①促进局部血液循环，改善局部组织营养和代谢。②消肿。③降低肌张力，使骨骼肌和平滑肌松弛。④镇痛。⑤消炎。

（3）治疗技术

①光源。红外线辐射器，又称红外线灯。

a. 发光的红外线灯。白炽灯发出 95%短红外线、4.8%可见光、0.1%紫外线。石英灯为用钨丝伸入充气的石英灯管中制成。

b. 不发光的红外线灯是电阻丝绕在或嵌在耐火土、碳化硅等物质上制成的棒或圆板。辐射波长 770nm～15μm 的红外线（多在 2～3μm），属长波红外线。使用时，应预热 10～15min。红外线灯多置于铝、铜反射罩中。目前，市售红外线治疗仪、保健仪很多。TDP 灯（特定电磁波）、周林频谱仪都有特殊元素板，除特殊的元素作用外，其温热效应应属红外线作用。

c. 光浴箱。治疗躯干和双下肢用。用多个白炽灯或碳化硅辐射器排列在可折合的框架内，罩在裸露的照射部位，光源不与皮肤接触。

②剂量。红外线灯距皮肤 30～60cm，以病人感到舒服、温热为准。

③治疗时间。每次 20～30min，每日 1 次，必要时可每日 2～3 次。亚急性病 6～10 次为一疗程，慢性病 15～20 次为一疗程。

④注意事项。

a. 照射部位有温觉障碍者应慎重。

b. 疤痕处血循环差，易造成烫伤。急性期疤痕不宜用红外线，否则易促进增生。

c. 急性创伤（24～48 小时内）一般不用红外线，以免加剧肿胀。

d. 肢体有动脉栓塞性疾病时，不宜在病区及其远端照射，必要时在近端或对侧健肢照射。

e. 不照射眼睛以免引起白内障和视网膜灼伤。照射头、面或上胸部时，用 1cm 厚的湿棉垫覆盖眼部。

f. 红外线可加剧某些皮肤病，治疗皮炎时应审慎。

g. 可配合中西药皮肤涂布（不宜涂抹太厚）以加强疗效，也可配合体针，对疼痛、慢性关节炎效果较好。

（4）适应证。亚急性、慢性软组织损伤、慢性关节炎、浅表性神经炎、神经痛、纤维组织炎、栓塞性静脉炎、雷诺氏病等。另可配合紫外线治疗感染。

（5）禁忌证。高热、急性扭挫伤 24 小时内、出血倾向、活动性肺结核、严重动脉硬化、心功能不全、肿瘤等。

2. 紫外线疗法

（1）概述。紫外线是不可见光线。波长 180~400nm。根据医学和生物学特点被分为三段：短波紫外线波长 180~280nm；中波紫外线波长 280~320nm；长波紫外线波长 320~400nm。应用紫外线治疗疾病的方法称紫外线疗法。紫外线的生物学效应主要是光化学效应。紫外线对皮肤的穿透能力很弱，短波紫外线基本被表皮吸收，中、长波紫外线有部分可达真皮层。

（2）紫外线的生理作用

①红斑反应。一定剂量的紫外线照射皮肤后，经一定时间，照射野形成边界清晰、颜色均匀的红斑。红斑反应与紫外线镇痛、消炎、增加机体免疫功能、治疗皮肤病等多种治疗作用有关。红斑反应的强弱与很多因素有关，如波长、反应时间、剂量、年龄、性别、肤色、部位、是否过敏体质、是否用致敏药物、局部有无冷热治疗等。

②色素沉着反应。多次照射后发生色素沉着，持续数日或数月，并伴有脱屑和脱皮。

③对细胞的影响。小剂量照射有利于上皮生长，较大剂量照射有利于杀菌。

④提高免疫功能。

（3）紫外线的治疗作用。①波长 253~260nm 段杀菌作用最强。②消炎。③镇痛。④多次小剂量照射可脱敏。⑤小剂量紫外线可促进肉芽组织和上皮生长，加速愈合。⑥防治佝偻病、软骨症等。⑦配合光敏剂治疗银屑病、白癜风。⑧提高机体免疫机能。

（4）治疗技术

①光源。主要以人工紫外线灯作光源。灯管由石英玻璃制成，内充适量汞和氩气。氩气可使灯管易启燃。根据汞蒸气压力分为：a. 高压汞灯又称热石英灯，以长波段为主。b. 低压汞灯又称冷光石英灯，以短波段为主。c. 体腔低压汞灯通过石英导子将紫外线导入体腔或窦道。d. 低压汞荧光灯灯管内壁涂荧光物质不同，激发出不同波长紫外线，用于治疗皮肤病。

②剂量。紫外线治疗用生物剂量表示。

a. 生物剂量。以一定的距离垂直照射皮肤最敏感区，引起最弱红斑所需要的时间称一个生物剂量（BD），又称最小红斑量，简称 MED。

b. 生物剂量测定。用金属板制成生物剂量测定器，上有 6 孔，由一遮板覆盖各孔。使用时将测定器固定于腹部或上臂内侧，紫外线灯垂直于测定中心，灯距固定，测定时，每隔 1 秒（测定时视紫外线仪情况定）将遮板拉开暴露一孔照射。照射后 6~8h 观察结果，以出现最弱红斑反应的那一孔时间为一个生物剂量。如果 6 孔均出现或均未出现红斑，则要改变照射时间重新测定。

c. 剂量分级。0 级为亚红斑量，小于 1MED，照后无红斑。I 级为阈红斑量，1MED，刚可见红斑。II 级为弱红斑量，2. 5MED，清晰红斑伴轻痛，有色素沉着，1~2 周后略脱屑。III 级为中红斑量，5MED，明显红斑伴轻肿痛，有色素沉着，红斑退后有斑片状脱屑。IV 级为强红斑量，10MDE，明显红斑，水肿加剧或有水疱，红斑两周后退后有大片脱皮，色素沉着明显。V 级为超强红斑量，20MED，反应与 IV 级相仿，更剧烈。

③照射方法

a. 全身照射，要求先测定生物剂量，一般分 4 野（身体前、后、上、下，保护眼睛），小儿可用 2 野。灯距 70~100cm。采用亚红斑量。一般从 1/4~1/2MED 开始，每次增加1/4~1/2MED，渐增至3~5MED。15~20次或30次为一疗程。

b. 局部照射。可用平均生物剂量，即用该灯测试15~20人生物剂量，取平均值。脱敏、促伤口愈合，防治佝偻病用亚红斑量，消炎、镇痛、杀菌用中至强红斑量，严重感染用中心重叠法即中央化脓区用超或强红斑量，周围浸润区用中或弱红斑量，3~6次为一疗程。

c. 体腔或窦道用石英导子，因黏膜敏感性低于皮肤，剂量可大于皮肤，5~10次为一疗程。

d. 光敏治疗又称光化学疗法。

④适宜剂量。身体各部对紫外线敏感性不同。常以腹部剂量为1进行折算。例：腹部为1，背、腰为1，腋下为0.5，面部为1，手掌大于15，手背大于10，上肢屈面2~3，伸面3~4，下肢伸面2~4，下肢屈面1~2.5，足趾大于7，足跟大于25。

⑤频率和维持量。紫外线照射一般隔日1次，急性炎症可每日1次。为了维持治疗需要的红斑量，下一次照射剂量应在上一次照射基础上适度增加，一般增加30%~50%，必要时也可增加75%，甚或100%。

⑥每次允许照射面积。亚红斑量可全身照射，中红斑量不超过250cm^2，超强红斑量不用于表皮完整的皮肤面，仅用急性炎症区与溃疡面。

⑦注意事项

a. 病人和工作人员须戴防护眼镜（绿色为佳），以防电光性眼炎。

b. 充分暴露治疗部位，非治疗部位要用布严密遮挡，难遮挡的地方可涂凡士林。

c. 光线垂直照射治疗部位。

d. 灯距应以灯管到治疗部位最高点计算，如头面部以鼻尖为准，女性胸部以乳头为准。

e. 照射过量时用红外线照射，温热水洗，涂氟氢松霜或2%消炎痛霜。

f. 应用光敏药而又必须紫外线治疗者应审慎，应在用药后测定MED再进行。

g. 食用无花果、茴香、灰菜等照射紫外线要注意可能引起植物日光性皮炎。

h. 放射治疗后1~3天不作紫外线治疗。

i. 感染伤口治疗前要清创。

(5) 适应证。急性化脓性感染、急性神经痛、关节炎、伤口愈合不良、佝偻病、软骨病、银屑病、白癜风、变态反应性疾病、支气管哮喘、荨麻疹等。

(6) 禁忌证。恶性肿瘤、心肝肾功能衰竭、出血倾向、活动性肺结核、急性湿疹、光过敏疾病、红斑狼疮、酒渣鼻、甲亢等。

3. 激光疗法

由激光器发出的光称为激光。从本质上讲激光与普通光是一样的，但其特点是方向性好、光谱纯、能量大、相干性好。应用激光治疗疾病的方法称为激光疗法。激光疗法分低能量、中能量和高能量激光，配合光敏剂还有治疗肿瘤的激光光敏疗法。低能量激光（如氦氖激光）和中能量激光（如二氧化碳激光）用于消炎、消肿、镇痛、止痒，促进伤口愈合，调节神经功能和免疫功能。临床上用于局部炎症、皮肤溃疡、压疮、面肌痉挛、脱发、变态反应性鼻炎、扭挫伤、关节炎、神经痛、皮肤瘙痒等。高能量激光对组织有损伤作用，用于切割、止血、烧灼等治疗。

用激光治疗要注意防护，特别是眼睛的防护，注意不要引起烫伤。操作、治疗技术详见有关参考书。

（四）超声波疗法

1. 概述

频率在20000Hz以上的声波称超声波。应用超声波治疗疾病的方法称超声波疗法。超声波在介质中传播时，能量被介质吸收而衰减。吸收的多少与超声波的频率和介质有关。

2. 治疗作用

（1）镇痛。小剂量超声波可降低神经兴奋性和传导速度，改善血循环，降低肌张力，减轻炎症和镇痛。

（2）促进伤口愈合。中小剂量超声波使皮肤血循环改善，促进真皮生长。

（3）松解粘连。中剂量可使挛缩的肌肉松弛而解痉，使结缔组织和胶原纤维分散，透明质酸分离而软化斑痕、松解粘连。

（4）刺激骨痂生长，但大剂量会引起骨膜疼痛。

（5）作用于内脏。中小剂量可使肠蠕动增加，小剂量使心、肾血管扩张。

3. 治疗技术

（1）超声波治疗机有连续式和脉冲式输出。声头又称换能器，多由石英晶片发生振动。声头和皮肤间要密切接触而不能有空气，可涂接触剂，接触剂可使用石蜡油、凡士林等。

（2）方法

①接触法。接触移动法是将声头在治疗部位以1~2cm/s的速度缓慢地作直线或环形运动。接触固定法是将声头固定于较小的治疗部位或痛点。

②间接法。用于体表不平的部位。水下法用于四肢远端，肢体浸入温开水中（水中不能有气泡），声头距治疗部位2~4cm，缓慢移动。水囊法是将温水灌入乳胶囊中，囊中不能有气泡，治疗部位皮肤用接触剂，声头、水囊、皮肤之间紧密相贴。

③超声复合疗法。将超声疗法和其他疗法联合应用，如超声药物透入疗法、超声—间动电疗法、超声雾化疗法可以收到各疗法的综合作用。

（3）剂量。治疗剂量用声强表示，可分弱、中、强剂量。目前趋向用小剂量。连续输出时，移动法用0.5~2.0W/cm^2，固定法0.2~0.8W/cm^2；脉冲式输出时，移动法1.0~2.5W/cm^2，固定法0.3~1.0W/cm^2。

（4）时间和疗程。连续输出固定法1~5min/次，移动法5~10min/次。脉冲式输出15~20min/次，每天或隔天1次，急性病5~8次/疗程，慢性病10~15次/疗程。

（5）注意事项。

①声头密切接触治疗部位或浸入水后方可调节输出，否则超声能量大量衰减，而且易损坏声头。

②接触剂涂均匀，治疗部位剃光毛发。

③移动声头时要缓慢，稍加压力，用力均匀。

④有烧灼感时应立即停止治疗，查找原因并纠正。

⑤眼、卵巢、睾丸避免用中、大剂量。

（6）适应证。神经炎、关节炎、腱鞘炎等炎症和疾病。软组织扭挫伤、血肿。瘢痕挛缩、注射后硬结、血栓性静脉炎、冠心病、支气管炎。脑血栓、脑出血后遗症（注意在患肢对侧的颅部出血或栓塞的血管投影表面缓慢移动）。

（7）禁忌证。肿瘤、心绞痛、心衰、戴心脏起搏器者、出血倾向、活动性结核、高热、孕妇下腹部、严重支气管扩张，III 期高血压、严重动脉硬化、头、眼、生殖器部位、儿童骨骺。急性扭挫伤后 24 小时内慎用。

（五）磁疗法

1. 概述

应用磁疗作用于人体病变部位或穴位以治疗疾病的方法称磁疗法。磁场作用于人体，对体内生物电流分布、电荷运动状态、生物分子磁矩取向的影响，是产生磁生物效应的基础。

2. 治疗作用

（1）镇痛。磁场的镇痛作用与磁场消炎、消肿、减少局部组织张力、促进脑啡呔形成、抑制致痛物的产生有关。

（2）镇静。磁场能引起大脑皮层抑制过程加强，因而有促进睡眠、延长睡眠时间、使肌肉松弛的镇静作用。

（3）消炎。磁场能扩张局部血管，改善血循环和缺血、缺氧状态，提高免疫功能，从而使炎症减轻和消退，尤其对慢性炎症效果较好。

（4）消肿。磁场能消除各种物理因素引起的水肿、血肿，这与磁场扩张血管、加快血流、降低毛细血管通透性、减少渗出有关。

（5）降压。磁场作用于经络穴位，能调节植物神经功能、使血管扩张而降压，对 I、II 期高血压效果较好。

（6）止泻。磁场可降低肠道毛细血管的通透性、减少渗出、促进肠黏膜对水、电介质的吸收。

（7）治疗肿瘤。强磁场可以抑制肿瘤组织增生并缓解疼痛。

3. 治疗技术

（1）磁场类型。①恒定磁场的强度和方向均不随时间变化。②交变磁场的强度和方向均随时间变化。③脉动磁场的强度随时间变化。④脉冲磁场的强度随时间变化，而且突然产生又突然消失。这种磁场又可分为均匀脉冲磁场、疏密脉冲磁场、渐强脉冲磁场。

（2）静磁场法。用恒定磁场治疗。

①敷贴法。多采用磁片或磁珠直接敷贴于体表穴位或患部。可用单片、双片或多片（3~6 片）。双片敷贴时，可用同名极磁片并置于患部或用异名极磁片对置于患部（病变较深如膝关节）。病变范围大而表浅时，用多片同名极并置于患部。也可以将磁片安装在手表带、腰带、背心、鞋、枕等生活用品上间接敷贴（使磁片对着穴位或患部），或将磁块安装在床、椅上。

②耳磁法。将磁珠直接敷贴在相应的耳穴上，双耳交替贴敷，每周交替 1 次。

③磁针法。一般用皮内针刺入穴内，再敷贴磁片固定。

④磁电法。用磁片做电极，使磁片一极接触皮肤，另一极与脉冲电导线相联，使机体同时接受磁和脉冲电作用，电流强度以能够耐受为宜，磁片表面磁场强度一般0.2T。

（3）动磁场法。用交变磁场、脉动磁场和脉冲磁场治疗。

①旋磁法。在电动机上安装永磁体，磁体随着电动机转动而转动，产生脉动或交变磁场。

②电磁法。利用电流通过线圈铁芯而产生磁场。电磁感应磁疗机或异名极旋磁机产生低频交变磁场。脉动磁疗机，同名极旋磁机、磁电按摩器产生脉动磁场。脉冲磁疗机产生脉冲磁场。

（4）磁处理水法。将普通水缓慢通过医用磁水器处理，宜当天制成，可加热但不宜久煮，以初沸为度。每天1500~2000ml，最好晨起空腹饮用1000ml，治疗尿、胆结石，每疗程2~3月以上。

（5）剂量和疗程。剂量可按磁场强度分三级。弱剂量<100mT，适用于头、颈、胸、年老、年幼、体弱者。中剂量100~300mT，适用于四肢、背、腰、腹部。强剂量>300mT，适用于肌肉丰满处、肿瘤。磁片可持续敷贴，其他磁疗用于局部病变时，每次15~30min，用于穴位时，每穴1~5min，每次3~5穴。每日1次，15~20次为一疗程。

4. 适应证

软组织扭挫伤、外伤性血肿、浅表性毛细血管瘤、耳廓浆液性软骨膜炎、关节炎、肋软骨炎、颞颌关节功能紊乱、乳腺小叶增生、单纯性及婴儿腹泻、胃肠功能紊乱、高血压、神经衰弱、三叉神经痛、注射后硬结、尿路结石等。

5. 禁忌证

高热、出血倾向、孕妇、心功能不全、极度虚弱、皮肤破溃、戴心脏起搏器者。

6. 注意事项

少数病人磁疗后出现无力、头昏、失眠、嗜睡、皮炎、心悸、恶心、血压波动等反应，停止治疗可消失。

（六）传导热疗法

将加热的介质作用于人体，将热传导于人体以治疗疾病的方法称为传导热疗法。常用的热源介质有水、醋、沙、泥、热敷袋、中药、热空气、蒸气等。各种热源作用于人体共同的治疗作用是温热效应，可以改善血循环，消炎镇痛，降低肌张力，促进组织修复生长。临床以加温的石蜡为导热体治疗疾病的方法为石蜡疗法。

1. 治疗作用

（1）温热作用。能减轻疼痛、改善血循环、消散炎症、加速组织修复、缓解痉挛、降低结缔组织张力，增加其弹性，松解粘连、软化瘢痕。

（2）机械压迫作用。石蜡在冷却过程中，体积缩小，对组织产生压迫作用，有利于消肿。

（3）润滑作用。石蜡含有油质，对皮肤、瘢痕有润泽作用，使之柔软富有弹性。

2. 治疗技术

隔水间接加热为其主要方法。反复使用时，要消除其中的汗水、污物、杂质，加热到100℃，15min时可以达到消毒目的。一般1~3月清洁1次，并加入15%~25%新蜡。清洁方法有水洗法和沉淀法。治疗时分为蜡饼法、浸法、刷法等。此外还有浸蜡加其他热疗（浸蜡后，用红外线等照射，加强热作用）、浸蜡加运动（浸蜡 15min 后，将手拿出放在盛有柔软可塑的热石蜡盘中，让病人用手对石蜡抓、捏、揉等以改善手指抓握、分离、内收外展等功能）等方法。

3. 适应证

软组织扭、挫伤、关节炎、关节挛缩、骨折后肿胀与功能障碍、腱鞘炎、瘢痕、神经痛、冻伤等。

4. 禁忌证

高热、出血倾向、急性炎症、感染性皮肤病、皮肤破溃、浅感觉障碍、血循环障碍、肿瘤等。

（七）冷疗法

1. 概述

以低于人体温度而高于 0℃的低温治疗疾病的方法称为冷疗法。冷疗时人体温度呈一定程度下降，但不致造成细胞死亡与组织破坏；而温度降低到冰点以下，则要引起细胞损伤死亡，此时称冷冻疗法。常用于局部冷疗法的致冷物质为冷水、冰块、氯乙烷等。

2. 治疗作用。

（1）降低体温。（2）短时间冷作用使血管收缩，可用于止血如扁桃体术后止血、鼻出血止血等。（3）瞬间冷刺激使神经兴奋；较长时间作用使神经抑制、传导速度减慢、感觉神经的敏感性降低，故可止痛。（4）冷可使细胞代谢降低，组织需氧量减少。（5）冷使肌肉活动减弱，肌肉兴奋性下降、肌肉收缩速度减慢，故有解痉作用。冷冲动传入中枢掩盖或阻断疼痛冲动，也有助于减弱肌痉挛。

3. 治疗技术

（1）敷贴法。冰袋法是将碎冰块装入橡胶袋，局部敷贴数小时。冰贴法是将冰块隔毛巾间接敷贴，持续 20~30min，也可直接敷贴或移动按摩 5~15min。冷敷法是将毛巾浸冷水或冰水敷局部数小时。

（2）浸泡法。肢体浸入 13C°~15C°的冷水中，持续 1 到数小时。

（3）蒸发冷疗。氯乙烷等易蒸发物质，距皮肤 1cm，喷在皮肤上，持续 20~30s，可反复喷。

4. 注意事项

冷疗时应注意观察皮肤反应，一般反应皮肤变白，感觉迟钝麻木。达冰点时皮肤变硬，稍突起，出现“凝冻”。解冻时从周边向中央变潮红，重者中央区水肿，出现水疱。治疗时防止过冷、过久，以免冻伤。非冷疗部位注意保暖。

冷疗过敏时局部瘙痒，重者红肿疼。如有全身痒、荨麻疹、关节痛、心动过速、血压下降，立即停止冷疗。

5. 适应证

软组织急性创伤、蚊虫咬伤 24h 内、急性烧伤、化脓性炎症浸润早期、高烧、中暑、下肢痉挛。

6. 禁忌证

动脉栓塞、雷诺氏病、系统性红斑狼疮、血管炎、动脉硬化、局部循环障碍、皮肤感觉障碍、对冷过敏。老人、婴幼儿、恶病质者慎用。

（八）水疗法

1. 概述

利用水的物理性质如温度、水静压、浮力等和水所含的化学成分，以不同方式作用于人体治疗疾病的方法称为水疗法。水的热容量大、导热性强、人体密切接触，是传递刺激的最佳介质。水有浮力、静压力和流体力学等性质，人浸在水中能做各种运动以改善功能状态。水是良好的溶媒，能溶解矿盐和药物，水疗可以获得天然矿泉功效及进行药物治疗。水疗作用机制有三个基本因素，即温度、机械、化学刺激作用。

（1）温度作用

一定程度的冷刺激引起神经先兴奋后抑制，新陈代谢水平降低而有镇痛、消肿、解痉作用。温热刺激引起神经兴奋性降低，可以缓解疼痛、痉挛、使肌肉松弛、改善挛缩、促进血液循环、加强新陈代谢、扩大关节活动度等。在康复医学中，多用温热水治疗。

（2）机械作用

①浮力作用。身体浸入水中将减轻体重，因此，可使骨折、褥疮等患处减少压力并早期介入活动。关节强直、肌肉无力的患者可以借助于浮力进行功能训练活动。

②静压力作用。水下任何一点都存在水静压，其大小取决于水的深度。它可以压迫体表的血管、淋巴管，引起体液重新分配，从而有利于减轻下肢肿胀。水静压压迫胸廓、腹部，使呼吸受到一定限制，病人必须用力呼吸来代偿，从而加强了呼吸运动和气体代谢。

③水流冲击作用。利用特殊设备，将2~3个大气压的定向水流射向人体，可以引起血管扩张、神经兴奋。

（3）化学作用

根据需要在水中加矿盐、药物或气体能加强水疗效果并获得特殊反应。

2. 水疗种类和治疗方法

水疗历史悠久，方法颇多。医院中可建造大大小小的水池进行水中运动，主要用以改善运动功能状态或用特殊设备进行气泡浴、涡流浴；家庭可用脸盆、浴缸等做简易水疗（表7-14）。

表7-14 **家庭水疗一览表**

名　称	水　温	治疗方法	治疗时间	适应证
手热水浴	40℃~45℃	前臂或腕以下入水，可伴指关节屈曲、伸展、内收、外展等动作	每次30min，每日1~2次	关节炎、神经痛、手功能障碍
足热水浴	40℃~45℃	踝以下入水，可伴足部关节运动	每次20~30min，每日1~2次	头部充血、头痛、失眠、急性鼻炎、支气管哮喘、足关节扭伤、关节炎、足功能障碍

续表

名 称	水 温	治疗方法	治疗时间	适应证
手、足冷热交替浴	热水40℃~45℃冷水20℃以下	热水浴1min，冷水浴10~15秒，交替5~10次。以热浴开始，也以热浴结束	每次10~20min，每日1~2次	多汗症、血管神经性疾病
手、足冷水浴	20℃以下	腕、踝以下部分入水	3~10min或视情况而定，时间不宜长，每日1次	急性扭伤、血肿、急性炎症
坐浴	热水40℃~45℃	髋、会阴部以下入水。妇女月经期不做	10~30min	痛经、前列腺炎、盆腔炎
	冷水10~20℃	髋、会阴部以下入水。妇女月经期不做	3~5min	张力性便秘、膀胱无力
渐加温水浴	36℃~37℃到44℃~45℃	开始36~37℃，7~10min后，渐加水温到44℃~45℃	每次10~15min，每日1次	神经水溶、高血压、早期动脉硬化、心脑血管功能失调、痛风
半身浸浴	20℃~35℃	水深至胸，水温渐下降，配合胸、背冲洗与摩擦	每次10~15min，每日或隔日1次	神经衰弱、腹腔瘀血、痔、盆腔疾病
全身浸浴	冷水浴20℃以下		3~5min	兴奋神经，强化心血管，提高肌张力
	不感温水浴34℃~36℃		10~15min	失眠、神经衰弱、皮肤瘙痒、肌痛、关节疼
	热水浴39℃		5~15min	多发性关节炎、肌炎、肌痉挛、运动器官疾病、疲劳
盐水浴	38℃~40℃	水中加盐，达1%~2%浓度	10~15min	多发性关节炎、多发性神经炎、肌痛
松脂浴	36℃~38℃	加松脂粉50~75g	10~15min	兴奋性神经衰弱，I、II期高血压
苏打浴（碳酸氢钠浴）	36℃~38℃	加碳酸氢钠75~100g	10~15min	牛皮癣
中药浴	36℃~40℃	1. 针对疾病用药 2. 将中药煎液过滤加入浴液中 3. 可做局部浴、坐浴、浸浴	10~30min	方剂举例：威灵仙、生川乌和草乌、透骨草、海桐皮、刘寄奴各30g，防风、羌活、麻黄各24g，治疗风湿、类风湿性关节炎、关节痛、肌痛、神经痛

3. 水中运动禁忌证

皮肤和其他传染性疾病、频发或严重癫痫、心功能不全、肺活量低、感染、发热、恐水症或其他医生认为不宜者。血压偏高或者偏低者，治疗时间宜短，治疗后休息时间宜长，治疗中严密观察。尿、便失禁者治疗前排空大肠和膀胱，可做短时间治疗。

第二节 作业疗法

作业疗法(Occupational Therapy，OT)是根据病人的功能障碍，从日常生活的躯体和精神活动中、工作生产劳动中或闲暇活动中有针对性地选择一些作业方式，对病人进行训练，以恢复其独立生活能力的一种康复治疗方法。

一、作业疗法的目的

(1)维持现有功能，最大限度发挥残存功能。
(2)提高日常生活活动的自理能力。
(3)为病人设计及制作与日常生活活动相关的各种自助。
(4)提供患者职业前技能训练。
(5)强化患者的自信心，辅助心理治疗。

二、作业疗法的流程

1. 作业疗法包含的基本元素
(1)病人是作业疗法最基本的元素。
(2)由治疗师根据病人的功能状况及个人兴趣所选择的各种作业内容。
(3)环境是作业活动实施的场所，如可适合木工、金工、手工艺制作的工作间等。
(4)作业疗法师。
2. 作业疗法的流程
(1)接受(收)康复医生的处方(康复申请单)。
(2)初期评定。
(3)制订治疗目标。
(4)康复评定会(最终确定治疗目标)。
(5)制订训练计划。
(6)治疗(作业训练)。
(7)中期评定会。
(8)同(5)。
(9)同(6)。
(10)后期评定会(决定今后的治疗方针)。

三、作业疗法的评定

作业活动主要包括三大类即：日常生活活动，贡献性活动(也称生产性活动)以及娱乐性活动(也称消遣性活动)。病人这些作业活动能力被破坏时，评定时治疗师了解能力及障碍状态最基本的工作。

(一)作业疗法常用的评定方法

1. 观察

作业疗法师要观察病人对周围环境的反应，对运动的控制能力，对各种日常生活动作及相关物品的识别能力，以便发现心理的、认知的能力障碍。

2. 面谈

不仅仅能够使作业疗法师了解病人的情况，为治疗提供信息、资料，而且通过面谈要使病人明白作沙疗法的目的、意义及在康复中的重要意义。

3. 检查

检查过程采用实际操作、测量方式进行。整个检查可分为：关节活动度的测量、徒手肌力检查、偏瘫上肢运动功能检查、运动协调性检查、感觉检查、日常生活动作评定、握力及捏力检查、偏瘫上肢能力评定、失用失认评定、环境评定等诸项内容。

(1)关节活动度的测量(见第三章第二节)。

(2)徒手肌力检查(见第三章第二节)。

(3)偏瘫上肢运动功能检查偏瘫病人的运动功能检查方法是使用 Brunnstrom 六级检查法(参见本章第一节)。

(4)运动协调性检查协调性即运动的准确性与随意控制能力。通过对病人的实际操作检查，可发现病人运动的速度、力量及活动范围等方面存在的不正常，因为这些问题直接影响到病人日常活动动作的质量，故必须对其进行评价和训练(表 7-15)。

表 7-15　**协调性检查表**

<table>
<tr><td rowspan="2">书写检查</td><td colspan="2">住址</td><td colspan="10"></td></tr>
<tr><td colspan="2">姓名</td><td colspan="2"></td><td colspan="3">所需时间　分　秒</td><td colspan="5">使用手　左、右</td></tr>
<tr><td>画线检查</td><td colspan="3">右→
手→</td><td colspan="4"></td><td colspan="5">←左
←手</td></tr>
<tr><td rowspan="4">速度检查</td><td colspan="4">动　作</td><td>右</td><td>左</td><td colspan="4">动　作</td><td>右</td><td>左</td></tr>
<tr><td colspan="4">膝颚反复 10 次</td><td>秒</td><td>秒</td><td colspan="4">木钉盘(20 个)</td><td>秒</td><td>秒</td></tr>
<tr><td colspan="4">膝上翻掌 10 次</td><td>秒</td><td>秒</td><td colspan="4">三点打点(10 圈)</td><td>秒</td><td>秒</td></tr>
<tr><td colspan="4">指鼻检查(睁眼与闭眼)</td><td></td><td></td><td colspan="4">食指打点(15 秒)</td><td>次</td><td>次</td></tr>
<tr><td rowspan="4">准确性检查</td><td colspan="3">靶心打点检查</td><td colspan="3">穿空白画线检查</td><td colspan="3">线圈打点检查</td><td colspan="3">三点打点检查</td></tr>
<tr><td></td><td>左</td><td>右</td><td></td><td>左</td><td>右</td><td></td><td>左</td><td>右</td><td></td><td>左</td><td>右</td></tr>
<tr><td>圈外点数</td><td></td><td></td><td>误画处数</td><td></td><td></td><td>圈外点数</td><td></td><td></td><td>圈外点数</td><td></td><td></td></tr>
<tr><td>所需时间</td><td></td><td></td><td>所需时间</td><td></td><td></td><td>所需时间</td><td></td><td></td><td>所需时间</td><td></td><td></td></tr>
</table>

（5）感觉检查。感觉检查的内容有触觉、痛觉、温度觉、位置觉、立体觉。感觉检查的评定标准包括感觉消失、感觉减低、感觉过敏、正常。触觉检查要求病人紧闭双眼，检查者用毛笔或棉花对其体表进行接触刺激，刺激要双侧对称部位进行。痛觉检查是用针轻轻刺激皮肤，要求病人感到疼痛时立刻给予回答，并指明刺痛的部位。温度觉检查是取两支试管分别装入5℃～10℃的冷水和40℃～50℃的温热水，要求病人紧闭双眼交替接触其皮肤，让病人指出冷、热的感觉。检查要双侧对称。位置觉检查要求病人紧闭双眼，检查者将患侧肢体被动运动至某一位置，让病人利用健侧肢体模仿出相同的动作。立体觉检查要求病人紧闭双眼，将生活中较熟悉的某种物品（如勺子、手表、打火机、钢笔等）放于病人手中，让病人辨认。

（6）日常生活活动。日常生活活动（Activities of Daily Living，ADL）目前应用较为普遍的有巴氏指数（Barthel Index）和功能独立性（Functional Independence Measures，FIM）评定法。因为巴氏指数评定法评定内容少，评定简单，故应用较多（见第三章第三节）。

（7）握力、捏力。两者均属利用器械检查手肌力超过3级时的测试方法。

①握力。手的握力可利用握力计进行检查，测试时要求患侧上肢自然下垂不与身体其他部分接触，为求准确可测2～3次，取其最大值。

②捏力。利用捏力计可测出拇指与其他手指间的捏力大小。测试时用拇指与另外一手指的指腹捏压捏力计的双臂，得出实际数值。

（8）偏瘫上肢能力检查

①评定的内容。健手在患手辅助下剪开信封；患手拿钱包，健手从钱包中取出硬币；患手打伞（持续10秒钟）；患手为健手剪指甲；患手系衬衫袖口的纽扣。

②评定标准。废用手：5个动作均不能完成。辅助手C：5个动作只能完成1个。辅助手B：5个动作只能完成2个。辅助手A：5个动作能完成3个。实用手B：5个动作能完成4个。实用手A：5个动作均能完成。

（9）知觉障碍的评定。知觉障碍主要分为失认症和失用症。

①失认症。失认症是由于大脑损伤而引起的，非因感觉功能缺陷、智力衰退、意识不清、以往不熟悉等原因而引起，是对某些不能以相应感官感受并加以识别的症状。较为常见的有单侧忽略、疾病失认和Gerstman综合征。

a. 单侧忽略。Albert试验是让患者用笔在纸上将散步的无规则线条正确的删去（见图7-54）。Albert评定标准（表7-16）。

表4-16　**Albert评定标准**

评定级别	漏删线数	漏删线（%）
无	1～2	4.3
可疑	3～23	4.5～56.8
肯定有	>23	>56.8

Schenkenberg等分线段测验是在纸上画出长短及位置各不相同的水平线若干，让病人

用笔在每条线的中点作等分切割(图 7-55)。

Schenkenberg 等分线段评定标准：单侧漏划 2 条或中点偏移距离超出全线长的 10%均为阳性。

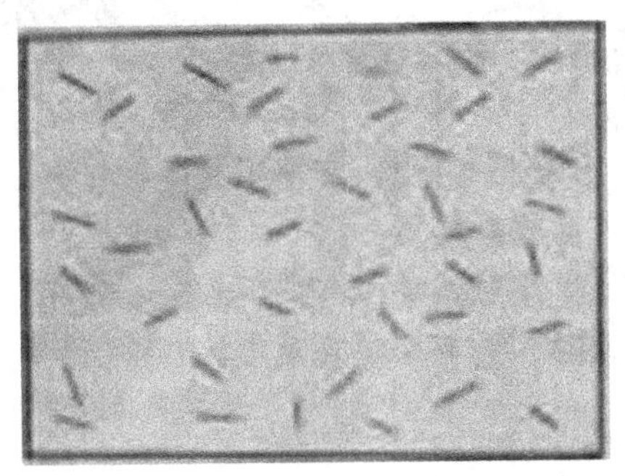

图 7-54　Albert 试验用图

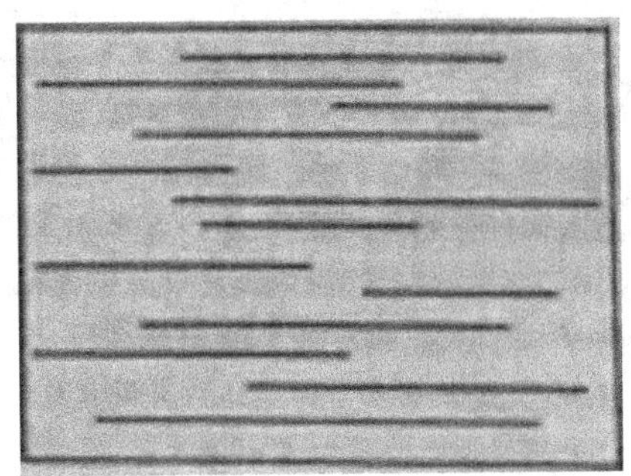

图 7-55　Schenkenberg 等分线段用图

b. 疾病失认。这类病人根本不承认自已患病，对自己也不关心，病情评定依靠临床表现。

c. Gerstmann 综合征。包括左右失定向、手指失认、失写、失算四种症状。评定方法如下：

检查者指点病人某一侧的手，让病人回答是他的左手还是右手。回答不正确即为左右失定向阳性。

检查者呼出左或右侧的食指、小指等手指的名字，要求病人指出相应的手指。回答错误即为手指失认阳性。

要求病人写出检查者口述的短句，不能写出者为失写阳性。

病人无论进行笔算或心算均会出现障碍为失算阳性。

①失用症。失用症是由于中枢神经损伤后，在运动、感觉和反射均无障碍的情况下，不能按命令完成原来会做的动作的症状。其中较为多见的有结构性失用、运动失用和穿衣失用。

a. 结构性失用。病人不能描绘或拼搭简单的图形。最敏感的检查为 Benton 三维结构测验。设置示范图，拿出 23 块积木，每块积木摆放正确给 1 分，不正确 0 分(图 7-56)。

评定标准：正常 20~23 分；异常≤19 分；虽能完成但超过 380 秒扣 2 分。

b. 运动失用。常用 Goodglass 失用试验评定。分别检查四个方面的动作：检查颊面用吹火柴法或用吸管吸饮料法。检查上肢用刷牙或锤钉子法。检查下肢用踢球法。检查全身用正步走或做出拳击姿势。

评定标准：正常者不用实物也能按命令完成。阳性者只有给予实物才能完成大多数动作。严重损伤者即使给实物也不能按命令完成指定的动作。

c. 穿衣失用。表现为对衣服的各个部位辨认不清，因而不能完成穿衣动作。

评定方法：让病人给玩具娃娃穿衣，如不能则为阳性。

(10)环境的评定。病人出院返回家庭后，为了更方便他们的生活，家中需要进行适

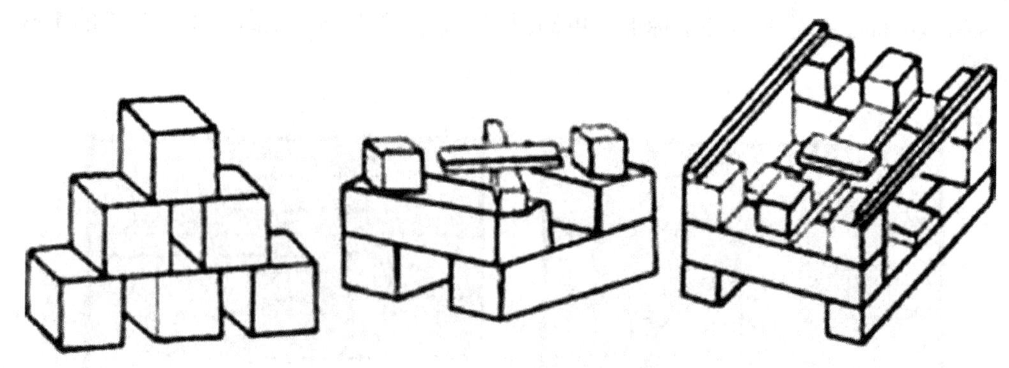

图 7-56　Benton 三维结构测验图

当的改造，作业疗法师根据病人的要求，提出无障碍的改造方案，具体要求如下：

①出入口。出入口应为斜坡式以方便轮椅的进出，倾斜角度为 50°或每长 30cm 升高 2. 5cm，宽度为 1~1. 14cm，双侧有 5cm 高的围栏，以防止轮子滑出。门内外应有 1. 5×1. 5m^{2}的平台部分与斜坡相接，其作用可使病人出门后转身来关门或锁门。

②楼梯。楼梯每阶高度不应大于 15cm，深度为 30cm，两侧均需有距地面 0. 65~0. 85m 高的扶手，楼梯至少应有 1. 2m 的宽度。

③走廊。通过一个轮椅一个行人的走廊需宽 1. 4m，轮椅旋转 90°处所需空间应为 1. 35×1. 35m^2，以车轮为中心旋转 180°时要 1. 7×1. 7m^{2}的空间；供轮椅出入的门至少有 85cm 以上的有效宽度，通道要有 1. 2m 宽。单拐步行通道所需宽度 70~90cm，双拐步行所需宽度 90~120cm。

④厕所。马桶高 40~45cm，两侧安装扶手，两侧扶手相距 80cm 左右，若供偏瘫病人使用，扶手也可采用可移动式，移开一侧以便轮椅靠近。单设坐式马桶仅需 2m^{2}的面积。

⑤洗手池。池底最低处距地面应大于 68cm，以便轮椅病人的轮椅进入池下，便于接近水池洗手和脸。池深不必大于 10cm，排水口应位于病人够得着处，镜子中心应在离地 105~115cm 处。

⑥浴室。淋浴时用手持淋浴头，避免使用盆浴方法以减少移动困难。喷头最大高度应使坐在轮椅上的病人能够拿得到。

四、作业治疗

（一）作业活动分析

作业疗法是用经过选择的作业活动改善病人功能障碍的方法。作业疗法师通过分析作业活动的基本运动及进行该项活动所应具备的功能水平等具体情况，决定此项活动是否符合康复治疗目标，是否可以达到治疗目的。

（1）提出该项作业活动的治疗目标。

(2)详细列出这项作业活动的具体步骤。

(3)完成该项活动所必需的功能水平。

(4)完成该项活动所需的其他因素，如材料、工具、作业环境，进行该项活动是否需要文化背景、社会意义等。

(5)针对每一步骤的运动进行分析，内容如下：运动的重要性，ROM，包含肌群、重力的作用、肌肉收缩类型，完成动作的肌力级别。

(6)为了使病人能够进行运动，哪些关节需要稳定以及如何稳定。

(7)活动适合的年龄阶段。

(8)运动中的注意事项。

(9)如何进行活动的改造，即难度级别的递增。这可以包括：肌力、ROM（主动或被动）、协调性、耐(久)力。

(10)活动如何促进社会、心理方面进展。

(11)活动中认知能力的提高。

(二)常见作业活动的种类和应用

1. 木工、木刻

(1)木工设备和工具。为台钻、电动丝锯、曲线锯、刨子、手锯。方法有制图(设计作品的规格、图案等)、取材(木材的切割、刨削、打磨等)、组合(利用乳胶或钉子进行装配)、油饰(表面喷涂油漆)。

(2)木刻设备和工具。为电动丝锯、台钻、雕刻刀。方法有设计(作品图案的选择、绘制)、制作底板(作品所需尺寸的底板)、复制(将图案复绘于底板上)、雕刻(用雕刻刀进行雕刻)、喷漆(利用自动喷漆枪进行油饰)。

(3)注意事项：①按电器设备操作常规使用，注意安全。②病人由作业疗法师监督使用电器设备。③防止作业种跌倒及木屑进入眼睛。

(4)适应证：上肢肌力较弱者、上肢关节活动度受限者、手部肌力较弱者、手指精细动作协调性差者。

(5)禁忌证：坐位平衡困难者、认知及感觉障碍者、精神障碍者。

2. 编纺、刺绣

(1)编纺。设备和工具有编织机、编织框(架)。方法为设计图案、编织、整理。

(2)刺绣。设备和工具有线绷子、绣花针。细为制图(设计作品的图案、规格)、固定用绣子将作业面绷紧、刺绣。

(3)注意事项：①编织上下经线每次只进行1次作业。②梭子要左右交替穿过经线间隙。编织作业每2~3行打1次纬线。

(4)适应证：手眼协调性差者、关节活动范围受限者、双手协调性差者、手指精细动作差者。

(5)禁忌证：认知功能障碍者、严重视力功能障碍者、共济失调者、帕金森病人。

3. 硅胶土或橡皮泥制作

(1)方法调和、塑形。

(2)注意事项：防止硅胶土或橡皮泥与衣服粘合。训练中使用一次性手套。

(3)适应证：手部肌力差者、手部关节活动范围受限者、手指精细动作差者、双手协调性差者。

(4)禁忌证：皮肤破损者、手部肌力低下者、精神障碍者。

4. 皮革

(1)设备和工具：图案模子、画线刀、图案模板、压滚、橡胶垫块、木锤。

(2)方法制图(选择图案模板或设计作品图案)、取材(切割皮革)、图案复制(利用压滚及图案 模子或图案模板将图案复制于皮革上)、成型(用木锤敲打模子进行造型及上色)、喷涂(喷防水剂)。

(3)注意事项：①防止颜料污染地面。②注意刀、剪等刃具的使用，防止外伤。

(4)适应证：双手协调性差者、上肢关节活动范围受限者、上肢稳定性差者、手眼协调性差者。

(5)禁忌证：严重视力障碍者、共济失调者、认知障碍者、感觉障碍者、精神障碍者。

5. 嵌镶

(1)设备和工具：马赛克钳、电动丝锯、石膏粉。

(2)方法：图案设计、底板制作(用三合板)、图案复制(将图案复绘于底板)、制作、间隙修整。

(3)注意事项：①马赛克应在透明塑料袋内钳碎。②马赛克片间距为1~2mm。③在石膏未完全干燥前，用湿布清洁作品表面。

(4)适应证：手部肌力差、手指精细动作差、双手协调性差。

(5)禁忌证：视力功能低下者、手部皮肤疾病者、认知障碍者。

6. 铜板工艺

(1)设备和工具：锤子、电动丝锯、长钉子。

(2)方法：设计图案、图案复绘、底板制作、制作、喷涂或氧化处理。

(3)注意事项：①电器设备按操作常规进行。②敲打力度尽可能平均，勿将铜板穿透。

(4)适应证：手眼协调性差者、上肢及手部肌力弱者、上肢耐久力差者、双手协调性差者。

(5)禁忌证：严重视力障碍者、感觉障碍者、认知功能障碍者、精神障碍者。

(三)作业疗法中的功能训练

1. 增强肌力训练

作业疗法中肌力增强训练实际上应包括两部分，即健侧和患侧肌群。针对患侧进行残存肌力的强化训练，使之达到改善提高。通过训练健侧使之超过原有的正常肌力。在肌力训练中应遵循以下原则：肌力为1级或0级时，只进行被动运动，肌力2级时进行辅助主动运动或利用支具辅助运动，肌力3级或以上时应完全进行主动运动，肌力达到4~5级除主动运动外还可根据情况提供抗阻运动。利用作业活动或对作业活动进行改造设计出不同的抗阻形式，如利用木工、铜板、沙磨板等作业活动，可为病人提供抗阻、抗重的主动运动训练。

2. 维持和扩大关节活动度训练

关节的主动与被动活动范围明显不一致时，提示神经肌肉方面可能存在着某些问题，同时也是影响与将来康复疗效的重要因素。

在作业疗法中必须强调病人早期康复的重要性以及注意体位的变换和良好肢位的保持，经常进行以被动运动为主的关节活动辅以病人主动关节运动，以达到防止关节挛缩的目的。根据作业疗法的特点，可以设计一些病人感兴趣的作业活动，使病人有兴趣而且可产生成功感；在可动关节活动范围内得到运动的同时，还要不断去扩大关节活动范围，以达到维持和扩大关节活动度的要求。

3. 改善协调和灵巧度的训练

造成协调和灵巧度障碍的原因很多，这就要求对病人进行全面评价与治疗，对于上肢、下肢或躯干的肌力、感知觉、平衡和手眼协调能力综合治疗，具体对待。

(1)上肢协调运动障碍时常利用锯木或打磨木板等作业活动来强化病人上肢粗大运动协调障碍，根据病人情况不同可以调节作业平台的角度及轮椅的位置，磨木所需的磨具(也叫沙磨板)设计有不同的型号、不同的把柄，以适应不同的病人需要。对于上肢精细运动协调障碍者，可以让病人进行编纺，利用蛋壳进行嵌镶作业活动，最后制成漂亮的作品。

(2)下肢协调运动障碍时常使用的作业活动有套圈、抛沙包等。可以根据病人情况由静态平衡向动态平衡过渡，循序渐进，训练方式也应因人而异，充分发挥作业活动改造性、适应性强的特点，不断强化病人的身体重心转移的控制、体位的变化等。

4. 平衡训练

除上述利用套圈、抛沙包等作业活动可进行平衡功能训练外，还可以利用平衡板进行平衡训练，病人站立的姿势可以变化：病人可双脚前后位、双脚左右位(分开)、双脚并拢，甚至在平衡板上进行慢速步行等。通过不同的训练方法强化病人不同的功能。

5. 增强全身耐久力训练

作业疗法中的训练原则为少负荷、多重复。根据病人的个体状况与兴趣，安排容易、简单或较难、较复杂的作业活动，以达到提高全身耐久力的目的。

6. 感觉训练

感觉障碍要认真进行评价，区分深浅感觉障碍，有针对性地进行健侧和患侧的同步治疗，强化正确感觉的输入，包括触觉、疼觉、固有觉、温度觉等。训练要反复进行，以达到最好效果。

(四)作业疗法中的日常生活活动训练

1. 转移训练

(1)偏瘫病人的转移训练

①从床到轮椅的转移。轮椅与床成45°角，刹住车闸，向两侧旋开足托，病人利用健手、健腿站起，将健手扶在外侧扶手上，以健腿为轴转动躯干使臀部正对椅子坐下。

②从轮椅到床的转移。轮椅与床成45°角，刹住车闸，向两侧旋开足托，健手支撑近

床扶手，利用健手、健足站起，健手支撑床面上以健腿为轴转动躯干，使臀对床平稳坐下。

③轮椅至厕所的转移。轮椅与坐厕成30°~40°角，刹住车闸，向两侧旋开足托板，用健腿站起、弯腰，用健手抓住对侧扶手，如无扶手，扶在远端的坐厕圈盖上，以健腿为轴转动身体，使臀正对坐厕，坐下。

（2）截瘫病人的转移训练

①直角对床转移轮。椅向前与床成直角，刹住车闸，病人背向轮椅，以双手反复撑起的动作将臀部后移向床边，然后将双手扶于轮椅扶手上撑起上身，使臀向后坐于轮椅内，打开车闸，后移轮椅至足跟移离床边，刹住车闸并将双足置于足托板上。

②与床成30°角转移。轮椅与床成30°角，刹住车闸，除去轮椅近床侧扶手，病人取床边端坐位，一手撑床，一手握轮椅外侧扶手，将身体撑起并移动臀部至轮椅上，再将双足放于足托上。

③轮椅至厕所的转移。轮椅尽可能斜靠厕所的厕座，刹住车闸，旋开足托，除去近厕座的轮椅扶手，一手撑住轮椅座面，另一手撑住远厕座圈，将身体移向厕座。

2. 进食训练

（1）偏瘫病人进食训练。单手用勺进食时，可以使用特制的碟挡，以防止食物推出碟外，为了防止进食过程中碟子移动，可在下面加垫一条湿毛巾或一块胶皮，或利用带负压吸盘的碗。为了便于抓握餐具，还可用毛巾缠绕餐具手柄起到加粗作用。

（2）截瘫病人进食训练。四肢瘫病人大多不具备抓握功能，借助于“C”形箍等自助具可以完成进食，但要求病人具备肘关节的屈伸功能。C6~C7损伤者经过训练可独立完成进食，而C5损伤者不能完成，需要由他人辅助。

3. 梳洗训练

偏瘫病人可用健手进行，如拧毛巾时可将毛巾绕在水龙头上拧干，利用市售带长柄的海绵刷擦后背，用背面带有吸盘的刷子固定于洗手池旁将手在刷子上来回刷洗干净。

截瘫病人上肢功能均较好，基本可独立完成梳洗。四肢瘫病人则需他人协助完成梳洗。

4. 更衣训练

（1）偏瘫病人的更衣训练

①穿前开襟的衣服。穿法是将患手插入衣袖内，用健手将衣领向上拉至患侧肩，健手由颈后抓住衣领并向健侧肩拉，再将健手插入衣袖内，系好纽扣并整理。脱法是将健手抓住衣领，先脱患侧衣袖的一半，使患侧肩部脱出，然后健手脱掉整个衣袖，健手再将患侧衣袖脱出。

②穿脱裤子训练。如为在床上，则先把患腿插入裤腿中，再穿健腿，躺下后蹬健腿把臀部抬起，再把裤子提至腰部，用健手系好腰带。脱法与穿法相反。如为在椅子上，则将患腿放于健腿上，穿起患侧裤腿，放下腿并穿上患侧裤腿，用健手拉住裤腰站起，将裤子提至腰部，再坐下用健手系好腰带。脱法与穿法相反。

(2)截瘫病人的更衣训练

①穿开身衣服的方法是将一手伸入同侧衣袖并伸出手腕，同法完成另一手，然后躯干前屈双手上举使衣服越过头并落于背后，整理衣服。衣扣可用尼龙搭扣代替或使用系扣自助具完成系扣动作。脱法与穿法相反。

②穿套头衫是将左手插入同侧衣袖内，在右手的协助下使左手手腕伸出袖口，同样方法完成右手，双手上举同时头向前伸套入衣服并钻出领口，整理好衣服。脱时躯干尽可能前屈，双手将衣服由后领向上拉，直至退出头部，退出一侧肩与手，再退出另一侧的肩与手。

5. 入厕、入浴训练

病人的转移方法可参考前面的方法。

(五)作业疗法中自助具的种类和应用

在作业疗法的治疗中，为使病人能借助其残存的功能完成一些 ADL 动作，而为病人专门设计或对原有用具、用品进行改造而成的一些用具或装置称为自助具。大致分为以下几类：

1. 进食类

(1)加粗手柄的叉、刀、匙。适用于手指屈曲受限或握力较弱的病人。

(2)弯曲角的匙、叉。适用于内收功能受限或匙、叉与碗碟无法达到正常角度者。

(3)碟挡。可防止食物被推出碟外。

(4)带负压吸盘的碗。在碗下部装有负压吸盘，可防止碗被推动，碗上部一端较高可挡住食物。

(5)带"C"形把的杯子。把 C 形箍固定于杯缘上，以利于手部握力较差的病人把持。

2. 更衣类

(1)系扣器(图 7-57)。

(2)穿衣棒。在棒的末端有一"L"形钩，可用于拉上或推下衣服，也可用于拾取高处或低处的衣服(图 7-58)。

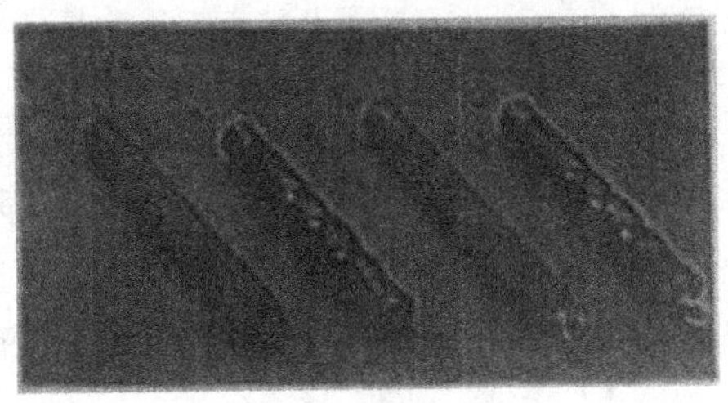

图 7-57　系扣器

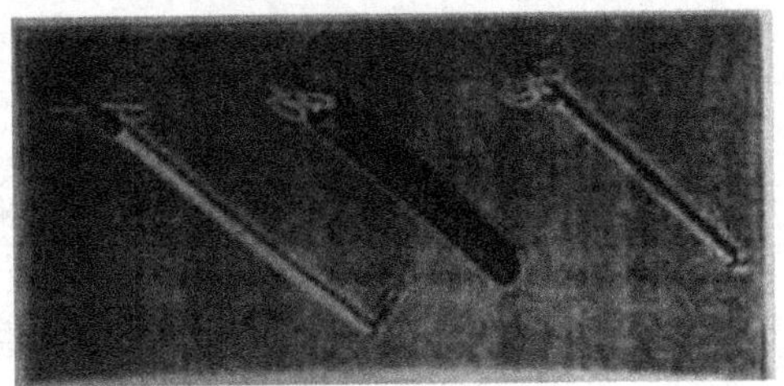

图 7-58　穿衣棒

(3)拉锁环。穿入拉锁舌孔内的圆环，以便手指抓捏功能不佳的病人使用。

(4)穿袜自助具(图 7-59)。

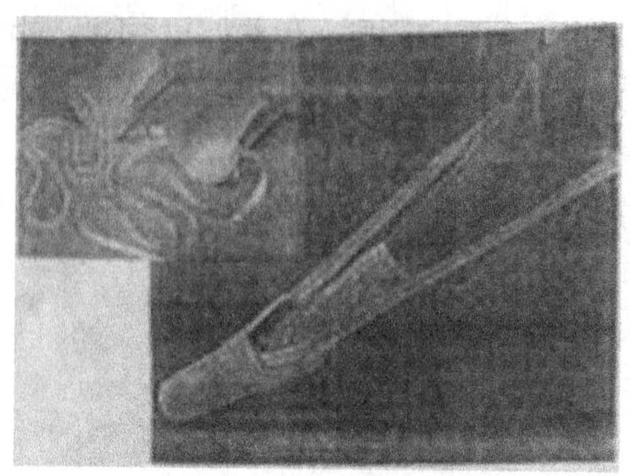

图 7-59 穿袜自助具及用法

3. 梳洗修饰类

(1)带吸盘的刷子。刷子背面固定两个橡皮吸盘，可固定于洗手池旁，手指可在刷上来回刷洗(图 7-60)。

(2)加长手柄及弯曲成角的梳子。适用于肩关节及上肢活动范围受限，手不能达到头部的病人(图 7-61)。

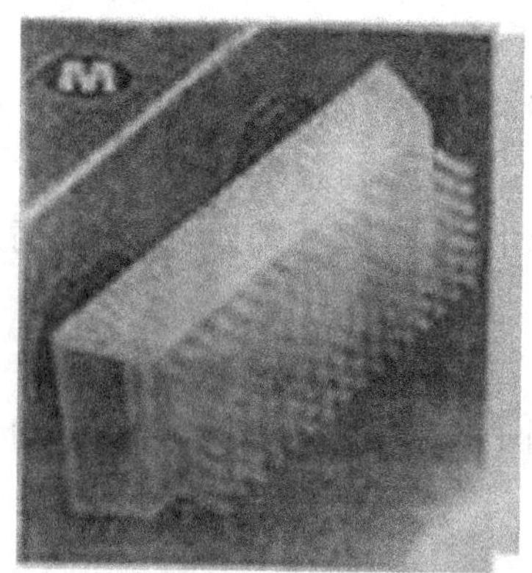

图 7-60 带吸盘的刷子

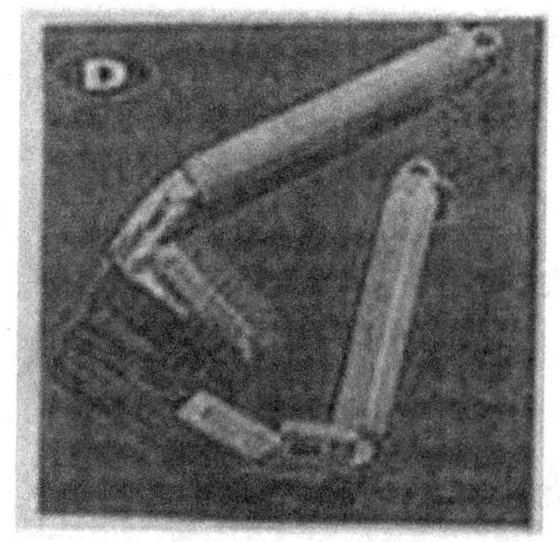

图 7-61 加长手柄及弯曲成角的梳子

(3)带“C”形箍的剃须刀。将 C 形箍固定于剃须刀上，以便手指抓握能力差的病人使用。

(4)可固定式指甲刀。下面带有的吸盘可固定于桌面，适用于一手有障碍的病人(图 7-62)。

(5)带蛇形软管把柄的镜子。手柄由金属的蛇形管制成，可调节角度。

4. 阅读书写类

(1)打字自助具。由“C”形箍加一带橡皮头铅笔或其他材料制成(图 7-63)。

(2)持笔器。由热塑性材料制成，以适合于握笔困难的病人使用(图 7-64)。

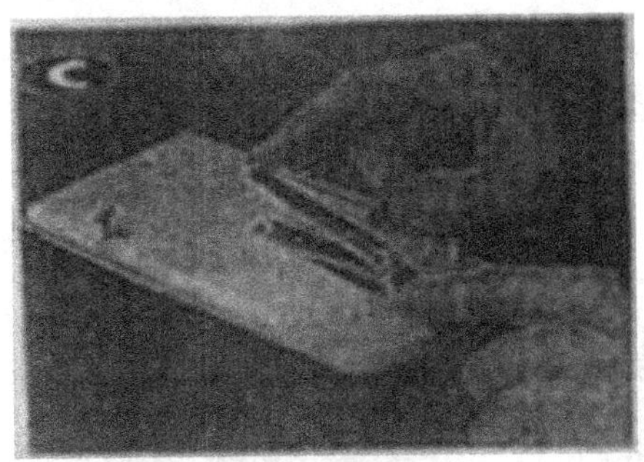

图 7-62　可固定式指甲刀

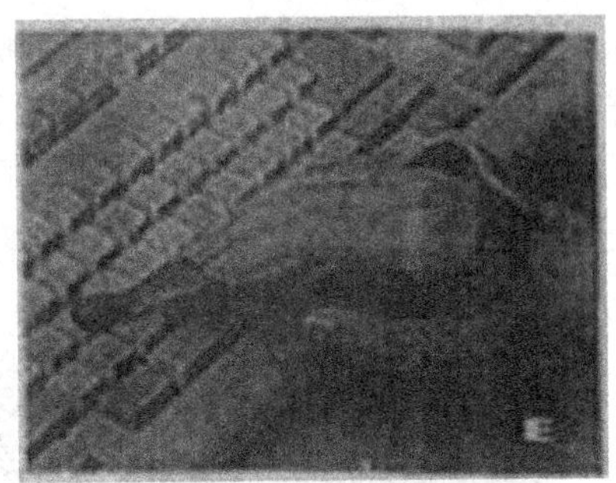

图 7-63　打字自助具

（3）阅读架。由金属框制成，放于桌面可将书、报等固定于架上以便于阅读（图7-65）。

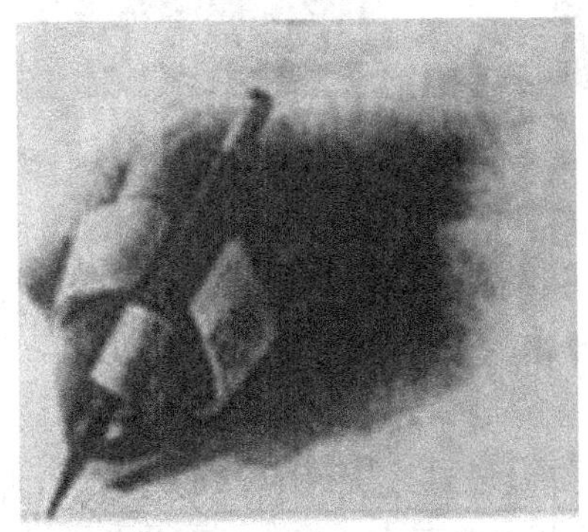

图 7-64　持笔器

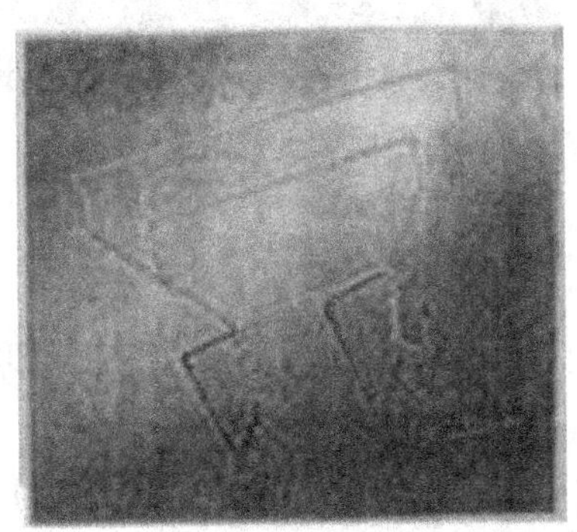

图 7-65　阅读架

5. 炊事类

（1）特制切菜板。带有竖直向上的钉子用于固定蔬菜，边缘装有直角挡板，防止蔬菜滑出（图 7-66）。

（2）刀具"L"字形刀或叉，呈手锯状易于割切（图 7-67）。

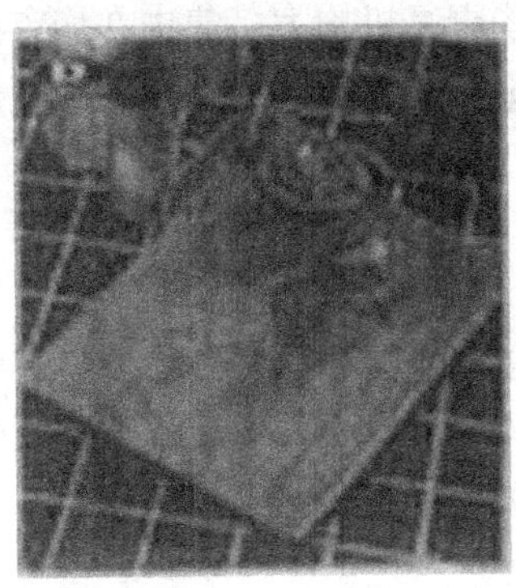

图 7-66　特制切菜板

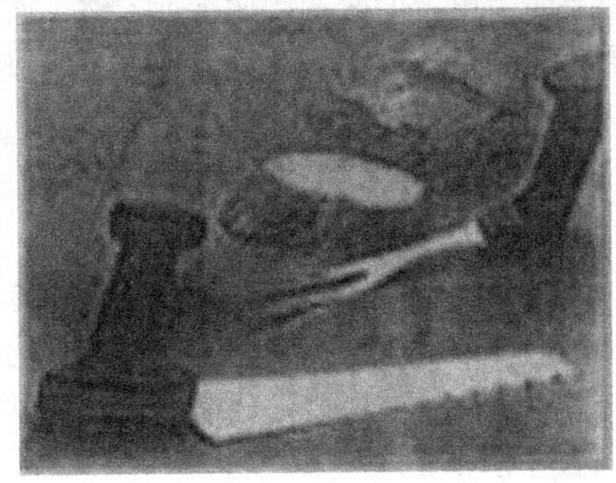

图 7-67　L 形刀叉

(3)开瓶盖器。将一“V”形条固定于板上，再将板固定于悬吊柜的底部，将瓶子或罐头的盖子卡入“V”形口内旋转即可打开瓶盖(图 7-68)。

(4)洗杯子的刷子。固定于吸盘上的刷子，应用时将杯口向下套入即可转动，洗刷杯子很方便(图 7-69)。

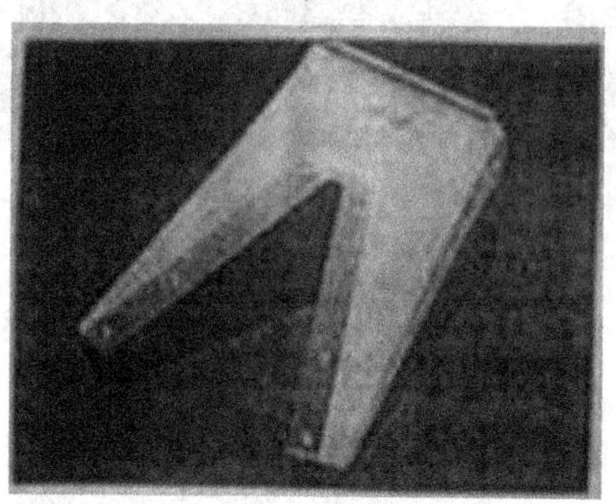

图 7-68　开瓶盖器

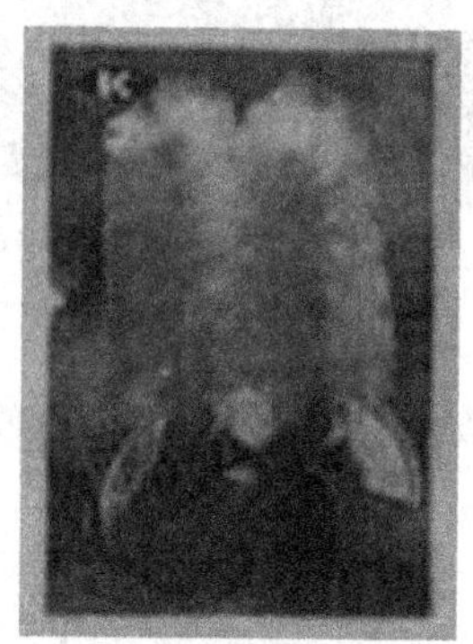

图 7-69　洗杯刷子

第三节　听觉语言疗法

根据全国残疾人抽样调查结果，我国 1987 年共有残疾人 5164 万人，其中听力语言残疾 1770 万人，占各类残疾人之首。14 岁以下聋儿 171 万人，7 岁以下聋儿 74 万人。按照我国残疾人总数占总人口 5%的比例推算，目前我国残疾人总数已由 1987 年的 5164 增加到约 6000 万，7 岁以下聋儿约 80 万，而且每年新增聋儿近 3 万人。急性脑血管病是我国的常见病之一，脑外伤近年来也呈明显增加趋势，它们中至少 1/3 以上患者可产生语言障碍。另外，相当数量的智力低下儿童与脑瘫儿童有语言障碍。可见目前我国有大量语言障碍患者急待治疗。人若丧失听觉和语言，不仅难以感受丰富多彩的有声世界，更加严重的是失去了学习和运用语言的机会。近年来在全国建立了不少听觉语言障碍康复机构，但与我国大量语言听力患者的数量相比远远不够，而且这些康复机构大多集中在城市，广大患者和其家庭往往在经济和精力上难以承受，所以应让更多的人掌握这方面的康复知识，使患者在社区水平能够得到及时有效的治疗。

一、语言的产生、传递和接受过程

在平时的生活和工作中用语言进行交往和传递信息，人们在产生和运用语言的过程中常常是无意识的，包括意识不到言语器官的活动，但实际上语言处理过程相当复杂，为了便于理解，可将语言的处理过程分为三个阶段(图 7-70)。

(一)语言学水平

语言学水平是在大脑内完成的。无论是汉语、英语还是日语是都以所规定的符号为基础，用语言学概念，将所要说的内容组合起来，例如小单位是由一个个的音排列成单词，

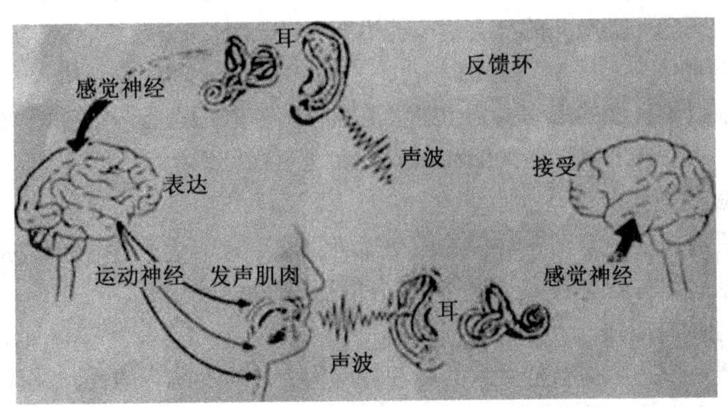

| 语言学水平 | — | 生理学水平 | — | 声学水平 | — | 生理学水平 | — | 语言学水平 |

图 7-70　语言链

大单位是依语法结构排列成句子和文章等。

(二)生理学水平

决定了要说的内容，就要实际运用构音器官，通过构音器官的协调运动说出单词、句子和文章。构音器官的运动包括横膈、声带、腭、唇等的协调运动。例如在说出“苹果”这个词时，就要通过大脑和神经支配下的言语肌肉的协调运动来实现说出“苹果”这个词，在说出这个词后，一方面通过对方的外耳、中耳、内耳、听神经传到听觉中枢，同时也通过同样途径传到说话者的中枢，由此说者可以调整和控制说话的音量。以上的三个方面都属于复杂的生理过程。

(三)声学水平

语言处理过程中的每一水平都很复杂，而且要表达的意图，内容的组合，发声、构音器官的协调运动等是随着年龄变化的，与大脑的发育有关。如果由于先天性因素导致大脑发育不全，便会不同程度地影响语言学水平的处理过程。由于脑梗塞或脑外伤损伤了大脑的语言中枢和相关结构，也会影响语言学水平和生理学水平，进而影响声学水平。在语言发育完成之前的听力障碍，会由生理学水平影响到语言学水平和声学水平。

二、听觉语言障碍的类型

(一)听觉障碍

从语言康复的观点出发，获得语言之前与获得语言之后的听觉障碍的鉴别很重要。儿童一般在 7 岁左右语言已发育完成，称为获得语言。获得语言之后的听觉障碍的处理只是听力补偿问题；获得语言之前特别是婴幼儿时期的中度以上的听力障碍，不经听觉语言康复治疗，获得语言很困难。

(二)儿童语言发育迟缓

儿童语言发育迟缓是指儿童在生长发育过程中其语言发展落后于实际年龄的状态。最常见的病因有大脑功能发育不全、自闭症、脑瘫等。这类儿童通过语言训练虽然不能达到正常儿童的语言发育水平，但是可以尽量发挥和促进被限制的能力，不仅语言障碍会有很大程度的改善，还能促进患儿的社会适应能力。

（三）失语症

失语症是获得语言性的障碍，是由于大脑损伤所引起的语言功能受损或丧失，常常出现听、说、读、写、计算等方面的障碍。成人和儿童均可发生。

（四）运动障碍性构音障碍

由于神经肌肉病变引起构音器官的运动障碍、发声和构音不清等症状称为运动障碍性构音障碍。常见病因有脑血管病、脑外伤、脑瘫、多发性硬化等。

（五）器质性构音障碍

由于构音器官形态结构异常所致的构音障碍称为器质性构音障碍。其代表为腭裂。可以通过手术来修补缺损，似部分患儿还会遗留有构音障碍，通过语音训练可以治愈或改善。

（六）口吃

口吃是言语流畅性障碍，是儿童在语言发育过程中不慎学习了口吃及心理障碍等原因所致，可表现为重复说初始的单词或语音、停顿、拖音等。部分儿童可随着成长自愈。通过训练可以得到改善。

三、语言障碍的治疗途径

（一）手术

对外伤、炎症、肿瘤等原发疾病进行的医学治疗和手术，有时可以治愈，但很多患者会留下后遗症，需要通过康复治疗来改善功能。

（二）训练、指导

训练是语言治疗的中心，包括听觉的应用，促进语言的理解，口语表达，恢复或改善构音机能，提高语音清晰度等语言治疗。

（三）辅助具

为了补偿机能受限，有时需要装配辅助具。

（四）替代方式

当重度语言障碍很难达到正常的交流水平时，就要考虑使用替代交流方式，如手势、交流板等。

四、语言障碍的治疗原则

语言治疗是促进交流能力的获得或再获得，就是治疗人员给予某种刺激，使患儿作出反应，正确的反应要强化，错误的反应要加以更正，反复进行可以形成正确反应、纠正错误反应。

五、语言治疗实施条件

为了达到最佳治疗效果，应尽量具备以下条件。

(一)场所

对于脑外伤或脑血管病急性期患者，当病情许可时，可以在床边进行训练。当病人可以借助轮椅活动时，就到训练室进行训练。要尽量避开视觉和听觉上的干扰，最理想的是在有隔音设施的房间内进行。成人治疗的房间不要太大，一般10㎡即可。

(二)形式

原则上以一对一训练为主，有时要进行集体训练，可请心理治疗、作业治疗、社会工作者一起参加，这种训练可以增加患者的自信心和兴趣。

(三)训练次数和时间

可以根据训练者和患者人数而定，一般一次半小时至一小时，住院患者每周3~5次，门诊患者可以间隔长一些时间。为使患者更好地康复，还应对患者家属提供指导。

(四)卫生管理

训练时经常接触患者的身体和唾液，所以一定要预防各种传染病，手指有伤时要特别注意，训练前后要洗手，训练物品要定期消毒，直接接触患者口腔或皮肤的检查训练物品要用一次性的。

六、语言康复中的注意事项

(一)反馈的重要性

这里所说的“反馈”是指训练过程中，患者对自己的反应有意识的认识(如指出图片或发出声音等。有两种意义，一是对自己所进行的活动主动、客观地把握，另一个是能认识到反应正确与否)。

(二)合并症

由原发病引起的抑郁与过度紧张经常存在，要注意与患者的说话方式和调整语言环境。

(三)确保交流手段

语言是交流的工具，对于重症患者，首先要用手势、笔谈、交流板等交流工具，尽量建立基本的交流。特别对失语症患者有很大意义。

(四)患者本人的训练

训练效果原则上与训练的时间成正比，因此，要充分调动患者和家属的积极性，配合训练。训练的课题和内容可以完全一样，让患者自己训练，但要变换形式。

(五)注意观察患者的异常反应

开始前要了解患者原发病及合并症方面的资料以及可能出现的意外情况。另外，要经常注意患者的身体情况，病房人员的介入量，运动疗法与作业疗法训练内容等。特别要注意患者的疲劳表情。训练时如发现与平时状态不同绝不要勉强训练。

七、失语症的评价

(一)失语症评价的目的

掌握患者是否患有失语症、失语症的类型和轻重程度，决定今后的治疗。临床上一般分为简易检查和综合检查(标准失语症检查)。

(二)失语症评价的方法

1. 简易检查

(1)目的是通过这项检查从大体上了解患者的语言障碍及其程度，采用的方法简单明确，做到在尽量短的时间内掌握患者的情况。这种检查适合于初诊患者，尤其是急性期的患者，检查所用的时间一般为数分钟到十几分钟。应重点观察以下方面。

(2)简易检查方法

①言语表达。采取与患者自然会话的形式，例如询问患者的姓名、年龄、身体情况、睡眠饮食情况等，同时观察患者的言语表达为流畅型或非流畅型及是否可以复述。通过对身边物品的呼名，观察其是否有命名障碍。患者有错语时，观察其是哪种错语，是否伴有刻板语言，是否伴有运动性构音障碍。一边观察一边记录患者的表现特征。

②听觉理解。在作这项检查时，可以将4到5个日常用品摆放在患者的面前并说出名称，由患者指点，观察单词水平的理解。然后，患者按照指示摆放以上物品。另外，也可以进行身体部位的理解检查。

③阅读和书写。出示以上同样物品的文字或写出文字由患者读出，随后患者按文字的要求移动物品。进行书写检查时，可以让患者书写自己的名字或物品的名称，并将其阅读和书写的特征记录下来。

④高级皮质机能。观察是否伴有失用、失认，注意力是否可以集中等情况。

⑤其他观察。除了以上的评价，还要掌握以下方面的情况，是否焦躁、易怒、不安、抑郁。是否能配合检查、训练意欲等。

(3)简易检查评价分析

以上各项评价结束后，要结合评价前已掌握的医学情况进行分析(如发病原因、性质、发病时间的长短，既往是否有脑血管病史、癫痫发作、心血管疾患、视野、听力检查、CT或MRI结果)，最后判断是否为失语症，轻重度如何，可能为哪一种类型。如果不易判定，可以继续观察或进行标准失语症及其他检查后再定。另外，是否合并高级皮层机能障碍及其他方面的异常。在重症患者，要尽量发现其残存的理解及交往能力，这样不但可以确保利用目前的交往手段，也有利于制定训练标准。

2. 综合检查

目的是描述语言行为，鉴别各类失语，决定治疗和发现促进康复的因素。特殊目的包括病因学、认知、交往和语言学目的。听觉理解和口语表达是语言最重要的方面，应视为检查的重点。目前，在国内比较普遍应用的是中国康复研究中心失语症检查，此检查由30个分测验组成，分为9个大项目，包括听、复述、说、出声读、阅读理解、抄写、描写、听写和计算。像身体部位辨别、空间结构等高级皮层功能的检查没有包括在内，而在另外的检查中进行。此检查法只适合成人失语症患者。在大多数项目中采用了6级评分标准，对患者的反应时间和提示方法都有比较严格的要求，除此之外，还设定了中止标准。本检查是通过语言的不同模式来观察反应的差异，在一些项目中使用了相同的词语，为尽量避免和减少患者由此造成对内容的熟悉，在图位置的安排上有一些变化。

此检查所需的全部材料和物品包括失语症检查说明、图册、词卡、实物和记录册要掌握正确的检查方法，需要由参加过失语学习班或熟悉检查内容的检查者来进行检查。

3. 失语症的分类

失语症分为 13 类：①Broca 失语。②Wernicke 失语。③传导性失语。④完全性失语。⑤经皮质运动性失语(经运)。⑥经皮质感觉性失语(经感)。⑦经皮质性混合性失语(经混)。⑧命名性失语。⑨纯词聋。⑩纯词哑。⑪皮质下失语。⑫失读症。⑬失写症。

4. 常见失语症鉴别流程(图 7-71)。

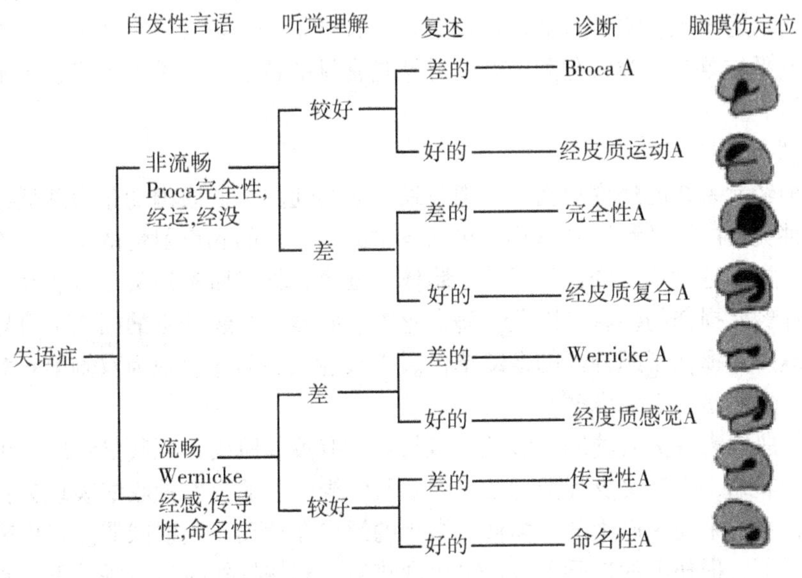

图 7-71　失语症鉴别诊断流程

八、构音障碍的评价

构音障碍(dysarthria)是由于神经病变导致言语肌肉的麻痹或运动不协调所致的言语障碍，从大脑通路到肌肉本身的病变都可能引起这种异常的表现。由于此异常的主要发病机理为运动障碍，所以又称为运动障碍性构音障碍。病因常见于脑血管意外、颅脑外伤、脑肿瘤、脑瘫、肌萎缩性侧索硬化、重症肌无力、小脑损伤、帕金森病、多发性硬化症等。构音障碍可以单独发生，也会与其他语言障碍同时存在，如构音障碍常与失语症合并出现。

(一)构音障碍的类型和言语特征

1. 痉挛性构音障碍

由上运动神经元损伤引起的构音障碍称为痉挛性构音障碍，见于脑血管病、脑外伤、肿瘤、感染损伤皮质延髓束。单侧的皮质延髓束和皮质脊髓束可引起痉挛性偏瘫，对言语的损伤是一过性的或是轻度的；最严重的是双侧皮质延髓束损伤引起的假性球麻痹，一般都涉及言语、咀嚼和吞咽，神经病学特征表现为肌张力增高和腱反射亢进，虽然腱反射亢进但肌肉活动减弱，运动的范围也受限，运动的速度减慢。

单侧损伤表现为面部不对称、鼻唇沟变浅、口角偏向健侧、唇运动减弱、舌偏向患侧、腭弓下降。腭障碍明显，喉的功能常常保留，构音异常依据损伤的程度而不同。经过一段时间的治疗，言语的清晰度可得改善。在假性球麻痹时通常口部肌肉在运动的范围和速度上表现出严重的损伤。舌可能只能伸到唇部，运动减慢、范围减小，腭运动减弱以致发音严重不清。在早期，咽反射可能引不出，以后逐步恢复或可能反射过高。咀嚼和吞咽都受到影响，大多数患者流涎。

假性球麻痹言语特征表现为典型的痉挛性构音障碍，噪音是一种急促的很紧的发声，常常在单词的末尾出现，语调过低、语调分裂、音量单一、重音减少或消失。部分患者可出现过重音或平均重音。鼻音化和辅音的异常是常见的特征，严重者元音也受到影响，发音的速度减慢。

2. 弛缓性构音障碍

下运动神经元系统的病变损伤了肌肉收缩的最终通路，使肌肉的张力降低或麻痹，这种损伤使各种类型的运动都受到影响，包括自主的、自发的和反射性的运动而表现为麻痹性构音障碍。损伤运动单位的任何部分，胞体、轴突、神经肌肉接头或者肌纤维本身都可出现下运动神经元损伤的症状。因此，病毒感染、肿瘤、神经纤维的损伤都可导致此种构音障碍。球麻痹是损伤了颅神经的运动单位。先天性双侧面瘫表现为双侧第 6 对和第 7 对颅神经麻痹，而不是整个球麻痹。

受影响的肌肉表现为肌萎缩，涉及很多与言语有关的肌肉，尤其是舌肌，可以看到肌纤维自发性的收缩，受轴突支配的运动单位或肌纤维微弱的自发性收缩表现为舌面上出现自发的波纹，看起来在舌筋膜的下面似有微小的蠕虫在活动。反射减弱。口可表现为肌力减弱，张力低下，损伤侧的口唇下垂，可出现流涎，双侧损伤时口下垂，下唇张力过低会出现习惯性的张口现象。大多数患者的言语可以听懂，只是部分音的歪曲。

3. 混合性构音障碍

常见于肌萎缩性侧索硬化症，表现为上下运动神经元的退行性变化。言语特征为痉挛性和麻痹性变化，是一种真正的混合性构音障碍。鼻音化构音、气息音、言语速度缓慢、舌的力量降低、音节的重复减慢是其重要表现。混合性构音障碍的另一种疾病是多发性硬化，显示出共济失调和痉挛性变化。言语特征为音量控制失常、气急嗓音、不适宜的音调控制、发音歪曲、不同程度的鼻音化构音、重音过强或平等重音。威尔森病有共济失调、运动减少和痉挛性构音障碍的部分表现。言语特征为重音减少，音量单一、音调单一、不适宜的停顿、急迫和费力音。鼻音化构音、辅音歪曲、不适宜的停顿类似共济失调性改变，另外还存在言语速度降低和发音延长。

4. 运动过少性构音障碍

常见于帕金森病。帕金森病的常见原因有脑炎，动脉硬化引起的细胞变性、产伤、先天性疾患和长期暴露在有毒环境。言语特征主要为音调单一、音量单一、重音减少。

5. 运动过多性构音障碍

常见于张力障碍和舞蹈病。病因类似于帕金森病中提到的疾病。主要言语特征为元音歪曲、音量异常、过大的音量变化。张力障碍患者会出现费力音和发音阻塞现象，异常停顿和发音震颤，过分吸气，部分患者鼻音过重。

6. 失调性构音障碍

常见于小脑疾患。当肿瘤、进行性变性、脑外伤、多发性硬化、酒精中毒、中风、先天性疾患涉及双侧小脑并有双上肢共济失调时，也可以观察到共济失调性变化。言语表现，主要为不规则的发音停顿、过分或平等重音。

(二)构音障碍的评定

1. 评定的目的和内容

(1)构音障碍的有无、种类和程度判定。

(2)原发疾病及损伤部位的推定。

(3)作为制订治疗计划的依据。

2. 检查方法

(1)构音器官检查。

①目的。通过对构音器官形态及粗大运动的观察，确定构音器官是否存在器质异常和运动障碍。常常需要结合医学、实验室检查、语言评定才能作出诊断。另外，患者的病史、交往史、听觉和整个运动功能的检查也是诊断的依据。通过构音器官检查，不但可以发现构音障碍的发病基础，还可以发现先天性的构音异常，如腭裂等。

②范围。呼吸情况、喉、面部、口部肌肉、硬颚、腭咽机制、舌、下颌和反射。

③用具。压舌板、手电筒、长棉棒、指套、秒表、叩诊槌、鼻镜等。

④方法。首先观察安静状态下的构音器官状态，然后由检查者发出指令或者示范运动，让患者来执行或模仿，检查者再进行观察并做出评定，要注意观察以下项目：

⑤部位。构音器官的哪一部位存在运动障碍。

⑥形态。构音器官的形态是否异常及有异常运动。

⑦程度。判定异常程度。

⑧性质。如发现异常，要判断是中枢性、周围性或失调性等。

⑨运动速度。是否有速度低下。

⑩运动范围。运动范围是否受限，协调运动控制是否不佳。

⑪运动力。确定肌力是否低下。

⑫运动精巧性、准确性、圆滑性。可以通过协调运动和连续运动来判断。

(2)构音检查。构音检查是以普通话语音为标准音，结合构音类似运动，对患者的各个言语水平及其异常进行系统的评定以发现异常构音。此检查对训练具有明显的指导意义，对训练后的患者进行再评定也有价值，可根据检查的结构制订下一步的治疗方案。

①房间及设施要求。房间内应安静，没有玩具和可以分散患者注意力的物品，光线充足，通风良好。需备有两把无扶手椅和一张训练台。椅子的高度应以检查者与患者视线处于同一水平为准。检查者与患者可以隔着训练台相对而坐，也可以患者坐在台子的正面，检查者在侧面。为避免注意力分散，除非是年幼儿童，否则患者的亲属或护理人员不得在室内陪伴。

②会话。通过询问患者的姓名、年龄、职业和发病情况等，观察其是否可以发声、讲话，清晰度、音量和音调变化如何？有无气息音、震颤等。一般 5 分钟即可，需要录音。除此之外还包括单词检查，音节复述检查，短句和文章水平等检查，最后将检查发现的发音异常进行总结。

(三)构音障碍的预后

其预后取决于神经病学状态和进展情况，双侧皮质下和脑干损伤、退行性疾病如肌萎缩性侧索硬化症等的预后最差。脑瘫患者如有频繁的吞咽困难和发音很差预后亦较差。一般儿童患者比成人有更多的康复机会，随着他们的成长而症状常可减轻。单纯构音障碍的患者比构音障碍合并失语症、听力障碍或智力障碍的患者好。

第四节 心理康复

心理康复是康复的重要组成部分，是心理学应用于康复领域的产物。它以病伤残者及康复过程中的心理特点和规律为研究对象，解决康复领域的心理学问题。心理康复服务是以康复心理知识为指导，由心理学专业人员实施的一项重要的专业性工作。社区康复医生和护理人员也应该学习和掌握一定的康复心理学专业知识与技能，了解病伤残者的心理特点及其变化规律，为病伤残者的全面康复作出相应的贡献。

心理康复的内容是十分广泛的，包括认知康复、情绪与情感障碍康复、人格康复，等等。从心理康复的工作方式上看，可以有心理康复评定、心理康复诊断与心理治疗，等等。

一、心理性残疾的分类及其特点

(一)心理性残疾的分类

1. 智力残疾

智力残疾是由于大脑受到严重的器质性损害或由于脑发育不全造成的智力上的难以逆转的缺损。智力残疾并非只是智力的破坏，而是各种心理能力的全面低下，因而无法像正常人那样生活、学习和工作，甚至无法适应正常的社会生活。

智力残疾具体可分为智力迟滞和痴呆两类。由于遗传变异(染色体畸变或基因突变等)、感染、中毒、头部受伤、颅脑畸形或内分泌异常等有害因素造成胎儿或婴儿的大脑不能正常发育或发育不完全，使智力活动的发展停留在一个比较低的阶段中，称为智力迟滞(Mental retardation)。智力迟滞又可按轻重不同分成轻度、中度、重度和极重度等几个等级或分成愚鲁、痴愚和白痴三级。由于人脑受到物理、化学或病菌、病毒等因素的损伤，使原来正常的智力受到严重的损害，称为痴呆。

2. 行为和人格残疾

行为和人格残疾是指由于在不良遗传素质的基础上，在后天不良社会文化环境因素的影响下造成顽固的行为或人格发展的偏离或不协调，在行为方式和情绪反应上明显地有异于正常人。由于经常处在自己造成的严重失调的人际关系中，在其生活的人群中，既不愿悦纳他人，也不为集体和他人所悦纳，因而难以适应正常人的社会生活，常常是不仅给自身带来损失，而且给他人和社会带来危害。这些人中有一部分由于环境条件的改善或经自我调整而逐渐缓解，另一部分则可能心理不健康持续终生，甚至严重丧失社会功能。

3. 精神残疾

由于各种精神疾病，无法康复到原有的正常状态，不能维持正常的心理活动，出现了难以逆转的损害成为精神残疾。精神残疾者常常不能进行正常的社会交往活动，不能正常待人接物，不能从事正常的工作，难以从事复杂的脑力和体力劳动。有的人还可能出现精神症状，如幻觉、妄想和情绪混乱，严重者生活不能自理。

(二)病伤残者的心理特点

1. 认知特点

残疾人有不同的类别，即有不同的缺陷，这种情况会影响到他们的认知能力和认知方式。比如说，严重视力残疾人(盲人)由于视觉器官功能丧失，尤其是先天性视力残疾人或幼年时残疾的人，就缺乏甚至根本没有空间概念，没有视觉形象，没有周围事物的完整图景。由于人的外界信息90%是来自视觉通道，因此，盲人的形象思维很不发达。虽然他们的听觉和触觉非常灵敏，但也无法弥补这一损失。这些人在另一方面由于没有视觉信息的干扰，形成了爱思考、善思考的习惯，抽象思维和逻辑思维就比较发达。同时由于他们的语言听觉能力较发达，而且记忆力比较好，所记住的词汇比较丰富，也形成了他们语言能力强的特点。所以许多盲人都给人一种健谈、说话很有条理、词汇丰富、语言生动、说理充分的印象。至于聋哑人，则恰恰相反。他们缺乏或丧失听力，交往的方式不是靠听觉器官和有声语言，而是靠手势语言，靠视觉器官。因此，他们的形象思维非常发达，但逻辑思维和抽象思维就相对地受到影响，尤其是先天致聋或年幼致聋者，因生理上的缺陷的限制，其逻辑思维和抽象思维的能力所受的影响更为明显。聋哑人的视觉十分敏锐，对事物形象方面的想象力极为丰富。

行为和人格偏离的病人，由于情绪极不稳定，情绪的自我调节和自我控制能力极差，不仅其行为受情绪的影响，就是认知方式和认知能力也往往受到不良情绪的影响。其认知特点主要是现实性较差，易于离开实际去思考问题，带有浓厚的幻想色彩，而且思想方法表现出明显的片面性，还会有偏执倾向，严重时就成为思维的偏执狂(妄想狂)。

2. 病伤残者的感情特点

(1)孤独与自卑情感强烈。病伤残者在生理上或心理上有某种缺陷，可能处于一种相对劣势的环境之中，往往会出现孤独与自卑的情绪反应，如聋哑人语言障碍，肢体残疾人和盲人行动上有较大障碍，智力残疾人的智慧能力有明显的障碍，行为或人格偏离者由于社会适应能力较差，其行为很容易受挫折。由于物理障碍或社会歧视，可能使残疾人在交往上出现障碍，因不被人理解而有孤独感。他们会在生活、学习与工作等方面遇到更多的困难与问题，如果得不到必要的支持与帮助，常可能遇到挫折，较容易产生自卑感。

(2)敏感、强烈且不稳定的情绪反应。残疾对个体情绪的影响表现为敏感性、反应强烈性和不稳定性的特点。当自尊心受到严重打击时，他们可能表现出较为激烈的愤怒情绪，有时甚至可能采取一些报复性行为。他们在情绪的表现方式上也较为激烈，容易产生极端的情绪反应。

(3)富有同情心。主要表现在残疾人对自己的同类有特别深厚的同情心，如盲人对盲人，聋哑人对聋哑人，肢残者对肢残者，都富有同情心，相互之间感情十分融洽。这可能是因为有共同的缺陷，大家在一起更愿意倾吐自己的心里话，交流生活、学习和工作的感受并从中得到益处。但不同类的残疾人却很少交流，如盲人很少与聋哑人交流，更少通婚，这并不说明其没有同情心，而是因为残疾类型不同，交流起来很不方便。

3. 病伤残者的性格特点

病伤残者作为一个特殊的人群，不仅因身体上的残疾而特殊，而且他们的生活环境也具有一定的特殊性。一般来说，交往的圈子比较小，周围社会环境比普通人简单一些，这样就形成了某些性格特征，如孤僻和自卑。此外，每一种病伤残者又有其特殊的性格特点。比如盲人一般性格都比较内向，温文尔雅，有丰富的情感，情感体验比较深沉而含蓄，很少爆发式地外露，喜欢思考问题、探索问题，对问题的思考和探究比较深刻。聋哑人则与盲人相反，他们的性格比较外向，情感反应方式比较强烈，频率高但持续时间短。聋哑人性格豪爽、耿直，“好”就是“好”，“坏”就是“坏”，很少拐弯抹角。聋哑人观察问题往往只看到表面现象，而不大注意内在联系；很少考虑长远利益，而偏重于情感的直接表达。肢体残疾人常常表现出倔强和自我克制，有较强的忍耐力。

二、病伤残者的心理康复过程

在受到创伤而造成残疾后，病人接受康复治疗时，心理上会发生一系列的变化，一般要经历5个阶段。各阶段无法截然分开，可能交叉出现。

(一)震惊阶段

震惊是病人对创伤的即刻反应，是对突发严重打击还没来得及整合的阶段。意外事故突然发生时，病人往往处于身体的休克和精神的麻木之中，朦胧地意识到“一切都完了”，表现情感上的麻木、惊呆，对如此的巨大打击表现沉默或无明显反应，本阶段持续数分钟或数日。

(二)否认阶段

由于创伤致残这一打击往往来得突然而凶猛，超出病人的心理承受能力，于是很自然地采取心理防卫机制。发生意外时人的求生欲望一般都很强烈，在经过抢救脱离危险后，常有“死里逃生”的庆幸，但对于自己的病情和可能终生残疾的可怕后果却缺乏认识，没有心理准备，而是认为自己还能够完全恢复，能够像以前一样快乐地生活。这是一种很自然的心理防卫机制，即把已经发生而且令人非常悲痛的现实和预后完全予以否定，就像什么事也没发生一样，否定他们会终生残疾的痛苦现实。此阶段可持续数周甚至数月不等。

(三)抑郁或焦虑反应阶段

随着治疗和康复的进行，病人逐渐领悟到自己所受的创伤将造成长期或终生残疾，如偏瘫、截瘫、截肢等，可能要在轮椅上度过一生。有些人甚至大小便不能控制，生育能力丧失，语言和听力障碍。除了身体的残疾外，社会地位和家庭角色的改变，经济状况的恶化，这一切往往使病人感到成为家庭和社会的包袱而心灰意冷，对前途失去信心。至此否定阶段停止，进入抑郁或焦虑反应阶段。此时，有的病人表现出极度的抑郁反应，有的则表现出典型的焦虑情绪反应，自杀想法和自杀行为往往出现在此阶段。此阶段持续数周或数月不等。

(四)对抗独立阶段

病人在认识到自身的残疾后，有时会出现心理和行为的倒退，表现为对他人过多的依赖，生活上自己能干的事，比如吃饭、上下床、洗澡等，也依赖陪护或护士去干。参加康复训练不积极，不愿出院。因为他们没有勇气带着残疾去独立地面对社会，出院后也过多地依赖家庭和社会，缺乏积极独立的谋取生活的心理和行为。

(五)适应阶段

经过上述几个阶段后，病人逐渐认识到残疾这个现实，从心理到行为逐渐开始适应，抑郁悲观的情绪开始好转，行动上积极参加康复训练，努力争取生活自理，并积极想办法回归社会，参加部分或全日工作。

三、心理康复的主要方法

(一)建立心理康复系统

1. 建立个体心理调节机制

心理康复的过程是让病伤残者建立个体心理调节机制的过程，让他们通过接受系统的心理干预，逐渐适应生活、学习、家庭或者工作等方面的变化，主要面对出现的各种困难，并在此基础上，形成一种积极的心理调节机制，以应付可能出现的各种心理问题，保持心理的健康。

2. 建立有关人员(同事或家属等)的协助支持系统

病伤残者生活在一定的群体之中，相关人员的态度对于其心理状态有着重要的影响，特别是家属、同事或者是病友等这样一些联系比较密切的人员的态度，对于其心理状态的调节十分重要。因此，心理康复不仅要重视病人本身的心理及其变化，也要注意这些人员的心理辅导工作，让他们理解残疾造成的心理问题，并且要解除由于家庭与小团体中出现残疾病人而造成的心理压力，从而为病人的心理康复创造一种良好的氛围。

3. 建立专家协助支持机制

心理康复是一个长期的调节过程，病伤残者在这个过程中要由专家指导与帮助，逐渐摆脱消极心理的影响，建立起积极的人生目标。心理医生是接受专门训练的人员，他们必须掌握心理咨询与治疗的理论与方法，拥有从事心理治疗的技能与临床经验，并且要有极为敏感的观察力、分析与解决问题的能力。

4. 建立社区辅助支持系统

残疾的康复过程常常是伴随病伤残者一生的过程，当他们回归家庭与社会后，社区辅助系统的支持就显得非常重要了，要发挥社区中有关专家与相关人员的作用，在病人出现心理问题的时候，随时给予必要的支持与帮助，为病人的心理康复提供保障。

(二)常用的心理治疗方法

心理治疗(psychotherapy)是治疗者应用心理学的原则与方法治疗病人的各种心理困扰，包括情绪、认知与行为等问题。心理治疗在于解决病人所面对的心理障碍，减少焦虑、抑郁、恐慌等精神症状，改善病人的行为，建立良好的人际关系，促进人格的完善与发展，较好地面对人生，面对生活和适应社会。

心理治疗分支流派颇多，治疗方法更是多种多样，治疗方式分为个别治疗和集体治疗两种，治疗范围分为家庭治疗和社会治疗两种。

1. 个别治疗与集体治疗

个别治疗是指医生与单个治疗对象接触，了解病人特殊的心理矛盾，触及其隐私，通过分析、解释、诱导、劝说或支持，以解除其内心的痛苦；或是利用某种技术，矫正某种行为，重建某种行为等。

集体治疗是将病种、病情大体相同的病人组织在一起，通过医生讲解疾病知识、病理情况和治疗方法，借个体之间的相互作用、相互影响而治病。这样做的着眼点在于同病相怜的病人一起讨论，各自抒发感受，互相介绍治疗效果。康复典型的现身说法，对大家具有更好的疗效。集体治疗的人数以 15~20 人为宜，医生事先一定要做好周密细致的组织工作。

2. 家庭治疗和社会治疗

家庭治疗是把病人作为家庭的一个成员，不仅对他本人进行心理治疗，而且对其他成员也同时进行心理治疗；不仅注意病人的心理反应，而且重视家庭成员对病人的态度和相互关系，使家庭心理相容，从而治愈疾病。

社会治疗又称教育治疗。指导病人作为社会成员积极与人交往，支持、劝说、鼓励和指导他重新适应社会生活。

(三)心理治疗应注意的问题

1. 建立良好的医患关系

心理治疗的突出特点是医患之间的心理沟通，这一特点决定了医患必须心理相容。因此，医生对病人的疾苦一定要同情，态度要诚恳、热情，让病人感到医生和蔼可亲。只有这样，医患之间的心理沟通才能顺利，即医生的话能送到病人心里，病人无所顾忌地把心里的话讲出来。良好的医患关系可以使病人感受到安慰，增强安全感，从而身心放松，减轻焦虑，改善机体状态。

2. 熟练掌握心理治疗的理论与技能

心理治疗是一项专业性的工作，要求心理康复工作者熟练掌握心理学的基本理论与方法，对病人的病情以及可能采取的康复方式要有准确的判断和分析，并且拟订出科学的康复方案。心理康复工作者接受必要的专业训练是保障心理康复效果的重要方法。

3. 全面了解病人的心理特征与心理状态

心理康复工作者要给病人进行心理治疗，首先必须了解病人的心理特征与心理状态，比如发病诱因、人际关系、家庭角色、性格特点、社交能力等。这样才能比较全面地认识疾病，并统筹全局，采取恰当的治疗措施。

4. 建立适于治疗的条件和环境

心理康复的治疗条件和治疗环境对治疗效果影响很大。应当精心设计，使心理治疗环境清静、幽雅、整齐、清洁、温暖、舒适，光线和色调宜人，总之要创造一个适于医患交流的良好环境。使用仪器治疗时，仪器的摆设和使用等都要给病人以良好的印象，并起积极的暗示作用。

第五节 康复护理

康复护理在康复中起着非常重要的作用。它的特点是在护理实践中给予每个病人多方面的服务。护理方式是在给予病人心理支持下使其从被动接受他人的照料过渡到自我照顾。康复护理又是一个使病人提高自己生活能力的再学习过程。护理人员要接近病人，与之相处，为其拟定合适的护理计划，不仅包括语言的沟通，还应包括指导、商讨、建议和改善环境及取得其他工作人员和家属、朋友的配合，协助病人克服心理障碍。

一、康复护理程序

康复护理的目的在于提供高品质且合乎病人需要的护理，同时也为康复小组的其他成员提供有价值的信息。

(一)收集资料

从向病人及家属询问、观察和体检中获得病人身心功能障碍的日常生活活动能力、心理、社会等方面的资料，并将收集的资料记录在护理病历上。

(二)制定计划

进行综合分析，并对病人的身心障碍特点和日常生活活动能力给予初期评定，确定护理目标和制订出康复护理计划。

(三)实施计划

采用切实可行的护理措施逐条予以落实。

(四)评定阶段

在护理计划实施之后，显示出康复的效果，并可制订新的护理计划，实施再评定，如此循环，直到病人康复。

二、康复护理实践

(一)环境要求

(1)住楼房者最好能换到一层，门口台阶要尽可能低些，或放一个形成5°~8°斜坡的木板，平房也不要有门槛，以使病人出入方便。

(2)房间的光线及通风情况要好，床周围要有一定的空间，便于轮椅活动，地面防滑(地板不要打蜡，也不要放地毯，应干燥无水)，床的高度以病人坐位时两脚能平放在地面为宜。

(3)厕所便池应是坐便式(可在椅子中间挖个孔代替)，便池旁边墙上安装扶手。

(二)预防并发症

1. 预防褥疮的护理

褥疮是长期卧床病人常见的一种合并症，是由于皮肤长时间受压造成血液循环障碍而引起的组织坏死，护理中应尽早预防。

(1)减除骨突处受压。①定时变换体位(每2h翻身1次)。②瘫痪侧不受压或少受压。③轮椅上除压(每隔20~30min引体向上动作1次，每次30s)。④病人置于斜床上站立。

(2)促进局部血液循环。①全身清洁擦洗及按摩促进血液循环。②适度运动促进全身代谢。③精神饱满积极训练。

(3)保护皮肤不受损。①经常修剪手、足指甲。②衣服柔软、吸湿性强、穿脱方便。③床单整洁、无皱褶、无潮湿、无污渍。④全身擦拭滑润剂，皮肤保持干燥。⑤应用各种设备如沙床、电动翻身床、气垫床、羽毛枕、明胶海绵、聚合质胶垫等各种体位垫和轮椅垫，防止褥疮发生。

(4)去除危险因素。①高蛋白、高营养的饮食增加机体抵抗力。②预防和治疗某些疾病如糖尿病、荨麻疹及皮肤外伤等。③避免尿路感染和腹泻。④解除各种支架及固定物的压迫和挤压。

(5)病人自我护理皮肤的训练。①病人用镜子自照身体受压部位每日 2 次，早期发现并防止褥疮发生。②用手触摸检查身体受压部位。③经常抬起身体受压部位，去除压力，避免褥疮发生。④在轮椅上做引体向上、前倾、侧曲等动作，去除压力。⑤各种转移动作要保证安全，防止皮肤受伤。⑥辅助具的正确选择和使用可保护皮肤不受损伤。

2. 预防畸形的发生

任何病人在康复治疗时都应考虑到预防关节挛缩畸形的问题，护理人员应为病人摆放良好的姿势，纠正其不良体位。

(1)偏瘫病人的体位。病人在床上肢体宜置于抗痉挛体位。①仰卧位时患侧上肢放于枕头上(高于心脏水平)，肩关节稍外展、外旋，肘伸直、掌心向上(后期病人掌心向上有困难时可掌心向下)手中握直径 4~5cm 的毛巾卷以保持腕背伸。患侧髋关节下垫一枕头，使髋关节内收、内旋；膝关节稍屈曲，下垫软枕；双脚置于体位垫上，足尖向上。如下肢肌张力出现增高，可将患侧下肢屈曲，髋关节下垫一枕头，使患侧下肢内收、内旋，患脚平踏床面上。②健侧卧位时将患侧上肢放于胸前两个枕头上，前臂伸直，掌心向下，后期病人如肌张力较高，手指有屈曲，可握毛巾卷掌心向下，保持腕背伸。患侧下肢稍屈曲放于体前枕头上。后背可用枕头靠住。③患侧卧位时患手伸直、掌心向上，如上肢肌张力高，可掌心向下握毛巾卷保持腕背伸，肩关节拉出，防止肩关节受压。患侧下肢稍屈曲放于健腿后，健侧下肢稍屈曲放于体前枕头上。后背可用枕头靠住。

(2)脊髓损伤病人的正确卧位。①仰卧位时病人头部与背部、肩、臀、和膝关节要成直线，身体不能扭曲。病人的足尖向上，足部可以垫上较硬的垫板或硬枕头以防止足下垂。前臂放松可置于腹上，将一枕头置于上臂下，将一毛巾卷置于两腿间以防摩擦。②侧卧位时病人面向一侧卧于床上，屈髋屈膝，用枕头给予支撑。上面的手臂弯曲，一枕头置于臂下。将一枕头置于病人脚下，防止足下垂。

3. 预防泌尿系感染

由于神经系统的疾病或损伤而造成膀胱和尿道功能障碍，易引起尿路的感染，随之会产生一系列泌尿系统的并发症而造成严重的后果。因此，预防泌尿系的感染在病人康复中占有很重要的地位。

(1)留置导尿管的处理。①保持尿管通畅，避免管腔扭曲或阻塞。②定时更换尿管及尿袋(尿管每周换 1 次，尿袋每日换 1 次)。③尿道口每日清洗消毒两次。④男性病人的尿管应固定于下腹部，避免在阴茎勃起时尿管压迫尿道。⑤在病情允许时可以让病人多饮水，预防尿路的感染和结石。⑥定期作尿常规，有条件时可作尿培养。

(2)膀胱训练。对于不宜留置尿管、尿失禁病因明确及需要间歇导尿的病人必须进行膀胱训练，以刺激膀胱壁的感受器，使膀胱得到充盈，有效地防止膀胱挛缩。

①膀胱训练的注意事项。训练之前要接受尿流动力学的检查，以确认膀胱的类型。如果是逼尿肌-括约肌不协调型的膀胱不宜采用膀胱训练，以免引起尿液的返流。痉挛型膀胱训练时要观察有无自主神经反射亢进的表现，并给予及时处理。

②训练方法。痉挛型膀胱的训练可用指尖叩击耻骨上部数次，如无尿排出应停止片刻重新开始扣击，病人排尿时可停止扣击，排尿中断时再行扣击，也可以摩擦大腿内侧、捏腹股沟、拉阴毛等。弛缓型膀胱的训练是让病人练习屏气—放松腹部的交替动作及腹肌收缩、屏气、身体前倾法排尿，以及刺激肛门诱发排尿的方法。

(3)间歇导尿术。此术适用于各种原因引起的神经源性膀胱尿道功能障碍而引起的尿潴留。

①术前向病人解释间歇导尿的意义和需要配合的事宜，预测病人的膀胱容量，并将收集的泌尿系资料加以记录。

②操作技术。插管前导尿管要充分涂布滑润剂。男性病人可先向尿道内注入3～5ml无菌石蜡油；严格遵守无菌操作程序，进行常规导尿动作要轻柔，尿管软硬度及粗细应适宜；每次导尿量不宜超过500ml，如果过量要夹住尿管片刻再放尿，分次导净膀胱内的尿液。

③间隙导尿期间的管理。根据病人膀胱的类型教会其训练膀胱排尿的手法(叩打、手压加腹压等)；每日限制饮水量在2000ml左右，每小时平均入量125～200ml左右，晚上9点以后停止进食咖啡、红茶、含水量多的水果等；导尿次数根据尿量和饮水量而定(一般每日是4~6次，约4h/次)；要准确记录残余尿量及定时查尿常规和做中段尿培养；如发现尿液混浊或沉淀物较多时可以酌情冲洗。

④停止间歇导尿的指征和方法。残余尿量在200ml左右时每日可导尿两次；100ml时每日可导尿1次；在病人自己可以排尿而且每小时饮水量增到200～250ml时，残余量在80ml以内或为膀胱容量的20%～30%以下时，即可改为每周1次，连续两周后停止导尿，停止间隙导尿后，每周还需测残余尿量1次。

⑤指导病人自我导尿。由于病人的神经源性膀胱功能障碍常常会持续相当长的时间，故必须对病人教育和训练，让病人掌握这种方法，以减少病人的依赖和减轻其经济负担。自我导尿是由病人完成的导尿过程。适用于神经性膀胱排尿功能障碍者。指导要点：①让病人了解一些简单的尿道生理解剖知识和导尿前自行排尿的方法(手压、叩打、腹压等)。②向病人强调操作过程中的无菌要求及尿管插入有阻力时应及时找医生或护士。③女病人导尿时用镜子迎面照会阴，可使手较易摸到并区别尿道口和阴道外口(腰部可垫一个枕头)。④注意集尿器或尿袋与尿管保持的距离。教会病人对尿管的处理方法：一次性尿管用毕后烧毁；硅胶管用毕后用水冲洗沥干，将管内注入消毒液后置入装有消毒液的容器中浸泡(一般用含氯消毒剂浸泡30min即可)，使用时一定要用无菌盐水或蒸溜水将其冲洗干净，消毒液每周更换2次，尿管变质或被污染要立即更换。⑤平时应注意会阴部的清洁。

操作方法：第一步是准备好必须用品。第二步是导尿前臀部铺好尿垫并用肥皂洗手。第三步是先试行自己排尿，如无法完成再导尿。第四步是用消毒棉或纱布擦手，特别要注意指甲的消毒，有条件者可戴消毒乳胶手套。男病人用手提起阴茎，消毒尿道口及周围。女病人消毒外阴，用食指、中指拨开阴唇，消毒尿道口(消毒液目前常用0.05%碘伏)，缓慢插入尿管，见有尿液流出后，稍往里送进1～2cm。第五步是排尽尿液后拔出尿管。

⑥对家属的指导。病人在无能力自我导尿时，应教会家属操作(方法如同教病人)，同时家属还要懂得在导尿发生问题时如何协助病人进行处理：①发生出血时应多饮水，少量出血1~2天可消失(操作时动作勿粗暴，尿管进入膀胱的长度要合适)。②尿有混浊、异味时应多饮水。③疑有尿路感染时，除安静休息、多饮水服药外，还要到医院诊治。④外出旅行要限制饮水，但到目的地时要多饮水。⑤督促病人定期复查。

4. 预防肺部感染

瘫痪病人多半有呼吸功能不健全，长期卧床可使呼吸运动减弱、咳嗽动作减少，这些均易导致肺不张和肺部感染，应当尽早预防。

(1)观察病人呼吸次数及呼吸状态，注意痰液的性质、量和颜色。

(2)定时翻身进行体位排痰、协助排痰，翻身时叩打病人胸部和后背，让其同时做深呼吸，也可以在病人咳嗽的同时按压其双侧肋缘下方，帮助增加胸廓运动。

(3)间断吸痰。吸痰前可先加大氧流量吸氧，以提高血氧浓度。雾化吸入可以稀释痰液而利于咳出，雾化吸入后应立即吸痰，以免因病人无力咳痰而发生窒息。

(4)有呕吐或吞咽障碍的病人，头部应转向健侧或多向健侧卧位，以免呕吐或进食时发生误吸造成坠积性肺炎。

(5)其他预防上呼吸道感染，加强对病人ADL的训练使其能尽早下床活动等。

5. 日常生活动作护理特点

(1)进食训练指导的注意点：①吞咽障碍或老年病人注意进食的体位和进食的内容，床旁须备吸引器。②宜用少量食物并根据咀嚼和吞咽能力慢慢地进行训练，注意观察口中有无残存食物。③有假牙者进食前要取下。④旁边一定要有人守护。

(2)穿脱衣服训练注意点：①内衣质地柔软、平滑，有弹性和防潮性，穿着舒服，脱换方便。②衣服以宽松为宜，纽扣用尼龙搭扣或大的按扣，裤带可选用松紧带。

(3)清洁训练注意点：①洗澡时水温不宜过高，一般在38℃~42℃。②出入浴室的鞋为软底防滑拖鞋，洗盆浴时旁边要有人保护。③浴缸内的水不宜过满，洗澡时间不宜过长。

(4)转移训练注意点：①在指导训练前要先了解患者身体情况。②病人没有把握时要给予帮助，协助者应站在病人的患侧且要站稳。

(5)乘轮椅入厕时注意点：①厕所内的各种扶手必须牢固、稳定。②病人未完全掌握基本动作的要领时需有人在旁边保护。③厕所地面要保持干燥。

6. 注意配合维持病人心理的平衡

护理行动必须配合病人的整体治疗，除身体照料外还要注意到病人心理的需要。身体上无论是发生了疾病还是造成了残疾，多数人会有显著的情绪反应，因而会有失落、悲伤、抑郁及焦虑等复杂之心情。

(1)护理人员应有良好的素质和修养，理解和尊重病人。

(2)在收集病史资料时要更多地洞察和了解病人的心理需求。

(3)根据不同心理反应期用不同方式进行护理。①支持性心理护理。②启发性心理护理或负诱导疗法护理。③鼓励参与各种社交活动或文体活动等。

第六节 假肢与矫形器的应用

假肢与矫形器的使用，在肢残者康复的过程中具有重要意义，可以补偿缺失的功能，纠正错误的姿位。

一、假肢的应用

假肢是为截肢者弥补肢体缺损和代偿已失肢体部分功能而制造装配的人工肢体。第一次世界大战后，成千上万的截肢者的需求促使假肢制造成为一个行业。第二次世界大战后，由于战伤、交通事故、外伤、癌症、血管病等原因造成的众多的截肢者对假肢功能提出了更高的要求，现代科学技术的迅速发展，社会对残疾人事业的关注，使假肢制造从一门古老的传统手艺逐步发展成为一门与许多工程学科(机械、电子、计算机技术、生物力学、高分子材料等)、医学技术相结合的学科，成为截肢者康复中不可缺少的重要组成部分。

(一)假肢分类

(1)按结构分，分为壳式假肢(亦称外骨骼假肢)与骨骼式假肢(亦称内骨骼假肢)。

(2)按安装时间分，分为训练用临时假肢与永久性假肢。

(3)按功能分，分为上肢假肢(装饰用上肢假肢、作业用上肢假肢、功能性上肢假肢)与下肢假肢(作业用下肢假肢、常用下肢假肢、运动专用下肢假肢)。

(4)按截肢部位分，分为上肢假肢(肩离断假肢、上臂假肢、肘离断假肢、前臂假肢、腕离断假肢、掌骨截肢假手、假手指)与下肢假肢(髋离断假肢、大腿假肢、膝离断假肢、小腿假肢、悉姆假肢、AFO假半脚也即支架假半脚、靴形假半脚、假脚趾)。

(5)按假肢的动力来源分，分为自身动力假肢与外部动力假肢。

(二)截肢康复治疗协作组

截肢者康复需要多方面康复技术的合作。目前，国际上截肢者康复多以协作组形式工作。协作组成员应包括截肢者本人，熟悉假肢学和外科手术的医生，有经验的假肢技师、物理治疗师、作业治疗师、社会工作者、职业顾问等专业康复治疗人员。协作组的主要任务是共同制订截肢者的全面康复治疗方案，拟订假肢处方和进行初检、终检、随防。

(三)假肢装配前的准备

1. 心理学治疗

截肢对截肢者精神上的打击往往超过身体上的打击。病人多表现为烦躁不安、孤独、忧郁、自悲、寡言，甚至轻生。心理学治疗的目的是使截肢者精神处于稳定、松弛状态，树立独立生活、回归社会的信心。主要方法是鼓励和实例教育，帮助他们尽早接触已使用假肢的人，加强社会交往，克服心理上的障碍。

2. 术后运动疗法

(1)大腿截肢。术后4天开始为残肢作柔和的被动运动(以被动髋关节内收，后伸运动为主)。健肢开始主动运动。术后6天开始练习残肢髋关节主动后伸运动。大腿截肢后由于髋关节运动肌肉肌力不平衡，残肢髋关节经常会出现屈髋，外展畸形。畸形能严重地影响假肢使用。为了尽早矫正，术后应注意切勿垫高残肢末端。另外，每日让截肢者至少俯卧2次，每次30min，以防止髋关节屈曲。术后14天残肢一般已愈合良好，可进行假肢装配前专门的髋关节伸肌及内收肌训练，同时应对躯干、健下肢、双上肢进行训练。术后21天可以开始残肢及健肢肌肉的抗阻性练习。训练不能过度，以防伤口裂开。

(2)小腿截肢。运动疗法与上述相似，区别在于对小腿截肢者应以训练残肢膝关节功能为主。

(3)双大腿、双小腿截肢。除上述原则外，应注意加强双上肢(手、肘、肩)功能训练，为使用拐杖创造良好的条件。

3. 减少残肢水肿和促进残肢定型

(1)弹力绷带的使用。术后正确使用弹力绷带可减少残肢水肿和促进残肢定型，但应注意：每日24小时包扎，每日换缠4~5次；缠绕时要使残肢末端有足够压力，一定要避免环状缠绕所引起的止血带作用；拉伸不宜过大，一卷不够时可以端对端缝合连用；弹力丧失时需要及时更换；内衬垫套越少越好。

(2)残肢定型。一般截肢后，由于淋巴、静脉回流障碍引起残端体积变化。经过一段时间残肢体积停止变化，谓之残肢定型。临床上常以间隔两周而残肢同水平部位周长值相同时，作为残肢定型的标志，也作为定制永久性假肢的标志。残肢自然定型需半年以上。使用一些促进残肢定型的方法后可将残肢定型时间缩短为2~3个月。

4. 常见残肢并发症的医疗处理

目前在我国，由于截肢手术的处理不当和术后没有对残肢加以护理，造成了种种不利于假肢装配的并发症，如残肢骨突出或骨刺、神经瘤压痛、皮肤大面积疤痕及粘连、残肢肿胀、残肢痛及幻肢痛、皮肤溃疡及窦道、皮肤及皮下组织感染化脓性炎症、关节挛缩畸形等，可采用手术和理疗的方法解决残肢并发症问题。

(1)残肢修整手术。采用手术方法可去掉残肢骨突出或骨刺，摘除神经瘤，解决皮肤疤痕及粘连等残肢并发症，使残肢适合安装假肢。

(2)理疗。采用蜡疗、音频电疗、红外线、紫外线、超声波、直流电药物导入、低中频脉冲电等，再配合药物和中医按摩和针灸可治疗残肢肿胀、残肢痛及幻肢痛、皮肤溃疡及窦道、皮肤及皮下组织感染化脓性炎症、关节挛缩畸形等残肢并发症问题。

(四)临时性假肢

这是一种结构简单、容易制造、价格便宜、短期使用的假肢。目前国内残肢接受腔多用树脂或塑料板真空成型制造。使用时残肢上套用残肢专用袜套，随着残肢水肿的减少，增加残肢套的层数以调整接受腔的容量。术后2~3周伤口愈合良好，有条件者即可装配临时性假肢。一般下肢临时假肢需使用半年。早期使用下肢临时性假肢有如下好处：早期训练站立步行，对截肢者有治疗作用；减少残肢肿胀，加速残肢定型；在早期临时假肢使用中，了解截肢者的装配特点并选择假肢装配的最佳方案，以保证永久性假肢装配质量。

(五)永久性假肢

截肢者经过一系列假肢装配前的准备和穿用临时假肢的训练，残肢定型后，即可更换为永久性假肢。

1. 上肢假肢

上肢包括手和臂，是生活和劳动的重要器官。任何部位的丧失都会给病人造成生活、工作困难和精神负担。特别是双侧上肢丧失者困难更为严重，需要好的假肢代偿失去的功能。但人类手的动作灵巧，感觉敏锐，功能复杂，任何精巧、灵活的机械结构也不能与正常手相比。目前的上肢假肢功能还比较简单，但经过训练和适应后，在日常生活和专业性工作中仍能起相当的作用。对上肢假肢的基本要求是功能好、外观逼真、操作灵活、轻便、耐用、可以自行穿脱。

根据手的功能和使用目的，上肢假肢分为功能手、外部动力手、工具手、装饰手。按照不同截肢部位还可以分为假手指、掌骨截肢假手、腕关节离断假肢、前臂假肢、肘关节离断假肢、上臂假肢、假肢、肘关节离断假肢、肩关节离断假肢。

(1)功能手，是一种具有手外形和基本功能的常用上肢假肢。功能手通常以截肢者的关节运动操纵假肢关节和假手。各种功能手都是由残肢接受腔、关节、手部、固定控制装置构成的。假肢手部装置应具有捏取、握取、钩取等基本功能。功能手的手部品种繁多，大体上可分为随意张开式和随意闭合式两类。随意张开式功能手的手指，常态时处于拇指、食指、中指猎取东西的功能位。通过牵拉索使手指张开，依靠弹簧的扭力使手指闭合。随意闭合式功能手的手指，常态时处于比较自然的张开位，通过牵拉牵引索使手指闭合成捏取东西的功能位。目前我国多用随意张开式的功能手。

(2)外部动力手，是指利用人体以外的力为动力的功能手，主要有电动手和气动手。

①电动手。以高效能可重复充电的镍镉蓄电池为电源，以微型直流电机为动力，通过机械减速，传动装置使假手张开、闭合。这种假手开、闭随意而且灵活，功能活动范围大，非前臂功能手可比。但电动手的结构复杂，可靠性差。

②气动手。是以压缩气体为动力的外部动力手。它是将压缩成液态的二氧化碳气装在便于携带的钢瓶内，通过管道与手部机构连接。截肢者用关节运动控制微动的气体阈门以推动假手的动作。这种手比电动手结构简单，性能可靠，比较容易做到多关节、多自由度运动，对双上肢截肢病人具有实用价值，缺点是动作中有放气响声、补充气源较麻烦。

③工具手。是为了从事专业性劳动或日常生活而设计的。工具手由残肢接受腔、固定装置、工具连接器和专用工具构成，根据需要可换用各种专用工具。这种手外形不像手，但由于功能好、结构简单、坚固，因而很实用。此外，钩状手结构简单，动作灵巧，比较实用，可以看作是一种“万能”工具手。钩状手利用自身动力或外部动力操纵手的张开与闭合。

④装饰手。是为了弥补肢体外观缺陷而设计、制作的。它只起到装饰及平衡身体的作用。多用于截指、常规性截肢以及某些难以安装功能手的病人。装饰手系用皮革、橡皮或塑料制成。结构简单、重量轻，各指间关节可以被动屈伸。装饰手套通常采用聚氯乙烯乳液树脂，以搪塑方法制成。其外型、肤色、指纹都近似于健手。为了克服聚氯乙烯装饰手套不耐污染、易老化变质的缺点，已制造出硅橡胶装饰手套，其外观，耐污染性能都胜过前者，但抗拉强度不足。

2. 下肢假肢

安装下肢假肢的目的在于使截肢者尽可能地恢复失去的正常外形、重建已失去的站立与行走等功能。一具功能好的下肢假肢应具有：合适的长度，一般以与健肢等长为原则；

穿戴舒适，有良好的承担体重的功能；有类似正常关节功能的机械关节及正确的假肢承重力线，以保证截肢者步行时稳定、步态近于正常；假肢的重量适中、结实、耐用、外形美观。根据主要制作材料，下肢假肢分为皮假肢、铝假肢、木假肢和塑料假肢。现按截肢平面介绍几种下肢假肢：

(1)靴形假半脚。适用于跖骨截肢或跖跗关节离断后而残肢无马蹄畸形、足底承重功能良好的病人，在足趾处配以橡胶材料，弥补外观缺陷。

(2)足支架假半脚。适用于跖跗关节离断或跗间关节离断，残足有马蹄畸形、末端承重功能差的病人。此假肢特点是在靴形假肢的基础上增加了金属、皮革或增强塑料制作的小腿支架，以减少残足末端的承重。

(3)悉姆(Syme)截肢假肢。悉姆截肢后残端有良好的承重功能，锤状残肢有利于悬吊、固定假肢。它的外观和功能都比支架假半脚好。

(4)小腿假肢。小腿假肢通常由假脚、踝关节、小腿部接受腔及悬吊装置构成。常用的小腿假肢根据接受腔与悬吊装置的不同主要分为以下几种：

①传统小腿假肢。多用皮革、金属条或铝，木材制成。

②髌韧带承重的小腿假肢。被称为 PTB 小腿假肢(patellar tendon bearing prosthesis)。它与传统小腿假肢的区别是取消了膝关节铰链和上勒，完全由残肢承重、靠髌上环带悬吊。其接受腔都是闭合式，主要承重部位在髌韧带、胫骨内髁、胫骨前嵴两侧，腘窝和小腿后方的软组织。接受腔是用热固性树脂与增强纤维织套，通过石膏阳型真空成型而成。内衬一层聚乙烯微孔泡沫塑料海绵，与残肢形状十分吻合。由于接触面积大，改善了承重功能，增加了病人支配假肢的能力和稳定性。另外，取消了金属膝铰链和上勒，减轻了重量，方便了穿脱，并避免了大腿肌肉萎缩和影响残肢血运。PTB 小腿假肢适用于小腿中段截肢者使用。不适用于膝关节过伸或伴有异常活动的病人。

③TSB(total surface bearing)小腿假肢，即全面承重型小腿假肢。其特点是封闭式接受腔与残肢全面接触、全面承重。这样不但扩大了承重面积，而且可以预防由于残肢末端不接触、不承重而又长期使用假肢所出现的负压性残端水肿。另外，全面承重型小腿假肢增加了接受腔与残肢间的摩擦力，提高了悬吊假肢的性能。

(5)大腿假肢。由假脚、踝关节机构、小腿部、膝关节机构、大腿部、接受腔、悬吊装置构成。

(6)膝部假肢。适用于膝关节离断，股骨髁上截肢(膝关节间隙之上 8cm 以内)和小腿极短残肢(膝关节间隙之下 5cm 以内)的病人。该假肢由假脚、踝关节、小腿部、膝铰链和接受腔构成。

(7)髋部假肢。适用于半骨盆切除、髋关节离断和大腿残肢过短者(会阴下 5cm 以内)。由假脚、踝关节、小腿部、膝关节、大腿部、髋关节和髋部接受腔构成。

(六)假肢的使用训练

1. 上肢假肢的使用训练

(1)教会病人自行穿脱假肢。双侧上肢截肢者自行穿脱比较困难，但经过训练仍是可能的。

(2)假肢基本功能的操作训练。使前臂截肢者能在不同的屈肘位控制开手、闭手。使上臂截肢者能正确、熟练地通过牵引索控制屈肘、伸肘、开手、闭手。

(3) 日常生活和工作能力的训练。包括握取、捏取、钩取各种日常生活用品，使病人自己能穿衣、拿杯喝水、执笔写字、刷牙、吃饭、划火柴、大小便等。训练用假手配合健手工作，可以逐步扩大假肢的使用范围。

2. 下肢假肢使用训练

(1) 正确地穿戴假肢。小腿截肢者应注意残肢穿入接受腔后使股骨内髁中心与膝关节铰链中心相对应，残肢的承重部位与接受腔相符合。大腿截肢者应注意使残肢穿入接受腔后站立时能使坐骨结节部位承重，然后再固定悬吊装置。

(2) 站立平衡训练。通常是从扶着双杆或双拐练习假肢与健肢均衡承重开始，然后练习身体重心移动和单侧肢体站立平衡。

(3) 步行基本功能训练。正常的步态应当是步幅、节奏均匀，身体重心摆动对称；沿着直线前进时，两足跟落地的横向间距不应大于 10cm。初装假肢的病人开始练习行走时，可扶双杠或双拐；熟练后则自己面对镜子，沿着地上的直线，按拍节器的节奏练习步行。训练中，步幅可以由小逐渐加大，节奏可以由慢逐渐加快，逐步接近正常步态。

(4) 各种不同地面上的步行训练。如上、下台阶或楼梯，上、下公共汽车，在斜坡道路、沙地、碎石路面上行走，骑自行车等，以适应不同的生活、工作环境。

(七) 假肢的临床适合性检查

假肢的临床适合性检查是截肢者康复协作组，康复医生的重要职责，也是保证假肢高装配质量的关键性工作。这种检查按装配工作程序可分为初检、终检两个阶段。初检是假肢初步安装、试样、调整后的检查，终检是假肢装配质量的最终评定。只有通过了终检的假肢才准予交付截肢者正式使用。适合检查主要是对假肢界面，对线和功能的检查。

1. 小腿假肢的适合性检查

(1) 与处方对照。假腿是否按处方制作。如果系第二次以后的检查，应检查是否按前一次的意见制作。

(2) 站立位检查。两脚分开 5~10cm，自然姿势站立有无不适感；前后、左右方向的对线是否正确；假腿长度是否正确；假腿抬离地面时有无明显的活塞运动；前、侧、后壁的高度是否适当。

(3) 坐位的检查。脚掌不翘起的情况下膝关节是否能至少屈曲 90°，膝关节屈曲 90°坐下时是否舒适；残肢与接受腔是否伏贴；两侧膝关节的高度是否一致。

(4) 步行时的判定。步行时是否有特殊不适感；残肢与接受腔之同的活塞运动是否很小；假腿是否沿行进方向平行地摆动；假脚的外展角度是否与健侧相同；两脚的间隔是否过大；穿鞋步行，脚跟触地时有无外旋；支撑期脚掌触地是否偏斜，患者是否能顺利跪下；上、下斜坡或上、下楼梯是否顺利；假肢的噪声是否过大。

(5) 脱下假肢的判定。

①检查残肢。脱下假肢后，立刻察看残肢是否有明显出汗、变色、擦伤等情况；承重部位是否合适。

②检查假肢。接受腔后壁的高度是否适当；软材套是否从接受腔上缘高出来；膝过伸制动带与伸膝辅助带是否有调整的必要；是否达到假肢的制作技术要求。

(6)询问病人对假肢的外观、功能、穿着感觉是否基本满意。

2. 大腿假肢的适合检查

(1)与处方对照。假肢是否按处方制作。如果是第二次以后的判定，应检查是否按前一次的意见制作。

(2)站立位的判定(两脚跟中心的间隔保持10~15cm，双下肢均等承受体重)。患者穿上假肢后有无不适感；长收肌腱是否充分容纳在接受腔的沟槽内；患者是否受到接受腔的过度压迫；坐骨结节是否恰好坐于接受腔的坐骨支撑面上；假肢的长度是否正确；承重时，膝关节是否稳定；接受腔的后侧壁上缘是否大致与地面平行；在垂直方向上会阴部有无压迫感；取下吸着阀，检查残肢组织在阀门处有无隆起(6~7mm)；隆起的残肢组织的硬度是否合适(似腹部的硬度)；患者前后、左右摆动残肢时，软组织向阀门内隆起的程度是否变化；希莱森腰带(Silesian band)的最前面与侧面的固定是否处于正确的位置；骨盆带与身体的形状是否吻合；机械髋关节的中心是否在大转子隆起稍前上方(是否与生理髋关节中心大体一致)；阀门的位置是否在纳入残肢时便于用袜套引拉，或消除负压时用手是否容易触到。

(3)坐位的判定。接受腔与残肢是否紧密伏贴；病人坐位弯下腰试用手摸鞋，臀部下方松弛时是否与接受腔适合不良，是否后壁过厚、前壁抵住髂骨等；小腿的对线是否正确(小腿部与地面垂直，脚底放平)；机械膝关节轴的中心是否在胫骨关节面内侧上方1.3~2cm处；由地面抬起假腿时，辅助伸展装置是否妨碍膝关节完全屈曲；患者腘绳肌腱部位是否伴有烧灼样疼痛；坐下时烧灼样疼痛是否仍然持续；由坐位站起时是否出现不愉快的空气音；由坐位站起时膝、踝等机械是否转动自如。

(4)行走时的判定。假腿的机械关节是否夹衣服；行走时有无不愉快的空气声；吸着是否良好；使用全面接触式接受腔时，患者在步行的支撑、摆动期间是否感到残肢与接受腔间一直伏贴；上、下斜坡与上、下楼梯是否满意；能否无痛苦地跪下；步行运动时接受腔与残肢的关系有无改变；坐骨结节是否从坐骨支撑面上偏移；按受腔上缘的软组织是否隆起最小；接受腔的外壁是否与残肢的外侧保持紧密和均匀的接触；在平地上行走的步态是否满意。如有明显的步态异常(gait deviation)要记录在册：极度(estreme)=E，1分；中等程度(moderate)=M，2分；轻度(slight)=S，3分；无(none)=O，4分。

①从后方观察

第一项，外展步态：行走时，两脚的间隔比正常(5~10cm)宽。(评分：　)

第二项，躯干侧屈：到身体的重心向假肢侧偏移。(评分：　)

第三项，环行步态：摆动阶段，假脚沿着向外弯曲的弧线摆动。(评分：　)

第四项，脚跟向内侧扭动：脚尖~离地，假肢脚跟向内侧扭转抖动。(评分：　)

第五项，脚尖向外侧扭动：脚尖~离地，假肢脚跟向外侧扭转抖动。(评分：　)

②从前方观察

第六项，脚跟触地足部回旋。(评分：　)

③从侧方观察

第七项，腰椎前凸：增加生理性前凸，突出臀部的步态。(评分：　)

第八项，脚掌拍打地面：脚跟刚一触地时可以看到脚掌着地过急，拖脚样步态。(评

分： ）

第九项，脚跟抬得高低不等：摆动初期脚跟抬起不一致(假腿侧抬得过高或假腿侧抬得不够高)。(评分： ）

第十项，踮脚步态：健肢支撑时，脚尖踮起，脚跟跷得过高。(评分： ）

第十一项，摆动终期膝撞击：摆动终期，膝伸展停止时有不正常的撞击声。(评分： ）

第十二项，步幅不等：健侧呈小步，假腿侧呈大步。(评分： ）

第一至十二项各项中评分在2分以下时，应综合分析原因，然后改进工作，直至各项评分达到3分以上。

(5)脱下假肢的判定。脱下假肢，立刻观察有无明显出汗、浮肿、变色，创伤等；接受腔的前壁、侧壁是否比坐骨支撑面至少高5cm；接受腔的内面加工是否光滑(不要有伤痕、褶皱、多余的粘合剂等情况)；能否达到假肢的制作技术要求。

(6)询问患者对假肢的外观、功能、穿着感觉是否基本满意。

3. 前臂功能假肢的适合检查

(1)符合原假肢处方制作要求。

(2)穿上假肢与脱去假肢时肘关节主动屈曲角度必须相同。

(3)控制系统操作效率应大于70%。

效率=手指张开所需的力/拉动牵引索所需的力×100%

(4)屈肘90°时，假手的主动开大、闭合程度能达到被动开大、闭合程度。

(5)在假手位于嘴和裤子前面纽扣的位置时，其主动开大程度应大于被动开大程度的70%。

(6)在手上加23kg下垂牵引力，接受腔离开残肢下移不应大于2.5cm，肩背带不应损坏。

(7)向接受腔施加压力，患者不应出现不舒适感或疼痛。

(8)询问患者对假肢的外观、功能、穿着舒适度是否基本满意。

4. 上臂功能假肢适合检查

(1)符合原假肢处方制作要求。

(2)穿上假肢后，残肢的活动范围可达到：屈曲90°，后伸30°，外展90°，旋转45°。

(3)肘关节完全屈曲可达135°；肘关节主动屈曲可达135°。

(4)肘关节完全屈曲时，肩关节屈曲角度不超过45°。屈肘90°以上所需力量不应超过4.5kg。

(5)控制系统的操作效率应大于50%。屈肘90°时，末端手部装置应能完全开大、闭合。

(6)末端手部装置在嘴和裤子前面纽扣的位置，其开大、闭合程度至少应达到完全开闭程度的50%。

(7)在末端手部装置上加23kg的下垂牵引力，接受腔离开残肢下移不大于2.5cm。

(8)距肘轴心以远30cm处能抵抗1kg的旋内或旋外牵引力。

(9)对接受腔施加压力不应使患者有不舒适或疼痛感。

(10)询问患者对假肢的外观、功能、穿着舒适度是否基本满意。

二、矫形器的应用

矫形器是用于改变神经、肌肉和骨骼系统的机能特性或结构的体外装置。有的人曾称它为支具、夹板、矫形装置、矫形器械、支持物、支架和辅助器等。矫形器应用于人体脊柱、四肢和其他部位，其目的是预防、矫正畸形，治疗骨折和关节、肌肉、神经和血管等组织的疾患，并代偿它们的功能。理想的矫形器应该能控制那些异常和不适当的运动，并且发挥正常的功能。

小儿麻痹后遗症、脑性瘫痪后遗症畸形、截瘫、骨与关节结核、关节脱位、骨折、关节炎、椎间盘突出症、脊柱侧弯、颈肩腰腿痛和肢体畸形等，都可以通过使用矫形器进行矫正治疗，达到一定程度的康复。良好的矫形器应该是矫正治疗效果良好，结构简单，轻便耐用，安全可靠，穿戴方便，无压痛和其他副作用，不影响固定范围以外的关节功能，透气性能好，易保持清洁卫生，穿戴时不引人注意。其中以矫正治疗效果良好最为重要，重量轻、可运动及关节协调功能好也很重要。

（一）矫形器的分类

（1）按照人体使用部位分为上肢矫形器、脊柱矫形器和下肢矫形器。

（2）按医疗目的分为医疗用矫形器、医疗用临时矫形器、康复训练用矫形器。

（3）按患者使用目的、制作时所使用的材料以及动力来源、制作方式、功能和解剖学体位等分为医用临时矫形器（采用快速成形材料制作方法，用于医学治疗的临时性矫形器）、固定性矫形器（将肢体保持在固定的正常功能位置上的矫形器）、保护性矫形器（指用于保护肢体免受进一步损伤或防止病变的软式矫形器）、矫正性矫形器（配合医学治疗，用于矫正肢体畸形的矫形器）、功能性矫形器（具有辅助患肢运动功能的矫形器）、免荷式矫形器（指为减轻下肢承载体重的负荷而使用的矫形器）、牵引式矫形器（以牵引矫正治疗为目的而使用的矫形器）、模塑型矫形器（通过加热的方法，使塑料板材软化后在石膏模型上，加工成形的矫形器。塑料板材的名称叫热塑板材）、体外力源矫形器（指采用电动、气动或液压等体外动力驱动的方法而制作的矫形器）和组件式矫形器（由标准化零部件组装制作的矫形器）。

（4）按使用的主要材料分为塑料矫形器、金属矫形器、金属框架式矫形器。

（5）按使用材料的弹性分为软性矫形器、硬性矫形器。也可根据矫形器所采用的各种制作方法分类。

（二）矫形器的基本功能及使用目的

矫形器的基本功能是控制人体某些部位的异常运动。概括起来有五个方面的内容，即稳定、支撑、辅助、矫正和保护。矫形器应用在人体各种不同的部位，表现出的功能形式也不同。

1. 上肢矫形器的基本功能

主要是对患肢提供牵引力，以此来控制异常活动或矫正畸形。因而，用来防止肌肉和关节的挛缩，扶持麻痹、软弱的肢体，利用弹性装置，补偿已失去的肌力。矫正和保持患肢于正常功能位置，辅助软弱无力的肢体运动等。

（1）固定功能，也称静态功能。固定患肢于正常的功能位置，限制肢体的异常运动，用于治疗上肢关节和腱鞘的炎症和外伤性损害等。

(2)辅助功能，也称动态功能。防止上肢畸形和关节过伸，保证手术后的治疗效果，促进骨骼的正常发育。

(3)矫正功能，也称矫形功能。运用三点力的矫正原理，在病人不感到疼痛的情况下，对患肢施加很小的作用力，对手指、腕关节、肘关节和肩关节的畸形进行矫正，使患肢恢复正常功能。

(4)补偿功能，又称增强功能。采用弹性装置(如弹簧、橡皮筋、塑料弹性体)，通过气动、电动或索控，加强患肢的活动。另外，还采用辅助工具、自动器具等，帮助截瘫病人恢复正常功能。

(5)保护功能。对容易受伤或病变的上肢给以保护，防止关节、肌腱的过伸和拉伤，促使病变愈合，保护疤痕部位。这类矫形器包括最简单的木夹板，到复杂的悬吊牵引器械。

2. 脊柱矫形器的基本功能

用于减轻躯干的局部疼痛，保护病变的部位免受损伤，支持麻痹的肌肉，预防、矫正畸形。在使用脊柱矫形器时，要了解脊柱疾患的病理学，准确地评价矫形器的功能和对脊柱疾患的治疗作用，以及由此产生的不利影响。

(1)固定功能。脊柱矫形器运用三点力的矫正原理进行矫正治疗，通过躯干的感觉反馈信息限制脊柱的异常活动。这类矫形器分为支撑性的、局部固定和完全固定性的。起着支撑和稳定的作用，还可对不良姿势予以纠正。

(2)矫正功能。矫正脊柱畸形以及调整对线关系，改变不良姿势，防止畸形的进一步发展。通过被动矫正力和主动矫正力改变脊柱的对线关系。所谓被动的矫正力，就是通过压力垫压在躯干需矫正部位，因而达到矫正治疗的目的。而主动矫正力，则是通过对患者躯干不舒适的刺激或压迫，患者要想主动减轻这种刺激的话，则采用“离垫”的动作，因而获得了脊柱畸形的矫正作用。如果要想获得主动的矫正力，达到矫正治疗的目的，则必须通过患者的肌力(内力)来实现。矫正性脊柱矫形器对在儿童发育期间出现的脊柱侧弯畸形、脊柱疾患手术后的局部稳定，以及对严重神经肌肉病变的坐位平衡，具有良好的治疗作用和帮助作用。

3. 下肢矫形器的基本功能

用于保护麻痹无力或疼痛的下肢，将关节固定于正常的功能位置，预防畸形的发生，矫正已出现的畸形；代偿因肌肉麻痹无力而丧失的功能；部分地改善患者的步行状态，减轻患肢承重负荷；促进骨折部位的骨痂形成，加快骨折的愈合；为手术作准备及巩固手术后的治疗效果，促进正常功能早日恢复。

(1)限制功能。根据不同的下肢病症，限制关节某个方向的异常运动，使失去肌肉控制能力的肢体，得到有效的控制，因而获得功能上的改进。另外，对保持关节的稳定，限制和防止异常运动的出现，辅助正常功能的发挥也有好处。

(2)免荷功能。减少或免除下肢骨折后来自体重的负荷。

(3)矫正功能。应用三点力的矫正原理，通过矫形器所产生的外力作用，矫正下肢畸形或防止畸形加重。矫形器的矫正功能，只适用于一些对外力能产生反应的畸形，而且更适用于儿童发育期间的畸形。

(三)矫形器的治疗作用及适应证举例

1. 肘部矫形器的治疗作用及适应证

(1)作用。保持、固定患肢于正常的功能位置，限制肘关节的异常活动，以利于肘关节疾患的矫正治疗和功能恢复(图7-72)。

(2)适应证。肘关节脱位、肘关节部位骨折和伸直型肱骨髁上骨折、肱骨髁骨折的骨骺分离等。

2. 腕部矫形器的治疗作用及适应证:

(1)作用。根据治疗的需要，将腕关节及手部固定于适当的功能位置，以预防腕、手关节变形，帮助腕、手恢复屈伸功能。

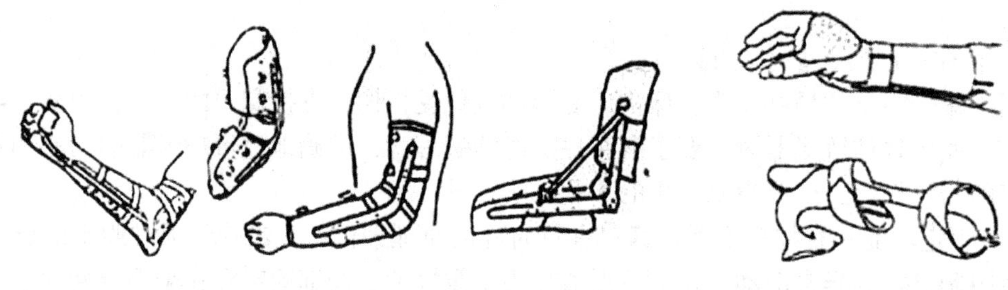

图7-72 肘部矫形器　　　　图7-73 腕部矫形器

(2)适应证。桡骨下端骨折、腕关节部位骨折、桡神经损伤、手指畸形、伸指肌腱损伤致锤状指畸形和手部属肌腱损伤等(图7-73)。

3. 膝部矫形器的治疗作用及适应证

(1)作用。按功能可分为两大类，即固定式和矫正式。固定式矫形器，主要为支撑或保护膝关节的形式，使患肢免于受力，保持膝关节的稳定性，防止引起疼痛的关节活动。矫正式矫形器矫正肢体异常的对线，防止畸形的进一步发展，加强负重时的稳定性(图7-74)。

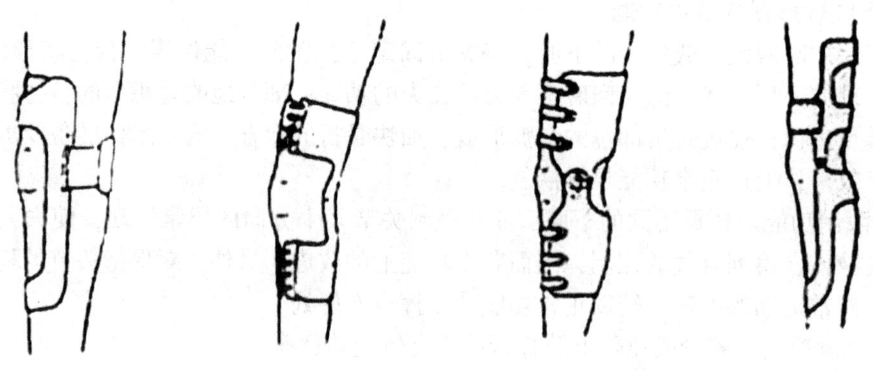

图7-74 膝部矫形器

(2)适应证。膝关节骨折、膝关节炎症、膝关节韧带损伤、半月板损伤、股四头肌断裂、膑骨骨折、髌腱断裂、膝关节内外侧副韧带损伤、膝关节前后交叉韧带损伤和膝关节屈曲挛缩等。

4. 踝足矫形器的治疗作用及适应证

(1)作用。重新确定足和踝关节的对线关系，控制足、踝关节的运动，并保持在功能位置，达到固定、免荷及矫正畸形的目的(图 7-75)。

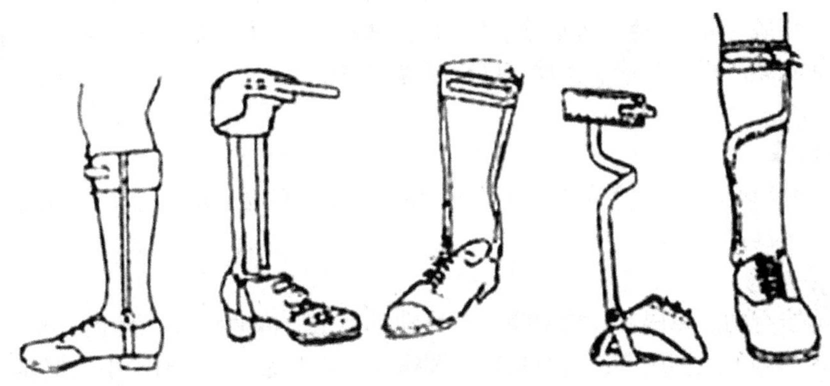

图 7-75　踝足矫形器

(2)适应证。踝关节扭伤、踝关节内外侧副韧带损伤、下肢胫腓韧带损伤、跟腱断裂、平足症、先天性马蹄内翻足和下肢不等长。

(四)矫形器的使用保养和维修

(1)塑料或尼龙类材料制作的矫形器，不能放在高温容器旁，在寒冷季节也不能用火烤加温，不能用开水洗刷，以免变形而影响使用效果。

(2)因汗渍弄脏的皮革类矫形器，要先用专用洗涤剂或碱性小的肥皂洗刷，然后在皮革表面再涂上一层护革油。

(3)皮革部分要经常查看，开线裂口处要及时缝补。

(4)铰链部位滞留的线头、布屑要及时清除干净，活动部分要上油，金属部分要用油布擦拭，以免生斑而影响使用效果。

(5)结构简单的铰链要拆开清洗，结构复杂的铰链要定期找专业技术人员维护保养。

(6)在使用矫形器之前，要检查零部件的磨损情况、螺钉有无松动与丢失，以及皮革和皮带的根部有无松动。

(7)要养成使用矫形器后，及时检查肢体皮肤的习惯。如查看皮肤表面有无擦伤或红肿，如有则要请医生或护士处理，还要请专业技术人员及时修整。

(8)脱下矫形器后，要靠墙立放，或横放在地面或桌面上，上面禁放重物，以免被压变形而影响使用效果。

(9)矫形器在使用中，如果发现有轴线弯曲，肢体接触部位缩小或肥大，以及不合适等情况，要及时请专业技术人员修理。

(10)下肢矫形器和其他矫形鞋的底部以及鞋跟部位容易损耗，一旦发现两下肢不等高，要及时请专业技术人员修整。

(11)如有条件，可准备一些矫形器的备用品。

第七节 社区常用康复器材的应用

全科医生需要掌握社区康复训练所用的最基本的训练器械，包括平行杠、肋木、阶梯、姿势镜、训练台、PT凳、运动垫、倾斜台、砂磨台、木钉盘、平衡板、滚桶、分指板、踝关节矫正站立板、轮椅、拐杖、助行架等的用途。

(一)平行杠

1. 站立训练

平行杠(图7-76)帮助已完成坐位平衡训练的病人从座位上站立起来，训练立位平衡和直立感觉，提高站立功能。

2. 步行训练

用于所有步行功能障碍者，如偏瘫、截瘫和其他下肢麻痹病人，截肢病人，类风湿、下肢骨折、外伤等下肢疼痛者，以及步态失调病人。病人练习步行时，手扶杠体，可以帮助下肢支撑体重，保证身体稳定，或减轻下肢负重。在病人拄拐杖步行的初期，为防止跌倒，可以让病人先通过平行杠练习行走。

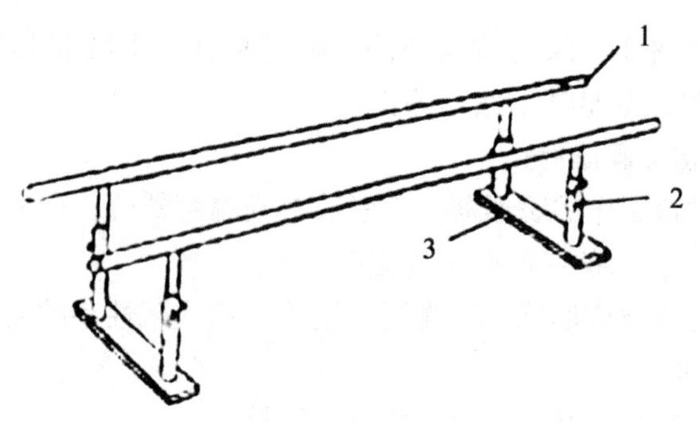

1. 杠体 2. 立柱 3. 底板

图7-76 平行杠

3. 肌力训练

病人利用平行杠做身体上举运动，可以训练拄拐杖步行所需要的背阔肌、上肢伸肌肌力，也可用于步行所需臀中肌、腰方肌肌力的训练。

4. 关节活动度训练

下肢骨折、偏瘫等病人，用健足登在10cm高的台上，双手握住平行杠，前后左右摆动患侧下肢，进行保持或增大髋关节活动度的训练。

5. 训练辅助

与平衡板、内收矫正板、内旋矫正板、内翻矫正板、外翻矫正板等配合使用，在相应的训练中起辅助作用。

（二）肋木

1. 矫正姿势、防止畸形

适用于如下几方面病人：迟缓性驼背（学龄儿童、老年性驼背等），脊柱侧弯，帕金森综合征（前屈姿势），腰痛（骨盆倾斜）。可利用肋木（图 7- 77）以保持正常的姿势体位，防止异常姿势的进展，并进行矫正。例如与胸背部矫正运动器联合使用，可以预防和矫正驼背。

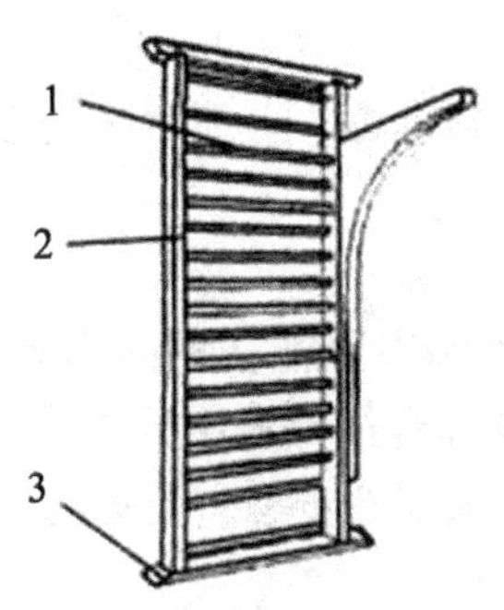

1. 肋杆 2. 边框 3. 安装件

图 7-77 肋木

2. 肌力、耐力训练

利用体重或部分体重，让肌肉做等长性或者等张性收缩，使病人进行保持和增强肌力、耐力的运动。

3. 关节活动度训练

因冻结肩、关节炎、关节外伤（扭伤、挫伤、脱位、骨折）等疾患，而导致关节挛缩或者关节活动度受限的病人，可利用肋木进行有节律的摆动运动，既可以做主动运动，也可以是借助整个体重或部分体重做自身被动运动，练习可以多种多样。例如让病人做逐渐由下向上握横木的动作，可以训练肩关节活动度。

4. 训练辅助

利用肋木在运动时固定身体，防止由于不固定引起的代偿性运动。例如让病人做颈部运动时，将躯干牢固地固定在肋木上，以防止躯干代偿性运动；于仰卧位做增强腹肌肌力训练时，足前端插入肋木内，用于固定下肢。可以使用挂架附件，挂架可以挂在肋木任意高度的肋杆上，供病人用双手进行悬吊；在挂架上安装滑轮训练装置，可以进行肩、膝的运动或者进行颈椎垂直牵引。

（三）阶梯

1. 步行训练

利用阶梯（图 7-78）扶手或拄拐杖进行上下台阶的步行训练。

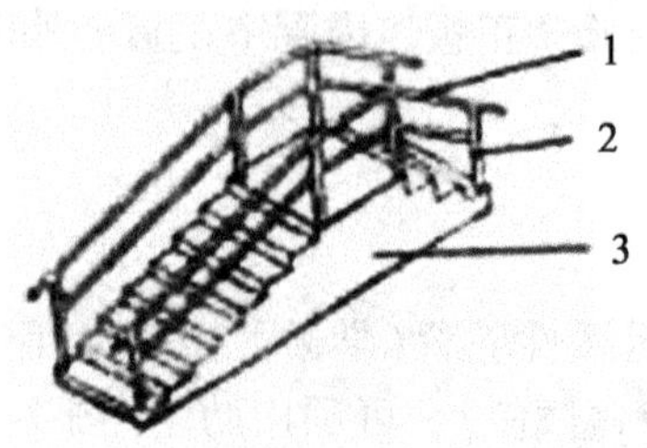

1. 扶手杆　2. 立柱　3. 台阶体

图 7-78　阶梯

2. 肌力训练

对躯干和下肢肌肉进行肌力增强训练，上下台阶是最简单的、既有效又安全的方法。

(四)姿势镜

1. 步态、姿势的矫正

姿势镜(图 7-79)用于假肢、矫形器穿戴初期的病人，因偏瘫、下肢骨折、脊柱变形(驼背、侧弯)、运动失调、帕金森综合征等显出异常姿势的病人，行走步态异常的病人。向病人提供镜像反馈，由病人自己来观察步态、姿势的异常程度，而加以纠正，这样比仅靠治疗师指导效果更好。

2. 控制不随意运动，平衡训练

用于小儿脑瘫和其他有不随意运动的病人。向病人提供反馈，帮助控制头、颈、躯干的不随意运动，以及用来帮助平衡训练。

3. 协调性训练

帮助面部神经麻痹病人进行表情肌练习。

(五)训练台

1. 综合基本动作训练，卧、坐位训练

用于截瘫、偏瘫、四肢瘫、小儿脑瘫、类风湿症等四肢活动不便的病人。可以在训练台(图 7-80)上进行仰卧位前后左右移动、翻身、起坐、俯卧位移动，还可以利用训练台训练从轮椅到床上去的转移动作。

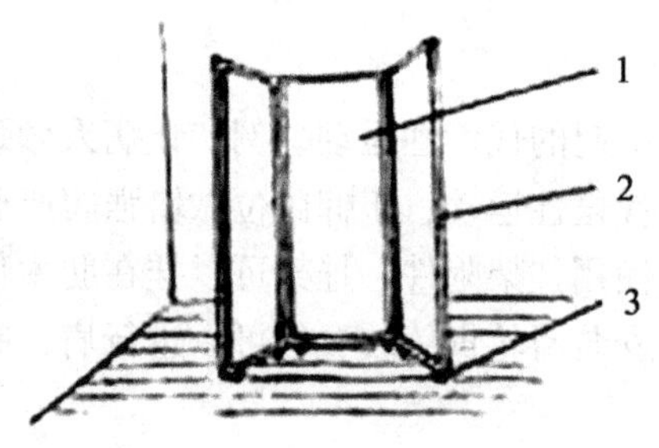

1. 镜面　2. 镜框　3. 脚轮

图 7-79　姿势镜

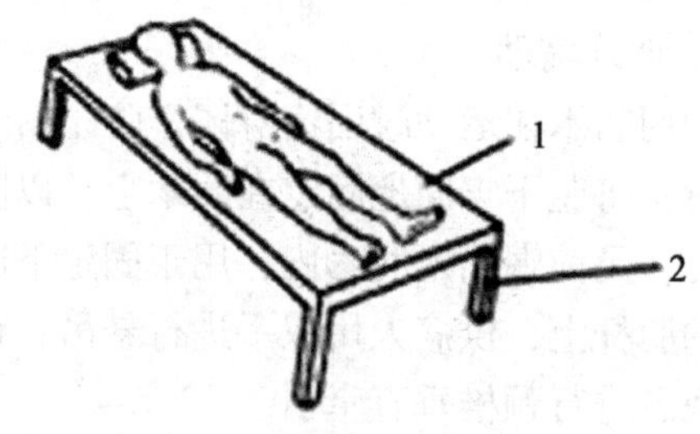

1. 台面　2. 台架

图 7-80　训练台

2. 平衡训练

可以进行坐位、手膝位的平衡训练。

3. 训练辅助

治疗师可以在训练台上对病人进行一对一的多种徒手训练。训练台可与悬吊架配合使用。

(六)PT 凳

PT 凳(图 7-81)为训练辅助器具。与训练台配合使用，供 PT 治疗师在训练台旁对病人实施手法训练时坐用。

(七)运动垫

1. 综合基本动作训练，卧、坐位训练

用于截瘫、偏瘫、四肢瘫、小儿脑瘫、类风湿症等四肢活动不便的病人。可以在运动垫(图 7-82)上进行仰卧位前后左右移动、翻身、起坐、俯卧位移动，还可以进行拄拐动作中的卧倒、起立训练。

2. 平衡训练

可以进行坐位、手膝位的平衡训练。

3. 训练辅助

治疗师可以在垫上对病人进行一对一的多种手法训练。可与肋木等配合使用。能满足多种训练中卧位操作的需要。还可作跌倒防护用。

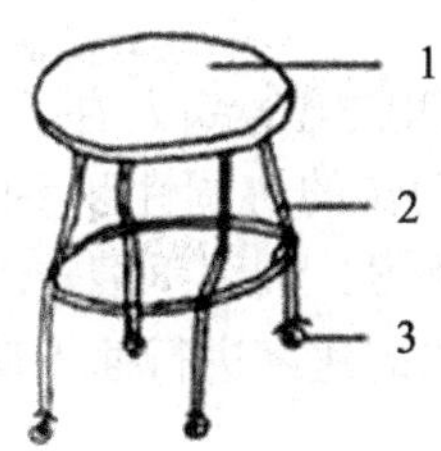

1. 凳面　2. 凳架　3. 脚轮

图 7-81　PT 凳

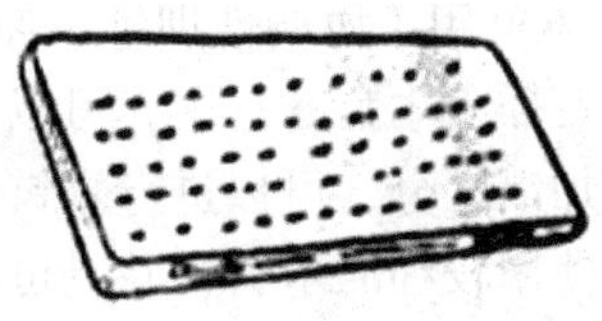

图 7-82　运动垫

(八)倾斜台

用于站立训练。刚刚开始恢复训练的偏瘫、截瘫和其他重症病人，利用倾斜台(图 7-83)实施渐进适应性训练；这些病人经过长期卧床后，不能从卧、坐位一下子突变到站立位，需要首先用倾斜台开始斜位站立训练，通过逐步增大倾斜角度，使身体机能逐渐适应重心的升高。另外，重度偏瘫、四肢瘫和其他重症病人，可利用倾斜台(这些病人无法使用站立架)作健康保持训练，作为日常生活的一个内容，长期坚持倾斜台站立训练，可以预防因为站立功能障碍所导致的多方面身体并发症，如骨质疏松、关节挛缩、肢体畸形等。倾斜台分手动、电动两种，图 7-83 是手动倾斜台。

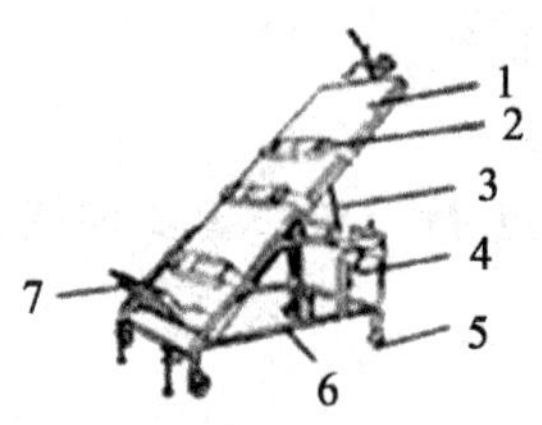

1. 台板　2. 防护带　3. 传动机构　4. 驱动力输入装置　5. 脚轮或地脚　6. 台架　7. 脚托板

图 7-83　手动倾斜台

(九)砂磨台

1. 协调性训练

砂磨台(图 7-84)供中枢神经系统存在功能障碍的病人，模仿木工作业中用砂纸磨木板的操作，进行上肢伸展运动，以改善上肢粗大动作的协调性。病人可从坐位开始训练，逐渐达到立位姿势。砂磨具的主体是一块木板，它可以在台板上滑动，不同砂磨具的区别之处在于手柄的形状、位置不同，供病人根据不同的需要选用。

2. 关节活动度训练

上肢伸展运动，同时也可训练上肢的关节活动度。

3. 肌力训练

砂磨具木板底面不加砂纸、加砂纸、加不同粒度的砂纸，可以在砂磨作业训练中获得不同的运动阻力，起到训练上肢肌力的作用。

(十)木钉盘

木钉盘(图 7-85)用于协调性训练。偏瘫、脑瘫、四肢瘫等病人有手动作功能障碍者，手持木钉，把木钉插入木盘的孔中，可以练习手细微动作的协调性和手眼之间的协调性。木钉两端用记号加以区分，可以进行木钉的翻转插入练习，训练手翻转动作的协调性。协调性好，就可以使用较细的木钉，并且可以训练以较快的速度进行插入动作。

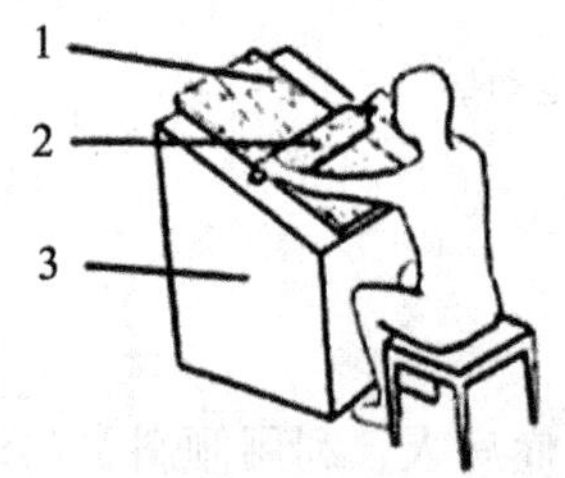

1. 台板　2. 砂磨具　3. 台架

图 7-84　砂磨台

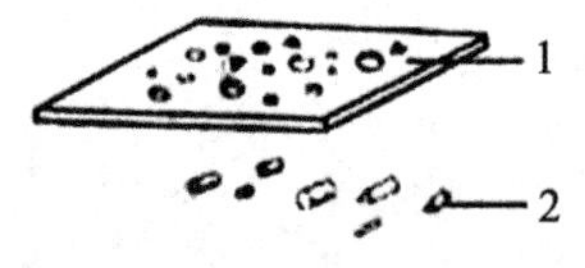

1. 木盘　2. 木钉

图 7-85　木钉盘

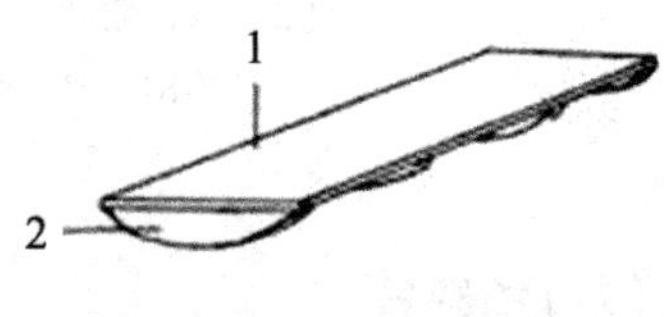

1. 面板　2. 弧形板

图 7-86　平衡板

(十一)平衡板

用于平衡训练。偏瘫、脑瘫等各种运动失调病人，坐、站在平衡板(图 7- 86)上，努力保持重心位置，使平衡板不致侧倾，从而训练坐位、站位的平衡功能。平衡板可以由病人一人独立使用，也可以由治疗师和病人共同使用，以便病人在使用中接受治疗师的指导。此板常与平行杠配合使用，平行杠起辅助支撑和防护作用。

(十二)滚桶

1. 协调性训练、关节活动度训练

偏瘫、脑瘫等运动失调病人，坐在训练桌前，双臂压于滚桶(图 7-87)上，在桌上推动滚桶滚动，可以训练上肢粗大动作的协调性以及上肢的关节活动度。

2. 综合基本动作训练

脑瘫等病儿可以利用滚桶进行多种综合基本动作训练。例如，病儿俯卧，将滚桶置于其胸下，双上肢伸直放在滚桶前，可以训练病儿的抬头功能；可以进行躯干旋转能力训练，病儿骑跨在适当大小的滚桶上，通过左右旋转躯干或躯干左右屈曲，以手触碰地面来增强躯干的旋转功能。

3. 平衡功能训练

脑瘫等病儿可以利用滚桶进行多种平衡功能训练。例如，病儿骑跨在滚桶上，分别先后抬起双脚时，滚桶左右滚动，迫使病儿不断调节重心以适应滚桶多变的位置。

(十三)分指板

供偏瘫、脑瘫、四肢瘫等手痉挛病人进行矫正姿势、防止畸形的训练。

使用木制分指板(图 7-88)，需把手指分别放到分指块之间的指槽内，使 5 个手指呈分离状态，用固定带把手掌固定，保持一段时间。经常坚持训练，可以防止指间关节挛缩变形。同时，训练中手指呈伸展状态，所以这种训练也可以防止手的屈肌挛缩。

使用塑料分指板，需用多条固定带把各个手指和手掌固定到塑料底板上，使手指呈分离、伸展状态。因为是便携式，随机性好，可在夜间和休闲时使用，能保证足够的使用时间，有利于取得好的预防、矫正效果，对防止偏瘫的“钩形手”十分有用。

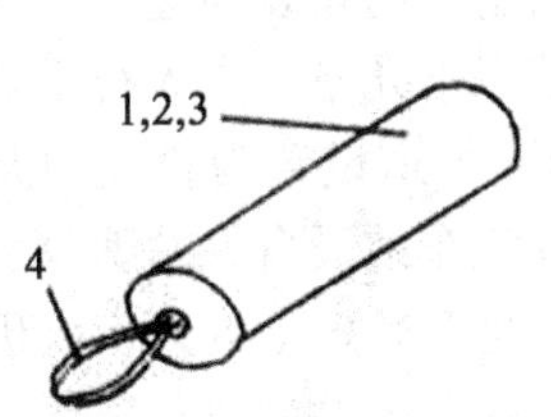

1. 内芯 2. 泡沫塑料垫层
3. 面料 4. 提系

图 7-87 滚桶

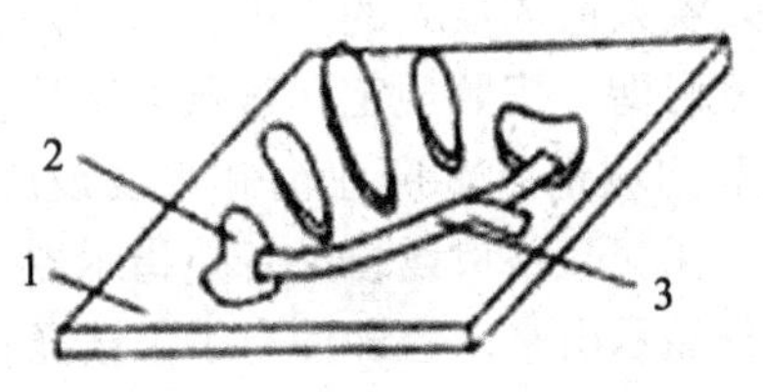

1. 底板 2. 分指块
3. 固定带

图 7-88 分指板

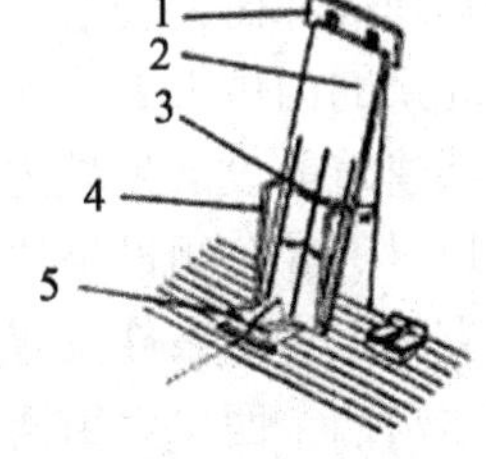

1. 墙固定装置 2. 靠板 3. 防护带
4. 扶手杆 5. 踝关节矫正板

图 7-89 踝关节矫正站立板

(十四)踝关节矫正站立板

1. 矫正姿势、防止畸形

用于偏瘫等踝关节肌肉控制异常的病人。使用者取站立位，身体倚靠靠板，手扶扶手杆，系上防护带，脚踩在踝关节矫正板(图 7-89)上，在自身体重作用下，强制踝关节保持在某一角度功能位，并保持一段时间，可以起到预防畸形、矫正某一异常姿势的作用。选择不同的踝关节矫正板或采用不同的使用方法，可起到不同的矫正作用，可以矫正足下垂、足内翻、足外翻等。

社区中，为了节省经费和空间，往往不用靠板，仅仅使用踝关节矫正板进行简化训练(不适于重病人)，这时，为安全起见，需要使用者用手扶住某种可靠的支撑装置，以防止摔倒。

2. 站立训练

存在站立功能障碍的病人，可利用踝关节矫正站立板保持在站立位，进行站立功能训练。

(十五)轮椅、拐杖、助行架

用于步行训练和日常生活活动能力训练。

第八节 创造无障碍环境

无障碍环境是残疾人参与社会生活的基本条件，无障碍环境包括物质环境、信息和交流无障碍。物质环境无障碍主要是要求城市道路、公共建筑和居住的规划、设计、建设应方便残疾人使用和通行，如铺设盲道、坡道及设置交通音响号装置等；信息和交流的无障碍主要是要求公共传播媒介应使听力语言和视力残疾人无障碍的获取信息，进行交流，包括影视字幕、盲文、手语等。

一、创造无障碍环境的意义

《残疾人保障法》第 52 条规定："国家和社会应当采取措施，逐步完善无障碍设施，推进信息交流无障碍，为残疾人平等参与社会生活创造无障碍环境。"生活环境障碍，尤其是物理性障碍，会给各类残疾人造成极大的困难，因此是急需解决的重要问题。

北京的西单大街，是无障碍街，按照规定，这条大街具备了以下几条：①人行道及主要公共建筑前设 L 形坡道或双向坡道。②商业街和重要设施的人行道设置为盲人引路的触感块材。③公厕设坐便器。④交叉路口设盲人音响指示器。⑤汽车站设盲人站牌等。

实际上这些条件没有充分显示出来，但即使有了上述条件，坐在轮椅上的残疾人仍然有许多烦恼，西单大街两旁仍有许多公共设施残疾人无法出入。残疾人的就业很重要，但是任何工作单位的门前都是高台阶挡路，他们怎么去谋生计呢？提高残疾人的文化水平很重要，但是所有教室的门前都是高台阶挡路，他们怎么样去上学呢？自学很重要，可是一切书店和图书馆的门前都是高台阶挡路，他们怎样去了解人类文化的成就和方向呢？爱情和婚姻对残疾人也很重要，可是自家门前就是高台阶挡路，他们到哪里去寻找那志趣相投的姻缘呢？对残疾人来说，在任何重要的事情上都存在着一个更为重要的前提：需要一条通道。

据了解，目前仅在一些大中城市中进行了个别街道和极少数社区范围的无障碍建筑设计与施工，也只有少数城市对旧的公共设施进行了无障碍改造，真正能够受益的病伤残者微乎其微。尤为重要的是，大多数病伤残者的家庭环境没有实现无障碍，给他们的生活起居、参与社会生活带来极大的不方便。以在中国康复研究中心接受康复治疗的截瘫病人为例，经过多方面的努力，在家庭中实施无障碍改造的只不过10%左右。病伤残者出门步步难，回归社会就更加困难了。

世界范围的无障碍设计概念，大体上出现于20世纪50年代。第二次世界大战后，残疾人大量出现，且多是为战争的胜利作出了贡献的人。一些发达国家随着经济的发展，增加了对残疾人的补偿措施。残疾人的自强精神，显示出具有参与社会生活的能力和强烈愿望。于是，各国的社会舆论逐渐重视病伤残者“回归社会主流”的要求，呼吁各界消除环境中的人为障碍，为病伤残者提供参与生活的无障碍环境。

1961年，美国标准协会制定了世界上第一个方便病伤残者的设计标准，题目为“便于残疾人出入、使用建筑物及有关设施的设计标准”。1968年美国政府正式通过了“建筑障碍条例”。随后，英国、西德、加拿大、澳大利亚、法国、瑞士、捷克斯洛伐克、日本、中国香港等国家和地区也陆续制定了相应的法规。

目前，美国、日本等国家一些城市建筑的无障碍设施比较普及。1974年，联合国召开了“国际无障碍专家会议”，交流了各国经验并提出了今后的任务。1981年联合国规定“国际残疾人年”，1983年至1992年，联合国规定为“国际残疾人十年”。在这些年中，许多国家都为残疾人的无障碍环境设计与改造做了大量工作。《关于残疾人的世界行动纲领》指出：会员国应制定政策，“确保残疾人能够进出和享用所有新建的公共建筑和设施、公共住房和公共交通工具”。此后，无障碍环境的设计与改造在世界范围内得到进一步的推广，并受到社会各界和残疾人的极大关注。

二、我国无障碍环境的创建情况

随着我国残疾人事业迅速发展，病伤残者迫切要求实施无障碍环境以便参与社会生活。1985年，北京市人民政府对部分残疾人进行过一次问卷调查，收到过许多来信，不少残疾人反映，许多公共建筑、公共场所进不去。绝大多数公共厕所没有方便病残伤者的设施，许多病残伤者不得不在外出前几个小时停止喝水，更多的病残伤者只好不出门，被外界的物理性障碍困在家中。

妨碍病伤残者参与社会生活的物理性障碍，主要是道路的路牙、建筑物的阶梯、比较狭窄的入门，厕所及卫生间不方便的设施、商店柜台或售票口的不合适高度，等等。为病伤残者创造一种无障碍环境，不仅是他们的强烈要求，也是社会各界的愿望。

广大病伤残者的切身利益，受到政府的高度重视。1985年4月，全国六届人大、六界政协三次会议，提出了“在建筑设计规范和市政府设计规范中，考虑残疾人需要的特殊设置”提案。经全国人大、政协研究，将提案和处理意见送国务院。国务院领导立即指示城乡建设环境保护部协同有关单位制定“方便残疾人通行的规范”。

时代的发展，要求不断改善人的空间环境和提高人的生活质量。确保每个人的安全、健康、舒适、方便，是现代城市建设的重要标志。城市中道路和建筑物的无障碍化，已成为当今满足并服务于病伤残者这一特殊群体需要的重要内容。特别是下肢残疾者、听力语言残疾者和视力残疾者，他们尚具有一定的处理日常生活的能力，实现了无障碍化，就能为他们平日参与社会生活创造最基本、最必要的环境条件。在中国，这部分残疾人占残疾人总数的一大半，因此，在工程建设中和新闻媒体中采取方便病伤残者的措施，首先是从实行无障碍化设计开始的。

根据建设部的建议和全国人大、全国政协的提案，国务院于1986年曾指令建设部会同民政部、中国残疾人福利基金会共同编制《方便残疾人使用的城市道路和建筑设计规范》(JGJ50-80)。这一规范于1988年获得批准，1989年4月正式施行。在这个规范中，对城市中非机动车的车行道、人行道、人行天桥、人行地道，以及公园、广场、游览地、商业街、道路交叉路口等人流集中地区，都规定了手摇三轮车、轮椅、拄拐杖病残伤者同行的方便措施；对机关、纪念性建筑、文化娱乐建筑、体育建筑、商业服务建筑、宿舍和旅馆建设、医疗建设和交通枢纽建筑等，分别规定了病伤残者使用的席位、床位、电梯、通道、便道、坡道和其他设施。这个规范中提出的要求，各级政府部门都很重视，并已在北京、上海、深圳等大城市及亚运会工程付诸实施，受到了残疾人、老年人和社会各界人士的普遍欢迎，效果良好。

中国发展残疾人事业是从人口多，经济水平较低的国情出发，遵循了讲求实效、打好基础的原则，首先要集中力量抓好涉及面大、受益广、见效快、效益好、病伤残者迫切需要解决的问题。政府首先通过抓设计规范来抓城市建筑中的无障碍设计，就是贯彻了这个指导思想。

为了使这一规范能够切实贯彻实施，1990年5月，在规范发布一周年后，建设部、民政部、国家计委、中国残疾人联合会等又向全国发布了“关于认真贯彻执行《方便残疾人使用的城市道路和建筑设计规范》的通知”。其中规定：新建的城市道路，以及国家级、省级和大城市、沿海开放城市、重点旅游城市中的重要公共建筑，必须执行规范：

(1)上述城市中原有的道路，重要的公共建筑，应按本规范的要求步骤予以改建；

(2)对中、小城镇，凡有条件的，在新建、改建和扩建项目中亦应积极推行规范；

上述通知还要求各级地方政府中主管建设工作的部门，将执行《方便残疾人使用的城市道路和建筑设计规范》纳入城市规划和工程建设中去，进行统筹安排，并结合本地区的具体情况制定补充规定和实施细则。

第九节 回归家庭和社会

社会康复工作是一门综合运用医学、法学、社会学、工程学、护理学等现代科学所提供的知识与技能而形成的以应用为主的专业学科，是调动社会力量来帮助有特殊困难的人们满足社会需求的一系列有组织、有目标的活动。它的具体功能是积极的科学的解决在社会发展过程中由于各种关系失调、变态和冲突所造成的病伤残者。与家庭、单位、社会之间不平衡的矛盾。社会个案工作即通过为病伤残者提供各种服务，来达到消除社会弊病、改善社会机制、调解人际关系、增进社会福利和提高病伤残者生活质量的目的，从而维护社会的安定，促进社会的发展与进步。

一、处理人际关系

康复社会学所研究的内容就是残疾人、老年病人、慢性病人与社会的关系，主要是残疾人与社会的关系。人类历史进入新的世纪之后，世界出现了新的格局，人们的思想观念也出现了种种重大的变化，众所周知，人是社会的主体，人本身的发展进步是当代社会发展变化的起点，也是终极目标。病伤残者不断改善人际关系，对身体的发展有好处，而且对社会的稳定和发展有积极的意义。残疾人身心健康处于劣势，在为人类献身的竞技场中存在障碍，如果能以人为中心，以人的发展为目标，则可能把劣势变为优势，使他们在自己的生活道路上，在对人类的贡献上，充分发挥主动性和创造性，由弱者变为强者。这正是社会工作者的作用，也是社会工作者帮他们处理好人际关系，从而具备这种思想的目的所在。

社会现代化的实现，首要的一环是人的现代化，6000多万残疾人是一个特殊困难的群体，每一个人都是有痛苦遭遇的不幸者，不幸的人容易自惭形秽，自暴自弃。因此，社会工作者鼓励他们自强，帮助他们正视自己存在的价值，发挥他们的创造性，是非常必要的。

社会康复，就是在这样的背景下，高举社会主义人道主义的旗帜向前开拓、发展的。社会康复工作者的任务就是一方面鼓励病伤残者自尊、自信、自强、自立，努力改善人际关系，另一方面，动员全社会关心和帮助病伤残者，使他们回归社会主流。

无数事实表明，病伤残者急需要社会各界的理解、同情与帮助。联合国关于《残疾人的世界行动纲领》中明确指出："要达到'充分参与和平等'的目标，仅靠着眼于残疾人的康复措施是不够的。事实表明：决定残疾对于一个人日常生活影响的主要因素是环境，如果一个人失去了获得生活基本因素的机会，而这些机会对于社会，其他人都是人人有份的，那就构成了障碍。这些基本因素包括：家庭生活、教育、住房、经济和人身保障、参加社会团体与政治团体、宗教活动、亲密关系和性关系、享用公共设施、行动自由以及一般的日常生活方式。"中国政府已经承认并愿意执行这一行动纲领。在《中华人民共和国残疾人保障法》中规定，残疾人在政治、经济、文化、社会和家庭生活等方面享有同其他公民平等的权利；残疾人的公民权利和人格尊严受法律保护；禁止歧视、侮辱、侵害残疾人。为了减少和消除社会对残疾人的歧视，帮助残疾人平等参与社会生活，我国在《刑法》、《刑事诉讼法》、《民法通则》、《民事诉讼法》、《婚姻法》、《继承法》、《选举法》、《兵役法》、《义务教育法》等主要法律中都有保障残疾人的专门规定。

残疾人进行医疗、心理、教育和职业一系列康复之后，摆在他们面前的仍然有一个严峻的现实：社会并不轻易向残疾人敞开大门，这无疑影响到他们治疗的积极性和参与各种康复活动的热情。社会康复具有的特殊职能，它的主要任务是沟通病伤残者和外界的关系，一方面唤起社会对病伤残者的理解，与社会一起创造平等参与社会的条件；另一方面帮助病伤残者认识和适应现实社会，使他们意识到自己不仅有生存权利，而且还有为社会尽责的义务。

在现实生活中，身心痛苦折磨下的病伤残者的心理往往会发生异化现象。不言而喻，如果心灵的天平不能保持平衡，要想战胜残疾重返社会几乎是不可能的，社会环境和正常人对病伤残者的烦躁的心态所产生的影响不可低估，但重要的是病伤残者自身如何弥补因为身残而导致的心灵残缺。每个人都有自尊心，病伤残者并没有因为残疾而较少自尊心，与此相反，大多数病伤残者的自尊心更加强烈，只不过经常是“隐蔽”着或者包裹着“自卑”的外衣。

对残疾青少年来说，不能适应周围的生活环境，又渴望着身体残损得到补偿，从而产生很大的心理负担。由于身体残疾造成的学习、生活、社会交往的障碍，使他们往往需要比健全人更多地集中精力和付出代价，才能获得某些成功。过重的心理负担所产生的困扰，有时超过身体造成的障碍，使他们陷入异常悲观、自顾不暇的境地，很难有精力和情绪去留心外面的世界，甚至完全失去对他人和社会的兴趣。这种不适应、不了解外部世界的情况，使相当多的残疾青少年缺乏社会群体意识和社会交往、合作的能力，从而进一步导致孤僻性格的形成。

心理学家认为，孤独感是青年人的显著心理特征。由于自我意识在一个人的青春期逐渐觉醒并建立，这就导致他们不再仰慕年龄和能力与自己过于悬殊的人，他们向往的是能够了解并同情自己的人。残疾青少年的这种心理状态特别明显，他们希望以平等立场来与朋友进行无所顾忌的倾心交谈，而厌恶那些他们认为干涉自己的人，并且用隐蔽思想、封闭感情的方式来抵制，同时强烈对抗社会上的歧视与偏见。残疾不是妨碍行为，就是妨碍语言，妨碍观察，使本应正常的人际交往变成了困难的、苦恼的，有时甚至徒劳的努力，社会上的许多客观因素也在阻碍病伤残者的社会交往，如拥挤的秩序、混乱的公共交通，同时病伤残者特殊需要的道路，和其他公共设施使得大批残疾青年对社会望而生畏，生活范围大大缩小，加之一些实际问题难以解决，恋爱、婚姻、求学、就业，等等，这一切都是因残疾而导致孤僻的原因。

在这种心理状态下，病伤残者都希望有一些“对等”的朋友成为知己，这就是生活中普遍存在的病伤残者自己的“小圈子”，有些是以各种“协会”名义自发组织的团体，有些则是以“江湖义气”串联起来的小团体。

“同病相怜”，在病伤残者中表现非常明显，几乎每个人都有这种切身的感受。例如在家庭和社区中，一个截瘫者往往是极特殊的重残人，生活难以自理，失去了工作和学习的能力，甚至不再拥有爱情和理想，其悲观绝望的心情可想而知。但是到了医院看到许多人与自己同样不幸，心理上得到某种平衡。此后在一段时间里互相接触，彼此坦率交往，不断增进的友谊，获得理解和帮助，心里的创伤得到康复，开始以新的思维来对待今后的人生道路，重新找回回归家庭、参与社会生活的愿望和勇气。

现代社会中从来没有一个人能完全独自生活和活动，个体的人只能是某一个社会集团或群体的成员。从这种意义上说，残疾人的社会交往和人际关系直接影响着其他人群生活的社会活动和生活质量。残疾人是一个特殊的群体，其影响无处不在。只有每一个残疾人和健全人都把美好和谐的人际关系当作安身立命的根本大事重视起来，文明与进步事业才会健康、迅速的发展。

二、婚姻与家庭

家庭是一个动态的因素，它的变化受生产方式和社会制度的制约，也受社会各种因素的影响。同时，家庭人口的流动，家庭成员的生死，家庭角色的变换，也都影响着家庭结构形态的变化。残疾是对家庭结构有重大影响的社会因素，残疾人家庭的每个成员都不同程度地承担着残疾人所造成的经济和精神上的压力，他们的婚恋、生育，甚至求学、就业，无不笼罩着一层残疾的阴影。有残疾子女的父母为了照顾残疾子女都需要放弃自己对事业的追求，不能随意选择职业，更不能远离家庭去工作，直到提前办理退休手续；有残疾兄弟姐妹的年轻人，往往被迫降低自己选择伴侣的“条件”，或者再推迟婚期照顾残疾兄弟姐妹或从情感上给予残疾兄弟姐妹慰藉；有残疾父母的青少年，常常因为经济上的困难、家务的拖累等原因影响求学。

在医院住院的病伤残者绝大多数是因为工伤或者其他意外事故致残的，这种后天造成的残疾与先天性残疾有许多区别，其中突出的一点就是当伤残一旦发生时或者不敢正视残疾的事实，千方百计地寻求“治愈”的方法，而这不幸的事实，不仅动摇着残疾人生存的信念，直接影响到他们的配偶、父母和子女，使他们陷入极度的痛苦中。突然发生的变故，改变了病人的人生道路，也往往改变了他们配偶的生活道路。病伤残者回归社会，首先是回归家庭，病伤残者在家庭中的地位和作用，是回归社会的重要条件。

尽管病伤残者在家庭中一般会受到父母的爱怜和兄弟姐妹的关照，但这并不等于说他们在家庭中有较高的或真正平等的地位，实际上，这种家庭模式的关怀正反映出病伤残者劣势的地位和被同情、被援助的弱小处境。

中国历史上的家庭制度是最重要的社会制度，父系大家庭的结构使每个成员都自觉地为这个家庭的名誉和地位而生活、奋斗。在传统的家庭伦理观念和社会道德中，人生的目的和意义很大程度在于承担为家庭献身的义务，人生的价值也常常体现于“光宗耀祖”上，于是，家庭的每个成员在家庭中的地位，通常以他在社会上的地位来决定，家庭地位和社会地位是一致的，病伤残者在社会上地位的低下，也就决定了在家庭中的地位比较低下。亲情的爱，弥补了这种低下，也掩饰了这种不平等，但并不表明在社会生活中处于劣势的病伤残者已经在家庭中真正得到平等了。

我们从经济上、社会上和生理上三个条件看病伤残者在家庭中的地位可以得出不同的结论。这种不平等，绝非家庭其他成员的主观意志所决定的，也不能根据家庭其他成员对他们的关怀爱护去误解，这是一种普遍的、客观的社会现象。

(一)残疾人家庭的基本情况

据1987年中国残疾人抽样调查，靠个人劳动而生活的残疾人占30.27%，需要亲戚和家庭供养的残疾人占67.08%，此外还有2.65%的残疾人得到了国家和集体的救助。由于城市和农村的经济发展状况、文化教育条件不同，城市中的残疾人靠个人劳动养活自己的比农村多，比例最高的上海市为51.96%，一般城市在20%～40%。因此，全国大概有1270万城市残疾人靠自己的收入和亲戚家庭的供养而生活。

经济上的原因也影响了病伤残者的婚姻和家庭生活。残疾人未婚率比健全人高近3倍。调查表明大量残疾人生活在联合大家庭中。

(二)病伤残者家庭面临的问题

1. 城镇病伤残者家庭的主要困难

(1)因为病伤残者就业难，家庭的经济收入较少而开支却较多，所以比一般健全的家庭经济状况有明显的困难。

(2)病伤残者家庭的住房困难在城镇十分突出。由于病伤残者存在各种行动障碍，其中就有许多人长期与父母、兄弟姐妹生活在一起，他们的起居空间很狭小。另一方面住房困难又迫使病伤残者只好在大家庭中生活。住房困难是当前城市居民生活中普遍存在的大问题，在相当长的时间里难以解决。

(3)在婚姻恋爱方面，病伤残者本身困难重重。而且残疾儿童的丧偶父母再婚以及残疾人的兄弟姐妹寻偶也很困难。

(4)病伤残者家庭在成员患病时，大多面临健全人家庭更大的困难。不仅病伤残者求医有特殊困难，而且当他们的家庭成员有病需要帮助时，他们缺乏帮助的能力。这个问题在夫妻双方都是残疾人的家庭中更为突出。

(5)残疾家庭大多数存在着社会交往方面的困难。世俗的偏见、物理性障碍和心理负担，作为配偶或父母，病伤残者参与社会交往机会肯定少，有时不得不放弃。尤其是精神病人的家庭成员，社会的舆论使他们不愿意与社区内的人们来往，因此也增加了生活方面的困难。

(6)以上原因及病伤残者求学难、工作难，使他们的家庭大多感到精神压抑。作为他们的亲属，心理负担随着病伤残者的情感变化而动荡起伏，这是健全人家庭很难体会到的。

2. 农村病伤残者家庭的主要困难

(1)交通不便，严重影响病伤残者求学就医、就业和其他社会交往。

(2)难以从事繁重的体力劳动，生活缺乏保障。农村一些地方还没贯彻《残疾人保障法》颁布的相应优惠政策和具体措施。

(3)农村缺医少药，给病伤残者家庭求医治病造成了比城市更多的困难。

(4)除去住房问题之外的城镇病伤残者的所有困难。

(三)病伤残者在家庭中的地位和作用

在城镇病伤残者的核心家庭中，残疾并不会对生活、工作和学习有多大影响，所以就业率高，一般有比较稳定的收入，在家庭中的地位与其他家庭成员是完全平等的。病伤残者的核心家庭中，决定残疾人平等地位的主要因素有以下三点：①比较稳定的经济来源。②夫妻之间有较好的感情基础。③社会公共道德的制约。不过，在城镇的联合家庭中，作为父母的残疾人在家庭中的地位不如残疾子女那样受到关怀和重视。他们虽然是长辈，但在家庭中处于从属的、很不重要的地位。而且，随着年龄的增大、劳动能力和生活自理能力逐渐降低，他们的地位更是每况愈下。虽然多数子女尚能关心照料自己的残疾父母，但远不如父母对残疾子女那样无微不至。北京市的一些街道调查表明，没有子女为了照顾残疾父母而放弃工作的例子，相反，有些残疾人在家庭中还要受到子女的歧视，遭到虐待。

农村中的病伤残者在家庭中的地位与城市有所不同。由于广大农村经济、文化教育、医疗卫生事业等落后于城市，病伤残者生存发展和现实自身价值的范围与机遇受到极大限制，他们的地位比城镇中的人更为低下。

(四)回归家庭

病伤残者回归社会，首先面临的是家庭问题，社会康复工作必须做到他们的家中去，这是我国残疾人事业发展的重要任务。

住院病人和家庭成员之间的关系是影响他们回归家庭、回归社会的重要因素。由于病伤残者自身的心理和生理障碍，使他们不得不更多依赖家庭，更多地需要家庭，更多地需要家庭成员的帮助。因此病伤残者和配偶、父母和子女之间的关系，直接影响他们的回归社会。亲情的温暖，有助于病伤残者回归家庭、回归社会。

三、生存、创造和发展

病伤残者要回归社会，自尊自信十分重要。社会对病伤残者的偏见和歧视是多方面的，其中很突出的一点就是“视残”为“废”，忽视和抹杀了他们的创造性。正像美国著名哲学家马斯洛所强调的：“创造性是每一个人生下来就有的继承体质。”除了精神残疾和智力残疾影响了人的创造力之外，其他病伤残者本身并不会因为残疾而失去创造性和任何潜能。一切关心残疾人的朋友们，不仅要帮助他们克服各种障碍，而且要促使他们发挥自己的创造能力，更好地参与社会，并为社会作出自己的贡献。

几乎每个病伤残者都存在不同程度的心理障碍。美国心理学家乔兰德指出：“专业治疗学家可以是精神病学家、临床心理学家，或者是社会工作者，以及接受过个体咨询方面训练的教士……在咨询中，治疗学家主要关心的是某些特殊的病人的生活问题，目的是使它们充分发挥出解决问题的能力，因此他就可以自己解决自己的问题，而不用放弃对自己的自主权。”社会工作者对病伤残者的帮助，根本目的不是解决一两个实际问题，而是使他们认识到自身存在的能力和创造性，并充分发挥自己的能力，自己解决自己的问题。只有这样病伤残者才能实现真正意义上的回归。

邓朴方指出：“一个残疾人不屈于命运，走出自己的人生之路为社会做出了贡献这样的实实在在的人在我国有成千上万。它们的共同经验是：要自尊、自信、自强、自立。残疾作为一种不幸客观的降临到了自己身上，应该怎么办？路有两条：一是悲观失望，认为一切都完了，甚至轻生厌世；二是正视现实，乐观向上，无论多么困难，路仍在自己的脚下重要的是自己去拼搏去奋斗去创造。”病伤残者与健全人同样有创造性，只要正视现实，乐观向上，人生就不会逊色。

四、择业与就业

残疾人回归社会的主要困难，首先表现在经济方面。其中严重的社会障碍是就业难。劳动就业是每一个残疾人的基本要求，也是每一个有劳动能力的残疾人的基本权利。就业问题是解决残疾人回归社会问题的中心环节和残疾人工作的一项重要内容。当前社会上残疾人要求最多、最迫切、最强烈的就是就业问题，1990 年，中国残疾人联合会收到的大量来信中，要求解决劳动就业的占 36%，和要求解决特殊教育问题的并列第一位；要求解决生活问题的来信大约占 18%，其中也包含劳动就业的内容。这两项加起来占来信来访问题总量的一半以上，说明就业是残疾人回归社会中遇到的最大问题。随着残疾人事业的发展，就业问题有了改善，但在大多数城市，残疾人择业和就业仍是十分突出的难题。

病伤残者就业难有许多原因，有政府和社会方面的，也有病伤残者家庭和他们本身认识方面的问题因素。保障残疾人劳动的权利，是《残疾人保障法》中最基本、最重要的内容之一。《残疾人保障法》中指出：国家保障残疾人劳动的权利。各级人民政府应当对残疾人劳动就业统筹规划，为残疾人劳动就业创造条件。残疾人劳动就业实行集中与分散相结合的方针，采取优惠政策和扶持保护措施，通过多渠道、多层次、多种形式，市残疾人劳动就业逐步普及、稳定、合理。

对病伤残者集中安排就业，目前主要是国家和社会举办残疾人福利企业、工疗机构、按摩医疗机构和其他福利性企业事业组织，集中安排病伤残者就业。分散安排病伤残者就业，是指国家推动各地区、各部门、各单位按一定比例将病伤残者吸收到机关、团体、企业、事业组织和城乡集体经济组织中去，并为其选择适当的工种和岗位。自谋职业则是政府有关部门鼓励和帮助他们自愿组织起来从业或者个体开业。

在残疾人就业问题上，我国的民政和劳动部门起着决定性作用，是法律的主要执行者。20 世纪 80 年代以前，我国残疾人的社会保障和劳动就业一直是由民政部门负责的。各级残联成立之后，一大批民政干部投身到残疾人事业中来，成为残联的专职干部和专业技术人员，民政局残联仍同一家，不仅工作联系密切，而且从思想方法工作方法，乃至组织体系，都是一脉相承的，这是个很普遍的实际情况。

兴办福利企业，发展福利生产，安排有劳动能力的残疾人就业，既是有中国特色的解决残疾人就业问题的有效办法，也为民政经济的发展和残疾人事业的资金积累创造了条件，从而补充了国家对民政事业、残疾人事业拨款的不足。因此经济政策的开放，民政和残联也愿意大力发展福利企业，广开就业门路。这是民政和残疾人组织共同关心的事情。

残疾人自愿组织起来从业或个体开业，同样主要依靠民政部门的帮助。大量事实表明，市场经济为发展个体就业带来了新的机遇，并给残疾人带来了新的困难。由于面临激烈的竞争，残疾人又不能与健康人站在同一起跑线，所以仅就个体就业来说，残疾人就需要政府部门的特殊关怀，尤其是城市街道和农村乡镇的具体照顾。《残疾人保障法》中明确规定："对申请从事个体经营的残疾人，有关部门应当优先核发营业执照。对从事各类生产劳动的农村残疾人，有关部门应当在生产服务、技术指导、农用物资供应、农副产品收购和信贷等方面，给予帮助。"残疾人个体就业牵涉到以上的各个"方面"，首要的则是民政部门的支持与协调。

第五章　社区常见致残疾患的康复与预防

社区康复工作对致残性疾患的着眼点不同于专科医生，不是侧重于临床诊断与临床治疗，而是侧重于减少残疾和降低残疾程度，提高病人的生活质量，使病人最大程度地重返家庭生活，参与社会活动，并为社会作出贡献。

第一节　脑卒中的康复

脑卒中是指一组起病急骤的脑部血液循环障碍，常伴有神经系统局限性功能改变。是神经系统的多发病和常见病，主要病理过程为脑梗塞、脑出血和蛛网膜下腔出血，可单独和混合存在，亦可反复发作。脑卒中大多数发生在中老年人。根据当代流行病学研究，调查表明发病率、患病率、死亡率分别为219/10万、719/10万和116/10万。他与心脏病、恶性肿瘤构成人类三大致死疾病，大量病人虽经救治得以存活，80%的人遗留不同程度的残疾，因此，康复治疗的早期介入具有重要的意义。

一、脑卒中的诊断要点

脑卒中包括脑梗塞、脑出血和蛛网膜下腔出血(表7-17)。

表7-17　**脑卒中的诊断要点**

疾病	诊断标准
一、缺血性脑血管疾病	
(一)脑血栓形成	1. 常于安静状态下发病 2. 大多数无明显头痛和呕吐 3. 发病可较缓慢，多逐渐进展或呈阶段性进展，多与脑动脉粥样硬化有关，也可见于动脉炎、血液病等 4. 一般发病后1~2天内意识清楚或轻度障碍 5. 有颈内动脉系统和(或)椎-基底动脉系统症状和体征 6. 腰穿脑脊液一般不含血 7. 鉴别诊断困难时，如有条件可做CT或MRI等检查
(二)脑栓塞	1. 多为急骤发病 2. 多数无前驱症状 3. 一般意识清楚或有短暂性意识障碍 4. 有颈动脉系统和(或)椎-基底动脉系统的症状和体征 5. 腰穿脑脊液一般不含血，若有红细胞可考虑出血性梗死 6. 栓子的来源，可分为心源性或非心源性，也可同时伴有其他脏器、皮肤、黏膜等栓塞表现

续表

疾病	诊断标准
(三)腔隙性梗塞	1. 发病多由于高血压动脉硬化引起，呈急性或亚急性起病 2. 多无意识障碍 3. 腰穿脑脊液无红细胞 4. 临床表现都不严重，较常见的为纯感觉性卒中、纯运动性轻偏瘫、共济失调性轻偏瘫、构音不全、手笨拙综合征或感觉运动性卒中等 5. 有条件时应进行 CT 或 MRI 检查
二、出血性脑血管疾病	
(一)脑出血	好发部位为壳核、丘脑、尾状核头部、中脑、桥脑、小脑、皮质下白质(即脑叶)、脑室及其他，主要是高血压性脑出血，也包括其他病因的非外伤性脑内出血、高血压性脑出血诊断要点如下： 1. 常于体力活动或情绪激动时发病 2. 发作时常有反复呕吐、头痛和血压升高 3. 病情进展迅速，常出现意识障碍、偏瘫和其他神经系统局灶症状 4. 多有高血压病史 5. 腰穿脑脊液多含血且压力增高 6. 脑超声波检查多有中线波移动 7. 鉴别诊断有困难者，若有条件可做 CT 检查
(二)蛛网膜下腔出血	主要为先天性脑动脉瘤破裂、脑血管畸形和脑动脉硬化出血等引起 1. 发病急骤 2. 常伴剧烈头痛、呕吐 3. 一般意识清楚或有意识障碍，可伴有精神症状 4. 多有脑膜刺激征，少数可伴有颅神经及轻偏瘫等局灶体征 5. 腰穿脑脊液呈血性 6. 脑血管造影可帮助明确病因 7. 有条件时可进行 CT 或 MRI 检查

二、脑卒中后的主要功能障碍及评定

(一)运动功能障碍及评定

脑卒中后运动功能的障碍，首先表现为弛缓性麻痹，随着“休克期”的消失，失去皮层中枢控制的皮层下中枢运动反射释放，出现原始的异常运动模式。表现为肌张力增高，肌群间协调紊乱(表 7-18)。

脑卒中后运动功能障碍的评定包括上肢、躯干、下肢的功能评定以及肌痉挛率的评定。

表 7-18　　　　**脑卒中病人肢体异常运动模式**

部位		屈肌共同运动模式	伸肌共同运动模式
上肢	肩胛带	上提、后缩	前伸、向下
	肩关节	外展、外旋(内旋)	内旋、内收
	肘关节	屈曲	伸展
	前　臂	旋后(旋前)	旋前
	腕关节	屈曲	背伸
	手　指	屈曲、内收	屈曲
下肢	髋关节	屈曲、外展、外旋	伸展、内收、内旋
	膝关节	屈曲	伸展
	踝关节	背屈、外翻	跖屈　内翻
	足　趾	伸展	跖屈　内收

1. 肢体运动功能障碍的评定

目前国内外尚无统一的方法，但简便、易行、较为普及的方法为 Brunnstrom 评定法（表 7-19）。

表 7-19　　　　**脑卒中肢体运动功能评定法(Brunnstrom 法)**

级别	上肢	手	下肢
1 级	弛缓，无随意运动	弛缓，无随意运动	弛缓，无随意运动
2 级	开始出现共同运动或其成分，不一定引起关节运动	无主动手指屈曲	最大限度地随意运动，开始出现共同运动或其成分
3 级	痉挛加剧，可随意引起共同运动，并有一定的关节运动	能全指屈曲，钩状抓握，但不能伸展，有时可由反射引起伸展	①随意引起共同运动或其成分。②坐位和立位时，髋、膝、踝可屈曲
4 级	痉挛开始减弱，出现一些脱离共同运动模式的运动：①手能置于腰后部。②上肢前屈 90°(肘伸展)。③屈肘 90°，前臂能旋前、旋后	能侧方抓握及拇指带动松开，手指能半随意地、小范围地伸展	开始脱离共同运动的运动：①坐位，足跟触地，踝能背屈。②坐位，足可向后滑动，伸屈膝大于 90°
5 级	痉挛减弱，基本脱离共同运动，出现分离运动：①上肢外展 90°(肘伸展，前臂旋前)。②上肢前平举及上举过头(肘伸展)。③肘伸展位，前臂能旋前、旋后	①用手掌抓握，能握圆柱状及球状物，但不熟练。②能随意全指伸开，但范围大小不等	从共同运动到分离运动：①立位，髋伸展位能屈膝。②立位，膝伸直，足稍向前踏出，踝能背屈

续表

级别	上肢	手	下肢
6级	痉挛基本消失，协调运动正常或接近正常	①能进行各种抓握。②全范围地伸指。③可进行单个指活动，但比健侧稍差	协调运动大致正常：①立位髋能外展超过骨盆上提的范围。②坐位，髋可交替地内、外旋，并伴有踝内、外翻

2. 躯干控制能力的评定

躯干控制能力的评定通常使用 Sheikh 法(表 7-20)。

表 7-20 **脑卒中病人躯干控制测定法(Sheikh 法)**

测定内容		评 分 标 准
1. 转向偏瘫侧(在床上)	0 分	无帮助不能完成
2. 转向健侧(在床上)	12 分	能做，但需一些帮助(抓、倚物体)
3. 坐位保持平衡(床边或无扶手椅上)	25 分	正常完成
4. 从卧位坐起		
躯干控制积分=1、2、3、4 项积分之和		

3. 肌痉挛的评定

目前对肌痉挛的评定多采用修订后的 Ashworth 法(表 7-21)。

表 7-21 **修订后的 Ashworth 痉挛评定法**

级别	特 征
0	无肌张力的增加
I	肌张力轻度增加：受累部分被动屈伸时，在 Rom 之末时呈现最小的阻力或出现突然卡住和释放
I^+	肌张力轻度增加：在 ROM 后 50%范围内出现突然卡住，然后在 ROM 的后 50%均呈现最小的阻力
Ⅱ	肌张力较明显地增加：通过 ROM 的大部分时，肌张力均较明显地增加，但受累部分仍能较容易被移动
Ⅲ	肌张力严重增高：被动运动困难
IV	僵直：受累部分被动屈伸时呈现僵直状态而不能运动

(二)平衡功能的评定

平衡功能障碍严重程度的分级，可采用修订后的 Semans 标准。该评定法将障碍的程度分为 6 个级别(表 7-22)。

表 7-22　　平衡功能障碍严重程度分级

级别	特　征
V	能单腿站立
Ⅳ	能单膝跪立
Ⅲ	一腿前一腿后地站着时能将身体重心从后腿移向前腿
Ⅱ-3	能双足站立
Ⅱ-2	能双膝跪立
Ⅱ-1	能手膝位站立
I	能在伸直下肢的情况下坐着
0	伸直下肢时不能坐

(三)手功能实用能力的评定

在手功能实用能力评定前，需准备雨伞一把、钱包一个，硬币若干、10cm 大小指甲刀一把、普通衬衫一件(带袖扣)，评价内容如表 7-23。

表 7-23　　手功能实用能力的评定方法

序号	评 定 方 法
1	将一信封放在桌上，让患者用健手在患手的帮助下剪开信封口
2	患手悬空拿钱包，健手打开钱包取出硬币，然后拉上(关上)钱包
3	患手持伞持续约 10 秒钟以上(伞垂直支撑，不应靠在肩上)
4	患手为健手剪指甲
5	患手系健上肢衬衣的袖扣

手功能实用性的评定标准是根据完成以下 5 个动作的情况而判定的，评定标准如表 7-24。

表 7-24　　手功能实用能力的评定标准

手功能的类型	完成动作情况
实用手 A	5 个动作均能完成
实用手 B	5 个动作能完成 4 个
辅助手 A	5 个动作能完成 3 个
辅助手 B	5 个动作能完成 2 个
辅助手 C	5 个动作能完成 1 个
废用手	5 个动作均不能完成

（四）其他功能障碍的评定

日常生活能力的评定（具体参见前述），精神情绪障碍的评定（具体参见前述），语言功能障碍的评定。

三、脑卒中的治疗

（一）一般处理

保持安静，卧床休息、加强皮肤、口腔、呼吸道疾病及排便护理，防止各种并发症，维持血压的稳定，注意水、电解质的平衡，24～48h 后仍不能自行进食，应鼻饲流质饮食。

（二）药物和手术治疗

1. 缺血性脑卒中的治疗原则

尽早恢复脑缺血区的血液供应，改善微循环；加强缺血细胞的保护治疗；防止缺血性脑水肿。

（1）血液稀释疗法。低分子右旋糖酐以普通速度每日静脉滴注 1000ml，持续 7～14 天，或低分子右旋糖酐 500ml 加复方丹参和川芎嗪等药物每日静脉滴注 1 次，10～14 天为一个疗程，以扩充血容量降低血粘稠度。

（2）抗血小板药物。抗血小板药物能降低血小板聚积和血黏度。常用小剂量阿司匹林，一般为每日 50～100mg。

（3）脑保护剂。脑保护剂能阻止细胞内钙超载，解除血管痉挛，增加血流量，改善微循环，常用尼莫地平 20～24mg，每日 3 次口服；尼卡地平 30mg，每日 2～3 次；胞二磷胆碱 0.25～0.5g 加入 5%葡萄糖 500ml 液中每日 1 次静脉滴注，10～20 天一个疗程，具有稳定细胞膜、减少自由基的作用。

（4）抑制脑水肿。如梗塞区域大或发病急骤时均可发生脑水肿，是病灶区灌注不足而加重缺血缺氧，甚至导致脑组织移位而发生脑疝。水肿一般在 3～5 天达到高峰。防止脑水肿通常可用 20%甘露醇 250ml 静脉滴注，每日 2～4 次；也可用 10%甘油 250～500ml 快速静脉滴注。脱水剂使用时间的长短要视病情而定，一般为 3～5 日，严重时至脑水肿消除，颅内压恢复正常为止，同时需注意水和电解质平衡以及心肾功能。

2. 出血性脑卒中的治疗原则

防止进一步出血降低颅内压和控制脑水肿，维持生命机能和防止并发症。

（1）控制高血压。降低增高的血压是防止进一步出血的重要措施。常用利血平 0.5～1mg 肌肉注射，但不宜将血压下降过低，防止供血不足，一般血压维持在 20～21.3/12～13.3kPa 为宜。

（2）控制脑水肿，降低颅内压。快速静脉滴注 20%甘露醇 250ml，每 6～8h1 次；也可用 10%甘油 500ml 静脉滴注，每日 1～2 次；也可将地塞米松 10mg 加入脱水剂内静脉注射；或用速尿 40ml 加入 50%葡萄糖 40～60ml 静脉注射，6～8h 可重复 1 次。应用脱水剂时应注意水电解质酸碱平衡，尤应注意钾的补充和心肾功能。

（3）降温治疗。以冰帽作局部物理降温，以降低脑代谢率，减少氧的消耗，有利于脑细胞的恢复和减轻脑水肿。

（4）手术治疗。手术治疗的目的在于消除水肿，解除脑疝。凡一般情况尚好、生命体征稳定、心肾功能无明显障碍、年龄不过大者，出现下列情况可作为适应证：①出血测瞳孔散大，有脑疝形成趋势，内科治疗后病情进一步恶化，属于囊外侧型向中线扩展者。②脑叶出血血肿超过 40ml。③小脑出血，血肿超过 15ml 或直径超过 3cm。对出血部位较深(如内囊深处、丘脑、脑干)、已出现双侧瞳孔散大、去大脑强直或有明显生命体征改变者不宜手术。

(三)康复治疗

1. 脑卒中后运动功能障碍恢复的机理

脑卒中是在内外因素的作用下，同时失去的机体的代偿性保护而发生的。死亡的脑细胞不能再生，加上旧的大脑皮质机能定位学说认为大脑皮质具有许多狭义的定位中枢，有关中枢神经损伤后是否恢复的问题，长久以来答案是偏于否定的。在有关功能训练能改变偏瘫动物的运动功能在 20 世纪初已从实践中得到证明。1930 年，Betle. A 首先提出了中枢神经损伤后恢复的可塑性理论。他认为损伤后功能恢复不是由于再生，而是由于残留部分的功能重建的结果。其后这些理论不断发展和完善，成为现今的脑可塑性理论。脑的可塑性是指脑有适应能力，即在结构和功能上修改自身应该以适应变了的现实的能力。代偿和功能重组已成为脑可塑性的生理、生化或形态学改变的基础，再加上内外因素的作用，中枢神经系统在损伤后就有了恢复的可能。通过近几十年的研究，已发现形成脑可塑性的众多因素在不同的时期发挥着不同的作用，但其中一个重要因素就是功能的恢复训练。该因素在中枢神经系统疾病的康复中，无论是在损伤的早期还是在损伤的后期都有着十分重要的作用。恢复功能的训练可使感受器接收的传入性活动促进大脑皮层功能重组，使丧失的功能重新恢复。以上这种观点和理论，已成为近代中枢神经系统，损伤后康复的重要依据。

2. 脑卒中后运动功能障碍恢复的过程

20 世纪 50 年代以后，Twitchell 通过对 121 例脑卒中病人运动恢复过程的观察，发现所有的病人运动功能恢复的顺序有着一定的规律性，即迟缓期(完全性瘫痪)→联合反应期→共同运动期→共同运动中出现分离运动期→更多的分离运动出现期→精细、协调运动期。以后 Brunnstrom 进一步发展了 Twitchell 的观察过程，将其恢复过程分为六个等级，形成沿用至今的 Brunnstrom 脑卒中运动功能评定法。从以上卒中后运动功能恢复的过程来看，肢体功能的运动恢复实际上是运动模式的转换过程在“休克期”过后，首先出现的是正常情况下不曾有的“异常运动模式”，如果进一步恢复，“异常运动模式”便会逐渐减弱，正常运动模式逐渐出现，其转折点在第三阶段。从病理生理看，前半部分为脊髓下位中枢支配的原始、初级的运动形式，是由于大脑的病变使皮层高位中枢对脊髓下位中枢的抑制作用丧失所致；而后半部分随着皮层水平的高位运动中枢控制力的恢复，“异常运动模式”逐步消退，正常运动模式不断得以完善。不同病人恢复程度依其病情而不同，部分病人可能停留在某一阶段而不再进展。

3. 脑卒中后康复治疗的目标

通过采取以功能训练为主的综合措施，最大限度地促进病人的功能恢复，同时防止并发症，并充分发挥其残余功能，以争取病人达到生活自理、重返社会的目的。

4. 卒中后的康复治疗措施

脑卒中后的功能训练内容包括两部分，即患侧的恢复和健侧的代偿，重点在患侧的恢复。治疗开始的时间为病人生命体征稳定、神经学症状不再发展后 48 小时。

(1)迟缓阶段的康复治疗。主要目的在于预防关节挛缩和畸形，防止发生继发性损害，抑制异常的运动模式，诱发随意运动。

①在床上正确的姿势摆放。急性期卧床阶段正确的姿势摆放，有利于预防褥疮、预防关节变形和挛缩，同时也有利于预防异常的痉挛模式。

a. 仰卧位时头部枕于枕头上，但枕头不易过高，以免发生胸椎屈曲；在患侧肩胛下放一枕头，使肩前伸，并使肘部伸展，腕关节背伸，手指伸开；患侧下肢伸展，在患侧大腿外侧下方放置一枕头或毛巾卷，防止患侧下肢外旋。床应放平，床头不得抬高，手中不应握物，不应在足底放置任何东西，必要时可用支撑架支撑被褥。

b. 健侧卧位有利于患侧的血液循环，减轻患侧肢体的痉挛，预防患肢浮肿。健侧卧位时头仍由枕头支撑，确保病人舒适。躯干与床面保持直角，不要向前成半俯卧位；患侧上肢由枕头在前面垫起，上举约 100°，患侧下肢向前屈髋、屈膝，并完全由枕头垫起，足不能悬在枕头边缘，健侧肢体放在床上，取舒适的位置。

c. 患侧卧位可以增加对患侧的刺激，并拉长患侧，减少痉挛，健手可以自由活动。患侧卧位时，头部稍前屈；躯干稍向后倾，后背用枕头稳固支撑；患侧上肢前屈与躯干的角度不小于 90°，手心向上，手腕被动背伸；患侧下肢伸展，膝关节稍屈曲，注意保持患侧肩胛骨前伸。

②在床上翻身。脑卒中病人患侧肢体无自主活动，翻身很困难，如果在床上固定一种姿势，容易出现压疮，也不利于排痰，久而久之可能造成肺部感染，所以应每两小时翻身一次，以防止并发症。

a. 向健侧翻身。病人仰卧位，用健侧腿插入患侧腿下方；病人双手叉握，患手拇指在上(Bobath)，向上伸展上肢，左右摆动，逐步增大幅度，当摆至健侧时，顺势将身体翻向健侧，同时以健侧腿带动患侧腿，翻向健侧。必要时治疗人员将双手分别置于病人的患侧臀部和足部，用适当的力量帮助病人翻向健侧。

b. 向患侧翻身。病人仰卧位，双手 Bobath 式握手，向上伸展上肢，健侧下肢屈曲；双上肢摆动，当摆动向患侧时，顺势将身体翻向患侧。

③关节的被动活动。病人肢体瘫痪，关节不活动，将导致静脉淋巴回流不畅，如果滞动超过 3 周，关节内的周围组织自发粘连，加上关节囊、韧带、肌腱、肌肉固定不动，就会挛缩，常引起关节强直和变形。因此，应早期进行关节的被动活动，以保持关节的活动度和防止关节挛缩。关节被动活动的顺序由大关节到小关节；动作应缓慢，一般应在无痛范围内进行，活动范围逐步增大，切忌粗暴；要多与痉挛倾向相反的运动；每日训练 2~3 次，每个关节至少每次活动 3~5 回。

④上肢随意运动的诱发。仰卧位，支持病人上肢前屈 90°，让其上抬肩，伸向天花板，或病人的手随着治疗人员的手在一定范围内活动，让病人的手触摸自己的额头、枕头等。

⑤下肢随意运动的诱发。仰卧位，治疗人员握住病人的足，使之背屈外旋，腿屈曲，并保持髋关节不外展外旋，指导病人伸直下肢，患者主动负担下肢的体重，伸腿时，应防止内收、内旋。在此基础上治疗人员将下肢摆放屈髋屈膝、足支撑在床上体位，并让患者保持这一体位，随着控制能力的改善，指示病人将患肢从健侧膝旁移开，并保持稳定。病人也可以练习在活动健侧膝时保持患侧膝稳定。

(2)痉挛阶段的康复治疗。随着病情的进一步好转，脊髓下位中枢支配所用的增强，患者运动功能进入痉挛阶段，此阶段治疗的主要目的为控制肌肉痉挛和异常的运动模式，促进正常的运动模式出现，并在此基础上加强实用性动作的训练。

①肌痉挛的处理。大部分病人患侧上肢以屈肌痉挛占优势，下肢以伸肌痉挛占优势。表现为肩胛骨后缩，肩带下垂，肩内收、内旋、肘屈曲、前臂旋前，腕屈曲伴随一定的尺侧偏，手指屈曲内收；骨盆旋后并上提，髋伸、内收、内旋、膝伸，足跖屈内翻。早期卧床时可指导病人采用 Bobath 式握手上举上肢，做此动作时应注意保持患侧肩胛骨向前，患肘伸直；在坐位时，借助于滚筒、沙板模型进行训练或是指导病人将患肘伸直，手指伸展分开，撑于椅面上，然后将身体的重心缓慢移至患侧；站立时，双手平放抵于墙上，肘关节伸直，身体重心向前。仰卧位时双腿屈曲，Bobath 式握手抱住双膝，将头抬起轻轻前后摆动使下肢更加屈曲。该运动不仅可降低下肢伸肌痉挛，同时也可以抑制上肢屈肌痉挛；另外"桥式运动"也有利于下肢伸肌痉挛的减弱。

②患者的功能训练。由于此阶段病人患侧处于异常运动模式、肌痉挛时期，所以在进行患肢的功能活动时，应抑制其痉挛、控制异常的运动模式，促进分离运动出现为主。

a. 肩胛带和肩关节的活动。病人卧位，以 Bobath 式握手上举上肢，尽量前伸肩胛带，治疗人员可一手放入病人腋下帮助将其肩胛骨向前、向上移动，但不能向后；坐或立位时，可以 Bobath 式握手上举上肢，高举过头，然后将手放在头顶、头后方，再返回。

b. 肘的控制训练。重点在于伸展动作上，仰卧时，患上肢上举，尽量伸直肘关节，然后缓慢屈肘，用手触换自己的口、对侧耳和肩；也可由治疗人员保持病人患肢肘、腕关节及手指的伸展，同时上举上肢至水平位或以上的位置，然后实施↔拉的刺激，以促进肘的伸展。

c. 前背的旋前、旋后训练。坐位，指导病人用患手翻动桌上的扑克牌；或是在病人患手的背侧放一橡皮泥，让病人以手的小指为轴，用手背做压面的动作；亦可在任何体位让患者转动手中的一个小物。

d. 腕指伸展的训练。让病人坐在墙前，左右手十指交叉并将掌面翻向外，将手背靠近胸前，然后伸肘，举手过头，掌面向上，返回胸前，再向前方的墙面推去，抵在墙上，向上、向下、向健侧滑动。

e. 手的抓握训练。早期可用患手握小皮球击打放置在前方的物体，随着抓握能力的改善，可指导病人用患手握住一根木棍，患手放开，健手抓住，交替进行。

f. 屈膝训练。病人俯卧位，治疗人员一手握住患腿踝部，一手放在病人臀上，帮助病人屈膝。随着主动运动的出现，可让病人仰卧位，上肢采用 Bobath 式握手上举上肢，做抗痉挛模式，在治疗人员的帮助下主动屈髋屈膝。

g. 屈踝训练。病人仰卧，患足支撑在床上，治疗人员用一只手向下压其踝关节，同时用另一只手将病人的足和足趾提至充分背屈并外翻位。

h. 伸髋屈膝训练。病人仰卧，治疗人员一手托住患足，让病人屈膝并将患肢放在床缘以下，此时病人已伸髋，然后治疗人员再协助其将患足放回原位。以后可逐步过渡到病人主动练习。

i. 伸髋屈膝背屈踝训练。病人仰卧，将患腿屈膝垂于床边，伸其髋，治疗人员托其患足于背屈位，将足推向病人头的方向，协助病人在不屈髋的情况下继续屈膝和背屈踝。

③实用性动作训练。大体按照运动发育的顺序和不同姿势反射水平进行，如翻身→坐→坐位→平衡→坐到站→站立平衡→步行。

a. 坐起训练。部分病人由于卧床时间较长，在开始坐起训练前，可先将床头逐步抬高达到适应，以免发生体位性低血压而引起头晕，床头抬高开始角度应从30°~45°起，逐步过渡到60°，直至最后90°。在此基础上开始坐起训练，具体方法是：病人首先侧移至床边，将健腿插入患腿下，用健腿将患腿移于床边外，患膝自然屈曲。然后头向上抬，躯干向患侧旋转，健手横过身体，在患侧用手推床，把自己推至坐位，同时摆动健腿下床。必要时治疗人员将一手放在病人健侧肩部，另一手放于其髋部进行帮助。

b. 坐位平衡训练。如果坐起后不能保持良好的稳定状态，主要是因为平衡功能减退所致。因此，帮助病人坐稳的关键是坐位平衡训练。坐位平衡训练包括左右平衡和前后平衡训练。左右平衡训练是让病人坐位，治疗人员坐于其患侧，一手放在病人腋下，一手放在其健侧腰部，嘱病人头部保持正直，将重心移向患侧，然后病人将重心逐渐向健侧转移。此时，治疗人员一手抵住病人患侧腰部，另一手压在病人同侧肩部，嘱病人尽量拉长健侧躯干，并且头部保持正直位。随着病人主动性的逐渐增进，治疗人员可相应减少辅助力量。前后平衡训练是指导病人用双手拾起地面上的物品或是双手向前伸，拿起桌上的物品，再向后伸手取一件东西。

c. 坐到站起的训练。当病人下肢有一定负重能力时，即可开始进行从坐到站起的练习。训练的要点是重心的移动。具体方法是让病人Bobath式握手，双上肢前伸，头和躯干前倾，重心前移至双足上，然后抬起臀部，按膝伸展而站起。必要时治疗人员可站于病人患侧，一手将患膝向前拉，另一手放在健侧臀部帮助病人抬起臀部。

d. 站立位平衡训练。为了使病人稳定站立，以便为步行做好准备，可进行前后及侧方的站立位平衡训练。具体方法是让病人立位，嘱病人转头向躯干后方看，然后回到中立位，再从另一侧向后看；或是叮嘱人分别从前方、侧方及后方的桌上取物品。随着功能的改善，可让病人一手或双手从地上拾起大小不同的物品，或者嘱病人接住治疗人员从前方、侧方抛来的球。

e. 步行训练。一个正常的步行周期包括站立相和摆动相，分别约占整个周期的60%和40%，而脑卒中病人站立时经常存在患侧下肢负重能力差，站立相缩短；而迈步时，又由于足下垂、内翻，导致步态异常、步行缓慢、步态不稳。针对以上，可指导病人用患腿站立，骨盆呈水平位，将健足放在患腿前面与患足成直角或是患者健足放到患腿足跟后面，并与之成直角；也可由治疗人员用双手控制好骨盆，病人患腿负重，并防止膝关节过伸，让病人健腿的脚画八字。随着下肢负重能力的提高，即可开始迈步训练。当患腿向前迈步时，病人躯干伸直，用健手扶栏杆，重心移至健腿，膝关节轻度屈曲。治疗人员站在病人患侧后方，双手扶持其骨盆，病人迈患腿时，治疗人员辅助患侧骨盆向前下方运动，并防止患腿迈步时外旋；当健腿向前迈步时，病人躯干伸直，健手扶栏杆，重心前移，治疗人员站在病人患侧后方，一手放置于患腿膝部，防止病人健腿迈步时膝关节突然屈曲以及发生膝反张，另一手放置于患侧骨盆部，以防其后缩，健腿开始只迈至与患腿平齐位，随着患腿负重能力的提高，健腿可适当超过患足。

f. 上、下楼梯训练。在进行上下楼梯训练前应给予充分的说明和示范，以消除病人的恐惧心理，并加强保护，以免发生意外。开始可借助于一高约15cm的木台进行。治疗人员站于病人患侧，病人将患足置于台子上。此时，治疗人员用手控制患膝，另一手置于健侧臀部。当重心移至前方时，让病人健足踏上台子，然后让健足从台子上移下来，而且位置一次比一次靠后或是让健足迈向前方地面，在完成以上训练动作后就可过渡到楼梯上进行。

(3)相对正常阶段的康复治疗。主要目的是促进选择性主动运动和促进速度运动的恢复，发展多种模式，多个肌群协调的组合运动，增大正常的运动感觉输入。

①上肢的功能训练。进一步加大上述痉挛阶段训练中各种运动方式的难度，并将各种训练方式融入日常生活活动中。可充分利用打字、弹琴、下棋、编织等活动进行训练，同时加强上肢的综合练习，在不同位置做插板或图形的配对活动，以完善其正常运动模式。

②下肢的功能训练。此阶段应加强膝关节的选择性运动以及良好的踝关节选择性背屈和跖屈，同时进一步完善下肢的负重能力，提高步行效率。为改善骨盆的旋转功能，可让病人交叉腿站立和行走，或是治疗人员位于病人后方，双手置于病人骨盆处，指导病人步行，同时使骨盆旋转。手的摆动训练最初可在立位下进行，指导病人双手分别作触碰对侧大腿部的摆动练习。步行时，治疗人员位于病人前方，持病人双上肢配合下肢运动进行摆动。通过以上骨盆旋转和手的摆动训练，将有利于提高病人的步行效率。对仍存在垂足的病人可考虑给予功能性电刺激或肌电生物反馈疗法，必要时可用弹力绷带支持足踝或用足吊带、足托矫正。

(4)日常生活动作的训练。不论脑卒中病人肢体功能恢复程度如何，日常生活动作的训练都是非常重要的。自理生活将有利于病人恢复生活的信心，提高生活质量。

①穿、脱前开襟上衣。取坐位，穿时指导病人利用健手套上患肢袖子，然后健手将健侧衣袖从身后移至健手侧，并套上健肢袖子，最后用健手扯平下襟，系扣或拉拉锁。脱时利用健手先将患肢袖子从肩部退到肘部，然后将健肢从健侧袖中退出，最后利用健手将患肢袖子完全退出。

②穿、脱套头衫。坐位，穿时病人用健手帮助患肢穿上袖子，并尽量拉至肩部，将头套入领口钻出，然后健手插入健袖穿出。脱时利用健手将套头衫后领充分上拉，并将头部从领口退出，再利用健手将双上肢从袖中退出。

③穿、脱裤子。坐位时，病人利用健手先穿患腿，再穿健腿，将裤子提至大腿上部站起，用健手系好腰带。脱法与穿时相反。

④穿袜子和鞋。穿袜子时，指导病人首先将患腿交叉搭在健腿上，如果不能主动完成，可用叉握的双手抬起患腿，但要避免健手抓抬患腿，然后用拇指和食指张开袜口，向前倾斜身体把袜子套在患脚上。注意套袜子之前，病人应使自己的患手臂向前肩前伸并且伸肘。鞋的穿法与穿袜子方式相同。

⑤个人卫生动作。可利用健手持毛巾洗脸然后利用水龙头拧干毛巾再擦脸。可利用改造后的细毛刷(毛刷背面加两个吸盘)吸在洗手池壁上，将健手在毛刷上来回刷洗；可利

用患上肢弯曲的前臂和腹部夹住干毛巾，健手在毛巾上来回擦拭。如果患手有少许功能，可利用患手持牙刷，健手挤牙青，然后用健手刷牙；如果患手功能完全丧失，可用健手单独完成。洗澡通常取淋浴式，喷头下方靠墙放置一木椅，病人坐在椅上冲洗，利用健手持毛巾擦洗前面，用带长柄的海绵刷擦洗后背。可在墙上安置扶手，以利于病人站起。

(5)常见合并症的康复。脑卒中后的合并症有许多，以肩关节半脱位和肩—手综合征多见。

①肩关节半脱位。多见于脑卒中早期，发病率高达60%~70%，尤其在整个上肢处于弛缓性麻痹状态下，在开始坐或站时，常由于重力作用而自然发生，一旦发生肩关节半脱位，可采取以下方法予以矫治。首先应保持肩关节的正常活动范围，这些活动不但包括肩胛骨和上肢的被动活动，而且还涉及床上运动，或向椅子上转移以及卧位与坐位的姿势摆放；其次应加强肩周围稳定肌群的活动及张力：治疗人员一手握住病人患侧上肢并向上举，一手用手掌由患肩向远端快速摩擦；或是病人取坐位，患上肢肘关节伸直，腕关节背屈，患手放在坐位臀部水平略外侧，然后让躯体向患侧斜倾，利用病人体重使患肢各关节受压及负重。另外应注意矫正肩胛骨的姿势，所以无论是白天还是晚上，良好的体位摆放都很重要，同时多鼓励病人经常用健手帮助患臂做充分的上举活动。所需注意的是，在活动中，肩关节及其周围结构不应有任何疼痛，如有疼痛则表明某些结构受到累及，必须立即改变治疗手法。对脑卒中病人来说，早期正确的处理可以预防肩关节半脱位。

②肩-手综合征。多见于脑卒中后1~3个月内，症状为突然发生的手部肿痛，水肿以手背为明显，皮肤皱纹消失，肿胀处松软，膨隆，但通常止于患手腕部。手的颜色也出现异常，呈粉红色或淡紫色，下垂时更明显，肿胀的手触诊时有温热感。患手指甲较健侧变白或无光泽，掌指关节、腕关节活动受限。如果未能及时治疗，症状会逐渐加重，X线检查可见骨质疏松改变。后期患手肿胀消失，手呈典型的屈曲畸形，手掌变平，鱼际萎缩，手的运动功能永远丧失。这种现象常由于腕关节长时间屈曲受压、对手关节过度牵拉以及意外损伤等原因所致。为此，肩-手综合征应及早发现，及时治疗，一旦进入后期，将很难改变手的挛缩和功能丧失。具体措施为：保持良好的坐卧姿位，避免长时间手下垂；加强患上肢的被动和主动活动，以防关节挛缩；对于肿胀的手指可采用向心性压迫性缠绕法，通常是用直径1~2mm的线绳由远端向近端缠绕手指，缠绕开始于指甲处，并做一小环，然后快速有力地向近端缠绕至指根部不能缠绕为止，缠完后治疗人员立即从指端绳环处迅速拉开缠绕的线绳。每个手指都缠绕一遍后，最后缠手掌。该方法大多令人满意，而且简便、安全。另外也可采用冰水疗法，方法是冰与水按2∶1混合后放在容器内，将病人的手浸泡3次，每次约3sec，两次浸泡之间有短暂间隔。所需注意的是，治疗人员的手要一同浸入，以确定浸泡的耐受时间，避免冻伤。除了以上方法外，必要时可口服强的松。

四、脑卒中的预后及社会回归

(一)疾病预后

脑卒中是一组起病急、预后凶险的疾病，脑梗塞病人急性期病死率为5%~15%，伴有严重意识障碍、脑水肿、出血性梗塞、严重肺部感染等并发症，脑干损害者预后更差，而且脑栓塞存活者有50%~60%的复发率，再发时病死率较高。脑出血病人急性期的病死率更高，其死亡率往往取决于出血部位、损害程度、全身情况和有无并发症等。在数日内多数死于脑疝，一周以后常因长期昏迷、继发感染等而再度出血。蛛网膜下腔出血的预后与病因、出血部位及出血量的多少、有无并发症及是否得到适当的治疗等有关。颅内动脉瘤出血急性期的病死率为40%，存活者约1/3复发，发病后2周内复发率最高。脑血管畸形引起的出血预后较动脉瘤为好，病死率为10%~25%，复发率也较低，<25%。

(二)康复预后和社会回归

脑卒中病人康复的效果好坏与病情轻重、治疗早晚、年龄、合并症、病人对康复治疗的态度等因素有关(表7-25)。

表7-25　**影响脑卒中病人康复的成败因素**

有利因素	不利因素
1. 随意运动有一些改善 2. 有持续的视觉缺失或知觉丧失 3. 没有明显的感受性言语困难 4. 有完好的认知能力 5. 没有抑郁或虽抑郁但对治疗反应良好 6. 有良好的家庭支持	1. 严重的、持续的弛缓性麻痹 2. 特别是左侧的、明显的视觉和皮肤觉丧失(对右利手的人)，合并有疾病失认 3. 明显的感受性言语困难 4. 病前有明显的认知能力衰退或卒中后严重的认知能力衰退 5. 明显的抑郁症 6. 没有家庭的支持或现有家庭无能力支持 7. 病前有严重的全身性疾病，特别是心脏病

一般认为，本病运动功能的恢复可从发病后数日开始，6个月内90%的病人恢复达到顶点，恢复的顺序一般为：先下肢后上肢，先近端后远端。如能及时且坚持足够长时间的康复治疗，肢体功能和日常生活能力将会有不同程度的恢复。国内外研究报道：80%~90%的病人可恢复步行，60%的病人日常生活可完全自理，30%的病人可恢复工作。

由于病情轻重不同，总有一部分病人的肢体功能不能完全恢复，准确和及时地判断肢体的功能预后，将有利于康复治疗中尽早采取一些代偿性措施，以利于病人达到部分生活自理(表7-26和表7-27)。

表7-26　**脑卒中后手功能恢复的预测**

手指能在全ROM内完成协调的屈伸的时期	手功能恢复程度
发病当天就能完成	几乎可以全部恢复为实用手
发病后1个月内能完成	大部分恢复为实用手，小部分为辅助手
发病后1~3个月内能完成	少部分恢复为辅助手，多数为废用手
发病后3个月仍不能完成	全部为废用手

表 7-27　　脑卒中后下肢步行能力的预测

测试方法	独立步行（%）	辅助下步行（%）	不能步行（%）
1. 仰卧，屈病髋 45°然后将膝在 10°~45°的范围内伸屈	60~70	20~30	10
2. 仰卧，主动直腿抬高	45~55	35~45	10
3. 仰卧，屈髋屈膝，将病膝直立于床上	25~35	55~65	10
4. 上述 1、2、3 均不能完成	33	33	33

五、脑卒中的防治

脑卒中已成为影响我国城市人群生命和健康的重要疾患之一。由于迄今临床上尚缺乏确定有效的治疗方法，如一旦发生脑卒中，就会有较高的死亡率和致残率。因此，社会和医务工作者进行强化宣传教育，及早检查和发现各种卒中的危险因素，定期随访，并按照不同的严重程度，坚持进行有效的针对性干预，是防治脑卒中的重要一环。

(1)每年至少测量血压 1 次，特别是 35 岁以上人群。对已确诊为高血压的病人，必须进行规范化的抗高血压治疗，定期复查、巩固疗效，避免治疗时轻时重、不规则用药和血压高低波动。

(2)对有心脏病、糖尿病、高血压心脏病的病人除接受有关专科的治疗、监测外，同时也应列为防治的重点。

(3)对已确诊或拟诊为短暂性脑缺血发作者，应重点干预、定期随访治疗。

(4)监测血脂，如果血浆胆固醉水平过高，可采用膳食调节和药物疗法。

(5)戒烟，特别是合并有其他因素者，宜规劝其戒除。

(6)饮酒适量。如果患者并无禁忌饮酒的疾患，每日饮用少量酒精饮料(葡萄酒<150ml、啤酒<350ml 或烈性酒<30ml)可能有助于降低卒中危险。

(7)减少钠与脂肪的摄入。对饮食偏咸、过腻的中老年人，建议改善饮食结构，保持清淡，多食蔬菜水果。

(8)进行规律的体育锻炼。

(9)注意保持良好的生活习惯，保持心情舒畅，防治便秘。

(10)认识脑卒中的症状，一旦出现可疑的迹象，应立即就诊。

第二节　小儿脑瘫的康复

小儿脑瘫是脑性瘫痪的简称，一般是指脑部在未发育成熟前，由于各种原因使脑组织损伤所留下来的后遗症。1988 年 7 月 24 日全国小儿脑瘫座谈会对脑瘫下的定义是：“脑瘫是出生前到出生后一个月内发育时期的非进行性脑损伤所致的综合征。主要表现为中枢性运动障碍及姿势异常。”脑瘫代表脑的一组障碍，绝不是单一的疾病，除主要表现的运动障碍及姿势异常外，还经常伴有智力低下、癫痫以及视觉、听觉、言语、摄食等障碍。据有关资料报道，国内脑瘫的发生率为1.5‰~5‰。1998年“九五”攻关课题，“脑瘫流行病学调研”的报道中，我国0~6岁脑瘫患病率为1.86‰，推算我国目前0~6岁脑瘫儿有31万人，并且每年新递增约4.6万人。

一、脑瘫发生的原因

目前临床所见造成脑瘫最常见的三大原因为：早产、窒息、核黄疸。

(1)出生前原因。如染色体异常、病毒等感染(风疹、梅毒、巨细胞包涵体等)、受放射线照射、一氧化碳中毒、孕妇重度贫血、妊娠中毒症、胎盘异常等。

(2)出生时原因。如颅内出血、早产儿、低体重儿、过期分娩、脐带绕颈、小儿心肺异常，小儿呼吸障碍、小儿离胆红素血症等。

(3)出生后原因。如中枢神经系统感染、头颅外伤、新生儿期呼吸障碍、持续痉挛等。

二、脑瘫的临床表现及分型

1. 按临床特点分

(1)痉挛型。最常见，占脑瘫的2/3，主要病变在锥体束广泛损害。主要表现为肌张力增高，被动运动肢体阻力增高，腱反射亢进，病理反射阳性，智能受影响者较为多见。

(2)手足徐动型。也常见，占脑瘫的1/4左右，主要为锥体外系、基底核的损害。主要表现为肌张力变化不定，在过高或过低之间波动，运动意愿和运动结果不一致，有不随意运动，腱反射一般正常，病理反射一般为阴性，侧弯反射阳性，合并听力和构音障碍多见，智力受影响少。

(3)共济失调型。少见，占脑瘫的5%，主要病变在小脑或大脑，主要表现为肌张力偏低，平衡功能差，随意运动的协调性差，伴有意向性震颤，腱反射一般正常，病理反射阴性，亦常伴构音障碍，智力一般不受影响。

(4)弛缓型。主要表现为肌张力低下，但膝反射可引出或亢进。一般只见于婴幼儿时期。

(5)强直型。以运动阻力增高、铅管样强直为主。

(6)震颤型。此型很少见，表现为四肢震颤，多为静止震颤。

(7)混合型。兼有2种或2种以上各种类型的特点，常见于痉挛型与手足徐动型同时存在。

2. 按瘫痪部位分

(1)四肢瘫。四肢与躯干均受累，上下肢严重程度类似。

(2)双重性偏瘫。四肢均受累，但双上肢重，有时左右侧严重程度也不一致。

(3)双瘫。四肢均受累，上肢及躯干较轻，双下肢受累较重。

(4)三肢瘫。三个肢体受累。

(5)截瘫。只双下肢受累，双上肢基本正常。

(6)偏瘫。一侧肢体及躯干受累，常见上肢较重。

(7)单瘫。单个肢体受累，此型较少见。

3. 根据病情程度分

(1)轻度。生活完全自理。

(2)中度。生活部分借助。

(3)重度。生活全部借助。

4. 其他表现

(1)生长发育迟缓。在各个发育阶段均可有不同程度的落后。如：大于3个月还不能抬头，大于6个月仍不会坐，7~8个月后仍不会爬，等等。

(2)智力低下。占50%~70%，痉挛型表现明显。

(3)癫痫。占14%~75%，单纯脑电图异常率更高。

(4)视听觉障碍。尤以视觉障碍最明显，例如，斜视约占60%左右，以内斜视多见。手足徐动型听力障碍较多。

(5)牙齿发育不良。例如牙质发育不良而疏松易折、牙列不整、咬合不正等。

(6)咀嚼、吞咽、唇闭合困难。由于与此有关的肌肉的痉挛、不协调等原因造成。

(7)语言障碍。占30%~70%。例如口吃、发音不清、表达困难、构音障碍、失语等。四肢瘫最明显。

(8)情绪、行为等精神发育障碍。例如固执、任性、情绪波动、易喜易怒、孤僻等，有强迫、自伤、侵袭行为等。

(9)年龄大的患儿还可以出现关节挛缩、畸形，肩、髋脱位，骨折、脊椎侧弯等继发症。

三、脑瘫的诊断

1. 诊断的基本条件

(1)在婴儿期即出现了中枢性神经瘫痪症状。

(2)有智力低下、惊厥、行为异常、感知觉障碍及其他异常等伴随症状。

(3)需除外进行性疾病所致的中枢性瘫痪及正常小儿一过性运动发育落后。

2. 诊断依据

(1)既往史中的危险因素。

(2)运动发育迟缓。

(3)姿势异常。

(4)反射异常。

(5)其他辅助检查，如头部CT、脑电图、智力检查、染色体检查等。

3. 早期发现的意义

任何脑瘫都无法自然痊愈，必须早期发现并经过长期的康复治疗，才能将障碍减少到最低程度，太晚治疗效果不佳。因此要早期发现，最好在脑发育最旺盛的时期内(0～3岁)抓紧治疗，否则会形成不良姿势，进一步肢体变形、无法行动而致终生残疾。脑和神经系统的发育主要在6岁前(占90%)完成，3岁以前发育最快(占60%)，所以越是早期康复治疗，可塑性也就越大。德国 Vojta 教授认为，出生后2周即可诊断脑瘫，出生后6个月以前作出诊断，治疗效果最佳。中国康复研究中心儿童康复科1989—1998年入院患儿100例，总有效率平均达83.69%，1998年达95.35%，显效患儿大部分在3岁以前。性格和思维能力的形成主要在学龄前期，特别是教育心理的康复越早越好。

4. 脑瘫的评估

脑瘫儿的运动发育迟缓及运动和姿势等的评估项目、评估依据与效果判定见表7-28～表7-30。

表7-28　**脑瘫的评估项目**

项目	说　明
(1)头部控制	特指脑瘫儿童头的抬起、竖直及左右转动的训练
(2)翻身	仰卧、俯卧、侧卧的体位变化过程
(3)坐起	从卧位到坐位的体位变化过程
(4)爬	用双手、双膝支撑爬行
(5)站起	从坐位到立位的体位变化过程
(6)坐姿下移动	在床、轮椅、椅子、便器等之间移动
(7)步行	在平地连续走10步以上
(8)上下台阶	连续上或下每级高度约15cm的三级台阶
(9)进食	使用合适的器具将食物、饮料、送入口中，咀嚼咽下
(10)穿脱上衣	包括帽子、围巾
(11)穿脱下衣	包括鞋袜
(12)洗漱	洗脸刷牙、漱口、梳头
(13)大小便	穿脱裤子、使用便器、便后清洁
(14)交流	对言语手势文字图示等的理解和表达
(15)使用辅助器具	使用轮椅、假肢、矫形器、生活自主具等辅助器具
(16)儿童参加集体活动或上学	集体活动一起游戏娱乐或上学
(17)做家务	从事三种以上的家务劳动
(18)劳动或工作	除家务以外的劳动
(19)参加社区的活动	在社区内使用公共设施，购物、参加健身娱乐等活动

表 7-29　　**评分依据**

项目序号	评分标准	说明
1至13	3 独立完成	完成项目的动作或活动时不需他人帮助，但可以使用辅助器具
	2 少量帮助	完成项目的动作或活动时只需他人辅助性的帮助
	1 大量帮助	完成项目的动作或活动时大部分需他人帮助
	0 完全帮助	完成项目的动作或活动时完全依赖他人帮助
14至19	2 能	同“独立完成”
	1 部分能	同“少量帮助”和“大量帮助”
	0 不能	同“完全帮助”

表 7-30　　**效果判定**

训练效果	标准	说明
显效	训练效果提高 15%以上	依据肢体残疾者个人的障碍和困难，在 19 个项目中确定应训练的项目，对其进行初次、中期、末期三次评估计分。训练效果的计算方法为： 训练效果 =（末期评估分 - 初次评估分）/初次评估分×100%
有效	训练效果提高 1%～14%	
无效	训练效果无提高	

图 7-90 生动地描绘了正常儿与脑瘫儿的各种不同姿势，据图可对脑瘫儿的障碍作出评估。其他还可从肌张力、原始反射等检查进行评估，对伴随障碍的情况可通过智力测试、适应行为测试、听力测试、视觉测试、心理测试等来作出评估。

四、脑瘫的康复治疗

（一）脑瘫康复治疗原则

脑瘫的康复治疗原则是在全面评价的基础上，中西医结合，采用多种手段整体康复治疗。效果取决于康复治疗的早晚、持续时间的长短，以及患儿大脑损伤的程度和人们对待患儿的态度。早期发现、早期康复是指小儿在出生后 6 个月内能够发现确诊，最迟不超过 3 岁。

（1）根据不同的障碍采用以大运动及下肢运动为主或以上肢运动及精细动作为主的运动功能训练。训练时要按照小儿运动发育顺序，如从头部的控制到翻身、坐、爬、跪、站、走等顺序先后训练。还要遵循小儿神经发育顺序，如由头到足、由近到远、由粗到细、由简到繁的原则。

（2）生活动作训练是脑瘫儿最基本的训练，从饮食、清洁、穿脱衣、大小便以及语言交往诸方面逐渐达到自理。

（3）注意营养，增强抵抗力，防止合并症，保持健康是康复的基础。

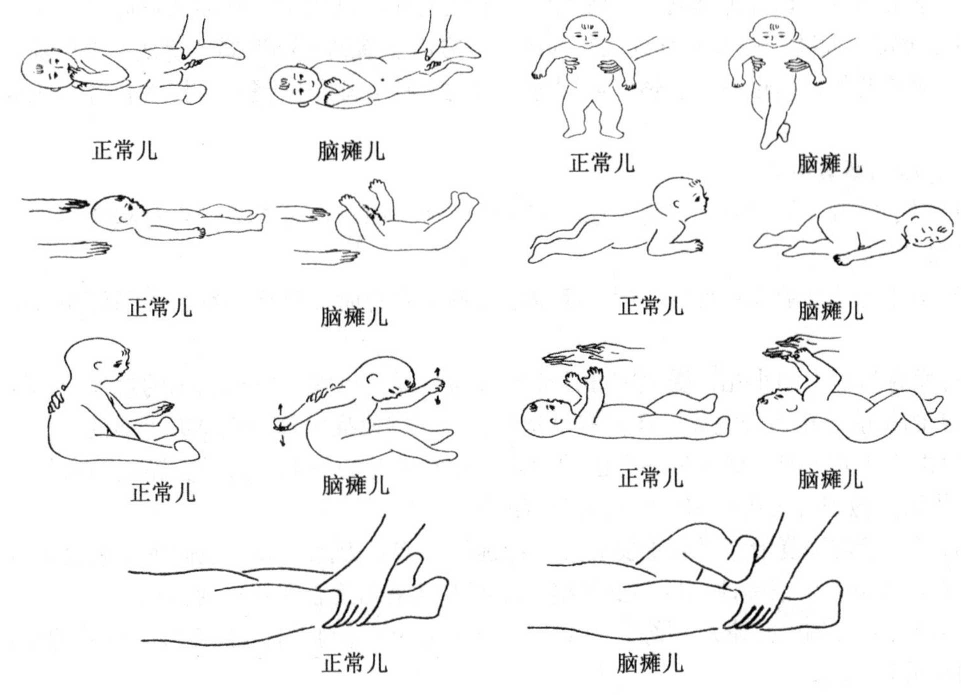

图 7-90　正常儿与脑瘫儿姿势对比

(4)促进脑细胞代谢药物、抗震颤麻痹药、镇静药、肌松弛剂、中药等作为辅助性治疗。

(5)有手术适应证者可外科手术治疗，达到矫正挛缩畸形、减轻痉挛、固定关节等作用，术后及时配合康复训练。

(6)矫形器的使用目的是为增强肌肉的控制能力，协助改善功能，预防畸形的发生。其使用原则要简单、轻便、易调整更新等。

(7)要发挥祖国传统医学优势，加用针灸、按摩、推拿等治疗。

(8)遵循康复的整体性原则，在医疗康复的同时要进行教育、心理及社会诸方面的康复，以达到全身心健康。

(9)寓治疗于游戏中，用游戏的方式引导患儿达到要其做的动作，如抬头、翻身、爬等。

(10)要同时培训父母，使之参与患儿的治疗，并且经常地、适当地给患儿以鼓励。

(11)持之以恒的治疗，可改善功能、提高能力、防止并发症，还可促进患儿的正常发育。工作人员需要有爱心、耐心和信心。

(二)脑瘫康复阶段划分

(1)乳儿初期的训练也称超早期训练，为出生后 6 个月以前，脑瘫的症状还未完全出现时的训练，可期待完全恢复正常。

(2)乳儿后期至幼儿期的训练也称早期训练，为 6 个月至 3 岁患儿，脑瘫的症状已有表现，但是挛缩畸形等并发症尚未产生时的训练，此期运动功能可有大幅度的改善。

(3)学龄前期的训练也称功能训练期，为脑瘫的症状已固定，挛缩畸形亦可产生，功能障碍已确定。此间，一方面继续康复训练，一方面需借助于矫形器、拐杖、轮椅等。

(4)年长儿的训练也称社会适应期训练，为适应社会能力的提高，接受教育与职业训练等。

(三)脑瘫康复特点

(1)对于脑瘫儿的康复不仅需考虑其存在的障碍，而且还要考虑发育过程中出现的发育迟缓和异常。

(2)由于患儿月龄和年龄的不同，所以按照各个发育阶段进行训练，并制订相应的康复目标。

(3)发育过程中的小儿，受损脑部比成人容易恢复，也容易取得训练的效果。其原因是由于脑的机能分化还未完成，还富有可塑性，因而继发症的预防也是有可能的。

(4)由于小儿不能很好地叙述自己的症状，除对患儿的一般观察外，还应对有知觉障碍的患儿认真检查有否压疮和继发的关节挛缩等。

(5)家长参与康复治疗具有重要意义，特别是母亲。因此，应使他们掌握康复训练及护理的知识和方法，消除他们的不安情绪，从而促进患儿的心理状态的稳定。

(6)经过必要的医疗康复训练后，应尽量创造条件，使脑瘫儿能参与健全儿的学习、生活和娱乐等活动。

(四)脑瘫肢体功能训练

1. 头部控制的训练方法

(1)痉挛型。此型患儿头经常是后仰的(图 7-91A)。所以训练者应将两手放在患儿头部两侧，把颈部向上抬，并用前臂将患儿的肩膀往下压，以增加压力(图 7-91B)，然后用手抓住患儿肘部，将其上肢抬高且往外旋，将其拉坐起来，即可使患儿的头抬高且保持正位(图 7-91C)。

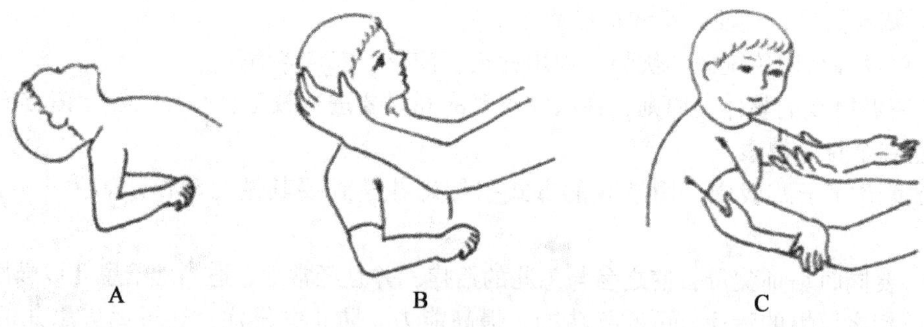

图 7-91　痉挛型患儿头部控制训练

(2)手足徐动型。此型患儿的肩关节往往外旋，双手或一手扭曲(图 7-92A)。训练者应将患儿的手臂伸直往内旋并稍往下压，将患儿慢慢拉坐起来，可促进患儿头部向前保持抬高(图 7-92B)。

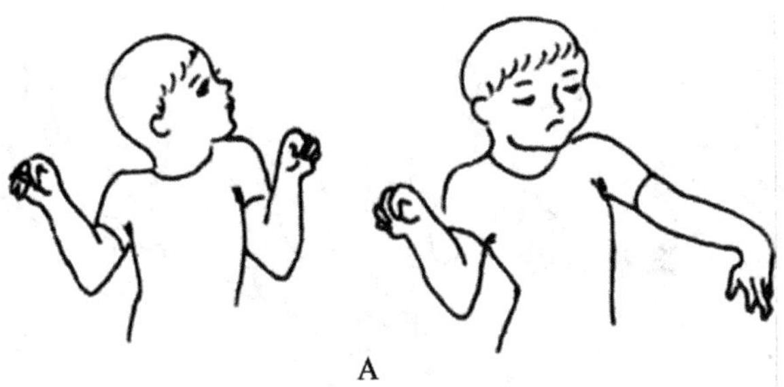

图 7-92A　手足徐动型患儿特有的姿势与头部控制训练

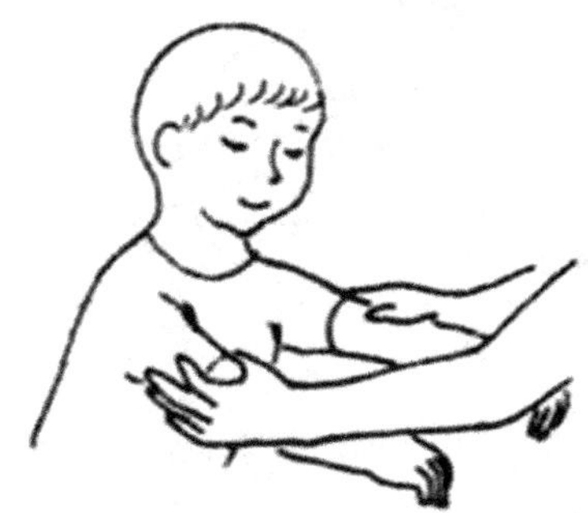

图 7-92B　手足徐动型患儿特有的姿势与头部控制训练

(3)弛缓型。由于肌张力低下，患儿的头无法控制在正中位置(图 7-93A)。训练者应当用手抓住患者肩膀，用大拇指顶在胸前，将肩膀往前给患儿以较大的稳定性，协助其将头抬起(图 7-93B)。

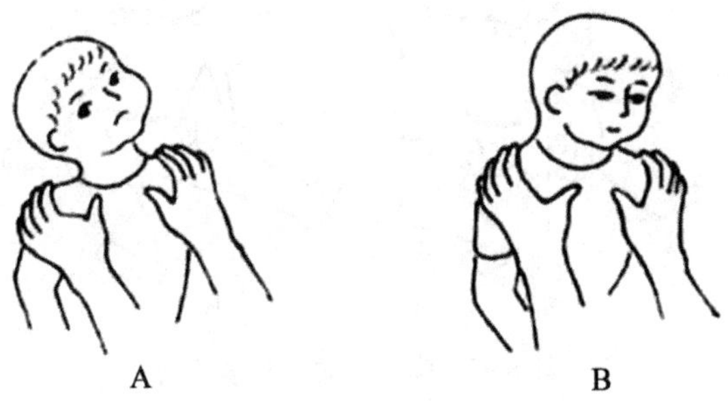

图 7-93　弛缓型患儿头部控制训练

2. 翻身训练

将患儿头转向一侧，用手紧紧固定患儿下颏，在第五肋骨间隔处往外压，并且推向胸前的对侧，诱发出患儿反射式的翻身动作(图 7-94A)。

用患儿自身盆骨的转动带动患儿的翻身动作(图 7-94B)。手臂控制式的翻身方法(图 7-94C)。用头部控制的翻身方法(图 7-94D)。

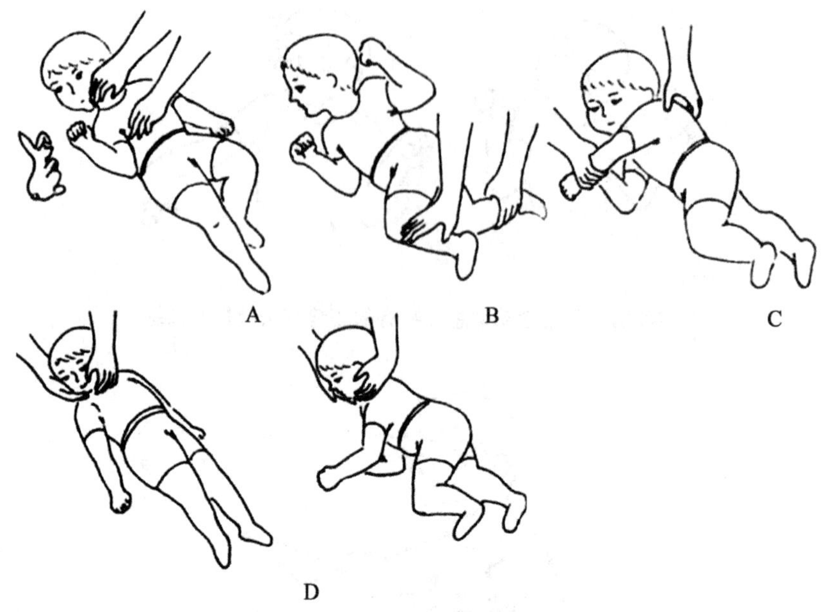

图 7-94　翻身训练

3. 坐姿训练

(1)痉挛型。先将患儿的两腿分开，上身前倾(图 7-95A)，并用手将患儿下肢压直，鼓励患儿向前弯腰(图 7-95B)。

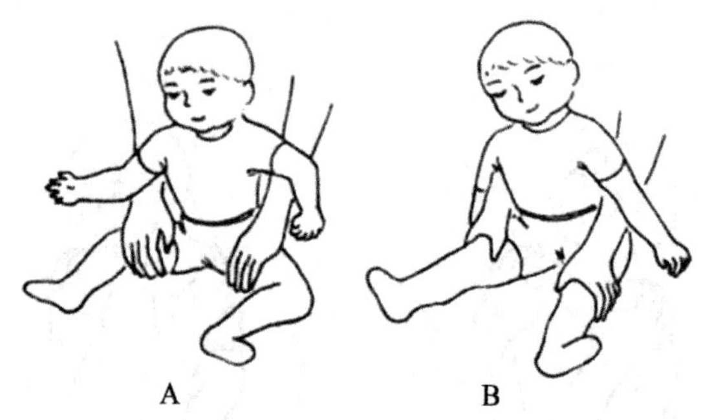

图 7-95　痉挛型患儿坐姿训练

(2)手足徐动型。将患儿两脚并拢弯曲，并用手抓住其肩膀，向前内方旋转，让他用双手撑在两旁支持自己(图 7-96)。

(3)弛缓型。训练者抱住患儿，用双手在患儿的腰椎部位往下压，并且用大拇指放在脊椎两旁给以固定力，可促进头及躯干的伸直(图 7-97)。当患儿学会坐稳后，可以经常前后、左右推动让患儿学会在动态中保持平衡(图 7-98)。

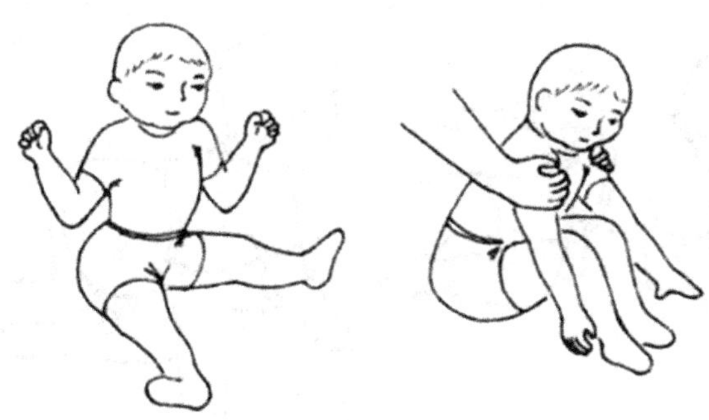

图 7-96 手足徐动型患儿坐姿训练

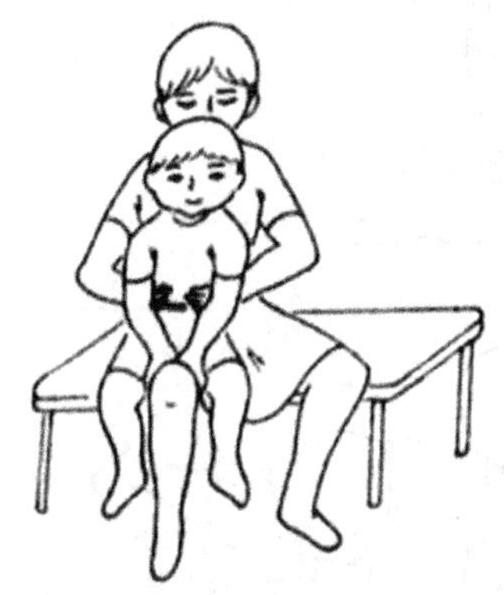

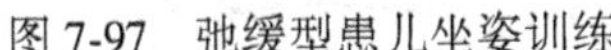

图 7-97 弛缓型患儿坐姿训练

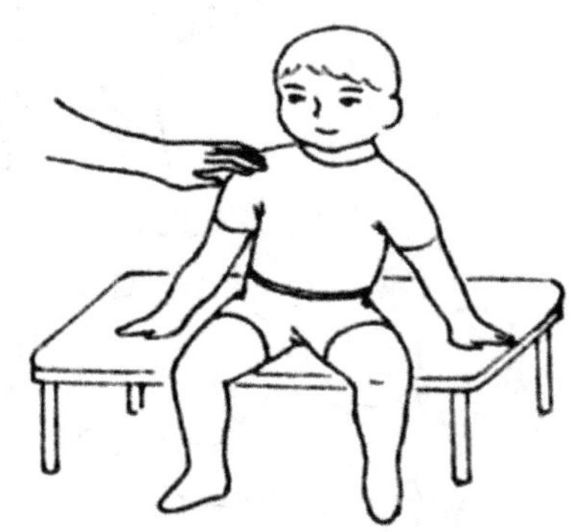

图 7-98 动态中保持坐姿平衡

4. 爬行训练

当患儿刚开始学习爬行时，要以手固定骨盆，然后轻轻地将骨盆向上提，左右交替，有助于患儿练习爬行(图 7-99A)。患儿渐渐学会了自己爬行，刚开始时是手脚同侧往前爬，逐渐变成左手右脚及右手左脚式交替爬行(图 7-99B)。当患儿的双手双膝支撑身体姿势稳定下来以后，就开始练习以下平衡训练。一手举起——三点平衡法(图 7-99C)或一脚举起——三点平衡法(图 7-99D) 或右手左脚举起——两点平衡法(图 7-99E)。

5. 站立训练

站立起来时必须注意保持患儿的两侧大腿分开和外旋，并用手顶住膝盖，使重心往前倾，双足均匀地落在地上，然后扶着患儿站起来(图 7-100)，也可由患儿扶着东西站起来(图 7-101)。

6. 步行训练

患儿步行训练方式很多，可以控制手部，控制骨盆处，或使用步行器，矫形器，拐杖、平衡棒等练习行走(图 7-102)。

(五)脑瘫儿日常生活动作训练

患儿能否走路、说话、上学等固然是最重要的，但是吃饭、大小便、穿脱衣、清洁、移动等更是迫切需要解决的问题。因为患儿是无法一辈子依赖父母的照顾而生活的，所以必须及早训练患儿在日常生活的各项事务上努力克服残障，达到生活自理。

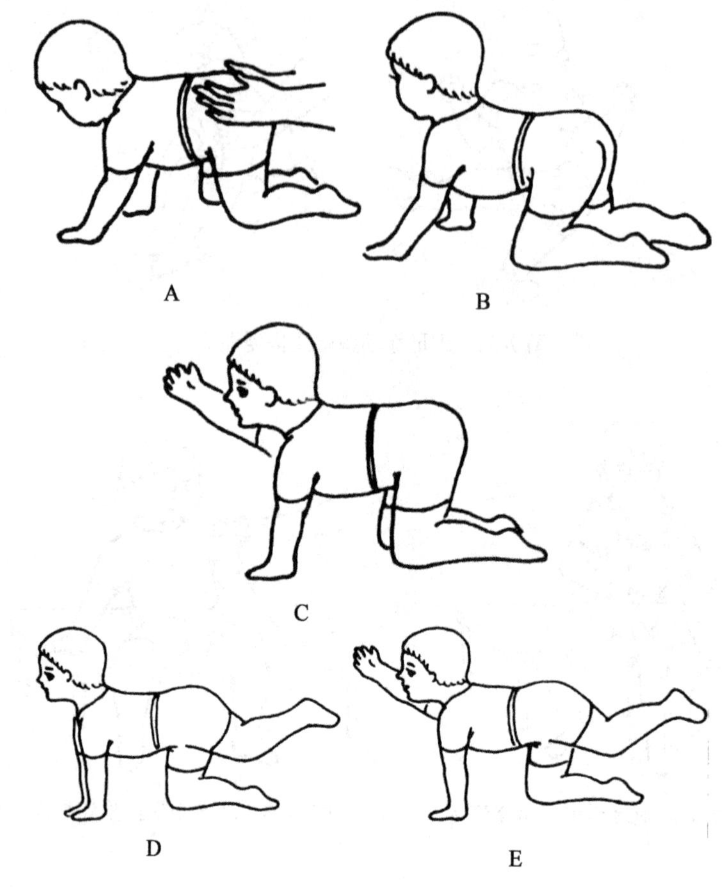

图 7-99　爬行训练

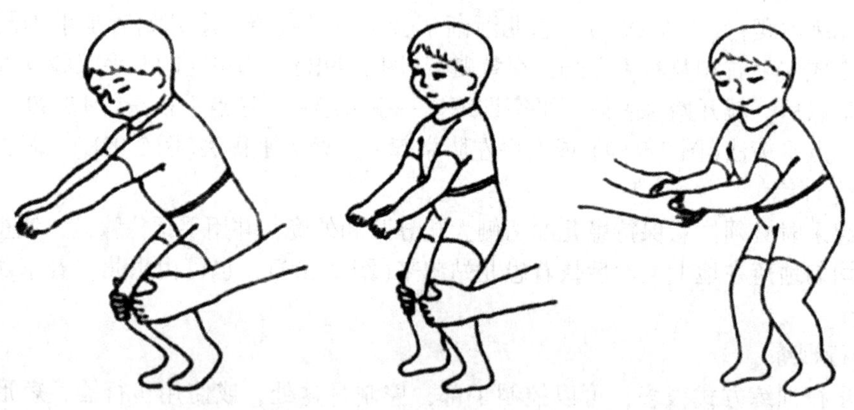

图 7-100　站立训练(一)

1. 喂食

(1)姿势。喂食时最重要的是应该保持患儿正确的姿势，即头和肩向前、髋关节弯曲。用奶瓶喂食时，要鼓励患儿自己拿奶瓶，家长可在患儿吸吮时用手控制其嘴部，并在

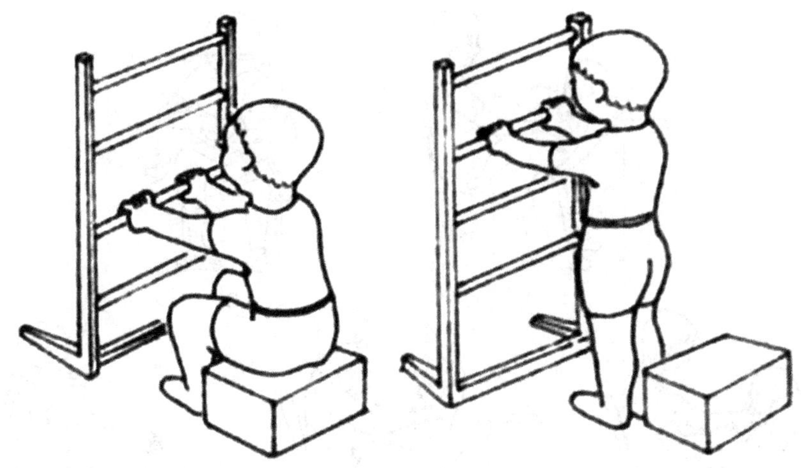

图 7-101　站立训练(二)

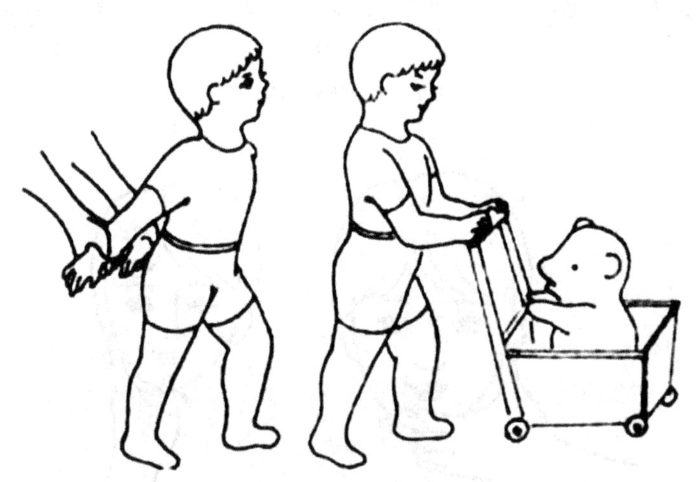

图 7-102　步行训练

胸前加压力(图 7- 103A)。用匙喂食时，也要保持正确姿势(图 7-103B)。坐不稳的患儿用背架支持着喂食可以较为轻松些(图 7-103C)；或使患儿坐稳后，将患儿的两腿分开，跨坐在母亲的大腿上，并控制其肩部保持向前(图 7-103D)。喂食时，若患儿的腿过度伸展，可把腿垫高、膝弯曲，使患儿的髋关节弯曲角度加大(图 7-103E)。

(2)控制嘴的功能。母亲或医务人员位于患儿的右侧，用右手大拇指放在耳前下颌关节，食指在下唇及下颌之间，中指置于下颌后面，给予稳定持续的压力(图 7- 104A)；或者面对患儿控制下颌(图 7-104B)。

(3)进食训练。脑瘫儿进食用的汤匙，最好选用边缘平浅(图 7-105A)、柄长而粗者，为的是较易握拿。有一种水平汤匙，无论握拿哪个方向，都可保持水平状态，不会把食物倒翻(图 7-105B)。如果患儿的握拿能力不够好，可以加一个套子，把汤匙套在患儿手上

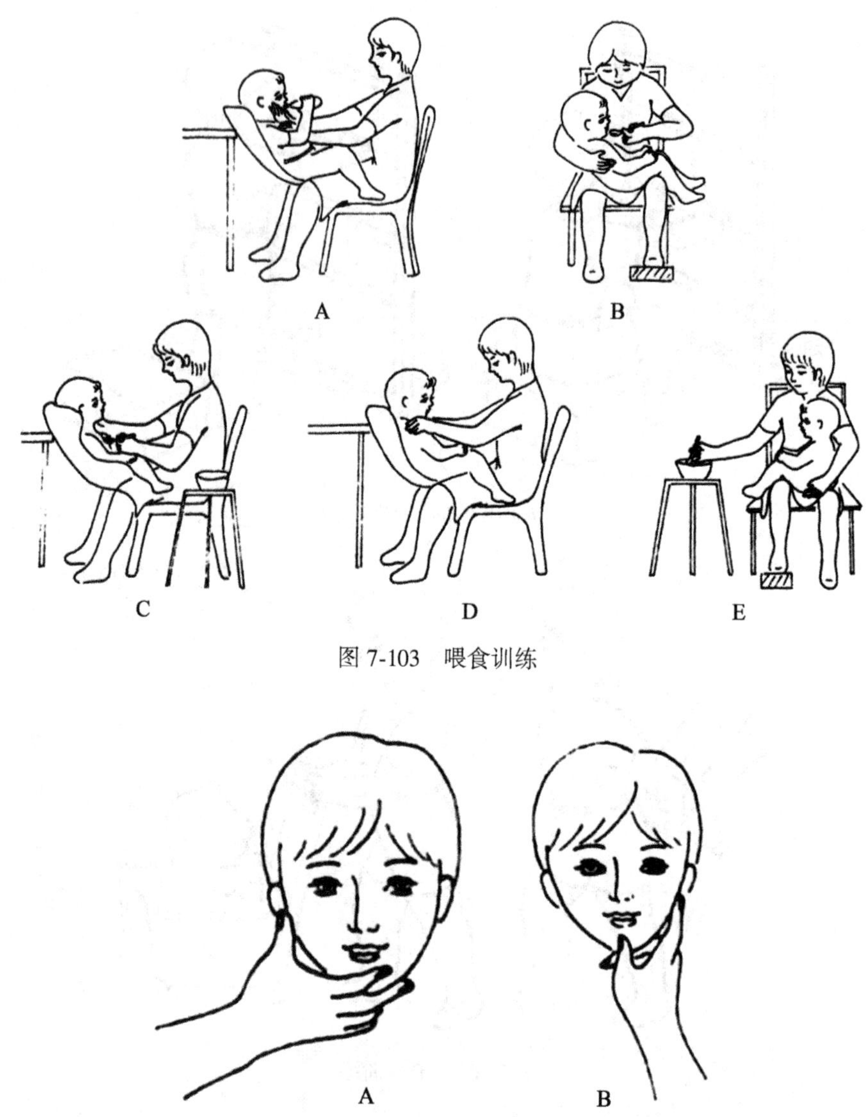

图 7-103　喂食训练

图 7-104　控制嘴功能的方法

(图 7-105C)。正确的握拿汤匙方法可参照图 7-105D。

为了帮助患儿自己进食，可以先帮助患儿控制肩部，并协助患儿的前臂外旋，拇指根部往外旋，将食物送入口中(图 7-106A)，使用可固定的杯、碗、盘，也可有利于进食(图 7-106B)。

2. 大小便训练

先将各种便器(图 7-107A)放在椅子上，家长坐着把患儿抱放在便器上，支撑住患儿的背部，并使之稍往前倾，两腿分开并弯曲，采用这种姿势比较容易解出大便(图 7-107B)。

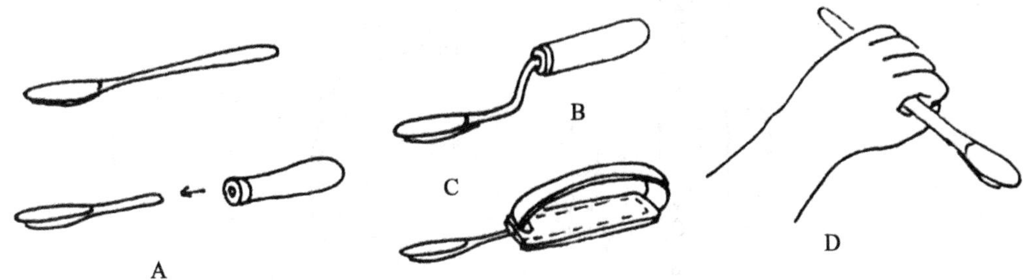

图 7-105　进食训练用的汤匙和持匙方法

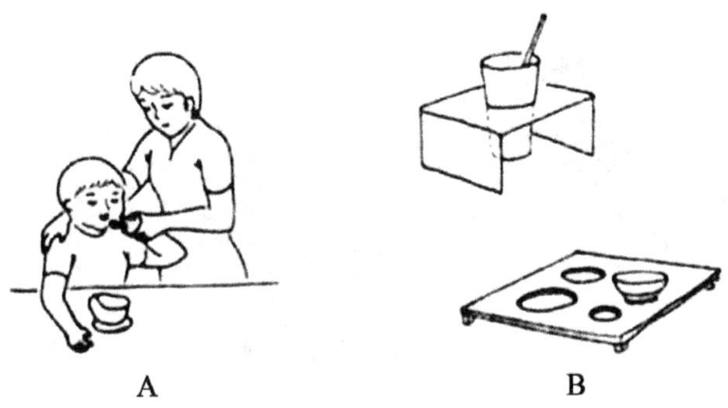

图 7-106　进食训练方法与餐具

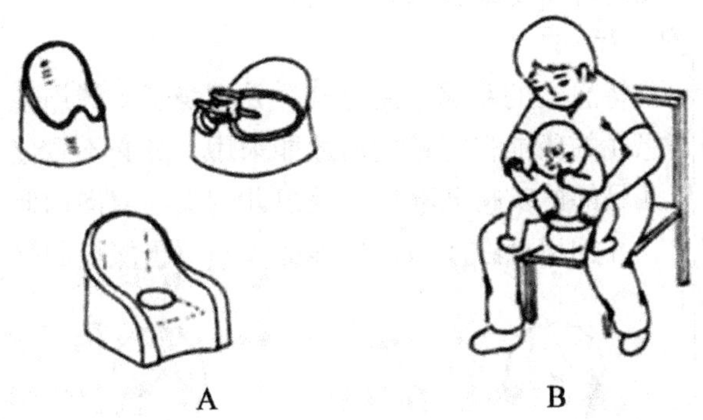

图 7-107　训练大小便

3. 更衣训练

脑瘫儿学习更衣，必须以坐位、立位、手部动作训练已有进步为前提。衣服宜选吸汗、有弹性的材料。为使患儿容易穿着与抓拿，最好选用领口宽大的衣服(图 7-108A)，配以拉链的衣服，裤脚管开衩的裤(图 7-108B)，底部用拉链的背带裤(图 7-108C)，用尼龙扣粘合的短裤(图 7-108D)，这对两腿紧夹的患儿更实用。为了训练脑瘫儿的穿、脱衣服的动作，平时可用环圈做教具(图 7-109)。

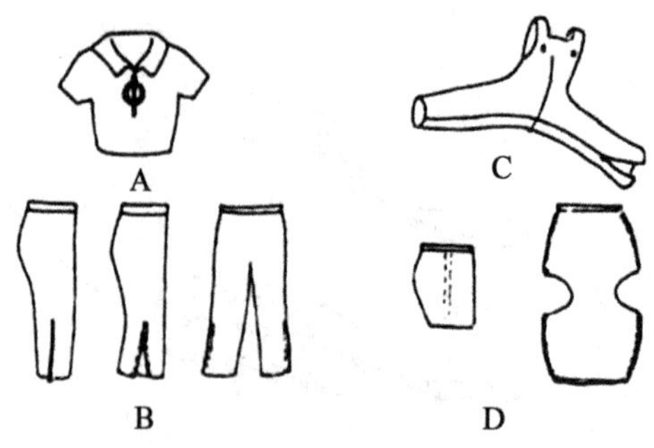

图 7-108 适合脑瘫儿的衣物

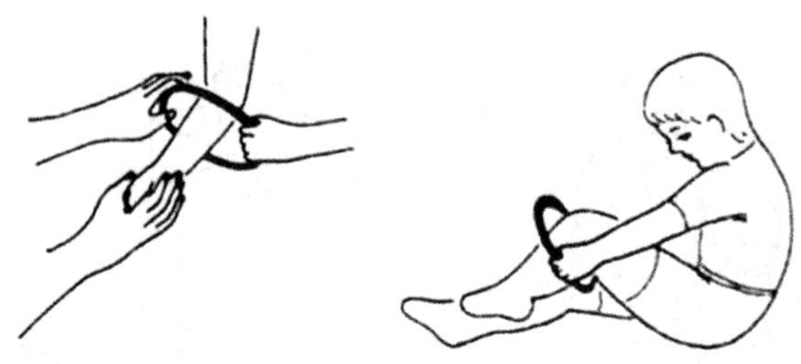

图 7-109 更衣模拟训练

4. 牙齿的清洁与卫生

婴儿期的口腔清洁可以用棉球或棉棒蘸水清洁口腔及牙齿。两岁以后就可以改用婴儿牙刷蘸水来刷牙，尽量在餐外少吃甜食及黏性食物。

5. 脑瘫儿的携、抱、背

携带痉挛型患儿，要将患儿的双腿屈曲分开，并用身子支撑患儿的背部(图 7-110A)。用背带背脑瘫儿，须等患儿的头能自行控制后才能采用，务必不要使患儿的头后仰。徐动型患儿的抱法是要给患儿足够的支持和稳定，使患儿的头与肩向前倾。弛缓型患儿的抱法是要给以足够的稳定力，并加以外在刺激，使他的头与躯干能挺起来(图 7-110B)。

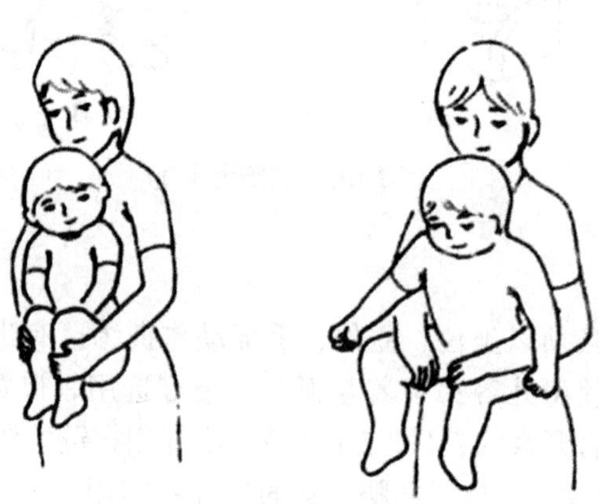

图 7-110 携抱脑瘫儿的姿势

（六）脑瘫儿语言训练

1. 了解婴儿语育发育的规律

未满月的小儿对声音都有反应；2 个月时会发音和出声笑；3 个月会发出尖声叫；4～5 个月时叫患儿名字有反应；6～8 个月会发出“爸爸”、“妈妈”的声音，但无所指；9～12 个月会叫“爸爸”、“妈妈”且有所指；13 个月会说 3 个字的句子；14 个月能说出身体一部分名称；2 岁会说出姓名，等等。

2. 脑瘫儿常见的语言问题

（1）痉挛型。最常见的语言问题是与构音有关的肌肉因痉挛而无法收放自如，因此，无论发音或表情的变化都很缓慢，声音微弱，呼吸也无法与发声互相配合，说话显得结结巴巴。

（2）手足徐动型。因为肌肉张力出现间歇性的变化，说话时常出现忽高忽尖的怪音调，并伴有夸张、扭曲的脸部表情，讲话时显得非常吃力。90%的语言障碍是运动性构音障碍。

（3）共济失调型。患儿因肌肉收缩在时间、力量、范围和方向上均不协调，造成语言不清晰。

（4）其他型。伴有听力障碍的患儿因为听不到外界的声音，发声就只停留在婴儿式的原始发音阶段，不去模仿外界的声音，对背后或听不到的声音刺激往往毫无反应。伴有智力不足的患儿不易了解外界声音的意义或别人讲话的内容，学习语言非常困难。

3. 训练方法

小儿在学会说话以前，就已学会了理解语言，可以先按着别人所说的作出反应，因此应当尽早地开始语言训练，最好在婴儿期即开始接受各种刺激。不论小儿对你所说的话能不能作出反应，都要和他交谈。开始小儿发出的声音不管有没有意义，都要向他表示高兴，这样反复多次交谈，小儿就会逐渐懂得其所发出声音的意义。

语言训练的姿势特别重要，所以语言训练要建立在头、颈、躯干能控制的基础上。另外，嘴部动作的提高与进食训练等也很重要。训练时患儿要坐稳，保持头部正中位，眼睛与施教者口同高。

语言训练首先是发音训练，教会患儿下颌控制法与呼吸控制法，学会用嘴和鼻子呼吸。

训练患儿的听力、视力、感觉等器官，使之接受来自各方的刺激。有障碍的要及时治疗，如发现听力障碍则及早装上助听器，发现视觉障碍则及时纠正，等等。要训练患儿模仿能力，与之多谈话，语言训练师的声音要准确，音量要大，语调要有高低，速度要放慢，要带有表情和动作，要使患儿感兴趣；要有耐心，使患儿感到亲切、无恐惧害怕等心理。当患儿有进步时，一定给予鼓励和奖赏。

（七）中医治疗

中医的针灸、按摩、推拿、中药等治疗有独特的作用和效果，在脑瘫的康复治疗中可配合应用。例如常用的头针、体针。头部常用感觉区、运动区、语言二区、语言三区、百会穴等；上肢常取手三阴经穴位、肩三针、臂臑、曲池、手三里、合谷；下肢以膀胱经穴位为主，另有环跳、承扶、殷门、委中、承山等。手足徐动型患儿以华佗夹脊穴为主。

(八)其他康复内容

除以上疗法外，尚可配合手术疗法。手术的目的是缓解痉挛、解除挛缩、矫正变形、整复脱臼等。另外，还可配合矫形器疗法，其目的是协助保持肢体的功能位、支撑体重、预防变形等。常用的有长、短下肢矫形器。除以上外，脑瘫还必须进行以下的康复内容：

1. 教育康复

脑瘫儿与健康儿同样有享受教育的权利，而且应尽量和健康儿一起进行教育。必要时特殊教育和普通教育同时进行。学前脑瘫儿以医疗康复为主，学龄脑瘫儿以教育康复为主。医护人员应与学校、家长密切配合，利用一切可能条件为脑瘫儿获得受教育的机会。

2. 社会康复

为了使脑瘫儿获得社会生活能力，促进脑瘫儿全身心的发展，要求康复工作人员有多方面的社会知识，如要了解一些福利法、社区福利情况等。在训练脑瘫儿自理生活的同时为脑瘫儿创造走向社会的条件。

3. 职业康复

实现经济生活的独立自主是脑瘫儿的长期康复目标，对大龄脑瘫儿尤为重要。在社区充分利用现有条件，动员全社会力量，支持具有能力的脑瘫儿，通过适宜的职业康复手段，使之具有就业能力，促进其重返社会。

五、脑瘫的预防

脑瘫是造成儿童肢体残疾的主要疾患，预防胜于治疗的观念十分重要。

1. 一级预防

脑瘫的一级预防是预防导致脑瘫因素的出现，如做好妇幼保健工作，预防先天性遗传性疾病，防止近亲婚配，做好优生优育的宣传，做好卫生的管理和营养的指导等。

2. 二级预防

脑瘫发生后，要早期发现、早期治疗，防止残疾的发生。脑瘫儿如能早期发现，早期给予恰当的治疗，可以达到临床治愈。

3. 三级预防

当脑瘫的残疾症状出现后，还应及早采取一切可能的措施预防发展成残障，力争保存现存机能，并提供教育及职业康复机会，以减少残障给个人、家庭、社会造成的不利影响。

第三节　骨关节伤病的康复

骨关节伤病是社区中常见的致残性疾患，可以造成患者的运动功能障碍，严重者生活难以自理。社区中常用的骨关节伤病的康复主要指骨折后、类风湿性关节炎的康复方法而言。

一、骨折后的康复

骨关节损伤是临床常见病、多发病。其康复治疗的基本原则为整复、固定、功能训练。康复治疗的作用主要在于加速骨与软组织的愈合，缩短病程，并促进运动功能的恢复。

（一）康复原则和目的

1. 康复治疗原则

（1）肢体固定和功能训练相统一。肢体骨折后进行整复复位使骨折断端相对合，恢复生理力线，重建骨骼解剖关系，促进肢体运动生理功能的恢复。为保证复位成功，骨折断端不再发生移位，对肢体实行石膏或夹板等固定是必要的，但长期的肢体固定会造成肌肉废用性萎缩，骨质疏松，关节僵硬，挛缩等一系列制动综合征，反而延迟病人的恢复，因此需要适当的早期活动训练，康复训练即可满足这一要求。由于肢体活动又可能影响骨折对位对线的准确性，造成骨折断端的移动，所以康复训练的前提必须是骨折对位固定良好。肢体的固定和活动训练应当是相辅相成的，必须将两者的对立性转化成统一性，使二者兼顾，在保证骨折复位稳定的前提下训练肢体活动，达到促进骨折早期愈合、肢体功能迅速恢复、缩短病程的目的。

（2）训练中保持骨折对位对线不变。骨折治疗的首要任务是保证骨愈合良好，重建骨本身的生理力线和解剖关系，恢复肢体的运动功能，为此目的，训练中应保持骨折对位对线的位置不能发生改变，如果对位对线发生改变必将延长骨折的愈合时间或不愈合，即使愈合也可能发生成角、旋转等畸形愈合，造成肢体的残疾。为在训练中保持骨折对位对线不变，起码应做到以下各点：①骨折整复准确，对位对线良好。②骨折整复后，内、外固定坚强。③早期开始的肢体活动训练主要为生理力线轴向运动。④运动训练的时间和负荷应有控制，逐渐加量，保持在适宜的范围。

（3）促进肢体原有功能的恢复。在保证骨折对位对线的前提下，进行肌肉收缩、关节活动以及站立等训练，通过训练可以短缩骨愈合的时间，避免关节挛缩的发生，减轻肌肉萎缩，尽快地恢复肢体运动功能。

（4）不同阶段重点不同。骨折后外伤骨愈合是一个较长的过程，在这个过程中的治疗措施不能一成不变，而应根据骨骼病理愈合情况采取不同的措施，骨折早期主要是保持骨折对位，消除肢体肿胀，运动训练以肌肉等长收缩为主。骨痂形成是治疗为主，如肢体轴向加压训练，理疗促进骨折愈合。

2. 康复治疗目的

（1）促进血肿和渗出物的吸收。损伤后局部肿胀是外伤性炎症的反应，这是由于组织出血、体液渗出，以及疼痛反射造成肌肉痉挛，肌肉唧筒作用消失，局部静脉及淋巴管瘀滞和血流受阻所形成的。如能在保持骨折复位和固定的基础上，早期进行适量的肌肉等长收缩训练，恢复其唧筒作用，可促进血液循环，有助于肿胀的消退。

（2）加速骨折断端的纤维连接和骨痂形成。康复训练可促进局部的血液循环，促进血管再生，肌肉等长收缩，又可保持骨折端的良好接触，加速愈合。在骨折愈合后期，骨痂还需要经过一个加强固定和改造的过程，使骨痂的建构完全符合生理功能的需要，康复运动训练则可促进这一过程的实现。

（3）防止关节粘连僵硬，恢复关节活动。骨折后肢体关节粘连僵硬的重要原因是肌肉不活动。对患肢的长期制动，使静脉和淋巴瘀滞、回流缓慢，组织水肿，渗出的浆液纤维蛋白在关节囊皱襞和滑膜反褶处以及肌肉间形成粘连，同时关节周围疏松结缔组织转变为致密结缔组织，使关节周围组织变得僵硬，这一系列改变的结果导致关节挛缩、活动受限。另外，外伤后组织水肿不仅发生于骨折区局部，也可以发生于非外伤部位，如果不及时进行肌肉活动训练，也可以发生非外伤部位的关节僵硬。上述各种情况均需要早期的肢体活动训练。

(4)防止肌肉萎缩，恢复肌力。骨折后对肢体的长时间固定，必将引起肌肉的废用性萎缩，肌力下降，即使骨折愈合良好，也将因肌肉萎缩而导致肢体运动功能障碍。为防止或减轻肌肉萎缩，应早期开始肢体的功能活动训练。

(5)防止制动综合征。骨折病人的卧床治疗需要时间较长，因此易发生制动综合征，如肌肉萎缩、关节僵硬挛缩、骨质疏松、静脉血栓形成、便秘、尿路结石、坠积性肺炎、呼吸功能降低、心脏代偿能力下降等一系列改变，尤其在老年人中发生率更高，结果使病人整体生活能力低下。为避免制动综合征的发生，最好的办法是早期施行康复治疗训练，使病人尽快开展各种形式的肢体主动活动训练，让病人尽早、尽可能全面地恢复日常生活活动功能。

(二)四肢骨折后康复

四肢骨折后，骨折断端间发生组织修复反应，骨折开始愈合，这个过程大体上可分为四期：①肉芽修复期，又称外伤炎症期。此期内骨折断端间血肿，有外伤性炎症反应，血肿被吸收、机化而演变成肉芽组织，这一过程在伤后3周内。②原始骨痂期，又称骨痂形成期。此期内骨折断端之间开始形成骨痂，血肿机化而形成的纤维组织大部分转变为软骨，经增生变性而成骨，即软骨内骨化。同时骨折端附近的外骨膜和内骨膜也进行膜内化骨过程。这一过程在伤后3~10周。③成熟骨板期，又称骨痂成熟期。此期内新生骨小梁逐渐增加，排列渐趋规则。经死骨吸收、新骨爬行代替，原始骨小梁被改造，逐渐成为成熟的板状骨，这一过程在伤后8~12周。④塑形期，为骨结构根据人体运动功能而按照力学原则重新改造，最后形成正常骨骼的结构。这一过程在伤后2~4年完成。

骨折的康复治疗措施应遵循骨折后的病理变化过程，促进骨痂形成，加速骨折愈合。骨折的病理修复过程是连续的，难以截然划分，为便于制定康复治疗计划，采取合适的治疗措施，在康复治疗过程中，人为地以时间划分为三个阶段来加以处理：外伤炎症期、骨痂形成期、临床愈合期。

1. 外伤炎症期的康复治疗

此期约在外伤后3周之内。病理改变以组织渗出为主，临床上肢体疼痛、肿胀、丧失运动功能。康复治疗主要作用是：①促进肌肉唧筒作用的恢复，改善患肢的血液、淋巴液循环，促进血肿、炎症渗出和坏死组织的吸收，以防止粘连。②通过肌肉收缩产生的生物电帮助钙离子沉积于骨骼，促进骨愈合，防止骨脱钙。③维持一定的肌收缩运动，防止废用性肌萎缩。④利用关节运动牵伸关节囊及韧带等软组织，防止关节挛缩。⑤改善病人身心状态，积极训练，防止合并症的发生。

(1)运动疗法。

①患肢肌肉等长收缩。骨折后多用石膏或其他方法固定患肢。此时应采用静动结合的

原则，开始肢体早期活动训练。于急救后 1~2 天，病情平稳后即应开始石膏固定中患肢肌肉的等长收缩训练，以恢复肌肉活动。每日训练 3 次，每次训练以不引起肌肉过劳为度，训练时间一般 5~10min 或更长。

②患肢非固定关节主动及被动活动训练。伤/术后第 2 天即开始患肢未被固定关节的活动训练(包括主动活动和被动活动)，以促进肢体血液循环及增加骨折端的轴向生理压力，有利于消除肢体肿胀、促进骨断端愈合，并可防止关节挛缩。活动训练至少每日 3 次，每次训练时间 5~10min 或更长。应逐渐增加活动量，避免影响骨断端的稳定性。在未固定关节的训练中，尤其要加强易发生挛缩的关节的训练活动，如肩关节外展、外旋，掌指关节屈伸以踝关节背曲等活动。

③健肢正常活动训练。对健侧肢体和躯干应尽可能保持其正常活动，尽量早期离床活动或在床上进行肢体活动的操练，以改善全身状况，防止卧床综合征。

(2)光、电、声、磁等疗法

①温热疗法。传导热疗(如蜡疗、中药熨敷)、辐射热疗(如红外线、光浴、频谱治疗仪)均可应用。无石膏包裹时可局部直接治疗，如有石膏包裹时则应开窗或在固定的两端治疗，亦可在健肢相应部位治疗，通过反射作用，改善患肢血循环，促进吸收，加速愈合。治疗每日 1~2 次，每次 30min，10 次为 1 疗程。

②超短波疗法和低频率磁场疗法。超短波疗法和低频磁场可加强骨再生代谢过程，使纤维细胞和成骨细胞早日出现，从而加速骨愈合。深部骨折适用超短波治疗，电极在骨折断端对置，中等剂量，治疗 20min，每日 1~2 次，10 次为 1 疗程。此法可在石膏外进行，但有金属内固定物时禁用。浅部骨折如手足骨折，适合用低频磁场疗法，可局部应用，剂量 0.02~0.03T，每日 1 次。

③直流电钙、磷离子导入疗法。石膏局部开窗，断端相应部位对置，电量适中，治疗 20min，每日 1 次，10 次 1 疗程。此法有助于骨痂形成，尤其对骨痂形成不良，愈合慢的病人适用。

④超声波疗法。局部应用，接触移动法，剂量小于 1.0W/cm^2，每次治疗 5~10min，10 次 1 疗程。此疗法消肿作用明显，并可促进骨痂生长。

(3)按摩。在骨折部位近心侧可进行按摩。使用向心性手法，以促进血液回流、水肿消退，并可防止肌肉废用性萎缩和关节挛缩，每日 1~2 次，每次 15min 左右。

2. 骨痂形成期的康复治疗

此期在伤后的 3~10 周。病理变化主要是骨痂形成，化骨过程活跃。临床上疼痛和肿胀多已消失，但易发生肌肉萎缩、组织粘连以及关节挛缩。康复治疗的主要作用是促进骨痂形成，恢复关节活动范围，增加肌肉收缩力量，提高肢体活动能力。

(1)运动疗法。基本同外伤炎症期，但此期骨折墙已形成纤维骨痂，骨折已转稳定，不易发生错位，故可以加大运动量，增加运动时间。另外因骨折固定肢体时间较长，易发生关节挛缩，此期重点应为恢复 ROM 训练。运动疗法训练每日上下午各 1 次，每次时间不少于 20min。

(2)光、电、声、磁等疗法。基本同外伤炎症期，重点在于防治瘢痕形成及组织粘连，尤其是要防止关节挛缩的形成，除前述方法外尚可配合水疗及应用矫形器。

(3)作业疗法。此期可进行适当的 ADL 训练，提高病人的生活能力和肢体运动功能。上肢以训练手功能为主，下肢以训练站立病人肢体负重为主。

3. 骨痂成熟期的康复治疗

此期在伤后 8～12 周，病理变化是骨痂经改造已逐渐成熟为板状骨。临床上骨折端已较稳定一般已去除外固定物，故又称临床愈合期。此期康复治疗重点在于骨折后并发症的处理，如防治瘢痕、组织粘连等，最大限度地恢复关节活动和肌肉收缩力量，提高病人日常生活活动能力和工作能力。

(1)运动疗法。重点是增加关节活动度训练，以主动运动为主，并根据需要辅以被动运动和抗阻运动。

①主动运动。受累关节进行各方向的主动活动，尽量牵伸挛缩、粘连的组织。运动幅度应逐渐增大，以不引起明显疼痛为度，每一动作可重复多遍，每日练习数次。

②助力运动和被动运动。初去掉石膏的肢体难以自主活动，可先采用助力运动，以后随着 ROM 的改善可减少助力。组织挛缩及粘连严重、主动运动及助力运动无效者，可被动牵拉受累的关节，动作应平稳、柔和，不应引起明显疼痛，切忌暴力引起新的组织损伤。

③关节功能牵引。对比较僵硬的关节，可进行关节功能牵引治疗，操作时固定关节近端，在其远端施加适当力量的牵引，根据治疗需要决定牵引方向为屈、伸、内收、外展、内旋、外旋等。牵引重量以引起病人可耐受的酸痛感觉，不产生肌肉痉挛为宜。

④恢复肌力的训练。恢复肌力的有效办法就是逐步增强肌肉的工作量，引起肌肉的适度疲劳。当肌力为 1 级时(MMT)，可采用水疗、按摩、低频脉冲电刺激、被动运动、助力运动等。在做被动运动时进行传递冲动的训练。②当肌力为 2～3 级时，以主动运动为主，辅以助力运动、摆动运动、水中运动等。做助力适动时助力应小，以防止被动运动干扰病人自主训练的主动运动。③当肌力达 4 级时，应进行抗阻运动，以促进肌力最大限度的恢复。

(2)光、电、声、水等疗法。①为促进钙质沉着与镇痛，可行局部紫外线照射。②为促进血液循环、改善关节活动功能，可采用蜡疗、红外线、短波、湿热敷等疗法。③为软化瘢痕、松解粘连，可做直流电碘离子导入、超声波、音频电流、湿热疗法等。④为增进关节活动度，可施行涡流浴及水中运动疗法。⑤如合并周围神经损伤，可应用直流电碘离子导入、中频电疗等法。

(3)夹板、石膏、矫形器。骨折并发的关节挛缩较顽固时，应用上述疗法治疗挛缩可有改善，但在治疗后又易返回原状，为保持治疗效果，可在运动和牵引治疗的间歇期内用夹板、石膏托或矫形器固定患肢，以减少纤维组织的弹性回缩，加强牵引的效果。随着 ROM 的改善，夹板、石膏托和矫形器等也应做相应的更换。

(4)作业疗法。在临床愈合期内，应给病人施行适度的作业疗法，尤其应施行 ADL 训练，以增进上肢的功能活动，促进下肢的站立及行走活动，提高病人的自理能力，尽早回归家庭和社会生活。

4. 骨折后遗症的手术疗法

有时骨折治疗后会发生不良后果，如关节挛缩、畸形愈合、迟延愈合、不愈合等，在这些情况下需采取手术疗法。

(1)关节松解术。用于关节周围肌腱、韧带、关节囊挛缩、关节活动障碍者。

(2)肌腱延长术。用于关节附近肌腱挛缩，出现关节畸形或功能障碍者，如踝部骨折后出现跟腱挛缩、马蹄足畸形，可将跟腱延长。

(3)截骨矫正术。用于肢体明显畸形影响功能者，如髋内翻畸形可采用麦氏截骨术，肘内翻畸形可采用外展截骨术等。

(4)畸形矫正术。骨折后畸形愈合、严重成角、旋转或侧方移位影响肢体功能时，可将骨折畸形愈合处凿断，重新对合复位并加内固定。

(5)切开复位植骨内固定术。对于难处理的骨折后迟延愈合或不愈合，可施行切开复位、植骨内固定手术。

(6)肌腱移位术。一组或一个肌肉功能减弱或丧失而造成肢体功能障碍时，可行肌腱移位术，用健康肌肉移位来代替原有肌肉的功能。

(7)其他。此外尚有关节成形术、关节融合术以及人工韧带置换术，等等，均可根据肢体功能障碍的不同情况选择应用。

(三)关节损伤后的康复

由于关节内骨折及关节脱位主要发生于关节，极易影响关节的 ROM，故除前述四肢骨折后的治疗原则及方法外，尚需强调防止 ROM 受限及保持肢体关节功能。

1. 关节持续被动活动装置的应用

关节外伤后，早期持续被动活动(CPM)可促进关节软骨的再生和组织的修复，通过 CPM 装置(CPM 仪)来实现。CPM 仪应用要求如下：①时机。伤后或手术后，麻醉尚未清醒即可开始应用，将患肢固定于 CPM 仪上。②活动关节可从 30°开始，逐渐到最大 ROM。③每天用机不少于 4 小时。④定期复查 X 光片，防止骨折端错位。⑤关节周围的手术切口应为纵切口，以防止牵拉裂开。⑥手术伤口有引流管者，应在 CPM 运作时夹闭负压引流管，以免向关节内返流。⑦CPM 停机指征为：创口愈合，主动关节活动无痛，肿胀消退。总用机时间为 3~4 周。

2. 适度进行 PROM 训练

在无 CPM 应用条件时，可在保证复位稳定、固定可靠的前提下，早期采用适度是被动关节活动(PROM)训练，以防止关节粘连、挛缩及畸形等并发症的发生。

3. 尽早进行 AROM 训练

对累及关节面的骨折，为防止或减轻关节功能障碍，在伤后 2~3 周病情允许时，应每天短时间取下固定物，作受损关节不负重的主动活动(AROM)训练，并逐渐增加活动范围，训练后继续固定。

4. 关节松动手法治疗

对关节僵硬、挛缩、运动功能有障碍的病人，可施行关节松动手法治疗。

5. 矫形器等应用

在关节 ROM 训练之后，为防止关节弹性回缩以保证治疗效果可在训练和治疗间歇期用矫形器等固定关节于矫正位，以维持治疗的效果。

二、类风湿性关节炎的康复

类风湿性关节炎是以病程慢、关节疼痛和肿胀反复发作、关节畸形逐渐形成为特征的多发性、非特异性的全身性结缔组织疾病。该病为自身免疫性疾病，与受凉、受潮、劳损、受风、分娩、外伤等有关。主要病理变化是由于滑膜发生炎症，然后波及关节软骨和骨组织，最后导致关节强直。

(一)评定标准

(1)晨起手指关节僵硬、拳不能握紧。

(2)至少有一个关节活动时有疼痛和压疼。

(3)至少有一个关节肿胀。

(4)3个月内其他关节相继有肿胀。

(5)同时有对称性关节受累。

(6)有皮下类风湿性结节。

(7)典型的X线片表现。

(8)类风湿因子阳性。

(9)关节渗液的纤维蛋白凝固力差。

(10)活组织检查有典型的滑膜和关节组织的组织学变化。

第15项应持续6周，典型病例应具备其中7项；肯定病例应具备5项；可能病例应具备3项，15项至少1项应持续6周，其余全是阴性；而类风湿因子阳性只作参考。

(二)康复治疗

该病目前无特效疗法，除临床药物治疗外，物理疗法是重要的康复治疗措施，治疗目的在于控制炎症、缓解症状、防止病情进展，保持和改善关节功能，止痛、消炎，防止关节挛缩和畸形，维持关节活动度，增强四肢肌力，改善功能障碍和增进日常生活活动能力。

1. 运动疗法

(1)RA活动期。运动训练(以被动运动为主)+紫外线疗法+药物。被动运动以功能位摆放、被动关节活动训练及关节松动术为主，辅以轻手法推拿、按摩、拍打等。

(2)RA缓解期。运动训练(以主动运动为主)+红外线疗法+药物。主动运动以床上翻身、双手握拳伸屈上肢、旋转躯干、双下肢伸展位做踝关节背屈、肌肉本体促进技术(PNF)、股四头肌力量训练等为主，站位时还可做徒手体操、医疗步行、太极拳等。

(3)RA稳定期。以运动锻炼为主，配合日常生活训练(ADL)和作业治疗。不要过分强调休息和限制活动，否则反而导致关节废用、肌肉萎缩而影响功能。自主训练有医疗体操、太极拳等。医疗体操在康复人员指导下做转颈、攥拳、挺胸、伸腰、旋腰、摆腿动作，各做20~50次。ADL训练包括吃饭，穿衣裤，洗漱，行走，移乘等。

(4)训练中注意事项。RA急性期要减少活动，适当休息，以帮助炎症消退；缓解期和稳定期以运动训练为主，保持关节活动度，防止关节痉挛、畸形，防止肌肉萎缩和骨质疏松。

①训练中若出现发热，关节红肿，脉快、呼吸次数增加等应适当减少运动量。

②任何一种运动都有可能引起疼痛或疲乏感，若持续 1～2 小时后症状不能减轻，要适当减少运动量。

③不要进行 1 小时以上的长时间持续训练。

④尽量避免大运动量训练，但应适当活动，防止肌肉萎缩。

⑤训练时发生肌痉挛，应立即停止运动。

2. 理疗

物理疗法可镇痛、消除肌肉痉挛、增加软组织伸展性及增加毛细血管通透性。活动期不宜用此疗法，在其他病期可适当选用物理疗法，常用方法有：①全身温热疗法：如温泉浴、蒸汽浴、沙浴、泥疗。②局部温热疗法：如热敷袋、蜡疗、红外线、微波等。③冷疗法：如冷敷、冷水浴。用于急性炎症期可镇痛、促进血液循环、减少渗出、消肿、加快局部新陈代谢及增加胶原纤维弹性，有利于肌肉的伸屈功能锻炼，并能改善关节功能。

3. 作业疗法及日常生活活动能力训练

对四肢关节功能障碍影响日常生活者，应鼓励并训练患者做各种动作，尽量训练关节活动以防止畸形发生，如自己穿衣、拿物、进食、梳洗、拧毛巾、拧开关、坐、站、行走等。必要时可为患者设计制造一些自助具，提高其生活能力。

4. 应用矫形器

适当应用一些矫形器以预防及减轻病人关节畸形，缓解疼痛，消除肿胀，防止关节不稳定。腕、掌指关节及指间关节较多应用夹板，固定夹板常应用于活动期及手术后，应定期卸下做关节活动训练。

5. 手术疗法

必要时可行外科治疗，根据病情选择不同手术方式。

三、骨关节炎的康复

骨关节炎是关节软骨的退行性变和继发性骨质增生的一种慢性关节疾病。按病因可分为原发性骨关节炎和继发性骨关节炎。原发性骨关节炎是随着年龄的增长，结缔组织发生退行性变，软骨中基质的成分软骨素减少，胶原纤维暴露在外，在压力下变得脆弱，过多的关节活动及身体过重的压迫均可使退行性变加速。继发性骨关节炎是由于骨关节机械性能异常而导致的关节衰变，常见原因有：①关节的先天异常，如先天性关节脱位。②创伤，如关节内骨折、膝关节半月板破裂等。③关节的后天性不平整，如骨的缺血性坏死、股骨头骨骺滑脱等。④关节外畸形引起的关节对合不良，如膝内翻、膝外翻等。⑤关节不稳定，如韧带、关节囊松弛等。⑥医源性因素，如长期不恰当地使用皮质激素所引起的关节软骨病。

(一)康复评定

(1)症状。关节疼痛，始为钝性痛，且逐渐加重，休息后不能立即活动，关节出现僵硬状态，活动后减轻，活动过多又会产生摩擦痛，且与天气变化有关。

(2)检查。关节肿胀，中度渗液，肌肉萎缩，不论是自动或被动活动，关节有摩擦音，并有不同程度的关节活动受限和肌肉痉挛。

(3)放射线表现。关节边缘有骨赘形成，关节间隙变窄，软骨下有骨硬化和囊腔形成；后期骨端变形，关节面凹凸不平，边缘有骨质增。

(二)康复治疗

1. 关节松动技术

通过力学和神经作用的生理效应，保持组织的伸展性，增加本体反馈，达到治疗作用。增强肌力，改善关节稳定性，防止关节承受不恰当的应力和暴力。关节松动技术主要利用关节的生理运动和附属运动被动地活动病人关节，以达到维持或改善关节活动范围、缓解疼痛的目的。

(1)关节的生理运动。是指关节在生理范围内完成的运动，如关节的屈伸、内收、外展、旋转等运动，可以主动完成，也可以被动完成，手法操作时即由治疗者被动完成。

(2)关节的附属运动。关节在自身及其周围组织允许的范围内完成的运动，叫附属运动，是维持关节正常活动不可缺少的一种运动，一般不能主动完成，需要其他人或对侧肢体帮助才能完成。常用手法包括关节的牵引、分离、摆动、滑动、滚动、挤压、旋转等。操作者的手法分为四级：

I 级：治疗者在病人关节活动的起始端，小范围、节律性地来回松动关节。

II 级：治疗者在病人关节活动允许范围内，大范围、节律性地来回松动关节，但不接触关节活动的起始端和终末端。

III 级：治疗者在病人活动允许范围内，大范围、节律性地来回松动关节，每次均接触到关节活动的终末端，并能感觉到关节周围软组织的紧张。

IV 级：治疗者在病人关节活动的终末端，小范围、节律性地来回松动关节，每次均接触到关节活动的终末端，并能感觉到关节周围软组织的紧张(图 7-111)。

I、II 级用于治疗因疼痛引起的关节活动受限。III 级用于治疗关节疼痛并伴有僵硬。IV 级用于治疗关节因周围组织粘连、挛缩而引起的关节活动受限。

手法分级用于附属运动治疗时，I～IV 级手法皆可选用。而用生理运动治疗时，关节活动范围要达到正常的 60%才可以应用。因此，多用 III、IV 级，极少用 I 级手法。

2. 药物治疗

可以采用某些药物如阿司匹林、布洛芬、消炎痛，以缓解症状，减轻疼痛。

3. 理疗

热敷、冷敷、生物反馈、水疗等可缓解关节疼痛及关节僵硬。

4. 矫形器的应用

根据病情需要选用适当的矫形器、夹板，缓解关节疼痛，消除肿胀，防止关节不稳定及预防畸形。

5. 手术疗法

骨关节炎后期患者，各种治疗无效时，可考虑施行关节置换术(髋、膝病变)，以缓解疼痛，增加关节功能。

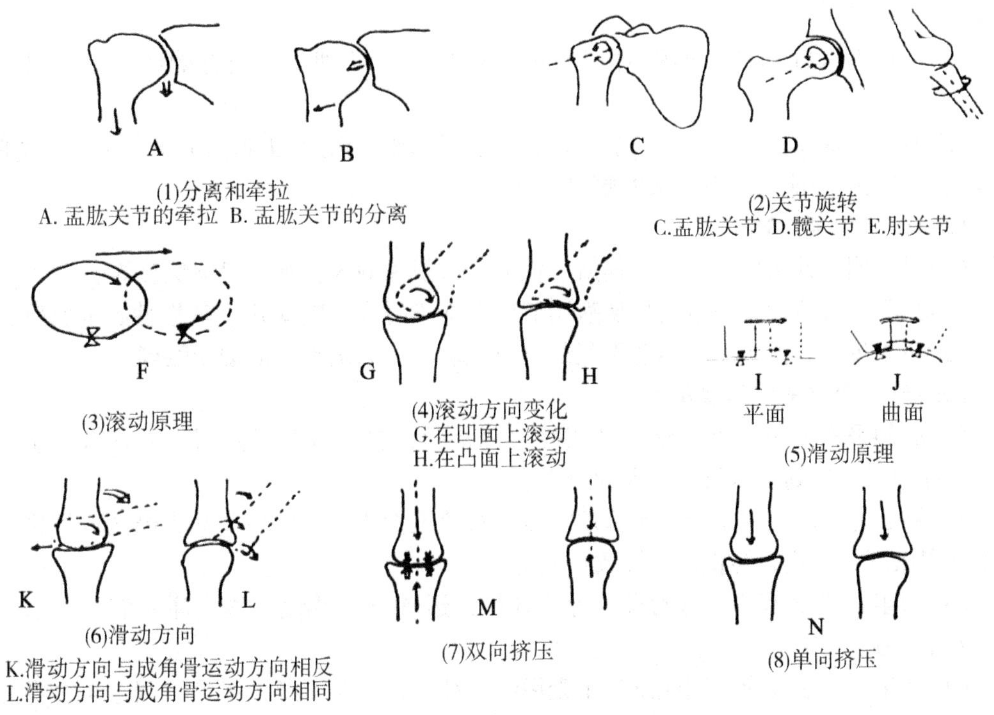

图 7-111　关节松动术手法

(三) 预防

适当休息，在病情允许的范围内工作和生活，减轻受累关节负担，少走路，不长时间站立。在急性发作期绝对卧床休息、肥胖者应减肥，纠正解剖异常，避免运动性创伤，职业性损伤者改善工作环境。学会使用助行器、手杖、步行器和轮椅，使用矫形器、夹板或矫形鞋。冬天防寒保暖，春天注意防湿。

第四节　老年病的康复

老年人慢性病多，残疾率高，往往失去生活自理能力，为了能达到病而不废、残而不废，老年康复医学在人口日趋老龄化的当代，日益受到重视。

老年人康复的意义在于改善日常生活活动能力，提高生活自理程度，减少发生久病卧床和老年痴呆的机会，减轻老年人对家庭的负担和对社会的压力，充实其精神生活，提高其生活质量。另外恢复职业即职业康复在老年人中并不重要，此点区别于中青年人的康复目标。

一、老年病康复医疗概况

(一) 老年康复医疗的内容

(1) 预防性康复。通过卫生教育、健康管理增强老年人体质，预防衰老和伴随的退行性变。

(2)一般性医疗措施。即针对伤病进行常规临床处理，早期有效的治疗，以防止残疾。

(3)有目的地恢复已丧失的功能。即针对病残的康复医疗(如偏瘫和截瘫)，有目的地恢复其已丧失的功能。此系狭义的康复医疗。

(二)老年康复对象

(1)具有明确残疾的老人，如偏瘫、截瘫、骨折和截肢，神经肌肉疾患等。

(2)虽无明确残疾，但有慢性疾病引起的功能障碍及(或)衰竭，如慢性心脏疾患。

(3)虽未患病，但有年迈体衰引起的耳目失聪、咀嚼困难、活动受限等。

(三)老年康复的注意事项

(1)必须采取积极态度，动员其接受康复治疗，包括对家属介绍康复疗效。制定科学、合理的康复计划，争取老年人的合作。

(2)社区老年康复注意着眼于远期疗效，对急性期康复出院后的病人继续开展恢复期及维持期康复，防止因终止训练导致疗效退步。

(3)老年人感觉迟钝、行动慢、骨质疏松，运动场所及设备均应注意安全，以防跌倒，发生骨折。

(4)老年人的康复应特别注意防止废用综合征和误用综合征的发生。因老年本身处于废用的边缘，如不注意早期康复，就产生肌肉的废用性萎缩、骨质疏松、关节挛缩固定、直立性低血压等废用综合征，最终成为卧床老人。另外，康复训练手法不正确、运动量过大或矫形器使用错误，会引起骨、关节、软组织的损伤，而发生创伤性关节炎、关节周围炎、骨关节变形、韧带松弛或延长、腱板断裂等误用综合征，亦可致老人不能下床活动。

(5)老年人个体差异大，应注意从实际出发，了解患者病前的健康状况生活动水平，确定当前的身体、精神状况，分析影响康复的因素，合理制定康复目标。

(四)老年人的健康管理

1. 饮食

(1)热量。老年人一般活动少基础代谢率低，所需热量少。热量过高，体重就会超过标准。一般每日给1800卡热量可满足需要，但不应强调低热量饮食，只要体重不再增加，可以自由摄食，不必限量。

(2)饮食组成。老年人由于胃肠功能减退，不适于摄取油腻大的饮食，脂肪占热量20%即可，蛋白质每日1~1.5克/公斤体重，不必过分限制，以免引起低蛋白血症及贫血等。此外，应有足够的钙、铁和各种维生素，老人应多吃蔬菜水果，除增加维生素进量外，对通便也有好处。

(3)盐量。膳食中盐量和高血压呈正相关关系，吃盐过多，会使钠在体内潴留，引起水肿、血压增高。老年人由于味觉衰退，盐进量增多，最好控制在6克/日以下，如影响食欲，则不必勉强。

(4)餐次。应改善每日进餐习惯，鼓励每日三餐，三餐食品总量分配可按早餐占30%，午餐占40%，晚餐占30%。肥胖的老年人，早餐和午餐可各占40%，晚餐占20%，多吃晚餐往往招致肥胖，且进食量多对心血管也不好，高龄老年人可少吃多餐，每日4~5

餐，每餐食量减少。

(5)嗜好。如烟、酒、茶等，除非影响健康，不宜多加限制，以免影响老年人的生活情趣。

(6)一般老年人无须严格限制肉、蛋等食品，但以清淡为好，烹调食物要适合老年人需要，做到软、烂、热，进餐时要细嚼慢咽。

2. 体重

肥胖者易患高血压、冠心病、脑动脉硬化、糖尿病等疾病，以致影响寿命。另外，肥胖会增加支持体重关节的负担，日常生活动作困难。因此，肥胖老人要控制体重，争取减到标准体重。减肥措施有二：一是限制进食量，控制摄取的热量；二是增加运动量，尽量多消耗热量，以减少脂肪蓄积，增大运动量不能像青少年那样激烈地运动，但用老年人能做的体育活动(如散步、太极拳等)来减肥又很困难，有时会因运动反而引起食欲亢进而致相反作用，因此以减少摄取食量，尤其是以减少碳水化合物摄入量为重点，但要防止低蛋白血症。

3. 睡眠

老年人睡眠时间有缩短趋势，老年人睡眠浅，夜尿多或睡前精神兴奋，很容易发生失眠，为改善睡眠须注意：

(1)避免精神兴奋和夜间起床小便，晚饭后不喝浓茶、咖啡，不过多饮水，白天不过多睡眠，晚间不会客，不看容易激动的影剧或电视，不参与伤脑筋的家务等。

(2)晚上用温水洗澡(水温在42℃以下)或用热水泡脚，以减轻疲劳和改善末梢循环，促进入睡。

(3)消除影响睡眠的各种症状：疼痛、瘙痒、咳嗽等。

(4)对不能入睡的失眠者，可以给安眠药，但应注意避免形成习惯。对长期使用安眠药的老年人，除注意交替使用各种制剂外，还可使用安慰剂。注意不使用有蓄积作用的安眠药(如苯巴比妥等)。

4. 大小便

(1)老年人习惯性便秘的调治。

①如既往有早晨解大便习惯，应坚持晨起坐便桶，在大便前可先喝一杯水，以促进肠蠕动。

②利用老年人胃—结肠反射增强的特点，在大量进食的餐后二三十分钟，嘱老人去坐便桶。

③多吃含纤维质的蔬菜和豆类，以增加肠蠕动，减少便秘。

④上述方法无效时，可在睡前吃缓泻药，历时数日者，可应用开塞露或灌肠，必要时可用手指掏出粪便。

⑤有便意不要忍耐，以免养成便秘的习惯。

(2)老年人排尿障碍的调治。常见症状有：尿少、尿闭、尿频、失禁、尿线变细等。小便的管理应注意：

①饭后应喝水，尽量不喝含有咖啡的饮料，室温要合适，被褥要保暖，避免夜间排尿增多。

②除非病情重，必须卧床用便器外，应避免卧床小便，夜间下床排尿时，可先行膀胱按摩，局部热敷，针灸治疗，尽量避免导尿，留置尿管，以减少尿路感染的机会。

③如有小便失禁，应勤换垫物，保持大腿和臀部皮肤清洁干燥，防止发生褥疮。

5. 洗澡

洗澡有改善末梢循环、缓解肌肉紧张、减轻疼痛、镇静或兴奋等作用，对老年的保健和康复有很大作用，但是也有一定的危险性，因此老人洗澡应注意：

(1)避免洗澡水过热。水温过高，下水后可引起血压暂时升高，心跳加快，增加心脏负荷，高血压、冠心病、脑动脉硬化者，容易发生意外。40℃以下水温为宜。

(2)避免长时间洗澡。以防疲劳，盆浴时由于水压使静脉血不易回流至右心室而增加右心室负荷，所以洗澡时间应限制在半小时左右。另外，为减少心脏负担和避免发生意外，盆浴时应当减少洗澡水的深度，坐浴时水深平脐或平乳腺为宜。

(3)不应在饱餐后洗澡。餐后至少一小时才能入浴。水疗后应卧床休息半小时。

(4)浴室及浴盆。均应注意防滑，以免跌倒造成骨折。

6. 心理保健

老年人常合并精神障碍，老年精神障碍最常表现为抑郁、老年精神分裂和老年期神经官能症。这些精神障碍妨碍康复计划的实施，同时又是加速衰老与残疾过程的重要原因。因此，老年人的心理保健很重要。

(1)勤用脑与科学用脑。延缓大脑衰老的最直接方法是勤用脑、科学用脑。老年人每次用脑的时间不宜过长，用脑强度不能过度，思考的内容要多样化。

(2)保持乐观而稳定的情绪。坚持正确的世界观、人生观，培养广泛的兴趣，充实生活内容。老年人离退休后还要开始新的生活，自寻乐趣，如参加有益的文艺活动及力所能及的社会活动，发挥自己的专长，继续工作，适当做一些家务劳动，教育第三代等。

要善于控制和消除不良情绪。遇到刺激时要冷静，遇到大喜事时别激动，遇到不顺心的事时要找朋友、家人、组织等谈心。

(3)保持良好的人际关系。老年人也有交往的需要，人际关系好就可以解除老年人孤独和寂寞的情绪，使老年人有更多幸福感，包括夫妻、家庭及社会人际关系。

(4)加强自我教育，培养良好的性格。性格与健康、疾病有密切关系。老年人要健康长寿，必须矫正不良性格和培养良好性格。

(五)老年康复的组织形式

(1)根据老年疾病的特点，建立老年医院、老年门诊部、康复医院等。

(2)充分发挥干休所、养老院的作用。

(3)社区老年活动站，组织社会活动、文体活动等。

(4)开展家庭康复活动。

二、心脏病的康复

(一)心脏康复的含义

心脏康复是使心脏病人的心脏功能恢复到理想水平的综合医疗。心脏病康复方案涉及体力、心理、社会和职业活动等方面，其中运动治疗是心脏康复方案的核心。心脏康复的对象包括急性心肌梗死(无合并症或合并症已得到控制)、稳定型心绞痛、慢性心衰稳定状态、心脏手术后等病人。

(二)心脏康复的目的

(1)提高心功能，增加机体对体力负荷的耐受性。

(2)改善冠状动脉血流，增加心肌供血。

(3)控制冠心病危险因素，如肥胖、高血脂、高血压、糖尿病等。

(4)降低冠心病的复发率和死亡率。

(5)减少由于卧床造成的不良影响。

(6)保持健康的心理状态，提高生活质量。

(三)心脏康复中的心功能评价

1. 评价目的

(1)获得运动时心电和血液动力学参数变化的信息。

(2)作为制定康复运动处方的依据。

(3)估计预后。

(4)协助调整临床治疗方案。

2. 心电图运动负荷试验

心电图的运动负荷试验也称分级负荷运动试验，是指一定负荷的情况下心电图改变的一种检查方法。最先用于诊断冠心病，现在已用于康复医学的心脏功能评价。

(1)运动试验的一般原则。

①运动试验应从低强度度开始，逐级增加。

②注意试验禁忌证和停止试验的指征。

③对试验的安全性有怀疑时不要勉强进行。

④有常规的心电和血压监测，注意病人的表现、症状等。

⑤运动试验后应观察10分钟，如有不正常反应应延长观察时间。

(2)运动试验的禁忌证。

①急性心肌梗塞(1周内)，不稳定型心绞痛。

②严重心律失常(如室速、Ⅲ度房室传导阻滞等)。

③急性心肌炎或心包炎、心内膜炎、风湿热。

④严重主动脉瓣狭窄、梗阻性肥厚型心肌病。

⑤严重左心衰竭，充血性心力衰竭。

⑥急性肺梗塞或栓塞。

⑦严重高血压或低血压。

⑧急性或严重的非心脏疾病。

⑨电解质紊乱如高钾、低钾、低镁血症。

⑩严重残疾。

(3)运动试验方案

①心电图平板运动试验的Bruce方案。

此方案(表7-31)超过许多心脏病人、老年人和体弱病人的运动能力，因此要慎用。

表 7-31　　心电图平板运动试验的 **Bruce** 方案

级别	速度（英里/时）	坡度（%）	时间（分）	代谢当量（METs）	耗氧量（L/min）	
					男性	女性
1	1.7	10	3	4	17.4±1.4	16.9±1.5
2	2.5	12	3	6~7	24.8±2.1	23.2±1.8
3	3.4	14	3	8~9	34.3±3.3	32.2±3.2
4	4.2	16	3	15~16	43.8±4.0	49.1±5.4
5	5.0	18	3	21	—	
6	5.5	20	3	—	—	
7	6.0	22	3	—	—	

注：1 英里等于 1.6093 公里。

（2）改进的 Bruce 方案（表 7-32）。

表 7-32　　改进的 **Bruce** 运动试验方案

分级	时间（min）	能量需要		速度（km/h）	坡度（%）
		摄氧量 ml（kg · min）	代谢当量 METs		
A	2	3.5	1.5	2.4	0
B	2	7.0	2.1	2.4	3
C	2	11.2	3.2	2.74	6
I	3	17.5	4.9	2.74	10
II	3	24.5	7.0	4.02	12
III	3	35	10.1	5.56	14
IV	3	46	13.1	6.76	16
V	3	66.5	16.1	8.05	18

③功率自行车运动实验方案（表 7-33）。

表 7-33　　功率自行车运动试验方案

阶段		1	2	3	4	5	6	7
功率	W	25	37.5	50	62.5	75	87.5	100
	$kg \cdot m \cdot min^{-1}$	150	225	300	375	450	525	600
$O_2ml \cdot min^{-1}$METs		600	750	900	1050	1200	1350	1500

续表

阶段		1	2	3	4	5	6	7
体重kg	50	3.4	4.3	5.1	6.0	6.9	7.7	8.6
	60	2.9	3.6	4.3	5.0	5.7	6.4	7.1
	70	2.5	3.1	3.7	4.3	5.0	5.5	6.1
	80	2.1	2.7	3.2	3.8	4.3	4.8	5.4

（4）停止运动试验的指征。

①临床表现。出现胸痛、呼吸困难、心悸、头晕、恶心、极度疲乏、冷汗、苍白、步态不稳和视物模糊等。

②心电图改变。运动时 ST 段平坦或呈下斜型压低>0.30mV 或 ST 段抬高>0.20mV，出现室性心动过速，成对室性早搏或室性早搏增加超过心率的 25%，持久的性心动过速，房室或室内传导阻滞。

③收缩压下降>1.33kPa（10mmHg）或血压≥30.7/17.3kPa（230/130mmHg），心率不升或降低。

④被检人不愿继续进行试验或监护设备故障。

3. 动态心电图

动态心电图记录时间长，可达 24 小时，所记录的心跳可达 10 万次，不仅能收录大量信息，而且能发现常规静息心电图不易发现的一些暂时性心电图改变，甚至能发现运动试验未能引出的一些心电图改变。由于能在正常生活、工作及各种活动状态下监测，因此对指导心脏康复颇有价值。

（1）对 ST 段的检测。流行病学研究提示，无症状缺血增加心肌梗塞和心脏猝死等冠心病发作的危险性，而动态心电图是检出无症状心肌缺血的一种可靠方法。用于不能作运动负荷试验的心功能评价尤其安全、方便。

（2）对心律失常的检测。对于检出心律失常，无论在质和量上动态的心电图均优于静息心电图和运动负荷试验。动态心电图对心律失常的性质、程度的估计和定量，包括心律失常的有无、种类、次数、起止、持续时间与日常生活活动的关系等都可进行详细分析，是指导心脏康复的重要手段。

4. 超声心动图

对心脏病病人，要了解其残存左室功能，最常用、最重要的指标是左室射血分数和左室收缩的异常程度。心导管检查左室机能最精确，但因是有创检查，对高龄者不适宜，且不能普及，临床上多用心脏超声检查代替，若有条件也可用心肌核素扫描检查。了解左室残存机能在指导心脏康复训练上有重要意义。

（四）心脏康复的危险度分层

心脏康复的危险度分层系根据病人的临床表现和一些试验室检查的结果，来划分心脏康复病人的危险程度，借以评价其发病后 1 年内心脏事件发作和存活的预后。1991 年美国心脏康复学会（AACVPR）的《心脑康复程序指南》将其分为三个组（表 7-34）。

表 7-34 **美国心脏康复学会关于心脏康复危险度的分层指南**

危险度	病 人 特 点
低度	住院期间无合并症 无心肌缺血的证据 运动功能储量≥7METs 左心收缩功能正常（LVEF>50%） 无严重的室性心律失常
中度	ST↓≥2mm（平坦或下斜型） 可逆的 201 铊灌注显像缺损 轻度的左心功能不全（LVEF 为 35%~49%） 心绞痛类型发生改变或发生新的心绞痛
重度	再梗或新近梗塞面积≥左室的 35% 重度左心功能不全（休息时 LVEF<35%） 运动时 SBP 上升≤10mmHg 或下降 住院后心绞痛持续或反复发作 24 小时或以上 运动储量<5METs 伴有低血压反应或 ST↓≥1mm 住院期间发生充血性心衰 心脏肥大 峰心率≤135 次/分时出现 ST↓≥2mm PTCA 术失败者 心脏骤停复苏后存活者 ≥70 岁老年的 ANQMI

危险度分层有助于康复医生对病人的情况作出判断：①判断病人接受康复训练的危险性如何。②选择适于病人的运动量。③判断运动锻炼时是否需要监护。④CABG 及 PTCA 的适应证选择。如对低危病人康复锻炼不需要监护，对中、高度危险病人则需要监护。这样才能使康复锻炼得到满意效果而又减少猝死等心脏事件的发生，增加康复锻炼的安全性。

（五）心脏康复运动锻炼的方式

1. 运动训练的类型

（1）等张运动训练。又称动力性训练或耐力性运动，系大肌群持续节律性运动的训练方法，可提高心脏的耐受力和心功能。等张运动包括散步、步行、慢跑、骑自行车、游泳、划船、球类等。

（2）等长运动训练。又称静态运动或力量性运动，是用力对抗物体但不发生物体移位的运动。因其收缩压增高，外周血管阻力增加造成后负荷增高而不利于心脏，故心脏病人慎用。等长运动包括举重、哑铃、抗阻性健美运动、负重登梯等。

2. 有氧训练与无氧训练

（1）有氧训练。动力性运动的强度在80%最大耗氧量以下者是以有氧训练为主的，有氧训练是发展长时间进行有氧工作能力的专门训练。有氧工作是依靠糖原、脂肪等分解代谢供能的。有氧训练有利于心脏的自身调节，并可降低LDL-ch和提高HDL-ch、降低糖耐量等，有利于心脏功能的依复，是心脏康复的主要方法。有氧训练包括慢跑、骑自行车等。

（2）无氧训练。无氧训练由于氧的缺乏，能量由无氧分解代谢提供。血中乳酸水平增高，代谢性酸中毒可加重心脏负担，故不用来作心脏病患者的康复锻炼。无氧训练包括短跑、短游泳、多次重复疾跑等。

（六）运动强度的估测

1. 用心率表示运动强度

心率和运动强度之间成线性关系，运动试验达最大运动强度时的心率称为最大心串（HR_{max}），达70%～85%最大心率时的心率称为靶心率（THR），靶心率指的是运动中应该达到和不可超越的心率范围。用心率估测运动强度时，必须教会病人数运动中或运动后10秒钟脉率，学会自己判断是否达到预期心率。计算方法如下：

（1）实际测量法。用多级运动负荷试验测出最大耗氧量和最大心串，以70%～80%的最大心率来作为靶心率。此法最为准确，但心脏病人因不能作极量运动试验求得最大心率，故心脏康复中不实用。

（2）年龄计算法。以（200－年龄）为预期的HR_{max}的70%～85%作为靶心率。用公式表示如下：THR＝（200－年龄）×70%～85%。此公式虽较粗略，但在心脏康复中常用。

2. 用最大氧耗量（VO_{2max}）的百分数表示运动强度

50%～70%VO_{2max}是增加有氧能力取得运动效果的最合适范围。<50%VO_{2max}对老年人和心脏病人也可取得较好的运动效果。

3. 用代谢当量（metabolic equivalents，METs）规定运动强度

代谢当量也称必须氧耗量，简称MET，国内学者常译为梅脱。1MET相当于每公斤体重每分钟耗3. 5ml的氧气（相当于17. 5Cal/（kg・min））。代谢当量也可用运动试验的结果来测算，其方式为：梅脱值=耗氧量（ml/（kg・min））×3. 5。

应用MET指导康复活动，应学有余地，以运动负荷试验求得的运动终点时应按其MET值的70%予以应用更为安全，不应超过85%，低于50%则意义不大。采用梅脱值的测定，可对心脏病人家庭生活、娱乐活动、职业活动的管理提供参考。见以下能量消耗表（表7-35～表7-38）。

表 7-35 **各种自理活动的能量消耗**

活　　动	kcal/min	METs
卧床休息	1. 0	1. 0
坐位	1. 2	1. 0
立位，松弛地	1. 4	1. 0
进餐	1. 4	1. 0
说话	1. 4	1. 0
穿衣、脱衣	2. 3	2. 0
洗手、洗脸	2. 5	2. 0
床边坐马桶	3. 6	3. 0
走路 4km/h	3. 6	3. 0
淋浴	4. 2	3. 5
床上用便盆	4. 7	4. 0
下楼	5. 2	4. 5
走路 6km/h	5. 6	5. 5
用矫形器和拐杖走路	8. 0	6. 5
用轮椅前行	2. 4	2. 0

表 7-36 **各种家务活动的能量消耗**

活　　动	kcal/min	METs
用手缝纫	1. 4	1. 0
扫地	1. 7	1. 5
机械缝纫	1. 8	1. 5
擦拭家具	2. 4	2. 0
削土豆皮	2. 9	2. 5
立位擦洗	2. 9	2. 5
洗衣服	3. 0	2. 5
揉面团	3. 3	2. 5
擦玻璃	3. 7	3. 0
铺床	3. 9	3. 0
立位烫衣服	4. 2	3. 0
拖地板	4. 2	3. 5
用手拧干衣服	4. 4	3. 5
悬挂衣服	4. 5	3. 5
敲打地毯	4. 9	4. 0

表 7-37　　各种娱乐活动的能量消耗

活　　动	kcal/min	METs
绘画（坐位）	2.0	1.5
弹钢琴	2.5	2.0
驾驶汽车	2.8	2.0
划船 4km/h	3.0	2.5
慢行	3.0	2.5
滚木球戏	4.4	3.5
自行车 8.8km/h	4.5	3.5
游泳 20 码（18.3m）/min	5.0	4.0
跳舞	5.6	4.5
园艺	5.6	4.5
网球	7.1	6.0
骑马小跑	8.0	6.5
滑雪	9.9	7.5
自行车 30km/h	11.0	9.0

表 7-38　　各种职业活动的能量消耗

活　　动	kcal/min	METs
修表	1.8	1.5
绕线圈	2.2	2.0
装配收音机	2.7	2.5
机械缝纫	2.9	2.5
砌砖	4.0	3.5
泥瓦工	4.1	3.5
用拖拉机耕地	4.2	3.5
用马耕地	5.9	5.0
手推车 52kg，km/h	5.0	4.0
木工	6.8	5.5
用手修剪草坪	7.7	6.5
伐木	8.0	6.5
携物上楼 8kg，82m/min	9.0	7.5
刨工	9.1	7.5
炉前工	10.2	8.5
携物上楼 10kg，168m/min	16.2	13.5

（七）运动处方的制定

合理的运动处方是根据运动负荷试验时心脏功能的评定及到达缺血阈值的限制心率来制定的，运动处方包括运动种类、运动强度、运动时间、运动频率四方面的内容。

（1）运动种类。一般选用等张运动即耐力运动。

（2）运动强度。所谓强度即运动负荷量或运动量，运动强度的指标通常以最大氧耗量或代谢当量来表示，但由于测量不便，又由于心率和摄氧量呈正相关，所以反映运动量大小最实用的指标是心率。

（3）运动持续时间。运动持续时间与运动强度成反比。一般心脏病运动 30～60min 左右为宜。准备活动 5～10min，运动时间 20～30min，达到靶心率的时间不少于 10～15min，整理活动 10min。

（4）运动频率。运动频率取决于心脏病人的心功能状态。美国运动医学会（ASMA）认为 3～5 次/周最合适。

（八）运动康复的注意事项

（1）按照运动处方强度进行，但绝不要勉强，处方仅为训练时参考标准。

（2）注意个体化，因人施量。训练强度要循序渐进，避免突然达到较高强度，因心脏未适应而造成危险。

（3）运动时必须进行准备运动及整理运动。

（4）在温热环境下，即使同等量运动对心血管造成的负担也大，因此尽可能避免在这种环境下运动较为安全。寒冷环境下应注意防寒，气候不适宜时应暂停或减量。

（5）身体不适如感冒、发热、腹泻情况下不要勉强运动。

（6）避免在大量进餐、喝浓茶、咖啡等 2 小时内锻炼，也不应在运动后 1 小时内进餐或饮浓茶。

（7）运动后如出现心悸、胸痛、头晕、极度疲乏等症状，应减少运动量或找医生咨询，重新修订运动处方。

三、肺疾病的康复

呼吸系统疾病的康复简称呼吸康复，主要针对慢性阻塞性肺疾病（COPD）。它以持久性气道阻塞为特征，包括慢性支气管炎、阻塞性肺气肿、支气管哮喘及肺源性心脏病。

COPD 由于其慢性进程，开始常不被重视，后因支气管壁遭腐蚀破坏而阻塞，发展至肺气肿，出现劳力性呼吸困难。康复治疗宜及早进行。其目的在于改善通气功能，延缓病理进程，保持呼吸道通畅，提高生活质量，延长生存时间。

（一）呼吸功能评定

在制订康复方案前，应对病人的呼吸功能进行评定，对病人进行全面了解，包括询问个人病史、家庭肺病史、日常生活活动和运动能力、营养情况、吸烟史、职业及生活环境。询问临床症状，如咳嗽、咳痰、胸闷、气喘、紫绀、嗜睡、精神恍惚等。体检注意体型、胸廓类型、呼吸形式、呼吸音、心音等。了解胸部 X 线改变等。

1. 肺功能测定

有条件者应进行此项检查，包括肺容量、肺通气功能，特别是小气道功能。常用指标有肺活量（VC）、最大通气量（MVV）、时间肺活量（FVC 或 FEV）、一秒用力呼气容积（FEV1.0）、残气量（RV）等。此外，可进行血气分析，测 PaO_2、$PaCO_2$ 及动脉血氧含量等。

2. 自觉气短症状评定

0 级：如常人，活动不受限制，无症状。

1 级：一般劳动时气短。

2 级：平地步行无气短，较快行走、上坡或上下楼时气短。

3 级：慢走不及百步即有气短。

4 级：说话、穿衣、轻微活动时气短。

5 级：安静时气短，不能平卧。

（二）康复治疗

常于缓解期进行，其适应证为：无明显发热，无须供氧或呼吸机辅助，咳嗽基本控制，如曾有心力衰竭现症状已控制和缓解。

1. 呼吸练习

由于 COPD 患者多用胸式呼吸，腹式呼吸受限，有时甚至错误地在吸气时收缩腹肌，因此不仅不能增加通气量，相反增加了用于呼吸肌的耗氧量，形成恶性循环，恢复腹式呼吸练习在于打破此恶性循环。

（1）放松。用于放松全身肌肉，特别是辅助呼吸肌群，减轻气短，缓解紧张心理。先取仰卧位，以后可采用坐位或站位。

（2）腹式呼吸训练。首先放松所有紧张的辅助呼吸肌群，进行安静的腹式呼吸。由于腹式呼吸的外在表现为腹部的隆起与下陷，所以应教会病人在呼吸中注意腹部的活动。采用暗示法，常会取得比较好的结果，即用一只手按在上腹部，呼气时腹部下沉，此时该再稍稍加压用力，进一步提高腹内压，迫使横膈上抬。吸气时上腹部对抗该手的压力将腹部徐徐隆起，该压力既可以吸引病人的注意力，又可以诱导呼吸的方向和部位。按照此法进行练习，可使横膈活动范围增加 2~3cm，从而有效地增加通气量达 500ml 以上。有人用腹部加压重量法，即用 5~10kg 沙袋置于脐与耻骨之间的下腹部，每次 30min，1 日 2 次，据观察可减少功能残气量 150~300ml，缩小生理死腔，从而改善通气效果。采用呼气时的头低臀高位，即在呼气时利用内脏的重量将横膈向胸腔内推压也可收到类似的效果。

（3）缩唇呼气法。每次呼吸时先用鼻吸气，而呼气时将口唇缩成圆筒状然后缓慢呼气。在实践中应当不断地调整呼吸频率、呼吸深浅、缩唇程度，以感到不费力为最好，或者以能轻轻吹动面前 20~30cm 的白纸为适度。每天可练习数次，开始时每次 10~15min，以后可酌情延长时间，以不感疲劳为度。

（4）膈肌体外反搏呼吸法。使用低频通电装置或体外膈肌反搏机。刺激电极置颈胸锁乳突肌外侧，锁骨上 2~3cm 处（即膈神经处），每日 1~2 次，每次 30~60min。但必须注意此种膈肌体外反搏呼吸法必须与主动呼吸练习结合进行，否则效果不能持久。

2. 体位引流

体位引流又称姿势引流，即改变体位，使病灶处于高位，借助于重力作用引流支气管的分泌物。体位引流的方法很多，常用的方法如表 7-39。

表 7-39　常用体位引流表

肺叶	肺段	引流体位
右上叶	尖段	直坐，按病灶位置不同，向前、向后或向侧斜倾
	前段	仰卧，右侧垫高
	后段	向左侧卧，面向下转 45°，以枕支持体位
左上叶	尖段	直坐，向前或向右倾斜，或俯卧，上身抬高 30cm
	后段	仰卧，向右转体 45°，床脚抬高 30cm，使呈头低，脚高位
右中叶		仰卧，向左转体 45°
肺下叶（左、右）	背段	俯卧，腹部垫枕或头低位
	前基底段	仰卧，臀部垫枕两膝屈曲，抬高床脚 30cm，使成头低脚高位
	侧基底段	侧卧，患侧在上，腰部垫枕，抬高床脚 30cm，使成头低脚高位
	后基底段	俯卧，腹部垫枕，抬高床脚 30cm，使成头低脚高位

作体位引流，每次 5~10min，每日 2~4 次，同时可作胸壁按摩、轻叩打，配合腹式呼吸效果更好。体位引流前可用化痰剂、吸入蒸气或雾化剂，引流后作深呼吸和咳嗽运动。

3. 运动疗法

与呼吸练习配合，通过行走、上下阶梯、保健体操、家务劳动、气功等改善耐力。运动量由小渐大，因人而异。

4. 其他物理疗法

（1）超短波治疗。用于有慢性支气管炎症者。每日 1 次，15~20 次一疗程。

（2）超声雾化治疗。有利于消炎、解痉、排痰。每次 20~30min，每日 1 次，7~10 次一疗程。

四、高血压病的康复

高血压病是以动脉压升高为特征，后期可伴有心、脑、肾并发症的全身性疾病。高血压病康复治疗的目的有：①使血压下降到接近正常范围。②防止或减少心血管并发症。③减少对单纯药物降压的副作用及费用。④提高生活质量。

（一）康复评定

目前国际上尚无完全统一的标准。世界卫生组织（WHO）高血压专家委员会 1978 年确定，超出下列正常血压者即可诊断为高血压病。

1. 正常血压

收缩压 18.6kPa（140mmHg）和舒张压 12kPa（90mmHg）。

2. 高血压严重程度分类

1993 年世界卫生组织和高血压学会（WHO/ISH）联合提出高血压分类和分期。

（1）按血压水平分（表 7-40）。

表 7-40　　**高血压分类（按血压水平）**

收缩压 kPa（mmHg）		舒张压 kPa（mmHg）
正常 18.7（140）	和	<12（90）
轻度 18.7~24（140~180）	和（或）	12~14（90~105）
亚型：		
临界 18.7~21.3（140~160）	和（或）	12~12.7（90~95）
中重度≥24（180）	和（或）	≥14（105）
纯收缩期性≥21.3（160）	和	<12（90）
亚型：		
临界收缩期性 18.7~21.3（140~160）	和	<12（90）

（2）按靶器官损害程度分（表 7-41）。

表 7-41　　**高血压分期（WHO/ISH，1993 年）**

一期：无器官损害客观表现

二期：至少有一项器官损害表现

左心室肥厚（X 线、心电图、超声）

视网膜动脉变窄

蛋白尿和（或）血肌酐轻度升高（106~177mmol/L）

超声或 X 线示有动脉粥样硬化斑块（颈、主、髂、股动脉）

三期：出现器官损害的临床表现

心：心绞痛、心肌梗塞、心力衰竭

脑：短暂脑缺血发作（TIA）、脑卒中、高血压脑病

眼底：视网膜出血、渗出物伴或不伴视乳头水肿

肾：血肌酐>177mmol/L、肾功能衰竭

血管：动脉夹层、动脉闭塞性疾病

（二）康复治疗

1. 适应证

（1）轻度高血压病，不用降压药物者。

（2）第一、二期高血压，血压波动幅度大，受精神因素影响明显，降压药物的应用难以掌握者。

（3）经降压药物治疗，虽血压下降或恢复正常，但头晕、头痛等症状仍明显或加重者。

2. 运动疗法

（1）运动种类。降压运动应选择等张运动即动力性运动，如步行、慢跑、骑自行车、

体操等。

（2）运动强度。不宜过大，一般认为运动强度在6~8METs以下，运动时心率以维持在100~125次/min为宜。平素心动过缓或使用β受体阻滞剂者，则运动后心率与安静时相比增加20次/min为宜。

（3）运动持续时间、频率。每次30~60min，至少每周3次。每日坚持者效果更佳。

3. 其他物理疗法

适合于轻度及一、二期高血压病，常用直流电离子导入疗法、生物反馈疗法、水疗等。

4. 传统医学疗法

包括中药、气功、太极拳等。

五、糖尿病的康复

糖尿病是一种常见的内分泌代谢疾病，随着生活水平的提高，发病率呈上升趋势。饮食不当和运动不足是很重要的诱发原因。因此，除常规的药物及饮食治疗外，运动疗法也作为糖尿病治疗的重要手段。

（一）糖尿病人运动时的代谢反应

糖尿病人进行运动时的代谢反应因病情不同而有很大的差异。

（1）胰岛素水平正常，不伴有酮症的病情控制良好的病人（II型），运动时肌肉的糖利用急剧增加，肝糖原释放上升，血糖下降，血酮体无变化，肌肉和肝脏储备的葡萄糖被消耗，运动后葡萄糖再次补充，其结果改善了糖耐量。

（2）伴有酮症控制差的病人（I型~II型），由于运动导致对抗胰岛素的调节激素的作用增强，胰岛素水平低或相对减低，运动时肌肉糖利用上升，肝糖释放急剧上升，血酮体上升，游离脂肪酸升高，对代谢状况产生不利影响。

（3）正在使用胰岛素的I型糖尿病患者，不论血糖控制如何，只要参加运动，肝脏产生的酮体不但在运动中，而且在运动后也持续增高，所以血中酮体直到运动后仍呈上升倾向。

（4）胰岛素皮下注射的部位对血糖水平的影响也是重要的。运动时胰岛素从注射部位进入循环的量增加，是导致低血糖的原因之一。腹壁皮下注射胰岛素者，运动时不过多增加胰岛素的吸收速度，可避免运动后的低血糖反应。

（二）糖尿病运动疗法的意义

（1）运动训练使周围组织特别是肌肉组织对胰岛素的敏感性得到改善。

（2）经过持续的运动训练，促进血中脂质的利用，使血中的胆固醇和甘油与酯降低，高密度脂蛋白增加。

（3）并用饮食疗法和运动疗法，肌肉不减少，而选择性地使体内脂肪减少。

（4）运动可保持和改善病人的心肺机能，增强体力，维持体力，维持健康。

（5）运动使病人心情愉快，消除紧张情绪，改善心理状态。

（三）运动疗法的实施

1. 适应证

（1）无临床症状的II型糖尿病人，空腹血糖6.1~7.7mmol/L（110~139mg/dl），不用口服降糖药和胰岛素治疗，让其至少进行4周的饮食控制和运动疗法。

（2）对正在治疗中的糖尿病患者进行运动指导时，要排除酮症、重症心血管疾患及感染。必须具备近期（1~2个月）病情控制情况的指标，空腹血糖<7.8~8.9mmol/L（140~160mg/dl），餐后血糖<11.1~13.9mmol/L（200~250mg/dl），糖化血红蛋白（HbAl）在9%~10%以下。

2. 运动方式

（1）步行、慢跑和跳绳等全身运动（即动态运动）。

（2）采用训练器训练肌力、肌肉耐力（即静态运动）。

（3）作为准备运动和整理运动的广播体操。

（4）如果确实没有专门时间进行运动，要在日常生活中尽可能地想到“运动”。例如要上3~4层楼时不要坐电梯，近距离的路不要乘车，来回步行等。

3. 运动强度

作为运动强度的定量标准有以下两种：

（1）以能量消耗为标准。不同运动方式的耗能参考心脏康复有关章节。

（2）以最大氧耗量的百分率为标准。可以脉搏换算（表7-42）。

运动强度一般采用相当于最大氧耗量40%~60%的运动，每日早晚1次，开始每次10min，逐渐增至20~30min。

表7-42　**运动强度—脉搏指数**

运动强度	最大耗氧率（%）	代谢当量（MET）	脉搏（次/分）				
			20~29岁	30~39岁	40~49岁	50~59岁	60岁以上
大	80	10.0	165	160	150	145	135
	70	7.0	150	145	140	135	125
中	60	6.5	135	135	130	125	120
	50	5.5	125	125	115	110	110
小	40	<4.5	110	110	105	100	100

4. 运动训练注意事项

（1）II型糖尿病病人运动可使周围组织对胰岛素的敏感性增高，因此在运动期间，胰岛素及口服降糖药用量较日常用量可减少1/2~1/3，必要时可补充食物。

（2）I型糖尿病病人原则上不减少胰岛素用量，即使发生运动后低血糖也应以加餐纠正。

（3）使用胰岛素的病人，应在腹部皮下注射，以免胰岛素过快起效而发生低血糖。

（4）要学会运动前自我监测：当运动前自查尿酮体阳性则禁止运动，运动后自查尿酮体阳性则增加胰岛素用量。若运动前血糖在13.9mmol/L（250mg/dl）以上则禁止运动。运动中发生低血糖，则运动前、中加餐或减少胰岛素用量。运动后即刻低血糖，则运动前、中加餐（应除外胰岛素加量超过了运动能量消耗）；血糖上升则胰岛素加量 2~4 单位（但应除外是由于出现低血糖而在运动前、中加餐所致）。运动后 2 小时出现血糖升高，胰岛素用量增加 2~4 单位；血糖下降则运动后加餐（如运动消耗能量过多，应减少胰岛素用量）。

（5）运动结束后应进行必要的整理运动（如广播体操）。因为在运动结束后的短期内，血中游离脂肪酸有诱发心率失常的危险，此时如果继续轻度运动一段时间，可使游离脂肪酸被消耗，而减少运动后心律失常的发生。

（6）在有心、脑、肾等合并症时，在进行运动疗法前要进行详尽的检查，运动处方所设计的运动方式、强度、持续时间均需兼顾到合并症。

5. 糖尿病运动疗法基本原则

（1）从轻度运动开始，逐渐增加强度。

（2）运动应在餐后进行，并避开胰岛素的作用高峰时间。

（3）运动疗法要坚持不懈。

（4）必须并用饮食疗法，否则运动疗法效果不能持久。

（5）夏天要补充水分，冷天要注意保暖。

（6）服装和鞋袜要舒适。

6. 运动疗法的评定

（1）主观症状。运动后是否精神愉快，有无充实感、疲劳感等。

（2）客观指标。体重减轻（合并肥胖时）；同一运动负荷后脉搏数较前减少；胰岛素敏感性改善；血清胆固醇、甘油三酯下降，高密度脂蛋白增高；空腹血糖及糖化血红蛋白下降；高血压改善等。

第八编　社区卫生服务的自律与维权

第一章　依法执业和伦理规范

第一节　社区政策法规概况

1997 年 1 月 15 日国家下发了《中共中央、国务院关于卫生改革与发展的决定》（中发［1997］3 号）明确提出了发展城市社区卫生服务，基层卫生机构要以社区、家庭为服务对象，开展疾病预防、常见病与多发病的诊治、医疗与伤残康复、健康教育、计划生育技术服务和妇女儿童与老年人、残疾人保健等工作。要把社区医疗服务纳入职工医疗保险，建立双向转诊制度。此后，卫生部多次发文就大力推进社区卫生服务的建设进行了相关的说明和规定，如《关于发展城市社区卫生服务的若干意见》、《城市社区卫生服务机构设置原则》、《城市社区卫生服务中心设置指导标准》、《城市社区卫生服务站设置指导标准》和《关于加快发展城市社区卫生服务的意见》等，积极发展社区卫生服务，加强社区卫生服务机构的规范化管理，构筑城市卫生服务体系新格局，大力推进城市社区建设。2006 年 2 月，国务院下发了《国务院关于发展城市社区卫生服务的指导意见》（国发［2006］10 号），提出了加快社区卫生人才队伍建设和人才培养，提高社区卫生人才队伍的整体素质和服务水平，促进城市社区卫生事业的发展，卫生部、财政部、发改委、人事部、民政部、劳动保障部、中医药管理局等 7 部门下发 8 个文件，进一步明确了推进城市社区卫生服务的有关政策措施。各部门出台的配套政策涉及城市社区卫生服务机构的基本标准与管理、政府补助政策、服务和药品价格管理、与基本医疗保险协同、社区卫生人才队伍建设、公立医院支援社区卫生服务、发挥中医药作用等方面，使发展城市社区卫生服务的政策措施更加具体、明确。

2010 年 3 月国家发改委下发了《关于印发以全科医生为重点的基层医疗卫生队伍建设规划的通知》（发改社会［2010］561 号），进一步就基层社区卫生队伍的建设进行了规定，并明确提出大力发展农村社区卫生服务。该建设规划的总体目标是：合理规划城乡基层医疗卫生人力资源，逐步建设有中国特色的基层医疗卫生队伍建设制度，培养一批下得去、用得好、留得住的全科医生，形成一支数量适宜、质量较高、结构合理，适应基本医疗卫生制度需要的基层医疗卫生队伍，逐步提高基层医疗卫生服务能力，促进人人享有基本医疗卫生服务目标的实现。主要任务是：①健全基层医疗卫生人才培养制度。逐步完善基层医疗卫生人员的学校教育、毕业后教育和继续教育制度，到 2020 年，通过多种途径培养 30 万全科医生，基本满足“小病在基层”的人力资源要求。②进一步完善有关政策，大力吸引高等医学院校（含中医药院校）毕业生和优秀医疗卫生人才下基层。健全各类对口支援制度，采取有效措施，鼓励高素质人才服务基层。③健全人才激励和约束机制，创新人才管理和使用政策，建立充满生机和活力的用人制度，使合格人才在基层“用得好、留得住”；建立人员的退出机制，使不合格人员“出得去”。

随着医改的深入，2011年7月国务院下发文件《国务院关于建立全科医生制度的指导意见》（国发［2011］23号），阐述了建立全科医生制度的必要性为：①建立全科医生制度是保障和改善城乡居民健康的迫切需要；②建立全科医生制度是提高基层医疗卫生服务水平的客观要求；③建立全科医生制度是促进医疗卫生服务模式转变的重要举措。建立适合我国国情的全科医生制度，有利于优化医疗卫生资源配置、形成基层医疗卫生机构与城市医院合理分工的诊疗模式，有利于为群众提供连续协调、方便可及的基本医疗卫生服务，缓解群众“看病难、看病贵”的状况。文件要求要规范全科医生培养模式，将全科医生培养逐步规范为“5+3”模式，即先接受5年的临床医学（含中医学）本科教育，再接受3年的全科医生规范化培养。全科医生规范化培养以提高临床和公共卫生实践能力为主，在国家认定的全科医生规范化培养基地进行，实行导师制和学分制管理。统一全科医学专业学位授予标准。具有5年制临床医学本科及以上学历者参加全科医生规范化培养合格后，符合国家学位要求的授予临床医学（全科方向）相应专业学位。改革全科医生执业方式，引导全科医生以多种方式执业。取得执业资格的全科医生一般注册1个执业地点，也可以根据需要多点注册执业。全科医生可以在基层医疗卫生机构（或医院）全职或兼职工作，也可以独立开办个体诊所或与他人联合开办合伙制诊所。推行全科医生与居民建立契约服务关系。基层医疗卫生机构或全科医生要与居民签订一定期限的服务协议。建立相对稳定的契约服务关系，服务责任落实到全科医生个人。参保人员可在本县（市、区）医保定点服务机构或全科医生范围内自主选择签约医生，期满后可续约或另选签约医生。建立全科医疗的激励机制，按签约服务人数收取服务费。全科医生为签约居民提供约定的基本医疗卫生服务，按年收取服务费。服务费由医保基金、基本公共卫生服务经费和签约居民个人分担，具体标准和保障范围由各地根据当地医疗卫生服务水平、签约人群结构以及基本医保基金和公共卫生经费承受能力等因素确定。在充分考虑居民接受程度的基础上，可对不同人群实行不同的服务费标准。经过规范化培养的全科医生到基层医疗卫生机构工作，可提前一年申请职称晋升。并可在同等条件下优先聘用到全科主治医生岗位。要将签约居民数量、接诊量、服务质量、群众满意度等作为全科医生职称晋升的重要因素。基层单位全科医生职称晋升按照国家有关规定可放宽外语要求，不对论文作硬性规定。建立基层医疗卫生人才流动机制，鼓励全科医生在县级医院与基层医疗卫生机构双向流动。

第二节 社区卫生服务机构政策法规

为贯彻落实《国务院关于发展城市社区卫生服务的指导意见》（国发〔2006〕10号），加强对城市社区卫生服务机构的管理，根据有关法律、法规，卫生部和国家中医药管理局制订了《城市社区卫生服务机构管理办法（试行）》。

之后，我国城市社区建设不断深入，随之开展的城市社区政策法规的研究也正日益受到重视。

城市社区卫生服务机构管理办法（试行）

第一章　总　　则

第一条　为贯彻落实《国务院关于发展城市社区卫生服务的指导意见》（国发〔2006〕10号），加强对城市社区卫生服务机构设置与运行的管理，保障居民公平享有安全、有效、便捷、经济的社区卫生服务，根据《中华人民共和国执业医生法》、《中华人民共和国传染病防治法》、《中华人民共和国母婴保健法》、《医疗机构管理条例》等相关法律法规制定本办法。

第二条　本办法所称社区卫生服务机构是指在城市范围内设置的、经区（市、县）级政府卫生行政部门登记注册并取得《医疗机构执业许可证》的社区卫生服务中心和社区卫生服务站。

第三条　社区卫生服务机构以社区、家庭和居民为服务对象，以妇女、儿童、老年人、慢性病人、残疾人、贫困居民等为服务重点，开展健康教育、预防、保健、康复、计划生育技术服务和一般常见病、多发病的诊疗服务，具有社会公益性质，属于非营利性医疗机构。

第四条　卫生部负责全国社区卫生服务机构的监督管理。区（市、县）级以上地方政府卫生行政部门负责本行政区域内社区卫生服务机构的监督管理。

第二章　服务功能与执业范围

第五条　社区卫生服务机构服务对象为辖区内的常住居民、暂住居民及其他有关人员。

第六条　社区卫生服务机构提供以下公共卫生服务：

（一）卫生信息管理

根据国家规定收集、报告辖区有关卫生信息，开展社区卫生诊断，建立和管理居民健康档案，向辖区街道办事处及有关单位和部门提出改进社区公共卫生状况的建议。

（二）健康教育

普及卫生保健常识，实施重点人群及重点场所健康教育，帮助居民逐步形成利于维护和增进健康的行为方式。

（三）传染病、地方病、寄生虫病预防控制

负责疫情报告和监测，协助开展结核病、性病、艾滋病、其他常见传染病以及地方病、寄生虫病的预防控制，实施预防接种，配合开展爱国卫生工作。

（四）慢性病预防控制

开展高危人群和重点慢性病筛查，实施高危人群和重点慢性病病例管理。

（五）精神卫生服务

实施精神病社区管理，为社区居民提供心理健康指导。

（六）妇女保健

提供婚前保健、孕前保健、孕产期保健、更年期保健，开展妇女常见病预防和筛查。

（七）儿童保健

开展新生儿保健、婴幼儿及学龄前儿童保健，协助对辖区内托幼机构进行卫生保健指导。

（八）老年保健

指导老年人进行疾病预防和自我保健，进行家庭访视，提供有针对性的健康指导。

（九）残疾康复指导和康复训练

（十）计划生育技术咨询指导，发放避孕药具

（十一）协助处置辖区内的突发公共卫生事件

（十二）政府卫生行政部门规定的其他公共卫生服务

第七条　社区卫生服务机构提供以下基本医疗服务：

（一）一般常见病、多发病诊疗、护理和诊断明确的慢性病治疗

（二）社区现场应急救护

（三）家庭出诊、家庭护理、家庭病床等家庭医疗服务

（四）转诊服务

（五）康复医疗服务

（六）政府卫生行政部门批准的其他适宜医疗服务

第八条　社区卫生服务机构应根据中医药的特色和优势，提供与上述公共卫生和基本医疗服务内容相关的中医药服务。

第三章　机构设置与执业登记

第九条　社区卫生服务中心原则上按街道办事处范围设置，以政府举办为主。在人口较多、服务半径较大、社区卫生服务中心难以覆盖的社区，可适当设置社区卫生服务站或增设社区卫生服务中心。人口规模大于10万人的街道办事处，应增设社区卫生服务中心。人口规模小于3万人的街道办事处，其社区卫生服务机构的设置由区（市、县）政府卫生行政部门确定。

第十条　设区的市政府卫生行政部门负责制订本行政区域社区卫生服务机构设置规划，并纳入当地区域卫生规划、医疗机构设置规划。社区卫生服务机构设置规划须经同级政府批准，报当地省级政府卫生行政部门备案。

第十一条　规划设置社区卫生服务机构，应立足于调整卫生资源配置，加强社区卫生服务机构建设，完善社区卫生服务机构布局。政府举办的一级医院和街道卫生院应转型为社区卫生服务机构；政府举办的部分二级医院和有条件的国有企事业单位所属基层医疗机构通过结构和功能改造，可转型为社区卫生服务机构。

第十二条　新设置社区卫生服务机构可由政府设立，也可按照平等、竞争、择优的原则，通过公开招标等方式确定社区卫生服务机构举办者，鼓励社会力量参与。

第十三条　设置审批社区卫生服务机构，应征询所在街道办事处及社区居民委员会的意见。

第十四条　设置社区卫生服务机构，须按照社区卫生服务机构设置规划，由区（市、县）级政府卫生行政部门根据《医疗机构管理条例》、《医疗机构管理条例实施细则》、

《社区卫生服务中心基本标准》、《社区卫生服务站基本标准》进行设置审批和执业登记，同时报上一级政府卫生行政部门备案。《社区卫生服务中心基本标准》、《社区卫生服务站基本标准》由卫生部另行制定。

第十五条　社区卫生服务中心登记的诊疗科目应为预防保健科、全科医疗科、中医科（含民族医学）、康复医学科、医学检验科、医学影像科，有条件的可登记口腔医学科、临终关怀科，原则上不登记其他诊疗科目，确需登记的，须经区（市、县）级政府卫生行政部门审核批准，同时报上一级政府卫生行政部门备案。社区卫生服务站登记的诊疗科目应为预防保健科、全科医疗科，有条件的可登记中医科（含民族医学），不登记其他诊疗科目。

第十六条　社区卫生服务中心原则上不设住院病床，现有住院病床应转为以护理康复为主要功能的病床，或予以撤消。社区卫生服务站不设住院病床。

第十七条　社区卫生服务中心为独立法人机构，实行独立核算，社区卫生服务中心对其下设的社区卫生服务站实行一体化管理。其他社区卫生服务站接受社区卫生服务中心的业务管理。

第十八条　社区卫生服务中心、社区卫生服务站是专有名称，未经政府卫生行政部门批准，任何机构不得以社区卫生服务中心、社区卫生服务站命名。社区卫生服务机构须以社区卫生服务中心或社区卫生服务站进行执业登记，原则上不得使用两个或两个以上名称。

社区卫生服务中心的命名原则是：所在区名（可选）+所在街道办事处名+识别名（可选）+社区卫生服务中心；社区卫生服务站的命名原则是：所在街道办事处名（可选）+所在社区名+社区卫生服务站。

第十九条　社区卫生服务机构使用统一的专用标识，专用标识由卫生部制定。

第四章　人员配备与管理

第二十条　社区卫生服务机构应根据服务功能、服务人口、居民的服务需要，按照精干、效能的原则设置卫生专业技术岗位，配备适宜学历与职称层次的从事全科医学、公共卫生、中医（含中西医结合、民族医）等专业的执业医生和护士，药剂、检验等其他有关卫生技术人员根据需要合理配置。

第二十一条　社区卫生服务机构的专业技术人员须具有法定执业资格。

第二十二条　临床类别、中医类别执业医生注册相应类别的全科医学专业为执业范围，可从事社区预防保健以及一般常见病、多发病的临床诊疗，不得从事专科手术、助产、介入治疗等风险较高、不适宜在社区卫生服务机构开展的专科诊疗，不得跨类别从事口腔科诊疗。

第二十三条　临床类别、中医类别执业医生在社区卫生服务机构从事全科医学工作，申请注册全科医学专业为执业范围，须符合以下条件之一：

（一）取得相应类别的全科医学专业中、高级技术职务任职资格

（二）经省级卫生、中医药行政部门认可的相应类别全科医生岗位培训并考核合格

（三）参加省级卫生、中医药行政部门认可的相应类别全科医生规范化培训

取得初级资格的临床类别、中医类别执业医生须在有关上级医生指导下从事全科医学工作。

第二十四条　根据社区卫生服务的需要，二级以上医疗机构有关专业的医护人员（含符合条件的退休医护人员），依据政府卫生行政部门有关规定，经社区卫生服务机构注册的区（市、县）级政府卫生行政部门备案，可到社区卫生服务机构从事相应专业的临床诊疗服务。

第二十五条　社区卫生技术人员需依照国家规定接受毕业后教育、岗位培训和继续教育等职业培训。社区卫生服务机构要建立健全培训制度，在区（市、县）及设区的市政府卫生行政部门支持和组织下，安排卫生技术人员定期到大中型医院、预防保健机构进修学习和培训，参加学术活动。各地政府卫生行政部门和社区卫生服务机构要积极创造条件，使高等医学院校到社区卫生服务机构从事全科医学工作的有关医学专业毕业生，逐步经过规范化培训。

第二十六条　政府举办的社区卫生服务机构要实行定编定岗、公开招聘，签订聘用合同，建立岗位管理、绩效考核、解聘辞聘等项制度。非政府举办的社区卫生服务机构，实行自主用人制度。

第二十七条　社区卫生服务工作人员要树立良好的职业道德，恪尽职守，遵纪守法，不断提高业务技术水平，维护居民健康。

第五章　执业规则与业务管理

第二十八条　社区卫生服务机构执业，须严格遵守国家有关法律、法规、规章和技术规范，加强对医务人员的教育，实施全面质量管理，预防服务差错和事故，确保服务安全。

第二十九条　社区卫生服务机构须建立健全以下规章制度。

（一）人员职业道德规范与行为准则

（二）人员岗位责任制度

（三）人员聘用、培训、管理、考核与奖惩制度

（四）技术服务规范与工作制度

（五）服务差错及事故防范制度

（六）服务质量管理制度

（七）财务、药品、固定资产、档案、信息管理制度

（八）医疗废物管理制度

（九）社区协作与民主监督制度

（十）其他有关制度

第三十条　社区卫生服务机构须根据政府卫生行政部门规定，履行提供社区公共卫生服务和基本医疗服务的职能。

第三十一条　社区卫生服务机构应妥善保管居民健康档案，保护居民个人隐私。社区卫生服务机构在关闭、停业、变更机构类别等情况下，须将居民健康档案交由当地区（市、县）级政府卫生行政部门妥善处理。

第三十二条　社区卫生服务机构应严格掌握家庭诊疗、护理和家庭病床服务的适应证，切实规范家庭医疗服务行为。

第三十三条　区（市、县）及设区的市政府卫生行政部门要建立信息平台，为社区卫生服务机构提供本地有关大中型医疗机构专科设置、联系方式等转诊信息，支持社区卫生服务机构与大中型医疗机构建立转诊协作关系。社区卫生服务机构对限于设备或者技术条件难以安全、有效诊治的患者应及时转诊到相应医疗机构诊治。对医院转诊病人，社区卫生服务机构应根据医院建议与病人要求，提供必要的随访、病例管理、康复等服务。

第三十四条　社区卫生服务机构提供中医药（含民族医药）服务，应配备相应的设备、设施、药品，遵守相应的中医诊疗原则、医疗技术标准和技术操作规范。

第三十五条　社区卫生服务机构应在显著位置公示医疗服务、药品和主要医用耗材的价格，严格执行相关价格政策，规范价格行为。

第三十六条　社区卫生服务机构应配备与其服务功能和执业范围相适应的基本药品。社区卫生服务机构使用药品，须严格执行药品管理法律、法规的规定，从具有合法经营资质的单位购入。严禁使用过期、失效及违禁的药品。

第六章　行业监管

第三十七条　区（市、县）级政府卫生行政部门负责对社区卫生服务机构实施日常监督与管理，建立健全监督考核制度，实行信息公示和奖惩制度。

第三十八条　疾病预防控制中心、妇幼保健院（所、站）、专科防治院（所）等预防保健机构在职能范围内，对社区卫生服务机构所承担的公共卫生服务工作进行业务评价与指导。

第三十九条　政府卫生行政部门应建立社会民主监督制度，定期收集社区居民的意见和建议，将接受服务居民的满意度作为考核社区卫生服务机构和从业人员业绩的重要标准。

第四十条　政府卫生行政部门建立社区卫生服务机构评审制度，发挥行业组织作用，加强社区卫生服务机构的服务质量建设。

第七章　附　　则

第四十一条　各省、自治区、直辖市政府卫生和中医药行政部门应当根据本办法，制定具体实施细则。

第四十二条　本办法由卫生部、国家中医药管理局负责解释。

第四十三条　本办法自2006年8月1日起施行

在此基础上，全国各省市纷纷根据当地的实际情况制定了相应的社区卫生服务机构的政策法规。湖北省卫生厅为贯彻落实《湖北省人民政府关于加快发展城市社区卫生服务的决定》（鄂政发［2006］51号），加强对城市社区卫生服务机构设置与运行的管理，保障居民公平享有安全、有效、便捷、经济的社区卫生服务，根据国家《城市社区卫生服务机构管理办法》、《城市社区卫生服务机构设置和编制标准指导意见》和《关于加强城市社区卫生人才队伍建设的指导意见》等相关文件制定了《湖北省城市社区卫生服务机构管理办法（试行）》，并于2007年6月1日起施行。以下以湖北省为例，介绍具体法规细则。

湖北省城市社区卫生服务机构管理办法（试行）

第一章　总　　则

第一条　为贯彻落实《湖北省人民政府关于加快发展城市社区卫生服务的决定》（鄂政发［2006］51号），加强对我省城市社区卫生服务机构设置与运行的管理，保障居民公平享有安全、有效、便捷、经济的社区卫生服务，根据国家《城市社区卫生服务机构管理办法（试行）》、《城市社区卫生服务机构设置和编制标准指导意见》和《关于加强城市社区卫生人才队伍建设的指导意见》等相关文件制定本办法。

第二条　本办法适用于全省地级以上城市社区卫生服务机构的设置、转型和改制等工作，是我省城市社区卫生服务机构设置的准入管理依据。县级市可参照执行。

第三条　本办法所称社区卫生服务机构是指在城市范围内设置的经区政府卫生行政部门登记注册并取得《医疗机构执业许可证》的社区卫生服务中心和社区卫生服务站。

第四条　社区卫生服务机构实行属地化管理。社区卫生服务以区人民政府管理为主。卫生行政主管部门负责对社区卫生服务机构的医疗卫生服务、队伍培训管理等工作进行业务指导、检查督办、评估考核。

第五条　社区卫生服务机构以社区、家庭和居民为服务对象，以妇女、儿童、老年人、慢性病人、残疾人、贫困居民等为服务重点，开展健康教育、预防、保健、康复、计划生育技术服务和一般常见病、多发病的诊疗服务，具有社会公益性质，属于非营利性医疗机构。

第六条　政府举办的社区卫生服务机构为公益性事业单位，按其公益性质核定的社区卫生服务机构编制为财政补助事业编制。

第二章　服务功能与范围

第七条　社区卫生服务机构服务对象为辖区内的常住居民、暂住居民及其他有关人员。

第八条　社区卫生服务机构提供以下公共卫生服务：

（一）卫生信息管理

根据国家规定收集、报告辖区有关卫生信息，开展社区卫生诊断，建立和管理居民健康档案，向辖区街道办事处及有关单位和部门提出改进社区公共卫生状况的建议。

（二）健康教育

普及卫生保健常识，实施重点人群及重点场所健康教育，帮助居民逐步形成利于维护和增进健康的行为方式。

（三）传染病、地方病、寄生虫病预防控制

负责疫情报告和监测，协助开展结核病、性病、艾滋病、其他常见传染病以及地方病、寄生虫病的预防控制，实施预防接种，配合开展爱国卫生工作。

（四）慢性病预防控制

开展高危人群和重点慢性病筛查，实施高危人群和重点慢性病病例管理。

（五）精神卫生服务

实施精神病社区管理，为社区居民提供心理健康指导。

（六）妇女保健

提供婚前保健、孕前保健、孕产期保健、更年期保健，开展妇女常见病预防和筛查。

（七）儿童保健

开展新生儿保健、婴幼儿及学龄前儿童保健，协助对辖区内托幼机构进行卫生保健指导。

（八）老年保健

指导老年人进行疾病预防和自我保健，进行家庭访视，提供有针对性的健康指导。

（九）残疾康复指导和康复训练

（十）计划生育技术咨询指导，发放避孕药具

（十一）协助处置辖区内的突发公共卫生事件

（十二）政府卫生行政部门规定的其他公共卫生服务

第九条　社区卫生服务机构提供以下基本医疗服务：

（一）一般常见病、多发病诊疗、护理和诊断明确的慢性病治疗

（二）社区现场应急救护

（三）家庭出诊、家庭护理、家庭病床等家庭医疗服务

（四）转诊服务

（五）康复医疗服务

（六）政府卫生行政部门批准的其他适宜的延伸服务项目。

第十条　社区卫生服务机构应根据中医药的特色和优势，提供与上述公共卫生和基本医疗服务内容相关的中医药服务。

第三章　机构设置与执业登记

第十一条　社区卫生服务中心原则上按街道办事处所辖范围或覆盖 3 万~10 万名居民人口数设置 1 所社区卫生服务中心，以政府举办为主。在人口较多、服务半径较大、社区卫生服务中心难以覆盖的社区，可适当设置社区卫生服务站或增设社区卫生服务中心。人口规模大于 10 万人的街道办事处，应增设社区卫生服务中心。人口规模小于 3 万人的街道办事处，其社区卫生服务机构的设置由区政府卫生行政部门确定。服务半径过小或人口过少的，可合并设置。

第十二条　设区的市政府卫生行政部门会同发改委、财政、编制等部门负责制订本行政区域社区卫生服务机构设置规划，并纳入当地区域卫生规划、医疗机构设置规划。社区卫生服务机构设置规划须经同级政府批准，报省卫生厅、发改委、财政厅和编办备案。

第十三条　设置社区卫生服务机构，须按照社区卫生服务机构设置规划，遵照属地化原则，由区政府卫生行政部门根据《医疗机构管理条例》、《医疗机构管理条例实施细

则》、《湖北省社区卫生服务中心标准（试行）》、《湖北省社区卫生服务站标准（试行）》进行设置审核和执业登记，由同级编制部门进行审批，报上一级编制部门和政府卫生行政部门备案。并按照《事业单位登记管理暂行条例》的规定，经同级事业单位登记管理机关进行事业法人登记（备案），取得法人资格。

第十四条　规划设置社区卫生服务机构，应立足于调整卫生资源配置，并按照平等、竞争、择优的原则，积极鼓励社会力量举办社区卫生服务机构，实行优胜劣汰的准入机制管理。政府举办的一级医院和街道卫生院应转型为社区卫生服务机构；政府举办的部分二级医院和有条件的国有企事业单位所属基层医疗机构通过结构和功能改造，可转型为社区卫生服务机构。

第十五条　新设置社区卫生服务机构可由政府设立，也可按照平等、竞争、择优的原则，通过公开招标等方式确定社区卫生服务机构举办者，鼓励社会力量参与。设置审批社区卫生服务机构，应征询所在街道办事处及社区居民委员会的意见。

第十六条　在城市新建或改建0.5万人以上居民区时，必须配套建设社区卫生服务机构业务用房，由政府按综合成本价购买并统一调配使用，卫生部门负责监督和管理，未经批准不得改变其使用性质。

第十七条　社区卫生服务中心登记的诊疗科目应为预防保健科（或公共卫生科）、全科医疗科、中医科（含民族医学）、康复医学科、医学检验科、医学影像科，有条件的可登记口腔医学科、临终关怀科，原则上不登记其他诊疗科目，确需登记的，须经区政府卫生行政部门审核批准，同时报上一级政府卫生行政部门备案。社区卫生服务站登记的诊疗科目应为预防保健科、全科医疗科，有条件的可登记中医科（含民族医学），不登记其他诊疗科目。登记科目每年校验一次。

第十八条　社区卫生服务中心根据工作需要，经由区政府卫生行政部门审批可设置一定数量的以护理康复为主要功能的病床，报当地市级政府卫生行政部门备案。现有住院病床应转为以护理康复为主要功能的病床，或予以撤消。社区卫生服务站不设住院病床。

第十九条　社区卫生服务中心为独立法人机构，实行独立核算，社区卫生服务中心对其下设的社区卫生服务站实行一体化管理。独立设置的社区卫生服务站为独立法人机构，实行独立核算，接受社区卫生服务中心的业务管理。

第二十条　社区卫生服务中心、社区卫生服务站是专有名称，未经政府卫生行政部门批准，任何机构不得以社区卫生服务中心、社区卫生服务站命名。社区卫生服务机构须以社区卫生服务中心或社区卫生服务站进行执业登记，原则上不得使用两个或两个以上名称。

社区卫生服务中心的名称设立应按“区名+所在街道名+识别名（可选）+社区卫生服务中心”命名原则执行。几个街道合并设置者，可不用街道名或用联合名，或用识别名。

第二十一条　社区卫生服务机构使用统一的专用标识。

第二十二条　社区卫生服务中心应布局紧凑，环境温馨，通风条件好，交通便利。

第四章　人员配备与管理

第二十三条　编制部门负责核定政府举办的社区卫生服务中心的人员编制，社区卫生服务中心和综合性医院、专科医院举办的社区卫生服务站不再核定人员编制。

第二十四条　原则上按每万名居民配备2~3名全科医生、1名公共卫生医生，并在医生总编制内配备一定比例的中医类别执业医生。全科医生与护士的比例，目前按1∶1的标准配备，其他人员不超过社区卫生服务中心编制总数的5%。具体某一社区卫生服务中心的编制，可根据该中心所承担的职责任务、服务人口、服务区域范围等因素核定。在5万居民以上的社区卫生服务中心，核编标准可适当从紧。要立足于调整现有卫生资源，社区卫生服务中心的人员编制主要从卫生机构现有人员编制中调剂解决，同时相应核销有关机构的编制。现有卫生资源确实不足的，可给予必要的补充。要充分利用退休医务人员资源。

第二十五条　各地要根据国家和省确定的工作目标，结合本地实际，本着适应需要、从严掌握、逐步到位的原则，合理设置社区卫生服务机构、核定人员编制。社区卫生服务机构及其人员编制由机构编制部门集中统一管理，其他部门和社会组织不得进行任何形式的干预。

第二十六条　社区卫生服务机构的专业技术人员须具有法定执业资格。

第二十七条　临床类别、中医类别执业医生注册相应类别的全科医学专业为执业范围，可从事社区预防保健以及一般常见病、多发病的临床诊疗，不得提供专科手术、助产、介入治疗等风险较高、不适宜在社区卫生服务机构开展的专科诊疗，不得跨类别从事口腔科诊疗服务。

第二十八条　根据社区卫生服务的需要，二级以上（含二级）医疗机构有关专业的医护人员（含符合条件的退休医护人员），依据政府卫生行政部门有关规定，经社区卫生服务机构注册的区政府卫生行政部门备案，可到社区卫生服务机构从事相应专业的临床诊疗服务。

第二十九条　临床类别、中医类别执业医生在社区卫生服务机构从事全科医学工作，申请注册全科医学专业为执业范围，须符合以下条件之一：

（1）参加全国卫生专业技术资格考试中的临床类别、中医类别全科医学专业中级考试，取得相应类别的全科主治医生资格；或经过全科医学高级职称评审委员会评审获得的全科医学专业高级技术职务任职资格。

省卫生厅、人事厅负责统一组织全省全科医学高级职称评审工作。

（2）非全科医学专业的主治、副主任及主任医生经省级卫生行政部门认可的相应类别全科医生岗位培训并考核合格，并由卫生、人事部门认定后，转为相应资格的全科医生，按照卫生部有关规定变更执业范围后，在社区从事全科医学工作。在晋升上一级资格时，其转前与转后年限合并计算。

（3）参加省级卫生行政部门认可的相应类别全科医生规范化培训。

取得初级资格的临床类别、中医类别执业医生须在全科主治及以上医生指导下从事全科医学工作。

第三十条　在社区卫生服务机构从事公共卫生服务的人员必须取得公共卫生类别医生资格后，申请公共卫生类别专业注册，在上级卫生行政部门登记备案，方可执业。在社区卫生服务机构中执业的临床医生因工作需要，经过国家医生资格考试取得公共卫生类医生资格，可申请增加公共卫生类别专业作为执业范围进行注册；在社区卫生服务机构中执业的公共卫生医生因工作需要，经过国家医生资格考试取得临床类医生资格，可申请增加临床类别相关专业作为执业范围进行注册。

第三十一条　社区卫生技术人员需依照国家规定接受毕业后教育、岗位培训和继续教育等职业培训。社区卫生服务机构要建立健全培训制度，在区及设区的市政府卫生行政部门支持和组织下，安排卫生技术人员定期到大中型医院、预防保健机构进修学习和培训，参加学术活动。各地政府卫生行政部门和社区卫生服务机构要积极创造条件，使高等医学院校到社区卫生服务机构从事全科医学工作的有关医学专业毕业生，逐步经过规范化培训。

第三十二条　政府举办的社区卫生服务机构，要按照事业单位人员聘用制度和岗位设置管理制度的要求，实行定编定岗，公开招聘，签订聘用合同，完善岗位管理、绩效考核、解聘等制度。其工作人员的收入分配实行国家统一的事业单位工资制度，并按有关规定进行规范化管理。非政府举办的社区卫生服务机构，按有关规定，实行自主用人制度，自主确定收入分配办法，但所有人员均应参加当地社会养老保险统筹。

第三十三条　到艰苦边远地区社区卫生服务机构工作的大中专及以上毕业生，可提前转正定级，转正定级时薪级工资高定 1 至 2 级。凡到社区卫生服务机构工作的医生和护师，可提前一年参加全国卫生专业技术中级资格考试，凡在社区卫生服务机构工作满一年以上的卫生技术人员参加职称晋升，在量化评审时给予适当加分。在社区卫生服务机构工作满五年的卫生专业技术人员，可优先参加相应的培训或业务进修。

第五章　执业规则与管理

第三十四条　社区卫生服务机构执业，须严格遵守国家有关法律、法规、规章和技术规范，加强对医务人员的教育，实施全面质量管理，预防服务差错和事故，确保服务安全。

第三十五条　社区卫生服务机构须建立健全以下规章制度。

（一）人员职业道德规范与行为准则

（二）人员岗位责任制度

（三）人员聘用、培训、管理、考核与奖惩制度

（四）技术服务规范与工作制度

（五）服务差错及事故防范制度

（六）服务质量管理制度

（七）财务、药品、固定资产、档案、信息管理制度

（八）医疗废物管理制度

（九）社区协作与民主监督制度

（十）首诊负责制度

（十一）双向转诊制度

（十二）家庭医疗服务管理制度

（十三）其他有关制度

第三十六条　社区卫生服务机构须根据政府卫生行政部门规定，履行提供社区公共卫生服务和基本医疗服务的职能。

第三十七条　社区卫生服务机构应妥善保管居民健康档案，保护居民个人隐私。社区卫生服务机构在关闭、停业、变更机构类别等情况下，须将居民健康档案交由当地区政府卫生行政部门妥善处理。

第三十八条　社区卫生服务机构应严格掌握家庭诊疗、护理和家庭病床服务的适应证，切实规范家庭医疗服务行为。

第三十九条　区及设区的市政府卫生行政部门要建立信息平台，为社区卫生服务机构提供本地有关大中型医疗机构专科设置、联系方式等转诊信息，支持社区卫生服务机构与大中型医疗机构建立转诊协作关系。社区卫生服务机构对限于设备或者技术条件难以安全、有效诊治的患者应及时转诊到相应医疗机构诊治。对医院转诊病人，社区卫生服务机构应根据医院建议与病人要求，提供必要的随访、病例管理、康复等服务。

第四十条　社区卫生服务机构提供中医药（含民族医药）服务，应配备相应的设备、设施、药品，遵守相应的中医诊疗原则、医疗技术标准和技术操作规范。

第四十一条　社区卫生服务机构应在显著位置公示医疗服务、药品和主要医用耗材的价格，严格执行相关价格政策，规范价格行为。社区卫生服务价格项目必须符合《全国医疗服务价格项目规范》，新增医疗服务价格项目由省物价局会同省卫生厅核定。

第四十二条　社区卫生服务机构应配备与其服务功能和执业范围相适应的基本药品。社区卫生服务机构使用药品，须严格执行药品管理法律、法规的规定，从具有合法经营资质的单位购入。严禁使用过期、失效及违禁的药品。

第六章　行业监管

第四十三条　区政府卫生行政部门负责对社区卫生服务机构实施日常监督与管理，建立健全监督考核制度，实行信息公示和奖惩制度。

第四十四条　市区各级疾病预防控制中心、妇幼保健院（所）、专科防治院（所）等预防保健机构在职能范围内，对社区卫生服务机构所承担的公共卫生服务工作进行业务评价与指导。

第四十五条　政府卫生行政部门应建立社会民主监督制度，定期收集社区居民的意见和建议，将接受服务居民的满意度作为考核社区卫生服务机构和从业人员业绩的重要标准。

第四十六条　政府卫生行政部门建立社区卫生服务机构评审制度，发挥行业组织作用，加强社区卫生服务机构的服务质量建设。

第四十七条　省卫生厅负责全省社区卫生服务机构的监管，各市（州）及区（市、县）政府卫生行政部门负责本辖区社区卫生服务机构的监督管理工作。

第七章　附则

第四十八条　本办法自2007年6月1日起施行。

第三节　伦理规范

一、医学与伦理

（一）医学的伦理属性

医学与伦理密不可分，取决于医学所固有的人文属性，尤其是伦理属性。

按照现行学科类型划分，医学属于自然科学，是揭示疾病、健康及两者相互转化规律，以预防和治疗疾病、维护和增强人类健康的科学知识和实践活动。但现在有越来越多的学者认为，医学与其他自然科学学科并不完全相同，依其研究对象尤其是服务对象的特殊性，医学是自然科学、社会科学及人文科学的综合，应该称为人学。

医学史表明：自从问世的那一天起，医学就是专门关注人的生命、关爱人的健康的。于是，伦理就成为医学的本质属性之一。医学发展到了现代，其内含的伦理属性日益彰显，并未因医学知识的爆炸性增长、医学技术的飞跃式发展而湮灭，反倒是伦理问题愈发令人瞩目，伦理诉求愈发引人深思。

（二）医学的伦理障碍

医学与伦理的密不可分还在于医学离不开伦理的保障，即伦理是医学产生和发展的必要条件。这主要表现为两个方面：一是伦理支持，即伦理为医学的产生和发展提供不竭的动力和合理的辩护；二是伦理调控，即伦理为医学的产生和发展提供正确的导向和必要的规制。

医学必须有伦理的支持是一个古老而又常新的命题。

在古代的原始医学和经验医学时期，伦理为医学的产生和发展提供的伦理支持主要表现为给医学以不竭的精神动力。《淮南子·修务训》就有如下明确的描述："古者，民茹草饮水。采树木之实，食蠃蚌之肉，时多疾病毒伤之害，于是神农乃始教民播种五谷，相土地宜。燥湿肥墝高下，尝百草之滋味，水泉之甘苦。令民知所辟就。当此之时，一日而遇七十毒。"经考证，虽然神农并未被证实为史上实有其人，但史学家们一致认为神农等是中国医学最早创立的群体形象。如此来看，从某种意义，与其说神农创立了中医学，不如说以是神农们的伦理精神创立了中国医学。国外类似的记载、传说乃至神话也都在述说着医学的产生和形成离不开伦理的事实和道理。

医学必须有伦理的调控，这是一个格外令人关注的现代命题。

医学伦理对医学发展的调控主要有两种手段：一是运用正确的价值导向指明医学健康发展和医者个人行为选择的正确路径，发挥超前性的指南功能；而是运用符合职业精神的行为准则评价和调整医学行为，发挥事中和事后的监控、规约、校正和补救功能。如果说近代以前的医学中，伦理支持充分显示了自身的伟大意义，伦理调控仅仅表现为对医者个人行为和品质的诉求和干预，那么现代医学伦理属性的充分彰显则呼唤着全方位和深层次的伦理参与。

（三）医学与伦理的统一

医学与伦理密不可分的关系归根结底取决于创造和践行了医学伦理的人——医者。如果没有道德高尚的医者，医学的伦理属性就无从实现，医学的健康和可持续发展也就无从谈起。医者担负着维护人们健康、预防和诊治疾病的任务。在现代，医务人员在人们心目中的角色、形象、地位仍与其良好的医德直接相关。病人和社会公众一般都喜欢称医务人员为“白衣天使”、“健康卫士”。这足以表明，医务人员的职业角色是极其重要的，职业形象是极其亮丽的，职业地位是极其崇高的。人们对医务人员的角色、形象、地位等的期待与认同，既包含着医学求真的一面，也包含着医学扬善的一面。因此，医务人员要想做到这一点，必须集过硬的专业知识、技术本领与良好的职业精神、职业道德于一身。

二、医学伦理学的基本原则

医学伦理学是医学与伦理学相互交叉形成的一门学科。其与医学法学一起都是为调整人们医疗行为、医疗人际关系、维护社会秩序和促进人群身体健康而形成的准则。医学伦理学的基本原则诠释了医学伦理的人文内涵，规范了医学伦理实施的标准，使医学伦理在操作层面上有了较为完整的内容。

医学伦理学原则是全世界医学几千年来的结晶。它们有助于医务人员理解应该思考和解决的伦理学问题。可以说，如果没有这些原则医学也就不成其为医学了。它们为某一行动应该做或不应该做以及应该怎么做提供理由和依据。

最基本的医学伦理学原则如下：

（一）有利于患者的原则

有利于患者的原则包括两层含义。一层是对患者“确有助益”；另一层是“不伤害”患者。“确有助益”是指治愈或缓解患者的疾病，解除或减轻患者痛苦。“不伤害”是指不给患者带来可以避免的伤害和疼痛。因为医疗实践有高度的不可预知风险，而且生命瞬息万变。所以，生命因其复杂性不能用简单的标准去评估，也不能靠抽象的制度去保护。往往是结果发生之后，才能依照相关的法理、法规和规章制度进行评估、阐释与技术支撑。

医疗行为可产生两重效应：为达到治疗疾病、保全生命目的的有意的、直接效应和可以预料而无法避免的、并非有意的但有害的间接效应。有利原则要求医生在选择治疗方案、作出医疗决定时进行代价-效益分析，全面衡量利害得失。“对的”和“正确的”选择，是所有可能的行动中，能够产生最大的“好，善”和最小“伤害”的行动。根据这个原则，治愈或缓解病人的疾病，解除或减轻病人痛苦，在身体上、精神上使病人受益，在经济上减轻病人的负担，便利病人。不给病人带来可以避免的疼痛、痛苦、损害、残疾或死亡，包括不应该发生有意或无意造成的伤害。医生绝不能做明知将会伤害患者健康和幸福的医疗处置，以保证对患者“确有助益”和“不伤害”，确实体现医学“行仁性”的伦理特性。

（二）尊重患者自主性原则

自主性原则是指患者个人的自我控制权和自我决定权。患者有权决定自己的手术及各种特殊诊治手段。自主权是一个人就有关自己的问题作出决定的权利。自主性是一个人自愿作出的决定和行动、不是在强迫、利诱或欺骗下作出的决定。患者有在法律允许的范围内拒绝治疗的权利，也有权拒绝某些试验性治疗。如患者丧失行为能力（如昏迷患者）或不具备行为能力（如婴儿），则应该取得患者的家庭或监护人的代理人同意。

在全科医疗中，患者的想法和行动在没有伤害他们自己的前提条件下，医生必须尊重患者的看法和患者的选择权利，医生的治疗方案和检查要求应取得患者“知情同意”，即应尊重患者的自我决定权。在全科医疗过程中，首先应该将患者看作是有感情、有个性的人，而不仅仅是疾病的载体。全科医疗需要提供人格化的服务，在诊断与治疗的过程中，应该尊重患者的意见，尊重患者的感受，尊重患者的选择，让患者的自主性得以体现。医学的标准不仅只有科学标准，还应该有人文标准和艺术标准。忽视了对患者自主权的尊重和对患者的价值观的考虑，忽视了患者个人“境遇”在医疗决策中的作用，用医疗价值与医疗标准去代替患者所有的价值特别是生活价值取向，结果可能是：可以治愈患者，但患者最珍视的价值体系、生活计划、生活类别、生活情趣以及已经形成的人际关系都有可能遭到了破坏。为了避免这种情况的发生，医患双方需要互相尊重、互相理解、平等讨论，并且给予患者许可范围内的决定权。患者的自主权不是绝对的，当患者由于行使其自主权而与患者的其他权利或利益发生冲突的时候，经过权衡，可以不优先考虑患者的自主权，甚至可以放弃患者的自主权。在全科医疗实践中，一定要把患者看作一个自主的法人，而不是一个疾病的载体，必须维护和尊重患者的自主权。

（三）知情同意原则

现代医疗实践中的“知情同意”有两个来源：一是病人的权利运动；二是医生协会的“医学防御”。医生用“知情同意书”作为“医学防御”的手段来应付患者的诉讼。

在医疗过程中，知情同意就是向患者讲明其疾病或伤残的性质以及医生所建议的检查和治疗措施会有什么样的效果和风险等，从而征得患者的同意，然后方可实施治疗。也就是说，医生的诊断权与处置权的具体实施，需要患者知道并了解，进而同意，医生方能实施。

知情同意包括四个要素：信息的告知、信息的理解、同意的能力、自主表示的同意。而不仅仅只做到信息的告知。签“知情同意书”是体现医患关系的“契约性”的一种方式，必须是四个要素都落实之后才有法律效应。征得患者同意的最好方式是根据医患之间的约定进行有效的私人交谈，不能仅仅采取草率地签署“合法的”知情同意书的办法。体贴患者的医生是以热情、关怀、坦率的方式与患者交谈，从中体现出自己的信心、诚恳和对患者的尊重，这是一种能够取得患者信任的态度和方式。

（四）公正原则

医学伦理学中的“公正”是指公平、合适地对待一个人。

医疗实践中的公正原则有两个层面：即“形式上的公正原则”和“实质上的公正原则”。形式上的公正原则是指：任何情况下相同的情况应当同等地对待。但由于资源有限，不可能对所有的需要都能做到同等分配，即现阶段还不可以按需分配。这就要求实质性公正原则来补充。实质性公正原则可能会根据其支付能力的状况，医学的标准和社会学的标准而确定。做到这一点，需要有科学的管理条例与制度，也需要医生的智慧。

（五）讲真话和保密原则

讲真话原则是指医生有义务说出真相，不欺骗病人。但是，当讲真话的原则与其他义务发生冲突时，不说出真相甚至善意地欺骗或说谎也可以在伦理学上证明是正当的。

为患者保守秘密是医务工作中最根本的原则。医生对其所了解到的患者的一切信息必须保密，未经患者允许不能够泄露任何情况。在医患关系中，患者的病情以及与此相关的个人信息应属于保密范围。唯一能够否定患者这个权利的是，如果继续保护患者的隐私权或为患者保密，给患者自己、他人或社会带来的危害超过了放弃隐私或解密给患者带来的损失。

三、社区医疗中常见的伦理学问题

并不是所有的临床医生都能认识到，当对一个前来就诊或住院的患者作临床诊断、治疗决定时，同时也就作出了一个伦理判断或伦理决定。因为医生在对病人作出一个诊断、治疗决定之前，不仅要考虑病人的身体状况如何，还要对病人今后的健康、生活、幸福，对其家庭乃至社会方面可能产生什么后果作出估量。因为病人秉持的价值观念未必与医生完全相同，因此医生要考虑到病人及其对这一决定的意见，考虑到病人的价值观念。医学伦理学能够帮助临床医生自觉地更妥善地处理他们所面临的医学伦理问题。

医疗行为是在医生与患者的关系中进行的行为模式。当患者前去就医时，患者就与医生进入一种专业关系。医生在维护患者的尊严的同时，工作的主要目的是减轻患者的痛苦，防止过早死亡并增进他们的健康，为此所采取的各种措施都要通过医生与患者之间的不断沟通与交流来实现，一个和谐而密切的医患关系是医学的核心部分，也是医疗活动的基本需要。它是将患者作为整体的人的而置于医疗活动之中，也应该是医学教育的核心内容之一。在全科医疗实践中医生们常常被告诫：“对医患间亲密关系的重要性的强调永远不会过分。”在许许多多的病例中，诊断和治疗成败直接依赖于此。

社区医疗中常见的伦理学问题有以下几方面。

（一）隐私权和保密性问题

医务人员必须“尊重患者的人格与权利，对待患者，不分民族、性别、职业、地位、财产状况，都应一视同仁”。“为患者保守秘密，实行保护性医疗，不泄露患者隐私与秘密”。

隐私是一个人不容许他人随意入侵的领域，隐私权是人们对自己身体和精神独处的享有权。隐私通常直接关系着患者的社会地位和尊严，一旦将患者的隐私泄露，可能为患者带来巨大的精神压力和生活压力，甚至更为严重的后果。

保密权：控制一个人有关自己的信息的权利。侵权是指医务人员有意无意地泄露患者的秘密，或因外部的压力迫使医生泄露患者的秘密。患者在就医过程中，有要求保密的权利；病人有权对接受检查的环境要求具有合理的声音与形象方面的隐蔽性。由异性医务人员进行某些部位的体检、治疗时，有权要求有第三者在场；在进行涉及其病案的讨论或会诊时，可以要求不让未涉及其医疗的人员参加；有权要求其病案只能由直接涉及其治疗或监督病案质量的人阅读。

一般而言，患者的隐私还指患者患有某种特殊疾病或精神、心理处于某种特殊的状态，不宜或不能向外界透露，但患者为了治愈疾病而自愿透露给医生的隐私，这是患者对医生的信任，因此医生应当维护患者的隐私权是不言而喻的。除非是出于临床治疗如会诊这样的目的而介绍患者的隐私，不构成对患者隐私权的侵犯，否则就可视为侵犯了患者的隐私权。

在社区医疗中，社区医生保护患者的隐私和为患者保守秘密，对建立相互尊重、互信任、健全和谐和长期的医患关系十分重要。

（二）知情同意

《医疗事故处理条例》第 11 条规定："在医疗活动中，医疗机构及其医务人员应当将患者的病情、医疗措施、医疗风险等如实告知患者，及时解答其咨询；但是，应当避免对患者产生不利后果。"患者有权了解有关诊断、治疗、处置之外的有关病情、预后等确切内容和结果，并有权要求对此作出通俗易懂的解释。从医疗角度不宜相告的或当时尚未明确诊断的，应向其家属解释。有关患者的治疗未经病人及家属的理解和同意，医务人员不得私自进行。同时，患者有权了解各种诊断手段与诊疗的情况，如治疗的可能结果，有何副作用，对健康的影响，可能发生的意外及并发症、预后等。

在随机临床试验和某些心理研究中，常常使用"双盲法"。即使在这种情况下也该让作为受试者的患者知道研究的目的、方法、可能的风险、使用双盲法的理由等。《医疗机构管理条例》规定："医疗机构实行手术、特殊检查或特殊治疗时，必须征得患者本人的同意，并应当取得家属或者关系人的同意并签字；无法取得患者意见时，应当取得家属或者关系人同意并签字；无法取得患者意见又无家属或者关系人在场，或者遇到其他特殊情况时，经治医生应当提出医疗处置方案，在取得医疗机构负责人或者被授权负责人员的批准后实施。"

由于医患之间信息的不均等，以及目前社会上医患关系的不和谐，医生行使知情同意往往被患者认为是医生免责的手段。在社区医疗实践中，尽管建立了长期的医患关系，充分的告知也是必需的。医生与护士在与患者及其家属告知过程中，常常忽略的一个问题是，"说清楚"与"听明白"是两个不同的标准。医护人员认为"说清楚"了，患者及其家属不一定就"听明白"了。没有"听明白"，自然就难以表示同意。要做到两者的统一，需要我们在告知患者及其家属时注意交流技巧，即在共同经验范围，即对信息能够共同理解、相互沟通和产生共识的范围，或称之为以共同经验为基础的沟通与交流。也就是用老百姓听得懂的语言和能够理解的名词去告诉他们应该了解的事实。

（三）如何对待不遵医嘱的病人

遵医行为亦称依从性，是指患者对医护人员的要求与建议遵守的程度。包括服药、注射、预约复诊以及饮食治疗、运动治疗和其他不利于健康的行为的改变等。遵医行为在社区医疗服务中至关重要。社区医疗对患者进行长期、综合与以人为中心的健康管理与健康照顾，需要充分调动服务对象的自身潜力和积极参与的主动性。在临床实践中，因为种种原因，可能会出现患者不遵医嘱的情况。有资料显示，约有 40%～50%的糖尿病患者和 20%～50%的高血压患者没有按照医嘱服药。1993 年，WHO 的有关报告指出，20%～50%

的患者没有遵照医嘱定期复诊。25%~60%的患者不能按时、按量服药。以人为中心的社区医疗需要社区医生应诊过程中关注患者的遵医行为，改进患者的遵医行为，承担起提高患者遵医行为的责任，以期达到促进与维护患者健康的目的。因此，作为一个社区医生应该充分与患者交流有关的医疗照顾信息，分析、发现患者不遵医行为的原因和影响因素，以改变患者不遵医的行为。

改善病人的就医行为、疾病行为和遵医行为是社区医生基本医疗活动的一部分。社区医生使用的诊疗模式区别于生物医学模式的关键，在于他不仅追求科学的方法和严格的临床医学的诊断标准，还要考虑患者及其背景等一系列问题，如病人就诊的原因和背景，病人情绪与家庭等。因此，解决问题的方法就不仅仅是简单地开一张药物处方让其去进行对症治疗。对于不遵医嘱的患者，既不能顺其自然，也不能弃之不管。需要进行引导和进行患者教育，以期改善患者的就医、遵医行为。

1. 遵医行为的影响因素

可将影响因素归结为三类（表 8-1），在巩固和肯定正向的积极的因素的同时，把干预的重点放在负向的消极的因素方面。

表 8-1　**影响患者遵医行为的因素**

因素	内　容
倾向因素	健康观念与健康需求 价值观念与经济状况 对社区医生的认识与态度
促成因素	社区医疗的可及性 社区医生接诊与处理问题的能力与技巧 社区医生亲和力与口碑 医患交流的可持续 家庭的支持
强化因素	对疾病进程或用药方法理解或不理解，能够配合或不能配合 治疗与期望值的统一，对药物毒、副作用的承受力 经济上能否承受 社区医生接诊的态度与语言 医患间力量抗衡（试图否定对方） 团队成员是否具有共同目标和指示患者的默契 家庭成员对患者教育所持的态度

2. 改善遵医行为的策略

患者的遵医行为不善，原因较多。可能因为对疾病不理解，对症状的判断不正确，不知道疾病严重性，也可能无法估计疾病的发展与预后。也会因为自我感觉不错，觉得自己年富力强、身强力壮，疾病与死亡离自己甚远。这些实际上都是由于患者非医务人员，医学知识欠缺造成的。改善患者的遵医行为应该实施以下策略。

（1）医生方面

若发生患者遵医行为不良，医生应根据上述原因检查各种影响因素，并就此与患者进行诚恳的讨论交流，耐心解释引导，应在指导患者行为方法方面进行自我调整，采取必要的措施让患者理解与记忆相关医嘱内容，以期达到目的，纠正患者不良遵医行为。例如：第一，最先提供最重要的内容，因其最容易记住；第二，重要的内容必须强调 2~3 遍，使病人易于回忆和记忆；第三，每次告知的内容尽量不要太多，便于记忆；第四，较复杂的内容应写在纸上，或请患者复述，以保证其正确的理解和容易记忆。医生需要不断地提高自身的业务能力，交流技巧和职业道德，尊重、关心患者，努力改善医患关系，取得患者的信任与提高患者的满意度。

（2）患者方面

进行患者教育，改善患者对健康的认知水平和行动的能力。让患者了解已经发生的疾病和健康问题的严重程度和愈后情况；最好的处理办法是什么，应该怎么做；珍惜生命与健康并为自己的健康负责是重要的；在治疗疾病和解决健康问题时，患者个人的重要性以及患者需要承担的责任和扮演的角色。需要采取个性化的晓之以理、动之以情的方法，给患者以思考和改进的空间和机会。患者教育采取面谈方式，注意交流与沟通技巧，建立一种相互平等和互相协作、共同参与氛围，有利于患者的自我改变。

（3）医疗行政方面

检查经营政策和教育目标，强调以“整体人”为服务对象，注意保护患者权益。向医护人员提供医疗行为科学的知识和人际交流培训，使医患间交流通畅。适当组织特定患者团体并传递有关健康信息（如肿瘤病人俱乐部、糖尿病患者协会）。加强医患间的整体交流和患者的自我教育等。

（四）转诊中的伦理问题

转诊是社区医疗中全科医生为了患者的需要和患者的利益，协调各种医疗资源和医疗服务的一项重要的工作内容。社区医疗转诊的目的包括：对疑难病进一步地诊断与治疗，对危重病进行急诊急救，对需要其他临床专科治疗的患者进行专科治疗，是需要作一些特殊检查的患者得到检查的机会等。《医疗事故处理条例》规定：“医疗机构对危重患者应当立即抢救，对限于设备或者技术条件不能诊治的患者，应当及时转诊。”社区医生作为社区人群健康的代言人和利益的维护者，必须把患者的利益放在首位，在诊断和治疗中，作出符合患者利益的决策。社区卫生服务中，社区医生是首诊医生，应该具有以症状学为导向的临床思维模式。主要任务是常见病、多发病和已经确诊的慢性病的诊治，急诊与急救由院前急救人员完成。因此，社区医生应该提高对生命的伦理学的认识高度，时时督促和要求自己认真了解病情，科学进行临床思维，全面进行诊断和鉴别诊断。准确判断转诊的时机，迅速作出转诊决定和熟练掌握的程序。为患者选择正确的专科与正确的专科医生，为接诊的专科医生提供患者的有关资料，为患者参谋和协调治疗过程。相关部门也应该负起责任，建立正规的转诊制度和转诊渠道，对转诊的过程进行规范化的管理。

第二章　医学人文精神与现代医学模式

第一节　人文精神与医学人文精神

一、人文精神

所谓人文精神，是人之所以为人的一种理性觉识、理论阐释和实践规范，包括对人的立身处世的现实规范。对人的精神和价值的追求的理论提升，是人类以文明之道化成天下的生命大智慧，是文明社会中人的理性精神的基石，当然也是高科技时代的精神支柱。从历时性上说，人文精神应该是对人类的文明传统和文化教养的认同和珍视，是对人的现实存在的思考，对人的价值、生存意义和生活质量的关注，对他人、对社会、对人类进步事业的投入与奉献，是对人类未来命运与归宿、痛苦与解脱、幸福与追求的思考与探索，是对个人发展和人类走势的殷切关注，是在历史的逻辑与生命的逻辑相一致的广大视野中，用健全而又深邃的理性之光去烛照人的终极价值的人生态度。从共时性上说，人文精神是在科技—人—社会—自然这个大系统中体现出来的人之为人的素质和品格，表现为对于真、善、美的自觉体认和永恒追求，对社会境况的世俗关怀和德化天下的人文关怀，注意人与自然的协调与共处，反对技术主义对自然资源和自然环境的戕害，创造人类的生态文明，保护人类的生存家园，为健全的精神奠定良好的自然基础。

人文精神的内涵是尊重人的价值，尊重人的人格，实现人性的解放与人生价值的体现，充分调动人的内在潜能和积极性。人文精神的本质是以人为中心，以人自身的全面发展为终极目标。它提倡把人的地位、尊严、价值、权利和自由与发展放在首位加以关怀；提倡对人的理解和关心，保护个人权益和以人为中心的道德观和价值观；人文精神更关注人与人、人与自然、人与社会多种关系的调和，尊重人生命的完整性。

人文精神是整个人类文化生活的内在灵魂。人文精神是在历史中形成和发展，由人类优秀文化积淀、凝聚、孕育而成的。人文精神形成于欧洲文艺复兴时期。希腊理性哲学家柏拉图信仰真善美得理念，在启蒙运动之后已转化为人文精神的理想观念。文艺复兴时期形成的人文主义思想的核心是“人乃万物之本”，“人是衡量一切事物的尺度”，主张尊重自然和人权，颂扬人、赞美人生和自然，崇尚科学和理性。20 世纪的许多哲学家，从人和自然的关系出发，充分肯定了人的主体性和人与自然的密切联系。

二、医学人文精神

（一）医学人文精神

医学是认识、维护和增进人类健康，预防和治疗疾病，促进机体康复的科学知识体系和实践活动。基于医学的特殊性，医学人文精神的基本内涵是对人的生命神圣、生命质量、生命价值和人类健康与幸福的关注，是对人类身心健康与自然、社会和人之间的和谐互动和可持续发展的关注。医学人文精神的核心就是关爱生命。

医学人文精神是医务工作者的一种职业理性知觉，它包括对医务工作者的立身从业的现实规范，也包括自己对医学精神和医学价值追求的理性提升。现代医学人文精神是医务工作者在现代条件下从事医学技术事业的精神支柱。从医学高技术和人的角度上看，现代医学人文精神表现为医学技术对于真善美的自觉认识和永恒追求，不但重视医学高技术对社会境况的世俗关怀，更为关注医学高技术德化天下的人文关怀。此外，现代医学人文精神还应该是医务工作者对人的现实存在的思考和未来走势的殷切关注，特别在对事关人类未来命运与归宿问题的探索中，应该采取科学的、理性的态度。爱因斯坦曾经说过，“科学要以人道和美德作为后盾”。现代医学技术的发展需要现代医学人文精神的重塑，需要坚持医学技术进步与医务工作者道德健全相一致的原则，在解除患者身体疾病痛苦的同时，也关心他们内心的感受，坚持以人为本，满足患者心理的需要，促进其全面康复。

（二）人文关怀是医学的本质特征

人文关怀就是对人的生存状况的关怀、对人的尊严与符合人性的生活条件的肯定，对人类的解放与自由的追求。一句话，人文关怀就是关注人的生存与发展。就是关心人、爱护人、尊重人。是社会文明进步的标志，是人类自觉意识提高的反映。

医学一直被认为是最具人文精神的一门学科，医生是最富人情味的职业。医学起源于他人关怀、人类关怀的需要，与人文有着天然的不可分割的联系。英国科学史专家斯蒂芬指出，医学是人道思想最早产生的领域。西方医学之父希波克拉底认为“医生应当具有优秀哲学家的一切品质：利他主义、热心、谦虚、冷静的判断、沉着、果断、不迷信”。《希波克拉底誓言》提出医生的唯一目的是为病家谋幸福。《迈蒙尼提斯祷文》写道“启我爱医术，复爱世间人”。所有这些，正是一个人的人文品格和人文精神的集中体现。

中国传统医学史可以说是一部人文精神史，中国传统医学理论更是充满了人文的智慧，它坚持用系统的观点、整体的观点、发展变化的观点看问题，注重从整体中把握部分，注重从人与自然环境的关系中考察人体的生理功能，从人的疾病与情绪的关系中考察患者的病因，认为人体生理功能与自然环境统一则无病，一旦与自然环境失衡，就会使人致病；传统理论还特别主张人的精神活动与社会、家庭环境因素的关系，认为社会环境的变化对人的精神因素、精神状况有影响，由于人的精神因素的变化会导致人体内脏功能的失调，人的喜怒忧思悲恐惊的过程既能致病也能治病，主张必须注意这些过程，“治病必须治人”。

（三）现代医学精神是科学精神和人文精神的统一

科学精神就是指由科学性质所决定并贯穿于科学活动之中的基本的精神状态和思维方式，是体现在科学知识中的思想或理念。科学精神是科学认识活动主体的内在的精神要素，它受制于科学认识活动的规律。科学精神作为人类文明的崇高精神，它表达的是一种敢于坚持科学思想的勇气和不断探求真理的意识、要求正确认识客观世界的运动，因此，客观唯实、追求真理是科学精神的首要要求。科学精神不同于具体的科学知识，前者是获取科学知识的主观条件，以及凝结在科学知识中的思想。科学精神也不同于科学研究的具体方法，前者属于更高层次的方法论原则或探求真理的精神境界。医学科学精神是科学精神在医学卫生实践中的应用与体现，是对生命医学执着研究的精神。医学科学精神强调遵循医学规律，实证方法和规范的程序；强调客观、精益求精和实用。

医学研究人的生命、健康和疾病，当然涉及人体的物质、结构和生理方面，但同时也与人的精神、心理、社会因素息息相关。医学不仅是智力意义上的科学，而且是人类学意义上的文化，有着深刻而鲜明的文化特质。医学不仅是一门依靠自身不断完善发展的知识体系，而且也是不断吸收其他科学的成就，并且以某种哲学、人文文化为基础构建和孕育而成的知识与技术、技艺相结合的体系。医学的内在目的和外在目的都是通过防治疾病、促进健康而使人幸福，这是医学的终极目的。无论在任何条件下，这种目的都是医学首要的追求目标，这是医学实践固有的内在道德原则。这项原则说明医学本身内在地具有人文成分和人文追求。医学不仅仅是一种知识形态，而且也是一种社会建制，是一种以庞大的专业队伍和专门机构为骨架的社会职业组织。医学的这些本质特征，奠定了医学的人文和社会基础。

医学与人文社会科学有着密切的关系，是科学文化与人文文化的统一，而不是一门与社会和人文无关的、纯粹的自然科学。医学科学精神与医学人文精神是人类医学必不可少的内在组成部分，也是人类医学实践的不可或缺的精神动力。如果说科学精神赋予了科学以创新的生命力，那么，人文精神则赋予科学以创新所必需的深厚的文化土壤和道德基础。只有两者的整合融通才能真正实现人类社会的真、善、美。医学人文精神为现代医学的发展指明了方向，现代医学科学只有在医学人文精神的指导下，才能摆脱医学技术主义的诱惑，肩负起人类赋予的神圣使命，两者的融通才是现代医学发展之未来。要在生物-心理-社会医学模式相互统一的基础上发展和发挥医学科学、医学人文、医学社会的内在相通性，建立一种真正的现代医学精神。

第二节　医学模式转变与医学人文精神

一、医学模式

医学模式是在医学科学的发展过程中和医疗服务实践中人们在某一时期形成的医学观，是人类在与疾病抗争和认识生命自身的过程中得出的对医学总体的认识。这种高度的概括和抽象的思维观念既表达了人们对医学总体特征的认识水平，又是指导医学实践活动的基本观点。医学模式归属于自然辩证法的研究领域，即人们按照唯物论和辩证法的观点与方法去分析、观察和处理人类有关疾病和健康问题，形成对疾病和健康问题的科学观。医学模式的核心是科学的医学观，它运用科学发展的观点研究医学的属性、功能、结构和发展规律。

二、医学模式转变

社会进步与科学发展推动了医学的进步，同时形成了与之相适应的医学模式。随着医学科学的进步和医学社会化进程加速，医学模式已经经历了多次转变。在人类历史上，经历的医学模式有神灵主义医学模式、自然哲学医学模式、机械论医学模式、生物医学模式等。

由于医学发展的社会化趋势、疾病谱和死因谱的转变、人们健康需求普遍提高、健康影响因素多元化等原因，医学模式已经由单一的从生物学角度去观察和处理医学问题的生物医学模式，演变为多元的从生物、心理和社会角度总和观察和处理医学问题的现代医学模式。即生物-心理-社会医学模式。医学模式的这次演变，必将触动医学领域的一次重大观念的变革，对于认识和解决个体医学与群体医学的关系、生物医学与社会医学的关系、微观医学与宏观医学的关系、临床医学与预防医学的关系、防治疾病与增进健康的关系以及医学进步与社会发展的关系，都具有重要作用。

三、现代的生物-心理-社会医学模式要求医学必须回归人文精神

（一）生物-心理-社会医学模式的概念

1977 年美国纽约州 Rochester 大学精神病学和内科学教授恩格尔提出“生物医学模式应该逐步演变成生物、心理、社会医学模式，又称恩格尔模式”。这一模式使我们可以从原子、分子、细胞、组织到人，从个人、家庭、社区、国家的微观到宏观，以及生物科学和社会科学相融合的系统原则去理解健康或疾病。恩格尔指出“为了理解疾病的决定因素，为了达到合理的治疗和卫生保健目的，医疗模式必须考虑到患者、患者生活的环境以及由社会设计来对付疾病的破坏作用的补充系统，即医生的作用和医疗保健制度”。这就是说，人们对健康和疾病的了解不仅包括疾病的生理（生物医学）解释，还包括了患者（心理因素）、患者所处的环境（自然和社会环境）以及帮助治疗疾病的医疗保健体系。

（二）生物-心理-社会医学模式对医学、卫生事业和医学教育的影响

生物心理社会医学模式确立了社会心理因素的重要地位，清楚表明了心理社会因素的重要地位。社会因素对健康的决定性影响得以确立，心理行为与健康的密切关系受肯定。新的医学模式消除了生物医学模式的局限性。医学社会化，多学科融合兼收并蓄，使广大医务工作者应用大卫生观点指导医疗卫生实践，医学科学获得了前所未有的发展，卫生事业取得了史无前例的成就。

1. 对临床工作的影响

临床医学要求医生了解疾病的同时，应从患者的社会背景和心理状态出发，对患者所患的疾病进行全面分析和诊断，从而制订有效的、全面的治疗方案。2400 多年前古希腊名医希波克拉底的名言“知道是什么样的人患病，必知道这个人患的是什么病更重要”对于临床医生至今仍具有重要启迪。临床医学逐步摆脱纯粹生物医学的思维方法，正在改变过去“只见疾病，不见患者，头痛医头，脚痛医脚，只治疾病而不治患者，不关心患者周围环境”的倾向。

2. 对预防工作的影响

要深入了解社会大系统对预防工作的作用。预防工作的成就很大程度上取决于社会参与的决定性作用。用社会大卫生观念指导预防工作，需要确立领导支持、部门与社区参与、卫生系统发挥专业技术指导作用。现代医学模式强调预防保健工作要注重生物、物理、化学等自然环境因素的作用，更不能忽视不良心理、行为以及社会因素对人群健康的影响。应运而生的行为医学已经在预防医学领域得到充分发展是一个突出的实例。现代医

学模式要求预防医学从生物病因为主导的思维模式扩大到生物心理社会的综合预防策略和措施，以进一步提高预防工作的效果。

3. 对卫生服务的影响

现代医学模式对卫生服务的影响可归纳为“四个扩大”：

（1）从治疗服务扩大到预防保健服务：从治疗服务扩大到预防保健服务是疾病谱变化及需求层次多样化共同作用的结果，影响疾病的因素已经从单纯生物病因转向多元化的社会心理和行为因素。因此，必须采取综合性预防保健策略，如合理膳食、适当运动、保持心理健康等，能够取得比单纯治疗更加积极的效果。在预防医学领域内应倡导三级预防的理念，即一级预防（病因预防）、二级预防（早期发现患者）、三级预防（防治疾病引起伤残和劳动能力丧失）。近来有学者提倡增加四级预防，即在病因预防前增加社会预防的内容，如采取综合社会措施、增加资源投入、培训人员和加强计划评价等主动积极的预防策略。英国社会医学家史密斯指出，19 世纪英国和其他发达国家改善健康的主要因素并不是医疗条件和技术进步，而是一些社会、环境和经济条件改善的结果。这一观点充分显示出社会经济因素对改善健康的重要作用。

（2）从生理服务扩大到心理服务：生理服务仅注意到健康观的一个侧面，而生物-心理-社会医学模式在强调生理服务重要性的条件下，特别注重心理、社会服务的重要性。社会紧张是构成心理疾患的一个重要因素。紧张状况还包括离婚、丧偶、角色负担过重、不愉快的工作环境和失业等。心理服务在健康服务中十分重要。咨询、安慰和调适等都能对恢复健康产生作用。医务人员应在新医学模式指导下，掌握心理服务的基本知识，为服务人群提供全方位服务。社区医生需要全面了解患者，社区医生的首诊角色和促进与维护健康的任务决定了他们的工作态度与价值观，即：平等接纳所有的服务对象，对其进行首次健康评价与处理。社区就诊者大部分是常见病、多发病、慢性非传染性疾病和亚健康状态等，社区医生只有对患者的症状、体征与不同需求高度敏感和充分了解，尊重患者的基本医疗护理权。自主权与知情同意权，才有可能正确判断并适当回应。当服务对象无疾病时：医生应理解他（她）的病患体验与苦恼，并作出适当处置（咨询、预防、关系协调、心理疏导、生活方式改善等以人为中心的整体性照顾）。当疾病未分化，有早期症状时：医生应能识别问题，提供早期干预与实施转诊，逆转“健康—亚健康—疾病”的发展过程。当常见病、多发病或慢性病已被确诊时：医生应充分了解病人的病患状况、患病体检以及病人的生活态度与价值观，通过教育使病人了解疾病的过程，治疗的过程和可能的预后，经过医患互动，双方商定其治疗的最佳方案和带病健康生存的最佳状态，并制定长期疾病管理计划，在实施计划过程中不断提高其遵医性和改善其疾病危险因素，预防并发症的发生。

（3）从医院内服务扩大到社区服务：医院服务模式从医生在医院内坐等患者上门求医转变为医生走出医院，深入社区为广大居民服务是现代医学模式不断发展的结果。近年发展起来的全科医学和社区服务适应了医学模式转变的要求。全科医生通过社区性服务向固定居民负责，提供“六位一体”，即融医疗、预防、保健、康复、健康教育和计划生育技术指导于一体的连续性综合服务。医院等级划分为一、二、三级的概念开始淡化，而逐步转向医疗中心和社区卫生服务中心。基层医疗机构向社区卫生服务中心转化是当前卫生改革的一项重大举措。社区卫生服务中心按照“以健康为中心，家庭为基础，社区为范围”的原则，向老人、妇女、儿童和残疾人等健康脆弱人群提供社区服务。发展社区卫生服务中心已成为卫生改革中的一个亮点。

（4）从医疗技术服务扩大到社会服务：医疗技术服务是必要的，但又是不全面的。在现代医学模式框架下，单纯的技术服务已不能满足广大群众日益增长的健康需求。社会心理服务充分显示出它的重要性。老年保健上门服务、心理咨询和行为指导、饮食指导等已经成为许多医疗机构开展的服务项目，并且受广大群众的欢迎。

4. 对医学教育的影响

在医学教育上，现代医学模式提供了弥合裂痕和改革医学教育的依据。在医学院内建立人文科学和社会科学，并且努力与传统的基础医学、临床医学与预防医学融会贯通，形成了多学科交叉的势态。一系列社会科学、经济学和行为心理科学等在医学院校的教学研究工作中显示出与医学的结合点。

第三章　社区医疗纠纷的防范

第一节　医疗纠纷概述

（一）医疗纠纷

根据《现代汉语词典（第六版）》，医疗的定义是医治、治疗；纠纷的定义是争执的事情。因此，从字面上理解，医疗纠纷就是因医治、治疗而产生争执的事情。在法律上，医疗纠纷还没有统一的定义。一般认为，医疗纠纷是指：医疗卫生、预防保健、医学美容等具有合法资质的医疗企事业法人或机构（统称医疗机构），在提供医疗服务或履行法定义务和约定义务时可能存在过失，并造成人身、财产损害结果，相对方（包括患者及其监护人、死亡患者近亲属、其他接受医疗美容等无疾患的就医者，统称就医者）要求承担违约责任或侵权责任，但双方当事人对所争议事实的认识及如何承担责任存在分歧、相互争执的情形。

产生医疗纠纷主要有两个方面的原因：一是医疗机构存在过失，导致损害结果发生；二是医疗机构不存在过失，由于就医者缺乏医学知识，对医疗处理、疾病的自然转归不理解而引起纠纷。

（二）医患纠纷

医患纠纷是指患者在就医过程中与医疗机构及其医务人员发生的民事纠纷，包括患者认为医方在诊疗护理过程中存在过错，并导致不良后果的发生，要求医方承担违约赔偿责任或侵权赔偿责任而产生的纠纷；也包括患者与医疗机构因诊疗行为以外的原因引起的纠纷，如因违反安全保障义务、侵犯患者隐私权等发生的纠纷。

医患纠纷与医疗纠纷有重合之处，也有区别，区别在于医患纠纷强调纠纷产生的主体，而医疗纠纷强调纠纷的客体和内容。

（三）医疗事故

依据国务院《医疗事故处理条例》的规定，医疗事故是指医疗机构及其医务人员在医疗活动中，违反医疗卫生管理法律、行政法规、部门规章和诊疗护理规范、常规，过失造成患者人身损害的事故。

按照最高人民法院《关于参照〈医疗事故处理条例〉审理医疗纠纷民事案件的通知》的规定，医疗赔偿纠纷既包括医疗事故引起的，也包括医疗事故以外的原因引起的其他医疗赔偿纠纷。

（四）医疗损害责任

医疗损害责任是随着我国《侵权责任法》的实施而出现的名词，指的是因医疗机构及其医务人员在医疗过程中因过失，或者在法律规定的情况下无论有无过失，对就医者造成人身损害或者其他损害，应当承担的以损害赔偿为主要方式的侵权责任。

在司法实践中，因故意而造成患者医疗损害的，视情况可构成刑法上的“医疗事故罪”，则由刑法对其进行调整；因过失而造成医疗损害的，属民事侵权行为，依据我国《侵权责任法》应由医疗机构承担相应的医疗损害赔偿责任。

第二节　社区医疗纠纷常见原因分析与特点

近年来，我国医疗纠纷数量正以每年20%的速度增加。社区医院往往存在医疗仪器设备欠缺等硬件较差和人才缺少、技术水平较低、非技术性服务不到位等软件不足的实际状况，容易发生医疗纠纷，因而社区的医疗纠纷速度增加更是惊人。对社区医疗服务机构医疗纠纷的产生原因进行分析，主要有医生服务态度及责任心差，医疗机构管理缺陷，医疗技术不过硬，患者及家属的法律意识不断增强但医疗知识欠缺，个人医疗负担仍偏重等。从医疗纠纷产生的因素，有因医疗技术、医疗伦理、医疗产品及医疗管理四种。另外，有些特殊纠纷产生的原因不仅包含一个因素，可能同时包含两个或两个以上的因素。

一、因医疗技术产生的纠纷

这是指医疗机构及医务人员从事病情的检验、诊断、治疗方法的选择、治疗措施的执行、病情发展过程的追踪以及术后照护等医疗护理行为，涉嫌不符合当时既存的医疗护理专业知识或技术水准的过失行为，因此而产生的纠纷，社区因医疗技术产生的纠纷可以分为以下两种：

（一）诊治不当纠纷

诊治不当是医疗纠纷中最常见的类型。这指的是在临床实践中，由于医疗机构中的医务人员违反法律、行政法规、规章或其他诊疗规范，在诊疗活动中未尽到与当时的医疗水平相应的诊疗义务，出现漏诊、误诊、检查不当或治疗不当等行为，导致患者出现人身或财产损害而引起的纠纷。

（二）孕产纠纷

优生优育、不断提高出生人口质量，降低孕产妇、胎儿及新生儿的死亡率是妇产科建设的重要目标。孕产纠纷指的是在孕产过程中，妇女到医疗机构就诊，因医疗机构及其医务人员在提供产前咨询、产前检查、自然分娩或剖宫产过程中出现人身或财产损害结果而发生的纠纷。另外，与产前检查有关的先天缺陷新生儿出生，也属于孕产纠纷。

二、因医疗伦理产生的纠纷

这是指医疗机构及其医务人员从事各种医疗行为时，涉嫌未对病患充分告知或者说明其病情，未对病患提供及时有用的医疗建议，未保守与病情有关的各种秘密，或未取得病患同意即采取某种医疗措施或停止继续治疗等，而违反医疗职业良知或应遵守的规则的过失行为，并造成就医者人身或财产损害而产生的纠纷。包括职业伦理上以下几种情形：

（一）涉患者知情同意权纠纷

我国《侵权责任法》对保护患者知情同意权有具体的规定，医务人员在诊疗活动中应当向患者说明病情和医疗措施。需要实施手术、特殊检查、特殊治疗的，医务人员应当及时向患者说明医疗风险、替代医疗方案等情况，并取得其书面同意；不宜向患者说明的，应当向患者的近亲属说明，并取得其书面同意。医务人员未尽到前款义务，造成患者损害的，医疗机构应当承担赔偿责任。但是，因抢救生命垂危的患者等紧急情况，不能取得患者或者其近亲属意见的，经医疗机构负责人或者授权的负责人批准，可以立即实施相应医疗措施。

（二）涉患者隐私权纠纷

医疗领域隐私的核心是有关就诊者的疾病或健康状况，包括身体隐私和医疗信息隐私。我国《侵权责任法》对保护患者隐私权有具体规定，医疗机构及其医务人员应当对患者的隐私保密。泄露患者隐私或者未经患者同意公开其病历资料，造成患者损害的，应当承担侵权责任。

三、因医疗产品产生的纠纷

这是指医疗机构在医疗过程中涉嫌使用有缺陷的药品、疫苗、消毒药剂、医疗器械以及血液及其制品等医疗产品，因此造成就医者人身或财产损害的行为。《侵权责任法》第五十九条规定："因药品、消毒药剂、医疗器械的缺陷，或者输入不合格的血液造成患者损害的，患者可以向生产者或者血液提供机构请求赔偿，也可以向医疗机构请求赔偿。患者向医疗机构请求赔偿的，医疗机构赔偿后，有权向负有责任的生产者或者血液提供机构追偿。"医疗产品引起的纠纷可以分为以下几种类型：

（一）药品、药剂、器械缺陷纠纷

医疗行为的效果与医疗产品，如药品、消毒药剂、医疗器械等密切相关。因药品、药剂、器械缺陷引起的纠纷，我国《侵权责任法》有相应的规定。即因药品、消毒药剂、医疗器械的缺陷，造成患者损害的，患者可以向生产者请求赔偿，也可以向医疗机构请求赔偿。患者向医疗机构请求赔偿的，医疗机构赔偿后，有权向负有责任的生产者或者血液提供机构追偿。

（二）预防接种纠纷

因疫苗预防接种而引发的损害赔偿纠纷大体包括：因接种单位的医疗过失行为导致接种人受到损害引发的医疗损害赔偿纠纷；因疫苗质量不合格给接种人造成损害而引发的产品质敏损害赔偿纠纷；因预防接种异常反应造成接种人人身损害而引发的药品不良反应补偿纠纷。

四、与医疗管理有关的纠纷

医疗机构是否能够顺利完成医疗服务过程，就医者对疗效是否满意，不仅取决于医疗技术，医疗伦理以及医疗产品，还与医疗管理制度和措施是否完善密切相关。医疗管理相对于医疗技术来说，是一个宏观的概念，指对医疗活动全过程所进行的组织、计划、协调和控制，使之处于应有的状态，并对变化了的客观环境有较强的适应性，达到最佳医疗效率和医疗效果。管理不当包括医疗机构对于就医者病历资料档案的管理不当，涉嫌伪造、篡改或遗失病历资料；还包括医疗机构对自身及其科室，以及其所聘用的医务人员的资质管理不当，涉嫌非法行医等。与医疗机构管理有关的纠纷可以分为以下几种类型：

（一）病历资料伪造、篡改、遗失纠纷

病历是指医务人员在医疗活动过程中形成的文字、符号、图表、影像、切片等资料的总和，包括门（急）诊病历和住院病历。我国法律明确规定，医疗机构及其医务人员应当按照规定填写并妥善保管住院志、医嘱单、检验报告、手术及麻醉记录、病理资料、护理记录、医疗费用等病历资料。患者要求查阅、复制前款规定的病历资料的，医疗机构应当提供。严禁涂改、伪造、隐匿、销毁或者抢夺病历资料。

（二）非法行医纠纷

目前非法行医主要涉及两个范畴，一个是刑法范畴内的"非法行医罪"，是指未取得医生执业资格的人非法行医，情节严重的行为。另一个是行政法范畴内的非法行医，主要是指单位未取得医疗机构执业许证开展执业活动，医疗机构或医务人员超出执业范围、执业地点开展执业活动，医疗机构内的医务人员不具备执业资质独立开展执业活动等违反卫生管理法律、法规关于医疗机构及医务人员执业规定的行为等。

五、医疗纠纷的特点

（一）专业性强，信息不对称

由于医疗行业本身的专业性，内部分工高度细化。医学包括 8 个一级学科和 55 个二级学科，另外，医学科学技术还在不断发展，各种新的诊疗方法不断涌现，导致医疗机构与就医者之间的专业水平明显不对等。同时，在就医者接受诊疗过程中，处在被动的状态，无法完全知悉医疗过程以及损害发生的实际情况；医疗文书和资料也由医疗机构形成，所以，在相应的信息获取上，也处在不对等的状态。

（二）后果严重，社会关注度高

医疗行为关系到就医者的人身权益，包括生命、健康和身体权，这些都是人最基本、最重要的权利，一旦发生损害结果，可能导致就医者身体伤残或死亡等后果，严重影响就医者本人及家属的正常生活，容易引发强烈的情感诉求。同时，每个人都是潜在的就医者。医疗安全与每个人息息相关。因此，医疗纠纷受到社会的高度关注，包括媒体、卫生界、法律界等社会各个方面的人士。

（三）纠纷数量多，矛盾深，调解难度较大

由于我国医疗卫生体制改革的艰巨性，以及社会转型过程中各种社会矛盾的影响，医疗纠纷数量较改革开放以前明显增多。早在 2005 年，中华医院管理学会就对 270 家医院进行了调查，三甲医院每院年平均发生医疗纠纷 30 余件，年均医疗纠纷赔偿数额 100 多万元人民币。全国 73.33%的医院出现过患者及家属殴打、威胁、辱骂医务人员现象；59.63%的医院出现过因病人对治疗结果不满意，围攻、威胁院长的情况；76.67%的医院出现过患者及其家属在诊疗结束后拒绝出院，拒交住院费；61.48%的医院出现过因病人去世，病人家属在医院摆设花圈、设置灵堂等现象。这些被称为"社会不能承受之痛"。与此同时，医疗纠纷的调解难度也在增加，因调解失败而引发的社会恶性事件时有发生。

第三节　社区医疗纠纷的防范

一、提高医疗技术

医疗技术是医疗质量的内在核心。医院的职能是治病救人，病人去医院就诊，其根本目的就是去诊断疾病，解除自己的病痛。因此，病人去就医时总是把医院的医疗技术、诊治水平作为选择医院最重要的依据，在此基础上，才会考虑医院的收费、服务、环境等因素。病人在医院就诊后评价医院时，最注重的也莫过于与医疗技术密切相关的医院的诊治质量。随着人民健康水平的提高，对医院的管理能力和医疗技术就有了新的要求，从而提高医疗水平对防范医疗纠纷至关重要。

然而，全科医学为近年来发展的新兴学科，社区卫生服务中心部分医生虽经全科培训取得全科医生的执业资格，但专业基础知识相对薄弱，随着分级诊疗的逐步实施，大量的病人将涌入社区，提高医疗技术迫在眉睫。

提高医疗技术，首先要加强业务学习，社区卫生服务中心也要高度重视医院技术水平提高的重要性，倡导医务人员专业知识学习，重视提拔有能力、懂技术的技术型人才，营造出了重技术、讲学习的气氛。其次，目前社区卫生服务中心大多已与二级、三级医院组成联合体，可以开展以“派出去学、请进来教、引进来培养”为主要模式的人才培养战略，将骨干医务人员派到上级医院、大医院进行培训，带回新思想、新知识。上级医院可定期派专家对口支持，上下联动有助于提高社区医生的整体业务能力。

二、注重人文关怀

人们在享受现代医学技术提供日益增多的保健服务的同时，却对医学的非人性化趋势产生疑惑并提出越来越多的批评，呼唤重新审视医学的目的和价值，期盼医学人文关怀传统的复兴。人文关怀是构建和谐医患关系的润滑剂，只有把人文关怀作为医患沟通的重要内容，才能正确处理新形势下的各种医患矛盾，促进社会和谐稳定。“以病人为中心”的服务宗旨，以及市场经济特有的平等、权利、竞争意识，医生成为特种行业的经营者，患者一改被拯救和受恩惠的地位，成为坦然享受服务的特殊消费者，医务人员、医院都要适应这种关系的转变。

一项有关医患关系紧张的调查表明：48%的医生认为医患关系紧张的原因在于沟通太少，50%的患者认为原因是医生诊疗时间过短，医患缺少沟通。有研究也指出：信息交流不足、医患沟通不到位、没有尊重患者知情同意权都是最影响患者满意度的行为。因此，要缓解或消除医患纠纷，灵活利用人际传播技巧、加强医患沟通时的人文关怀是重要方式之一。

全科医学本身蕴含着丰富的人文精神，医学与人文融为一体才能更有效地为人类服务，以达到防病治病、尊重关爱患者的目的。社区医生应该重视与患者的沟通与交流，应对患者的症状、病情和诊疗方案进行详尽合理的解释和提供必要的咨询，并进行充分的沟通，使患者去除疑虑和减轻精神负担。还要对患者提供有关预防、合理用药、治疗及预后的信息。这已经成为基层社区医生进行医疗活动的重要特征和区别于其他临床专科的诊疗模式。为建立起以患者为中心的新型医患关系，社区医生与服务对象就服务内容进行沟通与交流时，应该热情、宁静、开朗、敏行、通达，力戒冷漠、浮躁、抑郁、迟钝、褊狭。必须注重尊重患者选择诊断和治疗以及转诊的一切权利，提供充分的、客观的医疗信息供患者选择并帮助患者协调各种医疗资源，关注患者面对疾病和选择治疗的情感反应，并有效地传播有关健康教育、自我保健和疾病危险因素自我管理等信息。

三、建立医疗纠纷应急处置预案

医疗工作是高风险行业，医疗纠纷不可能完全避免。医疗纠纷引发的恶性事件频频发生，损害了医患双方的利益，严重影响了医疗机构的正常工作秩序，造成了极为恶劣的社会影响。对于卷入医疗纠纷的医生和医疗服务机构要怎样才能防止矛盾的进一步恶化，是一个我们值得探索的问题。对于医生如何去保持冷静，积极采取补救措施，使损失最小化？对于医院如何处变不惊，组织有序，面对现实，争取主动？社区医疗机构应建立组织领导与职责分工、三级预警机制及现场处置的医疗纠纷应急机制，才能够积极有效的应对和化解重大医疗纠纷，防止发生不良群体事件，维护医院正常的医疗秩序。

范本：

医疗纠纷应急处置预案

第一章　总　　则

第一条　为有效准确、依法妥善处置医疗纠纷，保护患者、医疗机构及医务人员的合法权益，保障医疗安全，维护医疗秩序，构建和谐医患关系，依据《中华人民共和国执业医生法》、《中华人民共和国侵权责任法》、《医疗机构管理条例》、《护士条例》、《医疗事故处理条例》等法律法规，结合我市实际，制定本预案。

第二条　本预案所称医疗纠纷，是指医患双方当事人对医疗机构的诊疗、护理活动和结果及其原因、责任在认识上产生分歧而引发的争议。

第三条　医疗纠纷处置，应当遵循实事求是、公正公平、及时便民、依法妥善的原则，做到事实清楚、定性准确、责任明确、处理恰当。

第四条　医疗机构应当按照规定建立健全医务人员违法违规行为公示和责任追究、医疗质量监控和评价、医患沟通和安全责任等制度。同时，设立医疗纠纷患方接待场所，指定专人接受患方咨询和投诉。

第五条　社区卫生服务中心保卫部门应当落实安全责任制，完善安全防范措施，在门（急）诊大厅、输液大厅、抢救室、手术室、收费（挂号）处、药房（库）和贵重设备、危险物品存放处，以及易发生聚众闹事的场所安装报警、电视监控等安防设备或配备相应设施。

第六条　社区卫生服务中心各相关职能部门和科室职责：办公室负责医疗纠纷处置的

组织协调工作。医务部门负责医疗纠纷的接待、调查、答复、处理和报告。保卫部门负责医疗纠纷场所的安全保卫、报警工作。后勤部门负责医疗纠纷处置的后勤保障工作。发生医疗纠纷的科室负责人原则上需全程协助处置。其他相关部门和科室应当配合做好相关工作。

第七条　医疗机构应当制定医疗纠纷预防及处置培训制度和计划，鼓励各科室采用各种方式进行培训。社区卫生服务中心行政工作人员、医护人员应当接受医疗纠纷预防及处置的相关法律法规及基础知识培训和考核，考试成绩与年度考核挂钩。新分配医务人员考试合格才能上岗。加强医疗纠纷处置专职人员培训，定期组织培训学习和考察调研，提高医疗纠纷处置的能力和水平。

第二章　医疗纠纷风险分级

第八条　根据患方的人数、情绪、态度、行为以及医疗不良结果的程度，将医疗纠纷风险分为三级：

一级风险：患方质疑医务人员诊疗行为的正确性和有效性；患者及家属要求复印病历；拒绝在危重病人通知单、手术知情同意书等材料上签字；患者及其家属向科室讨要说法等，经判定可能发生医疗纠纷的情形。

二级风险：患方来院投诉人数少于10人，占据医疗机构诊疗、办公场所，干扰正常医疗秩序；对医务人员人身安全构成威胁；患方对医疗机构的诊疗过程提出质疑，经解释无效，影响其他病人诊疗的等情形。

三级风险：患方来院投诉人数超过10人，聚众占据医疗机构诊疗、办公场所，严重干扰医疗机构正常工作的；侮辱、诽谤、威胁、殴打医务人员或者侵犯医务人员人身自由、干扰医务人员正常生活的；停尸闹丧，拒绝将尸体移送太平间或殡仪馆，在医疗场所设灵堂、摆花圈、拉横幅等行为的；患方在医疗机构内实施打、砸、抢等行为，造成财物损坏等情形。

第三章　报　　告

第九条　发生一级以上风险医疗纠纷，当事医务人员应当立即向科室主任或护士长报告。科室主任或护士长应当立即到位，及时了解情况，并进行解释处理，同时向医务部门或总值班报告，必要时医务部门工作人员赶赴现场处置纠纷。

第十条　发生二级以上风险医疗纠纷，医务部门接到科室主任或护士长报告后，应当立即向分管院长汇报，并赶赴现场组织调查，必要时通知保卫科报警。非上班时间和节假日发生医疗纠纷，行政总值班在接到科室报告后应尽快到位，需医务部门协调处理的，应通知医务部门人员及时到位。

第十一条　发生三级风险医疗纠纷，医务部门应同时向社区卫生服务中心主要领导报告，同时，通知保卫科向110或当地公安机关报警（情况紧急时，医务人员或医务部门工作人员直接报警），掌握基本情况后，向主管卫生行政部门书面报告。

第十二条　发生重大医疗过失行为的（导致患者死亡或可能为二级以上医疗事故和3人以上人身损害后果的，以及卫生行政部门规定的其他情形），医务部门应当向社区卫生服务中心主要领导报告，并在12小时内向主管卫生行政部门书面报告。

第十三条　医疗纠纷经双方自行协商解决的、行政调解的，以及法院调解或者判决的，自解决之日起7个工作日内，医务部门负责向主管卫生行政部门书面报告医疗纠纷简要情况、处理经过、赔款数额、会诊讨论意见以及整改和责任追究等情况。

第四章　处　置

第十四条　发生医疗纠纷后，应当立即启动应急处置预案，采取下列应急控制措施，防止事态进一步扩大：

（1）各相关部门按职责和纠纷风险级别处置要求及时赶赴现场。

（2）医务部门工作人员应当立即进行初步调查、核实，有关情况如实向医院领导和卫生行政部门报告，组织相关医务人员采取有效措施，避免或减轻对患者身体健康的损害，防止损害扩大；接待患方人员，向家属通报和解释相关情况。

（3）在医患双方共同在场的情况下，按《医疗事故处理条例》规定封存和启封现场实物及相关病历资料。

（4）患者在医疗机构内死亡的，按规定将尸体移放殡仪馆。医患双方不能确定死因或死因有异议的，建议患方按规定申请尸检。

（5）保卫科工作人员或保安立即赶赴现场，采取有力措施，维护现场秩序，保护医务人员及病区其他患者的人身安全和医院公共财物的安全；二、三级风险医疗纠纷负责报警，并向警方提供有关人员违法闹事的证据。

（6）公安机关民警到达后，由医务部门负责向民警介绍纠纷基本情况，与民警共同做好患方的教育疏导工作，引导患方依法处理医疗纠纷。公安机构依法强制移尸的，医院（卫生院）保卫、后勤部门应当配合公安机关强制移尸。

（7）发现新闻媒体介入纠纷的，由社区卫生服务中心办公室统一负责接待，介绍情况，并与医务部门工作人员共同审核新闻稿。

第十五条　医疗机构工作人员应热情接待患方的咨询和投诉，耐心听取患方陈述，虚心征求患方意见，认真做好笔录和解释说明工作。

一级风险纠纷原则上由当事医务人员或科室负责沟通协调，必要时医务部门人员出面沟通协调。

二级风险纠纷以医务部门为主负责与患方沟通协调处理，其他科室及职能部门配合，必要时社区卫生服务中心主任出面接待、市卫生局医政科工作人员到现场协助处理。

三级风险纠纷社区卫生服务中心主任应当及时赶赴现场负责与患方沟通协调处理，其他领导及相关科室、职能部门配合，必要时市卫生局医政科及分管副局长到现场协助处理。

第十六条　医疗机构工作人员应当告知患方有依法解决纠纷维护自身权益、复印复制有关病历资料、申请尸体解剖和医疗事故技术鉴定的权利；应当告知患方有遵守医院规章制度，维护正常医疗秩序的义务，禁止停尸闹丧、打砸医疗机构和伤害医务人员等违法行为。

第十七条　患方反映的问题和提出的异议，医务部门应及时组织调查、核实。当事医务人员及科室应当积极配合，实事求是反映医疗经过，并提供书面情况说明，重大疑难的医疗纠纷应当组织院内或市内专家会诊。

第十八条　医务部门应及时将专家会诊意见和处理意见向患方通报和解释，答复患方的咨询和疑问。患方仍有异议的，应当告知患方有关医疗纠纷处置的办法和程序，引导患方依法解决纠纷。

第十九条　患方依法提出要求复印复制病历资料、对相关药物注射物品等实物进行检验、申请尸体解剖和医疗事故技术鉴定的，医务部门工作人员应当依据规定予以配合和支持。

第二十条　经专家讨论可能构成医疗事故的，且患方索赔额少于1万元的，社区卫生服务中心与患方协商处理，协商成功签订协议书。双方协商解决医疗纠纷的，应当在医疗机构专用接待场所进行，并告知患方推举不超过3名代表参加协商。

第二十一条　患方索赔金额超过1万元的；或院方认为存在重大过失，估计患方索赔金额可能超过1万元的，医务部门应当及时向市卫生局报案。

第二十二条　市卫生局工作人员到达现场之后，医务部门工作人员应当向其介绍基本情况、争议焦点及专家讨论会诊意见，协助其查阅病历资料（必要时向其提供病例复印资料，但须办理登记并签名手续）等。同时协助市卫生局工作人员与患方进行协商处理。

第二十三条　市卫生局受理后，医疗纠纷的责任程度和赔偿数额等由其工作人员负责调查评估和协商调解，社区卫生服务中心任何人员不得再作责任程度、赔偿数额的判定和承诺，也不得私自给予赔偿，以避免医患矛盾冲突和国有资产流失。

第五章　责任追究

第二十四条　经卫生行政部门组织判定或医学会医疗事故技术鉴定为医疗事故的，应当严格依据《中华人民共和国执业医生法》、《医疗事故处理条例》和《医生定期考核暂行办法》等法律法规追究当事人的相关责任。当事医务人员对首次鉴定结论不服的，在规定期限内可以请求所在医疗机构申请再次鉴定。

第二十五条　医疗纠纷处理完毕后，社区卫生服务中心应当按照专家会诊意见、市卫生局反馈意见，及时组织讨论，分析存在问题，制定完善相应制度措施，责令当事医务人员和科室组织整改，并依法追究当事人员责任。

第二十六条　当事医务人员违法违规行为和责任追究情况应当在院内公示。

第二十七条　对违反有关规定，未履行职责，造成人员伤害、财物损失和事态扩大等严重后果的，将依法追究有关人员的责任。

参考文献

[1] 陈灏珠，林果为，王吉耀. 实用内科(第14版)[M]. 北京：人民卫生出版社，2013.
[2] 葛均波，徐永健. 内科学（第8版）[M]. 北京：人民卫生出版社，2013.
[3] 中华医学会创伤学分会创伤急救与多发伤学组. 多发伤病历与诊断：专家共识意见 [J]. 创伤外科杂志，2014（2）.
[4] 中华心血管病杂志编辑委员会，胸痛规范化评估与诊断共识专家组. 胸痛规范化评估与诊断中国专家共识 [J]. 中华心血管病杂志，2014（8）.
[5] 中国医师协会急诊分会. 急性循环衰竭中国急诊临床实践专家共识 [J]. 中华急诊医学杂志，2016（2）.
[6] 全军重症医学专业委员会. 热射病规范化诊断与治疗专家共识（草案）[J]. 解放军医学杂志，2015（1）.
[7] 李兰娟，任红. 传染病学（第8版）[M]. 北京：人民卫生出版社，2013.
[8] 欧阳钦. 临床诊断学（第2版）[M]. 北京：人民卫生出版社，2010.
[9] 张志愿，俞光岩. 口腔科学（第8版）[M]. 北京：人民卫生出版社，2013.
[10] 李淑迦. 临床技术操作规范护理分册 [M]. 北京：人民军医出版社，2005.
[11] 田勇泉. 耳鼻喉头颈外科学（第8版）[M]. 北京：人民卫生出版社，2013.
[12] 谢幸，苟文丽. 妇产科学（第8版）[M]. 北京：人民卫生出版社，2013.
[13] 郑修霞. 妇产科护理学（第4版）[M]. 北京：人民卫生出版社，2006.
[14] 尤黎明，吴瑛. 内科护理学（第4版）[M]. 北京：人民卫生出版社，2006.
[15] 贾建平，陈生弟. 神经病学（第7版）[M]. 北京：人民卫生出版社，2013.
[16] 吴孟超，吴在德，吴肇汉. 外科学（第8版）[M]. 北京：人民卫生出版社，2013.
[17] 曹伟新，李乐之. 外科护理学（第4版）[M]. 北京：人民卫生出版社，2006.
[18] 赵堪兴，杨倍增. 眼科学（第8版）[M]. 北京：人民卫生出版社，2013.
[19] 国家卫计委. 国家基本公共卫生服务规范（2011年版）.
[20] 汤小泉，高文铸. 社区康复 [M]. 北京：华夏出版社，2003.